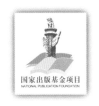

Second Edition

Principles and Practice of Gastrointestinal Oncology

胃肠肿瘤学
原理与实践

第 2 版

〔美〕
大卫·凯尔森　约翰·达利
斯考特·柯恩　伯纳德·莱文　编 著
乔尔·泰珀　艾瑞克·范·卡特塞姆

郝希山　顾问　　梁　寒　主译

天津科技翻译出版公司

著作权合同登记号:图字:02-2008-31

图书在版编目(CIP)数据

胃肠肿瘤学:原理与实践/(美)凯尔森(Kelsen,D. P.)等编著;梁寒等译.—天津:
天津科技翻译出版公司,2012.3
书名原文:Principles and Practice of Gastrointestinal Oncology
ISBN 978-7-5433-2953-9

Ⅰ.①胃… Ⅱ.①凯… ②梁… Ⅲ.①胃肿瘤—诊疗 ②肠肿瘤—诊疗
Ⅳ.①R735.2 ②R735.3

中国版本图书馆 CIP 数据核字(2011)第 216014 号

授权单位:Lippincott Williams & Wilkins Inc.
出 版 人:刘 庆
出 版:天津科技翻译出版公司
地 址:天津市南开区白堤路 244 号
邮政编码:300192
电 话:(022)87894896
传 真:(022)87895650
网 址:www.tsttpc.com
印 刷:山东临沂新华印刷物流集团有限责任公司
发 行:全国新华书店
版本记录:889×1194 16 开本 52 印张 1600 千字
2012 年 3 月第 1 版 2012 年 3 月第 1 次印刷
定价:240.00 元

(如发现印装问题,可与出版社调换)

顾　问

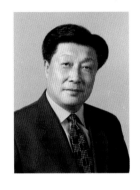

　　郝希山，中国工程院院士，天津市肿瘤研究所所长，天津医科大学名誉校长，天津市肿瘤医院名誉院长。兼任中国抗癌协会理事长、中华医学会副会长、国际抗癌联盟(UICC)常务理事、亚太抗癌组织联盟(APFOCC)主席、亚洲乳腺癌协会名誉主席、国际癌症登记协会(IACR)会员、美国外科医师学会(FACS)会员、英国邓迪大学名誉教授、美国费斯伯格州大学名誉教授、日本久留米大学客座教授以及日本昭和大学客座教授等职。主编八年制临床医学规划教材《肿瘤学》，出版《简明肿瘤学》、《腹部肿瘤学》、《肿瘤手术学》等专著。近十年来先后承担国家攻关课题、"863"计划、自然基金及天津市重大科技项目20余项。以第一完成人先后获得国家科技进步二等奖2项，省部级科技进步一、二、三等奖各3项，2011年度天津市科技重大成就奖。先后获得天津市"八五"、"九五"立功奖章，获天津市特级劳动模范、国家教育部"全国优秀教育工作者"称号。被人事部、卫生部评为"有突出贡献中青年专家"，享受政府特殊津贴。

主　译

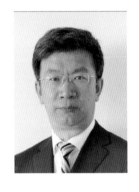

　　梁寒，男，1985年毕业于天津医科大学医疗系，医学硕士，教授，主任医师。现任天津医科大学附属肿瘤医院胃部肿瘤科主任，中国抗癌协会第四、第五届理事，天津抗癌协会理事，中国抗癌协会胃癌专业委员会副主任委员，中华肿瘤学会胃肠学组副组长，卫生部全国肿瘤规范化诊治专家委员会委员。任《中华胃肠外科杂志》、《中国肿瘤临床》、《中华肿瘤防治杂志》、《Journal of Gastroen-terology and Hepatology Research》编委。曾于瑞士圣加仑州立医院外科临床进修，作为访问学者于德国柏林洪堡大学从事肿瘤热疗的临床及基础研究，并曾在美国MD Anderson肿瘤中心及日本横滨市立医院进行短期培训。擅长胃肠肿瘤外科及综合治疗，对胃癌淋巴结转移规律有深入的研究，精于胃癌的腹腔化疗及热疗。近年来主持完成科研课题10余项，发表科研论文150篇，SCI论文20余篇。主译《临床基础外科学》，主编《胃癌》，并作为副主编出版《腹部肿瘤学》及《肿瘤手术学》，参编著作10余部。

译者名单

顾　问　郝希山

主　译　梁　寒
副主译　于振涛　宋天强　张汝鹏　郝继辉

译　者　(按姓氏笔画排序)

丁学伟	于振涛	马明全	马维东	王　刚
王　健	王学军	王俊峰	王晓娜	邓靖宇
乔宇峰	任　鹏	庄　严	刘　宁	刘　凯
刘　勇	刘翔宇	汝　涛	汤思哲	李慧锴
吴亮亮	宋天强	张　帆	张李强	张　倜
张汝鹏	孔大陆	陈传贵	武　强	岳　杰
赵敬柱	郝继辉	胡　均	柯　彬	高春涛
唐　亮	唐　勇	崔云龙	梁　寒	韩　涛
詹宏杰	潘　源	薛　强		

中 译 本 序

消化道肿瘤是当今世界上最常见的恶性肿瘤,也是严重危害我国居民生命安全的重大疾病之一。特别是胃癌、肝癌、结直肠癌及食管癌,其发病率均居常见恶性肿瘤的前 10 位。我国是胃癌及肝癌发病的大国,全球约有 41% 的胃癌病例发生在中国。近年来,胃肠肿瘤这一学科的基础及临床研究取得了重大进展,随着新的细胞毒药物、肿瘤靶向药物及肿瘤手术器械的开发和应用,以及大量多中心前瞻性临床研究结果的发布,为制定临床诊治指南提供了有力的循证医学证据。

目前,国内有关胃肠肿瘤学的翻译版专著并不多见。《胃肠肿瘤学:原理与实践》是一部具有国际权威性的胃肠肿瘤学专著,其主编及作者均为知名胃肠肿瘤专家,来自如美国 Sloan-Kettering 纪念肿瘤中心,以及 MD Anderson 肿瘤中心等世界著名肿瘤中心。因此,本书代表了当今胃肠肿瘤基础与临床研究的最高水平。本书原版由总部设在美国费城的国际著名医学出版公司 Lippincott Williams & Wilkins 出版发行。原著的第 1 版于 2003 年出版,第 2 版在其基础上增加了大量基础及临床研究的最新成果,具有极高的学术价值。

本书中文版由天津科技翻译出版公司委托天津医科大学附属肿瘤医院胃肠科、肝胆科、胰腺科及大肠肿瘤外科的 40 余位医师进行翻译,译者均为从事胃肠肿瘤学基础与临床研究的专业人员,对原著有着专业的理解,因此,能够比较准确地把握原作者的思想精髓。相信本书中文版的出版发行,一定能为我国从事胃肠肿瘤学基础及临床工作的各级医师及科研人员提供重要的参考,提高我国胃肠肿瘤的诊治水平,造福于患者。

郝希山

2011 年 8 月

　　消化道恶性肿瘤是临床上最常见的肿瘤,占全部恶性肿瘤的1/4。2005年的中国流行病学调查显示,胃癌、肝癌、结直肠癌及食管癌的发病率均居最常见恶性肿瘤的前10位。其中,肝癌、胃癌及结直肠癌仅次于肺癌,居男性最常见恶性肿瘤的第2~4位;女性则仅次于乳腺癌和肺癌,居第3~5位。中国的恶性肿瘤发病谱与欧美国家有所不同,肝癌主要由病毒性肝炎—肝硬化—肝癌所致;胃癌发病率仅次于日本。由于人口基数大,全球41%的胃癌病例发生在中国,每年大约有35万新发病例。近年来,胃肠肿瘤学的基础及临床研究有了重大的进展,抗癌新药的问世、肿瘤靶向药物的临床应用、大量多中心前瞻性临床研究结果的发布,为制定胃肠肿瘤诊治指南提供了高级别循证医学证据。例如:结直肠癌的病因学更加明确,通过及时治疗癌前病变,即可有效阻止癌的发生;通过普及乙肝疫苗的预防注射,降低了肝癌的发生率;胃癌标准化手术得到了普遍认可,结直肠癌治疗模式更加规范,结直肠癌肝转移的治疗措施更加积极,通过多学科综合治疗可以明显延长患者的生存期。

　　《胃肠肿瘤学:原理与实践》第1版自2003年发行以来,深受读者的欢迎,此次的再版,增加、更新了很多内容。本书的编者都是全球范围内各自领域的知名专家,主要来自美国、英国、德国、加拿大、荷兰、比利时、爱尔兰等国家和我国香港地区。本书主编中,凯尔森(Kelsen)教授是美国纽约(斯隆凯特林)纪念医院的胃肠肿瘤学家,达利(Daly)教授是美国爱荷华大学的肿瘤流行病学家,柯恩(Kern)教授是美国琼斯·霍普金斯大学肿瘤中心肿瘤内科学家,莱文(Levin)教授是美国安德森肿瘤中心的肿瘤预防学家,泰珀(Tepper)教授是美国北卡罗来纳大学肿瘤放射学家,卡特塞姆(Cutsem)教授是比利时盖斯堡大学的病生理学家。他们当中许多人参与了消化道肿瘤诊治规范的制定,主持了很多重要的临床研究,因此代表了消化道肿瘤诊治的最高水平。相信原著第二版中文版的出版发行,会为我国同行在胃肠肿瘤诊治的临床实践及研究中提供重要的参考。

　　本书由天津科技翻译出版公司委托,在我国著名胃肠肿瘤专家郝希山院士的指导下,由天津医科大学附属肿瘤医院胃部肿瘤科、肝胆肿瘤科、结直肠肿瘤科、胰腺肿瘤科及食管肿瘤科的40余位医生共同翻译完成。由于水平有限,在翻译过程中难免存在对原文理解,以及语言表达等方面的各种问题,望读者不吝赐教。

2011 年 8 月

作为一组疾病,胃肠道恶性肿瘤是世界上最常见的癌症。最新数据显示,每年全球新发癌症病例为 1080 万,其中胃肠肿瘤为 330 万,包括食管癌、胃癌、结直肠癌、肝癌和胰腺癌。每年全球新发肺癌病例约为 140 万,乳腺癌 120 万。消化道肿瘤是致命性肿瘤之一,每年肿瘤死亡病例中的 29% 是消化道肿瘤。特别是食管癌、胃癌、肝细胞癌和胰腺癌,其年发病率与死亡率几乎相等。因此预防、早期诊断及提高疗效对消化道肿瘤尤为重要。

虽然世界范围内,不同地区消化道肿瘤的发病率不同,但是其病因与提高疗效的措施是基本一致的。某些胃肠道肿瘤是可以预防的,如因病毒性肝炎和酒精导致的肝硬化而继发的肝癌和因为感染人类乳头状瘤病毒导致的肛管癌。相应疫苗的临床应用可以显著降低其发病率。抗乙型肝炎病毒疫苗已经被证实能够降低肝细胞癌的发生率,及时切除癌前病变可以有效预防结直肠癌的发生。

即使不能有效预防其发生,早期发现肿瘤也可以有效提高疗效。这一点已经在结直肠癌及上消化道恶性肿瘤中得到验证。另一方面,某些肿瘤如胰腺癌,其确切的发病机制尚不明确。总体而言,针对消化道肿瘤的普查与监测机制尚未形成,绝大多数临床收治的消化道肿瘤病例属于进展期。

本书第一版出版以来,消化道肿瘤的病因学、分子生物学研究、监测及普查机制以及治疗方面均取得了明显的进展。例如,已经明确了结直肠癌的发生发展是由腺瘤到非典型增生到癌变的过程。建立了诸如遗传工程癌前病变的裸鼠模型,用以深入研究病因不明确的肿瘤(如胰腺癌等)的成因。分子生物学(包括人类基因组学)研究成果为临床提供了针对个体肿瘤预后及疗效的分子标志物。

《胃肠肿瘤学:原理与实践》第 2 版是一部全面描述人类最常见的这组肿瘤,即胃肠肿瘤的专著。主编及各章的作者是世界范围内该领域的专家。他们参与制定有关的诊治标准,主持重要的临床研究。该书的特点是全面深入地介绍了现代肿瘤学的原则,包括基础研究及转化研究;强调多学科,包括外科、放射、肿瘤内科治疗,影像诊断及流行病学的协作。

本书的第二部分详细描述了每一种消化道肿瘤最新的诊治原则。重点聚焦在具体肿瘤的流行病学、分子生物学、病理学、肿瘤的预防(普查和监测)、肿瘤分期及治疗措施。最新的重要临床试验结果可能修正了已有的诊治标准。原则上,每一种肿瘤均由多位作者承担不同学科的撰写工作,如肿瘤内科、放射治疗及肿瘤外科的部分。

《胃肠肿瘤学:原理与实践》适用于所有对胃肠肿瘤感兴趣的临床医生和医学研究人员。人类对胃肠肿瘤的认识日新月异,希望该书的出版能为诊治胃肠肿瘤患者提供有益的帮助。

大卫·凯尔森

约翰·达利

斯考特·柯恩

伯纳德·莱文

乔尔·泰珀

艾瑞克·范·卡特塞姆

胃肠肿瘤包括食管、胃、肝及相关胆道系统、胰腺、结直肠、肛管以及消化道神经内分泌肿瘤，是发达国家及发展中国家最常见的一组疾病。1999年，世界卫生组织全球流行病学统计显示，全球范围内大约每年有250万人死于食管、胃、结直肠、肝胆和胰腺的肿瘤。虽然不同地区消化道肿瘤的发病率不同，但是其带来的临床问题是相似的。得益于病因学的深入研究，针对某些肿瘤可以采取预防措施，例如，肝细胞肝癌主要继发于肝硬化和病毒性肝炎；结直肠癌由腺瘤样息肉发展而来。预防或及时治疗肝硬化和肝炎，切除发现的结直肠腺瘤即可以达到预防目的。另外，如果能早期发现（如结直肠癌），许多病例是可以治愈的。其他消化道肿瘤由于没有明确的病因学研究，因此缺乏有效的普查措施，临床诊断的病例多为已经发生转移的进展期肿瘤患者。

在过去的5年间，临床研究的重要进展帮助我们更好地认识了某些消化道肿瘤的病因及发病机制。例如，我们现在对结直肠癌发生的分子事件有了更深入的了解，其发生过程为腺瘤样息肉经过不典型增生、上皮内瘤变，最终发展为癌。上述成果除了可以更明确肿瘤发生的病因外，分子生物学进展还有助于制定普查、监测方法，提高治疗性研究的效果。

《胃肠肿瘤学：原理与实践》是一部涵盖了这组肿瘤最新研究成果的专著。本书作者是各自领域的领军人物，他们不但参与了诊治标准的制定，还主持了相关的重要临床试验，为读者提供了有关消化道肿瘤生物学、发生、发展、预防、诊断和治疗等方面的最新知识。本书还特别强调多学科综合治疗，新的诊断分期和治疗方法要求不同学科专家密切合作才能使患者获得最佳的疗效。

本书第一部分内容为消化道肿瘤相关的概述，包括肿瘤流行病学、分子病理学、普查及监测措施、影像学诊断的概述，以及肿瘤外科、放射、内科治疗原则及生物治疗的进展。

第二部分深入描述了每一种特定肿瘤的诊治原则。每一篇的概述为特定肿瘤诊治的最新进展。具体章节详细叙述了特定肿瘤的流行病学、分子生物学、病理学、肿瘤预防（包括普查与监测）、临床病理分期以及治疗。每章重点介绍了有关临床试验的最新结果。在治疗部分我们整合了肿瘤内科、肿瘤放射及肿瘤外科专家的合作成果。

《胃肠肿瘤学：原理与实践》是一部适用于所有临床医生和肿瘤研究者的重要参考书，尤其适用于对胃肠肿瘤感兴趣的肿瘤内科、放射治疗科、肿瘤外科、胃肠科、内科及普外科的医生。胃肠肿瘤学领域发展迅速，我们希望该书的出版能为读者提供有关胃肠肿瘤患者诊治方面的专业帮助。

大卫·凯尔森

约翰·达利

斯考特·柯恩

伯纳德·莱文

乔尔·泰珀

艾瑞克·范·卡特塞姆

Susan C. Abraham, MD
Associate Professor of Pathology
University of Texas MD Anderson Cancer Center
Houston, Texas

N. Volkan Adsay, MD
Professor of Pathology
Emory University
Vice Chair and Director of Anatomic Pathology
Emory University Hospital
Atlanta, Georgia

Muyiwa A. Aremu, MB, FRCSI
Lecturer, Department of Surgery
University of Dublin
Trinity College Dublin
Adelaide and Meath Hospital
Tallaght, Dublin, Ireland

Timothy R. Asmis, MD, FRCPC
Assistant Professor
University of Ottawa
Medical Oncologist
Ottawa Hospital Cancer Center
Ottawa, Ontario, Canada

David L. Bartlett, MD
Bernard Fisher Professor of Surgery
University of Pittsburgh
Chief, Division of Surgical Oncology
University of Pittsburgh Medical Center
Pittsburgh, Pennsylvania

Monica M. Bertagnolli, MD
Associate Professor of Surgery
Department of Medical Oncology
Brigham and Women's Hospital
Boston, Massachusetts

Sheila A. Bingham, PhD, FMed Sci
Director of Centre for Nutritional Epidemiology in Cancer
Prevention and Survival
University of Cambridge
Cambridge, United Kingdom

Craig D. Blinderman, MD, MA
Instructor of Medicine
Harvard Medical School
Attending Physician
Palliative Care Service
Massachusetts General Hospital
Boston, Massachusetts

Heimer Boeing, Prof. Dr, MSPH
Head, Department of Epidemiology
Germany Institute of Human Nutrition Potsdam-Rehbruecke
Nuthetal, Germany

H. Bas Bueno-de-Mesquita, MD, MPH, PhD
Project Director, Nutrition and Chronic Diseases
Center for Nutrition and Health
National Institute for Public Health and the Environment
Bilthoven, the Netherlands

Marcia Irene Canto, MD, MHS
Associate Professor of Medicine and Oncology
John Hopkins University School of Medicine
Director of Clinical Research
Department of Medicine
Division of Gastroenterology and Hepatology
Johns Hopkins Medical Institutions
Baltimore, Maryland

Barrie R. Cassileth, MS, PhD
Chief, Integrative Medicine Service
Memorial Sloan-Kettering Cancer Center
New York, New York

Ian D. Chin, MD
Assistant Professor
Department of Surgery
Queen's University, Hotel Dieu Hospital
Kingston, Ontario, Canada
Staff Physician
Department of Surgery
Lakeridge Health Oshawa
Oshawa, Ontario, Canada

Steven J. Cohen, MD
Associate Member
Divisions of Medical and Population Science
Fox Chase Cancer Center
Philadelphia, Pennsylvania

Kevin C. Conlon, MD, FACS, FRCS, MBA
Professor
Department of Surgery
University of Dublin
Trinity College Dublin
Dublin, Ireland
Chair of Surgery
TCD Department of Surgery
Adelaide and Meath Hospital
Tallaght, Dublin, Ireland

Sean D. Curran, FFR, RCSI
Radiologist
Memorial Sloan-Kettering Cancer Center
Department of Radiology
New York, New York

Steven A. Curley, MD, FACS
Professor of Surgical Oncology
Department of Surgical Oncology
University of Texas M. D. Anderson Cancer Center
Houston, Texas

Kimberly Moore Dalal, MD
Assistant Clinical Professor (Volunteer)
Department of Surgery
University of California at San Francisco
Chief, Surgical Oncology
Major, United States Air Force
David Grant United States Air Force
    Medical Center
Travis Air Force Base, California

John M. Daly, MD
Harry C. Donahoo Professor of Surgery
Department of Surgery
Sections of General Surgery and Surgical
    Oncology
Dean, Temple University School of Medicine
Philadelphia, Pennsylvania

David A. Dean, MD
Director, Cardiothoracic Surgical Research
Chief, Section of Thoracic Transplantation
    and VAD's
Department of Thoracic & Cardiovascular
    Surgery
Allegheny General Hospital
Pittsburgh, Pennsylvania

Jochen Decaestecker, MD
Department of Pathology
University of Hospital Gasthuisberg
Leuven, Belgium

Evan S. Dellon, MD
Clinical Instructor in Medicine
Division of Gastroenterology and Hepatology
Center for Esophageal Diseases and Swallowing
University of North Carolina School
    of Medicine
Chapel Hill, North Carolina

George D. Demetri, MD, FACP
Assistant Professor of Medicine
Center for Sarcoma and Bone Oncology
Harvard Medical School
Dana-Farber Cancer Institute
Boston, Massachusetts

Caroline De Vleechouwer
University Hospital Gasthuisberg
Leuven, Belgium

Andre D'Hoore, MD, PhD
University of Hospital Gasthuisberg
Leuven, Belgium

Gary E. Deng, MD, PhD
Physician
Integrative Medicine Service
Memorial Sloan-Kettering Cancer Center
New York, New York

Vikram Deshpande, MD
Instructor in Pathology
Harvard Medical School
Massachusetts General Hospital
Boston, Massachusetts

Frank C. Detterbeck, MD, FACS, FCCP
Professor and Chief
Thoracic Surgery
Surgical Director
Yale Thoracic Oncology Program
Associate Director, Clinical Affairs, Yale Cancer Center
Yale University School of Medicine
New Haven, Connecticut

Cathy Eng, MD
Assistant Professor
Gastrointestinal Medical Oncology
University of Texas MD Anderson Cancer Center
Houston, Texas

Cecilia M. Fenoglio-Preiser, MD
Director of Gastrointestinal Pathology
Ameripath Arizona
Phoenix, AZ

Yuman Fong, MD
Professor of Surgery
Weill Cornell Medical Center
Murray F. Brennan Chair in Surgery
Memorial Sloan-Kettering Cancer Center
New York, New York

Eike Gallmeier, MD
Department of Medicine
University Hospital Grosshadern
Ludwig-Maximillians-University
Munich, Germany

Christopher J. Gannon, MD
Department of Surgical Oncology
University of Texas M. D. Anderson Cancer Center
Houston, Texas

Hans Gerdes, MD
Professor of Clinical Medicine
Weill Medical College of Cornell University
Attending Physician
Department of Medicine
Memorial Hospital for Cancer and Allied Disease
New York, New York

Michael Goggins, MD
Associate Professor
Department of Pathology, Medicine, Oncology
Johns Hopkins Medical Institute
Baltimore, Maryland

Carlos A. Gonzalez, MD
Chief
Group Nutrition, Environment and Cancer
Catalan Institute of Oncology
Barcelona, Spain

William M. Grady, MD
Associate Member
Clinical Research Division
Fred Hutchinson Cancer Research Center
Associate Professor and Section Chief
Division of Gastroenterology
University of Washington
Seattle, Washington

Mark L. Greaves, MD
Fellow in Medicine
Weill Medical College of Cornell University
Fellow in Gastroenterology
Department of Medicine
Memorial Hospital for Cancer and
    Allied Disease
New York, New York

F. Anthony Greco, MD
Centennial Medical Center
Sarah Cannon Cancer Center
Nashville, Tennessee

John D. Hainsworth, MD
Chief Scientific Officer
The Sarah Cannon Cancer Center
Nashville, Tennessee

James P. Hamilton, MD
Post-doctoral Fellow
Department of Medicine
Johns Hopkins University School of Medicine
Hepatology Fellow
Division of Gastroenterolgoy and Hepatology
Baltimore, Maryland

John P. Hoffman, MD
Professor
Department of Surgery
Temple University School of Medicine
Senior Member
Department of Surgical Oncology
Fox Chase Cancer Center
Philadelphia, Pennsylvania

Ralph H. Hruban, MD
Professor and Pathologist
Department of Pathology
Johns Hopkins Medical Institutions
Baltimore, Maryland

Elizabeth T. Jacobs, PhD
Assistant Professor
Department of Epidemiology and Biostatistics
Arizona Cancer Center
Tucson, Arizona

Jeremy R. Jass, MD, FRCPath
Professor
Division of Surgery, Oncology, Reproductive Biology
    and Anesthetics
Imperial College London
London, United Kingdom
Consultant Histopathologist
Department of Cellular Pathology
St. Mark's Hospital
Harrow, Middlesex, United Kingdom

Morton S. Kahlenberg, MD, FACS
Associate Professor
Chief, Surgical Oncology
Department of Surgery
University of Texas Health
    Science Center
San Antonio, Texas

Ellen Kampman, PhD
Associate Professor
Division of Human Nutrition
Wageningen University
Wageningen, the Netherlands

David P. Kelsen, MD
Professor of Medicine
Weill Medical College of Cornell University
Chief, Gastrointestinal Oncology Service
Edward S. Gordon Chair of Medical Oncology
Department of Medicine
Memorial Sloan-Kettering Cancer Center
New York, New York

Andrew S. Kennedy, MD
Co-Medical Director
Wake Radiology Oncology
Cary, North Carolina

Scott E. Kern, MD
Professor of Oncology and Pathology
Departments of Oncology and Pathology
The Sidney Kemmel Comprehensive Cancer Center
Johns Hopkins University School of Medicine
Baltimore, Maryland

Michael C. Kew, MD, DSc, FRCP
Dora Dart Professor of Medicine
Department of Medicine, Faculty of Health Sciences
University of the Witwatersrand
Senior Physician of Medicine
Johannesburg Academic Hospital, Parktown
Johannesburg, Ganteng, South Africa

David S. Klimstra, MD
Professor of Pathology and Laboratory Medicine
Weill Medical College of Cornell
Attending Pathologist and Chief of Surgical Pathology
Memorial Sloan-Kettering Cancer Center
New York, New York

Richard P. M. Koehler, MD
Thoracic Surgeon
Department of Surgery
Virginia Mason Medical Center
Seattle, Washington

Matthew H. Kulke, MD
Assistant Professor of Medicine
Department of Medical Oncology
Dana-Farber Cancer Institute
Harvard Medical School
Boston, Massachusetts

Rene Lambert, MD, FRCP
Visiting Scientist
Group of Screening
International Agency for Research on Cancer (IARC)
Lyon, France

Gregory Y. Lauwers, MD
Associate Professor of Pathology
Harvard Medical School
Director of Gastrointestinal Pathology
Massachusetts General Hospital
Boston, Massachusetts

Theodore Lawrence, MD, PhD
Isadore Lampe Professor and Chair
Department of Radiation Oncology
University of Michigan
University Hospital
Ann Arbor, Michigan

Bernard Levin, MD
Professor of Gastrointestinal Medicine and Nutrition
Vice President and Division Head
Betty B. Marcus Chair in Cancer Prevention
Cancer Prevention and Population Sciences
The University of Texas MD Anderson Cancer Center
Houston, Texas

Keith D. Lillemoe, MD
Jay L. Grosfeld Professor and Chairman
Department of Surgery
Indiana University School of Medicine
Surgeon-in-Chief
Indiana University Hospital
Indianapolis, Indiana

Steven Lipkin, MD, PhD
Associate Professor
Department of Medicine
University of California, Irvine
Director, Cancer Genetics Clinic
Chao Family NCI Designated Comprehensive Cancer Center
University of California, Irvine Medical Center
Irvine, California

Albert B. Lowenfels, MD
Professor of Surgery
New York Medical College
Valhalla, New York

Alessandro Lugli, MD
Attending Physician
Institute of Pathology
University Hospital Basel
Basel, Switzerland

Patrick Maisonneuve, Eng
Director Epidemiology
Division Epidemiology and Biostatistics
European Institute of Oncology
Milan, Italy

Arnold J. Markowitz, MD
Assistant Clinical Professor of Medicine
Weill Medical College of Cornell University
Memorial Hospital for Cancer and
    Allied Disease
New York, New York

Maria Elena Martinez, MD
Professor of Epidemiology and Nutrition
Arizona Cancer Center
University of Arizona
Tucson, Arizona

Joel B. Mason, MD
Associate Professor
Schools of Medicine and Nutritional Science
Tufts University
Staff Physician
Divisions of Gastroenterology and Clinical Nutrition
Tufts New England Medical Center
Boston, Massachusetts

Stephen J. Meltzer, MD
Professor and Director of GI Biomarker
    Research Laboratory
Department of Medicine
Johns Hopkins University School of Medicine
Division of Gastroenterology and Hepatology
Johns Hopkins Hospitals
Baltimore, Maryland

Bruce D. Minsky
Vice Chairman
Department of Radiation Oncology
Memorial Sloan-Kettering Cancer Center
New York, New York

Rajnish Mishra, MD
Fellow, Department of Medicine
Department of Gastroenterology
University of Virginia Health System
Charlottesville, Virginia

Michael Molls, MD
Professor
Technical University
Chief
Department of Radiotherapy and Radiation Oncology
Keinikumtechls der lsar
Munchen, Germany

Attila Nakeeb, MD
Associate Professor
Department of Surgery
Indiana University School of Medicine
Attending Surgeon
Indiana University Hospital
Indianapolis, Indiana

Bernard Nordlinger, MD
Department of Digestive and Oncologic Surgery
Ambroise Paré Hospital
Boulogne, France

Kenneth Offit, MD, MPH
Professor of Medicine
Weil Medical College, Cornell University
Chief, Clinical Genetics Service
Memorial Sloan-Kettering Cancer Center
New York, New York

Sam G. Pappas, MD
Assistant Professor
Department of Surgery
Medical College of Wisconsin
Assistant Professor
Department of Surgery
Froedtert Hospital
Milwaukee, Wisconsin

Donald Max Parkin, MD
Clinical Trials Service Unit and Epidemiological Studies
University of Oxford
Headington, Oxford, United Kingdom

Bogdan C. Paun, MD
Locum Tenens
Department of Surgery
Headerson General Hospital
Hamilton, Ontario, Canada

Freddy Penninckx, MD, PhD
Department of Abdominal Surgery
University Hospital Gasthuisberg
Leuven, Belgium

Nicholas Petrelli, MD
Professor of Surgery
Department of Surgery
Thomas Jefferson University
Philadelphia, Pennsylvania
Bank of America Endowed Medical Director
Deparment of Surgery
Helen F. Graham Cancer Center
Newark, Delaware

Joel Picus, MD
Associate Professor
Department of Medicine
Washington University School of Medicine
Barnes Hospital
St. Louis, Missouri

Henry A. Pitt, MD
Professor
Department of Surgery
Indiana University
Indianapolis, Indiana

Ronnie T-P Poon, MD, FRCS(Ed)
Professor
Department of Surgery
University of Hong Kong
Queen Mary Hospital
Hong Kong, China

Russell K. Portenroy, MD
Professor of Neurology
Albert Einstein College of Medicine
Bronx, New York
Chairman
Department of Pain Medicine and
    Palliative Care
Beth Israel Medical Center
New York, New York

Steven M. Powell, MD
Associate Professor
Department of Medicine
University of Virginia Health System
Charlottesville, Virginia

Adam Raben, MD
Attending
Department of Radiation Oncology
Christiana Care-Helen F. Graham Cancer Center
Newark, Delaware

Chandrajit P. Raut, MD, MSc
Instructor
Associate Surgeon
Department of Surgery
Harvard Medical School
Brigham and Women's Hospital
Boston, Massachusetts

Dennis L. Rousseau, Jr., MD, PhD
Director of Surgical Oncology
Department of Medical Education
Florida Hospital Cancer Institute
Orlando, FL

Brian P. Rubin, MD, PhD
Assistant Professor
Department of Pathology
University of Washington Medical Center
Seattle, Washington

Leonard B. Saltz, MD
Professor of Medicine
Weill Medical College of Comell University
Attending Physician and Member
Department of Medicine
Memorial Sloan-Kettering Cancer Center
New York, New York

Robert S. Sandler, MD, MPH
Distinguished Professor of Medicine
University of North Carolina
Chief, Division of Gastroenterology and Hepatology
University of North Carolina Hospitals
Chapel Hill, North Carolina

Hanna K. Sanoff, MD
Assistant Professor
Department of Medicine, Hematology-Oncology
University of North Carolina at Chapel Hill
Chapel Hill, North Carolina

Deborah Schrag, MD, MPH
Associate Attending Physician
Department of Health Outcome Research Group,
Epidemiology and Biostatistics
Memorial Sloan-Kettering Cancer Center
New York, New York

Richard D. Schulick, MD
John L. Cameron Endowed Chair Chief,
    Surgical Oncology
Department of Surgery, Oncology, Obstetrics,
    and Gynecology
Johns Hopkins Medical Institutions
Baltimore, Maryland

Lawrence H. Schwartz, MD
Radiologist
Memorial Sloan-Kettering Cancer Center
Department of Radiology
New York, New York

Manish A. Shah, MD
Assistant Member
Department of Medicine, Gastrointestinal Oncology
Memorial Sloan-Kettering Cancer Center
Assistant Attending Physician
Department of Medicine
Memorial Hospital
New York, New York

Nicholas J. Shaheen, MD, MPH
Associate Professor of Medicine and Epidemiology
Director, Center for Esophageal Diseases and
    Swallowing
University of North Carolina School of Medicine
Chapel Hill, North Carolina

Morris Sherman, MD
Associate Professor of Medicine
University of Toronto
Staff Gastroenterologist
University Health Network
Toronto, Ontario, Canada

J. Rudiger Siewert, MD
University Professor of Surgery
Chairman, Department of Surgery
Chirurgische Klinik und Poliklinik
Munchen, Germany

Thomas C. Smyrk, MD
Associate Professor
Department Pathology
Mayo Clinic
Rochester, Minnesota

Bianca Stam, MSc
Division of Human Nutrition
Wageningen University
Wageningen, Netherlands

Grant N. Stermmermann, MD, CM
Professor of Pathology
University of Cincinnati College of Medicine
Cincinnati, Ohio

Jon F. Strasser, MD
Attending Physician
Department of Radiation Oncology
Helen F. Graham Cancer Center
Christiana Care Health System
Newark, Delaware

Rachel Stolzenberg-Solomon, PhD, MPH, RD
Investigator
Nutritional Epidemiology Branch
Division of Cancer Epidemiology and Genetics
National Cancer Institute
Rockville, Maryland

Philippe Taleb, MD
Department of Digestive and Oncologic Surgery
Ambroise Paré Hospital
Boulogne, France

Joel E. Tepper, MD
Professor and Chair
Hector MacLean Distinguished Professor of Cancer Research
Department of Radiation Oncology
University of North Carolina School of Medicine
North Carolina Clinical Cancer Center
Chapel Hill, North Carolina

Patricia A. Thompson, PhD
Assistant Professor
Department of Pathology
University of Arizona
Tucson, Arizona

Hans F. A. Vasen, MD, PhD
Staff Member
Department of Gastroenterology
Leiden University Medical Centre
Leiden, Netherlands

Eric Van Cutsem, MD, PhD
Professor of Medicine
Gastroenterology Section
Department of Pathophysiology
University of Leuven
Head, Division of Digestive Oncology
University Hospital Gasthuisberg
Leuven, Belgium

Cornelius J. H. van de Velde, MD, PhD, FRCS (London), FRCS (Glasgow)
Professor of Surgery
Leiden University Medical Center
Leiden, Netherlands

Pieter van't Veer, PhD
Professor in Nutrition and Epidemiology
Division of Human Nutrition
Wageningen University
Wageningen, Netherlands

Alan P. Venook, MD
Professor
Department of Clinical Medicine
University of California, San Francisco
San Francisco, California

H. Rodney Withers, MD, DSc
Professor of Experimental Radiation
  Oncology
University of California at Los Angeles
Los Angeles, California

Christopher G. Willett, MD
Leonard R. Prosnitz Professor and Chair
Department of Radiation Oncology
Duke University Medical School
Durham, North Carolina

Derrick Wong, MD
Senior Clinical Fellow
Department of Medicine
Division of Hematology/Oncology
University of California, San Francisco
San Francisco, California

Tsung-Teh Wu, MD, PhD
Professor of Pathology and Laboratory
  Medicine
Division of Anatomic Pathology
Mayo Clinic College of Medicine
Rochester, Minnesota

Andrew D. Zelenetz, MD
Associate Professor
Department of Medicine
Weill Medical College of Cornell University
Chief, Lymphoma Service
Department of Medicine
Memorial Sloan-Kettering Cancer Center
New York, New York

目　录

第 1 篇

胃肠肿瘤学原理

第1章

胃肠道癌症：流行病学

Ellen Kampman, H. Bas Bueno-de-Mesquita, Heiner Boeing, Carlos A. Gonzalez, Bianca Stam, Pieter Van't Veer, Rachael Stolzenberg-Solomon, Sheila A. Bingham, Hans F. A. Vasen

胃肠道（GI）癌症是全世界范围内最经常发生的癌症之一。这些肿瘤的发生率有着明显的变化，结肠直肠癌在美国、欧洲、澳大利亚和日本最流行，而在非洲和亚洲，胃和肝脏癌症有相对较高的发生率。环境和遗传因素可能导致这些肿瘤的发生。除吸烟以外，其他生活方式因素，如暴露于感染环境中、酒精消耗、体育活动和饮食习惯，可能在这些类型癌症的发生上起着重要作用。本章将分别描述每种胃肠道肿瘤的流行病学，讨论几种最常见的导致胃肠道肿瘤发病的环境和生活方式因素，最后讨论遗传综合征，这些肿瘤中的一小部分是由它引起的。

描述形式、危险因素和早期探查

口腔癌

人类口腔癌的发病率较高，每年大约有 275 000（其中男性 176 000 例，女性 99 000 例）个新发病例[1]。每年死于口腔癌的病例数大约为 127 000 例。在男性，年龄标准化发病率约为 6.3/100 000，在女性约为 3.2/100 000。相比于其他部位，该病的死亡和发病比率较高，为 0.46。这一高比率说明，目前我们在治疗这种恶性疾病方面尚不理想，一些新的更有效的防治策略还有待开发[2]。

口腔癌在部分地区有较高的发病率。根据国家癌症登记处[1]近期的估计显示，在男性中，巴布亚新几内亚（40.9/100 000）、所罗门群岛（34.1/100 000）、斯里兰卡（24.5/100 000）和博茨瓦纳（23.1/100 000）年龄校正发病率最高。其他区域（包括亚洲的中南部和西欧）也有较高的发病率，约为 12/100 000。从高发病率国家地区登记处获得的更多具体数据表明存在地区性高发的特点。

总之，从 20 世纪 70 年代以来口腔癌的时间趋向是稳定的。在美国，通过观察发现老年白种人的发病率降低，然而，非裔美国人和年轻白人的发病率却在增加[3]。在一些国家中，口腔癌的发病率正逐渐增加[4]。大多数（95%）的癌症为鳞状细胞癌。发生在口腔中腮腺和其他唾液腺（C07,C08）的癌症多为腺癌，并且在病因学的研究中应该将其作为独立的疾病加以考虑。

女性比男性的发病率低，可能和主要危险因素的特异性性别分布直接相关。在病例对照组设计上几乎完全相同的一些观察性流行病学研究中，吸烟和酒精摄入均与这种癌症的发生部位相关。这两种习惯的作用相互促进，但需要更多的证据来证实它们遵循倍增原则[5]。在世界的其他区域，特别是在东南亚，咀嚼烟草和槟榔与这种恶性肿瘤的发生呈正相关[6]。此外，在低酒精消耗的国家，咀嚼烟草和槟榔经常是这种恶性肿瘤的主要致病因素[7]。然而，大多数病例对照研究证实水果和蔬菜的低摄入和发病风险增加有关[8]。鉴于回顾性病例对照研究的方法学问题，最近国际癌症研究署（IARC）专家对水果和蔬菜摄入进行了评估，要求开展前瞻性研究来证实饮食与这种癌症发生的相关性。癌前病变，如口腔黏膜白斑病已成为口腔癌发生的危险因素。并且显示，戒烟能够减少癌前病变的患病数[9]。但是，应用维生素 A 和 β- 胡萝卜素似乎并不是一种有效的治疗方式[10]。部分唇癌的发生似乎与严重的阳光照射有关[11]。这也是导致这种癌症在澳大利亚等国家高发的原因之一。

咽癌

发生在上消化道咽部的癌症包括口咽癌(C10)和下咽癌(C13)。最近世界癌症发病统计显示[1],每年大约有 130 000 新发咽癌病例,不包括鼻咽癌。由于解剖部位和病因学不同,鼻咽癌(每年大约有 80 000 新发病例)应从上消化道咽癌中分离出去,因此本章将不再阐述。咽癌死亡和发病的比率为 0.64。在全世界,男性咽癌年龄标准化发病率为 3.8/100 000,女性为 0.8/100 000,并且在越发达的地区,男性的发病率越高。

根据 2002 年统计数据,男性发病率较高的国家有匈牙利(16.9/100 000)、法国(15.4/100 000)、卢森堡(13.1/100 000)、斯洛伐克(11.1/100 000)、孟加拉国(12.5/100 000)和印度(9.6/100 000)[1]。

关于时间趋势的报道并不统一。自 20 世纪 80 年代以来,在美国咽癌的发病率呈下降趋势[12,13],而在世界的其他区域,如日本,咽癌的发病率正逐渐增加[14,15]。在欧洲咽癌发病率也居高不下[16]。在印度咽癌的高发病率持续的时间可能更长[17]。

普遍认为人群中咽癌的发病率和死亡率与烟酒消耗的程度和趋势有相关性[12-14,18,19]。烟草消耗包括咀嚼和吸烟。然而,这两种主要风险因素的分布和时间趋势也为饮食和职业因素如何影响咽癌的发病率留下了进一步假设的空间。

食管癌

食管内衬有数层上皮细胞。因此,发生在这一器官的绝大部分癌症被诊断为鳞状细胞癌。然而,随着时间的推移,细胞的形态可能改变,并且可能出现化生组织,尤其是食管下段。起源于这些组织的癌症多为腺癌,并且可能有不同的病因学,因此应分别描述。

在 2002 年,包括整体器官在内的世界统计数据显示大约有 462 000 新发食管癌病例(男性有 315 394 例,女性有 146 723 例)[1]。同年,估计约有 386 000人死于食管癌。该病死亡与发病比率为 0.84。因此,食管癌显然成为上消化道肿瘤中最为致命的疾病。在埃塞俄比亚、肯尼亚、南非共和国、中国、蒙古、哈萨克斯坦、土库曼、斐济,食管癌的年龄标准化发病率超过 20/100 000[1]。

在世界的不同地区,时间趋向似乎也不同。在发达国家,如美国,当腺癌增加的同时,鳞状细胞癌减少[20]。美国的详细数据显示非裔美国人食管癌的发病率是白人的 2 倍,并且相对于男性白人,鳞状细胞癌在非裔美国人和女性中的患病率更高[21]。在非洲,从 20 世纪 90 年代起,食管癌的发病率一直保持稳定,甚至逐渐增加[22,23],而分别从 20 世纪 70 年代和 20 世纪 90 年代开始,中南和东南亚国家报道该病的发病率急剧下降[24,25]。

烟酒消耗是此疾病主要的危险因素,其次为饮食因素[26]。在一些地区,咀嚼槟榔也是危险因素之一[27]。

食管腺癌是一种恶性上皮细胞肿瘤,伴有腺体的分化,起源于食管下 1/3 或食管胃连接处的 Barrett 小肠黏膜化生组织。因为源于远端食管的腺癌可能浸润贲门,并且贲门处的腺癌也可能长入远端食管,所以临床上对这些肿瘤(特别是食管与胃连接处的肿瘤)的鉴别相对困难[28]。慢性炎症损伤常伴随胃食管反流性疾病,在其愈合过程中,在 Barrett 小肠化生组织,正常食管上皮由柱状上皮取代。

从 20 世纪 80 年代起,无论男性或女性,食管腺癌(ACE)的发病率在发达国家中一直上升。在美国白人男性中,ACE 为增长速度最快的恶性肿瘤,相对增长速度甚至高于乳腺癌、恶性黑素瘤或者前列腺癌。从 1975~2001 年,美国 ACE 的发病率已增加 6 倍,从 4/1000 000 增加到 23/1000 000[29]。随着 ACE 的增加,鳞状细胞癌的减少,从 20 世纪 90 年代起,ACE 已成为美国白人中最频发的食管癌类型[30]。从 1996~2000年,在白人男性中腺癌占食管癌所有病例的 65.7%,然而在亚洲人和太平洋岛人中这一比例仅为 18%,在黑人中为 9.4%[31]。在加拿大和几个欧洲国家也已见到相似的增长趋势[32]。虽然这种大幅增加部分可能与内窥镜的广泛应用和(或)相关癌症的重新分类引起确诊病例增多有关,但统计显示食管下 1/3 是发病率增加的唯一部位,同时也观察到食管腺癌的死亡率有相似的趋势,从 2/1000 000 增加到 15/1000 000,共增加了近 7 倍[29]。

在不同种族和性别之间 ACE 的发病率明显不同。在美国白人男性的 ACE 发病率是西班牙男性的 2 倍,比黑人、亚洲人和美国原住民的发病率高 4 倍以上[33]。尽管在各种族中不同性别之间的发病形式相同,但在所有种族中女性的发病率明显低于男性。在美国白人中,男性食管癌的发病率比女性高 7 倍以上[33]。但是,ACE 的这种增加的趋势随年龄不同而变化,在年老男性中更显著[34]。尽管在白人中 ACE 的发病率高于黑人,但已观察到一种与社会经济状态相反的联系,甚至在所有已知风险因素调整之后[35]。

虽然胆汁和胰液反流可能也起一定作用[37],但酸性胃液反流是 Barrett 食管和 ACE 最为重要的病因学因素[36]。正常情况下,胃食管连接处的解剖结构(蠕动引起吞咽)和食管括约肌可起到保护性屏障作用,保证胃酸不反流。ACE 的另一个已知危险因素为肥胖。在美国,ACE 的发病率迅速增加与人口中肥胖和胃食管反流性疾病的发病率增加相关[30]。吸烟与水果和蔬菜的低摄入可能为中等危险因素,而酒精的摄入可能不是一个危险因素,或可能是一个低危险因素[38]。有证据证实幽门螺杆菌感染可能抵抗 ACE 的发生[39]。

胃癌

尽管从 20 世纪 50 年代中期起,在美国和其他大部分国家胃癌(GC)的发病率呈稳定下降趋势[30],但在 2000 年 GC 仍然为全球第四大癌症,并且在由癌症致死的病因中排在第 2 位[40]。据估计,每年约有 876 000 个新发病例(占总数的 8.7%),并且有 647 000 人死于胃癌(占癌症死亡人数的 10.4%)。其中 2/3 发生在发展中国家[40]。在日本、亚洲东部、南美洲的安第斯山地区和东欧,胃癌的发病率最高,而在北非和东非、北欧和北美洲,其发病率最低。在美国女性中,在由癌症导致的死亡病例中胃癌排在第 10 位,而在男性中排在第 11 位,大约 90% 为腺癌[31]。现已认识到,根据肿瘤的解剖部位(近端或贲门处腺癌和远端胃或非贲门处腺癌)和 Lauren 分类的主要组织学类型(肠内的和弥散的)的不同,其危险因素、时间趋势和地理分布也有所不同。

虽然在过去 10 年中,在大多数国家非贲门处胃癌的发病率呈下降趋势[40],但在几个欧洲国家[42]、日本[43]和美国[30]贲门癌的发病率保持稳定[41]或呈增长趋势。同样,在胃食管结合处的腺癌的发病率也呈逐渐增加的趋势[34]。贲门癌发病率的增长速度明显低于食管腺癌,在 1988 年以后在美国其发病率保持稳定。目前还不清楚在各代之间其危险性是否有变化(代群效应)或这一变化是否同时影响所有的年龄组(同期效应)。

在不同种族和性别之间,贲门和非贲门处胃癌的发病率明显不同。从 1996~2000 年,在美国,白人男性的贲门腺癌占所有胃癌的 37%,而在黑人男性和亚洲/太平洋岛人中,这一比例仅为 11%,并且在所有种族中,相对于男性而言,贲门腺癌在女性中所占比例较低。在美国白人中,男性贲门处胃癌的发病率比女性高 5 倍,非贲门处胃癌的发病率则为 1.8 倍[30]。贲门腺癌的增长趋势随年龄的变化而不同,在老年人中呈更大的增长趋势[35]。低社会经济状态(生活方式和环境因素的代表)与贲门和非贲门处胃癌的高发率有关。

小肠腺癌是最常见的组织学类型,特别是在高发地区,被认为与大多数胃癌的变异有关。然而,从 20 世纪 50 年代起,以小肠型为主的胃癌已呈下降趋势,而弥漫型则更为常见。在美国和日本已观察到小肠型发病率的下降,而弥漫型在美国的发病率增加[45],在日本则相对稳定[46]。因此在一些国家(例如芬兰),在年龄小于 60 岁的患者中,弥漫型比小肠型更为常见[47]。

贲门和非贲门胃癌的不同趋势表明了(至少一部分)不同的病因学因素。事实上,幽门螺杆菌感染被认为是非贲门癌的一个原因,而不是贲门癌的[48]。肥胖和胃食管反流性疾病与贲门癌的发生有关[49]。吸烟与贲门癌和非贲门癌都有相关性[50],饮食因素也被认为起着重要的作用,但尚未确定各解剖亚型之间的差异。

肝癌

原发性肝癌包括肝细胞癌(HCC),以及血管肉瘤、胆管癌和肝母细胞瘤。其中肝细胞癌占所有病例的 90%[44]。它在全世界最常见癌症中排第 5 位[44,51]。在 2000 年,大约有 560 000 新发病例,占所有癌症病例的 5.6%。在发展中国家的发病率最高,占所有患者的 80%(在中国占 54%)[44,51]。在男性中肝癌的发病率为女性的 3 倍以上[51,52]。肝细胞癌在早期阶段很少被察觉,并且通常在数月内导致患者死亡[53]。该病 5 年生存率小于 5%[52]。

肝癌的主要危险因素是乙型肝炎病毒(HBV)和丙型肝炎病毒(HCV)[53-56]。过度的酒精摄入导致酒精性肝硬化,同时也是肝癌的一个重要危险因素[53-56],污染食物中的黄曲霉毒素也是一个危险因素,这是一类与黄曲霉和寄生曲霉种系发生相关的代谢产物[54,56-58]。在 1997 年,世界癌症研究基金(WCRF)国际专家小组证实,含有黄曲霉毒素的污染食物可能增加危险性[59],并有证据显示经常过度的酒精摄入导致肝硬化,从而增加了肝癌的发病风险。该小组注意到高蔬菜饮食可降低肝癌的发病风险。但认为硒可以降低肝癌发病风险和铁可以增加肝癌发病风险的证据是不可信的[59]。

除 HBV 和 HCV 外，吸烟也是肝癌的一个原因。预防肝癌的最有效方法为避免感染这些病毒和不吸烟。预防肝癌最有效的饮食手段是限制酒精的摄入和避免食用可能被黄曲霉毒素污染的食物。

胆囊癌

胆囊是一个小梨形的器官，位于肝脏的末端，在腹部的右边。胆囊经肝管连接到肝脏。它长 8~10cm，宽 3cm。胆囊的功能是储存和浓缩由肝脏产生的胆汁（在其被分泌到小肠之前）。在小肠内，胆汁酸是消化脂肪食物所必需的。胆汁由三个主要成分构成：胆固醇、胆盐和胆红素。当胆囊的功能异常时，胆汁的组成就会失衡，导致胆结石的形成。多数结石由胆固醇组成，其他的则由胆红素形成。

胆囊癌是一种罕见的、高度恶性的肿瘤，其 5 年生存率极低[60]。由于此恶性肿瘤的非特异性症状，因此早期诊断很困难[60]。在成年女性与老年男性和女性中胆囊癌的发病率最高[60]。

胆囊癌的发病率存在明显的地理性差异。在智利人、玻利维亚人、美国原住民、墨西哥裔美国人和中欧人中胆囊癌的发病率最高。胆囊癌在世界其他地方很少发生[60]。

支持食品和营养影响胆囊癌发病风险这一假说的证据并不多[60-62]。因为肥胖是胆石症的一个危险因素，其也与胆囊癌的发病风险增加有关，所以较高的体重可能也在胆囊癌的发生中起直接或间接的作用[59]。

胰腺癌

在全世界，据估计胰腺癌在最常见的癌症和癌症死亡的原因中排第 12 位[63]。在西欧，胰腺癌在癌症发病率中排第 12 位，在癌症死亡率中排第 7 位[63]。在美国，它在癌症发病率中排第 11 位，为男性和女性第 4 大最常见癌症致死原因[64]。超过 9/10 的胰腺癌为胆管腺癌，而小岛细胞肿瘤约占 5%[65]。对于胰腺癌，没有有效的筛查方法，所以经常在晚期才被诊断出，因此其 5 年相对生存率仅为 4.3%。与女性相比，胰腺癌在男性中的发病率较高[66]。在各国之间胰腺癌的发病率不同，相差 10~15 倍[66]，在北欧和东欧的发病率最高，而在中国香港的发病率最低[67]。在西班牙、意大利和

日本其发病率一直在增加，可能与吸烟有关[67,68]。在美国，胰腺癌受到了更多的关注，因为其发生率存在种族差异，黑人发病率比白人高 30%~40%[69]。这个差异可能由于危险因素的不同[70]。

在少数已被识别的危险因素中，吸烟的危害是明确的[65]。慢性胰腺炎也导致此疾病的发生[71,72]。2 型糖尿病和葡萄糖不耐受一直与胰腺癌的发生有关[73,74]。但是还不清楚糖尿病在病原学上是否与胰腺癌的发病有关或者是否为亚临床恶性疾病的结果。多数研究认为肥胖与胰腺癌的发生有关[75]。最近一项前瞻性研究显示，在癌症诊断前，空腹胰岛素浓度达 16.7 μU/mL，则其发病风险增加 2 倍[76]，支持胰岛素和胰岛素抵抗可能是一个潜在的发病机制这一假说，解释了糖尿病与肥胖的关系。但是，体力活动和饮食因素的影响尚不清楚。有报道水果和蔬菜的摄入可以降低胰腺癌的发病[66]。遗传易感性也起一定的作用，一些病例为家族性或者与遗传性家族性非典型黑素瘤、黑斑息肉综合征、遗传性乳房或卵巢癌（BRCA1 和 BRCA2）、家族性胰腺炎、囊状纤维变性、遗传性非息肉病性结肠癌（HNPCC）有关[77]。

小肠癌

尽管小肠占胃肠道总长度的 75%，并且潜在暴露于多种有害的内生和外源性物质，但是小肠的恶性肿瘤很少见，并且只占胃肠道全部恶性肿瘤中的 1%~5%[78]。从 1973~1990 年，美国癌症登记处包括监测、流行病学和最终结果（SEER）的数据显示[79]，平均每年发病率为 9.9/1 000 000。类癌和腺癌为最常见的组织学亚型，平均每年发病率分别为 3.8/1 000 000 和 3.7/1 000 000，其次为淋巴瘤（1.1/1 000 000）和肉瘤（1.3/1 000 000）。对所有组织学亚型而言，男性的发病率高于女性。大部分肿瘤发生于老年人；超过 90% 的病例发生于 40 岁以上人群[79]。小肠肿瘤的发病率呈缓慢上升趋势。小肠腺癌类似于大肠腺癌，它们都由腺瘤性息肉转化而来，在同一个体身上共存，并且在同一国家它们的发病率相同。

虽然假设克罗恩病和胆囊切除术与小肠腺癌有相关性，但由于病例数较少，小肠恶性肿瘤的流行病学分析未受到足够关注。对 36 例小肠癌（其中 19 例为腺癌，17 例为恶性类癌）患者和 52 例非恶性肿瘤患者的病例对照研究显示，吸烟和酒精的摄入可使发病风险增加 4~5 倍[80]。

大肠癌

在世界范围内,结直肠癌是最常见的肿瘤之一。在 2002 年,结肠和直肠癌的新发病例为 100 万(在全世界占 9.4%)[1]。在捷克共和国和匈牙利年龄标准化发病率大约为 60/100 000,在中非和中南亚小于 5/100 000[1,40]。通常,结直肠癌的发病率在先前总发病风险较低的国家(尤其是日本)迅速增加,在发病风险较高的国家呈逐渐增加、稳定(北欧和西欧)或下降趋势[81]。不同于其他部位的癌症,结直肠癌的发病率在男性和女性之间相差不多(比例为 1.2:1)。结直肠癌的发病率在男性中位于第 4 位,在女性中位于第 3 位[1]。对于男性,据估计结直肠癌 5 年生存率在美国为 65%,在西欧为 54%,在东欧为 34%,在印度为 30%[81]。由于其预后总体上相对较好,因此在全世界其患病数仅次于乳腺癌,在过去 5 年被诊断为结直肠癌的病例中,估计有 280 万人存活[81]。

在全世界,结直肠癌的发病率至少相差 25 倍。在北美洲、澳大利亚/新西兰、西欧和东欧、富裕的亚洲国家(如日本),其发病率最高。在非洲、不富裕的亚洲国家和南美洲的中南部地区,其发病率较低[40]。结肠癌和直肠癌的地理分布相似,不过各国之间结肠癌发病率的差异更明显。在高危人群中,结肠癌与直肠癌发病率的比率大于 2:1。在低危国家,结肠癌和直肠癌的发病率相似。结直肠癌较大的地理性差异可能由遗传学差异、环境因素差异或者两者共同引起。对从低危地区移到高危地区的人群进行肿瘤风险评估的移民研究显示,结直肠癌的发病率在第一代移民者之中迅速增加,提示环境因素是一个主要的风险因素。与美国的白人相比,在美国出生的日本人中结直肠癌的发病率更高,而在夏威夷和洛杉矶居住的日本人中其发病率居世界首位[82]。这种现象可能是由西方化的饮食习惯和对这些饮食因素的遗传易感性之间的相互作用导致的[83]。

虽然有明确的证据显示遗传与结直肠癌的发生有关,但是遗传综合征,如家族性腺瘤性息肉病(FAP)和遗传性非息肉病性大肠癌,在所有结直肠癌中所占比例小于 10%~15%。据估计,由饮食习惯引起的病例在所有结直肠癌中占 50%~60%[59]。流行病学研究证实,缺乏锻炼和体重指数(BMI)超过 25 kg/m² 可能增加结肠癌的发病风险。酒精和红肉摄入过多以及水果和蔬菜摄入较少可能增加结直肠癌的发病风险。摄入较多乳制品、钙和维生素 D 可能降低其发病风险[59,84,85]。常规应用阿司匹林和其他非类固醇类抗炎药以及激素替代疗法有降低发病风险的趋势,然而长时间吸烟可增加结直肠癌的发病风险[85]。

结直肠癌可能是由上皮 DNA 的改变引发的,它使细胞生长不受控制,即所谓腺瘤-癌序列[86]。早期探查和切除癌前病变的结直肠腺瘤可能降低结直肠癌的发病率和死亡率,特别是在美国。从 20 世纪 80 年代起,美国一直推荐每年粪便潜血试验的起始年龄为 50 岁,国家调查显示大约 40%有资格人口遵守此项建议[87]。在欧洲,几个国家已经或者将正式提出将大便潜血试验(FOB)作为结直肠癌的基本筛查手段。其他筛查手段包括免疫组化的 FOB 试验、乙状结肠镜、结肠镜、虚拟结肠镜(使用计算机 X 线体层照相术的结肠镜)以及粪便的 DNA 试验。

环境危险因素

酒精摄取

世界卫生组织非常关注酒精这一危险因素。可从全球的生产统计数据估计酒的消耗量,但缺点是仅有人均信息。更好的信息资源是要求关于个体对酒精饮料使用数据的代表性调查。与很多其他营养品相比,要求有关酒精使用的数据应具有高有效性和高可靠性[88]。国际统计学数据显示,欧洲和北美洲的酒精消耗量较大,人均消耗量分别大约为 10 L 和 7 L,并呈现逐渐下降的趋势[89]。了解人群中饮酒习惯的附加特征量是戒酒者和酗酒者所占的百分比。在丹麦,戒酒者占的百分比大约为 3%,但在伊斯兰教国家这一百分比可能超过 90%。在哥伦比亚或者格鲁吉亚,酗酒者可能占男性人口的一半。"狂饮作乐"被定义为有一定风险的喝酒习惯,并且在比利时、加拿大、捷克、芬兰、德国、冰岛、日本和荷兰,超过 1/3 的男性有此习惯,在冰岛和芬兰,1/5 的女性有此习惯。在一些国家,超过 10% 的男性人口和 5%的女性人口被认为对酒精有依赖性[89]。在欧洲,酒精主要来源于啤酒和葡萄酒;在北美洲,来源于啤酒和烈性酒;在许多其他地区来源于烈性酒和啤酒。在非洲,地方酿造的饮料处于支配地位。

在彻底调查酒精对健康的影响时,应考虑酒精使用的两个维度,即喝酒的方式和平均饮酒量[90]。某人每天中午喝两杯酒或连续几天晚上每晚喝一瓶或多瓶酒似乎是有区别的。然而,大多数可利用的数据指的是每天的平均用量。因此,多数研究报道酒精的使用在这一维度上对健康的影响。基于全球负担项目,WHO 最近发表了一篇关于酒精对疾病和健康作用的当前知识的综述[89]。据估计,酒精使用可能导致男性总伤残调整寿命年丧失 6.5%,女性为 1.3%[89]。全球负担项目确定了 5 个不同的癌症部位(口腔和口咽、食管、肝脏和胸部),因为酒精对这几个部位的作用的相关数据较完整[91]。除了胸部,这些部位即为本章的主题。另外,IARC 的出版物介绍了结肠和直肠,将其作为与酒精相关的特殊癌症部位[92]。尽管可以利用的数据逐渐增多,但酒精与其他部位癌症的关系仍不清楚。

几项荟萃分析评估了酒精消耗量对胃肠道癌症发病风险的影响。从全球负担项目和意大利的一个小组可获得最完整的数据资料。该小组最近公布了一个荟萃分析的结果,其涉及全球负担项目认可的癌症部位以及结肠和直肠。他们计算了各种不同消耗水平的相对风险(25g/d 等于每天两杯),来源于根据荟萃分析中各项研究所计算的一个风险系数。这个小组先前的荟萃分析包含的研究较少,因此需要对消化道癌症部位进行进一步的风险评估[93,94]。关于消化道癌症的结果参见表 1.1 。

在所有的癌症部位中,随着酒精消耗量的逐渐增加,风险性也随之增加。这便提示它们不是一个 J 形曲线关系,可以认为少量摄入也会增加发病风险。目前发现每克酒精对口腔癌和咽癌的发病的作用最强,其次是食管癌。Polesel 等[95]发现了这些癌症部位关系的非线性近似值。在另一项研究中,调查了酒精消耗导致的癌症比例[92]。这些结果依次为:口腔和咽癌为 30.4%,食管癌为 18.5%,结肠和直肠癌为 3.2%,肝癌为 9.4%。这些数据再次强调了上消化道癌症和肝癌与酒精消耗的相关性较大。

关于相同饮酒量的相对风险,好像有性别特异性。Bagnardi 等[94]进行的荟萃分析指出,在饮酒量相同时,女性患食管癌和肝癌的相对风险明显较高。特别是女性患肝癌的风险性更高 (每天摄入 100 g 酒精,男性发病风险为 1.62,女性为 9.13)[94]。

在饮酒时,代谢酒精的基因(如酒精脱氢酶、乙醛脱氢酶和细胞色素 P450 E1)的基因类型对消化道癌症发病风险的作用尚不清楚。一些研究已经提出较合理的观点,即基因构成不同,则发病风险也不同[96,97]。

慢性酒精消耗致癌的确切机制尚不清楚[98]。乙醇似乎不是一种致癌物,但在某些实验条件下,它可作为一个致癌物和(或)肿瘤促进因子。然而,乙醇的代谢导致乙醛和自由基的产生。乙醛是致癌物质,且是诱变的,与 DNA 和蛋白质连接,破坏叶酸,导致继发性过度增殖。另外,对于一些消化道癌症,局部机制或许特别重要。

感染因素

人乳头状瘤病毒(HPV)被认为是肛门-生殖道癌症的病因。由 HPV 介导的正常上皮细胞转化被认为

表 1.1

根据酒精使用程度所得胃肠道癌症的相对危险性

癌症部位	无酒精	相对危险性(95%可信区间)		
		每天 25g 酒精	每天 50g 酒精	每天 100g 酒精
口腔和咽 [a]	1	1.86(1.76~1.96)	3.11(2.85~3.39)	6.45(5.76~7.24)
食管 [a]	1	1.39(1.36~1.42)	1.93(1.85~2.00)	3.59(3.34~3.87)
胃 [b]	1	1.07(1.04~1.10)	1.15(1.09~1.22)	1.32(1.18~1.49)
小肠 [b]	1	1.02(0.89~1.17)	1.04(0.79~1.37)	1.08(0.63~1.88)
结肠 [a]	1	1.05(1.01~1.09)	1.10(1.03~1.18)	1.21(1.05~1.39)
直肠 [a]	1	1.09(1.08~1.12)	1.19(1.14~1.24)	1.42(1.30~1.55)
肝 [a]	1	1.19(1.12~1.27)	1.40(1.25~1.56)	1.81(1.50~2.19)
胆囊 [b]	1	1.17(0.73~1.86)	1.36(0.54~3.44)	无资料
胰腺 [b]	1	0.98(0.90~1.05)	1.05(0.93~1.18)	1.18(0.94~1.49)

[a] 来自参考文献 93。[b] 来自参考文献 94。

是一个有多重步骤的过程,该过程由增殖细胞中病毒性癌基因 E6 和 E7 的转录失控以及 E6 和 E7 对细胞周期的干扰引起,导致基因不稳定和引起癌变[99]。流行病学证据显示,HPV 也和上消化道,特别是口腔和口咽鳞状细胞癌(OOSCC)以及扁桃体癌有关[100]。在对 OOSCC 的 60 项研究进行的回顾分析中,HPV 总患病率为 25.9%,其中 HPV 16 为最常见的类型,而 HPV 18 很少被检出[101]。HPV 可能同口腔的癌前病变(如口腔乳头瘤、局部上皮增生和黏膜红斑)相关。口交和母婴传播也可能是传播途径。

在男性和女性中,肛门鳞状细胞癌的发生也和 HPV 的感染有关[102]。HPV 16 为最常见的类型,其次为 HPV 18、HPV 31 和 HPV 33[103]。在两性里,高危险性行为、HIV 感染和 HPV 相关恶性疾病都与肛门癌有关。

在年轻男性,肛门区域的鳞状细胞癌(其 HPV 阳性)常与同性恋行为有关,并且常与一些类型的肛门上皮内瘤形成(肛门癌的一种癌前病变)有关[103]。

乙型和丙型肝炎病毒是 HCC 中最重要的病原学因素。总体来说,75%~80% 的 HCC 和肝炎感染有关[104]。在 2002 年,全世界 54.4% 的 HCC 病例由 HBV 导致,31.1% 由 HCV 导致[104]。在发展中国家(例如非洲和亚洲),58.8% 的 HCC 与持续的乙型肝炎病毒感染有关,33.4% 与丙型肝炎病毒感染有关。在发达国家,23.3% 的 HCC 与持续的乙型肝炎病毒感染有关,19.9% 与丙型肝炎病毒感染有关[104]。当慢性病毒携带者暴露于其他已知的辅助因素时,HCC 的发病风险显著增加,在美国和欧洲这些辅助因子主要是酒精性肝硬化,也可能是糖尿病,在非洲和亚洲主要是黄曲霉毒素 B1。在感染 HBV 的个体中,HBV 表面抗原呈阳性的个体发展为 HCC 的概率约为阴性个体的 20 倍[105]。

HBV 感染时的年龄是 HCC 发病风险的一个关键因素。在 HCC 低风险的发达国家,青少年或成人的 HBV 感染大部分是通过性接触、输血或者其他传播途径获得的。在这些人群中,出生时或者在童年感染 HBV 是罕见的。相反,在大多数高风险国家,在较小年龄段中 HBV 的传播途径主要是母子和孩子与孩子之间的传播。在中国和非洲 HCC 的较高发生率也许与较小年龄时感染病毒有关。

在发达国家,HCV 感染的风险性与药物滥用、不安全注射和在健康保健相关程序中所用的被污染的设备有关[106]。在 HCV 感染患者中,HCC 的易感性因素包括男性性别、老龄、同时感染 HBV、酗酒、隐性糖尿病和输入 HCV 感染的血液。据估计,1%~3% 的 HCV 感染患者在 30 年后将发展为 HCC[106]。HIV 患者发生 HCC 主要与慢性丙型肝炎相关,并有一个更加侵袭性的临床过程。

在具体病毒基因型的流行上有一重要的国际差异。在美国和加勒比海主要是 HBV A 型基因,在欧洲和中东主要是 D 型,在亚洲 B 和 C 型占主导地位,而在非洲 A、C 和 D 型数量相等。在美国南部 A 型更为常见,在西部则为 C 和 B 型,而在东部 D 型较多[108]。HBV 基因型的重要性尚不完全清楚,然而 B 型基因可能有较好的临床预后。最近台湾的一项研究[109]显示,HBV C 型基因和病毒负荷增加有关,与其他基因型相比,发生 HCC 的风险更高。

将乙型肝炎病毒疫苗加入儿童接种日程表已经最大可能地减少了全世界 HCC 的发病风险。然而,截至 2000 年,只有 116 个国家建立了这一政策,只占世界新生人口的 31%[110]。

幽门螺杆菌(1982 年第一次从人胃黏膜分离出来)在 1994 年被分类为人类致癌因子。幽门螺杆菌是导致胃和胃淋巴腺癌的原因之一[111]。据估计,全世界 63.4% 的胃癌患者与幽门螺杆菌感染相关[104]。最近一项包括 12 项前瞻性研究的荟萃分析显示,幽门螺杆菌感染使胃癌的发病风险增加 2~3 倍(比值:2.36;95% 可信区间:1.98~2.81)。幽门螺杆菌感染和胃贲门癌之间并无相关性[48]。有一些证据表明,幽门螺杆菌也许与贲门和食管腺癌之间存在负相关性[112]。

幽门螺杆菌是人类中最常见的细菌病原体之一,不过其感染的流行在世界各地并不相同。据估计[104],在中年成人中,发展中国家 74% 的人口和发达国家 58% 的人口感染幽门螺杆菌,但是其他作者认为在发达国家的流行性相对较低,大约为 40% 或更少[113]。最可能的传播方式是人与人之间的传播,或者为口-口方式或粪-口方式传播。在饮用未经治理的水的发展中国家,由粪便污染导致的水源传播也可能为感染方式之一[114]。幽门螺杆菌感染的流行性在两性之间相似,与年龄呈正相关,与社会经济状态呈负相关。感染似乎随着公共卫生实践的改善而逐渐减少。在美国,白人中感染的流行要远远低于黑人和西班牙人[113]。通常,感染在童年期间获得,并且与发达国家相比,在发展中国家幽门螺杆菌的获得速率显得更快。

幽门螺杆菌在覆盖上皮的黏液层定居和滋生。在胃酸中成活和生长的能力与其对保持内部尿素酶的活化产生的 pH 值的耐受能力相关。在大多数感染的人群中,并无幽门螺杆菌感染的临床结果。仅有15%~20%的感染者将发展为严重的胃十二指肠溃疡且小于1%的感染者最终会发展为胃癌[115]。胃癌是一个长期的多级和多因素致癌过程的结果,涉及幽门螺杆菌因素、饮食和其他环境因素,以及宿主遗传易感性之间的相互作用。胃窦胃炎可能为一种初期损害,并可能发展为胃体部的慢性萎缩性胃炎,接下来为小肠化生、发育异常,最终导致腺癌[117]。幽门螺杆菌感染以后可见到局部和全身反应,包括产生促炎症反应以及免疫调节因子和生长因子。一些细胞因子是胃酸分泌的强有力的拮抗剂。有学者认为,胃腺的进行性破坏(被小肠型黏膜替代)导致胃酸分泌降低,同时细胞因子也抑制胃酸的分泌,从而导致炎症从胃窦部扩散到体部,并且使其他细菌生长,提高了致癌物质 N- 亚硝基化合物的内生性生长[117]。幽门螺杆菌的基因差异性和不同菌株毒力因素 (例如细胞毒素 CagA、空泡毒素 VacA、中性粒细胞激活蛋白) 的变异性能解释感染的不同结果,并且能确定为哪些患者根除幽门螺杆菌是最重要的。但是,流行病学证据显示任何标记都可作为特定结果的预测因素[18]。首次公布的关于在中国高危地区通过消除幽门螺杆菌以防止胃癌发病的随机对照试验[119]观察到,仅在那些没有癌前病变的患者中发病风险有所降低。因此在有胃萎缩、小肠化生或发育异常的患者中,根除治疗并不能降低胃癌的发病风险。

体重指数、能量平衡和体育锻炼

20 世纪 80 年代中期以来,美国的肥胖(BMI>30 kg/m²)人口比例已经达到 66%[120],在世界大多数发达国家和许多发展中国家该比例也呈逐渐增加的趋势[121]。美国约有 2/3 的成年人体重超重,30%为肥胖[122]。超重和肥胖的流行性分别为 10%~50%和 2%~40.9%[121]。美国肥胖的增加尤其与食管、食管与胃的连接处、胃贲门腺癌[30]以及肝和肝内胆管癌[123]发病率的增加相对应。这些生态学的联系或许说明肥胖会导致这些癌症的发生。体育锻炼的减少被认为是超重和肥胖流行性增加的最主要因素[124]。

累积的证据显示,肥胖可能增加许多消化道癌症的发病风险,包括食管腺癌,胃贲门、小肠、胆囊、肝脏、胰、结肠和直肠癌,其中对结直肠癌的研究最为广泛[125-128]。肥胖使食管癌的发病风险增加 2 倍,使胃和(或)胃贲门癌的发病风险增加 1.4~4 倍,使小肠癌的发病风险增加 1.5~1.9 倍,使胆囊癌的发病风险增加 2 倍,使肝癌的发病风险增加 1.4~4.5 倍,使胰腺癌的发病风险增加 1.2~2.7 倍,使结肠和直肠癌的发病风险增加 1.5 倍[125-128]。IARC 认为这一证据"足以"支持超重是食管和结肠腺癌的一个原因。该证据同样"足以"支持常规体育锻炼可以减少结肠癌的发病风险[126]。超重(BMI>25kg/m²)和缺乏体育锻炼分别占结肠癌发病原因的 11% 和 14%,或总体占 25%,同时,超重可导致 37% 的食管癌发病[124]。可促进体重控制的生活方式改变以及增加体育锻炼可以防止并减少许多消化道恶性肿瘤的发生。

为解释肥胖和胃肠道恶性肿瘤之间的相关性所提出的机制因癌症部位而异。肥胖病(特别是腹腔内肥胖)导致新陈代谢改变,包括更高的胰岛素浓度、胰岛素抵抗,以及潜在增加其他生长因子的生物利用度,特别是胰岛素样生长因子 1(IGF-1)。胰岛素样生长因子为生长激素的内分泌介质,在旁分泌和自分泌方式中控制细胞生长、分化、凋亡和转变[129],并被假设可促使多种胃肠道恶性肿瘤的发生,包括结肠、直肠和胰腺的腺癌[130-132]。胰岛素生长因子轴是复杂的,由生长因子 (IGF-1、IGF-2 和胰岛素)、细胞表面受体(IGF-1R 和 IGF-2R)、蛋白结合因子 -6 (IGFBP-1–6)、IGFBP 蛋白酶和其他控制 IGF 轴行动的 IGFBP 相互作用的分子组成。增加的胰岛素浓度通过增加 IGF-1 的合成和减少 IGFBP-1 和 IGFBP-2 以增加其生物利用度[133],从而把 IGF-1 轴和葡萄糖代谢联系起来。众所周知,2 型糖尿病患者在疾病早期阶段表现为高胰岛素血症[134],下面的事实进一步支持高胰岛素血症的假说,即许多前瞻性研究报道更高的血糖浓度和生物化学意义上的糖尿病与食管、胃、肝脏、胰和结直肠癌之间呈正相关[135-138]。另外,脂联素(一种由介导胰岛素敏感性的脂肪细胞产生的肽)[139]与胃癌(特别是胃贲门癌)、结肠腺瘤和结直肠癌呈负相关[140-142]。脂联素也与肥胖[141]和 2 型糖尿病[143]呈负相关。尽管小肠癌的病因学尚不清楚,但小肠和大肠的腺癌被认为有相同的危险因素[80]。

相反,肥胖引起的解剖学非代谢性异常可导致食管腺癌以及胃贲门、胆囊和肝癌的发生。食管腺癌和胃贲门癌之间流行病学和分子学的差异提示这些恶性肿瘤之间存在生物学差异[124],然而增加的腹部肥胖可以导致胃食管反流性疾病的增加,已有文献将其作为这两种恶性肿瘤发生的一个根本原因[30,144]。有一项观察研究也支持该假说,其观察到降低食管括约肌压力的药物也增加反流,并与食管腺癌有关[145]。肥胖病和缺乏体育活动可能间接地同由胆固醇结石导致的胆囊癌相关,胆固醇结石是胆囊癌的主要风险因素之一。结石导致胆囊癌的途径尚不完全清楚,但似乎涉及慢性炎症过程[146]。近期研究也显示,肥胖和糖尿病是非酒精性脂肪性肝炎和肝细胞癌的诱因条件[123]。由这些新的部位发生的肥胖引起的慢性炎症可能建立一个通过内分泌和自分泌生长因子促进恶性肿瘤转变和肿瘤生长的微环境[147-149]。

蔬菜和水果

从 20 世纪 80 年代起,蔬菜和水果在减少胃肠道癌症发病率方面的作用就已众所周知。在 1991 年,Steinmetz 和 Potter 第一次总结了所有可利用的流行病学数据(主要是病例对照研究)[150],得出蔬菜和水果的较高消耗量能够降低许多上皮癌症的发病风险。在 1997 年,世界癌症研究基金会/美国癌症研究所(WCRF/AICR)对截至 1996 年的所有可获得的流行病学文献进行了回顾性研究[59]。此报告得出结论,蔬菜和水果可降低许多消化道癌症的发病风险,包括口腔、喉、食管、胰、胃和结直肠癌症(仅为蔬菜)[59]。

在 2003 年,IARC 工作组通过对蔬菜、水果和癌症进行病例对照研究,得出水果的消耗量与降低口腔、咽、唾液腺/鼻咽、喉、食管、胃、结肠和直肠癌的发病风险有关,较高水果摄入量可使发病风险降低 60%(口腔、咽),较低摄入量可使发病风险降低大约 15%(结肠/直肠)。对于结直肠癌,队列研究并没有显示与水果摄入量的联系。对于蔬菜,工作组在病例对照研究中也观察到其可降低这些部位癌症的发病风险,高蔬菜摄入量可使发病风险降低 50%(口腔、咽、喉),低蔬菜摄入量可使发病风险降低 33%(胃)。队列研究并没有显示出蔬菜的摄入量与这些癌症的明显关系[8]。一项对有关蔬菜、水果和消化道癌症流行病文献的定量荟萃分析显示,每天增加 100 g 蔬菜或者水果可使其发病风险降低(考虑了吸烟因素)[151]。

如同所有回顾性研究所指出的那样,通常,与过去的研究相比,新近的流行病学研究倾向于显示联系较小或者没有结果。先前进行了更多的病例对照研究,而最近也发表了有较长随访时间的前瞻性队列研究的结果。与队列研究相比,病例对照研究观察到的相关性更强。在病例对照研究中,回忆偏倚和诊断前症状对暴露测量的潜在作用可能解释这种差异。在队列研究中,由于每个队列中饮食摄入的有限变化、摄入

的不精确测量、存在较弱联系时的多变量模型及短期随访,因此可能会低估它们之间的相关性[152]。对于胃癌,相比于有更长随访时间的研究,前瞻性研究的结果更强[153]。近期人类的干预试验显示,增加蔬菜和水果的摄入量对结直肠腺瘤的复发[154]、Barrett 食管增殖的生物标记[155]和结直肠癌[156]的发病风险并无作用。一般,由于替代终点的应用(临床前期癌或即将复发的标记物)、相对较短的干预期、干预和对照组之间相对较小的差异,或可能由于长期随访中的依从性问题,增加蔬菜和水果摄入量的干预试验可能会提前终止。

除了方法学问题,没有考虑烹调方法也可能解释了流行病学研究的不一致性,因为烹调方法可能影响蔬菜摄入量和胃肠道癌症发病风险之间所观察到的相关性。Link 和 Potter[157]的回顾分析显示,相对于烹调蔬菜,未加工蔬菜与食管和胃癌更常呈负相关性。然而,大多数有关口腔、咽和喉癌的研究发现,生的和烹调蔬菜都有保护性作用[157]。

Potter 指出,我们应该考虑随时间变化,即由于食物来源、养殖和收割、运输和储存方面的改变,植物食品中的防癌特性可能减少,这也导致了早期和近期流行病学研究结果的差异[158]。

根据一项荟萃分析,Norat 和 Riboli[159]得出如下结论:在世界范围内,增加蔬菜消耗量可潜在预防 50% 的胃癌和多达 29% 的结直肠癌病例。增加水果消耗量可潜在预防多达 45% 的食管癌和 50% 的胃癌病例。

在 2007 年,世界癌症研究基金会和美国癌症研究所将出版 1997 年报告的升级版,此报告包括对蔬菜、水果与胃肠道癌症的定量分析[160]。

迄今为止,流行病学研究并不能明确指出某一类型的蔬菜或水果特别有益。对于一些胃肠道癌症,葱、蒜、十字花科和绿色蔬菜或柑橘属水果降低其发病风险的作用更强。

蔬菜和水果含有多种成分,包括维生素(如维生素 C、类胡萝卜素、叶酸)、矿物质(硒、钾、钙、铁)、食物纤维、多不饱和脂肪酸、植物固醇、蛋白酶抑制剂、羟基类化合物和次生代谢产物[如硫代葡萄糖苷(在十字花科蔬菜中)和黄酮类化合物],其中的许多物质能抑制细胞增殖和诱导凋亡,当纳入人类的饮食中时,可起到协同作用。

肉

许多研究提出了红肉与结直肠癌的相关性,以及

鱼肉的保护性作用,欧洲癌症和营养前瞻性调查组织(EPIC)对1329例结直肠癌患者进行的研究最近也证实了这一结论[159,161-166]。相对于每周少于一份的摄入量,摄入160 g以上红肉和经加工的肉(每天2份以上)可使结直肠癌的发病风险增加35%,然而,摄入80g以上的鱼肉可使发病风险降低30%。未见到与家禽摄入量的相关性。叶酸的含量对结果没有影响。在跨越欧洲所有人群的研究中,红肉、加工肉和纤维的情况是一致的。在低纤维饮食的个体中,红肉和加工肉与发病风险的相关性特别强[167]。红肉在增加结直肠癌发病风险方面的确凿证据已得到一些研究调查机构的支持。红肉包含亚铁血红素,这是白肉所没有的,并且明显增加N-亚硝基化合物的内生性形成,包括直接作用的重氮基二肽或N-亚硝基二肽,其可在结肠中形成烷基化脱氧核糖核酸加合物。在结肠的脱落细胞中,特定NOC-脱氧核糖核酸加合物(O^6-羧甲基腺苷,O^6CMG)染色阴性的百分比在高红肉饮食中明显增加（$P<0.001$）。如果这些O^6CMG加合物不能够被修复,或如果其他相关的加合物形成且不能被修复,这也许能解释红肉与结直肠癌之间的相关性[167]。

三个队列研究[168-170]观察到,总肉量、牛肉或猪肉的摄入量与胃癌发病风险之间呈相关性,但是有一组研究发现了较小的相关性,但无统计学意义[171]。两个队列研究显示加工肉(例如熏肉或者腊肠)与胃癌呈正相关,并有统计学意义[169,172]。最近EPIC对159例非贲门癌患者进行的研究证实了总肉量、红肉与加工肉的摄入量与非贲门胃癌之间的相关性,特别是在幽门螺杆菌抗体阳性的病例中,但在胃贲门癌中并非如此[173]。除其他似乎合理的作用机制外,例如红肉中亚铁血红素、脂肪和蛋白质、盐、杂环胺和多环芳烃对结直肠癌的潜在作用,N-亚硝基化合物的内生性形成也可能解释这一相关性[174]。

遗传综合征

在小部分(1%~5%)结直肠、胃和胰腺癌病例中,先天遗传因素起着重要的作用。在这部分中,将讨论最常见的遗传性消化道癌症和与其发生相关的基因。

结直肠癌

在所有结直肠癌患者中,可能发现多达15%的患者有家族史。在1/3家族史阳性的病例中,有一种遗传性结直肠癌综合征。最常见的显性遗传性结直肠癌综合征是Lynch综合征或HNPCC,占所有结直肠癌病例的3%~5%[175]。另一个描述较完整的综合征为家族性多发性腺瘤(FAP),占所有病例的1%。

Lynch综合征的特征为在非常年轻时发生结直肠癌、子宫内膜癌和其他部位的癌症。结直肠癌诊断时的平均年龄为45岁。其他与该综合征有关的癌症包括小肠、尿道(肾盂和输尿管)、脑和卵巢癌。结直肠癌多在结肠的邻近部位发展。在结直肠癌症中多样的、同步的或异时的发病呈增加趋势[176]。

Lynch综合征与四个基因的种系突变有关,这些基因具有所谓的错配修复（MMR）功能（即MSH2、MLH1、MSH6和PMS2）。MMR基因的蛋白质产物对纠正DNA复制中产生的错配起着关键的作用。MMR功能的丢失导致小随体的突变（被称为小随体不稳定,MSI）。小随体是在整个基因组中重复的DNA序列。由于在Lynch综合征患者中超过90%的结直肠癌含有高水平的MSI,其可能有助于该综合征的诊断。然而,MSI并非是Lynch综合征所特有的,因为它也发生于15%的明显散发性结直肠癌中。对疑似这种综合征的家族进行鉴别的临床标准已形成(表1.2)[177]。

在符合这些标准的所有患者中,有一个测定结肠肿瘤MSI的指征。如果在肿瘤中发现MSI,接下来就是寻找其中一个MMR基因的突变。在符合这些标准的个体中,大约一半的病例中可发现病原性突变。

FAP是另外一个常染色体显性遗传综合征,特征为在结肠中发生大量腺瘤。疾病的自然史是众所周知的:患者在青春期发生腺瘤,在30岁左右时出现症状或体征,并且由于大量的腺瘤,他们在平均诊断年龄40岁时发生结直肠癌的风险几乎为100%[178]。该综合征也伴有多种肠外特征,包括上消化道息肉、纤维样瘤、视网膜色素上皮细胞的先天性肥厚、骨瘤、牙齿疾病和表皮囊肿[179]。甲状腺癌、十二指肠癌和脑部肿瘤的发病风险也增加。FAP是由APC基因中的突变引起的。在许多细胞过程中涉及该基因,包括转录、细胞周期控制、移行、分化和凋亡。

50%~60%的家族中可发现一个突变。近期,另外一种引起突变的息肉病在染色体1上被发现,即MUTYH基因[180]。这个基底切除修复基因的突变伴有常染色体隐性遗传。MUTYH相关息肉病的常见特征为腺瘤的数量相对较少（15~100）,且诊断时比APC基因缺陷引起的息肉病的年龄较大[181]。

另外两种罕见的伴有结直肠癌发病风险增加的显性遗传疾病是Peutz-Jeghers综合征和幼年性息肉

表 1.2

BETHESDA 标准

1.患者小于 50 岁时诊断为结直肠癌

2.无论年龄大小,存在同时、异时的结直肠癌,或其他 Lynch 综合征相关肿瘤 ª

3.患者在小于 60 岁时诊断为结直肠癌,并伴有小随体不稳定组织

4.结直肠癌患者,其一级亲属患有 Lynch 综合征相关肿瘤,在小于 50 岁时诊断为某一癌症

5.结直肠癌患者,其两个或以上一级或二级亲属患有 Lynch 综合征相关肿瘤,无论年龄大小

ªLynch 综合征相关肿瘤包括:结直肠、子宫内膜、胃、卵巢、胰腺、输尿管、肾盂、胆管和脑部肿瘤;皮脂腺腺瘤和角化棘皮瘤;以及小肠癌。

病,两者的特征均为错构性结直肠息肉病。Peutz-Jeghers 综合征的特点还表现为脸、嘴唇和肛门的色素沉着。在 50%患者的 LKB1/STK11 基因中已发现突变[182]。幼年性息肉病的特点为在 10 岁前发生错构性息肉病[183]。在 SMAD4 和 BMPR1A 基因中已发现突变。

胃癌

研究显示,10%的胃癌病例有家族遗传性。胃癌的遗传形式与两种遗传性癌症综合征(即 Lynch 综合征和由 E-钙黏蛋白突变引起的遗传性胃癌综合征)有关。

第一个被报道有 Lynch 综合征的家族的特征为胃癌、结直肠癌与子宫内膜癌同时发生[184]。目前,在西方国家的 Lynch 综合征家族中很少见到胃癌,其只在老一代人中发生。然而,在远东(日本、韩国)的家族中,经常报道有遗传性胃癌的发生[185]。在 Lynch 综合征中发现的胃癌通常为小肠型。与 E-钙黏蛋白突变相关的遗传性胃癌的家族有弥散型胃癌形式,伴有不良分化和浸润性生长。这类型癌症在胃镜检查中很难被探查到。因此,在 E-钙黏蛋白突变的患者中,唯一有效的预防措施是预防性的胃切除术[186]。

胰腺癌

流行病学研究显示,3%~10%的胰腺癌患者有阳性胰腺癌家族史[187]。胰腺癌家族还可以被细分为无其他恶性肿瘤的胰腺癌家族(特定位点胰腺癌)、有特定遗传性癌症综合征的家族和遗传性胰腺炎家族。家族性非典型多发性痣黑色素瘤(FAMMM)综合征是与胰腺癌有关的综合征之一。这种综合征易使家族成员发生发育异常的痣和黑素瘤。在至少

25%的 FAMMM 家族中,该综合征是由抑癌基因 P16 的突变引起的。有证据显示,有P16 突变的患者发生胰腺癌的终身风险为 15%~20%[188]。此外,遗传性乳腺癌综合征与 BRCA2 的突变有关,具有 BRCA2 突变不仅易于发生乳腺癌,也易于发生胰腺癌;据报道 BRCA2 突变的患者发生胰腺癌的风险增加 3~4 倍[189]。总之,Lynch 综合征、Peutz-Jeghers 综合征和遗传性胰腺炎都与胰腺癌的发病风险增加有关。

(薛强 译)

参考文献

1. Ferlay J, Bray F, Pisani P, Parkin DM. *Globocan 2002: Cancer Incidence, Mortality and Prevalence Worldwide, Version 2.0.* IARC CancerBase No. 5. Lyon, France: IARC Press; 2004.
2. Mignogna MD, Fedele S, Lo Russo L. The World Cancer Report and the burden of oral cancer. *Eur J Cancer Prev* 2004;13:139–142.
3. Shiboski CH, Shiboski SC, Silverman S, Jr. Trends in oral cancer rates in the United States, 1973–1996. *Community Dent Oral Epidemiol* 2000;28:249–256.
4. Lin YS, Jen YM, Wang BB, Lee JC, Kang BH. Epidemiology of oral cavity cancer in Taiwan with emphasis on the role of betel nut chewing. *ORL J* 2005;67:230–236.
5. Boeing H. Alcohol and risk of cancer of the upper gastrointestinal tract: first analysis of the EPIC data. *IARC Sci Publ* 2002;156:151–154.
6. Nair U, Bartsch H, Nair J. Alert for an epidemic of oral cancer due to use of the betel quid substitutes gutkha and pan masala: a review of agents and causative mechanisms. *Mutagenesis* 2004;19:251–262.
7. Khawaja MI, Shafiq M, Nusrat R, Khawaja MR. Preventing the oral cavity cancer epidemic. *Asian Pac J Cancer Prev* 2005;6:420.
8. International Agency for Research on Cancer (IARC). *IARC Handbooks of Cancer Prevention Vol. 8: Fruit and Vegetables.* Lyon, France: IARC Press; 2003.
9. Gupta PC, Mehta FS, Pindborg JJ, et al. Primary prevention trial of oral cancer in India: a 10-year follow-up study. *J Oral Pathol Med* 1992;21:433–439.
10. Lodi G, Sardella A, Bez C, Demarosi F, Carrassi A. Interventions for treating oral leukoplakia. *Cochrane Database Syst Rev* 2004;3.
11. Busik TL, Uchida T, Wagner RFJ. Preventing ultraviolet light lip injury: beachgoer awareness about lip cancer risk factors and lip protein behavior. *Dermatol Surg* 2005;31:173–176.
12. Morse DE, Pendrys DG, Neely AL, Psoter WJ. Trends in the incidence of lip, oral, and pharyngeal cancer: Connecticut, 1935–94. *Oral Oncol* 1999;35:1–8.
13. Polednak AP. Recent trends in incidence rates for selected alcohol-related cancers in the United States. *Alcohol* 2005;40:234–238.
14. Kurumatani N, Kirita T, Zheng Y, Sugimura M, Yonemasu K. Time trends

in the mortality rates for tobacco- and alcohol-related cancers within the oral cavity and pharynx in Japan, 1950–94. *J Epidemiol* 1999;9:46–52.

15. Su WZ, Tohnai I, Kuwamura T, et al. Trends in site-specific mortality from oral and pharyngeal cancer among Japanese males, 1950–94. *Oral Oncol* 1999;35:9–16.

16. La Vecchia C, Lucchini F, Negri E, Levi F. Trends in oral cancer mortality in Europe. *Oral Oncol* 2004;40:433–439.

17. Elango JK, Gangadharan P, Sumithra S, Kuriakose MA. Trends of head and neck cancers in urban and rural India. *Asian Pac J Cancer Prev* 2006;7:108–112.

18. Franceschi S, Bidoli E, Herrero R, Munoz N. Comparison of cancers of the oral cavity and pharynx worldwide: etiological clues. *Oral Oncol* 2000;36:106–115.

19. La Vecchia C, Lucchini F, Negri E, Levi F. Trends in oral cancer mortality in Europe. *Oral Oncol* 2004;40:433–439.

20. Brown LM, Devesa SS. Epidemiologic trends in esophageal and gastric cancer in the United States. *Surg Oncol Clin N Am* 2002;11:235–256.

21. Baquet CR, Commiskey P, Mack K, Meltzer S, Mishra SI. Esophageal cancer epidemiology in blacks and whites: racial and gender disparities in incidence, mortality, survival rates and histology. *J Natl Med Assoc* 2005;97:1471–1478.

22. Walker AR, Adam F, Walker J, Walker BF. Cancer of the oesophagus in Africans in sub-Saharan Africa: any hopes for its control? *Eur J Cancer Prev* 2002;11:413–418.

23. McGlashan ND, Harington JS, Chelkowska E. Changes in the geographical and temporal patterns of cancer incidence among black gold miners working in South Africa, 1964–1996. *Br J Cancer* 2003;88:1361–1369.

24. Sadjadi A, Nouraie M, Mahagheghi MA, Mousavi-Jarrahi A, Malekezadeh R, Parkin DM. Cancer occurrence in Iran in 2002, an international perspective. *Asian Pac J Cancer Prev* 2005;6:359–363.

25. Wang JM, Xu B, Hsieh CC, Jiang QW. Longitudinal trends of stomach cancer and esophageal cancer in Yangzhong County: a high-incidence rural area of China. *Eur J Gastroenterol Hepatol* 2005;17:1339–1344.

26. Stoner GD, Gupta A. Etiology and chemoprevention of esophageal squamous cell carcinoma. *Carcinogenesis* 2001;22:1737–1746.

27. Wu IC, Lu CY, Kuo FC, et al. Interaction between cigarette, alcohol and betel nut use on esophageal cancer risk in Taiwan. *Eur J Clin Invest* 2006;36:236–241.

28. Lindblad M, Ye W, Lindgren A, Lagergren J. Disparities in the classification of esophageal and cardia adenocarcinomas and their influence on reported incidence rates. *Ann Surg* 2006;243:479–485.

29. Pohl H, Welch HG. The role of overdiagnosis and reclassification in the marked increase of esophageal adenocarcinoma incidence. *J Natl Cancer Inst* 2005;97:142–146.

30. Brown LM, Devesa SS. Epidemiologic trends in esophageal and gastric cancer in the United States. *Surg Oncol Clin N Am* 2002;11:235–256.

31. Wu X, Chen VW, Ruiz B, Andrews P, Su LJ, Correa P. Incidence of esophageal and gastric carcinomas among American Asians/Pacific Islanders, whites, and blacks: subsite and histology differences. *Cancer* 2006;106:683–692.

32. Vizcaino AP, Moreno V, Lambert R, Parkin DM. Time trends incidence of both major histologic types of esophageal carcinomas in selected countries, 1973–1995. *Int J Cancer* 2002;99:860–868.

33. Kubo A, Corley DA. Marked multi-ethnic variation of esophageal and gastric cardia carcinomas within the United States. *Am J Gastroenterol* 2004;99:582–588.

34. Wijnhoven BP, Louwman MW, Tilanus HW, Coebergh JW. Increased incidence of adenocarcinomas at the gastro-oesophageal junction in Dutch males since the 1990s. *Eur J Gastroenterol Hepatol* 2002;14:115–122.

35. Devesa SS, Blot WJ, Fraumeni JF, Jr. Changing patterns in the incidence of esophageal and gastric carcinoma in the United States. *Cancer* 1998;83:2049–2053.

36. Shaheen N, Ransohoff DF. Gastroesophageal reflux, Barrett esophagus, and esophageal cancer: scientific review. *JAMA* 2002;287:1972–1981.

37. Lagergren J. Controversies surrounding body mass, reflux, and risk of oesophageal adenocarcinoma. *Lancet Oncol* 2006;7:347–349.

38. Engel LS, Chow WH, Vaughan TL, et al. Population attributable risks of esophageal and gastric cancers. *J Natl Cancer Inst* 2003;95:1404–1413.

39. Chow WH, Blaser MJ, Blot WJ, et al. An inverse relation between cagA+ strains of *Helicobacter pylori* infection and risk of esophageal and gastric cardia adenocarcinoma. *Cancer Res* 1998;58:588–590.

40. Parkin DM. International variation. *Oncogene* 2004;23:6329–6340.

41. Hansen S, Wiig JN, Giercksky KE, Tretli S. Esophageal and gastric carcinoma in Norway 1958–1992: incidence time trend variability according to morphological subtypes and organ subsites. *Int J Cancer* 1997;71:340–344.

42. Botterweck AA, Schouten LJ, Volovics A, Dorant E, Van den Brandt PA. Trends in incidence of adenocarcinoma of the oesophagus and gastric cardia in ten European countries. *Int J Epidemiol* 2000;29:645–654.

43. Liu Y, Kaneko S, Sobue T. Trends in reported incidences of gastric cancer by tumour location, from 1975 to 1989 in Japan. *Int J Epidemiol* 2004;33:808–815.

44. Parkin DM. Global cancer statistics in the year 2000. *Lancet Oncol* 2001;2:533–543.

45. Henson DE, Dittus C, Younes M, Nguyen H, Albores-Saavedra J. Differential trends in the intestinal and diffuse types of gastric carcinoma in the United States, 1973–2000: increase in the signet ring cell type. *Arch Pathol Lab Med* 2004;128:765–770.

46. Kaneko S, Yoshimura T. Time trend analysis of gastric cancer incidence in Japan by histological types, 1975–1989. *Br J Cancer* 2001;84:400–405.

47. Lauren PA, Nevalainen TJ. Epidemiology of intestinal and diffuse types of gastric carcinoma. A time-trend study in Finland with comparison between studies from high- and low-risk areas. *Cancer* 1993;71:2926–2933.

48. Helicobacter and Cancer Collaborative Group. Gastric cancer and *Helicobacter pylori*: a combined analysis of 12 case control studies nested within prospective cohorts. *Gut* 2001;49:347–353.

49. Mayne ST, Navarro SA. Diet, obesity and reflux in the etiology of adenocarcinomas of the esophagus and gastric cardia in humans. *J Nutr* 2002;132:3467S–3470S.

50. Gonzalez CA, Pera G, Agudo A, et al. Smoking and the risk of gastric cancer in the European Prospective Investigation into Cancer and Nutrition (EPIC). *Int J Cancer* 2003;107:629–634.

51. Kew MC. Epidemiology of hepatocellular carcinoma. *Toxicology* 2002;181/182:35–38.

52. El Serag HB, Mason AC. Risk factors for the rising rates of primary liver cancer in the United States. *Arch Intern Med* 2000;160:3227–3230.

53. Hassan MM, Hwang LY, Hatten CJ, et al. Risk factors for hepatocellular carcinoma: synergism of alcohol with viral hepatitis and diabetes mellitus. *Hepatology* 2002;36:1206–1213.

54. Braga C, La Vecchia C, Negri E, Franceschi S. Attributable risks for hepatocellular carcinoma in northern Italy. *Eur J Cancer* 1997;33:629–634.

55. Davila JA, Petersena NJ, Nelson HA, El Serag HB. Geographic variation within the United States in the incidence of hepatocellular carcinoma. *J Clin Epidemiol* 2003;56:487–493.

56. Kuper H, Tzonou A, Lagiou P, et al. Diet and hepatocellular carcinoma: a case-control study in Greece. *Nutr Cancer* 2000;38:6–12.

57. Romeo R, Colombo M. The natural history of hepatocellular carcinoma. *Toxicology* 2002;181/182:39–42.

58. Henry SH, Bosch FX, Troxell TC, Bolger PM. Policy forum: public health. Reducing liver cancer—global control of aflatoxin. *Science* 1999;288:2453–2454.

59. World Cancer Research Fund Panel. *Food, Nutrition and the Prevention of Cancer: A Global Perspective*. Washington, DC: American Institute for Cancer Research; 1997:148–175.

60. Randi G, Franceschi S, La Vecchia C. Gallbladder cancer worldwide: geographical distribution and risk factors. *Int J Cancer* 2006;118:1591–1602.

61. Chaurasia P, Thakur MK, Shukla HS. What causes cancer gallbladder? A review. *HPB Surg* 1999;11:217–224.

62. Zatonski WA, Lowenfels AB, Boyle P, et al. Epidemiologic aspects of gallbladder cancer: a case-control study of the SEARCH Program of the International Agency for Research on Cancer. *J Natl Cancer Inst* 1997;89:1132–1138.

63. Shibuya K, Mathers CD, Boschi-Pinto C, Lopez AD, Murray CJ. Global and regional estimates of cancer mortality and incidence by site: II. Results for the global burden of disease 2000. *BMC Cancer* 2002;2:37.

64. Jemal A, Murray T, Ward E, et al. Cancer statistics, 2005. *CA Cancer J Clin* 2005;55:10–30.

65. Mayer RJ. Pancreatic cancer. In: Kasper DL, Braunwald E, Fauci AS, et al., eds. *Harrison's Principles of Internal Medicine*, 16th ed. http://www. harrisonsonline.com McGraw Hill; 2005.

66. Anderson KE, Mack TM, Silverman D. Pancreatic cancer. In: Schottenfeld D, Fraumeni JF, eds. *Cancer Epidemiology and Prevention*. New York: Oxford University Press; 2005.

67. Sahmoun AE, D'Agostino RA, Jr, Bell RA, Schwenke DC. International variation in pancreatic cancer mortality for the period 1955–1998. *Eur J Epidemiol* 2003;18:801–816.

68. Lowenfels AB, Maisonneuve P. Epidemiology and prevention of pancreatic cancer. *Jpn J Clin Oncol* 2004;34:238–244.

69. Edwards BK, Brown ML, Wingo PA, et al. Annual report to the nation on the status of cancer, 1975–2002, featuring population-based trends in cancer treatments. *J Natl Cancer Inst* 2005;97(19):1407–1427.

70. Silverman DT, Hoover RN, Brown LM, et al. Why do black Americans have a higher risk of pancreatic cancer than white Americans? *Epidemiology* 2003;14:45–54.

71. Lowenfels AB, Maisonneuve P, DiMagno EP, et al. Hereditary pancreatitis and the risk of pancreatic cancer. International Hereditary Pancreatitis Study Group. *J Natl Cancer Inst* 1997;89:442–446.

72. Lowenfels AB, Maisonneuve P, Cavallini G, et al. Pancreatitis and the risk of pancreatic cancer. International Pancreatitis Study Group. *N Engl J Med* 1993;328:1433–1437.

73. Huxley R, Ansary-Moghaddam A, Berrington DG, Barzi F, Woodward M. Type-II diabetes and pancreatic cancer: a meta-analysis of 36 studies. *Br J Cancer* 2005;92:2076–2083.

74. Silverman DT, Schiffman M, Everhart J, et al. Diabetes mellitus, other medical conditions and familial history of cancer as risk factors for pancreatic cancer. *Br J Cancer* 1999;80:1830–1837.

75. Berrington A, Sweetland S, Spencer E. A meta-analysis of obesity and the risk of pancreatic cancer. *Br J Cancer* 2003;89:519–523.

76. Stolzenberg-Solomon RZ, Graubard BI, Chari S, et al. Insulin, glucose, insulin resistance, and pancreatic cancer in male smokers. *JAMA* 2005;294:2872–2878.

77. Hansel DE, Kern SE, Hruban RH. Molecular pathogenesis of pancreatic cancer. *Annu Rev Genomics Hum Genet* 2003;4:237–256.

78. Schottenfeld D, Islam SS. Cancers of the small intestine. In: Schottenfeld D, Fraumeni JF, eds. *Cancer Epidemiology and Prevention*. New York: Oxford University Press; 806–812.

79. Chow JS, Chen CC, Ahsan H, Neugut AI. A population-based study of the incidence of malignant small bowel tumours: SEER, 1973–1990. *Int J Epidemiol* 1996;25:722–728.

80. Neugut AI, Jacobson JS, Suh S, Mukherjee R, Arber N. The epidemiology of cancer of the small bowel. *Cancer Epidemiol Biomarkers Prev* 1998;7:243–251.

81. Parkin DM, Bray F, Ferlay J, Pisani P. Global cancer statistics 2002. *CA Cancer J Clin* 2005;55:74–108.

82. Parkin DM, Whelan SL, Ferlay J, et al., eds. *Cancer Incidence in Five Continents. Vol. VIII. IARC Scientific Publications No. 155*. Lyon, France: IARC Press; 2002.

83. Le Marchand L. Combined influence of genetic and dietary factors on colorectal cancer incidence in Japanese Americans. *J Natl Cancer Inst Monographs* 1999;26:101–105.

84. Potter JD. Nutrition and colorectal cancer. *Cancer Causes Control* 1996;7:127–146.

85. Giovannucci E. Modifiable risk factors for colon cancer. *Gastroenterol Clin North Am* 2002;31:925–943.

86. Fearon ER, Vogelstein B. A genetic model for colorectal tumorigenesis. *Cell* 1990;61:759–767.

87. Swan J, Breen N, Coates RJ, Rimer BK, Lee NC. Progress in cancer screening practices in the United States. Results from the 2000 National Health Interview Survey. *Cancer* 2003;97:1528–1540.

88. Kroke A, Klipstein-Grobusch K, Hoffmann K, Terbeck I, Boeing H, Helander A. Comparison of self-reported alcohol intake with the urinary excretion of 5-hydroxytryptophol:5-hydroxyindole-3-acetic acid, a biomarker of recent alcohol intake. *Br J Nutr* 2001;85:621–627.

89. World Health Organization (WHO). *Global Status Report on Alcohol*. Geneva: WHO; 2004.

90. Rehm J, Room R, Graham K, Monteiro M, Gmel G, Sempos CT. The relationship of average volume of alcohol consumption and patterns of drinking to burden of disease: an overview. *Addiction* 2003;98:1209–1228.

91. Danaei G, Vander Hoorn S, Lopez AD, Murray CJ, Ezzati M. Causes of cancer in the world: comparative risk assessment of nine behavioural and environmental risk factors. *Lancet* 2005;366:1784–1793.

92. Boffetta P, Hashibe M, La Vecchia C, Zatonski W, Rehm J. The burden of cancer attributable to alcohol drinking. *Int J Cancer* 2006;119:884–887.

93. Corrao G, Bagnardi V, Zambon A, La Vecchia C. A meta–analysis of alcohol consumption and the risk of 15 diseases. *Prev Med* 2004;38:613–619.

94. Bagnardi V, Blangiardo M, La Vecchia C, Corrao G. Alcohol consumption and the risk of cancer: a meta-analysis. *Alcohol Res Health* 2001;25:263–270.

95. Polesel J, Dal Maso L, Bagnardi V, et al. Estimating dose–response relationship between ethanol and risk of cancer using regression spline models. *Int J Cancer* 2005;114:836–841.

96. Lewis SJ, Smith GD. Alcohol, ALDH2, and esophageal cancer: a meta-analysis which illustrates the potentials and limitations of a Mendelian randomization approach. *Cancer Epidemiol Biomarkers Prev* 2005;14:1967–1971.

97. Hashibe M, Boffetta P, Zaridze D, et al. Evidence for an important role of alcohol- and aldehyde-metabolizing genes in cancers of the upper aerodigestive tract. *Cancer Epidemiol Biomarkers Prev* 2006;15:696–703.

98. Poschl G, Seitz HK. Alcohol and cancer. *Alcohol* 2004;39:155–165.

99. Steenbergen RD, de Wilde J, Wilting SM, Brink AA, Snijders PJ, Meijer CJ. HPV-mediated transformation of the anogenital tract. *J Clin Virol* 2005;32(suppl 1):S25–S33.

100. Herrero R. Chapter 7: human papillomavirus and cancer of the upper aerodigestive tract. *J Natl Cancer Inst Monogr* 2003;47–51.

101. Kreimer AR, Clifford GM, Boyle P, Franceschi S. Human papillomavirus types in head and neck squamous cell carcinomas worldwide: a systematic review. *Cancer Epidemiol Biomarkers Prev* 2005;14:467–475.

102. Daling JR, Madeleine MM, Johnson LG, et al. Human papillomavirus, smoking, and sexual practices in the etiology of anal cancer. *Cancer* 2004; 101:270–280.

103. Gillison ML, Shah KV. Chapter 9: role of mucosal human papillomavirus in nongenital cancers. *J Natl Cancer Inst Monogr* 2003;57–65.

104. Parkin DM. The global health burden of infection-associated cancers in the year 2002. *Int J Cancer* 2006;118:3030–3044.

105. Yu MW, Chen CJ. Hepatitis B and C viruses in the development of hepatocellular carcinoma. *Crit Rev Oncol Hematol* 1994;17:71–91.

106. Wasley A, Alter MJ. Epidemiology of hepatitis C: geographic differences and temporal trends. *Semin Liver Dis* 2000;20:1–16.

107. El-Serag HB. Hepatocellular carcinoma and hepatitis C in the United States. *Hepatology* 2002;36:S74–S83.

108. Bosch FX, Ribes J, Cleries R, Diaz M. Epidemiology of hepatocellular carcinoma. *Clin Liver Dis* 2005;9:191–211.

109. Yu MW, Yeh SH, Chen PJ, et al. Hepatitis B virus genotype and DNA level and hepatocellular carcinoma: a prospective study in men. *J Natl Cancer Inst* 2005;97:265–272.

110. Alter MJ. Epidemiology and prevention of hepatitis B. *Semin Liver Dis* 2003;23:39–46.

111. International Agency for Research on Cancer (IARC). *IARC Monographs on the Evaluation of Carcinogenic Risks to Humans. Vol. 61. Schistosomes, Liver Flukes and Helicobacter pylori*. Lyon, France: IARC Press; 1994.

112. Chow WH, Blaser MJ, Blot WJ, et al. An inverse relation between cagA+ strains of *Helicobacter pylori* infection and risk of esophageal and gastric cardia adenocarcinoma. *Cancer Res* 1998;58:588–590.

113. Brown LM. *Helicobacter pylori*: epidemiology and routes of transmission. *Epidemiol Rev* 2000;22:283–297.

114. Suerbaum S, Michetti P. *Helicobacter pylori* infection. *N Engl J Med* 2002; 347:1175–1186.

115. Montecucco C, Rappuoli R. Living dangerously: how *Helicobacter pylori* survives in the human stomach. *Nat Rev Mol Cell Biol* 2001;2:457–466.

116. Correa P, Schneider BG. Etiology of gastric cancer: what is new? *Cancer Epidemiol Biomarkers Prev* 2005;14:1865–1868.

117. El-Omar EM, Carrington M, Chow WH, et al. Interleukin-1 polymorphisms associated with increased risk of gastric cancer. *Nature* 2000;404:398–402.

118. Gonzalez CA, Pena S, Capella G. Clinical usefulness of virulence factors of *Helicobacter pylori* as predictors of the outcomes of infection. What is the evidence? *Scand J Gastroenterol* 2003;38:905–915.

119. Wong BC, Lam SK, Wong WM, et al. *Helicobacter pylori* eradication to prevent gastric cancer in a high-risk region of China: a randomized controlled trial. *JAMA* 2004;291:187–194.

120. Flegal KM, Carroll MD, Kuczmarski RJ, Johnson CL. Overweight and obesity in the United States: prevalence and trends, 1960–1994. *Int J Obes Relat Metab Disord* 1998;22:39–47.

121. York DA, Rossner S, Caterson I, et al. Prevention conference VII: obesity, a worldwide epidemic related to heart disease and stroke: group I: worldwide demographics of obesity. *Circulation* 2004;110:e463–e470.

122. Ogden CL, Carroll MD, Curtin LR, McDowell MA, Tabak CJ, Flegal KM. Prevalence of overweight and obesity in the United States, 1999–2004. *JAMA* 2006;295:1549–1555.

123. El Serag HB. Hepatocellular carcinoma: recent trends in the United States. *Gastroenterology* 2004;127:S27–S34.

124. International Agency for Research on Cancer (IARC). *IARC Handbook of Cancer Prevention. Weight Control and Physical Activity*. Lyon, France: IARC Press; 2002.

125. Wolk A, Gridley G, Svensson M, et al. A prospective study of obesity and cancer risk (Sweden). *Cancer Causes Control* 2001;12:13–21.

126. Samanic C, Gridley G, Chow WH, Lubin J, Hoover RN, Fraumeni JF, Jr. Obesity and cancer risk among white and black United States veterans. *Cancer Causes Control* 2004;15:35–43.

127. Calle EE, Rodriguez C, Walker-Thurmond K, Thun MJ. Overweight, obesity, and mortality from cancer in a prospectively studied cohort of U.S. adults. *N Engl J Med* 2003;348:1625–1638.

128. Lukanova A, Bjor O, Kaaks R, et al. Body mass index and cancer: results from the Northern Sweden Health and Disease Cohort. *Int J Cancer* 2006;118:458–466.

129. Moschos SJ, Mantzoros CS. The role of the IGF system in cancer: from basic to clinical studies and clinical applications. *Oncology* 2002;63:317–332.

130. Calle EE, Thun MJ. Obesity and cancer. *Oncogene* 2004;23:6365–6378.

131. Wei EK, Ma J, Pollak MN, et al. A prospective study of C-peptide, insulin-like growth factor-I, insulin-like growth factor binding protein-1, and the risk of colorectal cancer in women. *Cancer Epidemiol Biomarkers Prev* 2005;14:850–855.

132. Kaaks R, Toniolo P, Akhmedkhanov A, et al. Serum C-peptide, insulin-like growth factor (IGF)-I, IGF-binding proteins, and colorectal cancer risk in women. *J Natl Cancer Inst* 2000;92:1592–1600.

133. Kaaks R, Lukanova A. Energy balance and cancer: the role of insulin and insulin growth factor-I. *Proc Nutr Soc* 2001;60:91–106.

134. Wang F, Herrington M, Larsson J, Permert J. The relationship between diabetes and pancreatic cancer. *Mol Cancer* 2003;2:4.

135. Jee SH, Ohrr H, Sull JW, Yun JE, Ji M, Samet JM. Fasting serum glucose level and cancer risk in Korean men and women. *JAMA* 2005;293:194–202.

136. Gapstur SM, Gann PH, Lowe W, Liu K, Colangelo L, Dyer A. Abnormal glucose metabolism and pancreatic cancer mortality. *JAMA* 2000; 283:2552–2558.

137. Batty GD, Shipley MJ, Marmot M, Smith GD. Diabetes status and postload plasma glucose concentration in relation to site-specific cancer mortality: findings from the original Whitehall study. *Cancer Causes Control* 2004;15:873–881.

138. Stolzenberg-Solomon RZ, Graubard BI, Chari S, et al. Insulin, glucose, insulin resistance, and pancreatic cancer in male smokers. *JAMA* 2005; 294:2872–2878.

139. Weyer C, Funahashi T, Tanaka S, et al. Hypoadiponectinemia in obesity and type 2 diabetes: close association with insulin resistance and hyperinsulinemia. *J Clin Endocrinol Metab* 2001;86:1930–1935.

140. Ishikawa M, Kitayama J, Kazama S, Hiramatsu T, Hatano K, Nagawa H. Plasma adiponectin and gastric cancer. *Clin Cancer Res* 2005;11:466–472.

141. Otake S, Takeda H, Suzuki Y, et al. Association of visceral fat accumulation and plasma adiponectin with colorectal adenoma: evidence for participation of insulin resistance. *Clin Cancer Res* 2005;11:3642–3646.

142. Wei EK, Giovannucci E, Fuchs CS, Willett WC, Mantzoros CS. Low plasma adiponectin levels and risk of colorectal cancer in men: a prospective study. *J Natl Cancer Inst* 2005;97:1688–1694.

143. Lihn AS, Pedersen SB, Richelsen B. Adiponectin: action, regulation and association to insulin sensitivity. *Obes Rev* 2005;6:13–21.

144. Engel LS, Chow WH, Vaughan TL, et al. Population attributable risks of esophageal and gastric cancers. *J Natl Cancer Inst* 2003;95:1404–1413.

145. Lagergren J, Bergstrom R, Adami HO, Nyren O. Association between medications that relax the lower esophageal sphincter and risk for esophageal adenocarcinoma. *Ann Intern Med* 2000;133:165–175.

146. Misra S, Chaturvedi A, Misra NC, Sharma ID. Carcinoma of the gallbladder. *Lancet Oncol* 2003;4:167–176.

147. Wellen KE, Hotamisligil GS. Inflammation, stress, and diabetes. *J Clin Invest* 2005;115:1111–1119.

148. Balkwill F, Coussens LM. Cancer: an inflammatory link. *Nature* 2004;431:405–406.

149. Coussens LM, Werb Z. Inflammation and cancer. *Nature* 2002;420:860–867.

150. Steinmetz KA, Potter JD. Vegetables, fruit, and cancer. I. Epidemiology. *Cancer Causes Control* 1991;2:325–357.

151. Riboli E, Norat T. Epidemiologic evidence of the protective effect of fruit and vegetable consumption on cancer risk. *Am J Clin Nutr* 2003;78:559–569.

152. Schatzkin A, Kipnis V. Could exposure assessment problems give us wrong answers to nutrition and cancer questions? *J Natl Cancer Inst* 2004;96:1564–1565.

153. Lunet N, Lacerda-Vieira A, Barros H. Fruit and vegetables consumption and gastric cancer: a systematic review and meta-analysis of cohort studies. *Nutr Cancer* 2005;53:1–10.

154. Schatzkin A, Lanza E, Corle D, et al. Lack of effect of a low-fat, high-fiber diet on the recurrence of colorectal adenomas. Polyp Prevention Trial Study Group. *N Engl J Med* 2000;342:1149–1155.

155. Kristal AR, Blount PL, Schenk JM, et al. Low-fat, high fruit and vegetable diets and weight loss do not affect biomarkers of cellular proliferation in Barrett esophagus. *Cancer Epidemiol Biomarkers Prev* 2005;14:2377–2383.

156. Beresford SA, Johnson KC, Ritenbaugh C, et al. Low-fat dietary pattern and risk of colorectal cancer: the Women's Health Initiative Randomized Controlled Dietary Modification Trial. *JAMA* 2006;295:643–654.

157. Link LB, Potter JD. Raw versus cooked vegetables and cancer risk. *Cancer Epidemiol Biomarkers Prev* 2004;13:1422–1435.

158. Potter JD. Vegetables, fruit, and cancer. *Lancet* 2005;366:527–530.

159. Norat T, Riboli E. Fruit and vegetable consumption and risk of cancer of the digestive tract: meta-analysis of published case-control and cohort studies. *IARC Sci Publ* 2002;156:123–125.

160. http://www.wcrf.org/research/fnatpoc.lasso.

161. Norat T, Lukanova A, Ferrari P, Riboli E. Meat consumption and colorectal cancer risk: dose–response meta-analysis of epidemiological studies. *Int J Cancer* 2002;98:241–256.

162. Willett WC, Stampfer MJ, Colditz GA, Rosner BA, Speizer FE. Relation of meat, fat, and fiber intake to the risk of colon cancer in a prospective study among women [see comments]. *N Engl J Med* 1990;323:1664–1672.

163. Giovannucci E, Rimm EB, Stampfer MJ, Colditz GA, Ascherio A, Willett WC. Intake of fat, meat, and fiber in relation to risk of colon cancer in men. *Cancer Res* 1994;54:2390–2397.

164. Goldbohm RA, van den Brandt PA, van't Veer P, et. al. A prospective cohort study on the relation between meat consumption and the risk of colon cancer. *Cancer Res* 1994;54:718–723.

165. Singh PN, Fraser GE. Dietary risk factors for colon cancer in a low-risk population. *Am J Epidemiol* 1998;148:761–774.

166. Norat T, Bingham S, Ferrari P, et al. Meat, fish, and colorectal cancer risk: the European Prospective Investigation into Cancer and Nutrition. *J Natl Cancer Inst* 2005;97:906–916.

167. Lewin ML, Bailey N, Bandaletova T, et al. Red meat enhances the colonic formation of the DNA adduct O^6-carboxymethyl guanine: implications for colorectal cancer risk. *Cancer Res* 2006;66:1859–1865.

168. Ito LS, Inoue M, Tajima K, et al. Dietary factors and the risk of gastric cancer among Japanese women: a comparison between the differentiated and non-differentiated subtypes. *Ann Epidemiol* 2003;13:24–31.

169. Ngoan LT, Mizoue T, Fujino Y, Tokui N, Yoshimura T. Dietary factors and stomach cancer mortality. *Br J Cancer* 2002;87:37–42.

170. Kneller RW, McLaughlin JK, Bjelke E, et al. A cohort study of stomach cancer in a high-risk American population. *Cancer* 1991;68:672–678.

171. Inoue M, Tajima K, Kobayashi S, et al. Protective factor against progression from atrophic gastritis to gastric cancer—data from a cohort study in Japan. *Int J Cancer* 1996;66:309–314.

172. Van den Brandt PA, Botterweck AA, Goldbohm RA. Salt intake, cured meat consumption, refrigerator use and stomach cancer incidence: a prospective cohort study (Netherlands). *Cancer Causes Control* 2003;14:427–438.

173. Gonzalez CA, Jakszyn P, Pera G, et al. Meat intake and risk of stomach and esophageal adenocarcinoma within the European Prospective Investigation into Cancer and Nutrition (EPIC). *J Natl Cancer Inst* 2006;98:345–354.

174. Jakszyn P, Bingham S, Pera G, et al. Endogenous versus exogenous exposure to N-nitroso compounds and gastric cancer risk in the European Prospective Investigation in Cancer and Nutrition (EPIC-EURGAST) study. *Carcinogenesis* 2006;27:1497–1501.

175. Hampel H, Frankel WL, Martin E, et al. Screening for the Lynch syndrome (hereditary nonpolyposis colorectal cancer). *N Engl J Med* 2005;352:1851–1860.

176. Vasen HF. Clinical description of the Lynch syndrome [hereditary nonpolyposis colorectal cancer (HNPCC)]. *Fam Cancer* 2005;4:219–225.

177. Umar A, Boland CR, Terdiman JP, et al. Revised Bethesda guidelines for hereditary nonpolyposis colorectal cancer (Lynch syndrome) and microsatellite instability. *J Natl Cancer Inst* 2004;96:261–268.

178. Vasen HF. Clinical diagnosis and management of hereditary colorectal cancer syndromes. *J Clin Oncol* 2000;18:81S–92S.

179. Doxey BW, Kuwada SK, Burt RW. Inherited polyposis syndromes: molecular mechanisms, clinicopathology, and genetic testing. *Clin Gastroenterol Hepatol* 2005;3:633–641.

180. Al Tassan N, Chmiel NH, Maynard J, et al. Inherited variants of MYH associated with somatic G:C→T:A mutations in colorectal tumors. *Nat Genet* 2002;30:227–232.

181. Nielsen M, Franken PF, Reinards TH, et al. Multiplicity in polyp count and extracolonic manifestations in 40 Dutch patients with MYH associated polyposis coli (MAP). *J Med Genet* 2005;42:e54.

182. Lim W, Hearle N, Shah B, et al. Further observations on LKB1/STK11 status and cancer risk in Peutz-Jeghers syndrome. *Br J Cancer* 2003;89:308–313.

183. Chow E, Macrae F. A review of juvenile polyposis syndrome. *J Gastroenterol Hepatol* 2005;20:1634–1640.

184. Warthin AS. Heredity with reference to carcinoma. *Arch Int Med* 2006;12:546–555.

185. Park JG, Park YJ, Wijnen JT, Vasen HF. Gene–environment interaction in hereditary nonpolyposis colorectal cancer with implications for diagnosis and genetic testing. *Int J Cancer* 1999;82:516–519.

186. Fitzgerald RC, Caldas C. Clinical implications of E-cadherin associated hereditary diffuse gastric cancer. *Gut* 2004;53:775–778.

187. Schenk M, Schwartz AG, O'Neal E, et al. Familial risk of pancreatic cancer. *J Natl Cancer Inst* 2001;93:640–644.

188. Vasen HF, Gruis NA, Frants RR, Der Velden PA, Hille ET, Bergman W. Risk of developing pancreatic cancer in families with familial atypical multiple mole melanoma associated with a specific 19 deletion of p16 (p16-Leiden). *Int J Cancer* 2000;87:809–811.

189. van Asperen CJ, Brohet RM, Meijers-Heijboer EJ, et al. Cancer risks in BRCA2 families: estimates for sites other than breast and ovary. *J Med Genet* 2005;42:711–719.

第 2 章

胃肠道癌症：病理学与分子病理学

Alessandro Lugli, Jeremy R. Jass

前　言

　　罗马大帝 Marcus Aurelius(公元 121-180 年)在他的《沉思录》中写道,宇宙中的所有事物都存在联系、相互关联[1]。这句名言可用来形容现今的人类肿瘤治疗。不同学科的医生共同协作以制定治疗肿瘤的最佳方案。因为病理学主要研究疾病进程中细胞、组织、器官受损的机制,它是医学的一个分支,所以从开始诊断到治疗时的不同阶段,胃肠道肿瘤患者肿瘤组织的病理评价都是治疗过程中非常重要的一部分。

　　病理学诊断肿瘤主要基于相关的分类方案,分类方案涉及临床信息、形态学以及分子标准,以上这些有助于人类肿瘤的诊断。肿瘤的生物学过程是连续的,因此肿瘤分类是人工制定的。随着研究深入,相关信息与依据增加,肿瘤的分类方法也随时更新。然而现在广泛采用的是世界卫生组织(WHO)以及美国国家 Armed Force 病理研究所制定的一系列肿瘤分类标准。肿瘤依据组织起源以及与正常组织的相似性分为不同类型。

　　仅依据患者的症状、体征以及影像学检查（如CT、超声扫描、MRI、钡餐造影)就诊断为癌症并不可靠。对可疑组织进行 HE 染色后做出形态学诊断是判定恶性肿瘤的金标准。病理学家的首要工作是识别炎症反应性增生与肿瘤,其次是区分良性肿瘤与恶性肿瘤,后者具有浸润、破坏局部组织以及转移的特性。有时 HE 染色不能区分原发肿瘤与转移灶,此时免疫组织化学染色或分子分析有助于鉴别,并且可为临床提供肿瘤类型、分期、生物学特性方面的有用信息。

　　制定规范的恶性肿瘤分期系统对进行治疗干预及估计预后都很重要。美国癌症联合委员会(AJCC)与国际抗癌联盟(UICC)衡量了与肿瘤有关的各种因素,制定了 TNM 分期系统[2,3]。对于大多数器官,原发部位肿瘤的大小和(或)局部结构受累的范围称为肿瘤的局部解剖因素(T);区域淋巴结(N)受累的存在以及是否有远处转移(M)提示肿瘤的扩散程度。根据TNM 分期在临床上又可将疾病分为 0~Ⅳ期,后者是判定预后的决定性因素[2]。例如:晚期胃癌(在黏膜下层播散或 T2 期以上的胃癌)预后很差,即使行根治性切除术后,5 年生存率也仅为 26%~35%[4]。

　　胃肠道肿瘤分子病理学方面的新进展使得对分子改变的研究增多, 这可以改善对肿瘤的诊断与治疗。例如:KIT 的改变可以将胃肠道间质瘤与良性肿瘤或其他恶性间质肿瘤区分开来,再者,由错配修复基因编码的蛋白质, 特别是 MSH2、MLH1 和 MSH6可被免疫组化染色检测到, 这些与遗传性结直肠肿瘤有关。

　　临床症状其实也是肿瘤相关的预后因素,在大多数肿瘤患者中,体重减轻、梗阻、穿孔热等肿瘤相关症状的存在也是非常重要的预后因素[5-8]。拿破仑(1769-1821)患有晚期胃癌,就有体重减轻、发热、夜间盗汗的症状[9,10]。

　　这一章主要介绍大体病理、组织病理、分子学的一些基本原则,这些对胃肠道肿瘤的诊断、分期、预后大有裨益。

胃肠道恶性肿瘤病理学

胃肠道恶性肿瘤的诊断

　　肿瘤的诊断包括对细胞和组织标本的检查,这可以区分反应性增生与良或恶性肿瘤。细胞和组织标本来源于细针抽吸活检、组织取材活检、脱落细胞以及切除的肿瘤组织。诊断肿瘤是良性还是恶性主要基于细胞和组织学标准。另外免疫细胞化学和免疫组织化学相互结合是非常有用的方法,不仅有助于癌症的诊断,并且可以区分原发恶性肿瘤与转移病灶。

胃肠道恶性肿瘤的细胞学评价

应用细胞学诊断胃肠道恶性肿瘤取决于研究实践与研究人员的水平。恶性肿瘤的部位、类型也决定了是否可以应用细胞学检查方法。大多数情况下,细胞标本的获得来源于针对腔道肿瘤行超声内镜检查时获取的冲洗液或灌注液,也可来源于囊性肿瘤(如肝、胰部位)的抽吸液或者来源于细针穿刺活检。除空肠与大部分回肠外,肠管内肿瘤、十二指肠乳头瘤、胰胆管癌可行腔内镜检以获得表浅区域的大量细胞,尤其当肿瘤导致腔内狭窄而使活检钳不能通过时,这项技术更有助于诊断。胰腺肿瘤、肝脏肿瘤细胞标本的获得往往需要超声或其他放射技术的协助。总之,细胞学方法在术前就可对肿瘤做出诊断,而不需做常规活检,避免了活检相关并发症的发生。

细胞学诊断只限于识别肿瘤与确定肿瘤类型。在细胞标本中,组织结构很难保存,因此不能评价是否存在浸润。在最初诊断时细胞学方法有助于胃肠道恶性肿瘤的分期。例如 AJCC 和 UICC 的结肠癌 TNM 分期标准中,将腹膜中发现癌细胞归类为存在远处转移[2],因此若腹膜细胞阳性则定为Ⅳ期肿瘤。

胃肠道恶性肿瘤的组织学评价

临床体检、影像或内镜检查发现的肿块若怀疑为恶性肿瘤,在采取治疗措施之前须得到活检病理证实。活检有两个作用:①排除临床上与恶性肿瘤相似的良性病变;②若存在恶性肿瘤,则确定其组织类型。大多数胃肠道肿瘤是恶性肿瘤,并且除食管和肛门外,其他部位的肿瘤大部分是腺癌。然而有许多其他恶性肿瘤临床表现与胃肠道肿瘤相似。这些肿瘤包括淋巴瘤、神经内分泌肿瘤、间质肿瘤(如 GIST)、易转移至消化道的肿瘤(如黑色素瘤)以及侵犯消化道的邻近部位恶性肿瘤(如卵巢癌、子宫内膜癌、膀胱癌、前列腺癌)。与消化道恶性肿瘤相似的良性病变包括腺瘤、错构瘤、良性溃疡(多由于幽门螺杆菌、结肠巨细胞病毒所致的炎症或局部缺血)、子宫内膜炎、炎性肠病(克罗恩病或溃疡性结肠炎)、孤立性直肠溃疡综

合征及肠腔狭窄所致憩室病变。

从溃疡病变的周缘、基底部或息肉的表面进行多部位活检取材有助于做出正确的诊断。然而当消化道阻塞时,内镜则不易通过,此时脱落细胞学有助于诊断。即使内镜可通过狭窄肠腔,但如果溃疡病变较广泛或肿瘤组织已坏死时则很难有阳性发现。当取材部位较多时,诊断的正确性可得到改善,对于溃疡病变,应从溃疡的周缘以及溃疡中心取材。对于癌性溃疡,应从溃疡的周边取材,而对于溃疡性淋巴瘤和溃疡性肉瘤,从溃疡的中心取材更易有阳性发现。

即使已成功进行活检(诊断性穿刺或内镜钳取活检),但标本提供的肿瘤细胞类型和数量等信息也是有限的。进行适当的活检病理检查可证实存在恶性肿瘤,以及确定组织学类型,但肿瘤的分期、周围是否存在浸润则很难甚至不能确定。切开式活组织检查即使可证实有间质浸润,但不能确定向深层侵犯至何种程度。另外,肠管、十二指肠乳头、肝外胆管及胰管腔内活检只局限于表浅黏膜层或相对深的固有层。因此腔内活检很容易漏诊原发于黏膜下层或在腔壁内生长的肿瘤(例如淋巴瘤、神经内分泌瘤、肉瘤),除非进行同一部位反复活检取材以获取深层组织。

胃肠道恶性肿瘤的免疫组织化学评价

对低分化肿瘤很难做出形态学诊断,可能需要更进一步的检查(包括特殊组织化学染色、免疫组织化学染色或电子内镜检查)以观察细胞的特异性结构或分化。电子内镜检查耗时较长,需等待几天才能获知结果。并且需在戊二醛液中进行组织固定(目的是保留细胞的超微结构)。由于上述原因,在对活检标本行进一步诊断时,往往不采用电子内镜方法。而特殊组化染色可以在几小时内完成组织固定。特殊染色可以识别中性与酸性黏蛋白(腺癌)、糖蛋白(腺癌或肝细胞癌)、神经分泌颗粒(神经内分泌肿瘤)、黑色素(原发性或转移性黑色素瘤)和其他肿瘤细胞产物或相关蛋白。

现今免疫组化染色已广泛应用,并且成为外科病理人员诊断性医疗设备中最有用的工具之一。与电子内镜和特殊染色相比,免疫组化染色在发现特异标志物方面具有更强的敏感性与特异性。在大多数实验室中,固定活检标本的传统方法为立即将其置于10%的甲醛溶液,将抗体做石蜡包埋,甲醛溶液固定组织是最常采用的方法。然而,甲醛溶液固定或石蜡包埋过程中的加热环节可使一些抗原变性,并且免疫定位亦

需要保持组织新鲜。例如，胃肠道淋巴瘤需要新鲜组织来免疫标记轻链以测定克隆形成能力。利用单克隆抗体处理甲醛溶液固定的组织可获取满意结果，此种方法逐渐广泛应用。基于临床资料及肿瘤的形态学特征，运用免疫组化分析的方法对肿瘤进行细致的鉴别诊断非常重要。

外科病理人员所面对的一项难题是临床上若没有发现肿瘤原发部位时，如何诊断分化较差的肿瘤。不过，恶性肿瘤细胞甚至分化较差的肿瘤细胞仍然表达与原发组织或细胞有关的抗原。在大多数分化较差肿瘤中存在许多蛋白谱系。利用合适的抗体进行免疫组化分析可区分上皮间充质瘤、神经内分泌肿瘤、淋巴瘤及黑色素瘤。各类细胞角蛋白标志物（如 LU5 或 CK22）可以区分癌（+）与其他分化不良的肿瘤（−）。其余相关肿瘤的鉴别诊断如下：神经内分泌肿瘤（突触泡蛋白、嗜铬粒多肽、神经元特异性烯醇化酶阳性），黑色素瘤（HMB45、S-100、MelanaA 阳性），淋巴瘤（CD45 阳性）。某些抗体有助于诊断消化道内的肉瘤，如肌丝蛋白（在平滑肌及骨骼肌组织中阳性）、肌动蛋白（在平滑肌组织中阳性）以及波形蛋白。GIST 中 CD117（KIT）、CD34 阳性率较高。

另外，细胞角蛋白（CK）在不同组织中有特异性表达，这有助于区分多种上皮源性肿瘤。CK 至少包含 20 种不同的多肽链，并且双向凝胶电泳显示它们的分布呈现相对的组织特异性形式。上皮肿瘤保留了与起源组织相似的 CK 特征，如 95% 以上的结肠腺癌 CK20 阳性而 CK7 阴性，这有别于卵巢癌，卵巢癌通常 CK7 阳性而 CK20 阴性。CDX2 是一种在肠的发育和分化过程中非常重要的同源转录因子，它是鉴别结直肠腺癌的敏感性和特异性标志物，并且有助于区分那些起源于胰腺和胆系的乳头状瘤[11]。前列腺癌转移时前列腺特异性抗原阳性，乳腺癌转移时雌激素和（或）孕激素受体阳性。另外，肺癌转移（TTF 阳性）、胃癌转移（RCC 阳性）、间皮瘤（钙网膜蛋白阳性）较少见，但在鉴别诊断中也应予以考虑。胃肠道肿瘤诊断常用的抗体总结于表 2.1。

特异性较高的肿瘤标志物表达量会因测定时间而波动。对特定的肿瘤类型，作为诊断性标志物的特殊抗体有不可避免的局限性，因此需利用新的诊断性肿瘤标志物对正常组织和肿瘤组织进行早期和广泛的分析。如果用传统的方法诊断，那么需用免疫组化方法对数以千计的样本进行评价，这项工作难以在有限的时间内仅由一所研究室完成。利用组织芯片

（TMA）技术对新单克隆抗体进行规范、彻底的分子分析是理想的检查方法[12-15]。为了分析不同正常组织、肿瘤组织中抗体的特异性，需要准备一系列 TMA 相关材料，包括不同的肿瘤类型或相同肿瘤类型的众多标本以及正常组织标本[16,17]（图 2.1）。首先，利用已有的甲醛溶液固定的、石蜡包埋的组织标本包块作为"供体"，然后从这些供体包块中的典型病变区域取直径为 0.6mm 的圆柱形组织。然后利用半自动组织芯片将上述组织包块植入一个大小为 3cm×2.5cm 的石蜡包块中。利用上述方法获得的免疫组织化学染色结果与患者临床病理资料相结合可以确定某种肿瘤标志物是否有预测预后的价值[18]。利用免疫组化方法还可

表 2.1

胃肠道肿瘤诊断与鉴别诊断时常用的免疫组化染色方法

抗原	肿瘤类型
癌	
细胞角蛋白 22	癌
细胞角蛋白 20+、细胞角蛋白 7−	结肠腺癌
细胞角蛋白 7+、细胞角蛋白 20−	卵巢癌、胃癌、胰腺癌
CDX2	原发于胃肠道的肿瘤
甲胎球蛋白、肝细胞石蜡 1（Hep Parl）、多克隆癌胚抗原（pCEA）	肝细胞癌
淀粉酶、胰蛋白酶、糜蛋白酶、脂肪酶	胰腺腺泡细胞癌
雌激素受体和孕激素受体	乳腺癌
RCC	肾细胞癌
前列腺特异性抗原（PSA）	前列腺癌
甲状腺转录因子（TTF）	肺癌
肉瘤	
波形蛋白（Vimentin）	间叶组织肿瘤
肌动蛋白、平滑肌肌动蛋白（SMA）、肌丝蛋白	平滑肌肿瘤
CD31、CD34	血管肉瘤
HMB45、MelanA、S-100	黑色素瘤
钙网膜蛋白	间皮瘤
淋巴瘤	
白细胞共同抗原（LCA、CD45）	淋巴瘤
B、T 细胞系抗原	造血系统恶性肿瘤
共有的肿瘤标志物	
Ki-67（MIB-1）	所有肿瘤中均可见的细胞增生标记物

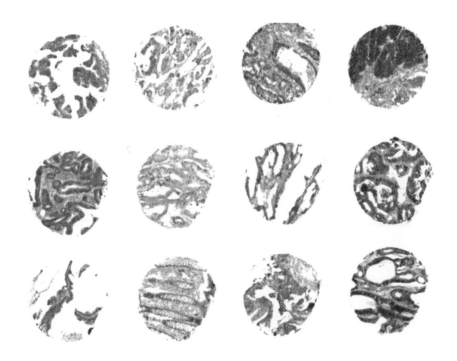

图2.1 多处结直肠癌组织经免疫组织化学分析后可在组织芯片上显示分布不均的上皮生长因子受体(2×)。*Source:* From the Archives of the Institute of Pathology, University Hospital Basel, Institute of Clinical Pathology, Basel and Institute of Pathology, Stadtspital Triemli, Zürich, Switzerland.(见彩图)

对某一抗体的诊断价值进行分析和描述。另外,在最近的一项研究中,不仅在肝细胞癌中发现有肝细胞paraffin 1表达,而且在胃癌、小肠癌、膀胱癌以及肾上腺癌中亦发现其表达[19]。因此,将需要其他标志物来鉴别这些肿瘤:AFP、CD10和p-CEA有助于肝细胞癌诊断,CK7、CK13、BerEp4有助于胃癌的诊断,CK7、CK17和BerEp4有助于膀胱癌的诊断,CK13、CK20表达于小肠癌和波形蛋白,MelanA和突触泡蛋白有助于肾上腺癌的诊断[19]。

芯片技术除了应用于免疫组化方法,还可同时检测多种肿瘤的数千种基因。这种与肿瘤形态学分类不同的方法是由Alizadeh等首次应用于淋巴瘤的分析[20]。特定形式的基因表达与肿瘤的形态学、预后或预测因素有关,这提供了一种新型的肿瘤分类方法。然而在未来一段时间内,形态学分类方法依然是肿瘤分类的金标准。

恶性胃肠道肿瘤的分型

随着对肿瘤形成机制认识的增加,肿瘤的形态学分类方法不断完善,恶性胃肠道肿瘤的分型一般有两种:大体分型和镜下分型。

恶性胃肠道肿瘤的大体类型

虽然现在在肿瘤最终诊断中主要考虑组织学类型,但基于肿瘤外形、大小以及解剖部位的大体分型依然在病理检查时首先考虑。一般恶性肿瘤质硬,无包膜,体积较大,边界不规则或向周围浸润,存在坏死部分。大体分型的其中一个例子是Borrmann分型。这种分型方法将晚期胃癌分为四种类型:Ⅰ型(息肉样癌)、Ⅱ型(溃疡局限型)、Ⅲ型(溃疡浸润型)、Ⅳ型(弥漫浸润型)[21]。Ⅰ型、Ⅲ型常位于胃体部(主要是胃大弯),这两型占胃癌总数的25%。Ⅱ型常位于胃窦部及胃小弯,占胃癌总数的35%[22]。Ⅳ型也被称为皮革样胃癌。大体特征可用来区分良性胃溃疡与溃疡性胃癌(Ⅲ型)。胃良性溃疡面积较小,边界清楚,边缘整齐状如刀切,光滑或水肿,基底平坦洁净。癌性溃疡则相反,其边界不规则,质硬,固定且常隆起,溃疡底部常常有坏死和出血[23](图2.2)。闵锡钧和Goldman认为研究者若细心观察则较易区分癌性溃疡与良性溃疡[24]。一项常用的分型方法是日本内镜学会推荐的早期胃癌的内镜分型系统[25]。伴随着上消化道内镜技术的提高和广泛应用,此分型系统不断完善,首先在日本应用,然后获得其他国家的认可[26-29]。早期胃癌定义为癌组织浸润仅限于黏膜层或黏膜下层,不论有无淋巴结转移。早期胃癌分为三型:隆起型(Ⅰ型)、浅表型(Ⅱ型)、凹陷型(Ⅲ型)。Ⅱ型还可以分为三个亚型,即Ⅱa浅表隆起型、Ⅱb浅表平坦型、Ⅱc浅表凹陷型。尽早发现早期胃癌的意义在于能较早进行外科切除且能够治愈[30]。

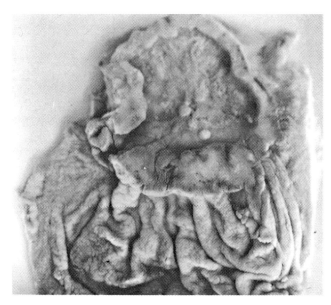

图 2.2　溃疡型胃癌(Borrmann Ⅲ型)。溃疡基底存在坏死,肿瘤边界不规则,癌组织苍白。(见彩图)

　　结直肠癌的大体分型与胃癌相似[31]。①外生息肉状肿瘤常位于盲肠,较少引起肠腔阻塞,并且在肿瘤生长到一定程度才出现临床症状。②溃疡型与浸润型肿瘤的边缘隆起且不规则,溃疡位于病变中心。③环状与缩窄型肿瘤常引起肿瘤间质结缔组织明显增多,这主要是由功能性阻塞造成的持续近端扩张所致,这在气钡双重对比造影上常表现为"苹果核征"。④弥漫性肿瘤常浸润整个肠壁,与皮革样胃癌类似。虽然结直肠癌的肉眼所见形态各异,但所有类型肿瘤的切除范围大致相同——包括灰白质硬组织及坏死部分。无证据显示结直肠癌的大体形态是一项独立的预后因素[32],但肿瘤的解剖部位与预后有关。位于盲肠、升结肠肝曲、横结肠的肿瘤称为右半结肠癌,位于结肠脾曲、降结肠、乙状结肠的肿瘤称为左半结肠癌。右半结肠癌的预后较好[33]。原因主要与分子病理学有关而不是解剖部位,因为结直肠癌的小随体易变性主要见于右半结肠。

　　总之,胃肠道肿瘤大体分型的诊断、预测、预后价值是有限的,组织学检查对每个患者都是必需的。然而,虽然最终分类是基于组织学特征,但是进行细致的手术切除标本的分型亦不应被忽视。

恶性胃肠道肿瘤的组织学分型

　　为了在胃肠道恶性肿瘤病理报告时能够统一标准,美国病理学家学会及其他权威机构建议使用广泛认可的命名法和诊断标准。基于这种考虑,WHO 推荐了肠、肝、胆管、胰腺肿瘤的标准化分类方法[34]。肿瘤根据其起源组织分为不同类型,这种分类方法涉及四个因素:①起源组织,②组织学类型,③生长方式,④肿瘤分级。

　　起源组织　两种主要的组织类型为上皮组织和结缔组织。起源于上皮细胞的恶性肿瘤为癌;起源于间叶组织(胚胎中胚层演变而来)的肿瘤称为肉瘤。起源于结缔组织、脂肪组织、平滑肌、骨骼肌、血管、软骨组织、骨组织的肿瘤分别称为纤维肉瘤、脂肪瘤、平滑肌肉瘤、横纹肌肉瘤、血管肉瘤、软骨肉瘤、骨肉瘤。白血病和淋巴瘤源于造血细胞和淋巴细胞。大多数胃肠道肿瘤属于癌,其次是淋巴瘤和肉瘤。

　　组织学类型　腺管样形式的癌称为腺癌,而那些鳞状分化的癌称为鳞状细胞癌。WHO 推荐的结直肠癌分类中有多种组织学亚型的腺癌,最常见的亚型是具有中到大的腺体,在腺管大小、外形上稍有差异,仅含少量基质的类型。黏蛋白腺癌是指肿瘤含有大量的分泌性黏蛋白(≥50%)。术语"伴有黏蛋白歧化的腺癌" 指的是有显著黏蛋白成分的肿瘤 (>10%,但<50%)。印戒细胞癌中有至少 50%的印戒细胞,印戒细胞在组织学上表现为黏蛋白将细胞核推至细胞的外周。虽然,正常上皮类型与肿瘤类型之间有很好的一致性,但在结肠组织中,有时可能出现鳞状细胞癌、腺鳞癌和有鳞化特征的肿瘤。

　　生长方式　恶性肿瘤在显微镜下所呈现的结构形式可以提供组织起源方面的信息, 通过对肿瘤活检、肿瘤切除标本进行组织病理学检查可以了解镜下的结构形式。管状生长形式是指大小不同的管状分支延伸或吻合,乳头状生长方式是指上皮细胞在纤维血管内突出生长。胃腺癌的 WHO 分类中包含上面的两种形式。质硬实性或柱状生长形式的肿瘤有结肠髓样癌、神经内分泌肿瘤、肝细胞癌;囊性生长形式的肿瘤比较特别,但在胃肠道肿瘤中相对少见,只见于一些黏液癌和内皮起源的肿瘤(例如淋巴管瘤和血管瘤)。在胰腺的上皮肿瘤中囊性生长方式的情况相对多见。然而,任何组织类型的实性肿瘤(包括间质瘤、淋巴瘤和癌)会由于中心部位的坏死而继发囊变,这种情况下,由于在影像上不易区分而会误诊为原发性囊性肿瘤。近来,结直肠腺瘤样息肉被认为是结肠腺癌的癌前病变[35]。

　　总之,胃肠道恶性肿瘤生长方式的独立预后价值较小[36,37]。然而,组织学亚型、生长方式、肿瘤大体外形结合起来可提供一种有用的普遍使用的分类方法。例如在 Lauren 分类中,胃癌可分为三种类型:肠型、弥漫型和其他未确定的类型[38]。皮革样胃癌及弥漫型胃癌都较常见印戒细胞,均提示预后较差[39]。在结直肠肿瘤中,团块状癌细胞(在浸润性肿瘤边缘有散在细胞或四个以上癌细胞聚集成团)与肿瘤弥漫浸润有关,亦提示预后较差[40-45]。以上这些例子都表明,将肿瘤的结构和生长方式结合起来考虑为临床提供了一种复杂但有用的组织学分类方法,

　　肿瘤分级　肿瘤分级与下列因素有关:某种恶性肿瘤的镜下特点、组织学类型、与起源组织的相似程度。虽然肿瘤分级只是一个纯粹的形态学参数,但人们认为它反映了肿瘤的生物学特性。总的来说,肿瘤分级越高,向外侵袭的生物学行为越强。在显微镜下肿瘤的分级一般与下列因素有关:肿瘤的原发部位、肿瘤的类型(如癌、肉瘤、淋巴瘤)、某特定类型肿瘤的组织学类型。例如,在癌症中,分级是肿瘤分化程度的一个半定量指标,并且提示与组织特点和功能有关的特定结构存在或丢失(腺癌中的腺样结构形成,或鳞癌中的角质化程度)。然而,即使如此,某些癌症的组织学亚型或者被归为未分级(如结肠髓样癌),或者被归为某种已知的分级(如印戒细胞癌被归为低分化或高度恶性)。肿瘤的另外一些特点,如高度浸润性生长、显著的核多形性,都提示恶性程度较高。对于胃肠道淋巴瘤来说,肿瘤的分级与组织亚型有关,而与原发部位无关。肿瘤的类型不同,其不同分级的临床表现也不同。例如,恶性程度较低的癌或肉瘤一般侵袭性不高,并且容易通过外科切除治愈,而对于淋巴瘤来说,虽然低度恶性的淋巴瘤确实比高度恶性淋巴瘤生长缓慢,但不易经化疗治愈。

　　随着镜下特点和临床特点被用来评价肿瘤,癌或肉瘤(如 GIST)的分级机制、不同分级的界定标准均在完善,各级也被分为很多的亚型。在某些肿瘤的分级方法中,分级是基于其镜下特点(如腺癌的腺样结构形成程度),在另一些肿瘤分级方法中,主要考虑临床特点(如肝细胞癌或 GIST)[37]。一些分级方法是依据分化最差的肿瘤部位决定属于何级,而另外一些分级方法综合考虑了不同分化程度部位所占比例来进行分级。虽然有上述的这些问题,但组织学分型对于大多数胃肠道恶性肿瘤依然有很重要的判断预后的价值,这些肿瘤包括结直肠癌、肛门癌、肝外胆管癌、胆囊癌及胰腺外分泌肿瘤[36,37]。

　　胃肠道恶性肿瘤分级存在问题的原因之一是缺乏规范化,在文献报道的多种分级方法中,很难有一种被广泛接受并统一使用。由于缺乏规范的、客观的分级标准,临床上肿瘤的分级常常依赖于术者的主观判断。虽然有特定的一套分级标准,但是即使相同部位同一类型的肿瘤其组织学变异依然较大,所以最简单的分级方法也难免具有主观性,存在一些问题。因此,一些文献报道的观察者之间对直肠癌的分级存在较大差异就不足为怪了[46]。一些病理学家将胃肠道恶性肿瘤的分化程度分为四级:高分化癌(1级)、中等分化癌(2级)、低分化癌(3级)及未分化癌(4级)。

　　肿瘤的分级标准并不完善,因此在决定介于两级之间的肿瘤属于何级时往往出现分歧。为了避免这种问题,病理学家为分化程度划定了一定的范围(即 x% 为中等分化,y% 为低分化),这种方法有局限性,因为每级变化范围较大,并且病灶较小的低分化癌的临床意义尚未可知。为了简化、规范消化道(除结直肠)、胰腺、胆系(包括胆囊)腺癌的分级,美国病理学家协会基于肿瘤内腺样结构形成的比例制定了如下一套半定量的分级系统[37]:X 级(不易评价属于何级)、1级(高分化,95%以上的肿瘤组织有腺样结构)、2级(中分化,50%~95%的肿瘤组织有腺样结构)、3级(低分化,5%~49%的肿瘤组织有腺样结构)、4级(未分化,有腺样结构的肿瘤组织低于5%)。

　　美国病理学家协会利用文献中的数据将结直肠癌的分级简化为一个两分类系统[32]。多变量分析显示,与传统的分级方法不同,新引入的分级方法将结直肠癌分为低度恶性(高分化及中等程度分化)、高度恶性(低分化及未分化),此种方法具有重要的判断预后价值。在这种分级方法中,高度恶性肿瘤被认为是一种独立的不利的预后因素。美国病理学家协会之所以推荐这种两分类分级方法,不仅由于它能像原来的分级方法一样估计预后,还在于它有望消除观察者之间的差异。两分类分级方法与旧分类方法最大的不同是将低度恶性肿瘤分为高分化与中分化两类,这就使得对低分化或未分化肿瘤的诊断变得更加准确可靠,因此,两分类分级方法不仅简化了分级标准,并且提高了分级的可重复性。然而需要注意的是,一些低分化的腺癌其预后较好,这一般见于 DNA 微卫星不稳定性的结直肠癌中[47]。

胃肠道恶性肿瘤的分期

　　对于胃肠道恶性肿瘤来说,估计预后的最佳指标

是病理分期,为了统一各种研究报道中的病理分期,美国病理学家协会推荐使用 AJCC 和 UICC 制定的 TNM 分期系统[2,3]。TNM 分期系统在美国各地的肿瘤登记结构中广泛应用,并逐渐被世界其他地方认可。然而 TNM 分期系统仅适用于原发于胃肠道的癌,对于胃肠道淋巴瘤[48]、GIST[49]、其他间质瘤[50]、神经内分泌肿瘤[51],有兼顾肿瘤特殊生物学特性的其他分期标准。

胃肠道癌症 TNM 分期的基本原则

在 TNM 分期系统中,T 代表首次诊断肿瘤时原发肿瘤的大小,N 代表局部淋巴结受累情况,M 代表是否有远处转移。前缀 p 代表 TNM 的病理分期,与其相对的是临床分期,用前缀 c 表示。对于治疗后(如外科治愈性切除)肿瘤残留的患者,一般采用 R 分类系统,R0 代表外科完整切除肿瘤或经非手术治疗后肿瘤完全消除(也包括有残余癌细胞但利用现有诊断手段无法检测到的情况)[3];病理检查获知切缘阳性被认为是体内残余癌组织,根据残余的程度分为 R1(仅镜下发现残余)和 R2(肉眼发现残余)。但大多数病理学家不采用 R 分期方法,只是基于镜下所见判定切缘是否残余。治愈性疗法后肿瘤复发称为术后复发,治愈性切除后根据 TNM 分期应达到 R0 标准,术后复发一般用前缀 r 表示。诊断某肿瘤为术后复发,必须在术后有一定的时间间隔[3]。一般来说,术后复发是指在吻合口近端的部位复发,除非这一部位是另一个器官(例如,右半结肠癌复发于吻合口的小肠侧)。

T 分期

分期中的原位癌(pTis)是指肿瘤细胞未侵及上皮基底膜,换而言之,也可认为是未侵及器官上皮层下的结缔组织。一些病理学家(尤其是西方的病理学家)在描述大多数器官肿瘤时,一般不采用原位癌或黏膜内癌的概念,他们倾向于将原位癌归类为高度发育不良或上皮内瘤变。所有的肝细胞癌都被认为是侵袭性的。

肿瘤直接侵犯邻近器官一般不被归类为远处转移(如胃癌直接侵犯肝脏),而归为 T 分期[3];肿瘤穿过包膜直接播散到区域淋巴结称为淋巴结转移,即 N 分期。对于大多数胃肠道肿瘤来说,肿瘤直接侵犯其他器官或组织结构是级别最高的 T 分期,这包括通过包膜和肠系膜侵犯相同器官的其他部位(如盲肠癌侵犯乙状结肠)。腔道器官肿瘤从一处经黏膜内扩展到相邻部位或器官不属于 pT 分期范畴(如盲肠癌横向蔓延到右半结肠和回肠)[3]。

对于除肝以外的胃肠道器官来说,同一器官的多处原发癌属于何期取决于有最高 T 分期的肿瘤。同一器官中很可能同时存在多处未浸润癌灶和(或)浸润癌灶。然而在肝脏,多种癌灶需综合起来考虑以决定 T 分期[3]。

N 分期

对切除标本的淋巴结进行传统的组织染色可对区域淋巴结受侵情况作出病理评价,这有助于 TNM 分期相关资料的整理。淋巴结是否阳性均应以镜下所见为准,外科切除标本上的实际淋巴结数目有时会受解剖变异、外科手术、术前放疗的影响,但更取决于检测标本的病理人员的能力。美国病理学家协会建议对不肿大淋巴结或可疑的淋巴结都应进行镜下检查[32]。对于肿大的淋巴结进行镜检证实的方法是合理的[32]。大多数情况下,手术切除标本中的淋巴结应包括区域引流淋巴结,有助于确定淋巴结病理分期。如果标本上亦包括非区域淋巴结,那么应区别对待,因为若发现这些非区域淋巴结有转移则定为 pM1 期[2,3]。

M 分期

肿瘤细胞转移至非区域淋巴结或远处器官、组织,则定为 M1 期。腹腔器官肿瘤若有腹膜种植或腹水细胞学分析为阳性结果,也被认为是 M1 期[3],骨髓中有散在的肿瘤细胞也被认为有远处转移,邻近肠壁的黏膜层或黏膜下层有多处肿瘤病灶(卫星病灶或跳跃转移)则不认为是远处转移[3]。然而,卫星病灶应与其他原发肿瘤区分开。

肿瘤的淋巴受侵

根据显微镜下所见,判断肿瘤是否侵犯淋巴,此为 TNM 分期中的 L 分类方法(L0 表示无淋巴受侵,L1 表示有淋巴受侵)[2,3]。然而大多数病理学家不采用 L 分类方法描述肿瘤。在几乎所有的胃肠道肿瘤中(包括胃癌、壶腹癌、结直肠癌、胰腺外分泌肿瘤、胆囊癌),小的脉管受侵(常指淋巴管)被认为是不良的预后因素[32,36,37,52]。

肿瘤的静脉受侵

TNM 分期系统中还包括静脉中是否检测到肿瘤

细胞。V0 代表肿瘤未侵及静脉,V1 代表镜下可见浸润,V2 代表肉眼可见浸润[2,3]。对于一些胃肠道恶性肿瘤,尤其是肝细胞癌、结直肠癌、胰腺癌、胃癌和胃肠道肉瘤来说,肿瘤侵及大的血管是不良的预后因素[36]。显微镜能否准确检测出血管受浸润也取决于送检的标本数目。一项研究显示,诊断结直肠癌肠壁外静脉受侵的阳性率随着送检标本数目增多而升高:从肿瘤周边取两块标本时为 59%,而取 5 块标本检查时为 96%[53](图 2.3)。因此,CAP 推荐在结直肠癌诊断时,应从肿瘤深层取最少 3 块标本(甚至 5 块)进行显微镜检查[32]。

肿瘤边界的外形

对于结直肠癌来说,肿瘤边界的生长形式是与分期无关的一种有独立预后价值的重要因素[32,52]。许多单变量和多变量分析显示:相比边界清楚的生长方式,不规则、向周围浸润的边界生长方式是一种独立的不良预后因素[46,54]。肿瘤芽殖是指浸润性肿瘤的边界处有孤立的单个细胞或小的癌细胞团 (>4 个)散布于基质中[41,45],它是结直肠癌的一个不良预后因素[41]。肿瘤芽殖已被认为是一种实用的判断预后的指标。近来许多研究都高度评价了肿瘤芽殖的临床价值[40,42-45]。

神经周围受侵

对于一些胃肠道恶性肿瘤,特别是胰腺癌和结直肠癌,神经周围受侵被认为是一种与分期无关的独立

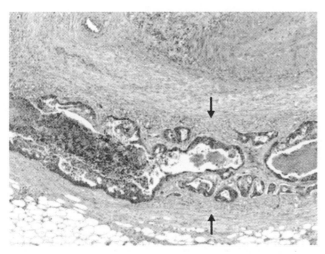

图 2.3 结直肠癌肠壁外大的静脉受累及。箭头所示为受累静脉的血管平滑肌。(见彩图)

不良预后因素[52]。然而总体上说,与神经周围受侵有关的资料的数量和质量都非常有限,并且与疾病结局相关的研究也不多。

胃肠道恶性肿瘤的分子病理学

分子病理学在胃肠道肿瘤治疗中的应用

许多年以来,胃肠道恶性肿瘤的预后主要取决于肿瘤的分期。在胃肠道恶性肿瘤的众多预后因素中,分期系统(如 TNM 分期)一直是金标准。肿瘤直接浸润、淋巴结受侵及远处转移的程度是与肿瘤有关的几个关键因素,通过分析这几个因素,可将肿瘤分为 I ~ IV 级临床病理分期。然而对于单个的患者来说,利用此分期系统并不能准确预测预后。举例来说,一些临床病理分期为 II 期的结直肠癌患者预后不佳,然而临床病理分期为 III 期的患者有大约 50% 经过外科手术能治愈。因此需对以上分期进行细分类,并且一些新的与预后有关的标志物显示出了很好的应用前途。

对不同胃肠道肿瘤(如胃和结肠癌)的研究显示,肿瘤分级、结构特征、边缘浸润方式及淋巴浸润等组织特点可提供更详尽的预后信息[46,54]。然而主观性以及随之而来的观测者间差异性可能使这些组织特点的敏感性和特异性受到影响。一些研究显示,在胃肠道肿瘤中,特定的分子测定与预后关联紧密,而与肿瘤分期无关。另外,特定分子通过更有效地指导治疗可提高某些辅助化疗的敏感性。然而,由于特定的分子除了与生存率有关(预后标志物)外,还可以提示辅助治疗是否有效(预测标志物),因此很难区别预后效应与预测效应。举例来说,当标志物显示患者预后很好,有可能治愈时,不管预测标志物的指标高低,患者都不能从辅助化疗得到益处。然而,在辅助化疗是治疗标准方案的情况下,预测标志物对治疗组患者也有一定的预后价值。换而言之,在治疗组的患者中,很难确定一个与良好治疗结果有关的标志物是预后性的还是预测性的。为了解决这个问题,可对辅助治疗之前的患者进行回顾性研究,也可以对未行辅助治疗的患者进行前瞻性研究。即使治疗组与非治疗组按分期进行匹配后,许多诸如患者年龄、体质方面的偏倚还常常会影响辅助治疗效果的评定,甚至导致一个研究的失败。在这一部分我们着重分析了分子学方面的基

本原则，分子学的优势在于除了传统的病理分期以外，还是一种能提供临床预后信息的方法。下面我们将讨论在病理分期时，相比显微镜检查敏感性更高的分子技术。

与胃肠道病理有关的分子技术

多种重组 DNA 技术应用于胃肠道肿瘤的研究中，由此带来的益处有：加深了对肿瘤病因学和发病机制的认识，完善了临床相关分类方法，以及新发现了与诊断、预后、预测有关的标记物。另外，多种与遗传有关的胃肠道肿瘤，其相关基因可被克隆，这样就可通过种系突变分析来诊断此类患者。有些方法如原位杂交(ISH)/原位免疫荧光杂交(FISH)可直接作用于组织，另外一些方法则可从组织标本中提取 DNA、mRNA 及蛋白(利用聚合酶联反应以及 Southern、Northern、Western 印迹实验)，上述这些方法对胃肠道病理学的发展起了很大作用。其他有效的方法还包括比较基因组杂交技术、DNA 芯片及激光捕获显微切割技术。一些应用较广的技术方法的原理和临床应用简述如下。

1. Southern 印迹技术　由于需要大量的 DNA，现在这项技术已较少应用，然而其首先将重组 DNA 技术与基因表达失控(癌症就是一重要的例子)联系起来，这无疑是一个重大的突破。简而言之，其原理为：限制性内切酶将双链 DNA 剪切为大小不等的片断，由于长度不同，凝胶电泳可将 DNA 片段进行分离。在凝胶表面有一层硝化纤维素膜，分离出的 DNA 片段在硝化纤维素膜上留下印迹。研究人员感兴趣的片段则被解离为单链，并利用互补 DNA 进行放射同位素标记。由于此技术由 Southern 于 1975 年发明，因此称为 Southern 印迹技术。此外，还有 Northern 印迹技术应用于 RNA，Western 印迹技术应用于蛋白。Southern 印迹技术还可用来检测突变 (尤其是长碱基缺失)或杂合性的缺失(LOH)[55,56]，但是现在 Southern 印迹技术正逐渐被 PCR 方法替代。

2. PCR　从组织标本中提取的 DNA 的数量和质量是进行分子生物学分析的一项限制因素。为了探测癌基因的微小突变、抑癌基因的缺失以及描述 DNA MSI，一般需要大量的具有某种特征的 DNA。然而，如果 DNA 的序列结构已知，那么通过一对引物和 DNA 聚合酶可进行单链 DNA 复制。同理，利用产生互补 DNA 的反转录酶 PCR，我们可以检测微量的 mRNA。

PCR 的设计思路源于 DNA 复制过程的重复性 (可复制为原来的百万倍)[57]。因为 DNA 可被从甲醛溶液固定、石蜡包埋的组织中提取出来，所以 PCR 技术可将组织病理学和分子病理学联系起来。PCR 技术经历了反复的修订改编，它可以提供大量的资料以及有助于区别甲基化 DNA 和非甲基化 DNA。

3. ISH/FISH　像标记抗体的原理一样，利用核酸探针的技术定位特定的核酸序列称为原位杂交(ISH)，这项技术可用于染色体中的 DNA 及细胞中的 RNA。染色体在高 pH 值的液体中碱基对解离，单链被标记的核酸探针识别。这项技术一开始是利用放射性核素标记的 DNA 探针，然后逐渐被化学标记的 DNA 探针所替代(原位荧光杂交)。探测细胞或组织中的特定 RNA 序列时，组织不需经高 pH 值液体处理，也不需特别固定。特定 RNA 可被包含互补 DNA 或 RNA 的标记探针所识别。FISH 技术在诊断时的一个主要应用是检测病毒 DNA。

4. 比较基因组杂交技术　这项技术是将组织标本中的染色体用一种荧光剂 (即绿色) 标记肿瘤的 DNA，用另一种荧光剂(即红色)标记正常的 DNA。肿瘤细胞中染色体物质的缺失或增加可根据杂交于染色体有关区域的荧光剂来获知。通过这种方法，可获知与肿瘤细胞有关的基因突变的基因图谱。利用这种方法可以研究多种胃肠道肿瘤的发病机制[58-63]。这项技术虽然不能发现特定基因，但在发现感兴趣的区域时非常有帮助。

5. 激光捕获显微切割技术　现今分子技术面临的难题之一是难以获得细胞种类单一的标本进行分析。淋巴瘤和一些肉瘤的肿瘤包块中细胞种类较单一，而大多数上皮肿瘤中肿瘤细胞常与间质组织、炎性细胞混合存在。利用激光捕获显微切割技术进行分子学分析可以分离恶性肿瘤细胞[64,65]。然而，这项技术依赖于能对恶性肿瘤细胞进行正确的形态学识别，这很耗时，因此在常规诊断时，其应用受到限制，此时，DNA 芯片技术应用较多。

6. DNA 芯片　正常组织表达的数以千计的微芯片有助于分析肿瘤组织中何种 mRNA 表达量减少或过量表达。这项技术可以加深对肿瘤发病有关的已知基因的认识[66]。分子表达分析通过将基因表达的某些特征与分期、临床预后联系起来，可以提供预后分期的相关信息。近年的研究强调了分子分期的重要性[67,68]，然而此项技术的一个限制因素是：通过信息旁路系统增强效应的关键癌基因有可能表达水平很低，因此只能显示正常肿瘤与恶性肿瘤表达水平的微小差异。另外此项技术对生物信息的依赖性也较大。

胃肠道肿瘤形成的原理

达·芬奇(1452-1519)曾经说过"太阳背后一无所有"，这句话可以用来描述肿瘤的发病机制，即分子紊乱。虽然肿瘤已被发现了几个世纪，但直到从上世纪80年代开始，肿瘤作为一种基因相关疾病的证据才慢慢增多。"基因"一词并不仅指遗传影响，还指与生长调节、凋亡、分化、细胞间联系等有关的体细胞基因改变。到上世纪90年代，人们已意识到有三类基因与肿瘤有关：癌基因、肿瘤抑制基因、DNA修复基因。

癌基因

原癌基因与细胞分裂的调节有关，并且根据存在于细胞中的位置，将原癌基因分为细胞质内原癌基因与核内原癌基因。基因改变可使原癌基因活化从而引起肿瘤形成，这些改变包括微小突变(如碱基对替换、插入、缺失)、扩增或转位。以上改变的结果是蛋白产物不再与生长调节相协调。仅一个等位基因改变就可引起癌基因的启动，因此原癌基因显性突变为癌基因，可引起过量的细胞分裂，而细胞分裂增多是癌细胞的基本特征之一。

核内癌基因(如MYC)可调节基因转录，例如在肝细胞癌中，由于MYC启动子的低甲基化以及基因扩增，可引起MYC的增量调节[69,70]。一些细胞质内原癌基因(如染色体转位激活的ABL基因[71])可编码酪氨酸激酶，这些酶可使底物蛋白质的酪氨酸残基磷酸化，从而控制多种与有丝分裂、细胞生长、分化有关的信号传导通路。另外一些原癌基因(如RAS)可通过与鸟嘌呤核苷酸结合传递细胞生长信号。一个氨基酸残基的改变可引起RAS的突变，这可见于大约30%的人类肿瘤中[72]。KRAS在结直肠癌、胰腺癌的发病机制中起着关键的作用，并且已被认为是结直肠癌的一个潜在预后标志物[73-75]。然而需要注意的是，单一的癌基因活化并不一定引起肿瘤形成。肿瘤抑制基因的缺失可增强癌基因的作用。

肿瘤抑制基因

肿瘤抑制基因一般呈阴性表达，当等位基因的两个位点都失去活性时，常引起肿瘤发生，这提示肿瘤抑制基因中一个等位基因正常就足以维持正常细胞功能。在患遗传性肿瘤的患者中，肿瘤抑制基因常常为一个位点正常，另一个位点异常，如果正常的位点在体细胞水平上发生突变而丧失，那么相关基因产物就失去了保护性效应。

RB1基因是最早发现的肿瘤抑制基因，其与视网膜瘤的发生有关。视网膜瘤是发生于儿童视网膜的一种少见遗传性肿瘤[76]。RB1的基本发病机制也适用于其他肿瘤抑制基因。在胃肠道肿瘤的发生中，TP53、APC(结肠腺瘤性息肉)、p16、DPC4(SMAD4)起着重要的作用。

在正常细胞中，TP53有助于监测DNA损伤，当DNA发生损伤时，TP53能够中止细胞周期进行DNA修复，当DNA损伤不能修复时，TP53能够启动凋亡过程或程序化细胞死亡。已发现在大约70%的人类肿瘤中TP53失去活性。在结直肠癌的研究中，Munro等对IHC显示的TP53异常和突变分析进行了系统性回顾[77]。一般来说，若在结直肠癌患者中发现TP53异常，则其死亡的危险性增强。然而，IHC和突变分析在预测和预后价值方面得出的结论迥异。例如，在经放疗或放化疗的直肠癌患者中发现TP53突变，常提示治疗失败，而异常的免疫组化结果却无预测价值。TP53的截短突变一般会引起表达的完全缺失，而不是TP53的核内聚积，但这在结直肠癌中并不常见[73,77]。一项研究发现，TP53的完全缺失是一项不良的预后因素[78]。另一项IHC研究发现，在左半结肠癌中TP53的核内表达是一项独立的预后因素，并且一些右半结肠癌涉及一条独立的TP53旁路[79]。以上这些研究显示，在结直肠癌(和其他胃肠道恶性肿瘤)中，存在一定的遗传异质性，并且这些研究强调了进行分子学分类的重要性。例如，Smyth等人发现通过免疫组化方法，在右半结肠癌中检测到TP53的负性效应，这可以解释为：在结直肠癌中存在一种分子亚型，其TP53没有突变，此种情况下预后较好[80]。Smyth等人还发现散发性MSI-H结肠癌中错配修复基因MLH1的甲基化及表达缺失。

APC被认为是结直肠肿瘤患病中典型的肿瘤抑制基因，APC在结直肠癌的发病中起启动作用，此机制与RB1较为相似。APC的突变常引起家族性腺瘤性息肉病，这与遗传性结肠癌有关。APC位于染色体的5q21上，编码一种多功能蛋白，这种蛋白质在正常细胞中通过Wnt信息通路进行增殖和分化调节。和TP53相似，APC基因中一个位点突变常导致失去功能,因为另一个位点已经缺失或突变。肿瘤抑制基因的缺失常称为 LOH。在结直肠癌中,LOH 常发生于染色体 18q,此处有多种肿瘤抑制基因,包括 DCC、SMAD4、SMAD2。18q 处的肿瘤抑制基因缺失常提示结直肠癌预后不良。但和 TP53 相似,有关 18q 缺失的预后重要性的研究依然存在争议。Anwar 等认为各项研究结论不同有多种原因:应用不同的小随体标志物,染色体某区域的缺失可累及多种不同基因,以及研究各组使用了欠佳的分期进行匹配[73]。其他肿瘤抑制基因还有位于 9p21 上的 p16-INK4A(其负性调节一系列肿瘤的细胞周期[81])和位于染色体 18q 上的 DPC4(在胰腺癌中缺失)/SMAD4(在胰腺癌和结肠癌中缺失[82])。

DNA 修复基因

DNA 修复基因的突变会导致其不能检测与修复其他基因的突变, 这会引起致癌基因突变的累积效应,最终导致一种超突变性状态。在 DNA 复制过程中, 每隔一定距离就会自发出现一些错误配对的碱基对,DNA 错配修复基因 MLH1、MSH2、MSH3、MSH6 和 PMS2 通过修复这些错配碱基对保持基因组的完整性、正确性[83]。错配碱基修复酶可以识别并剪切掉错配的碱基对,并代之以新的、正确的配对碱基。若没有此种修复功能,新合成的 DNA 中将存在多种突变,在胃肠道肿瘤的多种特定亚型(尤其是胃癌和结肠癌)中,错配修复基因失去活性是其中的关键因素[84]。

结直肠癌中错配修复功能的缺失常见于遗传性非息肉性结直肠癌 (HNPCC) 及散发性 MSI 阳性的结直肠癌中。前者是由于 DNA 错配修复基因(常为 MLH1 或 MSH2)中存在一个种系的突变,而散发性 MSI 阳性的结直肠癌是由于 MLH1 的启动区域被甲基化而导致基因不表达。有充分的证据表明:DNA 中富含 CpG 序列的位点异常甲基化在肿瘤的进展中起着关键作用。因此,启动子区域的超甲基化,突变以及肿瘤抑制基因的缺失(LOH),三者是肿瘤抑制基因 (如 E-钙黏蛋白、p16、p14、APC、RB1、VHL、WT1)失去活性的机制。低甲基化被认为与染色体的易变性有关。

DNA 错配修复功能的缺失可以导致微卫星区域的突变(也被称为 MSI)。具有 MSI 特征的结直肠癌可以细分为两组——MSI-H、MSI-L。然而,仅 MSI-H 与 DNA 错配修复基因的功能缺失有关。病理解剖专家在光学显微镜下发现有 MSI-H 与无 MSI-H 的结肠癌存在细微但有意义的差异。具有 MSI-H 特征的结直肠癌特点为:常见于右半结肠,分化较差,黏液性,边界较清,有上皮内淋巴细胞浸润。结直肠癌中与 MSI-H 有关的临床病理学特征被广泛评述[85]。虽然 HNPCC 和散发性 MSI 阳性的结直肠癌在形态学和分子学上有共同点,但是由于治疗措施不同,因此需在临床上对两者加以区别。现在有证据表明,遗传性与散发性 MSI-H 型结直肠癌患者在生物学行为上存在差异,因此不仅在临床治疗时应区分两者,并且在评价肿瘤标志物的预后和预测价值时亦应区别对待[86-88]。

MSI 的出现(图 2.4)或 IHC 显示 DNA 错配修复蛋白无表达都提示错配修复功能缺陷。最近研究和荟萃分析显示 MSI 阳性的结直肠癌患者预后较好[47]。然而,仅 10%~15% 的结直肠癌患者存在 MSI 阳性,因此样本量小的研究可能参考价值不大,并且易得出错误的结论。

尽管人们对 MSI-L 的概念依然存在争议,但有两项研究已显示 MSI-L 结直肠癌患者预后较差[89,90],这些研究强调了基于遗传学特点进行肿瘤分类的重要性,特别是在分析肿瘤标记物的预测或预后价值时。

前　景

现今,随着胃肠道恶性肿瘤分子生物学方面的进展,基于组织发生和形态学的传统肿瘤分类方法受到了很大的挑战。然而在近期,免疫组织化学与特殊染色有关的形态学依然是肿瘤诊断中的首要技术。现阶段,需要时间来评估逐渐增多的有关 DNA 和基因表达改变方面的知识,以建立一整套关于肿瘤分类、诊断、预后、化疗敏感性方面的信息数据库。新的生物标志物应该具有客观性、可重复性以及独立的临床最终诊断价值。虽然分子学方法显示了良好的前景,但是在人们广泛认同分子学方法对临床治疗的效应之前,分子学方法不会作为常规方法得到广泛应用。因此最好将传统方法与新兴分子学方法结合应用,而不是用新兴分子学方法完全代替传统方法。治疗方案应基于各种可获得的证据进行制定而不是仅依靠解剖学分期提供的有限的关于预后的信息。癌症患者治疗方案的最终目标是对每个患者进行个体化治疗方案,充分利用肿瘤临床、形态学、分子学方面的各种资料。

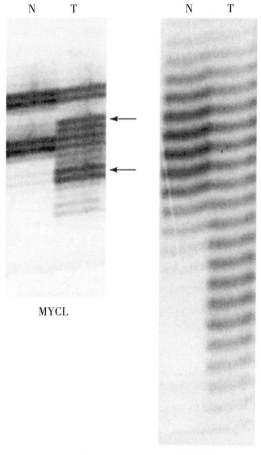

MYCL

BAT40

图 2.4　MYCL 和 BAT40 标记物显示微卫星不稳定性。正常 DNA(N)中，两个 MYCL 等位基因(父系和母系)是不同的，此基因是典型的多态性标记物——两等位基因一般长度不同，因此可通过凝胶电泳分离。在肿瘤 DNA(T)中，凝胶上可见到两条额外的谱带(箭头所示)，这提示此对等位基因发生了突变。MYCL 是一复合的微卫星标记物，诊断错配修复功能缺陷的敏感性较好但特异度不高。BAT40 是一项相对的单态性标记物，父系、母系等位基因相同，故在电泳上不分离，呈梯形分布，肿瘤 DNA(T)中多余的谱带可提示基因突变。像 BAT25、BAT26 等单核苷酸标记物一样，BAT40 诊断 DNA 错配修复功能缺陷时敏感性和特异性均较高。

（詹宏杰　译）

参考文献

1. Hays G. *Marcus Aurelius. Meditations.* A new translation, with an introduction by Gregory Hays. New York: Modern Library; 2003.
2. American Joint Committee on Cancer (AJCC). *AJCC Cancer Staging Manual.* 6th ed. New York: Springer Verlag; 2002.
3. Wittekind C, Hutter R, Greene FL, Klimpfinger M, Sobin LH, International Union Against Cancer. *TNM Atlas: Illustrated Guide to the TNM Classification of Malignant Tumours.* 5th ed. New York: Wiley-Liss; 2005.
4. Karpeh MS, Jr, Brennan MF. Gastric carcinoma. *Ann Surg Oncol* 1998;(5):650–656.
5. Feinstein AR, Wells CK. A clinical-severity staging system for patients with lung cancer. *Medicine (Baltimore)* 1990;69(1):1–33.
6. Feldman JG, Saunders M, Carter AC, Gardner B. The effects of patient delay and symptoms other than a lump on survival in breast cancer. *Cancer* 1983;51(7):1226–1229.
7. Piccirillo JF, Feinstein AR. Clinical symptoms and comorbidity: significance for the prognostic classification of cancer. *Cancer* 1996;77(5):834–842.
8. Pugliano FA, Piccirillo JF, Zequeira MR, et al. Clinical-severity staging system for oral cavity cancer: five-year survival rates. *Otolaryngol Head Neck Surg* 1999;120(1):38–45.
9. Lugli A, Kopp Lugli A, Horcic M. Napoleon's autopsy: new perspectives. *Hum Pathol* 2005;36:320–324.
10. Lugli A, Zlobec I, Singer G, et al. Napoleon Bonapartes Gastric Cancer: a clinicopathologic approach to staging, pathogenisis and etiology. *Nat Clin Pract Gastroenterol Hepatol* 2007;4(1):52–57.
11. Kaimaktchiev V, Terracciano L, Tornillo L, Spichtin H. The homeobox intestinal differentiation factor CDX2 is selectively expressed in gastrointestinal adenocarcinomas. *Mod Pathol* 2004;17(11):1392–1399.
12. Bubendorf L, Nocito A, Moch H, et al. Tissue microarray (TMA) technology: miniaturized pathology archives for high-throughput in situ studies. *J Pathol* 2001;195(1):72–79.
13. Kallioniemi OP, Wagner U, Kononen J, et al. Tissue microarray technology for high-throughput molecular profiling of cancer. *Hum Mol Genet* 2001; 10(7):657–662.
14. Kononen J, Bubendorf L, Kallioniemi A, Barlund M. Tissue microarrays for high-throughput molecular profiling of tumor specimens. *Nat Med* 1998; 4(7):844–847.
15. Sauter G, Simon R. Predictive molecular pathology. *N Engl J Med* 2002;347 (25):1995–1996.
16. Lugli A, Forster Y, Haas P, Nocito A. Calretinin expression in human normal and neoplastic tissues: a tissue microarray analysis on 5233 tissue samples. *Hum Pathol* 2003;34(10):994–1000.
17. Huusko P, Ponciano-Jackson D, Wolf M, Kiefer JA. Nonsense-mediated decay microarray analysis identifies mutations of EPHB2 in human prostate cancer. *Nat Genet* 2004;36(9):979–983.
18. Lugli A, Spichtin H, Maurer R, Mirlacher M. EphB2 expression across 138 human tumor types in a tissue microarray: high levels of expression in gastrointestinal cancers. *Clin Cancer Res* 2005;11(18):6450–6458.
19. Lugli A, Tornillo L, Mirlacher M, et al. Hepatocyte paraffin 1 expression in human normal and neoplastic tissues: tissue microarray analysis on 3,940 tissue samples. *Am J Clin Pathol* 2004;122(5):721–727.
20. Alizadeh AA, Eisen MB, Davis RE, Ma C. Distinct types of diffuse large B-cell lymphoma identified by gene expression profiling. *Nature* 2000;403 (6769):503–511.
21. Borrmann R. *Geschwuelste des Magens und des Duodenums.* Berlin: Springer Verlag; 1926.
22. Lauwers GY. Epithelial neoplasms of the stomach. In: Odze RD, Goldblum JR, Crawford JM, eds. *Surgical Pathology of the GI Tract, Liver, Biliary Tract, and Pancreas.* Philadelphia, Pa.: WB Saunders; 2004;415.
23. Lewin KJ, Appelman HD. *Tumors of the Esophagus and Stomach.* Washington, DC: AFIP; 1996.
24. Ming SC, Goldman H. *Pathology of the Gastrointestinal Tract.* 2nd ed. Baltimore, Md.: Williams & Wilkins; 1998.
25. Murakami T. Pathomorphological diagnosis: definition and gross classification of early gastric cancer. *Gann Monogr Cancer Res* 1971;11:53–55.
26. Folli S, Dente M, Dell'Amore D, Gaudio M. Early gastric cancer: prognostic factors in 223 patients. *Br J Surg* 1995;82(7):952–956.
27. Sue-Ling HM, Martin I, Griffith J, Ward DC. Early gastric cancer: 46 cases treated in one surgical department. *Gut* 1992;33(10):1318–1322.
28. Hisamichi S. Screening for gastric cancer. *World J Surg* 1989;13(1):31–37.
29. Everett SM, Axon AT. Early gastric cancer in Europe. *Gut* 1997;41(2):142–150.
30. Morson BC, Sobin LH, Grundmann E, et al. Precancerous conditions and epithelial dysplasia in the stomach. *J Clin Pathol* 1980;33(8):711–721.
31. Redston M. Epithelial neoplasms of the large intestine. In: Odze RD, Goldblum JR, Crawford JM, eds. *Surgical Pathology of the GI Tract, Liver, Biliary Tract, and Pancreas.* Philadelphia, Pa.: WB Saunders; 2004;444–445.
32. Compton CC, Fielding LP, Burgart LJ, Conley B. Prognostic factors in colorectal cancer. College of American Pathologists Consensus Statement 1999. *Arch Pathol Lab Med* 2000;124(7):979–994.
33. Eisenberg B, Decosse JJ, Harford F, et al. Carcinoma of the colon and rectum: the natural history reviewed in 1704 patients. *Cancer* 1982;49(6):1131–1134.
34. Hamilton SR, Aaltonen LA. *Pathology and Genetics of Tumours of the Digestive System.* Lyon, France: IARC Press; 2000.
35. Tuppurainen K, Makinen JM, Junttila O, Liakka A. Morphology and microsatellite instability in sporadic serrated and non-serrated colorectal cancer. *J Pathol* 2005;207(3):285–294.
36. Gospodarowicz MK, Henson DE, Hutter RVP, et al. *Prognostic Factors in Cancer.* 2nd ed. New York: Wiley-Liss; 2001.
37. Compton CC, College of American Pathologists. *Practice Protocols for the Examination of Specimens Removed from Patients with Cancer.* Northfield, Ill.: College of American Pathologists 1999.

38. Lauren P. The two histological main types of gastric carcinoma: diffuse and so-called intestinal-type carcinoma. An attempt at a histo-clinical classification. *Acta Pathol Microbiol Scand* 1965;64:31–49.
39. Fuchs CS, Mayer RJ. Gastric carcinoma. *N Engl J Med* 1995;333(1):32–41.
40. Hase K, Shatney C, Johnson D, et al. Prognostic value of tumor "budding" in patients with colorectal cancer. *Dis Colon Rectum* 1993;36(7):627–635.
41. Hase K, Shatney CH, Mochizuki H, Johnson DL. Long-term results of curative resection of "minimally invasive" colorectal cancer. *Dis Colon Rectum* 1995;38(1):19–26.
42. Shinto E, Mochizuki H, Ueno H, et al. A novel classification of tumour budding in colorectal cancer based on the presence of cytoplasmic pseudofragments around budding foci. *Histopathology* 2005;47(1):25–31.
43. Tanaka M, Hashiguchi Y, Ueno H, et al. Tumor budding at the invasive margin can predict patients at high risk of recurrence after curative surgery for stage II, T3 colon cancer. *Dis Colon Rectum* 2003;46(8):1054–1059.
44. Ueno H, Mochizuki H, Hatsuse K, et al. Indicators for treatment strategies of colorectal liver metastases. *Ann Surg* 2000;231(1):59–66.
45. Ueno H, Murphy J, Jass JR, et al. Tumour 'budding' as an index to estimate the potential of aggressiveness in rectal cancer. *Histopathology* 2002;40(2):127–132.
46. Jass JR, Atkin WS, Cuzick J, Bussey HJ. The grading of rectal cancer: historical perspectives and a multivariate analysis of 447 cases. *Histopathology* 1986;10(5):437–459.
47. Popat S, Hubner R, Houlston RS. Systematic review of microsatellite instability and colorectal cancer prognosis. *J Clin Oncol* 2005;23(3):609–618.
48. Jaffe ES, Harris NL, Stein H, Vardiman JW. *Pathology and Genetics of Tumours of Haematopoietic and Lymphoid Tissues.* Lyon, France: IARC Press; 2001.
49. Miettinen M, El-Rifai W, Sobin LH, et al. Evaluation of malignancy and prognosis of gastrointestinal stromal tumors: a review. *Hum Pathol* 2002;33(5):478–483.
50. Fletcher CDM, Unni K. *Pathology and Genetics of Tumours of Soft Tissue and Bone.* Lyon, France: IARC Press; 2002.
51. Lloyd R, DeLellis R, Heitz P, Eng C. *Pathology and Genetics of Tumours of the Endocrine Organs.* Lyon, France: IARC Press; 2004.
52. Compton CC. Pathology report in colon cancer: what is prognostically important? *Dig Dis* 1999;17(2):67–79.
53. Blenkinsopp WK, Stewart-Brown S, Blesovsky L, et al. Histopathology reporting in large bowel cancer. *J Clin Pathol* 1981;34(5):509–513.
54. Alexander J, Watanabe T, Wu TT, et al. Histopathological identification of colon cancer with microsatellite instability. *Am J Pathol* 2001;158(2):527–535.
55. Solomon E, Voss R, Hall V, Bodmer WF. Chromosome 5 allele loss in human colorectal carcinomas. *Nature* 1987;328(6131):616–619.
56. Bodmer WF, Bailey CJ, Bodmer J, Bussey HJ. Localization of the gene for familial adenomatous polyposis on chromosome 5. *Nature* 1987;328(6131):614–616.
57. Saiki RK, Gelfand DH, Stoffel S, Scharf SJ. Primer-directed enzymatic amplification of DNA with a thermostable DNA polymerase. *Science* 1988;239(4839):487–491.
58. Kimura Y, Noguchi T, Kawahara K, et al. Genetic alterations in 102 primary gastric cancers by comparative genomic hybridization: gain of 20q and loss of 18q are associated with tumor progression. *Mod Pathol* 2004;17(11):1328–1337.
59. Schlegel J, Stumm G, Scherthan H, Bocker T. Comparative genomic in situ hybridization of colon carcinomas with replication error. *Cancer Res* 1995;55(24):6002–6005.
60. Tay ST, Leong SH, Yu K, Aggarwal A. A combined comparative genomic hybridization and expression microarray analysis of gastric cancer reveals novel molecular subtypes. *Cancer Res* 2003;63(12):3309–3316.
61. Terracciano LM, Bernasconi B, Ruck P, Stallmach T. Comparative genomic hybridization analysis of hepatoblastoma reveals high frequency of X-chromosome gains and similarities between epithelial and stromal components. *Hum Pathol* 2003;34(9):864–871.
62. Terracciano LM, Glatz K, Mhawech P, Vasei M. Hepatoid adenocarcinoma with liver metastasis mimicking hepatocellular carcinoma: an immunohistochemical and molecular study of eight cases. *Am J Surg Pathol* 2003;27(10):1302–1312.
63. van Dekken H, Geelen E, Dinjens WN, Wijnhoven BP. Comparative genomic hybridization of cancer of the gastroesophageal junction: deletion of 14Q31–32.1 discriminates between esophageal (Barrett's) and gastric cardia adenocarcinomas. *Cancer Res* 1999;59(3):748–752.
64. Simone NL, Bonner RF, Gillespie JW, et al. Laser-capture microdissection: opening the microscopic frontier to molecular analysis. *Trends Genet* 1998;

14(7):272–276.
65. Sirivatanauksorn Y, Drury R, Crnogorac-Jurcevic T, et al. Laser-assisted microdissection: applications in molecular pathology. *J Pathol* 1999;189(2):150–154.
66. Schena M, Shalon D, Davis RW, et al. Quantitative monitoring of gene expression patterns with a complementary DNA microarray. *Science* 1995;270(5235):467–470.
67. Bertucci F, Salas S, Eysteries S, Nasser V. Gene expression profiling of colon cancer by DNA microarrays and correlation with histoclinical parameters. *Oncogene* 2004;23(7):1377–1391.
68. Koehler A, Bataille F, Schmid C, Ruemmele P. Gene expression profiling of colorectal cancer and metastases divides tumours according to their clinicopathological stage. *J Pathol* 2004;204(1):65–74.
69. Kaneko Y, Shibuya M, Nakayama T, Hayashida N. Hypomethylation of c-myc and epidermal growth factor receptor genes in human hepatocellular carcinoma and fetal liver. *Jpn J Cancer Res* 1985;76(12):1136–1140.
70. Nambu S, Inoue K, Saski H. Site-specific hypomethylation of the c-myc oncogene in human hepatocellular carcinoma. *Jpn J Cancer Res* 1987;78(7):695–704.
71. Heisterkamp N, Stam K, Groffen J, et al. Structural organization of the bcr gene and its role in the Ph' translocation. *Nature* 1985;315(6022):758–761.
72. Wittinghofer F. Ras signalling. Caught in the act of the switch-on. *Nature* 1998;394(6691):317, 319–320.
73. Anwar S, Frayling IM, Scott NA, et al. Systematic review of genetic influences on the prognosis of colorectal cancer. *Br J Surg* 2004;91(10):1275–1291.
74. Conlin A, Smith G, Carey FA, et al. The prognostic significance of K-ras, p53, and APC mutations in colorectal carcinoma. *Gut* 2005;54(9):1283–1286.
75. Gonzalez-Aguilera JJ, Oliart S, Azcoita MM, et al. Simultaneous mutations in K-ras and TP53 are indicative of poor prognosis in sporadic colorectal cancer. *Am J Clin Oncol* 2004;27(1):39–45.
76. Knudson AG, Jr. Mutation and cancer: statistical study of retinoblastoma. *Proc Natl Acad Sci U S A* 1971;68(4):820–823.
77. Munro AJ, Lain S, Lane DP. P53 abnormalities and outcomes in colorectal cancer: a systematic review. *Br J Cancer* 2005;92(3):434–444.
78. Prall F, Ostwald C, Nizze H, et al. Expression profiling of colorectal carcinomas using tissue microarrays: cell cycle regulatory proteins p21, p27, and p53 as immunohistochemical prognostic markers in univariate and multivariate analysis. *Appl Immunohistochem Mol Morphol* 2004;12(2):111–121.
79. Paluszkiewicz P, Berbec H, Pawlowska-Wakowicz B, et al. p53 Protein accumulation in colorectal cancer tissue has prognostic value only in left-sided colon tumours. *Cancer Detect Prev* 2004;28(4):252–259.
80. Smyth EF, Sharma A, Sivarajasingham N, et al. Prognostic implications of MLH1 and p53 immunohistochemical status in right-sided colon cancer. *Dis Colon Rectum* 2004;47(12):2086–2091; discussion 2091–2092.
81. Kamb A, Shattuck-Eidens D, Eeles R, Liu Q. Analysis of the p16 gene (CDKN2) as a candidate for the chromosome 9p melanoma susceptibility locus. *Nat Genet* 1994;8(1):23–26.
82. Hahn SA, Schutte M, Hoque AT, Moskaluk CA. DPC4, a candidate tumor suppressor gene at human chromosome 18q21.1. *Science* 1996;271(5247):350–353.
83. Kolodner RD, Marsischky GT. Eukaryotic DNA mismatch repair. *Curr Opin Genet Dev* 1999;9(1):89–96.
84. Alison MR. *The Cancer Handbook.* London: Nature; 2002.
85. Raut CP, Pawlik TM, Rodriguez-Bigas MA. Clinicopathologic features in colorectal cancer patients with microsatellite instability. *Mutat Res* 2004;568(2):275–282.
86. Jass JR. HNPCC and sporadic MSI-H colorectal cancer: a review of the morphological similarities and differences. *Fam Cancer* 2004;3(2):93–100.
87. McGivern A, Wynter CV, Whitehall VL, Kambara T. Promoter hypermethylation frequency and BRAF mutations distinguish hereditary non-polyposis colon cancer from sporadic MSI-H colon cancer. *Fam Cancer* 2004;3(2):101–107.
88. Clark AJ, Barnetson R, Farrington SM, et al. Prognosis in DNA mismatch repair deficient colorectal cancer: are all MSI tumours equivalent? *Fam Cancer* 2004;3(2):85–91.
89. Wright CM, Dent OF, Newland RC, Barker M. Low level microsatellite instability may be associated with reduced cancer specific survival in sporadic stage C colorectal carcinoma. *Gut* 2005;54(1):103–108.
90. Kohonen-Corish MR, Daniel JJ, Chan C, Lin BP. Low microsatellite instability is associated with poor prognosis in stage C colon cancer. *J Clin Oncol* 2005;23(10):2318–2324.

第 3 章
胃肠道癌症:遗传学

Steven M. Lipkin, Kenneth Offit

前 言

临床遗传学能够有效地协助医疗人员在人群中证实那些具有和胃肠道癌症相关的家族遗传性综合征表现的人。一旦得出正确的诊断,这些患者和他们的亲属可以通过周期性的癌症检测、远离危险因素、化学预防,以及参与筛查和治疗性临床试验等途径而获益。其目标是尽早探查到肿瘤,改善携带胃肠道癌症遗传基因突变的家族成员的生存时间和生活质量。同时,另外一个重要的目标是能够区分以上家族中那些患胃肠道癌症概率高而未真正患病的成员,减少他们的忧虑和频繁的癌症检测和筛查费用,避免进行毫无必要的相关器官的切除。通过提供更为准确和个体化的癌症风险预测信息,临床遗传学能够降低遗传综合征患者和其家族成员的癌症发病风险,使得医疗资源得到更为有效的利用。

已证实易于发生结直肠、小肠、胆管和胰腺腺癌的基因种系突变。遗传学对于确定需要严密筛查和需要手术治疗的个体有重要作用。正如本章所描述的,已知易感基因中的基因种系突变可能导致小于 25% 的胃肠道恶性肿瘤。但是,随着每年更多的已知综合征不典型表现的出现,使得易感基因谱系逐渐扩大。下效基因的突变(例如部分功能的丢失)作用可能比目前所了解的更常见,其使癌症外显率低,在临床上与散发形式难以鉴别,总的胃肠道癌症下效基因突变作用是由于基因种系突变向上位基因发生。

因为早期检测可预防许多胃肠道癌症遗传危险相关的死亡,从伦理(和逐渐为法律性问题)上来说,首诊医师十分有必要熟悉和认识与癌症相关的遗传综合征表现。探查个人和家族的肿瘤病史、符合已知综合征的肿瘤相关表现、与已知综合征相关的肿瘤病理可能是一个救命的措施。同样,对于首诊医师来说,在对部分癌症综合征相关的体格特征进行检查时,基本情况的熟悉有利于确定有发病风险的个体(例如色素性黏膜皮肤损伤或过多的牙齿)。如果首诊医师对于患者的病史和体格检查结果不甚了解,或者相关的病理结果是极为罕见的肿瘤亚型(例如错构性息肉),应当将患者转诊给资深的遗传学专家们。这些专家包括合格的遗传学顾问、医学遗传学家、肿瘤学家和胃肠病学家等。如果没有准备完善的病情资料供以上专家们使用,初诊医师应当为他们提供患者详细的病情资料。对于遗传学测试的结果,需要知道如何鉴别遗传学变异和那些真正有害的基因突变。如果临床医师对测试结果难以鉴别,应当请遗传学专家会诊。胃肠道专家、遗传学专家或者经验丰富的初诊医师应为患者制定一套检测和诊治计划,用以明确导致胃肠道肿瘤的突变基因及其发生的位点。关于特定基因测试结果和遗传综合征表现的资源可以在 Man Web 网站孟得尔遗传学在线上获取。

通过对待测基因进行不同种系基因组 DNA 的突变分析可以诊断出相应的基因突变综合征。在美国,根据不同的分析方式,DNA 测试需要花费 200~3000 美元。5~10mL 血液即可为 DNA 测试提供充足的样本。偶尔,可用其他组织源,如皮肤成纤维细胞活检。当然,所有基因编码区域的外显子也应当通过 PCR 扩增和测序。如果一个基因发生变异导致新的未成熟蛋白生成,将被解释为突变,例如通过创建一个新的终止编码或者是一个插入/缺失编码而导致编码移动。mRNA 共同连接配体和受体的位置即外显子支架发生有害的变化也被解释为突变。如果一个错误变异在进化方面保存完好,且处于一个蛋白的关键区域,通常也被诊断为突变发生。若编码测序未能证实有变异发生,则应考虑测试没有意义。此时,应通过一些技术,如 Southern 印迹或多重定量 PCR 测试所有外显子用以分析大的基因重组,如整个基因外显子区域缺失或插入。如果没有发现任何突变,对于某些疾病,可以采用甲醛固定、石蜡包埋组织的免疫组化检测来探查肿瘤相关蛋白是否存在。偶尔,多重定量 PCR 结合高溶解性染色体组型或荧光原位杂交技术可证实平衡易位发生。

一些特殊基因的失活可以导致相关分子信号的改变,并可用于基因测试而使得患者受益。一个经典的例子就是结直肠癌中 DNA 错配修复基因(MMR)发生突变,可产生一个小随体不稳定的表型(MSI)[1-3]。MSI 指的是肿瘤 DNA 中短的 DNA 序列缩短或延长,进而在复制过程中由于 DNA 聚合酶滑脱的缺失性修复而产生率升高。这些 DNA 序列缩短或延长可以通过将肿瘤组织中提取的 DNA 和正常表皮 DNA 经过凝胶或毛细电泳技术直接证实。插入或缺失修复功能缺陷产生一个被认为是 MMR 的唯一表现型。缺乏 MSI 的肿瘤被认为是小随体稳定型(MSS)。MSS 癌症通常被认为有较大片段的非整倍体和大的染色体重排,可能反映了由 DNA 甲基化和组蛋白修饰而导致的较大的获得性基因变异。可以预料,胃肠道癌症基因组学分析技术从 DNA 基因组、等位基因表达(等位型)、mRNA 水平、获得性基因的修饰和蛋白组学而认识胃肠道癌症各亚型相关的分子标志,有助于疾病的诊治。一旦使得这些肿瘤亚型的分子标志定义更为准确后,可以预料针对可疑突变基因的靶向治疗能得到较好的发展。在未来 10 年内,随着极高量 DNA 序列分析技术的发展,仅仅花费 1000 美元便可完成人类全基因组 DNA 序列分析,可以预料,"个体化"肿瘤标志物和以标志物为指导的治疗将会出现。

癌症遗传学基础

从 1990 年以来分子遗传学所取得的进展已经显示出癌症是一种"DNA 疾病"[4-6]。在体内所有细胞中都会发生基因突变传递到子代,这些突变被称为种系突变。若非父母遗传而来的发生于体内所有细胞的基因突变则被认为是新生突变。当突变已发生于细胞个体时,这类突变被称为体细胞突变,如发生于 DNA 组复制或 DNA 损伤期间。若受精后短时期内发生体细胞突变,且发生于许多(但不是全部)体细胞中,则称为镶嵌式突变。

种系突变遗传方式可分为影响两条等位染色体(隐性遗传)或者单一染色体(显性遗传)两种。多数胃肠道癌症综合征有不全的外显率,这意味着个体可以遗传突变的基因,却终生没有出现任何相关综合征的特征。不全外显率是所有成年人遗传疾病中共有的特征之一。表现度涉及基因突变证实的方式。例如有 Lynch 综合征表现的基因突变家庭中的兄妹俩可能会分别出现结肠癌和子宫内膜癌。尽管该兄妹俩都患有 Lynch 综合征,但各自的基因突变表现度却不一样。体细胞突变失活是指基因突变或由于 DNA、组蛋白修饰或整个基因缺失而导致 mRNA 转录受到抑制的情况[6]。依照胃肠道癌症遗传学的观点,绝大多数综合征都属于显性遗传,特别是第一次突变通过种系遗传或新生突变失活,以及第二次等位基因突变通过单个细胞内体细胞突变失活而失活。这种现象的经典描述由 Knudson 等通过视网膜母细胞瘤综合征的描述而得到推广[4]。体细胞突变和失活被认为常见于许多种癌症中,通常散发于人群中(没有家族史)。例如,当 MLH1 基因发生突变导致 Lynch 综合征出现时,在两条等位基因中 MLH1 基因的体细胞突变失活导致大约 7.5% 的散发结直肠癌患者出现[7]。因此,相同的基因可以在遗传和散发的结直肠癌中被灭活,但是机制却不一样。

三种主要的基因突变类型涉及原癌基因、肿瘤抑制基因和维持遗传稳定的基因。有关这个话题深入的讨论,读者可以参考《人类癌症遗传学基础》[8]和《癌症生物学》[6]。简要地说,原癌基因和肿瘤抑制基因均为突变基因,可通过抑制细胞周期中癌细胞的生长和发展进度或促进细胞程序性死亡(凋亡)来直接调节癌细胞的生长。通常情况下,原癌基因是"有活性的"。一个基本的例子就是体细胞激活所获得的错义突变产生一个 KRAS 基因的持续激活形式,从而不适当地传导常见于结直肠癌和胰腺癌的生长促进信号[7]。肿瘤抑制基因抑制细胞周期进展。典型例子为 SMAD4(DPC4)基因失活,由胰腺癌中体细胞突变缺失以及结肠癌中 APC 基因使突变失活引起[7,8]。

维持基因组稳定性的基因包括 MMR 基因。当这些基因处于失活时,体细胞突变率升高,紧接着导致原癌基因和肿瘤抑制基因发生突变。但是,这些基因在分类中也存在重叠。例如 MMR 基因在维持基因组的完整性和诱导凋亡(由 DNA 损伤引起)方面起作用[6]。结直肠癌和胃肠道肿瘤致病机制归结于一系列不相关的基因改变,包括肿瘤抑制基因的突变灭活和致癌基因的激活[7,8]。简要地说,一般认为恶性肿瘤的发生至少需要 5~11 个基因发生突变[9-11]。这些突变是由在正常上皮转变为良性肿瘤再转变为恶性肿瘤的过程中所积累的基因改变而导致的。早期的突变具有相对的生长优势,导致克隆性生长,并同时积累了其他的突变结果。这些突变的顺序可能是很重要的,因为较晚的基因改变(例如突变的 TP53)不能够和较早的基因突变一样导致肿瘤发生。此外,成年动物中致癌基因的激活远比胚胎时期多[12]。对于个体来说,维持基因组稳定的基因,例如 MMR 系基因、致癌基因和肿瘤抑制基因突变都处于较快的速度。最近的研究提示,当致癌基因和肿瘤抑制基因突变发生于少数具有类似干细胞自我更新作用的诱发癌症的细胞中时,它们可产生部分有害结果[13,14]。

结直肠癌

在美国,结直肠癌是引起癌症死亡的第二大原因[15]。在美国,10%~15%的成年人有一级亲属患结直肠癌的家族史[16,17]。若能通过结肠镜检查在早期得到诊断,则大部分结直肠癌是可以得到防治的[18]。早期检查对于高危患者尤为重要。分子遗传学通过证实结直肠癌中遗传综合征的存在,已经显著地降低了结直肠癌的死亡率。因此,对于结直肠癌相关的遗传综合征的理解和认识是极为重要的。自 1990 年以来,对于和结直肠癌遗传易感性相关的基因的研究已经取得了显著的进步,已经明确较大部分结直肠癌遗传易感性是由 DNA 修复基因(MLH1、MSH2、MSH6、MYH、BLM)和信号传导相关基因(APC、LBK1、STK11、SMAD4)突变导致的。本节论述最重要的结直肠癌遗传综合征。

Lynch 综合征和 DNA 错配修补

Lynch 综合征的表现谱包括结直肠癌、子宫内膜癌、胃癌、上泌尿道癌、小肠癌、卵巢癌和胆道癌。虽然通常情况下 Lynch 综合征都是通过临床标准判定的(例如 Bethesda 指南修改版)[19],但结直肠腺癌在出现 Lynch 综合征时可有多种组织病理特征,包括低分化、黏蛋白表现、特征性淋巴细胞浸润、组织学异质性和印戒特征[20-22]。临床上大约 2/3 的结肠癌发生在右

半结肠,相对来说约 1/3 为散发癌。通过对 Lynch 综合征谱连锁性分析证实 MLH1 基因和 MSH2 基因突变率高[23,24]。这些基因导致 90% 以上的 Lynch 综合征发生。MSH6 基因突变也已经被证实为结直肠癌加速发展的原因之一[25-27]。此外,PMS2 基因或 MLH3 基因突变也被记载于罕见的 Lynch 综合征谱分析中[28-30]。适用于临床评价 Lynch 综合征的规则系统总结于图 3.1[31]。

对于 Lynch 综合征突变的患者进行严密的癌症监测已经显著地延长了其生存期,同时,那些没有遗传突变基因的家属则要面对不适的、昂贵的且可能出现医源性并发症的癌症监测[32-35]。由于基因突变和非突变患者的临床处理方式以及预后大相径庭,因此证实具有危害的基因突变和正确解释其临床意义是必需的。总的来说,若将已经发生转移的住院患者的医疗费用包括在内,则花费在 Lynch 综合征的诊治费用已经降低[32-35]。在 Lynch 综合征突变的家族中患者的年龄、临床表现型和肿瘤谱已经发生了明显的变化。临床表现型范围从家族高专一阿姆斯特丹标准型[36]到家族性结直肠癌(定义为先证者加上一个受影响的一级亲属或两个受影响的二级亲属)、较早发生的孤立性疾病以及散在性结直肠癌[37]。由于临床基因谱范围较广,使得咨询和对患者及其携带了突变基因的亲属实施个体化外科治疗变得十分复杂。对于如何区分基因突变为有害突变或良性同质异构体还没有一致的意见,基因突变经常被认为是不明显的变异体。部分存在于 MLH1/MSH2 突变体上的大的改变是由频繁的错义突变发生导致的。在所有突变类型中(例如截断、基因组缺失、复制、重排),国际胃肠遗传肿瘤学会统计得出 24% 的遗传性非息肉性结肠癌(HNPCC)为错义突变。错义突变导致的临床表现型范围较广,虽然一些使得蛋白质功能完全丧失,并导致类似突变的表现型,即早期截断蛋白质,但是同时许多新生的蛋白质保留了原先的部分功能。癌症遗传学团体一致认为,正确解释特殊错义突变的临床意义是极具挑战性的,且是家族性疾病诊治中的一个限制性因素。

Lynch 综合征突变危险预测的临床模式

Bethesda 指南修订版已经对证实携带错配修补基因种系突变高风险患者的检测判别标准作出明确规定[36]。最近,根据个体和家族病史进行多因素逻辑回归模式分析,以便更准确预测个体携带 Lynch 综合

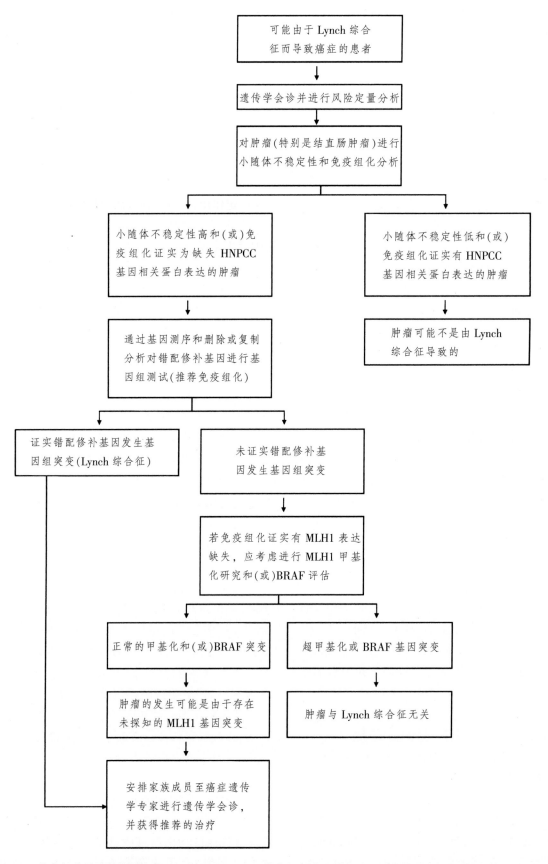

图 3.1　Lynch 综合征分子诊断规则流程。一个通用于 Lynch 综合征危险人群的分子诊断方式。评价受试个体的既往史、家族史以及体格检查。Bethesda 指南修改版和风险预测模型提高了证实可能导致 Lynch 综合征的突变基因的检出性。分子分析应尽量在肿瘤组织上实施。肿瘤的分子表现型指导后续的分子测试(摘自参考文献 257)。

征相关基因突变的可能性。同时，MSI/IHC 研究结果也提供了评价上述风险的其他判定信息。Barnetson 等[38]和 Chen 等[39]分别使用并改良了预测个体携带 MLH1/MSH2/MSH6 基因突变风险的逻辑回归分析模式（分别参照 Barnetson 和 MMRPro 模式）。Balmana 等也研究出一个相似的预测携带 MLH1/MSH2 基因突变风险的逻辑回归分析模式（PREMM$_{1,2}$）[40]。无论是逻辑回归分析模式或 Bayesian 分析方式对携带有突变的 MMR 高危患者的预测结果均较 Bethesda 指南修订版更为准确。但就目前来说，并未能确定哪一种模式最好，有待将来进一步证实。

DNA 错配修补与癌症防治机制

从 10 亿年前起，MMR 就一直在维持原核生物、简单真核生物及多细胞生物体（例如人类和啮齿动物）的遗传稳定性中起着重要的作用[41-43]。对于 DNA MMR 及其作用机制的研究始于 20 世纪 90 年代早期对 MMR 突变导致遗传性非息肉性结肠直肠癌（HNPCC）的发现[23,24,44,45]。MMR 生物学特性已经广泛涉及现代生物体，其研究结果也揭示了存在于人体内这种特殊蛋白质的功能。在 MMR 中研究得最多的现代生物体是大肠埃希杆菌和酿酒酵母。此外，在其他系统如秀丽隐杆线虫和拟南芥中，MMR 基因也表现出特定的特征。每一个 MMR 蛋白在现代生物体，以及人和小鼠中的具体功能已经被众多优秀的综述详细报道[43,46-53]。因此，在此仅着重针对 MMR 与相关癌基因的作用机制进行总结。

简而言之，共有 9 种 MMR 基因（MLH1、MLH3、PMS1-2、MSH2-6）存于哺乳动物体内[43,46]。各种 MMR 蛋白相互作用形成复合体调节各种功能。哺乳动物中大肠杆菌 MutS 同系物（MSH 蛋白）被认为直接和 DNA 双链结构接触，一直监视着基因组中 DNA 有无错配出现，就好像是一个"滑动的发夹"，直至遇到含有错配发生的碱基对[54,55]。MSH 蛋白和多种蛋白相互作用，包括哺乳动物中大肠杆菌 MutL 同系物（MLH 蛋白）和酵母减速分裂后分离（PMS）同系蛋白（含有特定的氨基酸且结构类似于 MLH 蛋白），以及 RPA、EXO1、RFC，可能还有 HMGB1 及其他含较少特征的蛋白质[43,46,56-58]。关于突变子功能，MSH2-MSH6 异源二聚体被认为参与修补单碱基替换和 1 个碱基对插入-删除突变，而 MSH2-MSH3 则被认为参与 1~4 个碱基对插入-删除突变[43-46]。大肠杆菌 MLH 蛋白和

酵母 PMS 蛋白与其异二聚体 MSH 蛋白相互作用以利于催化它们不同的功能。MLH1-PMS2 是最初的 MutL 复合物，能与 MSH2/6 和 MSH3 复合物相互作用，其机制被认为与癌症防治相关。最近的研究结果提示 MLH1-MLH3 复合物也参与了上述过程，但就其作用机制来说，MLH1-MLH3 复合物所产生的影响远小于 MLH1-PMS2 复合物[29,30,59,60]。MLH1-PMS1 复合物明确地存在于哺乳动物细胞中，但目前就其与癌症易感性的相互关系尚未明确[61,62]。MSH4 和 MSH5 在减数分裂中起一定作用，但目前并未认为与癌症防治有关[63]。

突变子的表现型导致单碱基替换和插入-删除错配发生率明显升高，一般认为是 MMR 防治癌症中的主要功能。插入-删除修补功能的缺陷产生了一个表现型，是 MMR 特异性的。由于插入-删除修补功能最初源于短的重复 DNA 小随体序列，因此通常也指 MSI[1-3]。根据突变的小随体标志物的百分比将 MSI 分为低 MSI 和高 MSI 两种亚型，但仅有高 MSI 亚型与 MMR 缺陷相关。没有 MSI 的肿瘤被认为是 MSS（Umar 等最近详细讨论 MSI 时一致得出[19]）。推测 MSI 致癌的准确原因为基因突变率增快，这不仅使小随体的突变增快，甚至使对抑制癌症相当重要的基因外显子编码序列的突变也增快。在缺乏 MLH1 或 MSH2 的细胞的短而重复的基因序列中，MSI 突变率远较 MMR 充足的细胞高，约为 100 倍，因此 MSI 突变率可直接用于检测特定类型肿瘤中 MMR 是否缺乏。尽管最近已经发现 MSS MLH1 反义氨基酸取代物可导致有害突变发生，但是几乎所有 MLH1/MSH2 突变都可导致高 MSI 肿瘤[64,65]。目前认为在细胞变为肿瘤易感前，MMR 突变是隐性的（Knudson 设想需要两位点同时突变）。但是携有杂合种系基因突变的个体应能检测出 MSI，只需使用较高灵敏度的测定方法，如单分子或小群 PCR[66,67]，当 MSI 速度升高 5~10 倍时可检出。虽然这些发现很有趣，但仅用 MMR 无法完全解释癌症易感性的原因，因而还需要进一步的研究。

除了在插入-删除和单碱基替换突变修补的重要作用外，MMR 也参加了其他和致癌作用相关的机制，其中最重要的就是在 DNA 受损时诱发凋亡[54,68]。最近采用单氨基酸替换的小鼠分别对基因突变进行研究，已经明确显示凋亡的减少在缺乏 MMR 的肿瘤发生中起着十分重要的作用[69,70]。MMR 诱发细胞程序性死亡的准确机制尚不清楚，无效修补导致的高水平 DNA 双链断裂和单信号通路已被提议作为其机

制[71,72]。MMR 突变细胞无法激活 p73 依赖细胞死亡激活途径[73],因而可能解释了 p53 调节凋亡时一个基本要求的缺乏[74]。并进一步使得细胞周期受损以及 DNA 损坏点无法识别[43]。

总之,目前的研究模式认为 MMR 突变导致肿瘤的发生主要通过以下两条途径：①肿瘤抑制基因突变使得细胞增殖；②细胞不能适当地诱发凋亡。目前还不清楚这些机制在不同细胞类型中是序列性还是同时起作用。MMR 蛋白还能够抑制同源染色体结合[71,75],而同源染色体结合是一个重要的致癌机制。但是,突变的 MMR 促进同源染色体结合而致癌的机制目前尚未完全明确。

HNPCC 的基因调节物

已知 HNPCC 有较低的外显性和易变的表达性。确定这种表型不均一性的决定因素对制定高危患者的癌症预防策略十分重要,如家族需要对卵巢癌进行密切监测,以及在家族分配花费、减少医源性并发症和利于监测的实施上起作用。显著干预 HNPCC 谱癌症的表型变化已被清楚地记载[76-83]。这些变化主要为：①HNPCC 中出现 CRC 的年龄；②在不同的 HNPCC 家族中的不同肿瘤类型的分布[76-83]。但是,这些表型变化的原因还不清楚。对于基因种系突变携带者而言,CRC 出现的年龄范围可以从 20 多岁到 90 多岁的无病者[82-84]。欧美的三个基于人群的研究[82-84]已经对 HNPCC 患者一生中 CRC 的外显率进行了研究。一项包含这些研究的荟萃分析评估了终生发生 CRC 的风险性,男性大约为 74%,女性为 39%[79]。

细胞周期蛋白 D1 基因变异体被认为是 HNPCC 外显型的基因调节物。细胞周期蛋白 D1 在细胞周期 G1 期达到最大的活性,其在从 G1 期转至 S 期的过程中起着十分重要的作用。细胞周期蛋白 D1 基因在外显子 4 的编码 242 上有一个 G 到 A 变异,可导致交替性剪接增加,进而生成一种明显增加蛋白稳定性的蛋白质。有纯合或杂合的突变等位基因的 HNPCC 患者发展为 CRC 的时间比有纯合的正常等位基因的患者早 11 年[85]。但是,这种假定的联系仅仅在特定的患者群中被报道,而在其他 HNPCC 患者的研究中则无效。因此,尚不明确这种假定性的基因调节物对 HNPCC CRC 的作用是真实的还是仅仅碰巧而已。

NAT2 是一种多肽 N–乙酰转移酶,在多种组织中被发现,包括结直肠黏膜。NAT2 通过转乙酰基作用催化外源性化学物和致癌物代谢,被认为是一种潜在的 CRC 危险的基因调节物。Frazier 等[86]发现,经过对 NAT2 突变位置 NAT2*5 和 NAT2*6 校正后的杂合的变异 NAT2*7 等位基因 HNPCC 患者比纯合的野生型等位基因个体患 CRC 的风险更高（危险率,2.96；P<0.012）。但是,没有上述校正的 NAT2*7 等位基因携带者并未有 CRC 风险增加。因此,并未明确这种基因调节物的作用是真的存在还是仅通过多种假设测试确定得来的。

最近,多项研究认为吸烟可导致 MSI 水平高的患者发生 CRC 的风险增加[77,87]。通过对个体一生中吸烟的定量评估和吸烟危害的定量评价证实环境因素起协同作用[79]。但是,遗传因素也很有可能对吸烟有一定影响。例如,遗传因素可以显著影响个体戒烟的能力[88,89],这很可能是影响一生中吸烟量的重要因素。

治疗

对于明确有 MLH1/MSH2 突变的 Lynch 综合征个体应每 1~2 年进行一次结肠镜检查[31],且应当从 20~25 岁开始。MSH6 突变携带者开始检查的年龄没有明确规定,但一般 30 岁常作为开始检查的年龄[31]。对于 Lynch 综合征突变的妇女来说,目前没有权威的研究可准确评价是否进行子宫内膜癌筛查一定能够提高生存率。但是,对子宫内膜癌高危人群进行定期筛查是合理的,特别是 MSH6 突变的携带者,其患子宫内膜癌的风险比结直肠癌更高。阴道内超声检查是可采用的方法,但其假阳性率较高[31]。对于有症状的妇女,例如表现为骨盆区疼痛或者绝经前后不规则的阴道出血,应该进行子宫内膜活检。子宫内膜活检筛查则应开始于 30~35 岁,每 1~2 年一次。Lynch 综合征突变携带者其他部位(例如卵巢、大脑、肾、胃、膀胱、胆道)的绝对患癌风险明显高于正常人群,但却比结直肠和子宫内膜低。因此,对于这些部位的监测不像结直肠和子宫内膜那样明确。许多临床医师采取每 1~2 年进行一次尿液细胞学分析或经阴道超声作为卵巢癌的合理监测策略。对于超过正常值上限的个体应进行内镜检查,但是合理的监测间期还没有得出。一个重要的规则是,对于家族中有特定的肿瘤患者出现的家族成员来说,较为频繁的组织学监测策略应该实施。因此,对于家族中有胃癌患者的家族成员,应该每隔 1~2 年进行一次内镜检查。

按照外科的诊治规则,在尚未确诊结肠癌前进行预防性结肠切除术是不可取的。但是,一旦第一个结肠癌灶被证实后,应该对患者实施保留直肠(保留排便功能)的结肠次全切除术。相反,对于仅为单发的结肠癌,区段性切除值得推广。术后,可定期采用直肠镜、乙状结肠镜或限制性结肠镜对直肠进行监测。由于没有正式的研究对结肠次全切除术和区段结肠切除术+结肠镜定期监测的疗效进行比较,因此使得患者的选择常成为决定外科治疗策略的重要因素。关于卵巢和子宫内膜癌的外科治疗,一项对 315 名 Lynch 综合征突变妇女进行预防性双侧卵巢切除和子宫切除术的 10 年随访回顾性分析研究指出,所有接受预防性手术的妇女无一发生子宫癌或子宫内膜癌,而 5.5%未接受预防性手术治疗的妇女发展为卵巢癌,33%未接受预防性手术治疗的妇女发展为子宫内膜癌[90]。基于以上数据,预防性双侧卵巢切除和子宫切除术也不失为 Lynch 综合征妇女的合适选择之一。这些妇女可以在生育以后考虑手术,且结肠次全切除、卵巢切除和子宫切除术通常可以在一次手术中完成。

除了 Lynch 综合征,还有三种常见的和结直肠肿瘤相关的遗传缺陷性疾病:家族性腺瘤息肉病(FAP)、衰减的 FAP 和黑斑息肉综合征(PJS)。

家族性腺瘤息肉病

FAP 最初被描述于 19 世纪后期,该病发病率低(1/8000~1/7000),其明显特征为患者于十几岁至二十几岁时结肠内出现成百上千的息肉,这些息肉最终均发展为结肠癌。结肠息肉数量超过 100 个是诊断 FAP 必需的条件,而 HNPCC 家族成员中很少发现结肠息肉会超过 50 个。腺瘤发生时患者的平均年龄为 16 岁[91],而 95%的患者腺瘤发生侵袭性病变的年龄为 35 岁[92]。当患者到 40 岁时,结直肠癌的发生率已为 100%[93],癌变时患者的平均年龄为 36 岁[91]。50%FAP 患者的结直肠息肉基底部和体部可见有错构瘤存在。90%FAP 患者同时可见十二指肠息肉存在,且在这些患者中,十二指肠癌/壶腹癌的发生率为 4%~12%。许多女性 FAP 患者患小肠癌和甲状腺癌(滤泡状或乳头状)的风险也升高。患有 FAP 的儿童发生肝母细胞瘤的风险较高,中枢神经系统肿瘤(髓母细胞瘤)可见于 Turcot 综合征患者。Gardner 综合征[94]的特征包括:皮肤软组织肿瘤,脂肪瘤,纤维瘤,发生于腿部、面部、头皮和上肢的表皮样/皮质样囊肿,骨瘤(颅骨和下颌骨),多余的牙齿发生,视网膜上皮先天肥大(CHRPE),以及硬纤维瘤和肠系膜纤维瘤病[95-99]。FAP 与青少年鼻咽血管纤维瘤有一定的相关性,男性 FAP 患者患该病的风险比正常人群高 25 倍[100-107]。

以色列的一项研究表明,50 例 FAP 患者中有 38 例患者有结肠外的病变,其比例达 76%。在这 50 例患者中有 2 例死亡,1 例患有肠系膜硬纤维瘤,另有 1 例患肠系膜恶性纤维组织细胞瘤[108]。

APC

APC 基因(5q21)编码一个较大的蛋白质,该蛋白质经 Wnt 信号途径对几个领域发挥作用,包括:调节细胞周期和凋亡,稳定细胞骨架及调节细胞间黏附力[109]。APC 基因编码产生的蛋白质被证实与连接到细胞表面分子(钙黏着蛋白)的连接蛋白有关,此为细胞黏附力的基础。这些研究提示 APC 蛋白是细胞表面和细胞分裂必需的微管系统之间相互联系的重要物质[110-112]。其中有一个重要区域可以和 β-连接蛋白结合,从而阻止 APC 蛋白与 T 细胞因子/淋巴增强因子(Tcf/Lef)相互作用而形成增殖性 DNA 转录复合物[113,114]。大约 30%的 APC 突变为新生的,98%的 APC 突变为 DNA 链截断[115]。据报道,在腺瘤性息肉和智力发育迟缓者中发现含有 APC 基因的染色体 5q22 间隙性缺失。

严重的息肉病与 APC 基因中密码子 1250~1464 突变相关,散发的息肉与密码子 213~1249 及 1465~1597 突变相关,CHRPE 与密码子 311~1444 突变相关,Gardner 综合征与密码子 1395~1578 突变相关。但十二指肠腺瘤、壶腹周围腺瘤及胃腺瘤与 APC 突变并不相关[91,116-125]。

对 205 名有亲缘关系的人进行检测发现,APC 基因中密码子 177~452 突变者均无结肠外表现,密码子 457~1309 突变者有较多的结肠外表现,大约 90%的结肠外表现与密码子 1395~1493 突变相关[126]。在一个对密码子 1979 或 2644 发生 3'突变的四代同世的家族(包括少于 100 个息肉的病例在内,总共 31 个成员)进行的研究中,也发现了 APC 基因突变表现型的可变性。这些患者开始发病的年龄都较晚,大约为 50 岁[127]。胃腺癌和基底腺息肉相关,有报道许多患者来源于有 APC 突变和衰减 FAP 表现型的家族[128]。壶腹周围腺癌患者也被报道来源于有衰减 FAP 表现型的家族[129]。

在 24 例 FAP 相关的甲状腺乳头状癌患者中,21

例有外显子 15,22 突变,其中 1/3 出现特殊蛋白质截断,且 18 例被检查的患者中有 17 例被证实为 CHRPE。因此,对于 CHRPE 或外显子 15 的 5' 区域突变的 FAP 患者亲属,应该从 15 岁开始进行甲状腺结节监测[130]。

在 60 例未检测到 APC 突变的 FAP 患者中,应用定量多重 PCR 检测方法发现其中 7 例患者外显子 14 缺失。其中 6 例是整个 APC 基因缺失[131]。APC 截断突变接近外显子 9 的患者很少出现十二指肠腺瘤。

由于同样的 μs 的表现型不同[132],临床治疗应基于结肠息肉的具体情况而定[133]。有同样 APC 突变的 FAP 患者家族内存在明显的差异。此外,一级亲属间比二级亲属间有更相似的表现型,因而人们认为调节基因可能在其中起着重要的作用[134,135]。

APC 基因的高突变区域存在于密码子 1307,这种突变不能导致以成百上千的息肉为特征的典型 FAP 发生,但却能够增加患结肠癌的风险[136]。6%~8% 的北欧犹太教徒有 I1309K,以至于他们一生中发生结肠癌的风险为 10%~20%[137]。而在患有结直肠癌的北欧犹太教徒中,8%~15% 有 APC 突变,因此靶向检测应当是适合的筛查手段。

治疗

许多胃肠专家和外科医师认为既然乙状结肠镜检查已十分清楚,且 FAP 预后一直未有改善(100%外显性),因此没有必要对 FAP 患者进行突变检测。但是,对于 FAP 患者的家族成员是否为高风险者的证实可以大大减少许多青少年和成年人非必要的筛查[138]。假如有关结肠癌的外显基因表达均呈阳性,则预防性结肠切除术是基本治疗的一部分[91]。FAP 患者的治疗准则应遵循美国胃肠学会和国家综合癌症网 (NCCN)所颁布的定期更新的指南[139]。总的来说,APC 基因突变的患者应该从 10~12 岁开始坚持每年进行一次纤维乙状结肠镜检查。若乙状结肠镜发现有结肠息肉存在,则应于息肉密集处(>20~30 个)实施结肠切除术,或者也可以等到 15 岁左右再行手术治疗。外科手术治疗方式包括:结肠切除和回直肠吻合术,结直肠切除和回肠造瘘术,以及结直肠切除和回肠袢肛管吻合术。结肠切除术保存了有基因突变的直肠功能[140]。术后可通过纤维结肠镜对直肠进行监测,并通过其圈套器将直肠内息肉切除,而内镜下氩气凝结息肉切除术实施间期应为 6 个月[141]。一项来自丹麦、瑞典、芬兰和荷兰结直肠息肉病例登记处的资料分析显示,659 例

经历了回直肠吻合术的患者中有 47 例被诊断为直肠癌。在其中 167 例隐性 APC 突变的患者中,7 例为直肠癌。直肠癌的 5 年中位生存率为 60%[140]。

FAP 患者还应该在 25~30 岁开始每隔 1~3 年进行一次上消化道内镜检查。FAP 患者的甲状腺也应该时常进行触诊检查。对于高风险的儿童应该每年实施 2 次腹部触诊和超声检查以监测肝母细胞瘤,直至 6 岁。

对于有 FAP 家族史的无明显症状的家庭成员,由于无法得知是否有 FAP 基因突变发生,因此应当在 10~12 岁时开始每年实施一次乙状结肠镜检查直至 24 岁,之后每 2 年进行一次直至 34 岁,之后每 3 年一次直至 44 岁,以后每 3~5 年检查一次。此外,从 20 岁开始应每隔 10 年进行一次全结肠镜检查。

有趣的是,FAP 患者在经历结肠切除、回直肠吻合术后,直肠息肉可发生自行退化,这提示机体内环境的改变可影响基因的表达类型。FAP 患者在经过结肠切除术后,应每隔 3 年进行一次细致的上消化道检查,正如直肠检查一样。

FAP 患者在服用非类固醇类抗炎药(NSAID)舒林酸后,息肉数量明显减少[142]。绝经后激素替代治疗已经被认为是结肠癌的一种化学防治方式。在一项为期 4 年的化学防治研究中,一名 FAP 患者在被分配到对照组后出现了结直肠息肉,但经过口服避孕药治疗后,息肉出现了退化[143]。而且,一项有关 APC 基因变异体以及它们和生活方式及饮食因素的相互作用的研究表明,APC 的同质异构体 Asp1822Val 的表达能显著降低绝经后应用激素的患者发生结直肠癌的风险,与未应用激素替代疗法的野生型患者对照有统计学意义。尽管激素替代治疗对于无 APC 同质异构体的患者也有化学防治作用[144]。

有报道几例患者经细胞毒性药物化疗后息肉消退,需要进一步的研究来证实细胞毒性药物化疗是否适合无法进行结肠切除术的 FAP 患者,或者不适合手术或用 NSAID 治疗的十二指肠、壶腹部和乳头管状息肉的患者[145]。

对于 FAP 患者来说,服用非类固醇类抗炎药物并不能预防结直肠肿瘤的发生。一位患者接受回直肠吻合术后一直服用舒林酸治疗,在术后 51 个月仍被诊断出直肠癌,另有报道 3 名患者在经历了结肠切除、回直肠吻合术后,虽一直坚持服用舒林酸,但仍被发现术后有患直肠癌的风险[146]。另外一项治疗报道显示 19 名 FAP 患者每天服用 300mg 舒林酸,连续 6 个月,其中 6 名患者被发现有 FMO3 的两个同

质异构体 E158K 和 E308G，与无这两个异构体的患者相比，这 6 名患者在息肉消退和数量减少方面有更好的效果。这些异构体可能使得机体对舒林酸有更大的反应[147,148]。纤维性肿瘤通常对塞来考昔和他莫西芬联合治疗反应较好[108]。

衰减型 FAP

一种衰减型息肉的特征是指息肉发生较晚，平均发病年龄约为 44 岁，且结直肠癌平均发生年龄为 56 岁。衰减型息肉结肠内腺瘤数量一般少于 100 个，并且与 CHRPE 无关，但患者的上消化道及结肠外表现均与 FAP 患者相似。

已报道了一种更衰减的 FAP 形式，其特征是缺乏结肠或结肠外表现的家族性纤维性肿瘤[149]。在这一称为遗传性纤维性瘤病的综合征中，已发现存在 APC 基因的 3'端突变，与 APC 基因的 3'端突变的 FAP 患者易于发生纤维性肿瘤的情况一致[149]。在一个家族中，APC 基因 3'端密码子 2643~2644 的种系突变与纤维性肿瘤的增殖相关，其外显率接近 100%，有不同的表现形式，包括表皮囊肿，但没有上消化道息肉，极个别出现结肠息肉[150]。

总之，衰减型 FAP 和 APC 基因的 3'及 5'末端突变相关，这些突变导致下效等位基因不能够完全灭活蛋白质的产生。上游的密码子 169 的突变被认为比较缓和，因为在下游的密码子 184 处，有一个 ATG 框架氨基酸序列，其可以重新激活蛋白质翻译。外显子 9 的突变已经在前面叙述过[151]。在 AXIN1 和 CTNNB1 中的种系 μs 也可能导致多发性息肉[152]。Axin 是一种支架蛋白，能够在 Wnt 信号途径中与多种蛋白黏附[153]，不同黏附区域发生的突变可能导致 Axin 蛋白表现型发生改变。已证实肿瘤细胞株中 Axin 蛋白体发生突变可以导致 β-连接蛋白浓缩，且与肝母细胞瘤和肝癌的发生相关[154-156]。Wnt 信号传递途径中所有的基因都可以被假定为导致结直肠癌发生的因素，因为这些基因发生突变都能够影响 Wnt 信号途径的关键效应子 β-连接蛋白[153]。

导致外显子 9 交替性剪接的突变和发生于编码区域 3'末端的突变都与衰减型 FAP 相关[157,158]。外显子 9 的突变导致其发生交替性剪接，抑制了 β-连接蛋白的转录，这是 APC 肿瘤抑制剂的作用机制。交替性剪接产物和野生型 APC 复制物均能够激活致瘤基因产生，这也能够解释衰减型相对于突变而言导致了

非功能性蛋白，而这需要 APC 基因复制物主体成分丢失。但是，在结直肠癌中体细胞突变是较常见的，4666insA 能够灭活交替性剪接的外显子 9 等位基因，却不能够分解野生的等位基因[159]。另一篇报道称，外显子 9 突变的亲缘家族成员的表现有显著差异，其中 4 人完全缺乏临床和内镜表现，而在因交替性剪接或其他未知的调节因素引起 11 对碱基发生插入性改变进而导致外显子 9 出现截断性突变的 22 名成员中，16 人为典型的 FAP 或结直肠肿瘤[160]。加拿大一项针对 11 个衰减型 FAP 亲缘家族的基因表现型的研究发现，那些 5'区域发生突变的患者有较为严重的上消化道病变，且在腺瘤数量上有更多差异，而 3'和外显子 9 区域发生突变则导致少数远侧消化道腺瘤发生。在这项研究中，所有的衰减型家族腺瘤息肉病例都是右侧腺瘤更多，没有纤维瘤及直肠受累[161]。根据日本的一项研究报道，衰减型 FAP 可能为锯齿状形态的腺瘤[162]。但是，英国的一项研究报道，来自麦克大街息肉病登记处的 8 例有锯齿状病变的患者均为外显子 15 突变的典型 FAP 患者[141]。平坦型 HNPCC 腺瘤也被认为是属于近 5'端 APC 基因突变的衰减型 FAP[163,164]。本章后面讨论了衰减型 FAP 和埃希杆菌 mutY 人类同系物 MYH 突变的相关性[165,166]。

治疗

对于衰减型 FAP，NCCN[167]建议在 15~20 岁时开始进行结肠镜检查，若未发现息肉存在，则可以每 2~3 年定期进行结肠镜检查。而一旦有腺瘤样息肉被发现，则应该进行更频繁的结肠镜检查（每 1~2 年一次）。上消化道的筛查应在 25~30 岁时开始，并且也应该监测皮肤、软组织、眼以及其他部位 FAP 的相关证据。一般很少实施预防性结肠切除术，但是 NCCN 指南认为对于 40 岁以上的患者则应该考虑采取该手术。结肠切除术后，应每年进行一次直肠内镜检查。

MYH 相关息肉病

部分 FAP 先证者没有发生 APC 基因突变，但却有潜在性的截断或错义突变发生于埃希杆菌 mutY 基因同系物 MYH 基因，该基因是人体内一种基本的删除修补基因。FAP 和 AFAP 患者的表现型通常不易区别。MYH 双等位基因突变携带者的结直肠黏膜上的微小腺瘤曾被认为是 FAP 的特征[168,169]。MYH 相关性息肉病是最为常见的隐性遗传病，已有报道 MYH

的纯合子或杂合子突变携带者的父母均正常[170]。无论是单等位或双等位的 MYH 基因突变都与多发腺瘤相关[170,171]。双等位突变携带者较单等位突变携带者患结直肠癌的风险高[172]。与对照组相比，无 APC 基因突变的多发腺瘤(>15)患者很有可能为纯合子或双等位 MYH 突变[169,173]。

十二指肠腺瘤患者和一例可能为 CHRPE 的患者也被证实有 MYH 突变[174]。与 AFAP 患者相比，有双等位 MYH 突变的家族成员的腺瘤数量更少[175]。有单等位或双等位 MYH 突变的结直肠癌患者的一级和二级亲属患结直肠癌的风险远比无 MYH 突变的结直肠癌患者的亲属高，提示即使有单等位 MYH 基因突变的患者也有发生结直肠癌的倾向[175]。

联合 MYH 序列和 APC 基因突变的基因检测使得 FAP 的基因检测阳性率由 34.4% 上升到 41.3% [176]。如同 152 例结直肠腺瘤数目为 3~100 个的多发腺瘤先证者一样，在 107 例腺瘤数目超过 100 个的典型 FAP 患者中，有 14 例患者为双等位 MYH 突变，包括 8 例息肉病患者和 6 例多发腺瘤患者。所有的 MYH 突变阳性先证者都出现了体细胞 APCG:C 转变为 T:A，且均为常染色体隐性遗传。在种系 MYH 突变的患者中没有人腺瘤数目超过 1000 个，但 3 例患者出现了结肠外表现，包括 2 例十二指肠息肉的患者和 1 例 CHRPE 患者[177]。

Y165C 和 G382D 位点突变是较为常见的，特别容易发生于欧洲白人，包含了 Jones、Sieber 及 Al-Tassan 系列 86% 的双等位基因突变[178,179]，其携带者约为 2%[180]。对 984 例患者进行的研究发现，有 Y165C 和 G382D 双等位基因突变的患者结肠息肉数目 ≥20，且发生结直肠癌的年龄 ≤50 岁[178,179]。但是在 266 例患结直肠癌的犹太人患者和 450 例正常犹太人中未能发现 Y165C 和 G382D 突变[181]。

人群 MYH 基因突变研究已在全球开展。Y90X 和 E466X 突变分别在巴基斯坦和印度人中较为常见[181]。在英国一项包含 614 例家族性息肉病患者的研究中发现，111 例患者无 APC 突变，25 例患者为隐匿性双等位 MYH 基因突变[182]。意大利的一项研究表明，大约 20% 的 APC 阴性 FAP 患者为常染色体隐性遗传的 MYH 突变，突变位点主要为 Y165C、G382D，或一个有三个碱基对的外显子 14 删除(466delE)(在 3 例非亲属的患者中)[183]。葡萄牙的一项研究发现，在 53 例无 APC 突变的典型 FAP 或多发结直肠腺瘤患者中，有 21 例患者为双等位 MYH 突变，其发生率是英

国和意大利报道的 2 倍[184]。澳大利亚的一项研究发现，在 120 例无 APC 突变的息肉病患者中 16% 为隐性 MYH 突变[185]。在 35 例无 APC 突变的多发性腺瘤样息肉病的日本患者中，未发现 Y165C 和 G382D 突变。但是在日本的研究中有 3 例非亲缘性的患者为隐性的 MYH 外显子 11 剪接点突变，即 IVS10-2 A 到 G 移行突变，另有 1 例患者为 R231C 纯合子突变[186]。在 3 例芬兰结直肠癌患者中发现，MYH 突变还可以发生于外显子 14 的 A459D 位点，体外实验证实其可能抑制 DNA 修复[187]。在北美一项包含 219 例无 APC 突变患者的研究中，证实有 13 例为发生于 Y165C 和 G382D 位点的双等位 MYH 突变。在这项研究中有 15 例患者为 Y165C 或 G382D 杂合子突变，序列分析发现其中 9 例患者存在其他位点的突变，另有 2 例患者为隐性纯合子突变而非 Y165C 和 G382D 位点的 MYH 突变（分别为 466delE 和 1395delGGA），提示 MYH 序列可有其他删除性突变发生，并能增加 MYH 突变的敏感性[176]。在芬兰的 1042 例结直肠癌患者中发生常染色体隐性 Y165C 和 G382D 突变的比例与 APC 突变的发生率相当，约为 0.4%。在癌症诊断时，MYH 突变的隐性遗传至少伴有 5 个息肉[188]。在意大利的一项小型独立研究中发现，36%(5/14) 的衰减型 FAP 患者是 Y165C 或 G382D 的纯合子或杂合子突变，而 APC 突变仅占 14%(2/14)[189]。在 358 例未鉴别是否为 APC 突变的早发息肉病患者中，2 例为隐匿性双等位 MYH 突变，另有 8 例 MYH 突变患者被证实为杂合性突变。对照组中 354 例正常人均无 MYH 突变，因此，作者得出结论：在 3% 的早期结直肠癌病例中可能存在双等位 MYH 突变。在这项研究中患者并不像先前报道的那样存在许多息肉，而是存在远端部位的肿瘤[165,166]。在 122 例息肉数目少于 15 枚的患者中，有 2 例为隐匿性双等位 MYH 突变，且发生结直肠癌的年龄 ≤50 岁；在 45 例息肉数目超过 15 枚的患者中，MYH 突变的发生率为 15.6%。此外，在这项研究中，9 例有 HNPCC 家族史，其中 7 例符合 Bethesda 指南，另 2 例符合 Amsterdam II 标准。若仅按照息肉数目一项指标来判定是否有可能发生 MYH 突变，则 22% 的双等位性 MYH 突变携带者将漏诊[190]。荷兰的一项研究表明，170 例 APC 突变阴性患者中有 40 例为双等位性 MYH 突变携带者，在有 10~99 个息肉和 100~1000 个息肉的患者中突变携带者的比例无明显差异，因此认为 MYH 突变在 FAP 和衰减型 FAP 患者群中的基因表现型是一致的。在这 40 例 MYH 突

变携带者中,有 26 例携带者被诊断为结直肠癌,其发生年龄为 21~70 岁,中位癌变年龄为 45 岁。十二指肠息肉患者占 31%(在 16 例携带者中经报告证实了 5 例),18%双等位性 MYH 突变的女性携带者出现了乳腺癌[165,166]。在意大利的一个有纯合子性框架移动 MYH 突变的血缘家族中,发现 2 例同胞除了较早均出现结直肠癌外,两人还都发生了毛基质瘤或发囊瘤[191]。

加拿大学者对 1238 例结直肠癌患者和 1250 例正常对照者分析发现,发生在 Y165C 和 G382D 位点的双等位和单等位 MYH 突变携带者的一级亲属患结直肠癌的风险明显升高,其相对风险为 1.54,95% 可信区间为 1.10~2.16[192]。但是,杂合性 MYH 突变携带者患结直肠癌的相对风险是否升高在统计学上是没有显著性意义的[193]。一项孤立性研究表明,在 555 例结直肠癌患者中证实有 4 例单等位性和 2 例双等位性 Y165C 和 G382D 位点的 MYH 突变携带者,其中 255 例结直肠癌患者是非犹太种白人和西班牙白人。在 918 例健康对照者中,有 7 例为隐匿性单等位性 Y165C 和 G382D 位点的 MYH 突变,而这 7 例 MYH 突变携带者均来自于非犹太种白人和西班牙白人(共 392 例),提示在该种人群中联合等位 Y165C 和 G382D 突变的频率为 0.9%(人群中频率为 1.8%)。发生于 Y165C 和 G382D 位点的纯合性大约为 8/100 000,因此根据 Hardy-Weinberg 在该患者群中推算得知,在 255 例非犹太种白人或西班牙白人结直肠癌患者中能够发现 2 例双等位性 Y165C/G382D 携带者。该研究和以前的报道结果相符合,提示在不同种族中 MYH 突变携带者发生的频率是不一致的。在该研究中,结直肠癌患者总的单等位性 MYH 突变携带者出现的频率为 0.7%,而对照人群总的单等位性 MYH 突变携带者出现的频率为 0.8%。但是若仅对非犹太种白人或西班牙白人分析时,则单等位性 MYH 突变携带者在结直肠癌组和对照组出现的频率分别为 1.6% 和 1.8%。因此,单等位性 MYH 突变与结直肠癌发生率增多之间没有统计学意义[181]。杂合性 MYH 突变与结直肠癌是否存在相关性将在一项包含 2239 例结直肠癌患者和 1845 例对照人群的研究中加以阐明。在这项研究中,几乎所有 60 岁以上的外显性双等位 MYH 突变携带者患结直肠癌的风险增加了 93 倍。而单等位性 MYH 突变携带者,特别是年纪较大、超过 55 岁的携带者患结直肠癌的风险仅增加 1.68 倍。该研究者也报道了有 36%的隐匿性双等位 MYH 突变携带者没有多发性腺瘤样息肉病[194]。

治疗

对于 MYH 突变相关的 FAP 患者,可采用预防性结肠切除术。虽然预防性结肠切除术可以阻止 1/3 的双等位性 MYH 突变携带者发展为多发性息肉病,但术后患结直肠癌的风险仍然较高,而经结肠镜切除息肉是不能够防止结直肠癌发生的[195]。总的来说,双等位性 MYH 突变携带者的治疗和 APC 基因突变的 FAP 患者一样。对于突变基因携带者的手术方式有:①对于直肠腺瘤较少、有轻度家族史或者为衰减型 FAP 的年轻患者,可采用回直肠吻合术;②对于高危性 FAP 患者可推荐实施全结直肠切除+回肠袋肛管吻合术。

Peutz-Jeghers 综合征

PJS 是一种罕见的家族性综合征,显性率达 75%。其特征主要包括胃肠道错构性息肉、黑色素沉着(口腔和肛门黏膜,手掌及脚掌),以及家族成员之间不同的表现[196]。组织学检查发现错构瘤为结缔组织,其核心混有部分平滑肌成分[197]。PJS 最为常见的恶性病变是小肠癌、胃癌、胰腺癌及结直肠癌,同时也使得乳腺癌、子宫癌、睾丸癌、卵巢癌以及肺癌的发生率升高。PJS 患者从 15 岁直至 64 岁期间,累计患各种癌症的风险率为 93%[198],其中各类型癌症发生率如下:乳腺癌为 54%,结肠癌为 39%,胰腺癌为 36%,胃癌为 29%,卵巢癌为 21%。

PJS 是由于染色体 19p13.3 上 STK11/LKB1 发生突变所致[199]。错构瘤中的 STK11 被灭活,野生型等位基因丢失,提示这是一个"二次打击"机制[197]。由于存在不同的表现型,因此使得分子研究对于诊断并非是必要的[197]。在 70%有家族史和 20%~30%无家族史的患者中可检测到突变[200]。所有发生 LKB1/STK11 突变的患者占总的 PJS 患者人数的 75%[201]。

已有一些研究组[202]发现了明显的证据,证实 PJS 患者中存在基因座不均一性,已有报道与 19p13.3 无关的 PJS 患者家族[203]。最近研究怀疑启动区域隐匿在 μs[204]。最后在对患有无法解释的错构瘤样息肉患者的研究中,从 1 例典型的 PJS 患者身上发现 PTEN 蛋白发生了突变[205]。

治疗

胃、大肠以及小肠经常可以通过消化道内镜进行筛查,并且可以及时地将息肉去除。上消化道内镜检查应在 10 岁时开始定期进行,而结肠镜则应在 25 岁时开始,检查间期均为 2 年。从 20 岁开始可以每年进行一次乳腺临床检查,乳腺摄影也应在 20 岁时开始,每 2~3 年检查一次。睾丸检查应在 10 岁开始,每年一次。妇科筛查包括盆腔检查,应从 20 岁起每年检查一次,盆腔超声检查也应在 20 岁时开始执行。胰腺筛查(包括内镜或腹部超声检查)应从 30 岁时开始,每 1~2 年复查一次[196,197,202,206-210]。

无线胶囊内镜 (WCE) 检查是 PJS 最新的筛查手段,其临床重要性在于易于发现 PJS 患者小肠内息肉。普通肠镜难于得到进一步发展主要是受到了器械的大小和不适感的限制。而这种一次性的胶囊内镜可以轻易地吞服,其内部含有一个电子照相机,每次检查能够传出 50 000 张超高频的小肠照片。适当的下床活动不会影响照片传至患者身上带着的接收装置。扩张小肠是毫无必要的,这种胶囊可以很容易地顺肠蠕动而移动。该装置的缺点就是没有治疗能力,肠道内若有病变还是需要内镜来治疗。此外,当该装置处于非扩张或半分解状态时,少部分肠道内情景无法得知。这种装置也可能导致肠梗阻发生。电池无法支持该装置到达盲肠,且照片的质量也随着时间的流逝而降低[211,212]。一些有关 WCE 和普通肠镜在肠道出血患者中应用的对比研究发现,WCE 是一种高敏感性但低特异性的装置。但对于诊断的结果而言,尤其是在小肠,还是 WCE 占优势[213-215]。

家族性胃癌

国际胃联合会规定临床上诊断家族性弥漫性胃癌必须符合以下标准:家族成员中有两个或两个以上一级或二级亲属患有弥漫性胃癌,且其中一名诊断为胃癌时的年龄不超过 50 岁;家族成员中有 3 个或 3 个以上一级或二级亲属患有弥漫性胃癌,而不考虑患者胃癌诊断时的年龄[216]。大约 30%家族性弥漫性胃癌患者可发生 E-钙黏蛋白(CDH1)基因突变[217]。CDH1 突变后在患者终生外显的概率为 70%~80%[217]。但对于 CDH1 突变的个体,弥漫性胃癌最早在 14 岁时被诊断,而大部分 CDH1 突变携带者死亡年龄不超过 40 岁[218,219]。在临床上已经统一对 35 岁以下的弥漫性胃癌患者进行 CDH1 突变测试[219]。由于和 FAP 类似,家族性弥漫性胃癌发病年龄较小,且其 5 年生存率仅

为 10%,因此应在 CDH1 携带者 13 岁时就考虑进行相关的基因学诊断。

家族性弥漫性胃癌的治疗可采用上消化道内镜监测或预防性胃切除。经过广泛的基因学检测会诊后,胃切除能够明显地延长生命。胃切除所导致的长期的并发症包括体重减轻、乳糖耐受性减低、脂肪吸收异常及脂肪泻、趋倒综合征、细菌过度增生、餐后饱胀以及维生素缺乏。日本通过对家族性弥漫性胃癌高危人群进行定期上消化道监测来较早地发现胃癌,使得该人群中胃癌患者 5 年生存率高于 90%[219]。因此可以认为,上消化道内镜监测在治疗家族性弥漫性胃癌中是可行的手段之一。对于家族性弥漫性胃癌高危人群,每 6 个月应由经验丰富的职业医师进行一次 30 分钟的上消化道内镜检查[218]。由于病变是弥漫性分布,因此色素内镜检查对于早期诊断更为有利,而超声检查效果却不明显。目前尚不明确 CDH1 突变是否会增加其他部位癌变的概率,也没有对于其他部位监测的明确规定。

必须注意,亚洲、非洲及加勒比海地区胃肠癌的易患性较高,这些地区 Lynch 综合征患者家族成员患胃癌的概率远比欧美高,而欧美则以结直肠癌发病率高为主[80,81,220]。有一个重要的线索可以预知临床上可能发生以上的情况,即同一家族成员中既有子宫内膜癌患者也有胃癌患者出现。目前已经推测出由于食物制备和成分的改变导致胃肠道癌症的易感性也相对于头尾轴发生改变,特别是欧美饮食中冷藏和高脂的腌制肉制品应用的减少被认为是重要的因素[220]。烟熏肉制品可使得肉制品中添加了杂环氨基酸,而继续腌制肉制品则可以使之含有硝酸盐,并最终导致亚硝基化合物产生,而亚硝基化合物是一种重要的基因突变源。这些机制已经在流行病学和动物模型中得到证实[221,222]。1913 年,病理学家 Alfred Warthin 证实并描述了第一个 HNPCC 家族,并将其命名为 G 家族[220,223]。20 世纪早期,G 家族和其相关的亲缘家族中的胃肠道肿瘤已经基本和胃腺癌区别开[224]。在 20 世纪中晚期及 21 世纪早期,胃肠癌的易患性也逐渐包括大多数结直肠癌。

家族性胰腺癌

在美国,家族性胰腺癌(FPC)被定义为一级亲属中至少有 2 名成员患有胰腺癌,其发病率为 2%~

5%[225-227]。许多有经验的临床医师认为，无症状的家族性胰腺癌患者类似于典型的 Lynch 综合征或孟德尔学派定义的 FAP 患者表现[228,229]。因此，尽管没有得到证实，但纯粹的家族性胰腺癌基因的存在仍然是有可能的。采用联合分析数据并未能有效地证实家族性胰腺癌基因的存在，现在只有期望未来几年的整个基因组相关研究能够解决这个问题。

在相关肿瘤的综合征内容中已知几个基因的突变可增加患胰腺癌的风险。这些相关的肿瘤包括乳腺癌和卵巢癌，在发生 BRCA2 基因突变[230,231]的家族中，发现 FPC 的发病率高达 19%[231,232]。在黑色素瘤综合征中也观察到胰腺癌，被称为家族性非典型性多发性黑色素瘤（FAMMM）综合征。CDKN2A/p16 基因突变率在 FAMMM 中仅为 10%以下[233]。PJS 为以前讨论过的罕见的综合征，即由 STK11/LKB1 基因突变导致的胃肠道错构瘤息肉病，也与胰腺腺癌相关[234,235]。其他明显的综合征包括遗传性顽固性急性胰腺炎（由 PRSS1 阳离子胰蛋白酶原基因突变导致）和囊性纤维病（由 CFTR 基因突变导致），可导致慢性炎症。慢性炎症增加了患胰腺癌的风险[236,237]。少见情况下，MMP 基因系的遗传性突变可导致少见的髓性胰腺癌发生[238]。

炎性肠病

炎性肠病（IBD）、克罗恩病以及溃疡性结肠炎是常见的慢性病症，这些疾病可导致腹痛、腹泻、出血及增加癌变风险。CARD15 基因或包含了在器官阳离子转运子 SLC22A4 及 SLC22A5 遗传的危险的单倍体（一群 DNA 遗传物）的错义突变被证实导致了 IBD 的遗传。这些突变激发了针对肠道内细菌过度的黏膜免疫反应，进一步导致了慢性肠道炎症并增加了结直肠癌发生的风险。最近，IL-23 受体的错义改变（IL-23R Arg381Gln）被证实对克罗恩病有着强烈的防治作用，因此可期待采用对抗 IL-23 受体信号途径作为治疗 IBD 的新方法。

何为家族性结直肠癌 X 综合征？

过去几年已经开始制定计划研究有关符合 Amsterdam I 标准而没有可疑基因突变的家族的特点。1995 年 Jass 等报道虽然有些家族完全符合 Amster-dam I 标准，但临床特点却与 HNPCC 不一致[239]。2003 年 Renkonen 等报道通过人群基础确定了 15 个家族（这章指 Finnish X 综合征人群）全部符合 Amsterdam I 标准，这些家族成员发生结直肠癌的平均年龄（54 岁）较 HNPCC 或衰减型 FAP 晚，肿瘤位置相对 HNPCC 而言更多地发生于远端结直肠[240]。这些患者的肿瘤全是 MSS[19]。总的来说，相对 HNPCC 而言这些肿瘤分化更差，多数为非整倍体，而且病理上发现比 MSI 家族标本黏蛋白含量低[240]。Abdel-Rahman 等对这些家族及另外 9 个符合 Amsterdam I 标准的家族（总共 24 个家族）进行了随访研究，并分析了他们的分子特点，发现这些家族和 HNPCC 家族无论是在病理特征性分子（MLH1/MSH2/MSH6）方面还是在临床特征（散发性结直肠癌）方面均未显示出明显的差别[240]。但是，在比较 Finnish X 综合征与 MLH1/MSH2/MSH6 突变阳性家族时发现，Finnish X 综合征家族成员中有异常的 CTNNB1 出现、p53 突变以及其他散发性 MSS 结直肠肿瘤相关特点的个体发生结直肠癌的风险显著升高[240,241]。

Young 等对符合 Amsterdam I 标准而未发生可疑基因突变的家族提出了另外一个导致其发生结直肠癌的机制[242]。这个新的机制与锯齿状腺瘤前体病变相关，易于发生在近段结肠。其病理特点为较少的淋巴细胞浸润、"肮脏的坏死"（颗粒状的嗜酸性细胞外基质和细胞核碎片混合物）、变异的 MSI（参见 MSI-V）、MSS 肿瘤、高速的体细胞内 BRAF 激活突变及高速的 MINT31 基因甲基化。先证者来自 11 个家族，全部符合 Bethesda 标准，其中 55%符合 Amsterdam I 标准。这些人发生结直肠癌的平均年龄为 58 岁。作者通过多种方式总结出：这些家族出现了一种新的遗传性结直肠癌综合征。在本章特指这些家族新的遗传性结直肠癌综合征为锯齿状腺瘤 X 综合征。

Lindor 等通过 Amsterdam I 标准确定了一系列非 HNPCC 的家族[243]。他们从 11 项大型临床研究（主要为结肠 CFR 协会成员）和基础人群研究中共选出 173 个家族。这些家族都是经过了严格的 Amsterdam I 标准筛选，所有成员的结直肠癌均为 MSS 或 MSI-L 型[19]，免疫组化均见 MLH1/MSH2/MSH6 蛋白表达以及基因测序未见 MLH1/MSH2 编码区域存在明显的损坏性突变。值得注意的是，这些家族在临床上容易和具有 APC 区域和隐性 MYH 突变而导致成百上千息肉生长的 FAP/aFAP 患者区分（本章指的是美国 X 综合征研究）。总的来说，71 个大型家族（其中 46 个家族通过人群基础研究确定的）共计 1567 名家族成员进入研究。在所有满足 Amsterdam I 标准的家族中，45% 为美国 X 综合征，X 综合征和 HNPCC 的发病率相似，均为美国最常见的癌症基因综合征。美国 X 综合征患者发生结直肠癌症的年龄（61 岁）较 HNPCC 晚，且没有结肠外脏器病变的危险（包括胃、小肠及子宫内膜）。

　　Llor 等描述了一系列和美国 X 综合征相似的家族，本章称之为西班牙 X 综合征[244]。在西班牙人群基础研究中确定的 1309 例结直肠癌患者中，15 例（占总体患者数的 1.1%）满足 Amsterdam I 标准，但这 15 例患者均为 MSS 型肿瘤且免疫组化显示 MLH1/MSH2/MSH6 蛋白表达均正常。这些家族占所有达到 Amsterdam I 标准的家谱总数的 60%，使得西班牙 X 综合征比 HNPCC 更常见。与 HNPCC 相比，这些家族的临床特点显示肿瘤较易发生于左侧且没有淋巴细胞浸润、发病年龄较晚（68 岁）、外显率低，并且很有趣的是还与 HNPCC 谱系中非结直肠癌的肿瘤相关。BRAF 突变的个体被排除。美国与西班牙 X 综合征的不同之处在于病理成分为未分化癌的结直肠癌的百分比相似，而西班牙 X 综合征患者中子宫内膜癌却令人费解地呈升高趋势。

　　Fearnhead 等描述了多发息肉但未达到 aFAP 标准的患者。有趣的是，在这些个体中发现了来自于 MMR 的多发假定有害的种系变异以及 Wnt 途径基因。但是，在这 124 例中，大多数未能达到 Amsterdam I 标准[152,245]。因此，多个复杂特征的有害的变异独立分离的遗传模式并不能完全适合 X 综合征中假定的常染色体区域分离模式，尽管低外显率的常见变异基因的假定区域遗传没有完全被排除。

　　比较这些不同的研究，发现没有一个临床或分子特点是常见于那些符合 Amsterdam I 标准而没有证实有相关基因突变的家族，除了发生结直肠癌的时间较 HNPCC 晚。由于这些研究未对 APC 基因测序，使得与 APCI1307K[246]类似的低外显性等位基因难以被排除。

　　即使知道 X 综合征的内在复杂性和结直肠癌异质性，也没有可能用一种学说完全地论述清楚 X 综合征的定义。除了锯齿型腺瘤样 X 综合征外，其他的 X 综合征是很难从基于人群的结直肠癌分布统计结果中区别开的（表 3.1）。

　　最近有许多研究采用 RNA 芯片技术分析结直肠癌患者的数量[247-254]。这些研究一致地显示了能够初步从 MSS 肿瘤中区分出 MSI 肿瘤。但是，可能确定 X 综合征的其他结直肠癌亚型（或其他散发性结直肠癌亚型）的分子特征还没有能够以这种方法得到清楚的证实。希望实施更为精确的结直肠癌分子及组织病理学研究，以便更为精确地确定是特定基因的突变确定了 X 综合征，还是特定的饮食习惯或环境暴露在起作用，或者是以上因素的综合增加了这个星球上每年数十万计的结直肠癌患者。

遗传性结直肠癌的化学预防

　　由于从腺瘤发生直至癌变需要数年时间，因此预防性治疗能够降低发病率和死亡率。已经证实非甾体类抗炎药物（NSAID）和环氧化酶 -2（COX-2）阻止剂对于 FAP 具有明显的化学防治作用。4 项随机安慰剂对照试验证明每日服用 300~400 mg 舒林酸以及 800 mg 塞来考昔可以明显地减少 FAP 患者直肠腺瘤的数量和腺瘤的大小[255]。联合以上研究数据表明，21 例患者每日服用 300~400 mg 舒林酸 4~6 个月，可使直肠腺瘤发生率降低 70%，而在 27 例每日口服 800 mg 塞来考昔 6 个月的患者中，直肠腺瘤的发生率仅降低 25%。相反，若舒林酸的剂量调至每日服用 150~200 mg 则无疗效。对于已有腺瘤发生的年轻 FAP 患者（18 岁以下），舒林酸无防止腺瘤癌变的作用。已有建议将直肠黏膜内前列腺素水平和血清蛋白组学分析结果作为判断患者对 NSAID 是否敏感的生物指标。但是，这需要进一步施行详细的大样本资料研究来证实其效果。

　　目前正在进行评价 FAP 化学治疗策略的试验，包括一项双向预防临床 II 期研究，即应用塞来考昔和鸟氨酸脱羧酶抑制剂 DFMO 治疗成人 FAP 患者，以及一项临床 I 期试验，即塞来考昔对 10~14 岁 FAP 患者的原发性息肉的防治。值得注意的是，在 FAP 治疗中，手术（结肠次全切除术）一直是首选治疗方式，NSAID / COX-2 化学预防是手术的辅助治疗，尤其是对于术后保留了直肠组织的患者。

　　对于 HNPCC 来说，NSAID 和 COX-2 抑制剂的化学性防治作用并未明确。NSAID 和 COX-2 抑制剂在 HNPCC 和 FAP 的作用差异并不是由于 HNPCC 患者发生腺瘤和癌变的例数较少而导致的统计学分析出现偏倚，而是由于这两种疾病的发病机制不同。例如，在临床前的小鼠模型中很难根据 MMR 缺乏的胃肠

表 3.1

证实遗传性非息肉性结直肠癌的临床标准

经典的 ICG-HNPCC (Amsterdam I)标准	经典的 ICG-HNPCC (Amsterdam II)标准修改版	Bethesda 指南 (针对 MSI 测试)
三个或以上的亲属患有结直肠癌(其中至少有一人是另外两人的一级亲属)	三个或以上的亲属患有 HNPCC 相关的癌症 ^a(其中至少有一人是另外两人的一级亲属)	家族中患有癌症的患者符合 Amsterdam 标准
连续性的两代(或更多)患有结直肠癌	连续性的两代(或更多)患有 HNPCC 相关的癌症	患有两种 HNPCC 相关癌症 ^a 的个体,包括同时性和异时性结直肠癌或者相关的结肠外癌症
家族成员中有一人被诊断患有结直肠癌的年龄在 50 岁以前	家族成员中有一人被诊断患有 HNPCC 相关癌症的年龄在 50 岁以前	患者及其一个一级亲属均患有结直肠癌和(或)HNPCC 相关的结肠外癌症和(或)结直肠腺瘤;其中一个癌症诊断在 45 岁以前,而腺瘤诊断在 40 岁以前
FAP 应该被排除	FAP 应在结直肠癌患者中被排除	45 岁以前被诊断为结直肠癌或子宫内膜癌
病理检查证实肿瘤的存在	病理检查证实肿瘤的存在	45 岁以前经病理证实为右侧结直肠未分化癌症(实体/筛孔样)
		45 岁以前被诊断为印戒细胞样结直肠癌
		40 岁以前被诊断为腺瘤

ICG-HNPCC:国际遗传性非息肉性结直肠癌联合组织;MSI:小随体不稳定;CRC:结直肠癌;HNPCC:遗传性非息肉性结直肠癌;FAP:家族性腺瘤样息肉病。
^aHNPCC 相关癌症是指结肠或直肠、子宫内膜、小肠、输尿管或肾部位发生的癌症。

道癌症和 Apc/Wnt 介导的癌症治疗效果将这些药物进行分级。有研究表明 NSAID 在治疗 Msh2 基因敲除的大鼠时,实际上增加了腺瘤的数量,而 COX-2 抑制剂并未能减少结肠腺瘤的数量(尽管这些药物减少了小肠内腺瘤的发生率)。现已认为 NSAID 和 COX-2 对腺瘤的防治是需要 BAX 介导的信号转导途径参与的。这个事实与 HNPCC 相关,因为在 BAX 编码序列中出现了 9 腺嘌呤重复,而且能够被 MSI 灭活。大鼠没有 9 腺嘌呤重复,但有 BAX mRNA 结构,因而 BAX 介导的信号途径完整。

目前有几项正在进行的 HNPCC 化学性预防试验。一项随机对照临床 I/II 期多中心评价塞来考昔的安全性和有效性的试验正在 80 名 HNPCC 患者中实施[256]。这项研究分为三组:塞来考昔 200 mg 口服,每日 2 次;塞来考昔 400 mg,每日 2 次;口服安慰剂,每日 2 次。3 种治疗方式均为期 12 个月[256]。在结束时

采用内镜和组织生物标记物来评价每种治疗方式的效果。CAPP2(协定的息肉防治行动)研究评价了阿司匹林和耐久性淀粉对 HNPCC 携带者的防治效果。携带者随机接受 600 mg 的肠溶性阿司匹林或安慰剂以及随机接受 30 g 的淀粉或安慰剂治疗。治疗 2 年后出现结直肠癌时结束患者研究,并记录肿瘤的数量、大小及组织学分级[256]。

最近大多数研究关注的是 COX-2 抑制剂的安全性,已发现罗非考昔(也许还有伐地考昔)的使用会增加心血管的副作用,例如脑卒中或心肌梗死。这个关注是非常及时的,因为正在进行的 HNPCC 化学性预防研究试验正在使用塞来考昔。但值得注意的是,即使目前塞来考昔已经广泛地在数以千计的个体上使用,但未有明确的证据证实塞来考昔增加了这些个体的心血管方面的副作用。从药理方面来说,罗非考昔是较塞来考昔选择性更强的 COX-2 抑制剂,即塞来

考昔对其他途径有更明显的效应,包括白三烯的生成。

化学性预防研究在错构瘤样息肉综合征、PJS 及青少年息肉综合征(JPS)中开展得不够理想。有病例报道一名 JPS 患者应用舒林酸治疗后出现息肉退化[255],且在 JPS 息肉中还发现有 COX-2 表达,这些结果给采用 NSAID 和 COX-2 抑制剂来对这些遗传性综合征进行化学性预防的研究人员带来极大的鼓舞。但是,由于这些综合征的罕见性,使得很难积累有临床终点的强有力研究所需要的患者。

(邓靖宇　译)

参考文献

1. Thibodeau SN, Bren G, Schaid D. Microsatellite instability in cancer of the proximal colon. *Science* 1993;260:816–819.
2. Shibata D, Peinado MA, Ionov Y, et al. Genomic instability in repeated sequences is an early somatic event in colorectal tumorigenesis that persists after transformation. *Nat Genet* 1994;6:273–281.
3. Dietmaier W, Wallinger S, Bocker T, et al. Diagnostic microsatellite instability: definition and correlation with mismatch repair protein expression. *Cancer Res* 1997;57:4749–4756.
4. Offit K. *Clinical Cancer Genetics.* New York, NY: Wiley-Liss; 1998.
5. Varmus H. The new era in Cancer Research. *Science* 2006;312:1162–1165.
6. Weinberg R. *The Biology of Cancer.* New York, NY: Garland Science; 2006.
7. Herman JG, Umar A, Polyak K, et al. Incidence and functional consequences of hMLH1 promoter hypermethylation in colorectal carcinoma. *Proc Natl Acad Sci U S A* 1998;95:6870–6875.
8. Vogelstein B, Kinzler K. *The Genetic Basis of Human Cancer.* Baltimore, Md.: McGraw-Hill; 1998.
9. Armitage P, Doll R. The age distribution of cancer and a multi-stage theory of carcinogenesis. *Br J Cancer* 1954;8:1–12.
10. Armitage P, Doll R. The age distribution of cancer and a multi-stage theory of carcinogenesis. *Br J Cancer* 2004;91:1983–1989.
11. Sjoblom T, Jones S, Wood LD, et al. The consensus coding sequences of human breast and colorectal cancers. *Science* 2006;314:268–274.
12. Jackson EL, Willis N, Mercer K, et al. Analysis of lung tumor initiation and progression using conditional expression of oncogenic K-ras. *Genes Dev* 2001;15:3243–3248.
13. O'Brien C, Pollett A, Gallinger S, et al. A human colon cancer cell capable of initiating tumour growth in immunodeficient mice. *Nature* 2007; 445(7123):106–110.
14. Ricci-Vitiani L, Lombardi DG, Pilozzi E, et al. Identification and expansion of human colon-cancer-initiating cells. *Nature* 2007;445(7123): 111–115.
15. Levin B, Barthel JS, Burt RW, et al. Colorectal cancer screening clinical practice guidelines. *J Natl Compr Cancer Netw* 2006;4:384–420.
16. Fuchs CS, Giovannucci EL, Colditz GA, Hunter DJ, Speizer FE, Willett WC. A prospective study of family history and the risk of colorectal cancer. *N Engl J Med* 1994;331(25):1669–1674.
17. Burt RW. Familial association. *Adv Exp Med Biol* 1999;470:99–104.
18. Winawer S, Fletcher R, Rex D, et al. Colorectal cancer screening and surveillance: clinical guidelines and rationale—update based on new evidence. *Gastroenterology* 2003;124:544–560.
19. Umar A, Boland CR, Terdiman JP, et al. Revised Bethesda guidelines for hereditary nonpolyposis colorectal cancer (Lynch syndrome) and microsatellite instability. *J Natl Cancer Inst* 2004;96:261–268.
20. Jass JR. Familial colorectal cancer: pathology and molecular characteristics. *Lancet Oncol* 2000;1:220–226.
21. Jass JR. Pathology of hereditary nonpolyposis colorectal cancer. *Ann N Y Acad Sci* 2000;910:62–73; discussion 73–74.
22. Young J, Simms LA, Biden KG, et al. Features of colorectal cancers with high-level microsatellite instability occurring in familial and sporadic settings: parallel pathways of tumorigenesis. *Am J Pathol* 2001;159:2107–2116.
23. Bronner CE, Baker SM, Morrison PT, et al. Mutation in the DNA mismatch repair gene homologue hMLH1 is associated with hereditary non-polyposis colon cancer. *Nature* 1994;368:258–261.
24. Leach FS, Nicolaides NC, Papadopoulos N, et al. Mutations of a mutS homolog in hereditary nonpolyposis colorectal cancer. *Cell* 1993;75:1215–1225.
25. Akiyama Y, Sato H, Yamada T, et al. Germ-line mutation of the hMSH6/GTBP gene in an atypical hereditary nonpolyposis colorectal cancer kindred. *Cancer Res* 1997;57:3920–3923.
26. Kolodner R, De A. Germline MSH6 mutation in colorectal cancer families. *Cancer Res* 1999;59:5068–5074.
27. Miyaki M, Konishi M, Tanaka K, et al. Germline mutation of MSH6 as the cause of hereditary nonpolyposis colorectal cancer [letter]. *Nat Genet* 1997;17:271–272.
28. Nicolaides NC, Papadopoulos N, Liu B, et al. Mutations of two PMS homologues in hereditary nonpolyposis colon cancer. *Nature* 1994;371:75–80.
29. Liu HX, Zhou XL, Liu T, et al. The role of hMLH3 in familial colorectal cancer. *Cancer Res* 2003;63:1894–1899.
30. Wu Y, Berends MJ, Sijmons RH, et al. A role for MLH3 in hereditary nonpolyposis colorectal cancer. *Nat Genet* 2001;29:137–138.
31. Lindor, NM, Petersen, GM, Hadley, DW, et al. Recommendations for the care of individuals with an inherited predisposition to Lynch syndrome: a systematic review. *JAMA* 2006;296:1507–1517.
32. Jarvinen HJ, Aarnio M. Surveillance on mutation carriers of DNA mismatch repair genes. *Ann Chir Gynaecol* 2000;89:207–210.
33. Renkonen-Sinisalo L, Aarnio M, Mecklin JP, et al. Surveillance improves survival of colorectal cancer in patients with hereditary nonpolyposis colorectal cancer. *Cancer Detect Prev* 2000;24:137–142.
34. Syngal S, Weeks JC, Schrag D, et al. Benefits of colonoscopic surveillance and prophylactic colectomy in patients with hereditary nonpolyposis colorectal cancer mutations. *Ann Intern Med* 1998;129:787–796.
35. Vasen HF, van Ballegooijen M, Buskens E, et al. A cost-effectiveness analysis of colorectal screening of hereditary nonpolyposis colorectal carcinoma gene carriers. *Cancer* 1998;82:1632–1637.
36. Umar A, Risinger JI, Hawk ET, et al. Testing guidelines for hereditary nonpolyposis colorectal cancer. *Nat Rev Cancer* 2004;4:153–158.
37. Peltomaki P, Vasen H. Mutations associated with HNPCC predisposition—update of ICG-HNPCC/InSIGHT mutation database. *Dis Markers* 2004; 20:269–276.
38. Barnetson RA, Tenesa A, Farrington SM, et al. Identification and survival of carriers of mutations in DNA mismatch-repair genes in colon cancer. *N Engl J Med* 2006;354:2751–2763.
39. Chen S, Wang W, Lee S, et al. Prediction of germline mutations and cancer risk in hereditary nonpolyposis colorectal cancer. *JAMA* 2007; 296(12):1479–1487.
40. Balmana J, Stockwell DH, Steyerberg EW, et al. Prediction of MLH1 and MSH2 mutations in Lynch syndrome. *JAMA* 2006;296:1469–1478.
41. Eisen, JA. A phylogenomic study of the MutS family of proteins. *Nucleic Acids Res* 1998;26:4291–4300.
42. Kolodner RD, Marsischky GT. Eukaryotic DNA mismatch repair. *Curr Opin Genet Dev* 1999;9:89–96.
43. Muller A, Fishel R. Mismatch repair and the hereditary non-polyposis colorectal cancer syndrome (HNPCC). *Cancer Invest* 2002;20:102–109.
44. Fishel R, Lescoe MK, Rao MR, et al. The human mutator gene homolog MSH2 and its association with hereditary nonpolyposis colon cancer. *Cell* 1993;75:1027–1038. [Erratum appears in *Cell* 1994;77(1):167]
45. Papadopoulos N, Nicolaides NC, Wei YF, et al. Mutation of a mutL homolog in hereditary colon cancer. *Science* 1994;263:1625–1629.
46. Kunkel TA, Erie DA. DNA mismatch repair. *Annu Rev Biochem* 2005;74: 681–710.
47. de la Chapelle A. Genetic predisposition to colorectal cancer. *Nat Rev Cancer* 2004;4(10):769–780.
48. Edelmann L, Edelmann W. Loss of DNA mismatch repair function and cancer predisposition in the mouse: animal models for human hereditary nonpolyposis colorectal cancer. *Am J Med Genet C Semin Med Genet* 2004; 129:91–99.
49. Marcon E, Moens PB. The evolution of meiosis: recruitment and modification of somatic DNA-repair proteins. *Bioessays* 2005;27:795–808.
50. Neuberger MS, Di Noia JM, Beale RC, et al. Somatic hypermutation at A.T pairs: polymerase error versus dUTP incorporation. *Nat Rev Immunol* 2005;5:171–178.
51. Kunz C, Schar P. Meiotic recombination: sealing the partnership at the junction. *Curr Biol* 2004;14:R962–R964.
52. Stojic L, Brun R, Jiricny J. Mismatch repair and DNA damage signalling. *DNA Repair (Amst)* 2004;3:1091–1101.
53. Kolodner RD, Putnam CD, Myung K. Maintenance of genome stability in *Saccharomyces cerevisiae.* *Science* 2002;297:552–557.
54. Fishel, R. The selection for mismatch repair defects in hereditary nonpolyposis colorectal cancer: revising the mutator hypothesis. *Cancer Res* 2001; 61:7369–7374.
55. Acharya S, Foster PL, Brooks P, et al. The coordinated functions of the *E. coli* MutS and MutL proteins in mismatch repair. *Mol Cell* 2003;12:233–246.
56. Zhang Y, Yuan F, Presnell SR, et al. Reconstitution of 5'-directed human mismatch repair in a purified system. *Cell* 2005;122:693–705.
57. Constantin N, Dzantiev L, Kadyrov FA, et al. Human mismatch repair: reconstitution of a nick-directed bidirectional reaction. *J Biol Chem* 2005; 280(48):39752–39761.

58. Dzantiev L, Constantin N, Genschel J, et al. A defined human system that supports bidirectional mismatch-provoked excision. *Mol Cell* 2004;15:31–41.

59. Chen P, Dudley S, Hagen W, et al. Contributions by MutL homologs Mlh3 and Pms2 to DNA mismatch repair and tumor suppression in the mouse. *Cancer Res* 2005;65:8662–8670.

60. Cannavo E, Marra G, Sabatés-Bellver J, et al. Expression of the MutL homologue hMLH3 in human cells and its role in DNA mismatch repair. *Cancer Res* 2005;65(23):10759–10766.

61. Prolla TA, Baker SM, Harris AC, et al. Tumour susceptibility and spontaneous mutation in mice deficient in Mlh1, Pms1 and Pms2 DNA mismatch repair. *Nat Genet* 1998;18:276–279.

62. Raschle M, Marra G, Nystrom-Lahti M, et al. Identification of hMutL-beta, a heterodimer of hMLH1 and hPMS1. *J Biol Chem* 1999;274:32368–32375.

63. Svetlanov A, Cohen PE. Mismatch repair proteins, meiosis, and mice: understanding the complexities of mammalian meiosis. *Exp Cell Res* 2004;296:71–79.

64. Liu T, Tannergard P, Hackman P, et al. Missense mutations in hMLH1 associated with colorectal cancer. *Hum Genet* 1999;105:437–441.

65. Lipkin SM, Rozek LS, Rennert G, et al. The MLH1 D132H variant is associated with susceptibility to sporadic colorectal cancer. *Nat Genet* 2004;36:694–699.

66. Coolbaugh-Murphy M, Maleki A, Ramagli L, et al. Estimating mutant microsatellite allele frequencies in somatic cells by small-pool PCR. *Genomics* 2004;84:419–430.

67. Alazzouzi H, Domingo E, Gonzalez S, et al. Low levels of microsatellite instability characterize MLH1 and MSH2 HNPCC carriers before tumor diagnosis. *Hum Mol Genet* 2005;14:235–239.

68. Li GM. The role of mismatch repair in DNA damage-induced apoptosis. *Oncol Res* 1999;11:393–400.

69. Lin DP, Wang Y, Scherer SJ, et al. An Msh2 point mutation uncouples DNA mismatch repair and apoptosis. *Cancer Res* 2004;64:517–522.

70. Yang G, Scherer SJ, Shell SS, et al. Dominant effects of an Msh6 missense mutation on DNA repair and cancer susceptibility. *Cancer Cell* 2004;6:139–510.

71. de Wind N, Dekker M, Berns A, et al. Inactivation of the mouse Msh2 gene results in mismatch repair deficiency, methylation tolerance, hyperrecombination, and predisposition to cancer. *Cell* 1995;82:321–330.

72. Fishel R. Signaling mismatch repair in cancer. *Nat Med* 1999;5:1239–1241.

73. Gong JG, Costanzo A, Yang HQ, et al. The tyrosine kinase c-Abl regulates p73 in apoptotic response to cisplatin-induced DNA damage. *Nature* 1999;399:806–809.

74. Zabkiewicz J, Clarke AR. DNA damage-induced apoptosis: insights from the mouse. *Biochim Biophys Acta* 2004;1705:17–25.

75. de Wind N, Dekker M, Claij N, et al. HNPCC-like cancer predisposition in mice through simultaneous loss of Msh3 and Msh6 mismatch-repair protein functions. *Nature Genet* 1999;23:359–362.

76. Lynch HT, de la Chapelle A. Hereditary colorectal cancer. *N Engl J Med* 2003;348:919–932.

77. Neugut AI, Terry MB. Cigarette smoking and microsatellite instability: causal pathway or marker-defined subset of colon tumors? *J Natl Cancer Inst* 2000;92:1791–1793.

78. Watson P, Lynch HT. Extracolonic cancer in hereditary nonpolyposis colorectal cancer. *Cancer* 1993;71:677–685.

79. Watson P, Lynch HT. Cancer risk in mismatch repair gene mutation carriers. *Fam Cancer* 2001;1:57–60.

80. Lynch HT, Watson P, Lanspa S, et al. Clinical nuances of Lynch syndromes I and II. *Prog Clin Biol Res* 1988;279:177–188.

81. Lynch HT, Watson P, Lanspa SJ, et al. Natural history of colorectal cancer in hereditary nonpolyposis colorectal cancer (Lynch syndromes I and II). *Dis Colon Rectum* 1988;31:439–444.

82. Vasen HF, Wijnen JT, Menko FH, et al. Cancer risk in families with hereditary nonpolyposis colorectal cancer diagnosed by mutation analysis. *Gastroenterology* 1996;110:1020–1027.

83. Aarnio M, Sankila R, Pukkala E, et al. Cancer risk in mutation carriers of DNA-mismatch-repair genes. *Int J Cancer* 1999;81:214–218.

84. Dunlop MG, Farrington SM, Carothers AD, et al. Cancer risk associated with germline DNA mismatch repair gene mutations. *Hum Mol Genet* 1997;6:105–110.

85. Kong S, Amos CI, Luthra R, et al. Effects of cyclin D1 polymorphism on age of onset of hereditary nonpolyposis colorectal cancer. *Cancer Res* 2000;60:249–252.

86. Frazier ML, O'Donnell FT, Kong S, et al. Age-associated risk of cancer among individuals with N-acetyltransferase 2 (NAT2) mutations and mutations in DNA mismatch repair genes. *Cancer Res* 2001;61:1269–1271.

87. Yang P, Cunningham JM, Halling KC, et al. Higher risk of mismatch repair-deficient colorectal cancer in alpha(1)-antitrypsin deficiency carriers and cigarette smokers. *Mol Genet Metab* 2000;71:639–645.

88. Erblich J, Lerman C, Self DW, et al. Stress-induced cigarette craving: effects of the DRD2 TaqI RFLP and SLC6A3 VNTR polymorphisms. *Pharmacogenomics J* 2004;4:102–109.

89. Lerman C, Shields PG, Wileyto EP, et al. Effects of dopamine transporter and receptor polymorphisms on smoking cessation in a bupropion clinical trial. *Health Psychol* 2003;22:541–548.

90. Schmeler KM, Lynch HT, Chen LM, et al. Prophylactic surgery to reduce the risk of gynecologic cancers in the Lynch syndrome. *N Engl J Med* 2006;354:261–269.

91. Merg A, Lynch HT, Lynch JF, et al. Hereditary colon cancer—part I. *Curr Probl Surg* 2005;42:195–256.

92. Solomon CH, Pho LN, Burt RW. Current status of genetic testing for colorectal cancer susceptibility. *Oncology* 2002;16:161–171; discussion 176, 179–180.

93. Aretz S, Uhlhaas S, Caspari R, Mangold E, et al. Frequency and parental origin of de novo APC mutations in familial adenomatous polyposis. *Eur J Hum Genet* 2004;12:52–58.

94. Gardner EJ. A genetic and clinical study of intestinal polyposis, a predisposing factor for carcinoma of the colon and rectum. *Am J Hum Genet* 1951;3:167–176.

95. Li FP, Thurber WA, Seddon J, Holmes GE. Hepatoblastoma in families with polyposis coli. *JAMA* 1987;257:2475–2477.

96. Krush AJ, Traboulsi EI, Offerhaus GJA, et al. Hepatoblastoma, pigmented ocular fundus lesions and jaw lesions in Gardner syndrome. *Am J Med Genet* 1988;29:323–332.

97. Garber JE, Li FP, Kingston JE, Krush AJ, et al. Hepatoblastoma and familial adenomatous polyposis. *J Nat Cancer Inst* 1988;80:1626–1628.

98. Giardiello FM, Offerhaus GJ, Krush AJ, Booker SV, et al. Risk of hepatoblastoma in familial adenomatous polyposis. *J Pediatr* 1991;119:766–767.

99. Hirschman BA, Pollock BH, Tomlinson GE. The spectrum of APC mutations in children with hepatoblastoma from familial adenomatous polyposis kindreds. *J Pediatr* 2005;147:263–266.

100. Giardiello FM, Hamilton SR, Krush AJ, et al. Nasopharyngeal angiofibroma in patients with familial adenomatous polyposis. *Gastroenterology* 1993b;105:1550–1552.

101. Ferouz AS, Mohr RM, Paul P. Juvenile nasopharyngeal angiofibroma and familial adenomatous polyposis: an association? *Otolaryngol Head Neck Surg* 1995;113:435–439.

102. Valanzano R, Curia MC, Aceto G, Veschi S, et al. Genetic evidence that juvenile nasopharyngeal angiofibroma is an integral FAP tumour. *Gut* 2005;54:1046–1047.

103. Soravia C, Sugg SL, Berk T, Mitri A, et al. Familial adenomatous polyposis-associated thyroid cancer: a clinical, pathological, and molecular genetics study. *Am J Pathol* 1999;154:127–135.

104. Xu B, Yoshimoto K, Miyauchi A, Kuma S, et al. Cribriform-morular variant of papillary thyroid carcinoma: a pathological and molecular genetic study with evidence of frequent somatic mutations in exon 3 of the beta-catenin gene. *J Pathol* 2003;199:58–67.

105. Chikkamuniyappa S, Jagirdar K. Cribriform-morular variant of papillary carcinoma: association with familial adenomatous polyposis—report of three cases and review of literature. *Int J Med Sci* 2004;1:43–49.

106. Lee S, Hong SW, Shin SJ, Kim YM, et al. Papillary thyroid carcinoma associated with familial adenomatous polyposis: molecular analysis of pathogenesis in a family and review of the literature. *Endocr J* 2004;51:317–323.

107. Chuah KL, Hwang JS, Ng SB, Tan PH, et al. Cytologic features of cribriform-morular variant of papillary carcinoma of the thyroid: a case report. *Acta Cytol* 2005;49:75–80.

108. Tulchinsky H, Keidar A, Strul H, Goldman G, et al. Extracolonic manifestations of familial adenomatous polyposis after proctocolectomy. *Arch Surg* 2005;140:159–163; discussion 164.

109. Fearnhead NS, Britton MP, Bodmer WF. The ABC of APC. *Hum Mol Genet* 2001;10:721–733.

110. Rubinfeld B, Souza B, Albert I, et al. Association of the APC gene product with II-catenin. *Science* 1993;262:1731–1734.

111. Rubinfeld B, Albert I, Porfiri F, Fiol C, et al. Binding of GSK3—beta to the APC-beta-catenin complex and regulation of complex assembly. *Science* 1996;262:1023–1025.

112. Kinzler KW, Volgelstein B. Lessons from hereditary colorectal cancer. *Cell* 1996;87:159–170.

113. Hernegger GS, Moore HG, Guillem JG. Attenuated familial adenomatous polyposis: an evolving and poorly understood entity. *Dis Colon Rectum* 2002;45:127–134; discussion 134–136.

114. Shih IM, Yu J, He TC, et al. The beta-catenin binding domain of adenomatous polyposis coli is sufficient for tumor suppression. *Cancer Res* 2000;60:1671–1676.

115. Laurent-Puig P, Beroud C, Soussi T. APC gene: database of germline and somatic mutations in human tumors and cell lines. *Nucleic Acids Res* 1998;26:269–270.

116. Gayther SA, Wells D, SenGupta SB, et al. Regionally clustered APC mutations are associated with a severe phenotype and occur at a high frequency in new mutation cases of adenomatous polyposis coli. *Hum Mol Genet* 1994;3:53–56.

117. Nagase H, Miyoshi Y, Horii A, et al. Correlation between the location of germ-line mutations in the APC gene and the number of colorectal polyps in familial adenomatous polyposis patients. *Cancer Res* 1992;52:4055–4057.

118. Powell SM, Zilz N, Beazer-Barclay Y, et al. APC mutations occur early during colorectal tumorigenesis. *Nature* 1992;359:235–237.

119. Nugent KP, Phillips RK, Hodgson SV, et al. Phenotypic expression in familial adenomatous polyposis: partial prediction by mutation analysis. *Gut* 1994;35:1622–1623.

120. Caspari R, Friedl W, Mandl M, et al. Familial adenomatous polyposis: mu-

tation at codon 1309 and early onset of colon cancer. *Lancet* 1994;343:629–632.

121. Olschwang S, Tiret A, Laurent-Puig P, et al. Restriction of ocular fundus lesions to a specific subgroup of APC mutations in adenomatous polyposis coli patients. *Cell* 1993;75:959–968.

122. van der Luijt RB, Vasen HF, Tops CM, et al. APC mutation in the alternatively spliced region of exon 9 associated with late onset familial adenomatous polyposis. *Hum Genet* 1995;96:705–710.

123. Caspari R, Olschwang S, Friedl W, et al. Familial adenomatous polyposis: desmoid tumours and lack of ophthalmic lesions (CHRPE) associated with APC mutations beyond codon 1444. *Hum Mol Genet* 1995;4:337–340.

124. Wallis YL, Morton DG, McKeown CM, et al. Molecular analysis of the APC gene in 205 families: extended genotype-phenotype correlations in FAP and evidence for the role of APC amino acid changes in colorectal cancer predisposition. *J Med Genet* 1999;36:14–20.

125. Davies DR, Armstrong JG, Thakker N, et al. Severe Gardner syndrome in families with mutations restricted to a specific region of the APC gene. *Am J Hum Genet* 1995;57:1151–1158.

126. Wallis YL, Morton DG, McKeown CM, Macdonald F. Molecular analysis of the APC gene in 205 families: extended genotype-phenotype correlations in FAP and evidence for the role of APC amino acid changes in colorectal cancer predisposition. *J Med Genet* 1999;36:14–20.

127. Brensinger JD, Laken SJ, Luce MC, Powell SM, et al. Variable phenotype of familial adenomatous polyposis in pedigrees with 3' mutation in the APC gene. *Gut* 1998;43:548–552.

128. Hofgartner WT, Thorp M, Ramus MW, Delorefice G, et al. Gastric adenocarcinoma associated with fundic gland polyps in a patient with attenuated familial adenomatous polyposis. *Am J Gastroenterol* 1999;94:2275–2281.

129. Trimbath JD, Griffin C, Romans K, Giardiello FM. Attenuated familial adenomatous polyposis presenting as ampullary adenocarcinoma. *Gut* 2003;52:903–904.

130. Cetta F, Montalto G, Gori M, Curia MC, Cama A, Olschwang S. Germline mutations of the APC gene in patients with familial adenomatous polyposis-associated thyroid carcinoma: results from a European cooperative study. *J Clin Endocrinol Metab* 2000;85:286–292.

131. Sieber OM, Lamlum H, Crabtree MD, Rowan AJ, et al. Whole-gene APC deletions cause classical familial adenomatous polyposis, but not attenuated polyposis or "multiple" colorectal adenomas. *Proc Natl Acad Sci U S A* 2002;99:2954–2958.

132. Giardiello FM, Krush AJ, Petersen GM, et al. Phenotypic variability of familial adenomatous polyposis in 11 unrelated families with identical APC gene mutation. *Gastroenterology* 1994;106:1542–1547.

133. Friedl W, Caspari R, Sengteller M, et al. Can APC mutation analysis contribute to therapeutic decisions in familial adenomatous polyposis? Experience from 680 FAP families. *Gut* 2001;48:515–521.

134. Crabtree MD, Tomlinson IP, Hodgson SV, et al. Explaining variation in familial adenomatous polyposis: relationship between genotype and phenotype and evidence for modifier genes. *Gut* 2002;51:420–423.

135. Houlston R, Crabtree M, Phillips R, et al. Explaining differences in the severity of familial adenomatous polyposis and the search for modifier genes. *Gut* 2001;48:1–5.

136. Laken SJ, Petersen GM, Gruber SB, et al. Familial colorectal cancer in Ashkenazim due to a hypermutable tract in APC. *Nat Genet* 1997;17:79–83.

137. Gryfe R, Di Nicola N, Lal G, et al. Inherited colorectal polyposis and cancer risk of the APC I1307K polymorphism. *Am J Hum Genet* 1999;64:378–384.

138. de la Chapelle A Genetic predisposition to colorectal cancer. *Nat Rev Cancer* 2004;4:769–780.

139. Winawer S, Fletcher R, Rex D, et al. Colorectal cancer screening and surveillance: clinical guidelines and rationale-Update based on new evidence. *Gastroenterology* 2003;124:544–560.

140. Bulow C, Vasen H, Jarvinen H, Bjork J, Bisgaard ML, Bulow S. Ileorectal anastomosis is appropriate for a subset of patients with familial adenomatous polyposis. *Gastroenterology* 2000;119:1454–1460.

141. Gallagher MC, Phillips RK. Serrated adenomas in FAP. *Gut* 2002;51:895–896.

142. Giardiello FM, Hamilton SR, Krush AJ, et al. Treatment of colonic and rectal adenomas with sulindac in familial adenomatous polyposis. *N Engl J Med* 1993;328:1313–1316.

143. Giardiello FM, Hylind LM, Trimbath JD, et al. Oral contraceptives and polyp regression in familial adenomatous polyposis. *Gastroenterology* 2005;128:1077–1080.

144. Tranah GJ, Giovannucci E, Ma J, et al. APC Asp1822Val and Gly2502Ser polymorphisms and risk of colorectal cancer and adenoma. *Cancer Epidemiol Biomarkers Prev* 2005;14:863–870.

145. Jones DH, Silberstein PT, Lynch H, Ternet C. Regression of colorectal adenomas with intravenous cytotoxic chemotherapy in a patient with familial adenomatous polyposis. *J Clin Oncol* 2005;23:6278–6280.

146. Utech M, Brewer M, Buerger H, Tubergen D, Senninger N. Rectal carcinoma in a patient with familial adenomatous polyposis coli after colectomy with ileorectal anastomosis and consecutive chemoprevention with sulindac suppositories. *Chirurg* 2002;73:855–858.

147. Hisamuddin IM, Wehbi MA, Chao A, Wyre HW, et al. Genetic polymorphisms of human flavin monooxygenase 3 in sulindac-mediated primary chemoprevention of familial adenomatous polyposis. *Clin Cancer Res* 2004;10:8357–8362.

148. Hisamuddin IM, Wehbi MA, Schmotzer B, Easley KA, et al. Genetic polymorphisms of flavin monooxygenase 3 in sulindac-induced regression of colorectal adenomas in familial adenomatous polyposis. *Cancer Epidemiol Biomarkers Prev* 2005;14:2366–2369.

149. Eceles DM, van der Luijt R, Breukel C, et al. Hereditary desmoid disease due to a frameshift mutation at codon 1924 of the APC gene. *Am J Hum Genet* 1996;59:1193–1201.

150. Couture J, Mitri A, Lagace R, Smits R, et al. A germline mutation at the extreme 3' end of the APC gene results in a severe desmoid phenotype and is associated with overexpression of beta-catenin in the desmoid tumor. *Clin Genet* 2000;57:205–212.

151. Spirio L, Olschwang S, Groden J, et al. Alleles of the APC gene: an attenuated form of familial polyposis. *Cell* 1993;75:951–957.

152. Fearnhead NS, Wilding JL, Winney B, et al. Multiple rare variants in different genes account for multifactorial inherited susceptibility to colorectal adenomas. *Proc Natl Acad Sci U S A* 2004;101:15992–15997.

153. Salahshor S, Woodgett JR. The links between axin and carcinogenesis. *J Clin Pathol* 2005;58:225–236.

154. Hsu W, Zeng L, Costantini F. Identification of a domain of Axin that binds to the serine/threonine protein phosphatase 2A and a self-binding domain. *J Biol Chem* 1999;274:3439–3445.

155. Kishida S, Yamamoto H, Hino S, et al. DIX domains of Dvl and axin are necessary for protein interactions and their ability to regulate beta-catenin stability. *Mol Cell Biol* 1999;19:4414–4422.

156. Taniguchi K, Roberts LR, Aderca IN, et al. Mutational spectrum of beta-catenin, AXIN1, and AXIN2 in hepatocellular carcinomas and hepatoblastomas. *Oncogene* 2002;21:4863–4871.

157. Soravia C, Berk T, Madlensky L, Mitri A, et al. Genotype-phenotype correlations in attenuated adenomatous polyposis coli. *Am J Hum Genet* 1998;62:1290–1301.

158. Su LK, Kohlmann W, Ward PA, Lynch PM. Different familial adenomatous polyposis phenotypes resulting from deletions of the entire APC exon 15. *Hum Genet* 2002;111:88–95.

159. Su LK, Barnes CJ, Yao W, Qi Y, Lynch PM, Steinbach G. Inactivation of germline mutant APC alleles by attenuated somatic mutations: a molecular genetic mechanism for attenuated familial adenomatous polyposis. *Am J Hum Genet* 2000;67:582–590.

160. Rozen P, Samuel Z, Shomrat R, Legum C. Notable intrafamilial phenotypic variability in a kindred with familial adenomatous polyposis and an APC mutation in exon 9. *Gut* 1999;45:829–833.

161. Ficari F, Cama A, Valanzano R, Curia MC, et al. APC gene mutations and colorectal adenomatosis in familial adenomatous polyposis. *Br J Cancer* 2000;82:348–353.

162. Matsumoto T, Iida M, Kobori Y, Mizuno M, et al. Serrated adenoma in familial adenomatous polyposis: relation to germline APC gene mutation. *Gut* 2002;50:402–404.

163. Lynch HT, Smyrk T, McGinn T, et al. Attenuated familial adenomatous polyposis (AFAP): a phenotypically and genotypically distinctive variant of FAR. *Cancer Epidemiol Biomarkers Prev* 1995;76:2427–2433.

164. Spirio L, Olschwang S, Groden J, Robertson M, et al. Alleles of the APC gene: an attenuated form of familial polyposis. *Cell* 1993;75:951–957.

165. Fleischmann C, Peto J, Cheadle J, Shah B, Sampson J, Houlston RS. Comprehensive analysis of the contribution of germline MYH variation to early-onset colorectal cancer. *Int J Cancer* 2004;109:554–558.

166. Nielsen M, Franken PF, Reinards TH, Weiss MM, et al. Multiplicity in polyp count and extracolonic manifestations in 40 Dutch patients with MYH associated polyposis coli (MAP). *J Med Genet* 2005;42:e54.

167. Levin B, Barthel JS, Burt RW, David DS, Giardiello FM, Gruber SB. National Comprehensive Cancer Network. 2005.

168. Bussey HJ. Familial polyposis coli. *Pathol Annu* 1979;14(1):61–81.

169. Sieber OM, Lipton L, Crabtree M, et al. Multiple colorectal adenomas, classic adenomatous polyposis, and germ-line mutations in MYH. *N Engl J Med* 2003;348:791–979.

170. Jones S, Emmerson P, Maynard J, et al. Biallelic germline mutations in MYH predispose to multiple colorectal adenoma and somatic G:C→T:A mutations. *Hum Mol Genet* 2002;11:2961–2967.

171. Al-Tassan N, Chmiel NH, Maynard J, et al. Inherited variants of MYH associated with somatic G:C-->T:A mutations in colorectal tumors. *Nat Genet* 2002;30:227–232.

172. Russell AM, Zhang J, Luz J, et al. Prevalence of MYH germline mutations in Swiss APC mutation-negative polyposis patients. *Int J Cancer* 2005.

173. Jo WS, Bandipalliam P, Shannon KM, et al. Correlation of polyp number and family history of colon cancer with germline MYH mutations. *Clin Gastroenterol Hepatol* 2005;3:1022–1028.

174. Cheadle JP, Sampson JR. Exposing the MYtH about base excision repair and human inherited disease. *Hum Mol Genet* 2003;12(2):R159–R165.

175. Croitoru ME, Cleary SP, Di Nicola N, et al. Association between biallelic and monoallelic germline MYH gene mutations and colorectal cancer risk. *J Natl Cancer Inst* 2004;96:1631–1634.

176. Eliason K, Hendrickson BC, Judkins T, Norton M, et al. The potential for increased clinical sensitivity in genetic testing for polyposis colorectal cancer through the analysis of MYH mutations in North American patients. *J Med Genet* 2005;42:95–96.

177. Sieber OM, Lipton L, Crabtree M, Heinimann K, et al. Multiple colorectal adenomas, classic adenomatous polyposis, and germ-line mutations in MYH. *N Engl J Med* 2003;348:791–799.
178. Marra G, Jiricny J. Multiple colorectal adenomas—is their number up? [editorial]. *N Engl J Med* 2003;348:845–847.
179. Wang L, Baudhuin LM, Boardman LA, Steenblock KJ, et al. MYH mutations in patients with attenuated and classic polyposis and with young-onset colorectal cancer without polyps. *Gastroenterology* 2004;127:9–16.
180. Jones S, Emmerson P, Maynard J, Best JM, et al. Biallelic germline mutations in MYH predispose to multiple colorectal adenoma and somatic G:C→T:A mutations. *Hum Mol Genet* 2002;11:2961–2967.
181. Peterlongo P, Mitra N, Chuai S, Kirchhoff T, et al. Colorectal cancer risk in individuals with biallelic or monoallelic mutations of MYH. *Int J Cancer* 2005;114:505–507.
182. Sampson JR, Dolwani S, Jones S, Eccles D, et al. Autosomal recessive colorectal adenomatous polyposis due to inherited mutations of MYH. *Lancet* 2003;362:39–41.
183. Gismondi V, Meta M, Bonelli L, Radice P, et al. Prevalence of the Y165C, G382D and 1395delGGA germline mutations of the MYH gene in Italian patients with adenomatous polyposis coli and colorectal adenomas. *Int J Cancer* 2004;109:680–684.
184. Isidro G, Laranjeira F, Pires A, Leite J, et al. Germline MUTYH (MYH) mutations in Portuguese individuals with multiple colorectal adenomas. *Hum Mutat* 2004;24:353–354.
185. Kairupan CF, Meldrum CJ, Crooks R, Milward EA, et al. Mutation analysis of the MYH gene in an Australian series of colorectal polyposis patients with or without germline APC mutations. *Int J Cancer* 2005;116:73–77.
186. Miyaki M, Iijima T, Yamaguchi T, Hishima T, Tamura K, Utsunomiya J, Mori T. Germline mutations of the MYH gene in Japanese patients with multiple colorectal adenomas. *Mutat Res* 2005;578:430–433.
187. Alhopuro P, Parker AR, Lehtonen R, Enholm S, et al. A novel functionally deficient MYH variant in individuals with colorectal adenomatous polyposis. *Hum Mutat* 2005;26:393.
188. Enholm S, Heinonen T, Suomalainen A, Lipton L, et al. Proportion and phenotype of MYH-associated colorectal neoplasia in a population-based series of Finnish colorectal cancer patients. *Am J Pathol* 2003;163:827–832.
189. Venesio T, Malatore S, Cattaneo F, Arrigoni A, Risio M, Ranzani GN. High frequency of MYH gene mutations in a subset of patients with familial adenomatous polyposis. *Gastroenterology* 2004;126:1681–1685.
190. Jo WS, Bandipalliam P, Shannon KM, Niendorf KB, et al. Correlation of polyp number and family history of colon cancer with germline MYH mutations. *Clin Gastroenterol Hepatol* 2005;3:1022–1028.
191. Baglioni S, Melean G, Gensini F, Santucci M, et al. A kindred with MYH-associated polyposis and pilomatricomas. *Am J Med Genet* 2005;134:212–214.
192. Croitoru ME, Cleary SP, Di Nicola N, Manno M, et al. Association between biallelic and monoallelic germline MYH gene mutations and colorectal cancer risk. *J Natl Cancer Inst* 2004;96:1631–1634.
193. Tenesa A, Farrington SM, Dunlop MG. Re: Association between biallelic and monoallelic germline MYH gene mutations and colorectal cancer risk. *J Natl Cancer Inst* 2005;97:320–321; author reply 321–322.
194. Farrington S, Tenesa A, Barnetson R, et al. Germline susceptibility to colorectal cancer due to base-excision repair gene defects. *Am J Hum Genet* 2005;77:112–119.
195. Leite JS, Martins M, Martins M, Regateiro F, et al. Is prophylactic colectomy indicated in patients with MYH-associated polyposis? *Colorectal Dis* 2005;7:327–331.
196. Boardman LA. Heritable colorectal cancer syndromes: recognition and preventive management. *Gastroenterol Clin North Am* 2002;31:1107–1131.
197. Hemminki A. The molecular basis and clinical aspects of Peutz-Jeghers syndrome. *Cell Mol Life Sci* 1999;55:735–750.
198. Giardiello FM, Brensinger JD, Tersmette AC, et al. Very high risk of cancer in familial Peutz-Jeghers syndrome. *Gastroenterology* 2000;119:1447–1453.
199. Hemminki A, Tomlinson I, Markie D, et al. Localization of a susceptibility locus for Peutz-Jeghers syndrome to 19p using comparative genomic hybridization and targeted linkage analysis. *Nat Genet* 1997;15:87–90.
200. Abdel-Rahman WM, Peltomaki P. Molecular basis and diagnostics of hereditary colorectal cancers. *Ann Med* 2004;36:379–388.
201. Lim W, Hearle N, Shah B, et al. Further observations on LKB1/STK11 status and cancer risk in Peutz-Jeghers syndrome. *Br J Cancer* 2003;89:308–313.
202. Boardman LA, Couch FJ, Burgart LJ, et al. Genetic heterogeneity in Peutz-Jeghers syndrome. *Hum Mutat* 2000;16:23–30.
203. Mehenni H, Blouin JL, Radhakrishna U, et al. Peutz-Jeghers syndrome: confirmation of linkage to chromosome 19p13.3 and identification of a potential second locus, on 19q13.4. *Am J Hum Genet* 1997;61:1327–1334.
204. Hearle NC, Tomlinson I, Lim W, et al. Sequence changes in predicted promoter elements of STK11/LKB1 are unlikely to contribute to Peutz-Jeghers syndrome BMC. *Genomics* 2005;6:38.
205. Sweet K, Willis J, Zhou XP, et al. Molecular classification of patients with unexplained hamartomatous and hyperplastic polyposis. *JAMA* 2005;294:2465–2473.
206. Dunlop MG. Guidance on gastrointestinal surveillance for hereditary non-polyposis colorectal cancer, familial adenomatous polyposis, juvenile polyposis, and Peutz-Jeghers syndrome. *Gut* 2002;51(suppl 5):V21–V27.
207. Edwards DP, Khosraviani K, Stafferton R, et al. Long-term results of polyp clearance by intraoperative enteroscopy in the Peutz-Jeghers syndrome. *Dis Colon Rectum* 2003;46:48–50.
208. McGarrity TJ, Kulin HE, Zaino RJ. Peutz-Jeghers syndrome. *Am J Gastroenterol* 2000;95:596–604.
209. Pennazio M, Rossini FP. Small bowel polyps in Peutz-Jeghers syndrome: management by combined push enteroscopy and intraoperative enteroscopy. *Gastrointest Endosc* 2000;51:304–308.
210. Boardman LA, Thibodeau SN, Schaid DJ, et al. Increased risk for cancer in patients with the Peutz-Jeghers syndrome. *Ann Intern Med* 1998;128:896–899.
211. Adler DG, Gostout CJ. Wireless capsule endoscopy. *Hosp Physician* 2003;39:14–22.
212. Soares J, Lopes L, Vilas Boas G, Pinho C. Wireless capsule endoscopy for evaluation of phenotypic expression of small-bowel polyps in patients with Peutz-Jeghers syndrome and in symptomatic first-degree relatives. *Endoscopy* 2004;36:1060–1066.
213. Saurin JC, Delvaux M, Gaudin JL, et al. Diagnostic value of endoscopic capsule in patients with obscure digestive bleeding: blinded comparison with video push-enteroscopy. *Endoscopy* 2003;35:576–584.
214. Saurin JC, Delvaux M, Vahedi K, et al. Clinical impact of capsule endoscopy compared to push enteroscopy: 1-year follow-up study. *Endoscopy* 2005;37:318–323.
215. Soares J, Lopes L, Vilas Boas G, et al. Wireless capsule endoscopy for evaluation of phenotypic expression of small-bowel polyps in patients with Peutz-Jeghers syndrome and in symptomatic first-degree relatives. *Endoscopy* 2004;36:1060–1066.
216. Park JG, Yang HK, Kim WH, et al. Report on the first meeting of the International Collaborative Group on Hereditary Gastric Cancer. *J Natl Cancer Inst* 2000;92:1781–1782.
217. Pharoah PD, Guilford P, Caldas C. Incidence of gastric cancer and breast cancer in CDH1 (E-cadherin) mutation carriers from hereditary diffuse gastric cancer families. *Gastroenterology* 2001;121:1348–1353.
218. Barber M, Fitzgerald RC, Caldas C. Familial gastric cancer—aetiology and pathogenesis. *Best Pract Res Clin Gastroenterol* 2006;20:721–734.
219. Fitzgerald RC, Caldas C. Familial gastric cancer—clinical management. *Best Pract Res Clin Gastroenterol* 2006;20:735–743.
220. Lynch HT, Smyrk T, Lynch JF. Molecular genetics and clinical-pathology features of hereditary nonpolyposis colorectal carcinoma (Lynch syndrome): historical journey from pedigree anecdote to molecular genetic confirmation. *Oncology* 1998;55:103–108.
221. Reddy BS. The Fourth DeWitt S. Goodman lecture. Novel approaches to the prevention of colon cancer by nutritional manipulation and chemoprevention. *Cancer Epidemiol Biomarkers Prev* 2000;9:239–247.
222. Watson P, Ashwathnarayan R, Lynch HT, et al. Tobacco use and increased colorectal cancer risk in patients with hereditary nonpolyposis colorectal cancer (Lynch syndrome). *Arch Intern Med* 2004;164:2429–2431.
223. Lynch HT, Smyrk TC. Identifying hereditary nonpolyposis colorectal cancer. *N Engl J Med* 1998;338:1537–1538.
224. Douglas JA, Gruber SB, Meister KA, et al. History and molecular genetics of Lynch syndrome in family G: a century later. *JAMA* 2005;294:2195–2202.
225. Li D, Xie K, Wolff R, et al. Pancreatic cancer. *Lancet* 2004;363:1049–1057.
226. McWilliams RR, Bamlet WR, Rabe KG, et al. Association of family history of specific cancers with a younger age of onset of pancreatic adenocarcinoma. *Clin Gastroenterol Hepatol* 2006;4:1143–1147.
227. Petersen GM, de Andrade M, Goggins M, et al. Pancreatic cancer genetic epidemiology consortium. *Cancer Epidemiol Biomarkers Prev* 2006;15:704–710.
228. Lynch HT, Deters CA, Lynch JF, et al. Familial pancreatic carcinoma in Jews. *Fam Cancer* 2004;3:233–240.
229. Eberle MA, Pfutzer R, Pogue-Geile KL, et al. A new susceptibility locus for autosomal dominant pancreatic cancer maps to chromosome 4q32-34. *Am J Hum Genet* 2002;70:1044–1048.
230. Habbe N, Langer P, Sina-Frey M, et al. Familial pancreatic cancer syndromes. *Endocrinol Metab Clin North Am* 2006;35:417–430, xi.
231. Hahn SA, Greenhalf B, Ellis I, et al. BRCA2 germline mutations in familial pancreatic carcinoma. *J Natl Cancer Inst* 2003;95:214–221.
232. Xin X, Yun KJ, Ricci F, et al. MAP2K4/MKK4 expression in pancreatic cancer: genetic validation of immunohistochemistry and relationship to disease course. *Clin Cancer Res* 2004;10:8516–8520.
233. Lynch HT, Brand RE, Hogg D, et al. Phenotypic variation in eight extended CDKN2A germline mutation familial atypical multiple mole melanoma-pancreatic carcinoma-prone families: the familial atypical mole melanoma-pancreatic carcinoma syndrome. *Cancer* 2002;94:84–96.
234. Su GH, Hruban RH, Bansal RK, et al. Germline and somatic mutations of the STK11/LKB1 Peutz-Jeghers gene in pancreatic and biliary cancers. *Am J Pathol* 1999;154:1835–1840.
235. Westerman AM, Entius MM, Boor PP, et al. Novel mutations in the LKB1/STK11 gene in Dutch Peutz-Jeghers families. *Hum Mutat* 1999;13:476–481.

236. Whitcomb DC, Gorry MC, Preston RA, et al. Hereditary pancreatitis is caused by a mutation in the cationic trypsinogen gene. *Nat Genet* 1996;14: 141–145.
237. McWilliams R, Highsmith WE, Rabe KG, et al. Cystic fibrosis transmembrane regulator gene carrier status is a risk factor for young onset pancreatic adenocarcinoma. *Gut* 2005;54:1661–1662.
238. Wilentz RE, Goggins M, Redston M, et al. Genetic, immunohistochemical, and clinical features of medullary carcinoma of the pancreas: a newly described and characterized entity. *Am J Pathol* 2000;156:1641–1651.
239. Jass JR, Cottier DS, Jeevaratnam P, et al. Diagnostic use of microsatellite instability in hereditary non-polyposis colorectal cancer. *Lancet* 1995; 346:1200–1201.
240. Renkonen E, Zhang Y, Lohi H, et al. Altered expression of MLH1, MSH2, and MSH6 in predisposition to hereditary nonpolyposis colorectal cancer. *J Clin Oncol* 2003;21:3629–3637.
241. Abdel-Rahman WM, Ollikainen M, Kariola R, et al. Comprehensive characterization of HNPCC-related colorectal cancers reveals striking molecular features in families with no germline mismatch repair gene mutations. *Oncogene* 2005;24:1542–1551.
242. Young J, Barker MA, Simms LA, et al. Evidence for BRAF mutation and variable levels of microsatellite instability in a syndrome of familial colorectal cancer. *Clin Gastroenterol Hepatol* 2005;3:254–263.
243. Lindor NM, Rabe K, Petersen GM, et al. Lower cancer incidence in Amsterdam-I criteria families without mismatch repair deficiency: familial colorectal cancer type X. *JAMA* 2005;293:1979–1985.
244. Llor X, Pons E, Xicola RM et al. Differential features of colorectal cancers fulfilling Amsterdam criteria without involvement of the mutator pathway. *Clin Cancer Res* 2005;11:7304–7310.
245. Fearnhead NS, Winney B, Bodmer WF. Rare variant hypothesis for multifactorial inheritance: susceptibility to colorectal adenomas as a model. *Cell Cycle* 2005;4:521–525.
246. Rennert G, Almog R, Tomsho LP, et al. Colorectal polyps in carriers of the APC I1307K polymorphism. *Dis Colon Rectum* 2005;48:2317–2321.
247. di Pietro M, Bellver JS, Menigatti M, et al. Defective DNA mismatch repair determines a characteristic transcriptional profile in proximal colon cancers. *Gastroenterology* 2005;129:1047–1059.
248. Banerjea A, Ahmed S, Hands RE, et al. Colorectal cancers with microsatellite instability display mRNA expression signatures characteristic of increased immunogenicity. *Mol Cancer* 2004;3:21.
249. Li SR, Ng CF, Banerjea A, et al. Differential expression patterns of the insulin-like growth factor 2 gene in human colorectal cancer. *Tumour Biol* 2004;25:62–68.
250. Mori Y, Yin J, Sato F, et al. Identification of genes uniquely involved in frequent microsatellite instability colon carcinogenesis by expression profiling combined with epigenetic scanning. *Cancer Res* 2004;64:2434–2438.
251. Shedden KA, Taylor JM, Giordano TJ, et al. Accurate molecular classification of human cancers based on gene expression using a simple classifier with a pathological tree-based framework. *Am J Pathol* 2003;163:1985–1995.
252. Giacomini CP, Leung SY, Chen X, et al. A gene expression signature of genetic instability in colon cancer. *Cancer Res* 2005;65:9200–9205.
253. Kruhoffer M, Jensen JL, Laiho P, et al. Gene expression signatures for colorectal cancer microsatellite status and HNPCC. *Br J Cancer* 2005;92: 2240–2248.
254. Kim H, Nam SW, Rhee H, Shan LL, et al. Different gene expression profiles between microsatellite instability-high and microsatellite stable colorectal carcinomas. *Oncogene* 2004;23:6218–6225.
255. Keller JJ, Giardiello FM. Chemoprevention strategies using NSAIDs and COX-2 inhibitors. *Cancer Biol Ther* 2003;2:S140–S149.
256. Annie Yu HJ, Lin KM, Ota DM, et al. Hereditary nonpolyposis colorectal cancer: preventive management. *Cancer Treat Rev* 2003;29:461–470.
257. Hampel H, Frankel WL, Martin E, et al. Screening for the Lynch syndrome (hereditary nonpolyposis colorectal cancer). *N Engl J Med* 2005;352:1851–1860.

第 4 章

胃肠道癌症:筛查和监测

Robert S. Sandler

筛查是指对那些可能处于疾病或疾病状态而无症状及体征的人实施相应的检测[1]。筛查不一定需要提供明确的诊断,大多数筛查都不是决定性的。相反,筛查可以将受检个体划分为可能患有或不可能患有特定疾病的人群。那些通过筛查后被划分为高风险的候选个体将接受进一步的检查。筛查可以通过提问(例如癌症家族史)、进行体格检查(例如直肠指检)、实验室检测(例如 α-甲胎蛋白)以及实施影像或内镜检查的方式来进行。理想的筛查应该是便宜、安全、快速、接受率高且耐受性好。

监测是一种特殊的筛查,监测涉及周期性地进行筛查或诊断性测试。监测仅仅局限于对那些最高风险的个体实施,但也不是必须执行的。相比较而言,监测用于探测新的或偶然的事件,而筛查所探查的是已存的或普遍的事件。

本章将对胃肠道癌症筛查和监测总的原则作一综述。这些原则都附有特殊的例子注解,但对于具体癌症的详细讨论将在其他章中叙述。

筛查的一般原则

必须是能够导致严重后果的疾病

筛查的第一个原则就是筛查的疾病必须是能够导致严重后果的[2]。具有明显的发病率和病死率的疾病是适合作为筛查的候选者。重要的是,被筛查者也应该认可疾病的严重性并且同意参加筛查项目。有时候要求筛查的疾病状况本身并不严重,但它可以导致严重的疾病发生。例如,Barrett 食管炎是一种良性的病变,但这种病变很容易引起食管腺癌。对于

Barrett 食管炎患者进行常规的监测可以降低食管癌的病死率。为了能够实现这个目的,Barrett 食管炎筛查项目要求患者必须认识到其与癌症的关联性并欣然接受定期监测。

必须是一个重要的健康问题

所查疾病必须是一个重要的健康问题[3]才能证实筛查是合理的。这个要求包含着社会的和实际的含义。从公共卫生和人群前景的角度出发,对整个人群实施筛查其资源的分配是不合理的,除非筛查的疾病是相对常见的。实际上,若筛查的疾病并不常见,则需要对大量无症状个体进行筛查,而得到的病例数却非常少。因此,尽管死亡率高,胆管上皮癌仍然不能作为公共人群筛查的候选疾病,就是因为该病患者太罕见了。

对筛查重点的要求是动态的,并且能够随着地理位置的变化而变化。胃癌筛查已经在日本得到提倡,因为日本胃癌发病率很高,但却不适合于委内瑞拉[4]。可以对胃癌高风险的人群实施胃癌监测。曾经因为良性胃溃疡而行胃切除术的患者,在经历术后 15~20 年的潜伏期后是残胃癌的高风险者[5]。这样的患者在德国是可以进行筛选的候选者,因为德国总体人群患胃癌风险为中等,但在美国则不然,因为美国总体人群患胃癌的风险低。

对于特定的人群来说,疾病可能是筛查重点。尽管对整体人群进行筛查不合适,但筛查对于高危人群却是合适的。对肝细胞肝癌的筛查就是一个例子。在美国,肝细胞肝癌并不推荐对整体人群进行筛查,而仅仅是针对患有肝硬化的人群。

必须是有可检测出临床前期的疾病

筛查的目的是为了在症状出现前发现癌症的存在，这就意味着在出现症状前或临床前期通过筛查有可能发现潜在的癌症[3]。筛查所带来的好处不仅仅是能够在临床前期发现癌症，更为重要的是还能够改变癌症的自然病程。癌症的自然病程如图 4.1 所示。

癌症的生物学起始点位于图 4.1 的 A 点。这幅图没有给出测量单位，其中的时间间隔长短也都是相对的。癌症发生的年龄根据癌症的种类而有所变化，也可能是受环境或家族风险的影响而改变。例如，继发于放射或基因突变(家族息肉病)导致的癌症其发生年龄比其他散发的癌症早。

在开始时(A)肿瘤因太小常不能够发现，而肿瘤第一次能够被筛查发现时是位于 B 点，B 点的具体定位依赖于肿瘤的类型和其可能生长的情况。对于生长快的肿瘤而言，其 A 点和 B 点的间期短。肿瘤第一次有可能被筛查发现的 B 点与出现明显临床症状的 C 点之间的时间间期被称为肿瘤可检测出的临床前阶段[6]。除非有临床前阶段存在，才有可能通过筛查检测出癌症，否则实施筛查是不合理的。在临床前阶段查出癌症的关键是筛查，使用敏感性较高的检测方式有可能检测出自然病程相对较早的癌症。例如，内镜检查可能发现结直肠腺瘤明显较大便潜血试验早。检测出癌症的时点也受疾病的特点所影响，结直肠癌不出血时不能用大便潜血试验证实。

在图 4.1 的 C 点描述了癌症症状的发生。症状发生时点通常代表没有进行筛查而被诊断为癌症的时点。显而易见，癌症症状发生时点和通常癌症诊断时点在图 4.1 上是一个点，但是症状出现的时间和诊断的事件却不相同。时间耽误可能存在于患者出现症状到第一次就医之间(患者耽误)。例如，患者可能忽略了直肠出血而耽误了直肠癌的诊断。甚至在患者告知医师症状后，在确诊之前仍然可能被耽误

(医师耽误)。若相关的检测能够很快的执行，则耽误的时间短；若有些症状被患者或医师漏掉，则耽误时间长。如果告知医师的症状是一些非特异性的或模棱两可的，诸如恶心、疲惫或体重减轻等，那么基本上诊断都会耽误。

在对癌症进行诊断和治疗后，患者可能死于该病(D)或者治愈后死于其他疾病(E)。

治疗必须先于癌症症状出现才更为有效

对疾病而言，有效的治疗应该能够指导筛查的调整。其次，在患者出现症状前期进行治疗通常要比出现临床症状而发现癌症时再进行治疗的效果好。否则，将无法实施癌症的早期治疗。早期发现也是延长患者生命的重要因素。

如图 4.1 所示，如果在临床前期发现病变，则从筛查诊断到死亡的时间间期(B→D)比出现症状时诊断到死亡的时间间期长(C→D)。但是死亡是发生在同一时点，这种明显的生存时间延长称为领先时间偏倚。早期发现只是提前了诊断时间但不会延缓死亡。筛查测试只有在临床前期发现病变，延缓死亡和延长生命才是有意义的。

早期发现的生存优势被描述为 D→E，即死于癌症和死于其他疾病的时间间期。死亡的年龄不同，死亡的原因也不同且难以预料。我们很清楚，筛查挽救40 岁的患者生命的时间明显比 80 岁患者长，这是因为 40 岁的患者预料能够活更长的时间。对于有伴发疾病的患者，筛查所能够挽救生命的时间也要短一些，因为其死亡的病因难以预料，尤其是对于伴发疾病无法定期监测者。因此，临床医师通常依赖经验对岁数过大或多种伴发疾病的患者做出生存评估，而不是依靠定期筛查。一个筛查项目的全面有效性取决于被筛查者的生存时间。

其他疾病所导致的死亡时点可以在癌症死亡时点之前。一些癌症患者的死亡并非是由癌症导致的。如果癌症不是致命的，那么用于发现病变的筛查是不能够延长生命的，只能够导致过度的花费。

检查必须安全

筛查一般适用于癌症低风险人群。例如，结直肠癌的筛查推荐施于 50 岁以上没有症状的患者。由于患癌症的风险低，因而特别要求检查的安全性，否则

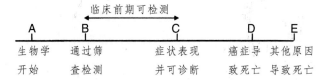

图 4.1　癌症患者自然病程。在疾病的临床前期必须通过筛查检测来早期发现癌症。

将导致筛查弊大于利。筛查导致的并发症的死亡率必须小于疾病本身的死亡率。

一些权威的专家推荐定期结肠镜检查作为结直肠癌筛查项目[7]。有关结直肠镜的前瞻性研究表明,结肠镜检查出现肠穿孔的概率大约为 1/1000,出血的概率大约为 3/1000,在操作中出现死亡的概率大约为 (1~3)/10 000[8]。虽然对于 50 岁以上无症状的人群评估风险率过高,但是评价操作过程中出现的风险率是相对合适的。

筛查中可能遇到的风险率主要取决于受检人群。对于特定疾病发生率很高的人群来说,如果筛查的风险-获益比率是有利的话,那么对他们进行风险较高的筛查项目也是合乎情理的。因此,尽管结肠镜检查可能存有一定的风险,但对于遗传性非息肉性结直肠癌患者的家族成员来说却是非常必要的筛查项目[8]。

安全问题不仅应该在筛查中关注,而且也应该在筛查中有阳性发现的患者作进一步诊断测试时关注。那些大便潜血试验阳性的患者应被推荐执行进一步准确且风险较大的结肠镜检查[9]。结直肠镜的风险应该合并入大便潜血试验风险评价中,否则会使得大便潜血试验的安全性被过高评价。例如,在 Minnesota 大便潜血试验研究中,对大学医院大便潜血试验阳性的患者实施 12 246 次结肠镜检查[10]。这些结肠镜检查最终导致 4 名患者结肠穿孔,并不得不采用手术治疗;另外还导致了 11 名患者发生严重性出血,其中 3 名患者也被迫实施手术治疗。使用决策模型和成本-效益模型评估一项筛查计划时,必须将上述次生风险考虑在内。

检查必须被患者及其检查者接受

为了使得筛查更为有效,检查的项目不仅应被筛查对象接受,而且还应该被其检查者接受。若以上任何人不能够接受筛查,则筛查项目都难以保证是有效的。

被筛查人是否接受筛查项目因人而异,因此尚未进行大样本研究[11]。大便潜血试验是一项简单的筛查项目,但从欧洲控制试验研究结果显示其依从性仅为 53%~67%。1977 年大便潜血试验推荐至德国,但只有 21% 的女性和 10% 的男性受益[12]。可屈性乙状结肠镜被认为是比乳房 X 线摄影术更为有效的筛查项目,也存在着极大的使用不足。患者对可屈性乙状结肠镜不被接受主要是由于患者对该项技术不够了解,他们

认为该检查会导致不适感觉或者认为风险太大。但是,检查者也应对此负有一定的责任。他们中许多人没有时间实施、培训或者配备或提供纤维乙状结肠镜。使用经过训练的护士完成该检查可以使得检查者和患者容易接受该检查[13,14]。尽管没有普及,但新的技术如带鞘的内镜可以不需要在受检人之间进行预防感染的消毒,减少了检查所需要的时间,因而更容易得到检查者的接受[15]。

检查必须是有效的

筛查必须对被筛查者有一定效果。正如以前所提到的,纤维乙状结肠镜并非总是有效的。筛查的有效性应该是对那些筛查测试阳性结果的患者有一定的诊断帮助。如果结肠镜检查不能够有效地评价那些大便潜血试验阳性的患者,则这项筛查及诊断项目是无效的。实际上结肠镜是一种对大肠筛查较准确的放射性技术[16],而这项技术花费了不少时间才得到广泛推广。

检查必须是患者能够负担得起的

筛查检查的费用应该不是昂贵的,包括直接花费(金钱)和间接花费(通常检查所消耗的时间、不适感及不方便等),这是合乎情理的。受检者的花费主要取决于其中部分是否由保险支付。从 1998 年起,美国医疗中心开始支付 50 岁以上人群每年进行大便潜血试验和每两年进行纤维乙状结肠镜检查的费用。医疗中心的支付使得受检者负担得起筛查的费用,但还不能在这么短时间内就此说明筛查是否受到其影响。

检查的花费包括检查本身的花费和接下来对评价该检查结果阳性所进一步采取的检查的花费。例如,大便潜血试验并不贵(<10 美金),但进一步评价其阳性结果的花费则需要 1000 美金。筛查项目的花费还应包括治疗筛查结果中发现的病变的费用。结直肠癌筛查的花费包括筛查的费用(内镜和病理)以及治疗的费用(手术、肿瘤治疗及放疗)。筛查项目的花费应该是相对受益而言的[17]。早期发现病灶能够延长患者生命。一项能够负担得起的筛查项目的花费相对于其他所接受的常见医疗措施而言,应该是符合患者一年收入的合理费用[18]。

可负担的标准主要取决于受筛查人的看法。决策者可以有代表性地决定人群选择筛查项目的观点。在

作出决定之前,他们会分析筛查对于整个社会的花费和那些不同的不用花钱的检查项目。公众的观点经常与那些有兴趣且有经济能力去进行特定筛查项目的个别患者以及为这样的患者服务的临床医师不同。

检查必须是准确的

筛查最重要的要求可能就是其结果应当准确。为此,筛查检查项目必须有高的敏感性和特异性以避免将受筛查者进行错误的分类。这些概念将在下一节进行讨论。

筛查测试的特点

敏感性

筛查的基本目的是将那些可能患有疾病的人从正常人群中分离出来。筛查检测的目的就是指明那些依照测试敏感度判定结果为阳性的人患有疾病[19]。敏感性被定义为测试结果为阳性的个体占患病人群的比例(图4.2)。一个敏感的测试应该没有假阴性结果,因此当敏感性好的测试结果为阴性时可以协助排除患病可能。这是由于在有病的患者身上进行敏感性测试极少得到阴性结果(假阴性低)[20]。因此,应当进行敏感性高的测试,特别是对于那些漏诊后会造成重大后果的疾病。

一种测试项目在疾病的不同阶段,其敏感性可能会发生变化。例如,上消化道造影对于 10cm 以上的肿块远较 1cm 的肿块敏感。第一次实施的筛查测试项目,常用于评估有症状或进展性疾病的患者情况。但是,将上述高敏感性的测试项目用于那些无症状或

早期的患者,则筛查结果较差[21]。为了使得筛查测试更为有效,必须在疾病处于重要的阶段且对患者生存有重要意义时实施。而那些只在疾病进展期才敏感的筛查项目是不适用的。

有些筛查测试项目例如大便潜血试验,可能会出现对一些家族特定的敏感值。每一个大便潜血试验卡含有两个窗口,一次测试通常需要使用 3 个卡(即 6 个窗口),这种测试可以每年重复一次。因此,每张卡有一个敏感值,每一套含三张卡的测试就有一组敏感值,且年复一年进行测试。这些敏感性既是有区别的,却也是相互联系的[22]。不同的作者根据大便潜血试验结果得到了不同的结论,因为他们所采用的具体敏感值不同[22,23]。

测试项目的敏感值可能受意外发现的影响[24,25]。大便潜血筛查阳性的患者可能在结肠镜检查时仅发现一个小腺瘤。由于筛查的目的是为了能够发现早期疾病,且腺瘤也可能会癌变,因此对于大便潜血试验阳性患者进行结肠镜检查有助于早期发现腺瘤的存在。同样,发现的腺瘤也可能不是出血的真正原因,导致结肠镜和大便潜血试验的结果都为假阳性。这种意外的发现明显扩展了测试项目的敏感性。

敏感性高的筛查测试项目也可以发现不会癌变的病变,这些发现被称为假性疾病[6]。假性疾病所带来的问题是可能会导致不小的花费和使治疗复杂化。例如,Barrett 食管炎的自然病史就没有被阐明。发育异常的 Barrett 食管炎患者可能会采用烧灼性治疗,通过使用高温探针、激光或光动力治疗,而这些烧灼性治疗却能导致食管狭窄或穿孔发生。这些治疗方式可能对发育异常是合理的,但是由于对 Barrett 食管炎的自然病史了解不全使得做出采用烧灼性治疗的决定十分困难。

特异性

特异性是指能够指明那些无病个体的测试结果为阴性。特异性用来定义测试结果阴性的个体是无病人群(图4.2)。特异性的测试应该很少出现假阳性结果,当特异性测试结果为阳性时,即可归纳为患病人群。这是由于特异性测试极少在无病个体中出现阳性结果(假阳性)[20]。对于需要依照阳性结果来决定治疗或者评估疾病对患者造成的损害大小来说,特异性测试是十分重要的。对于胃肠道癌症来说,在患

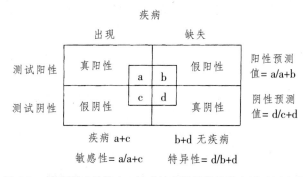

图 4.2 筛查测试的特点。敏感性和特异性是筛查测试固有的特点,而预测值则要依赖于疾病的流行率,详情见文中描述。

者接受手术或化疗前进行特异性测试(如活检)是十分必要的。

图 4.3 描述了特异性和敏感性之间的权衡关系。对于一个连续性测量,例如大便潜血试验检测大便血红素含量时,阳性判定的标准或者检测结果中阳性和阴性值之间的分界点的设定是有点武断的。如果分界值设定很低(即一小点出血就会被判定为阳性),则筛查结果为阳性的人数会明显增加。虽然分界点设定降低后可使得测试的敏感性增加,但同时假阳性率也得到明显的增加(1-特异性)。在明尼苏达州采用随机对照大便潜血试验探查结肠癌的实验中,样本在测试前均被再水化[10]。再水化增加了测试的敏感性,但这导致真的阳性结果得到增加,但其前提是假阳性率也得到了明显增加。

由于评价大便潜血试验结果是否为阳性是费时的、昂贵的、不适的、甚至有时还存有危险,因此受试者可以选择阳性判断分界点较高的测试。这样一来可以减少测试结果为阳性的数量,即必须是出血较多才能得到阳性结果。假阳性数量将得到减少(特异性升高),且真阳性数量也减少(敏感性降低)。

权衡敏感性和特异性的一种方法称为可接收者操作特征(ROC)曲线(图 4.4)。ROC 曲线绘制出真阳性率(敏感性)和假阳性率(1-特异性)。ROC 曲线可用于连续性测量值设定阳性判定点 ,例如大便血红素。一般来说,最佳的阳性判定点位于 ROC 曲线左上

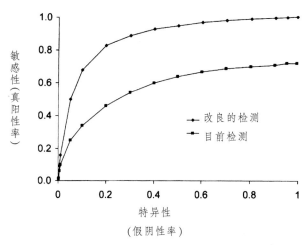

图 4.4　接受者操作特性曲线(ROC 曲线)。对疾病任何假定的分界点(以■和◆来代表),在每一种检测中真阳性率和假阴性率之间都有一个权衡点。最理想的分界点是逐渐地无限接近左上角区域(真阳性率最高,假阴性率最低)。一种改良的检测在敏感性和特异性上均有提高。

角,真阳性数值在其最高点,而假阳性数值在其最低点。具体判定点的选择需要依照漏诊后果或阳性评价的难度而定。这个判定点将以得到较多的假阳性结果为代价而确认出更多的真阳性结果。

ROC 曲线一般不适于二选一(有/无)结果的测试如乙状结肠镜检,其结果是腺瘤要么存在要么没有。但是,存在或缺乏腺瘤并不是准确的二选一结果。证实腺瘤的存在是依靠内镜实际的检查中的视觉分辨率和对一定大小病变活检的主观判定[9]。

尽管对于任何检测都不可避免地在敏感性和特异性间存有权衡,但是这也可以通过不同的测试方法而使之得到改善。例如,不同的大便潜血试验测试可较目前常用的方法获得较高的敏感性和特异性,这个改善的测试将能得到不同的 ROC 曲线 ,参见图 4.4 中位于上方的曲线。

预测值

敏感性和特异性描述出一种筛查检测方法的特点,指示着如何使用这种测试来评价被测者是否患有疾病。实际上对于特定的测试方法来说,敏感性和特异性都被认为是检测方法的“固定性”特点,也就是说敏感性和特异性不会随检测地点改变而变化。

但是,当筛查测试进行时,检查者并不知道是否患病,而仅仅想知道检查结果是阴性或阳性。相关的问题存在于检测结果为阳性的被测者是否即为患者,

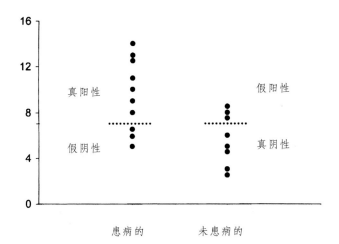

图 4.3　敏感性和特异性之间的取舍。当疾病诊断的分界点在第 7 个患者时(虚线的位置),有 3 位患者由于检测结果为阴性而被错误诊断为未患疾病,有 3 位未患疾病的患者由于检测结果为阳性而被错误诊断为患病。当疾病诊断分界点降低到第 4 个患者时,假阴性患者的数目会降低(提高敏感性),但是假阳性患者的数目会提高(降低特异性)。

或检测结果为阴性的被测者是否即为非患者。必须依赖检测的预测值才能够回答以上问题,阳性预测值只是那些检测值为阳性的患者中的一部分所谈及的患病者(图4.2),而阴性预测值只是那些检测值为阴性的患者中的一部分所谈及的未患病者。

　　相对于敏感性和特异性而言,筛查检测的预测值不是固定的。预测值的变化与疾病的患病率相关。患病率是指人群中患病的部分人数的比例,即新发病人数(新近患癌症人数)和已患癌症人数之和所占的比例。当疾病的患病率很低时,大多阳性检测结果实际上是假阳性,阳性预测值也是很低的。相对应的是真实的阴性预测值,即当疾病患病率很低时,大多检测值为阴性的结果是真阴性,且阴性预测值高。相反,当疾病的患病率很高时,大多阳性检测结果实际上是真阳性,阳性预测值也是很高的。当疾病患病率很高时,大多检测值为阴性的结果是假阴性,且阴性预测值低。

　　例如在儿科门诊进行大便潜血试验检测时,可能出现一些检测结果阳性的病例,但却没有一例阳性结果的患者是患有结直肠癌的,因为结直肠癌不会在儿童身上发生。由于儿童中疾病患病率很低,因此对于检测阳性结果的预测值设定均较低。类似的,如果对于钡餐证实结肠内有肿物的患者进行大便潜血试验检测,则其患病率就很高,其中许多检测阳性结果为真阳性,阳性预测值高。

　　表4.1显示了在一项很成功的检测(敏感性和特异性均为95%)中,疾病患病率对于预测值的影响。当疾病患病率为0.1%(50岁无症状的结直肠患者的流行率)时,阳性预测值仅为2%。而当阳性预测值增至50%和68%时,该疾病患病率分别为5%和10%。表4.1还指出对于罕见疾病,再好的检测方式所取得的预测值都很低。对于敏感性和特异性都较低的检测而言,预测值会非常低。

　　当疾病患病率适中时,筛查测试结果对临床诊断所起到的作用很小。图4.5描绘出了测试结果分别为阳性和阴性的个体后来患病的可能性以及和那些未作测试而患病的个体作一有关诊断所得的比较。先前患病的可能性在范围中间部分比在范围两端获得正确诊断的可能性大。当先前的可能性为50%时,阳性的测试结果可以使疾病诊断率升高95%,而阴性的测试结果仅可以使疾病诊断率升高5%。筛查测试很少用于证实胃肠道癌症患者个体患病概率增加,这些个体都是经过许多的测试筛选出

表 4.1

当对于一项95%敏感性和95%特异性的检测发病率对阳性预测值和阴性预测值的影响

发病率(%)	阳性预测值(%)	阴性预测值(%)
0.1	2	99
1	19	99
5	50	99
10	68	99
50	95	95

的。另一个增强筛查的作用的策略是着重于患病率增加的患者亚群。筛查测试适用于高风险人群,因为高疾病患病率会增加阳性结果预测值。下一节讲述的联合测试也能够检测出疾病患病率高的人群,并能够改进测试的实施。

系列性测试

　　通过联合测试来改进其实施是有益的,因为一种疾病例如结直肠癌对于50岁以上的无症状个体来说是相对少见的,患者可以使用一种很少出现假阴性结果的测试方法来增加发现疾病的概率。但是,正如以前所提到的,疾病患病率低会导致阳性测试结果的预测值也偏低。因而,许多阳性结果都是假阳

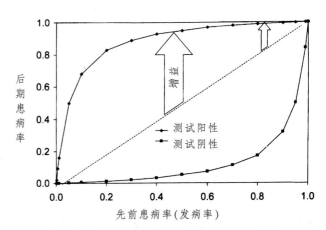

图4.5　发病率和预测值之间的关系。本图显示了95%的敏感性和95%的特异性的检测的表现。与未检测者进行比较(虚线以下的部分),当发病率在中游时(大箭头)阳性检测结果显示有最大增益。当疾病的发病率非常高时,阳性检测结果有很少的区别(小箭头)。当先验概率在50%时,阳性检测结果非常有可能诊断出目标疾病,阴性检测结果很少有可能被误诊。
Source: Adapted from ref. 20.

表4.2

敏感性、特异性及阳性预测值的系列测试结果

测试	敏感性	特异性	阳性预测值
测试 1	80	60	18
测试 2	90	90	50
测试 1 和 2	72	96	67

假定疾病流行率为 10%。

性。当这些性测试结果阳性的患者在进行特异性更高的第二次筛查时,其中较多人的结果将会是真阳性。对于两次检测结果均为阳性的患者,需要进行更为精确的测试。正如表4.2所示,当采用系列测试时,其全面敏感性比该系列中任何一项测试都低。但重要的是,系列测试的阳性预测值是相对较高的。采用系列测试获得阳性结果的个体中发现待测疾病的概率远较单一测试阳性结果个体中发现概率高。

系列测试已经被建议用于结直肠癌的筛查中[26]。系列测试首先使用较敏感的愈创木脂(Hemoccult Sensa, Blackman Coulter, Fullerton, CA)来测试,然后再对阳性结果的个体进行人血红素免疫测试,这是一种较贵但却是更为敏感的测试。成本—效益分析证实这种系列测试能够以较低的花费比常规大便潜血试验发现更多的结直肠癌患者[27]。

质量控制

筛查测试的质量存在一定范围的变化,例如大便潜血试验中存有一些变异性和主观性的因素。一个高质量的筛查项目所雇佣的操作者是需要经过细致的培训、监视及反复评估的,其质量是超过该特异性测试本身所要求的,并有明确的规则确认阳性结果个体中需要详细随访的人群和对诊断患病的人群给予合适的治疗[28]。如果随访需要进行结肠镜检查,其操作要求由经验丰富且相当细致的人来实施。

提高筛查效率

在以前的讨论中,有几个策略可以用来提高筛查项目的效率:

1. 改变测试结果阳性分界值的标准。降低分界值可增加测试结果中被划分为阳性结果的数量,且同时增加了真阳性结果数量。但是,如果评价阳性结果花费很贵的话,那么降低分界值就显得毫无意义了,因为这样会使排除假阳性结果的费用增加。

2. 改变检查间隙期。如果测试是昂贵的话,受筛查人可以延长检查间隙期来降低花费。例如,国家息肉研究组结肠镜检测的安全间隙期可以增至 3 年[29]。欧洲大便潜血试验研究表明两年进行一次检测对受试者生存有益[30,31]。

3. 改变测试数量。大便潜血试验按惯例要求进行三对样本的测试(六次测试),所需要花费的玻片费用也是不小的。减少测试样本,不仅花费减少了,还仍然能够达到大便潜血试验的受益度。

4. 测试仅限于高危人群。对高危人群进行监测的效益性是明显地较低危人群高,因为高危人群中可能会有更多的病变被发现。但是,采用这样的措施对整个人群中的癌症患者的作用是很微弱的,因为高危人群只占到全部人群中癌症患者的一小部分。例如,遗传性结直肠癌只占所有结直肠癌病例数的 25%[8]。若只集中精力对高危人群进行筛查,则大量的癌症患者会被遗漏掉。

5. 系列性测试。正如以前所提到的,系列性测试可以提高阳性预测值,因此能够改善筛查测试项目的效率。

偏 倚

在筛查中发现患有癌症的人其生存情况比出现症状后才被发现的人好得多。虽然可以得出结论:早期或可根治期发现癌症是有利于生存的,但也存在一些偏倚夸大了筛查所带来的益处。

领先时间偏倚

正如前面所述,由于诊断时间领先而使得筛查检测所发现的癌症患者的生存时间总是比出现症状后确诊的患者长(图 4.1)。若不是早期发现已经将生存期延长,筛查所带来的益处将只是夸大了而已。比较不同的筛查模式时,领先时间偏倚显得特别麻烦。

一些方法可以用来评估领先时间。这种技术要求未进行筛查的对照的信息[32]。

长度偏倚

筛查的目的是在临床前期发现癌症,进行防治或延缓死亡。当筛查项目被评估时,其中一项就是比较筛查发现癌症的患者和那些症状出现后才诊断为癌症的患者的生存期。此外,领先时间偏倚和长度的偏倚可以夸大筛查的益处。

长度偏倚在图4.6中显示出来。如果癌症是被确信为有不同的生长特点的话,那么生长缓慢的肿瘤更容易被简单的筛查方式测试出,因为这样缓慢的生长方式有多次被检测的机会。事实上筛查发现癌症的临床前期可以是比较长的,无论是经过一次还是反复筛查测试所证实。但是对于侵袭性较强的癌症则很难被筛查所发现,因为这样的肿瘤生长迅速导致患者在有机会筛查前就出现了症状(即能够发现癌症的临床前期较短),且生长迅速的癌症导致患者死亡加速。因此,筛查所证实的癌症患者的总生存率较高是由于筛查所发现的都是生长缓慢且侵袭性低的肿瘤。

选择偏倚

参与筛查测试的人都是那些比一般人更健康且更具有健康意识的,其结果是其中少数人最终被证实

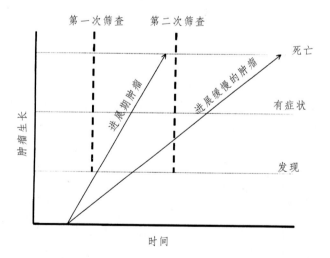

图4.6　病程长短偏倚。筛查更有可能发现出进展缓慢期的肿瘤,让患者有较好的预后。在一个研究中,通过重复的筛查,进展期和进展缓慢期的肿瘤均在第一次筛查的诊断阈值之下。进展期肿瘤在第二次筛查前可能已经引起症状和导致死亡,第二次筛查可以在肿瘤无症状期发现进展缓慢的肿瘤。尽管进展缓慢期的肿瘤也证实可以导致死亡,但是死亡时间较晚。尽管筛查并不能改变自然病程,但是通过筛查能延长生存期已得到证实。

发展为癌症,并获得了较好的生存期。例如在明尼苏达州适时地进行大样本随机大便潜血试验筛查研究[10],这项试验中发展为癌症的人数比预计人数或对照组均明显减低。将明显有并发症的患者排除可使得典型的随机试验结果明显得到提高。

假性疾病

有些癌症并不导致死亡。当发现这些疾病时,人们以为是筛查发现了癌症并阻止了癌症所引起的死亡,而事实上是这些癌症根本就不能导致患者死亡。前列腺癌就是一个好的例子。许多老年男性在因为别的疾病死亡时被发现患有前列腺癌。上消化道的筛查项目所发现的癌前病变例如结直肠腺瘤也可能是属于这一类偏倚。尽管许多结直肠癌是由腺瘤发展而来,但大多数腺瘤不能发展致癌。发现腺瘤的筛查项目据信能够证实腺瘤的存在,而其中大多数是无害的。

筛查项目的评价

随机控制试验

评价一项准备应用的筛查项目最值得信任的方式是执行一项随机控制试验。随机控制试验的强度来自于设计者所设计的筛查暴露的因素,其结果是使得被筛查的和未被筛查的人群除了筛查以外的其他方面均是相似的。这样所得到的差异是更能被认为是由于筛查测试所导致的。

实施一项筛查的随机控制试验应该是花费适中的。由于胃肠道癌症在人群中发病率较低,因而使得其筛查的随机控制试验研究不得不大范围进行。关于结直肠癌的大便潜血试验的随机控制筛查所召集的参加人数达到 46 000~152 000 名[10,30,31]。随机控制试验研究的时间也必须足够长才能评价筛查项目对于癌症导致死亡方面的影响。

明尼苏达州大便潜血试验的随机控制试验要求至少 20 年以上的实施时间来评价筛查项目对于癌症导致死亡方面的影响[33]。

不管随机控制试验的科学合理性有多强,仍然存在威胁其有效性的因素。例如,筛查组中有些个体失访以及一些控制组的个体也经历了筛查。这些干扰明显地减少了筛查所带来的获益,而试验结果的总结对

于其他人群的适用性也是有限的。参与筛查的自愿者通常是健康的或健康意识较强的个体,他们的生存期可能超过那些应该进行筛查的人群。随机控制试验的设计者的激情和参与者的动机可以使得试验的依从性明显高于社区筛查,而且随机控制试验的质量控制也较好。明尼苏达州大便潜血试验的随机控制试验研究中,设计者建立了高质量的中心实验室用以获取和评估切片[10]。而在一般的社区筛查中,工作人员很少得到培训,监督人员得自己进行阅片。随机控制试验有时也仅在高危人群中实施。由于受筛查人群处于高危状态,因而使得更多的个体得到阳性的结果,进而使得研究动力得到提高。但是这样的随机控制试验结果可能不适用于一般人群,一项筛查试验结果也可能不适用于不同人群。在日本进行的胃癌筛查试验结果就不能适用于胃癌发病率低的美国。适用于 50 岁以上人群的筛查实验结果同样也不适用于 40 岁的人群。最后,由于完成整个试验研究时间较长,待试验研究结果发表时已经过时,且新的更好的测试方法会取代已有的试验。

病例对照研究

由于随机控制试验存在一些的困难,研究者可以求助于非试验研究来探明筛查的个体死于癌症的概率是否会变得小一些。这样一个用以比较经历筛查的个体和未经历筛查对照个体的设计就是病例对照研究。病例对照研究有一些具有吸引力的优势。由于是回顾性的设计,病例对照研究较随机控制试验实施起来更为快速和便宜。但是,回顾性分析故有的特点给偏倚的产生提供了机会[34,35]。例如,判断准确的筛查史(避免错误分期)和鉴别筛查是否为症状早期实施都是很困难的。值得注意的是进行筛查和未行筛查的人群间是否存在可比较的潜在的发病风险差异,进行筛查者可能是较一般人群更为健康的且更具有健康意识的(健康的被筛查者偏倚)。必须评估出疾病可察觉出的临床前期,对于被筛查者和对照组均应在此期间进行筛查[36]。

在缺乏随机实验的情况下,一项病例对照研究的完美实施可以提供合理的令人信服的依据。Selby等[37]实施了一项设计精细的病例对照研究,提出了强有力的依据说明乙状结肠镜筛查能使得受筛查人获益。而同样的研究组中,类似的远端直肠检查却未使受筛查者受益[38]。

非对照研究

几类非对照性或非随机性研究方式已适用于评估癌症筛查。例如,可以将实施筛查的社区的结果和邻近的未实施筛查的社区的结果相比较。参加这种研究的个体较随机实验研究更具有一般人群的代表性和选择性。显然,有效性取决于这些社区所比较的因素而非筛查。另外还有一种非随机方式可以评价新的策略改变前后的效果,即间断性系列研究方式[39]。例如,可以对 1998 年医保局开始支付结直肠癌筛查费用以前和之后的结直肠筛查率和死亡率进行比较。而且这种比较的有效性还应考虑是否有其他的长期趋势发生导致死亡率受到影响。

通常的方式是简单地提供筛查和其结果报告,在新的测试和程序出现后,这种方式更易发生。这样的方式是容易且相对便宜的。有关副作用、假阳性率、花费和发现癌症个体的数量的信息都能获得。但重点是这种方式未能提供出任何受益的结果,是否需要改变策略不能从这种研究的结果上得出。

采用非对照性研究来发现一个合适的比较人群是困难的。国家息肉研究是基于对腺瘤患者不同监测间期的一项随机性试验,由于没有对照组存在,作者采用根据他们研究所得出的结直肠癌发生率与其他资源所得的数据进行比较[40]。但是,其他资源的代表性人群是没有经过准确的比较的。

筛查策略的制定

为了制定筛查的策略,必须评估健康和经济的结果即受益、损害和花费,必须弄清收益是否超过损害以及花费。健康和经济的结果能够得到准确的测定,但是受益所付出的花费是否值得还反映出个人的偏爱和价值观[1]。

结果

筛查的结果包括长期和短期两类。最重要的长期的筛查结果是生活时间长短和生活质量。一个有效的疾病测试应该是能够在疾病临床前期早阶段查出疾病,在此阶段的治疗效果对患者的生存有较大的影响。筛查后立即出现的反应包括不适感、焦虑、不舒服以及偶尔出现的测试并发症。相对于筛查中小部分受试者获得的生存优势而言,所有的受试者都会受到不适感和潜在的测试相关风险。

筛查是直观的,疾病早期发现比晚期发现要好[41]。但是,值得讨论的是对于较为罕见的疾病,仅仅是筛查人群中的一小部分能够获益。

当测试结果为真阳性时,筛查的个体能够因为早期发现疾病而获益延长生存期。如果疾病发展缓慢并且没有进展(假性疾病),或者进展太快而不能从筛查中得到差异的话,则筛查没有益处存在。确认筛查获益应从筛查的花费(通常适中)、筛查潜在的损伤以及其不适方面考虑。如果疾病罕见,则应告诉受试者他们不可能患有该疾病且不必进行筛查。

测试结果为假阴性的患者会错误地认为他们没有患病,加上测试的损伤,使得他们也不能够在早期发现该病。假阴性结果实际上是延误了疾病适当的评估,而且那些假阴性的测试结果对受试者是明显有害的。

测试结果为假阳性的患者必须忍受忧虑且还要付费做其他的检查来证实他们是没有患病的。甚至当疾病存在的可能性已经被排除,这种患病的忧虑还可能持续存在。假阳性结果也分为好几种[6]。最常见的是筛查测试结果为假阳性的个体没有患病。但有时候这些个体可能由于处于其他的疾病而导致阳性测试结果,例如结直肠癌筛查项目中,由于受试者存在胃肠道其他病变而导致大便潜血试验结果为阳性[42]。在一些受试者中发现患有无进展的癌症(假性疾病),其结果肯定是假阳性,因为所发现的癌症对受试者的生命没有影响。

建议

不管是决定对个人还是对整个人群做筛查都是一件困难的事[41]。如果随机控制试验能够给出证据说明筛查使受试者获益,则做出筛查的决定相对较容易,但这样的情况很难遇见。即使是随机控制试验资料能够适用,那些无法回答的问题也可以导致不同的权威给出不同的建议[43,44]。获益的证据必须是综合评价筛查的花费和对生命质量的影响。还需要决定重复筛查的频率和是否联合测试,所实施的重复测试应与初次测试方式不同。尽管受试者的患病风险随着时间而改变(年龄越大风险也越大),但是以前已经经历过测试可降低其风险。

证据的质量也是要纳入建议中的。当证据是适用于一项或多项随机控制试验时,指导方针会"强烈推荐"筛查实施。如果证据不是那么有力,则建议可能是指存在"不充足的证据"用以制定筛查的具体策略。一些组织制定了方针评价证据。在这样的评价系统里,一个"A"建议的制定是指有适用于控制试验的强烈证据,"C"建议则是指证据是模拟两可的。

即使是有指南存在,也是需要有灵活性存在的,这就是为什么叫指南而不叫法令的原因。不同受试者的环境有可能要求更为不同的筛查方式,筛查可能是最佳选择或禁忌的。

伦理

筛查遭遇到伦理问题的关注[45]。一般医疗所面临的是健康提供者所提供的有症状的个体,而这些提供者有责任提高技能,精于治疗疾病和减轻痛苦[3]。

筛查会遇到不同的问题。合格的受试者应是没有症状的,如果他们经历了筛查,仅有很小一部分人能从后来所患的疾病中获益,还有一些是受损伤的或不适。必须相信筛查是使整个社区获益,而不是只对个体。筛查必须理解和接受筛查测试所导致的损伤的限度,这一点是很重要的。

展 望

本章主要关注疾病筛查的原则。筛查能够实施用以发现患病的风险以及对疾病实施预处理。例如,筛查能够发现一个人是否含有错配修复基因,并决定是否给予遗传性非息肉性结直肠癌的预处理[46]。那些有基因异常的个体需要进行积极地筛查,而没有基因异常的个体则只需常规的筛查即可。当完全了解到个体处于疾病高度怀疑或基因紊乱时,非常需要制定一项合适的筛查和监测来评价患病的风险。突变基因被视为疾病的标志,期待着出现比现在技术更具有特异性的突变基因出现。这样的方式已经在结直肠癌中得到证实,其突变基因已经能被特殊工具所证实[47]。

传统的疾病筛查测试也需要再提高。发展放射和内镜技术将能够增加在临床前足够早的时间发现胃肠道癌症,且能够改善生存时间。但是,当这些测试都出现后他们需要依照后面章节描述的标准进行严格的测试。

将来面临最大的挑战是如何增加筛查的依从性。

目前所采用的筛查测试已经降低了胃肠道癌症的发病率和死亡率,但这种筛查却明显使用不足。行为学专家和系统学科学家必将探索发展增加筛查的人数的项目。

（邓靖宇　译）

参考文献

1. Eddy DM. *Common Screening Tests*. Philadelphia, Pa.: American College of Physicians; 1994.
2. Hulka BS. Cancer screening. Degrees of proof and practical application. *Cancer* 1988;62:1776–1780.
3. Miller AB. Fundamental issues in screening for cancer. In: Schottenfeld D, Fraumeni JF, eds. *Cancer Epidemiology and Prevention*. 2nd ed. New York, NY: Oxford University Press; 1996:1433–1452.
4. Miller AB. Screening for gastrointestinal cancer. *Curr Opin Oncol* 1995;7: 373–376.
5. Sandler RS, Johnson MD, Holland KL. Risk of stomach cancer after gastric surgery for benign conditions. A case-control study. *Dig Dis Sci* 1984; 29:703–708.
6. Morrison AS. *Screening in Chronic Disease*. New York, NY: Oxford University Press; 1985.
7. Lieberman D. Cost-effectiveness of colon cancer screening. *Am J Gastroenterol* 1991;86:1789–1794.
8. Winawer SJ, Fletcher RH, Miller L, et al. Colorectal cancer screening: clinical guidelines and rationale. *Gastroenterology* 1997;112:594–642.
9. Lieberman DA. Colon cancer screening. The dilemma of positive screening tests. *Arch Intern Med* 1990;150:740–744.
10. Mandel JS, Bond JH, Church TR, et al. Reducing mortality from colorectal cancer by screening for fecal occult blood. Minnesota Colon Cancer Control Study. *N Engl J Med* 1993;328:1365–1371.
11. Blalock SJ, DeVellis BM, Sandler RS. Participation in fecal occult blood screening: a critical review. *Prev Med* 1987;16:9–18.
12. Mulcahy HE, Farthing MJ, O'Donoghue DP. Screening for asymptomatic colorectal cancer. *BMJ* 1997;314:285–291.
13. Maule WF. Screening for colorectal cancer by nurse endoscopists. *N Engl J Med* 1994;330:183–187.
14. Schoenfeld P, Lipscomb S, Crook J, et al. Accuracy of polyp detection by gastroenterologists and nurse endoscopists during flexible sigmoidoscopy: a randomized trial. *Gastroenterology* 1999;117:312–318.
15. Schroy PC III, Wilson S, Afdhal N. Feasibility of high-volume screening sigmoidoscopy using a flexible fiberoptic endoscope and a disposable sheath system. *Am J Gastroenterol* 1996;91:1331–1337.
16. Fenlon HM, Nunes DP, Schroy PC, et al. A comparison of virtual and conventional colonoscopy for the detection of colorectal polyps. *N Engl J Med* 1999; 341:1496–1503.
17. Eddy DM. Comparing benefits and harms: the balance sheet. *JAMA* 1990; 263:2493–2498, 2501.
18. Gold MR, Siegel JE, Russell LB, et al. *Cost effectiveness in health and medicine*. New York, NY: Oxford University Press; 1996.
19. Fletcher RH, Fletcher SW, Wagner EH. *Clinical Epidemiology: The Essentials*. 2nd ed. Baltimore, Md.: Williams & Wilkins; 1988.
20. Sackett DL, Haynes RB, Tugwell P. *Clinical Epidemiology: A Basic Science for Clinical Medicine*. Boston, Mass.: Little, Brown and Company; 1985.
21. Ransohoff DF, Feinstein AR. Problems of spectrum and bias in evaluating the efficacy of diagnostic tests. *N Engl J Med* 1978;299:926–930.
22. Church TR, Ederer F, Mandel JS. Fecal occult blood screening in the Minnesota study: sensitivity of the screening test. *J Natl Cancer Inst* 1997;89: 1440–1448.
23. Ahlquist DA, Wieand HS, Moertel CG, et al. Accuracy of fecal occult blood screening for colorectal neoplasia. A prospective study using Hemoccult and HemoQuant tests. *JAMA* 1993;269:1262–1267.
24. Ederer F, Church TR, Mandel JS. Fecal occult blood screening in the Minnesota study: role of chance detection of lesions. *J Natl Cancer Inst* 1997;89: 1423–1428.
25. Ransohoff DF, Lang CA. Small adenomas detected during fecal occult blood test screening for colorectal cancer. The impact of serendipity. *JAMA* 1990; 264:76–78.
26. Allison JE, Tekawa IS, Ransom LJ, et al. A comparison of fecal occult-blood tests for colorectal-cancer screening. *N Engl J Med* 1996;334:155–159.
27. Russo MW, Helm JF, Biddle AK, et al. Serial fecal occult blood testing detects more cancers at a lower cost [abstract]. *Gastroenterology* 1997;112:A648.
28. Prorok PC, Kramer BS, Gohagan JK. Screening theory and study design: the basics. In: Kramer BS, Gohagan JK, Prorok PC, eds. *Cancer Screening: Theory and Practice*. New York, NY: Marcel Dekker; 1999:29–53.
29. Winawer SJ, Zauber AG, OBrien MJ, et al. Randomized comparison of surveillance intervals after colonoscopic removal of newly diagnosed adenomatous polyps. The National Polyp Study Workgroup. *N Engl J Med* 1993; 328:901–906.
30. Hardcastle JD, Chamberlain JO, Robinson MH, et al. Randomised controlled trial of faecal-occult-blood screening for colorectal cancer. *Lancet* 1996;348:1472–1477.
31. Kronborg O, Fenger C, Olsen J, et al. Randomised study of screening for colorectal cancer with faecal-occult-blood test. *Lancet* 1996;348:1467–1471.
32. Walter SD, Day NE. Estimation of the duration of a pre-clinical disease state using screening data. *Am J Epidemiol* 1983;118:865–886.
33. Mandel JS, Church TR, Ederer F, et al. Colorectal cancer mortality: effectiveness of biennial screening for fecal occult blood. *J Natl Cancer Inst* 1999; 91:434–437.
34. Hosek RS, Flanders WD, Sasco AJ. Bias in case-control studies of screening effectiveness. *Am J Epidemiol* 1996;143:193–201.
35. Gill TM, Horwitz RI. Evaluating the efficacy of cancer screening: clinical distinctions and case-control studies. *J Clin Epidemiol* 1995;48:281–292.
36. Weiss NS, McKnight B, Stevens NG. Approaches to the analysis of case-control studies of the efficacy of screening for cancer. *Am J Epidemiol* 1992; 135:817–823.
37. Selby JV, Friedman GD, Quesenberry CP, Jr, et al. A case-control study of screening sigmoidoscopy and mortality from colorectal cancer. *N Engl J Med* 1992;326:653–657.
38. Herrinton LJ, Selby JV, Friedman GD, et al. Case-control study of digital-rectal screening in relation to mortality from cancer of the distal rectum. *Am J Epidemiol* 1995;142:961–964.
39. Ray WA. Policy and program analysis using administrative databases. *Ann Intern Med* 1997;127:712–718.
40. Winawer SJ, Zauber AG, Ho MN, et al. Prevention of colorectal cancer by colonoscopic polypectomy. The National Polyp Study Workgroup. *N Engl J Med* 1993;329:1977–1981.
41. Harris R. Decision-making about screening: individual and policy levels. In: Kramer BS, Gohagan JK, Prorok PC, eds. *Cancer Screening: Theory and Practice*. New York, NY: Marcel Dekker; 1999:55–75.
42. Rockey DC, Koch J, Cello JP, et al. Relative frequency of upper gastrointestinal and colonic lesions in patients with positive fecal occult-blood tests. *N Engl J Med* 1998;339:153–159.
43. Simon JB. Should all people over the age of 50 have regular fecal occult-blood tests? Postpone population screening until problems are solved. *N Engl J Med* 1998;338:1151–1152.
44. Fletcher RH. Should all people over the age of 50 have regular fecal occult-blood tests? If it works, why not do it? *N Engl J Med* 1998;338:1153–1154.
45. Weed DL. Ethics and consent. In: Kramer BS, Gohagan JK, Prorok PC, eds. *Cancer Screening: Theory and Practice*. New York, NY: Marcel Dekker; 1999:89–118.
46. Wijnen JT, Vasen HF, Khan PM, et al. Clinical findings with implications for genetic testing in families with clustering of colorectal cancer. *N Engl J Med* 1998;339:511–518.
47. Osborn NK, Ahlquist DA. Stool screening for colorectal cancer: molecular approaches. *Gastroenterology* 2005;128:192–206.

第 5 章

胃肠道癌症：外科肿瘤学

Monica M. Bertagnolli

关于肠癌名医希波格拉底有着如下的描述："对于那些治疗后很快死亡而不予治疗则能生存更长时间的严重癌症患者，最好不予治疗"[1]。这种情况直到 20 世纪中叶安全的麻醉出现和外科技术的充分进步才得以改变。胃肠道肿瘤最早的成功的手术治疗可能由卢昂的 Pillore 在 1776 年实施，他为一名结肠癌并肠梗阻的患者进行盲肠造口术。不幸的是，患者为缓解肠梗阻而在术前服用了两磅致命的水银。这位患者在术后 48 小时死亡，尸检结果死因在于水银造成的远端小肠梗阻[2]。1844 年，Reybard 报道了结肠癌施行肠切除肠吻合后的存活病例。考虑到发生在全身麻醉出现之前，这是不平常的成就。早期的肠道外科面临众多问题中的最重要的莫过于致命的感染所导致的高死亡率，那时无菌技术还未广泛接受，抗生素还没有出现。1879 年，Christian Billroth 施行了乙状结肠癌切除术，并将近端肠管行永久性结肠造瘘。相对那些早期肠切除肠吻合的病例，这个手术取得了非常低的感染和死亡率。Billroth 的技术进一步被 Bloch(1892)、Paul(1895) 和 Mikulicz-Radecki(1895-1905) 完善，后者得以使人们了解到此术式是结肠癌并梗阻的切除方式。在此手术中，肿瘤所在的肠袢被提出腹腔外，切除是非开放性的。最初的术后近 1 周，使用电刀分离肠袢，切除肿瘤处肠管，完成肠造瘘。由于在肠管开放前腹腔是闭合的，腹腔感染降低了，感染造成的死亡明显减少。直到 20 世纪 40 年代美国外科医师还在广泛应用。

胃癌最早成功的外科治疗于 1881 年由 Billroth 完成。在此手术中胃窦和幽门被切除，同时十二指肠与残胃缝合，这个手术后来被称为毕 I 式胃切除。1895 年伦琴发现了 X 射线，随后在 1910 年对比增强放射技术开始用于诊断胃肠道肿瘤，在一定程度上能早期诊断和术前制定更好的方案。最早按照

现在肿瘤手术标准即足够的切缘和淋巴结清扫进行手术的是 Miles，他在 1926 年实施了经腹会阴联合直肠癌切除术。1938 年，Whipple 成功进行了胰头肿瘤的切除，手术操作复杂，包括切除远端胃、十二指肠、胰头，然后进行胰管、远端胆管和残胃与空肠吻合重建消化道。二战后输血、抗生素、营养支持和麻醉学的发展显著降低了这些根治性肿瘤手术的死亡率。

1958 年 Hirschowitz 发展了用于内镜的可弯曲纤维装置，从而使 20 世纪 70 年代常规进行上下消化道检查变得可能。这些进展能早期发现肿瘤部位，同时内镜下可切除癌前病变的腺瘤，首次通过人为干预降低了结肠癌的发病率。20 世纪 70 年代，人们已认识到不同肿瘤的自然进程显著不同。对大多数实体瘤来说，临床医生认为肿瘤侵犯周围淋巴结提示全身疾病，其并不能从积极的局部手术中获益。20 世纪末，放化疗作为辅助治疗的进展能够提高 III 期结直肠癌患者的生存率，而相比较，其他胃肠道肿瘤则收效不大。

本书涵盖了对于胃肠道肿瘤的专业性外科观点。本章主要介绍胃肠道肿瘤患者外科治疗的常用手段，同时也涉及一些较少接受的方法如术中放疗和术中腹腔化疗。此外本部分总结了一些研究的新领域，可能改善患者今后的护理。

外科评估

术前风险评估

尽管微创外科和早期术后营养支持已经降低了胃肠道手术对机体的影响，但手术依然需要麻醉，而

且经常面临那些有并发症和营养不良的患者。因此术前评估某些重点问题和术前准备十分有价值。肿瘤外科手术决策需要在手术风险和获益上来平衡,此过程第一步就是评估患者的身体状况。身体状况对于老年肿瘤患者来说至关重要,因为年龄本身并不能准确评估手术风险。生理分级系统制定参照美国麻醉学会和 Goldman 的报道,通过此系统评估患者术后能出现并发症的风险[3](表5.1)。

目前在手术前判断心脏病风险因素尤其重要。另外,最佳的围术期生理上的支持能降低心脏病患者手术并发症和心脏病所致的死亡率。评估接受大手术患者心脏风险最常用的是 Goldman 等的方法(表5.2和表5.3)。基于这种分级,术前状况处于Ⅲ或Ⅱ级的患者被认为应该在有创监护下进行生理上的支持。那些具有潜在心血管疾病的患者应该在术前完成评估和进行心血管疾病的治疗,而这些疾病也能够治疗,诸如不稳定型心绞痛或缺血性脑卒中。对于心功能良好和无心血管疾病征象的患者则无须监护,因为他们围术期发生心肌梗死或心源性致死风险很小。

营养

大多数肿瘤外科的患者经得起短时间的营养不足和代谢紊乱。但是通常情况下要面临营养支持与自身基础病变之间来平衡。这种平衡轻者对治疗无副作用,重者导致肿瘤恶病质,这种状态称之为伴癌综合征,表现为食欲减退、消瘦、多脏器功能障碍。对许多胃肠道肿瘤患者,肿瘤进展胃肠功能下降以及手术、化疗和放疗加重了食欲减退和所致的营养不良。因此,治疗前评价肿瘤患者营养状况和在治疗、康复中提供最佳的营养支持是最基本的。

肿瘤患者营养评价包括饮食习惯、记录近期的体重变化和食欲减退、最初的饱胀感或吞咽困难。提示营养不良的物理检查包括肌肉萎缩、皮肤干燥和剥脱、头发易碎和不常见的脱发、指甲隆起或呈匙状。营养不良重要的试验室检查包括人血白蛋白和转铁蛋白的水平。这些评估将患者分为临床相关的不同级别,以此了解患者的营养状况(表5.4)。

对进行大手术的患者最好术前维持足够的经

表 5.1

生理状况功能性分级

风险级别	美国麻醉学会分级	Goldman 分级
Ⅰ级	无生理障碍、生化紊乱或精神疾病;手术能切除的病变与全身疾病无关,肿瘤局限	普通的日常活动如走路、爬楼梯不引起心绞痛。心绞痛发生于工作或娱乐中紧张、猛烈或过度劳累
Ⅱ级	轻到中度全身疾病(手术治疗的疾病本身所致或其他病变)	日常活动轻度受限。心绞痛发作于下列情况:散步或爬楼梯过快;爬坡;餐后散步或走楼梯;着凉;受风;情感打击;睡醒后头几个小时。也见于正常节律、正常情况下散步超过两个街区或者爬楼梯超过一段台阶时
Ⅲ级	严重全身功能障碍或疾病	日常活动明显受限。正常节律、正常情况下散步一到两个街区或爬一段台阶就发生心绞痛
Ⅳ级	能很快危及生命或通常需要手术纠正的严重全身疾病	承受日常活动已感觉不适。休息时心绞痛也可能发作
Ⅴ级	濒死状态;外科手术存活可能渺茫	
急诊(E)	上述分级中任何一种遇到急诊状况	

表 5.2

Goldman 心脏风险指数

风险因素	评分
颈静脉怒张/第三心音奔马律	11
6 个月以前有心肌梗死	10
术前心电图非窦性心律或房性期前收缩	7
术前心电图超过 5 次/分的室性期前收缩	7
大于 70 岁	5
急诊	4
胸腔、腹腔或大动脉手术	3
全身情况差(氧分压<60mmHg 或二氧化碳分压>50mmHg;	3
K^+<3mmol/L 或 BUN>50mg/dL;SGOT 异常;慢性肝病)	
血流动力学上明显的动脉狭窄	3

分级	总分	轻微并发症	危及生命并发症	心源性死亡
I(n=537)	0~5	532(99%)	4(0.7%)	1(0.2%)
II(n=316)	6~12	295(93%)	12(5%)	5(2%)
III(n=130)	13~25	112(86%)	15(11%)	3(2%)
IV(n=18)	≥26	4(22%)	4(22%)	10(56%)

口摄入营养。而这种观点往往由于胃肠肿瘤患者术前进行内镜或影像学检查需要禁食或者肿瘤引起的食欲缺乏、恶心而被忽视。对肿瘤患者营养干预的临床效果仍存在争议。对有严重营养不良的那些患者,大多数研究支持围术期全肠外营养(TPN)[4]。积极的营养支持同样用于那些治疗后 10~14 天无法摄入足够营养的患者[4]。这些患者术后降低了并发症和死亡率,营养支持的好处超过静脉营养可能引起的感染。严重营养不良的患者在大手术前至少 1 周最好接受营养支持,术后继续通过 TPN 或尽可能早的经空肠造瘘鼻饲保证足够的营养。对所有患者来说,静脉营养相关的并发症的风险可能大于它所带来的恢复时间缩短和生存率提高。但是术后根据需要早期通过营养管或空肠造瘘肠内营养对患者恢复来说无疑是安全、有效而且是有时候被忽视的手段。

分期

准确的分期能改善胃肠道肿瘤患者的护理,并且更重要的是作为新的治疗手段出现。因此使得病灶局限的患者可避免扩大的手术或毒性的辅助治疗,同时

表 5.3

减少围术期心脏风险

风险程度	推荐手术前心脏评估	推荐措施
低度:I 级,<12 分	无	普通监护下手术
中度:II 或 III 级,12~26 分或不能从病史评定	运动负荷测试,或者患者无法运动时行心肌核素灌注显像	有创围术期监护评估
高度:IV 级,>26 分	心导管	可能的话,行术前冠状动脉搭桥

表 5.4

术前营养评估

	正常	轻到中度营养不良	严重营养不良
体重	正常或近期体重降低<6%	近期体重降低 6%~12%	近期体重降低≥12%
一般情况	正常	正常	肌肉萎缩,皮肤、头发或指甲改变
人血白蛋白(g/dL)	≥3.5	2.6~3.4	≤2.5
血清转铁蛋白(mg/dL)	≥200	151~199	≤150

对临床上发现明显微转移的患者施行很可能有帮助的辅助治疗。目前胃肠道肿瘤分期对于治疗效果的评价范围过宽,尤其是Ⅱ期的病例,因此有必要更细的分级。已经有众多不同的研究采取不同的方法来改进胃肠道肿瘤的分期。这些方法包括手术(如腹腔镜分期和前哨淋巴结活检)和其他新技术(如组织免疫组化染色和分子标志物)。这里简要介绍几种有前景的分期方法。

腹腔镜分期

胃肠道外科应用微创技术已经降低了患者分期和治疗的风险。最好的例子就是腹腔镜探查分期避免了开腹探查,尤其适合胃食管结合部、胃、肝和胰腺的肿瘤。腹腔镜最适宜发现腹膜和腹腔脏器表面的病变,同时运用内镜或腹腔镜超声能明显提高发现不能切除的肿瘤的敏感性。

在一组包括食管下段、胃和胰腺的 76 例上消化道恶性肿瘤病例中,与传统方法相比较,单纯应用腹腔镜组 39 例患者中有 17 例提供了更为详尽的分期资料,14 例由于发现腹腔种植和肝转移分期上调,3 例分期下降进而成功手术切除。另外 37 例增加腹腔镜超声检查的患者中有 13 例改变了治疗方案,因这种检查较常规影像学能够给临床提供更加详细的信息,其中门静脉侵犯和肝转移各 3 例[5]。在一项前瞻性研究中,腹腔镜与超声、CT 比较 103 例胃癌患者的分期,结果腹腔镜联合超声发现肝脏、淋巴结和腹膜转移的准确率达 99%,而 B 超和 CT 仅仅分别为 76% 和 79%[6]。在一组 114 例胰腺癌患者中,CT 未发现远处病灶,而用腹腔镜在 27 例(24%)患者中发现新的腹腔内病灶[7]。剩余 87 例中没有发现远处转移,42 例血管造影发现血管浸润,而血管造影通过腹腔镜或内镜超声完成,其中 40 例患者实施开腹手术,30 例肿瘤被切除[8]。

评价肝脏肿瘤的金标准是术中仔细触诊和超声检查[9]。由于结直肠癌肝转移患者在转移灶切除术后 25%~30% 的患者可获得长期生存,故发现肝脏小的局限病灶就很重要[10]。联合腹腔镜和腹腔镜超声评估 15 例选择接受开腹探查的结直肠癌患者,13 例行彻底的物理和超声检查,其中 4 例发现肝转移灶。所有病例行开腹手术,术中全面探查和开放性超声检查,发现一个 0.8cm 的病灶,但活检证实为良性[11]。在一组 50 例肝肿瘤患者腹腔镜联合超声检查中,23 例(46%)被排除了根治性切除,因 14 例患者发现了磁共振或 CT 未显示的新病灶(28%),这 14 例行手术治疗后 13 例成功切除。相比较,以前的对照组有 58% 的切除率[12]。因此腹腔镜联合超声检查可能对判断肝肿瘤是否能切除十分有用,避免了不必要的开腹探查。

腹腔镜还能开展腹腔灌洗进行细胞学检查。但是对于胃肠道恶性肿瘤采用腹腔细胞学检查判断分期仍存在争议。胰腺癌患者腹腔细胞学检查阳性是一项预后欠佳的指标。一组 32 例连续出现的腹腔细胞学阳性的胰腺癌病例中,仅仅有 2 例能切除,有无肉眼可见的腹腔内转移中位生存时间分别为 7.8 和 8.6 个月[13]。阿姆斯特丹医学中心自 1992 年到 1997 年对 449 名不同的胃肠道肿瘤患者进行腹腔细胞学检查,其中包括 87 例食管癌、72 例高位胆管肿瘤、236 例壶腹周围肿瘤、17 例胰体或胰尾肿瘤和肝脏肿瘤(7 例原发性和 32 例转移性)。腹腔灌洗仅仅对 6 例(1.3%)修正了肿瘤分期和准确预测了无法切除。另外,在腹腔灌洗阳性的 28 例患者中,有 19 例(68%)腹腔镜也发现了转移灶,3 例灌洗假阳性而实际探查时能够切除,该作者认为腹腔灌洗不很有效[14]。

因此腹腔镜分期最适用于那些需要开腹探查才能明确能否切除的患者,这项技术经常用于无法通过无创影像学检查发现的腹腔内有无播散的上消化道恶性肿瘤。

微转移的意义

包括常规组织学检查淋巴结阴性(NO)在内的患者分期可能被上调。例如,可能根治性切除结肠癌的患者中,35%~45%可能淋巴结阴性(NO)[15]。其中大约25%的 II 期患者术后出现复发,这提示对 1/4 的 NO 病例来说常规的组织病理学分期技术并不能反映肿瘤真实的进展。采用更好的技术可发现高风险的病例,从而可能使其得以从辅助化疗中获益。这些患者对于评估新的治疗手段十分重要,而新的治疗目的在于将残留尽可能减少。

"微转移"这个术语用于描述病理学上没有淋巴结转移(N1)或远处转移(M1)的原发肿瘤细胞的转移情况。例如肿瘤周围直径小于 $200\mu m$ 范围内区域淋巴结的转移或者仅仅单个细胞免疫组化染色肿瘤相关蛋白如细胞角蛋白或癌胚抗原阳性。对于实体瘤来说,淋巴结、骨髓或外周血发现肿瘤细胞的临床意义尚不清楚。肿瘤细胞脱落成单个细胞进入血液循环,通过免疫组化染色或 PCR 扩增能发现单个的肿瘤细胞。循环中肿瘤细胞依靠能力定植于宿主组织,形成独立的转移性克隆。这种微转移代表从肿瘤脱落的小部分细胞。目前许多研究并不能揭示淋巴结、骨髓或外周血中的少量肿瘤细胞与肿瘤临床行为上的相关性[16-19],很明显这个特点对于辅助治疗敏感的结直肠癌或胃癌就显得十分重要。

当前明确微转移临床意义的最重要的障碍是技术上的。检测微转移的技术因抗体、染色技术和评分系统的差异很难标准化。外周血和淋巴结检测的肿瘤细胞也可能是术中切除时手术操作造成的[20,21]。可能由于这些因素,大多数仅仅通过免疫组化检测的回顾性研究并不能说明转移的预后意义。

尽管微转移仍然被认为对胃肠道恶性肿瘤有临床意义,但所要进行的调查研究的目的与能早期诊断肿瘤的工作是一致的。除了从临床分期改进上的获益外,了解微转移灶与非转移的标志物之间的特征差异能够提供更重要的肿瘤早期诊断和治疗的手段。可能将来影像学技术如术前磁共振或近红外荧光探针静脉注射能准确检测胃肠道实体瘤的微量转移[22]。

胃肠道癌前哨淋巴结

对于手术的肿瘤患者,其前哨淋巴结活检(SLNS)通过少量的淋巴结来准确预测整个区域内淋巴结转移情况,这基于淋巴回流由外周向中心血管方向的顺序,而淋巴循环是主要血液供应以外功能有限的补充。因此,在肿瘤部位注射的示踪剂遵从肿瘤细胞按照淋巴回流方向转移的路线。若事实如此,则首先到达的淋巴结即为前哨淋巴结,它能提示肿瘤周围区域淋巴结转移情况。更深层面上说,由于乳腺癌和皮肤黑色素瘤的前哨淋巴结活检在临床上的应用[23,24],体表肿瘤的前哨淋巴结活检证实有效。

前哨淋巴结已用于结肠癌、胃癌和食管癌的评价,前哨淋巴结强调的分期在三者中明显不同。对胃癌和食管癌,在切除原发肿瘤之前了解淋巴结转移情况能对手术选择提供帮助。例如,对 III 期病例,前哨淋巴结活检这一微创治疗可能筛选出从进展期胃癌或食管癌术前放化疗中获益的病例。微创治疗切除表浅型胃癌的效果正在评价当中,而这项治疗要求在确定手术前明确淋巴结没有转移,一项单中心研究表明前哨淋巴结活检可达到这个要求[25]。微创外科在早期胃癌治疗上的进步与明确前哨淋巴结的准确性密切相关。

与乳腺癌或黑色素瘤的手术不同,结肠手术在解剖学上允许广泛清扫淋巴结而不显著增加切除难度或手术并发症。如果能治疗或者能改善患者病理学分期,前哨淋巴结对结肠癌可能有好处[26-28]。尽管支持结肠癌前哨淋巴结的学者认为这项技术非常准确,检测出淋巴结转移的准确率达到 89%~97%[27,29-31],但与非前哨淋巴结的诊断标准相比较,大多数研究中前哨淋巴结的诊断采取了不同的标准。比如和常规病理诊断标准比较,前哨淋巴结免疫组化染色阳性而非前哨淋巴结阴性。在最近癌症和白血病研究组进行的一项前瞻性研究中,检测了 66 例能切除的结肠癌患者的前哨淋巴结[32],应用常规病理诊断发现的 24 例有淋巴结转移者中,13 例(54%)未能预测淋巴结转移情况。进一步的免疫组化染色检测常规病理染色无淋巴结转移者的前哨淋巴结和非前哨淋巴结,采取免疫组化染色诊断淋巴结转移的标准,结果令人吃惊的是高达 20%的前哨淋巴结假阳性或者微转移灶的低检测率(40%)。通过前哨和非前哨淋巴结的检测,多中心的研究表明前哨淋巴结并不能准确预测无论是常规检测淋巴结转移还是有微转移病例中的淋巴结情况[32]。

因此目前前哨淋巴结还未用于可切除的结肠癌患者的分期。

放射免疫辅助手术

放射免疫辅助手术(RIGS)是术中对于无法根治性切除的肿瘤组织进行标记的技术，然后进一步进行扩大手术、术中放疗或术后辅助放化疗。患者在术前 3~4 周注射放射性标记的单克隆抗体。常用于 RIGS 以确定胃肠道肿瘤范围的抗体是 CC49，该抗体针对肿瘤表皮抗原即肿瘤相关糖蛋白 72 (TAG-72)并且常以碘[125]标记，因此必须使用甲状腺素拮抗剂如碘化钾。血循环中单克隆抗体被清除而在肿瘤中浓集，探测患者心前区 2 秒内 γ 射线流量计数小于 30 时即行手术治疗[33]。在手术中除了常规视诊和触诊，还使用手持式 γ 射线探查仪扫描腹腔采集本底，并和主动脉分叉处采集的血循环中的本底相对照。术中发现肿瘤局部和区域淋巴结范围内放射性信号增高提示肿瘤残留。腹腔内扫描也包括肝脏、胃、十二指肠和腹膜后(肾脏)和盆腔。在有些复发性结直肠癌病例的研究中，该项技术的应用在 30% 的时候改变了手术方式，一般进行联合邻近脏器切除的扩大手术以期根治性切除。但这种技术问题在于淋巴结的特异性低，原因可能是网状内皮系统对抗体的清除。

RIGS 可能带来较好的预后。腹腔复发或转移癌病例的多中心 Ⅲ 期临床研究表明，在 20% 的时候 RIGS 能改变手术决策[34]。RIGS 在 28.5% 的肝转移患者中发现门静脉周围淋巴结隐匿的转移灶，并且排除那些无法由肝切除治疗的患者[35]。研究表明 RIGS 的应用还未对患者并发症或生存率起作用，并且费用昂贵、操作繁琐。当然仍然需要进一步研究如何准确分期和能否在临床上有效的应用。

肿瘤的分子特征

自 20 世纪 90 年代中期，随着研究的进展逐渐揭示胃肠道肿瘤发生的分子特征，这成为寻找肿瘤行为的临床标志物的开端。这包括除常规组织分型、侵犯程度以外增加的肿瘤相关的基因型或表型标志物以及细胞周期调控、血管生成潜能、染色体稳定性的检测，具体分类见表 5.5。

肿瘤相关标志物能为临床提供有效信息的例子是胸腺嘧啶核苷酸合成酶(TS)。TS 是 DNA 合成中的必须酶，它将 2'-脱氧尿苷-5'-磷酸转变为胸腺嘧啶 5'-磷酸。TS 的靶点是 5-氟尿嘧啶(5-FU)，而 5-FU 是胃肠道癌最常用的化疗药物，5-FU 通过阻止 TS、5-FU 代谢物氟脱氧尿苷一磷酸和叶酸衍生物 CH_2FH_4 的三元络合物而抑制 DNA 合成[36,37]。结直肠癌和胃癌中 TS 蛋白的过度表达与对 5-FU 的耐药相关，并且可能提示 p53 功能缺失[38-40]。多中心的临床研究表明，肿瘤过度表达 TS 预示对 5-FU 为基础的化疗方案不敏感[41,42]。

将肿瘤基因型或表型与临床应用相联系的研究大多是单指标的，并且是通过少数病例回顾性或前瞻性的。尽管一些肿瘤标志物如 TS 是重要的独立预

表 5.5

预后或治疗反应的推定标志物

癌胚抗原	PCNA	P53
胸腺嘧啶合成酶	Ki67	P21
胸腺嘧啶磷酸酸化酶	Cyclin D1	P27
基质金属蛋白酶	多倍体	Myc
组织蛋白酶 D	凋亡指数	Bcl-2/Bax
唾液酸化 LewisA/LewisX	微血管密度	17pLOH
CD44v6,v8-10	VEGF	18pLOH
纤维蛋白溶解原激活剂	蔗糖酶-异麦芽糖酶	DCC
uPA 受体	泌乳素受体	Ki-ras
HER-2/neu	维生素 D 受体	微卫星不稳定

PCNA:增强细胞核现原;LOH:杂合性表光;VEGF:血管内扩张因子;DCC:结肠癌缺失(基因);UPA:尿激酶纤维蛋白溶原激溶剂;HER-2:人类表皮质长受体 2。

后因素,但临床应用面临问题,这是由于试验方法的变化、研究组治疗的差别以及临床失访。然而当前几个有希望的临床试验正在癌症协作组中开展,以图探讨多个肿瘤标志物与结直肠癌、胃癌和胰腺癌预后的关系。

外科技术进展

原发肿瘤的扩大切除

外科医生一直处于外科技术的核心位置,因此适合胃肠道癌的手术要点在 20 世纪取得一致意见,这包括锐性而不是钝性分离组织面、避免肿瘤播散而整块切除肿瘤、整个区域内淋巴结清扫和在不增加患者并发症的前提下尽可能保证足够的切缘。虽然已认识到肿瘤阴性切缘的重要性,但客观评价不同外科技术的效果非常困难。甚至重要的手术技术要点如直肠癌的全直肠系膜切除和常规"标准"切除,或者是胃癌 D1 和 D2 淋巴结清扫需要标准化,以利于有说服力的前瞻性研究的开展。这些疾病特异性的争论在其他章节叙述。因此,本章只涉及胃肠道肿瘤外科有关的基本原则。

由于肿瘤生物学特征的研究取得进步,切除肿瘤的手术技术也获得了发展。早期的肿瘤手术受限于是否敢于在发病前切除病灶,而那时麻醉和抗生素还没有出现。内镜、放射学和围术期营养支持的进展使得肿瘤能早期诊断并且可能大大延长患者的生存期。"更多时间即是更好"的肿瘤外科手段受到"进展期肿瘤是全身性疾病"的观点的挑战。如前部分所提及,我们正在努力揭示临床上明显残留或微转移灶的特性。胃肠道肿瘤外科在 20 世纪 60 年代成为关注热点,那时 Turnbull 支持"无接触技术"[43]。研究观察到手术操作时挤压肿瘤进入血循环,这被认为易于导致复发,因此在术中操作或移除标本前就分离、结扎肿瘤周围供应血管,所以称之为"无接触技术"。这项技术的应用降低了结直肠癌患者术中肿瘤细胞的播散[21,44]。各期的肿瘤细胞均可脱落在血循环中,但其临床意义仍不清楚,并且还要依赖于肿瘤细胞自身是否有形成独立的转移性克隆的能力和是否到达靶组织。目前研究认为与手术切除相关的进入血液中的脱落肿瘤细胞并未导致肿瘤播散,并且可能是根治性切除后循环中残留细胞,根治性切除是显著的预后因素[20,45,46]。

对胃肠道肿瘤患者来说,准确评价手术切除范围可能是几个重要的临床资料之一。这种评估经常发生在手术当时,有时术中结合病理学医师意见来决定手术范围。1889 年,Kiel 的 Esmarch 教授说服德国外科学会在进行扩大的毁损性手术之前先接受肿瘤的显微镜诊断[47]。Halsted 是建立外科病理学分支的第一个美国外科医生,他的推动使得外科病理学医师成为肿瘤多学科治疗中不可缺失的一部分[48]。在外科病理学医师检查之前和检查当中对手术标本进行正确处置的重要性并非过分要求。标本的复杂性需要经验丰富、合理检查标本,而且显微镜诊断在无法提供详细的临床资料时受到制约。只有手术医师才完全了解肿瘤与剩余组织的关系以及切除的详细过程。增加的分子学和微转移灶分析作为常规病理学的补充,使得外科病理和手术医生进行的配合在肿瘤治疗中更加重要。

腹腔镜肿瘤切除

自 20 世纪 90 年代中期,微创外科技术在普通外科中得到广泛应用。腹腔镜下胆囊切除和脾切除成为推荐术式,因为它与开腹手术相比能明显减少患者并发症。腹腔镜技术也常用于治疗胃和大肠的良性疾病如胃食管反流、憩室炎或炎症性肠疾病。如前所述,胃肠道肿瘤选择病例进行腹腔镜分期对判断进展期腹部肿瘤非常有用,开腹探查变得不再推荐。但是腹腔镜对于可能根治性切除的胃肠道肿瘤患者来说,已经越来越受外科肿瘤学者的关注。住院时间的缩短和快速康复这些短期获益并不能代替患者治愈率的下降,而治愈率要通过数年来评价。

自 20 世纪 90 年代中期,微创外科的发展允许外科医生适应腹腔镜技术,但对肿瘤外科面临很多挑战。通过 5mm 和 10mm 操作孔置入手术器械外,手术切口还要足够大以使外科医生的手能进入,称之为"手辅助腹腔镜"外科,这样就允许外科医生在肿瘤游离时克服明显的技术障碍,包括游离时肿瘤位置困难、密切浸润或大网膜脂肪过多。吻合器通过常规操作孔置入能够高位结扎肠系膜血管和进行广泛淋巴结清扫。吻合可在腹腔内或由小切口将肠管外置在腹腔外完成。

腹腔镜肿瘤外科面临的问题在于能否保证足够的区域淋巴结清扫以及是否与局部或远处的高复发率有关。仅有少数研究探讨和常规手术比较腹腔镜手术的整体生存率,尤其是结肠癌的手术[49-52]。2004 年报告了一项多中心的前瞻性随机对照试验(COST)[52]，比较结肠癌患者腹腔镜和常规开腹手术的疗效，结果表明腹腔镜组术后静脉使用麻醉药减少（4 对 3.2 天）、住院时间缩短（5 对 6 天）。同时两者肿瘤切缘和淋巴结清扫程度及范围无差异。更为重要的是，该试验中腹腔镜与开腹组比较切口复发(0.5%对 0.2%)和局部复发均较低(17%对 27%)，并且可以接受。另外两组间任何一期肿瘤 3 年生存率相同。至少还有两项大样本的腹腔镜治疗结肠癌的前瞻性随机对照研究正在欧洲进行，数据不久将会公布。

微创技术也用于早期肿瘤如食管癌、胃癌和直肠癌的治疗当中[53-56]，所面临的问题与结肠癌有诸多不同之处。两者都很难在术中精确定义切缘。另外，淋巴回流在上述部位明显不同，因此前哨淋巴结活检能否应用尚不明了。对上述肿瘤微创手术的风险和获益评估尚需多中心随机对照研究的结果。

术中放疗

胃肠道肿瘤外科手术之外辅助治疗有一项就是术后对肿瘤组织行放射治疗或称之为术中放疗(IORT)。由于术中剂量受限制的脏器如小肠和胆囊要远离照射野，IORT 联合术前或术后外束流放射治疗和化疗理论上能够达到最大剂量的照射。IORT 可行的方法包括电子束和大剂量近距离放射疗法，而后者包含一套可弯曲导管系统，它能应用于解剖学上结构复杂的部位如深层盆腔。单剂量电子束的 IORT 抗肿瘤效应是外束流照射作用的两到三倍[57]，前者最适宜用于局部复发远高于全身转移的肿瘤。正因为如此，IORT 已经用于局部进展期直肠癌的治疗，这些患者有 15%~30%发生局部区域复发[58,59]。IORT 可能也适合虽然全身转移概率大但外束流照射剂量受限的脏器，这包括某些选择性的胃[60]、食管[61]、胰腺[62]和胆管[63]的恶性肿瘤。

随机对照研究比较 IORT 和单独外束流照射还不可行，但 IORT 和以前病例对照后发现其对有些病例有好处。局部进展期直肠癌联合 IORT 能明显改善局部复发和提高实际的 5 年生存率，尤其是接受根治性切除的病例[64]。接受 IORT 的进展期或局部复发的直肠癌患者 2 年局部复发率报道为 18%~33%，而对照组达 73%~76%[65-69]。类似的结果也见于接受术中近距离放射疗法的患者，近距离放射疗法无需铅板防护这些特殊装置，所以可广泛应用[70]。IORT 也用于局部

进展和可切除的胰腺癌和胃癌[71-73]，但是较少的资料尚不能表明 IORT 的益处。

尽管在直肠癌治疗上 IORT 令人鼓舞，但研究的病例相对较少且属不同种群。接受 IORT 的病例和以前的病例对照还存在非常重要的差别，这包括就手术或放疗而言种群不同、手术方式或麻醉时间的差异，同时还缺乏并发症的比较。上述问题就使得进行前瞻性随机对照的试验十分重要。

减瘤手术和腹腔化疗/近距离放射疗法

少数胃肠道恶性肿瘤患者发生腹膜受累而没有其他脏器如肝、肺转移。引起这种情况的原发肿瘤见于结直肠黏液腺癌和胃、小肠及阑尾的腺癌。尤其在某些低分化恶性肿瘤病例如黏液腺癌 I 级或恶性腹膜假黏液瘤中，明显的局部病变能够通过减瘤手术(一般联合术中化疗)来控制[74,75]。减瘤手术包括从膈顶到前腹壁、盆腔表面腹膜的剥离以及联合网膜切除和可能的脾切除、胆囊切除或胃窦切除术。腹腔化疗一般通过术中所置引流管进行，其理论上来说好处在于能给予最大剂量的化疗，因为对化疗的耐受性来说受侵的腹膜与全身给药相比剂量大 10 倍[76]。

结直肠癌有腹膜种植者行减瘤手术和围术期化疗逐渐增加，有数个多中心临床 II 期和单中心 I 期试验评价了治疗效果[77,78]。减瘤手术的减瘤程度是这些接受治疗患者预后的非常重要的因素[79]。一项前瞻性随机试验研究了转移性结直肠癌患者行减瘤手术后接受腹腔和全身化疗以及单独使用全身化疗的效果[78]，发现腹腔化疗组中位生存期为 22.3 个月，而全身化疗组仅为 12.6 月($P=0.032$)[78]。

有研究表明腹腔化疗作为辅助治疗是有效的。一组行切除后的胃癌和结肠癌病例接受腹腔化疗 6 个月后有 94%的患者腹腔液中化疗药物仍维持足够的浓度，而且腹腔注射 5-FU20 个小时后检测静脉血和腹腔液中 5-FU 浓度为 1:100[80]。腹腔注射后化疗药物在肝实质内浓集。II、III 期结直肠癌患者局部复发和肝转移是最常见的复发转移形式，因此需要了解辅助腹腔化疗的效果。Scheithauer 报告一组 241 例可切除的 III 期结肠癌病例，结果发现与仅全身给药组相比，联合全身和腹腔应用 5-FU 和亚叶酸钙 6 个月（6 个周期）后无瘤生存期和整个生存期明显延长[82]。腹腔化疗作为结直肠癌和其他

腹腔恶性肿瘤如胃或胰腺癌的辅助治疗还需进一步探讨。

某些化疗药物的细胞杀伤效应可能通过提高组织穿透性而被热所增敏。术中腹腔应用化疗理论上好处在于能在关腹前使所有组织表面都接触到化疗药物,而残存的肿瘤细胞在手术结束时会游离在腹腔内,术中化疗可能在关腹前杀死这些游离细胞。术中热化疗是在积极的减瘤手术后腹腔内热灌注化疗药物如丝裂霉素 C 或顺铂[83]。单个和数个随机临床研究表明热灌注减少了胃癌的局部复发,可能降低了阑尾癌、结直肠癌和胰腺癌腹腔播散患者的无瘤生存[84,85],但和腹膜微小转移或局部多发种植高风险的患者比较,敏感的病例很有限。

一组 200 例按照上述程序治疗的患者有约 27% 出现了并发症,包括胰腺炎、肠瘘、出血和血液毒性,同时治疗相关的死亡率为 1.5%[86]。由于还缺乏其他有效且更少并发症的治疗手段,单独腹腔化疗或者腹腔热灌注化疗仍然是处理这些预后不良患者的治疗方法。

肝动脉介入

超过一半的转移性大肠癌患者为肝转移,其中大多数的肝转移为仅有的或主要的病变所在。对肝脏局限性病变进行切除的确可以提高生存率甚至有治愈的可能[10,87]。冷冻治疗同样可以成功切除肝脏局限性病变,这种方法可以应用于手术室中,也可在手术室外通过经皮穿刺途径完成[88]。其他非手术治疗方法包括无水乙醇经皮瘤内注射或经探头射频治疗[89,90]。对于一般状况较好的患者,应用以上方法效果显著,但也仅能用于较小及数量较少的病变。然而,很多有肝转移表现的大肠癌患者已失去手术机会。因为肝转移瘤多由肝动脉供血,而肝细胞主要由门静脉供血,通过动脉注射 5-FU 代谢产物氟脱氧尿苷(FUDR)可以在瘤内达到高药物浓度,而理论上肝细胞毒性会很小。较高的首过消除(大约 95%)限制了 FUDR 的应用。虽然有较高的瘤内-肝细胞浓度梯度,但肝动脉注射药物有引起药物性肝炎和硬化性胆管炎的潜在危险,须加注意[91]。

肝动脉注射化疗药物是一种复发肿瘤的化疗方法,同时也可以作为肝转移瘤切除术后防止复发的防治方法。对于无法切除的肝转移瘤,肝动脉介入化疗的效果如何难于评价。最近有关此类方法的研究患者数量较少,尚无足够证据得出肝动脉灌注有效性的结论。近期有关随机试验的数据分析报道显示,肝动脉灌注化疗可以将短期生存率从 10% 提高到 15%[92,93]。

肝动脉灌注化疗还可能具有辅助作用。已成功行肝转移瘤切除术的大肠癌患者仍有 70%~80% 的复发可能,约 50% 的复发患者,肝脏为唯一的靶器官[10,94]。肝动脉灌注化疗对这些患者的治疗效果尚未被完全认可,主要原因如下。首先,尚未有证据支持单独使用以 5-FU 为基础的标准灌注化疗或肝转移瘤切除术后单独使用肝动脉灌注化疗的有效性。小样本现场研究数据显示,对肝转移瘤患者切除术后行全身化疗联合肝动脉灌注化疗可提高有效率。在一项由东方肿瘤协作组组织的临床研究中,共有 109 名大肠癌单纯肝转移患者入组。他们被随机分为两组,一组仅接受外科治疗,另一组行外科切除后联合肝动脉灌注 FUDR 化疗[95]。中位随访期为 4 年,单纯接受外科治疗组的 3 年无复发率为 34%,而联合肝动脉化疗组为 58%(P=0.039)。接下来,对这两组患者的随机前瞻性研究也已经进行,目的在于比较肝动脉灌注 FUDR 化疗联合全身化疗 5-FU+亚叶酸钙方案与单独行全身化疗 5-FU+亚叶酸钙方案的效果差异[96]。结果显示,接受联合化疗组的 2 年无瘤生存率为 85%,而单行全身化疗组则为 69%。以上两项研究结果显示,包括肝动脉灌注化疗在内的化疗,可以有效提高大肠癌单纯肝转移瘤切除术后的生存率。总之,肝动脉灌注化疗是一种综合解剖学和药理学理论而出现的新方法,初步临床试验结果较为满意。但由于这种方法可能有较高的死亡率,而且其生存率尚未证明有显著提高,所以目前仍处于试验阶段。

胃肠道肿瘤的外科治疗

恶性肠梗阻的治疗

胃肠道肿瘤患者的临床表现中,肠梗阻较为常见。它可能为复发或转移性肿瘤的首发症状,也可能为术后良性病变,如肠粘连。约有 15% 的患者以一定程度的肠梗阻为首发症状,另有 3%~8% 的患者表现为肿瘤穿孔[97]。出现这种并发症的患者大多年龄较大,并合并有其他疾病,5 年粗生存率为

25%~34%[98]。对急性肠梗阻和穿孔患者,必须急行手术治疗。甚至已出现远端结肠病变的患者,只要其身体可以耐受,依然有必要接受肿瘤切除并行一期吻合,而不必行回肠造瘘或结肠造瘘[99]。对于大肠肿瘤患者,虽然肠梗阻、穿孔等病变常出现于晚期病变,但已证实有30%~50%仅为Ⅱ期[100,101]。这些高危Ⅱ期患者的5年生存率要低于没有并发症的患者。特别是穿孔患者,其5年生存率接近Ⅲ期患者[100]。

外科医生面临的最棘手的问题之一就是有腹部恶性肿瘤病史患者的肠梗阻。原发性胃肠道癌的患者在治疗后5年内出现的肠梗阻有三分之一是非肿瘤原因造成的[102],其余三分之二近乎一半CT或物理检查发现肿瘤扩散。因此外科的目标在于选择那部分肠梗阻非肿瘤因素或病变局限的病例,以期能手术治疗或姑息切除。但是复发性胃肠道癌合并肠梗阻的患者经常出现腹腔播散,使得外科努力达不到最佳疗效甚至相反在一定程度上增加了并发症。因此不会让人吃惊的是,复发性腹腔肿瘤所致的恶性肠梗阻患者住院死亡率达20%~40%[45,102-105]。

腹部恶性肿瘤病史患者肠梗阻的外科治疗取决于肿瘤扩散程度和梗阻部位。由于肿瘤广泛播散时彻底的手术探查非常困难或者不可能,所以术后影像学检查是最基本的。螺旋CT可以了解肿瘤扩散程度并经常发现梗阻部位。对于可能手术治疗的病例,有必要进行护理以维持体力,这包括在保守治疗期间TPN支持。手术探查明确的适应证是有腹部恶性肿瘤病史的患者行物理检查和影像学检查发现局限性的肠梗阻。不仅非肿瘤因素的梗阻占一定比例,而且对一般情况较好的患者手术治疗局限性的梗阻能改善生活质量,减轻恶心、呕吐和腹痛。恶性梗阻最常见的手术方式就是肠粘连松解、放置自身扩张的支架、小肠短路手术、结肠造瘘减压和胃造瘘。完全切除复发病灶仅仅见于极少数病例。

肿瘤扩散患者出现急性肠梗阻并不常见。相反,他们经常表现为慢性恶心、呕吐和腹部绞痛,并且腹部影像学检查为不全性肠梗阻。这部分患者一般经过保守治疗如胃肠减压、TPN营养支持、解痉治疗和慎重使用镇痛剂可缓解。对于内镜能到达的孤立性的梗阻部位尤其适合放置支架。保守治疗经常是临时治疗措施,因为大约有一半的患者最终发展为完全性梗阻[103]。另外,保守治疗解除梗阻后仍有患者时常出现梗阻症状。对于明显有肿瘤负荷的患者,这些症状也会发生在姑息手术后。

由肿瘤播散所致的完全性梗阻患者中,手术治疗几乎不可能解除梗阻。手术一般适于情况较好的病例,因为广泛腹腔脏器转移者活动受限,很可能无法从手术获益[104]。这部分患者生存明显缩短,尤其是营养不良的患者。治疗的重点就是解痉和镇痛对症治疗。Anecdotal建议使用奥曲肽缓解恶性肠梗阻患者的症状,改善进展期肿瘤患者恶心和疼痛[106,107]。

放疗相关并发症的外科治疗

小肠的放疗损伤可分为急性期和慢性期,大多数进行盆腔和腹腔放疗的患者罹患急性放射性肠炎,这类并发症的发生是由于射线对肠黏膜分裂较快细胞的损伤,临床上常表现为恶心、呕吐、腹痛或里急后重感。急性放射性肠炎的症状常在放疗结束后的几周内消失。急性放射性肠炎以支持治疗为主,包括应用止吐药、镇痛药及水合药物。

小肠的慢性放疗损伤是一个渐进的过程,在组织学上表现为纤维化和闭塞性动脉内膜炎。实施放疗与出现慢性放疗相关损伤临床症状的时间间隔平均为2年,文献报道从3个月至43年不等[108,109]。小肠的慢性放疗损伤常慢慢进展为穿透黏膜的病变,引起梗阻、出血、穿孔、瘘管及肠腔狭窄。一项研究回顾性分析了1981—1990年间386位接受放疗的直肠癌患者,以研究放疗相关肠道损伤的发生率与临床结局。在这项研究中,慢性直肠炎的发生率为12.5%,5%的患者患有慢性肠炎。在这项大样本队列研究中,有5%的慢性放射性肠炎的患者需再次手术治疗[110]。另外的一些研究也表明:鉴于此类疾病的病情发展进程,接受外科治疗的患者若联合应用放疗,大约50%的患者将出现放疗相关损伤[111]。

当出现慢性放射性肠炎的并发症需要手术治疗时,通常切除病变肠段后再行肠管吻合。当脆弱的狭窄肠段位于盆腔深部或因为其他原因不能切除时,常选用肠道旁路分流术,在大多数疑难病例中常旷置病变肠管。由于遗留的病变肠管存在溃疡、出血、瘘管形成的危险性,因此未切除肠管的患者有很大一部分需要二次手术治疗,由于放射性肠炎常出现并发症如梗阻、穿孔等,围术期死亡率常高达40%~50%[112]。

显而易见术者应尽量避免急、慢性放射性肠炎的发生,常用的方法有外科切除盆腔内的小肠、小肠气钡双重对比造影后仔细制定多种方案、避免小肠进入放疗区域以及全身或局部应用放疗保护剂 amifostine。以上措施的效果仅在一些小样本研究、研究所范围内得到证实,因此预防放射性肠炎的有效方法存在争议[113]。

外科手术在放射性肠炎的进展中是一项重要因素,由于盆腔手术愈合过程中,小肠易粘连在放疗区域,因此盆腔手术是放射性肠炎的一项危险因素。细致的关闭盆腔内的腹膜在一定程度上可以防止出现放射性肠炎。然而这还不足以使小肠与盆腔隔离,大网膜可被置于盆腔上口起到闭合盆腔的作用,但在癌症患者外科手术中常须切除大网膜或多种上腹手术的需要而致大网膜缺如。肿瘤外科医生常用多种方法将小肠提到盆腔外,最为常用的是可吸收线制成的吊带[114]。一些平均随访期为 18~36 个月的小样本研究显示应用上述技术可显著降低放射性肠炎并发症的发病率,经验丰富的外科医师通过此项技术可将并发症的发生率降到很低[113]。然而,此项技术亦会使手术时间延长、增加术后肠梗阻的发生率、通过悬吊带的小肠会形成疝而导致梗阻[115],由于上述原因,并且缺乏随机试验的充分证据,上述技术并未广泛应用。

直肠癌患者行术前放化疗可以降低慢性放射性肠炎的发生率,术前盆腔很少粘连,因此可以通过俯卧位、充盈膀胱或用腹部平板等方法将小肠移至放疗区域以外。另外,增强小肠的蠕动能力可以防止放疗时重复照射同一区域[116,117]。虽然术前放疗存在理论上的优势,然而与此项疗法有关的长期并发症发生率尚未可知。瑞典的一项研究将 1168 位患者随机分为两组,一组仅行外科手术,另一组行放疗(500cGy/d)后再手术。接受放疗的患者 5 年生存率较高(前者为 48%,后者为 58%,P=0.004)。然而放疗组患者术后的并发症发生率较高(前者为 34%,后者为 44%,P=0.001)[116],这项研究的结果与美国规范治疗方案的结果并不一致。美国规范治疗方案是低剂量长时间照射,并且与以 5-FU 为基础的化疗方案联合应用,利用此规范方案的初步研究显示术前放疗与术后辅助放疗的患者出现治疗相关毒性反应的发生率在统计学上无显著差别[117]。然而这些研究均不足以评价远期并发症发生率是否存在差异。

预防性肿瘤外科手术:家族性腺瘤样息肉病、遗传性非息肉性结直肠癌及溃疡性结肠炎的外科治疗

通过内镜监视可以切除消化道内的癌前病变—腺瘤,从而有效预防下消化道恶性肿瘤的发生[118]。然而在临床异常的情况下,结直肠癌的发病率较高,并且易从腺瘤发展为腺癌,此时应合理地选择结肠切除术或结直肠切除术。这些情况包括:家族性腺瘤样息肉病(FAP)、遗传性非息肉性结直肠癌(HNPCC)及溃疡性结肠炎(UC)。

FAP 是一种常染色体显性遗传的综合征,结直肠上常生长有数百至数千个腺瘤,并且在患者 30、40 岁时不可避免地进展为结直肠癌。FAP 现在被认为是与 APC 基因种系突变有关的系统性疾病[119,120],表现型包括纤维样瘤、十二指肠腺瘤/腺癌、下颌骨瘤、先天性视网膜色素上皮细胞肥大及皮肤表皮样瘤。FAP 患者最终罹患肠道腺瘤/腺癌的结局最初由 Lockhart-Mummery 于 1925 年报道。然而直到 20 世纪 40 年代,FAP 患者常在 40、50 岁时死于结直肠癌。20 世纪 40 年代,由于全结肠切除术的实施,使得 FAP 患者避免死于结直肠癌成为可能。虽然非甾体类抗炎药如舒林酸或塞来昔布可以减少 FAP 患者肿瘤的数目、使肿瘤体积缩小[121,122],然而全结直肠切除术依然是预防肿瘤的唯一有效的方法。由于 8%~12% 的此类患者可并发十二指肠腺癌,因此终身进行上消化道随诊亦非常重要。

FAP 患者预防性手术常包括:全结直肠切除(回肠 J 形贮袋肛门吻合术)或全结肠切除(回肠直肠吻合术),后者需要对残留的直肠部分进行终生随诊。选择何种术式应权衡以下两个因素:直肠黏膜切除后行回肠直肠吻合术导致较高的并发症发病率,以及保留直肠存在罹患癌症的风险。在 50 岁以前,接受回肠直肠吻合术的 FAP 患者,直肠癌的累计危险度为 10%[123],然而在 50 岁以后,患直肠癌的风险显著增加[124]。即使对残留直肠的患者进行密切随访,仍有 10% 的患者进展为癌[125]。源自开展回肠肛门吻合手术的医学中心的资料显示:若在青年期行回肠肛门吻合手术,出现相关并发症的可能性较小。在一组回肠 J 形贮袋肛门吻合术的 48 位青年 FAP 患者中,白天、夜间平均大便次数分

别为4±1.5次和1±1次,只有一名患者存在大便失禁。这些患者手术后并未出现阳痿或射精障碍,87%的患者性功能未出现改变[126]。由于上述原因,针对大多数FAP患者应选择全结直肠切除,而后行回肠J形贮袋肛门吻合术作为预防结直肠癌的外科术式。

HNPCC被认为与结直肠癌的发病有关,但与结直肠腺瘤发病关联性不大。HNPCC家族成员罹患子宫内膜癌、胃癌及膀胱癌的危险性亦较大[127],它是一种常染色体显性遗传的疾病。20世纪90年代,在此类患者的肿瘤组织中检测到DNA基因修复的缺陷。现在已经公认HNPCC与编码DNA错配修复相关酶类基因的缺失有关。错配修复功能的缺陷使得肠上皮发生恶性转化的可能性加大。在12%~20%的散发性结直肠癌患者体细胞中亦发现有错配修复功能的缺陷。由于相关的DNA修复缺陷,HNPCC患者腺瘤-癌的进展时间缩短。与FAP患者相比,HNPCC基因缺陷的患者发展为结直肠癌的危险性相对较低,并且HNPCC的自然转归过程很难预测。由于上述的不确定性,错配修复基因突变的HNPCC患者是否须行结肠次全切除术作为预防性手术依然存在争议[128]。对于在青年期就发展为癌的HNPCC患者,尤其是那些多发结肠腺瘤的患者,大多数外科医师倾向于选择结肠次全切除术。

慢性溃疡性结肠炎是一种自身免疫性疾病,病变主要位于大肠,临床表现为腹痛、便血、结肠炎症迁延不愈,此类患者结肠癌的发病率较高。活动性UC患者10%~25%在25年或以上的时间里进展为结直肠癌,并且超过15%的UC患者死于结直肠癌[129]。UC患者的治疗包括终生结肠镜随诊活检取材以检测癌前病变-不典型增生,或行预防性全结直肠切除术[130],治疗措施的选择取决于发病年龄及疾病的严重程度。

未来趋势

自20世纪70年代以来,消化系统肿瘤的治疗出现了很大程度的改善,麻醉方法、抗生素、营养支持疗法的改进使更多的患者能够耐受根治性手术,并且在行姑息手术时有了多种选择。与20世纪80年代相比,行肿瘤手术的患者住院天数减少、尽可能地避免了引流管和鼻胃管的放置、能够早日进行饮食和锻炼

等日常生活、减少了造口的数量,综合治疗方案的采用显著延长了长期生存时间。随着外科医师对不同部位肿瘤生物学行为的进一步了解,消化系统肿瘤的治疗方法将得到进一步的改进。

在21世纪初期,消化系统肿瘤依然首选外科切除。然而预防性化疗用药可以降低癌症的总体发病率,由于影像技术、分子诊断技术的改进,医师可以早期发现肿瘤并且进行分期。未来将出现新的肿瘤治疗方法如生物调节剂,它可以改善进展期肿瘤的治疗。除了新兴药物的研制,与肿瘤发生机制有关的分子检测也可以改善分期并使治疗个体化。例如:认识微转移病灶的生物学特性及临床特征日益重要,因为它可以指导选择合适的患者和药物进行辅助治疗。侵袭性较小的外科手术的实施也可以避免治疗相关并发症的发生。虽然在可预见的将来,消化系统肿瘤的外科治疗依然重要,但我们能更早地发现肿瘤并且治愈,从而能有效控制肿瘤。

(王学军 译)

参考文献

1. Warren R. Tumors. In: Warren R, Cope O, et al., eds. *Surgery*. Philadelphia, Pa.: WB Saunders; 1963: 251.
2. Wangensteen OH, Wangensteen SD. *The Rise of Surgery*. Minneapolis: University of Minnesota Press; 1978.
3. Goldman L, Caldera DL, Nussbaum SR, et al. Multifactorial index of cardiac risk in noncardiac surgical procedures. *N Engl J Med* 1977;297(16): 845–850.
4. Buzby GB, Veterans Affairs TPN Cooperative Study Group. Perioperative TPN in surgical patients. *N Engl J Med* 1991;325:525–532.
5. Abbasakoor F, Senapati PSP, Brown TH, et al. Laparoscopy and laparoscopic ultrasonography in upper gastrointestinal cancer: do they improve staging [abstract]. *Br J Surg* 1998;85:412.
6. Stell DA, Carter CR, Stewart I, Anderson JR. Prospective comparison of laparoscopy, ultrasonography and computed tomography in the staging of gastric cancer. *Br J Surg* 1996;83(9):1260–1262.
7. Fernandez-del Castillo C, Rattner DW, Warshaw AL. Further experience with laparoscopy and peritoneal cytology in the staging of gastric cancer. *Br J Surg* 1995;82(8):1127–1129.
8. Midwinter MJ, Charnley RM. The current role of laparoscopic ultrasonography in the staging of pancreatic cancer. *Gut* 1997;41(4S):29E.
9. Clarke MP, Kane RA, Steele G, Jr., et al. Prospective comparison of perioperative imaging and intraoperative ultrasonography in the detection of liver tumors. *Surgery* 1989;106(6):849–855.
10. Fong Y, Cohen AM, Fortner JG, et al. Liver resection for colorectal metastases. *J Clin Oncol* 1997;15(3):938–946.
11. Foley EF, Kolecki RV, Schirmer BD. The accuracy of laparoscopic ultrasound in the detection of colorectal cancer liver metastases. *Am J Surg* 1998;176:262–264.
12. John TG, Gried JD, Crosbie JL, Miles WF, Garden OJ. Superior staging of liver tumors with laparoscopy and laparoscopic ultrasonography. *Ann Surg* 1994;220:711–719.
13. Makary MA, Warshaw AL, Centeno BA, Willet CG, Rattner DW, Fernandez-del Castillo C. Implications of peritoneal cytology for pancreatic cancer management. *Arch Surg* 1998;133:361–365.
14. Van Dijkum N, Els JM, Sturm PD, et al. Cytology of peritoneal lavage performed during staging laparoscopy for gastrointestinal malignancies: is it useful? *Ann Surg* 1998;228:728–733.
15. Jemal A, Murray T, Ward E, et al. Cancer statistics, 2005. *CA Cancer J Clin* 2005;55:10–30.
16. Soeth E, Vogel I, Roder C, et al. Comparative analysis of bone marrow and venous blood isolates from gastrointestinal cancer patients for the detection of disseminated tumor cells using reverse transcription PCR. *Cancer Res*

1997;57:3106–3110.

17. O'Sullivan GC, Collins JK, O'Brien F, et al. Micrometastases in bone marrow of patients undergoing "curative" surgery for gastrointestinal cancer. *Gastroenterology* 1995;109:1535–1540.

18. Litle AR, Warren RS, Moore D, Pallavicini MG. Molecular cytogenetic analysis of cytokeratin 20-labeled cells in primary tumors and bone marrow aspirates from colorectal carcinoma patients. *Cancer* 1997;79:1664–1670.

19. Calaluce R, Miedema BW, Yesus YW. Micrometastasis in colorectal carcinoma: a review. *J Surg Oncol* 1998;67:194–202.

20. O'Sullivan GC, Collins JK, Kelly J, Morgan J, Maden M, Shanahan F. Micrometastases: marker of metastatic potential or evidence of residual disease? *Gut* 1997;40:512–515.

21. Sales J-P, Wind P, Douard R, Cugnenc PH, Loric S. Blood dissemination of colonic epithelial cells during no-touch surgery for rectosigmoid cancer. *Lancet* 1999;354:392–394.

22. Harisinghani MG, Barentsz J, Hahn PF, et al. Noninvasive detection of clinically occult lymph-node metastases in prostate cancer. *N Engl J Med* 2003;348(25):2491–2499.

23. Giuliano AE, Dale PS, Turner RR, Morton DL, Evans SW, Krasne DL. Improved axillary staging of breast cancer with sentinel lymphadenectomy. *Ann Surg* 1995;222(3):394–399.

24. Morton DL, Thompson JF, Essner R, et al. Validation of the accuracy of intraoperative lymphatic mapping and sentinel lymphadenectomy for early-stage melanoma: a multicenter trial. Multicenter Selective Lymphadenectomy Trial Group. *Ann Surg* 1999;230(4):453–463.

25. Kitagawa Y, Fujii H, Kumai K, et al. Recent advances in sentinel node navigation for gastric cancer: a paradigm shift of surgical management. *J Surg Oncol* 2005;90(3):147–151.

26. Merrie AEH, van Rij AM, Phillips LV, Rossaak JI, Yun K, McCall JL. Diagnostic use of the sentinel node in colon cancer. *Dis Colon Rectum* 2001;44:410–417.

27. Saha S, Wiese D, Badin J, et al. Technical details of sentinel lymph node mapping in colorectal cancer and its impact on staging. *Ann Surg Oncol* 2000;7(2):120–124.

28. Tschmelitsch J, Klimstra DS, Cohen AM. Lymph node micrometastases do not predict relapse in stage II colon cancer. *Ann Surg Oncol* 2000;7:601–608.

29. Paramo JC, Summerall J, Poppiti R, Mesko TW. Validation of sentinel node mapping in patients with colon cancer. *Ann Surg Oncol* 2002;9:550–554.

30. Saha S, Bilchik A, Wiese D, et al. Ultrastaging of colorectal cancer by sentinel lymph node mapping techniques: a multicenter trial. *Ann Surg Oncol* 2001;8(9 suppl):94S–98S.

31. Bilchik AJ, Saha S, Tsioulias GJ, Wood TF, Morton DL. Aberrant drainage and missed micrometastases: the value of lymphatic mapping and focused analysis of sentinel lymph nodes in gastrointestinal neoplasms. *Ann Surg Oncol* 2001;8:82–85.

32. Redston M, Compton CC, Miedema BW, et al. Analysis of micrometastatic disease in sentinel lymph nodes from resectable colon cancer: results of Cancer and Leukemia Group B trial 80001. *J Clin Oncol* 2006;24(6):841–842.

33. Arnold MW, Young DC, Hitchcock CL, Schneebaum S, Martin EW, Jr. Radioimmunoguided surgery in primary colorectal carcinoma: an intraoperative prognostic tool and adjuvant to traditional staging. *Am J Surg* 1995;170:315–518.

34. Daly JM, Burak W, Jr., Chevinsky A, et al. Radioimmunoguided surgery for large bowel cancer: results of prospective multi-institutional trials. American College of Surgeons, 82nd Congress; 1996.

35. Schneebaum S, Daly JM, Burak W, et al. RIGS efficacy in patients with colorectal cancer liver metastasis. *Eur J Surg Oncol* 1994;24:215.

36. Johnson PG, Lenz HJ, Leichman CG, et al. Thymidylate synthase gene and protein expression correlate and are associated with response to 5-fluorouracil in human colorectal and gastric tumors. *Cancer Res* 1995;55:1407–1412.

37. Drake JC, Voeller DM, Allegra CJ, Johnston PG. The effect of dose and interval between 5-fluorouracil and leucovorin on the formation of thymidylate synthase ternary complex in human cancer cells. *Br J Cancer* 1995;71:1145–1150.

38. Leichman CG, Lenz HJ, Leichman L, et al. Quantitation of intratumoral thymidylate synthase expression predicts for disseminated colorectal cancer response and resistance to protracted-infusion fluorouracil and weekly leucovorin. *J Clin Oncol* 1997;15:3223–3229.

39. Lenz JG, Danenberg KD, Leichman CG, et al. p53 and Thymidylate synthase expression in untreated stage II colon cancer: associations with recurrence, survival and site. *Clin Cancer Res* 1998;4:1227–1234.

40. Yeh KH, Shun CT, Chen CL, et al. High expression of thymidylate synthase is associated with the drug resistance of gastric carcinoma to high dose 5-fluorouracil-based systemic chemotherapy. *Cancer* 1998;82:1626–1631.

41. Salonga D, Danenberg KD, Johnson M, et al. Colorectal tumors responding to 5-fluorouracil have low gene expression levels of dihydropyrimidine dehydrogenase, thymidylate synthase, and thymidine phosphorylase. *Clin Cancer Res* 2000;6:1322–1327.

42. Paradiso A, Simone G, Petroni S, et al. Thymidylate synthase and p53 primary tumor expression as predictive factors for advanced colorectal cancer patients. *Br J Cancer* 2000;82:560–567.

43. Turnbull RB, Kyle K, Watson FR, Spratt J. Cancer of the colon: the influence of the no-touch isolation technique on survival rates. *Ann Surg* 1967;166:420–427.

44. Hyashi N, Egami H, Kai M, Kurusu Y, Takano S, Ogawa M. No-touch isolation technique reduced intraoperative shedding of tumor cells into the portal vein during resection of colorectal cancer. *Surgery* 1999;125:369–374.

45. Turnbull ADM, Guerra J, Starnes HF. Results of surgery for obstructing carcinomatosis of GI, pancreatic, or biliary origin. *J Clin Oncol* 1989;1989:381–386.

46. Wiggers T, Jeekel J, Arrends JW, et al. No-touch isolation technique in colon cancer: a controlled prospective trial. *Br J Surg* 1988;75:409–415.

47. Rosai J. Gross techniques in surgical pathology. In: *Ackerman's Surgical Pathology.* St. Louis, Mo.: Mosby; 1989: 13–29.

48. Rosen G. Beginnings of surgical biopsy. *Am J Surg Pathol* 1977;1:361–364.

49. Stocchi L, Nelson H. Laparoscopic colectomy for colon cancer: trial update. *J Surg Oncol* 1998;68:255–267.

50. Wexner SD, Cohen SM, Johensen OB, Nogueras JJ, Jagelman DJ. Laparoscopic colorectal surgery: a prospective assessment and current perspective. *Br J Surg* 1993;80:1602–1605.

51. Tate JJT, Kwok S, Dawson JW, Lau WY, Li AK. Prospective comparison of laparoscopic and conventional anterior resection. *Br J Surg* 1993;80:1396–1398.

52. The Clinical Outcomes of Surgical Therapy Study Group. A comparison of laparoscopically assisted and open colectomy for colon cancer. *N Engl J Med* 2004;350:2050–2059.

53. Abe N, Mori T, Takeuchi H, et al. Laparoscopic lymph node dissection after endoscopic submucosal dissection: a novel and minimally invasive approach to treating early-stage gastric cancer. *Am J Surg* 2005;190(3):496–505.

54. Kitagawa Y, Kitano S, Kubota T, et al. Minimally invasive surgery for gastric cancer—toward a confluence of two major streams: a review. *Gastric Cancer* 2005;8(2):103–110.

55. Collins G, Johnson E, Kroshus T, et al. Experience with minimally invasive esophagectomy. *Surg Endosc* 2005;20:298–301.

56. Morino M, Allaix ME, Giraudo G, Corno F, Garrone C. Laparoscopic versus open surgery for extraperitoneal rectal cancer: a prospective comparative study. *Surg Endosc* 2005;19(11):1460–1467.

57. Gunderson LL, Martin JK, Beart RW, et al. Intraoperative and external beam irradiation for locally advanced colorectal cancer. *Ann Surg* 1988;207:52–60.

58. McDermott FT, Hughes ESR, Pihl E, Johnson WR, Price AB. Local recurrence after potentially curative resection for rectal cancer in a series of 1008 patients. *Br J Surg* 1985;72:34–37.

59. Galandiuk S, Weiland HS, Moertel CG, et al. Patterns of recurrence after curative resection of carcinoma of the colon and rectum. *Surg Gynecol Obstet* 1992;174:27–32.

60. Henning GT, Schild SE, Stafford SL, et al. Results of irradiation or chemoirradiation for primary unresectable, locally recurrent, or grossly incomplete resection of gastric adenocarcinoma. *Int J Radiat Oncol Biol Phys* 2000;46:109–118.

61. Wilson LD, Chung JY, Haffty BG, Cahow EC, Sasaki CT, Son YH. Intraoperative brachytherapy, laryngopharyngoesophagectomy, and gastric transposition for patients with recurrent hypopharyngeal and cervical esophageal carcinoma. *Laryngoscope* 1998;108:1504–1508.

62. Bodner WR, Hilaris BS, Mastoras DA. Radiation therapy in pancreatic cancer: current practice and future trends. *J Clin Gastroenterol.* 2000;30:230–233.

63. Willett CG. Intraoperative radiation therapy in resected bile duct cancer. *Int J Radiat Oncol Biol Phys* 2000;46:523–524.

64. Gunderson LL, Nelson H, Martenson J, et al. Locally advanced primary and recurrent colorectal cancer—disease control and survival with IOERT containing regimens. *Int J Radiat Oncol Biol Phys* 1995;32(suppl 1):267.

65. Schild SE, Martenson JA, Jr., Gunderson LL, Dozois RR. Long-term survival and patterns of failure after postoperative radiation therapy for subtotal resected rectal adenocarcinoma. *Int J Radiat Oncol Biol Phys* 1989;16:459–463.

66. Willett CG, Shellito PC, Tepper JE, Elisio R, Convery K, Wood WC. Intraoperative electron beam therapy for primary locally advanced rectal and rectosigmoid carcinoma. *J Clin Oncol* 1991;9(5):843–849.

67. Harrison LB, Enker WE, Anderson LL. High-dose-rate intraoperative radiation therapy for colorectal cancer. *Oncology* 1995;9:737–741.

68. Farouk R, Nelson H, Gunderson LL. Aggressive multimodality treatment for locally advanced irresectable rectal cancer. *Br J Surg* 1997;84:741–749.

69. Idrees K, Minsky B, Alektiar K, et al. Surgical resection and high dose rate intraoperative radiation therapy for locally recurrent rectal cancer. *Acta Chir Iugosl* 2004;51(3):11–18.

70. Sofo L, Ratto C, Doglietto GB, et al. Intraoperative radiation therapy in treatment of rectal cancers: results of phase II study. *Dis Colon Rectum* 1996;39(12):1396–1403.

71. Ihse I, Andersson R, Ask A, Ewers SB, Lindell G, Tranberg KG. Intraoperative radiotherapy for patients with carcinoma of the pancreas. *Pancreatology* 2005;5:438–442.

72. Willett CG, Czito BG, Bendell JC, Ryan DP. Locally advanced pancreatic cancer. *J Clin Oncol* 2005;23(20):4538–4544.

73. Silberman H. Perioperative adjunctive treatment in the management of op-

erable gastric cancer. *J Surg Oncol* 2005;90(3):174–186.

74. Moran BJ, Cecil TD. The etiology, clinical presentation, and management of pseudomyxoma peritonei. *Surg Oncol Clin N Am* 2003;12:585–603.

75. Sugarbaker PH, Jablonski KA. Prognostic features of 51 colorectal and 130 appendiceal cancer patients with peritoneal carcinomatosis treated by cytoreductive surgery and intraperitoneal chemotherapy. *Ann Surg* 1995;221:124–132.

76. Speyer JL, Collins JM, Dedrick RL, et al. Phase I and pharmacologic studies of 5-fluorouracil administered intraperitoneally. *Cancer Res* 1980;40:567–572.

77. Glehen O, Kwiatkowski F, Sugarbaker PH, et al. Cytoreductive surgery combined with perioperative intraperitoneal chemotherapy for the management of peritoneal carcinomatosis from colorectal cancer: a multiinstitutional study. *J Clin Oncol* 2004;22:3284–3292.

78. Verwaal VJ, van Ruth S, de Bree E, et al. Randomized trial of cytoreduction and hyperthermic intraperitoneal chemotherapy versus systemic chemotherapy and palliative surgery in patients with peritoneal carcinomatosis of colorectal cancer. *J Clin Oncol* 2003;21:3737–3743.

79. Harmon RL, Sugarbaker PH. Prognostic indicators in peritoneal carcinomatosis from gastrointestinal cancer. *Int Semin Surg Oncol* 2005; 2(1):3.

80. Seymour MT, Halstead FR, Joel SP, et al. Intravenous (IV) plus intraperitoneal (IP) adjuvant chemotherapy for colorectal cancer: a pilot study. *Proc Am Soc Clin Oncol* 2000;19:282a.

81. Scheithauer W, Kornek GV, Marczell A, et al. Combined intravenous and intraperitoneal chemotherapy with fluorouracil + leucovorin vs. fluorouracil + levamisole for adjuvant therapy of resected colon carcinoma. *Br J Cancer* 1998;77:1349–1354.

82. Vaillant J-C, Nordlinger B, Deuffic S, et al. Adjuvant intraperitoneal 5-fluorouracil in high-risk colon cancer: a multicenter phase III trial. *Ann Surg* 2000;231:449–456.

83. Loggie BW, Fleming RA, McQuellon RP, Russell GB, Griesinger KR. Cytoreductive surgery with intraperitoneal hyperthermic chemotherapy for disseminated peritoneal cancer of gastrointestinal origin. *Am Surg* 2000;66:561–568.

84. Hirose K, Katayama K, Lida A, et al. Efficacy of continuous hyperthermic peritoneal perfusion for the prophylaxis and treatment of peritoneal metastasis of advanced gastric cancer: evaluation by multivariate regression analysis. *Oncology* 1999;57:106–114.

85. Bozzetti F, Vaglini M, Deraco M. Intraperitoneal hyperthermic chemotherapy in gastric cancer: rational for a new approach. *Tumori* 1998;84:483–488.

86. Stephens AD, Alderman R, Chang D, et al. Morbidity and mortality analysis of 200 treatments with cytoreductive surgery and hyperthermic intraoperative intraperitoneal chemotherapy using the coliseum technique. *Ann Surg Oncol* 1999;6:790–796.

87. Goldberg RM, Fleming TR, Tangen CM, et al. Surgery for recurrent colon cancer: strategies for identifying resectable recurrence and success rates after resection. *Ann Intern Med* 1998;129:27–35.

88. Ravikumar TS, Steele G, Jr., Kane R, King V. Experimental and clinical observations on hepatic cryosurgery for colorectal metastases. *Cancer Res* 1991;51:6323–6327.

89. Solbiati L, Goldberg SN, Ierace T, et al. Hepatic metastases: percutaneous radiofrequency ablation with cooled-tip electrodes. *Radiology* 1997;205:367–373.

90. Livraghi T, Lazzaroni S, Pellicano S, Ravasi S, Torzilli G, Vettori C. Percutaneous ethanol injection of hepatic tumors: single session therapy with general anesthesia. *AJR Am J Roentgenol* 1993;161:1065–1069.

91. Kemeny N, Daly J, Reichman B, Geller N, Botet J, Oderman P. Intrahepatic or systemic infusion of fluorodeoxyuridine in patients with liver metastases from colorectal carcinoma. *Ann Intern Med* 1987;107:459–465.

92. Harmantas A, Rotstein LE, Langer B. Regional versus systemic chemotherapy in the treatment of colorectal carcinoma metastatic to the liver. *Cancer* 1996;78:1639–1645.

93. Meta-Analysis Group in Cancer. Reappraisal of hepatic arterial infusion in the treatment of nonresectable liver metastases from colorectal cancer. *J Natl Cancer Inst* 1996;88:252–258.

94. Bozzetti F, Bignami P, Morabito A, et al. Patterns of failure following surgical resection of colorectal cancer liver metastases. *Ann Surg* 1988;155:264–270.

95. Kemeny MM, Adak S, Lipsitz S, et al. Results of the intergroup Eastern Cooperative Oncology (ECOG) and Southwest Oncology Group (SWOG) prospective randomized study of surgery alone versus continuous hepatic artery infusion of FUDR and continuous systemic infusion of 5-FU after hepatic resection for colorectal liver metastases. *Proc Am Soc Clin Oncol* 1999;18:264a.

96. Kemeny N, Cohen A, Huang Y, et al. Randomized study of hepatic arterial infusion (HAI) and systemic chemotherapy (SYS) versus SYS alone as adjuvant therapy after resection of hepatic metastases from colorectal cancer. *Proc Am Soc Clin Oncol* 1999;18:263a.

97. Runkel NS, Schlag P, Schwarz V, Herfarth C. Outcome after emergency surgery for cancer of the large intestine. *Br J Surg* 1991;78:183–188.

98. Kelly WE, Jr., Brown PW, Lawrence W, Jr., Terz JJ. Penetrating, obstructing, and perforating carcinomas of the colon and rectum. *Arch Surg* 1981;116:381–384.

99. White CM, Macfie J. Immediate colectomy and primary anastomosis for acute obstruction of the left colon and rectum. *Dis Colon Rectum* 1985;28:155–157.

100. Mulcahy HE, Skelly MM, Husain A, O'Donoghue DP. Long-term outcome following curative surgery for malignant large bowel obstruction. *Br J Surg* 1996;83:46–50.

101. Fielding LP, Phillips RKS, Fry JS, et al. Prediction of outcome after curative resection for large bowel cancer. *Lancet.* 1986;11:904–907.

102. Woolfson RG, Jennings K, Whalen GF. Management of bowel obstruction in patients with abdominal cancer. *Arch Surg* 1997;132:1093–1097.

103. Osteen RT, Guyton S, Steele G, Jr., Wilson RE. Malignant intestinal obstruction. *Surgery* 1980;87:611–615.

104. Weiss SM, Skibber JM, Rosato FE. Bowel obstruction in cancer patients: performance status as a predictor of survival. *J Surg Oncol* 1984;25:15–17.

105. Baines M, Oliver DJ, Carter RL. Medical management of intestinal obstruction in patients with advanced malignant disease: a clinical and pathological study. *Lancet* 1985;2:990–993.

106. Steadman K, Franks A. A woman with malignant bowel obstruction who did not want to die with tubes. *Lancet* 1996;347:944.

107. Mercadante S, Ripamonti C, Casuccio A, Zecca E, Groff L. Comparison of octreotide and hyoscine butylbromide in controlling gastrointestinal symptoms due to malignant inoperable bowel obstruction. *Support Care Cancer* 2000;8:188–191.

108. Mann WJ. Surgical management of radiation enteropathy. *Surg Clin North Am* 1991;71:977–990.

109. Fischer L, Kimose HH, Spjeldnaes N, Wara P. Late radiation injuries of the small intestine-management and outcome. *Acta Chir Scand* 1989;155:47–51.

110. Miller AR, Martenson JA, Nelson H, et al. The incidence and clinical consequences of treatment-related bowel injury. *Int J Radiat Oncol Biol Phys* 1999;43:817–825.

111. Galland RB, Spencer J. The natural history of clinically established radiation enteritis. *Lancet* 1985;8440:1257–1258.

112. Deitel M, To TB. Major intestinal complications of radiotherapy. *Arch Surg* 1987;122:1421–1424.

113. Waddell BE, Rodriguez-Bigas MA, Lee RJ, Weber TK, Petrelli NJ. Prevention of chronic radiation enteritis. *J Am Coll Surg* 1999;189:611–624.

114. Devereux DF, Chandler JJ, Eisenstat T, Zinkin L. Efficacy of an absorbable mesh in keeping the small bowel out of the human pelvis following surgery. *Dis Colon Rectum* 1988;31:17–21.

115. Rodier J, Janser J, Rodier D, et al. Prevention of radiation enteritis by an absorbable polyglycolic acid mesh sling: a 60-case multicentric study. *Cancer* 1991;68:2545–2549.

116. Swedish Rectal Cancer Trial. Improved survival with preoperative radiotherapy in resectable rectal cancer. *N Engl J Med* 1997;336(9):980–987.

117. Hyams DM, Mamounas EP, Petrelli N, et al. A clinical trial to evaluate the worth of preoperative multimodality therapy in patients with operable carcinoma of the rectum: a progress report of National Surgical Breast and Bowel Project Protocol R-03. *Dis Colon Rectum* 1997;40:131–139.

118. Winawer SJ, Zauber AG, Ho MN, et al. Prevention of colorectal cancer by colonoscopic polypectomy. *N Engl J Med* 1993;329:1977–1981.

119. Groden J, Thliveris A, Samowitz W, et al. Identification and characterization of the familial adenomatous polyposis coli gene. *Cell* 1991;66:589–600.

120. Kinzler KW, Nilbert MC, Su L-K, et al. Identification of FAP locus genes from chromosome 5Q21. *Science* 1991;253:661–665.

121. Giardiello FM, Hamilton SR, Krush AJ, et al. Treatment of colonic and rectal adenomas with sulindac in familial adenomatous polyposis. *N Engl J Med* 1993;328:1313–1316.

122. Steinbach G, Lynch PM, Phillips RK, et al. The effect of celecoxib, a cyclooxygenase-2 inhibitor, in familial adenomatous polyposis. *N Engl J Med* 2000;342:1946–1952.

123. Nugent KP, Phillips RK. Rectal cancer risk in older patients with familial adenomatous polyposis. *Br J Surg* 1992;79:1204–1206.

124. Penna D, Karthueser A, Parc R, et al. Secondary proctectomy and ileal pouch-anal anastomosis after ileorectal anastomosis for familial adenomatous polyposis. *Br J Surg* 1993;80:1621–1623.

125. Heiskanen I, Jarvinen H. Fate of the rectal stump after colectomy and ileorectal anastomosis for familial adenomatous polyposis. *Int J Colorectal Dis* 1997;12:9–13.

126. Parc YR, Moslein G, Dozois RR, Pemberton JH, Wolff BG, King JE. Familial adenomatous polyposis: results after ileal pouch-anal anastomosis in teenagers. *Dis Colon Rectum* 2000;43:893–898.

127. Lynch HT, Smyrk T. Hereditary nonpolyposis colorectal cancer (Lynch syndrome): an updated review. *Cancer* 1996;78:1149–1167.

128. Rodriguez-Bigas MA. Prophylactic colectomy for gene carriers in hereditary nonpolyposis colorectal cancer: has the time come?. *Cancer* 1996;78:199–201.

129. Lennard-Jones JE, Melville DM, Morson BC, Ritchie JK, Williams CB. Precancer and cancer in extensive ulcerative colitis: findings among 401 patients over 22 years. *Gut* 1990;31:800–806.

130. Lasher BA. Recommendations for colorectal cancer screening in ulcerative colitis: a review of research from a single university-based surveillance program. *Am J Gastroenterol* 1992;87:168–175.

第 6 章

胃肠道癌症的治疗：放射治疗的生物指标

H. Rodney Withers

黏膜组织照射的动力学

大多数被放疗杀死的细胞是由于不能修复或错误修复从而导致基因损伤造成无性系的细胞中复制完整性的缺失。因此细胞死亡率与无性系细胞更新率相关。快速增殖的组织如胃肠黏膜、骨髓、头发和皮肤放疗后早期即出现明显的损伤。而纤维血管系统、骨骼、肾脏和神经系统可能在几个月或几年后也不表现出明显的损伤。但是，组织对照射的反应不只是无性系（干）细胞更新率的作用，还受到源于无性系细胞静态增殖/分化能力的终末分化细胞寿命的影响。例如，当骨髓中的无性系细胞受到放射或药物绝育，具有分化功能的细胞受抑制而减少，导致外周血计数减少。因为分化到终末不再分裂的血小板和中性粒细胞半衰期短，数量下降很快而贫血发生缓慢，说明红细胞半衰期长。组织发生放射反应的另一因素是受到致命损伤的细胞在死亡前可调节有丝分裂的数量。在相对较低的每日 2Gy 放疗剂量后，受到致死损伤的细胞可发生几次垂死前的分裂，减慢了出现明显损伤的速度。

正常胃肠道黏膜

胃肠道黏膜中的无性系细胞位于腺管，即体内大多数增强细胞更新的部位。而小肠绒毛排列的细胞是终末分化不再分裂的。小肠腺管中无性系细胞平均更新时间<24 小时而绒毛黏膜细胞为 4~7 天。因此，腺管细胞在受到放射后死亡相当快，而绒毛萎缩由于分化细胞从绒毛表面脱落或其他丢失（如凋亡）的速度

决定了其较慢的速度（图 6.1）。

在通常的腹部放疗给予的速度剂量下（如 1.2~2.0Gy/s），黏膜损伤发生缓慢或被残余的（生存下的）无性系细胞快速有效的再生反应完全代偿。（图 6.1）如果小肠黏膜损伤明显（如腹泻），常出现在治疗的两周以后。因为腺管中生存的无性系产生活力数量反应使得继续治疗成为可能。泌尿生殖系统和直肠癌的治疗中出现的直肠黏膜损伤副作用是直肠炎，发生于治疗的前几周，在治疗结束后几周消退，造成的损伤（尤其是溃疡）不严重。

空肠和结肠黏膜再生的动力学在实验鼠中进行了测量，在一个短暂的延迟期后（几小时或几天），残存的无性系腺管细胞迅速再生，尽管付出了减少功能细胞产量以润滑黏膜表面的代价。如果没有这种活跃的再生群体，小肠黏膜仅能耐受不到一半的临床应用剂量。相反的，如果这种反应的有效性打了折扣，通过增加积累放疗剂量的速度或增加对放疗药物细胞毒性药物很可能超过肠道的耐受力（如通过加强治疗）。在目前实践中增加黏膜损伤最常见的原因是化疗和联合化疗的治疗。

肿瘤

与肿瘤细胞比与其相应的正常细胞分裂更为活跃这一通常观念相反，胃肠道肿瘤平均有丝分裂速度比正常黏膜短，因此，它们对放疗的反应较慢。大多数肿瘤需许多周才会显著缩小。外生性乳头状肿瘤则是例外，表现为比分化较差的溃疡性肿瘤缩小速度更快。因为它们由很高比例的具有相对快的更新速度的分化细胞组成，也就是由于分化造成的高比例的"自然"细胞的损失。

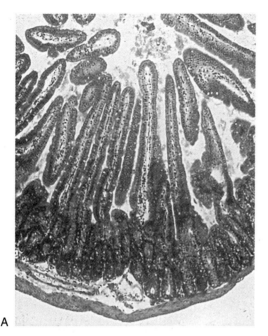

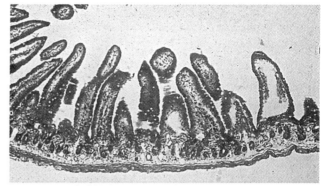

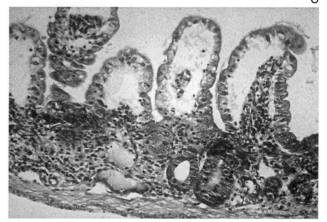

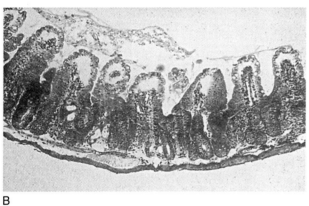

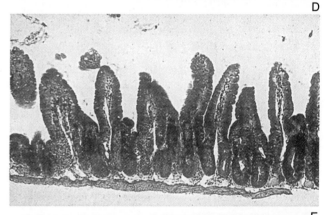

图 6.1　空肠黏膜放疗后的组织病理学。(A)0 剂量,但由秋水仙素诱导的有丝分裂阻滞(于中期)4 小时后。中期的特征性表现为细胞核过染色并脱离基底膜。(B)单次大剂量照射(10Gy)24 小时后。注意腺体细胞快速变空但没有增生的绒毛细胞数量没有变化。(C)12Gy 照射后 72 小时。绒毛因腺体停止提供新生细胞而变短。一些腺体消失(没有存活的无性系),而其他腺体迅速再生,这种再生源于放疗后存活下来的通常为 1 个但有时为 2 个或更多的细胞。随着剂量的增加,有无性系细胞生存的腺体数量逐渐减少,由残存的无性系细胞再生出的腺体数量随有效剂量而下降的速度提供了一个检测放射敏感性的方法(2)。(D)10Gy 照射 96 小时。腺体完全再生甚至超过放疗前的体积。新生细胞开始迁徙至绒毛。(E)10Gy 照射后 120 小时。绒毛正在重新形成。(F)小鼠降结肠接受大剂量(13Gy)照射 5.5 天后显示在一个切片中原有的 120 个可见腺体中的一部分的再生。每一个生存的腺体源于单个存活的无性系细胞,为定量剂量-生存关系(放射敏感性)和定量无性系细胞再生速度提供了一个终点(图 6.8)。

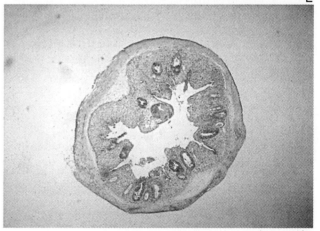

细胞凋亡在正常组织和肿瘤中广泛发生导致了正常黏膜的稳定状态并减慢了肿瘤的生长速度。凋亡在放疗后很快开始增加并加速出现了与之相关的反应。这种反应是没有凋亡表现的组织或肿瘤的特征性变化。促进凋亡的因素可能增强了放疗反应。具有临床意义的是这些因素对肿瘤反应的影响大于对正常组织的影响。虽然对黏膜可能并非如此，但在发生过度凋亡的肿瘤和缓慢反应的正常组织（这些正常组织细胞更新缓慢或并不更新，且没观察到凋亡）中，反应并不相同。

再生和治疗比率

实验鼠的空肠和结肠正常黏膜在接受了 600Gy 剂量照射后存活的无性系细胞的倍增时间短至 8~12 小时[1-3]，可能不比人类长多少。因为在一个放疗过程中肿瘤无性系的再生比正常黏膜慢[4,5]，获得疗效要延长治疗数周。但是在放疗终末部分存活下来的少量肿瘤无性系可能迅速生长。考虑到正常黏膜和一般肿瘤早期和后期反应的相对动力学，最佳的延伸治疗程度是在达到组织后期反应可耐受的剂量且不导致无法接受的黏膜损伤。这个原则适用于所有癌症的放疗且与化疗一致。

后期损伤

肠壁

大剂量的放疗可损伤肠壁的肌肉和纤维血管结构，导致狭窄和僵硬。这些改变可能反映了肠壁结缔组织和肌肉成分的直接损伤或由于继发于严重的和（或）长期的黏膜溃疡的瘢痕和挛缩[6]。小鼠空肠黏膜 4cm 长的完全溃疡会在照射 3 周内导致狭窄和死亡。这类狭窄发生太快并不是肌肉和纤维血管组织直接损伤的结果，而是急性黏膜损伤愈合过程中收缩的结果。肠壁肌肉和纤维血管组织发生的变化要缓慢得多（如狭窄或瘘），可为肠壁放射损伤的直接结果或反映了黏膜溃疡炎性反应的最终结果或二者均有。

腹膜粘连

照射正常未受损伤的腹膜并不会导致粘连的发生。但当出现炎症时，如剖腹术后持续数周或数月的炎症，或在实验动物中由物理或化学刺激物质或细胞分裂物质所诱导的炎症，照射具有增加肠袢粘连导致小肠梗阻的可能性[7]。

直到总剂量超过 40Gy（在 1.6~2.0Gy 分数），这种并发症发生的概率降低，但随着剂量进一步逐级增加而急剧升高。发生概率同样会随着暴露于腹膜化肠管量的增加而升高[8]。这种"量效"不是增加放疗敏感性的指征，只不过仅仅反映了梗阻发生的可能性随着更多小肠表面处于粘连危险之下而升高[9]。

受照射的小肠因粘连互相缠绕活动受限变得水肿，导致脆弱，在手术解除梗阻时有着重要的临床意义。在没有粘连或未行照射时这种改变并不突出，因此，似乎虽不是建立在调查研究之上，受照射的因粘连而梗阻的小肠壁水肿是由放射损伤和血液淋巴动力混乱两方面造成的。

因照射致死的细胞

大多数照射的细胞毒作用源自 DNA 双链断裂后的错配。假设是由于进化的需要，无论是放疗或化疗的损伤，细胞都具有很强的修复 DNA 损伤的能力。经过每日 2Gy 常规剂量一个标准放疗过程，大约 50% 受照射的细胞成功地彻底修复损伤生存下来。（每个细胞约有 2000 个单链 DNA 断裂，40 个双链 DNA 断裂）。

一些放疗对基因组的损伤是由于电离作用直接损伤 DNA，但大多数是由于细胞水分中产生的自由基对 DNA 的损伤。这些情况在整个细胞中随机发生，并无特定的 DNA 靶。除 DNA 外结构也会受到损伤，但更为过剩且对细胞的复制和生存的意义较小。

照射后存活细胞呈几何级下降（指数级）反映了整个细胞集落中致死性电离损伤随机自然分布的特性。这样，临床上常用的每日 1.8~2.0Gy 剂量按照相同的比例减少克隆细胞的生存而不是固定的数目。例如，如果 2.0Gy 在系列治疗的第 1 天存活细胞减少至 50%，将继续以 50% 进一步减少（如第 2 天为初始数目的 25%，第 3 天为初始数目的 12.5% 等）。同类的量效关系是大多数细胞毒性生物过程的特征（如细菌的抗生素或热力消毒，化疗杀灭细胞等）。

放射剂量和被杀细胞间量的关系在多种正常和恶性哺乳动物细胞体外和体内得以证实。通常，量效曲线反映了两类损伤的叠加。不可修复的或 α 型损伤可认为是即刻的不可修复的双链断裂，反映了同时发生的互补单链的断裂。

可修复的亚致死性（β 型）损伤反映了多个非致

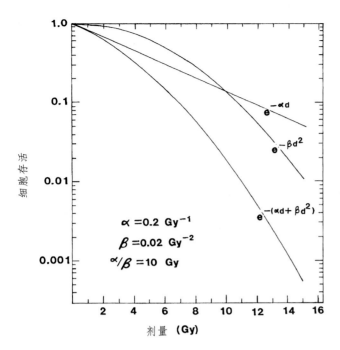

图6.2 细胞的X线剂量生存曲线显示急性暴露后实验性决定的曲线(最下面)是两个机制的产物,单次打击造成的不可修复的损伤可描述为直线($e^{-\alpha d}$),为α放疗敏感系数;多次打击或累积损伤可描述为与系数β相关的连续弯曲曲线,与剂量的平方相关。单次打击杀伤曲线可被实验测量到,通过采用多个小部分剂量或以很低的剂量率,来去除β型累积损伤造成的死亡。多次打击杀伤曲线(βd^2)可以只直接由另2个参数决定。

死性损伤的(互相作用)累积并最终导致致死性损伤(如两条互补但序列不能修复的单链断裂导致双链断裂)。对于不可修复的损伤,细胞被杀死的概率与剂量是线性函数(例如,如果一个剂量d,使生存下降至50%,则2d将使其下降至25%)。如果对不可修复损伤的敏感系数是α,生存的细胞作图表示为对数为纵坐标,剂量的作用为横坐标,则可以被描绘成定义为 $e^{-\alpha d}$ 的直线,如图6.2所示。细胞杀死曲线随着每一个亚致死损伤事件(β型损伤)不断地弯曲。因为细胞中积累的亚致死损伤(剂量)越多,增加的亚致死损伤与已存在的损伤互相作用成为致死性损伤的可能性越大。如图6.2所示,这种损伤细胞生存的指数曲线随剂量增加弯曲下降。超过临床剂量范围后这个曲线可被描述为剂量–生存分数的平方=$e^{-\beta d^2}$,β是累积亚致死损伤的放疗敏感系数。这样,混合曲线是由两种细胞损伤的共同结果,是图6.2中最低的一条曲线,可描述为:
生存=$e^{-(\alpha d+\beta d^2)}$。α型对β型损伤比例越高,生存曲线越弯曲。如X线照射,急性反应组织比慢性反应组织表现为更高的 α/β 比值[10,11]。暴露于高密度的离子射线如中子导致高比例的不可修复损伤,生存曲线基

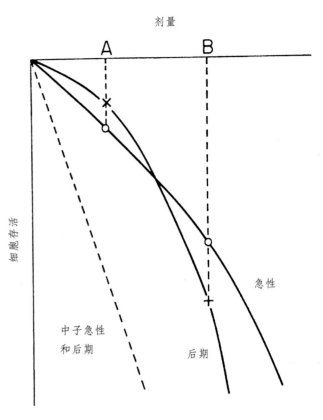

图6.3 正常组织暴露于X线或中子后,靶细胞急性和后期效应的假设的生存曲线。在X线照射的组织中α/β比值在后期效应比急性期效应低,导致了后期效应组织剂量变化后更大的作用变化。A剂量,靶细胞的生存在后期效应高于急性效应组织;B剂量事实相反。从A到B增加每份剂量后期损伤比急性损伤要大。这是在数周给予多个小剂量得出的X线照射的特性。对于中子而言,α/β比值高且对头20年生存细胞减少的二次函数没有可测量的影响,表明亚致死损伤的累积在临床感兴趣的中子剂量对细胞的杀伤作用可以忽略。

本呈直线(即,<α/β 比值高)(图6.3)。

亚致死损伤修复的动力学

亚致死损伤可以积累,因为多发的单链DNA的断裂可被细胞内已有的或放射损伤所诱发的修复酶迅速修复。组织中亚致死损伤修复的一半时间有所不同。有些完全修复似乎为3~4小时,而其他需要12小时以上[10,12]。一般来说,分裂缓慢,后期反应组织比急性反应组织修复亚致死损伤的时间长。这一点很重要,当患者接受超过一天一次的"超分割"或累积方案以便在后期反应正常组织和质量之间达到最大的差额,有必要在下一个剂量之前使正常组织完全修复。否则,DNA没有完全修复的损伤会与随后剂量造成的新损伤互相作用[10]。因为增生缓慢或不增生的组织

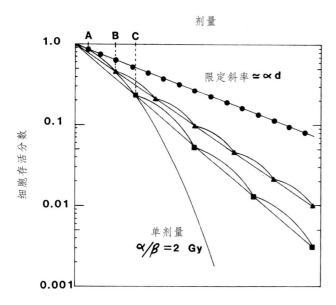

图 6.4　多重分割剂量–生存曲线与单剂量曲线的比较。多重分割计划的有效生存曲线生成一个平等的（成比例的）生存下降，每一个剂量是线性的，比单次剂量生存曲线斜率小。多重分割曲线的斜率随着分数大小的下降变得不那么陡，直到每份剂量低到多次打击杀伤可以忽略，斜率是由单次打击杀伤决定的最大值。低于它的每份剂量的有效生存曲线变得不那么缓，是亚致死损伤修复效率和单次剂量生存曲线的弯曲度的函数。为方便起见，它可以被认为是 α/β 值的 1/10。*Source*: Reprinted from ref. 27, with permission.

通常修复比较缓慢，剂量间隔过小（如<6 小时）可以选择性地增加对修复慢组织后期反应正常组织的损伤，会导致后期毒性的增加[12]。

多个分割剂量对细胞的杀伤

　　放射治疗在大多数临床应用时采用多剂量"分割"而不是单次大剂量。起初，这种方法建立在观察到实验动物在每日多个剂量放疗后使它们不育而又没有阴囊皮肤脱屑的表现的基础上。这在单次剂量照射情况下是不可能的。随后分割剂量的精细调整则根据经验性改变和对结果的仔细临床评估。直到最近放射生物知识的出现使得进一步调整变得更容易。生物学基础和剂量分割的优势将在这章的随后进行讨论，但其中一个与亚致死损伤修复相关，在慢反应正常组织比增生的肿瘤中更为有效，虽然比较缓慢[10-13]。

　　即使在连续的分割剂量之间间隔时间长到足以使亚致死损伤（β 型）完全修复，这两次剂量的亚致死事件也不会相互作用。

　　这样，随后剂量的反应独立于前一个剂量。一系

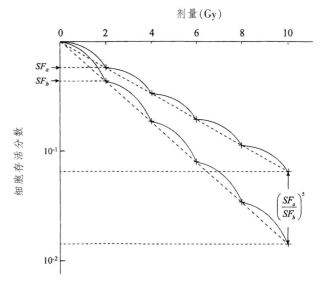

图 6.5　如果 2 个群落暴露于 2Gy 的生存分数比为（sFa/sFb ），那么，5 次分割后变为(sF$_a$/sF$_b$)[5]。

列每次相同的剂量使生存细胞减少相同的比例。随后，"效果"生存曲线在一系列相等的有效剂量部分对于剂量呈中性（图 6.4）。效果生存曲线的斜率反映了生存曲线肩膀的形状。如果非常弯曲（低 α/β 比值），生存随着每份剂量的变化差异很大。这一点可由两个理论上的细胞群落的相对反应的巨大效果来显示，见图 6.3。如果每份剂量减半，从 B 到 A，被杀死的后期反应细胞数量相对于急性反应组织从较多变为较少。结果是，严重反应的减少，或分割剂量的"剩余"作用在低 α/β 比值的组织中要大得多。这一点在理想地区分特征性低 α/β 的后期反应组织和具有高 α/β 比值的增生活跃的肿瘤很重要[10,11,13]。

　　把一个总剂量分成多个小剂量的潜在价值（图 6.4曲线所示）大于单次大剂量的生存曲线最初所示。尽管肩部细胞生存的差异相对很小，但呈指数增长，是分割剂量的幂函数（图 6.5）。实践中，小的差异在 5 份之后继续扩大，因为根治性治疗通常要 30~35 份，或甚至在超分割计划中多达 70 份。例如，如果一个细胞群在一个 2Gy 的日常剂量的生存率是 55%，另一个为 45%，那么 2Gy 分成 35 份之后（仅用 X 线照射达到根治的常规处方）的生存比为 (55/15)35 =1,122，也就是在对数级上超过 30。

剂量分割和治疗指数

　　治疗性的放疗几乎总是分成多个小剂量而不是

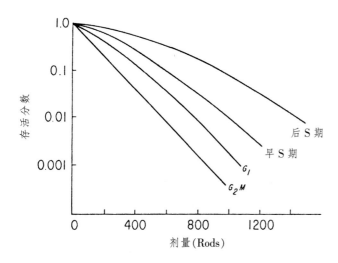

图6.6 一株哺乳纲细胞(V79中国仓鼠)在分裂周期中同一时刻的四个位置的放射剂量生存曲线。有丝分裂不同时期生存下来的细胞发生显著不同，在较低剂量时生存比最大。后S期和G_2M细胞之间生存比大约是5。

单一剂量。这种增宽治疗指数的方法有以下4个优点：①修复亚致死损伤；②在剂量分数之间的循环分割中再分配细胞；③在治疗过程中生存细胞的再分群；④肿瘤细胞在分割间期的再氧合。

修复

当β损伤对杀死相关"靶"细胞贡献较大时，则修复亚致死损伤在修改分割剂量放射反应时起较大作用。因此，后期反应的正常组织具有较低α/β比值，表现为放射抗拒随分份剂量的减少而有较大的增加。与观察到的以α型反应为主的过度增殖的肿瘤相比，它们亚致死损伤的累积和修复在剂量分割反应中起相对较小的作用。如图6.3到图6.5所示。

通常，肿瘤表现为对放射的早期反应，等效应总剂量的改变是每一剂量大小变化的函数，与正常组织急性反应相似[13]。虽然适用于鳞状细胞癌[14,15]，但是对生长更缓慢的肿瘤(如前列腺癌)，其表现为对治疗反应慢且特征性低α/β比值[16,17]，则可能并不正确。然而对大多数肿瘤，减少剂量分数可能对它们的反应无效，但可能允许慢反应正常组织耐受更高的总剂量。对于特定的后期效应，耐受剂量增加的范围决定于α/β比值反映了该组织分数反应的特性。临界组织α/β比值越低，采用每份更小的剂量即超分割获得的潜在最适宜差异越大。

有丝分裂周期中的再分布

细胞对2Gy剂量的放射敏感性可因其分裂周期进程中5个或更多因素之一[18]而有所不同(图6.6)。放射敏感性随分裂周期的起伏变化在空肠腺管细胞也有所体现[19](图6.7)。这在周期活性化疗因素与放疗相结合的治疗中可能是一个重要考虑因素。在一个异时性的细胞群中，当剂量逐渐增加时，放射敏感性细胞被迅速、优先地消灭，对更高剂量的反应由生存下来的细胞(因此，是相对放射抵抗)的放射敏感性决定。如果停止照射，并有足够的时间间隔(以小时计)允许生存下来的细胞中的一定比例的相对放射抵抗的细胞进入有丝分裂周期中更为敏感的阶段，第二个剂量可以又一次选择性清除周期中处于放射敏感阶段的细胞，而不"浪费"一个剂量在相对抵抗的亚群上。肿瘤细胞群在细胞分裂周期进展过程中自行敏感的现象可以用于增加疗效，因为其发生于增生活跃的肿瘤，而在通常剂量限制的慢反应正常组织中则不会发生。这是从剂量分割获得效果和超分割获得额外效果的又一生物学基础。

再聚群

急性反应正常组织具有从生存的无性系细胞中再

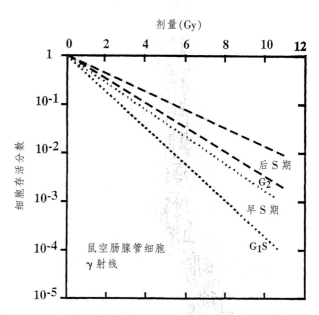

图6.7 空肠腺管细胞暴露于大剂量X线(11Gy)后分裂周期不同时期的"有效"放射敏感曲线。两倍范围的放射敏感性比严重缺氧的放射保护效果少不了多少，也可能是低估了2Gy照射后的生存率。因为抗拒亚群"真正"的生存曲线更陡。*Source:* Reprinted from ref.19,with permission.

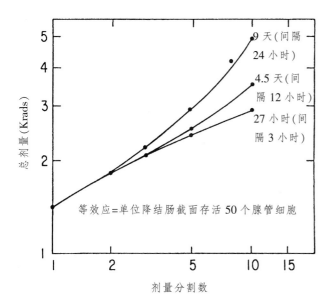

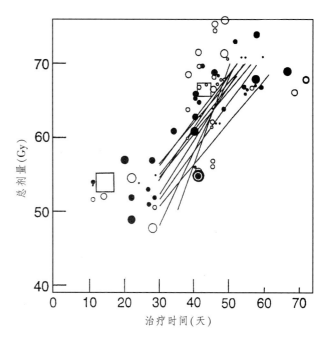

图 6.8 将小鼠降结肠腺管细胞数降至每周 50 个的总剂量作为一个分割的功能剂量。因为在分割剂量之间亚致死损伤的修复与单一剂量相比，分割的剂量以 3 小时间隔经过长达 27 小时后必须增加以达到均一的效果。增加分隔间隔 12~24 小时对生存的无性系细胞在整个治疗过程(多达 9 天)中的再生起到了额外效果。当 48 小时分割为 3~5 份时再生效果几乎检测不到，但当总时间从 27 小时到 9 天分割成 10 份时，等效的增加归功于再聚群超过了亚致死损伤修复的结果。

图 6.9 从放疗治疗大多数 T_3 头颈鳞状细胞癌的文献得出的产生 50% 肿瘤控制率(TCD$_{50}$)的剂量是报道的总预计治疗时间的函数。从一个大宗已知个体预后(控制或失败)的系列得出回归线显示为 TCD$_{50}$ 随时间下降[13]。数据与生存肿瘤无性系加速再生长 3~4 周的平均滞后时间相一致。平均倍增时间可计算出约为 3 天，导致的缩小相当于 60cGy/d 的治疗效果。*Source*: Reprinted from ref.19,with permission.

生其自身的可怕能力(图 6.1)。开始再生反应的信号由细胞减少所引发，因此发生于放疗后，根据损伤进展的速度而不同。空肠腺管细胞按照剂量依存的方式迅速减少，再生反应在 24~48 小时内开始出现，甚至更早(图 6.1)。虽然不像空肠那么迅速[1-3,9]，结肠和胃腺管的早期再生(图 6.8)也很明显。一旦开始，无性系(干)细胞的再生是迅速的，表现为全部的或几乎全部的分化的停止。这样,腺管细胞再生的平均分裂周期时间,由放射标记细胞动力方法测量，与由无性系细胞生存方法测定的无性系倍增时间 (如小鼠空肠腺管为 7~8 小时)完全相同[1,2]。这说明再生过程中,所有子细胞保持了进一步有丝分裂的能力。再生速度的测定结果与放射损伤的组织病理一致，显示直到腺管完全再生或实际再生到大于未受照射的黏膜时才有细胞从腺管迁徙到绒毛(图 6.1)。

结肠腺管细胞再生比空肠腺管细胞稍慢，但仍然是耐受胃肠道分割放疗的主要因素。图 6.8 中的结肠黏膜反映出了这点。图中显示分割 10 份的计划的总时间多达 9 天时，达到腺管细胞消失的固定程度所增加的总剂量比被分割成 10 份，比 27 小时代替单一剂量所要求的修复亚致死损伤所增加的剂量多 20Gy

(2Krads)。图 6.8 同时显示再聚群只发生于首次剂量的 48 小时后,因此,从照射的第 2 天到第 9 天的 7 天中需要增加 20Gy 达到等效剂量。这种增加几乎以 3Gy/d 达到等效剂量,超过了足以抵消造成细胞减少的每日 2Gy 的分割剂量。虽然人类的再生速度几乎肯定比小鼠慢,但它仍是决定分割放疗黏膜耐受的有效因素。

肿瘤对于细胞毒性损伤也产生再聚群效应,在人类肿瘤学中,这种现象在头颈肿瘤中得到了最好的研究[20]。自开始放疗后经过平均 3~4 周的滞后时间,生存下来的肿瘤无性系开始了一个快速再生长,平均每 3 天倍增一次(图 6.9)。未经放疗的头颈肿瘤平均体积倍增时间是 45~60 天[4]。当原发肿瘤仍能缩小时,经 3~4 周的治疗后,无性系肿瘤细胞出现 15~20 倍更快的增长速度。在无性系快速增长与肿瘤包块缩小之间明显不同的原因是,再聚群无性系的绝对数量相对较少且广泛分布到广大的没有繁殖力但还没被吸收的肿瘤细胞之中。它们的生长在显微镜水平,对肿瘤体积没有早期影响。如果治疗危及到放疗和(或)化疗的预后,在治疗结束前一定会发生再

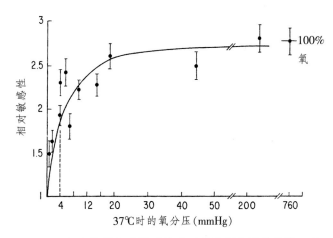

图 6.10 细胞放射敏感性对放疗时部分氧分压的曲线。在 4mmHg 部分压力下,大约 1.5 良好氧化放射敏感性丢失(由剂量-生存曲线测得),这个水平与肿瘤细胞连续生存率很容易得到一致。

聚群。再生的出现可能太迟以至不能对一些更惰性的肿瘤如前列腺或乳腺肿瘤的治疗效果产生影响,但对大多数胃肠道癌很可能是一个因素。直肠癌的亚临床积累的"自然"生长速度也很快,这些将在本章的后面进行讨论。

再氧合

严重的低氧降低细胞的放射敏感性提供多达 3 个放射化学原因而不是代谢原因[21](图 6.10)。

肿瘤的血供由迅速生成的新生血管系统提供,血管系统不但不能为最理想的代谢转运提供充足的血管表面,血流的波动包括血流停滞和毛细血管表面的不足,使得肿瘤细胞氧合水平出现波动,缺氧的程度降低了放疗敏感性足以成为通过放疗消灭肿瘤的障碍。这很容易与肿瘤细胞生存延长相匹配。并且当然可能不总被肿瘤坏死所证实。

用一个类似于多个小剂量分割的方法开发细胞周期再分配,采用多个小剂量分割也可以防止氧合水平波动对控制肿瘤的威胁。超过 10%~30% 的肿瘤细胞缺氧并不常见,甚至在快速生长的小鼠肿瘤中也是如此。采用剂量分割只杀死约 50% 的肿瘤细胞(或甚更低)。采用超分割分割间期足够长(以小时计),使生存细胞充分再氧合,杀死肿瘤细胞可以通过重复腐蚀 euoxic 细胞数量,而无试图使低氧细胞绝育的必要。

尽管在分割放疗过程中再氧合通常会防止低氧

细胞治疗限制潜能,但有证据显示治疗率可能通过其他降低缺氧程度的策略得以提高。(如消除贫血,呼吸提高氧含量,使用氧合后,具有相同的放化疗作用的药物来选择性杀伤低氧细胞)[22]。

肿瘤控制可能性

通过放疗治疗肿瘤要求无肿瘤基因生存。当使用足够量的放疗使大量细胞绝育时,治愈只是一种可能。例如,如果肿瘤包括 10^{10}(100 亿)个细胞,那么减少平均细胞生存低至 90% 治愈可能时要求剂量足以减少生存至 10~11(如,每 10 个这种肿瘤中有 1 个生存细胞,在其他 9 个没有生存的无性系细胞)。因为这个原因,肿瘤的治疗剂量曲线,肿瘤控制可能性曲线,有一个很大的阈值(图 6.10),该阈值越大肿瘤无性系细胞数量越多。

治愈可能性与剂量的具体关系也由随机自然细胞杀伤决定。这样,一个使平均每个肿瘤 1 个细胞生存的剂量在 100 个肿瘤中留下 100 个生存细胞,但是因为随机性,一些(37%)可能不含无性系细胞,整个 100 个生存细胞在剩余的 63 个肿瘤细胞中分配,有的含 1 个细胞,也可能含 2、3、4 或甚至偶尔含 5 个细胞。因为统计学上细胞杀伤的随机性,肿瘤控制的增长率不是突然的,而是以乙状曲线慢慢地达到 100%(图 6.11)。

正常组织的反应也是一条阈值乙状曲线,如果像图 6.11 所示正常组织反应曲线位于肿瘤控制曲线的右侧,则治疗比率比较好,在这个剂量下进行治疗的肿瘤不会导致并发症,至少治愈率高于并发症率。

确定最佳的治愈率和并发症率之间的平衡是放射治疗的艺术。

控制肿瘤的可能获益必须大于正常组织损伤的危险,例如,图 6.11 所示风险—收益比较 A、B 或 C 三个剂量选择设计了许多因素,风险—收益分析包括的因素,但不仅局限于这些因素的有:癌症特定分析的历史治愈率,发生远处转移的可能性,并发症的后果(如永久的横断的脊髓炎还是暂时性黏膜炎),另外重要的是患者对并发症或治疗的耐受力。正常组织损伤的耐受力由许多因素组成,必须由医生和患者共同评估。研究的目的是加宽肿瘤控制和正常组织后遗症曲线之间的距离,在可接受的正常组织后遗症发生率下提高肿瘤控制率。

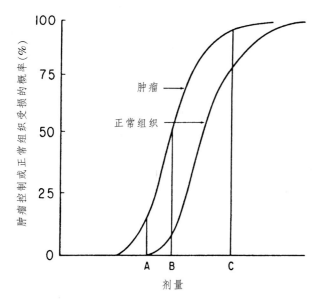

图 6.11　假定治疗比率"理想"的前提下、肿瘤控制概率(TCP)和正常组织损伤概率是放射剂量的函数(如肿瘤控制曲线位于正常组织损伤曲线的左侧)。注意,尽管如果完全避免正常组织损伤,放射剂量不能超过 A,且 TCP 低,接受相对较小的正常组织损伤可能性,放射剂量可以提高到 B,TCP 显著提高。进一步提高放射剂量到 C 以上,当 TCP 约为 90%,导致并发症率增加 TCP 没有提高。在临床上,在 A、B、C 之间选择剂量由可接受的正常组织损伤决定。例如,当考虑到放射性脊髓炎 A 剂量是适宜的,考虑到软组织坏死 B 剂量是合适的,考虑到局灶性肺纤维化 C 是合适的。尽管这个图中肿瘤控制概率和正常组织损伤曲线平行下降,他们的斜率可能不同,但总的乙状图形一样。*Source*:Reprinted from ref.27,with permission.

肿瘤控制几率曲线的修饰

由临床资料得来的剂量–反应曲线不像采用合理的放射生物参数预测得那么陡[23]。这是由于一系列肿瘤中生物学特征和物理剂量处方的生物学效应相当大的异质性造成的。这种异质性增加了正常组织和肿瘤的反应差异,使得剂量–反应曲线变浅。特征性的是肿瘤控制几率曲线不如正常组织后遗症曲线那么陡。

无性系数量

预测肿瘤反应不确定性的一个主要来源是需要绝育的肿瘤的数量,无性系如果肿瘤负荷大,曲线右移,如果稍左移,对于肿瘤负荷大小混杂的情况,曲线会浅,测到的曲线在小体积肿瘤曲线阈值处开始上升,直到曲线的上部末端贴近大体积肿瘤才接近100%。(图

6.13 显示了一个极端的例子,将在本章的后面讨论)每个肿瘤的无性系数变化范围是明显的,当在 T₁ 期,肿瘤体积可因 10 个或者更多因素中的一个而变化。另一个例子是一个直径 2cm 的淋巴结含有的细胞数是 0.5cm 的 64 倍。(球形体积是 r³ 的函数)。

除了肿瘤体积的变化外,对任何一种肿瘤都是肿瘤细胞数量的替代物,肿瘤细胞中无性系的比例也可变化,肿瘤中的许多细胞可能通过旁路达到终末分化并"自然"死亡,并不要求绝育。最终肿瘤体积中的一定比例由正常宿主细胞和间质构成,这可能变化。

放射敏感性

越来越多的证据表明,肿瘤细胞的放射敏感性在不同肿瘤类型和不同个体的相同组织学肿瘤之间有所不同[13,16,17,24-26]。正如前面所讨论过的,对小剂量敏感性小的不同(在生存曲线的肩部以内)在经过重复分割剂量治疗后可以被放大到相当大的差异,这样肿瘤之间即使很小的放射敏感性变化对肿瘤控制要求总剂量也有很大的影响,这种对治疗所要求总剂量的变化导致一个浅的肿瘤控制的剂量–反应曲线。

再生

肿瘤在长期的治疗过程中加速生长使得需要绝育的肿瘤无性系数量增加,如果在治疗的后三周生存的肿瘤无性系每三天倍增一次,如头颈鳞状细胞癌的放疗[14,15,20]需要被杀灭的有效细胞数目将以系数 2⁷ 增加(7 次倍增的结果),这相当细于胞数目增加了 100 倍,相当于 T 分期增加了 2 甚至 3 个单位。

剂量–反应变化的其他原因

许多其他因素可能影响放疗过程的预后,每一个都会影响 TCP 曲线的阈值和(或)斜率,与肿瘤相关的现象的例子是氧合的异质性和再氧合的动力学。治疗相关的影响包括剂量分割的类型,肿瘤内部剂量分布的不均一性和辅助化疗。

作为这些潜在变量叠加和互相作用的结果,临床资料分析所决定的 TCP 曲线的斜率相对较缓[10,23],在所有变量得到严格控制的理想情况下肿瘤治愈的概率将在肿瘤控制率 10%~90% 的范围内,每 Gy 提高 10%。事实上,临床研究上最急剧的升高速度大约为每 Gy3%,通常情况下,低到每 Gy1%~2%[23,27-30]。

亚临床疾病的治疗

根治性治疗的目的是在整个靶区达到稳定的高概率的肿瘤清除，这不要求剂量在照射野内均匀分布，因为无性系的寄生密度是变化的，在消除原发肿瘤块时需要较大剂量，而在消灭沿组织间隙或淋巴结转移的镜下亚临床转移时则不需要。

治疗的目的是通过2个基本方法中之一来达到，当放疗不与手术衔接时采用缩小放射野或增大剂量的技术，亚临床扩散在接受50Gy总剂量，2Gy的分割剂量后，被照射的体积减小了1或2个分期，原发肿瘤得到更高剂量后面的治疗保持"一致"，对原发肿瘤尽可能精确（图6.12）。这样对肿瘤细胞密集的肿块剂量加大。暴露于高剂量正常组织体积减小。实践中，对大治疗体积（亚临床疾病）和增加体积（原发肿瘤）的剂量应进行分配以便使肿瘤的控制概率一致，例如如果亚临床播散量是 10^7 个细胞，原发肿瘤块有 10^{10} 个细胞，剂量分布要求在整个受照射的体积中产生固定的90%肿瘤控制几率，也就是在亚临床疾病和原发肿瘤中肿瘤无性系细胞生存分别减少到 10^{-8} 和 10^{-11}。因为多个等剂量分割计划的有效生存曲线是直线，细胞数量的减少呈指数，在这个实例中原发和亚临床疾病（如在整个照射体积中达到某一固定肿瘤清除率的剂量）应该为11/8。

第二个常用技术是采用并不根治的方法，手术切除原发肿瘤，仅留下亚临床病灶，可被比控制原发肿瘤所需更小剂量的放疗所清除，这降低了高放疗剂量杀灭原发肿瘤的要求，总剂量被调整到对较小（亚临床）无性系肿瘤细胞负荷具有高清除率。这个模式法需要修正，如果手术仅"减瘤"，有大体可见的残留。如去除50%的原发肿瘤仅使所需剂量减少2Gy，这个剂量大约杀死50%的原发肿瘤中的细胞，如果假设2Gy分割剂量总共7Gy使生存的肿瘤无性系细胞减少到10%，那么90%减瘤所需剂量约为7Gy，99%减瘤约为14Gy。

从放射生物学来讲，在放疗后最好手术切除腹盆肿瘤以避免照射后亚临床肿瘤剩余所造成的延迟，剩余肿瘤生长迅速，在手术所造成的腹膜炎性反应之前允许对腹膜和小肠进行治疗。

术前放疗期间可能发生转移的顾虑并没有发生，

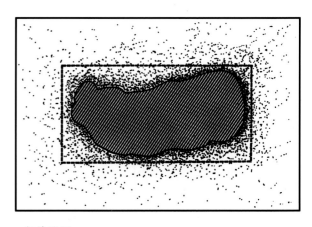

▬▬ 切除平面
━━ 肿瘤周围加宽的放疗野

图 6.12 图中显示了手术联合放疗的优势和应用缩小放疗野技术的单独放疗。当亚临床的扩散可被相对低剂量放疗控制后，后续治疗可以消除原发肿瘤。如果不进行手术在一个足以控制亚临床疾病的剂量后可以减小大的放疗野，采用更大的剂量集中在细胞数量更多的原发肿块。如果肿瘤超过了计划中的手术边缘（如 T_4 期直肠癌侵及盆壁），如缩小覆盖淋巴引流的术前野，集中剂量照射"cut-through"后具有复发危险的区域。但如果原发肿瘤好像容易切除（如 T_3N+ 直肠癌），术前放疗的目的集中在消灭超过计划手术边缘组织和淋巴结中亚临床肿瘤浸润，禁忌使用缩小野[35]。在术后设计时，缩小手术范围可通过缩小野调整使用增加 boost 剂量。*Source*：Reprinted from ref. 27，with permission.

大多数的转移仅发生于肿瘤相对较大时，正如同已被证实的原发肿瘤小时转移率低，在2Gy分割计划开始的头一周内生存下的无性系肿瘤细胞低于开始数量的5%（甚至尽管肿瘤体积并没缩小），这样在术前放疗期自原发肿瘤发生新的转移的危险在每一次连续剂量的放疗后显著减少，从第一天开始在治疗的头5天后无性系细胞数量降到可忽略的20倍。

亚临床转移的剂量反应

放疗在胃肠道肿瘤中的作用是辅助手术，目的是消除亚临床肿瘤残留，考虑到治疗亚临床局部转移的目的，有3群患者：

- 切除原发肿瘤即达根治（不隐匿亚临床转移）辅助治疗没有意义（尽管因为缺少证明无亚临床转移的手段）。
- 具有临床上检测得到的转移，假如检测的低限是 10^9 个肿瘤无性系细胞，这群患者肿瘤转移细胞负荷超过 10^9。（选择以10或100的系数不同于 10^9 的值对得出的结论没有影响)。大多数情况下,可被腹部脏器耐受的辅助治疗没有永久的意义。

●那些没有转移的证据,但以后发生局部转移的人。逻辑上讲,如果这些转移的生长呈指数性,转移细胞负荷(指数检测)应该在 $1 \sim 10^9$ 之间平均分布,最简单的初始假设是这群患者中的 11% 隐匿着 $1 \sim 10$ 个细胞,另外 11% 隐匿着 $10 \sim 100$ 个细胞,进而最后 11% 隐匿着 $10^8 \sim 10^9$ 个细胞。

按照这个方案,最初的 11% 可以通过减少转移细胞数量系数为 10(指数为 1)到 10^{-1} 的剂量治愈它们的转移。第 2 个 11% 可以通过减少转移细胞负荷到 10^{-2}(1%)治愈。以此类推,最后要求存活的转移细胞数降到 10^{-9} 才有治愈的机会。这样,亚临床转移的肿瘤控制率曲线是前面讨论过的 9 个 cohort 中每一个 TCP 曲线的总和,随着剂量线性上升没有明显的阈值(图 6.13)[31,32]。

与大体肿瘤相关的非阈值直线剂量反应的临床意义与阈值乙状曲线完全不同[32],例如,尽管要达到亚临床沉积较高控制率需要相当高的剂量,但是如需要使用一个较低剂量仍会减少转移的发生。与之相比,减少用于治疗大体肿瘤的剂量很快导致在阈值以下剂量的失效。例如,通常使用 $50 \sim 60\text{Gy}$,2Gy 分割剂量用于治疗区域有隐藏亚临床转移的危险[27]。但这个高剂量不会用于卵巢癌手术辅助的全腹照射,因为这可能导致较高小肠梗阻的发生率。更可耐受的 30Gy 的剂量可减少 40% 上腹转移的发生率[33]。

亚临床转移灶的生长和肿瘤控制率

线性非阈值剂量–反应曲线以如果残留病灶在手术和术后放疗之间或在分割治疗计划过程中生长,亚临床疾病的治疗将以失败为基础,在原发肿瘤切除后镜下残留肿瘤的生长将导致转移细胞负荷的分布转换到更大值,具有少量细胞数患者的比例已由微小转移平均生长速度决定的速度减少。这种治疗前或治疗中的生长使得剂量–反应曲线右移并产生阈值。相反地,剂量–反应曲线的移动和阈值的大小可用来测定微转移疾病的生长速度。

从一个术前放疗治疗直肠癌盆腔复发率的文献分析得出的 TCP 曲线[5],提供了放疗后手术切缘以外亚临床肿瘤沉积生长速度的证据(图 6.14)。尽管从文献报告的回顾性分析得出的结论有局限性,但是

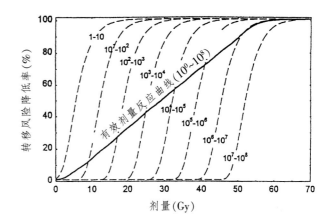

图 6.13　如果在 1 和 10^n 之间平均分配转移细胞负荷指数,有效的剂量–反应曲线显示一个小阈值且完全与剂量成线性,在图中,10^n 假设为 10^8,描绘出的一系列的剂量–反应曲线说明有效剂量–反应曲线是如何从假定相同数量患者具有特定的转移细胞负荷合成的(如 $1 \sim 10^8$)。这个图还说明假定的 10^n 值是如何不会显著影响分析结果,如果 n 的值跨 3 个数量级(如 $10^7 \sim 10^{10}$)。Source:Reprinted from ref.31,with permission.

在整个术前放疗延伸过程中,盆腔复发率的增长率与盆腔微转移的速度增长相一致。最好估计倍增时间大约为 4 天[5]。这个生长速度与头颈[14,15,20]或宫颈[34]鳞状细胞癌在放疗的后期生存下来的无性系细胞的倍增速度相似。在 2 个例子中,生长速度是沉积下来的少量肿瘤细胞的特征。盆腔中残留的直肠癌细胞假设以小团块存在于淋巴管、淋巴结或脂肪,而受照射的头颈或宫颈癌,生存的鳞状细胞无性系细胞以单个分散到受到致死损伤细胞的海洋中,在一个缩小的原发肿瘤中进行溶解。

肿瘤微转移沉积的这种迅速生长速度的临床意义没有得到广泛的正确评价。很明确,对亚临床肿瘤扩散应避免延迟进行辅助放疗或化疗,治疗的强度应高到被正常组织耐受。与开始和完成新辅助治疗(降低盆腔复发的可能性)的迫切性相反的是缺乏放疗后手术的迫切性。缺乏迫切性表现为不可避免的复发,如果手术切除没包括所有残留肿瘤无性系细胞,无论是否为在最后一次化放疗剂量后即存在的单个生存下来的克隆基因细胞或几周后较大的再生病灶。而且,通过几周的细胞毒性诱导的低生育原发肿瘤的缩小使保留括约肌的机会增加,从而获得潜在的益处[35](在术后放化疗不能得到这些益处,因为残留肿瘤在手术和放疗之间的再生将明确地使控制变得更困难,而且如果需要括约肌已被切除)。

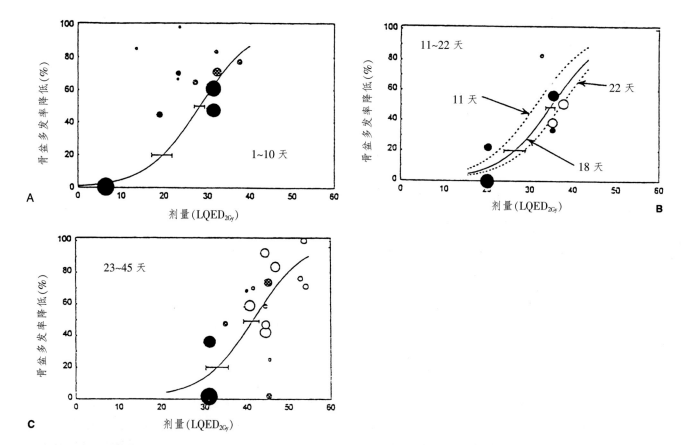

图 6.14 直肠癌术前放疗盆腔复发率的降低是 $LQED_{2Gy}$ 的函数。(总剂量标准化到相当于 2–Gy 分割,采用 a/b 值 10Gy)。空心圆圈表示研究缺乏对照组(没有 XRT)。网格圆圈表示研究具有历史对照。黑圆圈表示随机实验。圆圈面积与联合 XRT 和手术组患者数目成比例。曲线由统计模型测定适合全部数据,水平栏表示估计的 $LQED_{2Gy}$20% 和 $LQED_{2Gy}$50% 的 95% 可信区间的值。**(A)** 所有放疗时间小于 11 天的数据,曲线预测整个 5 天的放射治疗。**(B)** 放射治疗在 11~24 天之间所有的数据,曲线显示 18 天和两个极端的分组时间(11 和 22 天)说明选择曲线显示的治疗天数并不重要,所有结果源自整个数据采集。**(C)** 整个放射治疗长于 24 天的数据,曲线预测整个 30 天的放射治疗。*Source*:Reprinteel from ref.5,with permission.

(刘宁 译)

参考文献

1. Withers HR, Chu AM, Reid BO, Hussey DH. Response of mouse jejunum to multifraction radiation. *Int J Radiat Oncol Biol Phys* 1975;1:41–52.
2. Withers HR, Elkind MM. Radiosensitivity and fractionation response of crypt cells of mouse jejunum. *Radiat Res* 1969;38:598–613.
3. Withers HR, Mason KA. The kinetics of recovery in irradiated colonic mucosa of the mouse. *Cancer* 1974;34:896–903.
4. Steel GG. *Growth Kinetics of Tumours*. New York, NY: Oxford University Press; 1977.
5. Suwinski R, Taylor JMG, Withers HR. Rapid growth of microscopic rectal cancer as a determinant of response to preoperative adjuvant therapy. *Int J Radiat Oncol Biol Phys* 1998;42:943–951.
6. Bourne RG, Kearsley J, Groves WD, Roberts SJ. The relationship of early and late gastrointestinal complications of radiation for carcinoma of the cervix. *Int J Radiat Oncol Biol Phys* 1983;9:1445–1450.
7. McBride WH, Mason, KA, Davis CA, Withers HR, Smathers JB. Adhesion formation in experimental chronic radiation enteropathy. *Int J Radiat Oncol Biol Phys* 1989;16:737–743.
8. Gallagher MJ, Brereton HD, Rostock RA, et al. A prospective study of treatment techniques to minimize the volume of pelvic small bowel with reduction of acute and late effects associated with pelvic irradiation. *Int J Radiat Oncol Biol Phys* 1986;12:1565–1573.
9. Withers HR, McBride WH. Biologic basis of radiation therapy. In: Perez C, Brady L, eds. *Principles and Practice of Radiation Oncology*. Lippincott & Raven; 1997:79–118.
10. Thames HD, Hendry JH. *Fractionation in Radiotherapy*. London: Taylor & Francis; 1987.
11. Thames HD, Jr., Withers HR, Peters LJ, Fletcher GH. Changes in early and late radiation responses with altered dose fractionation: implications for dose–survival relationships. *Int J Radiat Oncol Biol Phys* 1982;8:219–226.
12. Ang KK, Jiang GL, Guttenberger R, et al. Impact of spinal cord repair kinetics on the practice of altered fractionation schedules. *Radiother Oncol* 1992;25:287.
13. Williams MV, Denekamp J, Fowler, JF. A review of $\alpha\beta$ ratios for experimental tumors. *Int J Radiat Biol Phys* 1985;11:87–96.
14. Maciejewski B, Withers HR, Taylor JMG, Hliniak A. Dose fractionation and regeneration in radiotherapy for cancer of the oral cavity and oropharynx. Part I. Tumor dose–response and repopulation. *Int J Radiat Oncol Biol Phys* 1989;16:831–843.
15. Withers HR, Peters LJ, Taylor JMG, et al. Local control of carcinoma of the tonsil by radiation therapy: an analysis of patterns of fractionation in nine institutions. *Int J Radiat Oncol Biol Phys* 1995;33:549–562.
16. Brenner D, Hall EJ. Fractionation and protraction for radiotherapy of prostate carcinoma. *Int J Radiat Oncol Biol Phys* 1999;43:1095–1101.
17. Duchesne GM, Peters LJ. What is the alpha/beta ratio for prostate cancer? Rationale for hypofractionated high-dose-rate brachytherapy [editorial]. *Int J Radiat Oncol Biol Phys* 1999;44:747–748.
18. Sinclair WK. Dependence of radiosensitivities upon cell age. In: *Time and Dose Relationships in Radiation Biology as Applied to Radiotherapy*. Brookhaven National Lab Report 50203 (C-57). 1969;97.
19. Withers HR. Radiation biology and treatment options in radiation oncology. *Cancer Res* 1999;59(suppl):1676s–1684s.

20. Withers HR, Taylor JMG, Maciejewski B. The hazard of accelerated tumor clonogen repopulation during radiotherapy. *Acta Oncol* 1988;27:131–146.

21. Deschner EE, Gray LH. Influence of oxygen tension on x-ray-induced chromosomal damage in Ehrlich ascites tumor cells irradiated in vitro and in vivo. *Radiat Res* 1959;11:115–122.

22. Brown JM, Giaccia AJ. The unique physiology of solid tumors: opportunities (and problems) for cancer therapy. *Cancer Res* 1998;58:1408–1416.

23. Okunieff P, Morgan D, Niemierko A, Suit HD. Radiation dose—response of human tumors. *Intl J Radiat Oncol Biol Phys* 1995;32:1227–1237.

24. Brock WA, Baker SL, Peters LJ. Radiosensitivity of human head and neck squamous cell carcinomas in primary cultures and its potential as a predictive assay of tumor radiocurability. *Int J Radiat Biol* 1989;56:751–760.

25. Deacon J, Peckham MJ, Steel GG. The radioresponsiveness of human tumors and the initial slope of the cell survival curve. *Radiother Oncol* 1984;2:317–323.

26. Peters LJ, Brock WA. Cellular radiosensitivity as predictors of treatment outcome: where do we start? [editorial; comment]. *Intl J Radiat Oncol Biol Phys* 1993;25(1):147–148; discussion 153.

27. Fletcher GH. *Textbook of Radiotherapy*. Philadelphia, Pa.: Lea & Febiger; 1980.

28. Fu KF, Pajak TF, Trotti A, et al. A Radiation Therapy Oncology Group (RTOG) phase III randomized study to compare hyperfractionation and two variants of accelerated fractionation to standard fractionation radiotherapy for head and neck and squamous cell carcinomas. *Intl J Radiat Oncol Biol Phys* In press.

29. Horiot JC, LeFur R, Nguyen T, et al. Hyperfractionation versus conventional fractionation in oropharyngeal carcinoma: final analysis of a randomized trial of the EORTC cooperative group of radiotherapy. *Radiother Oncol* 1992;25:231–240.

30. Zelefsky MJ, Leibel SA, Gaudin PB, et al. Dose escalation with three-dimensional conformal radiation therapy affects the outcome in prostate cancer. *Int J Radiat Oncol Biol Phys* 1998;41:491–500.

31. Withers HR, Suwinski R. Radiation dose response for subclinical metastases. *Semin Radiat Oncol* 1998;8:224–228.

32. Withers HR, Peters LJ, Taylor JMG. Dose response relationships for radiation therapy of subclinical disease. *Int J Radiat Oncol Biol Phys* 1995;31:353–359.

33. Dembo AJ, Davy M, Stenwig AE, Berle EJ, Bush RS, Kjorstad K. Prognostic factors in patients with stage I epithelial ovarian cancer. *Obstet Gynecol* 1990;75:263–273.

34. Fyles A, Keane TJ, Barton M, Simm J. The effect of treatment duration in the local control of cervix cancer. *Radiother Oncol* 1992;25:273–279.

35. Withers HR, Haustermans K. Where next with preoperative radiation therapy for rectal cancer? *Int J Radiat Oncol Biol Phys* 2004;58:597–602.

第 7 章

胃肠道癌症：肿瘤内科学

Timothy Asmis, Manish A. Shah

介 绍

肿瘤内科医生是用药物治疗肿瘤的内科医生。由于内科治疗肿瘤仍是一种相对现代的方法，所以肿瘤内科学也是内科学相对新的分支学科。随着治疗手段的增多和治疗复杂性的增加，对恶性实体肿瘤的治疗已经演变成为一种涉及外科医生、放疗科医生和肿瘤内科医生，以及放射和病理等诊断科室同事的团队合作治疗方式。通常肿瘤内科医生有责任来协调这种治疗。在这一章中，将对肿瘤内科学在胃肠道(GI)恶性肿瘤的作用进行回顾。

肿瘤内科的历史

在 20 世纪中期以前，肿瘤治疗有效的方法主要是通过外科医生和放疗科医生来进行。事实上，第一例肿瘤切除手术在几百年以前已经开展，19 世纪随着乙醚麻醉技术的发展，外科手术也取得了巨大的进步。然而，在第二次世界大战以后，当两位药剂师(Goodman 和 Gilman)受美国国防部委托，验明了氮芥有潜在的抗肿瘤作用后，治疗的选择范围开始扩大[1]。尤其是对在第一次世界大战中暴露于芥子气的人进行尸检后，医生发现有严重的骨髓和淋巴抑制。这致使他们最初的设想是这种类型的化学物可能对治疗骨髓和淋巴系统的恶性肿瘤有效，并随后在一个老鼠的淋巴瘤模型上进行了试验。最终导致于 1946 年，在一名非霍奇金淋巴瘤患者身上进行了第一例的治疗，他们发现患者的肿物尺寸有显著但短暂的减小改变。这个举证原则的临床试验提出了药物治疗恶性肿瘤

的概念。1958 年 Hertz 等发表了第一篇描述了化疗在妇女滋养细胞肿瘤治疗的疗效优势的文章[2]。甚至在这篇早期的报道中，今天肿瘤内科学确定的原则已经提到。需要特别说明的是,这些第一批的肿瘤内科医生，须要在药物治疗的潜在优点和药物的毒副作用之间保持平衡。他们总结认为对实体肿瘤的细胞毒性药物化疗治疗效果超过了本身的风险,他们这样描述道："尽管化疗本身有一些危害，但它的发生率和死亡率都是大家可以接受的"[2]。这篇文章的发表标志着肿瘤内科的正式成立。在过去的几十年里，伴随着对恶性肿瘤生物学特征认识的提高，在新的化疗方法，内分泌治疗和靶向治疗方面的发现都有着爆炸性增长，肿瘤内科医生在治疗恶性肿瘤中的作用也越来越大。

1972 年,在美国临床肿瘤学会(ASCO)成立 7 年之后,肿瘤内科学作为一个独立学科被美国内科医学会命名[3]。肿瘤内科学作为一个专业的产生，主要是来自于社会努力的结果,这也首创了"肿瘤内科医生"这种称谓。许多人相信,正是在医学博士 Arnoldus 的远见和指导下,使肿瘤内科治疗在整个肿瘤治疗中发挥了重要的作用。Goudsmit 博士和他的同事尝试成立一个组织致力于通过扩展对肿瘤化疗、教育医生安全地使用化疗药物以及提高患者在肿瘤治疗时的生活质量等方法,来提高患者生存率。在 1965 年成立之初,ASCO 由 7 位成员组成[4]。现在这个协会已经成长为一个国际性的组织,有超过 20 000 名会员,致力于肿瘤治疗的各个领域。

肿瘤内科学是内科学的一个二级学科。一个医生如果想要从事肿瘤内科工作,首先要在内科系统进行培训且通过认证[5]。在完成了内科系统住院医生实习期后,如果有抱负成为肿瘤内科医生,随后将完成一个 2~3 年的专科住院医师轮转[6]。在 70 年代初期,肿

瘤内科学的范围被美国内科医学会定义为包括肿瘤以下的几个领域:肿瘤病因、诊断、预防,患者管理,流行病学,肿瘤宿主反应,肿瘤生物学,调查分析,肿瘤起源,肿瘤检测和老年医学等[7]。即使粗略地看一眼这份清单,也可显示出肿瘤内科医生关心对肿瘤患者治疗的所有方面。在过去的几十年里,肿瘤内科医生可用于治疗的仪器设备有了快速的发展。新的治疗方法空前地增多以及多学科治疗的复杂性增加已经需要将肿瘤内科学按一些疾病类型进一步的细分。本章着重讲述肿瘤内科在消化道恶性肿瘤治疗中的作用,重点强调的是在现代的专科治疗中整体治疗对肿瘤患者的影响。

范围和意义

消化道恶性肿瘤包括整个消化道发生的各种类型的肿瘤,分别有着不同的流行病学、肿瘤生物学特点和不同的治疗方法。总的来说,这些肿瘤是世界范围内最常见的肿瘤, 累计超过了全球肿瘤总数的30%,超过了肺脏、前列腺和乳腺的肿瘤[8]。表7.1显示了常见的消化道恶性肿瘤的统计数据。在新诊断的肿瘤中, 全球前10位的肿瘤中有4位是消化道的恶性肿瘤[8]。像本书后面提到的一样,这些肿瘤的病因非常广泛。例如,肝癌在男性中发病比较显著,男女比例接近3:1,然而在结肠癌和胰腺癌中,女性的发病率与男性接近(1.6:1)。2/3的新发胃癌发生在发展中国家,不过发病率最高的国家是工业化国家的日本[8]。消化道

恶性肿瘤对人们的影响与患者的年龄、性别、种族或者连同的健康状况无关, 但不幸的是都具有高度的致命性。除了结直肠肿瘤和肛门的鳞状细胞肿瘤,绝大多数的进展期消化道肿瘤患者的中位生存期少于1年。因此,对消化道恶性肿瘤的治疗给我们提出了一些挑战:它们具有普遍性、侵犯性,且发病没有差异性。对消化道肿瘤内科特有的挑战是医生必须要熟悉各种肿瘤的发展进程,尽管它们各自都有独特的流行病学、生物学特点和治疗方法。

最初评估

肿瘤内科医生必须明确和证实患者是否患有肿瘤,明确肿瘤的原发组织或器官,判定病变扩散的程度(分期),评定患者的治疗方法。通常患者在遇到以下的情况时才会向肿瘤内科医生求诊:①肿瘤已通过活检或者外科手术证实;②当怀疑患有恶性肿瘤时,提供临床或者实验室检查异常的证据;③当患者有基因性或者家族性的疾病时,有高度的发生某种特殊类型肿瘤的可能时。在以上3种情况时,肿瘤内科医生必须要判断是否有充分的信息来明确疾病分期,评估疾病治愈或者缓解的可能,判定患者能否能耐受治疗并设计出合适的治疗计划。

肿瘤的分期和局限性病变

肿瘤分期最主要的功能是根据分期所提供的疾

表 7.1

世界范围内常见消化道恶性肿瘤的统计

	发病率		总发病	世界排名	中位生存期[a]
	男性	女性			
结肠/直肠	554 465	472 687	1 023 152	3	18~24 月
胃	603 419	330 518	933 937	4	8~10 月
肝脏	442 119	184 043	626 162	6	4~6 月
食管	315 394	146 726	462 117	8	8~10 月
胰腺	124 841	107 465	232 306	13	4~6 月
消化道合计	2 036 238	1 241 436	3 277 674		
合计(除了皮肤系统以外)	5 801 839	5 060 657	10 863 496		

[a] 数据主要来源参见正文(参考文献8)。

病预后信息来选取合适的治疗手段。对于消化道肿瘤来说,局限性的病变常常以手术切除作为首选的治疗方法,最大程度地切除瘤细胞,达到长期存活的目的。还常常增用化疗或者放疗来治疗余下的微小病灶,减小复发的概率。消化肿瘤内科的医生常常配合使用这些附加的"辅助"治疗方法。对消化系统肿瘤来说,仅仅对局限的肛门鳞状细胞癌[9]和食管癌[10]两个特例是以化疗或者放疗作为首选的有效的治疗方法。对肛门部的肿瘤,使用化疗结合放疗作为首选的治疗方法,能使超过 90% 的患者达到长期存活,使接近 85% 的患者避免了近端结肠造瘘。对食管癌来讲,这种有高度致命性的恶性肿瘤,手术切除有较高的并发症发生率和死亡率,且即使接受了最佳的手术治疗也常常易于复发。最终确定了将放化疗作为标准化的治疗方式。这是个有吸引力的选择,因为在微小转移病灶的治疗中,化疗能够增加放疗的抗肿瘤效果。美国放射治疗肿瘤协作组进行了类似的随机临床试验,将未接受手术的局限进展期食管癌患者随机地分为仅接受放疗治疗组和接受化疗、放疗联合治疗组两组。接受化疗和放疗结合治疗组的患者 5 年存活率为 27%,而对比组仅接受放疗治疗的患者 5 年存活率为 0%[11]。这种有前途的治疗方式其效果甚至可以与外科手术后的治疗效果相比,这在本书后面章节中有讨论。

总之,通过对恶性肿瘤进行分期,对局限性的消化道恶性肿瘤常常行手术切除,但是多学科的联合治疗是必要的,这能够为患者提供最大可能长期存活和减少治疗副作用的发生率及死亡率。这种多学科的小组常常由消化肿瘤内科医生来进行协调,消化肿瘤内科医生可能是最熟悉外科术后、放疗后的并发症和死亡率的医生,根据每个患者具体的情况来进行治疗。

进展期疾病

相反,当消化道恶性肿瘤出现转移时,治疗常常被认为是姑息性的,因为此时治疗的目的不是治愈疾病,而是提高患者的生活质量和延长生命[12]。当患者根治肿瘤的机会非常低时,医生和患者都必须确信治疗带来的益处超过它的风险和毒性。对不同的患者制定单独的治疗计划时,肿瘤内科医生必须对医疗保健和疾病情况都非常熟悉。当患者有相伴随疾病的情况时,伴随疾病的情况将影响到肿瘤的发生风险、诊断、进展及治疗[13]。例如肥胖和糖尿病引起的代谢综合征常常会增加消化道肿瘤患者的死亡率[14]。因为在为消

化道肿瘤选择一个系统的、有效的治疗时,为了减少发生严重毒性反应,伴随疾病的情况就能影响到治疗方法的选择。例如 10%~15% 的患者在奥沙利铂和多西他赛治疗后,发生严重的感觉神经病变[15,16],因此禁止用于患有严重神经疾病的患者。明确伴随疾病的情况对消化道肿瘤尤其重要。肝细胞肝癌常常发生在患肝硬化的患者,这在后面章节将进一步阐述。严重的肝硬化与并发症发生率和死亡率关系密切,也影响患者对治疗耐受的能力[17]。肿瘤内科医生必须能够识别伴随疾病的情况,为患者制定毒性最小和最大获益的治疗计划。

因此,肿瘤内科医生必须对患者疾病的性质和程度非常熟悉,评估疾病的自然病程和进展情况,推荐治疗计划的风险和益处,是否有参加临床实验的可能,及评价肿瘤治疗对患者家庭的潜在影响。肿瘤患者开始系统治疗时,患者和肿瘤内科医生之间形成一种紧密的关系。这种关系对提高患者治疗的生理和心理有效性都是十分必要的,从而对最初的诊断,到了解治疗成功或者失败的可能性高低,肿瘤内科医生在患者治疗疾病的过程中起到了关键的作用。

肿瘤内科医生另外一个重要的角色是患者和其家属之间沟通的纽带。确诊肿瘤对患者来说是一个巨大的打击。应此,当一个人被诊断为患有消化道恶性肿瘤时,肿瘤内科医生必须以有效且富含同情的方式同患者讨论许多的问题。正如前面所讲的,为了选择对患者个体最佳的治疗方案,肿瘤内科医生必须要获得一些必要的信息。这些信息包含患者是否患有其他的慢性疾病,病变的程度,家族性癌症风险和总体评估来判断患者能否耐受系统的治疗。相应地,肿瘤内科医生也必须向患者传递一些重要的信息,允许他们在治疗方面做出合适的决定,为下一步的治疗过程做准备。

治疗的协作

肿瘤内科医生在治疗消化道恶性肿瘤时,必须要平衡许多因素来决定治疗的方式,剂量和开始系统治疗的时间。例如,对于结直肠癌患者,通过对术后切口愈合,能否获得足够的能量摄入和正常肠道功能的恢复等来评估术后的并发症及恢复情况,这些都必须在辅助化疗开始前予以充分的考虑。几乎没有什么数据证明何时开始辅助化疗效果较好,尽管也有一些研究观察到术后 2~3 个月开始辅助化疗比早一些开始辅助

化疗预后较差[18,19]。例如在一项研究中,结直肠癌患者随着年龄的增长和并发症的增多, 均使术后开始辅助化疗的时间间隔延长,这些也使治疗持续时间缩短[18]。

局限的胃食管交界处肿瘤患者可能是进行协同治疗最好的例证。因为有可重复的数据证实,至少有 3 种标准的治疗方法可以选择。一种选择是对于可切除的胃癌或者胃食管交界处肿瘤患者, 进行新辅助化疗后然后手术,术后行辅助化疗,化疗方案结合了表柔比星、顺铂、氟尿嘧啶[20]。在手术之前就开始治疗的一个最主要的优点是许多患者因此可能从一开始就接受到系统的治疗, 但术后有大量的患者不能够接受辅助的治疗[20]。新辅助化疗一个最主要的缺点是患者可能对系统的治疗没有反应或者在准备手术时已经进展。在制定治疗计划之前通过功能成像来判定治疗反应, 或者在开始治疗时预测患者对治疗的反应(例如通过表达分析的方法)是目前研究的热点。

对局部进展期的胃癌和胃食管交界处肿瘤另一种可以探讨的治疗方法是手术切除肿瘤,术后行辅助放化疗[21]。通过这种方法,在适合手术切除的局部进展期肿瘤患者术后,通过测量他们的维持体重和恢复到一个适合治疗的状态后,将接受一个约 4 个月的化疗、放疗结合的治疗过程。MAGIC 研究表明,术后辅助化疗与术前化疗相比,对提高患者的 3 年生存率效果类似。一个显著比例的患者由于手术后的并发症术后不能够耐受治疗。更多的是,放化疗联合使用常常伴有中度的恶心、呕吐、脱水和骨髓抑制等毒性反应。另一个需要考虑到的是不可逆性的肾功能损伤,当给予一个标准方案的外照射时, 有 80% 的左肾和 20% 右肾会发生肾功能损伤[22]。

胃食管交界处肿瘤第三种标准的治疗方案是同步地使用放疗和化疗[10]。这种情况可能会增加局部的毒性(例如发生食管炎,胃食管交界处吞咽困难等),且不能够根治局部的病变(例如有接近 50% 的胃食管交界处肿瘤患者不能够根治)[23]。

当肿瘤内科医生在决定首选的治疗方案时要考虑许多因素。新辅助化疗与辅助化疗的 5-Fu/CF 的方案相比, 要使用更强烈的化疗药物包括表柔比星、顺铂和氟尿嘧啶等。患者可能因为潜在的并发疾病会阻碍使用顺铂。例如患者被诊断为听力障碍,当使用中等剂量的顺铂后可能会发展成为严重的听力丧失[24]。因此, 这些患者最好直接接受手术切除,然后予以不需要使用顺铂方案的辅助化疗。另一个顺铂使用后可能导致严重的毒性反应情况是患者合并有糖尿病神经病变,使用顺铂可能会加剧神经损伤[25]。另外,肾功能在临界值或者对左肾功能代偿依赖的患者,术后放疗可能不会优先考虑。

有许多事例表明, 在对不同的肿瘤选取最合适的治疗方案时, 肿瘤内科医生要考虑患者健康的多种因素。

治疗副作用的处理

一旦患者开始接受系统的治疗,肿瘤内科医生必须给予合适的药物支持治疗,包括有止吐、止泻和可能的血液学支持治疗。支持治疗能够在患者接受系统的治疗时,减少治疗的副作用和提高生活质量,因此允许患者在门诊中及时接受支持治疗。除了使用支持治疗的药物外, 减少治疗累积毒性的方法也在研究中。例如,在治疗转移性结直肠癌(mCRC)时使用奥沙利铂常常并发严重的神经病变,即使治疗对患者有效果时,也常常导致奥沙利铂治疗的中断。Optimox1 研究的开展目的是为了证实间断给予奥沙利铂的治疗效果, 及通过这种方法来尝试减少严重神经病变发生的可能[26]。这项研究随机地将转移性结直肠癌的患者分为接受 5FU/CF 方案或者奥沙利铂(FOLFOX)方案化疗,或者接受 FOLFOX 方案化疗至 6 周期,然后以 5FU/CF 方案维持治疗 12 周期, 再单独使用奥沙利铂。上述方案使用直至出现明显的证据表明疾病进展或者出现不能耐受的毒性而终止治疗。这项研究发现,与持续使用奥沙利铂相比,间断的使用能在总体生存率和无进展生存取得相似的结果,然而可以极大地减少神经毒性反应的发生。这也表明有限度地使用奥沙利铂在缓解疾病上能够获得相似的效果,然而却减少了毒性反应的发生,提高了患者的生活质量。

姑息治疗

肿瘤的对症治疗

肿瘤内科医生在肿瘤的姑息治疗和临终治疗方面也发挥着重要的作用。至少 50% 的确诊为消化道恶性肿瘤患者最终都死于肿瘤的直接结果[27]。消化道恶性肿瘤患者根据肿瘤的部位和范围常常需要特殊的姑息治疗手段。例如,进展期的消化道肿瘤患者常常有恶心、体重减轻、疼痛和肠道阻塞等表现[28]。对于胃肠道阻塞的患者,以全肠外营养的方式给予营养支持是合理的,但是,这种方式带来的优点可能与它的治疗风险一样突出[29]。胃肠专科医生在患者患有大肠[30]或者食管[31]阻塞时也可能会姑息性地行支架置入术。此外,90%的进展期胰腺癌患者常常表现为消化道不适的加重。肿瘤内科医生必须能认识这些症状,并且需要在麻醉师的帮助下行腹部神经丛阻滞来减轻患者疼痛,从而减少麻醉性药物的需求[32]。对于肝脏的转移性类癌,肝脏动脉血管栓塞是一种有效的姑息治疗手段[33]。再者,肿瘤内科医生必须根据实际情况而决定何时适合开始姑息治疗。总的来说,尽管肿瘤内科医生并不亲自执行这些过程,但是必须要十分熟悉这些姑息治疗方法,能够配合这些专家,来提高患者的生活质量和延长生存期,这在消化道肿瘤患者中尤其重要。

肿瘤内科医生可能也需要负责姑息治疗的开展。姑息治疗定义是多学科的联合治疗来减轻患者的痛苦[34]。姑息治疗的一个方面就是处理肿瘤相关疼痛,肿瘤内科医生常常会开出合适的止疼药和镇静药。肿瘤内科医生也有责任将积极的系统治疗过渡为最佳支持治疗。为了使患者从临终关怀中得到益处,至少在患者去世前几周内必须将治疗计划制定好。许多专家的推荐时间为 2 个月[35]。许多时候我们看到临终关怀尚未得到充分的开展,因为随着时间的进展肿瘤的治疗已经变得更加积极[36]。这也可能是因为患者不愿意"放弃"治疗或者肿瘤内科医生高估了疾病的预后[37]。关于何时开始临终关怀的争论仍在继续,这也说明了肿瘤的治疗既是一门"艺术"也是"科学"。

临床试验

肿瘤内科学目前仍处于它的褓褓期内。随着我们对疾病的生物学特点理解的提高和新的药物出现,肿瘤内科医生在临床试验中的作用日渐增长。所有的肿瘤内科医生,无论他们的业务背景如何,都必须能够熟悉地解释临床实验的结果。这在日常实践中是非常必要的,因为临床医生必须能迅速结合大量新的临床试验结果于他们日常的工作中,从而为患者提供合理的治疗方法。

新的系统治疗方法的发现都始于临床前的评估,常常通过细胞培养和动物模型的方法进行[38]。对新的化疗方法的临床评估也是分期开展的。各期的临床研究开展都有着各自不同的目的,且需要一定数目的患者进行随机研究。I 期临床研究的主要目的常常是判定在一定数目的不同类型肿瘤患者中药物能安全使用的最大剂量。在 II 期临床研究中,主要目的是评估患有同种恶性肿瘤的患者对药物治疗的临床效果以及进一步评价药物的安全性。III 期临床试验是 3 个阶段中规模最大的,确诊的恶性肿瘤患者随机地分成两组,常常一组接受标准化的治疗,而另一组接受新的研究性的治疗。III 期临床试验的主要目的是判定一种治疗方法是否比另一种效果更优。经常 III 期临床试验能够确定一种新的标准化治疗方法,也是一种新的药物被列入美国食品药品管理局或者欧盟等的药物管理机构批准上市的必经途径。进行一个随机分配的临床试验在伦理上要坚持临床均势原则,即确信对患者而言最佳的治疗方法尚不明确,且有可能实验组的效果与目前标准的治疗效果相当或者超过。如果研究的问题具有可行性,实验的结果将会为患者提供有临床意义的优点,推动学科向前发展。尽管完成一项临床试验充满挑战[39],但是随机对照的研究是确定标准化治疗的最佳途径。

全球医疗保健

由于肿瘤治疗的复杂性持续地增加,肿瘤治疗的费用也相应地增长[40]。1990~2004 年间,美国全国治疗肿瘤的费用从 271 亿美元上升至 721 亿美元,2004 年肿瘤普查的费用估计为 100 亿美元至 250 亿美元[41]。由于在 20 世纪 90 年代后期,肿瘤系统治疗的大范围开展,系统治疗的费用也显著地提高[42]。例如对 III 期结直肠癌,FOLFOX4 方案辅助化疗与 5-FU/LV 方案相比,各自的费用分别为 29 000 美元和 6 500 美元。尽管新药的发现和系统化的治疗无疑能够提高恶性肿瘤患者的生存机会和生活质量,但这些也伴随着治疗费用的提高。除了新药本身带来的临床获益,如果使用更加昂贵的治疗能够避免疾病的复发或者进展,这样高价位的治疗还是划算的。肿瘤内科医生将来可能需要平衡患者的需求关系,以及患者和保险人员面对越来越昂贵的肿瘤治疗时的支付能力和意愿之间的关系[43]。

肿瘤内科医生常扮演协调者这样的角色。正如前面所提到的，消化道恶性肿瘤的有效的治疗需要多学科共同协作。这在消化道肿瘤中尤其明显，不管是根治性治疗还是姑息性治疗都涉及多个学科领域，包括有体格检查、放射学、肿瘤外科学、病理学、放射医学和姑息治疗。对这些学科组织进行协调，已成为肿瘤内科医生的实际任务，一部分是由于他们作为内科医生的临床经验和他们与患者之间的频繁接触。最理想的结果是，消化肿瘤内科医生与其他领域的专家建立一种紧密的、有组织的关系，并与他们通过多学科的肿瘤会议定期地会面。由于新技术的涌现，这些技术之间的协调常常由肿瘤内科医生完成。这些例子包括定时射频切除肝脏转移病灶、正电子发射计算机断层扫描技术的应用及 DNA 芯片分析的使用。

肿瘤内科医生也是一位教育家。指导内科医生、外科医生、医科学生和住院医生关于肿瘤的诊断和治疗，以及对癌症生存者的特殊处理，这些都非常重要。这些不仅需要更多的临床医生从事肿瘤内科，而且下一代的研究人员也需要进行培训。包括受训人员和这些其他健康领域的专家都必须学习消化道肿瘤的诊断、疾病处理和治疗。消化道肿瘤是一种复杂的疾病，而且治疗的标准不断进展。尽管有治疗指南出版，但是真实的治疗和标准的治疗或常规治疗之间仍然存在着巨大的差别[44]。这些问题只有让更多的治疗小组参与教育和协作的方法才可以提高。肿瘤内科医生也必须参加医疗人员的继续医学教育，因为即使有国家版指南的制定，但这种配合治疗的难度仍然持续增加。

小　结

消化肿瘤内科医生的角色是不断进展的。由于消化道恶性肿瘤的系统治疗变得越来越有效，更多的药物由于适应证的不断扩大而被批准使用。结果使得消化肿瘤内科医生的角色不断扩大。例如，在 19 世纪 90 年代以前，在结肠癌治疗中采取常规辅助的系统化治疗时[45]，肿瘤内科医生对有转移性疾病的患者仅仅需要予以姑息治疗。但现在已有明确的证据表明辅助化疗可以增加结肠、直肠、胃、食管以及胰腺肿瘤患者的生存率。因此，大多数的这类患者在术前或者术后都必须在肿瘤内科医生指导下接受治疗。

临床对肿瘤内科医生的需求已有显著的增加。现在有许多有效的系统治疗对转移性的疾病也能够提高患者的预后。患者需要同肿瘤内科医生紧密配合，密切监视他们的生活质量以及对治疗的反应。由于治疗复杂性的增加，加上消化道肿瘤在老年人群的发病率的增加，如果不能随之增加消化肿瘤科医生的数量，则可能阻碍为患者提供高质量的抗肿瘤治疗。

对肿瘤内科医生来说这是从来没有过的令人激动的时代，随着肿瘤治疗方法的快速增加，这也使患者的预后明显提高。但是这种乐观情绪也常常被现实所击溃，本文中提到的治疗的效果也是有限的。对消化道肿瘤的治疗，发展有效的多学科联合治疗方面还有许多的工作需要开展。

（柯彬　译）

参考文献

1. Goodman LS, Wintrobe MM, Dameshek W, et al. Nitrogen mustard therapy. Use of of methyl-bis (beta-chloroethyl)amine hydrochloride and tris(beta-chloroethyl)amine hydrochloride for Hodgkin's disease, lymphosarcoma, leukemia, and certain allied miscellaneous disorders. *JAMA* 1946;105:475–476. (Reprinted in JAMA 1984;1251:2255–1961)
2. Hertz R, Bergenstal DM, Lipsett MB, et al. Chemotherapy of choriocarcinoma and related trophoblastic tumors in women. *JAMA* 1958;168:845–854.
3. Kennedy BJ. Origin and evolution of medical oncology. *Lancet* 1999;354 Suppl:SIV41.
4. Krueger GM, Alexander LL, Whippen DA, et al. Arnoldus Goudsmit, MD, PhD: chemotherapist, visionary, founder of the American Society of Clinical Oncology, 1909–2005. *J Clin Oncol* 2006;24:4033–4036.
5. Muss HB, Von Roenn J, Damon LE, et al. ACCO: ASCO core curriculum outline. *J Clin Oncol* 2005;23:2049–2077.
6. Hansen HH, Bajorin DF, Muss HB, et al. Recommendations for a global core curriculum in medical oncology. *J Clin Oncol* 2004;22:4616–4625.
7. Kennedy BJ, Calabresi P, Carbone P, et al. Training program in medical oncology. *Ann Intern Med* 1973;78:127–130.
8. Parkin DM, Bray F, Ferlay J, et al. Global cancer statistics, 2002. *CA Cancer J Clin* 2005;55:74–108.
9. Nigro ND, Vaitkevicius VK, Considine B, Jr. Combined therapy for cancer of the anal canal: a preliminary report. *Dis Colon Rectum* 1974;17:354–356.
10. Herskovic A, Martz K, al-Sarraf M, et al. Combined chemotherapy and radiotherapy compared with radiotherapy alone in patients with cancer of the esophagus. *N Engl J Med* 1992;326:1593–1598.
11. Cooper JS, Guo MD, Herskovic A, et al. Chemoradiotherapy of locally advanced esophageal cancer: long-term follow-up of a prospective randomized trial (RTOG 85-01). Radiation Therapy Oncology Group. *JAMA* 1999; 281:1623–1627.
12. Porzsolt F, Tannock I. Goals of palliative cancer therapy. *J Clin Oncol* 1993; 11:378–381.
13. Extermann M. Interaction between comorbidity and cancer. *Cancer Control* 2007;14:13–22.
14. Calle EE, Rodriguez C, Walker-Thurmond K, et al. Overweight, obesity, and mortality from cancer in a prospectively studied cohort of U.S. adults. *N Engl J Med* 2003;348:1625–1638.
15. Andre T, Boni C, Mounedji-Boudiaf L, et al. Oxaliplatin, Fluorouracil, and Leucovorin as Adjuvant Treatment for Colon Cancer. *N Engl J Med* 2004; 350:2343–2351.
16. Van Cutsem E, Moiseyenko VM, Tjulandin S, et al. Phase III Study of Docetaxel and Cisplatin Plus Fluorouracil Compared With Cisplatin and Fluorouracil As First-Line Therapy for Advanced Gastric Cancer: A Report of the V325 Study Group. *J Clin Oncol* 2006;24:4991–4997.
17. Burroughs A, Hochhauser D, Meyer T. Systemic treatment and liver transplantation for hepatocellular carcinoma: two ends of the therapeutic spectrum. *Lancet Oncol* 2004;5:409–418.
18. Hershman D, Hall MJ, Wang X, et al. Timing of adjuvant chemotherapy initiation after surgery for stage III colon cancer. *Cancer* 2006;107:2581–

2588.

19. Chau I, Cunningham D. Adjuvant therapy in colon cancer—what, when, and how? *Ann Oncol* 2006;17:1347–1359.

20. Cunningham D, Allum WH, Stenning SP, et al. Perioperative chemotherapy versus surgery alone for resectable gastroesophageal cancer. *N Engl J Med* 2006;355:11–20.

21. Macdonald JS, Smalley SR, Benedetti J, et al. Chemoradiotherapy after surgery compared with surgery alone for adenocarcinoma of the stomach or gastroesophageal junction. *N Engl J Med* 2001;345:725–730.

22. Wieland P, Dobler B, Mai S, et al. IMRT for postoperative treatment of gastric cancer: covering large target volumes in the upper abdomen: a comparison of a step-and-shoot and an arc therapy approach. *Int J Radiat Oncol Biol Phys* 2004;59:1236–1244.

23. Minsky BD, Pajak TF, Ginsberg RJ, et al. INT 0123 (Radiation Therapy Oncology Group 94-05) phase III trial of combined-modality therapy for esophageal cancer: high-dose versus standard-dose radiation therapy. *J Clin Oncol* 2002;20:1167–1174.

24. Nagy JL, Adelstein DJ, Newman CW, et al. Cisplatin ototoxicity: the importance of baseline audiometry. *Am J Clin Oncol* 1999;22:305–308.

25. von Schlippe M, Fowler CJ, Harland SJ. Cisplatin neurotoxicity in the treatment of metastatic germ cell tumour: time course and prognosis. *Br J Cancer* 2001;85:823–826.

26. Tournigand C, Cervantes A, Figer A, et al. OPTIMOX1: a randomized study of FOLFOX4 or FOLFOX7 with oxaliplatin in a stop-and-Go fashion in advanced colorectal cancer—a GERCOR study. *J Clin Oncol* 2006;24:394–400.

27. Jemal A, Siegel R, Ward E, et al. Cancer statistics, 2007. *CA Cancer J Clin* 2007;57:43–66.

28. Maguire P, Walsh S, Jeacock J, et al. Physical and psychological needs of patients dying from colo-rectal cancer. *Palliat Med* 1999;13:45–50.

29. Abrahm J. *Nutritional Support in Patients with Esophageal and Gastric Cancers: Defining Appropriate Management and Intervention Gastrointestinal Cancers Symposium.* Orlando, FL: ASCO; 2007.

30. Harris GJ, Senagore AJ, Lavery IC, et al. The management of neoplastic colorectal obstruction with colonic endolumenal stenting devices. *Am J Surg* 2001;181:499–506.

31. Lambert R. Treatment of esophagogastric tumors. *Endoscopy* 2003;35:118–126.

32. Yan BM, Myers RP. Neurolytic Celiac Plexus Block for Pain Control in Unresectable Pancreatic Cancer. *Am J Gastroenterol* 2007;102:430–

438.

33. Gupta S, Johnson MM, Murthy R, et al. Hepatic arterial embolization and chemoembolization for the treatment of patients with metastatic neuroendocrine tumors: variables affecting response rates and survival. *Cancer* 2005;104:1590–1602.

34. Abrahm JL. Update in palliative medicine and end-of-life care. *Ann Rev Med* 2003;54:53–72.

35. McCarthy EP, Burns RB, Ngo-Metzger Q, et al. Hospice use among Medicare managed care and fee-for-service patients dying with cancer. *JAMA* 2003;289:2238–2245.

36. Earle CC, Neville BA, Landrum MB, et al. Trends in the aggressiveness of cancer care near the end of life. *J Clin Oncol* 2004;22:315–321.

37. Christakis NA, Lamont EB. Extent and determinants of error in doctors' prognoses in terminally ill patients: prospective cohort study. *BMJ (Clin Res Ed)* 2000;320:469–472.

38. Dent SF, Eisenhauer EA. Phase I trial design: are new methodologies being put into practice? *Ann Oncol* 1996;7:561–566.

39. Ross S, Grant A, Counsell C, et al. Barriers to Participation in Randomised Controlled Trials: A Systematic Review. *J Clin Epidemiol* 1999;52:1143–1156.

40. Brown ML, Riley GF, Schussler N, et al. Estimating health care costs related to cancer treatment from SEER-Medicare data. *Med Care* 2002;40:IV-104–117.

41. National Cancer Institute. Cancer Trends Progress Report, 2005 update. http://progressreport.cancer.gov/doc_detail.asp?pid=1&did=2005&chid=25&coid=226&mid=2005.

42. Meropol NJ, Schulman KA. Cost of cancer care: issues and implications. *J Clin Oncol* 2007;25:180–186.

43. Schrag D. The price tag on progress—chemotherapy for colorectal cancer. *N Engl J Med* 2004;351:317–319.

44. Cronin DP, Harlan LC, Potosky AL, et al. Patterns of care for adjuvant therapy in a random population-based sample of patients diagnosed with colorectal cancer. *Am J Gastroenterol* 2006;101:2308–2318.

45. NIH consensus conference. Adjuvant therapy for patients with colon and rectal cancer. *JAMA* 1990;264:1444–1450.

46. Hayat MJ, Howlader N, Reichman ME, et al. Cancer statistics, trends, and multiple primary cancer analyses from the Surveillance, Epidemiology, and End Results (SEER) Program. *Oncologist* 2007;12:20–37.

47. Erikson C, Salsberg E, Forte G, et al. Future supply and demand for oncologists: Challenges to assuring access to oncology services. *JOP* 2007;3:79–86.

第8章
胃肠道癌症:营养支持

Joel B. Mason

蛋白质-能量营养不良,典型的是指单纯营养不良,在肿瘤患者是非常常见的症状,但这并不是肿瘤患者必须有的特点,它最常见的表现是体重的下降。例如在一个对超过3000名准备接受化疗的患者进行的大型、多中心研究中发现,有1/3的患者体重下降超过4%,这些人中有一半的体重下降超过了10%[1]。体重下降超过10%有着特别的意义,因为有证据证明由于疾病所致的体重下降达到这个指标时,疾病所引起的并发症和死亡率都会有显著的提高[2]。

一个人体重的下降可能与许多因素有关:肿瘤的类型十分重要,是否存在转移,肿瘤是否阻挠了患者正常的食物摄取,以及存在例如忧郁等心理障碍的影响。在前面提到的一项调查中[1],仅4%~7%患白血病、肉瘤及乳腺癌的患者体重下降超过10%,然而患有消化道肿瘤的患者体重下降更容易达到这个程度:14%的结肠癌患者和25%~40%的胰腺癌及胃癌患者体重下降可达这样的程度。不出所料的是,口咽部肿瘤常常可以影响患者的咀嚼和吞咽功能,这类疾病可以导致超过40%的患者体重下降超过10%[3]。

尽管如此,由于确诊营养不良目前仍缺乏精确的评估方法,因此对肿瘤患者发生重度蛋白质-热量营养不良的流行情况很难得到一个精确的数据。例如,另外的一项调查使用肌酐-身高指数(一种体重指数的测量方法)作为蛋白质-热量营养不良的观察指标,观察到有超过90%的肿瘤住院患者发生明显的营养不良[4]。最终,这可能仅仅是使大家更加清楚地认识到肿瘤患者中营养不良的程度与患者的预后关系密切,这在消化道肿瘤患者中尤为明显。内科医生在评估和治疗患者时需要认清楚这个事实。

营养不良影响患者的并发症发生率、死亡率及降低患者生活质量的确切的证据并不存在,但是这种观点几乎被认定为确定的事实。有大量的对肿瘤患者进行的病例对照和前瞻性队列研究表明,确实的营养不良的程度减少了患者对化疗[1,5]和放疗[6]的耐受及反应,增加了围术期并发症的发生率[7],降低了患者生活质量[5],减少了患者生存的概率[1,5,8-10]。更为重要的是,临床医生需要认识到适当地和及时地对营养不良的患者给予营养支持,可以提高许多患者的临床预后。这已在多次前瞻的、随机的临床试验中得到证实[11]。由于其他因素对肿瘤患者的临床过程有很重要的影响,因此要在肿瘤患者中证实积极的营养支持治疗可以提高临床疗效更加困难。尽管如此,在可以选择的情况下,积极的营养支持仍可以对肿瘤患者提供确切的受益。对这些情况的讨论在本章的后面将详细介绍。

肿瘤患者营养不良:发生机制

肿瘤患者发生营养不良的原因是多方面的,如果患者打算接受有效的治疗时,正确地评价这种多样性的病因是十分必要的。表8.1概括了导致这种问题的一些常见的原因。

身体组成成分改变的观点

当一个人体重下降时他减少的组织类型在决定体重减轻所致的疾病后果中起到关键的作用。体内大量维持身体正常平衡的新陈代谢都在人体的除脂肪部分内进行,维持这一部分的身体组成对健康是非常重要的。除脂肪体重能够进一步地分为骨骼肌体重、内脏除脂肪体重(包括了主要的器官)和细胞外除脂肪体重,包括有组织间隙液、血浆和骨骼中的矿物质

表 8.1

引起肿瘤患者蛋白质营养不良的因素

食物摄取不足
　抑制食欲
由细胞因子,其他体液因素所介导
由于情绪抑郁所介导
由于丧失味觉(神经破坏、药物作用,副瘤综合征)所导致
由于进食的不良症状而讨厌进食
由于手术,放疗或化疗引起的恶心、呕吐或者其他症状
　身体的吞咽功能受损
影响了机体咀嚼或者吞咽功能
　减少了唾液的分泌(由于肿瘤侵犯,手术、放疗或者药物的影响所致)
　肿瘤的肿块阻塞效应
　放疗或者化疗引起的黏膜炎症
　手术阻碍了吞咽功能
生理和代谢功能的改变
　由于肿瘤或者治疗引起的营养吸收障碍或者消化不良
　由于手术切除了肠道的自主神经支配或者由于麻醉药和镇静药物导致便秘或者消化道蠕动功能异常
　蛋白质分解增多
　能量代谢不足或者总的热量消耗增加

表 8.2

饥饿和肿瘤消耗导致的身体组成成分减少的比较

	骨骼肌消耗	内脏肌消耗	脂肪体重下降
饥饿状态	+	±a	+++
肿瘤消耗	+++	±a	+++

+符号数目表示减少的相对程度,±的符号表示可能存在也可能不存在。

a 内脏肌消耗在早期过程中相对较少,但是在饥饿或者消耗状态下能够显著增多。

并没有显著下降[13]。通过对比,简单的饥饿状态下因为身体可以优先动员脂肪组织来适应紧急的需求,所以体重下降对人体危害较小。因此骨骼肌体重下降的比例小于脂肪体重下降的比例。例如在健康志愿者中,给予3个月能量不足的饮食,体重下降接近开始时的1/4,而在下降的这部分中,70%为脂肪体重下降,仅仅24%为除脂肪体重的下降[14]。表 8.2 总结了在简单的饥饿条件和肿瘤患者之间体重下降部分的不同。

当体重下降和肌肉溶解(现在被认为是消耗所并发的[15])发生在肿瘤患者身上时被认为是生理上压力的适应。这就是说,机体牺牲掉大量的肌肉体重来维持内脏组织器官更直接重要的功能。然而,对机体这种适应反应有许多明确的限制条件。首先,骨骼肌体重的缩小使得肌肉虚弱,降低了患者工作耐力,也减少了患者机体功能状态[16]。另一方面,较少的减少内脏质量也仅仅是相对而言,持续的体重下降最终将导致这种代偿的减少。

肿瘤消耗的机制

厌食症

厌食症常常促进了肿瘤的消耗。尤其是对消化道肿瘤患者,进食可能会引起许多的不适症状(包括疼痛、呕吐和腹泻)。为了避免发生这些症状,患者可能会患上厌食症。肿瘤也可能会阻碍足量的食物摄取,这在口咽、食管和胃部的肿瘤中比较常见。另外,治疗的方式包括药物治疗、放疗、手术都可以直接导致厌食症发生,或者为了避免发生胃肠道的治疗副作用而阻止患者进食。这种情况一个重要的例子是化疗引起

成分(图 8.1)。对这些成分进行区分是有意义的,因为在体重下降时,机体通过不同的方式来利用这些组成成分。在肿瘤患者中,常常存在不成比例地大量缩减骨骼肌体重和脂肪体重,而内脏除脂肪体重下降相对较少。在这方面,体重下降的特点与许多非恶性的急性病变类似[12]。例如,在一项研究中,肿瘤患者体重较病前平均下降了 1/4,与对照组相比脂肪体重和骨骼肌体重分别下降了 75%~80%,然而内脏除脂肪体重

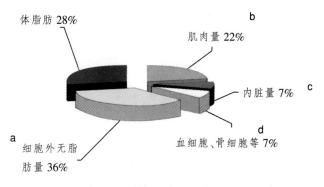

图 8.1　一个健康成人按体重的典型身体组成成分分析图。a 区到 d 区共同代表了除脂肪体重,b 区到 d 区单独代表了机体总的细胞重量。

的胃肠道黏膜炎症。恶性肿瘤引起的情绪调整可以突发抑郁和焦虑[17],这些情绪状态对引发厌食症也起到重要作用。

然而,即使不存在任何先前提到的因素,厌食症也是常常发生的,这甚至也可能是肿瘤患者的就诊原因。厌食症在这种情况下被认为是由导致厌食症的肿瘤相关细胞因子所引起的(表 8.3),它们常常主要起源于宿主细胞,由白细胞系(巨噬细胞和淋巴细胞)演变而来,对肿瘤组织有反应变化。一个易于复发及有显著程度厌食症的发生被认为与肿瘤坏死因子-α(TNF-α)[18]、白介素(IL)-1[19]和干扰素-γ[20]调控有关。

代谢的变化

肿瘤患者常常可以见到蛋白质、脂肪和碳水化合物代谢都进行大规模改变(表 8.3)。与表 8.1 中的其他因素相呼应,这些因素都可以导致营养不良。尽管许多的关于营养不良机制的研究都是在模型中进行的,并不是在人体内进行(这些方法包括人类和非人类的细胞培养及动物模型),但体内的研究也大都是按照动物模型的形式展开。

对蛋白质代谢和除脂肪体重的影响

骨骼肌是肿瘤消耗时引起除脂肪体重开始减少的主要成分[13]。这种成分的减少程度与患者存活可能性成反比关系,因此我们必须要强调这种现象的重要性[21]。骨骼肌体重的减少同时反映了体内蛋白质合成的减少和蛋白质分解的增加[22]。在这种情况下常常观察到体内总的蛋白质更新速度增加,这种增加甚至常常在有临床证据证明机体发生消耗之前就已经存在[23,24]。

TNF-α 和 IL-6 在介导肿瘤引起的机体消耗骨骼肌溶解中发挥着重要的作用,IL-1 和干扰素-γ 很可能也起到了重要的作用。外源性使用 TNF-α 和 IL-6 对骨骼肌或者它的组成成分有许多的作用[25,26],其中一个作用就是克服特异性的抗体对 TNF-α 的直接拮抗作用[27]。TNF-α 和 IL-6 对这种反应可能并不是直接的作用,然而它们可能通过刺激分泌或者增加下游介质的表达发挥作用。在某些情况下,肿瘤本身就可以分泌因子而导致恶病质的发生。蛋白溶解诱发因子(PIF)是一种复杂的糖蛋白,能迅速地诱导离体的肌肉标本蛋白质分解,且能够减少正常动物的除

脂肪体重[28]。人们发现泌尿系统肿瘤患者发生的体重下降并不是由于这些原因引起的[29],且泌尿系统非肿瘤性疾病患者发生体重下降并不常见。因此,这些事实表明肿瘤患者肌肉消耗有着高度的特异性。有证据表明 PIF 主要是由肿瘤细胞分泌的,而且在消化道肿瘤患者中肿瘤组织中 PIF 的表达与体重下降关系密切[30]。进一步说,在人类的前列腺癌中,信使 RNA 仅仅局限的位于肿瘤的表皮细胞中,而不是在基质细胞或者正常的前列腺组织中[31]。然而,有观察认为 PIF 某种程度上是难以复制的,因此它在肿瘤消耗中的作用仍然存在争论。

对脂肪代谢和脂肪组织的影响

在肿瘤引起的消耗过程中,机体持续地动用脂肪组织作为能量的一个主要来源(尽管在单纯的饥饿状态时这种代偿并不十分重要),因此脂肪体重的减轻常常可以见到。脂肪组织分解后得到甘油和脂肪酸成分,这些成分的利用至少与下面 3 方面因素有关:①脂肪组织分解比例的增加,似乎是由 TNF-α,白血病抑制因子和脂肪动员因子所介导[32-34];②脂肪组织重新合成脂肪的减少,大部分是由于 TNF-α 和 IL-1 介导[35];③从循环的脂蛋白中摄取脂肪所必需的脂蛋白脂肪酶活性的减低,这常常由 TNF-α,IL-6,干扰素-γ 和白血病抑制因子来介导[36,37]。脂蛋白脂肪酶的减少,特别解释了肿瘤患者清除外源性脂肪能力下降的原因[38],且常常提高了血浆中的甘油和甘油三酯的水平[39]。因为与肿瘤消耗相关的几种细胞因子包括 TNF-α,IL-1 和干扰素-γ 对脂肪肝的发生都有刺激作用,故肿瘤患者中的高甘油三酯血症也可以增加脂肪肝的发生率[40]。与蛋白质溶解因子相似,肿瘤细胞也可产生脂肪动员因子,然而与蛋白质溶解因子不同的是,在移植诱导恶病质肿瘤的荷瘤动物的正常脂肪组织中也可诱导表达脂肪动员因子[41]。表 8.3 列出了在肿瘤患者出现消耗时,与介导脂肪代谢相关的因子。

对碳水化合物和能量代谢的影响

肿瘤患者与正常情况相比,合成每千克除脂肪体重常常须消耗更多的能量。这种高代谢状态主要是由于能量利用效率低引起,因而导致了体重减轻。

乳酸循环是指将肿瘤或者体表组织产生的乳酸在肝脏内转为葡萄糖,是一种效率较低的产生葡萄糖的方法,每个循环消耗了 6 分子的三磷腺苷。如果肿

表 8.3

被认为导致肿瘤厌食症和消耗的主要细胞因子

细胞因子	来源	与厌食症或恶病质的有关作用
肿瘤坏死因子-α (TNF-α)	TNF-α 水平与营养不良程度 　无关 由巨噬细胞产生	注射使用能够诱导厌食症、体重下降和恶抑质 可能增加静息时能量消耗 可能通过对下丘脑作用诱导厌食症 可能有局部的消化道作用,例如延迟胃排空功能 抑制脂蛋白脂肪酶活性 导致高甘油三酯血症 消耗体内总的脂肪储存含量 增加骨骼肌蛋白分解 增加急性期反应物合成 增加肝葡萄糖排出量和糖异生
白介素(IL)-1 (IL-1)	血浆 IL-1 水平与营养不良程 　度无关 由巨噬细胞产生	注射使用能够诱导厌食症、体重下降和恶抑质, 　这方面的作用比 TNF-α 的作用更强 可能增加静息时能量消耗 可能通过对下丘脑作用诱导厌食症 在脂肪代谢方面,与 TNF-α 的类似的作用 在蛋白质代谢方面,与 TNF-α 的类似的作用
IL-6	通过 TNF-α 和 IL-1 诱导产生 在动物模型中 IL-6 水平与肿瘤 　负荷程度有关 由巨噬细胞和成纤维细胞产生 由激活的 T 淋巴细胞产生	诱导肝脏糖异生 增加急性期反应物合成 增加脂肪分解 增强 TNF-α 在脂肪代谢中的作用 抑制脂蛋白脂肪酶活性 在荷瘤动物中通过抑制抗体使体重下降 增加厌食症的发生

Adapted from Mutlu EA,Mobarhan S. Nutr Clin Care 2000;3(1):6,with permission.

瘤或者其他组织通过无氧酵解产生了大量的乳酸,每分子的葡萄糖仅仅产生两分子的三磷腺苷,事实本质上是发生能量的损失(也被称为无效循环)。有报道指出肿瘤患者存在有乳酸循环的活性增加,在体重减轻的肿瘤患者中尤其明显[42]。然而,乳酸循环活性增加对肿瘤消耗程度的影响尚不明确。

另外较常见的碳水化合物代谢方面的改变包括有糖原异生程度和葡萄糖流量的增加,损害了胰岛素的分泌,也适度降低了胰岛素的敏感性。后期的产物损害了外周组织对葡萄糖的利用及对葡萄糖耐受[43]。类似的变化也发生于系统炎症反应相关情况下的葡萄糖代谢中,这种情况大多数认为由TNF-α 因子引起[44]。这些改变与那些疾病或者肿瘤无关的体重下降相比,认为与机体维持胰岛素的敏感性有关[43]。

营养状态评估:简要介绍

以合理的方法为患者提供营养支持时,需要临床医生有一种客观的方法来将患者进行系统的分类,分为营养良好或者轻度营养不良等,以便与那些重度的营养不良进行区分。后面一组分期的患者能够从积极的营养支持处理中受益。中度至重度的营养不良患者由于营养不良可以明显地损害许多生理进程,结果使患者的并发症发生率和死亡率都有显著升高。更重要的是,增高的并发症发生率和死亡率能够通过不断地的营养支持而有所减轻或者下降[11]。积极的营养支持治疗在营养良好和轻度营养不良的患者身上,类似的优点并不明显。

对蛋白质-能量状态综合的评估包括了病史采集

(包括饮食史),进行体格检查,人工测量营养状态指标(包括体重,中臂的周径,三角肌的脂肪褶皱厚度),进行生物化学的检测,例如测定血浆蛋白或者前蛋白,通过身体阻抗分析和双光子吸收测定仪对人体的组成成分进行客观的测定。进行这种综合评估的方法已在其他文献进行过回顾[45-48],且这也不是本章讨论的重点。如果主要的目的仅仅是将营养尚可或者轻度营养不良与重度的营养不良进行区分,临床医生可以用更简单的算法,这也十分精确。

也许最直接的方法就是判定患者患病后无意的体重下降百分比。因为伴随着急性炎症疾病和肿瘤消耗使不成比例的大量蛋白质分解,由于疾病导致身体紧缩了15%~20%的身体组成的关键蛋白,使无意体重下降达发病前体重的10%或者更多,超过这个上限就会观察到,可以损害机体的生理功能,增加了并发症的发生及提高了死亡率[2]。临床实验已反复证明如果患者体重下降超过这个上限,就能够从积极的营养支持治疗中获得益处[49,50]。

然而,体重也是可以使人误解的。一个常见的例子就是在有肝硬化和腹水的胃肠道或者肝胆恶性肿瘤患者,腹水的重量掩盖了他们除脂肪体重的下降。使用最先进的方法评估体内总蛋白的研究显示几乎所有的Childs-Pugh分期为A级或者B级的患者体内总蛋白减少超过20%。更让人惊奇的是,超过半数的Childs-Pugh分期为A期的患者体内总蛋白下降也到达了这个程度[51]。

另外两种常用的评估蛋白质能量状态的方法是肌酐-身高指数和预计营养指数(PNI)。肌酐-身高指数是测定24小时尿液中肌酐排泄的总量,通过身高进行矫正。由于体内每天有恒定比例的(约2%)的肌酸转化为肌酐,故这是一种能精确反应肌肉重量的方法。然而,尿液收集的不完整、过量的肉物摄入、类固醇药物治疗及不正常或者不稳定的肾功能都能够影响数值或者干扰了与肌肉重量无关的实际的肌酐分泌值。表8.4列出了性别特异时的标准值,当患者的值为标准值的80%或者更低时可被认为患有中至重度的营养不良。PNI是一种使用加权回归方法测量机体营养与生理状态的营养指数。PNI能有效地预测手术治疗的肿瘤患者术后并发症发生率和死亡率[52]。PNI的缺点在于它主要检测血浆中的白蛋白和转铁蛋白,三角肌皮肤褶皱厚度(实际测量结果与观察者关系密切)、皮肤超敏试验。尽管现实中PNI能反映营养状态和疾病的严重度,但它可能将40%的中度营养

不良误认为重度营养不良。

营养支持的效果

这里积极的营养支持定义为使用一切必要的和可行的方法,来改善患者的营养需求,但这并不是对每一个肿瘤患者都是有益的。为了使积极营养支持治疗达到临床的预期结果,对每一位特殊的患者都做出合理的决定是十分重要的。

首先,必须认识到的一点是,伴随肿瘤消耗引起的代谢改变使得大多数的患者在纠正营养不良时困难重重。对于一个未经治疗的肿瘤患者,典型的表现是构成身体组成的关键蛋白含量在予以营养支持时几乎没有增长;体重可能不会增长,即使有增长,增长的部分也是由于水和脂肪组织增多引起的[53]。然而事实是,即使没有体重的增加或者反应机体蛋白质-能量状态的血浆蛋白水平增加(包括白蛋白、前白蛋白、维生素结合蛋白),对合适的患者提供营养支持也能够提高患者生理功能和临床预后。如果肿瘤通过治疗被切除或者萎缩,许多这种代谢紊乱都将消失[54],因此期望通过积极营养治疗来提高患者的除脂肪体重是有依据的。

下面的几段内容回顾了一些常见的临床观点。有明确的证据表明积极的营养支持可以使患者获得益处,文章随后的几个段落都描述了适合使用积极处理的一些特殊的情况。

肿瘤患者接受大手术治疗

肿瘤患者能够从营养支持治疗中获益被反复验证最多的情形,就是中至重度营养不良的肿瘤患者在需要接受大手术治疗时。通过检查发现对推测可能发生及可以控制的营养不良的患者,在术前7天或者更早一些时予以积极的营养支持治疗反复地证明能减少围术期患者并发症的发生,有时可以降低死亡率[49,55-57]。美国退伍军人管理局协作试验[49],是一项包括了近500名受试者,其中2/3为肿瘤患者的多中心试验,也证实了获得这种益处的重要条件。当患者被归类为重度的营养不良和术前随机地给予全肠外营养(TPN)治疗时,非感染性的围术期并发症发生率下降接近90%,然而在中度营养不良和营养良好的患者并没有观察到这种优势。因此,这些试验都证明了中至重度的营养

表 8.4			
不同身高的肌酐排泄标准值			

男性 [a]		女性 [b]	
身高 (cm)	理想肌酐值 (mg)	身高 (cm)	理想肌酐值 (mg)
157.5	1288	147.3	830
160.0	1325	149.9	851
162.6	1359	152.4	875
165.1	1386	154.9	900
167.6	1426	157.9	925
170.2	1467	160.0	949
172.7	1513	162.6	977
175.3	1555	165.1	1006
177.8	1596	167.6	1044
180.3	1642	170.2	1076
182.9	1691	172.7	1109
185.4	1739	175.3	1141
188.0	1785	177.8	1174
190.5	1831	180.3	1206
193.0	1891	182.9	1240

[a] 肌酐系数(男性)=23mg/kg(理想体重时)。
[b] 肌酐系数(女性)=18mg/kg(理想体重时)。
肌酐身高指数= 实际的 24 小时尿肌酐值与相同性别及身高的标准肌酐值相除所得百分值。
From Blackburn GL, Bistrian BR, Maini BS 等。Nutritional and metabolic assessment of hospitalized patient. *JPEN J Parenter Enteral Nutr* 1977;1(1):11–22,with permission.

不良患者，术前予以营养支持可以获得巨大的益处。一项 90 位接受手术治疗的胃癌和结直肠癌患者参加的研究表明，总的并发症发生率有 35% 的下降，且能够显著降低死亡率[57]。手术前予以营养支持仅对有一定程度的营养不良的患者才可获益的事实并不是最令人惊讶的，从实验结果的概括中可以观察到，对那些患非肿瘤疾病的患者也有益处。类似的结论也可以通过 Meta 分析来证实[58,59]。因此，临床医生必须建立一种客观可行的方法来将患者归类为中至重度的营养不良，例如使用前面章节中讨论过的运算方法。另一个关键点就是如果积极的营养支持能够延长到术后，可能会减少围术期并发症的发生。这已在许多的试验中证实，包括一些在胃癌、胰腺癌和结直肠癌患者上进行的试验[57,60]。

在术前予以积极的营养支持治疗获得益处的方式并不仅仅局限于使用 TPN。通过胃肠道途径给予营养支持也能获得确实有效的益处。术前以肠内方式给予营养支持的临床试验数目远远小于以 TPN 方式行营养支持的试验的数目，但是已经进行的试验表明对营养不良患者术前以肠内营养方式给予营养支持与以 TPN 方式行营养支持相比，在改善患者营养状态[61]和临床预后[62]上有相同的益处。与使用 TPN 方式一样，如果术前没有予以积极的营养支持，术后的肠内营养支持在改善患者围术期预后方面并没有优势[63]，尽管个体在接受了特殊免疫调节的肠内营养配方的情况例外，这将在下一章中介绍。

如果可能的话，通过肠内的方式提供营养支持是较好的，而并非通过静脉通道。肠内营养伴随着较少的代谢并发症，避免了中央静脉置管的并发症，且通常比较便宜。至少有一项执行很好的前瞻性、随机试验表明，通过肠内方式的给予营养支持能显著降低患者发生严重的感染并发症的可能(即使忽略中央静脉导管引起感染的情况)[64]，不过这种观点目前仍有争论[65]。肠外营养能增加严重感染并发症的发生可能是由于高血糖引起的，这在肠外营养途径为主的营养支持时更常见，而且即使适度的血糖水平 (115~215mmol/L) 似乎也能够显著地增加危重患者手术感染的风险[66]。在过去，对腹部大手术的患者常常不考虑肠内的方式予以营养支持，但是现在的证据表明术后肠梗阻的发生很大程度是因为胃肠功能麻痹引起的，因此现在允许在手术中放置一根鼻空肠管或者行空肠造瘘术，在术后 24 小时内快速地开始肠内营养支持。这种方法在肝移植患者中已经显示出与 TPN 途径予以营养支持有相同的效果[67]。

患者接受化疗或者放疗时

前瞻性的队列研究已肯定地证实营养不良对减弱化疗的疗效，增加药物的毒性，降低生活质量和减短生存期等都是风险因素[68]。然而，检测营养支持对化疗效果的影响的早期干预试验结果大部分都是阴性的，最后一个 Meta 分析总结到常规的营养支持在这种情况下对患者没有显示出作用来[69]。随后将患者按营养状态进行的干预试验逐渐地显示，尽管减少毒性反应的功能目前还未有明确可重复的证据证明[70,71]，但对营养不良的患者接受化疗时予以营养支持治疗能使患者从中获益。如果这种患者接着行手术治疗，营养支持也能提高他在围术期过程中的恢复[71]。是否对仅仅接受化疗的患者也存在类似的益处目前仍然不清楚。

对肿瘤患者使用积极的营养支持治疗常常引起人们这样的担忧,是否可能引起肿瘤生长加快的发生。这种担忧在动物的肿瘤模型中渐渐地被证实。对营养不良的动物肿瘤模型使用充分肠内和肠外营养治疗刺激了肿瘤的生长加快[72]。尽管有些数据提示对营养不良的肿瘤患者予以充分的营养支持能刺激肿瘤内 DNA 合成加快[71],但是人类这方面的数据尚不充分。然而,报道中指出的任何积极的营养支持治疗能加快肿瘤生长的临床意义也缺乏明显的支持证据,因此也不必在其他适合营养支持的情况下而拒绝使用营养支持治疗。如果在和化疗同时使用时,积极的营养支持并不会增加肿瘤的 DNA 合成[71],因此对这种情况开始化疗的患者也不必太过担心。事实上也存在一些推测,如通过给予营养支持使更多的肿瘤细胞位于易受攻击的 DNA 合成期内,使得对细胞周期特异的化疗药物敏感增强[71]。这种假说是十分吸引人的,但是目前尚未被证实。

对接受放疗患者使用积极的营养支持治疗,在头部、颈部和食管肿瘤中是被研究得最广泛的。这是因为:①这类患者常常存在吞咽的机械障碍;②这些患者普遍存在营养不良[3];③放疗是这类疾病常常使用的治疗手段。对这类患者有合理的证据表明通过经皮内镜胃造瘘术放置营养管,在放疗治疗中和治疗后通过营养管予以营养支持能够阻止患者营养状态的进一步恶化[73,74]。患有头部和颈部肿瘤的患者,营养支持也能显著提高反映生活质量的各项客观指标[73]。尽管已经证实不能提高患者的生存率或降低死亡率,但是即使仅仅能够提高患者生活质量,在这种情况下也是允许使用的。

患者接受骨髓移植治疗时

在接受骨髓移植治疗的患者中,即使是营养良好的患者,常规预防地使用 TPN 也被证实对患者有益处[75]。因为化疗和放疗导致的细胞减少常常可以延长胃肠道功能不全时间和加重功能不良症状,这也使得当生理应激引起机体对蛋白质和能量需求的大量增加,而同时又需要限制经口进食数周,在这种情况下即使营养良好的个体也可以从营养支持中获得益处。在过去,曾有一些担忧当予以常规剂量的静脉输入脂类时可能会增加发生菌血症和霉菌性败血症

的风险,但是前瞻随机的试验开展,已经大大地降低了人们的这种担心[76,77]。事实上,使用传统的包含 n-6 脂肪酸的脂肪乳剂可能仅仅增加少许的免疫抑制反应,这甚至可以显著减少移植物抗宿主反应引起的并发症发生率和死亡率[77]。

临床医生认为由于黏膜炎症这些患者黏膜的完整性已经受到损害,而营养管认为可以引起黏膜的损害,故这些患者不考虑使用鼻饲肠内营养。这种担心是否是真实的目前仍不清楚,然而与使用 TPN 相比较的前瞻、对照研究表明,经营养管进食并没有观察到增加腹泻、损害营养的恢复、增加住院时间或者影响患者生存率等缺点[78,79]。观察到的肠内营养方式优点包括高血糖持续时间较少,且营养支持的费用减少>50%[79]。

对骨髓移植患者使用补充谷氨酰胺的 TPN 将在后面部分进行讨论。

营养支持中使用药物治疗厌食症

积极的营养支持并非一成不变地需要使用经鼻饲饮食或 TPN。如果患者不能充分地通过口服途径获取营养很大程度上是因为厌食症时,药物治疗厌食症是治疗营养不良的有效途径。仅仅是当这种治疗失败时,才考虑使用经鼻饲饮食或 TPN 方法替代。

食欲下降可能是由于肿瘤或者宿主分泌的一些物质引起的,也可能包括了前面提到的患者胃口改变、吞咽困难、其他胃肠道综合征、情绪压抑,以及肿瘤治疗方式等的影响。厌食症的发生十分普遍:15%~40%的肿瘤患者在诊断时就有发病,而65%的进展期患者合并此病[80]。

几种药物已经被证实可潜在地用于肿瘤引起的厌食症和消耗的治疗和改善症状上。

促孕药物

甲地孕酮(MA)和甲羟孕酮(MPA)都是人工合成的口服孕酮复合物。MPA 也可以通过肌肉注射使用。尽管由于此类药物有可能增加患者发生血栓的可能,故相对地禁用于原发性血小板栓塞的患者,但两者都可以很好地被耐受。

临床研究使用孕酮类激素来治疗对激素敏感的乳腺癌,最初认为食欲增强和体重增加为 MA 治疗的

一项副作用[81]。后来的几个对 MA 进行的随机对照试验证实，对多种肿瘤患者 MA 有使患者食欲增强和体重增加的作用[82-84]。对已有的研究进行系统的回顾也证实了这种优点[85,86]，在一些情况下也证实能够提高患者的健康相关生命质量[86]。经几个月治疗后，与那些使用安慰剂组的患者的体重下降相比，典型的体重升高范围在 3~6kg 之间。数据表明当每日服药的剂量从 160mg 增加至 800mg 时，患者食欲改善程度和进食量与药物有很强的剂量-效应关系。然而当剂量超过 800mg 时，并没有显示出任何额外的益处[82]。伴随体重增加显著增加的成分是皮下脂肪组织[84]。尽管通过对比研究发现在 AIDS 引起的消耗患者中除脂肪体重有显著的增加，但没有让人信服的证据证明肿瘤患者中的肌肉重量或者除脂肪体重也存在增加[87]。尽管治疗后食欲增加常常迅速地出现，但达到最大体重的中位反应时间常常为 6~10 周[87]。MA 治疗一个微不足道的好处是心理上的：患者觉得"活力"有增加[84]。类似地在 AIDS 患者中进行的试验也常常观察到患者的"幸福感"显著增加[87,88]。

MA 治疗的副作用包括男性发生阳痿，女性阴道分泌物增加，轻度凹陷性水肿和血小板栓塞现象。在大多数的研究中血小板的栓塞发生率接近 5%，但是事实上与安慰剂组的发病率相比，这项数据没有显著的增加，这也表明了 MA 增加风险的效果非常弱。

MPA 是欧洲使用的一种类似的孕酮类药物。两个对肿瘤患者进行的随机、安慰剂对照研究表明它的效果与 MA 相似[89,90]：500mg 每天 2 次能显著增加患者食物的摄取，增加患者的体重，增加脂肪重量。与 MA 一样，没有观察到除脂肪体重的增加。尽管 MPA 耐受性也很好，但是也有与 MA 类似的禁忌证。

大麻类药物

大麻类药物是从大麻植物中提取出来的。屈大麻酚是最常使用的药物形式，是四氢大麻酚的一种人工合成的、口服的生物有效性剂型。美国食品和药物管理局在对化疗引起的恶心、呕吐以及肿瘤和 AIDS 引起的消化不良中证实，在化疗患者发生恶心时，屈大麻酚是一种有效的止吐药物[91]，且它对食欲的促进作用已经被人们认识有一段时间。在 AIDS 患者中，使用屈大麻酚口服 2.5mg 每天 2 次的剂量证实 1 年能安全有效地刺激患者食欲[92]。尽管其减少体重下降的优点目前还没有有说服力的证据证明，

但是在 AIDS 和肿瘤患者中都可以观察到患者食欲有显著的改善。与直接使用 MA 的肿瘤患者相比，屈大麻酚对患者的食欲刺激和体重增加作用都有明显的增强[93]。治疗的副作用包括：欣快感、头昏、嗜睡、昏迷等，这些导致了 25% 的患者治疗的剂量减少或者中断治疗。

促胃肠动力药物

许多的进展期肿瘤患者有轻度胃瘫的相关症状，常常由于手术或者药物妨碍了胃部的自主神经支配引起。促胃肠动力药物甲氧氯普胺(成人口服 10mg，每天 4 次)，西沙必利(10mg 口服，每天 4 次)和多潘立酮(10mg 每日 3 次)对缓解食欲下降、恶心及早期由于胃肠蠕动功能下降引起的饱胀感都有益处。西沙必利可引起结肠蠕动增强，可以潜在地用于治疗阿片类药物、强烈抗胆碱能药物或者其他药物副作用引起的便秘症状。

甲氧氯普胺一个常见的限制药物应用的副作用是镇静催眠作用，尽管减少药物剂量常常可以有效地纠正这个问题。替代药物西沙必利和多潘立酮，虽然并不倾向发生此种副作用，但是由于会发生罕见但是危及生命的延长 QT 间期和心律失常，故在美国不再批准使用。

靶向营养治疗

有时给予超过人体正常基础代谢需要量的大量某种特殊的营养素来引发机体特殊的生理反应，从而使患者获得益处。这种方法有时候被称为"靶向性营养治疗"，这种情况下营养物质常常被称为"营养药"，因为它们常常被当做药物一样来使用，而非仅仅是用来满足个体的营养需求。肿瘤患者这种情况下使用的营养素包括有欧米加-3 脂肪酸、谷氨酰胺、精氨酸、维生素 E 和核糖核酸。

欧米加-3 多不饱和脂肪酸

在传统的肠内营养和肠外营养方式中，典型的脂肪来源是从富含欧米加-3 多不饱和脂肪酸植物油中获得。如果用二十碳五烯酸和二十二碳六烯酸中一种或者两种来替换主要的欧米加-3 多不饱和脂肪酸

后,已经检测到可以提高患者的预后,尤其是当肿瘤消耗引起的机体营养状态衰弱或者疾病恶化时。

替换饮食中的 n-3 脂肪酸为 n-6 脂肪酸,或者甚至仅仅提供 n-3 脂肪酸,被认为能够改变组成免疫细胞细胞膜的脂肪酸成分,从而改变机体的免疫反应[94],尽管这种免疫反应改变的本质在各项研究中并不一致。在健康志愿者中,补充的 n-3 脂肪酸摄取后通常能下调机体对炎症介质的反应,减少免疫反应发生,这可能是由于它们能够抑制,IL-1,IL-2 和 IL-6 等因子的释放[94-96]。有趣的是,在有营养不良或者接受大手术打击之后的肿瘤患者中,有时可以观察到一个自相矛盾的作用。在给予 n-3 脂肪酸治疗后,体内介质例如 TNF-α 等的水平可能会增加,且淋巴细胞的反应也可能会增强[97,98]。因此,n-3 脂肪酸诱导免疫调节的方向可能受许多的因素支配,包括机体使用脂肪酸时的健康状况。

一些观察也表明,n-3 脂肪酸通过调整机体免疫反应的方式起作用,但对现有肿瘤的生存能力没有影响。在对胰腺癌或者结肠癌的肿瘤细胞培养中,二十碳五烯酸能诱导细胞凋亡[99,100],在其他的研究中,n-3 脂肪酸可能干扰了肿瘤的微环境,从而限制了肿瘤的增长能力[101]。

不管这些作用机制,可以推测出给予额外的 n-3 脂肪酸可以减缓肿瘤引起的消耗或者提高临床预后。然而通过临床试验证实了这种效果非常不一致,这可能是因为剂量的使用范围较广,由于试验使用的剂量较高故可以观察到有显著的提高。尽管已存在的观察资料可以提示仅仅是在较高剂量时(EPA 剂量>5g/d)这种优势才可以实现,但是提供这个剂量水平的药物是有难度的,因为恶心、腹胀和频繁的"鱼腥味"呃逆常常干扰患者的顺应性。对 60 位患有各种实体肿瘤的患者,在每天接受 n-3 脂肪酸 18g 治疗后,进行前瞻、对照性的研究检测后可见患者的生存率有提高[97]。更进一步观察,在这些营养不良的患者中,观察到尽管补充 n-3 脂肪酸未能改善患者的蛋白质-能量状态,但是患者的生活评分有升高。类似的是,一项对有体重稳固下降的胰腺癌患者的非对照研究结果显示,给予 n-3 脂肪酸与补充能量和蛋白质配合能够使此类患者的体重增加以及提高患者的生活评分[102]。而且在一个类似的非对照研究中,在研究前这些肿瘤患者平均每月下降 4% 的体重,如果他们每天能够使用接近 7g 或者更多的 EPA,超过 80% 的患者下降的体重可以有增高[103]。与

之对比的是,在两个对照试验中每天予以 2~3 克的 EPA,观察到患者的体重或者其他的临床预后并没有明显的提高[104,105]。在其中的一个实验研究中观察到每千克除脂肪体重的能量消耗减少,为 n-3 脂肪酸的潜在合成机制提供了一个看似合理的解释[102]。正如观察报告指出的这些脂肪酸能够抑制蛋白分解因子 TNF-α 和 IL-6 的释放[94-96]。

通过多种形式补充这类物质,除了 n-3 脂肪酸外,也包括其他那些认为有免疫调节活性的营养药如精氨酸、RNA 和谷氨酰胺等,这都使得更多一致的临床受益被观察到。这将在下面的章节中讨论。

精氨酸、RNA、谷氨酰胺和多种形式的免疫调节

有观点认为作为单药支持一样补充精氨酸、RNA 或者谷氨酰胺能够提高细胞介导的免疫反应,且在一些情况下能够提高生存率,这种观点在许多对有肿瘤负荷或者其他压力负荷的动物模型的研究中得到证实[106-108]。然而,在人体内进行的试验,当这些营养素单独使用时,并没有一致的结果认为能够增强免疫反应或者提高临床预后。

这些营养物中单独使用时被研究得最广泛的是谷氨酰胺。最初,两项前瞻、对照、干预试验表明使用补充了谷氨酰胺 TPN 与未补充该氨基酸的 TPN 相比,能够显著提高临床预后,尽管需要重点注意的是谷氨酰胺表现的这种优势仅仅是在骨髓移植的患者中被证实,尤其是那些专有的依赖于肠外营养的患者。在这两个有阳性结果的试验的第一个研究中[109],恶性肿瘤的患者移植治疗后显示机体氮质平衡有显著的提高,减少临床上重大感染的发生,降低微生物引起的肠道定殖发生,平均减少住院时间接近 1 周。在第二个研究中[110]观察到住院时间平均减少 1 周,但是感染和其他的发病率指标未有明显地减少。在两个例子中,总的给予的氨基酸中 30%~45% 为谷氨酰胺。然而,后续相似的随机研究中观察到在这种情况下肠外途径予以谷氨酰胺患者既没有临床获益也没有疾病恶化[111,112]。此外,需要强调的是对接受骨髓移植或者接受其他方式治疗的肿瘤患者,在通过肠内方式给予谷氨酰胺时,并不能体现出这种临床获益。例如在 Schloerb 等进行的一项后续研究中,检测对骨髓移植的患者开始就通过肠内的方式补充营养(因此接受口服谷氨酰胺)与仅仅是使用肠外营养

（包含有谷氨酰胺）的方式相比，补充的谷氨酰胺益处是否能得到证实。在这种情况下没有观察到任何的临床终点有提高。因此，对骨髓移植的患者在移植后迅速补充谷氨酰胺能否提高临床愈后仍然存在争论。如果使用的话，应该仅仅对那些完全依赖肠外营养的患者使用。尽管对胃肠道肿瘤骨髓抑制并不是典型的治疗方法，但是 Schloerb 等进行的两项研究也包括了一定比例的实体肿瘤接受骨髓移植治疗的患者。

与单独使用 n-3 脂肪酸或者谷氨酰胺所引起的不确定的优势相比，使用特殊的包括联合 RNA、n-3 脂肪酸、精氨酸或者谷氨酰胺（除了传统的营养物以外）肠内营养类型，对接受手术治疗的消化道恶性肿瘤患者能够提高临床预后[114-117]。在这些研究中，免疫和生化的指标都被检测，通过这种方式给予营养能显著降低体内系统炎症介质的水平，同时能增强细胞介导免疫反应，且在某些情况下能够提高体内网状蛋白平衡[114-117]并减少住院时间[114,115,117]。两项 Meta 分析中较大的一项包括了 22 个实验，总结到使用这种类型的营养支持对选择手术治疗的患者能够降低 35%~50% 围术期感染的发生[121,122]。重要的是认识到研究中所展现出来的这些最确切优势的获得，都是在术前几天就已经开始按这种方式给予营养（例如通过口腔或者肠饲管补充营养）；当手术 24 小时后才予以营养支持时，临床上的优点并没有想象中那么理想（例如文献 123）；如果更晚的时候给予，这种临床优势可能观察不到。与其他的营养支持计划相比，在某些研究中，这种临床优势甚至可以在没有显著营养不良的肿瘤患者中体现出[124]。总之，有确实的证据表明对消化道肿瘤的患者，当涉及有高度的生理压力例如大手术时，通过使用多种形式免疫增强的物质，能显著提高患者临床治疗过程。在这些例子中，这些方法与传统的 TPN 相比，发现有更加显著的优点[114,120]。是否它们在其他情况下也能显示出效果，例如在接受增强化疗过程中，目前还不清楚。

使用维生素 E 或者谷氨酰胺治疗口腔黏膜炎

一项前瞻、随机临床试验，虽然规模有限，也显示局部地使用维生素 E 能够显著改善和提高由于细胞毒药物治疗引起的口腔黏膜炎症症状[125]。同样，也有报道指出使用谷氨酰胺悬浮液漱口每天数次能改善由放疗或者细胞毒药物治疗引起的黏膜炎症[126-128]，尽管存在一个试验提示结果为阴性[129]。尽管没有在确切的情况下证实，但是这些治疗本质上没有毒性的风险，故当患者在有口腔黏膜炎这种情况时也值得考虑使用。

特殊情况引起的维生素和矿物质缺乏

对胃肠道和肝胆肿瘤患者在特定情况下所发生的维生素和矿物质缺乏进行评估是明智的。这里讨论的目的不是对这些物质缺乏状态的具体治疗细节，这些信息可以从其他地方得到。相反，主要讨论的是发生这些物质缺乏的具体情形。这儿给出的例子仅仅是众多的可以被讨论情况中的一些代表性的例子。

高度的胆道阻塞或者胆汁反流/回肠损伤

高度的胆道阻塞、胆汁反流或者由于手术或者放疗使大部分回肠功能丧失都可以导致脂肪吸收不良。在有胆道疾病情况时，没有足够的胆汁来乳化到达肠腔内的脂肪，在回肠功能不良时，胆汁酸通过回肠重吸收不足，影响了肝脏上调胆汁酸的合成和分泌的能力。回肠疾病或者手术切除超过 100cm 的回肠常常引起脂肪痢，机体代偿性地增加肝脏胆汁合成来减轻此种症状。

治疗常常关注的是如何补偿由于脂肪吸收不良和发生腹泻所致的能量丢失。然而必须牢记的是，脂溶性维生素以及二价阳离子的矿物质如钙、镁、锌和铜等也可能吸收不良。缺乏维生素 A、维生素 D 和维生素 K 在患有长期胆汁郁积的患者中比较常见，这种情况可能与血浆胆红素水平的升高有关。慢性的总胆红素水平升高超过 5mg/dL 就必须引起高度的怀疑。在这种情况下许多物质的缺乏状态太过细微，以至于没有明显的临床表现，所以只有当有怀疑指数的增高且获得正确的血液检测数据时才能够做出诊断[130]。维生素 E 缺乏比较少见，但是也明确地知道它的发生与其他原因引起的慢性胆汁淤积有关，例如胆道闭锁。显然钙、镁、锌和铜缺乏的发生是因为这些阳离子结合到未吸收的脂肪酸上，随大便排出体外；这些物质损失的程度与胆汁淤积的程度有着相似的比例[131]。低钙血症或低镁血症及代谢性骨病的症状也可以发生。

胃或者回肠损伤引起的维生素 B$_{12}$ 缺乏

对大多数的消化道肿瘤例如胃癌、胰腺癌、结直肠癌，年龄是一个主要的危险因素。年龄与胃萎缩的现象有关系，且随着年龄增加发病率也增加，在 80 岁的一般人群中胃萎缩的发生率超过 40%[132]，老年患者有胃萎缩与没有胃萎缩的老年患者相比，维生素 B$_{12}$ 的水平较低，这主要是由于胃萎缩减少了食物中与蛋白质相结合的维生素 B$_{12}$ 生物利用率而引起。此外，当仅仅血浆中的维生素 B$_{12}$ 浓度轻度下降时，处在过去认为是正常浓度范围，维生素 B$_{12}$ 缺乏的临床症状也可以出现。最易于确诊的一种情形就是存在血液中甲基丙二酸水平的升高[133]。高达 4%~10% 的老年人体内维生素 B$_{12}$ 水平在低于正常 180~400pg/mL 的范围，目前认为实际上存在有细胞的维生素缺乏。由于这种微小的维生素 B$_{12}$ 缺乏常常引起神经的退变，并没有任何血液学的表现，这使得诊断更加困难。

由于药物抑制胃酸分泌[135]，手术切除部分的胃或者回肠，或者放疗损伤了这些器官，都能够进一步损害维生素 B$_{12}$ 的吸收。当由于疾病受累切除超过 90cm 的回肠时，发生维生素 B$_{12}$ 缺乏的风险迅速升高[136]。因此临床医生需要认识到维生素 B$_{12}$ 缺乏引起的神经系统或者血液学的表现可能由于肿瘤发展侵犯神经系统和骨髓等许多其他方面的原因的而加重，并且血浆维生素 B$_{12}$ 水平正常也不能够排除诊断。

由于类癌引起的烟酸缺乏

偶尔有报道指出烟酸缺乏症或者烟酸缺乏引起的色素性皮肤炎、黏膜炎和导致的中枢神经系统表现都可以出现在类癌综合征中[137]，推测可能由于肿瘤优先将色氨酸用来合成 5-羟色胺，因此阻碍它用于烟酸的合成。在这种情况下，补充烟酰胺能够纠正这种表现。

肿瘤治疗中的营养替代治疗

大多数的肿瘤，包括胃肠道和肝胆系统的肿瘤，都有固定的发病率和死亡率。到目前为止，传统的药物仅仅能够适度地提高治疗和缓解的机会。因此，当有相当一部分肿瘤患者在疾病治疗过程中使用未经证实的自然治疗法与传统的治疗方法结合时，对此我们不必感到吃惊。例如，在一项队列研究中，受试的为 480 位新诊断的乳腺癌患者，其中 10.6% 的患者在诊断之前已经接受了替代疗法治疗，28.1% 的患者在诊断后使用某种类型的替代疗法。消化道恶性肿瘤的替代和辅助疗法在第 12 章中有详细的讨论。

大多数患者使用替代疗法治疗时并没有与他们的主治医生讨论过这种治疗。由于许多的原因，这种缺乏沟通并不是符合患者利益的。首先，替代治疗可能会含有有害的物质或者与传统治疗有相互作用的药物。其次，如果能够全面地理解患者对治疗方式选择的看法，医生常常能更好地对患者进行治疗并做出合理的临床决定。因此医生应该询问他们的患者关于是否使用非传统的治疗并应该合理地告诉他们哪种治疗方式是有效的[139]。

表 8.5 显示了常常被肿瘤患者作为治疗的目的而使用的一些替代营养治疗。尽管其中的几个目前正在进行科学的严格的研究，但没有一个以令人信服的方式证实有效。

实践总结

1. 消耗。一种导致体重和除脂肪体重下降的蛋白质-能量营养不良的类型，在胃肠道和肝胆肿瘤患者中常见，由于它导致的消极后果常常被认为是恶性事件，能够抵抗治疗，降低生存率。以无意识的正常体重下降达到或者超过 10% 为标准来判断患者是否有中度至重度的营养不良是一个便捷及十分准确的方法。

2. 常规地明确这些肿瘤患者是否有中度至重度营养不良是十分重要的，因为对这些患者术前和放疗及化疗过程中，使用积极的营养支持能够明确地从中获益。对营养良好或者轻度营养不良的患者，如果预计患者的营养可能下降迅速，不能满足营养需求时，提供 7 天或者更长时间的积极的营养支持仍然是有必要的。口服或者肠道途径积极给予营养支持治疗比通过肠外营养的方式更符合生理功能，且较为便宜，也较少有严重的并发症发生。

表 8.5

肿瘤患者使用的营养替代治疗

治疗方法	活性成分	假设的活性	副作用	参考文献	效果[a]
菠萝蛋白酶	蛋白酶,过氧化物酶,酸性磷酸酶	减少转移	减少血小板活反应性,消化道过敏	140,141	−
绿茶	多元酚	减少乳腺癌复发	安全,但是没有长期的研究	142,143	+
鲨鱼软骨	Sphyrnastatin1 和 2	抑制血管生成	恶心,呕吐,便秘,肝炎	144,145	−
苦杏仁苷	苦杏仁式,维生素 B17	抗肿瘤的作用	氰化物毒性	146,147	−
长寿饮食	谷物,蔬菜,海藻,豆类	纠正肿瘤恶病质	降低维生素 D 及 B12,铁和钙的含量,相对的减低能量	148,149	−
格尔森氏饮食	生的素食,蔬菜和果汁,牛肝,咖啡灌肠	中和对人体有害的物质	非常体的脂肪含量	149,150	−
利文斯敦治疗	全素食饮食,输血,补充维生素,自体疫苗,灌肠	增强免疫反应	降低生活质量	151,152	−

+表示有证据证明这种益处;−表示这种益处未获证明。

[a] 定义为至少有一个在人体进行的前瞻对照实验证明这种益处。

3. 所有的接受同种异基因骨髓移植的患者都可以从积极的防护性的营养支持中获益。这种情况下最常使用的是 TPN。有证据表明,当采用肠外方式予以营养支持时,补充含有谷氨酰胺的 TPN 能够获得营养和免疫上的益处,这可以减少感染发生及住院时间缩短。

4. 对接受大手术治疗的肿瘤患者当采用积极的营养支持时,与传统的鼻饲或者 TPN 相比,通过术前和术后使用有免疫增强作用的肠内营养支持,减少围术期感染的风险。在术前几天就开始使用这些方式的支持对提高预后十分重要。这些益处甚至可以在那些没有固定营养不良的患者中也能体现出来。

5. 肿瘤患者在某些情况下容易发生选择性的维生素和矿物质缺乏。对这些情况应加以关注并采取积极的措施预防,可以降低相关物质缺乏导致的病死率。

6. 大部分的消化道肿瘤患者在传统的治疗基础上常常结合使用替代治疗,且除非有特殊的要求,患者常常不会说出这种治疗。对于这些患者彻底和明智的办法就是让他们注意说出正在进行的治疗方案。

(柯彬 译)

参考文献

1. Dewys WD, Begg C, Lavin P, et al. Prognostic effect of weight loss prior to chemotherapy in cancer patients. *Am J Med* 1980;69:491–497.
2. Hill G. Body composition research: implications for the practice of clinical nutrition. *JPEN J Parenter Enteral Nutr* 1992;16:197–218.
3. Mick R, Vokes E, Weichselbaum RR, et al. Prognostic factors in advanced head and neck cancer patient undergoing multimodality therapy. *Otolaryngol Head Neck Surg* 1991;105:62–73.
4. Nixon DW, Heymsfield SB, Cohen AE, et al. Protein-calorie undernutrition in hospitalized cancer patients. *Am J Med* 1980;68:683–690.
5. Andreyev H, Norman A, Oates J, et al. Why do patients with weight loss have a worse outcome when undergoing chemotherapy for gastrointestinal malignancies? *Eur J Cancer* 1998;34:503–509.
6. Lee JH, Machtay M, Unger LD, et al. Prophylactic gastrostomy tubes in patients undergoing intensive irradiation for cancer of the head and neck. *Arch Otolaryngol Head Neck Surg* 1998;124:871–875.
7. Patil PK, Patel SG, Mistry RC, et al. Cancer of the esophagus; esophagogastric anastomotic leak—a retrospective study of predisposing factors. *J Surg Oncol* 1992;49:163–167.
8. Van Bokhorst-de van der Schuer MA, Van Leeuwen PA, Kuik DJ, et al. The impact of nutritional status on the prognoses of patients with advanced head and neck cancer. *Cancer* 1999;86:519–527.
9. Lanzotti VJ, Thomas DR, Boyle LE, et al. Survival with inoperable lung cancer. *Cancer* 1977;39:303–313.
10. Kama NA, Coskun T, Yuksek YN, et al. Factors affecting post-operative mortality in malignant biliary tract obstruction. *Hepatogastroenterology* 1999;46:103–107.
11. Mason JB. A clinical nutritionist's search for meaning: why should we bother to feed the acutely ill, hospitalized patient? *Nutrition* 1996;12:279–281.
12. Wilmore DW. Catabolic illness. Strategies for enhancing recovery. *N Engl J Med* 1991;325:695–702.
13. Fearon KCH, Preston T. Body composition in cancer cachexia. *Infusionstherapie* 1990;17(Suppl 3):63–66.
14. Keys A, Brozek J, Henschel A, et al. *The Biology of Human Starvation.* Minneapolis: University of Minnesota Press; 1950.
15. Roubenoff R, Heymsfield SB, Kehayias JJ, et al. Standardization of nomenclature of body composition in weight loss. *Am J Clin Nutr* 1998;67:492–493.
16. Fiatarone MA, O'Neill EF, Ryan ND, et al. Exercise training and nutritional supplementation for physical frailty in very elderly people. *N Engl J Med*

1994;23:1769–1775.

17. Nordin K, Glimelius B. Psychological reactions in newly diagnosed gastrointestinal cancer patients. *Acta Oncol* 1997;36:803–810.

18. Stovroff M, Fraker D, Swedenborg J, et al. Cachectin/tumor necrosis factor, a possible mediator of cancer anorexia in the rat. *Cancer Res* 1988;48:920–925.

19. Opara E, Laviano A, Meguid M, et al. Correlation between food intake and CSF IL-1 in anorectic tumor bearing rats. *Neuroreport* 1995;6:750–752.

20. Langstein H, Doherty G, Fraker D, et al. The roles of gamma-interferon and tumor necrosis factor alpha in an experimental rat model of cancer cachexia. *Cancer Res* 1991;51:2302–2306.

21. Nixon DW, Heymsfield SB, Cohen AE, et al. Protein-calorie undernutrition in hospitalized cancer patients. *Am J Med* 1980;68:683–690.

22. Lundholm K, Bylund A, Holm J, et al. Skeletal muscle metabolism in patients with malignant tumor. *Eur J Cancer* 1976;12:465–473.

23. Fearon K, Hansell D, Preston T, et al. Influence of whole body protein turnover rate on resting energy expenditure in patients with cancer. *Cancer Res* 1988;48:2590–2595.

24. Heber D, Chlebowski R, Ishibashi D, et al. Abnormalities in glucose and protein metabolism in non-cachectic lung cancer patients. *Cancer Res* 1982;42:4815–4819.

25. Ebisui C, Tsujinaka T, Morimoto T, et al. Interleukin-6 induces proteolysis by activating intracellular proteases in C2C12 myotubes. *Clin Sci (Colch)* 1995;89:431–439.

26. Llovera M, Lopez-Soriano F, Argiles J. Effects of tumor necrosis factor-alpha on muscle protein turnover in female Wistar rats. *J Natl Cancer Inst* 1993;85:1334–1339.

27. Costelli P, Carbo N, Tessitore L, et al. Tumor necrosis factor-alpha mediates changes in tissue protein turnover in a rat cachexia model. *J Clin Invest* 1993;92:2783–2789.

28. Todorov P, McDevitt T, Cariuk P, et al. Induction of muscle protein degradation and weight loss by a tumor product. *Cancer Res* 1996;56:1256–1261.

29. Todorov P, Cariuk P, McDevitt T, et al. Characterization of a cancer cachectic factor. *Nature* 1996;379:739–742.

30. Cabal-Manzano R, Bhargava, Torres-Duarte A, et al. Proteolysis-inducing factor is expressed in tumors of patients with gastrointestinal cancers and correlates with weight loss. *Br J Cancer* 2001;84:1599–1601.

31. Wang Z, Corey E, Hass GM, et al. Expression of the human cachexia-associated protein (HCAP) in prostate cancer and in a prostate cancer animal model of cachexia. *Int J Cancer* 2003;105:123–129.

32. Hauner H, Petruschke T, Russ M, et al. Effects of TNF-alpha on glucose transport and lipid metabolism of newly-differentiated human fat cells in culture. *Diabetologica* 1995;38:764–771.

33. Marshall M, Doerrler W, Feingold K, et al. Leukemia inhibitory factor induces changes in lipid metabolism in cultured adipocytes. *Endocrinology* 1994;135:141–147.

34. Beck S, Tisdale M. Production of lipolytic and proteolytic factors by a murine tumor-producing cachexia in the host. *Cancer Res* 1987;47:5919–5923.

35. Valverde A, Teruel T, Navarro P, et al. Tumor necrosis factor-alpha causes insulin receptor substrate-2-mediated insulin resistance and inhibits insulin-induced adipogenesis in fetal brown adipocytes. *Endocrinology* 1998;139:1229–1238.

36. Fried S, Zechner R. Cachectin/tumor necrosis factor decreases human adipose tissue lipoprotein lipase mRNA levels, synthesis, and activity. *J Lipid Res* 1989;30:1917–1923.

37. Strassman G, Kambayashi T. Inhibition of experimental cancer cachexia by anti-cytokine and anti-cytokine receptor therapy. *Cytokines Mol Ther* 1995;1:107–113.

38. Muscaritoli M, Cangiano C, Cascino A, et al. Plasma clearance of exogenous lipids in patients with malignant disease. *Nutrition* 1990;6:147–151.

39. Rofe A, Bourgeois C, Coyle P, et al. Altered insulin response to glucose in weight-losing cancer patients. *Anticancer Res* 1994;14:647–650.

40. Grunfeld C, Dinarello C, Feingold K. Tumor necrosis factor-alpha, interleukin-1, and interferon-alpha stimulate triglyceride synthesis in HepG2 cells. *Metabolism* 1991;40:894–898.

41. Bing C, Bao Y, Jenkins J, et al. Zinc-α2-glycoprotein, a lipid mobilizing factor, is expressed in adipocytes and is up-regulated in mice with cancer cachexia. *Proc Natl Acad Sci USA* 2004;101:2500–2505.

42. Holyrode C, Babuzda T, Putnam J, et al. Altered glucose metabolism in metastatic carcinoma. *Cancer Res* 1975;35:3710–3714.

43. Tayek J, Manglik S, Abemayor E. Insulin secretion, glucose production and insulin sensitivity in underweight and normal-weight volunteers, and in underweight and normal-weight cancer patients: a clinical research center study. *Metabolism* 1997;46:140–145.

44. Qi C, Pekala P. Tumor necrosis factor-alpha-induced insulin resistance in adipocytes. *Proc Soc Exp Biol Med* 2000;223:128–135.

45. Newton J, Halsted C. Clinical and functional assessment of adults. In: Shils M, Olson J, Shike M, et al., eds. *Modern Nutrition in Health and Disease*, 9th ed. Baltimore: Williams & Wilkins; 1999: 895.

46. Heymsfield S, Baumgartner R, Pan S-F. Nutritional assessment of malnutrition by anthropometric methods. In: Shils M, Olson J, Shike M, et al., eds. *Modern Nutrition in Health and Disease*, 9th ed. Baltimore: Williams & Wilkins; 1999: 903–921.

47. Alcock N. Laboratory test for assessing nutritional status. In: Shils M, Olson J, Shike M, et al., eds. *Modern Nutrition in Health and Disease*, 9th ed. Baltimore: Williams & Wilkins; 1999: 923–935.

48. Dwyer J. Dietary assessment. In: Shils M, Olson J, Shike M, et al., eds. *Modern nutrition in health and disease*, 9th ed. Baltimore: Williams & Wilkins; 1999: 962.

49. The Veterans Administration TPN Cooperative Study Group. Perioperative total parenteral nutrition in surgical patients. *N Engl J Med* 1991;325:525–532.

50. Bastow M, Rawlings J, Allison S. Benefits of supplementary tube feeding after fractured neck of femur. *BMJ* 1983;287:1589–1594.

51. Prijatmoko D, Strauss B, Lambert J, et al. Early detection of protein depletion in alcoholic cirrhosis: role of body composition analysis. *Gastroenterology* 1993;105:1839–1845.

52. Nozoe T, Kimura Y, Ishida M, Saeki H, Korenaga D, Sugimachi K. Correlation of pre-operative nutritional condition with post-operative complications in surgical treatment for oesophageal carcinoma. *Eur J Surg Oncol* 2002;28:396–400.

53. Shike M, Russell D, Detsky A, et al. Changes in body composition in patients with small-cell lung cancer. *Ann Intern Med* 1984;101:303–309.

54. Russell D, Shike M, Marliss E, et al. Effects of total parenteral nutrition and chemotherapy on the metabolic derangements in small cell lung cancer. *Cancer Res* 1984;44:1706–1711.

55. Muller J, Brenner U, Dienst C, et al. Preoperative parenteral feeding in patients with gastrointestinal carcinoma. *Lancet* 1982;1:68–71.

56. Fan S, Lo C, Lai E, et al. Perioperative nutritional support in patient undergoing hepatectomy for hepatocellular carcinoma. *N Engl J Med* 1994;331:1547–1552.

57. Bozzetti F, Bavazzi C, Miceli R, et al. Perioperative TPN in malnourished, GI cancer patients: a randomized, clinical trial. *JPEN J Parenter Enteral Nutr* 2000;24:7–14.

58. Detsky A, Baker J, O'Rourke K, et al. Perioperative parenteral nutrition: a meta-analysis. *Ann Intern Med* 1987;107:195–203.

59. Heyland D, MacDonald S, Keefe L, et al. Total parenteral nutrition in the critically ill patient: a meta-analysis. *JAMA* 1998;16:2013–2019.

60. Brennan M, Pisters P, Posner M, et al. A prospective randomized trial of total parenteral nutrition after major pancreatic resection for malignancy. *Ann Surg* 1994;220:436–441.

61. Shirabe K, Matsumata T, Shimada M, et al. A comparison of parenteral hyperalimentation and early enteral feeding regarding systemic immunity after major hepatic resection—a randomized, prospective study. *Hepato-gastroenterology* 1997;44:205–209.

62. Flynn M, Leightty F. Preoperative outpatient nutritional support of patient with squamous cancer of the upper aerodigestive tract. *Am J Surg* 1987;154:359–362.

63. Smith R, Hartemink R, Hollinshead J, et al. Fine bore jejunostomy feeding following major abdominal surgery: a controlled randomized clinical trial. *Br J Surg* 1985;72:458–461.

64. Kudsk K, Croce M, Fabian T, et al. Enteral versus parenteral feeding: effects on septic morbidity after blunt and penetrating abdominal trauma. *Ann Surg* 1992;215:503–511.

65. Lipman T. Grains or veins: is enteral nutrition really better than parenteral nutrition? A look at the evidence. *JPEN J Parenter Enteral Nutr* 1998;22:167–182.

66. van den Berghe G, Wouters P, Weekers F, et al. Intensive insulin therapy in the critically ill patients. *N Engl J Med* 2001;345:1359.

67. Wicks C, Somasundaram S, Bjarnason I, et al. Comparison of enteral feeding and TPN after liver transplantation. *Lancet* 1994;344:837–840.

68. Andreyev H, Norman A, Oates J, et al. Why do patients with weight loss have a worse outcome when undergoing chemotherapy for gastrointestinal malignancies? *Eur J Cancer* 1998;34:503–509.

69. McGeer A, Detsky A, O'Rourke K. Parenteral nutrition in cancer patients undergoing chemotherapy: a meta-analysis. *Nutrition* 1990;6:233–240.

70. De Cicco M, Panarello G, Fantin D, et al. Parenteral nutrition in cancer patients receiving chemotherapy: effects on toxicity and nutritional status. *JPEN J Parenter Enteral Nutr* 1993;17:513–518.

71. Jin D, Phillips M, Byles J. Effects of parenteral nutrition support and chemotherapy on the phasic composition of tumor cells in gastrointestinal cancer. *JPEN J Parenter Enteral Nutr* 1999;23:237–241.

72. Popp M, Morrision S, Brennan M. Total parenteral nutrition in a methylchloranthrene-induced rat sarcoma model. *Cancer Treat Rep* 1981;65(Suppl 5):137–143.

73. Senft M, Fietkau R, Iro H, et al. The influence of supportive nutritional therapy via percutaneous endoscopically guided gastrostomy on the quality of life of cancer patients. *Support Care Cancer* 1993;1:272–275.

74. Bozzetti F, Cozzaglio L, Gavazzi C, et al. Nutritional support in patients with cancer of the esophagus: impact on nutritional status, patient compliance, and survival. *Tumori* 1998;84:681–686.

75. Weisdorf S, Lysne J, Wind D, et al. Positive effect of prophylactic TPN on long-term outcome of bone marrow transplantation. *Transplantation* 1987;43:833–838.

76. Lenssen P, Bruemmer B, Bowden R, et al. Intravenous lipid dose and incidence of bacteremias and fungemia in patients undergoing bone marrow

transplantation. *Am J Clin Nutr* 1998;67:927–933.

77. Muscaritoli M, Conversano L, Torelli G, et al. Clinical and metabolic effects of different parenteral regimens in patients undergoing allogeneic bone marrow transplantation. *Transplantation* 1998;66:610–616.

78. Mulder P, Bouman J, Gietema J, et al. Hyperalimentation in autologous bone marrow transplantation for solid tumors. *Cancer* 1989;64:2045–2052.

79. Szeluga D, Stuart R, Brookmeyer R, et al. Nutritional support of bone marrow transplant recipients: a prospective, randomized clinical trial comparing TPN to an enteral feeding program. *Cancer Res* 1987;47:3309–3316.

80. Donnelly S, Walsh D. The symptoms of advanced cancer. *Semin Oncol* 1995;22(Suppl 3):67–72.

81. Tchekmedyian NS, Tait N, Abrams J, et al. High-dose megestrol acetate in the treatment of advanced breast cancer. *Semin Oncol* 1986;113:37–43.

82. Loprinzi J, Michalak J, Schaid D, et al. Phase III evaluation of four doses of megestrol acetate as therapy for patients with cancer anorexia and/or cachexia. *J Clin Oncol* 1993;11:762–767.

83. Loprinzi J, Ellison N, Schaid D, et al. Controlled trial of megestrol acetate for the treatment of cancer anorexia and cachexia. *J Natl Cancer Inst* 1990;82:1127–1132.

84. Bruera E, Macmillan K, Kuehn N, et al. A controlled trial of megestrol acetate on appetite, caloric intake, nutritional status, and other symptoms in patients with advanced cancer. *Cancer* 1990;66:1279–1282.

85. Berenstein E, Ortiz Z. Megestrol acetate for the treatment of anorexia-cachexia syndrome. *Cochrane Databse Syst Rev* 2005: CD004310.

86. Pascual Lopez A, Roque I, Figuls M, Urrutia Cuchi G, et al. Systematic review of megestrol acetate in the treatment of anorexia-cachexia syndrome. *J Pain Symptom Manage* 2004;27:360–369.

87. Von Roenn J, Armstrong D, Kotler D, et al. Megestrol acetate in patients with AIDS-related cachexia. *Ann Intern Med* 1994;121:393–399.

88. Oster M, Enders S, Samuels S, et al. Megestrol acetate in patients with AIDS and cachexia. *Ann Intern Med* 1994;121:400–408.

89. Simons J, Aaronson N, Vansteenkiste J, et al. Effects of medroxyprogesterone acetate on appetite, weight, and quality of life in advanced stage non-hormone sensitive cancer: a placebo controlled multicenter trial. *J Clin Oncol* 1996;14:1077–1084.

90. Simons J, Schols A, Hoefnagels J, et al. Effects of medroxyprogesterone acetate on food intake, body composition, and resting energy expenditure in patients with advanced, nonhormone-sensitive cancer. *Cancer* 1998;82:553–560.

91. Sallan S, Cronin C, Zelen M, et al. Antiemetics in patients receiving chemotherapy for cancer. *N Engl J Med* 1980;302:135–138.

92. Beal J, Olson R, Lefkowitz L, et al. Long term efficacy and safety of dronabinol for acquired immunodeficiency syndrome-associated anorexia. *J Pain Symptom Manage* 1997;14:7–14.

93. Jatoi A, Windschitl H, Loprinzi C, et al. Dronabinol versus megestrol acetate versus combination therapy for cancer-associated anorexia: a North Central Cancer Treatment Group study. *J Clin Oncol* 2002;20:567–573.

94. Endres S, Ghorbani R, Kelley V, et al. The effect of dietary supplementation with n-3 polyunsaturated fatty acids on the synthesis of IL-1, and TNF by mononuclear cells. *N Engl J Med* 1989;320:265–271.

95. Wigmore S, Fearon K, Maingay J, et al. Down-regulation of the acute-phase response in patients with pancreatic cancer cachexia receiving oral EPA is mediated via suppression of interleukin-6. *Clin Sci (Colch)* 1997;92:215–221.

96. Endres S, Meydani S, Ghorbani R, et al. Dietary supplementation with n-3 fatty acids suppresses IL-2 production and mononuclear cell proliferation. *J Leukoc Biol* 1993;54:599–603.

97. Gogos C, Ginopoulos P, Salsa B, et al. Dietary omega-3 polyunsaturated fatty acids plus vitamin E restore immunodeficiency and prolong survival for severely ill patients with generalized malignancy. *Cancer* 1998;82:395–402.

98. Furukawa K, Tashiro T, Yamamori H, et al. Effects of soybean oil emulsion and eicosapentaenoic acid on stress response and immune function after a severely stressful operation. *Ann Surg* 1999;229:255–261.

99. Clarke R, Lund E, Latham P, et al. Effect of EPA on the proliferation and incidence of apoptosis in the colorectal cell line HT29. *Lipids* 1999;34:1287–1295.

100. Lai P, Ross J, Fearon K, et al. Cell cycle arrest and induction of apoptosis in pancreatic cancer cells exposed to EPA in vitro. *Br J Cancer* 1996;74:1375–1383.

101. Baronzio G, Galante F, Gramaglia A, et al. Tumor microcirculation and its significance in therapy: possible role of omega-3 fatty acids as rheological modifiers. *Med Hypotheses* 1998;50:175–182.

102. Barber M, Ross J, Voss Tisdale M, et al. The effect of an oral nutritional supplement enriched with fish oil on weight loss in patients with pancreatic cancer. *Br J Cancer* 1999;81:80–86.

103. Burns CP, Halabi S, Clamon G, et al. Phase II study of high-dose fish oil capsules for patients with cancer-related cachexia. *Cancer* 2004;101:370–378.

104. Bruera E, Strasser F, Palmer J, et al. Effect of fish oil on appetite and other symptoms in patients with advanced cacner and anorexia/cachexia: a double-blind, placebo-controlled trial. *J Clin Oncol* 2003;21:129–134.

105. Jatoi A, Rowland K, Loprinzi C, et al. An EPA supplement versus megestrol acetate versu both for patient with cancer-associated wasting: an NCCTG and NCI of Canada collaborative effort. *J Clin Oncol* 2004;22:2469–2476.

106. Saito H, Trocki O, Wang S, et al. Metabolic and immune effects of dietary arginine supplementation after burn. *Arch Surg* 1987;122:784–789.

107. Fanslow W, Kulkarni A, Van Buren C, et al. Effect of nucleotide restriction and supplementation on resistance to experimental murine candidiasis. *JPEN J Parenter Enteral Nutr* 1988;12:49–52.

108. Fox A, Kripke S, DePaula J, et al. Effect of glutamine-supplemented enteral diet on methotrexate induced enterocolitis. *JPEN J Parenter Enteral Nutr* 1988;12:325–331.

109. Ziegler T, Young L, Benfell K, et al. Clinical and metabolic efficacy of glutamine-supplemented parenteral nutrition after bone marrow transplantation. *Ann Intern Med* 1992;116:821–828.

110. Schloerb P, Amare M. Total parenteral nutrition with glutamine in bone marrow transplantation and other clinical applications. *JPEN J Parenter Enteral Nutr* 1993;17:407–413.

111. Scheid C, Hermann K, Kremere G, et al. Randomizeed, double-blind controlled study of glycyl-glutamine-dipeptide in the parenteral nutrition of patients with acute leukemia undergoing intensive chemotherapy. *Nutrition* 2004;20:249–254.

112. Blijlevens N, Donnelly J, Naber A, et al. A randomized, double-blinded, placebo-controlled pilot study of parenteral nutrition containing glutamine for allogeneic stem cell transplant patients. *Support Care Cancer* 2005;13:790–796.

113. Schloerb P, Skikne B. Oral and parenteral glutamine in bone marrow transplantation: a randomized, double blind study. *JPEN J Parenter Enteral Nutr* 1999;23:117–122.

114. Gianotti L, Braga M, Vignali A, et al. Effect of route of delivery and formulation of postoperative nutrition support in patients undergoing major operations for malignant neoplasms. *Arch Surg* 1997;132:1222–1230.

115. Braga M, Gianotti L, Radeelli G, et al. Perioperative immunonutrition in patients undergoing cancer surgery: results of a randomized double-blind phase 3 trial. *Arch Surg* 1999;134:428–433.

116. Senkal M, Zumtobel V, Vauer K-H, et al. Outcome and cost-effectiveness of perioperative enteral immunonutrition in patients undergoing elective upper gastrointestinal tract surgery: a prospective, randomized trial. *Arch Surg* 1999;134:1309–1316.

117. Daly J, Weintraub F, Shou J, et al. Enteral nutrition during multimodality therapy in upper gastrointestinal cancer patients. *Ann Surg* 1995;221:327–338.

118. Braga M, Gianotti L, Cestari A, et al. Gut function and immune and inflammatory responses in patients perioperatively fed with supplemented enteral formulas. *Arch Surg* 1996;131:1257–1265.

119. Gianotti L, Braga M, Fortis C, et al. A prospective, randomized clinical trial on perioperative feeding with an arginine-, n-3 fatty acid-, and RNA-enriched enteral diet: effect on host response and nutritional status. *JPEN J Parenter Enteral Nutr* 1999;23:314–320.

120. Hochwald S, Harrison L, Heslin M, et al. Early postoperative enteral feeding improves whole body protein kinetics in upper gastrointestinal cancer patients. *Am J Surg* 1997;174:325–330.

121. Heys S, Walker L, Smith I, et al. Enteral nutritional supplementation with key nutrients in patients with critical illness and cancer: a meta-analysis of randomized controlled clinical trials. *Ann Surg* 1999;229:467–477.

122. Heyland D, Novak F, Drover J, et al. Should immunonutrition become routine in critically ill patients? A systematic review of the evidence. *JAMA* 2001;286:944–953.

123. Heslin M, Latkany L, Leung D, et al. A prospective, randomized trial of early enteral feeding after resection of upper gastrointestinal malignancy. *Ann Surg* 1997;226:567–580.

124. Gianotti L, Braga M, Nespoli L, et al. A randomized controlled trial of preoperative oral supplementation with a specialized diet in patients with gi cancer. *Gastroenterology* 2002;122:1763–1770.

125. Wadleigh R, Redman R, Graham M, et al. Vitamin E in the treatment of chemotherapy-induced mucositis. *Am J Med* 1992;92:481–484.

126. Anderson P, Schroeder G, Skubitz K. Oral glutamine reduces the duration and severity of stomatitis after cytotoxic cancer chemotherapy. *Cancer* 1998;83:1433–1439.

127. Anderson P, Ramsay N, Shu X, et al. Effect of low-dose oral glutamine on painful stomatitis during bone marrow transplantation. *Bone Marrow Transplant* 1998;22:339–344.

128. Huang E, Leung S, Wang C, et al. Oral glutamine to alleviate radiation-induced oral mucositis: a pilot randomized trial. *Int J Radiat Oncol Biol Phys* 2000;46:535–539.

129. Okuno S, Woodhouse C, Loprinzi C, et al. Phase III controlled evaluation of glutamine for decreasing stomatitis in patients receiving 5-FU-based chemotherapy. *Am J Clin Oncol* 1999;22:258–261.

130. Kaplan M, Elta G, Furie B, et al. Fat-soluble vitamin nutriture in primary biliary cirrhosis. *Gastroenterology* 1988;95:787–792.

131. Whelton M, Kehayoglou A, Agnew J, et al. Calcium absorption in parenchymatous and biliary liver disease. *Gut* 1971;12:978–983.

132. Krasinski S, Russell R, Samloff I, et al. Fundic atrophic gastritis in an elderly population: effect on hemoglobin and several nutritional indicators. *J Am Geriatr Soc* 1986;34:800–806.

133. Lindenbaum J, Savage D, Stabler S, et al. Diagnosis of cobalamin deficiency: relative sensitivities of serum cobalamin, methylmalonic acid, and total

homocysteine levels. *Am J Hematol* 1990;34:99–107.

134. Lindenbaum J, Savage D, Stabler S, et al. Neuropsychiatric disorders caused by cobalamin deficiency in the absence of anemia or macrocytosis. *N Engl J Med* 1988;318:1720–1728.

135. Marcuard S, Albernaz I, Khazanie P. Omeprazole therapy causes malabsorption of cyanocobalamin. *Ann Intern Med* 1994;120:211–215.

136. Filipsson S, Hulten L, Lindstedt G. Malabsorption of fat and vitamin B_{12} before and after intestinal resection for Crohn's disease. *Scand J Gastroenterol* 1978;13:529–536.

137. Swain C, Tavill A, Neale G. Studies of tryptophan and albumin metabolism in a patient with carcinoid syndrome, pellagra, and hypoproteinemia. *Gastroenterology* 1976;71:484–489.

138. Burstein HJ, Gelber S, Guadagnoli E, et al. Use of alternative medicine by women with early-stage breast cancer. *N Engl J Med* 1999;340:1733–1739.

139. Eisenberg DM, Kessler RC, Foster C, et al. Unconventional medicine in the United States—prevalence, costs, and patterns of use. *N Engl J Med* 1993;328:246–252.

140. Batkin S, Taussig S, Szekerczes J. Modulation of pulmonary metastasis (Lewis lung carcinoma) by bromelain, an extract of the pineapple stem (*Ananas comosus*). *Cancer Invest* 1988;6(2):241–242.

141. Batkin S, Taussig SJ, Szekerezes J. Antimetastatic effect of bromelain with or without its proteolytic and anticoagulant activity. *J Cancer Res Clin Oncol* 1988;114(5):507–508.

142. Nakachi K, Suemasu K, Suga K, et al. Influence of drinking green tea on breast cancer malignancy among Japanese patients. *Jpn J Cancer Res* 1998;89(3):254–261.

143. Komori A, Yatsunami J, Okabe S, et al. Anticarcinogenic activity of green tea polyphenols. *Jpn J Clin Oncol* 1993;23(3):186–190.

144. Sheu JR, Fu CC, Tsai ML, et al. Effect of U-995, a potent shark cartilage-derived angiogenesis inhibitor, on anti-angiogenesis and anti-tumor activities. *Anticancer Res* 1998;18:4435–4441.

145. Miller DR, Anderson GT, Stark JJ, et al. Phase I/II trial of the safety and efficacy of shark cartilage in the treatment of advanced cancer. *J Clin Oncol* 1998;16(11):3649–3655.

146. Unproven methods of cancer management. Laetrile. *CA Cancer J Clin* 1991;41(3):187–192.

147. Dorr RT, Paxinos J. The current status of laetrile. *Ann Intern Med* 1978;89(3):389–397.

148. Dwyer JT. Unproven nutritional remedies and cancer. *Nutr Rev* 1992;50(4 Pt 1):106–109.

149. Weitzman S. Alternative nutritional cancer therapies. *Int J Cancer* 1998;11(Suppl):69–72.

150. Gerson method. *CA Cancer J Clin* 1990;40(4):252–256.

151. Phillips DP, Kanter EJ, Bednarczyk B, et al. Importance of the lay press in the transmission of medical knowledge to the scientific community. *N Engl J Med* 1991;325(16):1180–1183.

152. Livingston-Wheeler therapy. *CA Cancer J Clin* 1990;40(2):103–108.

第9章
胃肠道恶性肿瘤的影像学检查

Sean D. Curran, Lawrence H. Schwartz

概　述

胃肠恶性肿瘤的影像学检查有了很大的发展与改进。当我们怀疑一个人患有癌症或进行鉴别诊断时,通常都会用到几种不同的影像学诊断方法。钡餐检查在对胃肠道腔内肿瘤的确诊中仍然是一种行之有效的方法,并对了解病变范围具有重要意义。对人体横断面的影像学观察方法,如:X线计算机体层扫描(CT)、磁共振成像(MRI)和超声检查(US)仍然是对大多数癌症的确诊和分期的主要方法[1,2]。超声内镜检查(EUS),在有经验的医生的操作下,可以成为食管癌、直肠癌、胰腺癌等患者诊断和介入性治疗的有力工具。近年来氟18标记葡萄糖正电子发射体层扫描(FDG-PET)和正电子发射体层扫描CT(PET-CT)联合使用的出现,使正电子发射体层扫描(PET)进入了一个崭新的时代。它融合了PET的功能成像信息的特点和CT精确的解剖学定位的特点,使其在诊断复发大肠癌(CRC)及食管癌中显示出了强大的能力,同时对胃肠间质瘤(GIST)和淋巴瘤也具有重要治疗意义。随着16排、64排等高分辨率CT的引进,使它可以在矢状面、冠状面等多层面成像,由这样的CT介导的动脉造影(CTA),已成为替代术前经肝血管造影的有效诊断方式。在不久的将来,以PET-CT和MRI为代表的功能性显像有可能成为多种恶性肿瘤诊断和检测的必要工具[3]。

癌症的影像学检查往往能对癌症的分期做出诊断,从而有助于制定适当的治疗方案(图9.1)。局部淋巴结是否受累对病情分期的判断具有重要意义,通过CT或MRI扫描淋巴结的大小(最小直径>1cm)可对其受累情况做出判断。但是,也有很多人认为正常大小的淋巴结同样可能已经受累,增大的淋巴结也未必一定代表受累[4]。

钡餐检查仍是对疑似食管癌患者的首要放射学检查[5]。结果所示的病变位置和范围有助于直接取组织活检或支架植入。对于可以忍受的患者,气钡双重对比造影(DCBE)可以明确诊断出息肉和小肿瘤。结肠镜检查(CT引导下结肠镜检查[CTC])作为一种可视的检查方法,其准确性尚待进一步证实。同时,对组织的损害也限制了它的广泛使用。

许多胃肠肿瘤患者都需要几种不同的影像学方法来决定远期治疗,影像学方法的选择因检查设备和医生的个人习惯而不同,同时还要考虑不良后果的发生率。影像学方法的选择方法归纳如图9.2和图9.3。

影像学检查原理

主要的影像学检查方法基于多种不同的物理学原理。现将基本成像原理要点概述如下。由于篇幅所限不予详细论述。

超声检查

超声检查是由超声探头发出高频声波通过人体各组织的反射而成像的。探头通过压电材料,将电脉冲转化为声波,其频率范围为2~16MHz不等。通过人体反射,声波又被探头接收,反射所需时间用于探测组织的深度。声音在组织中的速度比在空气中快5倍,所以必须保证探头与人体间没有空气。由于组织交界处的反射率不同,声波被反射的强弱程度也不等。反射量决定于反射角和交界面两旁组织的声学阻抗。反射的声波被接收,并转化为深浅不同的辉度,从

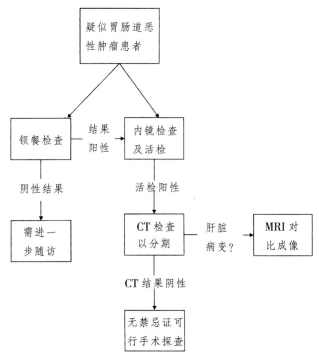

图 9.2　疑似实体脏器恶性肿瘤的检查。

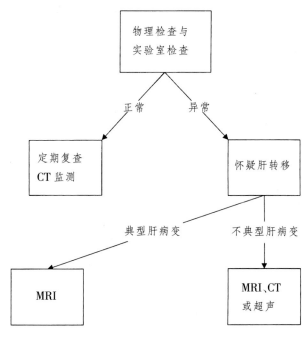

图 9.3　疑似肝转移瘤的检查。

而构成图像。

　　超声成像的层面分辨率取决于两个因素:轴分辨率和面分辨率。轴分辨率是指在轴线上分辨两种不同物质的能力,它取决于超声信号的传播距离。面分辨率是指分辨两种相邻物体的能力,它取决于探头的扫描宽度。

　　利用被组织反射后的次级声波也可以形成二级

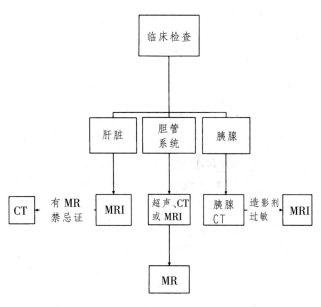

图 9.2　疑似实体脏器恶性肿瘤的检查。

成像,但在很近的范围内可能造成假像和散射。这项技术可以在许多人体结构的探测中改进视觉效果,特别是对于那些"难于成像"的患者或肥胖患者而言。

X 线计算机体层扫描

　　CT 是常规的 X 射线通过计算机处理而形成的二维或三维图像。直到今天随着扫描器速度的不断增加,CT 检查技术仍在不断发展。做 CT 检查时,扫描器螺旋前进,而检查者躺在检查台上相对不动。随着扫描器的前进,检查者的每一个检查层面的解剖学影像被捕获。在扫描进行的同时,图像便被处理。扫描结束后,图像处理随即完成。如果图像未包含病变所在区域或称可视层面(FOV),可以移动检查台直至扫描层面包含该区。

　　所有新型 CT 均为螺旋式 CT,其显像管(即 X 线发射源)围绕检查者呈螺旋式前进,而检查者被探测到也是有移动的。这样,就会有持续不断的信息输入到计算机中。计算机通过处理,将倾斜的螺旋扫射层面转换为垂直于中轴的图像。从 2002 年开始,CT 的扫描器已经发展为多探头(4、8、16 或 64),即成组探头代替了单个探头,被称为探头阵。探头阵的使用,使一个螺旋的扫描可以同时获得 4 或 16 个层面的信息。以亚秒计算的高转速,可以使检查者在一次屏气的时间内进行完胸部、腹部和盆腔的扫描。

因为数据是以容积为依据而获得的,因此从原始数据获得的不同的层面厚度的容积可以形成不同的图像(前提是原始数据尚未删除)。≤1mm 的薄层显像经处理可以三维成像,从而为血管介入和内镜检查服务。这些新一代的多探头 CT(16 或 64 排)能在各方向成像,其清晰效果堪与 MRI 媲美。

与 MRI 和超声相比,CT 被认为是一种高分辨率的影像检查方法,它能够以 512×512 的图像基元组成矩阵提供清晰图像。可视层面的清晰程度决定于图像基元的数量(当三维显像时称容量成分)。例如:可视层面的厚度是 51.2cm,那么每一图像基元就是 1mm;可视层面的厚度是 25.6cm,那么每一图像基元就是 0.5mm。层面厚度决定着容积成分。例如:层面厚度是 5mm,那么容积成分就是 1mm×1mm×5mm。层面厚度越薄,容积成分就越小。我们可以通过叠加技术来减小容积成分。

磁共振成像

磁共振是利用强磁场联合射频脉冲来成像的一种影像学检查方法,它具有显著的空间效应和较好的组织对比度。每一个原子核在其内部都存在着磁力矩,这是因为它们都是由一定数量的质子和中子组成的。当被置于强磁场中时,这些原子核就会沿着磁场重新排列,并围绕自身磁力轴自旋。自旋的频率取决于原子核的种类和外界磁场的强度。

最普遍用来成像的原子核是氢 1,因为它在人体中分布十分广泛,而且与其他人体富含的原子核(如:磷 31、钠 23、碳 13 等)相比有较高的回旋磁比率。当氢 1 核被置于外界强磁场中时,射频脉冲会使它获能激发。一旦脉冲停止发出,原子核会立即返回基态,同时也以相同的频率释放出它们获得的能量。释放的能量信号的大小和原子核返回基态的时间依不同原子核的内在特性而各异,这些内在特性包括自旋密度(质子密度)、纵向弛豫、横向弛豫以及流量。

自旋密度(质子密度)是指原子核的密度,它是该种原子核能否成像的潜在因素。计算机设定以氢原子容积为单位来衡量所接收的信号。因此,没有或仅含有很少氢原子的组织不能被 MRI 显像,比如富含空气的肺和肠,以及主要由钙构成的骨皮质。纵向弛豫(或称 T1 弛豫)是指脉冲停止后原子核回复到原来状态(即与磁场平行的状态)所需的时间。在这过程中,原子核释放的能量被周围的分子结构单位即晶格吸收。因此,纵向弛豫或称 T1 弛豫又称为自旋-晶格弛豫。T1 值定义为 MRI 信号从最小值恢复至最大值的 63% 所需的时间。对大多数组织而言,T1 值在 200ms 到 800ms 之间不等。T1 值短的组织在 T1 加权像中成像浅,T1 值长的组织(主要是富含水的组织)则成像深。

横向弛豫(或称 T2 弛豫)是指脉冲停止后由于质子间相位的衰减而造成在与磁场长轴垂直的平面上信号衰减的时间。这种相位的衰减是由于质子自旋导致磁场微小变化而引起的。因此,横向弛豫或称 T2 弛豫也被称为自旋-自旋弛豫。T2 值定义为 MRI 信号衰减到其原来的 63% 所需的时间。对大多数组织而言,T2 值从 50ms 到 200ms 不等。T2 值长的组织(富含水的组织)在 T2 加权像中成像浅。

通过处理大量的外部参数和变量,我们可以改变组织的对比度,从而使图像更加清晰。自旋回波脉冲序列自 90° 射频脉冲开始,而此 90° 射频脉冲是紧随 180° 回聚射频脉冲而出现的。在回波时间(TE)内,相关信号从原子核发出。自旋回波脉冲序列被接收并多次处理,最终完成图像。每两次持续的 90° 射频脉冲间隔时间称之为重复时间(TR)。通过调整 TR 和 TE,我们可以改变图像的对比,从而绘制出 T1 或 T2 加权像。TR 和 TE 值短的图像可以选择 T1 加权像,相反 TR 和 TE 值长的图像可以选择 T2 加权像。图像的探头矩阵大小(探头数量)、可视层面、层面厚度可能因成像的区域、需观察的部位和获取影像所需的时间不同而不同。

正电子发射体层摄影

正电子发射体层摄影(PET)是通过探测同位素衰变所发出的射线而成像的影像学检查方法。由于衰变,放射性同位素会发射出质子,这些质子经核外电子碰撞,会向相反的两个方向发射出 γ 射线。PET 仪器通过探测两个方向 γ 射线的轨迹,可以追寻到最初的碰撞点。PET 的探测器上安装着 γ 射线的探头阵,这种方式与 CT 探头相似。信号被接收后被转化成二维或三维图像。

利用 PET(或更为先进的联合 PET-CT)指导胃肠恶性肿瘤的分期,是一种较新的应用[6]。于临床实际应用最为广泛的就是 FDG-PET 扫描,即以一种被放射性物质(氟 18)标记的葡萄糖衍生物为示踪剂的扫描方法。这些被标记的分子可以被跨膜转运。由于它们不能被糖酵解,就聚集在旺盛的细胞内。这种聚集在代谢旺盛的细胞中发生显著高于正常组织,而组织的摄取量,称为标准摄取值(SUV)可以被测量并被计算得出。除去被感染或发炎的组织外,恶性肿瘤组织的代谢率明显高于良性肿瘤组织。联合探测器可以综合功能学影像(PET)和解剖学影像(CT),从而提高PET的精确度。通过采用CT的数据处理,联合PET-CT增速了30%,空间分辨率也精确到5mm。

常规钡餐检查(消化道造影检查)

钡餐检查仍然是诊断胃肠道恶性肿瘤,特别是对于向管腔内生长的肿瘤的有效方法。钡餐检查图像的获得是通过常规X线与透视工作单元共同工作完成的。通过照射患者胃肠道内不等量的钡餐和气体(即气雾双重对比),透视工作单元能够呈现出清晰的X线图像。X线的持续照射,信号被强化、显像,我们就可以从屏幕上看到一系列动态图像。其他一些对比显像方法,如静注非离子物质对比显像,也在特定情况下被使用。与单纯的钡餐造影相比,双重造影检查更容易显示出黏膜细微病变和早期损伤[8-10]。钡餐造影检查对于从食管到直肠的整个消化道来说,都是十分有效的检查方法。它能够给出一系列动态的影像学图像,这一点是只显示静态的截面图的影像学检查方法无法比拟的。关于钡餐造影与内镜检查的优劣比较已经有多项研究阐述了各自的观点[11-17],故不在本章赘述。钡餐造影与内镜检查各有优劣。内镜检查的主要优点是检查同时可以取活组织检查。比如对于已知患有直肠乙状结肠的患者,我们在检查该区域时,还可以同时检查直结肠的其他部分。

胃肠道腔内恶性肿瘤

钡餐或水溶性造影剂均可完成对胃肠道内腔的检查。如果有误吸的危险,最好改用非离子造影剂如尤维显溶液。

对于仅有非特异性的胃肠道不适症状的患者,如果怀疑他患有胃肠道腔内肿瘤,往往首先进行的影像学检查就是钡餐造影。检查食道、胃和十二指肠应选择上消化道造影。如果怀疑小肠有病变,应该在造影剂通过上消化道后继续观察小肠情况或直接使用小肠灌肠法。上消化道造影后持续观察敏感性低,早已

被CT和灌肠法[18]取代,今后还可能向无线胶囊式内镜检查发展[19]。灌肠法仅用于那些常规小肠检查呈阴性结果而临床上仍怀疑有病变的疑似患者。灌肠法需要通过IOF的Maglite管或在荧光介导下将一根管子通过Treitz韧带。然后,钡餐和甲基纤维素的混合物被注入。这种双重对比灌肠法可以精确地显示出小肠黏膜的细微变化。同时,小肠的冠状曲线CT重建图像也对小肠病变的诊断有所帮助。双重对比灌肠法和恒温循环器的联合使用,可以用来检查无症状个体是否患有结肠息肉,还可以在手术前排除继发性损伤。在一定条件下,如果运用得当,单纯的对比造影就可以准确评估腔内肿块和挤压损伤[9]。而双重造影检查在显示潜在的细微黏膜病变方面具有突出的优势。

特定的病变部位并不总是能够被影像设备检查到。因此,应该对由于恶性肿瘤的影像学分层现象可能造成的误诊制定相应的标准。由于所处的位置不同,良性肿瘤和恶性肿瘤呈现出不同的特点。恶性肿瘤常常呈现出不规则的边界和悬垂状的边缘,被称作肩托。食道癌会出现狭窄的影像。由于重叠影像的存在,要区分肿瘤的良恶性比较困难[20]。良性肿瘤虽然狭窄,但表面光滑,边缘逐渐变细。然而为谨慎起见,任何钡餐检查出的狭窄型食道癌均应做活检。

食道肿瘤

虽然食道X线片有被其他影像学方法替代的趋势,但食道癌的影像学诊断仍主要来源于钡餐检查(图9.4)。双重对比造影检查在诊断食道癌和食道胃结合部肿瘤时的准确率可高达95%[21]。有一些检查方法一经诊断就可以对食道癌的分期做出判断。然而,没有一种影像学检查方法是完美的,无论术前还是术后,食道癌的影像学分期依旧是个难题。最近有研究显示,PET在诊断隐蔽的转移性肿瘤、对预后的估计以及诊断肿瘤复发方面比CT更为有效[25,26]。超声内镜(EUS)和CT的联合使用近年来被应用于局部肿瘤的分期(图9.5)。PET在诊断已转移的食道癌方面比CT更有优势,因此应当有效利用以避免不必要的手术探查[27]。PET-CT现已成为食道癌的常规检查之一(图9.6)。最近的研究证实了PET-CT的使用有比PET和CT更大的价值[28]。研究同时证实,术后单层小型水泡的摄取联合放化疗可改善患者生存率[29]。EUS是有助于肿瘤分期的一种较为先进的检查手段。CT在检查侵犯主动脉或邻近结构的肿瘤是有局限性,但

CT 介导下的支气管镜检查可以代替纤维支气管镜来检查呼吸系统是否受累及[31]。所有影像学检查方法对食道癌分期的判断均不是十分准确的,因此在利用影像学检查判断食道癌分期时应注意结合患者的个体差异。

胃和小肠肿瘤

胃癌可以有几种不同的表现方式。胃恶性肿瘤可以表现为溃疡、蜂窝织炎或转移灶[32]。胃蜂窝织炎有典型的表现,胃壁变硬,胃腔狭窄呈管型。胃恶性肿瘤也可以表现为溃疡。溃疡型胃癌在钡餐检查中有特殊表现(图 9.7)。良性溃疡和恶性溃疡的区分并不十分准确。典型的良性溃疡和恶性溃疡的区别列于表 9.1。溃疡所处的部位并不能是区分良恶性的依据。良性溃疡通常生长于胃小弯侧和胃窦部,而恶性溃疡同样生长于上述部位。溃疡周边的胃黏膜褶皱有助于区分良恶性。良性溃疡的边缘有皱褶存在,而恶性溃疡边缘则皱褶消失。在高精度双重对比造影检查中,具有典型良性溃疡表现的溃疡可以被确诊。但大部分溃疡较难区分,尚须进一步做活检。

一旦被确诊为胃癌,患者下一步就应作 CT 检查以明确分期[33]。CT 对于病灶范围的评价和有无转移发生均有重要价值(图 9.8)。有时,胃癌患者会表现出一些胃外症状如黄疸,其原因可能通过 CT 得知。扩张后的胃壁厚度有个体差异,但应<1cm。所以使胃壁

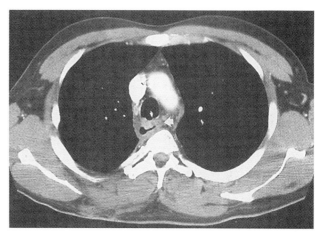

图 9.5　食道癌。上胸部 CT 示食道处不对称的软组织密度肿物(大箭头)。气管后壁边界不清,提示肿瘤浸润(小箭头)。

扩张再行检查有助于诊断胃癌[34]。水经常被当做一种副作用小的对比剂而广泛应用。水的主要优点有:第一,充分扩张胃壁是显露病变部位的关键,如果口服高密度对比剂,会对静脉对比剂造成影响,使图像混浊不清。第二,使用传统的口服对比剂,会使 CT 介导的经胃血管造影二维或三维成像复杂化[35,36]。如果胃壁呈现出局灶性肿物或局限性增厚,则提示有可能是恶性肿瘤。CT 是区分肿瘤有无转移的有效方法。然而,它并不能对肿瘤的可治愈性做出评估。但大部分

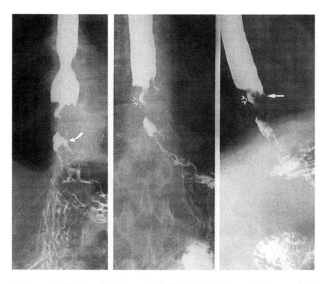

图 9.4　食道癌。本图为 3 张食道钡餐造影片。图中可见食道胃结合部肿物,边界不清(弯箭头),溃疡形成(三角箭头),边缘隆起(箭头)。

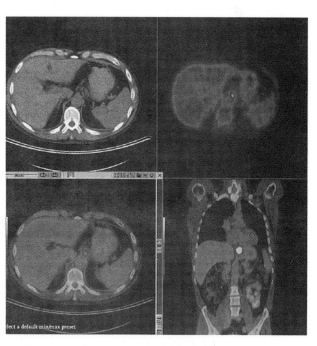

图 9.6　图为 1 名 56 岁的男性低位食道癌患者的 PET-CT 成像图。图中可见肿瘤位于食道胃结合部。

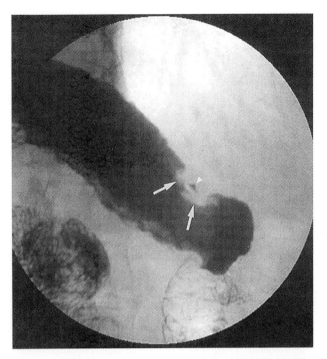

图 9.7 胃癌。图为上消化道造影检查图像。图中可见肿物(箭头),中央见溃疡(三角箭头)。肿物突入胃腔,与良性溃疡的仅限于胃壁不同。

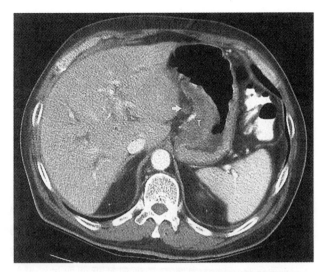

图 9.8 胃癌。CT 示胃壁内软组织肿物(T)及肝胃韧带内肿大淋巴结(箭头)。

先前的研究层面厚度达 5~10mm,在这样的厚度下,病变会与邻近组织叠加而使图像不易辨认。如今随着层面厚度仅为 1.25mm 的可以重组多维图像的高速多探头的出现,这个问题已经被很好地解决。它甚至可以克服呼吸伪影。评价治愈性的标志,如肿物的不规则,肿物与周围组织间脂肪层的消失等,尚不能反映侵犯程度[38]。当上述征象出现时,多提示预后不良。已有证据显示,PET 能够显示出胃肠间质瘤的治理效应[39]。这特别是对于治疗后肿瘤大小变化不大的患者预后判断有很好的应用价值。

胃恶性肿瘤同样可以侵犯到小肠。小肠钡餐造影检查能够显示出果核状的病变,类似于结肠原发腺癌的表现。较小的病变在小肠的常规检查中难于发现。

因此,如果怀疑是小肠肿瘤,灌肠造影检查是首选方法。近年来发展很快的灌肠 CT 检查和无线胶囊胃镜检查可能会在将来小肠肿瘤的可视性检查中发挥重要作用[40]。

最常见的原发性小肠恶性肿瘤是类癌。小肠的类癌在 CT 检查中经常被忽略,但是肿瘤常由于它的促进结缔组织增生的作用而被发现。所以,小肠类癌经常可以由肉眼检查或灌肠造影检查出来。有时,原发肿瘤未必能被检查到,但是由于其系膜转移所造成的占位效应以及形成星状或放射状的小肠环引起的小肠成角可以被检查到。系膜转移经常出现钙化,而肝转移则以血管增生为特点。以上各指征的发现均有助于小肠类癌的诊断,应综合考虑(表 9.1)。

结肠肿瘤

在钡餐造影检查中,果核状病变是原发结肠腺癌最典型的病变(图 9.9)。一些结肠肿瘤由息肉恶变而

表 9.1

良恶性肿瘤的影像学表现与区别

	良性	恶性
位置	75%位于胃小弯侧,大部分靠近胃窦	大部分位于胃窦
治疗后效果	一般 4~6 周内见效	一般治疗无效
钡餐造影征象	位于胃壁之外	可见肿物征象

来。任何钡餐检查中的充盈缺损征象均应进一步做内镜检查。

钡餐灌肠检查

钡餐灌肠检查(BS)可以单独使用钡餐造影(单纯造影)或使用钡餐和空气联合造影(双重造影 DCBE)。与单纯造影相比,双重造影有较高的敏感度,可以检查到<1cm 的息肉,但在临床上>1cm 的息肉的检查方面,二者没有显著差异。双重造影总体来说患者耐受性好,严重并发症如结肠破裂罕见(发生率约 1/3000)。但如果患者身体太虚弱,则不应强行实施检查。钡餐灌肠检查的其他禁忌证包括近期取过结肠活检,中毒性巨结肠等。

一些影像学检查技术如双重对比灌肠法,无准备 CT,CT 介导下的结肠镜检查等,均是结肠镜检查很好的补充,对复发性结肠癌的诊断具有重要意义。但仍未有一种单一的检查方法证实适用于大量无症状人群的普查。钡餐灌肠检查从 90 年代中期开始应用急剧减少,许多放射科住院医师对这项技术掌握生疏。钡餐灌肠法应用的减少主要是由于结肠镜和 CT 介导下的结肠镜检查的广泛应用,它们具有很高的特异性,对>9mm 的息肉特异性达 100%[41,42]。无准备 CT 主要用于 CT 介导下结肠镜不能做而对钡餐灌肠又不能耐受的老年患者[43]。

与其他检查方法相比,动态强化对比 CT 具有快速和侵袭性小的优点。最先进一代的 16 层 CT 可以在几秒内将整个腹腔和盆腔扫描成像,层厚仅为 5mm。

结肠肿瘤在 CT 和 MRI 上均可以呈现出单发或多发分叶状的肿物(图 9.10 和图 9.11)。结肠肿瘤可能是由于不典型的腹部并发症而被偶然发现的。而一旦发现,影像学检查将成为鉴别结肠上不典型软组织肿瘤的方法。

CT 介导的结肠镜检查

CT 介导的结肠镜检查是一项发展很快的新技术,它已被广泛用于结肠息肉和结肠癌的检查中。CT 介导的结肠镜检查具有无侵袭性,在结肠肿瘤外部就可检查的优点。近来,在对不典型结肠癌的诊断中,CT 介导的结肠镜检查已成为替代传统结肠镜的检查方法。如果有必要,这两项检查可以同时进行。核磁介导的结肠镜是一项很有前途的技术,其优点是没有电

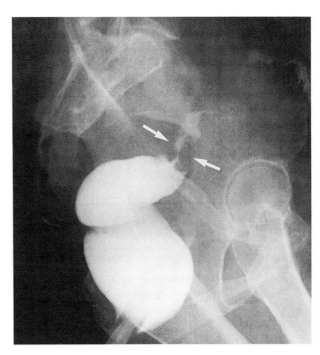

图 9.9　结肠腺癌,图中示果核样病变。钡餐检查见环状肿瘤(箭头)。肿瘤破坏了正常黏膜结构,边缘隆起。

离辐射[44]。

由于 CT 介导的结肠镜检查的图像较难阅读,因此每一个放射科医生都应不断提高业务水平,以做出正确诊断。计算机辅助诊断会在将来的病情诊断甚至病情解释方面发挥重要作用。通过数据转换,计算机可以将腔内肿瘤的三维图像转换角度使我们能够更好地测量肿物。

对于这种检查存在的误差性曾产生过争论,最终认为是由于阅片者的经验缺乏以及诊断标准的不统一造成的。这方面的研究可能低估了 CT 介导的结肠镜检查的准确性[45,46]。目前这项技术的两个问题主要是肠道准备不足引起的图像混浊及诊断标准的不统一。最近,一项统一的诊断标准已经出台[47]。排泄物的标记检测对于肠道准备不足的检查有辅助诊断作用,可能在不久的将来被应用。美国放射影像学会的两项关于 CT 介导的结肠镜检查准确性及其作用的大规模前瞻性研究即将完成[48]。随着 CT 扫描探头的提速、计算机软件的更新、排泄物标志的检测以及医生经验的增长,CT 介导的结肠镜检查定会在不久的将来成为诊断复发性结肠肿瘤的主要手段(图 9.12)。

技术

CT 介导的结肠镜检查在结肠息肉和肿瘤的检查中具有重要作用。这项技术也并非完全无侵袭性,因

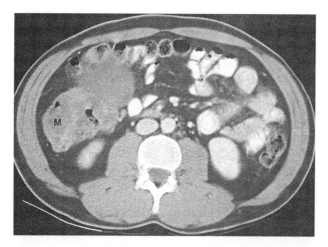

图 9.10　升结肠腺癌。该患者主诉腹部隐痛,查 CT 示升结肠不规则肿物。

为结肠首先要被清洁消毒。一般用口服双倍剂量的磷酸钠来做肠道准备。可以单纯用碘或以碘标记的钡作为排泄物标记。一般解痉剂不作为常规使用,但如果患者不能耐受空气则可以使用。不论注入空气或是二氧化碳气体,都有可能造成患者的不适甚至直肠痉挛。所以也可以选择静脉对比造影。当空气被注入,肠道扩张充分后,患者可以以仰卧位或俯卧位检查。标准的层面厚度为 3mm。对于所有 >1cm 的息肉建议做结肠镜检。

　　直肠癌的影像特点与结肠癌不同,除了检查的常规不同外,不同检查方法如:超声内镜、MRI 等在其分

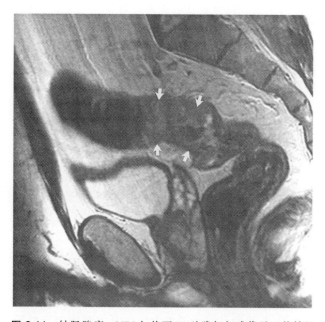

图 9.11　结肠腺癌。MRI 矢状面 T2 弛豫加权成像示乙状结肠肿物,提示腺癌。

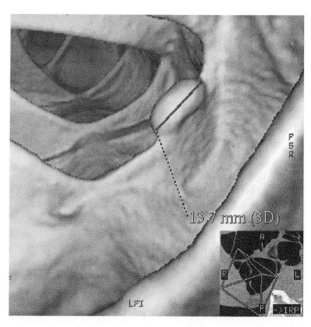

图 9.12　CT 结肠内镜后三维图像重建所示的肠腔图(由通用 Advantage4.2 工作站制作),可见位于结肠肝曲的息肉,直径 1.4cm 左右。

期判断上也有不同[49-52]。超声检查需要将超声探头插入直肠中以获得直肠内壁及腔内肿物的高清晰图像。超声内镜能够准确地检查出直肠肿瘤。但是它也有一些局限性,如患者的不能忍受、可视层面小、对操作者依赖性强等。MRI 具有能明显指示直肠系膜病变的优点,而这有助于在直肠的环状切除术中确定切除边缘(CRM)。MRI 显示其能够很好确定切缘的病理组织类型,这有助于治疗方法的选择[53]。如果 MRI 检测到 5mm 或更多的边缘有异常,则组织病变的可能性非常大[54]。直肠系膜和直肠周围淋巴结能够在 MRI 上清晰显像。T2 加权像可以很好地显示出直肠的局部浸润(表 9.2 和图 9.13)。

实质脏器肿瘤

肝脏肿瘤

　　肝脏是胃肠道肿瘤转移的主要靶器官(图 9.14)。而且,肝脏也会出现原发性肿瘤。总的来说,超声检查效果较差,而 CT 和 MRI 效果较好。截面影像图被用来探查病变范围、血管走行位置以及肝外病变[55]。肝脏转移癌从肝动脉获得血供,而正常肝实质主要由肝门静脉供血。这种分别的血供有助于肝脏病变的影像

表 9.2

正常直肠各组织层次在超声内镜和 MRIT2 弛豫加权扫描中的表现

组织层次	超声内镜	MRIT2 弛豫加权扫描
表面黏膜	中回声	高信号
黏膜肌层	低回声	低信号
黏膜下层	中回声	高信号
肌层	低回声	低信号
浆膜层及浆膜外脂肪层	中回声	高信号

学诊断。由于肝脏转移癌的这种动脉血供特点,大部分病变可以在双重强化 CT 或 MRI 的门静脉层面或平衡层面被看到。MRI 在局部肝脏病变检测的敏感性上要高于 CT 和超声检查[56-61]。

　　肝肿瘤栓塞术可使肿瘤达到可切除的指征,而在行手术切除前对肝转移癌的准确评价则有助于栓塞术的实施。CT 是检测是否有肝转移的主要依据。近年来,薄层 CT 的应用使 CT 介导的动脉造影的血管成像更为清晰。病变部位的三维成像对手术方案的设计

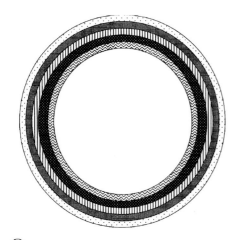

○ 浆膜及浆膜外脂肪层

● 肌层

▥ 黏膜下层,包括黏膜下层与肌层的交界区

● 深黏膜层包括黏膜肌层

◎ 表面黏膜

图 9.13　本图为直肠各层示意图。MRI 及超声图像的层次分析请结合表 19.2。

有很大帮助,主要是来确定病变与周围的组织和血管的解剖关系。薄层 CT 可以明显使肝动脉和门静脉的层面显像,从而在术前确定它们的解剖关系。对于疑难病例,应该进行多种影像学方法检查,以确定手术切除的范围。在有些病例中,超声和 MRI 可能会有较好的效果。在手术过程中,也可以用超声对某些部位进行探测,以确定手术前难于发现的隐蔽性病灶。

　　在肿瘤的人群普查中,良性肝脏病变如肝囊肿、肝血管瘤等也是全身扫描中常见的疾病[62]。女性肝囊肿的发病率是男性的四倍,单纯的肝囊肿在超声检查中容易被诊断。其超声图像特点是薄壁的低回声肿物(有时有薄的分隔),超声传播增强。肝血管瘤的超声图像是均匀一致的高回声,无声晕。这些图像特点不是特异性的,所以仍需进一步作 CT 或 MRI 检查以排除转移癌的可能。MRI 对肝血管瘤的诊断具有很高的特异性。以氧化铁作为对比剂的 MRI 检查在诊断恶性肝肿瘤时明显优于 CT 介导的门静脉造影术[56,57,59]。其他研究已经证明,多方位成像的 MRI 在肝转移肿瘤的诊断中比单方位成像的 CT 更有诊断价值[58]。然而,CT 仍是检查的首选,因为如果需要的话,CT 可以在一次扫描中同时检查胸部、腹部和盆部,更为快捷。

　　肝原发性肿瘤比肝转移癌少见。一些肝癌的前期病变如肝硬化、慢性肝炎也可以在截面成像中显示出来。对原发性肝癌的检查方法的选择取决于人群的数量、患病率以及仪器设备条件等。超声检查对操作者的技术有较高的依赖性,但仍对肝癌的诊断有很大的价值,而且其诊断能力与 CT 和 MRI 相近[63]。肝细胞肝癌是最为常见的原发性肝恶性肿瘤,它在动脉造影中可被加强(因其富含血管),随后可见造影剂被洗脱[64]。血管瘤在同样的检查中不被洗脱。在诊断肝硬化的富含血管的肿瘤中,MRI 被认为比 CT 更有优势[65,66]。在肝硬化患者富含血管的肿瘤的诊断中,仍不能排除活检和某些试验室指标如甲胎蛋白。

　　肝细胞癌在影像学检查中可以有多种表现[66-69]。有些肝细胞癌有一层由薄层实质受压形成的假薄膜,它可以在延迟显像中显示出来。动静脉分流同样会出现在肝细胞癌中。对于疑似肝细胞癌的患者,应该做增强 CT 扫描。而且动脉和门静脉的影像都应该被注意到[70]。在 MRI 的 T2 加权像中,病变主要表现为不均匀的区域。病变的程度多种多样[68,69]。在 MRI 的血管加强显像中,经常可以看到血管受侵袭的图像(图 9.15 和图 9.16)。这种图像有助于肝细胞癌与其他肝脏病变的鉴别诊断。PET 在肝细胞癌的诊断中也有很

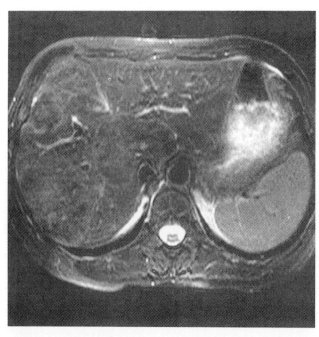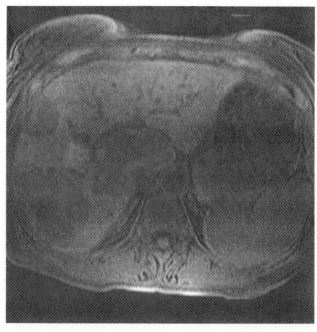

图 9.14 结肠癌肝转移。左图:肝脏 MRI 扫描,见大量肝部肿物,高信号,与肝实质的信号不同,提示肝转移。右图:同一患者所做的 MRI 延迟显像示不规则增强。此征象同样为转移灶特征。

好的应用价值[71]。

肝内胆管癌的影像学特点与其他原发性肝脏恶性肿瘤相似。侵犯胆管的肿瘤可能呈现出三种不同的图像:①浸润癌使胆管狭窄;②向外生长的块状肿瘤;③胆管内乳头状或息肉状肿瘤。浸润型是影像学检查中最常见的类型。CT、磁共振胰胆管造影术(MRCP)以及超声检查均是诊断肝内胆管癌的有效手段[72]。发生在肝门部的浸润型肿瘤可以被上述方法检查到。如果出现血管阻塞或血管包绕,同样可以确诊。肝内胆管受压扩张在肝内胆管癌较为常见,但罕见于肝转移癌,这一点 CT 或 MRI 很容易就能检测到,从而确诊。肝内胆管癌更易被增强对比显像延迟显影,这主要由于它的内容物纤维含量较多[73]。这种增强图像有助于鉴别肝内胆管癌和其他肝实质恶性病变。

胰腺肿瘤

大部分胰腺癌位于胰头部位。在静脉造影检查中,典型的胰腺癌常常呈现出血管减少的征象(图 9.17),并且经常合并胆管扩张和胆汁淤积。胰腺癌影像学检查的主要作用是在术前对病情进行分级[74,75]。CT 是对胰腺癌检查并评估切除范围的较好的方法[76]。对比强化 CT 可以在增强时间内(大约在静脉显影剂注射

40~70s 后)对胰腺大部分病变清晰显像[75]。胰腺癌的其他征象没有特异性。在普通显像中,可以出现胰腺的脂肪置换,在图像上表现为羽毛状。如果发现原来没有被脂肪置换的胰腺实质逐渐被脂肪置换,则胰腺癌的可能性较大。

胰腺导管中断的图像有助于诊断隐匿性胰腺癌。如果导管阻塞或口径变化同时伴有近端扩张,则很有可能是胰腺癌。胰腺导管扩张可以表现为多种情况,包括慢性胰腺炎等,但均不是恶性肿瘤的特有症状。正常的胰头呈一个近圆形的构型,称为钩突,在影像上呈鸟嘴状。钩突部位形状的改变提示有胰腺癌的可能。

如果患者在 CT 和超声检查后被高度怀疑为胰腺癌,则须进一步行 MRI 检查,因为其有较高的分辨率[77,78]。在脂肪受压的 T1 加权像中,与正常肝脏相比,正常胰腺显示高信号。而胰腺腺癌常表现为被正常胰腺组织包围的低信号区。T2 加权像在正常组织与癌组织的区别上显像较差。通过内窥镜逆行胆总管胰腺造影术(ERCP)可以方便地植入支架并可同时刷取组织活检。随着近几年技术的进步,胰胆管系统的成像越来越清晰。如果内窥镜逆行胆总管胰腺造影术实施困难,磁共振胰胆管造影术(MRCP)也不失为一种有效的检查方法[79]。近来,配合其他胰腺癌的征象,MRCP 对胰腺腺癌的诊断敏感性已接近于

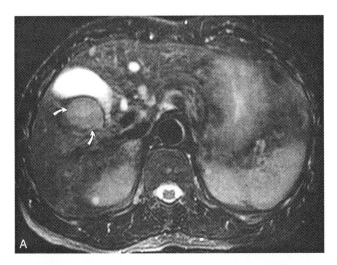

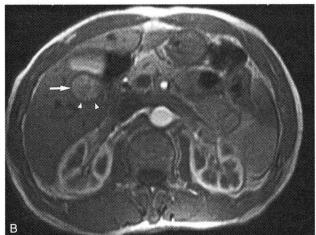

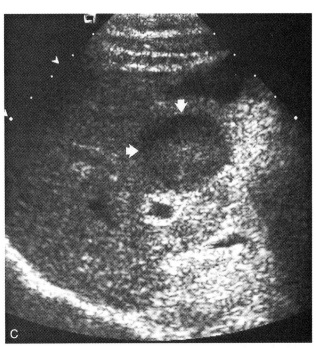

图 9.15　肝细胞癌。(A)MRI T2 加权成像显示边缘规整肿物（弯箭头），高信号，与周围肝实质对比明显。(B)动脉血管显像示肿物增强提前（富含血管）(箭头)。周围可见低信号影包围（假包膜）(三角箭头)。在延迟显像中可见该区带加强，为假包膜（未显示）。(C)部分患者行超声检查，可见肿物异形性，与正常肝实质明显不同。

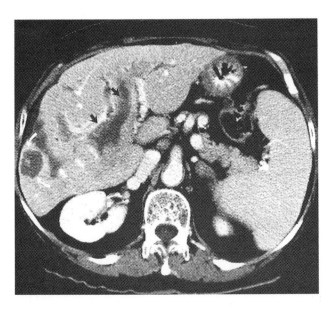

图 9.16　肝癌伴肝门静脉血栓。CT 示门静脉血栓（黑箭头所指处）。肿物位于肝右叶（白色弯箭头）。

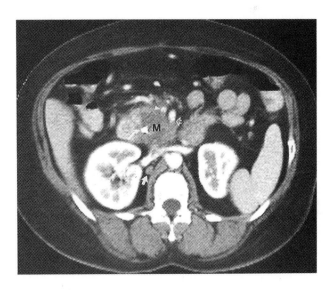

图 9.17　胰腺腺癌。CT 显示内镜下置放胆道支架（弯箭头），通过胰腺头部肿瘤(M)。肿物阻塞了肠系膜上静脉（三角箭头），而且侵及肠系膜上动脉（空心箭头）。图中尚可见一腔静脉后淋巴结（大箭头）。

ERCP[80]。与胰胆管的关系如何,是与胰管内黏液肿物的重要鉴别点。

胰腺癌的术后患者在全身横断面影像学检查中较难发现。术后的软组织浸润与肿瘤复发很难区分,因此进一步检查非常必要。PET-CT综合了PET的功能性显像特点和CT的解剖性显像特点。一项研究显示,在术前进行常规检查的同时也进行PET-CT检查的患者中,有16%的术后治疗得到改善[81]。

胰腺的神经内分泌肿瘤和囊状肿物也可以在全身横断面扫描中清楚显像。神经内分泌肿瘤的起源与胰腺腺癌有不同的影像学表现。神经内分泌肿瘤通常富含血管,在对比成像中显像延迟。在MRI中,这种病变经常在T2加权像中呈高信号。因为大多数腺癌在T2加权像中成像不清晰,所以推断神经内分泌肿瘤与常见的腺癌来源不同。如果胰腺癌患者在化疗1个月后检查发现18F标记葡萄糖(FDG)摄取缺乏,则预示着预后良好[82]。这种方法在术后检查中显示出巨大优势,因为手术破坏了组织层次,使解剖学显像难于辨认。

胰腺囊性肿物的影像学特点使它们易于与其他病变区别。典型的小囊型囊腺癌在影像学中表现为内容物复杂但边界清晰的囊状物。然而,某些囊较小的个体在CT显像中较难成像,而一些钙化斑则可成像,容易造成混淆。大的囊状肿物多位于胰体或胰尾部。这些病变一般较大(>10cm),而且常分隔。某些囊状物可能大于2cm。囊壁一般较厚,可能有节结等在小囊型中不常见的征象。有些较小的囊状肿物(>1cm),只是在CT检查中偶然发现的,无特征性。由于这些病变有恶变的可能,所以应谨慎对待,至少随访2年。

术后影像学检查

对于术后肿瘤患者的影像学检查不能一概而论,应视手术情况的不同而定。食道癌术后的早期并发症如吻合口漏,可以通过钡餐造影检查明确诊断(图9.18)。CT同样可被应用(图9.19)。实际上,与X线平片相比,CT具有高分辨率,对术后早期并发症的诊断更为敏锐。

在结肠癌切除术后,患者可能由于长期卧床而出现软组织的后遗症。这些肿瘤在影像学检查中很难分辨良恶性。例如:骶骨前发现肿物很难确定是术后纤

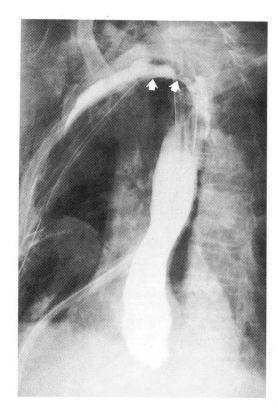

图9.18 食道癌切除术后吻合口漏。X线片钡餐检查示钡餐从吻合口处外渗(箭头)。

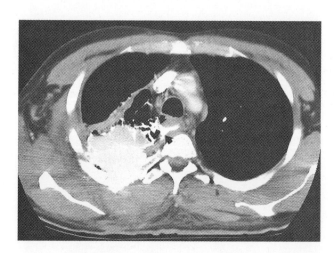

图9.19 食道癌切除术后吻合口漏。CT钡餐检查示钡餐从吻合口处外渗(箭头)。

维化还是肿瘤复发(图9.20)。对于癌胚抗原升高的患者及常规影像学检查不明确的患者,可以选择PET-CT进一步检查。

许多术后患者的正常解剖结构都已在术中被破坏。而且,由于化疗可能引起的肝脏脂肪变性,肝脏复发癌很难诊断。但MRI对肝脏脂肪浸润容易诊断,因

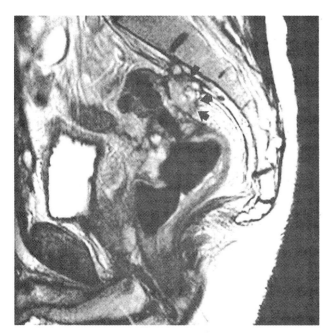

图 9.20　复发性结肠癌。MRI 矢状面 T2 弛豫加权成像盆腔扫描示骶骨前肿物(箭头)。患者曾做过结肠癌切除术。图中所示肿物为复发肿瘤。

此对于有上述情况的患者,应选择 MRI 进行检查。

　　Whipple 术后患者的输入袢在 CT 检查中同样可能被误诊为肿瘤,因为这种术式患者不经常经口服途径给予造影剂。而且,有时术后瘢痕很难与复发肿瘤相区分,因而建议进一步检查或短期随访。对于复发性大肠癌(CRC)的患者,PET 被认为是一种准确性较高的检查手段[83]。

(韩涛 译)

参考文献

1. Collier BD. New radiographic techniques for colorectal cancer. *Cancer* 1993;71(12 suppl):4214–4216.
2. Stevenson GW. Radiology and endoscopy in the pretreatment diagnostic management of colorectal cancer. *Cancer* 1993;71(12 suppl):4198–4206.
3. Choi H, Charnsangavej C, de Castro Faria S, et al. CT evaluation of the response of gastrointestinal stromal tumors after imatinib mesylate treatment: a quantitative analysis correlated with FDG PET findings. *AJR Am J Roentgenol* 2004;183(6):1619–1628.
4. Kotanagi H, Fukuoka T, Shibata Y, et al. The size of regional lymph nodes does not correlate with the presence or absence of metastasis in lymph nodes in rectal cancer. *J Surg Oncol* 1993;54(4):252–254.
5. Maruyama M, Baba Y. Gastric carcinoma. *Radiol Clin North Am* 1994;32(6):1233–1252.
6. Akhurst T, Larson SM. Positron emission tomography imaging of colorectal cancer. *Semin Oncol* 1999;26(5):577–583.
7. Siegel BA, Dehdashti F. Oncologic PET/CT: current status and controversies. *Eur Radiol* 2005;15(suppl 4):D127–D132.
8. Williams SM, Harned RK. Double versus single contrast gastrointestinal radiology. *Curr Probl Diagn Radiol* 1983;12(2):1–41.
9. Gelfand DW, Ott DJ, Chen YM. Optimizing single- and double-contrast colon examinations. *Crit Rev Diagn Imaging* 1987;27(2):167–201.
10. Kelvin FM. Radiologic approach to the detection of colorectal neoplasia.
11. Strom E, Larsen JL. Colon cancer at barium enema examination and colonoscopy: a study from the county of Hordaland, Norway. *Radiology* 1999;211(1):211–214.
12. Bond JH. Screening guidelines for colorectal cancer. *Am J Med* 1999;106(1A):7S–10S.
13. Haseman JH, Lemmel GT, Rahmani EY, Rex DK. Failure of colonoscopy to detect colorectal cancer: evaluation of 47 cases in 20 hospitals. *Gastrointest Endosc* 1997;45(6):451–455.
14. Rex DK, Rahmani EY, Haseman JH, Lemmel GT, Kaster S, Buckley JS. Relative sensitivity of colonoscopy and barium enema for detection of colorectal cancer in clinical practice. *Gastroenterology* 1997;112(1):17–23.
15. Norfleet RG, Ryan ME, Wyman JB, et al. Barium enema versus colonoscopy for patients with polyps found during flexible sigmoidoscopy. *Gastrointest Endosc* 1991;37(5):531–534.
16. Dodd GD. Imaging techniques in the diagnosis of carcinoma of the colon. *Cancer* 1991;67(4 suppl):1150–1154.
17. Hull CC, Stellato TA, Ament AA, Gordon N, Galloway P. Endoscopic and radiographic evaluation of the murine colon. *Cancer* 1990;66(12):2528–2532.
18. Boudiaf M, Jaff A, Soyer P, Bouhnik Y, Hamzi L, Rymer R. Small-bowel diseases: prospective evaluation of multi-detector row helical CT enteroclysis in 107 consecutive patients. *Radiology* 2004;233(2):338–344.
19. Maglinte DD. Small bowel imaging—a rapidly changing field and a challenge to radiology. *Eur Radiol* 2006:1–5.
20. Noh HM, Fishman EK, Forastiere AA, Bliss DF, Calhoun PS. CT of the esophagus: spectrum of disease with emphasis on esophageal carcinoma. *Radiographics* 1995;15(5):1113–1134.
21. Levine MS, Chu P, Furth EE, Rubesin SE, Laufer I, Herlinger H. Carcinoma of the esophagus and esophagogastric junction: sensitivity of radiographic diagnosis. *AJR Am J Roentgenol* 1997;168(6):1423–1426.
22. Wolfman NT, Scharling ES, Chen MY. Esophageal squamous carcinoma. *Radiol Clin North Am* 1994;32(6):1183–1201
23. O'Brien MG, Fitzgerald EF, Lee G, Crowley M, Shanahan F, O'Sullivan GC. A prospective comparison of laparoscopy and imaging in the staging of esophagogastric cancer before surgery. *Am J Gastroenterol* 1995;90(12):2191–2194.
24. Holscher AH, Dittler HJ, Siewert JR. Staging of squamous esophageal cancer: accuracy and value. *World J Surg* 1994;18(3):312–320.
25. Lerut T, Flamen P, Ectors N, et al. Histopathologic validation of lymph node staging with FDG-PET scan in cancer of the esophagus and gastroesophageal junction: A prospective study based on primary surgery with extensive lymphadenectomy. *Ann Surg* 2000;232(6):743–752.
26. Himeno S, Yasuda S, Shimada H, Tajima T, Makuuchi H. Evaluation of esophageal cancer by positron emission tomography. *Jpn J Clin Oncol* 2002;32(9):340–346.
27. Yeung HW, Macapinlac HA, Mazumdar M, Bains M, Finn RD, Larson SM. FDG-PET in esophageal cancer. Incremental value over computed tomography. *Clin Positron Imaging* 1999;2(5):255–260.
28. Bar-Shalom R, Yefremov N, Guralnik L, et al. Clinical performance of PET/CT in evaluation of cancer: additional value for diagnostic imaging and patient management. *J Nucl Med* 2003;44(8):1200–1209.
29. Downey RJ, Akhurst T, Ilson D, et al. Whole body 18FDG-PET and the response of esophageal cancer to induction therapy: results of a prospective trial. *J Clin Oncol* 2003;21(3):428–432.
30. Kelly S, Harris KM, Berry E, et al. A systematic review of the staging performance of endoscopic ultrasound in gastro-oesophageal carcinoma. *Gut* 2001;49(4):534–539.
31. Hoppe H, Dinkel HP, Walder B, von Allmen G, Gugger M, Vock P. Grading airway stenosis down to the segmental level using virtual bronchoscopy. *Chest* 2004;125(2):704–711.
32. Gore RM, Levine MS, Ghahremani GG, Miller FH. Gastric cancer. Radiologic diagnosis. *Radiol Clin North Am* 1997;35(2):311–329.
33. Paramo JC, Gomez G. Dynamic CT in the preoperative evaluation of patients with gastric cancer: correlation with surgical findings and pathology. *Ann Surg Oncol* 1999;6(4):379–384.
34. Dux M, Richter GM, Hansmann J, Kuntz C, Kauffmann GW. Helical hydro-CT for diagnosis and staging of gastric carcinoma. *J Comput Assist Tomogr* 1999;23(6):913–922.
35. Rossi M, Broglia L, Maccioni F, et al. Hydro-CT in patients with gastric cancer: preoperative radiologic staging. *Eur Radiol* 1997;7(5):659–664.
36. Horton KM, Fishman EK. Current role of CT in imaging of the stomach. *Radiographics* 2003;23(1):75–87.
37. Kumano S, Murakami T, Kim T, et al. T staging of gastric cancer: role of multi-detector row CT. *Radiology* 2005;237(3):961–966.
38. Tsuburaya A, Noguchi Y, Matsumoto A, Kobayashi S, Masukawa K, Horiguchi K. A preoperative assessment of adjacent organ invasion by stomach carcinoma with high resolution computed tomography. *Surg Today* 1994;24(4):299–304.
39. Antoch G, Kanja J, Bauer S, et al. Comparison of PET, CT, and dual-modality PET/CT imaging for monitoring of imatinib (STI571) therapy in patients with gastrointestinal stromal tumors. *J Nucl Med* 2004;45(3):357–365.
40. Maglinte DD. Capsule imaging and the role of radiology in the investigation of diseases of the small bowel. *Radiology* 2005;236(3):763–767.
41. Macari M, Bini EJ, Jacobs SL, et al. Colorectal polyps and cancers in asymp-

Radiol Clin North Am 1982;20(4):743–759.

tomatic average-risk patients: evaluation with CT colonography. *Radiology* 2004;230(3):629–636.

42. Munikrishnan V, Gillams AR, Lees WR, Vaizey CJ, Boulos PB. Prospective study comparing multislice CT colonography with colonoscopy in the detection of colorectal cancer and polyps. *Dis Colon Rectum* 2003;46(10):1384–1390.

43. Kealey SM, Dodd JD, MacEneaney PM, Gibney RG, Malone DE. Minimal preparation computed tomography instead of barium enema/colonoscopy for suspected colon cancer in frail elderly patients: an outcome analysis study. *Clin Radiol* 2004;59(1):44–52.

44. Saar B, Beer A, Rosch T, Rummeny EJ. Magnetic resonance colonography: a promising new technique. *Curr Gastroenterol Rep* 2004;6(5):389–394.

45. Pickhardt PJ, Choi JR, Hwang I, et al. Computed tomographic virtual colonoscopy to screen for colorectal neoplasia in asymptomatic adults. *N Engl J Med* 2003;349(23):2191–2200.

46. Johnson CD, Harmsen WS, Wilson LA, et al. Prospective blinded evaluation of computed tomographic colonography for screen detection of colorectal polyps. *Gastroenterology* 2003;125(2):311–319.

47. Zalis ME, Barish MA, Choi JR, et al. CT colonography reporting and data system: a consensus proposal. *Radiology* 2005;236(1):3–9.

48. Hillman B. *American College of Radiology Imaging Network 2006* . Available at: http: //www.acrin.org. Accessed May 24, 2007.

49. Blomqvist L, Rubio C, Holm T, Machado M, Hindmarsh T. Rectal adenocarcinoma: assessment of tumour involvement of the lateral resection margin by MRI of resected specimen. *Br J Radiol* 1999;72(853):18–23.

50. Brown G, Richards CJ, Newcombe RG, et al. Rectal carcinoma: thin-section MR imaging for staging in 28 patients. *Radiology* 1999;211(1):215–222.

51. Massari M, De Simone M, Cioffi U, Rosso L, Chiarelli M, Gabrielli F. Value and limits of endorectal ultrasonography for preoperative staging of rectal carcinoma. *Surg Laparosc Endosc* 1998;8(6):438–444.

52. Zagoria RJ, Schlarb CA, Ott DJ, et al. Assessment of rectal tumor infiltration utilizing endorectal MR imaging and comparison with endoscopic rectal sonography. *J Surg Oncol* 1997;64(4):312–317.

53. Brown G, Richards CJ, Bourne MW, et al. Morphologic predictors of lymph node status in rectal cancer with use of high-spatial-resolution MR imaging with histopathologic comparison. *Radiology* 2003;227(2):371–377.

54. Beets-Tan RG, Beets GL, Vliegen RF, et al. Accuracy of magnetic resonance imaging in prediction of tumour-free resection margin in rectal cancer surgery. *Lancet* 2001;357(9255):497–504.

55. NCCN. *NCCN Clinical Practice Guidelines 2006*. Available at: http://www.nccn.org.

56. Lencioni R, Donati F, Cioni D, Paolicchi A, Cicorelli A, Bartolozzi C. Detection of colorectal liver metastases: prospective comparison of unenhanced and ferumoxides-enhanced magnetic resonance imaging at 1.5 T, dual-phase spiral CT, and spiral CT during arterial portography. *Magma* 1998;7(2):76–87.

57. Muller RD, Vogel K, Neumann K, et al. SPIO-MR imaging versus double-phase spiral CT in detecting malignant lesions of the liver. *Acta Radiol* 1999;40(6):628–635.

58. Semelka RC, Cance WG, Marcos HB, Mauro MA. Liver metastases: comparison of current MR techniques and spiral CT during arterial portography for detection in 20 surgically staged cases. *Radiology* 1999;213(1):86–91.

59. Semelka RC, Schlund JF, Molina PL, et al. Malignant liver lesions: comparison of spiral CT arterial portography and MR imaging for diagnostic accuracy, cost, and effect on patient management. *J Magn Reson Imaging* 1996;6(1):39–43.

60. Semelka RC, Worawattanakul S, Kelekis NL, et al. Liver lesion detection, characterization, and effect on patient management: comparison of single-phase spiral CT and current MR techniques. *J Magn Reson Imaging* 1997;7(6):1040–1047.

61. Ward J, Naik KS, Guthrie JA, Wilson D, Robinson PJ. Hepatic lesion detection: comparison of MR imaging after the administration of superparamagnetic iron oxide with dual-phase CT by using alternative-free response receiver operating characteristic analysis. *Radiology* 1999;210(2):459–466.

62. Outwater EK, Ito K, Siegelman E, Martin CE, Bhatia M, Mitchell DG. Rapidly enhancing hepatic hemangiomas at MRI: distinction from malignancies with T2-weighted images. *J Magn Reson Imaging* 1997;7(6):1033–1039.

63. Teefey SA, Hildeboldt CC, Dehdashti F, et al. Detection of primary hepatic malignancy in liver transplant candidates: prospective comparison of CT, MR imaging, US, and PET. *Radiology* 2003;226(2):533–542.

64. Ito K, Fujita T, Shimizu A, et al. Multiarterial phase dynamic MRI of small early enhancing hepatic lesions in cirrhosis or chronic hepatitis: differentiating between hypervascular hepatocellular carcinoma and pseudolesions. *AJR Am J Roentgenol* 2004;183(3):699–705.

65. Yamashita Y, Mitsuzaki K, Yi T, et al. Small hepatocellular carcinoma in patients with chronic liver damage: prospective comparison of detection with dynamic MR imaging and helical CT of the whole liver. *Radiology* 1996;200(1):79–84.

66. Murakami T, Kim T, Nakamura H. Hepatitis, cirrhosis, and hepatoma. *J Magn Reson Imaging* 1998;8(2):34–58.

67. Frazer C. Imaging of hepatocellular carcinoma. *J Gastroenterol Hepatol* 1999;14(8):750–756.

68. Earls JP, Theise ND, Weinreb JC, et al. Dysplastic nodules and hepatocellular carcinoma: thin-section MR imaging of explanted cirrhotic livers with pathologic correlation. *Radiology* 1996;201(1):207–214.

69. Kelekis NL, Semelka RC, Worawattanakul S, et al. Hepatocellular carcinoma in North America: a multiinstitutional study of appearance on T1-weighted, T2-weighted, and serial gadolinium-enhanced gradient-echo images. *AJR Am J Roentgenol* 1998;170(4):1005–1013.

70. Oliver JH, III, Baron RL, Federle MP, Rockette HE, Jr. Detecting hepatocellular carcinoma: value of unenhanced or arterial phase CT imaging or both used in conjunction with conventional portal venous phase contrast-enhanced CT imaging. *AJR Am J Roentgenol* 1996;167(1):71–77.

71. Trojan J, Schroeder O, Raedle J, et al. Fluorine-18 FDG positron emission tomography for imaging of hepatocellular carcinoma. *Am J Gastroenterol* 1999;94(11):3314–3319.

72. Becker CD. [Multidetector CT and MRI of biliary diseases]. *J Radiol* 2003;84(4 pt 2):473–479; discussion 480–483.

73. Loyer EM, Chin H, DuBrow RA, David CL, Eftekhari F, Charnsangavej C. Hepatocellular carcinoma and intrahepatic peripheral cholangiocarcinoma: enhancement patterns with quadruple phase helical CT—a comparative study. *Radiology* 1999;212(3):866–875.

74. O'Malley ME, Boland GW, Wood BJ, Fernandez-del Castillo C, Warshaw AL, Mueller PR. Adenocarcinoma of the head of the pancreas: determination of surgical unresectability with thin-section pancreatic-phase helical CT. *AJR Am J Roentgenol* 1999;173(6):1513–1538.

75. Lu DS, Vedantham S, Krasny RM, Kadell B, Berger WL, Reber HA. Two-phase helical CT for pancreatic tumors: pancreatic versus hepatic phase enhancement of tumor, pancreas, and vascular structures. *Radiology* 1996;199(3):697–701.

76. Megibow AJ, Zhou XH, Rotterdam H, et al. Pancreatic adenocarcinoma: CT versus MR imaging in the evaluation of resectability—report of the Radiology Diagnostic Oncology Group. *Radiology* 1995;195(2):327–332.

77. Catalano C, Pavone P, Laghi A, et al. Pancreatic adenocarcinoma: combination of MR imaging, MR angiography and MR cholangiopancreatography for the diagnosis and assessment of resectability. *Eur Radiol* 1998;8(3):428–434.

78. Neri E, Boraschi P, Braccini G, et al. MR virtual endoscopy of the pancreaticobiliary tract: a feasible technique? *Abdom Imaging* 1999;24(3):289–291.

79. Silva AC, Friese JL, Hara AK, Liu PT. MR cholangiopancreatography: improved ductal distention with intravenous morphine administration. *Radiographics* 2004;24(3):677–687.

80. Adamek HE, Albert J, Breer H, Weitz M, Schilling D, Riemann JF. Pancreatic cancer detection with magnetic resonance cholangiopancreatography and endoscopic retrograde cholangiopancreatography: a prospective controlled study. *Lancet* 2000;356(9225):190–193.

81. Heinrich S, Goerres GW, Schafer M, et al. Positron emission tomography/computed tomography influences on the management of resectable pancreatic cancer and its cost-effectiveness. *Ann Surg* 2005;242(2):235–243.

82. Maisey NR, Webb A, Flux GD, et al. FDG-PET in the prediction of survival of patients with cancer of the pancreas: a pilot study. *Br J Cancer* 2000;83(2):287–293.

83. Imbriaco M, Akhurst T, Hilton S, et al. Whole-body FDG-PET in patients with recurrent colorectal carcinoma. A comparative study with CT. *Clin Positron Imaging* 2000;3(3):107–114.

第 10 章

内镜在胃肠道癌症的诊断、分期以及治疗方面的作用

Maraia Irene Canto

内镜诊断与技术

消化内镜检查在消化系统肿瘤及其癌前病变的显影、诊断中已成为最有效的方法,脱落细胞及黏膜活检所取的组织标本用来提供病理诊断[1]。怀疑为癌须行内镜检查的患者其最常见的临床症状为大便带血、慢性缺铁性贫血、肠功能紊乱、食欲减退以及吞咽困难。胃肠肿瘤的典型表现为溃疡、胃肠腔狭窄、显著管壁增厚(图 10.1)和(或)肿块(图 10.2 和图 10.3)。

除了传统内镜,由于超声探头可以直达胃和十二指肠,不受肠内气体的干扰,20 世纪 80 年代兴起的超声内镜改善了胰腺的显影成像(图 10.4)。超声内镜将内镜和高频超声检查的优点充分结合,可以显影整个消化道,从 20 世纪 80 年代中期至今一直是消化道最佳的成像模式,更加重要的是它能够显像邻近器官如胰腺、胆管、肾上腺及肝脏[2],因此它成为胃肠肿瘤以及胰胆管癌重要的诊断和分期工具。对于探测胰腺癌 [3,4](特别是早期<2cm 的癌瘤[5,6])以及胰腺神经内分泌肿瘤[7],它的诊断价值优于螺旋 CT 双期扫描。在排除胰腺肿瘤或临床怀疑患胰腺癌的患者时,超声内镜的阴性预测值很高(100%)[4],并且当超声内镜作为筛选试验时,可以免做一些无用的检查[8]。

在 20 世纪 90 年代,通过超声内镜引导针吸活检(EUS-FNA)可以获得胃肠外器官的组织标本,并且可以对原发部位癌瘤(胰腺、胆管、胆囊)、淋巴结、远隔脏器转移(肝脏、肾上腺、门静脉周以及胰腺)做出细胞学诊断。对于临床怀疑胰腺癌的患者,EUS-FNA 总体诊断正确率为 89%(而胰腺多层螺旋 CT 的总体诊断正确率为 74%[4]),CT 未显示肿物的患者中 92% 有阳性发现[4]。在另一项针对胰腺癌的大样本前瞻性研究中,超声内镜的敏感性高达 98%,而多层螺旋 CT 的敏感性为 86%[9]。在有阻塞性黄疸症状的患者中超声内镜的阴性预测值为 22%,而在无阻塞性黄疸症状的患者中,超声内镜的阴性预测值为 89%[4],因此在具有阻塞性黄疸症状的患者中, 合用 FNA 并不能显著增加超声内镜诊断胰腺癌的敏感性。术前检查一般不选择 FNA,除了下面两种情况:①不易确定是否可外科切除或者患有多种内科疾病增加了手术并发症发生的风险;②如果患者在术前须进行化疗,并且须做出组织学诊断。

内镜筛选检查与疾病监测

易患消化系统肿瘤的高危人群可以通过内镜进行筛查,并且可应用一系列内镜技术进行定期随访。在易患结肠癌的高危人群中, 结肠镜检查是常用的内镜筛查方法[13](表 10.1 和表 10.2),可以准确地检测出癌与癌前病变(腺瘤)来。结肠镜的优势在于可使整个结肠充分显像、发现并切除息肉、活检钳取癌瘤标本从而做出诊断[14]。更重要的是在多重队列研究中显示: 结肠镜息肉切除术可以显著减少结直肠癌的预期发病率达 76%~90%, 在全美国息肉研究中, 与正常人比较, 采取结肠镜息肉切除的患者可降低

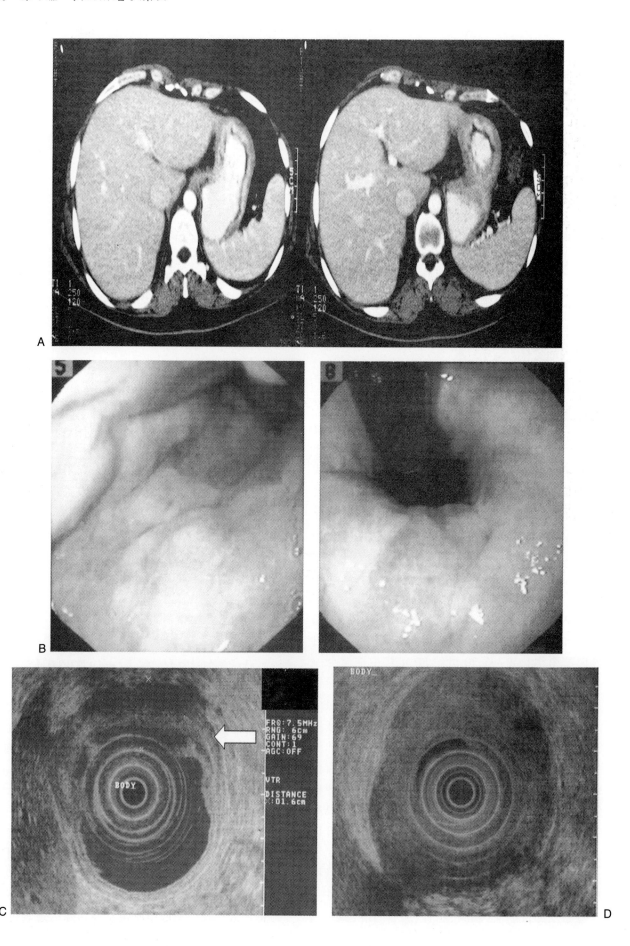

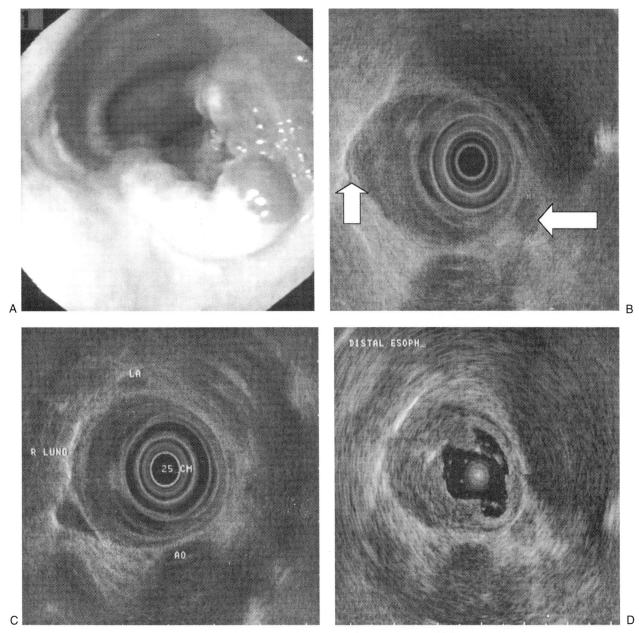

图 10.2　(A)图为由 BE 进展的溃疡型食管腺癌的内镜图像。(B)图利用 7.5MHz 的超声内镜显示一分期为 T3N1 的肿瘤周围横断面图像：肿瘤侵出黏膜层(上部箭头)、邻近部位胸膜(白色细线)、相关的瘤周淋巴结(左侧箭头)。**(C,D)**图不同高频超声对相同肿瘤的成像(C 图为 12MHz 超声内镜下所见,D 图为加用导管探头的 20MHz 超声内镜下所见)。

图 10.1　**(A)**图为一位有幽门螺杆菌感染史的年轻女性腹部 CT 扫描图像,其在常规镜检时发现胃皱襞增厚,并且进行了多部位活检。胃壁(箭头所示)广泛性增厚,但无明显包块。**(B)**图为行超声内镜检查时所获得的内镜图像,显示胃体及胃窦部皱襞显著增厚,但未发现肿块或溃疡。**(C)** 胃窦附近的超声内镜图像显示一侧胃壁全层均明显受累(左箭头所示),而对侧胃壁正常的五层结构保留。**(D)** 胃体附近的超声内镜图像显示正常的胃壁结构全部消失并且胃壁显著增厚。从相应部位进行多点取材,病理提示低分化印戒细胞癌(革袋胃)。

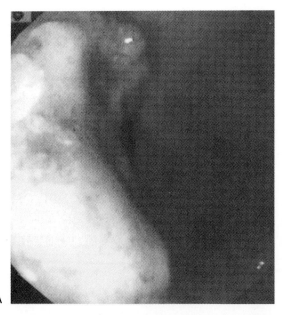
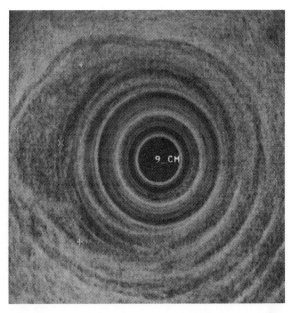

图 10.3 (A)图为一直肠肿物的内镜图像,超声内镜分期方法将此病变归为 T1N0 期(B)图。此直肠肿物后经活检证实为腺癌。此患者经肛门切除肿瘤而未采取更具侵袭性的经腹切除术,患者无瘤生存期超过 5 年。

76%的结直肠癌的发病率[15]。建议切除结肠腺瘤的患者应接受监督随诊,腺瘤的病变分期取决于结肠镜探测到的腺瘤的类型及数量[16]。高危因素包括:腺瘤数量≥3 个、高度不典型增生、绒毛状、腺瘤≥1cm,具有此类高危因素的患者应每 3 年进行一次结肠镜检,腺瘤数量为一或两个(大小<1cm)中低度不典型增生的管状腺瘤患者每 5~10 年应进行一次结肠镜检。而高分化息肉的患者以及中危因素的患者只需每十年进行一次结肠镜检即可。通过内镜筛检 Barrett 食管/食管腺瘤/鳞状化生/癌可以检测早期的肿瘤

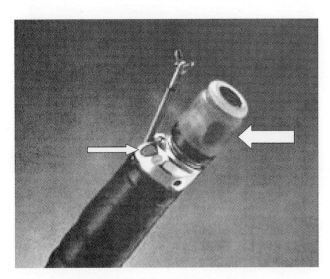

图 10.4 用于超声内镜的径向扫描内镜(Olympus America)。左箭头所示为机器超声探头,右箭头所示为纤维内镜镜头。

病变(表 10.1)。

人们认为在癌瘤进展之前进行潜在的治疗干预非常重要,因此应对具有遗传因素的家族性食管癌、胃癌、结直肠癌、胰腺癌高危人群进行筛检(表 10.2)。例如:针对遗传性散发胃癌(E-钙粘连素突变)家庭中的成员,一旦做出基因诊断,从 16 岁开始就应行色素内镜检查进行筛检[17,18],利用经鼻内镜筛检技术可以对 Barrett 食管家族中的无症状成员做出 Barrett 食管的诊断[19]。另外,利用超声引导细针抽吸活检可以对癌前病变做出诊断,如:导管内乳头状黏蛋白瘤,在进展为浸润性、不可切除的胰腺腺癌之前,可以对无症状的家族性胰腺癌患者施行外科切除[20]。

腔内肿瘤的内镜分期

超声内镜是胃肠道肿瘤主要的内镜分期工具,在评价食管癌[21,22](图 10.2)、胃癌[23](图 10.1)、直肠癌(图 10.3)的浸润深度方面,EUS 优于 CT。在评价食管癌的区域淋巴结转移方面,EUS 不劣于 CT 及正电子发射计算机断层显像(PET)[25]。在直肠癌的肿瘤浸润深度方面,EUS 优于传统盆腔 MRI、直肠内MRI[26]、CT,但在诊断直肠癌的区域淋巴结转移方面,EUS 与 CT 无差别[24],甚至劣于 MRI[27]。临床上怀疑食管[28]、胃[28]、直肠癌[26]局部复发时,EUS 的诊断价

表 10.1		
美国适宜内镜筛检的高危人群		
高危人群	胃镜可检测的胃肠癌前病变/胃肠肿瘤	适宜筛检的内镜技术
慢性 GERD 饮酒、吸烟、头颈部肿瘤 病史、≥50 岁的成年人	Barrett 食管/食管腺癌 食管鳞状高度发育不良/鳞状 细胞癌、结直肠腺瘤/结直肠癌	标准电子内镜、经鼻内镜 无线胶囊内镜、应用 Lugol 液染 色内镜的标准电子内镜、结肠镜
GERD：胃食管反流癌症。		

值优于 CT 或 MRI。对胰腺癌原发肿瘤的评价、局部分期时,胰腺多层螺旋 CT 与 EUS 的诊断价值无明显差别[3]。

　　进展期胃肠肿瘤的分期方法中,EUS 的准确率最高。浸润至固有肌层者(图 10.1)准确率常≥85%,有区域淋巴结受累者(N1)准确率为 65%~75%。EUS 分期结果常可以指导对患者治疗措施的选择,尤其是对于术前常需行新辅助化疗的食管癌[29]和直肠癌患者[24]指导意义较大。由于肌层内或穿越基层的微小浸润常不能显像,因此 EUS 对于 T2 病变的分期准确率最差。内镜下黏膜切除(EMR)和(或)光电子治疗可切除黏膜内癌,因此须提高 T1 型癌的分期准确率。新兴的高频超声内镜探头(12-、20- 及 30-MHz)[30](图 10.2D)提高了侧向分辨力,并且有助于肌黏膜层及黏膜下层成像,在一些研究中显示这项

技术提高了食管[30]、胃 T1 黏膜内癌、黏膜下癌的分期准确率。传统 5~7.5MHz 的超声内镜(观察深度可达 6~10cm)仍然需与高频超声内镜结合应用,因为后者观察深度约为 1~2cm 甚至更浅,故不能有效显示区域淋巴结。超声内镜不能通过高度恶性的食管狭窄处,此时 7mm 直径的食管探头或 2mm 的导管超声探头可以通过狭窄处[30],从而可做出分期诊断(图 10.2D)。

　　将一些报告中不同部位的癌瘤 TNM 分期的准确率作比较(表 10.3),发现准确率最高的为食管癌、直肠癌,最低的为胃癌。据推断,这与胃肿瘤周围炎症及胃部分区域浆膜缺如有关[31]。针对癌瘤局部淋巴结及腹腔、胃周、纵隔等处的远处转移淋巴结行 EUS-FNA 提高了 N、M 分期的诊断正确率[32,33]。另外,对于腹膜癌瘤形成、少量腹水 CT 及 B 超未能检

表 10.2		
适宜内镜随诊检测的高危人群		
高危人群	胃镜可检测的胃肠癌前病变/胃肠肿瘤	适宜筛检的内镜技术
Barrett 食管患者	食管不典型增生/腺癌	上消化道内镜及活检
Barrett 食管/食管癌家族史	食管不典型增生/腺癌	经鼻内镜
遗传性胃癌家族史	胃不典型增生/弥漫性胃腺癌	上消化道内镜及染色内镜
遗传性结肠癌家族史	结直肠腺瘤/腺癌	结肠镜
慢性溃疡性结肠炎 　和 Crohn 病(>8~10 年)	结直肠腺瘤/腺癌	结肠镜随机活检或染色内镜
散发性结直肠癌家族史	结直肠腺瘤/腺癌	结肠镜
结肠腺瘤个人史	结直肠腺瘤/腺癌	结肠镜
Peutz-Jeghers 综合征、家族 　性腺瘤样息肉综合征	食管、胃、小肠、结肠腺瘤/腺癌	上消化道内镜、结肠镜、无线 胶囊内镜
胰腺癌家族史、Peutz-Jeghers 综合征	胰腺导管内乳头状黏液性肿瘤/胰腺导管腺癌	超声内镜

表 10.3		
消化系统不同部位肿瘤经超声内镜±FNA 分期的准确率比较		
原发部位	T(浸润深度)分期的准确率	(区域淋巴结转移) N 分期的准确率
食管	82%~89%	70%~75%
胃	68%~83%	63%~78%
壶腹部及十二指肠	78%~100%	63%~66%
直肠	84%~91%	75%~84%
胰腺	78%~95%	66%~88%

出的患者,EUS-FNA 进行探测、抽取可以提高患者的分期[34]。

胰腺癌、胆管癌的内镜分期

EUS 对原发性胰腺腺瘤分期有较高的准确率。将手术切除标本病理诊断作为金标准,一些以前的研究显示 T 分期方面,EUS 的准确率优于 CT(例如:EUS 分期准确率 T1 为 92%、T2 为 85%、T3 为 93%,而 CT 相应的分期准确率分别为 65%、67%、38%[35])。然而,最近越来越多采用胰腺多层螺旋 CT 进行的研究显示,EUS、CT 在分期准确率方面有不同的结论。

这可能与 EUS 和 CT 观测者间变异以及 CT 仪器和模式的技术差异有关。一项大样本单中心研究显示:在 T 分期方面 EUS 优于 CT(分别为 67%和 41%,P=0.012);在淋巴结分期方面两者无明显差异(分别为 44%和 47%)[9];然而在其他研究中,EUS、CT 的诊断准确率都较低。在评价血管受累的胰腺癌患者外科切除可能性方面,EUS 与 CT 无明显差异(分别为 88%和 92%)(图 10.5)[9];在确定血管受累方面,EUS 优于血管成像[36]。

EUS 在评价胆管癌时有作用,胆管腔内超声有助于区分恶性肿瘤与良性狭窄,EUS-FNA 在诊断胆管癌特别是肝门部位的胆管癌时有作用[37]。

其他胃肠相关肿瘤的内镜诊断及分期

低度恶性胃黏膜相关淋巴瘤(MALT)可以在 Hp 治疗前后进行分期和随诊[38]。胃 MALT 在内镜下可表现为溃疡、胃壁增厚,超声内镜表现为正常胃皱襞黏膜消失或扩张[39]。胃壁层次正常与否和抗 Hp 治疗的完全缓解率高度相关[39]。

EUS 可以对十二指肠壁、胰腺的神经内分泌瘤进行定位,即使这些神经内分泌瘤未能成像于超声、CT[40,41]、MRI、血管造影[41]或生长抑素受体闪烁显像

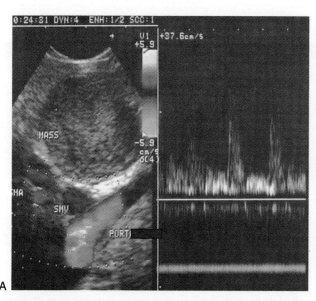
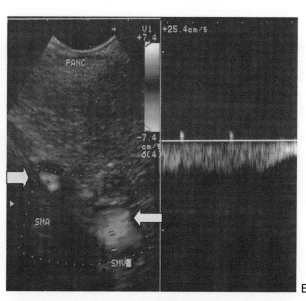

图 10.5　(A)图为利用线性扫描内镜(Pentax Medical Systems Montvale,New Jersey)获得的超声内镜图像显示胰头部的可切除的胰腺肿物。 (B)图为肿瘤由于被其上的肠系膜动静脉(箭头所示)所包裹因此难以切除。在门诊治疗时,可利用 EUS 引导细针抽吸获得大量的腺癌细胞,并且可行腹腔神经丛神经松解术缓解癌痛。(见彩图)

(奥曲肽闪烁显像)[42]。外科切除病理标本作为对照组，EUS 对胰腺神经内分泌肿瘤的检出率高达 96.6%[43]。在检出胰岛素瘤方面，EUS(敏感性为94%[7])优于CT、生长抑素受体闪烁显像，而在胃泌素瘤的诊断中，EUS 与其他方法无明显差异[42]。因此，对于常原发于胰腺的胰岛素瘤来说，EUS 是最好的定位检查方法，在检测肝转移灶方面，奥曲肽闪烁显像的敏感性(92%)优于 EUS、CT 或 US[44]。对于多发性内分泌腺瘤综合征Ⅰ型的无症状患者，EUS 作为筛检手段可以在生化指标异常之前做出诊断[45]。另外，EUS-FNA 可以证实免疫组化染色确定的神经内分泌瘤组织类型[43]，也有助于术中定位[46]。神经内分泌瘤的术前诊断中，EUS-FNA 的总体准确率为 83.3%[43]。与 CT 引导相比，EUS 引导细针抽吸标本细胞更方便，更有助于做出正确的诊断[47]，总体上说，在早期诊断神经内分泌瘤时，由于减少了术前癌瘤定位的费用，EUS 更经济适用(平均每位患者费用分别为 2620 美元和 4846 美元，P<0.05)，这主要是因为避免了血管造影以及血液标本检测的实施，并且减少了手术、麻醉次数[48]。

肿瘤内镜诊断、分期的局限性

由于不能有效地区别炎症与癌瘤，胃肠肿瘤的内镜诊断的应用受到局限。例如：一处未愈的胃溃疡可能是良性病变也可能是恶性病变，此时就需要多处黏膜活检取材做出组织学诊断。内镜判断黏膜异常也取决于内镜操作者的经验、技术，小的癌瘤可能被忽视。例如：即使是有经验的内镜操作人员，胃肠腺瘤尤其是小息肉状腺瘤的漏诊率也达 24%[49]。另外，传统内镜活检所取的组织标本只含有黏膜层以及少量黏膜下组织，因此侵及黏膜下层的癌细胞很难检出。在病变范围较大的 Barrett 食管或慢性溃疡性结肠炎患者中，大范围的黏膜取材现阶段并不可行，除非从受累的食管/结肠黏膜全段多点随机活检，因此黏膜高度不典型增生或显微镜下才可发现的癌易被漏诊。一系列新兴和先进的影像技术被用来显影上、下消化道黏膜的大部区域。

EUS 最主要的局限在于其高度依赖操作人员的经验，并且实际也存在观测者间变异[50,51]。由于美国缺少有经验的内镜检查医生，EUS 的应用不如 CT、MRI 广泛。

胃肠肿瘤的内镜检查以及治疗

治疗性与预防性措施

在 Barrett 食管及高度不典型增生的患者中若没有发现食管癌的浸润发展，可进一步选择以下措施：内镜随检、内镜黏膜切除/摘除、手术。内镜随检即一旦确诊为癌每 3 个月就应做一次内镜取材黏膜活检[53]，这种方法适用于那些较局限的高度不典型增生病变(限于一些腺体或小块区域)。一项前瞻性多中心试验显示，确诊为高度不典型增生的患者若只采取奥美拉唑治疗，最终腺癌的罹患率为 39%[54]。因此，只有在实施内镜随诊的前提下，才可应用"观察等待"的方法。

如果患者倾向于预防性食管切除术以避免癌瘤继续进展，一些内镜治疗方法可供选择，这些方法至少包括：profimer sodium 光动力治疗(PDT)以及氩离子凝固术[55,56]。这些技术可与 EMR 结合应用，从而免于或推迟食管切除术的选择。

PDT 涉及光增敏剂的应用，典型的药剂包括 profimer sodium(静脉内给药)，在暴露于光线之前它是一种无活性的复合物。临床应用的其他药剂包括 5-氨基乙酰丙酸(口服给药，在肝内代谢为原卟啉)和血卟啉衍生物。这些复合物起作用的实质是诱导医源性卟啉症的发生。卟啉症是感染性疾病患者体内光敏感性物质的积累所导致的血色素合成紊乱。当这些复合物暴露于适当波长的光线时，则产生一些能杀伤邻近细胞的细胞毒性氧自由基基团，当染料激光器或二极管激光器将激光导入肿瘤周围时，肿瘤细胞被杀灭，由于光化学作用，邻近的血管也被破坏。接受 profimer sodium 治疗的患者在应用上述复合物后应在 4~6 周内避免阳光直射。间接的暴露于光线也会因光漂白作用而缩短药物光敏感的时间。PDT 主要的并发症为食管狭窄，接受治疗的患者有 10%~30%发生此并发症，其发生取决于组织受损的深度。另外，有一些患者体内肿瘤细胞未能彻底清除，造成肿瘤可能复发，因此在治疗后须进行持续随访。

一些涉及 PDT 的前瞻性队列研究及一项大样本随机对照多中心临床Ⅲ期试验都显示 PDT 效果较佳，因此一些医生选择 PDT 疗法[54,57]。但是 PDT 费用较高，并且大多数患者有副作用，包括光过敏、胸痛、食欲缺乏、恶心以及脱水。在多中心研究中只有3/4的高度发育不良患者达到了完全缓解，然而更重要的是与单用奥美拉唑相比，PDT是降低癌瘤发病率的唯一缓解疗法，并且5年随访数据显示：PDT疗法的作用持久长效[57]。

氩离子凝固设备(APC)是一项将高频单向氩离子流引导到组织的设备，组织凝固的深度取决于仪器的设定功率、探头距离黏膜的距离、离子流的强度以及疗法的持续时间，因此组织损伤深度可达6mm。在切除BE方面，APC、PDT的有效率相似，但在消除BE的高度发育不良病变方面，APC的治疗效应略微低于PDT，费用却比PDT低[56]。目前仍在评估中的新型消除BE的疗法有射频切除术和冷冻疗法[58]。这两种疗法都通过了美国食品与药物管理局(FDA)的验证，但在治疗BE以及其他相关肿瘤时其远期安全性以及有效性的实验证据较少。

作为胃癌治疗性方法的一项创伤较小的技术，EMR首先在日本开展[59]，后来被美、日以及其他国家所采用。EMR可较深入、较广泛地对病变部位进行组织病理学评估，甚至可以完整切除病变区域。这项技术可与其他切除技术联合应用，从而切除了高度恶性病变而达到满意效果。另外与内镜活检、EUS相比，EMR提高了BE相关肿瘤的诊断与分期正确率[60]。更重要的是，EMR切除标本可评估病变的深度、宽度，所以可预测局部复发，也可调整患者的治疗策略[61]。最后，与选择食管切除相比，EMR的发病率与病死率较低[62]。虽然对长期疗效的报道较少，但胃肠病学方面的结果很乐观。因为EMR结合PDT可使绝大部分患者痊愈，有的患者随访超过32个月依然疗效较好。

若病变肉眼可见，则须行EUS以除外食管周围淋巴结病以及除外肿瘤侵及或穿越黏膜下层。选取何种内镜治疗方法取决于患者的年龄、选择、体质、并存疾病、内镜下所见的Barrett食管黏膜类型以及病理结果。如果患者BE部分尚无浸润性病变，高度发育不良部分为多病灶或不局限，尤其是病变长度较长时，应行PDT治疗。因为此时运用其他手段均不宜切除[63]。profimer sodium-PDT应切除所有发育不良的病变区域[63]。首要目标是完整切除高度发育不良的区域以及同时切除未检出的肿瘤。

如果患者诊断为不典型增生病变或高度不典型增生的BE病变长度较短时，应将EMR作为首选甚至唯一的措施来采用，多种EMR均可完全切除Barrett黏膜，但一次切除一般不超过食管周径的一半(目的是最大程度减少食管狭窄形成)。

行EMR治疗后，应对EMR切除的标本进行病理检查以检测是否患有癌症。若深部区域检测到癌细胞并且存在黏膜下浸润，此时应行手术治疗。若切缘阳性、存在多处病灶或BE区域较长未能局限于局部，此时应在EMR治疗后2~4周实行PDT治疗以消除遗留的BE病变[63]。现今一些研究报告了内镜治疗的长期效果：EMR后完全缓解[60,64]和/或PDT[57,63,65]后较低发病率[63,66]、无治疗相关死亡[60,63,65]及相对较高的长期生存率[57,62,63,65,66]，以上这些都提示除手术外，还可选择安全的门诊治疗即PDT。

姑息性治疗

相对于传统的癌症治疗，EUS引导治疗也有很光明的前途。可对胰腺癌患者行姑息性治疗，胆管癌的患者可经内镜放置支架以缓解恶性胆管狭窄所致的阻塞性黄疸；胰腺癌也可放置支架缓解十二指肠梗阻。门诊患者可经有经验的医生放置自动伸展金属支架，因此避免了胆汁十二指肠分流术的实施。内镜方法有助于避免外科治疗所致的并发症，也有助于缩短住院时间。

在EUS引导下行腹腔神经丛神经松解术可有效缓解胰腺癌患者的疼痛。在明显不可切除、出现转移症状、胰腺肿块的患者，EUS引导腹腔神经丛神经松解术可以像EUS-FNA诊断/分期一样在门诊实施(图10.5)。将无水酒精注射到腹腔神经丛局部可起到与手术和经皮腹腔神经丛神经松解术相似的效果，但相比较而言，EUS引导方法更安全，更易耐受，因为胃内超声上的探针能很快穿过胃壁到达胃后部的腹腔动脉干及腹腔神经节周围。另外，行腹前径路EUS准确引导注射可减少与腹后径路相关的并发症(例如：损伤、误注射入脊椎动脉和神经、穿破胸膜和膈肌)。与CT引导、X线透视引导技术相似，EUS引导腹腔神经丛神经松解术可使80%~90%的患者疼痛缓解。

内镜诊断分期的未来展望

改善黏膜病变检测漏诊率的技术

新兴的内镜技术能够更好地评价Barrett食管相关肿瘤，有许多方法可提高BE肿瘤病灶的检出率。亚甲蓝染色镜检可有助于准确识别可疑黏膜病灶从而进行活检[67]。然而这项技术对内镜术者专业素质要求很高，并且很多研究显示此技术变异性较大，因此限制了其在常规筛检以及随访时的应用[68]。新型内镜结合现代影像设备提高了癌瘤的诊断准确率并且确定上皮内瘤变时不需进行过多活检。新兴的内镜技术包括共聚焦激光显微内镜[69]、光学相干断层扫描[70]、消化内镜自发荧光技术[71]、高清晰高倍数内镜以及窄带成像技术[72]。

共聚焦激光显微内镜(CLE)作为一项新兴的技术，可以在进行内镜检查的同时确定黏膜的形态学特征[73]。共聚焦显微内镜是一项传统的"close focus"光学成像内镜，它能够在距黏膜表面 2~100mm 的距离成像，并且光学放大倍数约为 30~50 倍。显微内镜的功能与传统内镜相似，但前者能发射激光并且在头端有一共聚焦显微内镜，利用此种设备大约能放大 1000 倍，并且横向分辨率<1μm，可对黏膜表面以下 200μm 的黏膜细胞、腺管结构、黏膜固有层进行高分辨率成像。共聚焦显微内镜本身是一项荧光显微技术。激光可激发出光线(光线强度较高)，激光可被分色镜反射。从分色镜处开始，激光击中两面反射镜，这些镜子可使激光穿过标本。样本中的染料发射的荧光以及发射的光线都被上述的镜子滤去。发射的光线穿过分色镜，集中于一小孔，这样可以滤过离焦光线。通过小孔的光线可被探测器记录到，而将探测器与计算机连接可建立图像，一项单中心研究显示：共聚焦显微内镜可准确体内成像，并且可对 BE 及相关肿瘤进行靶向活检[69]。

光学相干断层扫描(OCT)依赖于组织的光线散射即测量反射光线与反向散射光线的光学延迟，散射是由于光源与产生散射的物体之间的距离产生的。OCT 所获得数据被转换为灰度级图像。这项技术可区分 Barrett 食管上皮的不同特征。利用 OCT 发育不良参数诊断高度不典型增生和黏膜内癌有相当高的灵敏度(83%)和特异性(75%)[70]。OCT 分辨率大约为 3~4μm(相当于红细胞大小的一半)，然而单次 OCT 成像的组织大小有限，故对大块表浅区域成像相当繁琐、费时，因此 OCT 应与高清晰内镜或者能准确有效进行黏膜扫描的技术结合应用。

消化内镜自发荧光技术(AFI)涉及在内镜检查时利用激光进行组织模拟成像、探测到自发荧光和反射光线以及借助计算机合成多种色彩的内镜图像。这样正常黏膜与异常黏膜的色彩不同，可以反过来指导内镜检查。在扫描肿瘤组织周围大范围黏膜时，AFI 有可能成为较好的检查方法。一项单中心前

瞻性研究[71]显示：AFI 与传统的白光内镜检查相比，有统计学意义，能增加 10% 的诊断准确率(23%~33% 诊为 BE 的患者内镜发现有不明显的高度发育不良或早期腺癌)。然而传统的白光成像和自发荧光成像均能在检测可疑区域的黏膜后指导内镜术者进行靶向活检。

窄带成像技术(NBI)是利用内镜上特殊的滤光器只滤过红光、绿光和蓝光，并且相对强化蓝光[72]，因此当 NBI 与高分辨率高倍数内镜结合应用时，只需按动一个按键且不需染色就可对 BE 患者的黏膜和血管成像。与单用高清晰内镜相比，NBI 诊断高度发育不良或早期腺癌的总体敏感性略高(例如单用高清晰内镜的总体敏感性为 89%，而合用 NBI 后总体敏感性为 86%)[72]。然而，更重要的是高清晰内镜合用 NBI 后的额外价值。在一项小样本随机化单中心研究中，利用 NBI 方法，14 个 BE 患者中有 3 个诊出高度发育不良或早期癌变。但与其他新兴的成像技术一样，相比高清晰内镜而言 NBI 的真正价值在于可以在尚未诊出 BE 时就可做出 BE 上皮内瘤变的诊断，此种研究正在进行中。

上述新兴的内镜技术能潜在提高黏膜病变的诊断率，这些技术可以减少 BE 患者治疗所需的活检部位数目，在另一些患者中则能避免活检。这些技术也许终将代替传统的组织活检。虽然传统组织活检不是很完美，但在上述技术成为主流并且培训内镜术者熟练解释图像之前，传统组织活检依然是主要的随诊检查方法。另外，内镜治疗尤其是内镜黏膜切除技术方面的优势可以避免随诊时多部位组织活检取材，内镜整段切除 Barrett 黏膜也成为治疗上皮内瘤变的一项费用较低的方法。

(刘翔宇　译)

参考文献

1. Hendlisz A, Bleiberg H. Diagnosis and treatment of gastric cancer. *Drugs* 1995;49:711–20.
2. Takemoto T, Aibe T, Fuji T, Okita K. Endoscopic ultrasonography. *Clin Gastroenterol* 1986;15:305–319.
3. Dewitt J, Devereaux BM, Lehman GA, Sherman S, Imperiale TF. Comparison of endoscopic ultrasound and computed tomography for the preoperative evaluation of pancreatic cancer: a systematic review. *Clin Gastroenterol Hepatol* 2006;4:717–725; quiz 664.
4. Agarwal B, Abu-Hamda E, Molke KL, Correa AM, Ho L. Endoscopic ultrasound-guided fine needle aspiration and multidetector spiral CT in the diagnosis of pancreatic cancer. *Am J Gastroenterol* 2004;99:844–850.
5. Yasuda K, Mukai H, Nakajima M, Kawai K. Staging of pancreatic carcinoma by endoscopic ultrasonography. *Endoscopy* 1993;25:151–155.
6. Legmann P, Vignaux O, Dousset B, et al. Pancreatic tumors: comparison of dual-phase helical CT and endoscopic sonography. *AJR Am J Roentgenol*

1998;170:1315–1322.

7. McLean AM, Fairclough PD. Endoscopic ultrasound in the localisation of pancreatic islet cell tumours. *Best Pract Res Clin Endocrinol Metab* 2005; 19:177–193.

8. Klapman JB, Chang KJ, Lee JG, Nguyen P. Negative predictive value of endoscopic ultrasound in a large series of patients with a clinical suspicion of pancreatic cancer. *Am J Gastroenterol* 2005;100:2658–2661.

9. DeWitt J, Devereaux B, Chriswell M, et al. Comparison of endoscopic ultrasonography and multidetector computed tomography for detecting and staging pancreatic cancer. *Ann Intern Med* 2004;141:753–763.

10. Levy MJ, Smyrk TC, Reddy RP, et al. Endoscopic ultrasound-guided Tru-Cut biopsy of the cyst wall for diagnosing cystic pancreatic tumors. *Clin Gastroenterol Hepatol* 2005;3:974–979.

11. Gines A, Wiersema MJ, Clain JE, Pochron NL, Rajan E, Levy MJ. Prospective study of a Tru-Cut needle for performing EUS-guided biopsy with EUS-guided FNA rescue. *Gastrointest Endosc* 2005;62:597–601.

12. Wittmann J, Kocjan G, Sgouros SN, Deheragoda M, Pereira SP. Endoscopic ultrasound-guided tissue sampling by combined fine needle aspiration and Tru-Cut needle biopsy: a prospective study. *Cytopathology* 2006;17: 27–33.

13. Itzkowitz SH, Present DH. Consensus conference: colorectal cancer screening and surveillance in inflammatory bowel disease. *Inflamm Bowel Dis* 2005;11:314–321.

14. Davila RE, Rajan E, Baron TH, et al. ASGE guideline: colorectal cancer screening and surveillance. *Gastrointest Endosc* 2006;63:546–557.

15. Winawer SJ, Zauber AG, Ho MN, et al. Prevention of colorectal cancer by colonoscopic polypectomy. The National Polyp Study Workgroup. *N Engl J Med* 1993;329:1977–1981.

16. Winawer SJ, Zauber AG, Fletcher RH, et al. Guidelines for colonoscopy surveillance after polypectomy: a consensus update by the US Multi-Society Task Force on Colorectal Cancer and the American Cancer Society. *CA Cancer J Clin* 2006;56:143–159; quiz 184–185.

17. Blair V, Martin I, Shaw D, et al. Hereditary diffuse gastric cancer: diagnosis and management. *Clin Gastroenterol Hepatol* 2006;4:262–275.

18. Shaw D, Blair V, Framp A, et al. Chromoendoscopic surveillance in hereditary diffuse gastric cancer: an alternative to prophylactic gastrectomy? *Gut* 2005;54:461–468.

19. Chak A, Faulx A, Kinnard M, et al. Identification of Barrett's esophagus in relatives by endoscopic screening. *Am J Gastroenterol* 2004;99:2107–2114.

20. Canto M, Goggins M, RH H, et al. Screening for early pancreatic neoplasia in high-risk individuals: a prospective controlled study. *Clin Gastroenterol Hepatol* 2006;4:766–781.

21. Botet JF, Lightdale CJ, Zauber AG, Gerdes H, Urmacher C, Brennan MF. Preoperative staging of esophageal cancer: comparison of endoscopic US and dynamic CT [see comments]. *Radiology* 1991;181:419–425.

22. Kienle P, Buhl K, Kuntz C, et al. Prospective comparison of endoscopy, endosonography and computed tomography for staging of tumours of the oesophagus and gastric cardia. *Digestion* 2002;66:230–236.

23. Polkowski M, Palucki J, Wronska E, Szawlowski A, Nasierowska-Guttmejer A, Butruk E. Endosonography versus helical computed tomography for locoregional staging of gastric cancer. *Endoscopy* 2004;36:617–623.

24. Harewood GC, Wiersema MJ, Nelson H, et al. A prospective, blinded assessment of the impact of preoperative staging on the management of rectal cancer. *Gastroenterology* 2002;123:24–32.

25. Lowe VJ, Booya F, Fletcher JG, et al. Comparison of positron emission tomography, computed tomography, and endoscopic ultrasound in the initial staging of patients with esophageal cancer. *Mol Imaging Biol* 2005;7: 422–430.

26. Meyenberger C, Huch Boni RA, Bertschinger P, Zala GF, Klotz HP, Krestin GP. Endoscopic ultrasound and endorectal magnetic resonance imaging: a prospective, comparative study for preoperative staging and follow-up of rectal cancer. *Endoscopy* 1995;27:469–479.

27. Bianchi P, Ceriani C, Palmisano A, et al. A prospective comparison of endorectal ultrasound and pelvic magnetic resonance in the preoperative staging of rectal cancer. *Ann Ital Chir* 2006;77:41–46.

28. Lightdale CJ, Botet JF, Kelsen DP, Turnbull AD, Brennan MF. Diagnosis of recurrent upper gastrointestinal cancer at the surgical anastomosis by endoscopic ultrasound. *Gastrointest Endosc* 1989;35:407–412.

29. Slater MS, Holland J, Faigel DO, Sheppard BC, Deveney CW. Does neoadjuvant chemoradiation downstage esophageal carcinoma? *Am J Surg* 2001;181:440–444.

30. Menzel J, Hoepffner N, Nottberg H, Schulz C, Senninger N, Domschke W. Preoperative staging of esophageal carcinoma: miniprobe sonography versus conventional endoscopic ultrasound in a prospective histopathologically verified study. *Endoscopy* 1999;31:291–297.

31. Tsendsuren T, Jun SM, Mian XH. Usefulness of endoscopic ultrasonography in preoperative TNM staging of gastric cancer. *World J Gastroenterol* 2006;12:43–47.

32. Vazquez-Sequeiros E, Norton ID, Clain JE, et al. Impact of EUS-guided fine-needle aspiration on lymph node staging in patients with esophageal carcinoma. *Gastrointest Endosc* 2001;53:751–757.

33. Eloubeidi MA, Wallace MB, Reed CE, et al. The utility of EUS and EUS-guided fine needle aspiration in detecting celiac lymph node metastasis in patients with esophageal cancer: a single-center experience. *Gastrointest Endosc* 2001;54:714–719.

34. Lee YT, Ng EK, Hung LC, et al. Accuracy of endoscopic ultrasonography in diagnosing ascites and predicting peritoneal metastases in gastric cancer patients. *Gut* 2005;54:1541–1545.

35. Gress FG, Hawes RH, Savides TJ, et al. Role of EUS in the preoperative staging of pancreatic cancer: a large single-center experience. *Gastrointest Endosc* 1999;50:786–791.

36. Ahmad NA, Kochman ML, Lewis JD, et al. Endosonography is superior to angiography in the preoperative assessment of vascular involvement among patients with pancreatic carcinoma. *J Clin Gastroenterol* 2001;32:54–58.

37. Moparty B, Bhutani MS. Endoscopic ultrasonography for choledocholithiasis and biliary malignancy. *Curr Treat Options Gastroenterol* 2005;8:135–142.

38. Yeh HZ, Chen GH, Chang WD, et al. Long-term follow up of gastric low-grade mucosa-associated lymphoid tissue lymphoma by endosonography emphasizing the application of a miniature ultrasound probe. *J Gastroenterol Hepatol* 2003;18:162–167.

39. Lugering N, Menzel J, Kucharzik T, et al. Impact of miniprobes compared to conventional endosonography in the staging of low-grade gastric malt lymphoma. *Endoscopy* 2001;33:832–837.

40. Gines A, Vazquez-Sequeiros E, Soria MT, Clain JE, Wiersema MJ. Usefulness of EUS-guided fine needle aspiration (EUS-FNA) in the diagnosis of functioning neuroendocrine tumors. *Gastrointest Endosc* 2002;56:291–296.

41. Anderson MA, Carpenter S, Thompson NW, Nostrant TT, Elta GH, Scheiman JM. Endoscopic ultrasound is highly accurate and directs management in patients with neuroendocrine tumors of the pancreas. *Am J Gastroenterol* 2000;95:2271–2277.

42. Zimmer T, Stolzel U, Bader M, et al. Endoscopic ultrasonography and somatostatin receptor scintigraphy in the preoperative localisation of insulinomas and gastrinomas. *Gut* 1996;39:562–568.

43. Ardengh JC, de Paulo GA, Ferrari AP. EUS-guided FNA in the diagnosis of pancreatic neuroendocrine tumors before surgery. *Gastrointest Endosc* 2004;60:378–384.

44. Gibril F, Jensen RT. Comparative analysis of diagnostic techniques for localization of gastrointestinal neuroendocrine tumors. *Yale J Biol Med* 1997;70:509–522.

45. Wamsteker EJ, Gauger PG, Thompson NW, Scheiman JM. EUS detection of pancreatic endocrine tumors in asymptomatic patients with type 1 multiple endocrine neoplasia. *Gastrointest Endosc* 2003;58:531–535.

46. Gress FG, Barawi M, Kim D, Grendell JH. Preoperative localization of a neuroendocrine tumor of the pancreas with EUS-guided fine needle tattooing. *Gastrointest Endosc* 2002;55:594–597.

47. Jhala D, Eloubeidi M, Chhieng DC, et al. Fine needle aspiration biopsy of the islet cell tumor of pancreas: a comparison between computerized axial tomography and endoscopic ultrasound-guided fine needle aspiration biopsy. *Ann Diagn Pathol* 2002;6:106–112.

48. Bansal R, Tierney W, Carpenter S, Thompson N, Scheiman JM. Cost effectiveness of EUS for preoperative localization of pancreatic endocrine tumors. *Gastrointest Endosc* 1999;49:19–25.

49. Rex DK, Cutler CS, Lemmel GT, et al. Colonoscopic miss rates of adenomas determined by back-to-back colonoscopies. *Gastroenterology* 1997;112:24–28.

50. Meining A, Rosch T, Wolf A, et al. High interobserver variability in endosonographic staging of upper gastrointestinal cancers. *Z Gastroenterol* 2003;41:391–394.

51. Fusaroli P, Buscarini E, Peyre S, et al. Interobserver agreement in staging gastric MALT lymphoma by EUS. *Gastrointest Endosc* 2002;55:662–668.

52. Ell C, May A, Gossner L, et al. Endoscopic mucosal resection of early cancer and high-grade dysplasia in Barrett's esophagus. *Gastroenterology* 2000;118:670–677.

53. Levine DS, Haggitt RC, Blount PL, Rabinovitch PS, Rusch VW, Reid BJ. An endoscopic biopsy protocol can differentiate high-grade dysplasia from early adenocarcinoma in Barrett's esophagus [see comments]. *Gastroenterology* 1993;105:40–50.

54. Overholt BF, Lightdale CJ, Wang KK, et al. Photodynamic therapy with porfimer sodium for ablation of high-grade dysplasia in Barrett's esophagus: international, partially blinded, randomized phase III trial. *Gastrointest Endosc* 2005;62:488–498.

55. Van Laethem JL, Jagodzinski R, Peny MO, Cremer M, Deviere J. Argon plasma coagulation in the treatment of Barrett's high-grade dysplasia and in situ adenocarcinoma. *Endoscopy* 2001;33:257–261.

56. Ragunath K, Krasner N, Raman VS, Haqqani MT, Phillips CJ, Cheung I. Endoscopic ablation of dysplastic Barrett's oesophagus comparing argon plasma coagulation and photodynamic therapy: a randomized prospective trial assessing efficacy and cost-effectiveness. *Scand J Gastroenterol* 2005;40:750–758.

57. Overholt B, Wang K, Burdick S, et al. A 5-year randomized phase III trial of efficacy and safety of photodynamic therapy using porfimer sodium in high grade dysplasia in Barrett's esophagus. *Gastrointest Endosc* 2006;63:AB82.

58. Johnston MH. Technology insight: ablative techniques for Barrett's esophagus—current and emerging trends. *Nat Clin Pract Gastroenterol Hepatol* 2005;2:323–330.

59. Inoue H, Takeshita K, Hori H, Muraoka Y, Yoneshima H, Endo M. Endoscopic mucosal resection with a cap-fitted panendoscope for esophagus, stomach, and colon mucosal lesions [see comments]. *Gastrointest Endosc* 1993;39:58–62.

60. Behrens A, May A, Gossner L, et al. Curative treatment for high-grade intraepithelial neoplasia in Barrett's esophagus. *Endoscopy* 2005;37:999–1005.

61. Mino-Kenudson M, Brugge WR, Puricelli WP, et al. Management of superficial Barrett's epithelium-related neoplasms by endoscopic mucosal resection: clinicopathologic analysis of 27 cases. *Am J Surg Pathol* 2005;29:680–6.

62. Pacifico RJ, Wang KK, Wongkeesong LM, Buttar NS, Lutzke LS. Combined endoscopic mucosal resection and photodynamic therapy versus esophagectomy for management of early adenocarcinoma in Barrett's esophagus. *Clin Gastroenterol Hepatol* 2003;1:252–257.

63. Canto M, Gress FG, Wolfsen HC. Long term outcomes of curative bare fiber porfimer sodium (Ps)-photodynamic therapy (PDT) for T1N0 cancers of the esophagus and esophagogastric junction: a multicenter prospective cohort study. *Gastrointest Endosc* 2005;61:AB128.

64. Peters FP, Kara MA, Rosmolen WD, et al. Endoscopic treatment of high-grade dysplasia and early stage cancer in Barrett's esophagus. *Gastrointest Endosc* 2005;61:506–514.

65. Pech O, Gossner L, May A, et al. Long-term results of photodynamic therapy with 5-aminolevulinic acid for superficial Barrett's cancer and high-grade intraepithelial neoplasia. *Gastrointest Endosc* 2005;62:24–30.

66. May A, Gossner L, Pech O, et al. Local endoscopic therapy for intraepithelial high-grade neoplasia and early adenocarcinoma in Barrett's oesophagus: acute-phase and intermediate results of a new treatment approach. *Eur J Gastroenterol Hepatol* 2002;14:1085–1091.

67. Canto MI, Setrakian S, Willis J, et al. Methylene blue-directed biopsies improve detection of intestinal metaplasia and dysplasia in Barrett's esophagus. *Gastrointest Endosc* 2000;51:560–568.

68. Canto MI. Methylene blue chromoendoscopy for Barrett's esophagus: coming soon to your GI unit? *Gastrointest Endosc* 2001;54:403–409.

69. Kiesslich R, Gossner L, Goetz M, et al. In vivo histology of Barrett's esophagus and associated neoplasias by confocal laser endomicroscopy. *Clin Gastroenterol Hepatol* 2006:in press.

70. Evans JA, Poneros JM, Bouma BE, et al. Optical coherence tomography to identify intramucosal carcinoma and high-grade dysplasia in Barrett's esophagus. *Clin Gastroenterol Hepatol* 2006;4:38–43.

71. Kara MA, Peters FP, Ten Kate FJ, Van Deventer SJ, Fockens P, Bergman JJ. Endoscopic video autofluorescence imaging may improve the detection of early neoplasia in patients with Barrett's esophagus. *Gastrointest Endosc* 2005;61:679–685.

72. Kara MA, Peters FP, Rosmolen WD, et al. High-resolution endoscopy plus chromoendoscopy or narrow-band imaging in Barrett's esophagus: a prospective randomized crossover study. *Endoscopy* 2005;37:929–936.

73. Kiesslich R, Neurath MF. Endoscopic confocal imaging. *Clin Gastroenterol Hepatol* 2005;3:S58–S60.

74. Rex DK, Cummings OW, Shaw M, et al. Screening for Barrett's esophagus in colonoscopy patients with and without heartburn. *Gastroenterology* 2003;125:1670–1677.

75. Eliakim R, Yassin K, Shlomi I, Suissa A, Eisen GM. A novel diagnostic tool for detecting oesophageal pathology: the Pill CAM oesophageal video capsule. *Aliment Pharmacol Ther* 2004;20:1083–1089.

76. Ramirez FC, Shaukat MS, Young MA, Johnson DA, Akins R. Feasibility and safety of string, wireless capsule endoscopy in the diagnosis of Barrett's esophagus. *Gastrointest Endosc* 2005;61:741–746.

77. Yokoyama A, Ohmori T, Makuuchi H, et al. Successful screening for early esophageal cancer in alcoholics using endoscopy and mucosa iodine staining. *Cancer* 1995;76:928–934.

78. Levin B, Barthel JS, Burt RW, et al. Colorectal cancer screening clinical practice guidelines. *J Natl Compr Canc Netw* 2006;4:384–420.

79. Sampliner RE. Updated guidelines for the diagnosis, surveillance, and therapy of Barrett's esophagus. *Am J Gastroenterol* 2002;97:1888–1895.

80. Sharma P, McQuaid K, Dent J, et al. A critical review of the diagnosis and management of Barrett's esophagus: the AGA Chicago Workshop. *Gastroenterology* 2004;127:310–30.

81. Chak A, Faulx A, Kinnard M, Brock W, et al. Identification of Barrett's esophagus in relatives by endoscopic screening. *Am J Gastroenterol* 2004;99:2107–2114.

82. Blair V, Martin I, Shaw D, et al. Hereditary diffuse gastric cancer: diagnosis and management. *Clin Gastroenterol Hepatol* 2006;4:262–275.

83. Green SE, Chapman PD, Burn J, Bishop DT, Varma JS. Clinical impact of colonoscopic screening in first-degree relatives of patients with hereditary non-polyposis colorectal cancer. *Br J Surg* 1995;82:1338–1340.

84. Cruz-Correa M, Giardiello FM. Diagnosis and management of hereditary colon cancer. *Gastroenterol Clin North Am* 2002;31:537–549.

85. Kiesslich R, Fritsch J, Holtmann M, et al. Methylene blue-aided chromoendoscopy for the detection of intraepithelial neoplasia and colon cancer in ulcerative colitis. *Gastroenterology* 2003;124:880–888.

86. Guillem JG, Forde KA, Treat MR, Neugut AI, O'Toole KM, Diamond BE. Colonoscopic screening for neoplasms in asymptomatic first-degree relatives of colon cancer patients. A controlled, prospective study. *Dis Colon Rectum* 1992;35:523–529.

87. Winawer SJ, Zauber AG, Fletcher RH, et al. Guidelines for colonoscopy surveillance after polypectomy: a consensus update by the US Multi-Society Task Force on Colorectal Cancer and the American Cancer Society. *CA Cancer J Clin* 2006;56:143–159; quiz 184–185.

88. Cobrin GM, Pittman RH, Lewis BS. Increased diagnostic yield of small bowel tumors with capsule endoscopy. *Cancer* 2006;107:22–27.

89. Mata A, Llach J, Castells A, et al. A prospective trial comparing wireless capsule endoscopy and barium contrast series for small-bowel surveillance in hereditary GI polyposis syndromes. *Gastrointest Endosc* 2005;61:721–725.

90. Canto MI, Goggins M, Hruban RH, et al. Screening for early pancreatic neoplasia in high-risk individuals: a prospective controlled study. *Clin Gastroenterol Hepatol* 2006;4:766–81; quiz 665.

91. Rasanen JV, Sihvo EIT, Knuuti MJ, et al. Prospective analysis of accuracy of positron emission tomography, computed tomography, and endoscopic ultrasonography in staging of adenocarcinoma of the esophagus and the esophagogastric junction. *Ann Surg Oncol* 2003;10:954–960.

92. Tsendsuren T, Jun SM, Mian XH. Usefulness of endoscopic ultrasonography in preoperative TNM staging of gastric cancer. *World J Gastroenterol* 2006;12:43–47.

93. Ganpathi IS, So JB, Ho KY. Endoscopic ultrasonography for gastric cancer: does it influence treatment? *Surg Endosc* 2006;20:559–562.

94. Mukai H, Nakajima M, Yasuda K, Mizuno S, Kawai K. Evaluation of endoscopic ultrasonography in the pre-operative staging of carcinoma of the ampulla of Vater and common bile duct. *Gastrointest Endosc* 1992;38:676–683.

95. Rosch T, Lorenz R, Zenker K, et al. Local staging and assessment of resectability in carcinoma of the esophagus, stomach, and duodenum by endoscopic ultrasonography. *Gastrointest Endosc* 1992;38:460–467.

96. Spinelli P, Schiavo M, Meroni E, et al. Results of EUS in detecting perirectal lymph node metastases of rectal cancer: the pathologist makes the difference. *Gastrointest Endosc* 1999;49:754–758.

97. Meyenberger C, Huch Boni RA, Bertschinger P, Zala GF, Klotz HP, Krestin GP. Endoscopic ultrasound and endorectal magnetic resonance imaging: a prospective, comparative study for preoperative staging and follow-up of rectal cancer. *Endoscopy* 1995;27:469–479.

98. Harewood GC, Wiersema MJ, Nelson H, et al. A prospective, blinded assessment of the impact of preoperative staging on the management of rectal cancer. *Gastroenterology* 2002;123:24–32.

99. Hünerbein M, Pegios W, Rau B, Vogl TJ, Felix R, Schlag PM. Prospective comparison of endorectal ultrasound, three-dimensional endorectal ultrasound, and endorectal MRI in the preoperative evaluation of rectal tumors. Preliminary results. *Surg Endosc* 2000;14(11):1005–1009.

100. Cannon ME, Carpenter SL, Elta GH, et al. EUS compared with CT, magnetic resonance imaging, and angiography and the influence of biliary stenting on staging accuracy of ampullary neoplasms. *Gastrointest Endosc* 1999;50:27–33.

101. Chang KJ, Nguyen P, Erickson RA, Durbin TE, Katz KD. The clinical utility of endoscopic ultrasound-guided fine-needle aspiration in the diagnosis and staging of pancreatic carcinoma. *Gastrointest Endosc* 1997;45:387–393.

102. Yasuda K, Mukai H, Nakajima M, Kawai K. Staging of pancreatic carcinoma by endoscopic ultrasonography. *Endoscopy* 1993;25:151–155.

第 11 章
胃肠道癌症预后研究概述

Hanna K. Sanoff，Deboran Schrag

预后研究介绍

预后研究的定义

尽管癌症的治疗已取得很大的进展，但它仍会给患者的身心、情感及经济带来巨大的负担。虽然更好的支持治疗能使治疗更易耐受，但患者及其家庭的生活仍会因此陷入混乱。另外，很多有效的治疗方法也没能改变这种局面。癌症这些方面的相关问题不包括在众多临床治疗试验的领域中，因此没有作为传统临床终点进行研究。预后研究领域包含癌症治疗的重要问题并且延伸到传统的生存终点。预后研究的目的是描述癌症的治疗怎样影响患者，评估患者所接受的治疗，确定为什么给予这样的治疗，还包括分析应怎样组织及给予卫生保健。尽管预后研究也从决定的制定者，包括医生、医疗保险赔付者和政策制定者的角度研究癌症治疗，但更多的预后研究是从患者的角度处理这些问题。

预后研究类型

对于什么问题应列入预后研究目前还有争论，代表性的预后研究是应用患者来源的终点进行研究，例如生活质量、远期影响、患者的选择或者患者的满意度都可以作为评估所给治疗的方法。通过比较，传统的癌症临床试验应用了更明确的指标，如生存率、无病生存率和毒性等级(表 11.1)[1,2]。许多研究可被定义为预后研究，因此预后研究可以分成很多方面。4 种最常见的分类是主题、终点、应用的领域和方法[1,3]。例如，临床决断和治疗质量是两个广阔的预后研究主题。但是，单独某个主题，例如治疗的质量可能通过患者的满意度、推荐的治疗方案或者生存率等不同的终点来衡量。另一个分类方法是通过应用的领域把预后研究再细分为以下类别：检查人口终点趋势比如生活质量的宏观分析，检查大范围主题如效率、癌症影响和治疗应用的介于宏观和微观间的分析以及聚焦于改进患者及医师决策制定的微观分析[3]。

最后，预后研究调查可以根据其应用的方法来分类。在某些情况下，预后研究可以与传统临床试验并行。在这种情况下，某方法与那些为最初的临床终点设计的试验方法类似。例如，一项最近的评估腹腔镜结肠切除术的随机临床试验把患者的生存率作为首要的预后，把生活质量和成本效率作为次要预后[4]。因为预后研究十分注重理解现实情况的实践和怎样把临床试验中所采用的治疗措施应用到实践中，所以预后研究人员往往依靠观察性的试验设计。当这些研究描述的是一大部分人的经验并且当这些经验与总体人群相关并能概括总体人群时，这些研究就会变得十分有趣。这类预后研究最显著的例子是数据的二次分析。这些研究所需资料来源于监测、流行病学及预后(SEER)登记和卫生保健管理者提供的数据，包括医疗保险。这些数据可用来评估治疗的不同并且在现实环境下描述治疗的特征。这些研究的缺点是基于治疗组与未治疗组的对比得到的有效性结论因缺少随机的分组而受到挑战。另一个方法——临床试验中的荟萃分析有时也被归为预后研究，它主要用于解决小样本治疗试验不能解决的问题。卫生保健工作的研究是特殊类型的预后研究，它着重于临床试验以外的卫生保健的实施和组织。

表 11.1

预后研究终点和数据来源

传统终点	预后研究终点
总生存率	质量校正生活时间
毒性等级	健康相关的生活质量
无复发生存率	患者选择
无病生存率	满意度

数据来源		优点	缺点	例子
SEER	登记	25%美国癌症患者 容易得到	最少的治疗信息	Yancik 等[12]
SEER-医 　疗保险	登记	治疗的信息可用	治疗方法被法规限定,可能被 　排除在外 药物剂量没有可靠的报道 只有 65 岁以上的老年人	Schrag 等[10]
NCDB 临床试验	医院报告 临床试验的 　回顾分析 预期的次要 　终点	75%的新发癌症病历 随机方法 特定的治疗方法 有计划的收集数据	治疗信息最少 可能无法概括 不能评估治疗的不同 如果没有在试验设计中说明, 　可能缺少说服力	Jessup 等[34] Meyerhardt 等[14] Weeks 等[4]

SEER: 监测、流行病学及预后;NCDB:国家癌症数据库。

预后研究的应用

用以患者为导向的预后来评估治疗的概念可以追溯到 20 世纪早期,当时研究者建议不应当以被治疗者的数量来衡量治疗,而应当以治疗对患者健康的影响来衡量[1]。但是,直到 90 年代人们才认识到预后研究是研究肿瘤治疗的重要途径。在这 10 年里,着重于癌症及癌症治疗的预后研究明显增多,并且系统的回顾显示乳腺癌领域的研究者已走在了前面[1]。在胃肠癌症治疗方面,结直肠癌筛查的研究者而非临床肿瘤学家最先尝试应用预后研究的方法。然而,这种趋势已经开始转变,预后研究方法——例如将大量数据的二次分析与合并的生活质量指数作为次要终点的临床试验——在今天已经普遍应用。主流的肿瘤学家已经开始认可这种新兴的肿瘤研究方法。美国癌症学会、国立癌症研究所和美国临床肿瘤学会以及其他一些机构已经开始组建预后研究的队伍或者把健康服务研究者纳入自己的组织。越来越多的研究资金已开始支持这类研究,尽管聚集了这些要素,但将预后研究的方法应用

到癌症的治疗上仍有很长的路要走,特别是在胃肠癌的治疗上。

本章通过描述有代表性的结直肠癌的病型学来概述预后研究。这并不只是一个综合性的描述,而是更着重于讨论为什么预后研究对于综合理解癌症的治疗是有价值的。预后研究很少应用于非结直肠癌的胃肠道癌症,因此结直肠癌的研究使这个目的更突出。然而,令人遗憾的是胃食管癌和胰腺癌的治疗效果并不好。在这种环境下,预后研究的主题,如患者意愿的交流、信息的交换和治疗对生活质量的影响都应当成为治疗过程的一部分。希望接下来的版本将有单独的章节来描述与各类胃肠癌有关的最新的预后研究。

结直肠癌的预后研究

医疗/享受医疗服务的模式:数据分析

医疗和享受医疗服务的模式的研究都是帮助评

估在临床试验领域以外癌症患者得到了什么样的确切治疗。另外，他们希望能够揭示通过什么因素可以预知能接受治疗。这些研究的主要方法是对现有数据进行二次分析。这些研究允许使用未经推荐的治疗与干预方法。另外，因为他们是临床的概念，可以进行分组，例如老年人、贫困人群和少数种族，他们可能更难以接受到推荐的治疗。可是，尽管一个应用数据库的研究可以证明临床特征(例如黑人)与预后(例如生存率)之间的联系，但这样的研究不能说明造成不同预后的原因。因此，通过大量患者的预后分析得出的联系通常可用来产生假说。这些研究确定了将来的研究和干预治疗的目标，并可能提高癌症患者的治疗水平。

数据来源

　　这些数据对于真实环境下癌症患者的治疗与预后研究是可用的，数据来源包括国立癌症研究所(NCI)的监测、流行病学及预后(SEER)研究，包括结合了 SEER 研究数据和医疗保险数据的 SEER-医疗保险数据库，和由美国外科医师学院及单一或系列临床试验组成的私人数据发起建立的国家癌症数据库(NCDB)(表 11.1)。

　　SEER 通过美国的癌症登记者统计出癌症的发生率，来收集以人口为基数的癌症发生率和生存率的信息。当前参加 SEER 计划的登记者占美国人口的26%[6]。SEER 数据库包括患者的人口学、肿瘤部位、肿瘤分期、组织学、第一阶段的治疗和生存率。因为 SEER 数据库经常更新，包括一大部分美国人口，而且 SEER 内包括的人口学可代表整个美国的人口学，因此 SEER 计划是十分有用的[6]。但是，SEER 数据库只记录了患者在肿瘤治疗时进行的首次治疗，因此，SEER 数据库的应用也受到了限制。所以，对于结直肠癌患者，SEER 记录了作为第一阶段治疗一部分的放射治疗。SEER 中关于化疗的信息是不可靠的，因为 SEER 的登记是以大医院为基础的，而化疗往往发生在患者离开医院后就诊的私人诊所内。

　　国家癌症研究所(NCI)和医疗保险医疗服务中心已经着手将 SEER 登记与医疗保险相连接并完善数据以改善信息的不足。通过这些努力，93%的医疗保险要求年龄大于 65 岁的人确认他们在 SEER 的登记信息[6,7]。作为登记在医疗保险 A 部分(包括住院患者)和 B 部分(包括门诊患者和诊所患者)中的大部分被保险人，这种联系给研究者提供了机会去评估癌症的手术、放疗和化疗，并且，明显改进了 SEER 计划在

癌症预后研究中的应用。仅仅近几年，就有几百篇依靠于 SEER-医疗保险数据库的文章发表。

　　通过与美国外科医师学院和美国癌症学会保持伙伴关系，国家癌症数据库(NCDB)从自愿为该数据库提供数据的医院收集关于癌症病例的数据。NCDB包含了每年近 75%的新发病例[8]。像 SEER 一样，NCDB包含患者的人口学信息、肿瘤的原发部位、组织学和肿瘤分期，并且包括首次治疗的信息。

　　单独或联合的临床试验数据能解决关于癌症治疗的问题。尽管这些数据不能确切地代表在一般情况下大多数人的医疗或享受医疗服务的模式，但是对各组患者试验预后资料中的差异允许予以处理，因为预后因素(如肿瘤分级)的分层和随机化过程需要对预后因素、治疗和其他混杂因素进行标准化。

数据分析的例子：Ⅲ期结肠癌患者的年龄和辅助治疗

　　自从 1990 年国家健康研究所发布了声明，辅助治疗已经成为Ⅲ期结肠癌的标准治疗方法[9]。但是新的知识传播常常需要一段时间，因此实际情况并不与推荐的标准相一致。另外，其他阻碍治疗的因素，例如远离治疗的地方、共存的疾病和医生的偏见会使一部分患者较难接受到与普遍观点相一致的治疗。

　　在 2001 年的一份报告中，Schrag 等应用 SEER-医疗保险数据库来解决年龄在结肠癌的治疗中是否与辅助化疗的应用有关的问题[10]。他们的调查包括6262 个在 SEER 数据库中的医疗保健 A 部分和 B 部分注册的年龄大于 65 岁的患者。所有患者都是结肠癌Ⅲ期并在诊断后 3 个月内手术治疗。如果患者在手术后 3 个月内行化疗即被认为接受了辅助治疗。

　　在这项研究中，高龄与化疗的减少有明显的关联。整个试验中总共有 55%的患者接受了辅助治疗。但当以年龄为标准分类时，治疗的不同就清晰地显示出来了：分别有 11%的 85~89 岁患者，34%的 80~84 岁患者，58%的 75~79 岁患者，74%的 70~74 岁患者和 78%的 65~69 岁患者接受辅助治疗[10]。尽管种族、性别、经济状况和阳性的淋巴结数量与辅助治疗的实施也有联系，但是这些因素不能像年龄那样决定辅助治疗的应用。而且，对于没有并发症的患者，随着其年龄的增大，辅助治疗的减少依然存在。基于这些结果，作者得出这样的结论：随着年龄的增加，化疗的应用明显减少，并且可能不是由于医学方面的原因。尽管潜在原因还不清楚，但 Schrag 等能确定一个将来研

究的重要领域。随后,NCI 已经发起一项深入的研究来帮助理解在癌症治疗上的不同或变化。癌症治疗预后研究和监督协会已经开始了一个基于患者调查、医生调查和医疗记录数据的观察性的研究,该研究目的在于鉴别肺癌及结直肠癌患者治疗与预后的主要不同,并且揭示导致这些不同的原因[11]。

利用现有临床试验数据进行数据分析的例子:糖尿病对结肠癌辅助治疗的影响

尽管糖尿病对健康的直接影响已经被广泛证实,但是先前的调查也显示糖尿病与结肠癌患者的生存率下降有关[12,13]。然而,因为这些研究受潜在重要预后因素如治疗的限制,因此,糖尿病与非糖尿病患者的治疗差异而非共存的疾病可使研究结果不准确。为了克服这些限制,Meyerhardt 等应用胃肠组间试验 0089 的患者信息,该试验是一项登记了近 3550 位患者的关于 Ⅱ、Ⅲ 期结肠癌辅助治疗的四方面试验[14,15]。因为研究的对象接受了统一的手术及辅助化疗(所有这些试验的方面(arm)都是相同的),所以研究者能够评估独立于分期及治疗的预后预测信息。

0089 试验注册的患者 8% 是糖尿病患者[14]。与先前的研究一致,糖尿病患者比非糖尿病患者更易复发或死亡。非糖尿病患者的 5 年生存率是 66%,糖尿病患者的 5 年生存率是 57%,提示糖尿病患者的调整死亡率是 1.42。糖尿病患者的无病生存率也同样下降,只有 48% 的生存的糖尿病患者没有肿瘤复发,而非糖尿病患者为 59%。有趣的是,尽管对于糖尿病患者而言,并不是所有严重或威胁生命的危险都会增加,但是其与治疗相关的腹泻的危险确实有中度增加,有 29% 的糖尿病患者发生 3 或 4 度腹泻,而非糖尿病患者为 20%。这些副作用不能解释生存率的不同。

这两项研究扩展了人们对现有治疗模式的理解和对结肠癌患者治疗的考虑。因为健康的老年人同年轻人一样可以从辅助治疗中受益[15-17],因此,对于老年人与年轻人化疗的区别应找到一个更好的解释,特别是现在社会人口老龄化问题已越发突出。因为糖尿病已影响到约 7% 的成人[18],所以,为了公众的健康和了解结直肠癌生物学的原因,进一步研究糖尿病并发症的不良预后是十分重要的。

治疗质量

1999 年,国家癌症药物政策委员会报道一些癌症患者接受了不合标准的治疗,因此要求癌症研究人员寻找测量和监测癌症治疗质量的新方法[19]。研究人员通过三种主要途径来评价治疗质量。第一种方法就是将人群中的实际治疗指标同美国癌症联盟和医学杂志上提倡的指标进行对比。第二种方法就是调查患者方面的决定因素,例如满意度。最后一种方法就是对比患者预后如各种环境下的总体生存率。

治疗质量研究例子:医院规模和患者预后

为了评测结肠癌手术后的治疗质量,Schrag 等通过使用 SEER- 医疗保险数据库来查看医院规模(结肠癌手术的数量)是否对接受结肠癌手术的患者生存率有影响[20]。研究在规模不等的医院中以 SEER- 医疗保险数据库患者为对象,比较他们的 30 天生存率、总体生存率以及结肠癌患者的具体生存率是否有差异。医院规模根据 1991–1996 所进行的手术数量分为四种:规模较小(1~57),规模中等(58~112),规模较大(113~165)和规模大(166~383)。研究人员发现,随着手术数量的减少,患者手术后 30 天死亡率逐步上升。然而生存率差别在规模非常大的医院和规模较小的医院之间是非常小的,只有 2%。总体死亡率也随着医院规模的减小而上升。在大小规模的医院间,5 年死亡率有 4.4% 的绝对差异。短期与长期死亡率同医院规模的联系在 Ⅲ 期癌症中比较明显,即使在使用辅助化学疗法校正后,5 年死亡率也有重大变化(规模小的医院为 62.5%,规模大的医院为 56%)。在小规模医院中治疗的患者多数为非白人种族和下等阶级。

考虑到区域化可以改善预后,作者想知道将患者从小规模医院转到大规模医院将会对死亡率产生什么影响。他们发现,如果将患者从规模小的医院转移到规模大的医院,那么结直肠癌每年确诊的病例中每 70 000 个病例就会有 770 人因此而避免死亡。但是这需要大量的患者转院,而且这对城区之外的医院和患者是不太可能实现的。

治疗质量研究例子:接受标准化治疗的比例

研究人员评价癌症治疗质量的另一种方法就是将患者实际接受的治疗与标准化治疗进行对比。这样研究的目的不仅仅是确定接受非标准治疗的患者比例,还可以确定患者亚组或治疗种类与不同治疗质量间的联系。2006 年 2 月,Malin 等报道了由国家发起的癌症治疗质量研究的结果[11],包括诊断 4 年后的 Ⅰ ~ Ⅲ 期乳腺癌患者和 Ⅱ 或 Ⅲ 期的结直肠癌患者。利用现有的准则、评论和专家意见,研究人员确定了与高质量治疗密切相关的 25 条管理条款（表 11.2）。这 25 条管理条款都是具体的。例如,只有 Ⅱ 期和 Ⅲ 期直肠癌患者才应推荐给放射肿瘤专家。患者实际接受的治疗将同这 25 种质量尺度做对比。研究人员计算了以下治疗领域中质量尺度的平均百分比:诊断评估、手术、辅助治疗、治疗毒性的管理和治疗后监测。另外,他们决定遵守治疗的若干组成部分（表 11.2）。

质量分析依据的是 5 个城市地区的医院数据库中所记录的 478 例结直肠癌患者的数据,这 5 个城市是亚特兰大、克利夫兰、休斯敦、堪萨斯城和洛杉矶。根据图表回顾,结直肠癌患者接受了 78% 的推荐治疗。实际治疗中外科疗法同推荐治疗最为相符,大约符合其中 93% 的条款。同推荐治疗符合程度最低的是辅助治疗和术后监测,分别为 64% 和 50%。另外,在具体治疗组成中定时（57% 符合）和转诊（59% 符合）被认为是在实际治疗中偏离推荐治疗最远的两项。有希望的是,这些结果提示绝大多数患者所接受的治疗是同推荐治疗相符合的。正如作者注释的一样,在这项研究的过程中 27% 的可能符合要求的患者死去;这些患者可能接受了较低质量的治疗,这使得研究结果偏向于好的治疗质量。

两项治疗质量调查都显示,多数患者能够接受到合乎标准的结直肠癌治疗。然而,此研究同样也呈现了这样一个现实,少数社会下阶层群体接受劣质医疗

表 11.2

衡量质量

所需要素的例子	得分的领域	
	治疗领域	治疗组成
推荐	诊断的评估	测试
Ⅱ 期或 Ⅲ 期直肠癌	手术	病理学
患者应当咨询肿	辅助治疗	关键临床因素的
瘤放射医生	毒性管理	记录
系统的辅助治疗	治疗后的检测	推荐的治疗
接受化疗的患者,		接受的治疗
其化疗的方案应		治疗的技术质量
与公布的标准相		对患者选择的尊重
一致		时间选择

例子来源于参考文献 11。

的风险逐渐上升。另外,尽管总体上同结直肠癌治疗高度相符,但在辅助治疗时低的符合程度（64%）也提示改进还是需要的。

生活质量

生活质量已经成为癌症预后研究中应用最广泛的主题[21]。生活质量是一个可明确应用于癌症患者治疗的终点。因为一个好的生活质量等级是将功效（肿瘤症状）与对癌症治疗预后的评价（社会、情感和机体功能）结合起来成为一个完整的尺度,这个尺度可以衡量治疗和癌症对个体的影响[1],可以用生活质量等级来选择接受或拒绝一种治疗。

尽管在一些情况下,生活质量被当做首要的预后尺度,但是它更普遍地被当做治疗临床实验的二级终点。例如,在一项对国家健康调查确定的癌症生存者进行的试验中,生活质量是一级终点,这个实验显示癌症生存者的生活质量降低,并且与没有癌症的人相比生存率降低[22]。

生活质量研究的例子：结肠癌开放手术与腹腔镜手术

手术治疗的临床预后（COST）试验[4]是由美国中北部癌症组织进行的多组合作试验,该实验设计的目的是检验随机分成腹腔镜手术组及开放手术组的结直肠癌患者的无病生存率和总生存率是否相同。因为腹腔镜手术后期的受益必须与结肠癌患者采用腹腔镜可能危及生命的危险相衡量,这个研究者设计了 COST 试验,COST 试验能够衡量腹腔镜手术是否优于开腹手术。

令人感兴趣的领域包括生活质量指数的合成分数（一个全球性的生活质量分数）和症状困扰量表中的疼痛困扰条款,这些结果的不同是基于 213 个接受开腹结肠癌切除术的患者和 215 个接受腹腔镜结肠癌切除术的患者的反映。与先前的研究结果一致,接受腹腔镜手术的患者恢复更快[23],腹腔镜患者应用口服和注射止痛剂少 0.3 天,并且提前 0.8 天出院。尽管这些临床数据显示腹腔镜手术更能减轻患者痛苦,但在两个月的随访期内,在疼痛、痛苦的感觉上及生活质量指数或全球生活质量分数上没有本质的区别。更多精确评估症状和生活质量的方法或许可以解释患者主诉症状或生活质量评分与腹腔镜明显获益之间表面上的冲突。作者的结论是:直到更进一步的研究

结果可用之前,腹腔镜手术只能应用在临床试验中。

COST 试验是一个把精确的生活质量预后终点应用于临床试验的例子,它能够帮助选择治疗方法。基于反驳腹腔镜手术更益于患者的结果,要人们接受开腹手术作为标准的手术方式必须证明腹腔镜手术是一种次等的癌症手术。

临床决定和患者的选择

临床决定制定和患者选择的研究目的是通过帮助患者选择与他们的生活目的和临床状态相协调的治疗来改进治疗质量。临床决定制定的研究是用来评估信息的交换及医患交流是否足够[24]。患者选择的研究是向患者提出在实际的治疗中患者想得到什么及得到多少。实现临床决定制定和患者选择需要良好的医患交流,因此,那些特定的患者群体(特别是老年人、少数民族及母语非英语的患者)或许有更大的危险接受未能反映他们意愿的治疗。因为交流中易妥协的群体得到积极治疗的可能性较小并且更易死于他们所患的癌症[10,25,26],因此理解这些不同的原因是很重要的。一旦理解了不同治疗的原因,就能够直接干预改正这些因素使所有的群体都能够有相同的机会获得最优化的治疗。

临床决定制定研究的例子：进展期癌症患者的决定

为了更好地理解那些患有不可治愈癌症的患者做的治疗决定, 来自于澳大利亚的研究者想知道进展期癌症患者能制定什么程度的关于他们治疗的决定[27]。为了回答这个问题,他们召集了 118 例符合姑息治疗要求的进展期癌症患者, 这些患者也能够在肿瘤门诊三级治疗服务会诊中看到。为了分析决定制定的过程,会诊的过程被记录成声音文件,综合表 11.3 中(a)7 个因素衡量的信息披露和(b)5 个因素衡量的医生对患者决定的鼓励来对会诊的过程进行分析。在会诊前,参与者要填写一份问卷,包括他们对决定的渴望、情感支持的喜好、信息交换的喜好和愿意参与制定决定的程度。会诊之后,再次询问患者对决定制定的渴望。7 天以后,利用电话进行回访。14 天以后,有一次面对面的回访。在这次回访中,询问患者对决定的渴望、对会诊的满意度以及对决定制定过程的接受程度。

基于上述结果,许多会诊给患者提供了足够的重

表 11.3

评估决定的制定

信息披露的要素	鼓励参与的要素
癌症治疗的效果	承认治疗达到目的
治疗的目的	的不确定性
不能治愈的疾病	了解患者的价值观
治疗的缺点	承认信息交换
预期寿命的信息	提供治疗选择
治疗的选择	检查患者的理解
治疗对生活质量的影响	

例子来源于参考文献 27。

要信息,包括癌症的致命性、治疗的目的、治疗对肿瘤怎样产生作用和治疗的缺点或副作用。不幸的是,信息交换并不总是能发挥作用。只有 44% 的患者获知了可供选择的抗癌治疗方法, 例如最好的支持治疗,只有 36% 的患者获知了关于治疗对生活质量影响的信息。医生鼓励患者参与治疗的程度也是不足的。只有 30% 的情况下医生给患者提供了选择,并且只有 10% 的情况下证实患者理解了这些信息。

如果患者现在有转移的疾病 (而不是复发的疾病),且患者较年轻,有更多的疑问咨询肿瘤内科学家而不是肿瘤放射学家,那么患者有更大的可能被鼓励参与到决定制定的过程中。信息披露和医生对患者参与决定的鼓励都不能预知患者确实理解了他们已参与到决定制定的过程中。然而有趣的是,鼓励患者参与(不是信息提供的程度)对 7 天后的回访有预见性;在决定制定过程中受到更大鼓励的患者在随访中表现出更多的渴望。尽管信息披露不能预示回访结果,但接受到较少信息的患者表现出更多渴望。这个研究结果清楚地证明对患者参与的鼓励及信息的交换都影响到患者对疾病的理解以及对结果的渴望。

患者选择的研究例子：患者对治疗的理解

为了研究治疗中的种族差异,Ayanian 等检查了癌症治疗领域患者的人种和民族差异[28]。他们研究了整个加利福尼亚州癌症登记处的结直肠癌患者的种族差异。在结直肠癌诊断的 4 个月内,对 1067 例患者进行了一项调查, 询问他们癌症治疗的经历 (表 11.4)、与健康有关的生活质量、共存的疾病和其社会人口统计学特征。

表 11.4

衡量患者对治疗的理解

治疗领域	治疗领域内要素的例子
治疗的一致 医疗护理提供者的信心 治疗信息 健康信息 获得治疗的途径 社会心理的治疗 症状控制	**治疗的一致** 你的医生有几次意识到你的治疗与其他医生推荐的不同 **治疗信息** 你是否已得到足够的关于你的癌症治疗选择权的信息

例子来源于参考文献 28。

正如调查所反映的情况一样，获得信息途径、心理社会支持和治疗一致性是癌症患者认为尚存在问题的领域。和白人相比，少数民族和不会说英语的人在获得各种治疗的机会上有重大困难。然而，和白人相比，对少数民族来讲治疗的一致性和获得信息的途径是最有问题的领域。另外，非洲裔美国人在获得心理社会支持治疗方面存在极大的问题。对癌症治疗评价很高的比例明显受到种族因素的影响，白人为 84%，非洲裔美国人为 74%，亚洲人和太平洋沿岸岛民为 61%，西班牙人为 67%。语言习惯对患者对治疗的理解有深刻的影响，在家中也说英语的人高度评价治疗的比例是 81%，而在家中说另一种语言的仅为 52%。

患者对癌症治疗质量的理解清楚地表明，在肿瘤治疗质量中种族之间存在的差异至少有一部分原因与交流有关，包括患者与医生之间和不同专业医生之间。交流干涉除了解决语言障碍之外，还应重视改善医生与非白人患者的交流。

这两个十分不同的关于决定制定和患者选择的研究结果都支持加强医患交流可改善治疗质量的观点。

成本效率分析

目前有 5 种有效药物可治疗结直肠癌，有转移性结直肠癌患者的中位生存期已经从 20 世纪 90 年代使用 5-FU 亚叶酸钙的 10~12 个月上升到使用奥沙利铂、依立替康和 5-FU 的大约 21 个月[29]。另外，在辅助治疗情况下，癌症复发的危险下降了 25%[30]。不幸的是，治疗的花费也是惊人的：使用一线抗癌药物

FOLFOX 方案和贝伐单抗的花费比使用 5-FU/LV 的花费高 340 倍[31]。

一种评估新兴治疗方法花费的方法就是将成本效率同标准的治疗做比较。成本效率分析将临床预后同花费相结合从而评估新兴治疗方法的总体价值[32]。可以通过回顾性方法将花费和从临床试验中得知的潜在预后相结合来完成（例如，中性粒细胞减少症发热的花费或复发肿瘤二线化疗药物的花费），然后建立一个模型以比较基于每个临床预后的新疗法花费和旧疗法花费。应用这些回顾性的模型方法，Hillner 等人利用美国中北部癌症组织试验 N9741 中的数据比较了治疗转移性疾病的一线药物 FOLFOX 和 IFL 之间的花费[33]。基于他们的结果，从一线药物 IFL 向 FOLFOX 转变，每一质量校正存活年要花费 $111 000。

另一个评价新兴治疗方法花费的途径是前瞻性地将花费终点同临床试验结合。例如，癌症和白血病小组 B 80405 试验比较了应用 FOLFOX 或 FOLFIRI 加贝伐单抗和（或）西妥昔单抗治疗转移性结直肠癌的花费，包括前瞻性的花费评估。

随着更多有效药物的出现，这种评估将更加普遍，因此，成本效益讨论可以和风险效益讨论同时进行。

在现在治疗费用的讨论中，有一项患者的附加花费可能被忽略。患者除了直接遭受经济损失之外，还有其他间接的损失，如不能工作带给患者及其家庭的影响，失去将来就业的机会，而且这对患者的经济状况可能有深远的影响。尽管患者的花费是决定能否有效治疗的一个重要组成部分，但是目前还没有得到很好的研究。

总　结

预后研究的主题很广泛。这些主题间有很大的关系，因为它们共同的目的是从患者的观点来看实际接受的治疗和治疗对生活的影响并改进治疗的质量。癌症研究人员已通过将预后终点应用于乳腺癌的更多研究，使乳腺癌的预后研究远远领先于其他癌症[1]。尽管预后终点越来越多地应用于结直肠癌的治疗试验，但是调查模式的预后研究仍然领先于治疗试验[5]。当资金有限使临床试验资金消减时，与预后相关的课题就会成为临床试验的首要目的。依靠无线和网络工具直接从患者处收集信息可以保证信息的及时和有效性，并能及时开始重要的研究。许多预后研究的主

题,包括患者的选择、决定制定和成本效率,在结直肠癌中并没有得到很好的研究。更进一步说,预后终点很少应用于生命终点治疗和非结直肠癌的胃肠癌研究。

希望预后研究能成为新兴治疗方法研究中的一部分,对这些问题的分析有助于患者患病经历和总体治疗质量的改善。尽管预后研究不能治愈癌症,但它可通过缩短癌症的研究来改善生活质量。

(王刚 译)

参考文献

1. Lee SJ, Earle CC, Weeks JC. Outcomes research in oncology: history, conceptual framework, and trends in the literature. *J Natl Cancer Inst* 2000; 92(3):195–204.
2. Lipscomb J, Donaldson MS, Hiatt RA. Cancer outcomes research and the arenas of application. *J Natl Cancer Inst Monogr* 2004(33):1–7.
3. Lipscomb J, Donaldson MS, Arora NK, et al. Cancer outcomes research. *J Natl Cancer Inst Monogr* 2004(33):178–197.
4. Weeks JC, Nelson H, Gelber S, Sargent D, Schroeder G. Short-term quality-of-life outcomes following laparoscopic-assisted colectomy vs open colectomy for colon cancer: a randomized trial. *JAMA* 2002;287(3):321–328.
5. Provenzale D, Gray RN. Colorectal cancer screening and treatment: review of outcomes research. *J Natl Cancer Inst Monogr* 2004(33):45–55.
6. National Cancer Institute. Overview of the SEER program. Available at http://seer.cancer.gov/about/. Accessed March 6, 2007.
7. Potosky AL, Riley GF, Lubitz JD, Mentnech RM, Kessler LG. Potential for cancer related health services research using a linked Medicare-tumor registry database. *Med Care* 1993;31(8):732–748.
8. American College of Surgeons. National Cancer Database. Available at http://www.facs.org/cancer/ncdb/. Accessed March 6, 2007.
9. NIH consensus conference. Adjuvant therapy for patients with colon and rectal cancer. *JAMA* 1990;264(11):1444–1450.
10. Schrag D, Cramer LD, Bach PB, Begg CB. Age and adjuvant chemotherapy use after surgery for stage III colon cancer. *J Natl Cancer Inst* 2001;93(11): 850–857.
11. Malin JL, Schneider EC, Epstein AM, et al. Results of the National Initiative for Cancer Care Quality: how can we improve the quality of cancer care in the United States? *J Clin Oncol* 2006;24(4):626–634.
12. Yancik R, Wesley MN, Ries LA, et al. Comorbidity and age as predictors of risk for early mortality of male and female colon carcinoma patients: a population-based study. *Cancer* 1998;82(11):2123–2134.
13. Payne JE, Meyer HJ. The influence of other diseases upon the outcome of colorectal cancer patients. *Aust N Z J Surg* 1995;65(6):398–402.
14. Meyerhardt JA, Catalano PJ, Haller DG, et al. Impact of diabetes mellitus on outcomes in patients with colon cancer. *J Clin Oncol* 2003;21(3):433–440.
15. Sargent DJ, Goldberg RM, Jacobson SD, et al. A pooled analysis of adjuvant chemotherapy for resected colon cancer in elderly patients. *N Engl J Med* 2001;345(15):1091–1097.
16. Goldberg RM, Sargent DJ, Bleiberg H, et al. A pooled safety and efficacy analysis of the FOLFOX4 regimen (bi-monthly oxaliplatin plus fluorouracil/leucovorin) in elderly compared to younger patients with colorectal cancer. Abstract 228. *GI Cancers Symposium* 2006:199.
17. Folprecht G, Cunningham D, Ross P, et al. Efficacy of 5-fluorouracil-based chemotherapy in elderly patients with metastatic colorectal cancer: a pooled analysis of clinical trials. *Ann Oncol* 2004;15(9):1330–1338.
18. National Institute of Diabetes and Digestive and Kidney Diseases. National diabetes statistics. Available at http://diabetes.niddk.nih.gov/dm/pubs/statistics/. Accessed March 6, 2007.
19. Hewitt M, Simone J. *National Cancer Policy Board, Institute of Medicine: Ensuring Quality Cancer Care*. Washington, DC: National Academy Press; 1999.
20. Schrag D, Cramer LD, Bach PB, Cohen AM, Warren JL, Begg CB. Influence of hospital procedure volume on outcomes following surgery for colon cancer. *JAMA* 2000;284(23):3028–3035.
21. Gotay CC, Lipscomb J, Snyder CF. Reflections on findings of the Cancer Outcomes Measurement Working Group: moving to the next phase. *J Natl Cancer Inst* 2005;97(21):1568–1574.
22. Yabroff KR, Lawrence WF, Clauser S, Davis WW, Brown ML. Burden of illness in cancer survivors: findings from a population-based national sample. *J Natl Cancer Inst* 2004;96(17):1322–1330.
23. Schwenk W, Hasse O, Neudecker J, Muller J. Short term benefits for laparoscopic colorectal resection. *Cochran Database Syst Rev* 2005;2. Art No. CD003145.
24. Charles C, Gafni A, Whelan T. Shared decision-making in the medical encounter: what does it mean? (or it takes at least two to tango). *Soc Sci Med* 1997;44(5):681–692.
25. Shavers VL, Brown ML. Racial and ethnic disparities in the receipt of cancer treatment. *J Natl Cancer Inst* 2002;94(5):334–357.
26. Hodgson DC, Fuchs CS, Ayanian JZ. Impact of patient and provider characteristics on the treatment and outcomes of colorectal cancer. *J Natl Cancer Inst* 2001;93(7):501–515.
27. Gattellari M, Voigt KJ, Butow PN, Tattersall MH. When the treatment goal is not cure: are cancer patients equipped to make informed decisions? *J Clin Oncol* 2002;20(2):503–513.
28. Ayanian JZ, Zaslavsky AM, Guadagnoli E, et al. Patients' perceptions of quality of care for colorectal cancer by race, ethnicity, and language. *J Clin Oncol* 2005;23(27):6576–6586.
29. Grothey A, Sargent D, Goldberg RM, Schmoll HJ. Survival of patients with advanced colorectal cancer improves with the availability of fluorouracil-leucovorin, irinotecan, and oxaliplatin in the course of treatment. *J Clin Oncol* 2004;22(7):1209–1214.
30. Andre T, Boni C, Mounedji-Boudiaf L, et al. Oxaliplatin, fluorouracil, and leucovorin as adjuvant treatment for colon cancer. *N Engl J Med* 2004; 350(23):2343–2351.
31. Schrag D. The price tag on progress—chemotherapy for colorectal cancer. *N Engl J Med* 2004;351(4):317–319.
32. Russell LB, Gold MR, Siegel JE, Daniels N, Weinstein MC. The role of cost-effectiveness analysis in health and medicine. Panel on Cost-Effectiveness in Health and Medicine. *JAMA* 1996;276(14):1172–1177.
33. Hillner BE, Schrag D, Sargent DJ, Fuchs CS, Goldberg RM. Cost-effectiveness projections of oxaliplatin and infusional fluorouracil versus irinotecan and bolus fluorouracil in first-line therapy for metastatic colorectal carcinoma. *Cancer* 2005;104(9):1871–1884.
34. Jessup JM, Stewart A, Greene FL, Minsky BD. Adjuvant chemotherapy for stage III colon cancer: implications of race/ethnicity, age, and differentiation. *JAMA* 2005;294(21):2703–2711.

第 12 章

综合肿瘤学：胃肠道癌症的辅助疗法

Barrie R. Cassileth, Gary Deng

前　言

近几年，非传统癌疗法还没有被广泛地应用到临床，仅在美国以外的国家属合法应用。支持者称非传统癌疗法的好处远远超过目前传统医学所提供的方法。正如他们所言，一些非传统疗法确实要比传统疗法的效果好。但是，直到最近非传统癌疗法才逐步开展起来，许多替代产品和养生法才可以被广泛地应用。

积极的疗法治愈了越来越多的患者，同时也产生了严重的、持续的副作用。辅助疗法的运用满足了患者的需要，它可以很好地控制治疗期间患者及癌症幸存者的症状。一些干预疗法，如按摩疗法、放松和其他身心干涉、针灸疗法、音乐疗法、瑜伽、健身项目等也应用得越来越广泛。

替代疗法和补充疗法最初并不是来自于传统癌治疗，上述两种疗法合称为非传统替代补充疗法或补充与替代疗法（CAM）。这种不合理的合称造成了非相关疗法的混乱汇聚。

本章定义和描述了辅助疗法在癌症治疗中的现状，并把它与替代疗法相区别。同时，也描述了主流的认可、关注和调整的问题，还讨论了卫生保健发展趋势的指导作用。推荐的辅助疗法和有潜在危险性的疗法也有涉及。

术语和定义

国家健康研究所（NIH）、国家补充与替代疗法医学中心（NCCAM）和国家癌研究所（NCI）的癌补充与替代疗法（OCCAM）都支持这个领域的研究。国家补充与替代疗法医学中心认为补充与替代疗法是多种医疗卫生保健系统、行医规范和非传统药物的一个组合体。补充与替代这个名称的优点就是它能够把两者区分开。例如，从字面上我们可以这样理解替代疗法：它被作为一种癌症治疗方法予以应用和推广，替代了传统疗法。相反，补充疗法作为传统治疗的附属方法，常用于控制症状和提高患者的生活质量。综合肿瘤学这个术语的逐步推广，尤其在学术研究中，进一步强调了补充模式的辅助作用。

替代疗法依然是个问题，一些尚未被证实的疗法常被作为一种独立的治疗方法去替代手术、化疗和放疗。替代疗法常常具有侵犯性、生物活性和潜在的伤害性，且费用高昂。替代疗法的生物活性可以直接对患者造成伤害，当患者放弃传统治疗时，它也可以间接对患者造成伤害。替代疗法包括：提华纳、莫斯科及其他地方应用的代谢疗法，鲨鱼软骨，高剂量维生素、其他非处方药及静脉内注射药物，电磁治疗，能量治疗，膳食治疗以及许多其他药品和养生法。

相反地，辅助疗法常被用做支持治疗的一部分，以帮助缓解与癌症或癌症治疗相关的症状。对于癌症本身来说，它们没有显著的临床疗效。通过无创的、患者急需的和易于接受的干预疗法，辅助疗法可以很好地控制症状和提高患者的生活质量，上述优点已经得到循证医学的证实。辅助疗法几乎没有副作用，所以很受癌症患者的欢迎。

辅助疗法对卫生保健系统的影响

随着辅助疗法的盛行，卫生保健系统和所有的专科医学如肿瘤学等都受到影响。它已经影响到内科医生和其他保健医学医生的行医行为和思维,更为重要的是,也拓展了患者在治疗过程中的作用。

由于调查者不能从本质上区分开替代疗法和辅助疗法,在接下来的相关调查研究综述中我们将用首字母缩写"CAM"代替上述两种疗法。最近的一篇报道从总体上阐述了美国使用"CAM"后的最全面、最可靠的结果。国家健康中心在 2002 年对 31 044 位成人进行的国民健康问卷调查发现:75%的人使用了"CAM"中的一些疗法[1]。如把健康祷告的人排除在外,这个比例将会降到 50%。正如先前的调查研究发现的,接受"CAM"的大多数是女人、受过高等教育的人、曾住过院的人和吸烟者,这表明人们的健康意识正在逐步提升。

回顾一下 1998 年所做的一份系统调查[2]和之前一直到 1984 年的研究[3],尽管应用了不同的术语,但就北美地区的调查结果而言,"CAM"在癌症患者中很受欢迎。使用比例从 15%~70%不等。辅助疗法、替代疗法和"CAM"定义的不断变更或弃用使它们的使用范围也在不断地扩大。最近,来自欧洲[4]和日本[5]的大规模调研也得出了相似的结论。应用"CAM"疗法的人大多是年轻患者、受到良好教育的人和富有者,他们的期望和个人能力在选择采用哪种疗法时起到重要作用,这也是癌症患者调查研究中的另一个发现。相对于从自己的主管医生那里得到的有关"CAM"的信息,患者从大家共同认可的专业领域那里得到的信息要远远比前者多。

今天,"CAM"疗法已成为公开讨论的话题,在大众媒体上或互联网上我们经常可以了解到关于"CAM"的信息。杂志和电视也给大众提供了关于这种新疗法的一些细节。在大多数城镇,电话本黄页上都列出了多种多样的"CAM"疗法行医者。

事实上,对于大众来说,值得信赖的"CAM"信息是不断变化的。一些网站和出版商表面上看是非常客观的,但事实上常常被一些以盈利为目的的商业公司暗中操纵。那些不真实的信息到处蔓延。1999 年,美国联邦贸易协会宣称:在 15 000 到 17 000 多个与健康相关的网站中,有数百个网站为癌症和其他疾病宣传和销售假冒产品。2006 年 2 月,在谷歌中可以搜索到 2300 多万个关于替代癌疗法的网页,这个数字在 2004 年只有 800 万。这极有可能与那些推销伪疗法的公司急剧增多有关。

补充与替代疗法的主流应用

Maryland-Virginia[6]在一份对 295 名家庭医生进行的调查中发现:达 90%以上的人认为辅助疗法如(膳食和运动、行为治疗和催眠疗法)是合法的医疗行为。大多数人选择非专业医生,从那里得到相应的治疗或医疗服务。顺势疗法、美国本国医学和传统医学并不被看做合法行医。

因注意到患者对按摩疗法的浓厚兴趣,200 多位加拿大医生得到与上述相似的结论。他们认为按摩术、催眠术、针灸是最有效的"CAM"疗法。而顺势疗法和反射疗法的效果不是很好[7]。在英国,对 12 个研究进行的一项荟萃分析显示:英国医生认为辅助疗法疗效一般[8],而英国王室却极力推崇顺势疗法和其他辅助疗法,并强烈要求把它们融入到主流疗法中去。

除了由健康保险者提供的"CAM"覆盖面日益增加外,值得注意的是主流兴趣的最终目标是有关"CAM"的研究在著名医学杂志上的发表。随着时间的推移,著名的医学期刊中的论文主题不断变更。70 年代是关于庸医医术的实况报告,80 年代是关于患者对一些尚未被证实疗法的了解与应用的调查,90 年代中后期主要是关于一些实际研究的报道。

最近几年,美国医学协会期刊、新英格兰医学期刊、柳叶刀医学期刊、英国医学期刊,还有如癌症、临床肿瘤期刊等专科期刊都出版了许多关于辅助疗法的研究报告。在 1996 和 1997 两年,国家医学图书馆在医学期刊标题下增添了许多"CAM"的研究条款,同时开始出版原来未曾提及的替代医学期刊。总的来说,全方位的方法研究学已经成为主流,同时也成为知名度极高的机构的研究热点。综合肿瘤学已经成为肿瘤学的一个非正式的附属专业,并成为评价科研成果的标准。

国家健康协会活动

1992 年,由国会指定,国家健康协会建立了替代医学办公室。1998 年,美国国会把替代医学办公室纳入到 NCCAM,并资助 5 千万美金。2006 年其财政预算持续增长到 12 千万美元。

人们已经注意到了这些领域之间存在交叉，所以 NCCAM 把 CAM 分为四个领域：以生物为基础的医生、身心医学、被动锻炼医学和能量医学。此外，整个医学系统包含了许多其他领域。例如，传统中药学包含具有生物活性的植物、身心锻炼、操作技术和针灸。

国家癌症协会（NCI）在 1998 年创建了 OCCAM，以便协调和推动 NCI 在 CAM 的预防、诊断、癌症治疗、癌症相关症状和传统癌症治疗的副作用等方面的研究。自从 OCCAM 创建以来，国家癌症协会（NCI）的费用增加了 4 倍之多，1998 年是 2800 万，2009 年是 1.29 亿美元。研究资料涉及 400 多个研究项目，主要包括资金资助、合作协定、补充或合同 4 种形式。

医学院校和医学中心

CAM 课程在医学院校的开设说明它非常受人关注。1997 年，美国的 75 所医学类院校开设了关于 CAM 的选修课和部分必修课 [9]，从那时以后，教授 CAM 课程的院校逐渐增多 [10]。同时，无数医学中心开展了 CAM 方面的研究和临床服务项目。癌症项目和许多综合性癌症中心有的已经开始运行，有的正处于创建过程中。

医学课程多种多样，如基础部门、各种各样的临床服务（住院患者、门诊患者和社区患者）、入院方式（通过医生或患者自荐）、管理人员（医生、护士和 CAM 专家）和提供服务。它所提供的服务多种多样，包括单独的身心疗法、按摩术、药草和膳食补充以及一些非主流服务（灌肠和顺势疗法）。一些 CAM 项目被重新安排为支持服务，如情绪疗法、群组和个人咨询、艺术疗法、营养向导。

专业协会

专业协会正在积极地宣布辅助疗法在治疗肿瘤方面的重要性，并鼓励患者使用此疗法。综合肿瘤学协会这一国际组织已经创建，其主要作用是鼓励合理的临床一体化、科学的评估、循证医学信息的普及。综合医学协会的成员包括肿瘤专家和补充与替代疗法的研究人员。该组织的目标是把由研究得来的知识应用到临床实践，并教育公众和专业人士在癌症治疗中合理地使用补充与替代疗法。

费用和保险费的覆盖面

CAM 服务和其提供者已越来越多地被纳入了健康保险范围之内。有 30 多个保险公司，占蓝十字规划的一半之多，开始使用很多扩展保险覆盖率的方法。补充与替代疗法覆盖率的扩展是患者的需要，同时也是管理者消减或控制费用的需要。大多数替代疗法都可以让患者节省费用，假如膳食补充能替代处方药的话就可以节省很多。保险覆盖率因具体情况不同而不同。在美国，自然疗法被 100 多个医疗保险公司纳入医保范围之内。上述公司大多数聚集在阿拉斯加、康乃狄格和华盛顿州。针灸、按摩疗法和其他 CAM 服务也不断被纳入医保范围之内。华盛顿州要求非主流行医者不能公开行医，商业保险产品和费用不能超过癌症患者总费用的 2%[11]。

常用的癌症替代疗法

常用的癌症替代疗法从字面上看是替代主流癌症治疗，但都是尚未被证实的疗法。在本章末，一些有用的辅助疗法将一一涉及。

癌症治疗中的膳食和营养疗法

主流医学观点认为水果、蔬菜和纤维具有预防癌症的作用，禁止过多的食用脂肪类食品可以降低癌症风险。膳食疗法的提倡者认为除了上述作用外，食品或维生素还能治愈癌症。提倡者写了许多有关文章以阐述他们的观点，其中一篇的题目是："食品药学：喜人的新证据——食品是最好的药物，营养治愈的处方药和自然治愈的新选择。"

长寿膳食疗法日益受到人们的青睐。作为一种新疗法，它和美国农业饮食部门推荐的健康饮食金字塔疗法非常相似，唯一不同之处就是前者不包括奶制品和肉。这种疗法的能量来源分布如下：50%~60%的能量来自谷类、25%~30%来自蔬菜，其余的来自于豆类、海草和汤。所有的动物肉类、某些特定蔬菜和加工处理过的食物都没有被纳入，大豆类产品被积极地推荐。尽管这种疗法在出版物和网站上大力宣传，但是尚没有任何证据证明这种或其他膳食疗法对癌症治疗有效。

一些替代疗法行医者推出一种"碱性膳食"疗法，它的理论基础是：癌组织倾向于酸性，酸性能促进癌的生长，通过食用碱性食品，机体就可以抵抗肿瘤细胞的生长。其实，并不是酸性环境促进肿瘤的生长而是肿瘤的快速生长制造了一种酸性环境。而"碱性疗法"的提倡者恰恰忽略了这一点。此外，机体的pH值是很平稳的，进食碱性食物并不会使其产生明显的变化。尽管碱性食物包括水果和蔬菜，但酸性食物也包含了谷类、动物蛋白和健康合理饮食中的许多重要成分。一些极端的饮食方案对于癌症患者来说弊大于利。

新陈代谢疗法和解毒疗法

许多北美患者到提华纳和墨西哥去进行新陈代谢疗法治疗。同时，此疗法在欧洲部分地区和其他地方也得到广泛应用。这种疗法是膳食、维生素、矿物质、酶和解毒的联合应用。Gerson诊所是一家著名的新陈代谢疗法机构，他们的治疗理论基础是癌细胞的毒性产物聚积在肝，导致肝功能衰竭甚至死亡。Gerson疗法运用低盐、高钾、咖啡灌肠和每日一加仑水果蔬菜汁去抵抗肝损伤[12]。1997年，临床上已禁止使用液化生牛肝注射液，原因是它可能导致败血症。

其他诊所和医师的代谢治疗方案各具特色。每个人都使用一种个性化的膳食和解毒法。医生往往根据自己喜好往治疗方案在中添加一些别的成分。解毒作用对于机体是非常重要的，是机体自愈所必需的。代谢疗法也正是基于上述理论基础而开展的。医师认为，癌症和其他疾病是由毒素累积导致的，这是一个非生理学但又可信的观点。此观点来源于古埃及、印度医术，同时也是早期人们对疾病与死亡的理解，即疾病与死亡可能是结直肠内的食物腐败所导致的。腐败与清除是早期养生治疗的精髓，但是毒素的存在和清洗结肠的好处都没有被相关文献收录。

以前常采用的内部清洗现在已改进为可饮用液清洗方案，这样可以除去毒物并使机体尽快恢复。关于清洗法的许多改进可以在健康食品商店、书本和互联网上找到。液态黏土、车前子种子荚壳和水果汁的混合物可以清除空气污染物质和有害食品化学物质。这些物质是重要缓泻剂，给癌症患者使用过几天或几周后有潜在的危险性，我们应该密切关注。

大量维生素和调整分子治疗

一些患者和替代疗法行医者认为：大剂量的维生素（一天数百片）或静脉注射高剂量维生素能治愈癌症。1968年，诺贝尔获奖者莱纳斯鲍林首创了"调整分子"这个术语，并阐述了用大量营养品去治愈疾病的方法。他认为高剂量维生素C能治愈癌症[13]，但是临床试验反驳了他的观点。可是高剂量维生素和调整分子（后者添加了矿物质和其他营养品）疗法仍受到许多癌症患者的青睐。然而，高剂量维生素或调整分子疗法对治疗功能紊乱是否有效还不是很清楚。受试人群在补充β胡萝卜素的同时，其患肺癌的风险也增高了[14]。

癌症治疗的身心疗法

在美国，人的心态是否影响其身体健康是一个极其热门的话题。一些身心干涉疗法已经由原先的替代疗法、非主流疗法转变成为补充或支持疗法。知名文献已经收录了静心、生物反应和瑜伽在减轻压力、控制某些生理反应中的功效[15]。

身心疗法是否能治愈癌症还不能确定[16,17]。心理健康护理对于癌症患者来说是非常重要的，它是良好的癌症护理的基础部分之一。因此，大家的支持、融洽的医患关系、朋友及家人的感情支持对于患者来说是至关重要的。然而，患者的感情或情感活动是否能影响疾病的转归尚未得到证实。甚至，当患者已尽了最大努力，疾病还是在进展时，患者会产生内疚和不满足感[18]。

生物电磁学

生物电磁学是关于活组织与其电磁场之间相互作用的研究。此技术的提倡者认为：电磁场能穿透机体，治愈受损的组织，包括癌症。但尚未有同期的出版物能证实上述观点。尽管尚不能证实生物电磁力是否有效，但提倡者仍继续推崇这种疗法，并声称这种方法能治愈癌症和其他疾病。

在"人工疗法"这一章节，我们将进一步讨论和认识电磁疗法和其他与能量相关的疗法，并说明先前的疗法与现在流行的替代疗法间有显著的差异。早期的替代疗法观点与科学观点相辅相成。而现在，许多替代疗法神秘莫测并与科学和医学思想相违背。看起来好像是，新千年反而将上个世纪的理念进一步深化了。

替代医学系统

替代医学中包含了基于人体生理学的治愈体系，它不同于现代西方科学所认可的观点。传统中医学和印度草药学得到人们的广泛认可，它们都受到畅销书作家 Deepak Chopra 博士的极力推崇[9]。

草药学来自于梵语中的"生活"和"知识"。印度草药学是一种古老的治疗方法，它将人类的体形分成主要的三种。对于每一种体形都有相应的养生法，对于每一种疾病都有专业的治疗方法。

身心疗法也是该系统中的重要构成部分，它强调保持情绪平衡对于患者是非常重要的。通过练习瑜伽和静心治疗可以达到上述目的。印度草药学强调定期解毒和清理身体上的开口。

中医学根据机体与环境乃至宇宙间的关系去分析和认识机体。中医学认为生理学和疾病的概念是与古代中国的地质特征和自然力量相互交织在一起的。气是一种控制大自然的生命力，通过能量渠道（经络）在人体内流动。

十二条主要的经络被看做针灸的穴位，每个穴位对应机体的一个特定的器官或系统，所以，通过针灸或按压穴位也可以纠正生命力的失衡，否则，生命力的失衡将会导致相应器官出现问题。

尽管气或生命能量之力是否真的存在还未得到证实，但是针灸确实能导致神经系统产生生理变化，它还可以控制癌症患者的某些症状。太极是一种柔和的运动，通过身心疗法去提炼柔和的气流。对于老弱患者而言，它是一种非常有效的延缓衰老的方法[20]。中医学是一本药典，包括大量治愈疾病的方法，甚至癌症[21]。在美国和其他地方已开展了许多中草药的抗癌性和免疫调整优点的研究。

药物学和生物学治疗

药物学和生物学替代疗法具有侵犯性和生物活性，它们是否能应用于临床还存在争议。Stanislaw Burzynski 博士发明了一种抗癌药物，并且在他的德克萨斯州休斯顿的诊所中大量使用。某知名科学家做了一项实验分析，发现这种抗癌药物并不能改变肿瘤细胞的生物活性[22]。一些持乐观态度的报道支持对脑肿瘤患儿进行临床试验，但是 NIC 没有收集到足够的病例。虽然 Burzynski 已得到许可对一种新药进行进一步的调查研究，但是主流科学家认为这项实验的原始数据是难以理解的，此疗法也是无用且有毒性的。但是，Burzynski 和他的患者继续使用抗癌物质治疗，并直言不讳地宣称他的疗法是有效的。

已故的 Lawrence Burton 博士创造了一种免疫放大疗法（IAT），在他的巴哈马群岛诊所中能提供这种疗法。据说 IAT 制剂可以平衡机体内的 4 种蛋白，可以增强机体的免疫力。Burton 认为 IAT 治疗间皮瘤特别有效。关于 IAT 疗法效果的记录是非常少见的。Burton 死后，他的诊所还继续存在，但没有以前那么盛行。

古巴的一期电视秀报道了一则趣闻：鲸软骨可以使癌症患者的病情得到明显的缓解。1992 年，William Lane 在书上记载，鲸鱼不会得癌症。基于上述信息，人们对鲸软骨产生了极浓厚的兴趣。然而，在美国鲸软骨能使癌症缓解的观点遭到反驳。拥护者却认为鲸软骨具有抗癌血管生成的特性。最近，一个随机对照临床试验表明：对于进展期癌症患者，鲸软骨既不能延长生存期，也不能提高生活质量[23]。鲸软骨的口感不太好，患者通常很难接受。

Cancell 是另一种生物学疗法，可用于治疗很多疾病，在佛罗里达和美国中西部比较流行。拥护者宣称：Cancell 可以使癌细胞回到原始状态，那样癌细胞就容易被清除或丧失活性。美国的食品和药物管理局的试验研究表明：Cancell 只是一些普通化学物质的混合物，包括亚硝酸钠、氢氧化钾、硫酸和儿茶酚胺，并不能支持那些拥护者的观点[24]。

人工疗法

骨科医生和脊柱按摩医生是最早使用人工疗法的，今天大量的治疗也涉及了触摸和控制疗法，包括手法按摩。脊柱疗法治疗下腰痛受到 NIH 的一致支持[25]，但主流医生对其实用性有异议。人工疗法因其潜在的神经及其他方面的损伤，在肿瘤治疗的应用中仍有困难。

接触治疗（TT）是一种人工治疗方法，在护理人员中使用尤为普遍。虽然名称中有接触二字，但实际上并没有涉及任何直接的接触。在进行接触治疗时，治疗者在患者身体上方数英尺的地方移动他们的手掌，以将患者体内的"影响生命之气流动的阻塞物"清除。尽管美国医学协会期刊的一项研究表明即使有经验的 TT 师也不能够发现受试者的"能量之田"[26]，而主流科学家也不愿意接受它的基础前提，但是在北美的护理学校 TT 疗法依然作为一门课程进行传授，且美国和其他国家的护理人员也在使用。

无独有偶，灵气被定义为引导生命力量的精神力量，控制着患者周身的力量，且不涉及任何接触。在日本，这种力量称为"基里巴斯"，在中国传统中则称为"气"。一个小调查称：与接受普通治疗的患者相比，接受灵气治疗的患者能更好地控制癌症[27]。一项涉及 45 例患者的随机对照试验报道灵气治疗可以降低患者的心率和舒张压[28]。但是，生物"能量之田"是否存在和能否被医生控制的问题尚未得到令人信服的证实。

其他治疗方法也涉及对想象中的人体内"能量之田"的控制和个人特殊天赋在"能量治疗"中的运用。这种方法在世界上欠发达国家已流行了几个世纪[29]，在美国各地也越来越受到人们的青睐和认可。在美国的众多地区都有支持者宣称这种方法能治愈癌症患者。虽然患者接受了主流治疗后再行该治疗有一定的困难，但许多人坚信医师的能力，并且甚至不再进行手术切除肿瘤来配合医师的治疗。

癌症的草药疗法

传统民间治疗方法的应用历史源远流长，药草治疗就是其中典型的一部分。在世界上大多数地区的历史文化中，均有草药的记载，虽然许多草药疗法据称有抗癌作用，但仅有为数不多的几种作为替代癌症疗法得到广泛的认可。

数十年来，在北美依塞克（Essiac）一直被作为一种抗癌药物使用。它是由加拿大西南部的本土医生发现，后来由一名名叫 Rene Caisse（Essiac 正是 Caisse 的倒序）的加拿大护士予以推广。依塞克由 4 种草药组成：牛蒡、火鸡、大黄和栗色的光滑榆木。然而，NCI 和其他地区的研究者发现依塞克没有任何抗癌作用。

伊斯卡多是槲寄生的一种衍生物，它是在欧洲普遍使用的抗癌药物。据说在欧洲从德鲁依时代就一直用于民间的疾病治疗。在欧洲的主流抗癌诊所里，它主要与化疗药物合用。尽管这方面的研究很多，但是尚未见到确切的资料能说明伊斯卡多有效。

因为植物是许多高度有效的化疗制剂的来源，比如紫杉醇、立替康、长春瑞滨，所以在草药作为新抗癌药物发展方面投入大量人力物力就不足为奇了。虽然来自实验室的资料通常是充满希望的，但是临床资料却由于生物利用度和药动力学方面的问题一直令人失望。口服草药很难在靶组织中达到一个有效的浓度。

尽管有诸多局限，但一些产自亚洲的草药还是给肿瘤治疗带来了希望。几种从蘑菇中提取的复合物在日本已被批准用于癌症治疗。随机Ⅲ期试验也表明了其有效性。多糖类抗肿瘤制剂（PSK）是杂色云芝的提取物，许多关于多糖功能饮料的研究也在进行当中。PSK 是从裂褶菌赖以生存的培养物中提炼的，典型的临床试验对比了化疗或放疗药物加蘑菇提取液和单用传统治疗对食管癌和胃癌患者的效果后发现，PSK 组的生存率明显高于对照组[30-32]。

有人对结直肠癌行手术切除后的患者进行了关于 PSK 提取液的随机试验。试验组（n=120）应用 PSK 的中位生存期接近 5 年，而对照组仅为 4 年多[33]。随后的一项试验对行根治性切除的 462 名结直肠患者随机分组，一组给予 PSK，一组不给 PSK[34]。PSK 组术后患者的无病生存期和总生存期均明显高于对照组。在最近的随机试验中，口服 PSK 加替加氟或氟尿嘧啶治疗结直肠癌可降低复发率并增加Ⅲ期患者的生存率[35,36]。但在乳腺癌[37,38]和白血病[39]的治疗中结果却不如前者。

PC-SPES（PC 是前列腺癌，SPES 是拉丁语，意为希望）是 8 种草药的组合物，其中只有 1 种不是中药。无论是否依赖于男性的荷尔蒙，PC-SPES 都可以降低前列腺癌患者的前列腺特异性抗原水平[40-42]。同时也有患者生活质量改善的报道[41]。当发现其可能与抗焦虑和抗凝血酶制剂产生不良反应后，PC-SPES 于 2002 年早期就在市场上停售了。

小柴胡汤由 7 种植物组成，是一种治疗肝脏疾病的传统药物。它具有明显的抗多种癌症上皮增殖的作用，对肝细胞瘤尤为明显[43]。在一随机Ⅲ期试验中，260 例肝硬化患者被随机分组，分别服用或不服用小柴胡汤[44]。5 年的随访中，服用小柴胡汤组的肝细胞瘤的发病率比对照组低 1/3（23% 对 34%），死亡率降低了 40%（24% 对 40%）

在一项独立研究中，一种由 19 种源于传统草药的植物组成的 SV 汤被加入到了Ⅲ、Ⅳ期非小细胞肺癌的 12 例患者的饮食中。另选 13 例临床类似患者作为对照组。所有患者均接受传统治疗。对照组的中位生存期为 4 个月（平均 4.8 个月），试验组的中位生存期为 15.5 个月（平均 15 个月）。据报道这种非毒性植物汤药能改善患者的生活质量[45]。

这些调查显示：历史上的草药癌症疗法，若在应用到临床前就经过仔细研究和预先测试来确保药物的浓度和纯度，就可能成为有效而又无毒的癌症治疗方法。历史悠久的草药疗法的问题就在于它很少测试药物的纯度、检查药物的浓度及进行仔细研究。虽然如此，但它们仍然是一种常用方法。

辅助疗法

辅助疗法安全、无毒、无侵袭性，且使用方便、价格便宜。许多疗法可以通过自我管理来实现，这就意味着医生不必时刻守在患者的身边，同时也给患者一个少有但又很重要的机会，去评估他们维持健康的情况。支持或辅助治疗模式同样令人欣慰、舒适、易分神且有可靠的数据支持。

一些补充疗法，比如温水浴放松或绘制令人舒心的图画，直觉上就是惬意且有帮助的。本文挑选了几种重要的辅助疗法并进行了详细的回顾。这些疗法如音乐疗法、按摩针灸和身心疗法等解决了一些最普遍的、最困难的问题，这些问题是接受姑息治疗的患者必须面对的。虽然资料并不总是来自受关注的患者群体，研究表明这些具有最低限度的侵袭性和副作用的疗法，可有效地减少患者的焦虑、沮丧、疼痛、呼吸困难、恶心和疲劳[46]。

音乐疗法

培训音乐治疗师的专业音乐家就可以进行音乐治疗。他们常常是音乐治疗的专家，都能熟练地解决各种社会心理问题和临床难题，这些难题也都是患者及其家属所必须面对的。音乐疗法在姑息治疗中尤为有效。正式的音乐疗法用于姑息治疗在许多主要医疗机构中都是存在的。虽然音乐疗法可以追溯到流传已久的民间传说和希腊神话，但到近几年人们才对其进行了科学的研究。

一组对照试验表明，音乐疗法能带来情志和生理方面的益处，如减轻焦虑、压力、抑郁和疼痛。罹患心梗的患者、辅助通气的患者及行乙状结肠镜检查的患者，在进行音乐治疗后会显著地降低其心率、呼吸频率、焦虑指数[47]。其中现场演奏的音乐比录制的能更有效地减轻焦虑。

在外科手术前，随机对照试验表明音乐可减轻焦虑，并可降低与焦虑有直接生理相关性的血压与唾液腺皮质醇。在眼科手术中和术后的随机对照试验中，音乐可以降低血压和焦虑指数[48]，在女性子宫切除术中也有相似的结论[49]。

对于癌症患者[50]和伴有慢性疼痛的癌症患者[51]，音乐疗法均能有效地对抗试验因素引起的疼痛。与对照组相比，音乐降低了外科手术中的患者对止痛药的需求。随机地接受音乐干预的患者可显著地减轻疼痛，同时减少止痛药的使用。在一项可能为同类试验中规模最大的试验中，500 名手术患者随机分为三组，分别给予录播音乐、放松关节或两者相结合的处理措施，音乐既可以显著地缓解疼痛，又可以减轻与疼痛相关的焦虑[52]。音乐也可以帮助缓解患者的抑郁[53]。

对接受自体同源干细胞移植的癌症患者进行的随机对照试验表明，与对照组相比，音乐疗法组的焦虑、抑郁和总的情绪干扰分数都有显著的降低[54]。

按摩疗法

按摩疗法的益处得到了临终患者的证明[55]，这种干预疗法缓解疼痛的作用也得到了处于各期的癌症患者的肯定[56]。到目前为止最大的一项研究中，87 例癌症住院患者随机分组，部分接受足部按摩，部分作为对照组。两组间的差别具有显著性（P=0.001）[50]。灼伤后的患者又痛又痒，接受第一次按摩治疗后疼痛分数立即降低了 2/3，并且这种改善似乎是一个循序渐进的过程。对照组没有类似的改变。其他研究对受疼痛困扰的术后患者进行试验后也发现了类似的结果。在对 1290 名患者进行的关于按摩治疗前后症状严重程度的分析报道中，每个指标（疼痛、疲劳、压力/焦虑、抑郁等）均分成 0~10 级，试验组降低了近 50%，甚至等级很高的患者也有改善。在 48 小时内，这种改善会持续下去，且不会回到初始的基线水平[57]。

针灸

疼痛是针灸使用最为普遍且研究最多的指标。

针灸既能缓解急性疼痛（如治疗后的牙疼），又能缓解慢性疼痛（如头痛）[58,59]。最近对 570 名膝关节炎患者进行的随机对照试验发现，与未进行针灸组相比，进行了 26 周针灸治疗的患者疼痛和功能紊乱显著改善。在这项研究中,所有患者均接受了常规的骨关节炎治疗。8 周后出现功能上的而非疼痛方面的改善,说明长期的治疗才有可能获得全面的疗效[60]。

针灸对于治疗癌症引起的疼痛似乎很有效。对坚持服用药物但仍受疼痛困扰的患者进行了一项随机安慰剂对照试验。所有的 90 例患者随机分为三组:一组针灸于正确的穴位上（治疗组），一组针灸于非穴位点,另一组则在非穴位处按压。经过 2 个月的治疗后疼痛强度从基线降低了 36%,与对照组相比差异有统计学意义，对照组的疼痛减轻程度是很少的[61]。皮肤穿刺本身没有明显的止痛作用。研究者通过皮肤的电信号来选择针灸点。因为传统疗法经常遇到难以治疗的神经性疼痛，所以上述结果也就显得尤为重要。

针灸有助于减轻化疗引起的恶心、呕吐。在一项研究中,104 名接受催吐性化疗的乳腺癌患者被随机分成三组,分别接受 PC6 穴位的电针灸、在非穴位处给予小剂量的针灸或者单独给予药物治疗。与药物治疗组相比，电针灸组能显著降低总的呕吐事件的发生次数。大多数患者不知道他被分配到了哪一组[62]。针灸的疗效似乎不全归因于照顾、医患互动和安慰剂的使用。

据报道针灸可以减少口腔干燥的发病率。头颈部癌症的放疗引起的急慢性口腔干燥病即便使用了毛果芸香碱和氨磷汀可能也会持续下去，在非对照试验中,18 例头颈部癌症患者患有耐毛果芸香碱的口腔干燥症,针灸改善了其口腔干燥病的症状。在行雌激素或雄激素消融治疗时，乳腺癌患者或前列腺癌患者会有血管收缩的症状。几项非对照试验对用针灸治疗上述症状进行了研究。插入微型针灸针进行自我刺激减弱了 12 例患者中 8 例患者的与三苯氧胺相关的潮热症状[63]。在一系列乳腺癌[64]和前列腺癌[65]患者中也有相似的发现。几个临床研究中心正在进行对照试验。

另一个重要而又普遍存在的问题是放化疗后的疲劳，还没有公认的疗法可以纠正患者无明确病因的疲劳,正如贫血一样。在一项针对化疗致疲劳的非对照试验中，进行针灸治疗 6 周致疲劳发生率降低

了 31%。在这些在基线水平有严重疲劳的患者中,79%随访时已无严重疲劳症状[66]。然而,在另一个临床研究中心，接受常规治疗的患者中仅 24%的疲劳症状有所缓解[67]。

身心疗法改善生活质量

行身心疗法的各组,以各种方式进行调整以减少压力和促进放松。催眠疗法能降低儿童由化疗引起的恶心、呕吐,也能控制焦虑和恶心。催眠疗法治疗疼痛已得到肯定[68],其他技术如幻视的、逐步放松疗法也可减轻疼痛,促进健康[69]。

静心疗法有助于缓解压力。在一项随机对照试验中,109 名癌症患者参加基于情绪的压力缓解计划,7 周后心情紊乱和压力症状都有明显的缓解[70]。一项关于乳腺癌和前列腺癌患者的研究显示:总的生活质量、压力、睡眠质量有明显的改善,但是症状的改善与参与该试验或家庭护理没有显著的相关性[71]。

瑜伽将躯体运动、呼吸控制和静心疗法结合在一起，改善了控制组中 39 例淋巴瘤患者的睡眠质量。与对照组相比，练习一种控制呼吸和静心疗法相结合的瑜伽,明显减轻了患者的睡眠干扰[72]。基于情绪的减压疗法应当被大力推广，以给患者带来更多的益处[73]。

其他疗法

将宠物用于治疗（即所谓的宠物疗法）被认为有助于减少孤独感,且能改善生活质量,尤其是对年老的、独身的、精神错乱的患者。研究者在精神病患者中对大量宠物疗法进行调查。在 NIH 临床中心，针对行姑息治疗且有疼痛的癌症患者进行了随机对照临床试验,于 2005 年开始收集病例。这项研究将会对宠物疗法怎样影响患者的疼痛进行详细的调查。

艺术疗法是一种行为模式疗法,它用一种创造性表达来帮助患者锻炼应对能力。许多癌症研究中心提供基于修养的或者由专业美术治疗师指导的艺术表达的训练。一些报道显示,经历痛苦的治疗过程的白血病儿童能很好地配合艺术治疗,艺术疗法也能降低或减少癌症患者家人的焦虑和压力。虽然关于艺术疗法的科学研究很少,但是有一点很清楚:许多患者享

受了这种创造性活动,且这种享受本身就是一个重要的结局。

其他辅助疗法,如精神护理、咨询和群体支持,数十年来一直是支持和姑息治疗的一部分。在这里讨论的辅助疗法是减轻症状和提高生活质量的一个扩展。我们的挑战就在于帮助患者避免使用无效的尚未被证明的疗法,同时也保证他们得到本文所回顾的那些安全无害的有益的辅助疗法[74]。

膳食补充品的管理和安全问题

今天癌症患者和广大民众经常使用的非传统疗法:包含维生素的辅助饮食疗法、顺式疗法、草药疗法、抗氧化剂和其他非处方药,这些可能是比较流行的非传统疗法。因此制定一套法定的准则去监控草药的加工和存放,并进行质量监控和督察是非常必要的。如果没有这种强制性准则,几乎没有公司自愿加强质量评估和监控。对于污染产品和做虚假广告宣传的产品,消费者保护协会和行政执法机构并不能提供有效的监管和赔偿。因为现行的联邦法则不允许对柜台销售的 20 000 种食物进行系统的分析和持续的检查。

除了那些主流疗法以外,癌症患者也使用许多非处方草药去治疗癌症,甚至是完全替代主流治疗。因此,进一步了解草药是否具有毒性,是否与其他有利于癌症治疗的药物有拮抗作用是非常重要的。因为美国食品药品管理局和其他任何相关机构都没有检测过草药的安全性和有效性,所以几乎没有对几种草药进行正规的副作用检测或质量监控。但是,基于大众使用非处方药的经历和反映,一些相关的检查法规和措施已陆续出台。

据相关文献报道,一些中药疗法有严重的肝功能和肾功能损伤,并且"自然"产品与患者的认识不同,未必就是安全的或无害的[24]。显然大多数人没有注意到,草药本质上是多种化学物质构成的天然药物的稀释物,且其中大多数中药并没有相关记载,是否有效也不能确定。

再有,草药与西药间的相互作用是一个令人头疼的问题。采用化疗和其他主流疗法的患者不应该再服用草药。同样的,对接受放疗的患者也应该给予足够的重视,因为一些草药可以使皮肤光过敏,导致严重的副反应。一些草药还会影响凝结物的形成,导致血压波动和一些意料之外的麻醉作用[24]。一些草药如野甘菊、大蒜、姜、银杏具有抗凝作用,不应该与华法林、肝素钠、阿司匹林及其他相关药剂同服。对于肝肾功能不健全的患者,中西药间的相互作用显得更加危险。草药可以通过细胞色素P450体系改变处方药的代谢过程,或增加副作用,或减弱药效[24]。

加利福尼亚健康部门发现,在研究过的亚洲专利药品中,1/3 以上的药物中汞和其他有毒金属超标。相关部门已经报道了洋地黄中毒导致心脏功能衰竭的几个病例[75]。PC-SPES 是一种药草混合物,作为一种抗前列腺癌的药物曾在 2002 年一度盛行。但是,最后发现其中含有处方药成分[76]。总之,由于膳食抗氧化剂与放疗和某些化疗药剂间存在相互作用,因而对膳食抗氧化剂的关注也越来越多[77]。

上述问题已如此重要和严峻,除了寄希望于食品供应公司加强管理外,也应该出台政府督察计划。来自生产商和市场销售商的信息存在偏倚和利益冲突。表 12.1 中列出了一些值得信赖的信息资源,而在表 12.2 中列出了一些可能具有严重副作用的草药或其他膳食供应商。

补充与替代医学的行医者和行医行为

补充与替代医学的行医者主要包括以下几类:脊柱按摩师、自然疗法医师、针灸师。他们常常从事于有关草药疗法的中医学[78]。

脊柱按摩医学需要 4 年的训练,除肌肉与骨骼的按摩外,学生还要掌握初级临床服务,如健康保健、疾病诊断、初级护理等等。15%的临床训练针对于器官系统而不是肌肉与骨骼系统。在哥伦比亚所有 50 个州和行政区,脊柱按摩师都可以申请营业执照。脊柱按摩师的认证机构成立于 1971 年,在 1982 年进行了一次标准化的全国性考试[78,79]。

为了培育初级护理医疗者,需经过 4 年的自然疗法教育培训才有可能被授予自然疗法医学的学位。培训中主要强调怎么才能更好地促进健康、治愈疾病和运用自然疗法。2005 年 1 月,美国原先的 13 个州都已允许授权自然疗法医师[80]。自然疗法医师的认证机构成立于 1978 年,在 1986 年进行了首次标准化考试。

表 12.1

关于补充与替代医学值得信赖的在线信息资源

组织/资源	网站
国家补充与替代医学中心	http://nccam.nih.gov/
国立癌症研究所,癌补充与替代医学办公室	http://www.cancer.gov/cam/index.html
美国癌症协会	http://www.Cancer.org/doctoot/ETO/ETO -5.asp?sitearea =
美国农业、食品与营养信息部门中心	ETO
美国健康协会,膳食补充办公室	http://www.nal.usda.gov/fnic
美国药典,美国药典核实	http://dietary-supplements.info.nih.gov
维基百科,所有草药和补充品	http://www.usp.org/USPVerified/dietarySupplements
斯隆-凯德琳癌症纪念研究中心。关于药草、植物及其他补充品	http://www.nlm.nih.gov/medlineplus/druginfo/herb-All.html
	http://www.mskcc.org/aboutherbs
德森癌症中心,补充/综合医学	http://www.mdanderson.org/departments/CIMER
国家研究院医学研究所,食物与营养委员会	http://www.iom.edu/board.asp?id=3788

针灸医学和草药医学都需要培训 3 年。他们使用脉诊和其他中医医术诊断疾病,运用针灸和草药疗法治疗常见病。针灸医师已在 34 个州得到认可,并被授予行医执照。在 MD 的监督下,另外 3 个司法机构也可以批准授权其行医行为[81]。1982 年,针灸医师得到认可,并进行了一次标准化的国家测试[82]。在一些州,没有经过额外培训的内科医生也被授权了针灸治疗资格,其他州的内科医生必须经过至少 200~300 小时的专业培训才可以在行医中运用针灸疗法。

总 结

替代癌疗法充分抓住了患者绝望和害怕的心理特点,欺骗性产品和养生疗法非常常见。上述疗法并不能替代主流抗癌治疗。相反,辅助疗法具有可行性。它可以辅助地应用于临床治疗,以缓解症状和提高患者的生活质量。按摩疗法、针灸疗法、音乐疗法、静心疗法、自我催眠疗法及其他身心疗法是辅助疗

表 12.2

草药产品和其他膳食补充品潜在的严重的副作用

产品	副作用
含马兜铃酸(马兜铃属、千金藤、细辛的物种)的产品	肾毒性导致肾衰竭
含生物碱的康复力产品(普通康复力、带刺康复力、俄罗斯康复力)	肝毒性,肝小静脉闭塞
含麻黄碱的产品	拟交感神经兴奋活性、高血压、心悸亢进、增加中风的危险、心脏病发作、心脏衰竭
含雄烯二醇的产品(常常用于合成肌肉及增强肌肉活动)	雄激素和雌激素效应
含有能缓解焦虑和压力成分的卡法椒	肝毒性
圣约翰的麦芽汁常用于治疗抑郁	有效诱导细胞色素 P450 3A4、改变许多药物的代谢
铯疗法常用于是身体碱化的癌治疗	低钾血、延长 QT 间期、心率紊乱

来自美国食品药物管理局。

改编于美国食品药物网站。

法的典范，它们可以有效缓解患者的躯体和情绪症状。注册执业医师应该掌握上述疗法，并应用于癌症患者的治疗中。草药和其他植物正处于研究阶段，且有很大的应用前景。但是由于质量监控、中西药间相互作用和毒性的问题，使用上述药物还具有一定的风险。所以，接受积极治疗、处方药物治疗的患者是否使用上述药物治疗还值得考虑。肿瘤学家应该能够分析出辅助和替代疗法的利与弊，至少能够指引患者从值得信赖的信息资源和专家教授那里获得可靠的信息。

（赵敬柱 译）

参考文献

1. Barnes PM, Powell-Griner E, McFann K, Nahin RL. Complementary and alternative medicine use among adults: United States, 2002. *Adv Data* 2004; 343:1–19.
2. Ernst E, Cassileth BR. The prevalence of complementary/alternative medicine in cancer: a systematic review. *Cancer* 1998;83(4):777–782.
3. Cassileth BR, Lusk EJ, Strouse TB, Bodenheimer BJ. Contemporary unorthodox treatments in cancer medicine. A study of patients, treatments, and practitioners. *Ann Intern Med* 1984;101(1):105–112.
4. Molassiotis A, Fernandez-Ortega P, Pud D, et al. Use of complementary and alternative medicine in cancer patients: a European survey. *Ann Oncol* 2005;16(4):655–663.
5. Hyodo I, Amano N, Eguchi K, et al. Nationwide survey on complementary and alternative medicine in cancer patients in Japan. *J Clin Oncol* 2005; 23(12):2645–2654.
6. Berman BM, Singh BK, Lao L, Singh BB, Ferentz KS, Hartnoll SM. Physicians' attitudes toward complementary or alternative medicine: a regional survey. *J Am Board Fam Pract* 1995;8(5):361–366.
7. Verhoef MJ, Sutherland LR. General practitioners' assessment of and interest in alternative medicine in Canada. *Soc Sci Med* 1995;41(4):511–515.
8. Ernst E, Resch KL, White AR. Complementary medicine. What physicians think of it: a meta-analysis. *Arch Intern Med* 1995;155(22):2405–2408.
9. Wetzel MS, Eisenberg DM, Kaptchuk TJ. Courses involving complementary and alternative medicine at US medical schools. *JAMA* 1998;280(9):784–787.
10. Brokaw JJ, Tunnicliff G, Raess BU, Saxon DW. The teaching of complementary and alternative medicine in U.S. medical schools: a survey of course directors. *Acad Med* 2002;77(9):876–881.
11. Lafferty WE, Bellas A, Corage Baden A, Tyree PT, Standish LJ, Patterson R. The use of complementary and alternative medical providers by insured cancer patients in Washington State. *Cancer* 2004;100(7):1522–1530.
12. Green S. A critique of the rationale for cancer treatment with coffee enemas and diet. *JAMA* 1992;268(22):3224–3227.
13. Moertel CG, Fleming TR, Creagan ET, Rubin J, O'Connell MJ, Ames MM. High-dose vitamin C versus placebo in the treatment of patients with advanced cancer who have had no prior chemotherapy. A randomized double-blind comparison. *N Engl J Med* 1985;312(3):137–141.
14. The Alpha-Tocopherol, Beta Carotene Cancer Prevention Study Group. The effect of vitamin E and beta carotene on the incidence of lung cancer and other cancers in male smokers. *N Engl J Med* 1994;330(15):1029–1035.
15. NIH Technology Assessment Panel on Integration of Behavioral and Relaxation Approaches into the Treatment of Chronic Pain and Insomnia. Integration of behavioral and relaxation approaches into the treatment of chronic pain and insomnia. *JAMA* 1996;276(4):313–318.
16. Cunningham AJ, Edmonds CV, Jenkins GP, Pollack H, Lockwood GA, Warr D. A randomized controlled trial of the effects of group psychological therapy on survival in women with metastatic breast cancer. *Psychooncology* 1998; 7(6):508–517.
17. Gellert GA, Maxwell RM, Siegel BS. Survival of breast cancer patients receiving adjunctive psychosocial support therapy: a 10-year follow-up study. *J Clin Oncol* 1993;11(1):66–69.
18. Cassileth BR. The social implications of mind-body cancer research. *Cancer Invest* 1989;7(4):361–364.
19. Chopra D. *Ageless Body, Timeless Mind*. New York, NY: Harmony Books; 1993.
20. Henderson NK, White CP, Eisman JA. The roles of exercise and fall risk reduction in the prevention of osteoporosis. *Endocrinol Metab Clin North Am* 1998;27(2):369–387.
21. Cai Y, Luo Q, Sun M, Corke H. Antioxidant activity and phenolic compounds of 112 traditional Chinese medicinal plants associated with anticancer. *Life Sci* 2004;74(17):2157–2184.
22. Green S. 'Antineoplastons'. An unproved cancer therapy. *JAMA* 1992;267 (21):2924–8.
23. Loprinzi CL, Levitt R, Barton DL, et al. Evaluation of shark cartilage in patients with advanced cancer. *Cancer* 2005;104(1):176–182.
24. Memorial Sloan-Kettering Cancer Center. About herbs, botanicals and other products. Available at http://www.mskcc.org/mskcc/html/11570.cfm. Accessed March 6, 2007.
25. Lawrence DJ. Report from the Consensus Conference on the Validation of Chiropractic Methods. *J Manipulative Physiol Ther* 1990;13(6):295–296.
26. Rosa L, Rosa E, Sarner L, Barrett S. A close look at therapeutic touch. *JAMA* 1998;279(13):1005–1010.
27. Olson K, Hanson J, Michaud M. A phase II trial of Reiki for the management of pain in advanced cancer patients. *J Pain Symptom Manage* 2003; 26(5):990–997.
28. Mackay N, Hansen S, McFarlane O. Autonomic nervous system changes during Reiki treatment: a preliminary study. *J Altern Complement Med* 2004; 10(6):1077–1081.
29. Cassileth BR, Vlassov VV, Chapman CC. Health care, medical practice, and medical ethics in Russia today. *JAMA* 1995;273(20):1569–1573.
30. Niimoto M, Hattori T, Tamada R, Sugimachi K, Inokuchi K, Ogawa N. Postoperative adjuvant immunochemotherapy with mitomycin C, futrafal and PSK for gastric cancer. An analysis of data on 579 patients followed for five years. *Jpn J Surg* 1988;18(6):681–686.
31. Nakazato H, Koike A, Saji S, Ogawa N, Sakamoto J. Efficacy of immunochemotherapy as adjuvant treatment after curative resection of gastric cancer. Study Group of Immunochemotherapy with PSK for Gastric Cancer. *Lancet* 1994;343(8906):1122–1126.
32. Ogoshi K, Satou H, Isono K, Mitomi T, Endoh M, Sugita M. Immunotherapy for esophageal cancer. A randomized trial in combination with radiotherapy and radiochemotherapy. Cooperative Study Group for Esophageal Cancer in Japan. *Am J Clin Oncol* 1995;18(3):216–222.
33. Torisu M, Hayashi Y, Ishimitsu T, et al. Significant prolongation of disease-free period gained by oral polysaccharide K (PSK) administration after curative surgical operation of colorectal cancer. *Cancer Immunol Immunother* 1990;31(5):261–268.
34. Mitomi T, Tsuchiya S, Iijima N, et al. Randomized, controlled study on adjuvant immunochemotherapy with PSK in curatively resected colorectal cancer. The Cooperative Study Group of Surgical Adjuvant Immunochemotherapy for Cancer of Colon and Rectum (Kanagawa). *Dis Colon Rectum* 1992;35 (2):123–130.
35. Ohwada S, Kawate S, Ikeya T, et al. Adjuvant therapy with protein-bound polysaccharide K and tegafur uracil in patients with stage II or III colorectal cancer: randomized, controlled trial. *Dis Colon Rectum* 2003;46(8):1060–1068.
36. Ohwada S, Ikeya T, Yokomori T, et al. Adjuvant immunochemotherapy with oral tegafur/uracil plus PSK in patients with stage II or III colorectal cancer: a randomised controlled study. *Br J Cancer* 2004;90(5):1003–1010.
37. Toi M, Hattori T, Akagi M, et al. Randomized adjuvant trial to evaluate the addition of tamoxifen and PSK to chemotherapy in patients with primary breast cancer. 5-Year results from the Nishi-Nippon Group of the Adjuvant Chemoendocrine Therapy for Breast Cancer Organization. *Cancer* 1992; 70(10):2475–2483.
38. Iino Y, Yokoe T, Maemura M, et al. Immunochemotherapies versus chemotherapy as adjuvant treatment after curative resection of operable breast cancer. *Anticancer Res* 1995;15(6B):2907–2911.
39. Ohno R, Yamada K, Masaoka T, et al. A randomized trial of chemoimmunotherapy of acute nonlymphocytic leukemia in adults using a protein-bound polysaccharide preparation. *Cancer Immunol Immunother* 1984;18 (3):149–154.
40. Small EJ, Frohlich MW, Bok R, et al. Prospective trial of the herbal supplement PC-SPES in patients with progressive prostate cancer. *J Clin Oncol* 2000;18(21):3595–3603.
41. Pfeifer BL, Pirani JF, Hamann SR, Klippel KF. PC-SPES, a dietary supplement for the treatment of hormone-refractory prostate cancer. *BJU Int* 2000; 85(4):481–485.
42. Oh WK, George DJ, Hackmann K, Manola J, Kantoff PW. Activity of the herbal combination, PC-SPES, in the treatment of patients with androgen-independent prostate cancer. *Urology* 2001;57(1):122–126.
43. Yano H, Mizoguchi A, Fukuda K, et al. The herbal medicine Sho-saiko-to inhibits proliferation of cancer cell lines by inducing apoptosis and arrest at the G0/G1 phase. *Cancer Res* 1994;54(2):448–454.
44. Oka H, Yamamoto S, Kuroki T, et al. Prospective study of chemoprevention of hepatocellular carcinoma with Sho-saiko-to (TJ-9). *Cancer* 1995;76(5): 743–749.
45. Sun AS, Ostadal O, Ryznar V, et al. Phase I/II study of stage III and IV non-small cell lung cancer patients taking a specific dietary supplement. *Nutr Cancer* 1999;34(1):62–69.
46. Deng G, Cassileth BR, Yeung KS. Complementary therapies for cancer-related symptoms. *J Support Oncol* 2004;2(5):419–426; discussion 27–29.
47. Chlan L, Evans D, Greenleaf M, Walker J. Effects of a single music ther-

apy intervention on anxiety, discomfort, satisfaction, and compliance with screening guidelines in outpatients undergoing flexible sigmoidoscopy. *Gastroenterol Nurs* 2000;23(4):148–156.

48. Allen K, Golden LH, Izzo JL, Jr, et al. Normalization of hypertensive responses during ambulatory surgical stress by perioperative music. *Psychosom Med* 2001;63(3):487–492.
49. Mullooly VM, Levin RF, Feldman HR. Music for postoperative pain and anxiety. *J N Y State Nurses Assoc* 1988;19 (3):4–7.
50. Beck SL. The therapeutic use of music for cancer-related pain. *Oncol Nurs Forum* 1991;18(8):1327–1337.
51. Zimmerman L, Pozehl B, Duncan K, Schmitz R. Effects of music in patients who had chronic cancer pain. *West J Nurs Res* 1989;11(3):298–309.
52. Good M, Stanton-Hicks M, Grass JA, et al. Relaxation and music to reduce postsurgical pain. *J Adv Nurs* 2001;33(2):208–215.
53. Hanser SB, Thompson LW. Effects of a music therapy strategy on depressed older adults. *J Gerontol* 1994;49(6):P265–P269.
54. Cassileth BR, Vickers AJ, Magill LA. Music therapy for mood disturbance during hospitalization for autologous stem cell transplantation: a randomized controlled trial. *Cancer* 2003;98(12):2723–2729.
55. Wilkinson S, Aldridge J, Salmon I, Cain E, Wilson B. An evaluation of aromatherapy massage in palliative care. *Palliat Med* 1999;13(5):409–417.
56. Ferrell-Torry AT, Glick OJ. The use of therapeutic massage as a nursing intervention to modify anxiety and the perception of cancer pain. *Cancer Nurs* 1993;16(2):93–101.
57. Cassileth BR, Vickers AJ. Massage therapy for symptom control: outcome study at a major cancer center. *J Pain Symptom Manage* 2004;28(3):244–249.
58. NIH Consensus Conference. Acupuncture. *JAMA* 1998;280(17):1518–1524.
59. Melchart D, Linde K, Fischer P, et al. Acupuncture for recurrent headaches: a systematic review of randomized controlled trials. *Cephalalgia* 1999;19(9):779–786; discussion 65.
60. Berman BM, Lao L, Langenberg P, Lee WL, Gilpin AM, Hochberg MC. Effectiveness of acupuncture as adjunctive therapy in osteoarthritis of the knee: a randomized, controlled trial. *Ann Intern Med* 2004;141(12):901–910.
61. Alimi D, Rubino C, Pichard-Leandri E, Fermand-Brule S, Dubreuil-Lemaire ML, Hill C. Analgesic effect of auricular acupuncture for cancer pain: a randomized, blinded, controlled trial. *J Clin Oncol* 2003;21(22):4120–4126.
62. Shen J, Wenger N, Glaspy J, et al. Electroacupuncture for control of myeloablative chemotherapy-induced emesis: a randomized controlled trial. *JAMA* 2000;284(21):2755–2761.
63. Towlerton G, Filshie J, O'Brien M, Duncan A. Acupuncture in the control of vasomotor symptoms caused by tamoxifen. *Palliat Med* 1999;13(5):445.
64. Porzio G, Trapasso T, Martelli S, et al. Acupuncture in the treatment of menopause-related symptoms in women taking tamoxifen. *Tumori* 2002;88 (2):128–130.
65. Hammar M, Frisk J, Grimas O, Hook M, Spetz AC, Wyon Y. Acupuncture treatment of vasomotor symptoms in men with prostatic carcinoma: a pilot study. *J Urol* 1999;161(3):853–856.
66. Vickers AJ, Straus DJ, Fearon B, Cassileth BR. Acupuncture for postchemotherapy fatigue: a phase II study. *J Clin Oncol* 2004;22(9):1731–1735.
67. Escalante CP, Grover T, Johnson BA, et al. A fatigue clinic in a comprehensive cancer center: design and experiences. *Cancer* 2001;92(suppl 6):1708–1713.
68. Sellick SM, Zaza C. Critical review of 5 nonpharmacologic strategies for managing cancer pain. *Cancer Prev Control* 1998;2(1):7–14.
69. Walker LG, Walker MB, Ogston K, et al. Psychological, clinical and pathological effects of relaxation training and guided imagery during primary chemotherapy. *Br J Cancer* 1999;80(1–2):262–268.
70. Speca M, Carlson LE, Goodey E, Angen M. A randomized, wait-list controlled clinical trial: the effect of a mindfulness meditation-based stress reduction program on mood and symptoms of stress in cancer outpatients. *Psychosom Med* 2000;62(5):613–622.
71. Carlson LE, Speca M, Patel KD, Goodey E. Mindfulness-based stress reduction in relation to quality of life, mood, symptoms of stress and levels of cortisol, dehydroepiandrosterone sulfate (DHEAS) and melatonin in breast and prostate cancer outpatients. *Psychoneuroendocrinology* 2004;29(4):448–474.
72. Cohen L, Warneke C, Fouladi RT, Rodriguez MA, Chaoul-Reich A. Psychological adjustment and sleep quality in a randomized trial of the effects of a Tibetan yoga intervention in patients with lymphoma. *Cancer* 2004; 100(10):2253–2260.
73. Shapiro SL, Bootzin RR, Figueredo AJ, Lopez AM, Schwartz GE. The efficacy of mindfulness-based stress reduction in the treatment of sleep disturbance in women with breast cancer: an exploratory study. *J Psychosom Res* 2003; 54(1):85–91.
74. Cassileth B. *The Alternative Medicine Handbook: The Complete Reference Guide to Alternative and Complementary Therapies*. New York, NY: WW Norton; 1998.
75. Slifman NR, Obermeyer WR, Aloi BK, et al. Contamination of botanical dietary supplements by *Digitalis lanata*. *N Engl J Med* 1998;339(12):806–811.
76. Walsh PC. Prospective, multicenter, randomized phase II trial of the herbal supplement, PC-SPES, and diethylstilbestrol in patients with androgen-independent prostate cancer. *J Urol* 2005;173(6):1966–1967.
77. Labriola D, Livingston R. Possible interactions between dietary antioxidants and chemotherapy. *Oncology (Huntingt)* 1999;13(7):1003–1008; discussion 8, 11, 12.
78. Cooper RA, Henderson T, Dietrich CL. Roles of nonphysician clinicians as autonomous providers of patient care. *JAMA* 1998;280:795–802.
79. American Chiropractic Association. *Chiropractic: State of the Art*. Arlington, Va.: American Chiropractic Association; 1994.
80. Lawton S. Naturopathy online Web site. Available at http://www. naturopathyonline.com/. Accessed March 6, 2007.
81. Ergil KV. *Acupuncture*. 1997;15:1–34.
82. Council of Colleges of Acupuncture and Oriental Medicine Web site. Available at http://www.ccaom.org/. Accessed March 6, 2007.

第 13 章
疼痛与症状控制

Russell K. Portenoy, Craig D. Blinderman

绪 论

大约有 30%~50% 接受抗癌治疗的癌症患者和75%~90% 的进展期疾病患者由于严重慢性疼痛而采用阿片类药物治疗[1-3]。除了疼痛以外的其他症状在肿瘤患者中也很普遍,尤其是疾病处于进展期的[4]。不幸的是,在对疾病与症状的控制中存在许多困难,并且由于不适当治疗以及其他问题所引起的症状困扰在实践中普遍存在。这些问题与缺乏临床知识和技术,卫生保健系统不足导致患者无法得到诊治,以及部分患者的疼痛症状未能上报有关。为了改善患者的预后,需要采取一些策略来解决这些困难。临床医生教育必须重视疼痛评估以及其他症状,现在已有许多方法能够做到这一点。

诊治的定义和模式

疼痛、伤害和痛苦

国际疼痛研究协会对疼痛的定义是"一种不愉快的感觉和情感经历,伴随着实质或潜在的组织损伤,或者可以用创伤这个词来描述"[5]。为了阐明疼痛评估的方法,应该把疼痛从伤害和痛苦中区分出来。

伤害是由于潜在组织损伤刺激传入神经系统所产生的一种活动。一旦鉴定出组织损伤,就可以从临床推断伤害存在。疼痛是伤害的感觉,并且在由于任何因素导致组织损伤不再存在时疼痛依然存在。据推断,神经性疼痛综合征是由神经系统的瘤变所引起的,所谓的心理性疼痛是精神紊乱造成的。

任何对人体完整性造成威胁的都可被称为痛苦,它可能是由于无法解除的症状(包括疼痛)、精神性或心理性的紊乱和精神苦恼造成的[6,7]。其他因素,比如经济问题,也可能是其原因。心理和精神方面强弱不同的患者在面对症状或其他经历时,感受到的痛苦程度也不同。

支持治疗和姑息治疗

最佳的支持治疗定义是旨在控制抗瘤治疗的干预措施。从这个角度看,支持治疗包括应用血液制品、生长因子、抗生素、症状控制方法和强调治疗后心理影响的干预方法。

世界卫生组织把姑息治疗定义为"一种提高患有危及生命的疾病的患者及家人生活质量的方法,通过早期确认、完整的评价和治疗疼痛以及其他身体的、心理的和精神的问题来减轻患者的痛苦"[8]。姑息治疗应贯穿治疗疾病的全部过程,并且必须在患者生命晚期强化应用。姑息治疗的目标包括症状控制,患者、家属、治疗团队以及其他人员之间的有效沟通,心理困扰和精神异常的控制以及对旨在解除社会孤立感和精神困扰的治疗的支持。姑息治疗意识到了在家庭中提供支持以及减少护理者麻烦与负担的需要。对于疾病进展期患者,姑息治疗设法解决了无痛苦而又有尊严地死亡这一问题,并通过支持以及正式的居丧服务来帮助处在深切悲痛中的家庭。

姑息治疗应该被认为是肿瘤治疗中有意义的方法。肿瘤学医生和其他肿瘤治疗团队成员正在致力于解决患者关注的一系列问题,这可以认为是普通水平的姑息治疗。当姑息治疗后仍然存在困扰时,肿瘤科医生一般会把患者提升到专家级服务水平。经筛选合格的患者和临终患者可以通过以卫生机构为基础的计划获得专家级水平的姑息治疗。在美国,临终关怀和姑息治疗医学不久将成为医学和其他卫生领域的一个正式分科,并且也会得到卫生机构或临终关怀医院的大力提倡。对专家级姑息治疗需要的认识和专家团队的选择应该是肿瘤学医生和其他相关人员必须具备的能力。

癌性疼痛的评价及治疗

疼痛是一种普遍存在的痛苦症状,通常被认为是帮助治疗其他癌症相关症状的指南的模型。对于大多数患者,多维的评估加随后简单的治疗策略就能使疼痛得到较好的控制。

疼痛的特点

疼痛应该用以下几个临床相关术语来描述:暂时性特征、部位和放射类型、强度、性质以及诱发缓解因素。通过这些信息结合体格检查和影像学检查就能鉴别出某种特殊的疼痛综合征,然后可以依据潜在的病生理学得到推断。

急性疼痛通常会有明显的发作及容易辨别的因素(比如外科切口)。如果与其他因素相关的话,这些因素通常是焦虑、呻吟、表情痛苦和交感神经功能亢进(包括心动过速、高血压和发汗)。

相反,慢性疼痛以不明原因的发作和持续的症状起伏为特点。通常缺少明显的疼痛行为和交感神经过度兴奋,一些植物信号包括倦怠、睡眠紊乱、厌食可能会出现。部分患者可能出现临床抑郁症状。

大多数慢性疼痛的患者也会经历周期性的疼痛加剧或"爆发痛"[10]。爆发痛的一个亚型是"偶然痛",它也是在随意活动中突然发生的。对爆发痛问题的重视支持我们在长期阿片类药物治疗中使用所谓的"挽救"剂量(根据需要给予短效的阿片类药物)。

病因学和推断的病理生理学

在大多数癌症患者中,疼痛与一种潜在的感受性伤害有关,通常是由肿瘤直接侵袭疼痛敏感的结构所引起的[10]。最常见的是骨损伤,但是神经组织受损、中空器官阻塞、器官腔膨胀、血管变形或阻塞以及软组织渗入也会引起疼痛。在大约1/4的患者中,疼痛的病因

与某种抗肿瘤治疗有关。只有不到10%的患者的疼痛与肿瘤或其治疗无关[10]。确认疼痛的病因能够为早期治疗提供机会,比如放射治疗[11]。

病史、基于诊查的发现和客观的数据可以对可能产生疼痛的病生理过程进行推断。这些过程分为伤害性的、神经性的、原发性的或是混合性的。虽然此分类代表了其组成,但它们在临床上是相关的,在许多情况下它会促成某种特殊治疗方法的应用。

伤害性疼痛是指主要由组织损伤所引起的持续性疼痛,包括躯体或内脏痛。躯体疼痛通常描述为酸痛、刺痛、搏动性疼痛和压迫性疼痛。内脏疼痛通常是由于中空脏器阻塞引起的疼痛或痉挛,或是由于其他脏器引起的酸痛或刺痛。

如果估计疼痛是由周围或中枢神经系统的非正常躯体感觉所引起的,则称为神经性疼痛。接近40%的癌痛综合征涉及神经机制,并且可由疾病本身或治疗引起[12]。感觉迟钝或用"灼烧感"、"撞击感"、"电击感"这样的词汇描述的不舒服的感觉提示了神经机制的存在。身体检查时,异常疼痛(疼痛由非疼痛刺激所引起)和痛觉过敏(对疼痛刺激感觉过度)的存在同样也提示了这个诊断的存在。在所涉及的神经分布区域中,患者可能有也可能没有运动或自主功能障碍。

心理性疼痛是指主要由心理因素引起的疼痛,是美国心理协会的《精神紊乱诊断与统计手册》中描述的许多综合征中应用的一般划分方法。对这些疼痛的评估应该显示出被认为与疼痛有关的心理病理的积极证据。虽然心理因素通常会影响疼痛的表象以及患者的适应,但在癌症人群中心理性疼痛显得很稀少。

在没有足够的证据用一个更确切的术语来划分疼痛时,就可以认为该疼痛是原发的。在癌症人群中,这种划分方法意味着在未来一段时间里需要重新评估其病因及病理生理。

癌痛综合征

大量疼痛综合征的描述极大地鼓舞了致力于改善疼痛评估所做的努力,每一种疼痛综合征都有其一系列症状和标志[10,12]。综合征的确认能够帮助指导诊断评价,明确预后和治疗措施。

急性疼痛综合征通常由诊断或治疗措施造成,包括外科手术(表13.1)。慢性疼痛综合征可能直接与肿

瘤或抗瘤治疗有关(表 13.2 和表 13.3)。

慢性癌痛的处理

主要治疗方法的作用

疼痛的主要治疗方法包括以其他病理为导向的抗瘤治疗及干预。虽然姑息化疗的作用已经被广泛接受[13-15],但特效药的研究却非常有限。虽然如此,有部分或完整肿瘤应答的患者常会出现症状的改善。有两种化学疗法,即前列腺癌用米托蒽醌,胰腺癌用吉西他滨,在患者症状缓解的基础上获得了普遍的认可。

据报道,因骨转移而放疗的患者中有高达 50%因放疗使疼痛减轻[16,17]。对于其中大多数患者,控制疼痛是他们接受这项治疗的原因。当用于治疗其他疾病包括硬膜外疾病、肿瘤溃疡形成、脑转移、上腔静脉梗阻时,放疗通常能达到镇痛效果。预后很差的患者(比如生存期限只有几个月)可能因单次剂量或缩短的分期计划而受益,因此减轻了治疗的负担[18]。

慢性癌痛的药物治疗

虽然主要的治疗方法在选定的患者身上有效,但大多数患者还是要求针对症状的止痛治疗。前瞻性试验显示,70%~90%的患者通过应用药物治疗方法能够使癌痛得到充分缓解[3,19,20]。在非类固醇抗炎药(NSAID)、阿片类镇痛药和所谓的辅助镇痛药的应用过程中,有效的疼痛治疗需要专家评价。

癌痛止痛药选择的一种模型方法即"止痛阶梯"是由 WHO 的一个专家小组在上世纪 80 年代制定的[3]。虽然止痛阶梯自从建立起一直在发展,死板遵循其准则已不再正确,但关键要素仍然可以接受。最重要的是,该方案强化了对持续的中度至重度癌痛应该用以一种阿片类物质为基础的药物计划治疗的共同观点。从这个观点看,在判断是否需要阿片类药物时,止痛阶梯可以作为一种工具来培养计划的决策者等人。

非类固醇抗炎药

NSAID 在治疗癌痛过程中起着稳定的作用[21]。一份最近的综合数据分析显示,NSAID 在最初的单一疗法治疗癌痛中是有效的。NSAID 与阿片类药物联合应用与两者单独应用相比在疼痛治疗中能获得一个轻

表 13.1

癌症患者的急性疼痛综合征

急性疼痛与诊断过程
- 腰穿性头痛
- 骨髓活检
- 腰穿
- 静脉穿刺术
- 穿刺抽液术
- 胸腔穿刺术

急性疼痛与止痛技术
- 脊柱阿片样物质痛觉过敏综合征
- 放射药物治疗转移性骨痛后的急性疼痛

急性术后疼痛
急性疼痛与其他治疗过程
- 胸膜固定术
- 肿瘤栓塞术
- 插入性肾造口术
- 疼痛与骨髓移植

急性疼痛与化疗
- 静脉注射或动脉内灌注性疼痛
- 腹膜内化疗
- 硬膜内化疗引起的疼痛
- 口咽黏膜炎性痛
- 末梢神经痛
- 集落刺激因子或化疗引起的骨痛或肌肉痛
- 5-氟尿嘧啶引起的咽痛

急性疼痛与激素治疗
- 男子乳腺发育引起的疼痛
- 前列腺癌中黄体化激素因子释放肿瘤加剧
- 乳腺癌中激素导致的急性疼痛加剧

急性疼痛与免疫治疗
- 干扰素和白介素导致的关节痛和肌痛

急性疼痛与放射治疗
- 口咽黏膜炎疼痛
- 急性放射性肠炎或直肠炎
- 乳腺癌放疗后早期臂神经丛病发作

急性肿瘤相关疼痛
- 椎骨的塌陷和其他病理的骨折
- 急性中空器官阻塞(如肠,输尿管,膀胱排出口)
- 颅内高压性头痛
- 肿瘤出血

急性疼痛与感染
- 脓毒症性肌痛与关节痛
- 表皮损伤与脓肿性疼痛

Adapted from Portenoy RK.Pain syndromes in patients with cancer and HIV/AIDS.In: Portenoy RK,ed.*Contemporary Diagnosis and Management of pain in Oncologic and AIDS Patients.* Newton, Pa.:Handbook on Healthcare;1998.

度的短期改善[22]。NSAID 治疗癌痛的长期功效与安全性还没有确定。

在实践中，一般轻度疼痛患者可以单用一种 NSAID，中度至重度疼痛时应该考虑联合治疗。NSAID 对伤害性疼痛患者显得非常有用，尤其是骨痛和严重炎症所致的疼痛，对于神经性疼痛作用相对较差[23-25]。最近，骨痛的神经生理学研究表明，在继发骨转移的疼痛治疗中 NSAID 可能起着更大的作用[26-28]。

NSAID 应用治疗的限制主要是由于其存在副作用。所有的 NSAID 都有其潜在的肾毒性，后果可能从不要紧的水肿到慢性肾衰。对药物承受能力差的癌症患者接受这些药物的其中一种治疗疼痛时，需要定期检测其临床效果及血肌酐。另外，NSAID 还会增加胃肠道溃疡及出血的风险。选择性环氧合酶 -2(COX-2) 抑制剂可减轻这种风险。许多医生推荐以此类药物作

表 13.2

癌症患者中的慢性疼痛综合征:肿瘤相关性的疼痛综合征

伤害性疼痛综合征

骨,关节和软组织疼痛综合征
- 多病灶或全身性疼痛(病灶的转移或骨髓浸润)
- 颅底转移
- 脊椎综合征
- 骨性骨盆和髋部疼痛综合征
- 肿瘤浸润关节、软组织或同时浸润

类肿瘤性疼痛综合征
- 肥大性骨关节病
- 肿瘤相关的男子乳腺发育

累及内脏的肿瘤形成
- 肝扩张综合征
- 头端腹膜后综合征
- 慢性肠梗阻和腹膜癌扩散
- 恶性骨盆和会阴疼痛
- 慢性输尿管阻塞

神经性疼痛综合征

周围单神经性疼痛
多发性神经性疼痛
神经丛病
- 颈部
- 臂部
- 腰骶部
- 骶骨
神经根病
硬膜外脊髓压迫

Adapted from Portenoy RK,Lesage P.Management of cancer pain. *Lancet* 1999;353:1696–1697.

表 13.3

癌症患者中的慢性疼痛综合征:治疗相关性疼痛综合征

伤害性疼痛综合征

骨坏死性疼痛
- 放射引起的或皮质醇引起的股骨头或肱骨头坏死
- 其他骨的放射性骨坏死

淋巴水肿性疼痛
男子乳腺发育性疼痛
慢性腹痛
- 由于腹膜内化疗导致
- 由于放射治疗导致

放射导致的慢性骨盆疼痛

术后神经性疼痛综合征
- 乳腺切除术后综合征
- 胸廓切开术后综合征
- 根治性颈部切开术后综合征
- 肾切除术后综合征
- 残肢痛和错觉痛

放疗后疼痛综合征
- 颈部、臂部或腰骶的网状组织放射性纤维化
- 放射引起的肿瘤
- 放射性脊髓病

化疗后疼痛综合征
- 多神经病

Adapted from Portenoy PK,Lesage P.Management of cancer pain. *Lancet* 1999;353:1696–1697.

为治疗以下患者的一线治疗方法，包括高龄患者在内的相对容易有溃疡出现的患者,同时接受皮质类固醇治疗的患者，先前有消化器官溃疡病史的患者或 NSAID 导致胃十二指肠病的患者,以及对药物承受能力差并且胃肠道容易出血的患者。最近，人们认识到 COX-2 抑制剂会增加血栓疾病的危险，并且美国食品药品管理局要求在 NSAID 的标签上注明这些危险的特别警告，包括非选择性 COX 抑制剂和 COX-2 选择性药物。虽然这种危险看起来相对很小,但这可能会影响是否对由于其他原因而致的栓塞并发症的相对高风险患者进行 NSAID 治疗的决定。

辅助镇痛药

辅助止痛药是一组不同类型的药物,除了疼痛以外它们大多数有其主要的适应证，但在特定的情况下,它们能成为有效的镇痛剂[29](表 13.4)。如果一种应用阿片类物质的最佳方案不能令人满意地维持缓解疼痛与副作用之间的平衡,就可以考虑应用上述药

物中的一种来治疗。这些药物在治疗神经性疼痛、骨痛以及肠梗阻引起的疼痛时非常有用。

皮质类固醇是多用途的辅助止痛药,除了应用于神经性疼痛之外,这类药物还能改善癌症的厌食、恶心及疲劳症状。它们常被经验性地用来治疗淋巴性水肿性疼痛、肝转移性疼痛、肠梗阻性疼痛、转移性骨痛、颅内肿块损伤性头痛以及上腔静脉综合征。

皮质类固醇、抗惊厥药、抗抑郁药以及其他药物在神经性疼痛中都有止痛作用[29]。在良性肿瘤[30,31]及癌症相关的神经性疼痛综合征中[32-34],加巴喷丁和最近被批准的一种相似药——普瑞巴林的安全性及功效已经确定,因此经常被首先试用。在最新的抗惊厥药物中,普瑞巴林止痛功效的证据最有力。也有一些证据显示拉莫三嗪也是有效的。虽然只有有限的数据支持,但也常根据经验在抗感染的病例中应用其他抗惊厥药。

虽然有充足的证据支持三环类抗抑郁药的镇痛功效,尤其是阿米替林[35],但这些药物经常由于可能有强副作用而使其应用受到限制。在医学疾病上,二胺类三环抗忧郁药、地昔帕明和去甲替林由于其相对小的副作用已广泛应用。更新的抗抑郁药像度洛西汀、文拉法辛、帕罗西汀、西酞普兰和安非他酮也能止痛,并且癌症患者比较能耐受。在这些药物当中,度洛西汀在一种神经性疼痛中已被认同,因此应该首先考虑。

没有相对足够的证据支持其他药物及药物类型有辅助止痛作用。钠通道阻滞剂、大麻酚类、α-2 肾上腺素激动药以及 n- 甲基 -D- 天冬氨酸抑制剂都已经被用于治疗神经性癌痛。

表面药剂是另外一种辅助止痛策略。利多贴皮剂(一种利多卡因经皮路径)在疱疹后神经痛有一定作用[36,37]。在一项外科神经性疼痛癌症患者(比如乳腺切除后综合征)的研究中,表面应用辣椒素(一种在主要的传入神经元中排除物质 P 的肽)被发现能显著地减轻疼痛[38]。

正如神经性疼痛还没有对一种阿片类物质有良好的反应一样,某种辅助止痛药可能对于恶性骨痛是最好的靶向治疗方法。首选的药物包括二碳磷酸盐化合物、放射性药物和降钙素。二碳磷酸盐化合物包括氨羟二磷酸二钠、唑来膦酸二钠、伊班膦酸盐和氯膦酸盐 (在美国未上市),由于其能减少骨骼事件的风险,通常被首先考虑[39]。

阿片类镇痛药

阿片类镇痛药的应用经验就是癌痛治疗的基础。

临床医生应该掌握阿片类药物的药理学,并且能很好地把握剂量给予的实用准则。

阿片类物质的选择 所谓的弱阿片类与强阿片类药物之间的差别构成了 WHO 的止痛阶梯治疗方法,与其说是应用其药理学不如说是应用其操作性。弱阿片类药物通常是口服的,可以用来治疗中度疼痛或先前限制应用阿片类药物的患者,强阿片类药物通常是用来治疗重度疼痛或已经接受阿片类药物治疗的患者。在美国,前一类药物包括可待因、氢可酮(仅可用对乙酰氨基酚或布洛芬)、双氢可待因(仅可用阿司匹林)、羟可酮(当联合应用阿司匹林、扑热息痛或布洛芬时)、丙氧酚以及偶尔可以应用哌替啶。曲马多是一种有部分阿片类药物机制的独特的中枢作用型止痛剂,通常也包括在此类。

通常用来治疗重度疼痛的阿片类药物包括吗啡、芬太尼、羟可酮(不包括扑热息痛或阿司匹林)、氢吗啡酮、羟吗啡酮、左啡诺以及美沙酮。不存在一种首选的阿片类药物,选择哪一种通常是以可用的成分、花费以及先前的经验为基础的。应用一种治疗方法失败以后应用另外一种可能会获得巨大的成功[40]。

给药途径 长期地给予一种阿片类药物的最好途径是经口或经皮肤来完成。有许多口服形式的药物可以应用。为了改善治疗依赖性以及使治疗更方便,长效的缓释药物通常受到青睐。缓释药物包括口服吗啡(给药间隔 12 或 24 小时)、羟可酮(给药间隔 12 小时)和经皮芬太尼(给药间隔 48~72 小时)。最后一种受到一些患者的欢迎,并且能减轻便秘[41]。缓释口服氢吗啡酮和羟吗啡酮正在研发当中。

长效非口服的给药途径可用于治疗不耐受口服或经皮肤给药的患者。持续的静脉输注对于有内在中心静脉通道的患者最合适。另外,经皮下途径不用卧床的输液方式随着小输液泵的开发已经变为可能。

阿片类以及其他药物也可以注射到硬膜外或硬膜内的腔隙。轴索注射能使阿片类镇痛药比系统要求的剂量低得多,因此具有相当的或更好的止痛效果,且副作用更少。轴索止痛的最佳指征是极度的嗜睡或意识错乱的患者,这些患者在系统治疗中曾接受某种程度的镇痛治疗。最近的一项对照试验发现,经由一个植入的药物释放系统持续地硬膜内注射吗啡能更好地控制疼痛,缓解疲乏,比单纯地广泛综合药物治疗更能延长生存时间[42]。

因持续性疼痛而接受固定剂量阿片类治疗计划的癌症患者,用经口腔黏膜形式的芬太尼来治疗其爆

表 13.4

辅助镇痛

适应证	类别	例子
神经性疼痛	类固醇	地塞米松
		泼尼松
	抗抑郁药	阿米替林
	三环抗抑郁剂	地昔帕明
		去甲替林
	SSRI/SNRI	度洛西汀
		文拉法辛
		西酞普兰
		帕罗西汀
	抗惊厥药	普瑞巴林
		加巴喷丁
		拉莫三嗪
		卡马西平
		氯硝西泮
		丙戊酸盐
	钠通道阻滞剂	美西律
		妥卡尼
	a-2 肾上腺素 能激动药	替扎尼定
		可乐定
	NMDA 受体拮 抗剂	氯胺酮
		右美沙芬
		金刚烷胺
		美金刚
	GABA 拮抗剂	巴氯芬
	局部用药	5%利多卡因贴剂
		局部麻醉乳膏
		辣椒碱
骨痛	双磷酸盐类	氨羟二磷酸二钠
		伊班膦酸盐
		唑磷酸钠
	其他破骨细 胞抑制剂	降钙素
	放射性药物	锶 -89
		钐 -153
肠梗阻	类固醇	地塞米松
	抗胆碱能药	东莨菪碱
		格隆溴铵
	生长抑素类似物	奥曲肽

SSRI：选择性 5 羟色胺再吸收抑制剂；SNRI：5 羟色胺去甲肾上腺素再吸收抑制剂；NMDA：N- 甲基 -D- 天冬氨酸；GA-BA：伽马氨基丁酸。

太尼[44]。其他经口腔黏膜作用的芬太尼包括一种泡腾片、一种贴剂以及一种舌下片剂，这些都是市面上有售的。虽然可以尝试阿片类药物的可注射形式，但大多数药物的应用问题和不确定的吸收并不支持广泛地应用这种方法。

直肠途径给药例如羟吗啡酮、氢吗啡酮以及吗啡在美国是可以应用的，并且功效接近口服剂量。此途径通常用于首次应用阿片类药物的患者，这些患者暂时不能口服药物。

剂量　最佳的阿片类药物治疗方法需要通过重复的剂量调整使治疗剂量个体化。由于剂量调整，大多数患者既能达到镇痛效果又减少了副作用。除非在疼痛产生的病理学上有所进展，否则这个平衡不会被打破。只要镇痛与副作用这个平衡对于患者仍然可以接受，那么阿片类药物应用的绝对剂量就不存在。通常每次用量增加的量是前一天用药总量的 30%~100%。如果疼痛不严重或患者不耐受，药物增加的剂量可接近 30%，如果疼痛严重或患者的体质较好，增加的剂量接近 100% 也是可以接受的。

当疼痛持续存在或频繁出现时，应该应用一个固定的阿片类药物计划。考虑到普遍存在的爆发痛，通常实行联合应用一种短效的药物与一种长效药物的基线计划——一种称为"救护"剂量的方法[9]。"需要"时每隔 2 个小时就可以给出口服的"救护"剂量，并且剂量应为日常阿片类药物总量的 5%~15%。

在众多方法当中，有一种方法可以用来治疗对某种阿片类试验反应差的患者，即阿片类药物的转换或称为"阿片类药物的轮换"。当患者从一种阿片类转换为另一种阿片类药物时，新药的剂量根据常规的相等剂量镇痛药物是可以计算出来的[45]（表 13.5）。通常应减少新药物的计算剂量以解释不完全的交叉耐受以及个体差异。排除两个例外，临床实践中一般要减少 25%~50%。一种安全因素已经被建立到经皮芬太尼的转化当中，并且这种方式的剂量通常不会减少。当转化为美沙酮时，剂量应该减少 75%~90%，这是由于此药的功效可能要比预期的强。

副作用的控制　在长期的治疗过程中。阿片类药物最常见的副作用是便秘和认知损害。对副作用的有效控制是阿片类药物治疗的一个基本方面[46]（表 13.6），并且可以提高镇痛药的疗效，改善治疗成瘾的可能性。如果限制治疗毒性的问题能解决，那么对于在阿片类药物治疗中反应性差的患者，其反应也会增强。

发痛已显示出安全有效性[43]。任何阿片类药物在理论上都是可以经口腔吸收的，尤其是那些亲脂的，如芬

与癌症相关的其他症状

疲乏

癌症相关性疲乏的病理生理可能随着病因变化。

可能的机制包括与需要增长有关的能量代谢异常(例如由于肿瘤生长、感染、高烧或外科手术);代谢底物的效能降低(由于贫血、低氧血症或营养不良);或某些物质的异常产物影响了新陈代谢或肌肉的正常功能(例如细胞因子或抗体)。其他被提议的机制把疲劳与睡眠紊乱和重症抑郁联系在一起。目前没有任何证据证明这些机制,需要进一步的研究。

表 13.5

用来治疗持续性癌痛的阿片类药物

| 药物 | 与静脉注射吗啡 10mg 达到相同镇痛效果需要的剂量(mg)[a] | | 半衰期(h) | 持续时间(h) | 注释 |
	PO	IM			
吗啡	20~30[b]	10	2~3	2~4	对照标准
吗啡,缓释	20~30	10	2~3	8~12	不同形式不是生物等价的
羟可酮	20	–	2~3	3~4	
羟可酮,缓释	20	–	2~3	12	
氢吗啡酮	7.5	1.5	2~3	2~4	延长使用时间功效可能会增强(例如氢吗啡酮:吗啡=3:1 而不是 6.7:1)
美沙酮	20	10	12~190	4~12	虽然在单剂量的研究中发现使用吗啡是 1:1 IM:IM 功效比率,但是慢性病患者的剂量存在差异,当使用美沙酮时需要大剂量地减少(75%~90%)可应用于直肠,可注射
羟吗啡酮	10	1	2~3	2~4	
左啡诺	4	2	12~15	4~6	
芬太尼	–	–	7~12	~	根据临床经验可以持续静脉内或皮下输注,100μg/h 与静脉注射 4mg/h 吗啡的镇痛效果是大致相等的
芬太尼 TTS	–	–	16~24	48~72	根据临床经验,100μg 与静脉注射 4mg/h 吗啡镇痛效果大致相同,口服吗啡:经皮芬太尼比率达 70:1 也可临床应用
经口腔黏膜芬太尼柠檬酸盐	–	–	7~12	1~2	爆发痛的推荐初始剂量为 200~400μg,即使是用高基线水平的阿片类剂量

PO:口服;IM:肌肉注射;IV:静脉注射;SQ:经皮下。

[a] 决定阿片类等效镇痛药剂量的研究已经经皮下注射途径应用吗啡。经皮下注射与静脉注射被认为是等效的,并且静脉注射在临床实践中应用最多。

[b] 虽然在单剂量研究中口服:皮下注射的比为 6:1,但经过重复给药,其他观测显示比例为 2~3:1。

Adapted from Derby S, Chin J, Portenoy RK. Systemic opioid therapy for chronic cancer pain: practical guidelines for converting drugs and routes of administration. CNS *Drugs* 1998; 9:99–109.

表 13.6

对阿片类药物副作用的常用治疗方法

副作用	治疗
便秘	一般方法
	● 增加液体摄入和膳食纤维
	● 如果可以的话鼓励多运动和离床活动
	● 保证排便畅快
	● 排除或治疗排便不畅
	药物治疗
	● 使用泻药加多库酯钠胶囊剂（例如番泻叶加多库酯钠）
	● 容积性泻药（例如氧化镁乳）
	● 灌洗剂（例如口服丙基乙烯乙二醇）
	● 促运动的药物（例如甲氧氯普胺）
	● 口服纳洛酮
恶心	一般方法
	● 水合物适用
	● 渐进的饮食疗法
	● 良好的口腔护理
	● 正确的有利因素
	● 调整药疗法
	药物治疗
	● 眩晕→抗组织胺药（例如东莨菪碱，美克洛嗪）
	● 早饱→促运动的药（例如甲氧氯普胺）
	● 多巴胺拮抗药（例如丙氯拉嗪，氯丙嗪，氟哌啶醇，甲氧氯普胺）
嗜睡或认知缺损	一般方法
	● 安慰
	● 教育
	● 对潜在的病因进行治疗
	药物治疗
	● 如果镇痛效果令人满意，那么阿片类药物剂量减少 25%~50%
	● 如果镇痛效果令人满意，药物毒性是嗜睡，那么可以试试精神兴奋药（例如哌醋甲酯）

在某些情况下,对疲劳的癌症患者的评价揭示出了一个或更多潜在的可治疗的病因(表 13.7)。致力于解决这些情况的措施是不同的,决定采用哪种措施必须以个案分析的可行性、风险及获益、治疗目的和其他因素为基础。其中一些措施可能相对简单(例如减少非必需的中枢作用药物或为改善睡眠而应用的催眠药),适用于某些生理因素(例如代谢紊乱或贫血的矫正),或可独立地改善生活质量(例如对抑郁症或疼痛的治疗)。

除了对潜在病因的治疗外,也可以考虑各种各样的对症治疗。在众多药物治疗方法中,通常首先试用皮质类固醇和精神兴奋药(哌醋甲酯、莫达非尼和右旋安非他命)。非药理对症治疗包括睡眠卫生、压力减低和规律的锻炼。

慢性恶心

持续的恶心可能是肿瘤、各种抗瘤治疗或大量共存病的结果。恶心本身是令人痛苦的,会导致食欲减退和体重下降。由于缺少对照试验来比较不同治疗方法对于恶心的治疗效果，因此目前治疗还是经验性的[46]。恶心的病理生理可能是很复杂的。它的产生可能是由于位于第 4 脑室底的化学感受器触发区直接刺激,胃肠道的传入神经激活,前庭迷路系统的致敏作用,皮质机制(例如焦虑或已知的反应)以及其他过程造成的[47]。如果患者主诉早期饱胀感或进食后恶心,这可能是胃肌轻瘫。如果患者眩晕就要怀疑前庭相关的恶心或由于运动使恶心加重了。

虽然目前尚无法清楚解释皮质类固醇止吐药功效的机制而且这种机制可能有多重原因,但这些药物对一些患者显然是有益的,并且常被用于处于疾病进展期的患者。大多数伴有阿片类药物所致恶心的患者对在化学感受器触发区激活的药物反应迅速。多巴胺拮抗剂,如丙氯拉嗪或氟哌啶醇,是适当的早期治疗方法。顽固的恶心或与化疗相关的恶心可以用 $5-HT_3$ 拮抗剂治疗,比如昂丹司琼、格拉司琼或多拉司琼。以有限的观察为基础，奥氮平有时可用于顽固的病例,如市面有售的大麻素,屈大麻素。

进食后恶心的患者应该考虑试用一种促进胃肠运动的药,如甲氧氯普胺。通常会加用一种质子泵抑制剂。眩晕或运动所致的恶心可以应用抗胆碱能药物(例如东莨菪碱)、抗组胺药(例如美克洛嗪或异丙嗪)或苯二氮卓类(例如劳拉西泮)来减轻。

消化不良

消化不良是一种包括一组上消化道症状的综合征,最常见的症状就是上腹部疼痛。消化不良可以根据病因分为三种不同类型:与胃酸相关的上消化道疾病,胃十二指肠运动障碍以及食管运动障碍[48]。晚期癌症患者消化不良的原因包括疾病本身的过程(例如胃癌、胃泌素瘤、类肿瘤性的自主神经病导致的胃肌

表 13.7

肿瘤相关性疲劳的潜在病因

疾病直接导致

抗肿瘤治疗

  放疗

  化疗

  免疫治疗

  手术

代谢或者其他紊乱

  贫血

  电解质紊乱

  营养不良

  感染

  心肺功能不全

  肾功能障碍

  肝功能障碍

  神经肌肉障碍

与使用中枢神经药物有关

心理障碍

  沮丧

  焦虑

睡眠障碍

其他症状导致

  疼痛

不能活动或者健康恶化

轻瘫),药物或外科治疗(例如放疗、部分胃切除或应用抗炎药物)或共存病情况(例如念珠菌病导致的黏膜损坏、反流病、幽门螺旋杆菌、尿毒症和酒精中毒)。合理的治疗以致力于逆转可能的病因开始,消化不良可能与反流或 NSAID 治疗有关,应用质子泵抑制剂可能有效[49,50]。如果怀疑功能障碍,应该考虑试用一种促进胃肠运动的药物[51]。

便秘

癌症患者便秘存在许多原因。肿瘤本身、治疗原因、与肿瘤相关或无关的共存、任何致便秘的药物、营养不良或缺少水合物都可以导致便秘[52]。如果可以,应该寻找并治疗可逆转的病因。

阿片类药物治疗经常导致便秘。阿片类既作用于中枢神经又作用于位于肠肌层神经网状组织的 μ 和 δ 受体,还参与乙酰胆碱和作用于血管的肠内肽的调节[52]。结果导致肠蠕动减慢,肠内分泌降低。

对阿片类药物导致的便秘的治疗应该从预防开始。非必需的致便秘药物应该排除。如果可能,应该增加液体或纤维的摄入。不应给疲惫的患者或有部分肠梗阻的患者食用纤维,因为这有可能加重梗阻。对于开始应用阿片类药物的患者或有其他致便秘危险因素的患者应预防性地给予通便治疗。

泻药有许多种,包括容积形成性泻剂、渗透性泻剂、润滑剂、表面活性剂、剧烈泻剂、促进胃肠道蠕动的药物、结肠灌洗剂和阿片类拮抗剂[52]。常规的一线治疗方法是一种大便软化剂(如多库酯钠)和一种泻剂(如番泻停或便塞停)联合应用。大多数患者对这种治疗方法有反应。没有反应的患者可以考虑使用乳果糖(一种渗透剂)或者聚乙二醇(一种灌洗剂)[53]。对不耐受的病例可以考虑加用促进胃肠道蠕动的药,如甲氧氯普胺。另外,口服阿片类拮抗剂能纠正阿片类药物导致的便秘,它通过对位于肠内的阿片类受体发挥作用,从而不必在治疗中撤掉阿片类药物[54,55]。因此,现在有时也应用口服纳洛酮以及其他正在研发的复合剂,包括爱维莫潘和甲基纳曲酮。

腹泻

在晚期癌症人群中腹泻的最常见原因是泻药治疗以及其他药物,比如抗生素、化疗药物(尤其是 5- 尿嘧啶)和 NSAID[56]。恶性肠梗阻和粪便阻塞可能会引起部分梗阻,导致腹泻和便秘的交替出现。腹部或骨盆的放疗也可能导致腹泻,发病率在此治疗的第二或第三个星期达到高峰。其他原因还有吸收不良、传染性胃肠炎以及荷尔蒙分泌型肿瘤[52]。

腹泻的治疗应该包括补水和纠正电解质失衡。对某种明确的病因采取治疗通常是有效的[52]。例如考来烯胺,一种胆汁酸结合树脂已经用于治疗胆汁腹泻和放射导致的腹泻[57],阿司匹林也已经用于治疗放射导致的腹泻[58]。胰酶(一种淀粉酶)、脂肪酶和蛋白酶的复合物可用于治疗脂肪消化不良导致的腹泻。甲硝唑被推荐用来作为难辨梭菌结肠炎的一线治疗方法,也可以用在由于细菌过度繁殖导致的腹泻患者当中。赛庚啶,一种 5- 羟色胺拮抗剂,对于类癌综合征所导致的腹泻可能有效。

大多数患者能从非特异性的治疗中受益,这些治疗包括吸收剂(例如甲基纤维素、果胶、白陶土)、黏膜前列腺素抑制剂(例如阿司匹林、美沙拉嗪、碱式水杨酸铋)和阿片类药(例如可待因)。也可以考虑用生长抑素类似物,如奥曲肽治疗顽固性腹泻的患者。

吞咽困难

癌症相关的吞咽困难可能与肿瘤引起的机械梗阻,外科或放疗后的纤维化,术后破坏正常的解剖,黏膜炎,造成胃肠道异常蠕动或口干的药物或间发的神经紊乱有关[60]。任何临床医生都可以进行简单的床边筛查。专攻吞咽困难的语言治疗师可进一步进行检查和调查。

对某些有明确病因的患者是可以治疗的。抗生素能治疗念珠菌病或疱疹感染。如果可行[61],内窥镜扩张术和治疗机械梗阻的支架可能会有效。黏膜相关的疼痛可以应用局部和全身的镇痛药,也可以用口腔黏膜保护剂,包括硫糖铝悬浊液[62,63]。

抗癌治疗可用于肿瘤相关的吞咽困难。在最近的报道中,外放射或管腔内放疗以及化疗可以直接解除梗阻[64]。皮质类固醇,如地塞米松,可以消除围肿瘤期水肿导致的吞咽困难[65]。

肠梗阻的辅助镇痛剂

患有严重的肠梗阻而不适合外科手术的患者需要渐进的缓解措施来减轻疼痛以及其他梗阻症状,包括腹胀、恶心以及呕吐[66,67]。对晚期患者的观察显示应用阿片类、皮质类固醇、抗胆碱能药物和生长抑素类似物——奥曲肽能够很好地控制大多数患者的症状,并且有时可以考虑经内窥镜或胃镜检查的经皮引流术[68]。在所有的抗胆碱能药物中,东莨菪碱可以应用经皮吸收的方法,并且通常首先应用。莨菪碱可以应用舌下含服的方法。格隆溴铵穿透血脑屏障的能力弱,因此不太可能产生中枢神经毒性。奥曲肽能抑制胃、胰腺以及肠内的分泌物,并且能减少胃肠道的活动。像抗胆碱能药物一样,无对照经验支持在肠梗阻的症状治疗中应用奥曲肽。

结　论

姑息治疗的目的是帮助患者及家属在整个疾病的过程中能够获得较好的生活质量,如果需要,帮助他们为生命晚期做好准备。疼痛与症状困扰是肿瘤患者最担心的,也是肿瘤实践当中的一个基本要素。其他对生活质量有利的因素也应该得到评价,并且应该被肿瘤医生所掌握。姑息治疗的专科医生应提供更广泛的服务,尤其是在晚期疾病中。在肿瘤的治疗实践中,对医生进行持续教育以使其保持为患者提供最佳支持治疗和姑息治疗的能力是非常重要的。

(吴亮亮 译)

参考文献

1. Kanner RM. The scope of the problem. In: Portenoy RK, Kanner RM, eds. *Pain Management: Theory and Practice.* Philadelphia, Pa.: FA Davis; 1996:40.
2. Vainio A, Auvinen A. Prevalence of symptoms among patients with advanced cancer: an international collaborative study. *J Pain Symptom Manage* 1996;12:3–10.
3. World Health Organization (WHO). *Cancer Pain Relief with a Guide to Opioid Availability.* 2nd ed. Geneva: WHO; 1996.
4. Portenoy RK, Thaler HT, Kornblith AB, et al. Symptom prevalence, characteristics and distress in a cancer population. *Quality Life Res* 1994;3(3):183–189.
5. Merskey H, Bogduk N, eds. *Classification of Chronic Pain: Descriptions of Chronic Pain Syndromes and Definitions of Pain Terms.* 2nd ed. Seattle, Wash.: IASP Press; 1994.
6. Saunders C. A personal therapeutic journey. *BMJ* 1996;313:1599–1601.
7. Cassell EJ. The nature of suffering and the goals of medicine. *N Engl J Med* 1982;306(11):639–645.
8. Sepulveda C, Marlin A, Yoshida T, Ullrich A. Palliative care: the World Health Organization's global perspective. *J Pain Symptom Manage* 2002;24:91–96.
9. Fine PG. Breakthrough pain. In: Bruera E, Portenoy R, eds. *Cancer Pain.* New York, NY: Cambridge University Press; 2003:408–412.
10. Cherny NI, Portenoy RK. Cancer pain: principles of assessment and syndromes. In: Wall PD, Melzack R, eds. *Textbook of Pain.* 4th ed. Edinburgh: Churchill Livingstone; 1999:1017–1064.
11. Gonzales GR, Elliott KJ, Portenoy RK, et al. The impact of a comprehensive evaluation in the management of cancer pain. *Pain* 1991;47:141–144.
12. Caraceni A, Portenoy RK. A working group of the IASP task force on cancer pain: an international survey of cancer pain characteristics and syndromes. *Pain* 1999;82:263–274.
13. Ellison NM. Palliative chemotherapy. In: Berger A, Weissman D, Portenoy RK, eds. *Principles and Practice of Supportive Oncology.* Philadelphia, Pa.: Lippincott-Raven; 2002:667.
14. Hoy AM, Lucas CF. Radiotherapy, chemotherapy and hormone therapy: treatment for pain. In: Wall P, Melzack R, eds. *Textbook of Pain.* 3rd ed. New York, NY: Churchill Livingstone; 1994:1279.
15. McIllmurry M. Palliative medicine and the treatment of cancer. In: Doyle D, Hanks GWC, Cherny NI, Calman K, eds. *Oxford Textbook of Palliative Medicine.* 3rd ed. Oxford, UK: Oxford University Press; 2004:229.
16. Hoskin PJ, Paice P, Easton D, et al. A prospective randomized trial of 4 Gy or 8 Gy single doses in the treatment of metastatic bone pain. *Radiother Oncol* 1992;23:74–78.
17. Pereira J. Management of bone pain. In: Portenoy RK, Bruera E, eds. *Topics in Palliative Care.* New York, NY: Oxford University Press; 1998:79.
18. Fine PG. Palliative radiation therapy in end-of-life care: evidence-based utilization. *Am J Hosp Palliat Care* 2002;19:166–170.
19. Zech DFJ, Grong S, Lynch J, et al. Validation of the World Health Organization guidelines for cancer pain relief: a 10-year prospective study. *Pain* 1995;63:5–76.
20. Schug SA, Zech D, Dorr U. Cancer pain management according to WHO analgesic guidelines. *J Pain Symptom Manage* 1990;5:27–32.
21. Eisenberg E, Berkey CS, Carr DB, et al. Efficacy and safety of nonsteroidal anti-inflammatory drugs for cancer pain: a meta-analysis. *J Clin Oncol* 1994;12:2756–2765.
22. McNicol E, Strassels S, Goudas L, et al. Nonsteroidal anti-inflammatory drugs, alone or combined with opioids, for cancer pain: a systematic review. *J Clin Oncol* 2004;22:1975–1992.
23. Mercadante S, Cassucio A, Agnello A, et al. Analgesic effects of nonsteroidal anti-inflammatory drugs in cancer pain due to somatic or visceral mechanisms. *J Pain Symptom Manage* 1999;17:351–356.
24. Mercadante S, Sapio M, Caligara M, et al. Opioid-sparing effect of diclofenac in cancer pain. *J Pain Symptom Manage* 1997;14:15–20.

25. Mercadante S, Fulfaro F, Casuccio A. A randomized controlled study on the use of anti-inflammatory drugs in patients with cancer pain on morphine therapy: effects of dose-escalation and a pharmacoeconomic analysis. *Eur J Cancer* 2002;38:1358–1363.
26. Sabino MA, Mantyh PW. Pathophysiology of bone cancer pain. *J Support Oncol* 2005;3(1):15–24.
27. Sevcik MA, Ghilardi JR, Halvorson KG, Lindsay TH, Kubota K, Mantyh PW. Analgesic efficacy of bradykinin B1 antagonists in a murine bone cancer pain model. *J Pain* 2005;6(11):771–775.
28. Sabino MAC, Ghilardi JR, Jongen LM, et al. Simultaneous reduction of cancer pain, bone destruction, and tumor growth by selective inhibition of cyclooxygenase 2. *Cancer Res* 2002;62(24):7343–7349.
29. Lussier D, Portenoy RK. Adjuvant analgesics in pain management. In: Doyle D, Hanks GWC, Cherny NI, Calman K, eds. *Oxford Textbook of Palliative Medicine*. 3rd ed. Oxford, UK: Oxford University Press; 2004:349.
30. Backonja M, Beydoun A, Edwards KR, et al. Gabapentin for the symptomatic treatment of painful neuropathy in patients with diabetes mellitus: a randomized controlled trial. *JAMA* 1998;280:1831–1836.
31. Rice ASC, Maton S. Gabapentin in postherpetic neuralgia: a randomized, double blind, placebo controlled study. *Pain* 2001;94:215–224.
32. Caraceni A, Zecca E, Marini C, et al. Gabapentin as an adjunct to opioid analgesia for neuropathic cancer pain. *J Pain Symptom Manage* 1999; 17:441–445.
33. Caraceni A, Zecca E, Bonezzi C, et al. Gabapentin for neuropathic cancer pain: a randomized controlled trial from the Gabapentin Cancer Pain Study Group. *J Clin Oncol* 2004;22:2909–2917.
34. Bosnjak S, Jelic S, Susnjar S, et al. Gabapentin for relief of neuropathic pain related to anticancer treatment: a preliminary study. *J Chemother* 2002; 14:214–219.
35. Kalso E, Tasmuth T, Neuronen PJ. Amitriptyline effectively relieves neuropathic pain following treatment of breast cancer. *Pain* 1995;64:293.
36. Galer BS, Rowbotham MC, Perander J, et al. Topical lidocaine patch relieves postherpetic neuralgia more effectively than a vehicle topical patch: results of an enriched enrollment study. *Pain* 1999;80:533–538.
37. Gammaitoni AR, Davis MW. Pharmacokinetics and tolerability of lidocaine patch 5% with extended dosing. *Ann Pharmacother* 2002;36:236–240.
38. Ellison N, Loprinzi CL, Kugler J, et al. Phase III placebo-controlled trial of capsaicin cream in the management of surgical neuropathic pain in cancer patients. *J Clin Oncol* 1997;15:2974–2980.
39. Bloomfield DJ. Should bisphosphonates be part of the standard therapy of patients with multiple myeloma or bone metastases from other cancers? An evidence-based review. *J Clin Oncol* 1998;16:1218–1225.
40. Galer BS, Coyle N, Pasternak GW, et al. Individual variability in the response to different opioids: report of five cases. *Pain* 1992;49:87–91.
41. Ahmedzai S, Brooks O. Transdermal fentanyl versus sustained-release oral morphine in cancer pain: preference, efficacy and quality of life. *J Pain Symptom Manage* 1997;13:254–261.
42. Smith TJ, Staats PS, Stearns LJ, et al. Randomized clinical trial of an implantable drug delivery system compared with comprehensive medical management for refractory cancer pain: impact on pain, drug-related toxicity, and survival. *J Clin Oncol* 2002;19:4040–4049.
43. Christie JM, Simmonds M, Patt R, et al. A dose-titration, multicenter study of oral transmucosal fentanyl citrate (OTFC) for the treatment of breakthrough pain in cancer patients using transdermal fentanyl for persistent pain. *J Clin Oncol* 1998;16:3238–3245.
44. Weinberg OS, Inturrisi CE, Reidenberg B, et al. Sublingual absorption of selected opioid analgesics. *Clin Pharmacol Ther* 1988;44:335–342.
45. Indelicato RA, Portenoy RK. Opioid rotation in the management of refractory cancer pain. *J Clin Oncol* 2002;20:348–352.
46. Cherny N, Ripamonti C, Pereira J, et al. Strategies to manage the adverse effects of oral morphine: an evidence-based report. *J Clin Oncol* 2001;19:2542–2554.
47. Mannix K. Palliation of nausea and vomiting. In: Doyle D, Hanks G, Cherny N, Calman K, eds. *Oxford Textbook of Palliative Medicine*. 3rd ed. Oxford, UK: Oxford University Press; 2004:459–468.
48. Regnard C. Dysphagia, dyspepsia, and hiccup. In: Doyle D, Hanks G, Cherny N, Calman K, eds. *Oxford Textbook of Palliative Medicine*. 3rd ed. Oxford, UK: Oxford University Press; 2004:468–483.
49. Delaney BC, Innes MA, Deeks J, et al. Initial management strategies for dyspepsia. *Cochrane Database Syst Rev* 2002;2:CD001961.
50. Hawkey CJ, Karrasch JC, Szepanski L, et al. Omeprazole compared with misoprostol for ulcers associated with non steroidal anti inflammatory drugs. *N Engl J Med* 1998;338:727–734.
51. Twycross RG. The use of prokinetic drugs in palliative care. *Eur J Palliat Care* 1995;4:141–145.
52. Sykes N. Constipation and diarrhoea. In: Doyle D, Hanks G, Cherny NI, Calman K, eds. *Oxford Textbook of Palliative Medicine*. 3rd ed. Oxford, UK: Oxford University Press; 2004:513–525.
53. Andorsky RI, Goldner F. Colonic lavage solution (polyethylene glycol electrolyte lavage solution) as a treatment for chronic constipation: a double-blind, placebo-controlled study. *Am J Gastroenterol* 1990;85:261–265.
54. Culpepper-Morgan JA, Inturrisi CE, Portenoy RK, et al. Treatment of opioid-induced constipation with oral naloxone: a pilot study. *Clin Pharm* 1992;52:90–95.
55. Sykes NP. An investigation of the ability of oral naloxone to correct opioid-related constipation in patients with advanced cancer. *Palliat Med* 1996;10:135–144.
56. Twycross RG, Lack SA. Diarrhea. In: *Control of Alimentary Symptoms in Far Advanced Cancer*. London: Churchill Livingstone; 1986:208–229.
57. Condon JR, South M, Wolveson RL, Brinkley D. Radiation diarrhea and cholestyramine. *Postgrad Med J* 1996;54:838–839.
58. Menni AT, Dalley VM, Dinneen LC, Collier HO. Treatment of radiation-induced gastrointestinal distress with acetylsalicylate. *Lancet* 1975;ii:942–943.
59. Norton JA, Doppman JL, Jensen RT. Cancer of the endocrine system. In: DeVita VT, Hellman S, Rosenberg SA, eds. *Cancer: Principles and Practice of Oncology*. 3rd ed. Philadelphia, Pa: Lippincott; 1989:1269–1344.
60. Regnard C. Dysphagia, dyspepsia, and hiccup. In: Doyle D, Hanks G, Cherny N, Calman K, eds. *Oxford Textbook of Palliative Medicine*. 3rd ed. Oxford, UK: Oxford University Press; 2004:468–483.
61. Aste H, Munizzi F, Martines H, Pugliese V. Esophageal dilatation in malignant dysphagia. *Cancer* 1985;11:2713–2715.
62. Solomon MA. Oral sucralfate suspension for mucositis. *N Engl J Med* 1986; 314:29–32.
63. Shaiova L, Lapin J, Manco LS, et al. Tolerability and effects of two formulations of oral transmucosal fentanyl citrate (OTFC; ACTIQ) in patients with radiation-induced oral mucositis. *Support Care Cancer* 2004;12(4):268–273.
64. Brewster AE, Davidson SE, Makin WP, Stout R, Burt PA. Intraluminal brachytherapy using the high dose rate microselection in the palliation of carcinoma of the esophagus. *Clin Oncol* 1995;7:102–105.
65. Carter R, Smith JS, Anderson JR. Laser canalization versus endoscopic intubation in the palliation of malignant dysphagia: a randomized prospective study. *Br J Surg* 1992;79:1167–1170.
66. Ripamonti C. Management of bowel obstruction in advanced cancer patients. *J Pain Symptom Manage* 1994;9:193–200.
67. Fainsinger RL, Spachynski K, Hanson J, et al. Symptom control in terminally ill patients with malignant bowel obstruction (MBO). *J Pain Symptom Manage* 1994;9:12–18.
68. Mercadante S. Tolerability of continuous subcutaneous octreotide used in combination with other drugs. *J Palliat Care* 1995;4:14–16.
69. Mercadante S, Spoldi E, Caraceni A, et al. Octreotide in relieving gastrointestinal symptoms due to bowel obstruction. *Palliat Med* 1993;7: 295–299.
70. Ripamonti C, Twycross R, Baines M, et al. Clinical-practice recommendations for the management of bowel obstruction in patients with end-stage cancer. *Support Care Cancer* 2001;9:223–233.

第 2 篇

食 管 癌

第 14 章

食管癌：流行病学、筛查和预防

Evan S. Dellon., Nicholas J. Shahieen

在美国，食管恶性肿瘤相对少见，由于其发现时经常已处于晚期，因此预后经常很差。这类肿瘤的流行病学变化、确定危险因素的相关努力的进行以及大多数人口都有患病风险的说法使得该病已经引起了研究者的注意。本章主要论述食管肿瘤的两个主要组成部分：食管鳞状细胞癌和食管腺癌，回顾它们的流行病学、讨论可行的筛查措施并提供预防手段。

流行病学

在世界范围内，食管肿瘤是第八大常见恶性肿瘤，2002 年新增病例约 462 000 例，其中食管鳞状细胞癌是最常见的病理亚型[1]。到 20 世纪 60 年代食管鳞癌仍是美国最主要的病理类型，此后食管腺癌的发病率稳步上升[2]。许多研究已指出该疾病以每年 4%~10% 的速度增长，现在总体已增长了 300%~500%[3-7]，其增长率明显高于任一其他亚型（图 14.1）。这一特异的流行病学模式的潜在原因尚不清楚，但可能因素包括当前流行的肥胖、内镜的普及使得检查更易发现、美国人口统计的变化，甚至包括对幽门螺旋杆菌的泛化治疗[5,6]。尽管流行病学的快速改变并不代表潜在的基因病因学，但宿主自身的因素似乎与这类肿瘤关系密切（详见第 15 章）。许多分析已经评估了可能解释这种趋势的因素，包括错误的分类和内镜使用的增加。但在控制了诸多因素后食管腺癌发病的持续增加并不能通过上述原因来解释[8,9]。

食管癌的组织学亚型发生了明显的改变，尽管食管腺癌的发生率提高了，但食管鳞癌的发生率降低了，因此在美国总的食管癌数仅呈略微增长。据估计，2005 年总的新发食管癌病例为 14 520 例，而致死的食管癌有 13 570 例[2]。尽管食管癌在美国致死肿瘤中仅列第 19 位（最常见的胃肠道肿瘤是结直肠癌，2005 年新增病例约 145 290 例），但它在男性致死肿瘤中排第 6 位，在女性中排 16 位。食管癌 5 年生存率为 14%，预后要比胰腺和肝胆管肿瘤以外的其他肿瘤差，自 20 世纪 70 年代和 80 年代后，仅有轻微改善[2,10]。2005 年美国新确诊的食管癌中超过一半是食管腺癌（相比较 1970 年以前大约仅为 5%），其余的大多数肿瘤都属于鳞癌[3,4,6,11]。本章各节将分别讨论这些肿瘤的危险因素及其他方面问题。其他类型的食管良恶性肿瘤在所有食管肿瘤中的比例小于 7%[12]，这一类肿瘤将在第 16 章进行讨论。

食管鳞状细胞癌的危险因素

地理学因素

对于食管鳞癌来说，已有许多确定的危险因素（表 14.1）。在世界范围内其发病率有明显的地域性差异[1,13]。例如，在美国和一些西欧国家，其发病率相对较低（1~5/100 000 人），而在亚洲、印度及非洲的部分地区其发病率明显较高（50~200/100 000 人）。尽管部分地理区域可能与遗传或环境因素有关，但一个人的国籍并不能有助于鉴别其危险因素。

统计学因素

与消化道其他肿瘤相似，食管鳞癌的发生率也随年龄增长，确诊时的平均年龄在 60~80 岁[14]，男性患食管鳞癌的概率是女性的 2~4 倍，美裔非洲人患食管

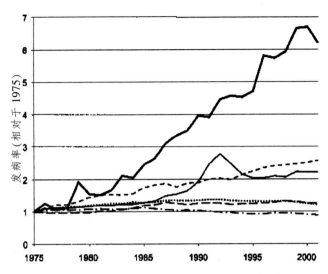

图 14.1　美国食管腺癌(黑色实线)发病率和其他恶性肿瘤的比较。小短划线:黑色素瘤;实线:前列腺癌;短划线:乳腺癌;虚线:肺癌;短线和虚线:结直肠癌。*Souce*:From Pohl H,Welch HG. The role of overdiagnosis and reclassifcation in the marked increase of esophageal adenocarcinorna incidece .*J Natl Cancer inst* 2005;97:142–146 with permission.

鳞癌的危险因素是高加索人的 4~5 倍。其他非白种人群没有进行研究。贫穷、社会地位低下也是食管鳞癌的独立危险因素。

吸烟与饮酒

许多研究已经发现烟酒嗜好与食管鳞癌的发生关系紧密,且呈剂量相关效应,当二者兼有时发病风险协同增加[16-23]。两种物质会使相对风险增加 2~10 倍,也有报道称风险增加了 25 倍。另外,尽管一些研究表明个别种类的酒(例如白酒)的效应更加明显[16,19],但其他研究认为总的酒精摄入量是最重要的因素[22]。有趣的是,头颈部肿瘤的发生也与吸烟和饮酒相关,证明其与食管鳞癌存在联系[24]。

饮食与营养

饮食因素或许可以解释食管鳞癌发病率的广泛地域差异性,含有亚硝酸盐的食物与食管鳞癌的发生密切相关[25,26]。这类物质不仅能够直接对食管黏膜产生毒副效应,长期作用还可以使 DNA 发生损坏。亚洲人习惯咀嚼槟榔以及伊朗人习惯喝热饮料也与食管鳞癌的发生增多有关[27,28]。一般的营养不良、缺少硒和锌以及缺乏维生素 A、C、E、叶酸、核黄素和维生素 B_{12} 也被证实与食管鳞癌有关[29-35]。

非恶性食管疾病

食管的潜在疾病可能演变为食管癌。既往这个事实已经明确证实,贲门失弛缓的患者发生食管鳞癌的风险增加了 15~30 倍[36-38],但相关的机理尚没有确定。另外,腐蚀性食管炎(如碱性)也已被证实可增加食管鳞癌的发生风险[39,40]。放射性暴露(无论环境还是药物)、Plummer-Vinson 综合征[44]以及 Zenker 憩室[45]也已被证实与食管鳞癌有关。

感染

人乳头状病毒已被证明是宫颈和肛门上皮鳞状细胞癌的致癌因子,同样它也可能与食管鳞癌相关[46,47]。

其他

胼胝症是一种罕见的常染色体显性遗传疾病,以手掌和足底的过度角化为特征。有此病的患者患食管鳞癌的概率很高[48,49],有报道这类患者 45 岁时发病率为 50%,65 岁时是 95%,因此美国胃肠内镜协会推荐此类患者在 30 岁以后开始行内镜筛查[50,51]。

表 14.1

食管鳞状细胞癌和腺癌的危险因素

鳞状细胞癌	腺癌
地理位置	地理位置
人口统计	人口统计
年龄增长	年龄增长
男性	男性
非洲、美洲	白人
社会经济地位低	
环境因素	环境因素
抽烟	肥胖
饮酒	抽烟
少吃水果和蔬菜	胆囊切除
缺硒	增加胃酸暴露量
维生素缺乏(A,C,E,B_{12},叶酸, 　核黄素)	GERD(胃食管反流)
其他	药物
食道失弛症	Barrett 食管
食道腐蚀伤	
放射	
Plummer-Vinson 综合征	
人乳头瘤病毒	
手掌胼胝症	

食管腺癌的危险因素

统计学因素

食管腺癌的危险因素与食管鳞癌明显不同（表14.1）。尽管与食管鳞癌有相似之处，也是随着年龄增加而发病率增加、平均发病年龄在 60~80 岁以及男性发病占多数,但二者的统计学相似点仅仅到此[3-7,11]。一般情况下，在高加索人种中食管腺癌的发病率大约比美国的非洲人种高 5 倍，而食管腺癌中并不存在食管鳞癌中的社会经济地位因素。然而在美国,食管腺癌发病的区域差异是存在的[52]。此外,食管腺癌发病并没有明显的遗传倾向,但宿主因素确实发挥了一定的作用。

肥胖

许多研究已经发现日益增多的肥胖(通过身体肥胖指数来衡量）不仅是酸性反流和 Barrett 食管的危险因素,也是食管腺癌发生的病因之一[55-58]。对二者关系的进一步探索发现内脏肥胖可以调节此类效应。

酸性环境暴露

人们已经充分认识到酸性暴露的增加在食管腺癌发生过程中的重要作用,不仅作为病理机制而且还是危险因素。病例对照研究和荟萃分析均证实慢性胃食管反流性疾病(GRED)可增加食管腺癌的发病危险[59-62]。尽管反流是食管腺癌发病的重要危险因素,但仍有约 40%~50% 的食管腺癌患者并没有反流症状[59-60]。与慢性胃食管反流性疾病相似,数据表明降低食管下段括约肌功能的药物如硝酸盐、氨茶碱、抗胆碱能类和苯二氮也可能与食管腺癌的发生有关[63,64]。最后，幽门螺旋杆菌似乎并不是一个独立危险因素。事实上,一些数据表明幽门螺旋杆菌感染实际上可能对食管腺癌的发生起抵抗作用。

Barrett 食管

对于食管腺癌来说,Barrett 食管是最显著且研究最广的危险因素。Barrett 食管最早描述于 20 世纪 50年代，现在 Barrett 食管已结合内镜和组织病理结果来进行定义。内镜见远端食管处正常食管黏膜上皮被柱状上皮取代、食管胃交接部齿状线上移时应怀疑Barrett 食管,当组织学检查证实存在柱状细胞的特异性化生时即可确诊[66,67]。目前已确认大多数食管腺癌起源于黏膜的 Barrett 病变，化生的过程可能是首先是不典型增生，然后才发展为癌[68-71]（见第 15 章）。Barrett 食管可能是对胃食管反流性疾病慢性损伤的一种反应[72],也可能与内脏的异常肥胖有关[73]。许多研究也已证实 Barrett 食管与慢性胃食管反流性疾病相关[74-77]。然而最新的数据表明,许多患者并没有胃食管反流性疾病,却被发现患有 Barrett 食管[78-81]。尽管环境因素可能与宿主因素协同作用导致 Barrett 食管,但尚没有确定特异的基因,Barrett 食管似乎并没有强的遗传倾向[71]。

单纯 Barrett 食管可使食管腺癌的风险增加 30~400 倍[82-87],但更加准确的评估范围是 30~60 倍[11]。许多调查研究已对 Barrett 食管演变为食管腺癌的概率进行了评估,最近的荟萃分析发现每年演变为肿瘤的概率大约为 0.5%[71,88]。然而在不典型增生的 Barrett 食管中这种风险明显高很多。例如,重度不典型增生病变的年恶变率为 10%~30%[69,71,89,90]。另外,手术数据表明在接受手术的重度不典型增生患者中,发生异时性病变的概率很高,在切除的标本中有术前未发现的肿瘤[70,91]。但是从 Barrett 食管演变为食管腺癌的过程并不是不可逆的。一些病史和治疗记录显示,在部分病例中 Barrett 食管可以恢复为正常鳞状上皮，重度不典型增生可以退化到轻度不典型增生,轻度不典型增生同样可以退变到增生的 Barrett 食管[72,92,93]。尽管这种明显的退变可能部分与诊断活检中取材不准确有关[94],但是 Barrett 食管和(或)不典型增生的患者确实可以得到治愈。最后,尽管 Barrett 食管对于食管腺癌来说是一个强烈的危险因素,但 Barrett 食管的存在并没有被证明能增加死亡率[95-98]。事实上许多研究表明,Barrett 食管患者可以与健康人拥有一样的生活期待，在部分病例中即使由 Barrett 食管演变为食管腺癌,最后的死亡原因也与肿瘤并不相关[97-99]。因为食管腺癌是老年病,在这些患者中并存的其他疾病会日益加重,与肿瘤发生竞争。

其他

除 Barrett 食管之外，许多其他危险因素也可能促使食管腺癌的发生。吸烟似乎能够增加这种风险,但其效应不像在食管鳞癌中那么明显,也有文献报告不支持这种联系[100-102]。对于 Barrett 食管和食管腺癌来说,酒精还不能确定为危险因素[102]。最后,有一项研究发现胆囊切换与食管腺癌发生有关,但这一发现还没有得到支持。

临床表现和诊断

食管鳞癌和腺癌大多在发现时已属晚期[104]，仅有个别早期病例是因为其他上消化道症状行内镜检查时偶然发现的。食管癌的症状一般与肿瘤的局部生长和侵犯有关。患者可主诉吞咽困难、吞咽疼痛、吞咽食物卡塞或积压、饱胀、体重减轻、疲劳、抑郁、缺乏食欲、胸疼、恶心、呕吐及上消化道出血等症状。

食管癌的诊断依赖于钡餐造影，但多数病例在内镜检查中确诊。超声内镜可以用来评估肿瘤的分期，这个内容将在第 18 章做深入讨论。

筛 查

尽管食管恶性肿瘤与其他肿瘤相比并不常见，但其糟糕的预后和治疗后的不良效果使得其筛查非常重要。在美国食管鳞癌的发病率较低，患病概率很小，因此没有规范的筛查计划。然而在其他一些食管癌高发的地区，已经制定了人口相关的筛查计划[51]。在美国通常对胼胝症和摄入腐蚀物的人进行筛查[50,51]，另外对长期患贲门失弛缓的人群也应进行筛查[38]。

相对应的是，美国已广泛开展对食管腺癌的筛查[105]。食管腺癌发病率的日益增高、大规模可鉴别的易患人群（胃食管反流性疾病患者）以及可识别的癌前病变（Barrett 食管）都使得美国进行内镜筛查食管腺癌的热情得到了提高。然而，一些已发表的理论性文章认为美国现在普及的内镜筛查和监测的效用似乎很小[106,107]。大多数争论的焦点是使用有创的食管-胃-十二指肠内镜来诊断 Barrett 食管，尚没有找到有效的血清标记物来进行筛查。美国两个主要的胃肠道协会对采用内镜进行烧心症状筛查发表了相互矛盾的观点。美国胃肠道学院宣布有慢性胃食管反流性疾病的患者大多患有 Barrett 食管，应该进行上消化道内镜检查[66]。应该将发现有 Barrett 食管的患者列入内镜监测计划，安排其进行周期性的内镜检查和活检，以早期发现重度不典型增生和（或）癌症。然而，美国胃肠协会召集了该领域的国际专家座谈，针对内镜筛查是否有效进行回顾讨论。该组织得到的结论是目前的证据不支持对有慢性烧心症状的人群进行内镜筛查[67]。

尽管对 Barrett 食管和食管腺癌进行内镜筛查有一定吸引力，但仍存在许多困难。首先，Barrett 食管和食管腺癌有许多危险因素，目前还难以来分离高危人群进行内镜筛查。另外，如果把胃食管反流性疾病患者作为筛选人群，将使得 40%~50% 没有胃食管反流性疾病病史的食管腺癌患者被遗漏[59,60,107]。也有数据表明，并不是所有的肿瘤都起源于 Barrett 黏膜，也不是所有的内镜检查都可以鉴别 Barrett 食管，甚至当它确实存在时[95,96]，因此食管-胃-十二指肠内镜阴性结果的提示价值可能非常低。第二，诊断 Barrett 食管需要一套明确的定义标准，而在分析活检标本时的错误非常普遍[108,109]。这些内镜过程中的错误可能与视觉观察或活检时的技术不当有关。如果食管胃交接部不易鉴别（如在发生食管裂孔疝时），就可能在不经意间取得贲门部的活检且将其标记为食管。而且，在对化生进行病理诊断时也存在着变数。对于正常黏膜与重度不典型增生或癌的鉴别存在可靠的观测程序，但对于区别正常黏膜与轻度不典型增生，甚至重度不典型增生与腺癌则没有非常可靠的标准[89,110,111]。第三，也是最为重要的，缺少筛查的结果数据。从没有随机对照的分组研究证明筛查能够降低病死率。仅有一些数据表明内镜筛查和监测能够获益[112-114]，这些数据多源于回顾性研究，可能需要一定的研究周期，并产生一些偏差[71]。类似的是，一些数据表明内镜筛查计划可能是可取的，但是这类结果分析是基于许多假设条件，敏感性分析表明其结果并不是那么有力[115,116]。最后，尽管上消化道内镜检查通常是安全的，但当应用于大规模人群的筛查时，由它而导致的严重并发症要比偶然发现的食管腺癌数量多得多[71,107,117]。基于以上原因，当前的数据并不支持为 Barrett 食管和食管腺癌进行内镜普及筛查。然而，将来潜在的筛查技术改进（如采用无创性技术或标记物或能够更加准确地分辨危险个体的方法）可能改变筛查的基调。

预 防

由于采用内镜筛查食管癌目前尚不实用，人们开始转而考虑相关的预防措施。关于解除危险因素的一级预防的资料很少。一旦癌前病变（如 Barrett 食管）已经形成，就要应用二级预防措施去阻止它进展为食管腺癌。可取的措施包括内镜监测、消融技术及化学药物预防。

危险因素的解除

危险因素的解除可用于食管鳞癌和腺癌，对前面列出的许多危险因素都能够进行干预。戒烟戒酒值得向所有的患者推荐，减肥也可以采用，另外鼓励进食大量的水果、蔬菜和纤维素。尽管这些措施可以获得好的效果，但理论上当患者处于相对不寻常或可能没有症状的状态时，使他们改变生活方式是很困难的。因此数据显示这些措施的效果是有限的[118-120]。对具有反流症状的患者进行幽门螺旋杆菌常规检查和治疗也是不提倡的，因为有资料表明这些微生物能够对不典型增生的形成产生拮抗[121-123]。

内镜监测

对于确诊的 Barrett 食管患者，美国胃肠学院的指南建议对其进行周期性内镜监测，以追踪食管腺癌的形成，评估从化生到不典型增生的过程[66,67]。这一计划将按照特定的方案进行活检，一般把受累的食管分为四个象限，每个象限内每间距 2cm 进行活检（图 14.2）[124]。对于没有不典型增生的 Barrett 食管患者建议间隔 3 年进行一次检查。具有轻度不典型增生的患者建议每年进行一次内镜检查，而重度不典型增生患者应每 3 个月进行一次内镜检查。也有数据显示内镜监测并不能降低食管腺癌的发病率[92,95,112-114]。在监测中偶然发现的肿瘤较传统的没有参加监测筛查的分期更早。尽管有研究周期和长

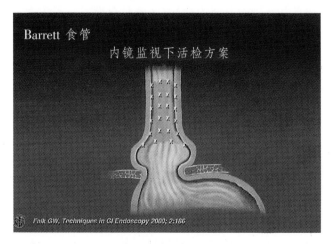

图 14.2　Barrett 食管（BE）内镜监视下活检方案。注意 BE 活检应在包含四个象限间隔 2cm 取材。图片使用有授权许可，版权为美国胃肠病协会 Bethesda, MD。（见彩图）

度的偏差，但许多研究者还是引用这些间接证据来说明这种监测是有效的。如同对胃食管反流性疾病患者进行 Barrett 食管内镜筛查一样，也没有前瞻性的随机研究来证实对 Barrett 食管患者进行内镜监测的效果。

消融技术

既然没有间断的检测技术，那么有去除 Barrett 上皮的技术吗？目前有多种方法可用来去除 Barrett 上皮，但是尚没有明确的方法来证明其中某种方法优于其他方法。由于从无不典型增生的 Barrett 食管或轻度不典型增生进展到肿瘤的风险相对很低，因此去除技术一般被用于重度不典型增生或早期食管腺癌患者，以及那些不愿行食管切除的肿瘤患者。

热疗研究包括电凝法（有导管和引导球）、各种激光模式和氩离子凝固法[125-130]。然而，包括最近对重度不典型增生使用光动力疗法的随机对照研究在内[91]，已有足够证据证明光动力疗法是一种有效的热去除技术[131-133]。其原理是给食管黏膜注射一种感光的化学物质（如卟吩姆钠），然后将其暴露于波长 630nm 的光中，使卟吩姆与光发生反应，生成的氧自由基引起细胞死亡和组织损伤[72]。在损伤发生后，食管就能生成一层正常的鳞状上皮而愈合（图 14.3）。光动力疗法有明显的副作用，包括胸痛、全身的光易感性（有严重晒伤的危险）和狭窄形成[93,131,132]。应在 4~6 周内避免明显的阳光暴露，这样残存在系统内的卟吩姆将被排出。行光动力疗法的患者中有 20%~50% 发生了食管狭窄，这与治疗所需要的量有关[134]。一般情况下，这些狭窄可以通过常规的内镜扩张来治疗。尽管光动力疗法已被美国食品药物委员会推荐用来治疗 Barrett 食管和重度不典型增生患者，但它在轻度不典型增生和无不典型增生的 Barrett 食管中的作用尚不明确，研究仍在进行。

另一种去除方法是在内镜下切除，另外还有许多有效的技术。研究者已经报道了使用多种设备行内镜下黏膜切除的经验[135-137]。其中，注射盐水可使食管的黏膜与黏膜下层发生分离，然后使用圈套器来切除异常的黏膜。这一技术已被用于多个方面。有一种方法是将一种特殊的内镜黏膜切除帽安装在内镜的顶端，直径最大到 2cm 的黏膜马上可以被切除[138]。另一种方法是用一种类似于静脉曲张结扎的装置来切除食管黏膜[139]。使用这些技术可以去除 Barrett 黏膜，但有报道称切除大面积的黏膜可能导致狭窄[140]。

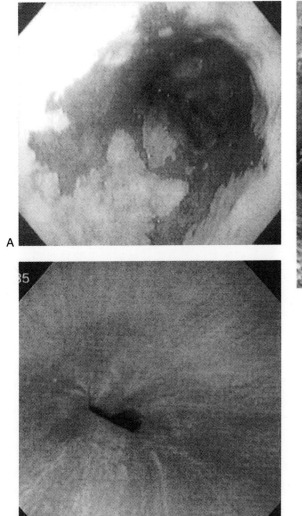
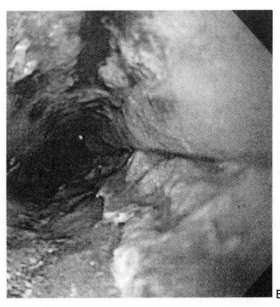

图 14.3　光动力疗法消融 Barrett 食管(BE)。**(A)**BE 在基线位置。**(B)**食管组织在 630nm 光线下最初暴露 48 小时后。**(C)**食管治疗 4 周后，食管鳞状黏膜正常分层。(见彩图)

　　所有这些去除技术都验证了一个设想：Barrett 黏膜在去除后将在原处生长出正常的鳞状上皮，并可以长久保持。然而这种设想并不是永远可靠的。进行过标准化检查和活检的患者可以真正的愈合，但少数病例活检后愈合并不完整，甚至出现"潜伏"现象——鳞状上皮下出现 Barrett 腺体，更糟糕的是，看起来正常的黏膜下也可能出现偶发的食管腺癌[141-143]。这一现象现已被定义为"潜伏腺体"或"潜伏肿瘤"，它给去除疗法提出了警示，并提示对于进行去除活检的患者有必要进行连续的内镜随访。

化学预防

　　研究化学干预（通过使用药物改变 Barrett 食管

和食管腺癌的自然历程）的文献日益增多。多个研究及最近的一个荟萃分析已经证实使用非类固醇类消炎药（NSAID）能够降低 Barrett 食管和食管腺癌的发生风险[144-150]，但是没有一个研究能够证明其因果关系。一些临床医生在处理 Barrett 食管时已经把使用非类固醇类消炎药作为了常规的化学干预方法。尚没有使用非类固醇类消炎药对食管腺癌进行化学干预的随机对照研究发表。另外，目前还不知道非类固醇类消炎药在食管腺癌中的作用机制，如果它们的早期效应是阻止鳞状组织向柱状组织的化生（在已经发生化生的组织中对应的效应是延迟不典型增生的形成），那么这一理论对于已经停滞于 Barrett 食管的个体来说是无用的。最后，这些药物可能有严重的不良反应。基于这些原因，当前在 Barrett 食管的处理上不

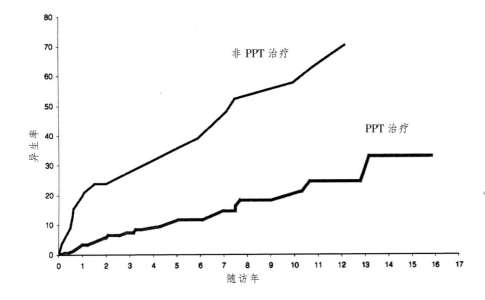

图 14.4　使用质子泵抑制剂(PPI)来降低 BE 的黏膜异生。Source: From El Serag HB, Aguirre TV, Davis S,et al. Proton pump inhibitors are associated with reduced incidence of dysplasia in Barrett's esophagus. Am J Gastroenterol 2004;99:1877 – 1883.

支持常规使用非类固醇类消炎药。

　　类似的是，最近的前瞻性研究发现长期使用质子泵抑制剂(PPI)可以降低 Barrett 食管中不典型增生的发生率(图 14.4)[151-154]。尽管没有直接的数据表明质子泵抑制剂可以干扰食管腺癌的发生，但大多数学者现在认为这类药物是安全的，其副作用可以接受，Barrett 食管患者应该采用质子泵抑制剂进行治疗[72]，但达到理想效果所需要的胃酸抑制程度仍等待讨论。

结　论

　　本章对食管肿瘤的两个主要组成部分(食管鳞癌和食管腺癌)进行了流行病学回顾、筛查和化学预防措施讨论。食管鳞癌是世界上最常见的食管恶性肿瘤。在美国食管腺癌增加速度比任何其他肿瘤都更快，现在食管腺癌已比食管鳞癌更加常见。这些流行病学改变的原因还不完全清楚，但是能够列出的危险因素包括当前肥胖的趋势、内镜使用的增加达到更好的检查效果和美国人口统计学的改变。尽管存在这些上升的趋势，食管恶性肿瘤与其他胃肠道肿瘤如结肠癌相比仍相对较少见。在美国食管鳞癌的发生率太低和易患人群不易确定使得筛查计划不能确定。在美国，对 Barrett 食管和食管腺癌的筛查是一项开展相对广泛的举措，但其中也有争议。当前的有效证据并不支持对食管腺癌进行常规筛查。对于食管鳞癌来说，危险因素修正是食管鳞癌的一级预防措施，它也可应用于食管腺癌。在阻止食管腺癌发生，特别是在

Barrett 黏膜上查到不典型增生时，内镜去除技术似乎有一定的效果。患有 Barrett 食管的患者也被列入了内镜监测计划。光动力疗法作为热去除技术仍在继续发展，使用非类固醇类消炎药也没有被常规推荐。大多数专家在治疗食管腺癌患者时使用质子泵抑制剂，因为这类药物长期以来一直效果良好。本文列出了不少本领域未解决的问题，希望能为后续的研究提供新的视角，在将来能够改变当前的临床处境。

(任鹏　译)

参考文献

1. Parkin DM, Bray F, Ferlay J, Pisani P. Global cancer statistics 2002. *CA Cancer J Clin* 2005;55:74–108.
2. Jemal A, Murray T, Ward E, et al. Cancer statistics, 2005. *CA Cancer J Clin* 2005;55:10–30.
3. Yang PC, Davis S. Incidence of cancer of the esophagus in the US by histologic type. *Cancer* 1988;61:612–617.
4. Blot WJ, Devesa SS, Kneller RW, et al. Rising incidence of adenocarcinoma of the esophagus and gastric cardia. *JAMA* 1991;265:1287–1289.
5. Daly JM, Karnell LH, Menck HR. National cancer database report on esophageal carcinoma. *Cancer* 1996;78:1820–1828.
6. Devesa SS, Blot WJ, Fraumeni JF. Changing patterns in the incidence of esophageal and gastric carcinoma in the United States. *Cancer* 1998;83: 2049–2053.
7. Bytzer P, Christensen PB, Damiker P, et al. Adenocarcinoma of the esophagus and Barrett's esophagus: a population-based study. *Am J Gastroenterol* 1999;94:86–91.
8. Corley DA, Kubo A. Influence of site classification on cancer incidence rates: an analysis of gastric cardia carcinomas. *J Natl Cancer Inst* 2004;96:1383–1387.
9. Pohl H, Welch HG. The role of overdiagnosis and reclassification in the marked increase of esophageal adenocarcinoma incidence. *J Natl Cancer Inst* 2005;97:142–146.
10. Eloubeidi MA, Mason AC, Desmond RA, El-Serag HB. Temporal trends (1973–1997) in survival of patients with esophageal adenocarcinoma in the United States: a glimmer of hope? *Am J Gastroenterol* 2003;98:1627–1633.
11. Lagergren J. Adenocarcinoma of oesophagus: what exactly is the size of the problem and who is at risk? *Gut* 2005;54:1–5.
12. Daly JM, Fry WA, Little AG, et al. Esophageal cancer: results of an American College of Surgeons Patient Care Evaluation Study. *J Am Coll Surg* 2000;190:562–572.

13. Parkin DM, Laara E, Muir CS. Estimates of the world-wide frequency of sixteen major cancers in 1980. *Int J Cancer* 1988;41:184–197.
14. Engel LS, Chow WH, Vaughan TL, et al. Population attributable risks of esophageal and gastric cancers. *J Natl Cancer Inst* 2003;95:1404–1413.
15. Gammon MD, Schoenberg JB, Ahsan H, et al. Tobacco, alcohol, and socioeconomic status and adenocarcinomas of the esophagus and gastric cardia. *J Natl Cancer Inst* 1997;89:1277–1284.
16. Pottern LM, Morris LE, Blot WJ, et al. Esophageal cancer among black men in Washington, D.C. I. Alcohol, tobacco, and other risk factors. *J Natl Cancer Inst* 1981;67:777–783.
17. Burch PR. Esophageal cancer in relation to cigarette and alcohol consumption. *J Chronic Dis* 1984;37:793–814.
18. La Vecchia C, Liati P, Decarli A, et al. Tar yields of cigarettes and the risk of oesophageal cancer. *Int J Cancer* 1986;38:381–385.
19. Brown LM, Blot WJ, Schuman SH, et al. Environmental factors and high risk of esophageal cancer among men in coastal South Carolina. *J Natl Cancer Inst* 1988;80:1620–1625.
20. Yu MC, Garabrant DH, Peters JM, et al. Tobacco, alcohol, diet, occupation, and carcinoma of the esophagus. *Cancer Res* 1988;48:3843–3848.
21. Thun MJ, Peto R, Lopez AD, et al. Alcohol consumption and mortality among middle-aged and elderly U.S. adults. *N Engl J Med* 1997;337:1705–1714.
22. Brown LM, Hoover R, Gridely G, et al. Drinking practices and risk of squamous-cell esophageal cancer among black and white men in the United States. *Cancer Causes Control* 1997;8:605–609.
23. Hori H, Kawano T, Endo M, et al. Genetic polymorphisms of tobacco- and alcohol-related metabolizing enzymes and human esophageal squamous cell carcinoma susceptibility. *J Clin Gastroenterol* 1997;25:568–575.
24. Abemayor E, Moore DM, Hanson DG. Identification of synchronous esophageal tumors in patients with head and neck cancer. *J Surg Oncol* 1988;38:94–96.
25. Siddiqi M, Tricker AR, Preussmann R. The occurrence of preformed N-nitroso compounds in food samples from a high risk area of esophageal cancer in Kashmir, India. *Cancer Lett* 1988;39:37–43.
26. Pickwell SM, Schimelpfening S, Palinkas LA. "Betelmania." Betel quid chewing by Cambodian women in the United States and its potential health effects. *West J Med* 1994;160:326–331.
27. Lu SH, Montesano R, Zhang MS, et al. Relevance of N-nitrosamines to esophageal cancer in China. *J Cell Physiol* 1986;4(suppl):51–58.
28. Ghadirian P. Thermal irritation and esophageal cancer in northern Iran. *Cancer* 1987;60:1909–1914.
29. Ziegler RG, Morris LE, Blot WJ, Pottern LM, Hoover R, Fraumeni JF. Esophageal cancer among black men in Washington, D.C. II. Role of nutrition. *J Natl Cancer Inst* 1981;67:1199–1206.
30. Mark SD, Qiao YL, Dawsey SM, et al. Prospective study of serum selenium levels and incident esophageal and gastric cancers. *J Natl Cancer Inst* 2000;92:1753–1763.
31. Blot WJ, Li JY, Taylor PR, et al. Nutrition intervention trials in Linxian, China: supplementation with specific vitamin/mineral combinations, cancer incidence, and disease-specific mortality in the general population. *J Natl Cancer Inst* 1993;85:1483–1492.
32. Abnet CC, Lai B, Qiao YL, et al. Zinc concentration in esophageal biopsy specimens measured by x-ray fluorescence and esophageal cancer risk. *J Natl Cancer Inst* 2005;97:301–306.
33. Chen LH, Boissonneault GA, Glauert HP. Vitamin C, vitamin E, and cancer. *Anticancer Res* 1988;8:739–748.
34. Santhi Swaroop V, Damle SR, Advani SH, et al. Nutrition and esophageal cancer. *Semin Surg Oncol* 1989;5:370–373.
35. Thurnham D, Rathakette P, Hambridge K, et al. Riboflavin, vitamin A, and zinc status in Chinese subjects in a high-risk area of oesophageal cancer in China. *Hum Nutr Clin Nutr* 1982;36C:337–349.
36. Chuong JJ, Dubovik S, McCallum RW. Achalasia as a risk factor for esophageal carcinoma: a reappraisal. *Dig Dis Sci* 1984;29:1105–1108.
37. Meijssen MA, Tilanus HW, van Blankenstein M, et al. Achalasia complicated by oesophageal squamous cell carcinoma: a prospective study in 195 patients. *Gut* 1992;33:155–158.
38. Sandler RS, Nyren O, Ekbom A, et al. The risk of esophageal cancer in patients with achalasia: a population-based study. *JAMA* 1995;274:1359–1362.
39. Appelqvist P, Salmo M. Lye corrosion carcinoma of the esophagus: a review of 63 cases. *Cancer* 1980;45:2655–2658.
40. Isolauri J, Markkula H. Lye ingestion and carcinoma of the esophagus. *Acta Chir Scand* 1989;155:269–271.
41. Beebe GW, Kato H, Land CE. Studies of the mortality of A-bomb survivors. 6. Mortality and radiation dose, 1950–1974. *Radiat Res* 1978;75:138–201.
42. Gofman TE, McKeen EA, Curtis RE, et al. Esophageal carcinoma following irradiation for breast cancer. *Cancer* 1983;52:1808–1809.
43. Ogino T, Kato H, Tsukiyama I, et al. Radiation-induced carcinoma of the esophagus. *Acata Oncol* 1992;31:475–477.
44. Larsson LG, Sandstrom A, Westling P. Relationship of Plummer-Vinson disease to cancer of the upper alimentary tract in Sweden. *Cancer Res* 1975;35:3308–3316.
45. Huang BS, Unni KK, Payne WS. Long-term survival following diverticulectomy for cancer in pharyngoesophageal (Zenker's) diverticulum. *Ann Thorac Surg* 1984;38:207–210.
46. Chang F, Syrjanen S, Shen Q, et al. Human papillomavirus involvement in esophageal carcinogenesis in the high-incidence area of China: a study of 700 cases by screening and type-specific in situ hybridization. *Scand J Gastroenterol* 2000;35:123–130.
47. Togwa K, Jaskiewica K, Takahashi H, et al. Human papilloma virus DNA sequences in esophageal squamous cell carcinoma. *Gastroenterology* 1994;107:128–136.
48. Iwaya T, Maesawa C, Ogasawara S, et al. Tylosis esophageal cancer locus on chromosome 17q25.1 is commonly deleted in sporadic esophageal cancer. *Gastroenterology* 1998;114:1206–1210.
49. Harper PS, Harper RM, Howel-Evans AW. Carcinoma of the oesophagus with tylosis. *Q J Med* 1970;39:317–333.
50. American Society for Gastrointestinal Endoscopy. The role of endoscopy in the surveillance of premalignant conditions of the upper gastrointestinal tract. *Gastrointest Endosc* 1998;48:663–668.
51. Brown A, Shaheen N. Screening for upper gastrointestinal tract malignancies. *Semin Oncol* 2004;31:487–497.
52. Kubo A, Corley DA. Marked regional variation in adenocarcinomas of the esophagus and the gastric cardia in the United States. *Cancer* 2002;95:2096–2102.
53. Chak A, Lee T, Kinnard MF. Familial aggregation of Barrett's oesophagus, oesophageal carcinoma, and oesophageal junctional adenocarcinoma in Caucasian adults. *Gut* 2002;51:323–328.
54. Dhillon PK, Farrow DC, Vaughan TL, et al. Family history of cancer and risk of esophageal and gastric cancers in the United States. *Int J Cancer* 2001;93:148–152.
55. Lagergren J, Bergstrom R, Nyren O, et al. Association between body mass and adenocarcinoma of the esophagus and gastric cardia. *Ann Intern Med* 1999;130:883–890.
56. Brown LM, Swanson CA, Gridley G, et al. Adenocarcinoma of the esophagus: role of obesity and diet. *J Natl Cancer Inst* 1995;87:104–109.
57. Chow WH, Blot WJ, Vaughan TL, et al. Body mass index and the risk of adenocarcinoma of the esophagus and gastric cardia. *J Natl Cancer Inst* 1998;90:150–155.
58. Wu AH, Wan P, Bernstein L. A multiethnic population-based study of smoking, alcohol and body size and risk of adenocarcinomas of the stomach and esophagus (United States). *Cancer Causes Control* 2001;12:721–732.
59. Lagergren J, Bergstrom R, Lindren A, et al. Symptomatic gastroesophageal reflux as a risk factor for esophageal adenocarcinoma. *N Engl J Med* 1999;340:825–831.
60. Farrow DC, Vaughan TL, Sweeny C, et al. Gastroesophageal reflux disease, use of H2 receptor antagonists, and risk of esophageal and gastric cancer. *Cancer Causes Control* 2000;11:231–238.
61. Ye W, Chow WH, Lagergren J, et al. Risk of adenocarcinomas of the esophagus and gastric cardia in patients with gastroesophageal reflux diseases and after antireflux surgery. *Gastroenterology* 2001;121:1286–1293.
62. Hampel H, Abraham NS, El-Serag HB. Meta-analysis: obesity and the risk for gastroesophageal reflux disease and its complications. *Ann Intern Med* 2005;143:199–211.
63. Lagergren J, Bergstrom R, Adami HO, et al. Association between medications that relax the lower esophageal sphincter and risk for esophageal adenocarcinoma. *Ann Intern Med* 2000;133:165–175.
64. Vaughan TL, Farrow DC, Hansten PD, et al. Risk of esophageal and gastric adenocarcinomas in relation to use of calcium channel blockers, asthma drugs, and other medications that promote gastroesophageal reflux. *Cancer Epidemiol Biomarkers Prev* 1998;7:749–756.
65. Barrett NR. The oesophagus lined by columnar epithelium. *Gastroenterologia* 1956;86:183–186.
66. Sampliner RE, Practice Parameters Committee of the American College of Gastroenterology. Updated guidelines for the diagnosis, surveillance, and therapy of Barrett's esophagus. *Am J Gastroenterol* 2002;97:1888–1895.
67. Sharma P, McQuaid K, Dent J, et al. A critical review of the diagnosis and management of Barrett's esophagus: the AGA Chicago workshop. *Gastroenterology* 2004;127:310–330.
68. Hameeteman W, Tytgat GNJ, Houthoff HJ, et al. Barrett's esophagus: development of dysplasia and adenocarcinoma. *Gastroenterology* 1989;96:1249–1256.
69. Miros M, Kerlin P, Walker N. Only patients with dysplasia progress to adenocarcinoma in Barrett's oesophagus. *Gut* 1991;32:1441–1446.
70. Cameron AJ, Carpenter HA. Barrett's esophagus, high-grade dysplasia, and early adenocarcinoma: a pathological study. *Am J Gastroenterol* 1997;92:586–591.
71. Shaheen N, Ransohoff DF. Gastroesophageal reflux, Barrett esophagus, and esophageal cancer: scientific review. *JAMA* 2002;287:1972–1981.
72. Shaheen NJ. Advances in Barrett's esophagus and esophageal adenocarcinoma. *Gastroenterology* 2005;128:1544–1566.
73. El-Serag HB. Kvapil P, Hacken-Bitar J, Kramer JR. Abdominal obesity and the risk of Barrett's esophagus. *Am J Gastroenterol* 2005;100:2151–2156.
74. Romero, Y, Cameron AJ, Schnaid DJ, et al. Barrett's esophagus: prevalence in symptomatic relatives. *Am J Gastroenterol* 2002;97:1127–1132.
75. Lieberman DA, Oehlke M, Helfand M. Risk factors for Barrett's esophagus in community-based practice—GORGE consortium. *Am J Gastroenterol* 1997;92:1293–1297.
76. Eisen GM, Sandler RS, Murray S, et al. The relationship between gastroesophageal reflux disease and its complications with Barrett's esophagus. *Am J Gastroenterol* 1997;92:27–31.
77. Avidan B, Sonnenberg A, Schnell TG, et al. Hiatal hernia size, Barrett's length, and severity of acid reflux are all risk factors for esophageal adeno-

carcinoma. *Am J Gastroenterol* 2002;97:1930–1936.

78. Conio M, Filiberti R, Blanchi S, et al. Risk factors for Barrett's esophagus: a case-control study. *Int J Cancer* 2002;97:225–229.

79. Gerson LB, Shetler K, Triadafilopoulous G. Prevalence of Barrett's esophagus in asymptomatic individuals. *Gastroenterology* 2002;123:461–467.

80. Rex DK, Cummings OW, Shaw M, et al. Screening for Barrett's esophagus in colonoscopy patients with and without heartburn. *Gastroenterology* 2003;125:1670–1677.

81. DeVault KR, Ward EM, Wolfsen HC, et al. Barrett's esophagus is common in older patients undergoing screening colonoscopy regardless of gastroesophageal reflux symptoms [abstract]. *Gastroenterology* 2004;126(suppl 2):680A.

82. Cameron AJ, Ott BJ, Payne WS, et al. The incidence of adenocarcinoma in columnar-lined (Barrett's) esophagus. *N Engl J Med* 1985;313:857–858.

83. Rosenberg JC, Budev H, Edwards RC, et al. Analysis of adenocarcinoma in Barrett's esophagus utilizing a staging system. *Cancer* 1985;55:1353–1360.

84. Van Der Veen AH, Dees J, Blankenstein JD, et al. Adenocarcinoma in Barrett's oesophagus: an overstated risk. *Gut* 1989;30:14–18.

85. Drewitz DJ, Sampliner RE, Garewal HS. The incidence of adenocarcinoma in Barrett's esophagus: a prospective study of 170 patients followed 4.8 years. *Am J Gastroenterol* 1997;92:212–215.

86. O'Connor JB, Falk GW, Richter JE. The incidence of adenocarcinoma and dysplasia in Barrett's esophagus: report of the Cleveland Clinic Barrett's Esophagus Registry. *Am J Gastroenterol* 1999;94:2037–2042.

87. Conio M, Blanchi S, Lapertosa G, et al. Long-term endoscopic surveillance of patients with Barrett's esophagus: incidence of dysplasia and adenocarcinoma: a prospective study. *Am J Gastroenterol* 2003;98:1931–1939.

88. Shaheen NJ, Crosby MA, Bozymsky EM, Sandler RS. Is there publication bias in the reporting of cancer risk in Barrett's esophagus? *Gastroenterology* 2000;119:333–338.

89. Reid BJ, Haggitt RC, Rubin CE, et al. Observer variation in the diagnosis of dysplasia in Barrett's esophagus. *Hum Pathol* 1988;19:166–178.

90. Buttar NS, Wang KK, Sebo TJ, et al. Extent of high-grade dysplasia in Barrett's esophagus correlates with risk of adenocarcinoma. *Gastroenterology* 2001;120:1630–1639.

91. Heitmiller RF, Redmond M, Hamilton SR, et al. Barrett's esophagus with high-grade dysplasia: an indication for prophylactic esophagectomy. *Ann Surg* 1996;224:66–71.

92. Schnell TG, Sontag SJ, Chejfec G, et al. Long-term nonsurgical management of Barrett's esophagus with high-grade dysplasia. *Gastroenterology* 2001;120:1607–1619.

93. Overholt BF, Lightdale CJ, Wang KK, et al. Photodynamic therapy with porfimer sodium for ablation of high-grade dysplasia in Barrett's esophagus: international, partially blinded, randomized phase III trial. *Gastrointest Endosc* 2005;62:488–498.

94. Falk GW, Rice TW, Goldblum JR, Richter JE. Jumbo biopsy forceps protocol still misses unsuspected cancer in Barrett's esophagus with high-grade dysplasia. *Gastrointest Endosc* 1999;49:170–176.

95. Corley DA, Levin TR, Habel LA, et al. Surveillance and survival in Barrett's adenocarcinomas: a population-based study. *Gastroenterology* 2002;122:633–640.

96. Dulai GS, Guha S, Kahn KL, et al. Preoperative prevalence of Barrett's esophagus in esophageal adenocarcinoma: a systematic review. *Gastroenterology* 2002;122:26–33.

97. Eckardt VF, Kanzler G, Bernhard G. Life expectancy and cancer risk in patients with Barrett's esophagus: a prospective controlled investigation. *Am J Med* 2001;111:33–37.

98. Anderson LA, Murray LJ, Murphy SJ, et al. Mortality in Barrett's oesophagus: results from a population based study. *Gut* 2003;52:1081–1084.

99. van der Burgh A, Dees J, Hop WC, et al. Oesophageal cancer is an uncommon cause of death in patients with Barrett's oesophagus. *Gut* 1996;39:5–8.

100. Zhang ZF, Kurtz RC, Sun M, et al. Adenocarcinomas of the esophagus and gastric cardia: medical conditions, tobacco, alcohol, and socioeconomic factors. *Cancer Epidemiol Biomarkers Prev* 1996;5:761–768.

101. Gray MR, Donnelly RJ, Kingsnorth AN. The role of smoking and alcohol in metaplasia and cancer risk in Barrett's columnar line oesophagus. *Gut* 1993;34:727–731.

102. Brown LM, Silverman DT, Pottern LM, et al. Adenocarcinoma of the esophagus and esophagogastric junction in white men in the United States: alcohol, tobacco, and socioeconomic factors. *Cancer Causes Control* 1994;5:333–340.

103. Freedman J, Ye W, Naslund E, et al. Association between cholecystectomy and adenocarcinoma of the esophagus. *Gastroenterology* 2001;121:548–553.

104. Enzinger PC, Mayer RJ. Esophageal cancer. *N Engl J Med* 2003;349:2241–2252.

105. Falk GW, Ours TM, Richter JE. Practice patterns for surveillance of Barrett's esophagus in the United States. *Gastrointest Endosc* 2000;52:197–203.

106. Shaheen NJ, Provenzale D, Sandler RS. Upper endoscopy as a screening and surveillance tool in esophageal adenocarcinoma: a review of the evidence. *Am J Gastroenterol* 2002;97:1319–1327.

107. Dellon ES, Shaheen NJ. Does Screening for Barrett's esophagus and adenocarcinoma of the esophagus prolong survival? *J Clin Oncol* 2005;23:4478–4482.

108. Sharma P. Prevalence of Barrett's oesophagus and metaplasia at the gastro-oesophageal junction. *Aliment Pharmacol Ther* 2004;20(suppl 5):48–54.

109. Armstrong D. Towards consistency in the endoscopic diagnosis of Barrett's oesophagus and columnar metaplasia. *Aliment Pharmacol Ther* 2004;20(suppl 5):40–47.

110. Ormsby AH, Petras RE, Henricks WH, et al. Observer variation in the diagnosis of superficial oesophageal adenocarcinoma. *Gut* 2002;51:671–676.

111. Montgomery E, Goldblum JR, Greenson JK, et al. Dysplasia as a predictive marker for invasive carcinoma in Barrett esophagus: a follow-up study based on 138 cases from a diagnostic variability study. *Hum Pathol* 2001;32:379–388.

112. Peters JH, Clark GW, Ireland AP, et al. Outcome of adenocarcinoma arising in Barrett's esophagus in endoscopically surveyed and nonsurveyed patients. *J Thorac Cardiovasc Surg* 1994;108:813–821.

113. van Sandick JW, van Lanschot JJ, Kuiken BW, et al. Impact of endoscopic biopsy surveillance of Barrett's oesophagus on pathological stage and clinical outcome of Barrett's carcinoma. *Gut* 1998;43:216–222.

114. Eloubeidi MA, Mason AC, Desmond RA, et al. Temporal trends (1973–1997) in survival of patients with esophageal adenocarcinoma in the United States: a glimmer of hope? *Am J Gastroenterol* 2003;98:1627–1633.

115. Soni A, Sampliner RE, Sonnenberg A. Screening for high-grade dysplasia in gastroesophageal reflux disease: is it cost effective? *Am J Gastroenterol* 2000;95:2086–2093.

116. Inadomi JM, Sampliner R, Lagergren J, et al. Screening and surveillance for Barrett Esophagus in high-risk groups: a cost-utility analysis. *Ann Intern Med* 2003;138:176–186.

117. Eisen GM, Baron TH, Dominitz JA, et al. Complications of upper GI endoscopy. *Gastrointest Endosc* 2002;55:784–793.

118. Mayne ST, Risch HA, Dubrow R, et al. Nutrient intake and risk of subtypes of esophageal and gastric cancer. *Cancer Epidemiol Biomarkers Prev* 2001;10:1055–1062.

119. Terry P, Lagergren J, Hansen H, et al. Inverse association between intake of cereal fiber and risk of gastric cardia cancer. *Gastroenterology* 2001;120:387–391.

120. Terry P, Lagergren, Ye W, et al. Fruit and vegetable consumption in the prevention of esophageal and cardia cancers. *Eur J Cancer Prev* 2001;10:365–369.

121. Chow WH, Blaser MJ, Blot WJ, et al. An inverse relation between cagA+ strains of *Helicobacter pylori* infection and risk of esophageal and gastric cardia adenocarcinoma. *Cancer Res* 1998;58:588–590.

122. Weston AP, Badr AS, Topalovski M, et al. Prospective evaluation of the prevalence of gastric *Helicobacter pylori* infection in patients with GERD, Barrett's esophagus, Barrett's dysplasia, and Barrett's adenocarcinoma. *Am J Gastroenterol* 2000;95:387–394.

123. Ye W, Held M, Lagergren J, et al. *Helicobacter pylori* infection and gastric atrophy: risk of adenocarcinoma and squamous cell carcinoma of the esophagus and gastric cardiac adenocarcinoma. *J Natl Cancer Inst* 2004;96:388–396.

124. Reid BJ, Blount PL, Feng Z, Levine DS. Optimizing endoscopic biopsy detection of early cancers in Barrett's high-grade dysplasia. *Am J Gastroenterol* 2000;95:3089–3096.

125. Barham CP, Jones RL, Biddlestone LR, et al. Photothermal laser ablation of Barrett's oesophagus: endoscopic and histological evidence of squamous re-epithelialisation. *Gut* 1997;41:281–284.

126. McCarthy M, Wilkinson ML. Treatment of Barrett's esophagus by endoscopic laser ablation and antireflux surgery. *Gastrointest Endosc* 1999;49:129–130.

127. Dumoulin FL, Terjung B, Neubrand M, et al. Treatment of Barrett's epithelium by endoscopic argon plasma coagulation. *Endoscopy* 1997;29:751–753.

128. Attwood SE, Lewis CJ, Caplin S, et al. Argon beam plasma coagulation as therapy for high-grade dysplasia in Barrett's esophagus. *Clin Gastroenterol Hepatol* 2003;1:258–263.

129. Weston AP, Sharma P. Neodymium:yttrium-aluminum garnet contact laser ablation of Barrett's high grade dysplasia and early adenocarcinoma. *Am J Gastroenterol* 2002;97:2998–3006.

130. Ganz RA, Utley DS, Stern RA, et al. Complete ablation of esophageal epithelium with a balloon-based bipolar electrode: a phased evaluation in the porcine and in the human esophagus. *Gastrointest Endosc* 2004;60:1002–1010.

131. Panjehpour M, Overhold BF, Haydek JM, et al. Results of photodynamic therapy for ablation of dysplasia and early cancer in Barrett's esophagus and effect of oral steroids on stricture formation. *Am J Gastroenterol* 2000;95:2177–2184.

132. Overholt BF, Panjehpour M, Haydek JM, et al. Results of photodynamic therapy for Barrett's esophagus: follow-up in 100 patients. *Gastrointest Endosc* 1999;49:1–7.

133. Shaheen NJ, Inadomi JM, Overholt BF, Sharma P. What is the best management strategy for high grade dysplasia in Barrett's oesophagus? A cost effectiveness analysis. *Gut* 2004;53:1736–1744.

134. Panjehpour M, Overholt BF, Phan MN, Haydek JM. Optimization of light dosimetry for photodynamic therapy of Barrett's esophagus: efficacy vs.incidence of stricture after treatment. *Gastrointest Endosc* 2005;61:13–18.

135. Van Laethem JL, Peny MO, Salmon I, et al. Intramucosal adenocarcinoma arising under squamous re-epithelialisation of Barrett's oesophagus. *Gut* 2000;46:574–577.

136. Macey N, Le Dreau G, Volant A, et al. Adenocarcinoma of the esophago-

gastric junction arising after endoscopic laser photocoagulation ablation of the short segment of Barrett's esophagus. *Gastroenterol Clin Biol* 2001;25: 204–206.

137. Shand A, Dallal H, Palmer K, et al. Adenocarcinoma arising in columnar lined oesophagus following treatment with argon plasma coagulation. *Gut* 2001;48:580–581.

138. Nijhawan PK, Wang KK. Endoscopic mucosal resection for lesions with endoscopic features suggestive of malignancy and high-grade dysplasia within Barrett's esophagus. *Gastrointest Endosc* 2000;52:328–332.

139. Ell C, May A, Gossner L, et al. Endoscopic mucosal resection of early cancer and high-grade dysplasia in Barrett's esophagus. *Gastroenterology* 2000;118:670–677.

140. Seewald S, Akaraviputh T, Seitz U, et al. Circumferential EMR and complete removal of Barrett's epithelium: a new approach to management of Barrett's esophagus containing high-grade intraepithelial neoplasia and intramucosal carcinoma. *Gastrointest Endosc* 2003;57:854–859.

141. Harada M, Nagashima R, Takeda H, Takahashi T. Endoscopic resection of adenocarcinoma arising in a tongue of Barrett's esophagus. *Gastrointest Endosc* 2000;52:427–429.

142. Nwakakwa V, Fleischer D. Endoscopic mucosal resection of the esophagus: band ligation technique. *Gastrointest Endosc Clin N Am* 2001;11:479–488.

143. Seewald S, Akaraviputh T, Seitz U. Circumferential EMR and complete removal of Barrett's epithelium: a new approach to management of Barrett's esophagus containing high-grade intraepithelial neoplasia and intramucosal carcinoma. *Gastrointest Endosc* 2003;57:854–859.

144. Thun MJ, Namboodiri MM, Calle EE, et al. Aspirin and risk of fatal cancer. *Cancer Res* 1993;53:1322–1327.

145. Funkhouser EM, Sharp GB. Aspirin and reduced risk of esophageal carcinoma. *Cancer* 1995;76:1116–1119.

146. Farrow DC, Vaughan TL, Hansten PD, et al. Use of aspirin and other nonsteroidal anti-inflammatory drugs and risk of esophageal and gastric cancer. *Cancer Epidemiol Biomarkers Prev* 1998;7:97–102.

147. Corely DA, Kerlikowske K, Verma R, et al. Protective association of aspirin/NSAIDs and esophageal cancer: a systematic review and meta-analysis. *Gastroenterology* 2003;124:47–56.

148. Sonnenberg A, Fennerty MB. Medical decision analysis of chemoprevention against esophageal adenocarcinoma. *Gastroenterology* 2003;124:1758–1766.

149. Gammon MD, Terry MB, Arber N, et al. Nonsteroidal anti-inflammatory drug use associated with reduced incidence of adenocarcinomas of the esophagus and gastric cardia that overexpress cyclin D1: a population-based study. *Cancer Epidemiol Biomarkers Prev* 2004;13:34–39.

150. Hur C, Nishioka NS, Gazelle GS. Cost-effectiveness of aspirin chemoprevention for Barrett's esophagus. *J Natl Cancer Inst* 2004;96:316–325.

151. Sharma P, Sampliner RE, Camargo E. Normalization of esophageal pH with high-dose proton pump inhibitor therapy does note results in regression of Barrett's esophagus. *Am J Gastroenterol* 1997;92:582–585.

152. Peters FT, Ganesh S, Kuipers EJ, et al. Endoscopic regression of Barrett's oesophagus during omeprazole treatment: a randomized double blind study. *Gut* 1999;45:489–494.

153. Hillman LC, Chiragakis L, Shadbolt B, et al. Proton-pump inhibitor therapy and the development of dysplasia in patients with Barrett's esophagus. *Med J Aust* 2004;180:387–391.

154. El Serag HB, Aguirre TV, Davis S, et al. Proton pump inhibitors are associated with reduced incidence of dysplasia in Barrett's esophagus. *Am J Gastroenterol* 2004;99:1877–1883.

第 15 章

食管癌：分子遗传学

James P. Hamilton，Stephen J. Meltzer

介 绍

食管癌（EC）是世界第 8 大恶性肿瘤，其致死人数是所有癌症中的第 6 位[1]。在世界范围内，鳞状细胞癌（ESCC）仍然是食管癌的主要组织病理学分型[1]。但是从上世纪 60 年代起，美国食管腺癌（EAC）的发病率已经提高了 300%~500%[2]。因此，从 90 年代开始，人们开始着手了解食管癌的分子机制，并试图从中找出更多的早期检测及治疗手段。

许多食管癌研究都包括鳞状细胞癌和腺癌。据有关研究报道，这两种组织学亚型有相同的生物学特征，但在很多其他方面又有着本质的不同。目前已经积累了很多关于食管鳞癌和腺癌分子遗传病理学方面的研究成果，研究的焦点也从以往单纯基因的表达情况过渡到与临床相关。与癌症相关的研究包括原癌基因、肿瘤抑制基因和 DNA 错配修复基因等。最近的研究表明，肿瘤抑制基因启动子区域甲基化导致基因失活与食管癌发生相关。本章主要介绍食管癌的两种组织学亚型及国内外研究进展。

家族性食管癌

食管鳞状细胞癌遗传因素

虽然食管癌发病学有遗传基础，但实际上这种遗传倾向并不多见[3]。胼胝体病是一种常染色体显性遗传病，表现为食管、手掌、脚底的鳞状上皮过度角化，且与鳞状细胞癌发生相关[4]。另外一种综合征，掌跖角化症也常表现为口腔白色角化病和毛囊性角质

化过度症[5]。此类早期变化一般出现在发病的 7~8 年前，Howel-Evans 等人发现这些患者发展为食管癌都比较早（平均年龄 45 岁）[6]。通过连锁分析发现这种食管胼胝体癌基因（TOC）定位于染色体 17q25[7]。因此，一个与散发食管癌相关的潜在目标基因位置被发现，家族型综合征的基因突变往往导致同种散发癌[8]。Iwaya 等人报道，ESCC 中 TOC 染色体 17q 的杂合性片段（LOH）经常发生丢失。他们发现在 52 例 TOC 中有 33 例发生 LOH，占 63%[8]。但是，现在仍不能确定真正的目标基因[9]。截止到目前，John K. Field 和 Janet M. Risk 发现 17q25 的一个编码细胞株蛋白基因在 TOC 中下调，可能有研究价值[10]。

山西省是世界上 ESCC 高发区[11]，研究显示此地区家族发病倾向非常强，表明其中可能有潜在的致癌遗传机制[12]。该地区患者 ESCC 癌前阶段的基因非常不稳定[13]。特别是此区域有家族史的患者 BRAC2 基因突变频率（9/78，12%）要明显高于无家族史患者（0/48，0%，$P=0.013$）[14]。另外谷胱甘肽 S- 转移酶（GSTM1）缺失被认为是有吸烟史、饮酒史和食管癌家族史的患者 ESCC 发展的诱发危险因素（OR1.91，95%可信区间为 1.03~3.81）[15]。需要注意的是，GSTM1 缺失构成基因多态性，并不是直接导致肿瘤发生的获得性事件。GSTM1 的产物为一类代谢酶，可以去除芳香烃化合物的致癌毒性（包括致癌性聚芳香烃），此类基因突变可以导致多种癌的发生[16]。在印度、法国和巴西的吸烟食管癌患者中也检测到 GSTM1 的缺失。

食管腺癌遗传因素

食管腺癌被认为可能与家族性食管胃反流有关。曾有一个家族中多个成员都患有食管胃反流病（GERD）、Barrett 食管（BE）和食管腺癌（EAC）的报

道[20-22]。族谱分析显示为常染色体显性遗传[23]。迄今为止，这是唯一一例家族性食管胃反流病的易感基因定位（13q14 染色体）报道，但是是否与 Barrett 食管或食管腺癌有关尚不知晓[24]。

散发食管癌

食管鳞状细胞癌病因学

ESCC 主要为男性发病，尤其是非洲裔美国人[3]。在北美和西欧，吸烟与过量饮酒是 ESCC 最大的危险因素[25,26]。在某些食管癌高发区，如中国河南、伊朗北部、土耳其南部和北非，饮食因素可能是食管癌的主要危险因素。

在 ESCC 的病因学上，食管癌主要归因于环境因素[27]。调查显示有家族史的患者中 7/8 是吸烟患者，这说明即使有遗传易感性，环境因素依然不可或缺。

其他 ESCC 的危险因素有失弛缓症，Plummer-Vinson 综合征（吞咽困难、缺铁和食管蹼），食管腐蚀性伤，头颈部癌症病史，乳腺癌放疗史和贫困等[27]。

食管腺癌病因学

BE 是散发 EAC 最重要的癌前病变[29-31]，是长期食管反流（GERD）的结果。周期性反流症是 BE 和 EAC 最大的危险因素[27,32]。GERD（也就是 BE 和 EAC）的危险因素有肥胖、食管压力降低、食管裂孔疝等[27,33]。另外，胶原沉着（硬皮症）可减小食管压力，并提高 BE 和 EAC 的患病风险[34]。BE 患者有 2%~5% 的概率罹患 EAC。

有证据表明，碱性肠液反流可能促进食管上皮化生[36]，与此相关的争论尚未完全解决。有些学者认为碱性肠液也许只起到次要作用，另外也有观点认为胃肠混合液对食管可起到协同破坏作用[37]。一项对良性胃溃疡术后患者进行的调查显示，BE 的患病率并没有提高，这表明胆汁在食管上皮化生中的作用并没有那么明显[38]。

食管癌遗传因素和后天因素

基因启动子甲基化在食管癌中的作用

近年来，已证明启动子甲基化致抑癌基因失活与肿瘤发生相关，这改变了大家对包括食管癌在内的很多癌症分子病因学的认识。很多与癌症相关的疾病都发现存在基因的甲基化，包括（但不限于）多发性结肠腺癌基因（APC）、金属蛋白酶组织抑制因子 3（TIMP3）、p16（CDKN2A）、p15（CDKNB）、成视网膜细胞瘤基因（RB1）、E- 钙黏附蛋白（CDH1）、GSTP1、O^6- 甲基鸟嘌呤-DNA 甲基转移酶（MGMT）[39-43]。表 15.1 列出了食管癌中甲基化异常的基因。结直肠癌、子宫内膜癌及胃癌中皆可见 MLH1 基因启动子在错配修复缺乏的情况下被甲基化[42,44-46]。结直肠癌 MLH1 表达情况的研究揭示，其启动子区域的甲基化直接导致基因表达减少[47]。结直肠癌细胞缺乏 MLH1 的错配修复机制，MLH1 的超甲基化可被 5- 氮杂胞嘧啶核苷脱甲基修复。这不但可以恢复 MLH1 的表达，还可以使 DNA 恢复功能[47]。启动子甲基化抑制基因表达的具体机制尚未完全清楚。有学者认为启动子甲基化可使组蛋白脱氨基，从而改变 DNA 的超微结构使转录因子的结合被抑制[48]。

这种癌基因失活的假设机制使人们在分子水平上的认识有了改变。除了突变和删除以外，已经提出第三种癌症基因沉默的机制。肿瘤抑制基因没有发生突变，但可由于一到两个等位基因甲基化而致表达减少或静默。以前的研究表明，癌症中某些特别基因位点消失与目标基因启动子甲基化有关。

对食管癌 CDKN2A 基因的研究已接近成功，CDKN2A 定位于 9p21，经常可见被删除，但不经常突变。有关其甲基化的研究很快将被报道[49,50]。另外，多基因的甲基化是容易在早期被检测到的异常信号，常提示 Barrett 组织化生向重度不典型增生或腺癌转化[51,52]。当然，未来需要确认更多甲基化的生物学标志使之可以应用于临床。

食管鳞状细胞癌中异倍体

食管癌中最先被描述的基因异常是异倍体和异常染色体补体。异倍体是指异常 DNA 内容，包括 DNA 结构和数量的异常。这不是简单的单个突变而是广泛的基因组的不稳定造成的[53]。异常 DNA 内容已在食管鳞状细胞癌（ESCC）、前体损伤和鳞状上皮不典型增生中被检测到[54,55]。ESCC 中异倍体发生率为 84%~94%[54-57]，在鳞状上皮不典型增生和癌中的发生率为 22%~28%[55]。异倍体也发生在正常组织黏膜与肿瘤交界附近，一般认为是对致癌环境如吸烟、饮酒的恶变反应[56]。但是，异倍体也常出现在正常黏膜中，并给正常

表 15.1

食管癌相关基因甲基化情况 [a]

基因	NE	D	ESCC	BE	BE-D	EAC	参考文献
APC	6.3	–	50	80	89	70	40,51,182,183,220
CDH1	17	–	70	10	0	70	40,183,184,201,221,222
DAPK	5.6	–	–	–	–	20	183,184
GSTP1	0	–	–	0	0	5	40,184
MLH1	0	–	–	0	0	12	40,184,223
HPP1	3	–	–	44	–	68	51,178,223
MGMT	21	–	39	43	89	59	40,51,183,224
CDK2AP2	0	–	18	4	0	0	40,51,220,225–227
CDKN2B	3	–	13	12	0	4.5	50,225,227
CDKN2A	1.3	71	56	20	43	45	40,51,183,184,220,221,225,228–231
RARβ	25	58	63	–	–	–	232,233
RASSFIA	3.7	–	51	–	–	–	184,234,235
RUNX3	0.8	–	–	25	–	48	51,178,184
TIMP3	4.8	–	–	60	78	56	40,51,178,183
RPRM	0	–	13	36	64	63	236

NE:正常食管;D:不典型增生;ESCC:食管鳞状细胞癌;BE:Barrett 食管;BE-D:Barrett 食管伴不典型增生;EAC:食管腺癌。

[a] 数字代表报道中的中位发生率,以百分比表示。

Adapted from Sato F, Meltzer SJ. CpG island hypermethylation in progression of esophageal and gastric cancer. *Cancer* 2006; 106: 484.

组织黏膜的组织学分型带来问题[55,56]。有研究表明,S 时相或易提高不典型增生的分级并且与癌前病变向癌发展相关[55]。异倍体与低分化肿瘤的关系已被确立[54]。近年来,随着人们对食管癌肿瘤形成学中特殊基因改变的认识加深,对分子学表现和异倍体之间关系的研究也增多了。一项研究确认,存在异倍体的 ESCC 常有更多基因变异,如髓细胞瘤病毒致癌基因同系物(MYC)、细胞周期蛋白 D1(CCND1)、表皮生长因子受体(EGFR)、多重肿瘤抑制子的 LOH(包括 RB1)和 APC[58]。研究表明,异倍体不但能构成广泛基因变异的标记,而且在食管癌发生中也与特殊基因变异密切相关。

存在异倍体意味着疾病分级提高并预示不良预后[57-59]。关于 ESCC 的 DNA 异倍体临床检测方法尚在建立中。

食管腺癌中的异倍体

食管腺癌(EAC)中异倍体细胞亚群或四倍体的发生率超过 90%~95%,其可见于癌前病变并预示疾病进展[60-63]。早期研究显示基因倍性改变与 BE 不典型增生有关,不过此研究中对 BE 不典型增生的组织学分类尚存在争论[64]。通过活组织检测细胞计数分析细胞异倍体可鉴别轻度异常变异区域。而且,异倍体通常与形态学异常相关,如从轻度不典型增生到癌[64]。异倍体和发育不良可以不一致[31,65]。在一项对 BE 染色体倍性进行的分析研究中,Barrett 黏膜化生出现同源细胞生长相似性,并可见到发展为癌[66]。最后,通过内镜活组织筛查发现既无异倍体也无四倍体的 BE 患者 5 年内癌变率为 0,而有四倍体的患者此比率为 56%,有异倍体患者此比率为 43%[67]。

总之,虽然上述研究显示血细胞计数可用于检测轻度发育不良甚至 EAC 风险增加的发育不良程度不确定的患者[68],但在 EAC 和 ESCC 临床实践中四倍体和异倍体的确切作用尚未证实。

特殊染色体变异

食管鳞状细胞癌和腺癌的染色体异常

很多研究已检测到 BE 和 EAC 的染色体异常。很多染色体异常已被发现，包括 Y 染色体缺失、三倍体、染色体 7 和 11 异位、染色体 8 过度表达和染色体 17 缺失[69-71]。类似的变异在 ESCC 中也有发现[72,73]。而且，有研究表明 DNA 2q、3q、7p、17q 和 22q 的复制编码改变常与 EAC 的转移相关[74]。而且，染色体 12p 扩增预示着 ESCC 患者术后预后不良[75]。尽管上述染色体异常分析尚未被引入临床规范，但染色体或染色体片段复制数量异常已经被作为研究食管癌特殊基因异常表达或失活的靶点或筛查点。

食管鳞状细胞癌和腺癌的原癌基因

早期食管癌研究集中于对原癌基因异常的研究。EGFR[76,77]、MYC[76,78]、成纤维生长因子 4(FGF4)[79]、成纤维生长因子 3(FGF3)[80]和 CCND1[81]的编码基因的扩增都在食管肿瘤相关报道中被提及。

胃肠道恶性肿瘤等多种有意义的分子改变都与细胞周期有关[82]。例如，细胞周期转换主要受细胞周期调节蛋白和细胞周期调节蛋白激酶(CDK)的调控。在食管癌中，G_1 期通常是细胞分裂中最重要的一个阶段，此期间的分子异常已被描述。食管癌相关蛋白可影响 CDK 周期复合物从而调节 G_1 期加速通过，使 RB1 肿瘤抑制基因、CDK 抑制子 CDKN2A、CDKN1A 和 TP53 自身增加。另外，其他生长因子受体和信号通路在食管癌发生过程中也起到重要作用。包括 APC/β- 联蛋白和 EGFR/RAS/MAP 激酶通路。特殊原癌基因将在本章稍后讨论。

CCND1 与食管鳞状细胞癌

食管鳞状细胞癌研究中最关键的原癌基因就是 CCND1，或称细胞周期调节蛋白 D1。CCND1 可通过磷酸化 RB1 来打破 RB1 在 G_1 期对表达的抑制作用，从而催化 CDK 抑制子 CDKN2A、CDK4 和 CDK6 形成复合物。有研究证实，反义细胞周期蛋白过度表达可致 CCND1 表达减少，减少 ESCC 细胞增殖和 CCND1 表达增加[83]。食管癌中，CCND1 的过表达与扩增可升高 65%，并被证实与形态学上的肿物形成有关[84,85]。最后，小鼠转基因模型研究显示 CCND1 原癌基因可导致食管不典型增生[86]。这个转基因模型或许有助于证实 CCND1 过表达对食管癌发生的影响。

在临床上，22%~71%的食管鳞状细胞癌患者 CCND1 过表达[81,87,88]。而且有证据证实 CCND1 失调常与肿瘤再生和预后较差有关[89-92]。还有研究发现 CC-ND1 过表达、信使 RNA 和蛋白过表达更常与远处转移而不是淋巴结转移有关[93,94]。而发生远处转移的患者常比发生淋巴结转移的患者预后差[95]。另外，CCND1 过表达独立于 p53 蛋白过表达，但其与 p53 蛋白过表达的协同作用已被证实与食管下咽多种原发恶性肿瘤相关[96]。不过，一项 53 名食管癌患者参与的研究并没有发现 CCND1 表达是食管癌独立的预后不良因子，另一项 64 名食管癌患者参与的研究显示，CCND1 表达阴性预示更差的预后[97,98]。最后，CCND1 蛋白过表达与多周期化疗反应不敏感相关[89]。

其他与致食管癌相关的细胞周期蛋白　其他细胞周期蛋白也被证实与 ESCC 有关。免疫组化证实细胞周期蛋白 A 在 124 种肿瘤中的 39.5%存在高表达，并与不良预后相关[99]。在 26 个食管癌细胞系中，细胞周期蛋白 A、细胞周期蛋白 D1、细胞周期蛋白 D3 和细胞周期蛋白 E 过表达的分别占 23.1%、65.4%、15.4%和 57.7%[85]。免疫组化分析显示，87 名食管癌患者 72.4%存在细胞周期蛋白 B1 高表达，细胞周期蛋白 B1 被认为可使 CDC2 活化，并作用于 G_2 期和 M 期上调表达。这种过表达被证实与肿瘤侵犯肌层相关，预示不良预后[100]。最后，肿瘤抑制基因 RB1 和 CDKN2A 在食管癌中应特别注意，因为这些基因在细胞周期中与细胞周期蛋白关系密切。

表皮生长因子受体(EGFR)与食管鳞状细胞癌　EGFR 是 4 个相近的跨膜受体组成的家族，包括 ERBB2、ERBB3 和 ERBB4。71%的 ESCC 显示 EGFR 过表达[76,77,101]。EGFR 通过自己的胞内区域使络氨酸激酶活化。它与表皮生长因子(EGF)结合形成配体使 GDP 变为 GTP，从而激活下一步胞内信号传导[102]。当 EGFR 发生改变，如发生点突变，则可能使其激活从而削弱对生长的控制[103-106]。有证据显示，鳞癌细胞中 EGFR 可能刺激 EGF 自分泌并使生长因子 α 发生转化[107]。已证实 EGFR 表达与预后相关。较早的研究将 32 例 ESCC 患者按 EGF 结合程度分为两组，结果发现 EGF 高度结合组生存期缩短。

最近的研究显示，EGFR 的预后评估价值可能与其他分子标记相关联，如 CCND1 和 CDH1[91,109]。但是，一项 39 例食管癌术后患者参加的研究显示 EGFR、ERBB2 和 ERBB3 表达升高，但并未证实与预后显著相关[110]。

EGFR 目前是抗肿瘤治疗的最前沿[111]。许多针对 EGFR 的单克隆抗体被设计并用于抗食管癌的早期临床治疗，疗效令人鼓舞[112,113]。

ERBB2 与食管鳞状细胞癌和腺癌

在食管癌细胞中，ERBB2(HER-2/neu)在细胞无限增殖与表型维持上扮演着重要角色[114]。ESCC 中，有关 ERBB2 表达预后临床意义的相关信息很少。一项研究报道，30%ESCC(n=66)表达 ERBB2，而过表达则预示着不良预后[115]。BE 相关的食管腺癌中的结论却恰恰相反。但更多信息支持此标记物存在预后评估价值[101]。原癌基因 ERBB2 的表达被认为与 BE 有关。Jankowski 等人发现，在 15 例 BE 患者中有 9 例可免疫检测到 ERBB2 表达，而这 15 例中有 11 例进一步发展为 EAC[116]。另外一项研究显示，64%的 EC 患者 ERBB2 过表达，但过表达与预后并无明显相关[110]。还有一项研究显示，66 例 EAC 患者中 7 例可见 ERBB2 过表达(11%)，但癌周组织与正常上皮并无表达。在最后一项研究中，ERBB2 表达者的生存率较低[117]。目前已可应用定量实时 PCR 检测血清中的 ERBB2 扩增[118]。这项检测手段还可以应用到其他血清 DNA 异常的检测中，还可用来评估 EC 的进展与对治疗的反应。

MYC 与食管鳞状细胞癌和腺癌

MYC 编码重要的转录因子，这些因子参与很多重要细胞过程如扩增、分化、转化、凋亡等[119]。MYC 基因通过细胞内生长因子使细胞加速通过细胞周期 G_1 期。另外，肿瘤细胞中 MYC 通过氧化磷酸化激活生存通路[121]。跟众多原癌基因一样，MYC 的扩增在癌症中的作用也是复杂的，而且尚未完全被阐明。MYC 基因定位于染色体 8q24，食管癌中 14%~22% 该位点可见扩增。Jankowski 等人发现 50%的 BE 患者、90%的 EAX 患者 MYC 表达上调。另外，MYC 可在体外酸性平衡液中增殖[123]。来自德国的研究组报道，正常食管组织和轻度不典型增生组织中未见到 MYC 扩增。但是，在 24 例伴重度不典型增生的 BE 患者中有 6 例可见 MYC 扩增，39 例 EAC 患者中有 17 例(44%)可见 MYC 扩增[124]。MYC 扩增对散发 ESCC 也很重要。一项研究显示，77 例接受手术的 ESCC 患者中有 8 例存在 MYC 扩增，43 例多周期治疗的 ESCC 患者中有 13 例(30%)存在 MYC 扩增，提示 MYC 扩增更多见于进展期癌症[78]。而且，最近发现一种新基因 mimitin 可直接被 MYC 刺激，并在 80%(28/35)的 ESCC 病例中高表达[125]。因此，MYC 高表达是一个有重要意义的且较晚出现的 EAC 与 ESCC 发病相关事件。

FGF3、FGF4 与食管鳞状细胞癌　FGF3、FGF4 基因为 35kb，定位于染色体 11q13，编码纤维生长因子家族。FGF4 扩增和 FGF3、FGF4 的共扩增已在 ESCC 中被发现[79,126]。FGF3、FGF4 单一扩增或共扩增被认为与不良预后及远处转移相关[127,128]。另外，FGF4 七倍以上扩增与切除术后食管癌复发有关[129]。但是，EC 中 11q13 的扩增与 FGF3、FGF4 过表达之间的具体关系仍不清楚。Yoshida 等注意到 FGF3、FGF4 很少表达，即使存在共扩增[130]。CCND1 基因位于 11q13，所以 EC 中 CCND1 过表达带动 FGF3、FGF4 共扩增[81]。一项研究表明，ESCC 中 FGF4 扩增无预后评估价值[131]。

KRAS　使 ESCC、EAC 区别于其他恶性肿瘤，如结直肠癌、肺腺癌和胰腺癌的一个显著特征是 KRAS 突变的明显减少或缺乏。几乎所有 EC 相关研究都报道 KRAS 突变的缺乏[132,133]。

肿瘤抑制因子

本章重点列出几个与肿瘤发生相关的食管癌肿瘤抑制因子。讨论肿瘤抑制因子失活时很难与染色体删除、LOH、启动子区域甲基化等分开考虑。在肿瘤进展过程中，分子事件导致同源细胞的生长增殖。而正常 DNA 修复机制在进入下一个细胞周期前需要精确校验。删除或其他 DNA 突变或许会造成细胞周期失控，从而导致异常或突变细胞系产生。这种删除和突变的理论来自 Nicholl 的双重打击学说（被 Knudson 引用并普及），即该种删除或突变导致肿瘤抑制因子两个等位基因皆失活才产生肿瘤抑制因子失活[134,135]。例如，位于染色体 5q 的 APC 基因突变频繁，在结直肠癌中常发生 APC 等位基因被删除[136]。基于这个理论，散发肿瘤染色体区域出现 LOH 可能预示着肿瘤抑制因子位于该区域。因此，早期研究成功发现位于 13q14 的 RB1 和 17p13 的 p53 基因是潜在的肿瘤抑制因子[137,138]。

研究报道 EC 中多染色体存在不同频率 LOH，这些都是备选的肿瘤抑制因子。从 20 世纪 90 年代起，启动子区域甲基化研究逐渐兴起，被认为是肿瘤抑制因子失活的另一新机制[43]。启动子区域甲基化将在本章稍后详细讨论。

p53(TP53)　第一个在原发食管癌和细胞系中被发现的肿瘤抑制因子就是定位于 17p13.1 的 p53[139]。类似的报道很快表明，在单纯 BE、BE 伴重度不典型增生及腺癌邻近组织中 p53 已被验证为肿瘤抑制因子[140-142]。ESCC 及其癌前病变组织中通常也可检测到

p53 突变。因此,TP53 在 ESCC 和 EAC 中皆为肿瘤抑制因子。它具有很多生物学功能,例如中断细胞周期、诱导凋亡和转录调节等[140]。超过 70% 的 EC 中可见 TP53 突变和(或)TP53 删除[139,147]。在正常 Barrett 黏膜中 TP53 的突变率要低于腺癌中的突变率[148]。

TP53 磷蛋白具有 DNA 特异序列结合功能。正常细胞中,由于其代谢较迅速(半衰期 2~15 分钟),TP53 并不会积累至高水平。但在 DNA 损伤或细胞应激状态下,TP53 变得稳定并使多个重要基因激活,包括 CDKN1A(使细胞周期停滞在 G_1 期)和影响细胞凋亡的基因。所以,TP53 能通过 CDKN1A 作用将细胞阻止在 G_1 期或诱导细胞凋亡,从而阻止 DNA 损伤后的修复。TP53 的突变将阻碍上述正常生长控制过程中靶基因的激活。而且,突变的 TP53 可能具有原癌基因的功能(双隐性突变)。TP53 突变促进肿瘤的具体作用机制正在被阐明。肿瘤组织中,很多突变的 TP53 具有高表达水平[150],使其能够被免疫组化或者蛋白质印记分析(Western blot)检测到。

由于 TP53 的高突变率及等位基因的高删除率,它被认为是食管癌最重要的肿瘤抑制基因。多个研究皆证实 TP53 在食管鳞状细胞癌及食管腺癌中的高突变率[122,143,144,146]。对 TP53 突变的评估主要集中于外显子 5~8,这段基因编码整个 DNA 结合区域及剪切位点。TP53 的外显子 1~4 和 9~11 被认为与食管癌关系不大[151]。ESCC 和 EAC 中 TP53 的突变位置并不一样。EAC 中,突变多发生在密码子 175(外显子 5)、密码子 248(外显子 8)和密码子 273(外显子 8)。这 3 个密码子的突变在所有存在 TP53 突变的恶性肿瘤中也经常发生[152]。另外一个高突变率位点是密码子 249,但并无证据证明 EAC 中存在此突变[149]。EAC 的另一个特征是 CpG 辅酶转换达到 69%,这样的转换频率在所有恶性肿瘤中是最高的[153-155]。ESCC 中,密码子 248 或 273 的突变只占 3%,而密码子 270 的突变频率高达 4%,这远远高于 EAC 中的 0% 和其他类型肿瘤中的 0.4%。而且,密码子 193、密码子 194 和密码子 195 的高突变率是 ESCC 区别于其他恶性肿瘤的特点[149,153]。另外,ESCC 中 TP53 基因 30% 的突变发生在疏水区编码区,而 EAC 中则多发生在 DNA 结合区域[149]。目前人们正在努力筛查与 TP53 类突变有关的致癌物[156]。TP53 突变被认为是食管癌发生的早期事件,因为突变多在 ESCC、EAC 的未侵袭和早期癌变组织中发现[145,146]。TP53 超甲基化并不导致功能性静默,因为其启动子区域缺乏 CpG 岛。

TP53 与 Barrett 食管 TP53 位于 17p13.1 的 LOH 不但可见于 EAC,也可见于 Barrett 食管[63]。在多数 Barrett 伴高度不典型增生的患者中,多可见不同形式的 LOH 交联。在 BE 中,TP53 过表达与不典型分级相关[158]。TP53 早期损伤可能导致高度不典型增生,所以,伴低度不典型增生的 BE 患者中 TP53 的情况值得关注[159]。TP53 突变分析可鉴别 BE 患者是否具有发展为 EAC 的风险[160]。如果 BE 患者存在 TP53 缺失并且病变食管长度大于 5cm,则其发展为 EAC 的风险将提高 3 倍[161]。通过无不典型增生的 BE 中 p53 低表达可被筛查出 EAC 高危人群[162]。

TP53 与食管癌预后 虽然 TP53 在食管癌中突变频率较高,但其预后评估价值仍未被证实[163-165]。一项研究通过多种分析方法仍未能证实 TP53 表达与视网膜母细胞瘤表达减少之间的联系[163]。ESCC 中,TP53 表达并不一定指向凋亡[166]。单纯接受放疗的食管癌患者中,TP53 表达与发生远处转移相关[167]。一项报道显示,TP53 表达阳性的肿瘤患者接受术前新辅助放疗或化疗收效不佳[168]。最后,确定 TP53 情况可能对食管癌综合治疗有预后评估价值[169]。

虽然没有直接预后相关性,但仍有 15% 的上消化道肿瘤以及至少两种原发肿瘤与之相关[96]。TP53(和 CCND1)的表达水平更可反映多种原发肿瘤中潜在的基因突变[96,170]。另外,EC 中 TP53 突变也与吸烟有关[153]。

P16(CDKN2A) 肿瘤抑制基因 CDKN2A 定位于染色体 9p21,是 CDK4 的抑制因子。一项研究认为,食管鳞状细胞癌中使细胞加速通过 G_1 期需要存在 CCND1 过表达或 CDKN2A 激活[171,172]。食管腺癌中,CDKN2A 存在 LOH,但已证明可致 CDKN2A 失活的突变出现频率较低[173-175]。CDKN2A 启动子超甲基化在有关食管鳞状细胞癌、食管腺癌的研究中皆有报道[49,50,172,175,176],提示存在 CDKN2A 基因渐进失活现象。CDKN2A 甲基化已被证明与 BE 和 EAC 生成过程相关[51,176]。最后,虽然 CDKN2A 的预后评估价值尚未明确[91,177]。但 CDKN2A 甲基化预示食管腺癌患者对放化疗不敏感是确定的[178]。

APC(Adenomatous Polyposis Coli) APC 被认为是结直肠癌的开关基因,基因突变及等位基因删除频率很高[179]。APC 定位于 5q21,在 EC 中等位基因删除比率高达 80%,但可致其失活的突变只有 2%[180,181]。有报道称,EAC 中 APC 基因启动子区域经常被甲基化,而 ESCC 中则较少出现[182,183]。因此,在食管癌发生阶段,致 APC 基因失活的基因改变非常重要。而 5q21 的其他基因与食管癌发生关系不大。最近的研究报道显示,APC 基因甲基化可诱导 Barrett 食管向 EAC 转化[52]。但尸检的研究结果显示正常食管组织也广泛存在 APC 基因甲基化,因此,认为其与肿瘤生成关系更密切[184]。总之,APC 甲基化在食管癌中的地位需要进一步确认。

成视网膜细胞瘤基因(RB1) RB1 基因双等位基因缺失或失活是成视网膜细胞瘤的首要发生机制[134]。而具备一条失活 RB1 等位基因的患者易出现第二原发肿瘤,这提示此癌基因在多种恶性肿瘤发生过程中起重要作用[185]。通过免疫组化及蛋白质印迹分析(Western blot)证实,EC 细胞中 RB1 基因编码蛋白表达量下调[186,187]。最重要的是,LOH 和(或)涉及 RB1 的信使 RNA 转录异常在食管肿瘤中占 36%~67%,一项研究证实其与生存率不良相关[180,188]。RB1 缺失是不典型增生向食管癌转变的主要伴随基因改变[189]。转录因子 E2F-1 是 RB 通路的负向调节因子,参与细胞循环,其过表达与 ESCC 不良预后相关。

E-cadherin(CDH1) CDH1 是钙依赖性黏附蛋白,存在于正常食管等绝大多数正常组织中,在同种细胞相互作用[191]、细胞极化[192]、维持胞内连接中扮演重要角色[193]。EC 中 CDH1 和胞质蛋白 β-连环蛋白表达下调与肿瘤分化、浸润性生长以及淋巴结转移相关[194]。现已证实在 BE 中 CDH1 表达降低[195],并在转化-不典型增生-癌变的过程中越来越低[196]。报道称,CDH1 表达降低与血行转移和不良预后相关[91,197]。在荷兰,接受高剂量化疗的患者出现 CDH1 表达紊乱,但研究显示,这些患者预后反而较好[198]。虽然染色体 16q22.1 经常出现 LOH(35%~65%),但 EAC 中 CDH1 基因突变罕见[199,200]。EAC 中 CDH1 启动子区域甲基化较常见,并常与肿瘤复发、不良预后相关[183,201]。另外,研究称 61% 的 ESCC 患者存在 CDH1 甲基化及随之而来的表达下调[202]。CDH1 表达下调与肿瘤侵袭及血管侵袭也存在相关性[202]。

P21(CDKN1A) CDK 抑制子 CDKN1A 可阻止细胞周期停滞于 G_1-S 检测点(checkpoint)。也有文章报道 CDKN1A 也可阻止细胞周期停滞于 G_2 期。研究显示,ESCC 细胞系通过放射诱导的 CDKN1A 蛋白与 G_2 期阻滞相关[203]。CDKN1A 在 ESCC 中表达的预后评估价值仍然存在争议。有一个研究证明其表达上调与较差预后相关[204],但另一个研究却显示通过外科切除

减低 ESCC 的 CDKN1A 表达蛋白量也与较差预后相关[205]。有研究提示,CDKN1A 表达量可能有助于预测 ESCC 患者对化疗的敏感性和进展期 ESCC 患者的预期生存期[206]。已观察到食管腺癌中 CDKN1A 表达降低是多阶梯式的[207]。

TCF-2 基因位点 在 EAC 中,有 66% 的出现 LOH 的病例的 TCF-2 基因位于 17q 位点[208]。但此区域的基因尚未被研究。

BRCA1 在 94 例 ESCC 中,包含 BRCA1 的 17q21.1-3 区域等位基因删除率达到 62%[209]。BRCA1 在食管癌发生过程中的作用尚未确定。

食管癌与凋亡

凋亡(Apoptosis)定义为程序性细胞死亡。凋亡失调,特别是凋亡下调被认为与致瘤过程关系密切。细胞凋亡装置包括细胞凋亡受体 DR4 和 DR5 及其配体 TRAIL。TP53 可产生影响 DR5 的拮抗受体 TRID,TRID 多在包括 EC 在内的胃肠道恶性肿瘤中过表达[210]。这种拮抗受体可能加速新生细胞逃避细胞凋亡。另外,ESCC 中 BCL2(一种凋亡因子)的高表达在末端脱氧核苷酸转移酶作用下与凋亡次序负向相关,末端脱氧核苷酸转移酶可用来调节三磷酸脱氧尿嘧啶核苷的凋亡标记[166]。

Barrett 食管监测的局限性

尽管尚无充足资料支持,但利用内镜筛查慢性 GERD 患者、评估 BE 和 EAC 风险已被广泛接受[23,211,212]。黏膜组织活检筛查 BE 中的不典型增生及癌变易出现 II 型错误(高假阴性率)。活检全部食管黏膜是不现实的,所以内镜医生最担心不典型增生区域被漏检。鉴于此,内镜医生建议新确诊 BE 患者每 2~3 个月行胃镜检查一次。一些研究试图利用"黏膜基因定位"手段来预告 Barrett 食管患者不同时期的分子病理情况[213]。上述研究要求对内镜进行改良,但这样可能增加临床工作的繁琐性。更多的困难还来自对不典型增生的组织的病理学诊断[214]。监测 Barrett 食管患者并未对延长患者生存期起到重要作用[211]。

食管癌的其他类型

食管基底细胞样鳞癌被认为是个特例,它具有独特的分子基因学特征, 包括 DNA 倍性差异和免疫组化示 TP53 蛋白表达量改变等。一项研究中,371 例食管恶性肿瘤中有 7 例出现食管基底细胞样鳞癌 (1.9%)。组织学上,食管基底细胞样鳞癌具有基底细胞样癌和鳞状细胞癌双相性。在这 7 例中,3 例基底细胞样癌组分占优势,4 例鳞状细胞癌组分占优势。所有肿瘤都具有基底细胞稳固生长和格栅细胞间质透明性变[215]。有关食管基底细胞样鳞癌的分子遗传机制尚未被广泛研究。

食管癌相关肿瘤标记物

很多血清学标记物在肿瘤诊断和复发诊断上具有重要作用,比如胃癌中的 CA72.4、胰腺癌的 CA19-9、结直肠癌中的癌胚抗原(CEA)和肝癌中的甲胎蛋白, 但在 EAC、ESCC 中并没有如此高度敏感性和特异性的标记物,事实上与之相关的标记物我们还知之甚少。

因此,筛选合适的生物学标记来确定 EC 分期, 有助于帮助患者选择合适治疗方案[51,178,183,216,217]。而且, 将来也需要合适的生物学标记对食管癌进行早期诊断。

要改变目前食管癌效果不佳的诊治现状,必须依赖分子靶向药物。目前的研究已掌握食管癌两大组织分型的大量分子变异资料,而且,大量研究正在进行中[218]。新的治疗手段包括 EGFR 受体抑制剂、抗血管生成抑制剂、细胞周期抑制剂以及促凋亡因子等。上述药物的出现为 EC 治疗提供了新的机会[113]。

总之,精确预测 EC 还存在困难。我们急需找出与食管癌高危风险特异相关的生物学标记。其中一种潜在的标记物就是 DNA。肿瘤 DNA 可能逃逸入血, 并可被精确检测到甲基化、突变或其他异常[219],这决定了这些患者未来的处理方法。而且,功能性基因手段如基因芯片的应用可以发现具有潜在意义的生物学标记,以用来早期诊断并精确预测 EC 的发生。

(乔宇峰 译)

参考文献

1. Parkin DM, Bray F, Ferlay J, Pisani P. Global cancer statistics, 2002. *CA Cancer J Clin* 2005;55:74–108.
2. Shaheen NJ. Advances in Barrett's esophagus and esophageal adenocarcinoma. *Gastroenterology* 2005;128:1554–1566.
3. Ginsberg GG, Fleischer DE. Esophageal tumors. In: Feldman M, Friedman LS, Sleisenger MH, eds. *Sleisenger & Fordtran's Gastrointestinal and Liver Disease: Pathophysiology, Diagnosis, Management.* Philadelphia, Pa.: WB Saunders; 2002:647–671.
4. Harper PS, Harper RM, Howel-Evans AW. Carcinoma of the oesophagus with tylosis. *Q J Med* 1970;39:317–333.
5. Kelsell DP, Risk JM, Leigh IM, et al. Close mapping of the focal nonepidermolytic palmoplantar keratoderma (PPK) locus associated with oesophageal cancer (TOC). *Hum Mol Genet* 1996;5:857–860.
6. Howel-Evans W, Clarke CA, Sheppard PM. Carcinoma of the oesophagus with keratosis palmaris et plantaris (tylosis): a study of two families. *Q J Med* 1958;27:413–429.
7. Risk JM, Evans KE, Jones J, et al. Characterization of a 500 kb region on 17q25 and the exclusion of candidate genes as the familial tylosis oesophageal cancer (TOC) locus. *Oncogene* 2002;21:6395–6402.
8. Iwaya T, Maesawa C, Ogasawara S, Tamura G. Tylosis esophageal cancer locus on chromosome 17q25.1 is commonly deleted in sporadic human esophageal cancer. *Gastroenterology* 1998;114:1206–1210.
9. Langan JE, Cole CG, Huckle EJ, et al. Novel microsatellite markers and single nucleotide polymorphisms refine the tylosis with oesophageal cancer (TOC) minimal region on 17q25 to 42.5 kb: sequencing does not identify the causative gene. *Hum Genet* 2004;114:534–540.
10. McRonald FE, Liloglou T, Xinarianos G, et al. Down-regulation of the cytoglobin gene, located on 17q25, in tylosis with oesophageal cancer (TOC): evidence for trans-allele repression. *Hum Mol Genet* 2006;15:1271–1277.
11. Li JY. Epidemiology of esophageal cancer in China. *Natl Cancer Inst Monogr* 1982;62:113–120.
12. Li GH, He LJ. A survey of the familial aggregation of esophageal cancer in Yangcheng County, Shanxi Province. In: Wu M, Neberg DW, eds. *Genes and Disease.* Beijing: Science Press; 1986:43–47.
13. Roth MJ, Hu N, Emmert-Buck MR, et al. Genetic progression and heterogeneity associated with the development of esophageal squamous cell carcinoma. *Cancer Res* 2001;61:4098–4104.
14. Hu N, Wang C, Han XY, et al. Evaluation of BRCA2 in the genetic susceptibility of familial esophageal cancer. *Oncogene* 2004;23:852–858.
15. Wang AH, Sun CS, Li LS, Huang JY, Chen QS, Xu DZ. Genetic susceptibility and environmental factors of esophageal cancer in Xi'an. *World J Gastroenterol* 2004;10:940–944.
16. Parl FF. Glutathione S-transferase genotypes and cancer risk. *Cancer Lett* 2005;221:123–129.
17. Jain M, Kumar S, Rastogi N, et al. GSTT1, GSTM1 and GSTP1 genetic polymorphisms and interaction with tobacco, alcohol and occupational exposure in esophageal cancer patients from north India. *Cancer Lett* 2005;242:60–67.
18. Abbas A, Delvinquiere K, Lechevrel M, et al. GSTM1, GSTT1, GSTP1 and CYP1A1 genetic polymorphisms and susceptibility to esophageal cancer in a French population: different pattern of squamous cell carcinoma and adenocarcinoma. *World J Gastroenterol* 2004;10:3389–3393.
19. Ribeiro Pinto LF, Teixeira Rossini AM, Albano RM, et al. Mechanisms of esophageal cancer development in Brazilians. *Mutat Res* 2003;544:365–373.
20. Drovdlic CM, Goddard KA, Chak A, et al. Demographic and phenotypic features of 70 families segregating Barrett's oesophagus and oesophageal adenocarcinoma. *J Med Genet* 2003;40:651–656.
21. Jochem VJ, Fuerst PA, Fromkes JJ. Familial Barrett's esophagus associated with adenocarcinoma. *Gastroenterology* 1992;102:1400–1402.
22. Romero Y, Cameron AJ, Locke GR III, et al. Familial aggregation of gastroesophageal reflux in patients with Barrett's esophagus and esophageal adenocarcinoma. *Gastroenterology* 1997;113:1449–1456.
23. Fitzgerald RC. Complex diseases in gastroenterology and hepatology: GERD, Barrett's, and esophageal adenocarcinoma. *Clin Gastroenterol Hepatol* 2005;3:529–537.
24. Hu FZ, Preston RA, Post JC, et al. Mapping of a gene for severe pediatric gastroesophageal reflux to chromosome 13q14. *JAMA* 2000;284:325–334.
25. Burch P. Esophageal cancer in relation to cigarette and alcohol consumption. *J Chronic Dis* 1984;37:793–814.
26. Yu MC, Garabrant DH, Peters JM, Mack TM. Tobacco, alcohol, diet, occupation, and carcinoma of the esophagus. *Cancer Res* 1988;48:3843–3848.
27. Enzinger PC, Mayer RJ. Esophageal cancer. *N Engl J Med* 2003;349:2241–2252.
28. Stevens HP, Kelsell DP, Bryant SP, et al. Linkage of an American pedigree with palmoplantar keratoderma and malignancy (palmoplantar ectodermal dysplasia type III) to 17q24. Literature survey and proposed updated

classification of the keratodermas. *Arch Dermatol* 1996;132:640–651.

29. Pera M, Trastek VF, Pairolero PC, Cardesa A, Allen MS, Deschamps C. Barrett's disease: pathophysiology of metaplasia and adenocarcinoma. *Ann Thorac Surg* 1993;56:1191–1197.

30. Haggitt RC. Barrett's esophagus, dysplasia, and adenocarcinoma. *Hum Pathol* 1994;25:982–993.

31. Fennerty MB, Sampliner RE, Way D, Riddell R, Steinbronn K, Garewal HS. Discordance between flow cytometric abnormalities and dysplasia in Barrett's esophagus. *Gastroenterology* 1989;97:815–820.

32. Lagergren J, Bergstrom R, Lindgren A, Nyren O. Symptomatic gastroesophageal reflux as a risk factor for esophageal adenocarcinoma. *N Engl J Med* 1999;340:825–831.

33. Pandolfino JE, Shi G, Trueworthy B, Kahrilas PJ. Esophagogastric junction opening during relaxation distinguishes nonhernia reflux patients, hernia patients, and normal subjects. *Gastroenterology* 2003;125:1018–1024.

34. Katzka DA, Reynolds JC, Saul SH, et al. Barrett's metaplasia and adenocarcinoma of the esophagus in scleroderma. *Am J Med* 1987;82:46–52.

35. Prach AT, MacDonald TA, Hopwood DA, et al. Increasing incidence of Barrett's oesophagus: education, enthusiasm, or epidemiology? *Lancet* 1997;350:933.

36. Champion G, Richter JE, Vaezi MF, et al. Duodenogastroesophageal reflux: relationship to pH and importance in Barrett's esophagus. *Gastroenterology* 1994;107:747–754.

37. D'Onofrio V, Bovero E, Iaquinto G. Characterization of acid and alkaline reflux in patients with Barrett's esophagus. G.O.S.P.E. Operative Group for the Study of Esophageal Precancer. *Dis Esophagus* 1997;10:16–22; discussion 22–23.

38. Avidan B, Sonnenberg A, Schnell TG, et al. Gastric surgery is not a risk for Barrett's esophagus or esophageal adenocarcinoma. *Gastroenterology* 2001;121:1281–1285.

39. Tamura G, Yin J, Wang S, et al. E-Cadherin gene promoter hypermethylation in primary human gastric carcinomas. *J Natl Cancer Inst* 2000;92:569–573.

40. Eads CA, Lord RV, Wickramasinghe K, et al. Epigenetic patterns in the progression of esophageal adenocarcinoma. *Cancer Res* 2001;61:3410–3418.

41. Esteller M, Corn PG, Baylin SB, Herman JG. A gene hypermethylation profile of human cancer. *Cancer Res* 2001;61:3225–3229.

42. Fleisher AS, Esteller M, Tamura G, et al. Hypermethylation of the hMLH1 gene promoter is associated with microsatellite instability in early human gastric neoplasia. *Oncogene* 2001;20:329–335.

43. Herman JG, Baylin SB. Gene silencing in cancer in association with promoter hypermethylation. *N Engl J Med* 2003;349:2042–2054.

44. Leung SY, Yuen ST, Chung LP, Chu KM, Chan AS, Ho JC. hMLH1 promoter methylation and lack of hMLH1 expression in sporadic gastric carcinomas with high-frequency microsatellite instability. *Cancer Res* 1999;59:159–164.

45. Kane MF, Loda M, Gaida GM, et al. Methylation of the hMLH1 promoter correlates with lack of expression of hMLH1 in sporadic colon tumors and mismatch repair-defective human tumor cell lines. *Cancer Res* 1997;57:808–811.

46. Esteller M, Catasus L, Matias-Guiu X, et al. hMLH1 promoter hypermethylation is an early event in human endometrial tumorigenesis. *Am J Pathol* 1999;155:1767–1772.

47. Herman JG, Umar A, Polyak K, et al. Incidence and functional consequences of hMLH1 promoter hypermethylation in colorectal carcinoma. *Proc Natl Acad Sci U S A* 1998;95:6870–6875.

48. Jones PA, Laird PW. Cancer epigenetics comes of age. *Nat Genet* 1999;21:163–167.

49. Maesawa C, Tamura G, Nishizuka S, et al. Inactivation of the CDKN2 gene by homozygous deletion and de novo methylation is associated with advanced stage esophageal squamous cell carcinoma. *Cancer Res* 1996;56:3875–3878.

50. Wong DJ, Barrett MT, Stoger R, Emond MJ, Reid BJ. p16INK4a promoter is hypermethylated at a high frequency in esophageal adenocarcinomas. *Cancer Res* 1997;57:2619–2622.

51. Schulmann K, Sterian A, Berki A, et al. Inactivation of p16, RUNX3, and HPP1 occurs early in Barrett's-associated neoplastic progression and predicts progression risk. *Oncogene* 2005;24:4138–4148.

52. Clement G, Braunschweig R, Pasquier N, Bosman FT, Benhattar J. Methylation of APC, TIMP3, and TERT: a new predictive marker to distinguish Barrett's oesophagus patients at risk for malignant transformation. *J Pathol* 2006;208:100–107.

53. Morales CP, Souza RF, Spechler SJ. Hallmarks of cancer progression in Barrett's oesophagus. *Lancet* 2002;360:1587–1589.

54. Robaszkiewicz M, Reid BJ, Volant A, Cauvin JM, Rabinovitch PS, Gouerou H. Flow-cytometric DNA content analysis of esophageal squamous cell carcinomas. *Gastroenterology* 1991;101:1588–1593.

55. Chanvitan A, Puttawibul P, Casson AG. Flow cytometry in squamous cell esophageal cancer and precancerous lesions. *Dis Esophagus* 1997;10:206–210.

56. Wang LS, Wu LH, Chang CJ, et al. Flow-cytometric DNA content analysis of oesophageal carcinoma: comparison between tumour and sequential non-tumour mucosae. *Scand Cardiovasc J* 1998;32:205–212.

57. Yuan Z, Jiang H, Xu C. (Study of heterogeneity in DNA ploidy and its clinical-pathological significance in esophageal squamous cell carcinoma).

Zhonghua Bing Li Xue Za Zhi 1996;25:159–161.

58. Watanabe M, Kuwano H, Tanaka S, Toh Y, Sadanaga N, Sugimachi K. Flow cytometric DNA analysis is useful in detecting multiple genetic alterations in squamous cell carcinoma of the esophagus. *Cancer* 1999;85:2322–2328.

59. Chanvitan A, Nekarda H, Casson AG. Prognostic value of DNA index, S-phase fraction and p53 protein accumulation after surgical resection of esophageal squamous-cell carcinomas in Thailand. *Int J Cancer* 1995;63:381–386.

60. Reid BJ, Haggitt RC, Rubin CE, Rabinovitch PS. Barrett's esophagus. Correlation between flow cytometry and histology in detection of patients at risk for adenocarcinoma. *Gastroenterology* 1987;93:1–11.

61. Reid BJ, Blount PL, Rubin CE, Levine DS, Haggitt RC, Rabinovitch PS. Flow-cytometric and histological progression to malignancy in Barrett's esophagus: prospective endoscopic surveillance of a cohort. *Gastroenterology* 1992;102:1212–1219.

62. Galipeau PC, Cowan DS, Sanchez CA, et al. 17p (p53) Allelic losses, 4N (G2/tetraploid) populations, and progression to aneuploidy in Barrett's esophagus. *Proc Natl Acad Sci U S A* 1996;93:7081–7084.

63. Barrett MT, Sanchez CA, Prevo LJ, et al. Evolution of neoplastic cell lineages in Barrett oesophagus. *Nat Genet* 1999;22:106–109.

64. James PD, Atkinson M. Value of DNA image cytometry in the prediction of malignant change in Barrett's oesophagus. *Gut* 1989;30:899–905.

65. Garewal HS, Sampliner RE, Fennerty MB. Chemopreventive studies in Barrett's esophagus: a model premalignant lesion for esophageal adenocarcinoma. *J Natl Cancer Inst Monogr* 1992:51–54.

66. Raskind WH, Norwood T, Levine DS, Haggitt RC, Rabinovitch PS, Reid BJ. Persistent clonal areas and clonal expansion in Barrett's esophagus. *Cancer Res* 1992;52:2946–2950.

67. Reid BJ, Levine DS, Longton G, Blount PL, Rabinovitch PS. Predictors of progression to cancer in Barrett's esophagus: baseline histology and flow cytometry identify low- and high-risk patient subsets. *Am J Gastroenterol* 2000;95:1669–1676.

68. Reid BJ, Blount PL, Rabinovitch PS. Biomarkers in Barrett's esophagus. *Gastrointest Endosc Clin N Am* 2003;13:369–397.

69. Garewal H, Meltzer P, Trent J, Prabhala R, Sampliner R, Korc M. Epidermal growth factor receptor overexpression and trisomy 7 in a case of Barrett's esophagus. *Dig Dis Sci* 1990;35:1115–1120.

70. Garewal HS, Sampliner R, Liu Y, Trent JM. Chromosomal rearrangements in Barrett's esophagus: a premalignant lesion of esophageal adenocarcinoma. *Cancer Genet Cytogenet* 1989;42:281–286.

71. Menke-Pluymers MB, van Drunen E, Vissers KJ, Mulder AH, Tilanus HW, Hagemeijer A. Cytogenetic analysis of Barrett's mucosa and adenocarcinoma of the distal esophagus and cardia. *Cancer Genet Cytogenet* 1996;90:109–117.

72. Rosenblum-Vos LS, Meltzer SJ, Leana-Cox J, Schwartz S. Cytogenetic studies of primary cultures of esophageal squamous cell carcinoma. *Cancer Genet Cytogenet* 1993;70:127–131.

73. Yamaki H, Sasano H, Ohashi Y, et al. Alteration of X and Y chromosomes in human esophageal squamous cell carcinoma. *Anticancer Res* 2001;21:985–990.

74. Walch AK, Zitzelsberger HF, Bink K, et al. Molecular genetic changes in metastatic primary Barrett's adenocarcinoma and related lymph node metastases: comparison with nonmetastatic Barrett's adenocarcinoma. *Mod Pathol* 2000;13:814–824.

75. Kwong D, Lam A, Guan X, et al. Chromosomal aberrations in esophageal squamous cell carcinoma among Chinese: gain of 12p predicts poor prognosis after surgery. *Hum Pathol* 2004;35:309–316.

76. Lu SH, Hsieh LL, Luo FC, Weinstein IB. Amplification of the EGF receptor and c-myc genes in human esophageal cancers. *Int J Cancer* 1988;42:502–505.

77. Hollstein MC, Smits AM, Galiana C, et al. Amplification of epidermal growth factor receptor gene but no evidence of ras mutations in primary human esophageal cancers. *Cancer Res* 1988;48:5119–5123.

78. Bitzer M, Stahl M, Arjumand J, et al. C-myc gene amplification in different stages of oesophageal squamous cell carcinoma: prognostic value in relation to treatment modality. *Anticancer Res* 2003;23:1489–1493.

79. Tsuda T, Nakatani H, Matsumura T, et al. Amplification of the hst-1 gene in human esophageal carcinomas. *Jpn J Cancer Res* 1988;79:584–588.

80. Wagata T, Ishizaki K, Imamura M, Shimada Y, Ikenaga M, Tobe T. Deletion of 17p and amplification of the int-2 gene in esophageal carcinomas. *Cancer Res* 1991;51:2113–2117.

81. Jiang W, Kahn SM, Tomita N, Zhang YJ, Lu SH, Weinstein IB. Amplification and expression of the human cyclin D gene in esophageal cancer. *Cancer Res* 1992;52:2980–2983.

82. Jankowski JA, Wright NA, Meltzer SJ, et al. Molecular evolution of the metaplasia-dysplasia-adenocarcinoma sequence in the esophagus. *Am J Pathol* 1999;154:965–973.

83. Zhou P, Jiang W, Zhang YJ, et al. Antisense to cyclin D1 inhibits growth and reverses the transformed phenotype of human esophageal cancer cells. *Oncogene* 1995;11:571–580.

84. Watanabe M, Kuwano H, Tanaka S, Toh Y, Masuda H, Sugimachi K. A significant morphological transformation is recognized in human esophageal cancer cells with an amplification/overexpression of the cyclin D1 gene. *Int J Oncol* 1999;15:1103–1108.

85. Fujii S, Tominaga O, Nagawa H, et al. Quantitative analysis of the cyclin

expression in human esophageal cancer cell lines. *J Exp Clin Cancer Res* 1998;17:491–496.

86. Nakagawa H, Wang TC, Zukerberg L, et al. The targeting of the cyclin D1 oncogene by an Epstein-Barr virus promoter in transgenic mice causes dysplasia in the tongue, esophagus and forestomach. *Oncogene* 1997;14:1185–1190.

87. Sunpaweravong P, Sunpaweravong S, Puttawibul P, et al. Epidermal growth factor receptor and cyclin D1 are independently amplified and overexpressed in esophageal squamous cell carcinoma. *J Cancer Res Clin Oncol* 2005;131:111–119.

88. Arber N, Gammon MD, Hibshoosh H, et al. Overexpression of cyclin D1 occurs in both squamous carcinomas and adenocarcinomas of the esophagus and in adenocarcinomas of the stomach. *Hum Pathol* 1999;30:1087–1092.

89. Sarbia M, Stahl M, Fink U, et al. Prognostic significance of cyclin D1 in esophageal squamous cell carcinoma patients treated with surgery alone or combined therapy modalities. *Int J Cancer* 1999;84:86–91.

90. Matsumoto M, Furihata M, Ishikawa T, Ohtsuki Y, Ogoshi S. Comparison of deregulated expression of cyclin D1 and cyclin E with that of cyclin-dependent kinase 4 (CDK4) and CDK2 in human oesophageal squamous cell carcinoma. *Br J Cancer* 1999;80:256–261.

91. Shimada Y, Imamura M, Watanabe G, et al. Prognostic factors of oesophageal squamous cell carcinoma from the perspective of molecular biology. *Br J Cancer* 1999;80:1281–1288.

92. Itami A, Shimada Y, Watanabe G, Imamura M. Prognostic value of p27(Kip1) and CyclinD1 expression in esophageal cancer. *Oncology* 1999;57:311–317.

93. Inomata M, Uchino S, Tanimura H, Shiraishi N, Adachi Y, Kitano S. Amplification and overexpression of cyclin D1 in aggressive human esophageal cancer. *Oncol Rep* 1998;5:171–176.

94. Shinozaki H, Ozawa S, Ando N, et al. Cyclin D1 amplification as a new predictive classification for squamous cell carcinoma of the esophagus, adding gene information. *Clin Cancer Res* 1996;2:1155–1161.

95. Ishikawa T, Furihata M, Ohtsuki Y, Murakami H, Inoue A, Ogoshi S. Cyclin D1 overexpression related to retinoblastoma protein expression as a prognostic marker in human oesophageal squamous cell carcinoma. *Br J Cancer* 1998;77:92–97.

96. Kohmura T, Hasegawa Y, Ogawa T, et al. Cyclin D1 and p53 overexpression predicts multiple primary malignant neoplasms of the hypopharynx and esophagus. *Arch Otolaryngol Head Neck Surg* 1999;125:1351–1354.

97. Ikeda G, Isaji S, Chandra B, Watanabe M, Kawarada Y. Prognostic significance of biologic factors in squamous cell carcinoma of the esophagus. *Cancer* 1999;86:1396–1405.

98. Kuwahara M, Hirai T, Yoshida K, et al. p53, p21(Waf1/Cip1) and cyclin D1 protein expression and prognosis in esophageal cancer. *Dis Esophagus* 1999;12:116–119.

99. Furihata M, Ishikawa T, Inoue A, et al. Determination of the prognostic significance of unscheduled cyclin A overexpression in patients with esophageal squamous cell carcinoma. *Clin Cancer Res* 1996;2:1781–1785.

100. Murakami H, Furihata M, Ohtsuki Y, Ogoshi S. Determination of the prognostic significance of cyclin B1 overexpression in patients with esophageal squamous cell carcinoma. *Virchows Arch* 1999;434:153–158.

101. Ross JS, McKenna BJ. The HER-2/neu oncogene in tumors of the gastrointestinal tract. *Cancer Invest* 2001;19:554–568.

102. Barnard JA, Beauchamp RD, Russell WE, Dubois RN, Coffey RJ. Epidermal growth factor-related peptides and their relevance to gastrointestinal pathophysiology. *Gastroenterology* 1995;108:564–580.

103. Khazaie K, Schirrmacher V, Lichtner RB. EGF receptor in neoplasia and metastasis. *Cancer Metastasis Rev* 1993;12:255–274.

104. Dou Y, Hoffman P, Hoffman BL, Carlin C. Ligand-induced protein tyrosine kinase activity in living cells coexpressing intact EGF receptors and receptors with an extensive cytosolic deletion. *J Cell Physiol* 1992;153:402–407.

105. Walton GM, Chen WS, Rosenfeld MG, Gill GN. Analysis of deletions of the carboxyl terminus of the epidermal growth factor receptor reveals self-phosphorylation at tyrosine 992 and enhanced in vivo tyrosine phosphorylation of cell substrates. *J Biol Chem* 1990;265:1750–1754.

106. Wells A, Welsh JB, Lazar CS, Wiley HS, Gill GN, Rosenfeld MG. Ligand-induced transformation by a noninternalizing epidermal growth factor receptor. *Science* 1990;247:962–964.

107. Yoshida K, Kyo E, Tsuda T, et al. EGF and TGF-alpha, the ligands of hyperproduced EGFR in human esophageal carcinoma cells, act as autocrine growth factors. *Int J Cancer* 1990;45:131–135.

108. Ozawa S, Ueda M, Ando N, Shimizu N, Abe O. Prognostic significance of epidermal growth factor receptor in esophageal squamous cell carcinomas. *Cancer* 1989;63:2169–2173.

109. Inada S, Koto T, Futami K, Arima S, Iwashita A. Evaluation of malignancy and the prognosis of esophageal cancer based on an immunohistochemical study (p53, E-cadherin, epidermal growth factor receptor). *Surg Today* 1999;29:493–503.

110. Friess H, Fukuda A, Tang WH, et al. Concomitant analysis of the epidermal growth factor receptor family in esophageal cancer: overexpression of

epidermal growth factor receptor mRNA but not of c-erbB-2 and c-erbB-3. *World J Surg* 1999;23:1010–1018.

111. Mendelsohn J. Targeting the epidermal growth factor receptor for cancer therapy. *J Clin Oncol* 2002;20:1S–13S.

112. Vanhoefer U, Tewes M, Rojo F, et al. Phase I study of the humanized antiepidermal growth factor receptor monoclonal antibody EMD72000 in patients with advanced solid tumors that express the epidermal growth factor receptor. *J Clin Oncol* 2004;22:175–184.

113. Tabernero J, Macarulla T, Ramos FJ, Baselga J. Novel targeted therapies in the treatment of gastric and esophageal cancer. *Ann Oncol* 2005;16:1740–1748.

114. Shiga K, Shiga C, Sasano H, et al. Expression of c-erbB-2 in human esophageal carcinoma cells: overexpression correlated with gene amplification or with GATA-3 transcription factor expression. *Anticancer Res* 1993;13:1293–1301.

115. Mimura K, Kono K, Hanawa M, et al. Frequencies of HER-2/neu expression and gene amplification in patients with oesophageal squamous cell carcinoma. *Br J Cancer* 2005;92:1253–1260.

116. Jankowski J, Coghill G, Hopwood D, Wormsley KG. Oncogenes and onco-suppressor gene in adenocarcinoma of the oesophagus. *Gut* 1992;33:1033–1038.

117. Flejou JF, Paraf F, Muzeau F, et al. Expression of c-erbB-2 oncogene product in Barrett's adenocarcinoma: pathological and prognostic correlations. *J Clin Pathol* 1994;47:23–26.

118. Chiang PW, Beer DG, Wei WL, Orringer MB, Kurnit DM. Detection of erbB-2 amplifications in tumors and sera from esophageal carcinoma patients. *Clin Cancer Res* 1999;5:1381–1386.

119. Nilsson JA, Cleveland JL. Myc pathways provoking cell suicide and cancer. *Oncogene* 2003;22:9007–9021.

120. Baudino TA, McKay C, Pendeville-Samain H, et al. c-Myc is essential for vasculogenesis and angiogenesis during development and tumor progression. *Genes Dev* 2002;16:2530–2543.

121. Benassi B, Fanciulli M, Fiorentino F, et al. c-Myc phosphorylation is required for cellular response to oxidative stress. *Mol Cell* 2006;21:509–519.

122. Esteve A, Lehman T, Jiang W, et al. Correlation of p53 mutations with epidermal growth factor receptor overexpression and absence of mdm2 amplification in human esophageal carcinomas. *Mol Carcinog* 1993;8:306–311.

123. Tselepis C, Morris CD, Wakelin D, et al. Upregulation of the oncogene c-myc in Barrett's adenocarcinoma: induction of c-myc by acidified bile acid in vitro. *Gut* 2003;52:174–180.

124. Sarbia M, Arjumand J, Wolter M, Reifenberger G, Heep H, Gabbert HE. Frequent c-myc amplification in high-grade dysplasia and adenocarcinoma in Barrett esophagus. *Am J Clin Pathol* 2001;115:835–840.

125. Tsuneoka M, Teye K, Arima N, et al. A novel Myc-target gene, mimitin, that is involved in cell proliferation of esophageal squamous cell carcinoma. *J Biol Chem* 2005;280:19977–19985.

126. Tsuda T, Nakatani H, Tahara E, Sakamoto H, Terada M, Sugimura T. HST1 and INT2 gene coamplification in a squamous cell carcinoma of the gallbladder. *Jpn J Clin Oncol* 1989;19:26–29.

127. Kitagawa Y, Ueda M, Ando N, Shinozawa Y, Shimizu N, Abe O. Significance of int-2/hst-1 coamplification as a prognostic factor in patients with esophageal squamous carcinoma. *Cancer Res* 1991;51:1504–1508.

128. Ikeda S, Ozawa S, Ando N, Kitagawa Y, Ueda M, Kitajima M. Meanings of c-erbB and int-2 amplification in superficial esophageal squamous cell carcinomas. *Ann Thorac Surg* 1996;62:835–838.

129. Chikuba K, Saito T, Uchino S, et al. High amplification of the hst-1 gene correlates with haematogenous recurrence after curative resection of oesophageal carcinoma. *Br J Surg* 1995;82:364–367.

130. Yoshida T, Sakamoto H, Terada M. Amplified genes in cancer in upper digestive tract. *Semin Cancer Biol* 1993;4:33–40.

131. Shiga C, Shiga K, Hirayama K, Katayama M, Nishihira T, Mori S. Prognostic significance of hst-1 gene amplification in primary esophageal carcinomas and its relationship to other prognostic factors. *Anticancer Res* 1994;14:651–656.

132. Victor T, Du Toit R, Jordaan AM, Bester AJ, van Helden PD. No evidence for point mutations in codons 12, 13, and 61 of the ras gene in a high-incidence area for esophageal and gastric cancers. *Cancer Res* 1990;50:4911–4914.

133. Jiang W, Kahn SM, Guillem JG, Lu SH, Weinstein IB. Rapid detection of ras oncogenes in human tumors: applications to colon, esophageal, and gastric cancer. *Oncogene* 1989;4:923–928.

134. Knudson AG, Jr. Mutation and cancer: statistical study of retinoblastoma. *Proc Natl Acad Sci U S A* 1971;68:820–823.

135. Nicholls EM. Somatic variation and multiple neurofibromatosis. *Hum Hered* 1969;19:473–479.

136. Vogelstein B, Fearon ER, Hamilton SR, et al. Genetic alterations during colorectal-tumor development. *N Engl J Med* 1988;319:525–532.

137. Baker SJ, Markowitz S, Fearon ER, Willson JK, Vogelstein B. Suppression of human colorectal carcinoma cell growth by wild-type p53. *Science* 1990;249:912–915.

138. Harbour JW, Lai SL, Whang-Peng J, Gazdar AF, Minna JD, Kaye FJ. Abnormalities in structure and expression of the human retinoblastoma gene in SCLC. *Science* 1988;241:353–357.

139. Hollstein MC, Metcalf RA, Welsh JA, Montesano R, Harris CC. Frequent

mutation of the p53 gene in human esophageal cancer. *Proc Natl Acad Sci U S A* 1990;87:9958–9961.

140. Casson AG, Mukhopadhyay T, Cleary KR, Ro JY, Levin B, Roth JA. p53 gene mutations in Barrett's epithelium and esophageal cancer. *Cancer Res* 1991;51:4495–4499.

141. Schneider PM, Casson AG, Levin B, et al. Mutations of p53 in Barrett's esophagus and Barrett's cancer: a prospective study of ninety-eight cases. *J Thorac Cardiovasc Surg* 1996;111:323–331; discussion 331–333.

142. Greenwald B, Huang Y, Baum R, et al. Barrett's carcinoma in a 25-year-old man with point mutation of the p53 tumor suppressor gene. *Intl J Oncol* 1992;1:271–275.

143. Hollstein MC, Peri L, Mandard AM, et al. Genetic analysis of human esophageal tumors from two high incidence geographic areas: frequent p53 base substitutions and absence of ras mutations. *Cancer Res* 1991;51:4102–4106.

144. Gao H, Wang LD, Zhou Q, Hong JY, Huang TY, Yang CS. p53 Tumor suppressor gene mutation in early esophageal precancerous lesions and carcinoma among high-risk populations in Henan, China. *Cancer Res* 1994;54:4342–4346.

145. Mandard AM, Hainaut P, Hollstein M. Genetic steps in the development of squamous cell carcinoma of the esophagus. *Mutat Res* 2000;462:335–342.

146. Wang LD, Hong JY, Qiu SL, Gao H, Yang CS. Accumulation of p53 protein in human esophageal precancerous lesions: a possible early biomarker for carcinogenesis. *Cancer Res* 1993;53:1783–1787.

147. Meltzer SJ, Yin J, Huang Y, et al. Reduction to homozygosity involving p53 in esophageal cancers demonstrated by the polymerase chain reaction. *Proc Natl Acad Sci U S A* 1991;88:4976–4980.

148. Gonzalez MV, Artimez ML, Rodrigo L, et al. Mutation analysis of the p53, APC, and p16 genes in the Barrett's oesophagus, dysplasia, and adenocarcinoma. *J Clin Pathol* 1997;50:212–217.

149. Montesano R, Hollstein M, Hainaut P. Genetic alterations in esophageal cancer and their relevance to etiology and pathogenesis: a review. *Int J Cancer* 1996;69:225–235.

150. Hainaut P. The tumor suppressor protein p53: a receptor to genotoxic stress that controls cell growth and survival. *Curr Opin Oncol* 1995;7:76–82.

151. Wagata T, Shibagaki I, Imamura M, et al. Loss of 17p, mutation of the p53 gene, and overexpression of p53 protein in esophageal squamous cell carcinomas. *Cancer Res* 1993;53:846–850.

152. Hainaut P, Soussi T, Shomer B, et al. Database of p53 gene somatic mutations in human tumors and cell lines: updated compilation and future prospects. *Nucleic Acids Res* 1997;25:151–157.

153. Hollstein M, Shomer B, Greenblatt M, et al. Somatic point mutations in the p53 gene of human tumors and cell lines: updated compilation. *Nucleic Acids Res* 1996;24:141–146.

154. Gleeson CM, Sloan JM, McGuigan JA, Ritchie AJ, Russell SE. Base transitions at CpG dinucleotides in the p53 gene are common in esophageal adenocarcinoma. *Cancer Res* 1995;55:3406–3411.

155. Hamelin R, Flejou JF, Muzeau F, et al. TP53 gene mutations and p53 protein immunoreactivity in malignant and premalignant Barrett's esophagus. *Gastroenterology* 1994;107:1012–1018.

156. Hollstein M, Hergenhahn M, Yang Q, Bartsch H, Wang ZQ, Hainaut P. New approaches to understanding p53 gene tumor mutation spectra. *Mutat Res* 1999;431:199–209.

157. Prevo LJ, Sanchez CA, Galipeau PC, Reid BJ. p53-Mutant clones and field effects in Barrett's esophagus. *Cancer Res* 1999;59:4784–4787.

158. Blount PL, Ramel S, Raskind WH, et al. 17p Allelic deletions and p53 protein overexpression in Barrett's adenocarcinoma. *Cancer Res* 1991;51:5482–5486.

159. Gimenez A, de Haro LM, Parrilla P, Bermejo J, Perez-Guillermo M, Ortiz MA. Immunohistochemical detection of p53 protein could improve the management of some patients with Barrett's esophagus and mild histologic alterations. *Arch Pathol Lab Med* 1999;123:1260–1263.

160. Dolan K, Walker SJ, Gosney J, Field JK, Sutton R. TP53 mutations in malignant and premalignant Barrett's esophagus. *Dis Esophagus* 2003;16:83–89.

161. Maley CC, Galipeau PC, Li X, et al. The combination of genetic instability and clonal expansion predicts progression to esophageal adenocarcinoma. *Cancer Res* 2004;64:7629–7633.

162. Klump B, Hsieh CJ, Holzmann K, et al. Diagnostic significance of nuclear p53 expression in the surveillance of Barrett's esophagus—a longitudinal study. *Z Gastroenterol* 1999;37:1005–1011.

163. Hashimoto N, Tachibana M, Dhar DK, Yoshimura H, Nagasue N. Expression of p53 and RB proteins in squamous cell carcinoma of the esophagus: their relationship with clinicopathologic characteristics. *Ann Surg Oncol* 1999;6:489–494.

164. Kanamoto A, Kato H, Tachimori Y, et al. No prognostic significance of p53 expression in esophageal squamous cell carcinoma. *J Surg Oncol* 1999;72:94–98.

165. Soontrapornchai P, Elsaleh H, Joseph D, Hamdorf JM, House A, Iacopetta B. TP53 gene mutation status in pretreatment biopsies of oesophageal adenocarcinoma has no prognostic value. *Eur J Cancer* 1999;35:1683–1687.

166. Azmi S, Dinda AK, Chopra P, Chattopadhyay TK, Singh N. Bcl-2 expression is correlated with low apoptotic index and associated with histopathological grading in esophageal squamous cell carcinomas. *Tumour Biol* 2000;21:3–10.

167. Pomp J, Blom J, Zwinderman AH, Van Krimpen C. P53 and radiotherapy for oesophageal carcinoma: a comparison between 4 different antibodies. *Oncol Rep* 2000;7:1075–1078.

168. Nasierowska-Guttmejer A, Szawlowski A, Jastrzebska M, Jeziorski K, Radziszewski J. p53 Protein accumulation as a prognostic marker of pre-operative radiotherapy and/or chemotherapy in advanced squamous cell esophageal carcinoma—preliminary report. *Dis Esophagus* 1999;12:128–131.

169. Krasna MJ, Mao YS, Sonett JR, et al. P53 gene protein overexpression predicts results of trimodality therapy in esophageal cancer patients. *Ann Thorac Surg* 1999;68:2021–2024; discussion 2024–2025.

170. Fukuzawa K, Noguchi Y, Yoshikawa T, et al. High incidence of synchronous cancer of the oral cavity and the upper gastrointestinal tract. *Cancer Lett* 1999;144:145–151.

171. Liu Q, Yan YX, McClure M, Nakagawa H, Fujimura F, Rustgi AK. MTS-1 (CDKN2) tumor suppressor gene deletions are a frequent event in esophagus squamous cancer and pancreatic adenocarcinoma cell lines. *Oncogene* 1995;10:619–622.

172. Klump B, Hsieh CJ, Holzmann K, Gregor M, Porschen R. Hypermethylation of the CDKN2/p16 promoter during neoplastic progression in Barrett's esophagus. *Gastroenterology* 1998;115:1381–1386.

173. Suzuki H, Zhou X, Yin J, et al. Intragenic mutations of CDKN2B and CDKN2A in primary human esophageal cancers. *Hum Mol Genet* 1995;4:1883–1887.

174. Igaki H, Sasaki H, Tachimori Y, et al. Mutation frequency of the p16/CDKN2 gene in primary cancers in the upper digestive tract. *Cancer Res* 1995;55:3421–3423.

175. Esteve A, Martel-Planche G, Sylla BS, Hollstein M, Hainaut P, Montesano R. Low frequency of p16/CDKN2 gene mutations in esophageal carcinomas. *Int J Cancer* 1996;66:301–304.

176. Sato F, Meltzer SJ. CpG island hypermethylation in progression of esophageal and gastric cancer. *Cancer* 2006;106:483–493.

177. Takeuchi H, Ozawa S, Ando N, et al. Altered p16/MTS1/CDKN2 and cyclin D1/PRAD-1 gene expression is associated with the prognosis of squamous cell carcinoma of the esophagus. *Clin Cancer Res* 1997;3:2229–2236.

178. Hamilton JP, Sato F, Greenwald BD, et al. Promoter methylation and response to chemotherapy and radiation in esophageal cancer. *Clin Gastroenterol Hepatol* 2006;4(6):701–708.

179. Kinzler KW, Vogelstein B. Lessons from hereditary colorectal cancer. *Cell* 1996;87:159–170.

180. Dolan K, Garde J, Gosney J, et al. Allelotype analysis of oesophageal adenocarcinoma: loss of heterozygosity occurs at multiple sites. *Br J Cancer* 1998;78:950–957.

181. Powell SM, Papadopoulos N, Kinzler KW, Smolinski KN, Meltzer SJ. APC gene mutations in the mutation cluster region are rare in esophageal cancers. *Gastroenterology* 1994;107:1759–1763.

182. Kawakami K, Brabender J, Lord RV, et al. Hypermethylated APC DNA in plasma and prognosis of patients with esophageal adenocarcinoma. *J Natl Cancer Inst* 2000;92:1805–1811.

183. Brock MV, Gou M, Akiyama Y, et al. Prognostic importance of promoter hypermethylation of multiple genes in esophageal adenocarcinoma. *Clin Cancer Res* 2003;9:2912–2919.

184. Waki T, Tamura G, Sato M, Motoyama T. Age-related methylation of tumor suppressor and tumor-related genes: an analysis of autopsy samples. *Oncogene* 2003;22:4128–4133.

185. Murphree AL, Benedict WF. Retinoblastoma: clues to human oncogenesis. *Science* 1984;223:1028–1033.

186. Jiang W, Zhang YJ, Kahn SM, et al. Altered expression of the cyclin D1 and retinoblastoma genes in human esophageal cancer. *Proc Natl Acad Sci U S A* 1993;90:9026–9030.

187. Coppola D, Schreiber RH, Mora L, Dalton W, Karl RC. Significance of Fas and retinoblastoma protein expression during the progression of Barrett's metaplasia to adenocarcinoma. *Ann Surg Oncol* 1999;6:298–304.

188. Huang Y, Meltzer SJ, Yin J, et al. Altered messenger RNA and unique mutational profiles of p53 and Rb in human esophageal carcinomas. *Cancer Res* 1993;53:1889–1894.

189. Jenkins GJ, Doak SH, Parry JM, D'Souza FR, Griffiths AP, Baxter JN. Genetic pathways involved in the progression of Barrett's metaplasia to adenocarcinoma. *Br J Surg* 2002;89:824–837.

190. Ebihara Y, Miyamoto M, Shichinohe T, et al. Over-expression of E2F-1 in esophageal squamous cell carcinoma correlates with tumor progression. *Dis Esophagus* 2004;17:150–154.

191. Guilford P, Hopkins J, Harraway J, et al. E-cadherin germline mutations in familial gastric cancer. *Nature* 1998;392:402–405.

192. Richards FM, McKee SA, Rajpar MH, et al. Germline E-cadherin gene (CDH1) mutations predispose to familial gastric cancer and colorectal cancer. *Hum Mol Genet* 1999;8:607–610.

193. Shiozaki H, Tahara H, Oka H, et al. Expression of immunoreactive E-cadherin adhesion molecules in human cancers. *Am J Pathol* 1991;139:17–23.

194. Streit M, Schmidt R, Hilgenfeld RU, Thiel E, Kreuser ED. Adhesion receptors in malignant transformation and dissemination of gastrointestinal tumors. *J Mol Med* 1996;74:253–268.

195. Swami S, Kumble S, Triadafilopoulos G. E-cadherin expression in gastroesophageal reflux disease, Barrett's esophagus, and esophageal adenocarci-

noma: an immunohistochemical and immunoblot study. *Am J Gastroenterol* 1995;90:1808–1813.

196. Bailey T, Biddlestone L, Shepherd N, Barr H, Warner P, Jankowski J. Altered cadherin and catenin complexes in the Barrett's esophagus-dysplasia-adenocarcinoma sequence: correlation with disease progression and dedifferentiation. *Am J Pathol* 1998;152:135–144.

197. Tamura S, Shiozaki H, Miyata M, et al. Decreased E-cadherin expression is associated with haematogenous recurrence and poor prognosis in patients with squamous cell carcinoma of the oesophagus. *Br J Surg* 1996;83:1608–1614.

198. Pomp J, Blom J, van Krimpen C, et al. E-cadherin expression in oesophageal carcinoma treated with high-dose radiotherapy; correlation with pretreatment parameters and treatment outcome. *J Cancer Res Clin Oncol* 1999;125:641–645.

199. Wijnhoven BP, de Both NJ, van Dekken H, Tilanus HW, Dinjens WN. E-cadherin gene mutations are rare in adenocarcinomas of the oesophagus. *Br J Cancer* 1999;80:1652–1657.

200. van Dekken H, Geelen E, Dinjens WN, et al. Comparative genomic hybridization of cancer of the gastroesophageal junction: deletion of 14Q31-32.1 discriminates between esophageal (Barrett's) and gastric cardia adenocarcinomas. *Cancer Res* 1999;59:748–752.

201. Corn PG, Heath EI, Heitmiller R, et al. Frequent hypermethylation of the 5' CpG island of E-cadherin in esophageal adenocarcinoma. *Clin Cancer Res* 2001;7:2765–2769.

202. Takeno S, Noguchi T, Fumoto S, Kimura Y, Shibata T, Kawahara K. E-cadherin expression in patients with esophageal squamous cell carcinoma: promoter hypermethylation, snail overexpression, and clinicopathologic implications. *Am J Clin Pathol* 2004;122:78–84.

203. Rigberg DA, Blinman TA, Kim FS, Cole MA, McFadden DW. Antisense blockade of p21/WAF1 decreases radiation-induced G2 arrest in esophageal squamous cell carcinoma. *J Surg Res* 1999;81:6–10.

204. Lam KY, Law S, Tin L, Tung PH, Wong J. The clinicopathological significance of p21 and p53 expression in esophageal squamous cell carcinoma: an analysis of 153 patients. *Am J Gastroenterol* 1999;94:2060–2068.

205. Nita ME, Nagawa H, Tominaga O, et al. p21Waf1/Cip1 expression is a prognostic marker in curatively resected esophageal squamous cell carcinoma, but not p27Kip1, p53, or Rb. *Ann Surg Oncol* 1999;6:481–488.

206. Nakamura T, Hayashi K, Ota M, et al. Salvage esophagectomy after definitive chemotherapy and radiotherapy for advanced esophageal cancer. *Am J Surg* 2004;188:261–266.

207. Riegman PH, Vissers KJ, Alers JC, et al. Genomic alterations in malignant transformation of Barrett's esophagus. *Cancer Res* 2001;61:3164–3170.

208. Swift A, Risk JM, Kingsnorth AN, Wright TA, Myskow M, Field JK. Frequent loss of heterozygosity on chromosome 17 at 17q11.2–q12 in Barrett's adenocarcinoma. *Br J Cancer* 1995;71:995–998.

209. Dunn J, Garde J, Dolan K, et al. Multiple target sites of allelic imbalance on chromosome 17 in Barrett's oesophageal cancer. *Oncogene* 1999;18:987–993.

210. Sheikh MS, Huang Y, Fernandez-Salas EA, et al. The antiapoptotic decoy receptor TRID/TRAIL-R3 is a p53-regulated DNA damage-inducible gene that is overexpressed in primary tumors of the gastrointestinal tract. *Oncogene* 1999;18:4153–4159.

211. Dellon ES, Shaheen NJ. Does screening for Barrett's esophagus and adenocarcinoma of the esophagus prolong survival? *J Clin Oncol* 2005;23:4478–4482.

212. Spechler SJ. Dysplasia in Barrett's esophagus: limitations of current management strategies. *Am J Gastroenterol* 2005;100:927–935.

213. Eisen GM, Montgomery EA, Azumi N, et al. Qualitative mapping of Barrett's metaplasia: a prerequisite for intervention trials. *Gastrointest Endosc* 1999;50:814–818.

214. Reid BJ, Haggitt RC, Rubin CE, et al. Observer variation in the diagnosis of dysplasia in Barrett's esophagus. *Hum Pathol* 1988;19:166–178.

215. Abe K, Sasano H, Itakura Y, Nishihira T, Mori S, Nagura H. Basaloid-squamous carcinoma of the esophagus: a clinicopathologic, DNA ploidy, and immunohistochemical study of seven cases. *Am J Surg Pathol* 1996;20:453–461.

216. Meltzer SJ. The molecular biology of esophageal carcinoma. *Recent Results Cancer Res* 1996;142:1–8.

217. Koppert LB, Wijnhoven BP, van Dekken H, Tilanus HW, Dinjens WN. The molecular biology of esophageal adenocarcinoma. *J Surg Oncol* 2005;92:169–190.

218. Schrump DS, Nguyen DM. Novel molecular targeted therapy for esophageal cancer. *J Surg Oncol* 2005;92:257–261.

219. Esteller M, Sanchez-Cespedes M, Rosell R, Sidransky D, Baylin SB, Herman JG. Detection of aberrant promoter hypermethylation of tumor suppressor genes in serum DNA from non-small cell lung cancer patients. *Cancer Res* 1999;59:67–70.

220. Sarbia M, Geddert H, Klump B, Kiel S, Iskender E, Gabbert HE. Hypermethylation of tumor suppressor genes (p16INK4A, p14ARF and APC) in adenocarcinomas of the upper gastrointestinal tract. *Int J Cancer* 2004;111:224–228.

221. Hibi K, Taguchi M, Nakayama H, et al. Molecular detection of p16 promoter methylation in the serum of patients with esophageal squamous cell carcinoma. *Clin Cancer Res* 2001;7:3135–3138.

222. Si HX, Tsao SW, Lam KY, et al. E-cadherin expression is commonly down-regulated by CpG island hypermethylation in esophageal carcinoma cells. *Cancer Lett* 2001;173:71–78.

223. Geddert H, Kiel S, Iskender E, et al. Correlation of hMLH1 and HPP1 hypermethylation in gastric, but not in esophageal and cardiac adenocarcinoma. *Int J Cancer* 2004;110:208–211.

224. Zhang L, Lu W, Miao X, Xing D, Tan W, Lin D. Inactivation of DNA repair gene O6-methylguanine-DNA methyltransferase by promoter hypermethylation and its relation to p53 mutations in esophageal squamous cell carcinoma. *Carcinogenesis* 2003;24:1039–1044.

225. Wong DJ, Paulson TG, Prevo LJ, et al. p16(INK4a) lesions are common, early abnormalities that undergo clonal expansion in Barrett's metaplastic epithelium. *Cancer Res* 2001;61:8284–8289.

226. Esteller M, Cordon-Cardo C, Corn PG, et al. p14ARF silencing by promoter hypermethylation mediates abnormal intracellular localization of MDM2. *Cancer Res* 2001;61:2816–2821.

227. Xing EP, Nie Y, Song Y, et al. Mechanisms of inactivation of p14ARF, p15INK4b, and p16INK4a genes in human esophageal squamous cell carcinoma. *Clin Cancer Res* 1999;5:2704–2713.

228. Tokugawa T, Sugihara H, Tani T, Hattori T. Modes of silencing of p16 in development of esophageal squamous cell carcinoma. *Cancer Res* 2002;62:4938–4944.

229. Xing EP, Nie Y, Wang LD, Yang GY, Yang CS. Aberrant methylation of p16INK4a and deletion of p15INK4b are frequent events in human esophageal cancer in Linxian, China. *Carcinogenesis* 1999;20:77–84.

230. Hibi K, Koike M, Nakayama H, et al. A cancer-prone case with a background of methylation of p16 tumor suppressor gene. *Clin Cancer Res* 2003;9:1053–1056.

231. Bian YS, Osterheld MC, Fontolliet C, Bosman FT, Benhattar J. p16 Inactivation by methylation of the CDKN2A promoter occurs early during neoplastic progression in Barrett's esophagus. *Gastroenterology* 2002;122:1113–1121.

232. Kuroki T, Trapasso F, Yendamuri S, et al. Allele loss and promoter hypermethylation of VHL, RAR-beta, RASSF1A, and FHIT tumor suppressor genes on chromosome 3p in esophageal squamous cell carcinoma. *Cancer Res* 2003;63:3724–3728.

233. Wang Y, Fang MZ, Liao J, et al. Hypermethylation-associated inactivation of retinoic acid receptor beta in human esophageal squamous cell carcinoma. *Clin Cancer Res* 2003;9:5257–5263.

234. Kuroki T, Trapasso F, Yendamuri S, et al. Promoter hypermethylation of RASSF1A in esophageal squamous cell carcinoma. *Clin Cancer Res* 2003;9:1441–1445.

235. Wong ML, Tao Q, Fu L, et al. Aberrant promoter hypermethylation and silencing of the critical 3p21 tumour suppressor gene, RASSF1A, in Chinese oesophageal squamous cell carcinoma. *Int J Oncol* 2006;28:767–773.

236. Hamilton JP, Sato F, Jin Z, et al. Reprimo methylation is a potential biomarker of Barrett's-Associated esophageal neoplastic progression. *Clin Cancer Res* 2006;12(22):6637–6642.

第 16 章

食管癌：病理学

Susan C. Abraham，Tsung-Teh Wu

食管癌是一种预后较差的恶性疾病，据估计 2005 年有 14 000 例新发的食管癌病例，这与预期的癌症病死率数字是相当的[1]。食管癌预后差的主要原因是它在进展期才出现症状，难以早期诊断。各分期食管癌总的 5 年生存率大概在 14% 左右[1]。组织学上，食管癌被分为上皮和非上皮来源的肿瘤。和消化道的其他部位一样，癌是食管恶性肿瘤的主要类型，食管癌 90% 以上都是鳞癌（SCC）或者腺癌。SCC 是世界上食管癌最常见的病理类型，特别是在亚洲、非洲部分地区以及欧洲。在美国，1960 年 SCC 占全部食管癌的 90%，但是之后食管癌的病理类型构成发生了变化[2]。包括胃食管交接部癌（GEJ）的食管腺癌在西方国家和美国显著增加，目前已构成食管癌 50%的病理类型[3,4]。

食管切除术一直是局部食管癌的主要治疗手段。预后主要受病理学指标的影响：包括肿瘤侵犯深度、淋巴结状态和切除的彻底性[5-7]。使用术前新辅助放化疗的综合治疗手段被用于局限期食管癌[8]，其依据是早期微转移的假说、局部复发率的降低和更高的手术治愈率，不过一些随机的临床试验表明新辅助放化疗的好处是模棱两可的[9-13]。预后似乎可以根据新辅助放化疗后切除食管标本的病理分期来预测[14]。在那些高度癌前期病变（鳞状或柱状上皮不典型增生）或者浅表食管癌的病例中，非侵犯性的治疗手段，例如内镜下黏膜切除，已逐渐成为代替食管切除术的治疗手段。病理学评估，包括内镜活检、食管切除术后的详细病理指标或者内镜黏膜切除，是治疗计划的制定以及与患者交流预后相关问题的关键。

食管鳞状细胞癌

发病机制

食管鳞癌在男性中高发。食管鳞癌的发病机制是多因素的，而且在世界不同地区是各异的[15]。最主要的影响因素包括烟草和酒精、食品和水被硝酸盐和亚硝酸盐污染及一些维生素的缺乏。人类乳头状瘤病毒（HPV）感染被发现和食管鳞癌有关，不管是原位杂交还是 PCR 都在 0%~66% 的病例中发现了 HPV DNA[16-18]，在中国的食管鳞癌病例中都能检测出 HPV DNA，而在西方国家的病例中往往是检测不出的。也有一些相关疾病是食管鳞癌的致病因素，包括贲门失弛缓、Plummer-Vinson 综合征（缺铁性吞咽困难）、误食酸碱后的食管狭窄和常染色体显性遗传的掌跖角化病。多达 60% 的头颈部与吸烟相关恶性肿瘤的生存者可出现食管鳞癌[19]。另外，远端食管鳞癌也可发生于 Barrett 食管基础之上，不过 Barrett 食管更多的是诱发腺癌[20]。

病理学特征

大体病理学

食管鳞癌主要发生在食管中段（50%~60%）和下段（30%），而上段（10%~15%）并不常见[21]。食管鳞癌的大体表现根据疾病在诊断时的分期而有所变化。浅表型食管鳞癌即肿瘤只侵犯黏膜或黏膜下层而与淋巴结转移无关[22],这种类型在日本的切除标本中占 10% ~20%,而在西方国家要少得多。浅表型食管鳞癌的大体表现可以是息肉状的、斑块状的、凹陷的或者很难看到的[23]。浅表鳞癌在 14%~31% 的病例中表现为多发病灶[24-26]。

大多数食管鳞癌在诊断时已经属于进展期,而这些肿瘤可以被分为三大类:蕈伞型、溃疡型和浸润型(图 16.1A, B)[21]。蕈伞型以向外生长或者息肉状为特征,是最常见的类型(60%)。相反,典型的溃疡型肿瘤(25%)向壁内生长,伴随一个中心部的溃疡。浸润型是最少见的类型(15%),包括只有很小黏膜缺损的壁内肿瘤生长。然而,进展期食管鳞癌的大体表现并不是一个重要的预后指标。大体表现能够在新辅助治疗后发生本质的改变,取决于个体肿瘤对治疗的反应。

镜下病理

肿瘤分化　食管鳞癌根据鳞状细胞分化程度可被分为高、中、低分化。在高分化的肿瘤中,上皮瘤巢有轻度的核异型性和细胞多形性、清楚的细胞间桥和显著的嗜酸性,胞浆可表现为单细胞角化和鳞状细胞珠形成(图 16.1C)。中分化肿瘤的典型表现更高度的细胞异型度和核多形性,而与高分化肿瘤相比角化程度更低。中分化鳞癌占食管鳞癌的大多数(2/3)。低分化鳞癌倾向于生长在坚硬的板状结构或孤立的细胞团中,细胞不典型性和核多形性更加显著,而角化较少见(图 16.1D)。

低分化鳞癌和低分化腺癌的区别有时候是很微妙的。免疫组化标记物细胞角蛋白(CK) 5/6 和 p63 作为鳞癌的特征性标记物,阳性率可达 75%~93%[27],它们能被用来支持低分化鳞癌的诊断。低的肿瘤分化程度可以是一个预后因素,但是还有争论[28,29]。局部的神经内分泌或者腺体分化,鳞癌与腺癌混合(腺鳞癌)或鳞癌与神经内分泌癌混合的情况均可发生[30,31]。

肿瘤播散和转移　肿瘤侵犯深度(T 分期)与淋巴血管侵犯和局部淋巴结转移(N 分期)联系紧密[6]。在局部进展期鳞癌中, 有 50%~60% 的病例存在淋巴结转移[32]。实际上,癌组织在疾病的早期就能够侵犯到食管壁内的淋巴管道。在表浅食管鳞癌(T1)中,淋巴结转移的风险要比进展期鳞癌低,而且这种风险取决于侵犯深度。侵犯到固有层的肿瘤(黏膜内癌)仅有 5% 的病例发生淋巴结转移,然而侵犯到黏膜下层的肿瘤有 35% 的概率发生淋巴结转移[21,33]。

食管壁内转移表现为壁内或者黏膜下淋巴管道播散而出现第二处癌灶,这种现象发生在 11%~16% 的切除食管鳞癌标本中,与较晚的分期和较差的预后相关[24,34]。以冰冻切片来评估食管切除近端切缘是否存在黏膜下淋巴播散,被证明对于确保治愈性切除是

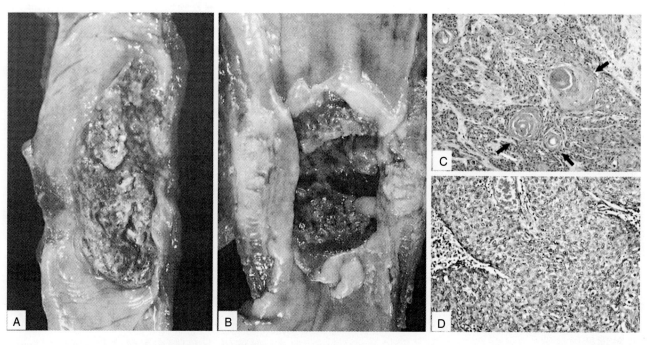

图 16.1　食管鳞状细胞癌的大体表现和组织学特征。(A)一个大的蕈伞形和外生型鳞癌。(B)具有堆积状边缘的溃疡型鳞癌。(C)分化良好的鳞癌,成片的新生鳞状细胞伴随单细胞角化和显著的鳞状细胞珠形成(箭头)。(D)分化较差的鳞癌,有着坚固的生长方式和核多形性,未见明显的角化。

有很用的。最常见的远处转移部位是肺和肝脏,在50%的尸检病例中可以发现[35]。其他器官例如骨、肾上腺和脑受累的机会较小。在40%的食管鳞癌手术切除病例的骨髓中,可发现细胞角蛋白免疫组化阳性的肿瘤播散细胞[36],这可能是预后差和复发率高的原因,即使手术是治愈性的。

不同类别的鳞癌

基底细胞鳞癌

基底细胞鳞癌是一种不常见的食管鳞癌特殊变种,主要见于高龄患者[37]。基底细胞鳞癌典型的表现是大块的蕈伞状肿物伴随溃疡和狭窄。组织学上,这些肿瘤由大块的坚硬或致密的瘤巢组成,这些瘤巢有着含染色质丰富的细胞核,缺乏嗜碱染色的胞浆,外周栅栏样结构和中心粉刺样的坏死(图 16.2A, B)。灶性的胶状基质和透明样间质包围在瘤巢周围,偶尔也能见到小的腺体样结构(图 16.2 C)。基底细胞鳞癌经常伴随鳞状细胞不典型增生、侵犯性的鳞癌或者鳞状细胞岛状分化。其增生活性和凋亡率比典型的鳞癌高。

基底细胞鳞癌应与食管的腺样囊性癌相鉴别,腺样囊性癌是一种相对于基底细胞鳞癌少见并且侵袭性弱的高度神经内分泌癌(小细胞)亚型。免疫组化标记物 S-100 和肌动蛋白可以用来标记腺样囊性癌的基底细胞。基底细胞鳞癌 CK5/6 呈阳性但是嗜铬粒蛋白和突触素等神经内分泌标记物呈阴性。

疣状鳞癌

疣状鳞癌是鳞癌的一种少见变种,组织学上与其他器官来源的疣状癌相似[38]。疣状鳞癌在一项研究中被报道与慢性食管炎有关[39]。大体上,这些肿瘤有着外生的、乳头状和菜花状的外表,而且倾向于在出现症状并且能够诊断之前长大并环绕食管内壁一周。显微镜下,肿瘤由大片高分化的角化不全或角化过度的鳞状上皮叶状结构组成,而最低限度的细胞异型性则会伪装成良性鳞状上皮的样子。它们以扩张和外推边界的方式生长,与经典鳞癌的浸润性生长不同。

这种具有迷惑性的良性组织学特征导致了病理学医生对内镜黏膜活检标本中疣状癌(通常>3 cm)和大鳞状细胞乳头状瘤(通常<3 cm)鉴别的困难,需要进行仔细的内镜-病理学对照。食管疣状鳞癌是一种低级的恶性肿瘤,它生长缓慢,局部侵犯而很少发生淋巴结转移。

肉瘤样癌

这是一种鳞癌的少见变种,又被称为癌肉瘤、息肉状癌和梭形细胞癌[40,41]。这种肿瘤有着息肉状的大体外表,可以生长至平均直径6cm。组织学上,肉瘤样癌的特征性表现是癌成分和纺锤细胞(肉瘤样的)成分二相性出现。癌成分常是中分化的鳞癌,很少有腺癌和未分化癌的记载。肉瘤样成分是更不确定的,从无害的纺锤形细胞到高级的多形性的肉瘤,可见外形奇怪的大细胞和许多有丝分裂。肉瘤样组分可变异和分化为骨、软骨或者骨骼肌。

肉瘤成分从免疫组化和电镜分析判断来自于癌成分的化生[42]。然而,一项最近的分子生物学实验表明,13 例样本中的癌和肉瘤成分来自于 2 个不同的克隆[41]。肉瘤样癌的预后比经典的鳞癌似乎要好一些,这是因为它有向腔内外凸的生长方式。然而在诊断时,已经有40%~50%的病例出现了淋巴结转移,而且同分期比较的话,预后与鳞癌差不多[40,41]。

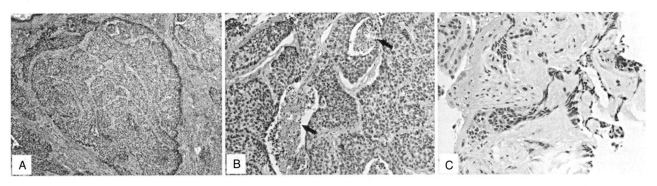

图 16.2　基底细胞鳞癌(SCC)。(A)低倍镜下典型的基底细胞鳞癌,可见大的圆形基底样细胞巢和栅栏样结构。(B)基底细胞鳞癌的中心粉刺样坏死(箭头)。(C)透明样基质包围着压缩的瘤巢,偶有小的腺体样结构。

癌前病变:鳞状细胞不典型增生(上皮内瘤变)

食管鳞癌被认为是一个多阶段过程,包括癌前病变(鳞状细胞不典型增生或称上皮内瘤变)直到侵袭性的鳞癌[43]。在一项研究中[44],14%~20%的病例在侵袭性鳞癌附近出现鳞状细胞不典型增生,而另一些研究[25]中这个比例高达60%~90%。鳞状细胞不典型增生通常提示患者具有发展为鳞癌的高风险[44]。不典型增生的定义是:局限于黏膜内的细胞形态和结构上的新生上皮细胞出现。鳞状细胞不典型增生可以进一步分为低度或高度不典型增生[25]。

大体上,鳞状细胞不典型增生表现为红斑、质脆和不规则形状。在一些病例中,侵蚀、斑块状损害、结节甚至正常的外观都能够在镜检中见到[44]。Lugol碘染色能够提示发育异常部分的黏膜,以增加高危人群普查的活检成功率[45]。

组织学上,低度鳞状细胞不典型增生的特征是具有不规则、含染色体丰富的核并且核质比过高的新生鳞状上皮细胞局限在上皮层的下一半(图16.3A)。高度不典型增生表现为更大程度的细胞不典型性,并且累及黏膜层的上一半(图16.3B)。偶尔可以发现累及食管黏膜下层腺导管的不典型增生,需要与侵袭性鳞癌相区分[46]。在这种两级的分级体系中,原位癌属于高度不典型增生,并且与之具有相同的临床意义[21]。

鳞状细胞不典型增生的患者发展为侵袭性鳞癌的风险更高。低度不典型增生可以复原为正常鳞状上皮(比高度不典型增生更常发生),但是有15%的患者可进展为高度不典型增生[47]。中国进行的一项前瞻性随访研究中,鳞状细胞不典型增生患者在15年内有9%发展为侵袭性鳞癌[48],而高度不典型增生患者在8年内30%发展为鳞癌[47]。高度不典型增生患者发展为鳞癌的高发生率提示应进行内镜复查以早期诊断鳞癌,或者内镜黏膜切除可见的病灶。

神经内分泌癌

类癌

食管类癌(高分化神经内分泌肿瘤)比较少见。它们常表现为孤立的肿瘤小结或者与腺癌伴发[49]。组织学特征与消化道其他部位的类癌相同。类癌肿瘤由致密的癌巢组成,这些癌巢由具有"椒盐状"核染色质的肿瘤细胞组成,它们表现出神经内分泌分化、免疫组化嗜铬粒蛋白和突触素阳性。

小细胞癌(低分化的神经内分泌癌)

低分化的神经内分泌癌仅占食管癌的1%~2%[50]。它们常位于食管下段,并且倾向于形成大块的外凸性肿块。食管小细胞癌在组织学上与肺的小细胞癌相似。镜下可见肿瘤由层状或巢状结构组成,瘤细胞

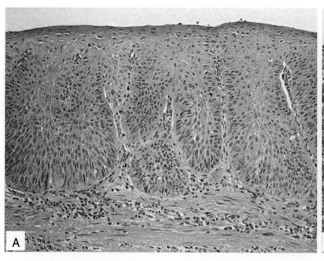
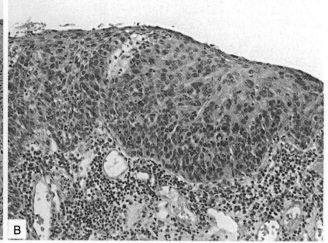

图16.3 食管鳞状细胞不典型增生(上皮内瘤变)。(A)低度鳞状上皮不典型增生以新生鳞状上皮增生局限在上皮层的下一半为特征。(B)高度鳞状上皮不典型增生显示为上皮全层受累,新生鳞状细胞很大程度上有着结构混乱和细胞异型性。

呈圆形或卵圆形，缺乏胞浆而核含染色质丰富。在50%的食管小细胞癌中可见灶性的鳞状细胞或腺体分化[51]。

食管小细胞癌是一种侵袭性的恶性病变，预后差，中位生存期只有6~12个月[50]。如前所述，小细胞癌与基底细胞鳞癌的鉴别诊断对选择适当的新辅助治疗很重要。

腺　癌

发病机制

由于20世纪70年代以来食管胃连接部(EGJ)腺癌发生率的增加，腺癌在西方国家已逐渐成为食管癌的主要组织学类型[3,4]。大多数(>95%)的食管腺癌与Barrett食管有关，Barrett食管是一种腺癌的前期病变。Barrett食管的特征是食管管道中的肠上皮化生(杯状细胞)，可见于大约在10%的慢性胃食管反流患者中[52]。Barrett食管患者发展为腺癌的概率是普通人群的125倍[53]；然而最近的研究显示这种风险可能被高估了[54-57]。

一小部分(< 5 %)食管腺癌来源于黏膜下的腺体或导管，或者从上段食管的异位胃组织发展而来。胃食管连接部的腺癌既可以起源于胃贲门又可以起源于Barrett食管的小片断[58,59]。胃食管连接部腺癌的处理仍存在争议，但是临床上如果近端胃壁(距胃食管连接部>2 cm)没有受累的话，可以当做远端食管腺癌处理。

病理学特征

大体病理

大多数远端食管腺癌都伴发节段性的Barrett化生。大体表现根据肿瘤在诊断时的分期而有所不同。浅表侵犯(早期)的腺癌，看上去可以是不明显的小结节、斑块或者在典型橙红色背景的Barrett食管上的黏膜肿块(图16.4A)。为了发现镜下侵犯固有层或者肌层的黏膜内腺癌灶，Barrett食管标本特别是黏膜不规则区域的连续切片是有必要的。

进展期的食管腺癌大体病理与鳞癌相似，浸润型最常见 (40%~50%)，其次是蕈伞型或息肉型 (25%~35%)，最后是扁平型(10%~15%)[60]。下段食管肿瘤直接侵犯胃食管连接部和贲门的情况比较多见 (图16.4B)。Barrett黏膜在一些病例中可能由于进展期腺癌快速生长而被较大的肿瘤团块所掩盖。

多灶肿瘤偶有发生，在病变片段较长的Barrett食管上发生的早期肿瘤中更为常见[21,61]。上段或者颈段食管腺癌一般起源于异位的胃黏膜(井盖状)。在这些病例中，肿瘤和胃食管连接部之间可见形态正常的食管鳞状上皮(图16.4C~E)。新辅助治疗后腺癌的大体表现与鳞癌相似，而且与肿瘤对治疗的反应有关。

镜下病理

肿瘤分化　腺癌根据腺体的分化程度被分为高、中、低三级。大多数食管腺癌属于高、中分化[60]。高分

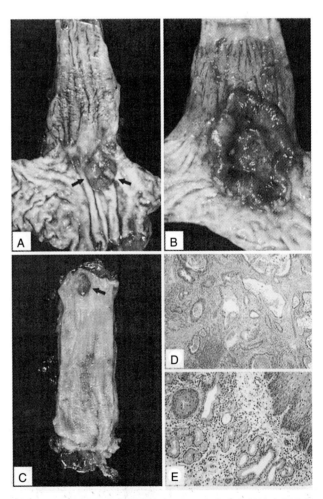

图16.4　食管腺癌的大体表现。(A)一个息肉状的浅表侵犯的腺癌(箭头)发生于食管下段的Barrett黏膜。(B)远端食管的一大块有溃疡的蕈伞状肿物凸入贲门。Barrett食管的背景呈经典的橙红色。(C)上段食管息肉状生长的腺癌(箭头)，起源于异位的胃组织 (井盖状)。镜下高到中分化的腺癌(D)与异位的胃贲门状上皮灶(E)相邻。

化的腺癌界定为肿瘤包含 95% 以上的由立方形或者柱状上皮细胞排列成的囊状和管状腺体。在某些病例中,细胞不典型性可以很微弱,这给浅表黏膜活检标本的诊断带来了挑战。在这样的病例中,需要对侵犯黏膜下层或肌壁的情况做出正确的诊断。中分化腺癌由腺体(占肿瘤的 50%~95%)和坚硬的癌巢组成,癌细胞异型性和核多形性更严重(图 16.5A)。当肿瘤生长为坚硬的层状结构或者单细胞结构而腺体(<5%)较少时,归入低分化腺癌(图 16.5B),癌细胞具有显著的细胞异型性和核多形性。特殊类别的食管腺癌包括占病例总数 5%~10% 的黏液腺癌(特征为大量的黏液池中漂浮着癌细胞簇),以及约占病例总数 5% 的印戒细胞腺癌(图 16.5D)[60]。

少数食管腺癌中(20%~30%)存在神经内分泌分化[62,63]。免疫组化嗜铬粒蛋白和突触素阳性的肿瘤细胞倾向于聚集分布并且多数位于肿瘤腺体的周围,但也偶有食管腺癌包含明显的神经内分泌组分。神经内分泌分化的存在似乎不影响患者的预后[63]。原发的食管绒毛膜癌极其少见[64],但是偶尔可见低分化腺癌中异常的人绒毛膜促性腺激素分泌。

大多数的食管腺癌为 CK7 阳性而 CK20 阴性[65,66]。利用这种 CK7/CK20 的属性将食管癌与结直肠腺癌区分开来,但是对于鉴别原发食管腺癌和来源于肺、乳腺或者胃的转移性腺癌没有帮助。Barrett 的存在支持原发食管腺癌的诊断。免疫标记物甲状腺转录因子 -1、雌激素和孕酮受体相应地能够用来支持肺或者乳腺原发癌。

肿瘤播散和转移 食管腺癌早期只在局部发展并且侵犯食管壁。肿瘤直接扩展使近端胃受累在胃食管连接部肿瘤中很常见。肿瘤也可以穿透食管壁侵犯食管外膜和邻近器官,例如肺、气管和心包。与鳞癌相似,肿物侵犯深度(T 分期)与淋巴血管侵犯和淋巴结

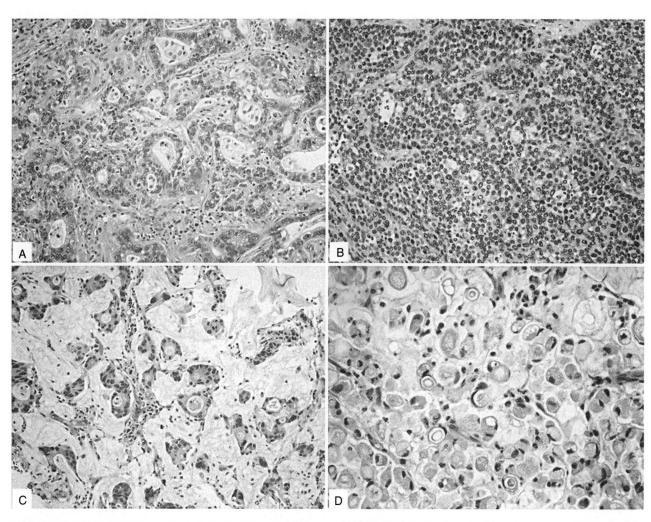

图 16.5 腺癌的组织学特征。(A)中分化腺癌伴随腺体形成。(B)实质性或鞘状生长方式的低分化腺癌,无明显的腺体分化。(C)黏液腺癌的特征是成簇的腺癌细胞漂浮在细胞外黏液池中。(D)印戒细胞癌中独立的新生肿瘤细胞有着印戒状外形。

转移(N 分期)相关[67,68]。在 50%~60%切除标本中存在阳性淋巴结，而且和肿瘤侵犯深度相关[67-69]。肿瘤侵犯到壁内淋巴管道可以在早期病例中出现[70]。最常见的远处转移部位是肺和肝脏。

浅表侵犯（T1）的腺癌只占食管腺癌的 16%~38%[29,60,67,71]。在这一组中，肿瘤侵犯深度也影响着预后，局限在黏膜内的腺癌（T1a）比侵犯黏膜下层者（T1b)有着明显更好的总体生存率和无复发生存率[70]。淋巴血管侵犯仅可见于 6%的黏膜内腺癌，但是在侵犯黏膜下层的病例中发生率高达 41%[70,72]。类似的，黏膜内腺癌很少伴发淋巴结转移，但是其在黏膜下癌中发生率高达 33%[70,71]。

癌前病变：Barrett 食管(上皮内瘤变)

Barrett 食管是大多数食管腺癌的前期病变。积累的形态学和分子生物学证据指出：食管腺癌的发生顺序是 Barrett 化生—不典型增生—腺癌这个顺序[53,73]。Barrett 不典型增生是一种食管腺癌的癌前损害，在90%病例中先于侵袭性腺癌发生[60,70,71]。Barrett 不典型增生定义为细胞学和结构学上的新生柱状上皮细胞局限在黏膜内。Barrett 不典型增生通常没有明显的大体表现，而通过系统采样能发现橙红色的、扁平的Barrett 黏膜。在一些病例中，不典型增生病变可表现为糜烂、结节和息肉[74]。

Barrett 不典型增生能够被进一步细分成低度和高度不典型增生两级，分级标准与自发性炎性肠病的标准类似[75]。当组织学区分介于不典型增生与退行性异型之间时，可以做出"不确定的不典型增生"的诊断。

不确定的不典型增生

Barrett 食管是一种慢性胃食管反流过程造成的化生，大多数患者具有进行性的反流和活动性的炎症、糜烂、甚至溃疡。在活动性炎症部位取 Barrett 上皮活检可以见到明显的细胞不典型性和结构混乱，伴随着核拥挤现象和分层现象。然而，对于不确定的不典型增生，Barrett 食管表层上皮具有典型的成熟分化（图 16.6A, B)。

在这种情况下，绝对的区分不典型增生和退行性异型是不可能的，这样的标本应该被界定为不确定的不典型增生。需要强调的是，没有一致的和可重复的标准来界定不确定的不典型增生，而且这种标准也会受观察者间差异的影响[76,77]。为了便于开展临床工作，诊断为不确定的不典型增生的患者应该按照低度不典型增生来处理，通常需要在正规控制反流疾病后再取病理。

低度不典型增生

发育不良的柱状上皮有轻到中度的隐窝状畸变、胞浆减少、轻度的核异型性以及核假复层或者拥挤显现等特征。与高度不典型增生相反，核假复层排列局限于上皮层的下一半(图 16.6C)。这些组织学特征常从基底隐窝扩展到上皮表层。与不确定型相似，观察者间的差异也存在于低度不典型增生中[76,77]。

高度不典型增生

细胞不典型性和结构混乱在高度不典型增生中更加显著。高度不典型增生以明显的核染色质过多、过高的核质比、全层核假复层排列、显著减少的胞浆以及明显的隐窝状结构混乱为特征(图 16.6D)。高度不典型增生的另一个特征是筛形的结节状腺体结构，而基底膜完整，但是在这些病例中如果活检组织较少的话，与侵至基底膜的腺癌（黏膜内癌）进行鉴别会存在困难。与低度和不确定的不典型增生不同，胃肠道病理学家对于高度不典型增生的认识非常一致[76,77]。

在因高度不典型增生的 Barrett 食管而行食管切除术的患者中有 43%能够检测出隐性的侵袭性鳞癌[78,79]。因此，高度不典型增生需要有经验的胃肠道病理医生来确诊，而且对 Barrett 食管需要行扩大采样的活检来发现其他伴随发生的腺癌。

低度不典型增生 Barrett 食管的自然病程难以预测，主要原因是诊断低度不典型增生的观察者间差异较大。在多次诊断为低度不典型增生的病例中，进展为高度不典型增生或者侵袭性腺癌的风险增加[80]。高度不典型增生作为侵袭性腺癌的前期病变已被广泛接受。报道的高度不典型增生进展为侵袭性腺癌的概率在不同的研究中差别很大，经过长期随访发现这个比例在患者中为 16%~53%[55,81]。Barrett 食管不典型增生的程度与发展为侵袭性腺癌的风险相关；具有融合的高度不典型增生病灶的患者风险是只有灶性高度不典型增生患者的 3.7 倍[82]。内镜筛查和 Barrett 食管广泛取样以早期诊断隐性侵袭性腺癌、光动力疗法(PDT)或对于可见的病灶行内镜下黏膜切除(EMR)，这些都是对高度不典型增生行食管切除术的替代疗法。

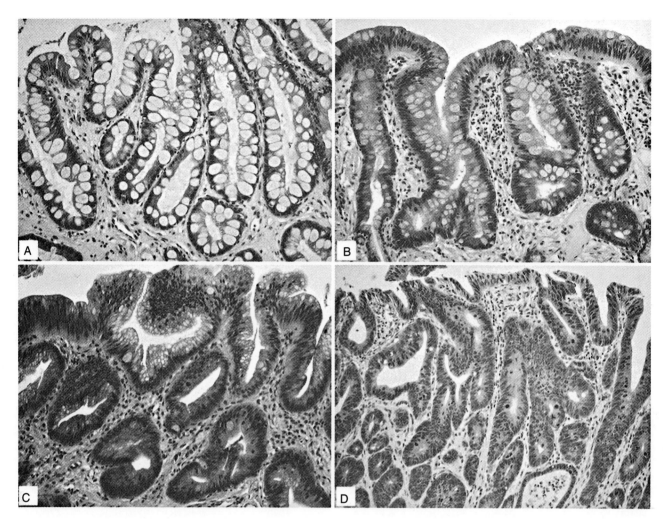

图 16.6 Barrett 食管的组织学分级。(A)没有不典型增生。柱状上皮包含小核位于基底部的杯状细胞。(B)不确定的不典型增生。柱状上皮有轻度的核假复层和隐窝状结构混乱,但是表面上皮分化成熟。(C)低度不典型增生。新生的柱状上皮增生伴有轻到中度的核染色质过多和假复层分布,局限在黏膜层的下一半。(D)高度不典型增生,特征为细胞胞浆缺乏、明显的核染色质过多、过高的核质比和明显的隐窝状结构混乱。

治疗过的 Barrett 食管

一些无创技术,例如亚等离子凝结术、激光消融术和光动力疗法被用来治疗伴随不典型增生的 Barrett 食管[83]。这些类型治疗的目的是毁坏 Barrett 黏膜和不典型增生病变,然后让正常鳞状上皮重新上皮化。残留的 Barrett 黏膜一般以孤立岛状形态存在,而治疗后在多达 52%的病例中仍能见到鳞状上皮覆盖的 Barrett 腺体[84,85]。起源于 Barrett 食管的高度不典型增生或者黏膜内腺癌在光动力疗法之后有大约 50%持续存在[85]。光动力治疗后的内镜表现可以欺骗性地显示正常,因为鳞状上皮的重上皮化能覆盖残留的 Barrett 腺体 (图 16.7A)。一种需要引起特别注意的情况是:鳞状上皮重

覆盖住了不典型增生的 Barrett 上皮甚至腺癌,这种现象据报道在 27%的接受过光动力治疗的病例中存在(图 16.7B)[85]。类似的,尽管组织学表现有所改善,但基因异常例如 p53 突变或者 p16 超甲基化可以在光动力治疗后依然存在[86]。

内镜下黏膜切除

内镜下黏膜切除(EMR)最近作为食管切除术的替代疗法被用于治疗早期食管腺癌或者高度不典型损害[87]。根据在欧洲和北美的系列研究,治疗效果由于侧面和(或)深切缘阳性率高而受限[88]。仅有 4%的不典型增生或者腺癌病例能经过组织学检查判断为完全切除,而 86%的切缘阳性病例在随访活检中有残留

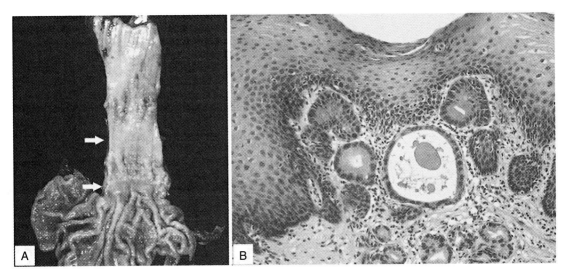

图 16.7 光动力治疗(PDT)后的 Barrett 食管。(A)光动力治疗后有高度不典型增生的 Barrett 食管大体图片。残留的 Barrett 黏膜与正常鳞状上皮食管黏膜(箭头)相间。(B)镜下,大体正常的鳞状上皮黏膜包含着残留的不典型 Barrett 黏膜,后者被鳞状上皮覆盖("假消退")。

病灶[88]。然而,内镜下黏膜切除作为诊断和分期工具,与内镜活检相比可为决定如何进一步处理提供更多的信息[89]。Mino-Kenudson 等的研究显示内镜下黏膜切除能够改善活检对 Barrett 不典型增生和腺癌的诊断和分期。他们的研究中,10 个活检病理诊断为高度不典型增生的患者在之后的内镜下黏膜切除标本中发现 3 例黏膜内腺癌[88]。

内镜下黏膜切除标本需要内镜和病理科医师谨慎处置。为了病理检查,应严格确认内镜下黏膜切除标本的方向。周围和深切缘需要被染色,而标本需要根据大体损害(图 16.8A, B)的位置来切片。远离病灶的两端应作为两头,垂直的切片应在其间进行。镜下检查应该同时包括不典型增生和(或)腺癌的组织学分级以及切缘的状态(图 16.8C, D)。在伴有腺癌的病例中,对肿瘤侵犯深度和有无淋巴血管侵犯也要记录下来(图 16.8D)。

术前放化疗后的病理

正电子发射断层扫描对于评估术前治疗的反应是一种有前途的技术[90],但是目前还不存在可靠的临床诊断手段能精确地预测术前放化疗后的病理学反应。直到特异性分子标志物出现之前,术前放化疗后的食管切除标本的病理学评估仍旧是判断治疗反应的金标准。一项回顾性研究表明,如果不考虑化疗方案,术后病理分期是判断局限期食管癌新辅助放化疗后手术切除患者预后的最佳手段[14]。当新辅助放化疗后的切除食管标本未发现残留肿瘤 (病理学完全反应)时,患者的预后明显更好[91-95]。

大体病理

放化疗后食管的大体表现与肿瘤对治疗的反应程度有关。在大约 25% 的病例中,术前放化疗的反应很小,这些标本呈现出肉眼可见的肿瘤,与未治疗者相似, 但肿瘤周围的食管黏膜典型地表现出治疗相关的坏死和溃疡(图 16.9A)。大体残留病灶者的预后较差[14]。在剩下 75% 的治疗病例中,没有明显的肉眼残余肿瘤,但是食管壁可以在纤维化之后增厚,也可以有广泛的黏膜溃疡(图 16.9B)。无肉眼残余肿瘤的标本,有必要完全包埋治疗区域,以区分病理学完全反应和显微镜下残余肿瘤。有显微镜下残余肿瘤患者的预后介于完全反应和大体残留病灶的患者之间[14]。

镜下病理

治疗相关的组织学改变包括带有肉芽组织的黏膜溃疡、基质细胞异型、食管壁全层的纤维化和放疗引起的血管周纤维化。术前放化疗的反应程度可以通过估计残余肿瘤与原肿瘤的面积比来评估。在一

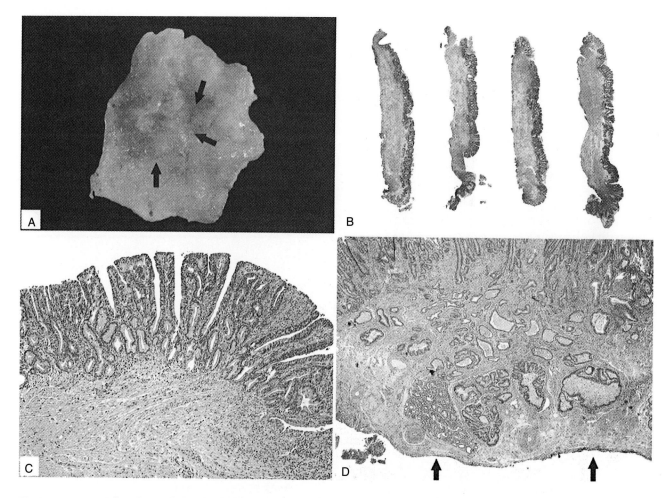

图 16.8　Barrett 不典型增生和腺癌内镜下黏膜切除后的病理学评估。(A)内镜下黏膜切除后 Barrett 黏膜包含一块稍高出黏膜面病变(箭头)的大体图片。(B)低倍镜图片:病变(A 中示)横切面 HE 染色,其中包括有高度不典型增生的 Barrett 黏膜(C)。(D)在另一个病例中,腺癌侵犯到黏膜下层,并且扩展到接近内镜黏膜切除标本的深切缘(箭头)。

项大规模的关于食管癌术前放化疗后切除标本的组织学评估的回顾性分析中, 肿瘤残余的程度被半定量地分为四类:无残余肿瘤,1%~10%残余肿瘤,11%~15%残余肿瘤和>50%残余肿瘤(图 16.9C)[14]。在这个方案中, 治疗前的肿瘤面积由组织学检查发现的放疗引起的组织损伤面积来确定[14,96]。患者的预后显示出与下列三类肿瘤残余比例相关:无残余肿瘤、1%~50%残余肿瘤和>50%残余肿瘤[14]。一项后续研究显示,这是一种相对简便而且具有可重复性的方法,可用来分级残余肿瘤的程度并且评估术前放化疗的病理学反应[97]。

细胞外黏液池可见于 17%的术前放化疗后食管切除标本中, 通常在治疗前活检发现有黏液或者印戒细胞腺癌的病例中出现。在 40%的有胞外黏液池的病例中,黏液池是无细胞结构的(不包含残余腺癌细胞),这些无细胞结构的黏液池可以出现在黏膜下层、肌层甚至食管外膜[98]。这种无细胞结构黏液池的存在应该被视为病理学上的完全反应而非残余肿瘤的表现。特别要说明的是,切缘周围无细胞黏液池的存在并不与高复发风险相关[98]。在最近的一项研究中,13 例术前放化疗后食管切除标本中仅有无细胞黏液池的患者在平均 3 年的随访期中均生存[98]。

有 20%~30%的食管腺癌出现神经内分泌分化,且在术前放化疗后可以持续存在[62,63]。一些残余的肿瘤主要由富含嗜伊红染色胞浆的肿瘤细胞构成,这样的细胞提示神经内分泌分化, 免疫组化染色嗜铬粒蛋白或突触素阳性支持这个结论。对照治疗前的活检材料, 放化疗后的有神经内分泌分化的肿瘤细胞比例有所增加。然而,残余腺癌中神经内分泌分化的临床价值还有待于进一步确认。

放化疗后的食管内镜活检有时候可用来评估治疗效果,但是它们的临床用途是有限的。这归咎于残

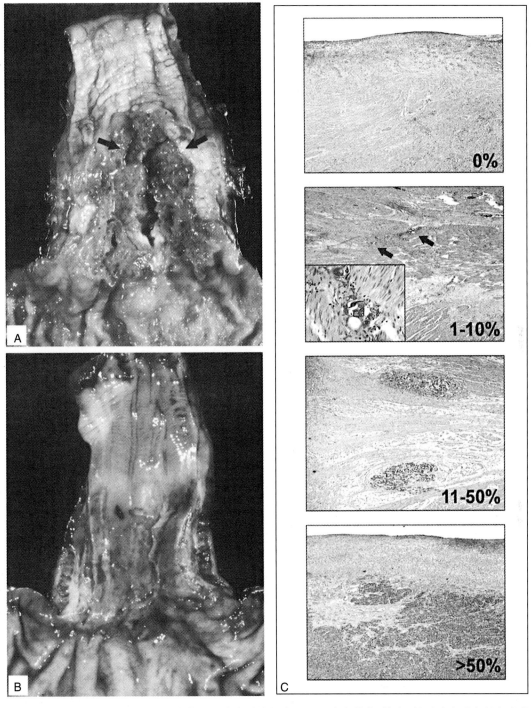

图 16.9 术前放化疗后的食管癌。(A)表现为蕈伞形和溃疡肿块的肉眼可见残余肿瘤(箭头)提示治疗反应很小或者根本没有。(B)术前放化疗后更常见的是融合的溃疡、纤维化的食管壁,没有肉眼可见的肿瘤。(C)食管癌术前放化疗后有否残余肿瘤的组织学评估。残余肿瘤的程度被半定量地分为 0%(无残余肿瘤)、1%~10%残余肿瘤、11%~15%残余肿瘤和>50%残余肿瘤。

余肿瘤不总是位于表浅的内镜活检可以发现的位置。一项研究显示 77%的患者在食管切除标本中存在残余肿瘤,而这些病例在术前的黏膜活检中有 80%是阴性的[99]。放化疗后黏膜活检评估的另一个潜在缺陷是由于典型的放化疗引起的反应性异型而引起的过度诊断。在评估这些活检标本的时候,病理学家需要知道患者的病史和治疗相关的上皮异型,以避免不典型增生或者残余肿瘤的过度诊断[100]。

(张帆 译)

参考文献

1. Jemal A, Tiwari RC, Murray T, et al. Cancer statistics, 2004. *CA Cancer J Clin* 2004;54:8–29.
2. Hesketh PJ, Clapp RW, Doos WG, et al. The increasing frequency of adenocarcinoma of the esophagus. *Cancer* 1989;64:526–530.
3. Devesa SS, Blot WJ, Fraumeni JF, Jr. Changing patterns in the incidence of esophageal and gastric carcinoma in the United States. *Cancer* 1998;83:2049–2053.
4. Pickens A, Orringer MB. Geographical distribution and racial disparity in esophageal cancer. *Ann Thorac Surg* 2003;76:S1367—S1369.
5. Ando N, Ozawa S, Kitagawa Y, Shinozawa Y, et al. Improvement in the results of surgical treatment of advanced squamous esophageal carcinoma during 15 consecutive years. *Ann Surg* 2000;232:225–232.
6. Holscher AH, Bollschweiler E, Bumm R, et al. Prognostic factors of resected adenocarcinoma of the esophagus. *Surgery* 1995;118:845–855.
7. Steup WH, De Leyn P, Deneffe G, Van Raemdonck D, Coosemans W, Lerut T. Tumors of the esophagogastric junction: long-term survival in relation to the pattern of lymph node metastasis and a critical analysis of the accuracy or inaccuracy of pTNM classification. *J Thorac Cardiovasc Surg* 1996;111:85–94.
8. Coia LR, Minsky BD, Berkey BA, et al. Outcome of patients receiving radiation for cancer of the esophagus: results of the 1992–1994 Patterns of Care Study. *J Clin Oncol* 2000;18:455–462.
9. Walsh TN, Noonan N, Hollywood D, et al. A comparison of multimodal therapy and surgery for esophageal adenocarcinoma. *N Engl J Med* 1996;335:462–467.
10. Kelsen DP, Ginsberg R, Pajak TF, et al. Chemotherapy followed by surgery compared with surgery alone for localized esophageal cancer. *N Engl J Med* 1998;339:1979–1984.
11. Herskovic A, Martz K, al-Sarraf M, et al. Combined chemotherapy and radiotherapy compared with radiotherapy alone in patients with cancer of the esophagus. *N Engl J Med* 1992;326:1593–1598.
12. Urba SG, Orringer MB, Turrisi A, et al. Randomized trial of preoperative chemoradiation versus surgery alone in patients with locoregional esophageal carcinoma. *J Clin Oncol* 2001;19:305–313.
13. Bosset JF, Gignoux M, Triboulet JP, et al. Chemoradiotherapy followed by surgery compared with surgery alone in squamous cell cancer of the esophagus. *N Engl J Med* 1997;337:161–167.
14. Chirieac LR, Swisher SG, Ajani JA, et al. Posttherapy pathologic stage predicts survival in patients with esophageal carcinoma receiving preoperative chemoradiation. *Cancer* 2005;103:1347–1355.
15. Ribiero U, Posner MC, Safatle-Ribiero AV, et al. Risk factors for squamous cell carcinoma of the oesophagus. *Br J Surg* 1996;83:1174–1183.
16. Turner JR, Shen LH, Crum CP, et al. Low prevalence of human papillomavirus infection in esophageal squamous cell carcinomas from North America: analysis by a highly sensitive and specific polymerase chain reaction–based approach. *Hum Pathol* 1997;28:174–178.
17. Poljak M, Cerar A, Seme K. Human papillomavirus infection in esophageal carcinomas: study of 121 lesions using multiple broad spectrum polymerase chain reactions and literature review. *Hum Pathol* 1998;29:266–271.
18. Chang F, Syrjanen S, Shen Q, et al. Human papillomavirus involvement in esophageal carcinogenesis in the high-incidence area of China: a study of 700 cases by screening and type-specific in situ hybridization. *Scand J Gastroenterol* 2000;35:123–130.
19. Norton GA, Postlethwait RW, Thompson WM. Esophageal carcinoma: a survey of populations at risk. *South Med J* 1980;73:25–27.
20. Rosengard AM, Hamilton SR. Squamous carcinoma of the esophagus in patients with Barrett esophagus. *Mod Pathol* 1989;2:2–7.
21. Lewin KJ, Appelman HD. *Tumors of the Esophagus and Stomach. Atlas of Tumor Pathology, 3rd Series, Vol. 18.* Washington, DC: Armed Forces Institute of Pathology; 1996.
22. Schmidt LW, Dean PJ, Wilson RT. Superficially invasive squamous cell carcinoma of the esophagus: a study of seven cases in Memphis, Tennessee. *Gastroenterology* 1986;91:1456–1461.
23. Bogomoletz WV, Molas G, Gayet B, et al. Superficial squamous cell carcinoma of the esophagus: a report of 76 cases and review of the literature. *Am J Surg Pathol* 1989;13:535–546.
24. Kuwano H, Ohno S, Matsuda H, Mori M, Sugimachi K. Serial histologic evaluation of multiple primary squamous cell carcinomas of the esophagus. *Cancer* 1988;61:1635–1638.
25. Mandard AM, Marnay J, Gignoux M, et al. Cancer of the esophagus and associated lesions: detailed pathologic study of 100 esophagectomy specimens. *Hum Pathol* 1984;15:660–669.
26. Pesko P, Rakic S, Milicevic M, et al. Prevalence and clinicopathologic features of multiple squamous cell carcinoma of the esophagus. *Cancer* 1994;73:2687–2690.
27. Kaufman O, Fietze E, Mengs J, Dietel M. Value of p63 and cytokeratin 5/6 as immunohistochemical markers for the differential diagnosis of poorly differentiated and undifferentiated carcinomas. *Am J Clin Pathol* 2001;116:823–830.
28. Tajima Y, Nakanishi Y, Ochai A, et al. Histopathologic findings predicting lymph node metastasis and prognosis of patients with superficial esophageal carcinoma: analysis of 240 surgically resected tumors. *Cancer* 2000;88:1285–1293.
29. Torres C, Turner JR, Wang HH, et al. Pathologic prognostic factors in Barrett's associated adenocarcinoma: a follow-up study of 96 patients. *Cancer* 1999;85:520–528.
30. Kuwano H, Nagamatsu M, Ohno S, et al. Coexistence of intraepithelial carcinoma and glandular differentiation in esophageal squamous cell carcinoma. *Cancer* 1988;62:1568–1572.
31. Fujiwara Y, Nakagawa K, Tanaka T, et al. Small cell carcinoma of the esophagus combined with superficial esophageal cancer. *Hepatogastroenterology* 1996;43:1360–1369.
32. Ide H, Nakamura T, Hayashi K, et al. Esophageal squamous cell carcinoma: pathology and prognosis. *World J Surg* 1994;18:321–330.
33. Soga J, Tanaka O, Sasaki K, Kawaguchi M, Muto T. Superficial spreading carcinoma of the esophagus. *Cancer* 1982;50:1641–1645.
34. Takubo K, Sasajima K, Yamashita K, et al. Prognostic significance of intramural metastasis in patients with esophageal carcinoma. *Cancer* 1990;65:1816–1819.
35. Mandard AM, Chasle J, Marnay J, et al. Autopsy findings in 111 cases of esophageal cancer. *Cancer* 1981;48:329–335.
36. Thorban S, Roder JD, Nekarda H, et al. Immunocytochemical detection of disseminated tumor cells in the bone marrow of patients with esophageal carcinoma. *J Natl Cancer Inst* 1996;88:1222–1227.
37. Abe K, Sasano H, Itakura Y, et al. Basaloid-squamous carcinoma of the esophagus: a clinicopathologic, DNA ploidy, and immunohistochemical study of seven cases. *Am J Surg Pathol* 1996;20:453–461.
38. Agha FP, Weatherbee L, Sams JS. Verrucous carcinoma of the esophagus. *Am J Gastroenterol* 1984;79:844–849.
39. Kavin H, Yaremko L, Valatis J, Chowdhury L. Chronic esophagitis evolving to verrucous squamous cell carcinoma: possible role of exogenous chemical carcinogens. *Gastroenterology* 1996;110:904–914.
40. Iasone C, Barreca M. Carcinosarcoma and pseudosarcoma of the esophagus: two names, one disease—comprehensive review of the literature. *World J Surg* 1999;23:153–157.
41. Lauwers GY, Grant Ld, Scott GV, et al. Spindle cell squamous carcinoma of the esophagus: analysis of ploidy and tumor proliferative activity in a series of 13 cases. *Hum Pathol* 1998;29:863–868.
42. Balercia G, Bhan AK, Dickersin GR. Sarcomatoid carcinoma: an ultrastructural study with light microscopic and immunohistochemical correlation of 10 cases from various anatomic sites. *Ultrastruct Pathol* 1995;19:249–263.
43. Dawsey SM, Lewin KJ. Histologic precursors of squamous esophageal cancer. *Pathol Annu* 1995;30:209–226.
44. Dawsey SM, Wang GQ, Weinstein WM, et al. Squamous dysplasia and early esophageal cancer in the Linxian region of China: distinctive endoscopic lesions. *Gastroenterology* 1993;105:1333–1340.
45. Dawsey SM, Fleischer DE, Wang GQ, et al. Mucosal iodine staining improves endoscopic visualization of squamous dysplasia and squamous cell carcinoma of the esophagus in Linxian, China. *Cancer* 1998;83:220–231.
46. Tajima Y, Nakanishi Y, Tachimori Y, et al. Significance of involvement by squamous cell carcinoma of the ducts of esophageal submucosal glands: analysis of 201 surgically resected superficial squamous cell carcinomas. *Cancer* 2000;89:248–254.
47. Qui S, Yang G. Precursor lesions of esophageal cancer in high-risk populations in Henan Province, China. *Cancer* 1998;62:551–557.
48. Dawsey SM, Lewin KJ, Liu FS, et al. Esophageal morphology from Linxian, China: squamous histologic findings in 754 patients. *Cancer* 1994;73:2027–2037.
49. Hoang MP, Hobbs CM, Sobin LH, Albores-Saavedra J. Carcinoid tumor of the esophagus: a clinicopathologic study of four cases. *Am J Surg Pathol* 2002;26:517–522.
50. Casas F, Ferrer F, Farrus B, et al. Primary small cell carcinoma of the esophagus: a review of the literature with emphasis on therapy and prognosis. *Cancer* 1997;80:1366–1372.
51. Takubo K, Nakamura K, Sawabe M, et al. Primary undifferentiated small cell carcinoma of the esophagus. *Hum Pathol* 1999;30:216–221.
52. Spechler SJ. Barrett's esophagus. *N Engl J Med* 2002;346:836–842.
53. Hameeteman W, Tytgat GN, Houthoff HJ, van den Tweel JG. Barrett's esophagus: development of dysplasia and adenocarcinoma. *Gastroenterology* 1989;96:1249–1256.
54. Shaheen NJ, Crosby MA, Bozymski EM, Sandler RS. Is there publication bias in the reporting of cancer risk in Barrett's esophagus? *Gastroenterology* 2000;119:333–338.
55. Weston AP, Sharma P, Topalovski M, et al. Long-term follow-up of Barrett's high-grade dysplasia. *Am J Gastroenterol* 2000;95:1888–1893.
56. Avidan B, Sonnenberg A, Schnell TG, et al. Hiatal hernia size, Barrett's length, and severity of acid reflux are all risk factors for esophageal adenocarcinoma. *Am J Gastroenterol* 2002;97:1930–1936.
57. Conio M, Cameron AJ, Romero Y, et al. Secular trends in the epidemiology and outcome of Barrett's oesophagus in Olmsted County, Minnesota. *Gut* 2001;48:304–309.

58. Hamilton SR, Smith RL, Cameron JL. Prevalence and characteristics of Barrett's esophagus in patients with adenocarcinoma of the esophagus or esophagogastric junction. *Hum Pathol* 1988;19:942–948.
59. Cameron AJ, Lomboy CT, Pera M, Carpenter HA. Adenocarcinoma of the esophagogastric junction and Barrett's esophagus. *Gastroenterology* 1995;109:1541–1546.
60. Paraf F, Flejou JF, Pignon JP, et al. Surgical pathology of adenocarcinoma arising in Barrett's esophagus: analysis of 67 cases. *Am J Surg Pathol* 1995;19:183–191.
61. Smith RR, Hamilton SR, Boinott JK, Rogers EL. The spectrum of carcinoma arising in Barrett's esophagus: a clinicopathologic study of 26 patients. *Am J Surg Pathol* 1984;8:563–573.
62. Griffin M, Sweeney EC. The relationship of endocrine cells, dysplasia and carcinoembryonic antigen in Barrett's mucosa to adenocarcinoma of the oesophagus. *Histopathology* 1987;11:53–62.
63. Hamilton K, Chiappori A, Olson S, et al. Prevalence and prognostic significance of neuroendocrine cells in esophageal adenocarcinoma. *Mod Pathol* 2000;13:475–481.
64. Kikuchi Y, Tsuneta Y, Kawai T, Aizawa M. Choriocarcinoma of the esophagus producing chorionic gonadotropin. *Acta Pathol Jpn* 1988;38:489–499.
65. Ormsby AH, Goldblum JR, Rice TW, et al. The utility of cytokeratin subsets in distinguishing Barrett's-related esophageal adenocarcinoma from gastric adenocarcinoma. *Histopathology* 2001;38:307–311.
66. Taniere P, Scoazec GB, Saurin JC, et al. Cytokeratin expression in adenocarcinomas of the esophagogastric junction. *Am J Surg Pathol* 2002;26:1213–1221.
67. Rice TW, Zuccaro GJ, Adelstein DJ, et al. Esophageal carcinoma: depth of tumor invasion is predictive of regional lymph node status. *Ann Thorac Surg* 1998;65:787–792.
68. Hagen JA, DeMeester SR, Peters JH, Chandrasoma P, DeMeester TR. Curative resection for esophageal adenocarcinoma: analysis of 100 en bloc esophagectomies. *Ann Surg* 2001;234:520–531.
69. Siewert JR, Stein HJ, Feith M, et al. Histologic tumor type is an independent prognostic parameter in esophageal cancer: lessons from more than 1,000 consecutive resections at single center in the Western world. *Ann Surg* 2001;234:360–367.
70. Liu L, Hofstetter WL, Rashid A, et al. Significance of the depth of tumor invasion and lymph node metastasis in superficially invasive (T1) esophageal adenocarcinoma. *Am J Pathol* 2005;29:1079–1085.
71. van Sandick JW, van Lanschot JJ, ten Kate FJ, et al. Pathology of early invasive adenocarcinoma of the esophagus or esophagogastric junction: implications for therapeutic decision making. *Cancer* 2000;88:2429–2437.
72. Hosch SB, Stoecklein NH, Pichlmeier U, et al. Esophageal cancer: the mode of lymphatic tumor cell spread and its prognostic significance. *J Clin Oncol* 2001;19:1970–1975.
73. Reid BJ, Blount PL, Rubin CE, et al. Predictors of progression to malignancy in Barrett's esophagus: endoscopic, histologic and flow cytometric follow-up of a cohort. *Gastroenterology* 1992;102:1212–1219.
74. Lee RG. Adenomas arising in Barrett's esophagus. *Am J Clin Pathol* 1986;85:629–632.
75. Haggitt RC. Barrett's esophagus, dysplasia and adenocarcinoma. *Hum Pathol* 1994;25:982–993.
76. Reid BJ, Haggitt RC, Rubin CE, et al. Observer variation in the diagnosis of dysplasia in Barrett's esophagus. *Hum Pathol* 1988;19:166–178.
77. Montgomery E, Bronner M, Goldblum JR, et al. Reproducibility of the diagnosis of dysplasia in Barrett esophagus (BE): a reaffirmation. *Hum Pathol* 2001;32:368–378.
78. Hamilton SR, Smith RRL. The relationship between columnar epithelial dysplasia and invasive adenocarcinoma arising in Barrett's esophagus. *Am J Clin Pathol* 1987;87:301–312.
79. Heitmiller RF, Redmond M, Hamilton SR. Barrett's esophagus with high-grade dysplasia: an indication for prophylactic esophagectomy. *Ann Surg* 1996;224:66–71.
80. Skacel M, Petras RE, Gramlich TL, et al. The diagnosis of low-grade dysplasia in Barrett's esophagus and its implications for disease progression. *Am J Gastroenterol* 2000;95:3383–3387.
81. Schnell TG, Sontag SJ, Chejfec G, et al. Long-term-non-surgical management of Barrett's esophagus with high-grade dysplasia. *Gastroenterology* 2001;120:1607–1619.
82. Buttar NS, Wang KK, Sebo TJ, et al. Extent of high-grade dysplasia in Barrett's esophagus correlates with risk of adenocarcinoma. *Gastroenterology* 2001;120:1630–1639.
83. Gossner L, Stolte M, Sroka R, et al. Photodynamic ablation of high-grade dysplasia and early cancer in Barrett's esophagus by means of 5-aminolevulinic acid. *Gastroenterology* 1998;114:448–455.
84. Biddlestone LR, Barham CP, Wilkinson SP, et al. The histopathology of treated Barrett's esophagus. *Am J Surg Pathol* 1998;22:239–245.
85. Ban S, Mino M, Nishioka NS, et al. Histopathologic aspects of photodynamic therapy for dysplasia and early adenocarcinoma arising in Barrett's esophagus. *Am J Surg Pathol* 2004;28:1466–1473.
86. Krishnadath KK, Wang KK, Taniguchi K, et al. Persistent genetic abnormalities in Barrett's esophagus after photodynamic therapy. *Gastroenterology* 2000;119:624–630.
87. Ell C, May A, Gossner L, Pech O, et al. Endoscopic mucosal resection of early cancer and high-grade dysplasia in Barrett's esophagus. *Gastroenterology* 2000;118:670–677.
88. Mino-Kenudson M, Brugge WR, Puricelli WP, et al. Management of superficial Barrett's epithelium-related neoplasms by endoscopic mucosal resection: clinicopathologic analysis of 27 cases. *Am J Surg Pathol* 2005;29:680–686.
89. Maish MS, DeMeester SR. Endoscopic mucosal resection as a staging technique to determine depth of invasion of esophageal adenocarcinoma. *Ann Thorac Surg* 2004;78:1777–1782.
90. Swisher SG, Erasmus J, Maish M, et al. 2-Fluoro-2-deoxy-D-glucose positron emission tomography imaging is predictive of pathologic response and survival after preoperative chemoradiation in patients with esophageal carcinoma. *Cancer* 2004;101:1776–1785.
91. Heath EI, Burtness BA, Heitmiller RF, et al. Phase II evaluation of preoperative chemoradiation and postoperative adjuvant chemotherapy for squamous cell and adenocarcinoma of the esophagus. *J Clin Oncol* 2000;18:868–876.
92. Darnton SJ, Archer VR, Stocken DD, et al. Preoperative mitomycin, ifosfamide, and cisplatin followed by esophagectomy in squamous cell carcinoma of the esophagus: pathologic complete response induced by chemotherapy leads to long-term survival. *J Clin Oncol* 2003;21:4009–4015.
93. Meluch AA, Greco FA, Gray JR, et al. Preoperative therapy with concurrent paclitaxel/carboplatin/infusional 5-FU and radiation therapy in locoregional esophageal cancer: final results of a Minnie Pearl Cancer Research Network phase II trial. *Cancer J* 2003;9:251–260.
94. Leichman L, Steiger Z, Seydel HG, et al. Preoperative chemotherapy and radiation therapy for patients with cancer of the esophagus: a potentially curative approach. *J Clin Oncol* 1984;2:75–79.
95. Poplin E, Fleming T, Leichman L, et al. Combined therapies for squamous cell carcinoma of the esophagus: a Southwest Oncology Group Study (SWOG-8037). *J Clin Oncol* 1987;5:622–628.
96. Mandard AM, Dalibard F, Mandard JC, et al. Pathologic assessment of tumor regression after preoperative chemoradiotherapy of esophageal carcinoma: clinicopathologic correlations. *Cancer* 1994;73:2680–2686.
97. Wu T-T, Chirieac LR, Abraham SC, et al. Excellent interobserver agreement on grading the extent of residual carcinoma following preoperative chemoradiation in esophageal carcinoma: a reliable predictor for patient outcome. *Mod Pathol* 2006;19:124A.
98. Chirieac LR, Swisher SG, Correa AM, et al. Signet-ring cell or mucinous histology after preoperative chemoradiation and survival in patients with esophageal or esophagogastric junction adenocarcinoma. *Clin Cancer Res* 2005;11:2229–2236.
99. Yang Q, Cleary KR, Yao JC, et al. Significance of post-chemoradiation biopsy in predicting residual esophageal carcinoma in the surgical specimen. *Dis Esophagus* 2004;17:3843.
100. Brien TP, Farraye FA, Odze RD. Gastric dysplasia-like epithelial atypia associated with chemoradiotherapy for esophageal cancer: a clinicopathologic and immunohistochemical study of 15 cases. *Mod Pathol* 2001;14:389–396.

第 17 章

食管癌:解剖学和分期

Richard P.M. Koehler , Frank C. Detterbeck , David A. Dean

食管癌的外科治疗不仅需要当今的外科医师掌握解剖学和外科技巧,还需要理解和领会医学文献以正确地建立恰当的分期。准确的分期对于判断预后、选择合适的治疗方法和描述患者组群来进行研究间的比较都是必要的。作为恶性疾病,食管癌的分期应用美国癌症联合委员会(AJCC)制定的 TNM(肿瘤侵犯、淋巴结受累、转移)分期标准[1]。

解剖学

尽管食管没有消化、吸收、内分泌功能,但它仍旧是消化系统的一个重要部分。食管作为一条从下颈部穿过后纵隔直达上腹部的管道,将固体和液体从口咽运送到胃。尽管食管有着明晰的分层(黏膜、黏膜下层和固有肌层),但它缺少系膜和浆膜层。黏膜层包含非角化的鳞状上皮、基底膜、固有层和黏膜肌层。食管的黏膜下层(或称强度层)包含结缔组织、血管、淋巴组织和黏膜下腺。固有肌层使得食管具有推进能力,它由内层环状肌肉和外层纵向肌肉组成。

颈段食管的血供来自于颈部的甲状腺上、下动脉,而胸上中段食管接受气管支的血供。胸下段食管的血供直接来自主动脉,这些是食管专用的动脉分支。胸下段和腹段食管接受来自胃左动脉和脾动脉分支的血供。静脉引流可通过一个广泛的黏膜下静脉丛来完成,这个静脉丛最终引流到甲状腺下静脉、头臂静脉、奇静脉、半奇静脉、胃左静脉和脾静脉。黏膜淋巴引流直接汇入一个丰富的黏膜下丛,这个丛伴随着食管的全长,在许多食管癌的早期和快速播散中发挥作用。食管的神经分布起源于交感和副交感神经纤维。迷走神经的副交感神经支配着食管固有肌层的运动神经元,而刺激分泌的神经支配黏膜下腺。起自交感干和腹腔丛的交感神经分布可引起食管括约肌和血管的收缩,并且增进腺体活动。

分期的定义

食管癌的分期在几种不同的临床情况下可以是不同的。病理学分期通常被视为金标准,是病理医生检查了所有外科切除获得的组织标本后评估确定的。利用临床分期来评估患者并且制定有关治疗策略的决定是唯一可行的。临床分期是根据治疗(例如手术)之前所有可用的信息(包括有创检查)来确定的。最终,在诱导化疗或者放疗的情况下,诱导治疗完成之后的分期评价通常被称为重分期,它是很有用的。病理学分期、临床分期和初始治疗后的重分期可用几种字首表示为 p、c 或者 y(例如 pI 或者 cT3N1M0)。清楚分期的类型很重要,因为在不同的情况下,某种分期的含义是不同的。

病理学分期通常被认为是食管癌真正分期最精准的代表,至少在局限于胸内或者腹腔内的病例中是这样的。关于临床分期或者重分期有一个问题是这个分期和最终病理学分期有多吻合。这就是本章的重点。临床医生对于食管癌患者的特殊兴趣在于精确地分辨 T0 到 T2 或 T3 或 T4 期肿瘤,确定淋巴结受累和远处转移病变。

统计学

以下指标可用来评价分期中使用的检查的可靠性:敏感性、特异性、假阳性(FP)率、假阴性(FN)率和准确率。正确地解释这些指标需要深入理解这些参数是怎样计算出来的,其固有局限性以及其他因素例如患病率会对其产生怎样的影响。这些指标经常被人误解,解释或者介绍临床数据的时候人们使用错误参数的频率就证明了这一点(例如,使用敏感性而非假阴性率来解释一位患者的阴性结果)。为了避免混乱,这些指标的定义在图 17.1 中列出。

敏感性和特异性可以用来选择一种检查方法应用于一个患者群体,但是这些参数是有限的,因为他们从属于理论的人群,在这样的人群里所有的个体要么有要么没有所讨论的状况。相反,假阳和假阴性率允许对患者个体进行检查结果判读,这样可以更精确地评估真正的疾病状态。后面这些参数对于临床医生通常更加实用。假阳和假阴性率比阳性和阴性预测值更加具体。准确地呈现"正确结果"的比例受到疾病发病率的强烈影响。它代表着这些其他方法的组合,但是伴随着如此的细节缺失,以至于几乎无法判读结果。举一个例子,如果特异性高而发病率低的话,一种检查可以是高度"准确的",但是敏感性为零。因此,尽管准确率满足了作为一个单一参数的可信性需求,但它实际上没有什么用途,而且价值有限。

假阳和假阴性率受到全部人群总体发病率的影响。这可能导致统计学家对上述两个参数的兴趣减弱,并且可以解释为什么敏感性和特异性在医学文献中得到了更多的关注。患病率对假阳和假阴性率影响较小,除非极端的发病率情况出现(例如<10%或>90%的患病率),至少病例的检查有合理的敏感性和特异性(例如>80%)。因此,本章的焦点在于假阳和假阴性率,但是它尝试着从研究中排除患病率<10%或>90%的数据。

TNM 定义

食管癌通常根据 TNM 系统进行分类。TNM 分类的定义建立在病理检查所见的基础上,见表 17.1。原位癌(Tis)和 T1 期(侵犯黏膜下层但是未及肌肉)肿瘤对食管壁的侵犯最小。T2 期肿瘤侵犯肌层,但是没有穿透肌层到达食管周围组织;而穿透肌层到达食管周围组织的被定义为 T3 期肿瘤。T4 期肿瘤侵犯邻近结构,例如主动脉、气管、心包(图 17.2)。淋巴结(N)状态仅仅以标准的病理学评估有(N1)或无(N0)食管旁淋巴结受累为基础。M1 期疾病表示远

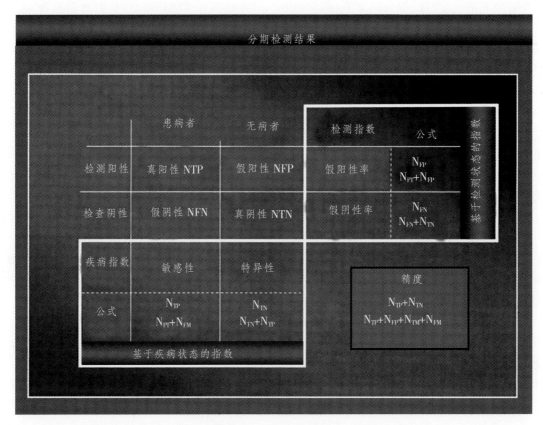

图 17.1　分期检查的结果。

表 17.1

食管癌 TNM 分期定义

	病理学	CT/MRI	EUS
原发肿瘤(T)			
Tis	原位癌		
T1	侵犯黏膜	壁层厚度 5~10mm[a]	侵入前 3 层
T2	侵犯固有肌层	壁层厚度>10mm	侵入第 4 层
T3	侵犯外膜	食管外侵犯	侵入第 5 层
T4	侵犯邻近结构		侵入邻近器官
区域淋巴结(N)			
N0	无淋巴结受累		淋巴结>10mm 圆形,
N1	区域淋巴结受累	淋巴结>10mm	低回声,边界光滑
远处转移(M)			
M0	无		
M1a	非区域淋巴结[b]		腹部淋巴结>5mm
M1b	其他远处转移		

TNM:肿瘤、淋巴结、转移 ;CT:计算机体层摄影;MRI:核磁共振成像;EUS:超声内镜。
[a]T1/T2 CT/MRI 无法区别单层。
[b] 腹部或腹腔的。

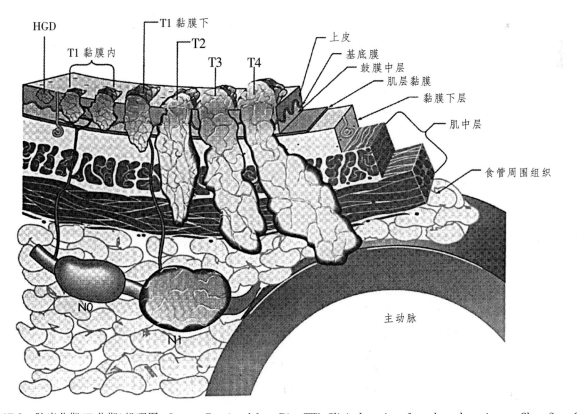

图 17.2 肿瘤分期(T 分期)机理图。Source: Reprinted from Rice TW. Clinical staging of esophageal carcinoma. *Chest Surg Clin N Am* 2000;10:473, with permission of Elsevier.

处转移。最新的 TNM 系统修订版定义了颈部和腹腔的淋巴结转移为远处转移性疾病(M1a),而实体脏器的转移是 M1b。表 17.2 显示了食管癌的 TNM 分期体系[2]。

尽管食管癌的病理学定义已被 AJCC 详细界定,但临床分期所应用的标准会有少许不同,至少在 CT 定义的 T 分期中是这样的。CT 和内镜超声常用的标准在表 17.1 中列出。临床分期中的重要问题是区分 T1 与 T2、T3 与 T4 期肿瘤,N1 淋巴结受累的定义,以及发现 M1 期疾病。

诊断手段

CT

食管癌分期时进行的 CT 检查包括锁骨上区、肺和纵隔、肝脏、肾上腺、肝胃韧带和腹腔淋巴结区。CT 经常被用来首先评估 T 和 M 的状态,但是它在决定 N 状态的时候很不可靠。正常的胸段食管管壁厚度是有差别的,取决于口服造影剂后的管壁扩张程度,一般认为测量管壁厚>5mm 为异常[3]。食管小的原发肿瘤可能难以从 CT 中看到。此外,CT 不能区分食管壁的组织学分层,使得区分 T 分期有一定困难。当肿瘤和邻近结构之间的正常脂肪层缺失或者占位效应出现的时候,提示肿瘤侵犯[4-6]。CT 偶尔也可用于引导细针穿刺活检(FNA)。

磁共振成像

磁共振成像(MRI)使用非电离的磁性辐射来获得数据,再用这些数据在不同的层面重建解剖学图像。结果可以和 CT 进行比较[4,7-9],而 CT 在大多数条件下可以应用。

内镜超声

内镜超声使用高频(5~20MHz)换能器整合到柔韧的内镜尖端或者通过一个普通镜头的独立光导纤维部件来产生超声图像。一个 7.5MHz 的换能器能提供 5~7cm 深度的分辨率,而一个 12MHz 的换能器能提供 2~3cm 深度的分辨率,空间分辨率为 2mm。正常食管的超声图像包含五个层次(图 17.3)。最内层是强回声层(白色),代表黏膜界面。第二层是低回声(黑色)层,对应黏膜肌层。第三层是强回声层,对应黏膜下层。第四层(低回声)对应固有肌层,而第五层(强回声)是外膜界面(表 17.1)。内镜超声不仅能提供可靠的 T 分期并且能够用来评估区域淋巴结。病理学异常的标准包括淋巴结形状、边界特征和中心区回声的属性[10]。内镜超声引导的细针穿刺活检是一种实用的获取可疑食管旁淋巴结组织样本的手段。

正电子发射断层扫描

正电子发射断层扫描(PET)是一种显像模式,与

表 17.2

食管癌的分期

S	T	N	M
0	Tis	N0	M0
I	T1	N0	M0
IIa	T2,3	N0	M0
IIb	T1,2	N1	M0
III	T3	N1	M0
	T4	N$_{any}$	M0
IVa	T$_{any}$	N$_{any}$	M1a
IVb	T$_{any}$	N$_{any}$	M1b

T:肿瘤;N:淋巴癌;M:远处转移;Tis:原位癌。
参考文献2。

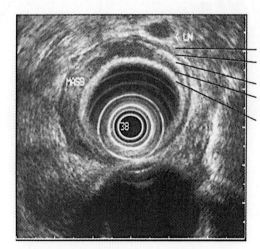

外膜
肌中层
黏膜下层
肌层黏膜
黏膜

图 17.3 内镜超声显示一例 T3 期病变(肿块)穿透到外膜,并有一个呈低回声、圆形、边界清楚的阳性淋巴结(LN)。

CT、MRI 和超声内镜这些以解剖学异常为基础的手段不同，它提供的是一种基于细胞代谢差异的评价。它通常涉及 2 位脱氧葡萄糖标记的氟 18（FDG）的摄入，FDG 是一种通过放出正电子而衰变的核苷酸。FDG 按照葡萄糖使用量的比例被摄入细胞内，因此，有着高能量需求的肿瘤细胞会摄入大量的 FDG。在这些肿瘤细胞中，FDG 是磷酸化的，但是由于许多肿瘤细胞中的葡萄糖-6-磷酸酶水平低而不能被快速代谢。相反，正常细胞有更高水平的葡萄糖-6-磷酸酶，能够更加迅速地脱磷酸然后代谢掉 FDG-6-磷酸，这就是 PET 扫描的理论基础。简单来说，这意味着 FDG 首先被肿瘤细胞捕获，然后肿瘤细胞能够因为 FDG 衰变时高的正电子发射率而被检测到[11]。PET 扫描的一个局限性就是解剖学的低清晰度，特别是早期的扫描仪，以至于区分原发肿瘤和邻近的淋巴结都可能存在困难。作为缺乏精确解剖细节的改进尝试，许多现代的 PET 扫描仪具有整合的 CT 成像功能，能够生成融合的 PET/CT 图像。这样就可以同时采集 PET 和 CT 数据，而且还有实时比较和图像整合功能，使得分析解剖学精确度更高的 PET 数据成为可能。

其他非有创检查方法

能够确认食管癌患者分期的其他影像学方法或者实验室检查方法不多。通常会获取胸片，但其价值有限，因为 70% 的食管癌患者的胸片都是正常的[16]。CT 影像和 PET 扫描都能为转移疾病提供更好的整体评估，而且不像胸片那样局限在胸部。血液筛查对于判断肝转移既不敏感又不特异，除非肝转移已经出现肿块。虽然患者因吞咽困难就诊时，首先常规行钡餐检查，但它只能提供腔内狭窄程度、病变的位置和长度等有限的信息，而不能提供任何分期信息。随着内镜和 CT 的使用，钡餐的重要性逐渐下降，一旦食管癌诊断成立，更多的临床分期问题可以通过 CT 和内镜超声解决。

有创的方法

有创的分期包括手术评估原发肿瘤和淋巴结，以及因为可能存在的转移而对肝脏进行探查。已有多组研究证明有创分期是科学的，这些研究在手术切除时发现了远处淋巴结转移，而术前传统的非有创分期没有发现。Akiyama 等发现 32% 的食管上段癌患者有腹腔淋巴结转移[17]。两项传统的评估三野淋巴结清扫的研究表明，在 20%~30% 的胸和腹段食管癌患者中出现颈部淋巴结阳性的情况[18,19]。而且，当前的分子生物学和免疫组化技术在评估淋巴结转移时比之前常规的病理学鉴定敏感性更高[20-22]。

1977 年，Murray 等描述了一项应用纵隔镜和微创腹腔镜对食管癌进行术前外科分期的前瞻性研究，入组病例为 30 例[23]。53% 的病例被发现腹腔淋巴结受累，纵隔淋巴结受累者占 23%，不过这些研究者认为这项分期技术对于胸段食管癌不是最佳的。Krasna 等开展了一项多中心的前瞻性研究，术前联用胸腔镜和腹腔镜进行分期[24]。这项研究的结果是胸腔镜和腹腔镜术前分期安全可行。之后，Krasna 等比较了胸腔镜、腹腔镜分期和传统分期方法。他们发现有创分期提供了局部肿瘤侵犯、区域淋巴结受累情况和远处转移方面更准确的信息[25]。Clements 等确认了腹腔镜作为远端食管癌和近端胃癌术前分期的一种方法。应用这种有创分期技术，他们能够使 18% 的已经被传统影像学分期方法判断为"可切除"的病例避免不必要的开腹手术[26]。然而，胸腔镜和腹腔镜存在一条实质上的学习曲线。此外，有创分期通常需要 3~4 小时的全麻和 2~3 天的住院期。

食管癌分期：TNM

肿瘤

食管癌 T 分期对于预后判断有重要价值（5 年生存率在 Tis 或 T1 期病例约为 80%，T2 期病例约为 65%，T3 期病例为 25%，T4 期为 0）[27]。此外，T 分期与淋巴结受累有关（Tis 无淋巴结受累，T1 期 10%，T2 期 33%~50%，T3 期 70%~80%，T4 期 85%~90%）[28-32]。尽管人们对于不同食管癌分期的最优治疗方案缺乏共识，但大多数机构以临床 T 和 N 分期作为治疗基础。因此，决定临床分期检查的可能性对于预测病理学 T 分期状态是很重要的，特别是涉及 Tis 与 T2、T3 和 T4 期肿瘤的区分时。

一直以来，依靠钡餐、内镜和早期的 CT 扫描只能在 25%~30% 的食管癌患者中准确地判断 T 分期[33]。新型的螺旋 CT 扫描具有更好的清晰度，表 17.3 中列出这些检查方法不同的可信性指标。在表 17.3 的研

表 17.3

肿瘤浸润分期方法的有效性

研究	检测方法	n	患病率(%)	敏感性(%)	特异性(%)	FP 率(%)	FN 率(%)
T3/T4 对 T1/T2							
Nishimaki 等[56]	CT	138	89	94	13	10	80
Tio 等[3]	CT	66	83	85	82	4	47
Botet 等[57]	CT	42	86	94	50	8	40
CT 平均值				91	48	7	56
Dittler 和 Siewert 等[31]	EUS	167	65	94	93	4	11
Nishimaki 等[56]	EUS	160	52	94	92	7	7
Tio 等[30]	EUS	103	75	97	88	4	8
Grimm 等[58]	EUS	63	60	97	92	5	4
Botet 等[57]	EUS	50	86	100	71	4	0
Ziegler 等[59]	EUS	37	76	96	89	4	11
Siewert 等[60]	EUS	37	59	91	87	9	13
Sugimachi 等[41]	EUS	33	52	100	100	0	0
EUS 平均值				96	89	5	7
主动脉侵犯							
Lehr 等[4]	CT	55	13	14	71	93	15
Quint 等[7]	CT	33	6	100	87	(67)ᵃ	0
Picus 等[5]	CT	30	20	67	96	20	8
CT 平均值				60	85	57	8
Lehr 等[4]	MRI	55	11	67	67	80	6
气管侵犯							
Lehr 等[4]	CT	57	17	40	81	69	14
Quint 等[7]	CT	33	6	100	97	(33)ᵃ	0
Picus 等[5]	CT	30	20	100	100	0	0
CT 平均值				80	93	35	5
Lehr 等[4]	MRI	53	21	45	79	64	15

FP:假阳性;FN:假阴性;CT:计算机体层摄影,EUS:超声内镜;MRI:核磁共振成像。

ᵃ 由于患病率低,对数值的可靠性需慎重。

究中,金标准是外科手术后的病理分期。表 17.1 中定义的 CT 和内镜超声判断食管壁受侵的标准在这些研究中被很好地接受并且沿用。表 17.3 和后续的表格显示了来自 25 个或者更多患者的研究数据,能够计算假阴和假阳性率。尽管高发病率(>90%)情况下的假阴性率和低发病率(<10%)情况下的假阳性率都已列出,但是由于其可信性受到质疑,因此已从计算平均值中排除。

CT 预测的 T3 和 T4 期肿瘤的假阳性率始终较低(7%),而假阴性率偏高(57%)。因此,CT 提示的 T3 或者 T4 期疾病是可靠的,但是 CT 提示肿瘤局限

在固有肌层是不可信的。这些研究中有一半到 2/3 的进展期病例为 T3 期而非 T4 期肿瘤。虽然 T3 期肿瘤可能改变一些临床医生的治疗建议,但大多数临床医生仍认为 T4 期肿瘤的存在是一个非常明确的手术禁忌证。T4 期肿瘤并没有被统统归为一组,主动脉和气管受侵(T4 期中的两大类)已被单独编入不同的组。表 17.3 中的结果指出,CT 的假阴性率在这些研究中较低,而假阳性率较高。这意味着当 CT 提示主动脉或者气管受侵的时候,应该采取谨慎的态度来决定是否排除外科治疗的可能。这些研究报告得出的结论总体来说是很有说服力的,但在不同

研究中假阳性率的数值有着难以解释的差距。在判断 T 分期时,MRI 显示出相似的敏感性、特异性以及假阳和假阴性率[4,7]。

内镜超声已成为非手术决定食管癌 T 分期的金标准(表 17.3)。内镜超声区分 T3 或 T4 期与 T1 或 T2 期病例的能力很强,假阳和假阴性率较低(平均值为 5%和 7%)。在 20%~30%的病例中,由于常用的探头具有>12mm 的尺寸,导致其不能通过由肿物造成的管腔狭窄处[30,31,34,35]。Hordijk 等报道,病变的可通过性也影响着 T 分期,他们发现当病变难以通过时,准确性从早期可通过病变的 92%降低到 46%[36]。尝试扩张不可通过的病变时穿孔率非常高,在一组早先的研究中,将近 1/4 的患者发生了穿孔[37]。尝试对狭窄附近的肿瘤进行分期显示出很高的假阴性率[35],而尝试扩张的结果一样很差[38]。尽管有着这些潜在的缺点,但内镜超声仍是目前确定食管癌 T 分期的最佳方式。

淋巴结

淋巴结中出现肿瘤时预后一般较差(N0 期患者 5 年生存率大概为 50%,N1 期大概为 20%,远处淋巴结转移率<10%)[27,28,31,39,40]。通过 CT 或者 MRI 预测淋巴结受累时,几乎所有研究都使用 1cm 作为阈值,即当淋巴结直径大于 1cm 时应该考虑淋巴结受累。内镜超声也以 1cm 作为阈值,但是它能够进一步评估回声信号和边界(图 17.3)。在一项不同种类淋巴结尺寸的研究中,<5mm 组的淋巴结有 3%发生转移(3/99),5~10mm 的淋巴结有 8%(4/49),而>10mm 的淋巴结有 21%(3/14)[41]。反应性炎症和肉芽肿病变可导致假阳性结果,而镜下才能发现的转移病变能导致假阴性结果[5,20,22,40]。

表 17.4 总结了利用 CT 或 MRI、内镜超声、PET 和非侵袭性方法判断结节状态的实验结果。如果单独基于尺寸标准,CT 和 MRI 在判断结节状态时可靠性相对较低,假阳性率和假阴性率都较高。内镜超声和 PET 对于阳性淋巴结的发现可靠性更高。但这两种检查都有着相当高的假阴性率。PET 的假阴性率可能源于现有技术无法检测小淋巴结,而内镜超声的假阴性率可能归咎于难以获得可靠的食管旁淋巴结影像。最好的结果见于有创分期——敏感性、特异性、阳性预测值和阴性预测值在胸腔 N1 期病例中分别达到 50%、100%、100%和 90%,在腹腔 N1 期病例中相应为 87%、100%、100%和 94%[25,42]。

转移

病变转移到肝脏、肺、肾上腺或者骨(M1b)的病例有着非常差的预后,平均生存期只有几个月。确定患者的病变转移特别重要,因为转移是手术治疗的禁忌证。有非区域淋巴结转移(M1a 表示转移到颈部或腹腔淋巴结)的患者预后也较差,关于最恰当的治疗方式还存在争议。食管癌最常见的远处转移部位是腹腔淋巴结和肝脏,通过常用的分期方法例如 CT 或内镜超声可以发现。用这些检查评估每个部位的可靠性参见表 17.5。鉴别食管癌转移到脑、骨、肺和肾上腺的方法与其他任何癌的转移相同,在此不做讨论。

CT、内镜超声、PET 和微创分期用于评价腹腔淋巴结转移的可靠性已被报道过,与手术探查的金标准相比结果相似。敏感性稍差,假阳性率高达 25%,而假阴性率大概为 15%。因此,一次阴性的扫描结果可以证明对 M0 疾病的治疗过程是恰当的,而一个阳性扫描结果需要用针吸活检或者微创分期的方法来确定可疑腹腔淋巴结的真正状态。在一项小规模的研究中(17 例患者),腹腔镜与胸腔镜一样有着 0%的假阳性率和 8%的假阴性率[43]。

用 CT 或内镜超声评估肝转移有着相对较低的敏感性,假阳和假阴性率分别为 20%和 15%。CT 的可靠性很大程度上依赖于静脉对比剂的注射时机。很多转移灶在非对比的扫描中无法显示,在达到平衡期(主动脉和下腔静脉的对比度相当)的时候也可能无法显示[44,45]。在评估肝转移时,MRI 在理论上会比较好[46]。然而,这一概念主要是基于 MRI 分辨肝血管瘤能力更强的数据,而非确切表明它能在更多的患者中检测出转移灶的数据[47]。内镜超声在检测肝转移方面作用较小,因为超声波穿透的深度有限(最多 5~10cm)。这些研究中绝大多数患者都已考虑手术,而且全部都对可疑的肝转移进行了确认。结果,倾向于阳性而被疑为假阳性患者的群体概率分布不均发生了。可能是在患者排除了典型的多发转移之后,CT 和内镜超声在显示肝转移方面的可靠性变得更高了。

PET 扫描在检测食管癌远处转移方面的作用得到了越来越多的评估。敏感性和特异性可以接受,而假阳和假阴性率在约 15%的较低范围。在一些早期研究中,当患者满足了标准分期的所有要求之后就被转到研究中心作为潜在的手术候选者。然后对他们进行作为补充分期工具的 PET 检查。这些研究使用了合

表 17.4

不同方法在判定 N0 和 N1 分期时的可靠性

研究	检测方法	n	患病率(%)	敏感性(%)	特异性(%)	FP 率(%)	FN 率(%)
Nishimaki 等[56]	CT	210	66	60	75	18	54
Tio 等[3]	CT	74	68	34	88	15	61
Botet 等[57]	CT	42	69	79	62	18	43
Ziegler 等[59]	CT	37	65	42	69	29	61
Block 等[14]	CT	35	60	29	79	33	58
Quint 等[7]	CT	33	54	61	60	35	44
Sihvo 等[49]	CT	43	60	42	82	21	52
Cerfolio 等[52]	CT	41	20	78	78	22	22
CT 平均				53	74	24	49
Krasna 等[61]	MRI	33	15	100	61	69	0
Dittler 和 Siewert 等[31]	EUS	167	68	75	70	16	44
Nishimaki 等[56]	EUS	166	66	80	59	21	40
Tio 等[30]	EUS	111	69	95	50	19	19
Grimm 等[58]	EUS	63	67	88	81	10	23
Botet 等[57]	EUS	50	72	97	64	13	10
Lightdale 和 Botet 等[62]	EUS	37	73	85	60	15	40
Siewert 等[60]	EUS	37	73	85	60	15	40
Ziegler 等[59]	EUS	37	68	64	75	16	50
Luketich 等[63]	EUS	21	86	67	67	8	75
Rice 等[34]	EUS	20	50	70	70	30	30
Vazquez-Sequeiros 等[65]	EUS	33	67	64	82	13	47
Cerfolio 等[52]	EUS-FNA	41	20	78	78	22	22
EUS 平均				79	68	17	37
Luketich 等[12]	PET	21	95	45	100	0	(92)ᵃ
Block 等[14]	PET	35	60	52	79	21	48
Cerfolio 等[52]	PET	41	20	92	92	7	7
Sihvoet 等[49]	PET	43	60	26	100	0	50
PET 平均				54	93	7	49
Krasna 等[43]	手术	30	13	50	100	0	7
Krasna 等[61]	手术	33	15	40	100	0	10
Krasna 和 Xiaolong 等[42]	手术	47	17	63	100	0	7
手术平均				53	100	0	8

FP:假阳性;FN:假阴性;CT:计算机体层摄影;EUS:超声内镜;MRI:磁共振成像;FNA:细针穿刺活检,PET:正电子发射成像。
ᵃ 由于患病率高,对数值的可靠性需慎重。

理的金标准,即手术活检或者其他非有创方式加临床随访确认的阳性发现。阴性发现需要长达 6 个月的随访来确认[13]。在一项大型研究中(阴性临床评估和标准的影像学研究),PET 在 16%的患者中发现了原本未被怀疑的转移,假阴性率为 20%(所有病变均>10mm)[13]。尽管多个研究都不能表明单独的 PET 扫描能够增加术前分期的准确性,然而几位作者表示,当 PET 作为 CT 和内镜超声的补充时,它确实能检测出更多的Ⅳ期病变[48,49]。PET 也在 5.5%(20/366)的食管癌患者中意外发现了其他原发肿瘤[50]。对于淋巴结转移,最好的结果可见于有创分期,不过可用的数据很有限。

表 17.5

远处转移疾病分期(MIA,MIB)的可靠性

研究	检测方法	n	患病率(%)	敏感性(%)	特异性(%)	FP 率(%)	FN 率(%)
M1a(CLN)							
Tio 等[3]	CT	65	28	50	96	18	17
Quint 等[7]	CT	33	9	67	87	(67)	4
Picus 等[5]	CT	28	32	56	89	39	19
Cerfolio 等[52]	CT	41	13	0	100	0	13
CT 平均				43	93	31	14
Tio 等[30]	EUS	80	30	58	96	12	15
Reed 等[64]	EUS	57	46	73	97	5	19
Cerfolio 等[52]	EUS-FNA	48	13	33	100	0	9
EUS 平均				55	98	6	14
Krasna 等[43]	腹腔镜检查	17	35	83	100	0	8
M1b							
Luketich 等[13]	CT	91	43	46	73	44	36
Tio 等[3]	CT	50	6	67	96	(50)[a]	2
Botet 等[57]	CT	42	38	75	100	0	13
CT 平均				63	90	22	17
Tio 等[30]	EUS	62	10	67	96	33	4
Botet 等[57]	EUS	46	43	25	100	0	37
EUS 平均				46	98	17	21
Luketich 等[13]	PET	91	43	69	94	10	20

FP:假阳性;FN:假阴性;CLN:腹腔干淋巴结;CT:计算机体层摄影;EUS:超声内镜;FNA:细针穿刺活检,PET:正电子发射成像。
[a] 由于患病率低,对数值的可靠性需慎重。

新辅助治疗和分期

尽管仍有许多争论,但多数食管外科医生已在应用新辅助放化疗来治疗食管癌。这种被称为三联治疗的方法被报道使 20%~40% 的患者出现病理学完全反应。对这些手术切除时重新分期为 0 期患者的随访显示,其 5 年生存率约为 50%[39]。重新分期带来了一个问题,许多作者报道了内镜超声和 CT 的过度分期。在一项对 31 位患者连续检查的研究中,新辅助治疗后内镜超声有 53% 的假阳性率和 67% 的假阴性率[51]。Cerfolio 等报道了对 48 例新辅助治疗后患者用 CT、内镜超声引导的细针针吸活检和 PET-CT(整合的)进行重新分期的前瞻性实验,显示假阳性率为 89%、91% 和 93%,而假阴性率为 20%、19% 和 7%[52]。Dittler 等检查了 25 例 T3 期患者,这些患者都接受了新辅助治疗并且进行

了内镜超声检查[53]。内镜超声预测肿瘤侵犯的假阳性率是 60%。CT 扫描也无法鉴别治疗后炎症和瘢痕与残余肿瘤。

Jones 等研究了 50 位新辅助治疗后接受 CT 重新分期的患者,假阴性率为 23% 而假阳性率为 43%[54]。Swisher 等评估了标准摄取值(SUV)的使用效果。在 100 位患者中,他们发现 FDG-PET 标准摄取值比 CT 和内镜超声能够更精确地预测新辅助放化疗后的远期生存[55]。尽管对新辅助放化疗后患者的"重新分期"取得了一些小的成功,但 CT、PET、内镜超声引导的细针针吸活检和 PET-CT 在预测放化疗后的病理学反应方面价值有限(表 17.6)。

结 论

在食管癌患者中,准确的分期对于判断预后和选

表 17.6

新辅助治疗后重新分期的可靠性

研究	检测方法	n	患病率(%)	敏感性(%)	特异性(%)	FP 率(%)	FN 率(%)
T3/T4 对 T1/T2							
Jones 等[54]	CT	50	28	29	92	43	23
Dittler 等[53]	EUS	25	40	100	0	60	–
Isenberg 等[51]	EUS	23	52	67	18	53	67
EUS 平均				84	9	57	67
区域淋巴结							
Dittler 等[53]	EUS	41	39	100	12	58	0
Isenberg 等[51]	EUS	23	52	67	45	43	44
EUS 平均				84	29	51	22

FP:假阳性;FN:假阴性;CT:计算机体层摄影,EUS:超声内镜。

择恰当的治疗方法是必须的。现在,还没有对照于病理学分期能够达到 100% 可靠的检查方法来判断临床分期。因此,在现有的分期方式下还无法制定严格的指南。

一种解决方法是根据临床感兴趣的问题选择分期检查的方式,而临床兴趣点经常被治疗策略所左右。对于大多数研究中心而言,可切除性的评判是以无远处转移为基础的。在多数情况下,远处转移可以通过在临床发现之外再做一个标准的 CT 来进行排除。由于存在 22% 的假阳性率,因此阳性结论应该通过活检确认。

如果可以排除远处转移,下一个问题就是有无淋巴结转移,但是最好的检查方法取决于感兴趣的问题。例如,如果主要问题是要排除淋巴结受累(因为它需要单纯手术治疗),那么胸腔镜和腹腔镜这样的有创分期手段就是最佳方式,因为它们的假阴性率低。相反,如果临床医生认为淋巴结受累排除了有创的和治愈性的治疗方式,那么内镜超声或者 PET 是分辨 N1 期患者的最佳手段,因为它们的假阳性率低。当然,一些淋巴结受累的患者即使做了这些检查仍会被漏掉。无论如何,治疗方式不应该由 CT 结果来决定,因为 CT 对于淋巴结受累的评估并不可靠。可切除性的评估要基于肿瘤尺寸和局部侵犯,最好通过内镜超声来判断。CT 能很好地排除邻近结构受侵(低假阴性率),但是仅靠 CT 来鉴别不能切除的患者是不可靠的。

在进行过诱导放化疗的患者中,重新分期的可能性是一个问题。例如,如果患者被鉴定为无残余肿瘤,理论上就不需要手术切除了。然而,鉴于 EUS、CT 甚至 PET 的高假阳性率和假阴性率,就不存在恰当的重新分期方法了。

总之,最佳分期检查的选取应该基于临床关注的问题和所采用方法需要得到阳性还是阴性结果。最佳途径或许是对于某个特殊的临床问题,将一种低假阴性率的方式与一种低假阳性率的方式进行组合。因为临床关注的问题在不同的机构中根据食管癌治疗策略不同而有所不同,所以目前还无法制定一个普遍可接受的规则。

(张帆 译)

参考文献

1. American Joint Committee on Cancer (AJCC). *AJCC Cancer Staging Manual.* 5th ed. Chicago, Ill.: AJCC; 1997.
2. American Joint Commission on Cancer. *Manual for Staging Cancer.* Philadelphia, Pa.: JB Lippincott; 1988.
3. Tio TL, Cohen P, Coene PP, et al. Endosonography and computed tomography of esophageal carcinoma: preoperative classification compared to the new (1987) TNM system. *Gastroenterology* 1989;96:1478–1486.
4. Lehr L, Rupp N, Siewert JR. Assessment of resectability of esophageal cancer by computed tomography and magnetic resonance imaging. *Surgery* 1988;103:344–350.
5. Picus D, Balfe DM, Koehler RE, et al. Computed tomography in the staging of esophageal carcinoma. *Radiology* 1983;146:433–438.
6. Halvorsen RA, Jr., Thompson WM. Computed tomographic staging of gastrointestinal tract malignancies. Part I. Esophagus and stomach. *Invest Radiol* 1987;22:2–16.
7. Quint LE, Glazer GM, Orringer MB, et al. Esophageal carcinoma: CT findings. *Radiology* 1985;155:171–175.
8. Takashima S, Takeuchi N, Shiozaki H, et al. Carcinoma of the esophagus: CT vs MR imaging in determining resectability. *AJR Am J Roentgenol* 1991;156:297–302.
9. Koch J, Halvorsen RA, Jr. Staging of esophageal cancer: computed tomography, magnetic resonance imaging, and endoscopic ultrasound. *Semin Roentgenol* 1994;29:364–372.

10. Grimm H, Hamper K, Binmoeller KF, et al. Enlarged lymph nodes: malignant or not? *Endoscopy* 1992;24(suppl 1):320–323.
11. Rigo P, Paulus P, Kaschten BJ, et al. Oncological applications of positron emission tomography with fluorine-18 fluorodeoxyglucose. *Eur J Nucl Med* 1996;23:1641–1674.
12. Luketich JD, Schauer PR, Meltzer CC, et al. Role of positron emission tomography in staging esophageal cancer. *Ann Thorac Surg* 1997;64:765–769.
13. Luketich JD, Friedman DM, Weigel TL, et al. Evaluation of distant metastases in esophageal cancer: 100 consecutive positron emission tomography scans. *Ann Thorac Surg* 1999;68:1133–1137.
14. Block MI, Patterson GA, Sundaresan RS, et al. Improvement in staging of esophageal cancer with the addition of positron emission tomography. *Ann Thorac Surg* 1997;64:770–777.
15. Rankin SC, Taylor H, Cook GJ, et al. Computed tomography and positron emission tomography in the pre-operative staging of oesophageal carcinoma. *Clin Radiol* 1998;53:659–665.
16. Lindell MM, Jr., Hill CA, Libshitz HI. Esophageal cancer: radiographic chest findings and their prognostic significance. *AJR Am J Roentgenol* 1979;133:461–465.
17. Akiyama H, Tsurumaru M, Kawamura T, et al. Principles of surgical treatment for carcinoma of the esophagus: analysis of lymph node involvement. *Ann Surg* 1981;194:438–446.
18. Altorki NK, Girardi L, Skinner DB. En bloc esophagectomy improves survival for stage III esophageal cancer. *J Thorac Cardiovasc Surg* 1997;114:948–956.
19. Akiyama H, Tsurumaru M, Udagawa H, et al. Radical lymph node dissection for cancer of the thoracic esophagus. *Ann Surg* 1994;220:364–373.
20. Luketich JD, Kassis ES, Shriver SP, et al. Detection of micrometastases in histologically negative lymph nodes in esophageal cancer. *Ann Thorac Surg* 1998;66:1715–1718.
21. Porte H, Triboulet JP, Kotelevets L, et al. Overexpression of stromelysin-3, BM-40/SPARC, and MET genes in human esophageal carcinoma: implications for prognosis. *Clin Cancer Res* 1998;4:1375–1382.
22. Izbicki JR, Hosch SB, Pichlmeier U, et al. Prognostic value of immunohistochemically identifiable tumor cells in lymph nodes of patients with completely resected esophageal cancer. *N Engl J Med* 1997;337:1188–1194.
23. Murray GF, Wilcox BR, Starek PJK. The assessment of operability of esophageal carcinoma. *Ann Thorac Surg* 1977;23:393–399.
24. Krasna MJ, Reed CE, Nedzwiecki D, et al. CALGB 9380: a prospective trial of the feasibility of thoracoscopy/laparoscopy in the staging of esophageal cancer. *Ann Thorac Surg* 2001;71(4):1073–1079.
25. Krasna M, Xiaolong J, You SM, et al. Thoracoscopy/laparoscopy in the staging of esophageal cancer: Maryland experience. *Surg Laparosc Endosc Percutan Tech* 2002;12:213–218.
26. Clements DM, Bowrey DJ, Havard TJ. The role of staging investigations for oesophago-gastric carcinoma. *Eur J Surg Oncol* 2004;30:309–312.
27. Korst RJ, Rusch VW, Venkatraman E, et al. Proposed revision of the staging classification for esophageal cancer. *J Thorac Cardiovasc Surg* 1998;115:660–670.
28. Ellis FH, Jr., Heatley GJ, Krasna MJ, et al. Esophagogastrectomy for carcinoma of the esophagus and cardia: a comparison of findings and results after standard resection in three consecutive eight-year intervals with improved staging criteria. *J Thorac Cardiovasc Surg* 1997;113:836–848.
29. Catalano MF, Sivak MV, Jr., Rice TW, et al. Depth of tumor invasion of esophageal carcinoma (ECA) is predictive of lymph node metastasis: role of endoscopic ultrasonography (EUS) [abstract]. *Am J Gastroenterol* 1992;87:1245A.
30. Tio TL, Coene PPLO, den Hartog Jager FCA, et al. Preoperative TNM classification of esophageal carcinoma by endosonography. *Hepatogastroenterology* 1990;37:376–381.
31. Dittler HJ, Siewert JR. Role of endoscopic ultrasonography in esophageal carcinoma. *Endoscopy* 1993;25:156–161.
32. Van Dam J. Endosonographic evaluation of the patient with esophageal cancer. *Chest* 1997;112:184S–190S.
33. Fein R, Kelsen DP, Geller N, et al. Adenocarcinoma of the esophagus and gastroesophageal junction: prognostic factors and results of therapy. *Cancer* 1985;56:2512–2518.
34. Rice TW, Boyce GA, Sivak MV. Esophageal ultrasound and the preoperative staging of carcinoma of the esophagus. *J Thorac Cardiovasc Surg* 1991;101:536–544.
35. Catalano MF, Van Dam J, Sivak MV, Jr. Malignant esophageal strictures: staging accuracy of endoscopic ultrasonography. *Gastrointest Endosc* 1995;41:535–539.
36. Hordijk ML, Zander H, van Blankenstin M, et al. Influence on tumor stenosis on the accuracy of endosonography in preoperative T staging of esophageal cancer. *Endoscopy* 1993;25:171–175.
37. Lightdale C, Kulkarni K. Role of endoscopic ultrasonography in the staging and follow-up of esophageal cancer. *J Clin Oncol* 2005;20:4483–4489.
38. Kallimanis GE, Gupta PK, al-Kawas FH, et al. Endoscopic ultrasound for

39. Orringer MB, Marshall B, Iannettoni MD. Transhiatal esophagectomy: clinical experience and refinements. *Ann Surg* 1999;230:392–403.
40. Skinner DB, Little AG, Ferguson MK, et al. Selection of operation for esophageal cancer based on staging. *Ann Surg* 1986;204:391–401.
41. Sugimachi K, Ohno S, Fujishima H, et al. Endoscopic ultrasonographic detection of carcinomatous invasion and of lymph nodes in the thoracic esophagus. *Surgery* 1990;107:366–371.
42. Krasna MJ, Xiaolong J. Thoracoscopic and laparoscopic staging for esophageal cancer. *Semin Thorac Cardiovasc Surg* 2000;3:186–194.
43. Krasna MJ, Flowers JL, Attar S, et al. Combined thoracoscopic/laparoscopic staging of esophageal cancer. *J Thorac Cardiovasc Surg* 1996;111:800–807.
44. Burgener FA, Hamlin DJ. Contrast enhancement of hepatic tumors in CT: comparison between bolus and infusion techniques. *AJR Am J Roentgenol* 1983;140:291–295.
45. Wernecke K, Rummeny E, Bongartz G, et al. Detection of hepatic masses in patients with carcinoma: comparative sensitivities of sonography, CT, and MR imaging. *AJR Am J Roentgenol* 1991;157:731–739.
46. Reinig JW, Dwyer AJ, Miller DL, et al. Liver metastasis detection: comparative sensitivities of MR imaging and CT scanning. *Radiology* 1987;162:43–47.
47. Birnbaum BA, Weinreb JC, Megibow AJ, et al. Definitive diagnosis of hepatic hemangiomas: MR imaging versus Tc-99m-labeled red blood cell SPECT. *Radiology* 1990;176:95–101.
48. Kneist W, Schreckenberger M, Bartenstein P, et al. Prospective evaluation of PET in the preoperative staging of esophageal carcinoma. *Arch Surg* 2004;139:1043–1049.
49. Sihvo E, Rasanen J, Knuuti J, et al. Adenocarcinoma of the esophagus and the esophagogastric junction: PET improves staging and prediction of survival in distant but not in locoregional disease. *J Gastrointest Surg* 2004;8:988–996.
50. van Westreenen H, Westerterp M, Jager P, et al. Synchronous primary neoplasms detected on ^{18}F-FDG PET in staging of patients with esophageal cancer. *J Nucl Med* 2005;8:1321–1325.
51. Isenberg G, Chak A, Canto MI, et al. Endoscopic ultrasound in restaging of esophageal cancer after neoadjuvant chemoradiation. *Gastrointest Endosc* 1998;48:158–163.
52. Cerfolio R, Bryant A, Buddhiwardhan O, et al. The accuracy of endoscopic ultrasonography with fine-needle aspiration, integrated positron emission tomography with computed tomography, and computed tomography in restaging patients with esophageal cancer after neoadjuvant chemoradiotherapy. *J Thorac Cardiovasc Surg* 2005;6:1232–1241.
53. Dittler HJ, Rosch U, Fink JR, et al. Endoscopic restaging of esophagus and cardia following radio- and chemotherapy [abstract]. *Gastrointest Endosc* 1992;38:241.
54. Jones DR, Parker LA, Jr., Detterbeck FC, et al. Inadequacy of computed tomography in assessing patients with esophageal carcinoma after induction chemoradiotherapy. *Cancer* 1999;85:1026–1032.
55. Swisher S, Maish M, Erasmus J, et al. Utility of PET, CT and EUS to identify pathologic responders in esophageal cancer. *Ann Thor Surg* 2004;78:1152–1160.
56. Nishimaki T, Tanaka O, Ando N, et al. Evaluation of the accuracy of preoperative staging in thoracic esophageal cancer. *Ann Thorac Surg* 1999;68:2059–2064.
57. Botet JF, Lightdale CJ, Zauber AG, et al. Preoperative staging of esophageal cancer: comparison of endoscopic US and dynamic CT. *Radiology* 1991;181:419–425.
58. Grimm H, Binmoeller KF, Hamper K, et al. Endosonography for preoperative locoregional staging of esophageal and gastric cancer. *Endoscopy* 1993;25:224–230.
59. Ziegler K, Sanft C, Zeitz M, et al. Evaluation of endosonography in TN staging of oesophageal cancer. *Gut* 1991;32:16–20.
60. Siewert JR, Hölscher AH, Dittler HJ. Preoperative staging and risk analysis in esophageal carcinoma. *Hepatogastroenterology* 1990;37:382–387.
61. Krasna MJ, Reed CE, Jaklitsch MT, Cushing D, Sugarbaker DJ and the Cancer and Leukemia Group B Thoracic Surgeons. Thoracoscopic staging of esophageal cancer: a prospective, multiinstitutional trial. *Ann Thorac Surg* 1995;60:1337–1340.
62. Lightdale CJ, Botet JF. Staging of esophageal cancer. *Endoscopy* 1993;25:655–659.
63. Luketich JD, Schauer P, Landreneau R, et al. Minimally invasive surgical staging is superior to endoscopic ultrasound in detecting lymph node metastases in esophageal cancer. *J Thorac Cardiovasc Surg* 1997;114:817–823.
64. Reed CE, Mishra G, Sahai AV, et al. Esophageal cancer staging: improved accuracy by endoscopic ultrasound of celiac lymph nodes. *Ann Thorac Surg* 1999;67:319–322.
65. Vazquez-Sequeiros E, Norton I, Clain J, et al. Impact of EUS-guided fine-needle aspiration on lymph node staging in patients with esophageal carcinoma. *Gastrointest Endosc* 2001;7:751–757.

staging esophageal cancer, with or without dilation, is clinically important and safe. *Gastrointest Endosc* 1995;41:540–546.

第 **18** 章

食管癌：临床治疗

J. Rüdiger Siewert , Michael Molls. Frank Zimmermann , Florian Lordick

就全世界范围而言，胃癌的发生率正趋于下降，而在西方国家，食管癌的发生率正以惊人的速度增长，这种增长趋势主要是以远端食管腺癌为著[1]。在许多西方国家的研究机构中，食管腺癌的病例数目已经超过了食管鳞癌(表 18.1)。由于在发病机制、发生部位、肿瘤的生物学行为和易感患者的特征等方面存在着很大的差异，在某种程度上，食管鳞癌和食管腺癌应该被看做两种不同的实体[2]。

在过去的几十年中，尽管食管鳞癌和食管腺癌的外科治疗已有了长足的进步，但患者总的预后却没有明显改善，这是因为这些肿瘤患者大多数在晚期才被发现。在西方国家，早期诊断带来的预后改善仅仅在 Barrett 食管癌中可见。此外，肿瘤复发一直是在肿瘤被完全切除、广泛淋巴结清扫或多种方法治疗后存在的普遍现象[2]。今后，食管癌患者总的生存期的改善主要是通过根据肿瘤组织学类型、肿瘤发生部位、肿瘤分期、对放疗反应和其他预后因素的考虑而制定特定的治疗方法来实现[2]。明确的肿瘤分类、预后因素的应用和详尽的术前分期是食管癌选择最佳治疗方案的必要条件。

食管癌分类

我们不应该根据食管的近段 1/3、中段 1/3 和远段 1/3 来进行食管鳞癌的分类，而是将其分类成颈段食管癌、上胸段食管癌(气管分叉水平以上)和下胸段食管癌(气管分叉水平以下)[3]。其实，食管癌的治疗方案是受其分类方法指导的。位于气管分叉水平以下的食管癌具有足够的边缘供切除，而气管分叉水平以上及颈段食管的透壁肿瘤的广泛切除通常是不可行的。淋巴结转移方式主要取决于原发肿瘤的不同位置。气管分叉水平以上的食管肿瘤主要向上纵隔和颈段淋巴区域转移，而气管分叉水平以下的食管肿瘤主要向后下纵隔和腹腔干淋巴区域转移。肿瘤位于气管分叉水平可以上下转移[3,4]。

一个比较好的分类方法是根据原发肿瘤和气管支气管树之间的关系进行分类，也就是肿瘤是否与气管或主支气管相接触。这两个分类系统是不能等同的，因为来源于气管分叉水平以下的肿瘤仍然可以接触气管支气管树。在这种情况下，接触的部位主要是左主支气管区域。

不同于其他肿瘤常起源于胃食管交界处，食管腺癌通常发生在远端食管。由于交界线的位置和贲门癌一词的应用不太明确，因此就这些肿瘤的分类而言，当前的文献存在许多分歧。尽管一些人把它分类为食管癌，但是也有人把它当做胃癌或完全不同于胃癌或食管癌的其他病变。为了解决这个问题，食管胃交界部的腺癌(AEG)被定义为肿瘤的中心位于解剖学上的贲门远近端 5cm 以内，并且又将这个区域分成 3 个不同的肿瘤类型[5,6]。

- Ⅰ型食管胃交界部的腺癌 (AEG Ⅰ型)——来源于食管特定的肠上皮化生区域(Barrett 食管)的远端食管的腺癌，并且可以从上方侵犯食管胃交界处。

- Ⅱ型食管胃交界部的腺癌 (AEG Ⅱ型)——起源于贲门上皮或食管胃交界处有肠上皮化生的较短区域内的真正的肿瘤。

- Ⅲ型食管胃交界部的腺癌 (AEG Ⅲ型)——贲门下方肿瘤侵犯食管胃交界处和远端食管。

每种类型的肿瘤分类都要根据其形态及肿瘤中心的位置，对于晚期患者而言，主要是基于肿瘤块的中心位置。

以下几种观察指标可以鉴别不同类型的食管胃交界部肿瘤。AEG Ⅰ型患者较Ⅱ型转成Ⅲ型患者更有

表 18.1

食管鳞癌和食管远端腺癌患者特征的比较

	食管鳞癌	食管远端腺癌	p 值
中位年龄	53.4 岁	62.6 岁	<0.001
男女比率	7:1	8:1	NS
职业			
科学工作者	20.8%	52.9%	
白领工作者	27.2%	27.7%	<0.001
蓝领工作者	52.2%	20.2%	
酗酒	69.7%	42.3%	<0.001
吸烟	69.3%	51.9%	<0.05
营养不良	24.1%	1.9%	<0.001
肺功能(平均 FEV_1	82.5%	93.7%	<0.05
占正常的百分比)			
心血管病风险因素	19.5%	34.8%	<0.01
肝功能损害情况	35.3%	24.9%	<0.05

FEV_1:1 秒用力呼气量;NS:没有显著性。

Data are for patients treated at the Department of Surgery, Klinikum rechts der Isar, Technische Universität München, 1982–2000.

可能有食管裂孔疝和食管反流史。远端食管的肠上皮化生并伴有随后的进行性不良增生是 AEG Ⅰ 型远端食管的主要癌前病变[7,8]。尽管有报道认为 AEG Ⅱ 型、AEG Ⅲ 型肿瘤与肠上皮化生密切相关,但并不常见[6]。此外,在贲门区域,幽门螺杆菌与肠上皮化生密切相关, 而这与反流引起的远端食管的特定肠上皮化生是不一样的[8]。此外,非肠上皮化生的肿瘤生长模式在 AEG Ⅰ 型肿瘤中相对较少, 但在 AEG Ⅱ 型和 AEG Ⅲ 型肿瘤明显增多[6]。因此,细胞因子和细胞黏附分子的表达以及通过原位基因组杂交发现的基因异常模式在这三种类型肿瘤中的表现是明显不同的[5]。最后,淋巴转移途径研究表明,起源于下段食管肿瘤的淋巴转移途径主要是向上进入纵隔和向下进入腹腔干淋巴结,而起源于贲门或贲门下区域肿瘤的淋巴转移途径主要是向腹腔干、脾门、主动脉旁淋巴结转移[9]。最重要的是 Barrett 食管癌与贲门癌的治疗预后是不同的。 一些影像学检查对观察这些不同的结果是有帮助的。这些结果从肿瘤的病源学和生物学行为上支持了这些不同类型肿瘤可能的异源性。食管疾病国际会议中,所有专家一致认为,这种分类可以形成食管胃交界部腺癌的定义、评估和汇报治疗结果的基础[6],并且可以把远端食管癌与其他类型的肿瘤区分开来。这种分类现在已经被世界广泛接受,并且基于这一课题发表的文章也越来越多。

预后因素

在食管鳞癌和腺癌患者中,远处转移是患者最重要的预后因素。这些患者的中位生存期通常是 6 到 12 个月, 而与其原发肿瘤的发生部位和组织学亚型无关,此外,任何其他的治疗方法也不能显著地延长其生存期。

没有全身转移的患者,R0 切除是最有力的独立的预后因素(图 18.1A,B)[11]。这些原发肿瘤能否实现完全切除主要取决于肿瘤发生的部位及病理学 T 分期(pT)(表 18.2) 。

接受完全切除的部分患者中,淋巴结状态和阳性淋巴结数量是独立的预后因素[11](图 18.2A,B)。淋巴结转移主要取决于肿瘤发生的部位及病理学的 T 分期(表 18.3)。常规的病理学检查显示淋巴结阴性的食管鳞癌患者,其淋巴结微转移也被当做一个独立的预后因素[12,13]。在早期切除的食管腺癌患者中,淋巴管受累也是一个独立的预后因素[14]。

食管癌患者骨髓上皮细胞免疫组化检查与临床的相关性一直是有争议的。至少一些已发表的文章认

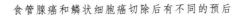

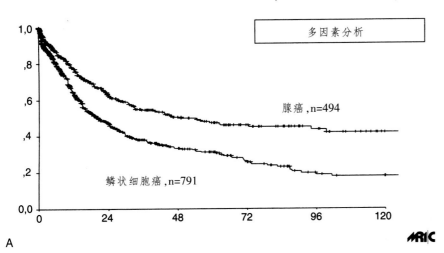

A

食管癌	独立预后因素(COX 逐步回归分析)		
参数	*p* 值	相对危险	95%可信区间
所有切除患者(n=1059)			
R 型	<0.0001	1.550	1.304–1.842
N 型	<0.0001	1.806	1.500–2.175
T 型	<0.0001	1.421	1.260–1.603
肿瘤组织学类型	<0.0001	1.673	1.348–2.077
仅行 I 期切除患者(n=722)			
R 型	<0.0001	1.557	1.279–1.941
N 型	<0.0001	1.917	1.547–2.375
T 型	<0.0001	1.420	1.235–1.633
肿瘤组织学类型	=0.001	1.528	1.193–1.958
行 I 期切除且为 R0 切除患者(n=578)			
N 型	<0.0001	1.986	1.533–2.572
T 型	<0.0001	1.359	1.162–1.590
B　肿瘤组织学类型	=0.001	1.626	1.224–2.161

图 18.1　切除的食管鳞状细胞癌 (A) 和腺癌 (B)的 10 年生存率。数据显示无任何残留患者(R0 切除)和切缘残留患者(R1/R2)。*Source*: Data from the Chirurgishe Klinik und Poliklinik, Klinikum rechts der Isar der Technische Uniriersitat münden ,1982–1999.

为,这是很强的早期复发和预后不良的信号。

在治疗相关因素中,治疗中心的经验和外科医生的手术技术也是食管癌患者长期生存的一个独立预后因素[15-18]。术中需要的输血量和术后病死率似乎也进一步构成患者生存期独立的预后因素[11,19]。

食管鳞癌和腺癌的扩大淋巴结清扫术的获益情况还没有阐明。然而,一些研究表明,扩大淋巴结清扫术可以改善一些有限的淋巴结阳性患者或淋巴结微转移患者的生存期[20]。淋巴结阳性率,即阳性淋巴结数除以清除的总淋巴结数,是评估淋巴结清除程度与淋巴结转移关系的重要参数。淋巴结阳性率小于 0.2 是食管鳞癌和腺癌预后最为满意的参数[21,22]。然而如果相关的术后病死率增加了,扩大淋巴结清扫术是无

效的。所谓的诱导化疗是一个新的因素。完全切除的患者对诱导化疗的反应是预后的决定因素。然而,针对诱导化疗治疗结果的讨论仍在进行中。到目前为止,完全切除的食管癌患者的相关因素,如年龄、性别、身体状态等,还没有被纳入患者长期生存的独立预后因素[11]。

肿瘤分期是制定特定治疗方案的必要条件

一个系统的治疗方案需要确切的治疗前分期来选择一个合适的治疗模式。肿瘤的组织学类型、分级、确

表 18.2

根据病理学 T 分类(UICC/AJCC 分类标准)的食管鳞癌和腺癌的 R0 切除率

	食管鳞癌(%)	食管远端腺癌(%)
pT1		
黏膜	100	100
黏膜下	91	100
pT2	84	84
pT3	70	68
pT4	48	59

UICC:国际抗癌联合会,AJCC:美国癌症联合委员会。

Data from the Chirurgische Klinik und Poliklinik, Klinikum rechts der Isar, Technische Universität München, 1982–2000.

表 18.3

根据病理学 T 分类(UICC/AJCC 分类标准)的食管鳞癌和腺癌的淋巴结转移率

	食管鳞癌(%)	食管远端腺癌(%)
pT1	30.8	11.5
黏膜	7.7	0
黏膜下	36.4	20.7
pT2	50	67
pT3	74	85
pT4	79	89

UICC:国际抗癌联合会,AJCC:美国癌症联合委员会。

Data from the Chirurgische Klinik und Poliklinik, Klinikum rechts der Isar, Technische Universität München, 1982–2000.

切的位置、肿瘤侵犯管壁的深度(T)、淋巴结转移状态(N)和远处转移的情况(M)的确认是很必要的。

今天,食管癌、食管胃交界处癌及胃癌的 T 分期可以通过超声内镜进行预测,其准确率达 85%。 问

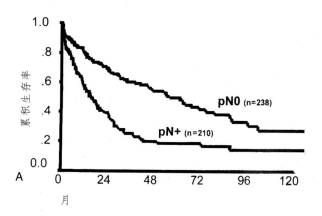
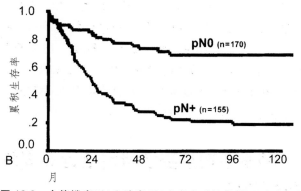

图 18.2　食管鳞癌(A)和腺癌(B)患者术后的 10 年生存率。数据表明的是 pN0 和 pN+食管癌患者。Source: Data from the Chirurgische Klinik and Poliklinik, Klinikum rechts der Isar, Technische Universität München, 1982–1999.

题出现在从 T2 到 T3 期和从 T1a 到 T1b 期肿瘤的区分上。食管癌邻近器官的侵犯深度可通过 CT 和支气管镜来评估。薄层强化 CT 能够很好地显示肿瘤的毗邻情况并且是决定性的诊断手段。不幸的是,它在区分从 T1a 到 T1b 期和从 T2 到 T3 期肿瘤时的准确率是很低的(<80%)。原则上,MRI 没有增加任何有用的信息,但是如果一些患者怀疑主动脉受侵时,MRI 还是有用的。

CT、MRI 和超声内镜都不能可靠地预测淋巴结转移的出现。所有影像学技术的问题都在于淋巴结的转移只能通过淋巴结扩大的相关资料进行推断,其准确率小于 70%。

在评估远处转移时,上腹部超声、CT、PET 和腹腔镜是有用的 (这些分期技术在其他的章节中有详细描述)。而 PET/CT 能够给出一个全面的诊断信息,如下。

● 形态和位置信息,其对于放疗和外科治疗是很必要的(CT 和 PET)。

● 远处淋巴结(LN)和远处脏器转移(CT 和 PET)。

● 肿瘤代谢的信息。

通过这些诊断信息,PET/CT 提供一个对新辅助治疗进行评估的新方法。

如果考虑新辅助治疗,应评估一下患者的肝、肾、骨髓功能。因为术前放疗或联合 RCT 似乎会增加术后病死率[23],对这些患者有必要评估其生理储备及总体状况,目的是确保他们能够承受一个复杂的术后过程。以作者的经验,应用器官功能评分系统去进行详尽的风险

评估，被证明在选择患者时是有帮助的[24]。

治疗方案的选择

外科手术切除

总的原则

大多数外科医生认为，R0 切除及淋巴管的完全切除是食管癌患者长期生存的最好方案。而 R1 或 R2 切除（不完全切除）的患者，应视为姑息手术。这些患者不能从手术切除中获益。现在，食管癌非手术切除患者的进食哽噎症状已经通过内镜治疗、腔内放疗、体外放疗或联合 RCT 等方法得到了改善。食管鳞癌和腺癌的手术切除必须是在宏观和微观上的完全切除。姑息性切除在大多数医疗机构中已经不再使用。

由于切除和重建技术的标准化、并发症处理的技术进步和更谨慎的患者选择，经胸或经纵隔的食管癌二野根治术的病死率已低于 5%。以作者的经验，通过应用特定手术风险评估系统排除高风险患者，其术后病死率可小于 2%[24]。然而，这样的结果仅见于有大量患者并且经验丰富的医疗中心。

食管癌淋巴结清扫的作用和程度仍然是有争议的。在西方国家，到目前为止，在大样本前瞻性随机试验研究中还没有证实淋巴结清扫在食管癌中获益，不过 Barrett 食管癌的 Dutch 试验是个例外。从不同中心运用不同的淋巴结清扫方法获得的 III 期临床试验结果比较来看，扩大淋巴结清扫能够改善早期淋巴播散的患者预后[15]。以作者的经验，二野淋巴结清扫的食管整块切除对食管鳞癌来说，10 年生存率约 20%，而对食管腺癌来说，其预后更好，可达 35%[21,22]。淋巴结阳性率是最重要的预后因素。如果切除的淋巴结阳性率大于 20%，其预后将很差。在淋巴结扩散早期（即淋巴结阳性率很小时），淋巴结清扫才能达到最好的效果。最终，Dutch 试验[25]结果支持经胸切除（与经食管裂孔切除相比较）。以作者的经验，经胸切除是标准的 Barrett 食管癌术式。

目前，淋巴结清扫已经被许多中心广泛报道，尤其是对食管鳞癌患者[19-22]。尽管许多回顾性系列研究表明了扩大的三野淋巴结清扫术能够延长患者的生存期并减少复发，但最近的前瞻性研究表明，这种情况仅仅出现在近段食管癌且阳性淋巴结数小于 5 个的患者中[26-29]。最重要的是，在大多数最近的系列研究中，扩大的三野淋巴结清扫术与肺部并发症及喉返神经损伤增加密切相关。这使得三野淋巴结清扫术的潜在好处受到局限。以作者的经验，二野淋巴结清扫术在任何可治愈的食管癌外科手术中都是一种标准的术式[20]。

食管鳞癌的外科手术方法

对于食管鳞癌患者，行次全食管切除术通常是因为经常发生纵向黏膜下淋巴转移。经右胸和上腹进行次全食管切除和重建被认为是最好的方法。经右胸和上腹切口对于纵隔和上腹淋巴结清扫而言是足够的（二野淋巴结清扫）。在大多数研究机构中，二野淋巴结清扫构成了手术的基本部分并包括以下几种情况[30]：

- 上纵隔和上腔静脉旁的食管前淋巴结；
- 气管分叉处淋巴结；
- 气管旁淋巴结及左喉返神经旁淋巴结；
- 沿腹腔干的胰腺上淋巴结区域。

即使是 T1 期肿瘤，其早期的淋巴结播散风险也已达 20%，因此，淋巴结清扫是必要的。作者认为，局部切除对于早期肿瘤作用不大。局部切除仅仅被一些日本中心所推荐，其指征是高度增生不良和黏膜癌，而这种情况在西方国家很少出现。

经胸行食管整块切除的重建术通常是先做管状胃并在颈部吻合[31]。高位置的胸内食管胃吻合术不应在以下这些患者中应用，即以前有过外科手术或颈部区域放疗的患者、需要避免喉返神经损伤的患者或肿瘤位于气管分叉水平以下的患者。

在 RCT 后，很难区分瘢痕和残存肿瘤，即使是用外科手术的方法。因此，新辅助化疗后的切除范围应与早期外科手术切除范围相一致。联合 RCT 后的围手术期患者病情比没有放疗的新辅助治疗或早期切除术后患者更加严重。诱导放疗后的免疫功能下降似乎说明了这一结果[32]。这就敦促我们在对这些患者施行新辅助 RCT 增加手术的安全性后，必须在 1 到 2 周内快速进行食管切除术后重建。这种观念使得新辅助联合 RCT 后围手术期病死率显著下降至小于 5%。

与经胸食管鳞癌行手术治疗比较，对于食管颈段鳞癌新辅助治疗有反应的患者可以考虑局部的手术切除。新辅助化疗后，通常需要同时进行的喉切除可被忽略，并且颈部食管的局部切除用游离的小肠移植进行重建也成为可能。这种局部切除手术可明显改善生活质量,而根治性的食管喉切除术却无法取得满意的预后效果。

远端食管腺癌的外科手术方法

现在,标准的远端食管腺癌切除术是经食管裂孔食管切除并行胸腔内吻合。在前瞻性的随机对照研究中,这种术式已得到证实[25]。与经食管裂孔食管切除术比较,经胸食管切除能够提供充足的纵隔淋巴结清扫和肿瘤整块切除的空间,利用管状胃在一个较高的位置进行胸内吻合。以作者的经验,胸内吻合有许多优点:较好的吞咽功能、较好的吻合口愈合、较少的喉返神经麻痹和使并发症处理简单化。为防止出现吻合口愈合不良,这种类型的吻合可通过使用内镜植入支架来完成。这种并发症得到处理之后,其病死率可下降至小于 3%,发病率大约 20%。

目前,已报道的远端食管腺癌手术方法包括胸腹食管胃整块切除、伴有近端胃切除的次全食管切除、经食管裂孔切除远端食管的全胃切除和食管胃交界部的局部切除。从 20 世纪 80 年代以来,作者完成了 1500 例食管胃交界部腺癌的切除并且评估了不同的外科手术方法[6]。对于远端食管腺癌患者,如 AEG Ⅰ型肿瘤,Dutch 试验在生存期上发现有显著性差异,故其赞成经胸切除。因此,经食管裂孔行食管切除术现在被认为是标准的术式。

对远端食管腺癌行系统的淋巴结清扫术的经验表明,局限于黏膜的肿瘤,其淋巴结从未发现转移(pT1a 大约是 0%);而局限于黏膜下的肿瘤,其淋巴结转移也是不常见的 (pT1b 小于 20%)(见表 18.3)。数据表明,通过免疫组化技术去寻找这些患者淋巴结的微转移是正确的[33]。在进展期肿瘤的患者中,淋巴结转移在以下区域逐渐减少:贲门旁区域、后下纵隔、胃小弯、胃大弯、胃左动脉旁、胰腺上缘、左肾上腺区域和左肾静脉旁[34]。发生上纵隔和颈部淋巴结转移的患者,通常是进展期腺癌并且有许多局部区域的阳性淋巴结。

鉴于是这种模式的淋巴结扩散,远端食管腺癌的扩大淋巴结切除应该包括脾动脉旁淋巴结、脾门淋巴结和胰腺后的左肾静脉淋巴结。为了施行这种腹膜后淋巴结清扫术,应避免切除胰尾和脾,因为这种手术与胰瘘和脓肿形成并发症密切相关。虽然保留胰腺的脾切除在没有胰瘘风险的情况下也可完成淋巴结清扫,但其本身也会导致明显的病死率。因为手术后的并发症影响着患者的长期生存率,所以安全的切除和重建技术是必要的。总之,一个通过脾切除完成的广泛的淋巴结切除手术的潜在获益可能由于相关病死率而被抵消。因此,脾切除一般仅在腰肋部淋巴结转移或侵犯脾门时才实行。

病死率与扩大的全胃切除或食管切除密切相关,并且这些手术术后较差的生活质量迫使我们更加重视远端食管腺癌的局部切除术。基于发生于黏膜肿瘤的无淋巴结转移和微转移以及黏膜下肿瘤的少量淋巴结转移,已经在这些患者中评估远端食管、贲门和近端胃的局部切除[30]。为了避免术后反流,可以通过带瓣的空肠段间置来重建。作者曾做过超过 100 例利用超声内镜判断 uT1 期肿瘤分期的手术,R0 切除能够在所有的病例中实现。在每个患者平均 20 个被清除的淋巴结中,没有发现有淋巴结转移和微转移。到目前为止,在 2 年的随访中,没有复发和死亡病例。生活质量评估发现没有胃食管反流,并且超过 90% 的患者有非常好的吞咽功能[33]。在食管胃交界部的早期肿瘤中,局部切除的数据是令人鼓舞的,尤其是这些患者能保留迷走神经,此外,几个日本学者也报道了类似的数据所报道。

内镜黏膜切除术

新的内镜黏膜切除术为远端食管早期肿瘤提供了一种更加局部的切除方法[35]。因为这种技术无法行淋巴结清扫,内镜黏膜切除术仅仅适用于 pT1a 期肿瘤。肿瘤频繁的多中心生长、术前分期模式的不准确(包括高频超声内镜也很难区分黏膜和黏膜下肿瘤)以及癌前病变的持久性(如 Barrett 食管)等都限制了临床试验方案的运用。

联合方案的治疗

尽管在过去的几十年中,食管癌的外科治疗已经有了飞速发展,但是,这些患者长期生存的前景仍不容乐观。这是因为超过 2/3 的肿瘤患者,其肿瘤的生长已超越了食管壁,如肿瘤侵犯外膜(T3)或邻近脏器(T4)。这些患者的肿瘤仅有少数能够实现完全切除(表 18.2)。而且,食管癌转移发生较早。活检研究表明,大部分患者在出现临床表现时已经有远处转移了[36]。超越黏膜层肿瘤的淋巴转移是普遍存在的(见表 18.3)。最后,近端食管与支气管树密切的解剖关系限制了支气管分叉及其以上水平食管肿瘤的扩大切除。因此，只有这些患者在术前分期中认为可以行 R0 切除，其早期手术的切除才是合理的。

尽管食管癌的外科治疗在过去的几十年里取得了长足的进展，但即使是完整切除的患者，其长期生存前景仍然令人沮丧。这是因为超过 2/3 的患者病变已超出了食管壁，如侵犯外膜(T3)或邻近结构(T4)。只有少数患者可实现完整的切除术(见表 18.2)。此外，食管癌转移在疾病的过程中是一个早期事件。尸检研究表明，大量患者属于全身性疾病。在那些超出了(见表 18.3)黏膜层的肿瘤中，淋巴转移是常见的。最后，肿瘤位于支气管树分叉水平以上的患者，若食管与气管关系密切，则无法手术。因此，只有术前分期在很大程度上可以确定 R0 切除时，才能进行手术切除。

因此，多学科方法如使用佐剂、辅助或添加剂等治疗方法日益受到重视。进一步的治疗目标是局部晚期的 T3 和 T4 肿瘤(瘤床)和食管外隐匿性肿瘤生长的局部复发和远处微转移。方式包括放疗、化疗或合并放化疗。

尽管有许多二期和三期试验正在进行中，但多种方法联合治疗食管癌的作用仍在讨论中。这是因为大多数的研究都是没有可比性的。有的研究存在着明显的设计缺陷，有的缺乏足够的预治疗背景，还有一些术语使用混乱。大多数现有的研究存在以下缺点：

- 分期和患者分层预后因素不准确。
- 分期系统存在差异(美国抗癌联合委员会抗癌联盟 1997 年前制订)。
- 局部区域和局部晚期疾病的不同定义。
- 关于手术切除和淋巴结清扫范围的不精确的信息。
- "根治性手术"定义上的不同：根据外科医生经验(达 20%的患者有微观残留)和外科医生和病理学家在宏观和微观上的完全切除(R0)。
- 病理医师对切除标本及病理组织学报告的不同。
- 不区分鳞状细胞癌及食管腺癌。
- 对放疗时间表的不同理解。

以上的每一个因素都可能比多方法联合治疗在更大程度上影响患者的预后。这一点在分析发表的报道时必须牢记。

术后辅助治疗

根据定义，辅助治疗是指宏观和微观完全切除(R0)，使外科医生和病理学家尽可能在切缘以外防止微转移。其目的是消除外切缘区域和远处隐匿性微转移肿瘤细胞，以防止或延缓局部复发和远处转移。辅助治疗的一个前提是手术切除标本和病理分期的评价可提供明确的预处理信息。外科医生可以定义风险领域，因而注重术后治疗。然而，与新辅助化疗相比，辅助治疗的一个主要缺点是它不能缩小肿瘤，因此，不能带来更高的潜在治疗 R0 切除率。因为局限晚期食管癌的 R0 切除率低(表 18.2)，在此条件下应当进行辅助治疗。

即使是完整切除，pT3 和 pT4 期或 PN 阳性肿瘤仍存在复发的高风险。例如，pT3 N0 患者在术后 5 年后的调查中，至少有 60%死于本地或远处复发。因此，这类患者可能是术后辅助治疗的潜在受益者。但是，只有少数符合条件的患者能够耐受密集术后治疗方案。由于食管癌患者普遍状况较差，因此，随着治疗的毒副作用增加，患者的依从性下降。此外，辅助治疗往往由于术后并发症而被长期拖延。从解剖和生理学角度来看，术后治疗也会受到肿瘤细胞压迫、缺氧和低血液供应影响。

术后放疗　在解剖上，术后的变化可能导致大面积的单位存在残留组织(例如，用来进行重建的组织)。这将导致发病率上升。残余肿瘤细胞氧合敏感性下降将导致放疗敏感性下降及某些肿瘤细胞对细胞毒治疗的耐药[38]。

使用辅助放疗一般是在完全切除失败之后，只有少数手术报道了这些数据。在两个术前放射治疗随机试验中，手术局部失败率分别为 12%和 67%[39,40]。在 Teniere 等进行的术后放疗随机试验中，其局部失败率在淋巴结阴性者为 35%，阳性者为 38%[41]。虽然食管癌患者多数死于远处转移，但术后局部复发的升高足以让我们审视放疗的必要性。

非随机试验报告了令人鼓舞的术后放射治疗结果。在 Kasai 等进行的研究中，淋巴结阴性患者 5 年存活率为 88%[42]。Yamamoto 等报道淋巴结阴性者 2 年局部控制率为 94%[43]。

5 个随机试验数据比较了术后放疗和单独手术切除。只有 3 项试验表明术后放疗可能实际上减少了局部失败率[43-45]，但在另外 2 个试验中显著增加了死亡率，甚至其中一个试验中表现出更多的放射治疗对于整体生存也许是不利的，其原因可能是采取了大分割放疗计划(单剂量为 3.5Gy)[44]。这些试验没有观察到接受放疗患者的总的生存利益，这也受到阴性荟萃分析证实[46]。

Teniere 等报道了 221 例食管鳞状细胞癌患者随机接受单纯手术或手术加术后放射治疗的结果（45~55 Gy 每次分割 1.8Gy）。术后随访至少 3 年,放疗没有发现延长生存期[41]（表 18.4）。这一结论被随后的临床试验进一步证实,在 2 年、3 年或 5 年生存率方面并未发现显著差异,即使放疗剂量高达 60Gy[45,47],而且后者是在近 500 名患者中进行的。Fok 等人又进行了第二次试验,对象包括鳞状细胞与食管腺癌患者。完整或姑息性切除的患者都被纳入本试验。即使是姑息切除术后局部进展的患者,术后放疗也并没有明显减少局部（31%~15%）或远处失败,或改善平均存活率。

有时可建议局部淋巴结阳性患者进行辅助放射治疗。尽管 Teniere 等人的数据表明术后放疗可降低局部失败率,但是其受益者仅是有限的淋巴结阴性患者。在这组试验中,辅助放射治疗的局部失败率由 35% 下降到 10%。

这意味着完全或不完全切除术后的放疗并无依据。术后放疗副作用增加了,这可能是由于某些试验剂量总额过高[45,47]和避开肺这一重要器官的现代适形放疗技术的缺乏,因为这些数据都是始于 20 世纪 80 年代的试验在 90 年代报道的。因此,如果患者已经从完全切除术后康复,且远处转移风险较低,可以考虑术后放疗。这是一种个人的决定,应该基于多学科讨论和患者同意的基础上。然后,适形放疗的使用是一个先决条件。

术中放射治疗（IORT）是辅助性放射治疗的特殊形式。不同剂量和技术的放疗已在食管癌患者中进行。单放疗剂量 25Gy 照射可造成近 30% 患者的气管损伤。因为患者接受放疗治疗未与对照组进行比较,所以在局部复发率和食管癌长期生存率方面的影响仍然不得而知。

总之,虽然现有数据表明,食管癌放疗可减少淋巴结阴性患者的局部失败,但没有证明会对整体存活率产生影响的证明[46]。唯一可能获益的仅仅是切缘阳性的患者。从生存试验结果来看,术后放疗应与全身化疗相结合。

术后化疗　有 4 项随机试验评估了术后化疗的使用,有 3 项试验将其与单纯手术进行了比较。法国多中心研究比较了以顺铂效应为基础的联合疗法（顺铂和 5 - FU）和单纯手术的效果。二者没有明显的生存差异。值得注意的是,更多的治疗组患者发生血液、神经或肾并发症。在一项随机试验中,日本食管肿瘤学会比较了 205 例食管鳞状细胞癌患者在术后使用顺铂和长春地辛与单纯手术之间的差异[50]。他们报道的生存率无显著差异,甚至淋巴结状态分层也是如此。日本一项最近的研究比较了 402 位患者随机单纯手术或手术联合化疗的效果（顺铂和 5 - FU 2 个疗程）。同样,这次试验没有发现在生存率和无病生存率方面存在统计学显著性差异,但淋巴结转移患者术后化疗组的风险明显下降,具有绝对的优势 5 年生存率为 14%[51]（表 18.5）。但是,分层只是基于切缘和而非淋巴结状态,这意味着这项研究并无充分理由证明术后化疗在临床中的有效性。

所有关于使用"夹心法"化疗（即术前和术后化疗）的研究均报告失败。由于手术后不可耐受的毒性,

表 18.4

食管癌根治切除术后放疗和单纯手术患者的生存率比较:随机 Ⅲ 期临床试验

研究	方案	患者数	组织学类型	分期	生存期(月)	生存率(%)				p 值
						1 年	2 年	3 年	5 年	
Teniere 等[41]	手术	119	SCC	Ⅰ~Ⅲ	18	75	NS	24	19	NS
	手术+45~55 Gy	102			18	67		26	19	
Fok 等[44]	手术	30	SCC	Ⅰ~Ⅱ	21	–	NS	–	–	NS
	手术+49 Gy	30			15	–		–	–	
Zieren 等[167]	手术	35	SCC	Ⅰ~Ⅲ	NA	53	NS	20	–	NS
	手术+56 Gy	33				57		22	–	
JEOG[168]	手术+CDDP/VDS	130	SCC	Ⅰ~Ⅳ	NA	90	NS	52	–	NS
	手术+49 Gy	128				80		50	–	

SCC:鳞状细胞癌;NS:无显著差异;NA:无效;JEOG:日本食管疾患研究会;CDDP:顺铂;VDS:长春地辛。

表 18.5

食管癌术后化疗研究：前瞻性随机研究

研究	方案	患者数	分期	生存率(%)			p 值
				2 年	3 年	5 年	
Pouliquen 等 α[49]	手术	38	Ⅱb~Ⅲ	30	17	NA	NS
	手术+CDDP/5-FU	24		30	10	–	
Ando 等 α[50]	手术	100	Ⅰ~Ⅳ	65	NA	45	NS
	手术+CDDP/VDS	105		65	–	48	
Ando 等[51]	手术	122	Ⅱa~Ⅳ(M1淋巴)	NA	NA	52	NS
	手术+CDP/5-FU	120		NA	NA	61	
JEOG[168]	手术+50 Gy	128	Ⅰ~Ⅳ	61	50	NA	NS
	手术+CDDP/VDS	128		59	52	–	

NA：无效；NS：无显著差异；CDDP：顺铂；VDS：长春地辛；JEOG：日本食管疾患研究会。
α 根治性切除亚组单独进行分析。

预计术后化疗无法进行。在由 Health 等人进行的研究中，顺铂和紫杉醇联合术后化疗方案有将近 50% 的患者因不能接受的骨髓抑制和疲劳而退出[52]。

术后放疗 关于术后放化疗至今只有一个二期试验[53]，尚不允许任何结论。

基于这些数据，食管癌完全切除术后辅助化疗至今仍没有显示出在延长无病生存期和总生存期方面的效果，因此，没有进行其他临床试验的必要。术后放疗可能降低局部复发，但并未显示可延长总生存期。甚至在 R1-2 切除中也没有证据支持术后放疗、化疗或 RCT。但是，在获得患者知情同意的情况下，可以为不完全切除患者进行额外治疗，以避免局部肿瘤过早发展。考虑食管切除后的高毒副作用（血液毒性Ⅲ~Ⅳ>20%，胃肠道毒性Ⅲ~Ⅳ>30%），应当为患者提供一个最佳的支持治疗方案。

术前治疗

自 20 世纪 70 年代以来，研究者们探讨了局部区域或进展期食管患者三种术前综合治疗的主要方法：术前放疗、化疗和放化疗。第二阶段的试验证明了这些技术的安全性，随机分组研究证实能够提高手术完整切除肿瘤的机会，并延长总生存期。

以下理论和临床因素支持术前治疗的使用优于术后治疗：

• 血液和淋巴管的未被损坏，提供了一个在肿瘤周围区域有效的药物浓度，肿瘤氧合和放疗敏感性被保留。

• 患者的一般状况是术前优于术后，可允许更积极的以顺铂为基础的联合化疗。

• 术前患者的反应性能更好。

• 肿瘤被"缩小"（"收缩"更好），所以完整切除的可能性提高。

• 全身微转移被清除。

• 术前治疗的肿瘤细胞可能凋亡，能减少术中溢出的风险和可能的肿瘤细胞播种。

• 术前放疗和(或)化疗可以在切除标本中研究病理疗效。

• 可以发现不能耐受化疗联合切除术治疗的患者，以避免切除手术的高死亡率。

• 术前肿瘤治疗的反应轻微和重度中毒患者可避免切除，以防高死亡率。

新辅助治疗的前提是准确的术前分期。这是大多数试验报道所缺乏的。超过 90% 的报道至今只使用内镜或 X 线分期标准。超声内镜仅用于不到 20% 的食管癌患者，并在美国所有医院的超声内镜使用中不超过 5%[55]。

术前放疗 早在 1968 年起，就有 7 个随机试验对术前放疗（20~55Gy）进行了研究（表 18.6）。其中 5 项试验与单纯手术对比，一项试验设立 4 个目标同单纯手术及术后放疗对比，一项试验同术后放疗对比。一些研究认为，术前放疗手术切除率略高于未经治疗的患者[56-59]，而另一些报道则相反。在两项研究中，与

表 18.6

食管癌术前放疗研究：随机Ⅲ期临床研究

研究	方案	组织学类型	患者数	切除率 (%)	死亡率 (%)	中位生存期 (月)	生存率(%) 2 年	生存率(%) 5 年	p 值
Launois 等[56]	手术	SCC	47	70	23	12	35	12	NS
	40 Gy		62	76	23	10	22	10	
Gignoux 等[40]	手术	SCC	106	82	18	45	28	9	NS
	35 Gy		102	74	24	48	26	10	
Wang 等[57]	手术	SCC	102	85	6	NA	NA	30	NS
	40 Gy		104	93	5	–	–	35	
Arnott 等[58]	手术	SCC	86	72	13	8	30	17	NS
	20 Gy		90	74	15	8	25	9	
Fok 等[59]	手术	SCC	39	NA	8	22	40	16	NS
	35~53 Gy		40		37	11	35	10	

SCC:鳞状细胞癌;,NS:无显著差异;NA:无效。

接受术前放疗有关的死亡率明显高于单独食管切除术患者[40,44]，但这两项研究均采用了高单次剂量(2.4~3.3Gy)，不成比例地增加了副作用[59]。没有任何随机试验报告同一期切除相比具有生存优势。有些研究甚至发现术前放疗后总生存率略有下降。然而，由Cochrane 协作组进行的分析发现，死亡的风险降低11%，从而使绝对生存受益在 2 年时为 3%，5 年时为4%，并有临界意义($P = 0.062$)。在这项根据 5 组汇集数据妥善设计的随机试验中包括了 1147 名中位随访9 年的患者。使用荟萃分析发现，大多为鳞状细胞癌患者，因此无法提供任何关于食管下段(AEG)腺癌的治疗建议。由于明显的临界意义，即使在食道鳞状细胞癌患者中，术前放疗也不推荐为标准程序[60]。根据Arnott 等的荟萃分析，至少需要 3000 名患者入组来证明术前放疗的好处[61]。

在分割（常规分割与超分割或加速超分割）、剂量、靶区放射治疗和放疗后手术时机等方面仍然存在争议。由于在辐射传递方面的最新进展，需要进一步研究来确定术前放疗应单独使用还是联合化疗。创新的辐射途径正在研究中，目标是最大限度地破坏肿瘤细胞，而不会影响正常细胞。

使用三维构象辐射计划是不可或缺的，这可能使靶区剂量更高而毒性更小（图 18.3）。使用超分割时间表能够在更小的两个分割段中更好地亚致死损伤修复，并减少总治疗时间，加速分割组合可能克服肿瘤细胞的相对抗辐射。

术前化疗　新辅助化疗对食管癌患者预后的影响只能在肿瘤可切除的患者中进行评估，而且必须对局部进展和晚期不可切除分别进行评价。可切除的肿瘤包括 T1 和 T2，而 T3、T4 和 N 阳性则被认为是局部进展肿瘤。后者至少有 30%无法完全切除。不幸的是，在临床试验中由于缺乏准确分期、缺乏多学科的评估且定义不一致，因此大多数研究没有明确分开两种不同的临床情况。

肿瘤可切除患者的二期研究

大多数肿瘤可切除患者的术前化疗已经进入了二期试验。最早的以顺铂为基础的联合化疗方案是

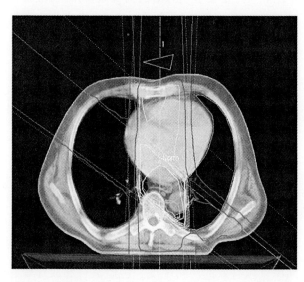

图 18.3　食管癌三维适形放疗技术。图中显示了剂量分布。

25 年前由 Kelsen 等提出的。在随后的试验中,DBV (第一代化疗方案)联合被证实有更高的反应率[63-6]。但是完全反应率很让人失望(仅约 5%)。由于平阳霉素的高肺毒性造成了显著的术后死亡率,该方案已逐渐被放弃,并被具有更高单药活性的药物所替代,但总结果并未明显改善。

顺铂和 5-FU 连续输注("第二代"联合化疗)在鳞癌和食管腺癌术前化疗中已进行了广泛的研究。42%~66% 的患者可观察到主要反应,经病理确定完全缓解率为 7%~11%。顺铂和 5-FU 术前化疗的手术切除率范围为 38%~94%。毒性可以耐受。化疗相关死亡的情况罕见,手术死亡率似乎并没有在这些研究中增加。下一步将开始研究 5-FU 加亚叶酸钙[68]和(或)干扰素-α,作为"第三代"化疗方案。这些试验中的响应率、手术切除率、术后死亡率和总生存率与顺铂和 5-FU 单独应用方法具有可比性。不过,毒性似乎更高。

最近,紫杉醇(紫杉醇和多西紫杉醇)结合顺铂("第四代"化疗方案)已被应用为食管癌的术前治疗。到目前为止,经验有限,但很有前景[78-80]。

总体而言,对局限性食管癌使用术前化疗是可行的,并不增加术后发病率和死亡率。以顺铂为基础的组合,主要反应率为 41%~69%。病理学确定的完全反应率不足 10%。虽然远期的治疗失败率出现下降,但局部区域失败保持不变,即使完全切除,局部复发仍达到 30%~40%。中位总生存期已达 12~24 个月,治愈率在切除后 2 年为 40%。第二阶段的研究表明,术前化疗是可以耐受的,在生存获益方面没有明显不利的影响。

涉及潜在可切除肿瘤患者的第三阶段研究。9 个随机试验的最终结果至今才得到报道[66,81-89](表 18.7)。7 个试验只包括食管鳞状细胞癌患者,然而在参加患者人数最多的试验中(INT 0113,MRC),分别有 54% 和 67% 的患者有腺癌[85,88]。在 6 个研究中未行根治性

表 18.7

潜在可切除性食管癌术前化疗:随机Ⅲ期临床研究

研究	方案	组织学类型	患者数	切除率(%)	R0[α](%)	术后死亡率(%)	明显缓解/PCR(%)	中位生存期(月) 所有	中位生存期(月) 切除	p 值
Roth 等[66]	手术	SCC	19	NA	21	0	–	9	NA	NS
	CDDP/BLM/VDS		17	NA	35	12	47/6	9	NA	
Nygaard 等[81]	手术	SCC	41	68	37	13	–	8	NA	NS
	CDDP/BLM		50	58	44	15	NA	8	NA	
Schlag 等[82]	手术	SCC	24	79	42	10	–	10	NA	NS
	CDDP/5-FU ci		22	50	32	21	38	10	NA	
Maipang 等[83]	手术	SCC	22	NA	NA	NA	–	17	NA	NS
	CDDP/BLM/VBL		24	NA	NA	NA	NA	17	NA	
Law[169]	手术	SCC	73	95	33	9	–	13	NA	NS
	CDDP/5-FU ci		74	89	54	8	58/7	16.8	NA	
Ancona 等[170]	手术	SCC	47	87	75	4	–	22	NA	NS
	CDDP/5-FU ci		47	85	79	4	40/15	27	–	
Kelsen 等[85]	手术	SCC+AC	227	89	59	6	–	16.1	25	NS
	CDDP/5-FU ci		213	76	62	6	19/2.5	14.9	27.4	
Kok 等[86]	手术	SCC	82	85	45	4	–	12	15	0.01
	CDDP/Etop		81	83	72	3	38/3	19	26	
MRC[88]	手术	SCC+AC	400	91	71	10	–	13	15	0.01
	CDDP/5-FU		402	91	84	9	NA	17	26	

R0:完整切除;pCR:术后病理组织学证实;SCC:鳞状细胞癌;NS:无显著差异;NA:无效;CDDP:顺铂;BLM 博来霉素;VDS:长春地辛;5-FU:5 氟尿嘧啶;ci:持续静滴;VBL:长春新碱;AC:腺癌;Etop:VP-16。

[α] 根据所有术前化疗入组患者统计。

切除术后治疗,而两项研究则对有反应患者进行了术后化疗。在一项试验中,对 T3 期肿瘤患者和淋巴结阳性的患者额外进行了术后放疗。

这 9 项试验中有 7 项未能表现出显著的总生存期延长,而 2 项试验发现了术前治疗的明显益处。在 Kok 等人报道的阳性试验结果中,163 例食管鳞状细胞癌患者随机分为单独手术或术前接受顺铂加足叶乙甙化疗(两个周期,对反应明显患者额外再加两个周期。术前化疗的患者中位生存 19 个月,3 年生存率 41%,而单纯手术组则分别为 12 个月和 21%。相对于其他试验,这次试验应用的化疗方法不同,即根据两个周期后的反应灵活确定周期的数量以及手术切除的类型。这就带来一个问题,即不同化疗方案的选择和对反应明显患者增加剂量是否能带来更高的生存率。另一种可能的解释是有限的淋巴结清扫的效果可以被术前化疗所改善。

0113 号组间试验,包括了 440 名鳞状细胞癌及食管腺癌患者[85]。该研究将患者随机分配为单独接受手术或术后行三个周期的顺铂加 5 氟尿嘧啶化疗。新辅助组患者在根治术后可行两个周期的额外术后化疗。根据循证治疗分析,总生存期没有显著增加:多种方式联合和单纯手术治疗患者的平均生存时间分别为 14.5 个月和 16.1 个月。此外,2 年生存率 (35% 对 37%),3 年生存率(两组均为 26%)几乎是一样的。在组织学亚组中也无显著差异。无病生存率也没有差异。经过完全切除,接受术前化疗患者的局部区域失败率(31%)和那些没有接受术前化疗的患者(32%)大体相当。对于只接受手术的患者而言,远处转移的首次失败率更高。术前化疗的耐受性相当好,不会增加术后并发症发生率和死亡率。但是,有 20% 的具有潜在可切除食管癌的患者没有手术。这可能对循证分析产生了负面影响。总体而言,接受术前化疗患者的手术切除率始终较低,但完整切除率更高(78%)。顺铂加 5-FU 的反应率是 19%,比较令人失望,因为其他试验的反应率为 38%~53%。这可能反映了这一综合疗法真正的抗肿瘤活性。

在前面提到的对比研究中,医学研究试验发现手术前化疗与单纯手术相比在综合治疗后的存活率方面显著改善。在 1992 年至 1998 年间,802 例可能手术切除的任何类型的细胞食管癌患者被随机分配为术前化疗和单纯手术,化疗方案为顺铂 80mg/m²,4 小时内静脉滴注,5-FU 每天 1g/m²,切除后开始,每周期 4 天,共 2 个周期,之间间隔 3 个星期。两组患者

中 2/3 为腺癌。手术切除率为 91%,化疗后完全切除率 84%,单纯手术为 71%。联合治疗组和单纯手术组的术后并发症发生率为 48% 和 41%,30 天的死亡率分别为 9% 和 10%。荟萃分析显示,在平均生存期(17.4 个月对 13.4 个月)和 2 年生存率(45% 对 35%)方面,综合治疗均显著优于单纯手术(P=0.002)。没有证据显示组织类型存在差异。这次试验可能强调了这样一个事实:即使在大型试验中应用传统方法,也能发现新辅助化疗后的明显改善。英国医学研究理事会的研究强调,新辅助治疗食管癌的试验必须有足够的动力,才不会错过临床上有意义的改善。

一般来说,大多数术前化疗试验显示术前治疗反应明显的患者生存期明显长于无反应患者及单纯手术治疗患者。然而,无反应患者似乎比单纯手术治疗预后更差,即使是一个潜在的根治性手术。换言之,有反应者生存期显著延长,但无反应者在没有改善肿瘤控制的同时,还增加了毒性损害。这一结果是否由化疗引起以及对化疗的敏感性是否可以确定患者的良好预后和分组尚不清楚。确定化疗反应显然有很高的临床重要性。分子分析和 PET 评价早期代谢反应可能在不久的将来在这一领域中更加重要。

总之,对于潜在的可切除鳞癌或腺癌患者而言术前化疗的临床效果与单纯手术相比仍不清楚。进一步的调查不仅要基于复杂的预处理试验,还应该探讨"分子分期"的可能性和早期代谢反应评价,以预测有反应者并排除无反应者,从而减少其可能受到的长期无效并且有毒的疗法损害,并减少可能导致的手术延误。

局部晚期肿瘤患者的新辅助化疗

新辅助疗法用于治疗晚期食管癌的经验有限。对治疗有反应的患者,可为局部治疗提供第二次机会,这可能是放化疗、手术或二者联合。在规模最大的研究中,新辅助治疗(顺铂加 5-FU)后 163 名局部晚期食管癌 (可能为 T4 期) 患者中可切除的占 52%[90]。完全切除率可达 32%[87]。令人印象深刻的是,R0 切除患者的中位生存期为 23 个月,5 年生存率为 29%。但是,即使在 R0 切除后,局部区域的失败率仍然很高(85%)。这一结果再次反映了化疗对晚期原发性肿瘤无效,并强调需要更多的放射治疗对局部控制的重要性。

术前化学放射治疗 对于食管癌患者,立即切除或术前化疗后手术均未能消除在切除术 (肿瘤床) 边缘留下的病灶。术前放疗可以提高局部控制率。术前

化疗、放疗和手术三者的结合可以提供提高治愈率的最大潜力。联合疗法在术前的主要目标是既可以作为放射增敏剂提高同步放疗的疗效,又可以化疗消灭可能的临床隐匿的微转移。

涉及潜在可切除肿瘤患者的二期研究

在最初的试验性研究中,Leichmann 等治疗了 21 例鳞状细胞癌患者,方法包括 30Gy 的放疗和两个周期的顺铂+5-FU[91]。在 15 名切除患者中,有 5 名没有在食管或淋巴结中检测到肿瘤。为了确认初步工作,西南肿瘤组和肿瘤放射治疗组对研究进行了总结[92]。西南肿瘤学组试验的结果反映了在一个更大的多中心试验的术前放化疗中遇到的问题[93]。在 113 个符合条件的潜在可切除肿瘤患者中,27%未行手术。完整切除的患者只有 37%。

为了增加完全缓解率,以下研究中总辐射剂量增加至 45Gy[73-75]。化疗方案已变更为:①通过在放疗期间完成全部化疗或在放疗全程以输液方式进行 5-FU 化疗来最大程度地增加放疗敏感性,即在放疗期间延长化疗时间;②增加化疗总剂量,从而降低远处转移的风险。尽管在放化疗应用方面有许多变化,但在已确定的最有效的放化疗方法方面没有重大突破。在最初的报道中,完全缓解率大约 25%,中位生存期为 18 个月,一些患者可存活 3 年。剂量更大的疗法可取得较高的组织病理学完全缓解和更高的存活率。这通常是可以实现的,但会增加急性毒性和(或)术后死亡率。研究初步报告,联合使用紫杉醇与放疗并没有表现出可以减少毒性或比顺铂加 5-FU 和放射治疗更有效[98-100]。最近,积极和姑息的放化疗治疗方案已成为临床常规,而取代了持续静脉输注 5-FU 或以草酸铂替代顺铂[103],总体生存数据已经消失。

从这些在术前随机对照试验中获得以下的经验教训:

• 病理组织学上确定有反应患者有更长的无病生存期,但大部分患者疾病复发或死于远处转移。

• 术后发病率和死亡率明显高于术前化疗或单纯放射治疗。

• 相当数量的患者肿瘤可以切除但没有进行手术,由于肿瘤的发展或以前存在的其他状况而恶化。

• 局部疾病的控制率增加,但远处转移仍然是一个问题,因此还需要新的治疗策略。

涉及潜在可切除肿瘤患者的三期研究

9 个随机试验的最后结果已经公布[81,104-111](表 18.8)。6 个试验只包括食管鳞状细胞癌患者,一个

试验为腺癌患者,另外两个试验中,75%和 69%的患者分别为腺癌。这些化疗方案在上述试验中差别很大:单独用顺铂、顺铂加博来霉素及顺铂加 5-FU 连续输注 5~7 天或同硫酸长春碱一起输注 21 天。

放疗计划及放疗与化疗顺序也存在巨大差异。有 4 个试验使用了单日分割,一个试验使用了超分割,即 1.2Gy/d,每天 2 次。在早期试验中,一般化疗在放疗之前或在两个化疗周期之间给予低剂量放疗(20Gy)。在 Bossett 等[106]进行的最大的试验中,使用了大分割剂量(3.7 Gy/d,在第一周和第四周共用 5 天),最终导致了放疗剂量的各种变化(20~45.6Gy)。

术前放化疗后治愈性切除的数量已呈现增加趋势,在三期试验中达到显著性水平。术前治疗后术后死亡率增加。确定的病理完全反应率(11%~30%)与多数二期临床试验是具有可比性的。这 9 个试验中有 5 个未能证明总体存活期延长。试验结果可以解释为部分是因为 6 个试验的患者数很少 (不到 58 例),以及在 2 个使用顺序 RCT 或很纯的放疗剂量的试验中特殊的生物治疗概念[81,105]。

在欧洲癌症治疗与研究学会(EORTC)进行的一项大型研究中,Bossett 等比较了 282 例食管鳞状细胞癌患者术前顺铂和放射治疗相结合与单纯手术[106]。接受放疗和化疗联合治疗的患者手术切除率明显高于单纯手术,但是,这种增长是以术后死亡率显著增加为代价取得的(13%对 4%)。无病 3 年生存率在联合治疗组明显较高(40%对 28%),但平均总生存期(18.6 个月)和 5 年生存率(33%对 32%)两组相似。肿瘤相关死亡在接受单纯手术组更为常见。作者认为,综合治疗的潜在好处被术后的高死亡率抵消了,主要是因为肺部并发症。必须强调指出,这种组合方式治疗方法并非传统疗法。放疗高分割剂量(3.7Gy∞5)不仅会提高肺部并发症风险,而且作为系统性治疗化疗剂量(顺铂剂量)也不充足。

一项关于食管鳞状细胞癌患者的研究已经公布了其阳性结果[109]。46 名患者被随机分配接受综合治疗 (顺铂加 5-FU 和 45Gy 放疗),52 名患者接受单纯手术。单纯手术组完全反应率为 30%。两个治疗组医院死亡率都很高 (综合治疗组 19.5%对单纯手术组 17.3%)。根据意向治疗分析,综合治疗组平均存活时间为 12 个月,单纯手术组为 8 个月(P= 0.017)。这些初步结果受制于调查人口的规模小,并且在两个治疗组的死亡率非常高。

在密歇根大学,乌尔瓦等[108]将 100 例患者(腺癌

表 18.8

潜在可切除性食管癌的术前放化疗：Ⅲ期临床研究

研究	方案	组织学类型	患者数	切除率(%)	R0(%)	死亡率(%)	pCR(%)	中位生存期(月)	生存率(%)	p 值
Nygaard 等[81]	手术	SCC	41	68	37	13	–	7.5	3y:9	NS
	CDDP/BLM+35 Gy		47	66	55	24	NA	7.5	17	
LePrise 等[105]	手术	SCC	45	84	84	7	–	10	3y:13.8	NS
	CDDP/5–FU+20 Gy		41	85	85	8.5	11.4	10	19.2	
Apinop 等[104]	手术	SCC	34	100	NA	15	–	7.4	5y:10	NS
	CDDP/5–FU+40 Gy		35	74	NA	14	27	9.7	24	
Walsh 等[107]	手术	AC	55	100	NA	4	–	11	3y:6	0.01
	CDDP/5–FU+40 Gy		58	88	NA	8	25	16	32	
Bossett 等[106]	手术	SCC	139	NA	68	4	–	18.6	5y:25	NS
	CDDP+37 Gy		143	NA	78	12.3	21	18.9	25	
Law 等[110]	手术	SCC	60(总数)	90	42	0	–	26	NA	NS
	CDDP/5–FU+40 Gy			95	80	0	25	27	NA	
Walsh 等[109]	手术	SCC	52	NA	NA	17.3	–	8	5y:11	0.017
	CDDP/5–FU+40 Gy		46	NA	NA	19.5	30	12	36	
Urba 等[108]	手术	SCC(25%)	50	90	90	2	–	17.5	3y:16	NS
	CDDP/VBL/5–FU+45 Gy	AC(75%)	50	90	90	7	28	17	30	
Burmeister 等[111]	手术	SCC(36%)	128	86	59	5	–	19	NA	
	CDDP/5–FU+35 Gy	AC(61%)	128	82	80	5	15	22	NA	
		其他(3%)								

RTx/CTx：放化疗；R0：完整切除；pCR：术后病理组织学证实；SCC：鳞状细胞癌；CDDP：顺铂；BLM：博来霉素，NS：无显著差异；NA：无效；5–Fu：5 氟尿嘧啶；AC：腺癌；VBL：长春新碱。

占 75%)随机分为术前放化疗加手术或单纯手术。主要目的是将中位生存期从 12 个月(单纯手术)增加至 24 个月(综合治疗)，然而，术前放化疗后中位生存期没有改善 (17.5 个月对 17 个月)，但 5 年生存率从 10%增加至 20%。这项研究的一个主要问题是样本小，分配给每组的只有 50 例。

另一项试验涉及腺癌(69%)和鳞状细胞癌(31%)患者[111]。这项试验的目的是表明无病生存率显著改善。两组之间无论无病生存还是总生存期都没有明显不同[风险比(HR)分别为 0.82(95%置信区间 0.61~1.10)和 0.89(95%置信区间为 0.67~1.19)]。放化疗联合手术组比单独手术组切除更完整[103/128(80%)对 76/128(59%)，$P=0.0002$]；并且淋巴结转移率更低[44/103(43%)对 69/103(67%)，$P=0.003$]。亚组分析显示，鳞状细胞癌患者的无进展生存比非鳞癌患者要好，[HR0.47(0.25~0.86)对 1.02(0.72~1.44)]。然而，这个小

组试验动力不足，无法确定真正的规模效益。

Walsh 等[107]在研究了 113 例食管腺癌、贲门及近端胃癌患者后报道综合治疗组存活率显著增高。组织病理学确定了 25%的完全缓解率。手术死亡率为 9%(综合治疗组)对 4%(单纯手术组)。在中位随访 18 个月内生存的患者，术前放化疗组比单纯手术组中位生存(16 个月对 11 个月)和 3 年生存率(32%对 6%)都显著改善。这项试验的主要缺点是：不同的组织类型；未使用 CT 扫描进行准确的术前分期，这可能导致肿瘤分期方面的不平衡；综合治疗组术后高死亡率(9%)；低 3 年生存率(6%)；以及试验结束过早，结束时只有 113 例。

正如报道所说，术前化疗反应比术前放化疗更好。一项研究描述了术前治疗反应明显患者的卓越成果，整体存活率明显改善，5 年总生存率也得到提高(24%对 10%)。

虽然这两个随机试验显示了综合治疗的生存优势,且最近出版的荟萃分析显示,联合疗法有明显统计学优势[23,112],但这一优势并没有在所有的组织类型都有体现,尽管腺癌患者数量很少(仅包括两个试验入选标准)[107,108]。3 年后,改善达 11%,相对危险性为 0.53(P=0.03),同时发布了 RCT(相对风险 0.45,P= 0.005)[23,46]。然而,最近的随机试验没有包括在这些荟萃分析内[112,113],这些试验并没有青睐辅助治疗,至少部分原因是由于患者的不配合,联合治疗方案中的食管切除退出率很高,从而导致较高的局部复发率[113]。后一项研究表明,新辅助治疗达成协议的困难,提示随机对照试验在术前应给予谨慎的态度,必须有适当的支持治疗。毒性可能是严重的,血液学有>50%CTC° Ⅱ~Ⅳ 和胃肠后遗症。因此,在比较新辅助治疗 RCT 和明确 RCT 的研究的基础上[114,115],新辅助对照试验不能被推荐为标准临床疗法。为了帮助澄清这一争议,进一步的随机试验将招收更多患者,

必须包括两个组织学亚型并进行更长期的随访。尽管术前放化疗治疗已广泛使用,但是根据 1992 年至 1994 年的报道,可手术食管癌患者的综合治疗仍然是一个值得商榷的方法[55]。

局部进展患者的新辅助放化疗 第二阶段采用新辅助放化疗治疗局部晚期食管癌患者试验(表 18.9)。研究只选择用 CT 扫描(可能为 T4)和(或)超声内镜(T3 和 T4 早期)来判断肿瘤分类的。大多数研究同时使用了顺铂加 5-FU 化疗和常规分割放疗。

经过放化疗,58%的患者吞咽得到改善。切除率 50%~100%不等(平均 77%);大约 2/3 的患者完整切除(范围为 44%~93%)。病理完全缓解见于 25%的手术切除标本(范围为 14%~44%)。在研究中利用超声内镜行 T 分期,60%的患者观察基于病理学表现的降期[116-118]。术后死亡率比之前的 4 个研究增加超过 10%。治疗有关的死亡人数介于 0%~18%,主要原因是肺部并发症。所有患者的平均存活期为 15 个月(11.5~18 个

表 18.9

局部晚期食管癌术前放化疗:Ⅱ 期试验

研究	RTx/CTx 方案	病理类型	患者数	切除率 (%)	R0 (%)	pCR (%)	术后死亡率 (%)	中位生存期(月)	生存率 (%)
Bidoli 等[171]	CDDP/5-FU + 30 Gy	SCC	34	74	62	24	20	18	2 年: 38
Sielezneff 等[172]	CDDP/5-FU + 30 Gy	SCC, 4 AC	25	100	84	28	8	18	2 年: 22
Van Raemdonck 等[173]	CDDP/5-FU + 36 Gy	SCC	18	83	78	17	0	18	3 年: 43 R0: 55 pCR: 100
Adelstein 等[174]	CDDP/5-FU + 45 Gy	24 SCC 48 AC	72	90	90	27	18	18	3 年: 38 pCR: 67
Yano 等[175]	CDDP/5-FU + 40 Gy	SCC	45	62	44	23	0	11.5 res.: 32	NA
Laterza 等[118]	CDDP/5-FU + 30 Gy	SCC	111	72	44	14	10.3	14	5 年: 17.5
Alexander 等[176]	5-FU + 60 Gy	SCC, 3 AC	34	50	47	23.5	6	14	3 年: 20
Adelstein 等[177]	CDDP/PAC/5 -FU+ 45 Gy	12 SCC, 25 AC, 3 UD	40	93	93	16	15	15	3 年: 30

RTx/CTx:放化疗;R0:完全切除;pCR:术后病理组织学反应率;CDDP:顺铂;5-FU:5-氟尿嘧啶;SCC:鳞状细胞癌;AC:腺癌;NA:无数据;PAC:紫杉醇;res.:仅限切除患者;UD:未分化。

月),3 年存活率约 35%(20%~43%)。在显示了完全病理学反应的患者中,预计 3 年生存率为 65%~100%[117]。在切除标本有严重或微观残留的患者中,经完全切除后的长期幸存者占 1/3[117,118]。生存分析显示鳞状细胞癌患者和腺癌患者无明显差异。但是,鳞状细胞癌患者非相关原因死亡或治疗毒性导致死亡可能性更高。

术前放化疗显著提高了局部控制率。据报告,完全切除患者的局部失败率<10%。这里既包括病理证实的完全切除,又包括可能存在残留的切除[117]。但是,远处转移的控制仍然是个大问题。即使是经过手术之后标本中没有肉眼残留的患者,仍然可能在 3 年或更长的时间之后去世。

最近,大家讨论的热点是单独采用放疗和化疗相结合的非手术疗法是否可以替代综合治疗,包括局部进展患者的手术治疗。德国食管癌研究组的三期随机试验比较了在 T3~4、N0~1 和 M0 食管癌患者中,单独放化疗(60Gy)和术后结合放化疗(40Gy)的疗效[114]。177 名患者被随机分配入手术+放化疗组(A 组)和单独放化疗组(B 组)。两组的 2 年总生存率大体相当(A 组:39.9%;95% 置信区间为 29.4%~50.4%;B 组:35.4%;等量时序检测 δ=−0.15,P=0.007)。

然而,3 年生存率已经相差 7%,并且手术组无疾病进展率(2 年无疾病进展率 64.3%)优于放化疗组(2 年无疾病进展率 40.7%;A 组对 B 组 HR 为 2.1;95%CI 为 1.3~3.5,P= 0.003)。Liao 等[120]在 Ⅱ 和 Ⅲ 期食管癌的回顾性研究中也证实了这一点,该试验虽然术前放疗剂量较低,但放化疗后行食管癌切除术可明显改善肿瘤局部控制率。

此外,在 Stahl 等人[114]的随机对照研究中,患者术后并发症发生率高,70%的患者会发生至少一种严重并发症,术后死亡率则为 11.3%。11 个参与研究中心中有 5 个 8 年入组病例少于 10 例。因此,该试验是否会因为入组病例少而影响最终的结论尚不得而知。此外,如果只有高度专业化的医疗中心来完成该项研究,术前放化疗联合手术组可能会得出更好的生存率结果。遗憾的是,许多随机对照试验没有进行合理的设计,而仅仅以单纯化疗进行对照研究。

德国小组的结果也被法国胃肠研究小组的一项研究所证实,该研究入组病例 455 例,最终对诱导放化疗有效的 259 例局部晚期食管鳞状细胞癌患者被随机分为根治性放化疗组和手术组[115]。虽然这项研究的最终结果尚未完全公布,但两组之间的生存率差别

小,且更倾向于保守治疗组(2 年生存率 40%对 34%,无显著差异),而手术组近期随访生存质量较高,但远期随访生存质量却无差别[121]。这一试验的结果也受到了手术治疗组依从性较差、术后死亡率达 10%以及本应对术前治疗产生反应的患者群的整体生存率非常差(中位生存期 17.7 个月)。

总之,合适的患者,特别是那些身体状态允许的患者可以积极进行术前综合治疗和随后手术。而其中最适合的患者是局部肿瘤与支气管树关系密切而估计难以完全切除的患者。对于该类患者,由于化疗对于局部肿瘤缩小效果不甚明显,因此放射治疗是必不可少的。而这种高风险的手术则应仅限于专科医疗中心进行创新性的研究。

新辅助治疗受益患者 所有可供参考的研究均表明,只有术前治疗敏感并且随后进行根治性切除的患者才有希望从中受益,但治疗相关并发症发生率和死亡率都较高,而与单纯手术或单纯放化疗的患者相比,对新辅助治疗不敏感的患者预后更差[122,123]。因此,准确的评估显得更重要,而治疗前预测有效率则是重要的研究方向。另外,对于放化疗有反应的患者是进行手术还是单纯保守治疗尚需进行研究。

由于原发肿瘤无法精确测量,故在肿瘤有效率评价方面依然存在许多问题。症状的缓解或食管消化道造影的正常化并不一定表明肿瘤分期有变化。而胸部 CT 扫描也仅能发现肿瘤病变长度和食管壁侵犯程度的改变。系统性的回顾分析也发现 CT 检查在评估术前治疗有效率方面并不准确[124]。超声内镜则无法区分纤维组织和重要的肿瘤残留。仅有不到 30%的病例存在与组织病理学相关的临床反应。此外,组织活检毫无用处。尽管组织活检为阴性,但还是可以在 30%的手术切除标本中发现肿瘤细胞。因此,采用现有的临床检测手段来预测完全组织病理学反应是不现实的。PET 是临床评估中一种有希望的检查方法。特别是一些独立研究机构指出,早期肿瘤代谢反应的评估能够反应治疗相关的有效率[125-128],但是这种方法尚处于研究中。

术前化疗敏感性检测的作用迄今仍无结论。最有希望的方法是检测治疗前活检标本中的分子标记物。由于细胞毒性反应似乎主要是通过导致细胞凋亡的机制来介导,因此细胞凋亡中所涉及的相关基因是术前检测的潜在候选基因(例如,p53 基因家族,bax 基因家族)。对于采用含 5-Fu 化疗方案治疗的腺癌患者,胸苷酸合成酶的表达似乎是预测化疗缓解的最佳

候选基因。采用基因表达分析方法进行复杂的基因分析可能有助于区别放化疗有缓解者和无缓解者[129]。

总之，食管癌术前新辅助治疗是安全的，化疗后的术后死亡率与单纯手术的术后死亡率相当，总生存率则较差（中位生存期 10~20 个月）。然而，在一些临床试验中，术前治疗完全（或大部分）缓解患者似乎存在生存率改善的趋势。即使手术切除标本未发现癌细胞，患者仍有可能在术后 3 年或更长时间内死于肿瘤复发。目前的数据表明，现在所采用的新辅助治疗对于潜在可切除的食管癌患者尚存争议，但对于局部晚期食管癌患者则应为标准化治疗方案。细致的术前分期对于所有癌症患者是必需的，但 80% 的整体分期敏感性仍不能令人满意。

非手术治疗

化疗

食管癌化疗早期用于食管癌的复发或转移治疗。食管癌的两种主要病例类型中，50% 的患者年龄在 60 岁以上。因此，有相当多的患者不仅存在肿瘤相关疾病，而且合并肿瘤无关的疾病，从而难以入组临床化疗试验。此外，有 70%~80% 的患者合并进展性疾病，这常与患者身体状况的下降、营养不良或诸如肝硬化或肝转移等并发症相关，所有这些都严重影响患者对化疗毒性作用的耐受性。

化疗的有效性显然依赖于分期情况，局部晚期患者的缓解率为 40%~60%，明显高于远处转移患者 30% 的缓解率。食管癌单药治疗的缓解有效率见表 18.10。总体而言，单药化疗的缓解有效率已经明确，为 2~4 个月，缓解率低并且没有生存收益。临床上，顺铂、5-FU、长春瑞滨、伊立替康和紫杉醇常可作为单药姑息化疗用药。相比之下，卡铂对于食管鳞癌和腺癌的临床缓解率均令人失望，仅为 0%~9%[130-134]。到目前为止尚没有奥沙利铂单药治疗食管癌的临床数据。

食管癌第一代联合化疗方案是基于博来霉素联合顺铂或顺铂联合甲氨蝶呤的两药、三药或四药的联合化疗。Kelsen 和 Ilson 首次提出顺铂联合博来霉素及长春地辛的化疗方案。在不能手术切除或转移性食管鳞状细胞癌患者中，该方案可以取得了 30%~35% 缓解率，持续时间 5~6 个月，中位生存时间为 6~8 个月[135]。第一代联合化疗方案不仅增加了毒性作用，而

表 18.10

食管癌单药化疗

药物	病理类型	患者	缓解率 (%)[b]	95%置信区间(%)	参考文献
顺铂[α]	SCC	152	42 (28)	20~35	178~181
	AC	12	1 (8)	0~26	182
硫化博来霉素[α]	SCC	80	12 (15)	7~23	183~186
丝裂霉素 C[α]	SCC	58	15 (26)	15~37	187~189
5-氟尿嘧啶	SCC	26	4 (15)	1~29	190
足叶乙甙	SCC	26	5 (19)	7~41	191
长春地辛[α]	SCC	86	19 (22)	13~32	192~195
长春瑞滨	SCC	30	6 (20)	8~39	196
紫杉醇	SCC	18	5 (28)	8~48	197
	AC	32	11 (34)	15~51	
多西紫杉醇	SCC	27	8 (30)	NA	198
伊立替康	AC	21	3 (14)	3~36	199

SCC：鳞状细胞癌；AC：腺癌；NA：无数据。

[α] 混合反应。

[b] 患者(%)。

Adapted from Enzinger PC, Ilson DH, Kelsen DP. Chemotherapy in esophageal cancer. *Semin Oncol* 1999;26:12–20.

且与单药化疗相比也没有显示出较高的有效率。80年代末期,有人提出顺铂联合 5-Fu 的化疗方案(表18.11)。顺铂用量可以是一次大剂量 100 mg/m² 静脉点滴或每天 20 mg/m² 剂量静脉点滴连续 5 天。5-FU则为每天 1000 mg/m² 剂量静脉点滴持续 5 天。该方案在局部晚期患者中缓解率为 47%~64%[206]。

EORTC Ⅱ 期临床随机试验比较了顺铂 5-FU 联合化疗方案与顺铂单药化疗方案在无法切除或转移性食管鳞状细胞癌中的有效率[136]。由于顺铂 5-FU 联合化疗方案被认为是食管癌的标准化疗方案,因而EORTC Ⅱ 期临床随机试验的结果引起广泛关注。在这个多中心临床试验中,虽然顺铂 5-FU 联合化疗方案的缓解率(35%)比与顺铂单药化疗方案缓解率(19%)高,但并没有显示出明显的生存收益(顺铂 5-FU 联合化疗方案中位生存期为 8 个月,顺铂单药则为 7 个月,1 年生存率分别为 34% 和 27%,2 年生存率则分别为 18% 和 9%)。这可能是由于顺铂 5-FU 联合化疗方案组存在较高的毒性作用和治疗相关死亡

率(16% 对 0%)。值得注意的是,联合试验 0113 在可切除食管鳞癌和腺癌中得出了 19% 的低缓解率[85]。这同样也引起大家对于顺铂 5-FU 联合化疗方案作为进展期食管癌标准化疗方案地位的思考。有人采用顺铂类似物奥沙利铂联合 5-FU 和亚叶酸钙方案治疗无法切除的进展期食管癌 35 例[137],总体缓解率为 40%,中位缓解时间为 4.6 个月,中位生存时间为7.1 个月。这些结果表明,至少在对顺铂化疗存在禁忌证的患者中,奥沙利铂可以取代顺铂与 5-FU 和亚叶酸钙联合化疗。

被寄予厚望的化疗药紫杉醇亦被单药或联合5-FU 顺铂应用于食管癌的治疗中(表 18.12)。一项多中心临床 Ⅱ 期试验采用在紫杉醇(第 1 天 175 mg/m²3 小时完成)、顺铂(第 1~5 天 20 mg/m²)、5-FU 持续静脉滴注(第 1~5 天 750 mg/m²)治疗转移或复发的食管癌。在 60 例获得缓解的患者中,48% 基本缓解,其中包括 7 例完全缓解患者,中位缓解时间为 5.7 个月,中位生存时间为 10.8 个月。毒性作用虽然剧烈,

表 18.11

局部晚期转移性食管癌顺铂/5-氟尿嘧啶联合化疗

化疗方案	剂量(mg/m²)和使用方法	病理类型	肿瘤分期	可评价病例数	缓解率: CR或 PR (%)	中位生存期(月)	参考文献
CDDP/5-FU	第 1 天 100,第 1~5 天 1000ci	SCC	M1	37	43	NA	201
CDDP/5-FU	第 1 天 100,第 1~5 天 1000ci	SCC	LAD + M1	34	35	8	136
CDDP/5-FU	第 1 天 70,第 1~5 天 700ci	SCC	LAD + M1	36	36	NA	202
CDDP/5-FU/FA	第 1 天 100, 第 1~5 天 370, 第 1~5 天 200	SCC	LAD + M1	17	23	6+	203
CDDP/5-FU/FA	第 1 天 20, 第 1~5 天 600, 第 1~5 天 200	SCC	LAD + M1	31	58	11ᵃ	68
CDDP/5-FU/IFN	第 1 天 100, 第 1~5 天 750,3000 000IU/d	SCC + AC	LAD + M1	27	50	8	204
CDDP/5-FU/IFN	第 1 天 100,然后每周 25ᵇ 第 1~5 天 750ci,每周 b 10000 000IU×3 周	SCC + AC	LAD + M1	23	65	8.6ᵃ	205

CR:完全缓解;PR:部分缓解;CDDP:顺铂;5-FU:5-氟尿嘧啶;ci:连续输注;SCC:鳞状细胞癌;M1:远处转移;NA:无数据;LAD:局部晚期;FA:亚叶酸;AC:腺癌;IFN:干扰素。

ᵃ 化疗后局部放疗。
ᵇ 起于第 15 天。

Adapted from Stahl M. Chemotherapy of esophageal carcinoma. *Onkologie* 1999;22:98-104.

表 18.12

进展期食管癌以紫杉醇/顺铂为基础的联合化疗

化疗方案	剂量(mg/m²) 和使用方法	病理类型	肿瘤分期	可评价病例	缓解率 (%)	中位生存期 (月)	参考文献
Pac/CDDP/5-FU	第 1 天 175(3 小时), 第 1~5 天 20, 第 1~5 天 750ci	SCC + AC	LAD, M1	60	48 (35~61)	10.8	138
Pac/CDDP	第 1 天 200(24 小时), 第 2 天 75	SCC + AC	LAD, M1	37	49	NA	207
Pac/CDDP	第 1 天 90(3 小时), 第 1 天 50,q14d	SCC + AC	LAD, M1	20	40	7	208
Pac/CDDP	第 1 天 180(3 小时), 第 1 天 60,q14d	SCC + AC + UD	LAD, M1	51	41	NA	209

Pac:紫杉醇; CDDP:顺铂; 5-FU:5-氟尿嘧啶; SCC:鳞状细胞癌; AC:腺癌; LAD:局部晚期; M1:远处转移; ci:持续输注; UD:未分化; NA:无数据。

但尚可以控制。特别引人关注的是 18% 的患者出现不可逆的感觉性神经病,该病通常发生在 4 周期化疗后[138]。EORTC 的一项 II 期研究将长春瑞滨 (第 1 天,第 8 天 25 mg/m²)联合顺铂(第 1 天 80 mg/m²),每 3 周 1 次的化疗方案作为转移性食管鳞状细胞癌一线化疗方案。该试验有 71 例患者入组,其中 24 例获得部分缓解(33.8%,95% 置信区间为 23~46),中位缓解时间为 6.8 个月,无疾病进展生存时间为 3.6 个月,中位生存时间为 6.8 个月。主要的毒性作用是中性粒细胞减少(41% 的患者出现 3/4 级)[139]。

Ilson 等人在一项 II 期临床试验中采用每周顺铂联合伊立替康化疗方案在门诊治疗转移性食管癌患者 35 例[140]。57% 的患者明显缓解,其中 6% 的患者达到完全缓解。食管腺癌和鳞状细胞癌都得到类似的缓解率。中位缓解时间为 4.2 个月。其中 5 例对该方案敏感的患者接受了根治性手术治疗,他们的精确中位生存时间为 14.6 个月。这些令人鼓舞的结果表明,每周伊立替康联合顺铂化疗方案有待进一步研究,包括其他化疗药物联合该方案化疗。

最近也有学者在研究不含铂类的联合化疗方案。在转移性食管癌的治疗中,虽然伊立替康联合多西他赛化疗方案[141]结果令人失望,但多西紫杉醇联合卡培他滨化疗方案却令人惊喜。后一项研究中 24 例晚期食管癌患者(其中鳞状细胞癌 17 例,腺癌 7 例)接受了口服卡培他滨(1000 mg/m² 每日 2 次,第 1~14 天)

加静脉滴注多烯紫杉醇(75mg/m² 第 1 天),每 3 周一次的治疗。其中 16 例为一线治疗,8 例为二线治疗。意向治疗分析表明总体缓解率为 46%。在 11 例缓解患者中 (1 例完全缓解和 10 例部分缓解),9/16 例(56%)为一线治疗,2/8 例(25%)为二线治疗。中位进展时间为 6.1 个月(95% 置信区间为 4.5~7.7 个月)。中位生存时间为 15.8 个月(95% 置信区间为 7.8~23.9 个月)[142]。这些结果表明,不含铂联合化疗方案需要更大型的临床研究来证实。对顺铂存在禁忌证的患者而言,多西紫杉醇联合卡培他滨化疗是一个可选方案,对于含铂类一线化疗方案失败而适宜二线化疗的患者而言也是一个可选方案。

生物靶向治疗尚处于临床实验阶段。一项研究采用血管内皮生长因子受体治疗(EGFR)酪氨酸激酶抑制剂吉非替尼 500 mg/d 治疗了 36 例化疗耐药的进展期食管癌患者。临床结果虽然差强人意,但却给含 EGFR 基因拷贝数较高的食管鳞癌患者带来了希望[143]。有实验研究表明吉非替尼能阻止生存信号传导,明显提高食管癌常规治疗的疗效。这些数据明确支持在设计良好的临床试验中对靶向治疗联合常规治疗方法进行研究[144]。最有希望成为食管癌生物靶向治疗靶点的包括生长调控蛋白 (EGFR、Her-2、ki 67)、血管生成因子(血管内皮生长因子)、炎症因子(环氧合酶-2)、细胞周期调控蛋白(p16、p21、细胞周期蛋白 D1)、细胞凋亡基因(p53、Bax 和 Bcl-2)和黏附/浸润分子(钙黏蛋白和基质金属蛋白酶)[145]。

总之,采用联合化疗方案治疗进展期食管癌缓解率要比单药化疗缓解率高,但并没有使转移性食管癌患者生存时间延长。因此,联合化疗方案仅被推荐用于治疗 Karnofsky 评分大于 70 的患者。在这种情况下,顺铂联合 5-FU 应作为标准化疗方案。但鉴于 EORTC 随机试验的结果,这一标准方案尚须经过再次推敲。而基于紫杉醇联合化疗的方案,每周伊立替康联合顺铂化疗方案以及多西紫杉醇联合卡培他滨的不含铂化疗方案尚需进一步临床实验来证实。

放射治疗

体外放射治疗通常给予肿瘤及其周围 5cm 组织总放射剂量约 40~70Gy,给予局部淋巴结区域至少 40~45Gy。放射治疗技术必须符合要求,即常规分割(单剂量照射 1.8Gy 或 2.0Gy),对脊髓照射总剂量限制在 50Gy 以内。目前进行的放射治疗则多为三维适形放射治疗。这种治疗方法受肿瘤位置的影响(颈段和胸廓入口或胸部中下段)。通过食管插管后远程后装技术可以进行肿瘤近距离照射治疗。总放射剂量为 70Gy 的根治性放疗同样需要仔细的患者筛选。Ⅰ期或Ⅱ期食管癌患者尤其更易耐受单纯放射治疗。

单纯体外放射治疗的效果有很多研究文献进行了报道。这些研究入组患者疾病分期通常比较晚,如 T4 期或者存在淋巴结转移。例如,De-Ren 的文献报道中[146]678 例患者中有 184 例为Ⅳ期患者。整体而言,单纯接受放射治疗的患者 5 年生存率为 0%~10%[146]。最近发表了一篇关于早期食管癌单纯放射治疗的研究报道。由 Sykes 等人实施的临床试验入组患者 101 例(其中 90% 为鳞状细胞癌),肿瘤长度均小于 5cm。入组患者接受 15~16 次总剂量为 45~52Gy 的放射治疗,5 年生存率达到 20%[147]。总之,放射治疗已被用来治疗因为肿瘤情况或身体情况而不适宜手术治疗的患者。尽管存在选择偏差,但放射治疗作为基础疗法的临床试验结果显示中位生存期仍达到 6~12 个月,5 年生存率达到 6%~17%,与手术治疗结果相当。为了克服肿瘤耐药,实现肿瘤局部长期控制,通过尚未证实是否有效的腔内近距离照射或者通过加速超分割放射治疗(即 2×1.5 Gy/d,从第 3 周起,直到 68.4Gy 的总剂量)来缩短总治疗时间可能使放射剂量增加。已有两项随机试验证实加速超分割放射治疗方法有一定优势 [148,149]。试验者发现平均生存期可延长至 3

年,切除范围有所增加,并且能够优化放化疗综合治疗。这种放射治疗方法适用于肿瘤难以切除或者联合放化疗有困难、依从性好且身体状态允许的患者。关于可切除肿瘤中体外照射治疗与手术的比较尚未见报道。

症状缓解方面,体外放射治疗能够使 60%~80% 的患者吞咽困难缓解达 10 个月。并发症包括黏膜炎、食管狭窄及气管食管瘘。如果肿瘤浸润支气管存在气管瘘的可能或者主动脉外膜受侵存在破裂的可能,而放射指征仍然存在,则每日放射剂量应由常规的 1.8Gy 或 2.0Gy 减少至 1.5Gy[150]。

近距离照射

食管腔内近距离照射能够在保护食管周围重要器官(如肺、心脏、脊髓等)的前提下保证食管肿瘤接受充足的放射剂量。食管腔内近距离照射既可作为一种主要治疗手段,也可作为体外放射治疗的补充。它既可以是高放射剂量,也可以是低剂量。虽然两种放射剂量之间存在技术和放射学方面的差异,但并没有明显的优劣之分。近距离放射治疗的局限主要在于有效治疗的距离。近距离放射治疗的放射源为同位素铱 192,其通常用于治疗距发射源 1cm 以内的肿瘤。因此,距放射源超过 1cm 的肿瘤只能够接受非最佳的辐射剂量(如局部区域淋巴结)。

食管腔内近距离照射作为主要治疗方法时,局部控制率在 25%~35% 之间。Sur 等人实施的随机试验发现大剂量腔内近距离照射和体外照射之间在局部控制率及生存率等方面并没有明显区别。肿瘤放射治疗组织(RTOG)92-07 试验中,75 例鳞状细胞癌(92%)和腺癌(8%)患者接受了 RTOG 85-01 试验的治疗方案,3 周期化疗期间患者被给予低剂量(19 例)或高剂量(56 例)腔内近距离照射。放射剂量的选择由研究者来决定。由于低剂量腔内近距离照射组入组患者累计较少,因而该组治疗没有继续完成;研究结果的分析仅限于在第 8、9 和 10 周接受每周 5Gy 高剂量放射治疗的患者。而由于可能导致食管瘘,第 10 周的放疗亦被终止[152]。虽然完全缓解率为 73%,但中位随访时间仅有 11 个月,局部放疗失败率为 27%。急性毒副反应包括 58% 的 3 级毒副反应、26% 的 4 级毒副反应和 8% 的 5 级毒副反应(治疗相关性死亡)。每年食管瘘的累积发生率为 18%,而原始发生率为 14%。6 例治疗相关食管瘘患者中有 3 人因此死亡。鉴于其明显的毒副反应,这种治疗方法应谨慎使用。

有关食管支架治疗与姑息性腔内照射对比的随机试验研究发现姑息性腔内照射比食管支架治疗缓解吞咽困难症状虽慢但却更明显,并且缓解持续时间更长。由于两项试验均得出姑息放疗能够更好更长期地改善患者生活质量的结果,因此在无须在 1 个月内尽快缓解吞咽困难症状的患者中,姑息性腔内照射应被作为治疗首选[153,154]。

美国腔内照射协会已制定出食管癌腔内照射治疗指南[155]。根治性腔内照射治疗应仅适用于肿瘤小于 10cm 并且无远处转移的患者。腔内照射治疗的禁忌证包括气管或支气管受侵,颈段食管癌和狭窄严重致探头无法通过的病例。涂抹器应该有 6~10mm 外径。最后,食管癌腔内照射治疗应该单独实施或在体外照射治疗后实施,并且不能与化疗同步进行。总之,腔内放射治疗应在根治性切除和(或)联合放化疗不可行,而身体条件适合的患者中采用,或用于缓解肿瘤相关症状的姑息性治疗。

放化疗

在 20 世纪 80 年代,还没有关于单纯性同步放化疗的试验性研究。一般食管癌的局部复发率为 25%,

3 年生存率为 50%,5 年生存率为 30%[156]。Coia 等使用 MMC 和 5-Fu 同步 60Gy 的放疗来治疗早期的患者。局部复发率仍为 25%,5 年生存率为 30%[157]。基于这些令人振奋的结果,ECOG 发起了一项随机临床研究比较联合放化疗对比单纯放疗在早期食管鳞癌患者中的疗效。结果显示联合放化疗组患者的中位生存期较单纯放疗组明显延长 (14.8 个月对 9.2 个月;P=0.04),但两组的 5 年生存率相似(9%对 7%)。该试验并非单纯同步放化疗研究,在接受 40Gy 放疗后,39%的患者接受了手术(每组都接近一半)。在该研究中,手术并未影响生存期[158]。

目前,近 20 个比较放化疗和单纯放疗[159,160]、放化疗和术前放疗[114,115]或放化疗和手术的随机研究正在进行中,其中有一些数据来自中国[161]。

这些研究最大的不同是化疗的顺序 (同步>序贯放化疗)是一个很明显的预后因子。不幸的是,序贯放化疗的研究结果异质性太大,Cochrane 协作网[159]无法汇总。因此,目前的随机研究结果并不支持序贯放化疗。相反,这成为了同步放化疗对比单纯放疗具有优势的一个证据:随访 1~2 年生存期延长 7%,局部控制率提高 12%,达到将近 45%(表 18.13)。

更不幸的是,在许多同步放化疗的研究中,放化

表 18.13

食管癌联合放化疗与单纯放疗对比: 临床 Ⅲ 期随机对照试验

研究	治疗方案	病理类型	患者例数	局部失败率 (%)	中位生存期(月)	总生存率 (%) 2 年	总生存率 (%) 5 年	p 值
Araujo 等[210]	50 Gy+ 5-FU /MMC/BLM	SCC	31	84	12		6	NS
			28	61	NA		16	
Roussel 等[211]	40 Gy+ CDDP	SCC	110	NA	8	16	NA	NS
			111		10	20		
al-Sarraf 等[162]	64 Gy	SCC	62	68	9		0	0.001
	50 Gy + CDDP /5-FU		61	45[a]	14		27	
Smith 等[158]	50~60 Gy + 5-FU, MMC	SCC	60	NA	9	12	7	NS
			59		15[a]	27	9	
Slabber 等[212]	50~60 Gy + CDDP/5-FU	SCC	60	NA	5	NA		NS
			59		6			

SCC:鳞状细胞癌;NS:无明显差别;NA:无数据;5-FU:5-氟尿嘧啶;MMC:丝裂霉素 C;BLM:博来霉素;CDDP:顺铂。

[a] 有统计学意义。

[b] 每组大约有 50%接受手术治疗。

疗的剂量均降低了。

至今，已有两个临床研究确认了关于 RCT 是(放化疗)的优化概念[162-165]。第一个是 RTOG 85-01 研究，给予足量化疗联合同步放疗。患者随机分配至单纯放疗组(64Gy)或化放疗组接受 4 个周期的 5-Fu(第 1~4 天 1000mg/m²)和 DDP(第 1 天 75mg/m²)治疗，放疗(50Gy)从化疗第 1 天同步开始[162]。联合治疗组的患者中位生存期(14.1 个月对 9.3 个月)和 5 年生存率(27%对 0%; P<0.001)明显延长了[163]。局部复发作为复发第一部位的发生率在联合治疗组也有显著下降(45%对 68%)。由于这些阳性结果，研究提前结束。在这之后，另外有 69 例患者接受了同样的联合治疗，亦得出类似结果 (中位生存期 17.2 个月；3 年生存率 30%)[163]。总之，单纯放疗和联合放化疗均耐受性良好。尽管如此，联合治疗组的严重急性不良反应发生率更高(4 级毒性 10%对 2%)。两组的严重后期不良反应的发生率是相似的。

后一项试验中，在至少 5 年的随访后，放化疗组的 8 年生存率为 22%(预计 10 年生存率 20%)。5 年后仍生存的患者没有一例死于肿瘤复发，这表明这些患者已被治愈。这些患者的病理类型与生存率没有统计学意义，但 88%的患者为食管鳞状细胞癌[164]。这表明放化疗联合治疗较单纯放疗不仅更能延长无疾病进展时间，而且能够治愈更多患者。因此食管癌的非手术治疗标准应为联合放化疗。RTOG 85-01 试验中放化疗的局部失败率仍有 45%，这需要治疗方法的进一步改善。

在后续的临床试验中 (Ⅲ期临床随机试验 0123)，两组患者均接受同步放化疗，化疗方案仍为前期研究方案(4 周期顺铂联合 5-FU)，而放疗方案则为两种剂量(总剂量分别为 50.4 Gy 和 64.8 Gy，每周 5~1.8Gy)。可能由于高剂量，放化疗组死亡率更高，中期研究结果显示高剂量放化疗组并无生存改善或者局部控制率增加，因此该试验被提前终止[165]。这一结果很难解释，因为在未达到 50Gy 放疗剂量前，大部分毒副作用已经发生，但可以肯定的是，联合放化疗可以引起严重的毒副作用，增加放射剂量应谨慎。最佳支持治疗是一个先决条件，这意味着补充营养和进行定期的间隔较短的抽血化验，以指导化疗的应用。对于局部晚期无法切除的食管癌患者，可采用常规分割时间表(5×1.8~2.0Gy/周)，同步进行化疗，50~60Gy 的总放疗剂量可能是最佳的剂量。另外还推荐行 4 个周期的顺铂加 5-FU 化疗。

基于单纯加速超分割放疗令人信服的结果[148]，Zhao 等人通过一项随机试验来验证该放疗方法联合同步化疗这一有创意的治疗方法的效果[160]。放疗总剂量为 68.4Gy，44 天内共分 41 次。生存时间没有显著差异(5 年生存率分别为 40%和 28%，中位生存期则分别为 30.8 个月和 23.9 个月)，但更倾向于联合放化疗 RCT(P=0.31)。由于营养不良、支持治疗不充分等主要原因所导致的急性毒副作用的增加 (Ⅲ/Ⅳ级毒副作用分别为 46%和 25%; 死亡率分别为 6%和 0%)和(或)入组患者例数较少等原因，可能导致差异性不显著。因此，在进一步研究之前，不建议联合放化疗中采用加速超分割放疗。

总之，常规的联合放化疗所取得的成果使其成为潜在可治愈食管癌的标准治疗方法，这早在 1992 年至 1994 年的一项研究中就已经被证实[55]。在这项研究中，20%的患者接受单纯放疗，54%的患者接受同步放化疗。在同步放化疗组中，生存率改善显著(2 年生存率分别为 39%和 21%)，局部治疗失败率较低(30%和 58%)。

这些结果表明，单纯放疗不应该是食管癌最终方案，临床试验中同步放化疗所得到的结果同样可以在全国范围内开展实现。因此，尤其对于 R0 切除不够确切的患者，同步放化疗将是首选治疗，当然首要条件是最佳的支持治疗和患者可以密切随访。除临床试验以外，放疗剂量一般应该为常规标准放疗剂量。今后的研究方向应该包括新的放射增敏化疗药的组合使用(例如紫杉醇、多西紫杉醇和伊立替康)。

关于根治性放化疗的这些令人印象深刻的研究结果，以及治疗相关低死亡率，使得一些研究者对于手术在食管癌综合治疗中的作用产生了怀疑。有一篇综述指出，可切除食管癌患者单纯接受联合放化疗的中位生存期为 10~19 个月，两年生存率为 20%~44%[166]。然而，单纯联合放化疗的非随机试验生存结果，与潜在可切除患者接受单纯手术的生存结果相比，或者与局部进展期患者接受术前放化疗联合手术的生存结果相比均不能令人满意。在医疗服务模式的研究中，接受术前联合放化疗患者的生存率要比接受根治性放化疗的患者高(2 年生存率分别为 63%和 39%)，但这种差异没有统计学意义[55]。

关于放化疗联合或不联合手术治疗失败原因的分析显示出手术治疗在食管癌综合治疗中不可或缺的作用(表 18.14)。潜在可切除食管癌患者单纯接受放化疗的局部肿瘤复发率明显要比术前接受放化疗

表 18.14					

食管癌放化疗(CTx/RTx)失败数据统计

		复发 (%)			
	病例数	总数	局部复发	远处转移	局部复发+远处转移
CTx/RTx 未进行手术切除	273	175	34	15	16
CTx/RTx 加手术切除	218	122	13	27	16

Adapted from Fink U, Stein HJ, Wilke H, et al. Multimodal treatment for squamous cell esophageal cancer. *World J Surg* 1995;19: 198–204.

的局部复发率要高。就目前来说，手术切除对于改善放化疗后的局部控制率是至关重要的，其对术后长期随访的总生存也可能有影响[114]。然而，无论手术与否，联合放化疗后的远处转移率之高表明迄今为止当前的新辅助治疗方案尚不足以控制肿瘤向远处发展转移。

个体化治疗方案

图 18.4 和图 18.5 显示的是在伊萨尔河右岸大学医院确诊的食管鳞状细胞癌和腺癌患者的治疗方案。该治疗方法的选择依据原发肿瘤可切除性和患者的一般状况而定。无论鳞癌还是腺癌，如果治疗前分期提示肿瘤可能完全切除，以及术前风险评估患者能够耐受大型手术，则手术切除应为治疗首选。在患者可耐受大型手术的前提下，如果治疗前分期提示肿瘤完

全切除性不确切，则建议患者接受放化疗，对放化疗敏感的患者则建议接受手术治疗。胃小弯或腹腔干周围存在淋巴结肿大并非手术治疗或根治性治疗的禁忌证。根治性非手术治疗方法则用于身体状况差的患者。单纯的姑息治疗方法(单纯化疗、放射治疗、支架治疗、激光治疗和营养管置入等)则只有在远处转移或存在食管瘘时才采用。

到目前为止，对于潜在可切除的食管癌患者，即气管分叉以下 T1~T4 分期或者分叉以上 T1 或 T2 分期的食管癌患者，多种治疗方法联合应用的结果尚没有通过设计合理的随机试验所验证。因此，在伊萨尔河右岸大学医院，经胸食管癌整块切除联合两野淋巴结清扫术(纵隔及上腹部)为此类患者的治疗方法。如果术前评估患者不能耐受大型手术，则行放化疗治疗。由于上段食管与支气管关系紧密，因此气管分叉水平以上的局部进展期鳞癌(即 T3 或 T4 肿瘤)没有可能被完整切除。临床试验中这些患者被给予术前联

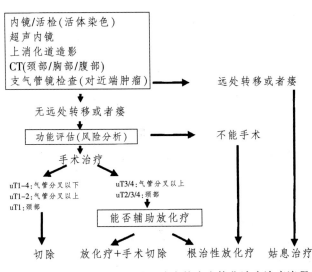

图 18.4 伊萨尔河右岸大学医院食管癌个体化治疗诊疗流程。

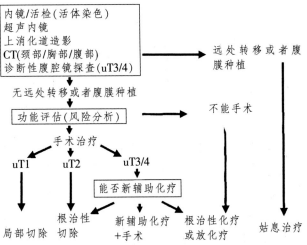

图 18.5 伊萨尔河右岸大学医院远端食管腺癌个体化治疗诊疗流程。

合放化疗。对术前治疗敏感的患者,如果肿瘤位于胸廓入口水平以下,则行食管癌整块切除联合两野清扫,如果肿瘤位于胸廓入口水平之上,则行颈段食管切除空肠替代。

而对于食管远端腺癌来说,即使肿瘤已经累及食管全层,完全切除的可能性也是很高的。对于此类患者,经纵隔或者经胸食管癌整块切除联合下后纵隔及上腹两野淋巴结清扫为治疗首选。有研究表明对于早期即 T1 期远端食管腺癌来说,经腹远端食管及贲门切除,空肠祥间置联合局部淋巴结清扫术已经足够。这种术式与食管癌切除相比,死亡率低,且术后生活质量高。由于越来越多的证据支持新辅助化疗对有反应者的潜在益处,因此患者被推荐入组评估新辅助化疗策略的临床试验,包括早期代谢反应评价和根据肿瘤对化疗敏感性制定的个性化方案的评价。

作者将基于患者肿瘤类型、病变位置和术前分期所制定的个体化治疗方案用于治疗不少于 1500 例患者的结果表明,生存率明显优于非个体化治疗方法。

(陈传贵 岳杰 马明全 译)

参考文献

1. Devesa SS, Blot WJ, Fraumeni JF, Jr. Changing patterns in the incidence of esophageal and gastric carcinoma in the United States. *Cancer* 1998;83: 2049–2053.
2. Lordick F, Stein HJ, Peschel C, Siewert JR. Neoadjuvant therapy in oesophago-gastric cancer. *Br J Surg* 2004;91:540–551.
3. Liebermann-Meffert D, Stein HJ, Duranceau A. Anatomy and embryology of the esophagus. In: Zuidema GD, Yeo CJ, eds. *Surgery of the Alimentary Tract*. Vol 1. 5th ed. Philadelphia, Pa: WB Saunders; 2001:3–39.
4. Nishimaki T, Tanaka O, Suzuki T, et al. Patterns of lymphatic spread in thoracic esophageal carcinoma. *Cancer* 1994;74:4–11.
5. Siewert JR, Stein HJ. Classification of carcinoma of the esophagogastric junction. *Br J Surg* 1998;85:1457–1459.
6. Siewert JR, Feith M, Werner M, et al. Adenocarcinoma of the esophagogastric junction: results of surgical therapy based on anatomical/topographic classification in 1,002 consecutive patients. *Ann Surg* 2000;232:353–361.
7. Spechler SJ, Goyal RK. The columnar-lined esophagus, intestinal metaplasia, and Norman Barrett. *Gastroenterology* 1996;110:614–621.
8. Stein HJ, Feith M, Siewert JR. Malignant degeneration of Barrett's esophagus: clinical point of view. *Recent Results Cancer Res* 2000;155:119–122.
9. Aikou T, Shimazu H. Difference in main lymphatic pathways from the lower esophagus and gastric cardia. *Jpn J Surg* 1989;19:290–295.
10. International Union Against Cancer. *TNM Classification of Malignant Tumors*. 6th ed. Berlin: Springer; 2002.
11. Stein HJ. Prognostic factors in cancer of the esophagus. In: Gospodarowicz M, Wittekind U, eds. *Prognostic Factors in Cancer*. 2nd ed. New York, NY: Wiley-Liss; 2001:137–249.
12. Natsugoe S, Mueller J, Stein HJ, et al. Micrometastasis and tumor cell microinvolvement of lymph nodes in esophageal squamous cell cancer: frequency, associated tumor characteristics and impact on prognosis. *Cancer* 1998;83:858–866.
13. Izbicki JR, Hosch SB, Pichlmeier U, et al. Prognostic value of immunohistochemically identifiable tumor cells in lymph nodes of patients with completely resected esophageal cancer. *N Engl J Med* 1997;337:1188–1194.
14. von Rahden BH, Stein HJ, Feith M, et al. Lymphatic vessel invasion as a prognostic factor in patients with primary resected adenocarcinomas of the esophagogastric junction. *J Clin Oncol* 2005;23:874–879.
15. Miller JD, Jain MK, de Gara CJ, et al. Effect of surgical experience on results of esophagectomy for esophageal carcinoma. *J Surg Oncol* 1997;65:20–21.
16. Birkmeyer JD, Siewers AE, Finlayson EV, et al. Hospital volume and sur-

gical mortality in the United States. *N Engl J Med* 2002;346:1128–1137.
17. Birkmeyer JD, Stukel TA, Siewers AE, et al. Surgeon volume and operative mortality in the United States. *N Engl J Med* 2003;349:2117–2127.
18. Birkmeyer JD, Dimick JB, Staiger DO. Operative mortality and procedure volume as predictors of subsequent hospital performance. *Ann Surg* 2006;243:411–417.
19. Langley SM, Alexiou C, Bailey DH, Weeden DF. The influence of perioperative blood transfusion on survival after esophageal resection for carcinoma. *Ann Thorac Surg* 2002;73:1704–1709.
20. Siewert JR, Stein HJ. Lymphadenectomy for esophageal cancer. *Langenbecks Arch Surg* 1999;384:141–148.
21. Roder JD, Busch R, Stein HJ, et al. Ratio of invaded to removed lymph nodes as a predictor of survival in squamous cell carcinoma of the esophagus. *Br J Surg* 1994;81:410–413.
22. Hölscher AH, Bollschweiler E, Bumm R, et al. Prognostic factors of resected adenocarcinoma of the esophagus. *Surgery* 1995;118:845–855.
23. Fiorica F, Di Bona D, Schepis F, et al. Preoperative chemoradiotherapy for oesophageal cancer: a systematic review and meta-analysis. *Gut* 2004;53:925–930.
24. Bartels H, Stein HJ, Siewert JR. Preoperative risk-analysis and postoperative mortality of oesophagectomy for resectable oesophageal cancer. *Br J Surg* 1998;85:840–844.
25. Hulscher JB, van Sandick JW, de Boer AG, et al. Extended transthoracic resection compared with limited transhiatal resection for adenocarcinoma of the esophagus. *N Engl J Med* 2002;347:1662–1669.
26. Akiyama H, Tsurumaru M, Udagawa H, et al. Radical lymph node dissection for cancer of the thoracic esophagus. *Ann Surg* 1994;220:364–372.
27. Baba M, Aikou T, Yoshinak H, et al. Long-term results of subtotal esophagectomy with three-field lymphadenectomy for carcinoma of the thoracic esophagus. *Ann Surg* 1994;219:310–316.
28. Fujita H, Kakegawa T, Yamana H, et al. Mortality and morbidity rates, postoperative course, quality of life, and prognosis after extended radical lymphadenectomy for esophageal cancer. *Ann Surg* 1995;222:654–662.
29. Nishihira T, Hirayama K, Mori S. A prospective randomized trial of extended cervical and superior mediastinal lymphadenectomy for carcinoma of the thoracic esophagus. *Am J Surg* 1998;175:47–51.
30. Fumagalli U, Panel of Experts. Resective surgery for cancer of the thoracic esophagus: results of a consensus conference. *Dis Esophagus* 1996;9:3–19.
31. Siewert JR, Stein HJ, Liebermann D, et al. The gastric tube as esophageal substitute. *Dis Esophagus* 1995;8:11–19.
32. Heidecke CD, Weighardt H, Feith M, et al. Neoadjuvant treatment of esophageal cancer: immunosuppression following combined radiochemotherapy. *Surgery* 2002;132:495–501.
33. Stein HJ, Feith M, Müller J, et al. Limited resection for early Barrett's cancer. *Ann Surg* 2000;232:733–742.
34. Siewert JR, Stein HJ. Barrett's cancer: indications, extent and results of surgical resection. *Semin Surg Oncol* 1997;13:245–252.
35. Ell C, May A, Gossner L, et al. Endoscopic mucosal resection of early cancer and high grade dysplasia in Barrett's esophagus. *Gastroenterology* 2000;118:670–677.
36. Bosch A, Frias Z, Caldwell WL, et al. Autopsy findings in carcinoma of the esophagus. *Acta Radiol Oncol Radiat Phys Biol* 1979;18:103–112.
37. Fink U, Stein HJ, Wilke H, et al. Multimodal treatment for squamous cell esophageal cancer. *World J Surg* 1995;19:198–204.
38. Molls M, Vaupel P, eds. *Blood Perfusion and Microenvironment of Human Tumors. Implications for Clinical Radiooncology*. Heidelberg: Springer-Verlag; 1998.
39. Mei W, Xian-Zhi G, Weibo Y. Randomized clinical trial on the combination of preoperative irradiation and surgery in the treatment of esophageal carcinoma: report on 206 patients. *Int J Radiat Oncol Biol Phys* 1989;16:325–327.
40. Gignoux M, Roussel A, Paillot B, et al. The value of preoperative radiotherapy in esophageal cancer: results of a study of the E.O.R.T.C. *World J Surg* 1987;11:426–432.
41. Teniere P, Hay JM, Fingerhut A, et al. Postoperative radiation therapy does not increase survival after curative resection for squamous cell carcinoma of the middle and lower esophagus as shown by a multicenter controlled trial. French University Association for Surgical Research. *Surg Gynecol Obstet* 1991;173:123–130.
42. Kasai M, Mori S, Watanabe T. Follow-up results after resection of thoracic esophageal carcinoma. *World J Surg* 1978;2:543–551.
43. Yamamoto M, Yamashita T, Matsubara T, et al. Reevaluation of postoperative radiotherapy for thoracic esophageal carcinoma. *Int J Radiat Oncol Biol Phys* 1997;37:75–78.
44. Fok M, Sham JS, Choy D, et al. Postoperative radiotherapy for carcinoma of the esophagus: a prospective, randomized controlled study. *Surgery* 1993;113:138–147.
45. Zieren HU, Müller JM, Jacobi CA, et al. Adjuvant postoperative radiation therapy after curative resection of squamous cell carcinoma of the thoracic esophagus: a prospective randomized study. *World J Surg* 1995;19:444–449.
46. Malthaner RA, Wong RK, Rumble RB, Zuraw L, Members of the Gastrointestinal Cancer Disease Site Group of Cancer Care Ontario's Program in Evidence-based Care. Neoadjuvant or adjuvant therapy for resectable esophageal cancer: a systematic review and meta-analysis. *BMC*

Med 2004;2:35–52.
47. Xiao ZF, Yang ZY, Liang J, et al. Value of radiotherapy after radical surgery for eophageal carcinoma: a report of 495 patients. *Ann Thorac Surg* 2003;75:331–336.
48. Arimoto T, Takamura A, Tomita M, et al. Intraoperative radiotherapy for esophageal carcinoma—significance of IORT dose for the incidence of fatal tracheal complication. *Int J Radiat Oncol Biol Phys* 1993;27:1063–1067.
49. Pouliquen X, Levard H, Hay JM, et al. 5-Fluorouracil and cisplatin therapy after palliative surgical resection of squamous cell carcinoma of the esophagus: a multicenter randomized trial. French Associations for Surgical Research. *Ann Surg* 1996;223:127–133.
50. Ando N, Iizuka T, Kakegawa T, et al. A randomized trial of surgery with and without chemotherapy for localized squamous carcinoma of the thoracic esophagus: the Japan Clinical Oncology Group Study. *J Thorac Cardiovasc Surg* 1997;114:205–209.
51. Ando N, Iizuka T, Ide H, et al. Surgery plus chemotherapy compared with surgery alone for localized squamous cell carcinoma of the thoracic esophagus: a Japan Clinical Oncology Group Study—JCOG9204. *J Clin Oncol* 2003;21:4592–4596.
52. Heath EI, Burtness BA, Heitmiller RF, et al. Phase II evaluation of preoperative chemoradiation and postoperative adjuvant chemotherapy for squamous cell and adenocarcinoma of the esophagus. *J Clin Oncol* 2000;18:868–871.
53. Hoffman PC, Haraf DJ, Ferguson MK, et al. Induction chemotherapy, surgery, and concomitant chemoradiotherapy for carcinoma of the esophagus: a long-term analysis. *Ann Oncol* 1998;9:647–651.
54. Fink U, Stein HJ, Bochtler H, et al. Neoadjuvant therapy for squamous cell esophageal carcinoma. *Ann Oncol* 1994;5:17–26.
55. Coia LR, Minsky BD, Berkey BA, et al. Outcome of patients receiving radiation for cancer of the esophagus: results of the 1992–1994 Patterns of Care study. *J Clin Oncol* 2000;18:455–462.
56. Launois B, Delarue D, Campion JP, et al. Preoperative radiotherapy for carcinoma of the esophagus. *Surg Gynecol Obstet* 1981;153:690–692.
57. Wang M, Gu XZ, Yin WB, et al. Randomized clinical trial on the combination of preoperative irradiation and surgery in the treatment of esophageal carcinoma: report on 206 patients. *Int J Radiat Oncol Biol Phys* 1989;16:325–327.
58. Arnott SJ, Duncan W, Kerr GR, et al. Low dose preoperative radiotherapy for carcinoma of the oesophagus: results of a randomized clinical trial. *Radiother Oncol* 1992;24:108–113.
59. Fok M, McShane J, Law S, et al. Prospective randomized study of radiotherapy and surgery in the treatment of oesophageal carcinoma. *Asian J Surg* 1994;17:223–229.
60. Arnott SJ, Duncan W, Gignoux M, et al. Preoperative radiotherapy for esophageal carcinoma. Oeosophageal Cancer Collaborative Group. *Cochrane Database Syst Rev* 2005;(4):CD001799.
61. Arnott SJ, Duncan W, Gignoux M, et al. Preoperative radiotherapy in esophageal carcinoma: a meta-analysis using individual patient data. Oesophageal Cancer Collaborative Group. *Int J Radiat Oncol Biol Phys* 1998;41:579–583.
62. Coonley CJ, Bains M, Hilaris B, et al. Cisplatin and bleomycin in the treatment of esophageal carcinoma: a final report. *Cancer* 1984;54:2351–2355.
63. Kelsen D, Hilaris B, Coonley C, et al. Cisplatin, vindesine, and bleomycin chemotherapy of local-regional and advanced esophageal carcinoma. *Am J Med* 1983;75:645–652.
64. Schlag P, Herrmann R, Raeth V, et al. Preoperative chemotherapy in esophageal cancer: a phase II study. *Acta Oncol* 1988;27(6b):811–814.
65. Kelsen DP, Minsky B, Smith M, et al. Preoperative therapy for esophageal cancer: a randomized comparison of chemotherapy versus radiation therapy. *J Clin Oncol* 1990;8:1352–1361.
66. Roth JA, Pass HI, Flanagan MM, et al. Randomized clinical trial of preoperative and postoperative adjuvant chemotherapy with cisplatin, vindesine, and bleomycin for carcinoma of the esophagus. *J Thorac Cardiovasc Surg* 1988;96:242–248.
67. Kies MS, Rosen ST, Tsang TK, et al. Cisplatin and 5-fluorouracil in the primary management of squamous esophageal cancer. *Cancer* 1987;60:2156–2160.
68. Feliu J, Gonzalez BM, Garcia GC, et al. Phase II study of cisplatin, 5-fluorouracil, and leucovorin in inoperable squamous cell carcinoma of the esophagus. ONCOPAZ Cooperative Group, Spain. *Am J Clin Oncol* 1996;19:577–580.
69. Carey RW, Hilgenberg AD, Wilkins EW, Jr., et al. Long-term follow-up of neoadjuvant chemotherapy with 5-fluorouracil and cisplatin with surgical resection and possible postoperative radiotherapy and/or chemotherapy in squamous cell carcinoma of the esophagus. *Cancer Invest* 1993;11:99–105.
70. Temeck BK, Liebmann JE, Theodossiou C, et al. Phase II trial of 5-fluorouracil, leucovorin, interferon-alpha-2a, and cisplatin as neoadjuvant chemotherapy for locally advanced esophageal carcinoma. *Cancer* 1996;77:2432–2439.
71. Vignoud J, Visset J, Paineau J, et al. Pre-operative chemotherapy in 60 cases of squamous cell carcinoma of the esophagus. Proceedings of the Third International Congress on Neo-Adjuvant Chemotherapy; February 6–9, 1991; Paris.
72. Ajani JA, Roth JA, Ryan B, et al. Evaluation of pre- and postoperative
chemotherapy for resectable adenocarcinoma of the esophagus or gastroesophageal junction. *J Clin Oncol* 1990;8:1231–1238.
73. Carey RW, Hilgenberg AD, Choi NC, et al. A pilot study of neoadjuvant chemotherapy with 5-fluorouracil and cisplatin with surgical resection and postoperative radiation therapy and/or chemotherapy in adenocarcinoma of the esophagus. *Cancer* 1991;68:489–492.
74. Ajani JA, Roth JA, Ryan MB, et al. Intensive preoperative chemotherapy with colony-stimulating factor for resectable adenocarcinoma of the esophagus or gastroesophageal junction. *J Clin Oncol* 1993;11:22–28.
75. Ajani JA, Ryan B, Rich TA, et al. Prolonged chemotherapy for localised squamous carcinoma of the oesophagus. *Eur J Cancer* 1992;28A:880–884.
76. Wright CD, Mathisen DJ, Wain JC, et al. Evolution of treatment strategies for adenocarcinoma of the esophagus and gastroesophageal junction. *Ann Thorac Surg* 1994;58:1574–1578.
77. Ajani JA, Roth JA, Putnam JB, et al. Feasibility of five courses of preoperative chemotherapy in patients with resectable adenocarcinoma of the oesophagus or gastrooesophageal junction. *Eur J Cancer* 1995;31A:665–670.
78. Ilson DH, Forastiere A, Arquette M, et al. A phase II trial of paclitaxel and cisplatin in patients with advanced carcinoma of the esophagus. *Cancer J* 2000;6:316–323.
79. Ilson DH. Phase II trial of weekly irinotecan/cisplatin in advanced esophageal cancer. *Oncology (Huntingt)* 2004;18(suppl 14):22–25.
80. Rigas JR, Dragnev KH, Bubis JA. Docetaxel in the treatment of esophageal cancer. *Semin Oncol* 2005;32(suppl 4):S39—S51.
81. Nygaard K, Hagen S, Hansen HS, et al. Pre-operative radiotherapy prolongs survival in operable esophageal carcinoma: a randomized, multicenter study of pre-operative radiotherapy and chemotherapy: the second Scandinavian trial in esophageal cancer. *World J Surg* 1992;16:1104–1109.
82. Schlag PM. Randomized trial of preoperative chemotherapy for squamous cell cancer of the esophagus. Chirurgische Arbeitsgemeinschaft für Onkologie der Deutschen Gesellschaft für Chirurgie Study Group. *Arch Surg* 1992;127:1446–1450.
83. Maipang T, Vasinanukorn P, Petpichetchian C, et al. Induction chemotherapy in the treatment of patients with carcinoma of the esophagus. *Surg Oncol* 1994;56:191–197.
84. Law S, Fok M, Chow S, et al. Preoperative chemotherapy versus surgical therapy alone for squamous cell carcinoma of the esophagus: a prospective randomized trial. *J Thorac Cardiovasc Surg* 1997;114:210–217.
85. Kelsen DP, Ginsberg R, Pajak TF, et al. Chemotherapy followed by surgery compared with surgery alone for localized esophageal cancer. *N Engl J Med* 1998;339:1979–1984.
86. Kok TC, van Lanschot J, Siersema PD, et al. Neoadjuvant chemotherapy in operable squamous cell cancer: final report of a phase III multicenter randomized trial [abstract]. *Proc Am Soc Clin Oncol* 1997;17:A984.
87. Ancona E, Merigliano S, Petrin G, et al. First-line chemo-radiotherapy neoadjuvant treatment in locally advanced (T4) epidermoid carcinoma of the esophagus. *Chir Ital* 1999;51:91–97.
88. Medical Research Council Oesophageal Cancer Working Party. Surgical resection with or without preoperative chemotherapy in oesophageal cancer: a randomized controlled trial. *Lancet* 2002;359:1727–1733.
89. Seydel HG, Leichman L, Byhardt R, et al. Preoperative radiation and chemotherapy for localized squamous cell carcinoma of the esophagus: a RTOG trial. *Int J Radiat Oncol Biol Phys* 1988;14:33–35.
90. Ancona E, Ruol A, Castoro C, et al. First-line chemotherapy improves the resection rate and long-term survival of locally advanced (T4, any N, M0) squamous cell carcinoma of the thoracic esophagus: final report on 163 consecutive patients with 5-year follow-up. *Ann Surg* 1997;226:714–723.
91. Leichman L, Steiger Z, Seydel HG, et al. Combined preoperative chemotherapy and radiation therapy for cancer of the esophagus: the Wayne State University, Southwest Oncology Group and Radiation Therapy Oncology Group experience. *Semin Oncol* 1984;11:178–185.
92. Seydel HG, Leichman L, Byhardt R, et al. Preoperative radiation and chemotherapy for localized squamous cell carcinoma of the esophagus: a RTOG trial. *Int J Radiat Oncol Biol Phys* 1988;14:33–35.
93. Poplin E, Fleming T, Leichman L, et al. Combined therapies for squamous-cell carcinoma of the esophagus, a Southwest Oncology Group study (SWOG-8037). *J Clin Oncol* 1987;5:622–628.
94. Naunheim KS, Petruska P, Roy TS, et al. Preoperative chemotherapy and radiotherapy for esophageal carcinoma. *J Thorac Cardiovasc Surg* 1992;103:887–893.
95. Forastiere AA, Orringer MB, Perez-Tamayo C, et al. Concurrent chemotherapy and radiation therapy followed by transhiatal esophagectomy for local-regional cancer of the esophagus. *J Clin Oncol* 1990;8:119–127.
96. Jones DR, Detterbeck FC, Egan TM, et al. Induction chemoradiotherapy followed by esophagectomy in patients with carcinoma of the esophagus. *Ann Thorac Surg* 1997;64:185–191.
97. Forastiere AA, Heitmiller RF, Lee DJ, et al. Intensive chemoradiation followed by esophagectomy for squamous cell and adenocarcinoma of the esophagus. *Cancer J Sci Am* 1997;3:144–152.
98. Weiner LM, Colarusso P, Goldberg M, et al. Combined-modality therapy for esophageal cancer: phase I trial of escalating doses of paclitaxel in combination with cisplatin, 5-fluorouracil, and high-dose radiation before esophagectomy. *Semin Oncol* 1997;24:S19.
99. Blanke CD, Choy H, Teng M, et al. Concurrent paclitaxel and thoracic

irradiation for locally advanced esophageal cancer. *Semin Radiat Oncol* 1999;9:43–52.

100. Safran H, Gaissert H, Akerman P, et al. Neoadjuvant paclitaxel, cisplatin and radiation for esophageal cancer [abstract]. *Proc Am Soc Clin Oncol* 1998;17:A994.

101. Brenner B, Ilson DH, Minsky BD, et al. Phase I trial of combined-modality therapy for localized esophageal cancer: escalating doses of continuous-infusion paclitaxel with cisplatin and concurrent radiation therapy. *J Clin Oncol* 2004;22:45–52.

102. Ilson DH, Bains M, Kelsen DP, et al. Phase I trial of escalating-dose irinotecan given weekly with cisplatin and concurrent radiotherapy in locally advanced esophageal cancer. *J Clin Oncol* 2003;21:2926–2932.

103. Khushalani NI, Leichman CG, Proulx G, et al. Oxaliplatin in combination with protracted-infusion fluorouracil and radiation: report of a clinical trial for patients with esophageal cancer. *J Clin Oncol* 2002;20:2844–2850.

104. Apinop C, Puttisak P, Preecha N. A prospective study of combined therapy in esophageal cancer. *Hepatogastroenterology* 1994;41:391–393.

105. Le Prise E, Etienne PL, Meunier B, et al. A randomized study of chemotherapy, radiation therapy, and surgery versus surgery for localized squamous cell carcinoma of the esophagus. *Cancer* 1994;73:1779–1784.

106. Bosset JF, Gignoux M, Triboulet JP, et al. Chemoradiotherapy followed by surgery compared with surgery alone in squamous-cell cancer of the esophagus. *N Engl J Med* 1997;337:161–167.

107. Walsh TN, Noonan N, Hollywood D, et al. A comparison of multimodal therapy and surgery for esophageal adenocarcinoma. *N Engl J Med* 1996;335:462–467.

108. Urba SG, Orringer MB, Turrisi A, et al. Randomized trial of preoperative chemoradiation versus surgery alone in patients with locoregional esophageal carcinoma. *J Clin Oncol* 2001;19:305–313.

109. Walsh TN, McDonell CO, Mulligan ED, et al. Multimodal therapy versus surgery alone for squamous cell carcinoma of the esophagus: a prospective randomized trial [abstract]. *Gastroenterology* 2000;118:A1008.

110. Law S, Kwong DLW, Tung HM, et al. Preoperative chemoradiation for squamous cell esophageal cancer: a prospective randomized trial [abstract]. *Can J Gastroenterol* 1998;12(suppl B):A161.

111. Burmeister BH, Smithers BM, Gebski V, et al. Surgery alone versus chemoradiotherapy followed by surgery for resectable cancer of the oesophagus: a randomised controlled phase III trial. *Lancet Oncol* 2005;6:659–668.

112. Urschel JD, Vasan H. A meta-analysis of randomised controlled trials that compared neoadjuvant chemoradiation and surgery alone for resectable esophageal cancer. *Am J Surg* 2003;185:538–543.

113. Lee J-L, Park SI, Kim S-B, et al. A single institutional phase III trial of preoperative chemotherapy with hyperfractionation radiotherapy plus surgery versus surgery alone for resectable esophageal squamous cell carcinoma. *Ann Oncol* 2004;15:947–954.

114. Stahl M, Stuschke M, Lehmann N, et al. Chemoradiation with and without surgery in patients with locally advanced squamous cell carcinoma of the esophagus. *J Clin Oncol* 2005;23:2310–2317.

115. Bedenne L, Michel P, Bouche O, et al. Final results of a randomised multicentric phase III trial in locally advanced esophageal cancer: radiochemotherapy followed by surgery versus radiochemotherapy alone (FFCD 9102) [abstract]. *Proc Am Soc Clin Oncol* 2002;21:A130.

116. Wright CD, Wain JC, Lynch TJ, et al. Induction therapy for esophageal cancer with paclitaxel and hyperfractionated radiotherapy: a phase I and II study. *J Thorac Cardiovasc Surg* 1997;114:811–815.

117. Adelstein DJ, Rice TW, Becker M, et al. Use of concurrent chemotherapy, accelerated fractionation radiation, and surgery for patients with esophageal carcinoma. *Cancer* 1997;80:1011–1020.

118. Laterza E, deManzoni G, Tedesco P, et al. Induction chemo-radiotherapy for squamous cell carcinoma of the thoracic esophagus: long-term results of a phase II study. *Ann Surg Oncol* 1999;6:777–784.

119. Rice T, Adelstein D, Saxton J, et al. A phase II trial of post-operative adjuvant chemoradiotherapy for patients (pts) with high-risk cancer of the esophagus and gastroesophageal junction (GEJ) [abstract]. *Proc Am Soc Clin Oncol* 2000;19:A1057.

120. Liao Z, Zhang Z, Jin J, et al. Esophagectomy after concurrent chemoradiotherapy improves locoregional control in clinical stage II or III esophageal cancer patients. *Int J Radiat Oncol Biol Phys* 2004;60:1484–1493.

121. Bonnetain F, Bouche O, Michel P, et al. A comparative longitudinal quality of life study using the Spitzer quality of life index in a randomized multicenter phase III trial (FFCD 9102): chemoradiation followed by surgery compared with chemoradiation alone in locally advanced squamous resectable thoracic esophageal cancer. *Ann Oncol* 2006;17:827–834.

122. Rohatgi P, Swisher SG, Correa AM, et al. Characterization of pathologic complete response after preoperative chemoradiotherapy in carcinoma of the esophagus and outcome after pathologic complete response. *Cancer* 2005;104:2365–2372.

123. Brucher BL, Becker K, Lordick F, et al. The clinical impact of histopathologic response assessment by residual tumor cell quantification in esophageal squamous cell carcinomas. *Cancer* 2006;106:2119–2127.

124. Westerterp M, van Westreenen HL, Reitsma JB, et al. Esophageal cancer: CT, endoscopic US, and FDG PET for assessment of response to neoadjuvant therapy—systematic review. *Radiology* 2005;236:841–851.

125. Weber WA, Ott K, Becker K, et al. Prediction of response to preopera-

tive chemotherapy in adenocarcinomas of the esophagogastric junction by metabolic imaging. *J Clin Oncol* 2001;19:3058–3065.

126. Wieder HA, Brucher BL, Zimmermann F, et al. Time course of tumor metabolic activity during chemoradiotherapy of esophageal squamous cell carcinoma and response to treatment. *J Clin Oncol* 2004;22:900–908.

127. Wieder HA, Beer AJ, Lordick F, et al. Comparison of changes in tumor metabolic activity and tumor size during chemotherapy of adenocarcinomas of the esophagogastric junction. *J Nucl Med* 2005;46:2029–2034.

128. Beer AJ, Wieder HA, Lordick F, et al. Adenocarcinomas of esophagogastric junction: multi-detector row CT to evaluate early response to neoadjuvant chemotherapy. *Radiology* 2006;239:472–480.

129. Luthra R, Wu TT, Luthra MG, et al. Gene expression profiling of localized esophageal carcinomas: association with pathologic response to preoperative chemoradiation. *J Clin Oncol* 2006;24:259–267.

130. Albertsson M, Fagerberg J, Jacobsen A, et al. Preliminary results of a phase II study with Taxotere (docetaxel) in patients with primary untreated or recurrent oesophagus cancer [abstract]. *Proc Am Soc Clin Oncol* 2000;19:A1218.

131. Mannell A, Winters Z. Carboplatin in the treatment of oesophageal cancer. *S Afr Med J* 1989;76:213–214.

132. Queisser W, Preusser P, Mross KB, et al. Phase II evaluation of carboplatin in advanced esophageal carcinoma: a trial of the Phase I/II Study Group of the Association for Medical Oncology of the German Cancer Society. *Onkologie* 1990;13:190–193.

133. Sternberg C, Kelsen D, Dukeman M, et al. Carboplatin: a new platinum analog in the treatment of epidermoid carcinoma of the esophagus. *Cancer Treat Rep* 1985;69:1305–1307.

134. Einzig A, Kelsen DP, Cheng E, et al. Phase II trial of carboplatin in patients with adenocarcinomas of the upper gastrointestinal tract. *Cancer Treat Rep* 1985;69:1453–1454.

135. Ilson DH, Kelsen DP. Chemotherapy in esophageal cancer. *Anticancer Drugs* 1993;4:287–299.

136. Bleiberg H, Conroy T, Paillot B, et al. Randomised phase II study of cisplatin and 5-fluorouracil (5-FU) versus cisplatin alone in advanced squamous cell oesophageal cancer. *Eur J Cancer* 1997;33:1216–1220.

137. Mauer AM, Kraut EH, Krauss SA, et al. Phase II trial of oxaliplatin, leucovorin and fluorouracil in patients with advanced carcinoma of the esophagus. *Ann Oncol* 2005;16:1320–1325.

138. Ilson DH, Ajani J, Bhalla K, et al. Phase II trial of paclitaxel, fluorouracil, and cisplatin in patients with advanced carcinoma of the esophagus. *J Clin Oncol* 1998;16:1826–1834.

139. Conroy T, Etienne PL, Adenis A, et al. Vinorelbine and cisplatin in metastatic squamous cell carcinoma of the oesophagus: response, toxicity, quality of life and survival. *Ann Oncol* 2002;13:721–729.

140. Ilson DH, Saltz L, Enzinger P, et al. Phase II trial of weekly irinotecan plus cisplatin in advanced esophageal cancer. *J Clin Oncol* 1999;17:3270–3275.

141. Lordick F, von Schilling C, Bernhard H, et al. Phase II trial of irinotecan plus docetaxel in cisplatin-pretreated relapsed or refractory oesophageal cancer. *Br J Cancer* 2003;89:630–633.

142. Lorenzen S, Duyster J, Lersch C, et al. Capecitabine plus docetaxel every 3 weeks in first- and second-line metastatic oesophageal cancer: final results of a phase II trial. *Br J Cancer* 2005;92:2129–2133.

143. Janmaat ML, Gallegos-Ruiz MI, Rodriguez JA, et al. Predictive factors for outcome in a phase II study of gefitinib in second-line treatment of advanced esophageal cancer patients. *J Clin Oncol* 2006;24:1612–1619.

144. Schrump DS, Nguyen DM. Novel molecular targeted therapy for esophageal cancer. *J Surg Oncol* 2005;92:257–261.

145. Tew WP, Kelsen DP, Ilson DH. Targeted therapies for esophageal cancer. *Oncologist* 2005;10:590–601.

146. De-Ren S. Ten-year follow-up of esophageal cancer treated by radical radiation therapy: analysis of 869 patients. *Int J Radiat Oncol Biol Phys* 1989;16:329–334.

147. Sykes AJ, Burt PA, Slevin NJ, et al. Radical radiotherapy for carcinoma of the oesophagus: an effective alternative to surgery. *Radiother Oncol* 1998;48:15–21.

148. Shi XH, Yao W, Liu T. Late course accelerated fractionation in radiotherapy of esophageal carcinoma. *Radiother Oncol* 1999;51:21–26.

149. Wang Y, Shi XH, He SQ, et al. Comparison between continuous accelerated hyperfractionated and late-course accelerated hyperfractionated radiotherapy for esophageal carcinoma. *Int J Radiat Oncol Biol Phys* 2002;54(1):131–136.

150. Perez CA, Brady LW. *Principles and Practice of Radiation Oncology*. 2nd ed. Philadelphia, Pa.: JB Lippincott; 1992.

151. Sur RK, Singh DP, Sharma SC, et al. Radiation therapy of esophageal cancer: role of high dose rate brachytherapy. *Int J Radiat Oncol Biol Phys* 1992;22:1043–1046.

152. Gaspar LE, Winter K, Kocha WI, et al. A phase I/II study of external beam radiation, brachytherapy, and concurrent chemotherapy for patients with localized carcinoma of the esophagus (Radiation Therapy Oncology Group Study 9207): final report. *Cancer* 2000;88:988–995.

153. Bergquist H, Wenger U, Johnsson E, et al. Stent insertion or endoluminal brachytherapy as palliation of patients with advanced cancer of the esophagus and gastroesophageal junction: results of a randomized controlled clinical trial. *Dis Esophagus* 2005;18:131–139.

154. Homs MYV, Steyerberg EW, Eijkenboom WMH, et al. Single dose brachytherapy versus metal stent placement for the palliation of dys-

phagia from oesophageal cancer: multicentre randomised trial. *Lancet* 2004;364:1497–1504.

155. Gaspar LE, Nag S, Herskovic A, et al. American Brachytherapy Society (ABS) consensus guidelines for brachytherapy of esophageal cancer. Clinical Research Committee, American Brachytherapy Society, Philadelphia, PA. *Int J Radiat Oncol Biol Phys* 1997;38:127–132.

156. Leichman L, Herskovic A, Leichman CG, et al. Nonoperative therapy for squamous-cell cancer of the esophagus. *J Clin Oncol* 1987;5: 365–370.

157. Coia LR, Engstrom PF, Paul AR, et al. Long-term results of infusional 5-FU, mitomycin-C and radiation as primary management of esophageal carcinoma. *Int J Radiat Oncol Biol Phys* 1991;20:29–36.

158. Smith TJ, Ryan LM, Douglass HO, et al. Combined chemoradiotherapy vs. radiotherapy alone for early stage squamous cell carcinoma of the esophagus: a study of the Eastern Cooperative Oncology Group. *Int J Radiat Oncol Biol Phys* 1998;42:269–276.

159. Wong R, Malthaner R. Combined chemotherapy and radiotherapy (without surgery) compared with radiotherapy alone in localized carcinoma of the esophagus. *Cochrane Database Syst Rev* 2006;(1):CD002092.

160. Zhao KL, Shi XH, Jiang GL, et al. Late course accelerated hyperfractionated radiotherapy plus concurrent chemotherapy for squamous cell carcinoma of the esophagus: a phase III randomized study. *Int J Radiat Oncol Biol Phys* 2005;62:1014–1420.

161. Chiu PWY, Chan ACW, Leung SF, et al. Multicenter prospective randomized trial comparing standard esophagectomy with chemoradiotherapy for treatment of squamous esophageal cancer: early results from the Chinese university research group for esophageal cancer (CURE). *J Gastrointest Surg* 2005;9:794–802.

162. Herskovic A, Martz K, al-Sarraf M, et al. Combined chemotherapy and radiotherapy compared with radiotherapy alone in patients with cancer of the esophagus. *N Engl J Med* 1992;326:1593–1598.

163. al-Sarraf M, Martz K, Herskovic A, et al. Progress report of combined chemoradiotherapy versus radiotherapy alone in patients with esophageal cancer: an intergroup study. *J Clin Oncol* 1997;15:277–284. [erratum appears in *J Clin Oncol* 1997;15(2):866].

164. Cooper JS, Guo MD, Herskovic A, et al. Chemoradiotherapy of locally advanced esophageal cancer: long-term follow-up of a prospective randomized trial (RTOG 85-01). Radiation Therapy Oncology Group. *JAMA* 1999;281:1623–1627.

165. Minsky BD, Pajak TF, Ginsberg RJ, et al. INT 0123 (Radiation Therapy Oncology Group 94-05) phase III trial of combined-modality therapy for esophageal cancer: high-dose versus standard-dose radiation therapy. *J Clin Oncol* 2002;20:1167–1174.

166. Kavanagh B, Anscher M, Leopold K, et al. Patterns of failure following combined modality therapy for esophageal cancer, 1984–1990. *Int J Radiat Oncol Biol Phys* 1992;24:633–642.

167. Zieren HU, Müller JM, Jacobi CA, et al. Adjuvant postoperative radiation therapy after curative resection of squamous cell carcinoma of the thoracic esophagus: a prospective randomized study. *World J Surg* 1995;19:444–449.

168. Japanese Esophageal Oncology Group. A comparison of chemotherapy and radiotherapy as adjuvant treatment to surgery for esophageal carcinoma. *Chest* 1993;104:203–207.

169. Law S, Wong J. The roles of multimodality treatment and lymphadenectomy in the management of esophageal cancer. *Chin Med J* 1997;110:819–825.

170. Ancona E, Ruol A, Santi S, et al. Only pathologic complete response to neoadjuvant chemotherapy improves significantly long-term survival in resectable esophageal squamous cell carcinoma: final report of a randomized controlled trial of preoperative chemotherapy versus surgery alone. *Cancer* 2001;91:2165–2174.

171. Bidoli P, Spinazze S, Valente M, et al. Combined chemotherapy (CT)-radiotherapy (RT) ± esophagectomy (E) in squamous cell cancer of the esophagus (SCCE) [abstract]. *Proc Am Soc Clin Oncol* 1990;9: A424.

172. Sielezneff I, Thomas P, Giovannini M, et al. Esophageal carcinoma with doubtful extirpability: value of preoperative chemotherapy plus radiotherapy. *Eur J Cardiothorac Surg* 1993;7:606–611.

173. Van Raemdonck D, Van Cutsem E, Menten J, et al. Induction therapy for clinical T4 oesophageal cancer: a plea for continued surgical exploration. *Eur J Cardiothorac Surg* 1997;11:828–837.

174. Adelstein DJ, Rice TW, Rybicki LA, et al. Concurrent chemoradiotherapy and surgery for esophageal cancer: updated results [abstract]. *Can J Gastroenterol* 1998;12(suppl B):A26.

175. Yano M, Tsujinaka T, Shiozaki H, et al. Concurrent chemotherapy (5-fluorouracil and cisplatin) and radiation therapy followed by surgery for T4 squamous cell carcinoma of the esophagus. *J Surg Oncol* 1999;70:25–32.

176. Alexander EP, Lipman T, Harmon J, et al. Aggressive multimodality therapy for stage III esophageal cancer: a phase I/II study. *Ann Thorac Surg* 2000;69:363–368.

177. Adelstein DJ, Rice TW, Rybicki LA, et al. Does paclitaxel improve the chemoradiotherapy of locoregionally advanced esophageal cancer? A nonrandomized comparison with fluorouracil-based therapy. *J Clin Oncol* 2000;18:2032–2039.

178. Panettiere FJ, Leichman L, O'Bryan R, et al. Cis-diamminedichloride plat-

inum(II), an effective agent in the treatment of epidermoid carcinoma of the esophagus: a preliminary report of an ongoing Southwest Oncology Group study. *Cancer Clin Trials* 1981;4:29–31.

179. Ravry MJ, Moore MR, Omura GA, et al. Phase II evaluation of cisplatin in squamous carcinoma of the esophagus: a Southeastern Cancer Study Group trial. *Cancer Treat Rep* 1985;69:1457–1458.

180. Davis S, Shanmugathasa M, Kessler W. cis-Dichlorodiammineplatinum(II) in the treatment of esophageal carcinoma. *Cancer Treat Rep* 1980;69:709–711.

181. Murthy SK, Prabhakaran PS, Chandrashekar M, et al. Neoadjuvant Cis-DDP in esophageal cancers: an experience at a regional cancer centre, India. *J Surg Oncol* 1990;45:173–176.

182. Ajani J, Kantarjian H, Kanojia M, et al. Phase II trial of cisplatinum in advanced upper gastrointestinal cancer [abstract]. *Proc Am Soc Clin Oncol* 1984;2:C–573.

183. Stephens FO. Bleomycin—a new approach in cancer chemotherapy. *Med J Aust* 1973;1:1277–1283.

184. Bonadonna G, De Lena M, Monfardini S, et al. Clinical trials with bleomycin in lymphomas and in solid tumors. *Eur J Cancer* 1972;8:205–215.

185. Tancini G, Bajetta E, Bonadonna G. Bleomycin alone and in combination with methotrexate in the treatment of carcinoma of the esophagus. *Tumori* 1974;60:65–71.

186. Ravry M, Moertel CG, Schutt AJ, et al. Treatment of advanced squamous cell carcinoma of the gastrointestinal tract with bleomycin (NSC-125066). *Cancer Chemother Rep* 1973;57:493–495.

187. Engstrom PF, Lavin PT, Klaassen DJ. Phase II evaluation of mitomycin and cisplatin in advanced esophageal carcinoma. *Cancer Treat Rep* 1983;67:713–715.

188. Desai PB, Borges EJ, Vohra VG, et al. Carcinoma of the esophagus in India. *Cancer* 1969;23:979–989.

189. Whittington RM, Close HP. Clinical experience with mitomycin C (NSC-26980). *Cancer Chemother Rep* 1970;54:195–198.

190. Ezdinli EZ, Gelber R, Desai DV, et al. Chemotherapy of advanced esophageal carcinoma: Eastern Cooperative Oncology Group experience. *Cancer* 1980;46:2149–2153.

191. Harstrick A, Bokemeyer C, Preusser P, et al. Phase II study of single-agent etoposide in patients with metastatic squamous-cell carcinoma of the esophagus. *Cancer Chemother Pharmacol* 1992;29:321–322.

192. Bezwoda WR, Derman DP, Weaving A, et al. Treatment of esophageal cancer with vindesine: an open trial. *Cancer Treat Rep* 1984;68: 783–785.

193. Kelsen DP, Bains M, Cvitkovic E, et al. Vindesine in the treatment of esophageal carcinoma: a phase II study. *Cancer Treat Rep* 1979;63:2019–2021.

194. Popkin J, Bromer R, Byrne R, et al. Continuous 48-hour infusion of vindesine in squamous cell carcinoma of the upper aero-digestive tract. Proceedings of the 13th International Cancer Congress; September 8–12, 1982; Seattle, Wash.

195. Bedikian AY, Valdivieso M, Bodey GP, et al. Phase II evaluation of vindesine in the treatment of colorectal and esophageal tumors. *Cancer Chemother Pharmacol* 1979;2:263–266.

196. Conroy T, Etienne PL, Adenis A, et al. Phase II trial of vinorelbine in metastatic squamous cell esophageal carcinoma. European Organization for Research and Treatment of Cancer Gastrointestinal Treat Cancer Cooperative Group. *J Clin Oncol* 1996;14:164–170.

197. Ajani JA, Ilson DH, Daugherty K, et al. Activity of taxol in patients with squamous cell carcinoma and adenocarcinoma of the esophagus. *J Natl Cancer Inst* 1994;86:1086–1091.

198. Slabber CF, Falkson CI, Musi NNM, et al. A phase II study of docetaxel in advanced, inoperable squamous carcinoma of the esophagus [abstract]. *Proc Am Soc Clin Oncol* 1999;18:A1151.

199. Lin L, Hecht J. A phase II trial of irinotecan in patients with advanced adenocarcinoma of the gastroesophageal (GE) junction [abstract]. *Proc Am Soc Clin Oncol* 2000;19:1130.

200. Enzinger PC, Ilson DH, Kelsen DP. Chemotherapy in esophageal cancer. *Semin Oncol* 1999;26:12–20.

201. De Besi P, Sileni VC, Salvagno L, et al. Phase II study of cisplatin, 5-FU, and allopurinol in advanced esophageal cancer. *Cancer Treat Rep* 1986;70:909–910.

202. Iizuka T, Kakegawa T, Ide H, et al. Phase II evaluation of cisplatin and 5-fluorouracil in advanced squamous cell carcinoma of the esophagus: a Japanese Esophageal Oncology Group trial. *Jpn J Clin Oncol* 1992;22:172–176.

203. Zaniboni A, Simoncini E, Tonini G, et al. Cisplatin, high dose folinic acid and 5-fluorouracil in squamous cell carcinoma of the esophagus: a pilot study. *Chemioterapia* 1987;6:387–389.

204. Ilson DH, Sirott M, Saltz L, et al. A phase II trial of interferon alpha-2A, 5-fluorouracil, and cisplatin in patients with advanced esophageal carcinoma. *Cancer* 1995;75:2197–2202.

205. Wadler S, Haynes H, Beitler JJ, et al. Phase II clinical trial with 5-fluorouracil, recombinant interferon-alpha-2b, and cisplatin for patients with metastatic or regionally advanced carcinoma of the esophagus. *Cancer* 1996;78:30–34.

206. Stahl M. Chemotherapy of esophageal carcinoma. *Onkologie* 1999;22:98–104.

207. Kelsen D, Ginsberg R, Bains M, et al. A phase II trial of paclitaxel and cisplatin in patients with locally advanced metastatic esophageal cancer: a preliminary report. *Semin Oncol* 1997;24:S19-77–S1981.

208. Petrasch S, Welt A, Reinacher A, et al. Chemotherapy with cisplatin and paclitaxel in patients with locally advanced, recurrent or metastatic oesophageal cancer. *Br J Cancer* 1998;78:511–514.

209. Polee M, Eskens F, van der Burg T, et al. Phase II study of a bi-weekly treatment with cisplatin and paclitaxel in patients with advanced esophageal cancer [abstract]. *Proc Am Soc Clin Oncol* 2000;19:A1117.

210. Araujo CM, Souhami L, Gil RA, et al. A randomized trial comparing radiation therapy versus concomitant radiation therapy and chemotherapy in carcinoma of the thoracic esophagus. *Cancer* 1991;67:2258–2261.

211. Roussel A, Haegele P, Paillot B, et al. Results of the EORTC-GTCCG phase III trial of irradiation vs irradiation and CDDP in inoperable esophageal cancer [abstract]. *Proc Am Soc Clin Oncol* 1994;13:A583.

212. Slabber CF, Nel JS, Schoeman L, et al. A randomized study of radiotherapy alone versus radiotherapy plus 5-fluorouracil and platinum in patients with inoperable, locally advanced squamous cancer of the esophagus. *Am J Clin Oncol* 1998;21:462–465.

胃　癌

第 19 章

胃癌：流行病学、普查、监测和预防

Rene Lambert, Donald M. Parkin

胃癌的发病率和死亡率

尽管发病率逐年下降，但胃癌仍是恶性肿瘤死亡的重要原因之一，在世界范围内，胃癌的死亡率居各种恶性肿瘤的第二位[1]。正如图 19.1 和表 19.1 所示，胃癌最高发的地区包括：东亚（日本、韩国、中国），南美洲的安第斯山脉以及东欧[2]。表中还显示，无论是在高发病率地区还是低发病率地区，男性的发病率都大约是女性的 2 倍。年龄相关的发病率数据[3]显示，在年轻胃癌患者中（年龄小于 40 岁），女性的发病率高于男性。

在日本，胃癌仍然是最常见的恶性肿瘤[4-6]。通过分析由 11 个以人口为基础的系统资料库的数据可以得出，1999 年，胃癌在全部恶性肿瘤中所占的比例，男性和女性分别为 23%和 15%[6]。尽管在日本进展期胃癌的死亡率已经有很大程度的下降，年龄特异性和年龄标化死亡率也都在下降，但随着人口老龄化程度的增加，每年胃癌新发病例的实际数量仍然在不断增加。

在西方国家，远端胃癌发病率逐年下降，相反，食管胃连接部癌（包括贲门癌）发病率却在增加[7]。尽管不能确定食管胃连接部癌究竟起源于胃还是食管[8]，但这种分类的误差也不能解释观察到的巨大变化。

早期胃癌多数没有症状或仅表现为类似消化不良的非特异性症状。在西方国家，大部分病例发现时已经是进展期，病变已经侵及深肌层、浆膜层，预后不良。如图 19.2 所示，在美国和欧洲，尽管有微弱升高的趋势，但胃癌的 5 年生存率仍然在 20%左右[9,10]。在美国，一份国家癌症数据中心的包括 57 407 份病例的数据显示[11]，1987-1988 年间仍然是进展期胃癌最多见，其中包括 39.9%的Ⅳ期病例。1992-1993 年间

每一期病例中都有相当高比例的患者没有接受治疗（平均为 28.7%），甚至许多早期患者也未接受治疗（ⅠA 期 38.5%，ⅠB 期 26.1%）。胃癌在发展中国家的生存率（<15%）仍然低于发达国家[12]。

如图 19.2 所示，在日本，即使在以人群为基础的研究中，胃癌生存率仍明显高于西方国家（>40%）。在过去 25 年中，胃癌生存率逐渐提高的这种趋势也包括了在官方普查研究之外的病例（表 19.3）。这种不同表明国家的预防政策发挥了很大的作用。总体生存率受到病例分布、分期以及每期患者生存的影响：

- 日本的局限性胃癌（可治愈）多于西方国家。

- 相同局部分期胃癌的生存，日本优于西方国家。在 20 世纪 80 年代，前期胃癌的 5 年生存率（包括男性和女性）为：大阪癌症登记中心 32.0%，而同期美国监督、流行病学及最终结果方案（SEER）登记仅为 15.0%。

- 远处转移的胃癌在东西方国家均预后不良。

在日本，"非计划性预防"使得胃癌发病率有所下降，在其他国家也有同样的现象，这种现象的原因可能是生活方式的改变。然而，在日本，从 1963 年以来，胃癌二级预防已经占到了最主要的位置，它的目的是早期诊断无症状的胃癌患者。自从日本 1970 年实行这种措施以来，死亡率/发病率比值已经出现明显的下降。这种趋势见表 19.4。然而，死亡率和发病率的下降也与以下这些因素有关：

- 通过普查，发病率略有增加，这是由于一些在生存期内本不会被诊断为胃癌的患者存在过度诊断的情况。

- 对没有发生浸润的黏膜内癌的不同分类，增加了可治愈患者的数量，这其中包括一些在西方国家被认为是重度不典型增生的患者。

- 分期的改变与肿瘤局部分期的 D2 淋巴结清扫分类有关[17]，因此先前被分类为 N1 的病例，现在被分类

表 19.1

1993–1997 年全世界胃癌高发地区与美国低发地区胃癌累计 ASR 发病率(十万分之)

	男性	女性
中国,长乐	145.0	34.5
中国,磁县	78.1	31.9
日本,广岛	85.5	33.9
日本,山方	91.6	38.9
韩国,首尔	68.0	28.5
白俄罗斯	40.5	17.4
葡萄牙,加亚新城	33.3	19.9
意大利,罗马涅	32.3	17.8
爱沙尼亚	31.9	14.8
哥斯达黎加	40.1	20.8
哥伦比亚	30.5	18.8
美国,SEER,白人	6.6	2.6
美国,SEER,黑人	13.4	5.3

参考文献 2。

表 19.2

日本、美国和欧洲胃癌 5 年生存率比较

国家	时期	5 年生存率	
		男性	女性
日本(大阪)[a]	1997	49.0%	47.9%
欧洲[b]	1990–1994	20.0%	25.4%
美国,白人(SEER)[c]	1995–2001	19.9%	23.9%
美国,黑人(SEER)[c]	1995–2001	21.5%	24.2%

[a] 数据来自参考文献 13。
[b] 数据来自参考文献 10。
[c] 数据来自参考文献 9。

为 N2。

与预防相关的病因学

大多数胃癌为散发病例,与环境因素、饮食和感染有关。萎缩性胃炎是重要的癌前病变,它可以导致胃腔内 pH 值上升,而 pH 值上升会加速胃腔内致癌物的产生。一份来自中国癌症登记机构的数据[18]显示了生活方式的作用:将 1973–1975 年与 1990–1992 年间城市与农村人口的胃癌死亡率(ASR/每百万)进行比较,城市的死亡率下降了 23.8%,而农村的死亡率上升了 25.8%。

遗传易感性的作用

因为幽门螺杆菌的广泛流行和胃黏膜的小肠化生,胃癌患者的亲属患胃癌的风险增加[19]。但是,仅有一小部分胃癌与遗传缺陷有关,这部分胃癌的特点是以家族性聚集为特征的显性遗传。新西兰曾经报道过一种罕见的遗传性、弥漫性的胃癌综合征,这种胃癌的发生是由于编码 E-钙黏素的黏附蛋白基因种系突变而引起的[20,21]。这种胃癌为弥漫性、低分化的浸润性腺癌。相反,小肠型分化的胃癌可能发生于遗传性非息肉性结肠癌患者[22]或胃肠息肉患者,包括家族性腺瘤性息肉病和 Peutz-Jehers 综合征。考虑到感染因素,幽门螺杆菌和人类宿主的遗传多态性可能发挥了作用[23]。萎缩性胃炎患者的高风险与幽门螺杆菌感染增加以对这种现象做出解释。

饮食因素的作用

大量摄取黏膜刺激性食物,如含盐和硝酸盐高的食物会导致慢性感染和浅表性胃炎的发生,继而发展成萎缩性胃炎[24,25],日本的一个系列研究表明,高盐饮食可能引起胃黏膜更多的进展性变化[26],经过对 5373 人长达 6 年的随访,69 人发生了胃癌。患萎缩性胃炎的患者发生胃癌的风险增加了 2.2 倍,进食辛辣食物者的风险增加了 1.8 倍,而通过减少脂类食物的摄入,胃癌发生的风险降低为 0.6 倍。

萎缩性胃炎患者胃酸分泌减少,胃内 pH 值升高,从而促进了细菌的生长,进而导致硝酸盐转变成亚硝酸盐,最终形成 N-亚硝基诱变剂。相反,多进食水果和蔬菜可以降低胃癌的发病率[27]。抗氧化剂如 β-胡萝卜素、维生素 E 和维生素 C 可以阻止胃癌基因的突变。这些维生素在对胃癌病因学上的确切作用尚不明确,可能是由于胃液中低维生素 C 导致酸性降低是形成炎症和感染的标志。

烟草和酒精的作用

在最近的研究中,国际癌症研究会(IARC)[28]得出结论,排除了其他混杂因素(酒精、幽门螺杆菌和饮食

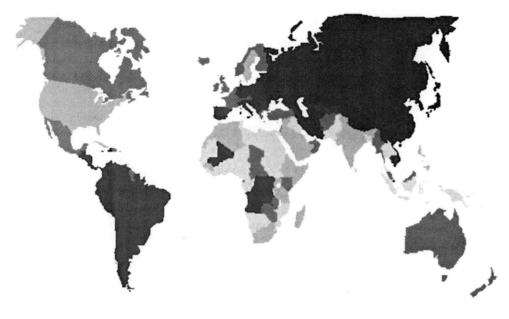

| < 5.5 | < 8.9 | < 13.9 | < 21.7 | < 69.6 |

GLOBOCAN 2002

图 19.1　2002 年全世界范围内男性胃癌发病率[148]。

因素),在男性和女性中,胃癌与烟草相关这一点都是一致的。并且随着吸烟时间和数量的增加,患胃癌的风险增加,而随着成功戒烟持续时间的增加,患胃癌风险逐渐降低。

至于酒精,IARC1988 年的研究[29]显示,几乎没有事实说明酒精饮料与胃癌的发生有关。这个研究进行了 18 年,最终得出了这样的结论[30]。

幽门螺杆菌的作用

1994 年,国际癌症研究会(IARC)[31]将幽门螺杆菌确定为人类肿瘤病因之一,有充分的证据证明幽门螺杆菌感染与胃癌和胃淋巴瘤有关。那时,大多数的证据是从回顾性的病例对照研究中得出的。但是这些研究中胃癌幽门螺杆菌感染的情况又不支持上述结果。在小肠化生和萎缩性胃炎中没有幽门螺杆菌的感染,因此,即使使用了抗幽门螺杆菌的抗体进行标记,幽门螺杆菌流行感染的实际情况仍可能被低估了。前瞻性研究给予了更准确地评价。已经发表的一些病例对照研究对胃癌发生前的幽门螺杆菌感染情况进行了研究。这些研究的结果成为荟萃分析的主题[32-35]。在缠绕杆菌属与肿瘤关系的研究组中,包括 12 个前瞻性研究,共 1228 例胃癌患者和 3406 例对照病例。总体上来说,幽门螺杆菌感染者发生胃癌的相对风险度(OR)为 2.36(95%可信区间为 1.98~2.81)。分别分析

贲门癌与其他部位的胃癌,作者发现,贲门癌的风险并未增加(OR=0.99),而非贲门癌为 2.97(95%置信区间为 2.34~3.77)。风险度的不同与样本采集及胃癌诊断标准有关(正如所估计的那样,随着萎缩性胃炎的进展,幽门螺杆菌感染的程度减低)。与 10 年前或更早的诊断比较,幽门螺杆菌感染阳性诊断风险增加了 5.9 倍(95%置信区间为 3.4~10.3)。这种联系与胃癌组织学类型(肠型或弥漫性)以及性别无关。

在人类宿主中,幽门螺杆菌感染可通过抗幽门螺杆菌抗体进行检测。在发展中国家与发达国家中,中年人幽门螺杆菌感染都是很常见的, 分别为 74%和 58%[36]。幽门螺杆菌感染率随着年龄增加而快速增加,与儿童时代生活环境有关[37],并且可能存在较长的时间。在成年人的例行体检中,9 年中血清转化为阳性与阴性的比例分别为 6.3%和 7.1%[38]。

对于与上述研究相同的受试人群,幽门螺杆菌感染与罹患胃癌的危险性有一定的关联, 但并不紧密。"非洲之谜"[39]是指非洲有很高的幽门螺杆菌感染率,但胃癌的发病率较低。然而在非洲(特别是中非),胃癌的发病率也不是非常低[40],并且也没有证据显示有其他保护性因素影响幽门螺杆菌的感染危险性。一项涉及 17 个非洲国家(20 531 人)的 40 项前瞻性内镜研究[41]的循证医学综述认为,在幽门螺杆菌感染与幽门螺杆菌相关疾病间存在联系,临床疾病中检出幽门螺杆菌感染的比例为:十二指肠溃疡 21.2%,胃溃疡

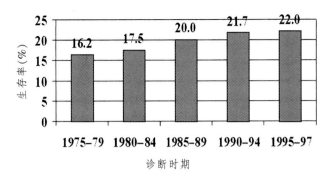

图 19.2　美国胃癌 5 年生存率的变化。来源:参考文献 9。

3.4%,胃癌 2.4%。

　　使用血清库的研究显示幽门螺杆菌的感染率呈现下降趋势。例如,Banatvala 等[44]分析了1969 年、1979 年和 1989 年收集的 631 份血清,发现幽门螺杆菌的血清阳性率平均每十年下降 26%。青年人幽门螺杆菌感染后常引起萎缩性胃炎,并且患胃癌的风险增加。在芬兰,从 1973 年到 1994 年间,被幽门螺杆菌各菌株感染的比例降低。然而,在 45 岁以下的受试对象中,cag-A(+)菌株比 cag-A(-)菌株的感染率降低更加明显。在日本[46],中年人幽门螺杆菌感染率与发展中国家相似,而青年人幽门螺杆菌感染率低于发展中国家,将日本 1976-1996 年间的胃癌发生率进行分析,并与幽门螺杆菌感染发生率进行对比发现,1989-1998 年间男性和女性发病率都有下降,且在青年人中更加明显[47]。另外在 20~39 岁的年轻人当中胃癌发病率显著降低。2002 年世界上由于幽门螺杆菌感染而致胃癌的统计人数见表 19.5。

　　最近幽门螺杆菌基因组的完整 DNA 序列测定完成[48],显示在幽门螺杆菌的多种菌株中都有特定的基因位点,然而在胃癌的发生中,多种幽门螺杆菌菌株的作用不尽相同。人类中,感染 cag-A(+)菌株的患者相比感染 cag-A(-)菌株的患者更易发生萎缩性胃炎。并且抗幽门螺杆菌的 IgG 抗体水平更高。幽门螺杆菌能够产生一种细胞空泡毒素,称为 vac-A。在哥伦比亚,胃癌高危地区[49]患者的胃镜活检 cag-A、vas-A s1、vas-A m1 表型的检出率比低危地区的检出率高。

　　动物实验亦可以证实幽门螺杆菌在胃癌发生中的重要作用,动物实验显示在蒙古沙鼠中,cag-A 阳性和 vac-A 阳性菌株接种培养可以诱导肠上皮化生及胃癌发生[52]。关于菌株特异性基因是否与胃癌发生有关的研究正在进行[53]。

　　幽门螺杆菌的致癌作用是间接的,并且与幽门螺杆菌感染部位的上皮增殖加速有关。致癌作用与幽门螺杆菌菌体内尿素酶作用于胃内尿素的产氨能力有关。细胞复制赋予致癌物攻击 DNA 的能力[54-58]。病原菌位于正常胃上皮黏液层,而非肿瘤形成的胃黏膜肠上皮化生区域,这提示可溶性致癌物质起到了一定作用。幽门螺杆菌感染引起胃黏膜内的氧负荷增加,早期胃炎上皮层中的炎性细胞表达可诱导一氧化氮合成酶,此酶位于深部胃小凹上皮与淋巴滤泡上皮[58]。

表 19.3

日本胃癌普查方法和 5 年生存率的时间变化趋势（大阪癌症登记中心,1975-1989,男性）

时期	普查发现 （5 年生存率%）	其他 （5 年生存率%）
1975-1977	5.1%(73.4)	81.5%(26.0)
1981-1983	6.0%(70.8)	83.2%(38.7)
1987-1989	11.6%(85.0)	81.5%(44.8)

官方普查与其他研究对比。
参考文献 13。

表 19.4

日本胃癌年龄标化发病率和死亡率(1/100 000)的时间变化趋势

时期	男性			女性		
	发病率	死亡率	M/I	发病率	死亡率	M/I
1963-1965	108.13	83.82	0.77	51.98	41.18	0.80
1975-1977	79.01	58.78	0.74	38.85	29.17	0.75
1987-1989	68.28	41.21	0.60	29.68	18.31	0.61

M/I:死亡率比发病率。
数据来自大阪癌症登记中心 1963-1989 年间的 100 000 名男性和女性患者[5]。

其更新的部分 NO 表现活跃。在癌前病变的黏膜，i-NOS 迁入表浅的胃小凹上皮，常引起蛋白和 DNA 的破坏。在这一阶段，根除细菌并没有阻止 DNA 继续破坏，减少癌变。幽门螺杆菌感染所致萎缩性胃炎还可引起胃内高 pH 值环境，胃内高 pH 值能够增强外源性或内源性致癌物的致癌作用。亚硝胺复合物经实验证实为胃癌的致癌物。在 NO_2 转变为 NO 的过程中产生了有活性的 N_2O_3。而 N_2O_3 合成亚硝基化合物及亚硝酸胺，此种与亚硝基化作用有关的连锁反应可被抗氧化物所抑制，这可以解释抗坏血酸在预防胃癌中的作用。然而，幽门螺杆菌可通过降低胃内抗坏血酸的浓度而影响抗氧化物的功能。

疾病的进展

胃癌发生之前的病理改变包括慢性萎缩性胃炎、肠上皮化生和非典型增生，非典型增生是指未侵及间质的上皮内瘤变，它可发生于正常胃上皮或肠上皮化生区域。在胃癌发生机制中非典型增生处于萎缩性化生病变和浸润性肿瘤两阶段之间。在哥伦比亚一个胃癌高危地区，对 1400 名无症状人群进行了一项随访研究来揭示胃癌的进展过程[59,60]，平均间隔 5 年就对受试对象进行两次内镜检查和活检，显示疾病阶段总体上有进展。日本的一项前瞻性研究描述了萎缩性胃炎与胃癌的关系[26]，报道胃黏膜严重萎缩的患者罹患进展期胃癌的危险性增加 2~3 倍。程度稍轻的病变（非萎缩性胃炎和轻度萎缩性胃炎）亦显示比对照组更易罹患胃癌。芬兰的一项包含 243 名胃癌患者与 1408 名对照组人群的病历对照研究显示[61]：胃组织学检查发现非萎缩性胃窦炎患者患胃癌的相对危险性为 1.8，非萎缩性全胃炎患者患胃癌的相对危险性为

2.5。这项研究还发现[62]，从 1977 至 1992 年间，芬兰年轻患者胃炎的罹患率呈下降趋势（这与胃癌的发病率的下降相似）。胃上皮非典型增生的诊断应包括：①区分真正的非典型增生和炎症反应性改变；②区分非典型增生与真正的浸润性肿瘤。

在一项荟萃分析中[63]，80% 高度异型的病例 6 个月后发生胃癌，而低度异型的病例 1.5 年内仅有 10% 发生恶变。从早期胃癌到进展期胃癌的进展速度不固定，可能一些早期胃癌最终不能被证实。日本的一项研究分析了这种偏倚的潜在作用[64]，共包括 43 例早期胃癌，发现后至少 6 个月未进行治疗，只进行随访（诊断性检查，继而手术）。其中 27 例（63%）发展为进展期胃癌。早期胃癌发展为进展期胃癌的中位时间为 37 个月。这说明大多数通过普查发现的早期胃癌都会发展为有症状的进展期胃癌。

在西方国家，腺瘤被定义为黏膜增生形成肉眼可见的凸起型病变。胃腺瘤的发生率通常低于增生性息肉，大约占胃息肉的 10%，小于 2 cm 的腺瘤很少癌变，而超过 2cm 的腺瘤癌变率为 40%，平坦型腺瘤即使比较小也容易发展为胃癌。

在日本，异型增生的上皮内瘤变如未侵袭黏膜固有层被称为黏膜内癌。在西方国家，只把恶性细胞侵犯黏膜固有层称为黏膜内癌，这种东西方之间的差异已被多个规律性研究证实[65]。当肿瘤侵犯黏膜肌层时，东西方之间的观念没有差别。对日本这些非侵袭性胃癌进行总结发现，这些原因至少部分影响了胃癌的预后，是日本胃癌预后较好的原因之一。

小肠型胃癌与低分化弥漫性胃癌在大体形态上明显不同[66]。首先是慢性萎缩性胃炎和小肠化生之间，与地区差别有关[67]。在日本，胃癌发病率的下降主要是由于小肠型胃癌发病率的下降[68]。美国的数据与此类似，但不十分明确[69]，胃癌发生过程的研究中，分子遗

表 19.5

2002 年发达国家和发展中国家幽门螺杆菌引起胃癌的人数的估计

	所有胃癌	非贲门胃癌	HP 引起的病例
发达国家	312 400	259 000	192 000（61.4%）
发展中国家	621 500	571 000	400 000（64.4%）
全世界	933 900	770 000	592 000（63.4%）

评估基于以下假设：①幽门螺杆菌感染在近段胃癌发生中不起作用；②发达国家幽门螺杆菌感染率（58%）低于发展中国家（74%）；③由幽门螺杆菌感染导致非贲门胃癌的相对风险为 5.9[36]。

传学越来越重要,已经有多个基因被发现,抑癌基因也可能与胃癌发生有关。但是目前这些实验都不适用于早期胃癌的诊断。

胃癌的直接诊断

胃镜

胃镜检查不是胃癌大规模普查首选的检查,主要原因是其价格比较昂贵,并且不像其他检查方法那样绝对安全。虽然胃镜检查出现并发症的概率很低,但是仍然存在,其中包括呼吸道和消化道(出血和穿孔)并发症。在一项涉及 211 410 例胃镜检查的研究中[70],并发症和死亡率分别为 0.13%和 0.04%。尽管不用于普查试验,但与其他检查相比,胃镜检查在发现胃恶性肿瘤并进行活组织检查方面仍很有优势,是胃癌诊断的"金标准"。胃镜还可以用于证实形态学上表浅型的胃癌(表 19.6)[71]。

当胃镜用于诊断其他普查方法发现的可疑病变时,就意味着有很多未患上胃恶性肿瘤的人需要进行胃镜检查。毫无疑问,与其他国家相比,日本胃镜的广泛应用提高了早期胃癌的发现率,进而提高了胃癌患者的生存率(日本早期胃癌的生存率约为 40%)。最近人口登记[13,14]的数据显示,日本胃癌的 5 年生存率由 1965 年的 20%提高到 1997 年的 50%。相反,西方国家的统计显示,在相同的时期内,胃癌 5 年生存率相对固定,始终维持在 20%左右[9,10]。

尽管胃镜检查是诊断胃癌的金标准,但如果检查方法不正确,则可能降低胃癌诊断的效果。一项研究比较了 Prefectural 医院胃镜阴性结果与 Fukui 登记中心 3 年后统计的以人群为基础的胃癌发病记录[72],结果发现胃镜检查有一定的漏诊率,胃镜检查胃癌的敏感性只有 81%。

在西方国家[73-75],以人群为基础的问卷调查显示,大约 25%的人有消化不良症状(每年发病 1 次)。而进行胃镜检查时,只有 30%~35%的病例有器质性病变,胃癌非常罕见,仅为 1%或 2%,在 40 岁以下的年轻人中胃癌发病率更低。因此美国内科医生学院自 1985 年以来一直推荐对 45 岁以下有消化不良症状的人先不马上进行胃镜检查,而是先进行经验性的治疗。这种政策由于近年来幽门螺杆菌感染的检测和治疗更趋完善。尽管胃镜检查短期内较多的花费并未在长期分析中得到证实,但胃镜检查的费用问题一直是有争论的焦点[74-75]。西方国家小部分早期发现的胃癌证实了胃镜检查的作用。

X 线片检查和荧光照相术

用于胃癌检查的影像技术包括全景尺寸的气钡双重造影和荧光照相术。在日本,从 1963 年以来[76-84],在普查方面 X 线检查的应用少于荧光照相术。大城市中应用 X 线气钡双重造影者较多,而农村地区多采用荧光照相术。日本普查的目标是对 30%40 岁以上的人口进行 X 线检查[77]。出现任何可疑结果都要做进一步的胃镜检查。大约 13%~23%的人需要进行内镜检查[79,80]。在发现早期胃癌方面,X 线检查的敏感性不如胃镜。但是在大规模普查中,X 线检查的目的是发现不活动的临床前期胃癌,而不是早期胃癌[78,82]。在大阪癌症登记中心的一项研究中[81],X 线片检查的敏感性为 90.8%,而荧光照相术的敏感性为 88.5%。另一项研究[83]比较了荧光照相术与胃镜检查,从普查人群中随机选择 17 976 例,进行上述两种检查,胃镜检查发现了 80 例进展期胃癌,而 X 线片检查发现了其中 83%的病例。对于内镜发现的 207 例早期胃癌,X 线片检查仅发现了 39%,比例较低。直径<2cm 的胃癌,X 线片检查只发现了 22%。尽管新的设备和显像技术降低了 X 线片检查的剂量,但一项以人群为基础的关于白血病的病例对照研究显示[84],至少在 10 年内,未发现 X 线片普查人群白血病发病风险增加。

高风险胃癌的诊断

肿瘤抗原

斯堪的纳维亚的研究中[85]指出了各种肿瘤抗原的诊断价值,包括血清抗原 CEA、CA19-9、CA50 或胃液中胚胎性多糖蛋白抗原。这种研究的目的是寻找一种特异性的肿瘤标志物。尽管目前还不能用于普查,但是在将来可能改变胃癌遗传学研究的进展。

胃蛋白酶原

胃黏膜中,从浅表性胃炎到萎缩性胃炎、小肠化生、胃癌的发展过程中,伴随着血清胃蛋白酶原(Pg)

表 19.6

表浅胃癌的大体分型比例(m=sm)

亚型 0	占所有 0 型的百分比%	%sm
0-Ⅰp/s,息肉状带蒂/无蒂	3%	57%
0-Ⅱa,非息肉状突起型	17%	29%
0-Ⅱb,非息肉状平坦型	<1%	20%
0-Ⅱc,非息肉状凹陷型	71%	37%
0-Ⅱc+Ⅱa,非息肉状凹陷+突起型	1%	47%
0-Ⅱa+Ⅱc,非息肉状突起+凹陷型	6.2%	65%
0-Ⅲ,溃疡型	1.3%	40%

1990-1999 年东京国立癌症中心医院 2098 例胃癌外科手术标本[71]。

Ⅰ型：息肉状、带蒂或无蒂。

Ⅱ型：非息肉状，表浅隆起、平坦或凹陷。

Ⅲ型：溃疡型。

的变化,胃蛋白酶原是胃蛋白酶的前体[86]。有 4 种 Pg 分别是蛋白水解酶(胃蛋白酶 A、B、C、D)的前体。幽门螺杆菌感染阳性患者中,Pg 水平可用于判断其患胃癌的风险。在幽门螺杆菌阳性的浅表型胃炎中,Pg-C 水平较高,在萎缩性胃炎和胃癌中 Pg-C 水平降低[87]。大多数的分析都是以 Pg Ⅰ和 Pg Ⅱ的区别为基础。Pg Ⅰ由胃底腺分泌(胃壁细胞和黏液颈细胞),Pg Ⅱ由胃窦分泌。胃底黏膜的萎缩性胃炎与特异性的 Pg Ⅰ降低和 Pg Ⅰ/ Pg Ⅱ降低为特征[88-91]。Nomura 等人[90]随访了 7498 例夏威夷日裔美国人,发现 Pg Ⅰ/ Pg Ⅱ<2 比单纯 Pg Ⅰ下降能更好地预测将来胃癌的发生。前瞻性研究证实 Pg 水平变化与胃癌诊断时间关系密切。在芬兰,一项研究对 39 268 例 15 岁以上的成年人进行随访[92],Pg Ⅰ水平<50ng/mL 者在未来的 8~14 年中可能会患胃癌(OR=2.7),Pg Ⅰ下降与 2 年内被诊断为胃癌关系更密切(OR=6.3)。现在提倡联合使用 2 种血清学试验,通过截尾水平充分选择 Pg Ⅰ或 Pg Ⅰ/ Pg Ⅱ。日本的一项前瞻性系列研究[93]分析了幽门螺杆菌感染和 Pg 水平与患胃癌风险之间的关系,随访 4.7 年。与幽门螺杆菌(-)、Pg 水平正常者相比较,幽门螺杆菌

(+)Pg 正常者风险为 1.1;幽门螺杆菌(+)、Pg 降低者风险为 6.0;幽门螺杆菌(-)、Pg 降低者(这组人有重度不典型增生)风险为 8.2。在日本,一项研究对 878 人进行了 Pg 试验,这些人分别进行胃镜尿素检查、幽门螺杆菌血清学检测和 Pg Ⅰ/ Pg Ⅱ的检测。在 Pg Ⅰ/ Pg Ⅱ<3 的人群中,胃黏膜小肠化生的比例普遍较高。

Hp 感染的血清学检测

正如血清中抗体的表达情况一样,幽门螺杆菌感染与萎缩性胃炎和胃癌的关系如前所述。尽管幽门螺杆菌感染是发生胃癌的一个敏感的预测指标[95](一些作者称之为"必须原因"[96]),但幽门螺杆菌感染的特异性很差,因此人群中有一半甚至一半以上的人感染幽门螺杆菌并不奇怪。Nomura 等人[97]检测了血清中 Cag-A 毒素的 IgG 抗体,其敏感性为 94.5%,特异性为 92.5%。一些前瞻性研究显示,就像 Pg 试验一样,与单独检测任何一项相比,幽门螺杆菌感染合并萎缩性胃炎者患胃癌的风险增加[93,97,98]。

普　查

通过对无症状人群进行普查,可以发现谁将来可能会患胃癌,谁不会患胃癌,然后对检测结果阳性的患者进行第二步的诊断试验。自 1963 年以来,日本开展了胃癌大规模普查。从 1983 年开始对老年人进行胃癌普查已被列入健康服务法。日本广泛采用的普查方法对胃癌的诊断有一定意义。日本以外的其他国家普遍认为大规模普查费用太昂贵,所以通常进行有针对性地普查,而不是全民普查。

以荧光照相术为基础的普查

由于日本开展了大规模的普查,已发现了越来越多的早期胃癌患者,从而使胃癌死亡率明显下降[13,14,77-79],但是生活方式西化也可能是胃癌变化趋势的复杂原因之一。日本胃癌普查范围很大,1985 年一项由政府进行的健康福利研究显示,日本 59.8%的人口进行过胃癌的普查,但是只有 15.1%的人进行常规检查[79]。

日本不同地区胃癌死亡率的下降与普查的密度有关[79,80,99]。1960-1985 年宫城县胃癌发病率和死亡率的变化趋势为[80]:总体发病率和死亡率都在下降,并

且在 1970 年以后死亡率的下降更明显。大阪癌症登记中心的数据也有同样的生存变化趋势[13]。这些都与大规模普查政策有关。日本胃肠普查杂志的一篇报道对 1995 年全日本胃癌普查结果进行报道[100]。这些普查以荧光照相术为基础,由"日本社区"或由私人公司进行胃镜检查。1995 年,共 6 765 268 人进行了普查,其中 841 795 人被建议做进一步检查,其中 576 545 人进行了进一步检查, 平均每普查 6718 人发现 1 例胃癌(0.1%)。普查发现的肿瘤的特点见表 19.7。直径<2cm 者占 40%,胃镜观察以凹陷型为主,术后被证实为 T1 的占 66.7%, 大多数患者进行了外科手术(88%)。大阪癌症登记中心 1975-1987 年的数据显示,普查发现的病例所占的比例逐渐增加,但仍只占全部患者中的少数。在不同的时间段,发生远处转移的患者的比例基本恒定;局限性病变比例增加而区域转移病例逐渐减少,见表 19.8。美国 SEER 登记中心的数据显示[9],局限性病变的比例只有日本的一半(表 19.9)。

随机对照研究

在日本,由于普查的开展,随机研究很难进行。宫城县从 1985 年开始进行了一项研究,计划对 39 个行政区的居民随机进行胃癌普查, 对照组不进行普查,但是 1 年后发现普查组和对照组之间的差别很小,以至于无法观察死亡率的下降是否是由于普查造成的。

队列研究

对 1967-1970 年大阪癌症登记中心组织的普查对象进行随访,包括 33 000 人,这些人至少接受过一次普查,平均随访 6.1 年。与总的人群发病率相比,被研究人群的发病率是普通人群的 1.3 倍,而死亡率仅有轻度下降,这可能是由于普查对胃癌的一些过度诊断造成的。宫城县的一项研究显示,参与胃癌普查的人群中吸烟者较少,而进食牛奶、蔬菜者较多,这些改变与胃癌发病风险有关。另一项日本的队列研究包括 24 134 人,随访进行了 40 个月[103],发现普查人群男性胃癌死亡风险为 0.72(CI:0.31~1.66),女性为 1.46(CI:0.43~4.90)。因此可以得出,普查与胃癌死亡率降低的关系不大。在一项对宫城县 7008 名居民为期 18 年的随访研究中发现[104],普查人群与未普查人群的胃癌发病率没有差别,但是普查组死亡率明显低于未普查组,男性(61.9 对 137.2/100 万人年,P<0.005)、女性(28.1 对 137.2/100 万人年,P<0.01)均是如此。在一项以人群为基础的包括 42 150 人的队列研究中, 在研究开始的最初 12 个月进行了荧光照相术普查的人被定为是普查组,其他人为对照组,随访 13 年,结果尽管总的发病率不受影响, 但普查组胃癌死亡率降低了 2 倍(RR=0.52)。

病例对照研究

日本报道了一些病例对照研究,第 1 个病例对照研究[77]是在大阪癌症登记中心管辖范围内进行的,对所有 1969-1981 年间死亡的胃癌病例进行研究,共死亡了 87 例胃癌,另有 3 倍数量的人群作为对照组,普查组/对照组的相对风险度男性为 0.59,女性为 0.38。普查对那些做了一项以上检查的人的保护作用更好。第 2 个研究采用了相同的样本设计,比较了 367 例进展期胃癌与相同数量对照组的普查历史,两组在性别、年龄和地区上均匹配[106]。从最后一次阴性检测后 3 年可观察到普查明确的保护作用,普查组相对风险

表 19.7

日本 1995 年大规模国家性胃癌普查结果

A-胃癌肿瘤直径(n=5066)			
<1cm	1.1~2.0cm	2.1~5.0cm	5.1cm 及以上
15.5%	24.9%	42.3%	17.3%

B-肿瘤侵犯胃壁的深度(n=5267)				
黏膜	黏膜下	肌层	浆膜下	浆膜
39.3%	27.4%	10.4%	12.0%	10.9%

C-普查发现的胃癌治疗的比例(n=5574)				
手术治疗	内镜治疗	腹腔镜治疗	其他治疗	未治疗
88%	8%	0.5%	1.1%	1.4%

参考文献10。

表 19.8

日本胃癌分期的时间变化趋势:大阪癌症登记中心 1975-1989 年,男性

时期	局限性胃癌 5 年生存率(%)	局部转移胃癌 5 年生存率(%)	远处转移胃癌 5 年生存率(%)
1975-1977	26.4%(65.9)	54.8%(24.0)	18.8%(1.5)
1981-1983	32.1%(86.0)	47.2%(31.4)	20.7%(1.3)
1987-1989	42.8%(88.1)	37.0%(33.4)	20.2%(2.7)

三组之和为 100%。
参考文献 5。

度为 0.34。第 3 个研究[107]比较了 198 例死亡病例和 577 例存活的对照组,同样在性别、年龄、地域上匹配,以 5 年为标准,5 年内参加过普查/未普查组的相对风险度为 0.41(0.28~0.61)。

日本以外国家的普查

日本以外很少有国家进行胃癌的普查,委内瑞拉 1980 年进行了一项普查,将 1985-1989 年间的 241 例因胃癌死亡的病例与相同人群共 2410 例对照组比较,那些在普查 6 个月内诊断为胃癌的病例死亡风险更大。排除这些新近检查的病例,还没有发现普查的优势。这个结果说明应首先对那些有症状、有高死亡风险的人进行普查(存在选择偏倚)。为了控制这种偏倚,对那些正好在诊断之前进行普查的患者分析发现,风险度为 0.47 时普查有更好的保护作用。

以胃蛋白酶原为基础的普查

普查研究中可通过应用胃蛋白酶原(Pg)实验决定去除标准。通常同时检测 Pg I 和 Pg I / Pg II 两个参数[109-111]。Pg I 的检测标准不尽相同,有<30,<50 或<70

表 19.9

美国胃癌分期变化趋势:SEER 登记中心,1989-1995,男性和女性

种族	局限性	局部转移	远处转移
白种人	20%	30%	35%
黑种人	19%	29%	38%

参考文献 9。

等。在较高水平时,对胃癌检测敏感性增加,特异性降低。Pg I / Pg II 比率检测标准为<2 或<3,其敏感性因早期胃癌形态学不同而不同。Pg I / Pg II 在隆起型或凹陷型但不形成溃疡者中水平较高[112]。Pg 实验可用于提高政府普查的依从性。研究显示[113],当被告知其患胃癌风险增加时,有 82%的人会接受抽血进行化验,也可以把 Pg 实验与检测幽门螺杆菌感染的 Ig-G 抗体结合起来应用[114]。

更重要的问题是,Pg 实验能否取代荧光照相术作为价格相对低廉的首选普查实验(对阳性结果人群进行进一步的胃镜检查)。在日本,已经评价了 Pg 实验作为普查实验的价值。Miki 等人[115]对 4647 名公司职员(平均年龄 49 岁)进行了普查,检测血清 Pg 水平。对 Pg I <50ng/mL, Pg I / Pg II <3.0 的患者进行了进一步的内镜检查。总体来说,18.8%的人为阳性(29%>50 岁),共发现 4 例胃癌。尽管没有明确评价 Pg 实验的敏感性,但作者认为它的效果可以等同于 X 线片普查,因为 Pg 实验阳性率为 0.86/1000,甚至高于一些公司使用 X 线片普查的 0.66/1000。但是,普查组的可比性,特别是在年龄方面是不确定的。与 X 线检查一样,Pg 实验代表的是普通的普查,而不是大量新的可重复实验。在后来的研究中,使用相同的方法和标准对阳性病例进行检测,大约 20%为阳性,说明其预测价值仅为 1.3%~1.4%[113-116]。由于这些限制,Pg 实验的敏感性约为 66.7%,特异性为 81.5%[116]。另一个日本的研究组采用下列标准作为胃癌高风险标准,Pg I <30ng/mL 并且 Pg I / Pg II <2。使用该标准在 1991-1992 年间对 5620 人进行普查,其中 0.12%的人 Pg 实验阳性,与荧光照相术的 0.11%类似。另一个研究组[109]使用截断点区分胃癌风险(Pg I <70ng/mL,Pg I / Pg II <3)对 5113 人进行普查,同时进行胃镜检查(发现 13 例胃癌),得到的数

据显示 Pg 实验检测胃癌的敏感性为 84.6%,特异性为 73.5%。13 例胃癌中的 11 例 Pg 实验检测出异常。4 例胃癌伴轻度萎缩性胃炎的病例中有 2 例漏诊,单纯萎缩性胃炎中 1 例漏诊。总之,可以得出结论,应用 Pg 实验对胃癌进行普查很有效,可以取代荧光照相术。

在另一个研究中[117],共 17 647 例患者进行了 2 种以上方法的普查:即比荧光照相术更好的钡餐造影和 Pg 实验。Pg 实验更适用于没有症状的早期小肠型胃癌,而钡餐造影更适用于发现弥漫性胃癌形成溃疡的病例。一项被称为 Hisayma 的研究显示[118],将 Pg I 和 Pg I / Pg II 两者结合起来可以对胃癌进行有效的普查。在强阳性组(男性 RR=4.5,女性 RR=5.8),胃癌发生率增加。作为一种检测工具,与荧光照相术比较,Pg 实验对胃癌的阳性预测价值为 14%,X 线检查为 0.8%[119]。

以血清学检测幽门螺杆菌为基础的普查

尽管理论上可以用抗幽门螺杆菌抗体试验对胃癌进行普查,但是由于幽门螺杆菌感染率很高,这就意味着有很多成年人都会显示阳性,并且需要进一步检查。抗幽门螺杆菌抗体检测应当首选用于选择进行抗幽门螺杆菌治疗的患者。

监 测

在全世界范围内,胃镜都是用于胃癌高风险人群最主要的检查手段。例如:内镜被用于检测 E-钙黏素突变和家族性腺瘤性结直肠息肉病家族中成员的筛查。但是,目前最常使用胃镜进行检测的原因为慢性萎缩性胃炎的下述情况:

•因良性胃部疾患行胃部分切除的患者,患胃癌的风险增加,应该进行长期的(15~20 年)胃镜监测。只有胃癌切除术后晚期患者需要每年进行胃镜检查[120]。但是,即使进行胃镜监测,由于大多数病例都是进展期、不可治愈的病例,其监测效果也不确定。但是一些患者需要胃镜监测来降低由于消化性溃疡导致胃切除的发生率。

•在斯堪的纳维亚,恶性贫血和自身免疫性 A 型胃炎患者,患胃癌的风险可增加 2~5 倍。

•对于萎缩性胃炎小肠化生形成的低度或高度不典型增生的患者,且病灶>2cm 者,患胃癌可能性很

大[54]。因此,内镜治疗(内镜下黏膜切除术)优于胃镜监测。

一级预防

在许多人中,胃癌发病率和死亡率的下降可能是由于非计划性的“一级预防”[15]。这可能是生活方式改变的结果,特别是年轻一代饮食和保健的改变。生活方式和饮食的改变对胃癌发生风险的影响通过对移民的研究已清楚的得到证实。胃癌高发地区的居民移民到胃癌低发地区后,患病风险明显降低。这种变化是逐渐发生的,并且与移民年龄有关。日本人移民到美国后,在移民一代与在美国出生的日本人之间在胃癌发病风险的下降程度方面明显不同[124]。这些数据与被观察者童年时的环境因素有很大的关系[125]。日本人患胃癌风险的降低是由于饮食结构的变化,包括咸的和腌制食品摄入的减少,水果蔬菜摄入量的增加,以及使用冰箱保存食物[126]。从一个健康观察数据中可以看出,即使大力提倡增加绿色和黄色蔬菜的摄入,并减少盐的摄入,也几乎没有客观证据能证明这些措施确实可以降低胃癌的发病率。Hirayama 不仅观察到那些经常进食绿色和黄色蔬菜的人患胃癌的风险下降,也观察到胃癌高风险人群如果改变饮食习惯,也可以从保护性措施中受益[127]。

化学预防

胃癌的化学预防就是通过饮食摄入 β-胡萝卜素、维生素、α-维生素 E 和维生素 C[128-131]。多数研究采用的是双盲法,安慰剂为对照组,研究的终点是出现癌前病变而不是发生肿瘤。一些安慰剂组需要预先检测幽门螺杆菌感染,并对幽门螺杆菌阳性患者进行杀菌治疗。在中国林县的实验中,对 30 000 成年人随机给予 8 种维生素/矿物质复合物,那些补充了胡萝卜素、维生素 C 和硒的人群死亡率明显降低 (RR=0.91,P<0.03)。这种死亡率的降低主要是由于肿瘤死亡率的降低(RR=0.87),特别是胃癌[132]。

欧洲进行了两个实验,一个是给多个国家的 1200 人进食维生素 C,另一个是在芬兰[130],对 29 133 名男性吸烟者在 5~8 年内每日给予 50mg α-维生素 E 和 200mg β-胡萝卜素,对照组给予安慰剂,所有的人都被随访观察胃癌和其他死亡原因。在这组人群

中,低 Pg 水平的 2132 人进行了胃镜检查,1344 位接受了胃镜检查的人经过 5.1 年的营养治疗,其中 63 例出现胃新生物(胃癌或不典型增生)。无论是 α-维生素 E 还是 β-胡萝卜素都不能影响胃新生物的发生。北美进行了 2 项预防实验,委内瑞拉的一项研究[129]包括 2200 人,年龄 35~69 岁,预先进行了杀幽门螺杆菌的治疗。从 1996 年起给予维生素 C、β-胡萝卜素和维生素 E,结果不能令人满意。在哥伦比亚胃癌高发区的一项研究包括 852 人,组织学诊断为多发性、非化生性萎缩和(或)小肠化生。经过 3 年随访发现,β-胡萝卜素和维生素供给可以明显抑制这些形成新生物之前的病变[131]。总体上不令人满意的化学预防效果说明胃癌的预防可能需要更复杂的、包含多种因素的预防,包括对幽门螺杆菌感染的杀灭。

杀灭幽门螺杆菌

幽门螺杆菌是慢性胃炎最常见的原因,可以导致胃的炎症及萎缩,进而发生胃癌。可以通过比较简单的方法杀灭幽门螺杆菌感染,也就是说,尽管只对远端胃癌有效,但根除幽门螺杆菌可能是一个有效的预防手段[133]。近端胃癌与幽门螺杆菌感染无关。

有一些方法可以有效地治疗进展性或非进展性癌前病变的幽门螺杆菌感染。哥伦比亚的一项研究[131]随机将 387 人分为幽门螺杆菌治疗组,386 人为对照组,结果虽然抑制率相似,但治疗组可以明显抑制多发性非化生性萎缩和小肠化生。在哥伦比亚一项包括 795 例胃黏膜病变(非萎缩性或萎缩性胃炎)的研究中,发现 97% 的人有幽门螺杆菌感染,随机分为抗幽门螺杆菌治疗组和(或)抗氧化组(β-胡萝卜素)进行长期随访,结果发现了胃黏膜病变的逆转。在第 3、6 和 12 年进行胃活组织检查,每年的再感染率为 5.4%,幽门螺杆菌阴性组患者胃黏膜病变没有明显抑制。墨西哥的一项小样本研究(248 例随机分为治疗组和对照组)发现,超过 3/4 的治疗组患者 1 年内没有再感染,组织学检查结果优于对照组[135]。在日本的一项随机研究中,联合使用抗生素治疗 1 周的幽门螺杆菌根除组,组织病理学检查发现,尽管与对照组相比胃镜下的变化较小,但炎症、萎缩、化生均得到了抑制[136]。一项在中国进行的幽门螺杆菌杀灭随机实验[137]观察了人口水平的胃癌发病率,经过 7.5 年随访,幽门螺杆菌治疗组与对照组之间没有差别。但是,在没有癌前病变、只有幽门螺杆菌感染组,胃癌发病率

下降(0:6 例)。其余的实验目前还在进行。

杀灭幽门螺杆菌治疗的一个潜在缺点是加重了胃食道反流(GERD),原因是治疗抑制了基底细胞中的腔壁细胞,而 GERD 是食道胃连接部胃癌的原因之一[138]。

实际上,应该通过抗幽门螺杆菌抗体检测,证实幽门螺杆菌感染后再进行根除幽门螺杆菌的治疗。对于预防胃癌和其他幽门螺杆菌相关性疾病来说,这种方法虽然需要一定的花费,但是是有效的[139-141]。另一项在美国进行的类似队列研究中,进行了以人群为基础的幽门螺杆菌普查,并对幽门螺杆菌阳性患者进行抗菌治疗,获得了一定的效果[142]。另一项美国的研究中,如果应用 Cag-A 血清检测,每年花费在 23 900 美元左右,如果用标准血清,花费在 25 100 美元左右,均明显高于日本的 5100 美元[143]。澳大利亚一项类似的分析[144]得出结论,这样的一个项目(包括普查和治疗)与 15 年中胃癌的自然发生率相比,不会降低胃癌的发病率。

必须用更深入的研究来证明根除幽门螺杆菌的有效性以及不同应对措施,特别是不同人群组的胃癌预防,需要在普查进行前决定研究的效价比,这将对大量人口的医疗产生明确指导作用[145]。

可以用抗幽门螺杆菌疫苗接种代替根除幽门螺杆菌的治疗。这是一个潜在的趋势,特别是在有大面积幽门螺杆菌感染的发展中国家[146]。为了提高疗效,应该在儿童时期进行接种。很多种细菌蛋白都可以用于制作疫苗,例如尿素酶,它与细菌克隆有关,其他的如形成空泡的细胞毒、Vac-A 等与胃癌诱导有关。有两种疫苗原料接受测试:一种是由大肠杆菌产生的再结合酶;另一种是 Vac-A 毒素。在动物模型中已证实,疫苗有提前预防的作用。最近对感染人群的研究也证实这些疫苗有激发免疫应答的作用,并且有良好的耐受性,但还没有证实大规模应用疫苗会有很好的效用比。

胃癌的预防计划

由于全世界范围内都在进行非计划性预防,明显影响了胃癌的发病率和死亡率。但是,老年人中仍有很多胃癌患者,胃癌发病的绝对数仍在增加。以儿童期西方生活方式为基础的一级预防有两个方面:多进食水果,少吃盐;加强卫生保健,降低幽门螺杆菌感染。

一项健康专家支持的预防活动，在胃癌高发地区，如东亚的一些国家、北美的安第斯山地区以及北欧的一些国家被证实是有效的。二级预防的目标是通过普查发现早期胃癌，尽管人们对通过改变饮食和控制幽门螺杆菌感染能否预防胃癌仍有争议，但多数人认为更应提倡一级预防，维生素补充研究尚未证明有效，疫苗使用也还处于研究阶段。

在发展中国家，首先应该进行卫生保健和健康饮食的教育。发达国家胃癌发病率较低，即使不进行干预，胃癌发病率也在自然下降。除日本以外没有其他国家把胃癌普查作为一项公共卫生政策。西方国家长期的不可忽略的胃癌高死亡率与胃镜检查质量差有关。幽门螺杆菌感染的检测和治疗以及普查的质量，弥补了西方国家内镜检查水平的不足。更重要的应该是提高对没有警示性消化道症状的人群的胃镜检查水平。普查的主要优势在于早期发现和预防胃癌，而不进行检查会有相反的效果。

在日本，胃癌的发病率很高，因此一直在进行普查。宫城县对 X 线普查进行了费用效果分析[80]。与非普查相比，普查项目每"人次节约"的费用类似。检查的敏感性为 85%，特异性为 90%。普查组胃癌生存率为 70%，而有症状就诊者仅为 25%。与日本对结直肠癌进行的普查相比，胃癌普查每个人的花费节约男性为 5 倍，女性为 2~3 倍。但是，日本胃癌发病率明显高于结直肠癌。但是现在这种情况出现了戏剧性的变化，日本已变成全世界范围内结直肠癌最高发的地区之一[145]。其他一些研究认为可以用花费较少的 Pg 试验–内镜普查来替代荧光照相术–胃镜普查。每个年龄段人群的普查应区别对待，对 50 岁以下的人群进行普查不能获得良好的费用–效果比[149]。最后，日本胃癌普查项目的直接效果是通过普查降低了 10% 的胃癌发病率。最后，普查在日本产生了潜在的广告效果，导致所有检查机构水平普遍提高，这对于评价日本和其他国家的费用–效果比是很重要的。

（王晓娜　译）

参考文献

1. Parkin DM, Bray F, Ferlay J, Pisani P. Global cancer statistics, 2002. *CA Cancer J Clin* 2005;55:74–108.
2. Parkin DM, Whelan SL, Ferlay J, Teppo L, Thomas DB, eds. *Cancer Incidence in Five Continents Vol VIII*. IARC Scientific Publication No. 155. Lyon, France: IARC Press; 2003.
3. Parkin DM, Bray F, Devesa S. Cancer burden in the year 2000: the global picture. *Eur J Cancer* 2001;37:S4–S66.
4. The Research Group for Population Based Cancer Registration in Japan. Cancer incidence in Japan, 1985–89: re-estimation based on data from eight population based cancer register. *Jpn J Clin Oncol* 1998;28:54–67.
5. Fujimoto I, Hanai A, Oshima A, et al. *Cancer Incidence and Mortality in Osaka, 1963–1989*. Tokyo: Shinohara; 1993.
6. Ajiki W, Tsukuma H, Oshima A. Cancer incidence rates in Japan in 1999: estimates based on data from 11 population-based cancer registries. *Jpn J Clin Oncol* 2004;34:352–356.
7. Devesa SS, Blot WJ, Fraumeni JF. Changing patterns in the incidence of esophageal and gastric carcinoma in the United States. *Cancer* 1998;83: 2049–2053.
8. Ekstrom AM, Signorello LB, Hansson LE, Bergstrom R, Lindgren A, Nyren O. Evaluating gastric cancer misclassification: a potential explication for the rise in cardia cancer incidence. *J Natl Cancer Inst* 1999;91:786–789.
9. Ries LAG, Eisner MP, Kosary CL, et al., eds. *SEER Cancer Statistics Review, 1975–2002*. Bethesda, Md.: National Cancer Institute; 2005.
10. Sant M, Aareleid T, Berrino F, et al. EUROCARE-3: survival of cancer patients diagnosed 1990–94—results and commentary. *Ann Oncol* 2003;14(suppl 5):v61–v118.
11. Hundahl SA, Menck HR, Mansour EG, Winchester DP. The National Cancer Data Base report on gastric carcinoma. *Cancer* 1997;80:2333–2341.
12. Sankaranarayanan R, Black RJ, Parkin DM, eds. *Cancer Survival in Developing Countries*. IARC Scientific Publication No. 145. Lyon, France: IARC; 1998.
13. Osaka Cancer Registry. *Survival of Cancer Patients in Osaka (1975–89)*. Tokyo: Shinohara; 1998.
14. Hanai A, Tsukuma H, Hiyama T, Fujimoto I. Survival of patients with stomach cancer: results from population based cancer registries. In: Sugimura T, Sasako M, eds. *Gastric Cancer*. Oxford: Oxford University Press; 1997:1–30.
15. Howson CP, Hiyama T, Wynder EL. The decline in gastric cancer: epidemiology of an unplanned triumph. *Epidemiol Rev* 1986;8:1–27.
16. Lambert R, Guilloux A, Oshima A, et al. Incidence and mortality from stomach cancer in Japan, Slovenia and USA. *Int J Cancer* 2002;97:811–818.
17. Bunt AM, Hermans S, Smit VT, van de Velde CJ, Fleuren GJ, Bruijn JA. Surgical pathologic stage migration confounds comparison of gastric cancer survival rates between Japan and Western countries. *J Clin Oncol* 1995; 13:19–25.
18. Yang L. Incidence and mortality of gastric cancer in China. *World J Gastroenterol* 2006;12:17–20.
19. Leung WK, Ng EK, Chan WY, et al. Risk factors associated with the development of intestinal metaplasia in first-degree relatives of gastric cancer patients. *Cancer Epidemiol Biomarkers Prev* 2005;14:2982–2886.
20. Guilford P, Hopkins J, Grady W, et al. E-cadherin germline mutations define an inherited cancer syndrome dominated by diffuse gastric cancer. *Hum Mutat* 1999;14:249–255.
21. Gayther SA, Gorringe KL, Ramus SJ, et al. Identification of germ-line E-cadherin mutations in gastric cancer families of European origin. *Cancer Res* 1998;58:4086–4089.
22. Aarnio M, Salovaara R, Aaltonen LA, Mecklin JP, Jarvinen HJ. Features of gastric cancer in hereditary non-polyposis colorectal cancer syndrome. *Int J Cancer* 1997;74:551–555.
23. Carneiro F, Amado M, Lago P, et al. Helicobacter pylori infection and blood groups. *Am J Gastroenterol* 1996;91:2646–2647.
24. Hill MJ. Diet: a review of scientific evidence. *Eur J Cancer Prev* 1995;4(suppl 2):3–42.
25. Hirohata T, Kono S. Diet/nutrition and stomach cancer in Japan. *Int J Cancer* 1997;(suppl 10):34–36.
26. Inoue M, Tajima K, Kobayashi S, et al. Protective factor against progression from atrophic gastritis to gastric cancer—data from a cohort study in Japan. *Int J Cancer* 1996;66:309–314.
27. Vainio H, Bianchini F, eds. *IARC Handbooks of Cancer Prevention, Vol 8: Fruit and Vegetables*. Lyon, France: IARC Press; 2003.
28. International Agency for Research on Cancer (IARC). *IARC Monographs on the Evaluation of Carcinogenic Risks to Humans, Vol 83: Tobacco Smoke and Involuntary Smoking*. Lyon, France: IARC Press; 2004.
29. International Agency for Research on Cancer (IARC). *IARC Monographs on the Evaluation of Carcinogenic Risks to Humans, Vol 44: Alcohol Drinking*. Lyon, France: IARC; 1988.
30. Terry MB, Gaudet MM, Gammon MD. The epidemiology of gastric cancer. *Semin Radiat Oncol* 2002;12:111–127.
31. International Agency for Research on Cancer (IARC). *IARC Monographs on the Evaluation of Carcinogenic Risks to Humans, Vol 61: Schistosomes, Liver Flukes and Helicobacter pylori*. Lyon, France: IARC Press; 1994:177–240.
32. Huang J-Q, Sridhar S, Chen Y, Hunt RH. Meta-analysis of the relationship between Helicobacter pylori seropositivity and gastric cancer. *Gastroenterology* 1998;114:1169–1179.
33. Eslick GD, Lim LL, Byles JE, Xia HH, Talley NJ. Association of Helicobacter pylori infection with gastric carcinoma: a meta-analysis. *Am J Gastroenterol* 1999;94:2373–2379.
34. Danesh, J. Helicobacter pylori infection and gastric cancer: systematic review of the epidemiological studies. *Aliment Pharmacol Ther* 1999;13:851–856.

35. Helicobacter and Cancer Collaborative Group. Gastric cancer and *Helicobacter pylori*: a combined analysis of 12 case-control studies nested within prospective cohorts. *Gut* 2001;49:347–353.
36. Parkin DM. The global health burden of infection-associated cancers in the year 2002. *Int J Cancer* 2006;118:3030–3044.
37. Webb PM, Knight T, Greaves S, et al. Relation between infection with *Helicobacter pylori* and living conditions in childhood: evidence for person to person transmission in early life. *BMJ* 1994;308:750–753.
38. Kikuchi S, Ohgihara A, Hasegawa A, Miki K, Kaneko E, Mizukochi H. Seroconversion and seroreversion of *Helicobacter pylori* antibodies over a 9-year period and related factors in Japanese adults. *Helicobacter* 2004;9:335–341.
39. Holcombe C. *Helicobacter pylori*: the African enigma. *Gut* 1992;33:429–431.
40. Parkin DM, Ferlay J, Hamdi-Chérif M, et al, eds. *Cancer in Africa: Epidemiology and Prevention.* IARC Scientific Publication No. 153. Lyon, France: IARC Press; 2003.
41. Agha A, Graham DY. Evidence-based examination of the African enigma in relation to *Helicobacter pylori* infection. *Scand J Gastroenterol* 2005;40:523–529.
42. Kosunen TU, Aromaa A, Knekt P, et al. *Helicobacter* antibodies in 1973 and 1994 in the adult population of Vammala, Finland. *Epidemiol Infect* 1997;119:29–34.
43. Roosendaal R, Kuipers EJ, Buitenwerf J, et al. *Helicobacter pylori* and the birth cohort effect: evidence of a continuous decrease of infection rates in childhood. *Am J Gastroenterol* 1997;92:1480–1482.
44. Banatvala N, Mayo K, Megraud F, Jennings R, Deeks JJ, Feldman RA. The cohort effect and *Helicobacter pylori*. *J Infect Dis* 1993;168:219–221.
45. Perez-Perez GI, Salomaa A, Kosunen TU, et al. Evidence that cagA(+) *Helicobacter pylori* strains are disappearing more rapidly than cagA(–) strains. *Gut* 2002;50:295–298.
46. Shimoyama T, Tominaga Y, Sagakami T, Fukuda Y. Epidemiological study for infection with *H. pylori* in Japan compared with that in the USA, Europe and Asian Pacific area. *Nippon Rinsho* 1999;57:11–16.
47. Kobayashi T, Kikushi S, Lin Y, et al. Trends in the incidence of gastric cancer in Japan and their associations with *Helicobacter pylori* infection and gastric mucosal atrophy. *Gastric Cancer* 2004;7:233–239.
48. Tomb JF, White O, Kerlavage AR, et al. The complete genome sequence of the gastric pathogen *Helicobacter pylori*. *Nature* 1997;388:539–547.
49. Bravo LE, van Doom LJ, Realpe JL, Correa P. Virulence-associated genotypes of *Helicobacter pylori*: do they explain the African enigma? *Am J Gastroenterol* 2002;97:2839–2842.
50. Kuipers EJ, Perez-Perez GI, Meuwissen SGM, Blaser MJ. *Helicobacter pylori* and atrophic gastritis: importance of the CagA status. *J Natl Cancer Inst* 1995;87:1777–1780.
51. Blaser MJ, Perez-Perez GI, Kleanthous H, et al. Infection with *Helicobacter pylori* strains possessing cagA is associated with an increased risk of developing adenocarcinoma of the stomach. *Cancer Res* 1995;55:2111–2115.
52. Watanabe T, Tada M, Nagai H, Sasaki S, Nakao M. *Helicobacter pylori* infection induces gastric cancer in mongolian gerbils. *Gastroenterology* 1998;115:642–648.
53. Kato S, Onda M, Matsukura N, et al. *Helicobacter pylori* infection and genetic polymorphisms for cancer related genes in gastric carcinogenesis. *Biomed Pharmacother* 1997;51:145–149.
54. Correa P, Miller MJ. Carcinogenesis, apoptosis and cell proliferation. *Br Med Bull* 1998;54:151–162.
55. Grisham MB, Ware K, Gilleland HEJ, Gilleland LB, Abell CL, Yamada T. Neutrophil-mediated nitrosamine formation: role of nitric oxide in rats. *Gastroenterology* 1992;103:1260–1266.
56. Mannick EE, Bravo LE, Zarama G, et al. Inducible nitric oxide synthase, nitrotyrosine, and apoptosis in *Helicobacter pylori* gastritis: effect of antibiotics and antioxidants. *Cancer Res* 1996;56:3238–3243.
57. Felley CP, Pignatelli B, Van Melle GD, et al. Oxidative stress in gastric mucosa of asymptomatic humans infected with *Helicobacter pylori*: effect of bacterial eradication. *Helicobacter* 2002;7:342–348.
58. Pignatelli B, Bancel B, Plummer M, Toyokuni S, Patricot LM, Ohshima H. *Helicobacter pylori* eradication attenuates oxidative stress in human gastric mucosa. *Am J Gastroenterol* 2001;96:1758–1766.
59. Correa P, Haenszel W, Cuello C, et al. Gastric precancerous process in a high risk population: cohort follow-up. *Cancer Res* 1990;50:4737–4740.
60. Correa P. Human gastric carcinogenesis: a multistep and multifactorial process-first American Cancer Society Award lecture on cancer epidemiology and prevention. *Cancer Res* 1992;52:6735–6740.
61. Sipponen P, Riihela M, Hyvarinen H, Seppala K. Chronic nonatrophic ('superficial') gastritis increases the risk of gastric carcinoma: a case control study. *Scand J Gastroenterol* 1994;29:336–340.
62. Sipponen P, Kimura K. Intestinal metaplasia, atrophic gastritis and stomach cancer: trends over time. *Eur J Gastroenterol Hepatol* 1994;6(suppl 1):S79–S83.
63. Hamilton SR, Aaltonen LA, eds. *Pathology & Genetics: Tumours of the Digestive System.* Lyon, France: IARC Press; 2000.
64. Tsukuma H, Mishima T, Oshima A. Prospective study of 'early' gastric cancer. *Int J Cancer* 1983;31:421–426.
65. Schlemper RJ, Itabashi M, Kato Y, et al. Differences in diagnostic criteria for gastric carcinoma between Japanese and Western pathologists. *Lancet* 1997;349:1725–1729.
66. Lauren P. The two histological main types of gastric carcinoma: diffuse and so-called intestinal-type carcinoma. *Acta Pathol Microbiol Scand* 1965;64:31–49.
67. Muñoz N, Correa P, Cuello C, Duque E. Histologic types of gastric carcinoma in high-and low-risk areas. *Int J Cancer* 1968;3(6):809–818.
68. Hanai A, Fujimoto I, Taniguchi H. Trends on stomach cancer incidence and histological types in Osaka. In: Magnus K, ed. *Trends in Cancer Incidence.* New York, NY: McGraw-Hill; 1982:143–154.
69. Correa P, Chen VW. Gastric cancer. *Cancer Surv* 1994;19–20:55–76.
70. Chan MF. Complications of upper gastrointestinal endoscopy. *Gastrointest Endosc Clin N Am* 1996;6:287–303.
71. Endoscopic Classification Review Group. Update on the Paris classification of superficial neoplastic lesions in the digestive tract. *Endoscopy* 2005;37(6):570–578.
72. Hosokova O, Tsuda S, Kidani E, et al. Diagnosis of gastric cancer up to three years after negative upper GI endoscopy. *Endoscopy* 1998;30:669–674.
73. Lambert R. The role of endoscopy in the prevention of esophagogastric cancer. *Endoscopy* 1999;31:180–199.
74. Lambert R. Digestive endoscopy: relevance of negative findings. *Ital J Gastroenterol Hepatol* 1999;31:761–772.
75. Axon ATR. Chronic dyspepsia: who needs endoscopy? *Gastroenterology* 1998;112:1376–1380.
76. Oshima A, Hirata N, Ubukata T, Umeda K, Fujimoto L. Evaluation of a mass screening program for stomach cancer with a case-control study design. *Int J Cancer* 1986;38:829–833.
77. Oshima A. Screening for stomach cancer: the Japanese program. In: Chamberlain J, Miller AB, eds. *Screening for Gastrointestinal Cancer.* Toronto, Ontario, Canada: Hans Huber; 1988:65–70.
78. Oshima A. Secondary prevention: screening methods in high incidence areas. In: Sugimura T, Sasako M, eds. *Gastric Cancer.* Oxford: Oxford University Press; 1997:199–212.
79. Yamagata S, Sugawara N, Hisamichi S. Mass screening for cancer in Japan—present and future. In: Yamagata S, Hirayama T, Hisamichi S, eds. *Recent Advances in Cancer Control: Proceedings of 6th Asia Pacific Cancer Conference, Sendai, Japan, September 23–30, 1983.* Amsterdam: Excepta Medica; 1983.
80. Hisamichi S, Fukao A, Sugawara N, et al. Evaluation of mass screening programme for stomach cancer in Japan. In: Miller AB, Chamberlain J, Day NE, Hakama M, Prorok PC, eds. *Cancer Screening.* Cambridge: Cambridge University Press; 1991:357–370.
81. Murakami R, Tsukuma H, Ubukata T, et al. Estimation of validity of mass screening program for gastric cancer in Osaka, Japan. *Cancer* 1990;65:1255–1260.
82. Kawai K, Watanabe Y. The impact of mass screening on gastric cancer mortality in Japan. *Gastrointest Endosc* 1998;47:320–322.
83. Shiga T, Nishizawa M, Hosoi K, et al. Evaluation of gastric mass survey from the point of view of the prevalence of gastric cancer among seemingly healthy individuals. *Stom Intest* 1991;26:1371–1387.
84. Fukao A, Hisamichi S, Kamatsu S, Sugawara N, Takano A. Risk of leukaemia among participants of gastric mass screening survey in Japan: a population-based case control study. *Cancer Detect Prev* 1992;16:283–286.
85. Hakama M, Stenman UH, Knekt P, et al. Tumour markers and screening for gastrointestinal cancer: a follow up study in Finland. *J Med Screen* 1994;I:60–64.
86. Samloff IM, Varis K, Ibamaki T, Sicerala M, Rotter JI. Relationships among serum pepsinogen I, serum pepsinogen II and gastric mucosal histology: a study in relatives of patients with pernicious anemia. *Gastroenterology* 1982;83:204–209.
87. Ning PF, Liu HJ, Yuan Y. Dynamic expression of pepsinogen C in gastric cancer, precancerous lesions and *Helicobacter pylori* associated gastric diseases. *World J Gastroenterol* 2005;11:2545–2548.
88. Westerveld BD, Pals G, Lamers CBHW, et al. Clinical significance of pepsinogen A isozymogens, serum pepsinogen A and C levels, and serum gastrin levels. *Cancer* 1987;59:952–958.
89. Miki K, Ichinose M, Shimizu A, et al. Serum pepsinogens as a screening test of extensive chronic gastritis. *Gastroenterol Jpn* 1987;22:133–141.
90. Nomura AM, Stemmermann GN, Samloff IM. Serum pepsinogen I as a predictor of stomach cancer. *Ann Intern Med* 1980;93:537–540.
91. Stemmermann GN, Samloff LM, Normura AMY, Heilbrun LK. Serum pepsinogens I and II and stomach cancer. *Clin Chim Acta* 1987;163:191–198.
92. Aromaa A, Kosunen TU, Knekt P, et al. Circulating anti-*Helicobacter pylori* immunoglobulin A antibodies and low serum pepsinogen I level are associated with increased risk of gastric cancer. *Am J Epidemiol* 1996;144:142–149.
93. Watabe H, Mitsushima T, Yamaji Y, et al. Predicting the development of gastric cancer from combining *Helicobacter pylori* antibodies and serum pepsinogen status: a prospective endoscopic cohort study. *Gut* 2005;54:764–768.
94. Urita Y, Hike K, Torri N, et al. Serum pepsinogens as a predicator of the topography of intestinal metaplasia in patients with atrophic gastritis. *Dig*

Dis Sci 2004;49:795–801.

95. Parsonnet J, Friedman GD, Vandersteen DP, et al. *Helicobacter pylori* infection and the risk of gastric carcinoma. *N Engl J Med* 1991;325:1127–1131.

96. Brenner H, Arndt V, Stegmaier C, Ziegler H, Rothenbacher D. Is *Helicobacter pylori* infection a necessary condition for noncardia gastric cancer? *Am J Epidemiol* 2004;159:252–258.

97. Nomura AM, Kolonel LN, Miki K, et al. *Helicobacter pylori*, pepsinogen, and gastric adenocarcinoma in Hawaii. *J Infect Dis* 2005;191:2075–2081.

98. Ohata H, Kitauchi S, Yoshimura N, et al. Progression of chronic atrophic gastritis associated with *Helicobacter pylori* infection increases risk of gastric cancer. *Int J Cancer* 2004;109:138–143.

99. Kuroishi T, Hirose K, Nakagawa N, Tominaga S. Comparison of time trends of stomach cancer death rates between the model area of the screening program and the control area. *J Gastroenterol* 1983;58:45–52.

100. National Report of the Group Medical Examinations for Digestive Cancer in 1995. *J Gastroenterol Mass Survey* 1998;36:251–269.

101. Oshima A, Hanai A, Fujimoto L. Evaluation of a mass screening program for stomach cancer. *NCI Monogr* 1979;53:181–186.

102. Fukao A, Hisamichi S, Komatsu S, et al. Comparison of characteristics between frequent participants and non-participants in screening program for stomach cancer. *Tohoku J Exp Med* 1992;166:459–469.

103. Inaba S, Hirayama H, Nagata C, et al. Evaluation of a screening program on reduction of gastric cancer mortality in Japan: preliminary results from a cohort study. *Prev Med* 1999;29:102–106.

104. Tsubono Y, Nishino Y, Tsuji I, Hisamichi S. Screening for gastric cancer in Miyagi, Japan: evaluation with a population-based cancer registry. *Asian Pac J Cancer Prev* 2000;1:57–60.

105. Lee KJ, Inoue M, Otani T, Iwasaki M, Sasakusi S, Tsugana S. Gastric cancer screening and subsequent risk of gastric cancer: a large-scale population-based cohort study, with a 13-year follow-up in Japan. *Int J Cancer* 2006;118:2315–2321.

106. Fukao A, Hisamichi S, Sugawara N. A case-control study on evaluating the effect of mass screening on decreasing advanced stomach cancer. *J Gastroenterol* 1987;75:112–116.

107. Fukao A, Tsubono Y, Tsuji L, Hisamichi S, Sugahara N, Takano A. The evaluation of screening for gastric cancer in Miyagi Prefecture, Japan: a population-based case-control study. *Int J Cancer* 1995;60:45–48.

108. Pisani P, Oliver WE, Parkin DM, Alvarez N, Vivas J. Case-control study of gastric cancer screening in Venezuela. *Br J Cancer* 1994;69:1102–1105.

109. Kitahara F, Kobahashi K, Sato T, Kojima Y, Araki T, Fujino MA. Accuracy of screening for gastric cancer using serum pepsinogen concentrations. *Gut* 1999;44:693–697.

110. Yoshihara M, Sumii K, Haruma K, et al. The usefulness of gastric mass screening using serum pepsinogen levels compared with photofluorography. *Hiroshima J Med Sci* 1997;46:81–86.

111. Aoki K, Misumi J, Kimura T, Zhao W, Xie T. Evaluation of cut off levels for screening of gastric cancer using serum pepsinogens and distributions of levels of serum pepsinogen I, II and of PGI/PGII ratios in a gastric cancer case control study. *J Epidemiol* 1997;7:143–151.

112. Kodoi A, Yoshihara M, Sumii K, Haruma K, Kajuyama G. Serum pepsinogen in screening for gastric cancer. *J Gastroenterol* 1995;30:452–560.

113. Kurosawa M, Kikuchi S, Arisue T, Fukao A. Effectiveness and feasibility of a strategy for increasing participation in the Japanese Stomach Cancer Examination programs by incorporating serum pepsinogen tests. *Nippon Koshu Eisei Zasshi* 1998;45:352–360.

114. Parsonnet J, Samloff IM, Nelson LM, Orentreich N, Vogelman JH, Friedman GD. *Helicobacter pylori*, pepsinogen, and risk for gastric adenocarcinoma. *Cancer Epidemiol Biomarkers Prev* 1993;2:461–466.

115. Miki K, Ichinose M, Ishikawa KB, et al. Clinical application of serum pepsinogen I and II levels for mass screening to detect gastric cancer. *Jpn J Cancer Res* 1993;84:1086–1090.

116. Hattori Y, Tashiro H, Kawamoto T, Kodama Y. Sensitivity and specificity of mass screening for gastric cancer using the measurement of serum pepsinogens. *Jpn J Cancer Res* 1995;86:1210–1215.

117. Ohata H, Oka M, Yanaoka K, et al. Gastric cancer screening of a high-risk population in Japan using serum pepsinogen and barium digital radiography. *Cancer Sci* 2005;96:713–720.

118. Oishi Y, Kiyohara Y, Kubo M, et al. The serum pepsinogen test as a predictor of gastric cancer. *Am J Epidemiol* 2006;163:629–637.

119. Miki K, Morita M, Sasajima M, Hoshina R, Kanda E, Urita Y. Usefulness of gastric cancer screening using the serum pepsinogen test method. *Am J Gastroenterol* 2003;98:735–739.

120. Greene FL. Management of gastric remnant carcinoma based on the results of a 15 year endoscopic screening program. *Ann Surg* 1996;223:701–706.

121. Mellemkjoer L, Gridley G, Moller H, et al. Pernicious anemia and cancer risk in Denmark. *Br J Cancer* 1996;73:998–1000.

122. Kokkola A, Sjoblom SM, Haapiainen R, Sipponen P, Puolakkainen P, Jarvinen H. The risk of gastric carcinoma and carcinoid tumours in patients with pernicious anaemia: a prospective follow up study. *Scand J Gastroenterol*

1998;33:88–92.

123. Hsing AW, Hansson LE, McLaughin JK, et al. Pernicious anemia and subsequent cancer: a population based cohort study. *Cancer* 1993;71:745–750.

124. Kolonel LN, Nomura AM, Hirohata T, Hankin JH, Hinds MW. Association of diet and place of birth with stomach cancer incidence in Hawaii Japanese and Caucasians. *Am J Clin Nutr* 1981;34:2478–2485.

125. Coggon D, Osmond C, Barker DJ. Stomach cancer and migration within England and Wales. *Br J Cancer* 1990;61:573–574.

126. Tominaga S. Decreasing trend of stomach cancer in Japan. *Jpn J Cancer Res* 1987;78:1–10.

127. Hirayama T. Does daily intake of green-yellow vegetables reduce the risk of cancer in man? An example of the application of epidemiological methods to the identification of individuals at low risk. In: Bartsch H, Armstrong B, eds. *Host Factors in Human Carcinogenesis*. IARC Scientific Publication No. 39. Lyon, France: IARC Press; 1982:531–540.

128. Buiatti E, Munoz N. Chemoprevention of stomach cancer. In: Hakama M, et al., eds. *Chemoprevention in Cancer Control*. IARC Publication No. 136. Lyon, France: IARC Press; 1996:35–39.

129. Munoz N, Vivas J, Buaitti E, Kato I, Oliver W. *Chemoprevention Trial on Precancerous Lesions of the Stomach in Venezuela: Summary of Study Design and Baseline Data*. IARC Scientific Publication No. 139. Lyon, France: IARC; 1996:125–133.

130. Varis K, Taylor PR, Sipponen P, et al. Gastric cancer and premalignant lesions with atrophic gastritis: a controlled trial on the effect of supplementation with alpha tocopherol and beta-carotene. The Helsinki Gastritis Study Group. *Scand J Gastroenterol* 1998;33:294–300.

131. Correa P, Fontham ET, Bravo JC, et al. Chemoprevention of gastric dysplasia: randomized trial of antioxidant supplements and anti-*Helicobacter pylori* therapy. *J Natl Cancer Inst* 2000;92:1881–1888.

132. Blot WJ, Li J-Y, Taylor PR, et al. Nutrition intervention trials in Linxian, China: supplementation with specific vitamin/mineral combinations, cancer incidence and disease-specific mortality in the general population. *J Natl Cancer Inst* 1993;85:1483–1492.

133. Graham DY, Shiotani A. The time to eradicate gastric cancer is now. *Gut* 2005;54:735–738.

134. Mera R, Fontham ET, Bravo LE, et al. Long term follow up of patients treated for *Helicobacter pylori* infection. *Gut* 2005;54:1536–1540.

135. Ley C, Mohar A, Guarner J, et al. *Helicobacter pylori* eradication and gastric preneoplastic conditions: a randomized, double-blind, placebo-controlled trial. *Cancer Epidemiol Biomarkers Prev* 2004;13:4–10.

136. Saito D. [*H. pylori* infection and gastric cancer: Japanese intervention trial.] *Nippon Rinsho* 2005;63(suppl 11):35–40.

137. Wong BC, Lam SK, Wong WM, et al. *Helicobacter pylori* eradication to prevent gastric cancer in a high-risk region of China: a randomized controlled trial. *JAMA* 2004;291:187–194.

138. Spechler SJ. The role of gastric carditis in metaplasia and neoplasia at the gastroesophageal junction. *Gastroenterology* 1999;117:21888–218228.

139. Parsonnet J, Harris RA, Hack HM, Owens DK. Modelling cost-effectiveness of *Helicobacter pylori* screening to prevent gastric cancer: a mandate for clinical trials. *Lancet* 1996;348:150–154.

140. Mason J, Axon AT, Forman D, et al. The cost-effectiveness of population *Helicobacter pylori* screening and treatment: a Markov model using economic data from a randomized controlled trial. Leeds HELP Study Group. *Aliment Pharmacol Ther* 2002;16:559–568.

141. Wang Q, Jin PH, Lin GW, Xu SR, Chen J. Cost-effectiveness of *Helicobacter pylori* screening to prevent gastric cancer: Markov decision analysis (in Chinese). *Zhonghua Liu Xing Bing Xue Za Zhi* 2003;24:135–139.

142. Fendrick AM, Chernew ME, Hirth RA, Bloom BS, Bandekar RR, Scheiman JM. Clinical and economic effects of population based *Helicobacter pylori* screening to prevent gastric cancer. *Arch Intern Med* 1999;159:142–148.

143. Harris RA, Owens DK, Witherell H, Parsonnet J. *Helicobacter pylori* and gastric cancer: what are the benefits of screening only for the CagA phenotype of *H. pylori*? *Helicobacter* 1999;4:69–76.

144. Forbes GM, Threlfall TJ. Treatment of *Helicobacter pylori* infection to reduce gastric cancer incidence: uncertain benefits of a community based programme in Australia. *J Gastroenterol Hematol* 1998;13:1091–1095.

145. Parsonnet J, Forman D. *Helicobacter pylori* infection and gastric cancer—for want of more outcomes. *JAMA* 2004;291:244–245.

146. Chui SY, Clay TM, Lyerly HK, Morse MA. The development of therapeutic and preventive vaccines for gastric cancer and *Helicobacter pylori*. *Cancer Epidemiol Biomarkers Prev* 2005;14:1883–1889.

147. Michetti P. Oral immunization with urease and *Escherichia coli* heat labile enterotoxin is safe and immunogenic in *Helicobacter pylori*-infected adults. *Gastroenterology* 1999;116:804–812.

148. Ferlay J, Bray F, Pisani P, Parkin DM. *GLOBOCAN 2002: Cancer Incidence, Mortality and Prevalence*. Worldwide IARC Cancer Base No. 5, Version 2.0. Lyon, France: IARC Press; 2004.

149. Babazono A, Hillman AL. Declining cost effectiveness of screening for disease: the case of gastric cancer in Japan. *Int J Technol Assess Health Care* 1995;11:354–364.

第 20 章

胃癌：分子生物学和遗传学

Rajnish Mishra，Steven M. Powell

介 绍

一般流行病学

胃癌是世界范围内最常见的恶性肿瘤之一，也是世界范围内重要的肿瘤死因之一[1]。据估计，全世界每年约有 933 937 例新确诊胃癌病例，每年有 70 0349 人死于胃癌[2]。美国癌症协会的报告中，今年美国大约只有 21 760 例新发胃癌病例[2]。胃部肿瘤中绝大多数是腺癌，大约占 95%，另外还有原发性胃恶性淋巴瘤、间质瘤（如平滑肌肉瘤、脂肪肉瘤）和类癌，但是这些种类的恶性肿瘤均不常见。

有趣的是，在美国，无论是白种男性，还是其他种族人群中，都发现胃食管连接部癌的发病率有大幅度的上升[3,4]。无论是在美国本土，还是在世界范围内，都可以观察到胃癌发病率的地域性差别。流行病学研究发现，无论是移民还是本地居民，环境因素（特别是 10 岁以前的生活环境）都是胃癌重要的病因学原因[6,7]。值得注意的是，全世界范围内胃癌的发病率都是男性更高（男：女=2:1）。既然胃癌的发病率有上述这些特点，那么通过分子生物学的方法可以更好地研究这些现象，为胃癌研究进展提供更广阔的视野，并且有利于早期诊断和治疗。另外，多种胃癌病历分类系统有助于根据胃癌的不同生物学行为和预后指标将胃癌分为不同的亚群。分子标志物可能有利于完善胃癌不同亚群的分组。

幽门螺杆菌感染可以使胃恶性肿瘤（包括胃癌和胃原发性非霍奇金淋巴瘤）的发病率增加了 5~6 倍[8,9]。但是，大多数幽门螺杆菌感染者最终都未发展为胃癌。有证据表明 EB 病毒感染与一小部分胃癌有关，特别是那些存在淋巴上皮组织病变的。细菌病毒因素、环境因素和宿主因素（如发病年龄、免疫反应、胃酸分泌的改变）都与这些感染的临床结果有关。分子学研究可能有助于确定真正的感染因素。事实上，Park 等人注意到 CYP2E1 基因多态性与吸烟之间的基因-环境相互作用可能改变发生胃癌的风险性。

宿主观察

最近一项人群相关的研究证实，在白种人胃癌中人类淋巴细胞抗原（HLA）DQB1*0301 出现的频率较高，为 54%，而其他人种仅为 27%[11]。如果被证实这不是由于少数民族的血液遗传造成的，那么这种联系可能意味着地域本身直接影响胃癌发生的易感性，或者说是一种与肿瘤易感不平衡性相关的标志物。另一个研究发现，在幽门螺杆菌感染并发展为萎缩性胃炎的人群中，DQB1*0401 等位基因出现频率明显高于感染幽门螺杆菌但未发展为萎缩性胃炎或未感染人群[12]。HLA 在胃癌形成中的潜在作用说明，作为胃癌的原因之一，免疫监视系统中潜在的逃逸机制的重要性。大多数有此等位基因的人都没有发展为胃癌的这一事实，证明了胃癌是多种因素作用的复杂疾病。

20 世纪 50 年代曾报道 A 型血的人更容易患胃癌[13,14]。有趣的是，幽门螺杆菌黏附于 Lewis 血型抗原说明宿主因素对这种慢性感染和发生胃癌风险的潜在重要性[15]。另外，与不同血型与胃癌的关系相比，小量变化的黏蛋白等位基因 Mucl 与胃癌相关[16]。通过研究证明上述结果还有待时日，事实上，最近一项研究表明，包括 A 和 Lewis 在内的血液表型与胃癌发生无关[17]。

一些癌前病变与小肠型胃癌发生有关[18]。不典型增生通常被认为是确切的癌前病变,但是不同程度的萎缩性胃炎和小肠化生(完全型)是否是癌前病变仍有待证实。尽管在一些胃癌中确实观察到了慢性萎缩性胃炎和胃的小肠化生,但是更多的患者却并未发展为胃癌[19],而且,血清低水平 Pg1/Pg2 比率已经被用于证实患者胃黏膜萎缩[20]。

家族流行病学

大多数的胃癌都是散发病例,没有明显的遗传倾向,大约只有 8%~10%的胃癌有家族遗传倾向[21],家族遗传性胃癌中有 12%~25%的病例被证明有可观察到的遗传模式[22,23]。值得注意的是,拿破仑·波拿巴以及他家族中的许多人都患有胃癌(如父亲、姐妹)。在瑞典家族性癌症数据中,拿破仑家族是迄今为止研究的最大的胃癌家族,其标准发病率为 1.31(95%置信区间为:0.97~1.70),发生胃癌的风险为 1.7(95%置信区间:1.08~1.92),其后代子孙在 50 岁以前就被诊断为胃癌的风险为 1.59(95%置信区间为:1.10~2.16)[26]。

病例对照研究可以观察到,胃癌患者的亲属患胃癌的风险会增加 3 倍[23,27]。一项以人群为基础的病例对照研究发现,胃癌患者一级亲属患胃癌的风险度增加(父母 OR=1.7,兄弟 OR=2.6),如果有一位以上的一级亲属患胃癌,风险度(OR)增加至 8.5[28]。有趣的是,母亲患胃癌者比父亲患胃癌者风险度更高。与异卵双胞胎相比,对同卵双胞胎的研究发现,同卵双胞胎有明显的患胃癌的一致性趋势[29,30]。一些遗传易感性研究表明,胃癌的发生有遗传倾向,一些特异性遗传疾病患者有潜在发生胃癌的可能,如遗传性非息肉性直肠癌(HNPCC)。另外,其他一些疾病也会增加患胃癌的风险,如亲属患弥漫性低分化腺癌,并且肿瘤细胞有 E-钙黏素的改变。

遗传性基因易感性

E-钙黏素与弥漫性胃癌

大宗的有明显常染色体显性遗传,并且有潜在根据肿瘤标志物的家族很少见,一个大宗的马里奥家族表现为早期发生的弥漫性胃癌,对此家族进行连续分析研究表明,该家族胃癌发生与位于 16 号染色体长臂的 E-钙黏素/CDH1 相关,并且该基因出现了明显的突变[31]。从此之后,该基因 8~16 外显子范围内先后被报道出现超过 4 种 E-钙黏素的突变[31-36]。该家族成员被诊断为弥漫性胃癌的年龄范围为 14~69 岁。这种种系 E-钙黏素突变不完全的外显率,可见于 70~90 岁尚未患病的专性载体携带者中。一项较大的包括 10 个表现为弥漫性胃癌家系的研究发现,3 个家族有 E-钙黏素的种系突变[32]。没有该基因种系突变的表现为“散发性”弥漫性胃癌的是一个英国的家族,平均年龄为 62 岁[35]。

以 E-钙黏素突变结果为基础,对包括布鲁斯-威尔森家族在内的 42 个新发弥漫性胃癌家族进行预先普查发现,40%的家族发生多例胃癌,并且至少有 1 例<50 岁,病理检查证实有 E-钙黏素种系突变,因此被推荐为标准普查方法[37]。所以对这些家族的成员进行弥漫性胃癌发生的遗传咨询势在必行(图 20.1)。现已能对弥漫性家族性胃癌的成员应进行遗传学检测。值得思索的是,至今为止已证实 2/3 的遗传性弥漫性胃癌家族未发生 E-钙黏素基因突变。

遗传性非息肉病性结直肠癌(HNPCC)

目前发现的特征明显的与胃癌相关的遗传性疾病为 HNPCC[38]。这种疾病会出现基因错配修复(MMR),并且有发展为多种肿瘤组织的潜在可能[39]。在一项已经完成的 HNPCC 研究中,研究对象患胃癌的平均年龄为 56 岁,胃癌多为小肠型,没有幽门螺杆菌感染,多数表现出微卫星不稳定性(MSI)[40]。Renkonen-Sinisalo 等人对比研究了 73 例发生突变的家族和 32 例未发生突变的家族,研究了他们在以下方面的不同,包括:幽门螺杆菌感染、萎缩、炎症、小肠化生(IM)和发育异常。研究发现,出现突变的个体中 1 例发生十二指肠癌,但在其他人群中没有发现胃癌,这就是说,错配修复 MMR 基因异常很少导致胃癌发生[41]。

有趣的是,与最近发达国家中胃癌发病率总体下降趋势一致,HNPCC 患者发生胃癌的比例也在下降[42]。这些易感基因变化的分离和特点,可以更好地鉴定由这些疾病发生的胃癌。现在已经开展了检测 MSH2 和 MSH1 基因突变的实验室,并且检测结果可用于鉴别那些有某种特定胃癌发生倾向的病例。

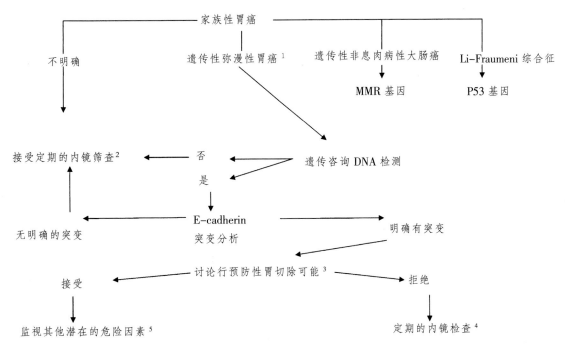

图 20.1　家族性胃癌家系管理的指导图示。行基因检测已确定是否符合遗传性非息肉性结肠癌综合征(HNPCC)和 Li-Fraumeni 综合征的临床标准。MMR：错配修复。微卫星不稳定性测试可以帮助诊断 HNPCC。[1]图示最初产生于制定遗传性弥漫性胃癌的临床标准定义的共识座谈会：标准包括 2 个或更多一、二级亲属患病，至少一人在 50 岁之前确诊，或者 3 个及以上一、二级亲属明确弥漫性胃癌诊断[33]。[2]依据每个家族年龄依赖性的表达，确定筛选测试的启动、间隔及强度时间。对高度表达渗透表型的家系已经应用预防性胃切除术，他们事先并不了解致病突变。[3]确定管理时应考虑家族的年龄依赖性表达。[4]可以尝试应用超声内镜和染色内镜(美蓝或者靛蓝染色)，以增加检测胃早期病变的灵敏度。[5]家系成员应高度警惕发生其他癌症，包括乳腺癌、结肠癌与子宫内膜癌的可能性。

其他遗传特性

曾有人报道大范围的 Li-Fraumeni 家族胃癌患者有潜在的 p53 种系的突变[43]。也有研究注意到胃癌发生于胃肠息肉病患者，如家族性多发性腺癌(FAP)和本-周氏综合征(皮肤黏膜色素斑-肠道多发息肉综合征 PJS)[44,45]。有趣的是，在胃癌高发地区，如亚洲，FAP 患者罹患胃癌的风险增高[46]，但在其他种族却非如此[47]。总之，在这些地区胃癌少见，而且息肉病、FAP 和 PJS 是否更容易导致胃癌尚不明确。

很少有家族被报道具有位点特异性胃癌易感性，偶尔和其他遗传缺陷相关[48,49]。在一名合并智障和心脏缺陷的 14 岁胃癌患者中发现，遗传自其母的 18 号染色体短臂的缺失及后天的长臂缺失，即整条染色体的缺失，提示这可能是胃癌的一个易感因素[50]。常染色体显性遗传的家族性胃息肉患者，胃癌的发生并不伴随种系性的 E 钙黏附素基因突变，连锁分析发现，和 16 号染色体长臂 E 钙黏附素的基因无相关性[32,51]。因此，罹患胃癌的个体可能存在其他基因位点的改变。

体细胞分子遗传学

概述

多数胃癌的分子遗传学研究都会涉及散发病例的关键性、获得性分子改变。迄今尚未形成一个详尽的、明确的胃癌致病模型。目前已经发现多个体细胞的变异，但是在多数病例中这些变化对胃癌致病的意义尚不明确。分子学研究可能为降低胃癌的高死亡率提供了新的方法。

关于胃腺癌细胞形成的研究为数不多，而且包含多种不合常规的数字和结构，从而无法明确任何一致或者有意义的染色体异常[52,53]。异体移植及原发性胃癌和胃食管连接处腺癌的比较基因组学杂交分析发现，几个区域 DNA 拷贝数目的一致性改变可能提示胃癌形成中候选癌基因和抑癌基因的所在[54,55]。染色体 4q,5q,9p,17p 和 18q 的 DNA 拷贝数目多为减少，而同样情况下分析的染色体 7,8 和 20q 拷贝数则表现为增加。杂合子缺失(LOH)分析发现，几个染色体的臂或区域包含或者隐含了在胃癌形成中起重要作用的抑癌基因,包括:17p(>60%位于 p53 基因位点),18q(>60%位于 SMAD4 和 DCC 的基因位点)和 5q(30%~40%位于或者邻近 APC 基因位点)[56,58]。异体移植腺癌的综合 LOH 分析发现了远高于正常背景水平的 3p,4p,4q,5p,8q,13p,17p 和 18q 的频发缺失[59]。100 余例胃癌的 LOH 分析发现,等位基因的缺失多发生于染色体 3p[60]。而且,在胃食管交界腺癌的染色体 4q 上发现了三个不同独立区域的频发缺失,提示 4q 可能包含多个潜在的抑癌基因[61]。

在接近或者位于胃食管交界处肿瘤,染色体 17p 和 18q 显著的等位基因缺失的患者和没有或者仅有一个等位基因缺失患者相比生存率较差[62]。熟知这些关键性的改变是很有意义的,因为不同组织病理学特征的胃癌和不同的遗传改变相关,从而支持它们由独立的遗传途径进化发展而来的观点。如本章后面将要讲到的,从这些频发缺失改变的区域中已经分离出已知和候选的抑癌基因,但是尚未阐明哪些基因的改变为胃癌肿瘤细胞提供生长优势从而利于克隆扩增。

不稳定性:染色体和微卫星

多数的胃癌表现出明显的染色体非整倍体状态。一项研究发现,72%的分化型胃癌和 43%的未分化型胃癌是非整倍体状态[63]。但是,在散发胃癌中,MSI 出现的比例从 13%到 44%不等[64]。不稳定性或组织病理亚型分类和基因数目的可变性部分解释了表型频率的变化,在观察的进展期病例中倾向于多发于肠型恶性肿瘤。仅有 10%~16%的胃癌,基因组的不稳定程度伴随着明显的变化[例如,高微卫星不稳定性(MSI-H)表现为 33%以上的持续基因位点不稳定][65]。

散发胃癌病例中导致 MSI-H 现象的原因已经阐明。在所有存在 MSI-H 的病例中都有 MLH1 或者 MSH2 蛋白表达的非正常缺失[66]。在 MSI-H 病例中 MLH1 表达的改变和其启动子区的高甲基化相关,提示了高甲基化的基因沉默作用[67,68]。8 例 MSI-H 病例中有 5 例表现出 hMLH1 启动子区的特异性甲基化,但是在 43 例低微卫星不稳定性(MSI-L)或微卫星稳定病例中却无此甲基化现象[69]。

MSI-H 型胃癌表现出独特的临床病理特征。研究观察到肠型及远端(窦部)胃癌的 MSI-H 现象和较好的预后有一致的相关性[65,70-74]。而且一些研究还注意到 MSI-H 现象和低淋巴结转移[65,71,72]、高侵袭深度[72]。近

二倍体含量[65]和肿瘤淋巴的渗透性[65,71,72]相关。MSI-H 胃癌的独特临床病理特征的可能解释是其肿瘤相关基因突变的发生不同于无 MSI 或者 MSI-L 的胃癌。MSI-H 胃癌的临床病理特性也可为这一亚型提供特异性的标志物,例如 BAT-26[66]。已经证实在 MSI-H 肿瘤中有几个肿瘤抑制基因是缺陷 MMR 的关键靶点。而且在 MSI 胃癌中存在一种凋亡前附加 MMR 基因。在 MSI-L 和 MSS 肿瘤中,这些基因较少发生突变[71,75,76]。

至少 MSI 有一个重要靶点是转化生长因子 βⅡ 受体(TGFβR2)基因内的多腺嘌呤通道[77]。不伴随 MSI 的胃癌中也可发现改变的 TGFβR2。几个可以抵抗 TGF-β 生长抑制和凋亡作用的胃癌细胞株都伴随 TGFβR2 和(或)转录的异常[78]。而且一些胃癌细胞株及 40 例原发性胃癌中的 5 例(12.5%)表现为 TGFβ1 启动子区域的高甲基化和 mRNA 的低表达[79]。在 MSI 胃癌中,发现另外一种基因 ACVR2 参与这一信号转导通路,该基因甚至以双等位基因座模式发生类似突变[80]。因此,TGF-β 受体和其信号通路其他成员的改变似乎是胃癌发生过程中的一个关键事件,允许细胞逃逸 TGF-β 信号的生长控制。

在 MSI 胃癌中,也发现其他编码区有简单串联结构的基因改变,包括 BAX、IGFRⅡ 和 E2F-4,这些都是已知的参与细胞周期调控和凋亡信号转导的基因[81-84]。此外,有报道 BAX 基因发生体细胞移码突变[81]。其 169 密码子区的相对频发的错义突变显示其削弱了其凋亡前活性[85]。

特异性改变

p53 基因在胃腺癌中会发生明显的改变。超过 60%的病例发生等位基因缺失,由于突变筛查方法和样本量的不同,p53 突变率在 30%~50%不等[86]。在早期发育不良和明显肠化生的胃病变中发现了一些 p53 的突变,但是多数改变见于晚期肿瘤。p53 基因在胃癌中的突变多以碱基置换为主导,特别在 CpG 岛的双核苷酸区。一些研究以免疫组化的方法检测 p53 的蛋白过表达,间接证明了该基因的突变,但是这一方法在评价胃癌患者预后中的意义表现不一致[87,88]。

散发胃癌特别是弥漫型胃癌表现为 E 钙黏附素的改变。E 钙黏附素是一跨膜的钙离子依赖性黏附分子,在同型细胞相互作用中起重要作用,表达降低时伴随侵袭特性[89]。免疫组化分析发现,和相邻正常组织相比,E 钙黏附素在多数胃癌组织中(60 例的

92%)表达降低[90]。另外,和肠型胃癌(n=30)相比,E 钙黏附素的缺失表达和未分化弥漫型胃癌(n=30)显著相关。RT-PCR 分析发现,26 例弥漫型胃癌中 13 例表现为 E-钙黏附素基因(位于染色体 16q22.1)的遗传缺陷和转录异常[91]。此外,一项研究发现,10 株细胞间黏附松散的胃癌细胞系中,4 株发现 E 钙黏附素转录的缺失,另外有 2 株表现为 E 钙黏附素基因的插入和缺失突变[92]。在弥散型胃癌中,E 钙黏附素剪接位点的变化导致外显子缺失或者滑脱,大段的缺失包括等位基因的缺失和点突变(多表现为错义突变),一些弥散型病例甚至表现为两个等位基因的缺失[93]。10 例弥散型胃癌中有 7 例发现 E 钙黏附素的变化,其中 6 例混合型胃癌中 5 例包括弥散成分[94]。61 例研究的胃癌病例中 16 例(26%)表现为 E 钙黏附素启动子区的甲基化[69]。此外,60 例胃癌中,70%表现为连接 E 钙黏附素胞内区域和以肌动蛋白为基础的细胞骨架成分的 α 连环蛋白免疫组化分析降低,而且和浸润生长及低分化相关[95]。

肿瘤抑制基因位点位于染色体 3p 的证据源于多项研究,包括等位基因在原发性胃癌(46%)和胃癌细胞系(KATOⅢ)及其移植瘤中的缺失[96]。最近一项研究从 9 例胃癌中的 5 例染色体 3p14.2 共有脆性位点 FRA3B 区分离到了 FHIT 基因,且发现了外显子缺失的异常转录[97]。另外,在多数胃癌中,免疫组化检测 FHIT 蛋白缺失[98]。对 40 例胃癌编码区进行分析发现了 FHIT 基因外显子 6 的错义突变[99]。明确该染色体上改变的关键靶点,阐明 FHIT 在胃癌形成中的作用,明确 3p 上断裂点的意义尚待进一步的研究。

在约 50%的胃癌中发现了黏液分泌细胞中由稳定的三环分子结构组成的三叶肽 TFF1(PS2)的缺失[100-103]。在基因敲除小鼠的胃窦癌模型中做了这种缺失的生物意义研究[104]。另外,在一些胃肠化生和胃腺瘤中,和周围正常或者增生黏膜相比,TFF1 表现为低表达[105,106]。TFF1 位于染色体 21q22,LOH 研究发现许多胃癌中该区缺失[107,108]。在胃癌细胞系 AGS 中,高表达 TFF1 抑制其生长[109]。进一步的研究发现,多数胃癌与正常的黏膜组织相比表现为 TFF1 缺乏的低转录水平,同时伴随 C/EBPβ 的高表达[110]。C/EBPβ 和 TFF1 的启动子相结合,提示其具有调节因子的作用[111,112]。

在少数胃癌中发现了 Wnt 信号转导通路的成员 APC 和钙紧张素发生改变。在细胞增殖信号转导入核的过程中,钙紧张素和转录因子 Tcf-Lef 家族一起参与其中。因此,使 APC 失活的突变或者发生于钙紧张素 NH₂ 末端丝氨酸和苏氨酸残基的突变可能导致钙紧张素的稳定,在结肠癌中表现为生长失控[113]。

在局部筛查日本胃腺癌和腺瘤患者的研究中发现了 APC 的突变,本质上多为错义突变且突变频率相对较低[114]。但是在其他几项关于日本胃癌患者的研究中,同样筛查这些区域,包括用直接测序法,并没有发现明显的 APC 突变[115-117]。APC 基因位点的显著等位基因缺失提示有在胃癌形成中起重要作用的抑癌基因的存在。事实上,已经发现干扰素调节因子 1 位于胃癌的这一缺失区域[118]。因此,仍需要进一步明确染色体 5q 上频发缺失的关键性突变。

钙紧张素和包括 E 钙黏附素的细胞黏附复合物有关,在几例肠型胃癌中发现了其错义突变[119]。但是,这些变化导致的结果尚待进一步明确,因为在信号转导通路中熟知的参与调控磷酸化的四个常见突变丝氨酸或苏氨酸位点并未受影响。在弥散型胃癌中未发现钙紧张素的突变[120]。在一个胃印戒细胞癌患者的胃癌细胞系 HSC-39 中,在 NH₂ 末端发现一 321bp 的结构内缺失,包括 GSK3-β 磷酸化和钙紧张素结合位点。正常膜上钙紧张素的低表达和胃癌的低分化及患者较短的生存期相关[122]。

聚合酶链反应单链构象多态(PCR-SSCP)分析了 70 余例胃癌,未发现 p16^INK4 失活的突变发生[123]。但是,在几例食管腺癌中 LOH 分析发现了 p16^INK4 的突变,其他伴随 p16 表达缺失的几例发现 p16^INK4 启动子区的非正常高甲基化,提示这一表观遗传学基因表达沉默可能在食管癌形成中发挥了一定的作用[124-126]。在 p16 启动子的分析研究中发现许多胃癌(41%)中 CpG 岛的高甲基化[69]。许多 p16 启动子区高甲基化的病例显示 MSI-H 表型和包括 MLH1 启动子区在内的多个位点的甲基化[127]。35 例胃癌中仅有 1 例包括 SMAD4 基因内的突变和等位基因的缺失,提示这一基因在胃癌形成中较少发生变化[128,129]。另外,在 28 例散发胃癌中,仅发现 LKB1(STK11)基因的一个意义不明的错义突变[130]。

其他分子生物学改变

在多数胃癌中发现了 DARP32 和一种新的切去头端的异构体(t-DARP)的过表达[131],而且这种过表达在体外有抗凋亡作用[132]。ERBB2 是一种跨膜的酪氨酸激酶受体原癌基因,它的过表达可能提示预后不良[133-135]。免疫组化甚至在胃癌患者血清中检测到了

ERBB2 的表达[136]，但是也有一些研究中没有发现 ERBB2 对预后的指导意义[137,138]。

多变量分析发现，一种编码肝细胞生长因子 (HCF) 酪氨酸激酶受体的 MET 基因的高表达，提示预后较差[139]。大量研究证明，约 15% 的胃癌中存在 MET 的扩增，且表达增高达 50%[140-144]。有趣的是，结肠癌中很少有 MET 的扩增。这一发现以及胃癌中原癌基因 ras 的低发突变[145,146]，提示胃癌和结肠癌发展的机制是截然不同的。

MET 基因本身的过表达可能并不足以促进肿瘤的进展，而是癌变前的细胞和包括 HCF 在内的源于间质纤维母细胞的生长因子相互作用，促进了肿瘤进展。Tahara 提出，间质纤维母细胞在 IL-1 和 TGF-β 的刺激下分泌 HGF，然后结合于 MET 蛋白，从而促进肿瘤的形态发生和进展[147]。在 E 钙黏附素和链蛋白缺失 (或低水平表达) 的情况下，HGF 可能导致散发癌细胞和分化不良恶性表型形成。因此，在胃癌发生中，间质和上皮的相互作用意义深远。这一理论也在其他研究中得到支持。Inoue 等提出，胃纤维母细胞产生的 TGF-β 和 HGF 在体外能够促进人源性胃硬癌细胞系的侵袭性[148]。另外，其他几项研究也提示前列腺素能够诱导胃和结肠的纤维母细胞产生 HGF，提示上皮源性的 PGE$_2$ 和间质来源的 HGF 之间潜在的旁分泌环路，推测这可能是幽门螺杆菌促进胃癌发生的机制之一，已经证实幽门螺杆菌感染可导致胃黏膜 HGF 水平增高和 HGF 基因高表达[152-154]。

肿瘤细胞和间质细胞的相互作用提示其他生长因子信号转导通路的存在。约 15% 的胃癌同时表达上皮生长因子 (EGF) 和上皮生长因子受体 (EGFR)，提示生长刺激中自分泌途径的存在。一些研究表明，阳性表达 EGF 和 (或) EGFR 的病例预后较差。研究提示，胃癌形成中其他生长因子信号转导通路的参与，包括 TGF-α、IL-1、criptor、双调蛋白、血小板衍生生长因子和 K-sam[155]。基本的成纤维细胞生长因子和成纤维细胞生长因子受体分别在 70% 和 60% 的胃癌中表达，而且多见于未分化癌和进展期胃癌[156]。胃癌中少有 MYC 和 KSAM 的扩增[144]。

有研究提示，环氧化酶 2 (COX-2) 在胃癌的形成和进展中扮演了一定角色。在正常胃黏膜中可以发现环氧化酶 1 (COX-1)，而不是 COX-2 的表达，而且几乎是特异性地表达于上皮细胞。Ristimake 等研究认为，荷瘤黏膜在 mRNA 和蛋白水平 COX-2 中的高表达可能是癌组织中 PGE$_2$ 高水平的一个解释。Tsuji 等

在胃癌细胞系 MNK45 中发现了 COX-2 参与增殖的证据，后来又发现 COX-2 促进肿瘤进展的作用并不仅仅限于胃癌上皮[157]。进一步的研究证明，COX-2 表达失调是胃肠肿瘤进展和增殖的一个重要因素[158]。

肿瘤抑癌基因 RUNX3，通过诱导 p21 (WAF1/Cip1) 表达和 TGF-β 激活的 SMAD 一起抑制胃上皮细胞增殖[128]。RNNX3 在 82% 的胃癌中发生改变，表现为基因沉默或者蛋白在胞质中的错误定位[159]。和正常的胃黏膜相比，原发性胃癌 (75%) 和临床腹膜转移的胃癌 (100%) 中 RUNX3 通过启动子区域的甲基化途径显著下调表达。RUNX3 基因的沉默影响一些重要基因的表达，譬如 p21 和包括细胞黏附、增殖和凋亡在内的涉及转移的基因的表达。这些因素可能潜在地促进胃癌的腹膜转移[160]。

体外研究提示自我保护信号通路可促进胃癌细胞增殖。99 例原发性胃癌中 63 例发生自我保护靶基因人类修复基因 1 (PTCH1) 或者 Glil 的高表达。自我保护通路的激活和肿瘤的低分化以及高侵袭性相关。用自我保护通路的抑制剂 KAAD-酚磺乙胺处理胃癌细胞，可导致细胞的增殖抑制和凋亡[161]。

在胃癌中尚有其他一些基因改变的研究报道，其在胃癌形成中的作用仍有待于进一步明确分类。参与细胞-底物及细胞-细胞相互作用的跨膜糖蛋白 CD44 的几个剪接变体，在胃癌中有优先表达趋势[162]。在一些胃癌细胞中，膜型基质金属蛋白酶 (MMP) 优先表达，和活化酶原前 MMP-2 共区域化[163]。另外，在几例胃癌中报道了纤维酶原活性的增加；4 例胃腺癌中发现了线粒体 50bp 片断的缺失[165]。PCR 研究发现了晚期胃癌中细胞永生化必需的端粒酶活性，且和不良预后相关[166]。Tahara 等进一步研究发现，端粒酶活性存在于多数原发性胃癌组织中，而在相对应的胃黏膜组织中却缺乏[147]。胃癌中这些基因、基因产物或者表型的特异性和普遍性改变仍需要进一步描述研究。表 20.1 列出了胃癌中较为一致的基因变化，其他变化将随着研究的积累而增加。

动物模型观察

动物模型在很大程度上强化了我们对胃癌形成的理解。TFF1 表达缺失的基因敲除纯合子小鼠，在胃窦和幽门的黏膜处 5 个月成瘤[104]。而且，在先天性低表达 TFF1 的小鼠中，发现了突变的 gp130 基因，这些小鼠也在胃黏膜处发展为异常增生和腺瘤形成[167]。

表 20.1

人类胃腺癌中壁细胞变化

常见改变	MSI-H 病例特异性	少见改变
p53 失活	hMLH1 或 hMLH2i 蛋白缺失	APC
TEF1 缺失,C/EBP-β 扩增	TGF-βIIR	Smad4
FHIT 缺失	Bax	LKB1
DARP32/t-DARP/c-MET 扩增	IGFIIR	
HER-2/neu 扩增	E2F-4	
EGFR/K-sam 扩增	hMSH3	
E-钙黏素缺失(弥漫型)	hMSH3	
p16/p27/PAI-1 缺失		
VEGF/MMP-9/COX-2 扩增		

Zavros 等发现在胃酸缺乏的小鼠中,慢性胃炎、胃萎缩、化生和发育异常均可发生[168]。

Cdx2 是一个局限于肠表达的转录因子,在胃的肠化生中发现其表达。Cdx2 在胃黏膜中的表达是通过转基因小鼠诱导产生的,携带 Cdx2 CDNA 的小鼠受酵母人造染色体(YAC)的快速螺旋转录因子 Foxa3 的顺式调节因素的控制。Foxa3 /Cdx2 小鼠胃黏膜组织学检查发现了阿辛蓝阳性着色的肠型杯状细胞,是肠化生的一个标志。小鼠胃中 Cdx2 的单独表达足以诱导肠化生。因为人类胃癌中经常发现小肠上皮化生,这一表型的产生提示 Cdx2 参与化生过程的早期,并最终发展为胃癌[169]。

Houghton 等人发现,上皮性肿瘤可以起源于骨髓起源的细胞(BMDC),并且经多阶段的转化,最终发展为癌[170]。C57BL/6 小鼠的慢性幽门螺杆菌感染,诱导了胃组织中骨髓起源的细胞(BMDC)的再增殖。然后,这些细胞通过组织转化和异常增生,发展为上皮性肿瘤。进行 2 个独立指标(GFP 和 Y 染色体)的检测,可以证实 BMDC 增加了幽门螺杆菌感染小鼠发生胃癌的机会。因为这项研究没有进行更详细的讨论,我们需要在这个领域进行更多的研究来证实 BNDC 起源的不同上皮细胞进行放射后宿主是否会发生细胞的融合[170]。

Car9 零突变的表型改变结果说明了 CAIX 在胃的腺上皮的增生和分化中对形态发生和内环境稳态的重要作用。纯合型小鼠零突变导致的 Car9 碳脱水酶基因的缺乏引起胃腺上皮的异常增生和大量囊性变[171]。SMAD4(一种信号传感器)被认为在人类胃癌发生过程中起到不同的作用,特别是在小肠型和弥漫型胃腺癌中。一项对 SMAD4 鼠的研究说明 SMAD4 单倍剂量不足使胃癌更容易发生,并且可以提供有价值的加速或抑制胃癌发生的普查指标[172]。

野生啮齿动物中幽门螺杆菌感染可以导致胃癌的只有长爪沙鼠。对动物的研究表明,幽门螺杆菌感染后 Th1 免疫反应的发生增加了胃泌素的水平;其他生长因子(如 SMAD4 和 RUNX3)的表达,在宿主特异性胃癌的发生中起到重要的作用。最后,动物模型显示,癌变可能也受环境因素影响,如食物中盐、致癌物质和抗氧化物摄入量[173]。

潜在的生物学标记物

肿瘤组织中特定蛋白质成分的增加与肿瘤细胞侵袭性有关,部分甚至与肿瘤预后不良相关,包括:尿激酶型血浆酶原催化剂、血管上皮生长因子、MET、MYC、酪氨酸激酶相关蛋白、CD44V6、PDGF-A 和 cyclinD2[164,178-180]。但是,有人注意到,也有一些蛋白质水平的下降与肿瘤侵袭性增加和预后不良相关,包括 p27(kip1)、p21(CIP1)、纤维蛋白溶酶原催化剂的 I 型抑制剂和组织型纤维蛋白溶酶原催化剂的缺失[164,181-184]。在 Zafirellis 等人进行的一项研究中,p53 和 bcl-2 蛋白的表达对胃癌患者的生存没有明显的影响[185]。综合分析 p53 和 p27(kip1),发现其有预后价值。但是单独分析这些发现在胃癌肿瘤发生过程中没有特异性作用,而可能仅仅表现为伴随肿瘤发展的非特异性变化[186]。Nishigaki 等人发现胃癌中 9 种蛋白表达上调,13 种蛋白表达下调。值得注意的是,这些蛋白有一些作用于有丝分裂位点(MAD1和EB1),还有一些影响线粒体的功能(CLPP、COX5A和ECH1)[18]。因此,这样的一些分子能够作为胃癌诊断和判断预后的标志物而应用到胃癌临床治疗中,值得注意的是,磷酸脱氧胸腺嘧啶与胃癌血管发生有关[188]。

KLK6基因在胃癌组织中明显过表达,并且其表达状态是胃癌患者重要的预后因素。与体外转染的细胞相比,KLK6基因通过KLK6转染siRNA,有效抑制了细胞增殖率(P=0.002)。细胞阻断于S期(P<0.01),侵袭性低(P<0.01)。另外,KLK6高表达的患者生存比低表达者差(P=0.03)[189]。

骨髓和外周血中都发现了更多胃癌患者诊断和预后的标志物,与正常对照组相比较,胃癌患者血清中MMP-9浓度较高[190]。观察发现,高浓度的组织抑制物金属蛋白酶 (TIMP)-1、IL-10、HGF、IL-2的可溶性受体,血清/血浆 E-钙黏素的可溶性片断,与胃癌高侵袭性和预后不良相关[191~195],而且胃癌患者外周血中CK-20(细胞蛋白)、CD44变异体、CA-125、CEA、CA19-9、CA724和抗p53抗体都预示胃癌的播散[196~200]。

胃癌肿瘤进展与弥漫性肿瘤细胞(DTIC)在不同个体中作为疾病信号的持续时间有关。在一组包括70个肿瘤患者的研究中, 在外科手术前抽取静脉血标本,用RT-PCR法检测CK-20的表达,作为DTC的标志物,是判断胃癌特别是早期胃癌的独立预后指标(P<0.0032)[201]。

多种肿瘤抑制基因,包括CDKN2A、GSTP1、APC、MGMT、MLH1、DAKP、THBS-1、RUNX1和CDH1,在胃癌组织中都表现出甲基化,并且是这些肿瘤的潜在预后指标。另外,在早期胃癌中,一些基因的甲基化说明肿瘤预后较好[202]。

胃间质瘤

胃肠道中最常见的间质性肿瘤是间质瘤(GIST)。大多数间质瘤为单发,并且在这些肿瘤中证实原癌基因KIT功能突变,激活活性[203]。KIT种系在跨膜区和酪氨酸激酶区域的突变与以前注意到的散发病例的体细胞表现相同,同样也在遗传共分离的家族中显性多发GIST中得到证实[204]。有趣的是,这些家族受影响的成员也表现出高色素沉着和柱状细胞增生,都包含对黑素细胞和柱状细胞发生都很重要的KIT功能。GIST中KIT的改变证明Cajal小肠细胞可能增加这

些肿瘤的发生概率, 因为这些细胞也依赖于一些CD34之类的细胞信号。

提 示

胃癌在生物学上和遗传学上都表现为以多种通路为特征的异质性。因此,也就有可能有更多特异性并且更加有效的治疗方法。这些肿瘤关键分子的改变,最终为征服这种致命性疾病提供了新的途径。这些概念为理解胃癌的发生和进展提供了更深入的思路。并且证实了抗癌治疗的发展, 例如原癌基因ERB-B2和EGFR的抗体可以抑制胃癌细胞系和异种移植物的生长[205,206]。这些基因治疗改变了肿瘤抑制基因的功能,这已经被一个实验所证实。这个实验是将腺病毒野生型p53基因加入胃癌细胞系,导致细胞生长停止和凋亡[207]。这种特异性寻找并破坏肿瘤细胞的能力已经被证实, 在感染腺病毒菌体表达单纯疱疹病毒脱氧胸腺嘧啶激酶或胞嘧啶脱氨基酶的胃癌细胞系中,特别是在产生CEA的肿瘤细胞中增加了疗效[208,209]。在慢性炎症发展过程中,骨髓祖细胞的恶性进展可以作为上皮肿瘤发生的一种新模式。当观察上述模型时, 可以更清楚地看到肿瘤细胞的许多特性:分化不良、自我更新、相对抗凋亡、易于转移和早期播散。

把产生外源性表达的TIMP-1转染的胃癌细胞系转染给裸鼠后,可以降低肝转移的发生率,而且这些腺病毒感染的胃癌细胞系表达EGFR的反义RNA降低了它在细胞表面的表达,在体内和体外均能抑制细胞生长[211]。我们需要更多的预后标志物来帮助指导外科手术或系统性治疗(化疗、放疗)。并且,最终胃癌细胞可以由上述分子改变来确定改变的标准。相对侵袭性的实验,如检测胃癌患者静脉血中的DTIC可以作为一个独立的预后不良指标,有助于帮助患者选择辅助治疗[201]。

(王晓娜 译)

参考文献

1. Parkin DM, Pisani P, Ferlay J. Estimates of the worldwide incidence of eighteen major cancers in 1985. *Int J Cancer* 1993;54(4):594–606.
2. Parkin DM, Bray F, Ferlay J, Pisani P. Global cancer statistics. *CA Cancer J Clin* 2005;55(2):74–108.
3. Blot WJ, Devesa SS, Kneller RW. Rising incidence of adenocarcinoma of the esophagus and gastric cardia. *JAMA* 1991;265:1287–1289.
4. Locke GR, Talley NJ, Carpenter HA, Harmsen WS, Zinsmeister AR, Melton L, Jr. Changes in the site- and histology-specific incidence of gastric cancer during a 50-year period. *Gastroenterology* 1995;109(6):1750–

1756.

5. Parker SL, Tong T, Bolden S, Wingo PA. Cancer statistics, 1996. *CA Cancer J Clin* 1996;46(1):5–28.

6. Correa P, Chen V, eds. *Trends in Cancer Incidence and Mortality: Gastric Cancer.* New York, NY: Cold Spring Harbor Laboratory Press; 1994.

7. Haenszel W, Kurihara M, Segi M, Lee R. Stomach cancer among Japanese in Hawaii. *J Natl Cancer Inst* 1972;49:969–988.

8. Parsonnet J, Friedman G, Vandersteen D. *Helicobacter pylori* infection and the risk of gastric carcinoma. *N Engl J Med* 1991;325:1127–1131.

9. Parsonnet J, Hansen S, Rodriguez L, et al. *Helicobacter pylori* infection and gastric lymphoma. *N Engl J Med* 1994;330:1267–1271.

10. Park GT, Lee OY, Kwon SJ, et al. Analysis of CYP2E1 polymorphism for the determination of genetic susceptibility to gastric cancer in Koreans. *J Gastroenterol Hepatol* 2003;18(11):1257–1263.

11. Lee J, Lowry A, Thompson W, et al. Association of gastric adenocarcinoma with the HLA class II gene DQB1*0301. *Gastroenterology* 1996;111:426–432.

12. Sakai t, Aoyama N, Satonaka K, et al. HLA-DQB1 locus and the development of atrophic gastritis with *Helicobacter pylori* infection. *J Gastroenterol* 1999;34:24–27.

13. Aird I, Bentall H. A relationship between cancer of stomach and ABO groups. *Br J Med* 1953;1:799–780.

14. Buckwalter JA, Wholwend CB, Colter DC. The association of the ABO blood groups to gastric carcinoma. *Surg Gynecol Obstet* 1957;104:176–179.

15. Boren T, Per F, Roth KA, Larson G, Normark S. Attachment of *Helicobacter pylori* to human gastric epithelium mediated by blood group antigens. *Science* 1993;262:1892–1895.

16. Carvalho F, Seruca R, David L, et al. Muc1 gene polymorphism and gastric cancer—an epidemiological study. *Glycoconj J* 1997;14:107–111.

17. Umlauft F, Keeffe EB, Offner F, et al. *Helicobacter pylori* infection and blood group antigens: lack of clinical association. *Am J Gastroenterol* 1996;91(10):2135–2138.

18. Correa P, Shiao YH. Phenotypic and genotypic events in gastric carcinogenesis. *Cancer Res* 1994;54:1941–1943.

19. Stemmerman GN. Intestinal metaplasia of the stomach. *Cancer* 1994;74(2):556–564.

20. Yoshihara M, Sumii K, Haruma K, et al. Correlation of ratio of serum pepsinogen 1 and 2 with prevalence of gastric cancer and adenoma in Japanese subjects. *Am J Gastroenterol* 1998;93:1090–1096.

21. La Vecchia C, Negri E, Franceschi S, Gentile A. Family history and the risk of stomach and colorectal cancer. *Cancer* 1992;70:50–55.

22. Goldgar DE, Easton DF, Cannon-Albright LA, Skolnock MH. Systematic population-based assessment of cancer risk in the first-degree relatives of cancer probands. *J Natl Cancer Inst* 1994;86:1600–1608.

23. Videbaek A, Mosbech J. The etiology of gastric carcinoma elucidated by a study of 302 pedigrees. *Acta Med Scand* 1954;149:173–159.

24. Antommarchi F. *Les derniers moments de Napoleon, en compement du memorial de Sainte-Helene.* Brussels, Belgium: H Tarlier; 1825.

25. Kubba A, Young M. The Napoleonic cancer gene? *J Med Biogr* 1977;7:175–181.

26. Hemminki K, Jiang Y. Familial and second gastric carcinomas: a nationwide epidemiologic study from Sweden. *Cancer* 2002;94(4):1157–1165.

27. Zangheiri G, Di Gregorio C, Sacchetti C, et al. Familial occurrence of gastric cancer in the 2-year experience of a population-based registry. *Cancer* 1990;66:2047–2051.

28. Palli D, Galli M, Caporaso NE, et al. Family history and risk of stomach cancer in Italy. *Cancer Epidemiol Biomarkers Prev* 1994;3:15–18.

29. Gorer PA. Genetic interpretation of studies on cancer in twins. *Ann Eugenics* 1938;8:219–232.

30. Lee FI. Carcinoma of the gastric antrum in identical twins. *Postgrad Med J* 1971;47:622–624.

31. Guilford P, Hopkins J, Harraway J, et al. E-cadherin germline mutations in familial gastric cancer. *Nature* 1998;392(6674):402–405.

32. Gayther SA, Gorringe KL, Ramus SJ, et al. Identification of germ-line E-cadherin mutations in gastric cancer families of European origin. *Cancer Res* 1998;58(18):4086–4089.

33. Caldas C, Carneiro F, Lynch HT, et al. Familial gastric cancer: overview and guidelines for management. *J Med Genet* 1999;36:873–880.

34. Yoon KA, Ku JL, Yang HK, Kim WH, Park SY, Park JG. Germline mutations of E-cadherin gene in Korean familial gastric cancer patients. *J Hum Genet* 1999;44(3):177–180.

35. Stone J, Bevan S, Cunningham D, et al. Low frequency of germline E-cadherin mutations in familial and nonfamilial gastric cancer. *Br J Cancer* 1999;79(11–12):1935–1937.

36. Shinmura K, Kohno T, Takahashi M. Familial gastric cancer: clinicopathological characteristics, RER phenotype, and germline p53 and E-cadherin mutations. *Carcinogenesis* 1999;20:1127–1131.

37. Lynch HT, Grady W, Suriano G, Huntsman D. Gastric cancer: new genetic developments. *J Surg Oncol* 2005;90(3):114–133; discussion 133.

38. Lynch HT, Smyrk TC, Watson P, et al. Genetics, natural history, tumor spectrum, and pathology of hereditary nonpolyposis colorectal cancer. *Gastroenterology* 1993;104:1535–1549.

39. Kinzler KW, Vogelstein B. Lessons from hereditary colorectal cancer. *Cell* 1996;87:159–170.

40. Aarnio M, Salovaara R, Aaltonen LA, Mecklin JP, Jarvinen HJ. Features of gastric cancer in hereditary non-polyposis colorectal cancer syndrome. *Int J Cancer* 1997;74(5):551–555.

41. Renkonen-Sinisalo L, Sipponen P, Aarnio M, et al. No support for endoscopic surveillance for gastric cancer in hereditary non-polyposis colorectal cancer. *Scand J Gastroenterol* 2002;37(5):574–577.

42. Lynch HT, Krush AJ. Cancer family "G" revisited: 1895–1970. *Cancer* 1971;27:1505–1511.

43. Varley JM, McGown G, Thorncroft M, et al. An extended Li-Fraumeni kindred with gastric carcinoma and a codon 175 mutation of TP53. *J Med Genet* 1995;32:942–945.

44. Lindor NM, Greene MH. The concise handbook of family cancer syndromes: Mayo Familial Cancer Program. *J Natl Cancer Inst* 1998;90:1039–1071.

45. Hofgartner WT, Thorp M, Ramus MW, et al. Gastric adenocarcinoma associated with fundic gland polyps in a patient with attenuated familial adenomatous polyposis. *Am J Gastroenterol* 1999;94:2275–2281.

46. Utsunomiya J. The concept of hereditary colorectal cancer and the implications of its study. *Hereditary Colorectal Cancer* 1990;3:1–16.

47. Offerhaus G, Giardiello G, Krush A, et al. The risk of upper gastrointestinal cancer in familial adenomatous polyposis. *Gastroenterology* 1992;102:1980–1982.

48. Maimon S, Zinninger M. Familial gastric cancer. *Gastroenterology* 1953;25:139–152.

49. Wolf C, Isaacson E. An analysis of 5 stomach cancer families in the state of Utah. *Cancer* 1961;14:1005–1016.

50. Dellavecchia C, Guala A, Olivieri C, et al. Early onset of gastric carcinoma and constitutional deletion of 18p. *Cancer Genet Cytogenet* 1999;113:96–99.

51. Seruca R, Carneiro F, Castedo S, David L, Lopes C, Sobrinho-Simones M. Familial gastric polyposis revisited: autosomal dominant inheritance confirmed. *Cancer Genet Cytogenet* 1991;53:97–100.

52. Seruca R, Castedo S, Correia C, et al. Cytogenetic findings in eleven gastric carcinomas. *Cancer Genet Cytogenet* 1993;68:42–48.

53. Panani AD, Ferti A, Malliaros S, Raptis S. Cytogenetic study of 11 gastric adenocarcinomas. *Cancer Genet Cytogenet* 1995;81:169–172.

54. Moskaluk CA, Hu J, Perlman EJ. Comparative genomic hybridization of esophageal and gastroesophageal adenocarcinomas shows consensus areas of DNA gain and loss. *Genes Chromosomes Cancer* 1998;22:305–311.

55. El-Rifai W, Harper JC, Cummings OW, et al. Consistent genetic alterations in xenografts of proximal stomach and gastro-esophageal junction adenocarcinomas. *Cancer Res* 1998;58(1):34–37.

56. Sano T, Tsujino T, Yoshida K, et al. Frequent loss of heterozygosity on chromosomes 1q, 5q, and 17p in human gastric carcinomas. *Cancer Res* 1991;51(11):2926–2931.

57. Uchino S, Tsuda H, Noguchi M, et al. Frequent loss of heterozygosity at the DCC locus in gastric cancer. *Cancer Res* 1992;52:3099–3102.

58. Rhyu MG, Park WS, Jung YJ, Choi SW, Meltzer SJ. Allelic deletions of MCC/APC and p53 are frequent late events in human gastric carcinogenesis. *Gastroenterology* 1994;106(6):1584–1588.

59. Yustein AS, Harper JC, Petroni GR, Cummings OW, Moskaluk CA, Powell SM. Allelotype of gastric adenocarcinoma. *Cancer Res* 1999;59(7):1437–1341.

60. Schneider BG, Pulitzer DR, Brown RD, et al. Allelic imbalance in gastric cancer: an affected site on chromosome arm 3p. *Genes Chromosomes Cancer* 1995;13(4):263–271.

61. Rumpel CA, Powell SM, Moskaluk CA. Mapping of genetic deletions on the long arm of chromosome 4 in human esophageal adenocarcinomas. *Am J Pathol* 1999;154:1329–1334.

62. Wu T-T, Watanabe T, Heitmiller R, Zahurak M, Forastiere AA, Hamilton SR. Genetic alterations in Barrett esophagus and adenocarcinomas of the esophagus and esophagogastric junction region. *Am J Pathol* 1998;153:287–294.

63. Sasaki O, Soejima K, Korenage D, Haraguchi Y. Comparison of the intratumor DNA ploidy distribution pattern between differentiated and undifferentiated gastric carcinoma. *Anal Quant Cytol Histol* 1999;21:161–165.

64. Iacopetta BJ, Soong R, house AK, Hamelin R. Gastric carcinomas with microsatellite instability: clinical features and mutations to the TGF-beta type II receptor, IGFII receptor, and BAX genes. *J Pathol* 1999;187:428–432.

65. dos Santos NR, Seruca R, Constancia M, Seixas M, Sobrinho-Simoes M. Microsatellite instability at multiple loci in gastric carcinoma: clinicopathologic implications and prognosis. *Gastroenterology* 1996;110(1):38–44.

66. Halling KC, Harper J, Moskaluk CA, et al. Origin of microsatellite instability in gastric cancer. *Am J Pathol* 1999;155(1):205–211.

67. Leung SY, Yuen ST, Chung LP, Chu KM, Chan ASY, Ho JCI. hMLH1 promoter methylation and lack of hMLH1 expression in sporadic gastric carcinomas with high-frequency microsatellite instability. *Cancer Res* 1999;59:159–164.

68. Fleisher AS, Esteller M, Wang S, et al. Hypermethylation of the hMLH1 gene promoter in human gastric cancers with microsatellite instability. *Cancer Res* 1999;59(5):1090–1095.

69. Suzuki H, Itoh F, Toyota M, et al. Distinct methylation pattern and microsatellite instability in sporadic gastric cancer. *Int J Cancer* 1999;83:309–

313.

70. Yamamoto H, Perez-Piteira J, Yoshida T, et al. Gastric cancers of the microsatellite mutator phenotype display characteristic genetic and clinical features. *Gastroenterology* 1999;116:1348–1357.

71. Olivera C, Seruca R, Seixas M, Sobrinho-Simons M. The clinicopathological features of gastric carcinomas with microsatellite instability may be mediated by mutations of different "target genes": a study of the TGF–betaRII, IGFRII, and BAX genes. *Am J Pathol* 1998;153:1211–1219.

72. Wu MS, Lee CW, Shun CT, et al. Clinicopathological significance of altered loci of replication error and microsatellite instability-associated mutations in gastric cancer. *Cancer Res* 1998;58:1494–1497.

73. Ottini L, Palli D, Falchetti M, et al. Microsatellite instability in gastric cancer is associated with tumor location and family history in a high-risk population from Tuscany. *Cancer Res* 1997;57(20):4523–4529.

74. Strickler JG, Zheng J, Shu Q, Burgart LJ, Alberts SR, Shibata D. p53 mutations and microsatellite instability in sporadic gastric cancer: when guardians fail. *Cancer Res* 1994;54(17):4750–4755.

75. Ottini L, Falchetti M, D'Amico C, et al. Mutations at coding mononucleotide repeats in gastric cancer with the microsatellite mutator phenotype. *Oncogene* 1998;16(21):2767–2772.

76. Yamamoto H, Itoh F, Fukushima H, et al. Frequent Bax frameshift mutations in gastric cancer with high but not low microsatellite instability. *J Exp Clin Cancer Res* 1999;18:103–106.

77. Myeroff LL, Parsons R, Kim SJ, et al. A transforming growth factor beta receptor type II gene mutation common in colon and gastric but rare in endometrial cancers with microsatellite instability. *Cancer Res* 1995;55(23):5545–5547.

78. Park K, Kim S-J, Bang Y-J, et al. Genetic changes in the transforming growth factor beta (TGF-b) type II receptor gene in human gastric cancer cells: correlation with sensitivity to growth inhibition by TGF-b. *Proc Natl Acad Sci U S A* 1994;91:8772–8776.

79. Kang SH, Bang YJ, Im YH, et al. Transcriptional repression of the transforming growth factor-beta type 1 receptor gene by DNA methylation results in the development of TGF-beta resistance in human gastric cancer. *Oncogene* 1999;18:7280–7286.

80. Mori Y, Sato F, Selaru FM, et al. Instabilotyping reveals unique mutational spectra in microsatellite-unstable gastric cancers. *Cancer Res* 2002;62(13):3641–3645.

81. Yamamoto H, Sawai H, Perucho M. Frameshift somatic mutations in gastrointestinal cancer of the microsatellite mutator phenotype. *Cancer Res* 1997;57(19):4420–4426.

82. Yin J, Kong D, Wang S, et al. Mutation of hMSH3 and hMSH6 mismatch repair genes in genetically unstable human colorectal and gastric carcinomas. *Hum Mutat* 1997;10(6):474–478.

83. Souza RF, Appel R, Yin J, et al. Microsatellite instability in the insulin-like growth factor II receptor gene in gastrointestinal tumours [letter]. *Nat Genet* 1996;14(3):255–257. [Erratum appears in *Nat Genet* 1996;14(4):488]

84. Souza RF, Yin J, Smolinski KN, et al. Frequent mutations of the E2F-4 cell cycle gene in primary human gastrointestinal tumors. *Cancer Res* 1997;57:2350–2353.

85. Gil J, Yamamoto H, Zapata JM, Reed JC, Perucho M. Impairment of the proapoptotic activity of BAX by missense mutations found in gastrointestinal cancers. *Cancer Res* 1999;59:2034–2037.

86. Hollstein M, Shomer B, Greenblatt M, et al. Somatic point mutations in the p53 gene of human tumors and cell lines: updated compilation. *Nucleic Acids Res* 1996;24(1):141–146.

87. Gabber HE, Muller W, Scnheiders A, Meier S, Hommel G. The relationship of p53 expression to the prognosis of 418 patients with gastric carcinoma. *Cancer* 1997;76(5):720–726.

88. Hurlimann J, Saraga EP. Expression of p53 protein in gastric carcinomas. *Am J Surg Pathol* 1994;18(12):1247–1253.

89. Birchmeier W, Behrens J. Cadherin expression in carcinomas: role in the formation of cell junctions and the prevention of invasiveness. *Biochem Biophys Acta* 1994;1198:11–26.

90. Mayer B, Johnson JP, Leitl F, et al. E-cadherin expression in primary and metastatic gastric cancer: down-regulation correlates with cellular dedifferentiation and glandular disintegration. *Cancer Res* 1993;53(7):1690–1695.

91. Becker KF, Atkinson MJ, Reich U, et al. E-cadherin gene mutations provide clues to diffuse type gastric carcinomas. *Cancer Res* 1994;54:3845–3852.

92. Oda T, Kanai Y, Oyama T, et al. E-cadherin gene mutations in human gastric carcinoma cell lines. *Proc Natl Acad Sci U S A* 1994;91:1858–1862.

93. Berx G, Becker KF, Hofler H, van Roy F. Mutations of the human E-cadherin (CDH1) gene. *Hum Mutat* 1998;12(4):226–237.

94. Machado JC, Soares P, Carneiro F, et al. E-cadherin gene mutations provide a genetic basis for the phenotypic divergence of mixed gastric carcinomas. *Lab Invest* 1999;79(4):459–465.

95. Matsui S, Shiozaki H, Masatoshi I, et al. Immunohistochemical evaluation of alpha-catenin expression in human gastric cancer. *Virchows Archiv* 1997;424:375–381.

96. Kastury K, Baffa R, Druck T, et al. Potential gastrointestinal tumor suppressor locus at the 3p14.2 FRA3b site identified by homozygous deletions in tumor cell lines. *Cancer Res* 1996;56:978–983.

97. Ohta M, Hiroshi I, Citticelli MG, Kastury K. The *FHIT* gene, spanning the chromosome 3p14.2 fragile site and renal carcinoma (associated t(3;8) breakpoint, is abnormal in digestive tract cancers. *Cell* 1996;84:587–597.

98. Baffa R, Veronese ML, Santoro R, et al. Loss of FHIT expression in gastric carcinoma. *Cancer Res* 1998;58(20):4708–4714.

99. Gemma A, Hagiwara K, Ke Y, et al. FHIT mutations in human primary gastric cancer. *Cancer Res* 1997;57(8):1435–1437.

100. Luqmani Y, Bennett C, Paterson I, et al. Expression of the pS2 gene in normal, benign, and neoplastic human stomach. *Int J Cancer* 1989;44:806–812.

101. Wu M-S, Shun C-T, Wang H-P, Lee W-J, Wang T-H, Lin J-T.Loss of pS2 protein expression is an early event of intestinal-type gastric cancer. *Jpn J Cancer Res* 1998;89:278–282.

102. Henry JA, Bennett MK, Piggott NH, Levett DL, May FE, Westley BR. Expression of the pNR-2/pS2 protein in diverse human epithelial tumours. *Br J Cancer* 1991;64:677–682.

103. Muller W, Borchard F. pS2 protein in gastric carcinoma and normal mucosa: association with clinicopathological study. *Eur J Cancer* 1996;32:1585–1590.

104. Lefebvre O, Chenard MP, Masson R, et al. Gastric mucosa abnormalities and tumorigenesis in mice lacking the pS2 trefoil protein. *Science* 1996;274(5285):259–262.

105. Machado JC, Carneiro F, Blin N, Sobrinho-Simoes M. Pattern of pS2 protein expression in premalignant and malignant lesions of gastric mucosa. *Eur J Cancer Prev* 1996;5:169–179.

106. Nogueira AMMF, Machado JC, Carneiro F, Celso AR, Gott P, Sobrinho-Simoes M. Pattern of expression of trefoil peptides and mucins in gastric polyps with and without malignant transformation. *J Pathol* 1999;187:541–548.

107. Sakata K, Tamura G, Nishizuka S, et al. Commonly deleted regions on the long arm of chromosome 21 in differentiated adenocarcinoma of the stomach. *Genes Chromosomes Cancer* 1997;18:318–321.

108. Nishizuka S, Tamura G, Terashima M, Satodate R. Loss of heterozygosity during the development and progression of differentiated adenocarcinoma of the stomach. *J Pathol* 1998;185:38–43.

109. Calnan DP, Westley BR, May FEB, Floyd DN, Marchbank T, Playford RJ. The trefoil peptide TFF1 inhibits the growth of the human gastric adenocarcinoma cell line AGS. *J Pathol* 1999;188:312–317.

110. Beckler AD, Roche JK, Harper JC, et al. Decreased abundance of trefoil factor 1 transcript in the majority of gastric carcinomas. *Cancer* 2003;98(10):2184–2191.

111. Sankpal NV, Mayo MW, Powell SM. Transcriptional repression of TFF1 in gastric epithelial cells by CCAAT/enhancer binding protein-beta. *Biochim Biophys Acta* 2005;1728(1–2):1–10.

112. Sankpal NV, Moskaluk CA, Hampton GM, Powell SM. Overexpression of CEBPbeta correlates with decreased TFF1 in gastric cancer. *Oncogene* 2006;25(4):643–649.

113. Morin PJ. Beta-catenin signaling and cancer. *Bioassays* 1999;21:1021–1030.

114. Nagase H, Nakamura Y. Mutation of the APC (adenomatous polyposis coli) gene. *Hum Mutat* 1993;2:425–434.

115. Ogaswara S, Maesawa C, Tamura G, Satodate R. Lack of mutations of the adenomatous polyposis coli gene in oesophageal and gastric carcinomas. *Virchows Archiv* 1994;424(6):607–611.

116. Maesawa C, Tamura G, Suzuki Y, et al. The sequential accumulation of genetic alterations characteristic of the colorectal adenoma-carcinoma sequence does not occur between gastric adenoma and adenocarcinoma. *J Pathol* 1997;176:249–258.

117. Powell SM, Cummings OW, Mullen JA, et al. Characterization of the APC gene in sporadic gastric adenocarcinomas. *Oncogene* 1996;12(9):1953–1959.

118. Tamura G, Ogasawara S, Nishizuka S, et al. Two distinct regions of deletion on the long arm of chromosome 5 in differentiated adenocarcinomas of the stomach. *Cancer Res* 1996;56(3):612–615.

119. Park WS, Oh RR, Park JY, et al. Frequent somatic mutations of the beta-catenin gene in intestinal-type gastric cancer. *Cancer Res* 1999;59:4257–4260.

120. Candidus S, Bischoff P, Becker KF, Hofler H. No evidence for mutations in the alpha- and beta-catenin genes in human gastric and breast carcinomas. *Cancer Res* 1996;56(1):49–52.

121. Kawanishi J, Kato J, Sasaki K, Jujii S, Watanabe N, Niitsu Y. Loss of E-cadherin—dependent cell–cell adhesion due to mutation of the beta-catenin gene in a human cancer cell line, HSC-39. *Mol Cell Biol* 1995;15:1175–1181.

122. Ramesh S, Nash J, McCulloch PG. Reduction in membranous expression of beta-catenin and increased cytoplasmic E-cadherin expression predict poor survival in gastric cancer. *Br J Cancer* 1999;81(8):1392–1397.

123. Igaki H, Sasaki H, Tachimori Y, et al. Mutation frequency of the p16/CDKN2 gene in primary cancers in the upper digestive tract. *Cancer Res* 1995;55(15):3421–3423.

124. Wong DJ, Barrett MT, Stoger R, Emond MJ, Reid BJ. p16INK4a promoter is hypermethylated at a high frequency in esophageal adenocarcinomas. *Cancer Res* 1997;57(13):2619–2622.

125. Klump B, Hsieh CJ, Holzmann K, Gregor M, Porschen R. Hypermethylation of the CDKN2/p16 promoter during neoplastic progression in Barrett's esophagus. *Gastroenterology* 1998;115(6):1381–1386.

126. Barrett MT, Sanchez CA, Galipeau PC, Neshat K, Emond M, Reid BJ.

Allelic loss of 9p21 and mutation of the CDKN2/p16 gene develop as early lesions during neoplastic progression in Barrett's esophagus. *Oncogene* 1996;13(9):1867–1873.

127. Toyota M, Nita A, Suzuki H, et al. Aberrant methylation in gastric cancer associated with the CpG island methylator phenotype. *Cancer Res* 1999;59:5438–5442.

128. Chi XZ, Yang JO, Lee KY, et al. RUNX3 suppresses gastric epithelial cell growth by inducing p21(WAF1/Cip1) expression in cooperation with transforming growth factor {beta}-activated SMAD. *Mol Cell Biol* 2005;25(18):8097–8107.

129. Powell SM, Harper JC, Hamilton SR, Robinson CR, Cummings OW. Inactivation of Smad4 in gastric carcinomas. *Cancer Res* 1997;57(19):4221–4224.

130. Park WS, Moon YW, Yang YM, et al. Mutations of the STK11 gene in sporadic gastric carcinoma. *Int J Oncol* 1998;13(3):601–604.

131. El-Rifai W, Smith MF, Jr, Li G, et al. Gastric cancers overexpress DARPP-32 and a novel isoform, t-DARPP. *Cancer Res* 2002;62(14):4061–4064.

132. Belkhiri A, Zaika A, Pidkovka N, Knuutila S, Moskaluk C, El-Rifai W. Darpp-32: a novel antiapoptotic gene in upper gastrointestinal carcinomas. *Cancer Res* 2005;65(15):6583–6592.

133. Uchino S, Tsuda H, Maruyama K, et al. Overexpression of c-erbB-2 protein in gastric cancer. *Cancer* 1993;72:3179–3184.

134. Yonemura Y, Ninomiya I, Yamaguchi A, Fushida S, Kimura H, Ohoyama S. Evaluation of immunoreactivity for erbB-2 protein as a marker of poor short term prognosis in gastric cancer. *Cancer Res* 1991;51:1034–1038.

135. Mizutani T, Onda M, Tokunaga A, Yamanaka N, Sugisaka Y. Relationship of c-erb B-2 protein expression and gene amplification to invasion and metastasis in human gastric cancer. *Cancer* 1993;72:2083–2088.

136. Chariyalertsak S, Sugano K, Ohkura H, Mori Y. Comparison of c-erbB-2 oncoprotein expression in tissue and serum of patients with stomach cancer. *Tumor Biol* 1994;15:294–303.

137. Freiss H, Fukuda A, Tang WH, et al. Concomitant analysis of the epidermal growth factor receptor family in esophageal cancer: overexpression of epidermal growth factor receptor mRNA but not of c-erbB-2 and c-erbB-3. *World J Surg* 1999;23:1010–1018.

138. Tateishi M, Toda T, Minamisono Y, Nagasaki S. Clinicopathological significance of c-erbB-2 protein expression in human gastric carcinoma. *J Surg Oncol* 1992;49:209–212.

139. Matsuda M, Sakaguchi T, Hirao T, Nakano H. The prognostic significance of amplification and overexpression of c-met and c-erbB2 in human gastric carcinomas. *Cancer* 1999;85:1894–1902.

140. Kuniyasu H, Yasui W, Kitadai Y, Yokozaki H, Ito H, Tahara E. Frequent amplification of the c-met gene in scirrhous type stomach cancer. *Biochem Biophys Res Commun* 1992;189(1):227–232.

141. Kuniyasu H, Yasui W, Yokozaki H, Kitadai Y, Tahara E. Aberrant expression of c-met mRNA in human gastric carcinomas. *Int J Cancer* 1993;55(1):72–75.

142. Taniguchi K, Yonemura Y, Nojima N, et al. The relation between the growth patterns of gastric carcinomas and the expression of hepatocyte growth factor receptor (c-met), autocrine motility factor receptor, and urokinase-type plasminogen activator receptor. *Cancer* 1998;82(11):2112–2122.

143. Tsugawa K, Yonemura Y, Hirono Y, et al. Amplification of the c-met, c-erbB-2 and epidermal growth factor receptor gene in human gastric cancers: correlation to clinical features. *Oncology* 1998;55(5):475–481.

144. Hara T, Ooi A, Kobayashi M, Mai M, Yanagihara K, Nakanishi I. Amplification of c-myc, K-sam, and c-met in gastric cancers: detection by fluorescence in situ hybridization. *Lab Invest* 1998;78(9):1143–1153.

145. Koshiba M, Ogawa O, Habuchi T, et al. Infrequent K-ras mutation in human stomach cancers. *Jpn J Cancer Res* 1993;84:163–167.

146. Lee K-H, Lee J-S, Suh C, et al. Clinicopathologic significance of the K-ras gene codon 12 point mutation in stomach cancer. *Cancer* 1995;75:2794–2801.

147. Tahara E. Molecular biology of gastric cancer. *World J Surg* 1995;19(4):484–488.

148. Inoue T, Chung YS, Yashiro M, et al. Transforming growth factor-beta and hepatocyte growth factor produced by gastric fibroblasts stimulate the invasiveness of scirrhous gastric cancer cells. *Jpn J Cancer Res* 1997;88(2):152–159.

149. Bamba H, Ota S, Kato A, Matsuzaki F. Nonsteroidal anti-inflammatory drugs may delay the repair of gastric mucosa by suppressing prostaglandin-mediated increase of hepatocyte growth factor production. *Biochem Biophys Res Commun* 1998;245(2):567–571.

150. Ota S, Tanaka Y, Bamba H, Kato A, Matsuzaki F. Nonsteroidal anti-inflammatory drugs may prevent colon cancer through suppression of hepatocyte growth factor expression. *Eur J Pharmacol* 1999;367(1):131–138.

151. Takahashi M, Ota S, Hata Y, et al. Hepatocyte growth factor as a key to modulate anti-ulcer action of prostaglandins in stomach. *J Clin Invest* 1996;98(11):2604–2611.

152. Yasunaga Y, Shinomura Y, Kanayama S, et al. Increased production of interleukin 1 beta and hepatocyte growth factor may contribute to foveolar hyperplasia in enlarged fold gastritis [see comments]. *Gut* 1996;39(96):787–794.

153. Taha AS, Curry GW, Morton R, Park RH, Beattie AD. Gastric mucosal hepatocyte growth factor in Helicobacter pylori gastritis and peptic ulcer disease. *Am J Gastroenterol* 1996;91(7):1407–1409.

154. Kondo S, Shinomura Y, Kanayama S, et al. Helicobacter pylori increases gene expression of hepatocyte growth factor in human gastric mucosa. *Biochem Biophys Res Commun* 1995;210(3):960–965.

155. Tahara E, Semba S, Tahara H. Molecular biological observations in gastric cancer. *Semin Oncol* 1996;23(3):307–315.

156. Ueki T, Koji T, Tamiya S, Nakane PK, Tsuneyoshi M. Expression of basic fibroblast growth factor and fibroblast growth factor receptor in advanced gastric carcinoma. *J Pathol* 1995;177:353–361.

157. Tsuji S, Kawano S, Sawaoka H, et al. Evidences for involvement of cyclooxygenase-2 in proliferation of two gastrointestinal cancer cell lines. *Prostaglandins Leukot Essent Fatty Acids* 1996;55(3):179–183.

158. Oshima M, Dinchuk JE, Kargman SL, et al. Suppression of intestinal polyposis in APC delta-716 knockout mice by inhibition of cyclooxygenase 2 (COX-2). *Cell* 1996;87:803–809.

159. Ito K, Liu Q, Salto-Tellez M, et al. RUNX3, a novel tumor suppressor, is frequently inactivated in gastric cancer by protein mislocalization. *Cancer Res* 2005;65(17):7743–7750.

160. Sakakura C, Hasegawa K, Miyagawa K, et al. Possible involvement of RUNX3 silencing in the peritoneal metastases of gastric cancers. *Clin Cancer Res* 2005;11(18):6479–6488.

161. Ma X, Chen K, Huang S, et al. Frequent activation of the hedgehog pathway in advanced gastric adenocarcinomas. *Carcinogenesis* 2005;26(10):1698–1705.

162. Dammrich J, Vollmers HP, Heider K-H, Muller-Hermelink H-K. Importance of different CD44v6 expression in human gastric intestinal and diffuse type cancers for metastatic lymphogenic spreading. *J Mol Med* 1995;73:395–401.

163. Nomura H, Hiroshi S, Motoharu S, Masyoshi M, Yasunori O. Expression of membrane-type matrix metalloproteinase in human gastric carcinomas. *Cancer Res* 1995;55:3263–3266.

164. Ito H, Yonemura Y, Fujita H, et al. Prognostic relevance of urokinase-type plasminogen activator (uPA) and plasminogen activator inhibitors PAI-1 and PAI-2 in gastric cancer. *Virchows Arch* 1996;427:487–496.

165. Burgart LJ, Zheng J, Shu Q, Strickler JG, Shibata D. A somatic mitochondrial mutation in gastric cancer. *Am J Pathol* 1995;147(4):1105–1111.

166. Hiyama E, Yokoyama T, Tatsumoto N, et al. Telomerase activity in gastric cancer. *Cancer Res* 1995;55:3258–3262.

167. Tebbutt NC, Giraud AS, Inglese M, et al. Reciprocal regulation of gastrointestinal homeostasis by SHP2 and STAT-mediated trefoil gene activation in gp130 mutant mice. *Nat Med* 2002;8(10):1089–1097.

168. Zavros Y, Eaton KA, Kang W, et al. Chronic gastritis in the hypochlorhydric gastrin-deficient mouse progresses to adenocarcinoma. *Oncogene* 2005;24(14):2354–2366.

169. Silberg DG, Sullivan J, Kang E, et al. Cdx2 ectopic expression induces gastric intestinal metaplasia in transgenic mice. *Gastroenterology* 2002;122(3):689–696.

170. Houghton J, Stoicov C, Nomura S, et al. Gastric cancer originating from bone marrow-derived cells. *Science* 2004;306(5701):1568–1571.

171. Gut MO, Parkkila S, Vernerova Z, et al. Gastric hyperplasia in mice with targeted disruption of the carbonic anhydrase gene Car9. *Gastroenterology* 2002;123(6):1889–1903.

172. Xu X, Brodie SG, Yang X, et al. Haploid loss of the tumor suppressor Smad4/Dpc4 initiates gastric polyposis and cancer in mice. *Oncogene* 2000;19(15):1868–1874.

173. Pritchard DM, Przemeck SM. Review article: how useful are the rodent animal models of gastric adenocarcinoma? *Aliment Pharmacol Ther* 2004;19(8):841–859.

174. Duffy MJ, Maguire TM, McDermott EW, O'Higgins N. Urokinase plasminogen activator: a prognostic marker in multiple types of cancer. *J Surg Oncol* 1999;71:130–135.

175. Maeda K, Kang SM, Onaoda N, et al. Vascular endothelial growth factor expression in the preoperative biopsy specimens correlates with disease recurrence in patients with early gastric carcinoma. *Cancer* 1999;86:566–571.

176. Han S, Kim HT, Park K, et al. c-myc Expression is related with cell proliferation and associated with poor clinical outcome in human gastric cancer. *J Korean Med Sci* 1999;14:526–530.

177. Lin WC, Li AFY, Chi CW, et al. tie-1 Protein tyrosine kinase: a novel independent prognostic marker for gastric cancer. *Clin Cancer Res* 1999;5:1745–1751.

178. Yamamichi K, Uehara Y, Kitamura N, Nakane Y, Hioki K. Increased expression of CD44v6 mRNA significantly correlates with distant metastasis and poor prognosis in gastric cancer. *Int J Cancer* 1998;79:256–262.

179. Kuwahara A, Katano M, Nakamura M, et al. New therapeutic strategy for gastric carcinoma: a two-step evaluation of malignant potential from its molecular biologic and pathologic characteristics. *J Surg Oncol* 1999;72:142–149.

180. Takano Y, Kato Y, Masuda M, Ohshima Y, Okayasu I. Cyclin D2 but not cyclin D1, overexpression closely correlates with gastric cancer progression and prognosis. *J Pathol* 1999;189:194–200.

181. Kwon OJ, Kang HS, Suh JS, Chang MS, Jang JJ, Chung JK. The loss of p27 protein has an independent prognostic significance in gastric cancer. *Anticancer Res* 1999;19:4215–4220.

182. Jang SJ, Park YW, Park MH, et al. Expression of cell-cycle regulators, cyclin E and p21 (WAF1/CIP1) potential prognostic markers for gastric cancer.

Eur J Surg Oncol 1999;25:157–163.

183. Che XM, Hokita S, Natsugoe S, et al. C0-ocurrence of reduced expression of alpha-catenin and overexpression of p53 is a predictor of lymph node metastasis in early gastric cancer. *Oncology* 1999;57:131–137.

184. Ganesh S, Sier CFM, Heerding MM, et al. Prognostic value of the plasminogen activation system in patients with gastric carcinoma. *Cancer* 1996;77:1035–1043.

185. Zafirellis K, Karameris A, Milingos N, Androulakis G. Molecular markers in gastric cancer: can p53 and bcl-2 protein expressions be used as prognostic factors? *Anticancer Res* 2005;25(5):3629–3636.

186. Liu XP, Kawauchi S, Oga A, et al. Combined examination of p27(Kip1), p21(Waf1/Cip1) and p53 expression allows precise estimation of prognosis in patients with gastric carcinoma. *Histopathology* 2001;39(6):603–610.

187. Nishigaki R, Osaki M, Hiratsuka M, et al. Proteomic identification of differentially-expressed genes in human gastric carcinomas. *Proteomics* 2005;5(12):3205–3213.

188. Saito H, Tsujitani S, Oka S, et al. The expression of thymidine phosphorylase correlates with angiogenesis and the efficacy of chemotherapy using fluorouracil derivatives in advanced gastric carcinoma. *Br J Cancer* 1999;81:484–489.

189. Nagahara H, Mimori K, Utsunomiya T, et al. Clinicopathologic and biological significance of kallikrein 6 overexpression in human gastric cancer. *Clin Cancer Res* 2005;11(19 pt 1):6800–6806.

190. Torii A, Kodera Y, Uesaka K, et al. Plasma concentration of matrix metalloproteinase 9 in gastric cancer. *Br J Surg* 1997;84:133–136.

191. Yoshikawa T, Saitoh M, Tsuburaya A, et al. Tissue inhibitor of matrix metalloproteinase-1 in the plasma of patients with gastric carcinoma-a possible marker for serosal invasion and metastasis. *Cancer* 1999;86:1929–1935.

192. De Vita F, Orditura M, Galizia G, et al. Serum interleukin-10 levels in patients with advanced gastrointestinal malignancies. *Cancer* 1999;86:1936–1943.

193. Han SU, Lee JH, Kim WH, Cho YK, Kim MW. Significant correlation between serum level of hepatocyte growth factor and progression of gastric carcinoma. *World J Surg* 1999;23:1176–1180.

194. Saito H, Tsujitani S, Ikeguchi M, Maeta M, Kaibara N. Serum level of a soluble receptor for interleukin-2 as a prognostic factor in patients with gastric cancer. *Oncology* 1999;56:253–258.

195. Gofuku J, Shiozaki H, Doki Y, et al. Characterization of soluble E-cadherin as a disease marker in gastric cancer patients. *Br J Cancer* 1998;78:1095–1101.

196. Chausovsky G, Luchansky M, Figer A, et al. Expression of cytokeratin 20 in the blood of patients with disseminated carcinoma of the pancreas, colon, stomach, and lung. *Cancer* 1999;86:2398–2405.

197. Pituch-Noworolska A, Wieckiewicz J, Krzeszowiak A, et al. Evaluation of circulating tumour cells expressing CD44 variants in the blood of gastric cancer patients by flow cytometry. *Anticancer Res* 1998;18:3747–3752.

198. Nakata B, Chung KH-Y, Kato Y, et al. Serum CA 125 level as a predictor of peritoneal dissemination in patients with gastric carcinoma. *Cancer* 1998;83:2488–2492.

199. Marrelli D, Roviello F, de Stefano A, et al. Prognostic significance of CEA, CA 19-9, and CA 72-4 preoperative serum levels in gastric carcinoma. *Oncology* 1999;57:55–62.

200. Wu CW, Lin YY, Chen GD, Chi CW, Carbone DP, Chen JY. Serum anti-p53 antibodies in gastric adenocarcinoma patients are associated with poor prognosis, lymph node metastasis and poorly differentiated nuclear grade. *Br J Cancer* 1999;80:483–488.

201. Illert B, Fein M, Otto C, et al. Disseminated tumor cells in the blood of patients with gastric cancer are an independent predictive marker of poor prognosis. *Scand J Gastroenterol* 2005;40(7):843–849.

202. Tamura G. Promoter methylation status of tumor suppressor and tumor-related genes in neoplastic and non-neoplastic gastric epithelia. *Histol Histopathol* 2004;19(1):221–228.

203. Hirota S, Isoazki K, Moriyama Y, et al. Gain-of-function mutations of c-kit in human gastrointestinal stromal tumors. *Science* 1998;279:577–580.

204. Nishida T, Hirota S, Taniguchi M, et al. Familial gastrointestinal stromal tumours with germline mutation of the KIT gene. *Nature Genetics* 1998;19:323–324.

205. Tokunaga A, Onda M, Okuda T, et al. Clinical significance of epidermal growth factor (EGF), EGF receptor, and c-erbB-2 in human gastric cancer. *Cancer* 1995;75:1418–1425.

206. Kasprzyk PG, Song SU, Di Fiore PP, King CR. Therapy of an animal model of human gastric cancer using a combination of anti-*erb*B-2 monoclonal antibodies. *Cancer Res* 1992;52:2771–2776.

207. Tatebe S, Matsuura T, Endo K, et al. Adenovirus-mediated transfer of wild-type p53 gene results in apoptosis or growth arrest in human cultured gastric carcinoma cells. *Int J Oncol* 1999;15(2):229–235.

208. Kijima T, Osaki T, Nishino K, et al. Application of the Cre recombinase/loxP system further enhances antitumor effects in cell type-specific gene therapy against carcinoembryonic antigen-producing cancer. *Cancer Res* 1999;59:4906–4911.

209. Lan K-H, Kanai F, Shiratori Y, et al. In vivo selective gene expression and therapy mediated by adenoviral vectors for human carcinoembryonic antigen-producing gastric carcinoma. *Cancer Res* 1997;57:4279–4284.

210. Watanabe M, Takahashi Y, Ohta T, Mai M, Sasake T, Motoharu S. Inhibition of metastasis in human gastric cancer cells transfected with tissue inhibitor of metalloproteinase 1 gene in nude mice. *Cancer* 1996;77(8):1676–1680.

211. Hirao T, Sawada H, Koyama F, et al. Antisense epidermal growth factor receptor delivered by adenoviral vector blocks tumor growth in human gastric cancer. *Cancer Gene Therapy* 1999;6:423–427.

第 21 章

胃癌：病理学

Grant N. Stemmermann, Cecilia M. Fenoglio-Preiser

胃癌是由多种病理类型构成的肿瘤，多数是腺癌。不常见的如淋巴瘤、神经内分泌肿瘤和间质瘤将在本书其他章节提及。

胃的腺癌通常明显地暴露出时间、地域、亚型方面的不同，高发病率国家和低发病率国家的差异可以大于 10 倍[1]。其中高发病率国家和地区包括日本、韩国、中国东北、拉丁美洲安第斯地区和东欧。从 20 世纪 40 年代开始，远端至贲门的胃癌在美国迅速流行，而从 1975 年开始，贲门癌在美国白人中增加两倍以上[2]。对于高危国家如日本、低危国家如美国的移民研究显示，日本第一代移民仍然保持非贲门胃癌的高发病率，但他们的子女和子女下一代发病率与所移民国家接近[3]。这些数据说明环境因素对于远端至贲门胃癌在生命早期产生影响，说明到成人阶段即使改善良好生活环境也无法改变其早期影响。

胃的腺癌表现为不是一种而是多种不同类型的病变，这取决于肿瘤的位置和它的组织学类型。胃癌按位置分为贲门、胃体和胃窦，每个位置的肿瘤因流行病学、组织学、分子生物学不同而起源不同。胃癌不同的生长方式最早被 Lauren 发现，依据其组织学特点，他把胃癌分为"肠型"和"弥漫型"[1]。肠型有腺体出现并且侵犯胃壁，而弥漫型像单个非结合细胞侵入胃壁，生长方式表现为弥漫型。在高危的远端胃癌中，肠型占多数，这类肿瘤大多起源于胃窦的多点炎症，该炎症源于幽门螺旋杆菌(Hp)感染和胃壁广泛萎缩以及肠上皮化生[5-7]。起源于贲门的胃癌也有肠型，但它不像远端胃癌一样和广泛的腺体萎缩有关。弥漫型胃癌并不常见，通常起源于非萎缩性腺体，由 Hp 感染引起表浅性胃炎。肠型胃癌在男性及老年人多发，通常有较好的生存期。相对而言，弥漫型胃癌多发生于女性及小于 50 岁的人群[8]，通常预后较差，和 A 型血[8]以及 E-cad 基因突变有关[9,10]。

胃癌早期表现

胃炎因为生命早期环境危害因素的暴露引起，继而引起远端及贲门胃癌，这些环境危害包括 Hp 感染，食盐和硝酸盐的大量摄入，新鲜水果和蔬菜的缺乏[11]。中年人过度肥胖，胃肠道疾病，吸烟也促进贲门癌的发生[12-14]。

胃癌并非起源于正常胃黏膜上皮，像其他肿瘤一样，胃癌源于某些部位的移行上皮。胃窦癌早期也和小肠上皮移行有关，包括慢性胃炎和小肠上皮化生。化生的腺体和小肠腺体相似，但是在酶和蛋白的组成上略有不同。某些化生的腺体会再次产生小肠上皮细胞，这种组织生长方式称为"完全"化生。其他腺体缺乏潘氏细胞，没有产生糖化酶和小肠上的黏膜物质的能力，叫做"不完全"化生[15]。杂交的杯状细胞，兼有胃和小肠两种表现型，同胃和小肠型神经内分泌细胞一样[17]，也可发生在化生的黏膜上[16]。已经证实炎症反应的出现使提取骨髓干细胞，分离胃或小肠型细胞参与胃细胞再生成为可能[18]，这主要归因于小肠上皮化生的不同组成部分。对于细胞再生的免疫组化标记随着胃炎的严重而逐渐增加，并且肠上皮化生的部位及其周围表达最高。肠上皮化生最初发生在窦体交界处的孤立病灶(图 21.1)。随着过程进展，化生的腺体代替了胃窦的腺体并向周围延展，也代替了胃体的泌酸腺体。当泌酸腺体减到最少时，胃癌便随之发生(图 21.2)。不完全化生发生在这一过程的晚期，广泛化生将导致无胃酸[7]。血清胃蛋白酶测定提供间接证据证明胃黏膜增生。胃蛋白酶组 I (PGI)产物仅由胃体泌酸黏膜产生，胃蛋白酶组 II (PG II)由所有胃腺产生。肠化黏膜取代胃泌酸

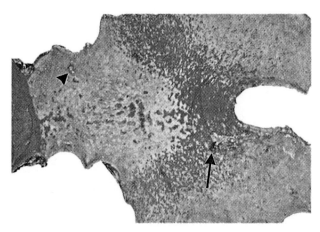

图21.1　胃的切除标本包括早期的多点胃炎。肠上皮化生集中处表现为碱性磷酸酶染色,位于窦体交界处和胃窦小弯侧,溃疡(箭头)出现在连接处后壁,增生的息肉(箭头)出现在胃窦前壁。

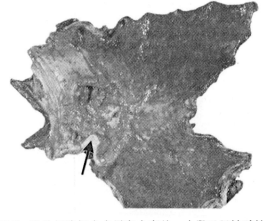

图21.2　胃的切除标本中胃窦大弯处一小段已经被碱性磷酸酶阳性的肠化黏膜取代。无胃酸伴肠化改变增加了癌症风险,无胃酸在胃窦及其周围发生(箭头)。

黏膜导致循环 PGI 水平增加[19]。PGI 水平<30ng/mL或 PGI/ PGⅡ <2 可以说明广泛肠上皮化生,也用来鉴别远端至贲门胃癌的高危人群[20]。当 PGI 水平和血清 Hp 抗体水平检测相结合将非常有利,如表21.1,最近一项病例对照研究[21]显示 PGI/ PGⅡ 比值有相同趋势。

胃黏膜肠化的机理非常复杂,胃肠道特殊组织功能的维持归因于 CDX,果蝇属尾的同源基因的同系物在小肠内产生[22]。CDX1 和 CDX2 在正常胃组织中没有表达,但是它们的 mRNA 在增生的腺体中表达。CDX2表达先于 CDX1 并预示化生过程的开始。Mutoh 等[23]繁殖了转基因老鼠表达胃壁细胞 CDX2。第 37 天,所有胃黏膜细胞完全被小肠细胞取代,包括杯状细胞和表达碱性磷酸酶的吸收细胞。该基因插入到胃黏膜的机制已由 Houghton 和 Wang 最近的研究揭示[18]。他们发现产螺旋杆菌胃炎发生时,循环骨髓提取干细胞将

补给和植入到胃黏膜的替代部分。这一机制可以解释胃和肠的杂交化生上皮和 Hp 感染胃炎有关[24]。Hp 感染和癌症发生密切相关,但它不是单独发生,也不是所有菌株都致病。拥有 CagA 基因的菌株[25]产生空泡毒素[26],造成严重的炎症反应以及细胞破坏,比其他菌株造成胃癌的高风险更大。Hp 增加胃癌风险有以下几种方式:

- 其代谢产物可直接形成致癌物。
- 快速胃干细胞复制造成黏膜损伤增加了易摄入致癌物细胞的数量(图 21.3A,B)。
- 炎症的内源性副产物,如过氧化物和羟基,通过氧化反应形成突变。
- 细菌群落通过摄取胺产生致癌性亚硝基复合物,可造成无胃酸症和末期 Hp 感染以及恶性贫血[27]。

50% 胃液 pH>4 的患者胃中存在硝酸盐还原菌[28]。Hp 黏附于上皮表面(图 21.4)。造成黏液颈区的

表 21.1

各胃癌病理类型中,不同血清 PGI 水平与幽门螺旋杆菌抗体状态组合中年龄、性别与种族调整比值比

	所有类型	肠型	弥漫型
幽门螺旋杆菌抗体(−),PGI 正常水平	1.00	1.00	1.00
幽门螺旋杆菌抗体(−),PGI 低水平	5.40(2.61~11.2)[a]	5.06(2.43~10.97)	8.92(1.48~53.65)
幽门螺旋杆菌抗体(+),PGI 正常水平	4.86(2.90~8.13)	3.64(2.05~6.45)	14.84(4.04~54.4)
幽门螺旋杆菌抗体(+),PGI 低水平	9.21(4.95~17.13)	6.91(3.53~13.53)	40.74(9.51~174.6)

PGI:胃蛋白酶原组 I。

[a]95% 置信水平。

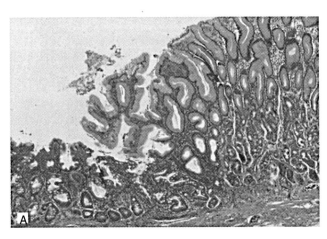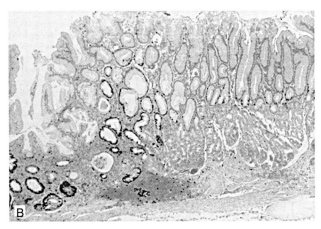

图 21.3　(A)苏木精-伊红染色部分使肠上皮化生更加明显(左图)。邻近胃黏膜增生明显。(B)Ki-67 免疫组化可反映出化生黏膜与邻近胃黏膜细胞复制增多。

细胞破坏,包括活性复制细胞(图 21.5)。炎症细胞产生自由基和活性氮分子,其有能力破坏细胞 DNA,推测可以增加胃癌风险通过关键基因突变,诱导细胞分离和修复。

　　Hp 胃炎是一种急性到慢性胃炎的过程,侵犯固有层以上,包括中性粒细胞、嗜酸性粒细胞、嗜碱性粒细胞、单核细胞和浆细胞(图 21.6)。萎缩的中心和淋巴滤泡与分离的化生腺体有关(图 21.7)。

　　黏膜炎症通常在其他类型的胃癌之前发生。如前所述,弥漫型胃癌发生在严重 Hp 感染的表浅性胃炎患者身上。当 CagA 基因染色阳性时,弥漫型胃癌发生的风险极高[21]。年轻患者非萎缩性腺体弥漫型胃癌的发生,使癌症诱导增加,或者来自严重的免疫反应到感染,或者来自 Hp 毒素染色的感染,或者来自外源性致癌物的暴露。遗传突变或多形性可导致胃癌风险增加。

胃溃疡

　　Hp 诱导的早期多点胃炎的发生,窦体连接处的小肠黏膜暴露在完整蒸馏器中泌酸黏膜产生的酸和胃蛋白酶。小肠黏膜缺乏正常胃黏膜的黏液保护,因此容易形成溃疡。慢性胃溃疡患者患胃癌的风险增加,溃疡表面上皮再形成和邻近溃疡处完整腺体复制区的发生有关[29]。这说明了大量复制细胞的遗传毒性破坏,可以解释异形性和早期胃癌发生于胃溃疡周围黏膜,比溃疡本身更严重[30]。图 21.8A 和 B 就是一个例子。

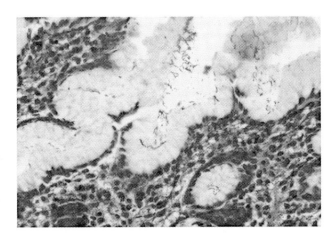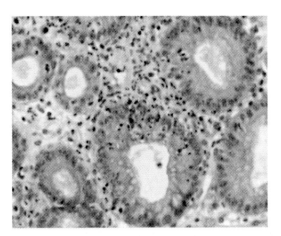

图 21.4　施泰纳染色呈现出胃中幽门螺旋杆菌多位于表浅位置。

图 21.5　苏木精-伊红染色展现出组织对幽门螺旋杆菌感染的典型反应:胃腺体复制区的单核细胞浸润。

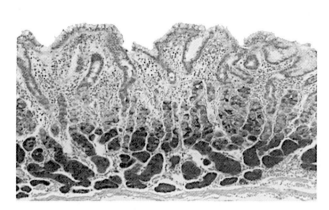

图 21.6　某胃窦免疫组化研究包括以幽门螺旋杆菌感染性胃炎早期病变为特征的表浅性胃炎。胃窦腺体能表达胃蛋白酶原组 Ⅱ，仍未萎缩。

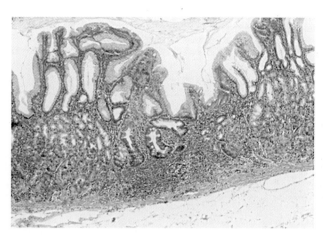

图 21.7　胃体泌酸黏膜萎缩与肠化的早期改变（HE 染色）。这些病灶的特征是包括一到两个肠化腺体，并且与淋巴滤泡有关。

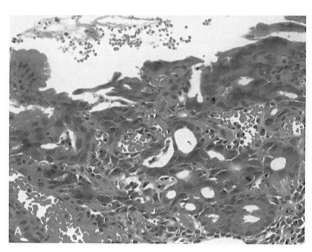

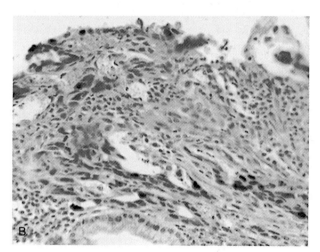

图 21.8　(A)溃疡边缘的小范围分化不完全黏膜，与愈合中的溃疡相邻(HE 染色)。(B)免疫组化可见这种分化不完全黏膜 p53 高表达。（见彩图）

自身免疫性胃炎

　　自身免疫性胃炎，像环境性胃炎一样增加胃癌风险。自身免疫性胃炎患者在壁细胞膜上产生自身抗体[31-33]，内因子，胃泌素受体[34]。胃酸黏膜进行性破坏的患者，最终导致胃酸过少或无胃酸。炎症中心的基底腺由固有层中淋巴细胞和浆细胞的增加形成。依据疾病分期，壁细胞和主细胞不同程度的缺乏产生了。持续的炎症过程和诱导胃泌素增加的作用协同无胃酸导致细胞复制的增加。胃小弯上皮没有被此过程影响并有可能形成增生（图 21.9），有时形成点状增生息肉（图 21.10）。最后，基底黏膜完全被息肉取代，最后被肠化腺体取代。在环境性胃

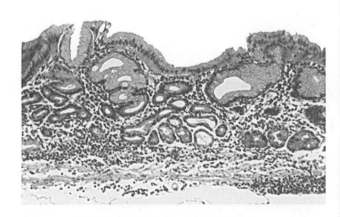

图 21.9　患自身免疫性胃炎的胃体黏膜极度萎缩。既没有壁细胞也没有主细胞残留。胃壁内层包括有点状增生的小凹上皮与复制活跃的颈区。固有层被相似的淋巴细胞浸润占据。

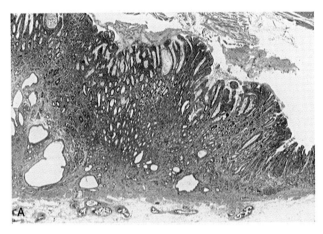
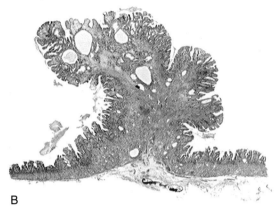

图 21.10　(A)自身免疫性胃炎患者的胃体增生性息肉。(B)同一患者的胃窦增生性息肉。

炎的最终阶段,无泌酸胃内的细菌群落将产生致癌性亚硝基复合物。小肠化生区会发生异形性改变并最终进展为癌。

反流性胃炎

胃次全切除之后的残胃内长期出现反流性的胆汁盐及胰液会引起黏膜炎症。这在胃切除术后的 17 年内会增加癌症风险[35]。胆汁和胰液也会在正常完整胃中出现,这会增加胃癌及胃食管连接处癌的风险[36]。

不典型增生

异形增生是上皮内肿瘤和浸润胃癌的早期表现。异形的细胞既可以是胃的也可以是肠的,或者可以是杂交的。异形的细胞可以在慢性胃溃疡的边缘增长,而小肠型在胃的混合型小肠上皮化生中占主导。两种形式都与免疫组化 p53 过表达有关 (图 21.8B 和图 21.11)。异形的黏膜可以是息肉状的或平坦型的,可以是胃或肠型的。异形细胞表现为核大,染色过深,形态不规则。这些细胞学改变会叠加成分裂的黏膜组织。

世界卫生组织(WHO)将胃的异形分为轻度、中度和重度[37,38],但是我们有充分的理由将它分为高级和低级。异形发生在黏膜的上 1/3 层,如图 21.1 所示,或者包括黏膜全层(图 21.12)。Correa 提出了现在可以被广泛接受的过程为开始是胃炎,到肠化生,到异形增生,最终进展为胃癌[39],如图 21.13 所示。遗传[40,41]和后天[42,43]改变增加了每一步进展的概率,从胃炎、肠上皮化生、不典型增生到癌。

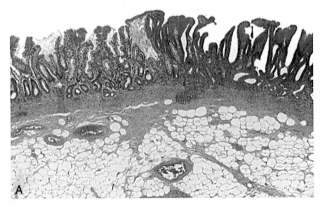
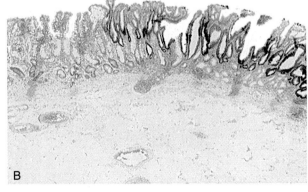

图 21.11　(A)包含有融合肠上皮化生胃组织切片(HE 染色)。界限清楚的扁平异形增生的特点是细胞核大深染与黏液产生缺乏。(B)免疫组化中的 p53 过度表达是黏膜异形增生更明显。

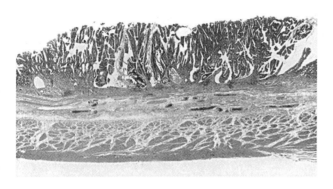

图 21.12 肠化黏膜全层异形增生的 HE 染色切片。该病变与结肠绒毛状腺瘤相似。

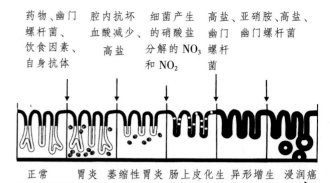

图 21.13 浸润性散发胃癌形成的多步骤发展示意图,包括了胃炎、萎缩性胃炎、肠上皮化生、异形增生、黏膜内癌与浸润癌的发生。图中标明了不同因素影响进程中的各步骤。

不典型增生发展为癌

中度和重度不典型增生发展为癌的概率最高[44]。一项 93 例胃不典型增生的研究显示,不典型增生发展为癌的,21%为轻度,33%为中度,57%为重度[45]。不典型增生进展很慢,通常为数月至数年[44],尽管如此,有些仍保持稳定或好转[46,47]。严重不典型增生最终发展为癌的可能性很高[47]。

胃腺瘤

某些无蒂或带柄的胃腺瘤和结直肠管状腺瘤很相似(图 21.14)。胃的腺瘤和癌有相似的流行病学背景,在胃窦及胃中部比在胃体部常见,和肠上皮化生有关[48]。仅仅有少数的早期胃癌由胃腺瘤引起,但是腺瘤是很明确的癌前表现,所以它的治疗必须彻底。

增生性息肉

增生性息肉在胃内所见息肉中很常见[49]。这些病变通常发生在邻近残胃,溃疡或胃肠吻合口处。它们通常由慢性胃炎引起。增生性息肉是胃小凹细胞过度增生后的再生反应,但是增生息肉在腺瘤和腺癌中都可发生[49]。增生性腺瘤和胃癌同时发生只能反映从损伤到慢性胃炎或萎缩的趋势。

基底腺息肉

基底腺息肉最早被称为家族性腺瘤样息肉(FAP)[48]。基底腺息肉通常发生于家族性息肉的缺乏,通常影响中年人。大多数基底腺息肉没有恶性潜能,但是 FAP 会出现不典型增生。

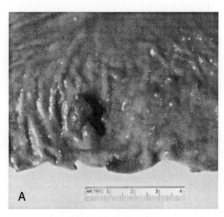
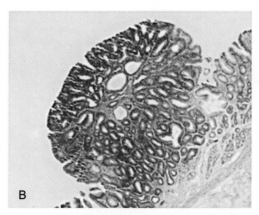

图 21.14 (A)胃黏膜内腺瘤性息肉的大体标本。(B)该息肉的 HE 染色切片,与大肠的管状腺瘤相似。

胃癌的组织发生

胃癌细胞起源很少有人准确知道。许多肿瘤是由伴肠上皮化生的慢性萎缩性胃炎引起,肠型胃癌邻近黏膜处的化生改变很常见,但是在弥漫型胃癌中很少见[56,57]。如前所述,早期肠型胃癌分析显示,小肠上皮化生区通常发生在肿瘤周围。相反,在弥漫型胃癌中,肿瘤细胞在腺体颈复制区形成一种紧密连接的腺体,提示它们起源于所属区的未分化细胞[52]。

鉴别胃癌起源的单个细胞非常困难。胃癌的异形性变包括很多细胞类型,有小肠柱状细胞[53-55],小肠杯状细胞,幽门黏液细胞[54-56],胃小凹细胞[53,54],潘氏细胞[56],壁细胞[57,58],鳞状细胞[54]和内分泌细胞[59,60]。再者,细胞混合型出现[53]。胃癌多种细胞类型反映胃上皮细胞起源于一种单独的多染色祖先细胞。

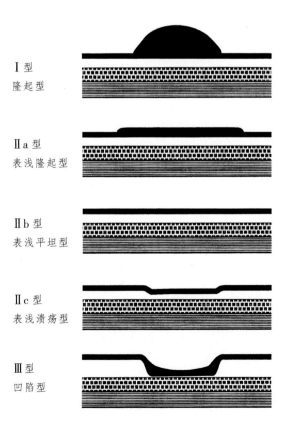

Ⅰ型
隆起型

Ⅱa型
表浅隆起型

Ⅱb型
表浅平坦型

Ⅱc型
表浅溃疡型

Ⅲ型
凹陷型

图 21.15　日本消化道内镜学会早期胃癌分类示意图。

胃癌的局部解剖

高危人群中的胃癌通常发生在胃窦小弯侧,特别发生在黏膜连接处,如幽门前区和窦体交界处胃小弯切迹处[7]。少见的部位见于贲门及胃体大弯处[7]。区分食管腺癌和贲门癌的原发灶并不容易[62]。某些观察者[2,61]称其为"胃食管连接癌",因为这两种癌有相同的流行病学背景。最近发现中年白人的发病率有所增加,与远端食管小肠上皮化生有关,其有相似的分子学特点[62,63]。胃癌既和 Hp 胃炎无关也和多点胃炎无关。已经证实 Hp 可以起保护作用来对抗肿瘤[64,65]。

早期胃癌

依据侵犯胃壁的深度将胃癌分为早期和进展期。早期胃癌被定义为侵犯黏膜和黏膜下层,与淋巴结是否转移无关。早期胃癌的亚型,最早由日本提出,现在已经被世界广泛接受(图 21.15)[66]。

在胃癌高发病率国家,随着胃影像学技术的改进,精致纤维可视内镜的出现,联合适当的细胞和组织学检查,大范围筛查工程已经完成,并取得了早期胃癌的高检出率。在日本,切除的胃癌早期占 30%~50% [67-69]。在 1962~1991 年之间,日本社区筛查的广泛实施使早期胃癌数量显著减少[68]。在西方国家,筛查工作并不普及,早期胃癌很少被发现[70-72]。

诊断早期胃癌要求掌握功能保留,微创手术以及比传统的胃切除手术更好地提高患者生活质量的治疗方法。包括内镜下黏膜切除(EMR)和楔形切除,包括或不包括周围淋巴结清扫[74]。每种方法的选择取决于肿瘤复发的可能性的大小。危险因素包括淋巴结受累,肿瘤最大径大于 30mm,黏膜下浸润,未分化或弥漫型组织学特点,溃疡,淋巴侵犯[68,75]。日本多中心研究显示,淋巴结侵犯的发生率黏膜肿瘤占 4%,黏膜下肿瘤占 19%,但是合并溃疡的发生率增至 23%[68]。目前公认的 EMR 适应证包括已分化或中度分化的黏膜腺癌,但不伴有溃疡,肿瘤大小应小于 2cm(表浅隆起型)(Ⅱa)或小于 1cm(平坦型)(Ⅱb 和 Ⅱc)。EMR 技术可以被接受,如果肿瘤被完整切除,组织学切缘阴性并且淋巴结转移风险小或无。

进展期胃癌

胃癌的大体分型依据最初的胃癌分型系统，Bomrrmann 分型[76]。四种大体分型包括隆起型、局限溃疡型、浸润溃疡型和浸润型(图 21.16)。四种分型可以共存。隆起型的胃腔内在无溃疡区肿物突起生长。另一方面蕈样肿瘤形态不规则，在溃疡区以不同形式向外生长。溃疡型胃癌由不规则的大小不同的边界隆起的溃疡形成。通常边缘很僵硬，溃疡出现不规则坏死区，围绕溃疡周围的黏膜皱襞比良性溃疡形态和分布不规则。浸润型胃癌在黏膜和黏膜下表浅生长，平坦延伸形成斑块性损伤，伴或不伴溃疡阴影区。大量的肿瘤浸润形成显著的促结缔组织反应，造成胃壁僵硬。

胃癌显示出很多异形性，不仅在不同肿瘤之间也在同一肿瘤之内。这种异形性是由于胃黏膜的复杂细胞组成和化生上皮细胞的多形性造成。因为肠上皮化生和胃癌之间的联系，胃癌可以包括小肠和胃的上皮细胞[54,78]。最后，某些肿瘤包括散发的克隆细胞因为延迟诱导突变，小肠化特点可在 HE 染色区发现，或者当细胞被其分泌产物，生物学标记[77]，结构外物质检测出来可以变得非常显著[54,78]。某些情况下，肿瘤细胞的结构和功能保持了胃的特性，或者可以从小肠型恢

复到胃的表现型[79]。因此，虽然提出了大量的组织学分型，但是对于细胞异形性没有令人满意的解释，这可以被看做是肿瘤的个体化。

胃癌分型

Lauren 分型

由 Lauren 提出的胃癌分型方法十分简单并且被流行病学家接受。在此分型系统中，胃癌被分为两种主要类型，即肠型和弥漫型，这是依据它们的组织学特点(图 21.17)。胃癌的第三种类型称为未分化型，肠型胃癌分化完全，包括由杯状细胞形成纹路的可识别腺体，杯状细胞由酸性黏蛋白和带有刷状边缘的吸收细胞组成。肠型胃癌分泌物多在细胞外。弥漫型胃癌的细胞通常小而圆，排列成单个细胞或形成发育不良的腺样结构。特异地讲这些细胞并不造成胃结构的大体畸形，

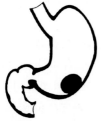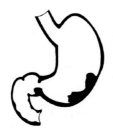
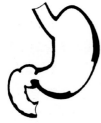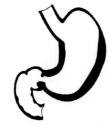

Ⅰ型　结节隆起型　　Ⅱ型　局限溃疡型

Ⅲ型　浸润溃疡型　　Ⅳ型　弥漫浸润型

图 21.16　胃癌 Borrmann 分型大体结构示意图。

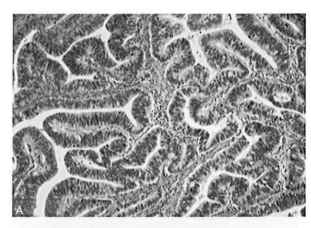
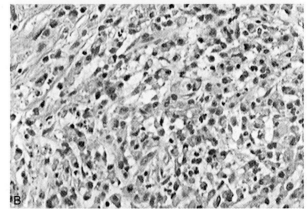

图 21.17　Lauren 分型中的肠型与弥漫型典型举例。**(A)**肠型中有紧密结合的上皮细胞形成的腺管与腺体。**(B)**弥漫型则由各自浸润的松散的癌细胞组成。

但是它们散布在固有层增加了凹陷和腺体之间的距离。细胞内凝聚很少,印戒细胞核压迫细胞膜发生在弥漫型胃癌的浅表区。相反非黏附的弥漫型胃癌细胞侵犯胃壁,细胞周期标记物如 ^{3}H-tdr 和 Ki-67 标记表浅区的印戒细胞,这就是这类肿瘤的特性[80]。严重的促结缔组织增生反应是弥漫型胃癌的标志,并且诱导肿瘤细胞非常显著。一项最近的遗传学研究发现E-cad基因突变和家族性胃癌有关[81-83],对弥漫型胃癌也一样。对于无症状的高危家族成员预防性胃切除可以发现非常早期的黏膜和黏膜下弥漫型胃癌[83]。这些严重缺乏 Hp 诱导的表浅型的家族性胃癌与散发的弥漫型胃癌有关(图 21.18)。潘氏细胞和神经内分泌细胞既可在肠型胃癌中出现,也可在弥漫型胃癌中出现。

世界卫生组织分型

表 21.2 [84]列出了 WHO 国际参照中心对胃上皮性肿瘤的组织学分型。在此分型系统中,腺癌被分为高中低分化三个亚型。高分化癌产生分化程度好的腺样结构。经常伴有化生的小肠上皮结构。相反,低分化癌由不规则的分化程度低的腺体或像单个细胞或小细胞团浸润。中分化癌细胞特点介于高分化和低分化之间。

依据分化程度,亚型也可以解释传统的组织病理学特点,如肠型或弥漫型的生长方式。依据 WHO 分型系统,多数胃癌属于四种主要类型之一:乳头状腺癌,管状腺癌,黏液腺癌,印戒细胞癌。

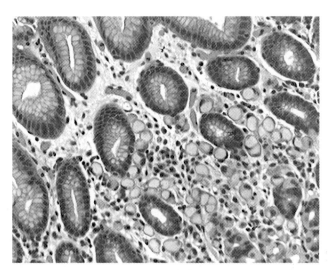

图 21.18　一例无症状年轻患者的早期胃体印戒细胞癌,该患者具有遗传性 E 钙粘连蛋白突变异常。散发肿瘤多不伴随炎症反应。

表 21.2
世界卫生组织胃肿瘤组织学分型—上皮内肿瘤

上皮内瘤变—腺瘤
癌
腺癌
肠型
弥漫型
乳头状腺癌
管状腺癌
黏液腺癌
印戒细胞癌
腺鳞癌
鳞癌
未分化癌
其他

管状腺癌(图 21.19A)有突出腔外的腺体的管状腺癌伴有乳头状结构。可见扩张及分支的腺管有腺泡结构。这种组织亚型在不同肿瘤内具有广泛且不同程度的变异。管状腺癌中的低分化类型有时也成为硬癌,促结缔组织程度多样并且显著。

乳头状腺癌(图 21.19B)通常分化良好,外部损伤伴有伸长且纤细或丰满的手指样结构。由柱状或立方形细胞排列而成。肿瘤细胞由纤维血管核心与连接组织供给。细胞异形性和有丝分裂不同,尽管正常出现,但并不意味低级别恶性肿瘤的出现。

黏液腺癌(图 21.19C)有时也被叫做胶质样癌。腺体由分泌物被保留在腔内的产黏液细胞组成。之后,黏液压迫衬上皮,上皮分离,小细胞族在黏液湖上自由游动。有黏液在腺体的间质之间增加。分散的印戒细胞也可出现,但在组织结构中并不多见。

印戒细胞癌由包括细胞质黏液的细胞组成。经典的印戒细胞异常核,包括酸性黏液的清楚可见的细胞质 (图 21.19D),其他肿瘤由许多中间核细胞,细胞质包含有中性周期酸。Schoff(PAS)-阳性的淀粉酶抵抗黏液。印戒细胞癌通常表现为浸润性生长方式,以促结缔组织增生为主,病变中恶性肿瘤细胞数量会相应少。孤立的、广泛分布的肿瘤细胞被常规的 HE 染色发现(图 21.20 A,B)。结果,特殊染色经常用来证明肿瘤是否存在。最常见的染色是黏液染色(PAS 黏液红或阿尔新蓝)或细胞角质素抗体的免疫组化染色(图 21.20 C,D)。我们倾向后者,因为肿瘤细胞抗细胞角质素抗体检测所占比例很大。

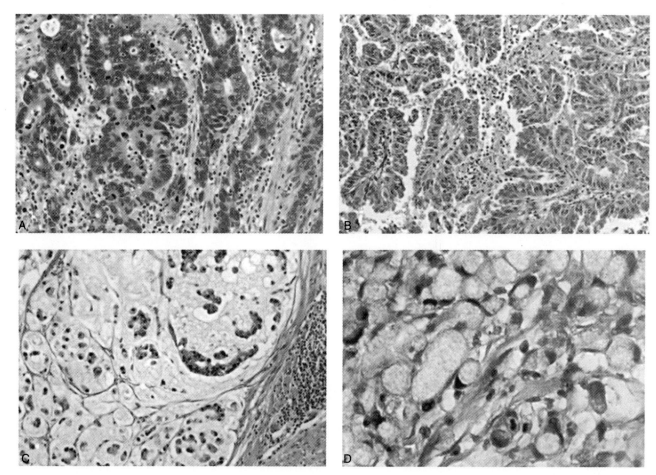

图 21.19 胃癌 WHO 分型。(A)肠型,由结构良好的腺体组成。(B)乳头状癌,乳头由细长纤维血管核支撑的柱状细胞组成。(C)黏液性,由单个的聚集的充满黏液的肿瘤细胞组成。(D)印戒细胞癌,由于胞浆内充满大量黏液,细胞核被挤压到细胞的一侧。

胃癌少见类型

EB 病毒相关性胃癌

5%~15%的胃癌与 EB 病毒感染有关,现在已被广泛认可[85-88](图 21.21A~C)。这类肿瘤有非常特别的组织学特点,它们可以发生在胃的任何部位,大多发生在邻近胃体的位置。胃癌伴有淋巴细胞浸润(所以叫髓样癌),经常发生 EB 病毒感染。浸润的淋巴细胞大部分为 T 细胞,滤泡聚集的 B 细胞可以在癌症周围发生。浸润的淋巴细胞增多以至于肿瘤细胞很难从 HE 染色中鉴别出来。另外一种 EB 病毒感染型胃癌的生长方式是由疏松的间质供给的纤维胶质腺体,所以叫花边样生长。这两种生长方式可以在同一肿瘤的不同部位,花边样生长经常在胃癌的表浅部位。一种特殊肿瘤的表现型很容易被 EB 病毒感染,因为同步的多中心研究显示只有该类型容易被感染[85,86,88]。EB 病毒感染的胃癌患者生存期与非感染在同一分期上相似。但是感染的胃癌患者好像比非感染的患者分期要低[89]。确实,直径超过 10cm 没有淋巴结转移的 EB 病毒感染的胃癌并不罕见。

潘氏细胞胃癌

潘氏细胞胃癌非常少见,但也有[56,90],发生在完全的小肠化生区。其 HE 染色显示溶菌酶标记的红色胞质颗粒[91](图 21.22A~C)。

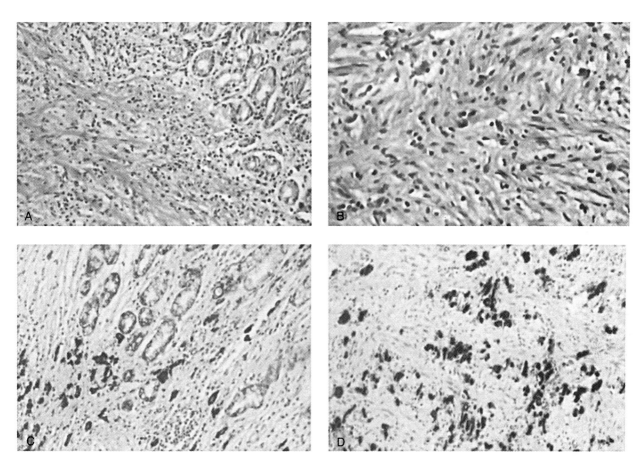

图 21.20　弥漫型癌。HE 染色中此种肿瘤细胞很难识别(A,B),但细胞角蛋白(C,D)免疫组化可揭示它们的浸润本性。

胃壁细胞癌和壁细胞样腺癌（嗜酸瘤细胞腺癌）

胃壁细胞癌很少见。组织学上讲肿瘤有硬癌或髓样结构,偶尔有管状分化。圆形细胞内有缺乏胞质黏液的嗜酸性颗粒或神经内分泌颗粒。肿瘤细胞的光镜下染色和超微结构特点与正常壁细胞相似[57]。老年患者高分化腺癌富于线粒体和似壁细胞,被光镜和超微显微镜观察。这类肿瘤被界定为嗜酸瘤细胞腺癌。同壁细胞肿瘤相区分,通过 4 种抗壁细胞抗体中任意的染色缺失[58]。

腺鳞癌

腺鳞癌中腺癌和鳞癌共存(图 21.23A~C)。腺鳞癌的腺体部分或多或少的分化影响生存期。腺鳞癌的总体预后不如腺癌,可能因为肿瘤进展并且经常侵犯血管[92]。

鳞状细胞癌

胃内单纯的鳞状细胞癌很少见,发生鳞状上皮化生,异位鳞状上皮,或者来自未分化的黏液干细胞[93]。组织学上,像来自身体其他部位的鳞状细胞。

绒毛状癌

进入 21 世纪,胃的腺癌和绒毛状癌的关系已经明了[94-97]。许多肿瘤是各种不同分化癌和绒毛状癌的融合。单纯绒毛状癌,很难和妊娠以及生殖腺肿瘤区分,也可发生[96]。其转移包括淋巴结、肺、肝、胰腺和腹腔内直接或腹膜播散。虽然单纯的绒毛状癌过度增长很常见,但转移说明既有混合又有单纯的方式。

肝样腺癌

少数胃癌有局部肝细胞样分化[98-100]。很多病例是

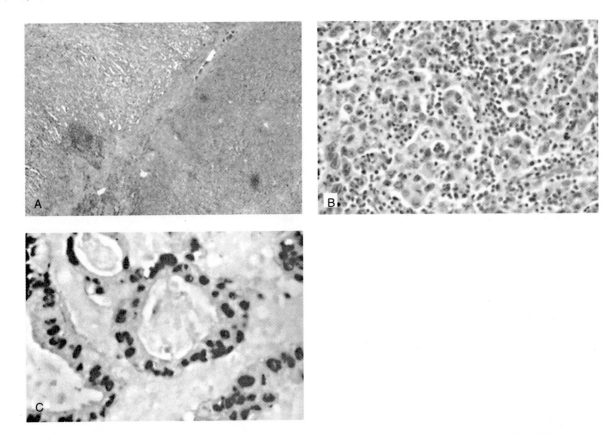

图 21.21 EB 病毒相关性胃癌。遍布淋巴细胞浸润的胃癌多由 EB 病毒感染所致。确诊需要原位杂交技术。

进展期,死亡病例也很多,因为肝样腺癌很容易转移到肝。肝样结构有柱状、髓样、微腺管型,有时出现明显的胆汁分泌物过度发生在腺样和肝样结构之间。

肉瘤样癌和梭形细胞癌

肉瘤样癌比较少见,但通常发生在老年人身上[101]。在腺癌和肉瘤区,往往出现明显的巨大息肉状或真菌样包块。肉瘤样结构通常有梭形细胞,一旦分化可以出现平滑肌细胞分化的特点。软骨肉瘤也有报道。肉瘤的染色标记通常与上皮细胞相关[102]。间质成分表示有上皮细胞的间质化生,或者可有梭形细胞成分。

胃癌的转移

胃癌低发生率国家筛查并不普及,大多数患者在诊断和接受外科手术时已属进展期。会出现邻近器官的直接侵犯,如胰腺、肝门、横结肠、脾门、大网膜、膈肌、腹壁和食管[103]。出现淋巴转移和血行转移的预后较差[104,105],这在进展期胃癌中很常见[106]。即使已通过外科

手术切除治愈。很多患者的淋巴转移在早期就已出现。除了肿瘤周围的淋巴结之外,其他常见转移淋巴结区包括胃小弯、胃胰左、近贲门、胃十二指肠、幽门、幽门上、胰十二指肠、脾区和肝区淋巴结。也可转移到胰脾区、贲门周围和胃上。第二站淋巴结转移包括主动脉腹腔干周围。膈上和纵隔淋巴结也可发生转移。胃癌很少通过胸导管转移至左锁上淋巴结。出现淋巴结转移的同时也发生血行转移,主要在肝、肺、骨和皮肤。双侧卵巢转移(库肯勃氏瘤)是由腹腔内种植引起的,种植也可发生在腹膜、肠系膜和大网膜。同样肿瘤也可出现在子宫并伴有宫内膜出血[107]。盆腔种植通常发生于绝经前的妇女。肠型胃癌最先转移至肝[108],而弥漫型胃癌最先转移至淋巴结和腹腔。

预 后

进展期胃癌经根治手术后的 5 年生存率大约为 10%~20%[109-111]。早期胃癌预后较好,决定预后最重要的因素是肿瘤侵犯胃壁的深度[112]。局限于黏膜和黏膜下的 T1 期患者 5 年生存率大约为 95%,肿瘤侵犯肌

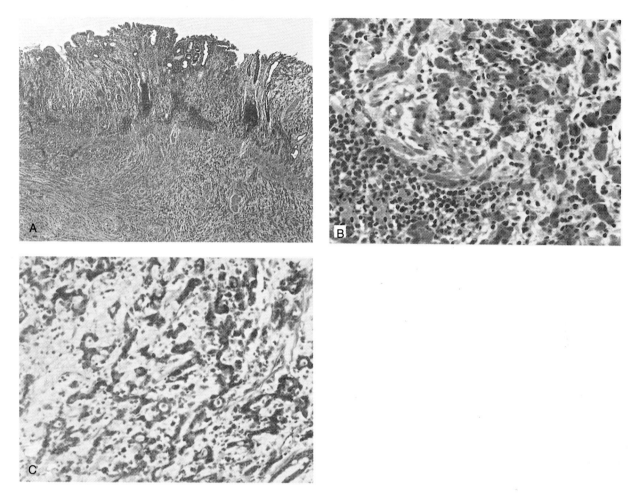

图21.22　完全肠上皮化生中出现的潘氏细胞癌。这种扁平的 I 期浸润癌(A)由充满红色透亮颗粒的细胞(B)构成。溶酶体免疫组化证实了这些颗粒的特性(C)。该病例于胃次全切除术 7 年后出现腹膜复发。(见彩图)

层(T2)的 5 年生存率在 60%~80%,肿瘤侵犯浆膜下的 5 年生存率大约为 50%左右[113,114]。另一个决定预后的重要因素是十二指肠是否受累[115]。生长方式、肿瘤大小、分化程度也影响预后。准确的分级和分期是决定患者后续治疗的关键[111,116,117]。淋巴结转移是重要的预后影响因素,3 个或以下淋巴结转移的患者 5 年生存率约是 45%, 而 3 个以上则为 25%[118-120]。不幸的是,在美国,很多患者在诊断胃癌的同时已经发生了淋巴结转移。

免疫组化生物标记

现在用免疫组化(IHC)方法来评价预后、判断表现型、区分化疗药敏感性已经很常见,这方面文献有很多。下文将对其进行简要的综述。

表现型标记物

抗体检查现在已经可以用来鉴别不同胃癌的小肠化细胞起源。这些抗体已经用来定义胃癌的表现型, 特殊性状的缺失通过去分化和延迟诱导化生特性的积累来区分胃癌的原始细胞。大量的病例分析为肿瘤标记产物分析提供了可能。胃的部位包括贲门、远端食管、胃体和远端胃,它们源自化生的小肠细胞和残留的胃腺体。因此,角化素 20(CK20)是胃窦上皮的标记物,而 CK7 则标记贲门的柱状上皮[121]。这些肿瘤标记物在表达上很少一致。但是远端食管的腺癌经常表达 CK7,胃窦腺癌经常表达 CK20[122]。黏液缩氨酸核(MUC)在胃肠道形成点对点。其中的两个,MUC1 和 MUC5AC 与贲门癌相比,经常出现在远端至贲门胃癌[123]。

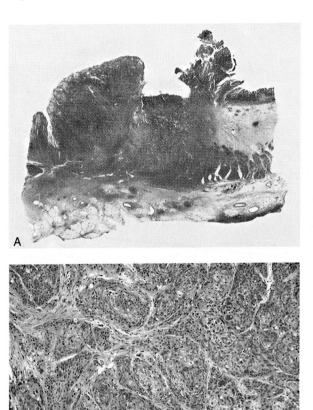

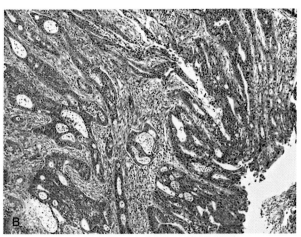

图 21.23　腺鳞癌。低倍显微镜下展现出(A)此巨大的Ⅲ期胃窦癌有两种界限清楚,截然不同的生长方式:一种由明确的腺体组成(B);另一种由片状角化鳞状细胞组成(C)。该患者于术后 19 个月因肿瘤复发去世。

蔗糖酶是一种可以在小肠中正常存在的双糖酶。免疫组化在肠化胃黏膜的甘油糖上标记蔗糖酶,胃癌中表达很少一致。如预期那样,高分化癌比低分化癌的蔗糖酶表达增加,这类肿瘤来自肠化黏膜,蔗糖酶的表达随着高分化和低分化癌浸润深度的增加而增加,但是这种情况在少数高分化癌中并不如预期明显[124]。蔗糖酶在某些晚期肿瘤中的表达是源于胃干细胞延迟诱导小肠化生的结果。

PGⅡ可见于所有胃癌中。大约 40%的胃癌表达这一产物[125],在胃中要比化生的小肠起源明显。这有时会被误解,然而,因为 PGⅡ的表达在低分化癌中很常见,晚期的肿瘤起源于完全的小肠化胃黏膜[79,126](图 21.24)。这可能认为,蔗糖酶延迟诱导化生可能改变肿瘤亚型,在这种情况下,会出现小肠至胃的转变。

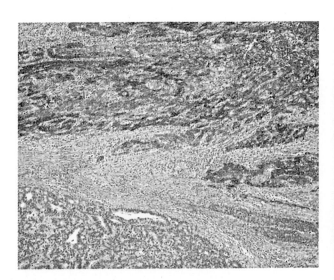

图 21.24　PGⅡ(胃蛋白酶原组Ⅱ)表达的异质性。PGⅡ的免疫组化染色显示该病例为低分化Ⅲ期肠型胃窦癌。邻近的高分化肿瘤部分则不表达 PGⅡ。该患者于姑息切除术后 5 个月去世。(见彩图)

免疫组化很有实际意义,但对于寻找转移癌的原发灶又有限制。因此,PGⅡ表达对于胃原发癌是很特殊的标记,但缺乏敏感性。乳腺小叶癌转移至胃和弥漫型胃癌很相似。很多小叶状乳腺癌表达雌激素受体(ER),但很少见于胃癌中(小于 5%)[127,128]。胃内的样本检查 PGⅡ阳性者,无论 ER 情况如何,则一定原发于胃。但是,如果 PGⅡ阴性,ER 阳性,则很可能起源于乳腺。

预后的标记物

细胞周期受许多调控蛋白的协调表达调控。生物标记标识抗体,该抗体可区分正常和肿瘤细胞蛋白的表达。增生因素的扩增,肿瘤抑制因子的失活,提示预后较差。肿瘤标记的异形性越多,患者预后越差[79]。

生长因子的过表达,如上皮生长因子和内皮生长因子受体(EGFR),可使细胞循环指数增加,如果和其他生长因子(TGFα,p 185[c-erB-2])共同表达,则此作用可被扩大[129]。如预期那样,EGFR 过表达也会引起转移并且降低 5 年生存率[130,131]。当细胞周期变异时,生长因子在肿瘤进展中的作用被扩大。因此,依赖 TGFα-EGFR 自泌环出现的腺癌,在异位 p53 出现时,增加了侵袭性[132]。胃癌 EGFR 的克隆异形性和其他肿瘤标记特别有预兆性,伴有肿瘤的过表达部分显示出血管浸润的选择性特征(图 21.25)。

细胞周期调节蛋白 (Cyclin)D1 是调节细胞周期 G1 到 S 的原癌基因[133]。Cyclin D1 的作用在正常、增生、肿瘤的胃黏膜中都已被研究[134]。Cyclin D1 在正常和增生黏膜中不表达,在胃癌中有 40.5% 表达。虽然

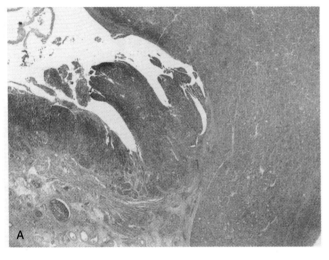
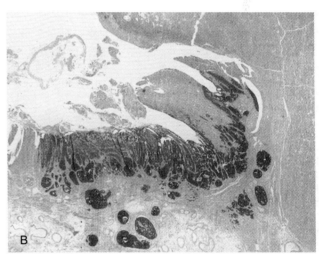
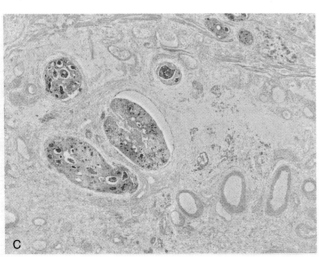
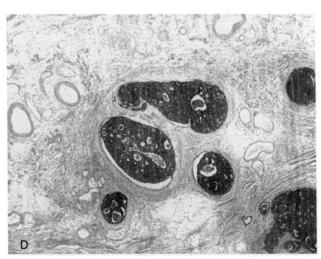

图 21.25　胃癌中血管内皮生长因子受体的异质性。(A)低倍镜下大的Ⅳ期胃癌(HE 染色)。(B)免疫组化显示该肿瘤克隆中 EGFR 的过度表达。(C)高倍显微镜下显示 EGFR 阳性的肿瘤比阴性肿瘤更容易发生血管浸润。(D)血管内肿瘤细胞同样 MET 阳性。该患者于姑息切除术后 7 个月去世。

Cyclin D1 扩增与淋巴结转移、年龄、组织学分级之间没有相关性，但是 Cyclin D1 扩增的胃癌患者比无扩增的 5 年生存率要差。

肿瘤抑制因子的缺失，如 p53 [135]，使异常细胞增生。正常或野生型 p53 半衰期很短，免疫组化显示 p53 错义突变增加了蛋白半衰期[136]。因为没有检测出 p53 基因或无义密码子突变的缺失，还因为肿瘤细胞的快速复制可以表达野生型 p53，所以免疫组化表达并不准确，和分子生物学分析相一致[137-139]。p53 表达与生长因子过表达比生长因子单独表达相关性强，常见于晚期胃癌中[79,134]。

肿瘤破坏细胞外基质，增加活性，可以穿透血管移行至新的地方。基质金属蛋白酶（MMP）是靶向细胞外基质的蛋白水解酶。它们中，MMP7 活性最高，和侵犯淋巴管有关，也可被免疫组化检测出在肠型和弥漫型胃癌的细胞膜边缘侵犯[140]。如预期一样，MMP7 表达也和胃癌的低生存率有关[141]。有活性的尿激酶纤维蛋白溶解原激活剂也诱导细胞外基质破坏。它的受体（uPAR）表达促进肿瘤细胞浸润，和胃癌预后独立相关[142]。

胃癌中的两种活性因子已被发现。Fascin，肌动中性蛋白，增加了各种变异细胞的活性。Fascin 阳性的胃癌患者通常是晚期，与 Fascin 阴性患者比较，预后很差[143,144]。自泌活性因子也是一种调节肿瘤细胞活性的细胞因子。自泌活性因子受体（AMFR）的表达与胃癌进展和不良预后密切相关[142]。

肿瘤可以增加血管内皮生长因子（VEGF）增加血管生成发生的机会。VEGF 家族的两个成员，VEGF-C 和 VEGF-D 以及血管内皮细胞– VEGF-3 受体表达与淋巴管浸润和淋巴结转移相关[145,146]，也会增加死亡率[145]。

大量其他胃癌免疫组化生物标记也与肿瘤进展和（或）不良预后有关。某些标记物活性的机制尚未阐明，它们可以多种途径发挥功能。包括硫氧还原蛋白，假定基因产物和增加胃癌细胞的增殖[147]。MET，肝细胞生长因子受体，是一种独立影响胃癌进展的致癌基因，与 AMFR 和 uPAR 共同表达时作用增强[142]。细胞学基础研究显示，Hp 靶向 MET 的 Cag-A 染色，会造成胃癌细胞的剧烈活性反应[148]。这可以解释 MET 表达与肿瘤进展的相关性。

雄激素受体（AR）激活可增强 VEGF 基因转录，也会使抗凋亡活性增加。最近的研究报道显示，大约 17% 的胃癌患者表达 AR，没有性别的不同[128]。AR 表达的胃癌患者通常发生淋巴结转移（$P=0.03$），比不表达的预后要差。

环氧化酶–2（Cox-2）的过表达与浸润深度和淋巴结转移有关，但它的上调机制并不明了[149]。Cox2 经常在 Her2 表达增强时或者在 Smad4（细胞内信号传感器）表达减少时出现过表达，说明通过 Her2 和 Smad 系统的信号传导可以调节 Cox2 表达。

生物标记指导化疗

首先，多数进展期胃癌的广泛异形性对化疗方案的制订增加了不能逾越的屏障。即使出现局部和远处复发，外科仍是胃癌治疗的唯一依靠。与根治性手术相比，姑息切除也是辅助治疗的首选[150]。很多患者在接受胃癌切除及广泛淋巴结清扫之后出现了复发。非随机化临床试验显示，没有单独证据证明术后辅助化疗对患者有效[150]。这不会让人感到奇怪，因为药物治疗的有效反应也会激活特殊致癌基因，造成肿瘤细胞生长，从而创造肿瘤复发的温床。

胃切除标本的处理

胃切除之后标本应尽快送到病理科，胃应沿大弯处剪开，并应浸泡在 10% 中性甲醛缓冲液中至少 12 小时。如果标本完整，则肿瘤的大体边界很易标出，小的不易发现的多中心肿瘤也可被找到。

完整的标本的大体描述应该包括切除方式（近端次全，远端次全，全胃），大弯和小弯的长度，距食管和十二指肠的距离，肿瘤的轴径以及在胃上的位置。并标出肿瘤的大小和形态（如蕈样型，溃疡型，弥漫型）。标本的所有情况都应描述，包括溃疡、息肉及隆起区域。和肿瘤有关的病变部位应该准确描述。有时，说明的图或照片对于肿瘤至切缘的距离以及与其他病变的关系很有帮助。

周围切面描述应包括手术切缘及胃壁内不易发现的病变部位。依据肿瘤大小，做 2 或 4 个切面。切面应包括胃壁的所有层次，以便测量出肿瘤浸润的最大径。在肿瘤的近端和远端的完整的非肿瘤性黏液应保留在标本上，用来区分早期病变，包括肠上皮化生、萎缩性胃炎和不典型增生区。病理医师应尽可能采集胃小弯及近端和远端胃大弯上的淋巴结，要把大于 3cm 和小于 3cm 的淋巴结分开。在组织学检查中应明确以下几点：

- 肿瘤的 TNM 分期;
- Lauren 或 WHO 的组织学分型及分化程度;
- 是否有血管及神经侵犯及其程度;
- 非肿瘤性胃黏膜的组织学发现;
- 是否存在淋巴结转移。

每份报告至少应包括准确的 TNM 分期、肿瘤在胃内的位置、肿瘤的组织学分型以及肿瘤的分化程度。

(张李 译)

参考文献

1. Parkin DM, Whelan SL, Ferlay J, Teppo L, Thomas DB, eds. *Cancer Incidence in Five Continents*. Vol VIII. Lyon, France: IARC Scientific Publications No 155. 2002:546–548.
2. Devesa SS, Blot WJ, Fraumeni JF, Jr. Changing patterns in the incidence of esophageal and gastric cancer in the United States. *Cancer* 1998;83:2049–2053.
3. Kolonel LN, Hanken J, Nomura AMY. Multiethnic studies of diet, nutrition and cancer in Hawaii. In: Hayashi Y, Nagao M, Sugimura T, eds. *Diet, Nutrition and Cancer*. Tokyo: Japan Scientific Societies Press; 1986:29–40.
4. Lauren T. The two histologic main types of gastric carcinoma. *Acta Pathol Microbiol Scand* 1965;49:969–988.
5. Parsonnet J, Friedman GD, Vandersteen, et al. *Helicobacter pylori* infection and the risk of gastric cancer. *N Engl J Med* 1991;325:1127–1131.
6. Nomura AMY, Stemmermann GN, Chyou H, et al. *Helicobacter pylori* infection and gastric cancer among Japanese Americans in Hawaii. *N Engl J Med* 1991;325:1132–1136.
7. Stemmermann GN, Fenoglio-Preiser CM. Gastric carcinoma distal to the cardia: a review of the epidemiological pathology of the precursors to a preventable cancer. *Pathology* 2002;34:494–503.
8. Correa P, Sasano N, Stemmermann GN, Haenszel W. Pathology of gastric cancer in Japanese populations: comparisons between Miyagi prefecture, Japan and Hawaii. *J Natl Cancer Inst* 1973;51:1449–1459.
9. Caldas C, Carneiro F, Lynch HT, et al. Familial gastric cancer: overview and guidelines for management. *J Med Genet* 1999;36:873–880.
10. Cheng XX, Wang ZC, Chen XY, et al. Frequent loss of membranous E-cadherin in gastric cancers: a cross-talk with Wnt in determining the fate of β-catenin. *Clin Exp Metastasis* 2005;22:85–93.
11. Nomura AMY, Hankin JH, Kolonel L, et al. Case-control study of diet and other risk factors for gastric cancer in Hawaii. *Cancer Causes Control* 2003;14:547–558.
12. Wu A, Wan P, Bernstain LA. A multiethnic population-based study of smoking, alcohol and body size and risk of adenocarcinoma of the stomach and esophagus. *Cancer Causes Control* 2001;12:721–732.
13. Chow WH, Blot WJ, Vaughn TL, et al. Body mass index and risk of adenocarcinomas of the esophagus and gastric cardia. *J Natl Cancer Inst* 1998;90:150–5.
14. Lindblat M, Garcia-Rodriguez LA, Lagergren J. Body mass, tobacco, and alcohol and risk of esophageal, gastric cardia, and gastric non-cardia adenocarcinoma among men and women in a nested case-control study. *Cancer Causes Control* 2005;16:285–94.
15. Matsukura N, Suzuki K, Kawachi T, et al. Distribution of marker enzymes and mucin in intestinal metaplasia of the stomach in relation to complete and incomplete types of metaplasia to minute gastric cancer. *J Natl Cancer Inst* 1980;65:231–6.
16. Aihara I, Ajioka Y, Watanabe H, et al. Incidence and distribution of hybrid goblet cells in complete type intestinal metaplasia of the stomach. *Pathol Res Pract* 2005;201:11–19.
17. Otsuka T, Tsukamoto T, Mizoshita T, et al. Coexistence of gastric- and intestinal-type endocrine cells in gastric and intestinal mixed intestinal metaplasia of the human stomach. *Pathol Int* 2005;55:17–19.
18. Houghton J, Wang TG. *Helicobacter pylori* and gastric cancer: a new paradigm for inflammation-associated epithelial cancers. *Gastroenterology* 2005;128:1567–76.
19. Stemmermann GN, Samloff IM, Nomura AMY, et al. Serum pepsinogen I and gastrin in relation to extent and location of intestinal metaplasia in the surgically resected stomach. *Dig Dis Sci* 1980;25:680–687.
20. Miki K, Ichinose M, Shimizu A, et al. Serum pepsinogen as a screening test for chronic gastritis. *Gastroenterol Jpn* 1987;22:133–141.
21. Nomura AMY, Kolonel L, Miki K, et al. *Helicobacter pylori*, pepsinogen and gastric carcinoma Hawaii. *J Infect Dis* 2005;191:2075–2081.
22. Chiba T. Key molecules in metaplastic gastritis: sequential analysis of CSX1/2 homeobox gene expression. *J Gastroenterol* 2002;37:147–148.
23. Mutoh H, Hakamata Y, Sato K, et al. Conversion of gastric mucosa to intestinal metaplasia in Cdx2-expressing transgenic mice. *Biochem Biophys Res Commun* 2002;294:470–479.
24. Ota H, Katsuyama T, Nakajima S, et al. Intestinal metaplasia with adherent *Helicobacter pylori*: a hybrid epithelium with both gastric and intestinal features. *Hum Pathol* 1998;29:846–850.
25. Peek RM, Miller GG, Tham KT, et al. Heightened inflammatory response and cytokine expression in vivo to cagA+ *Helicobacter* strains. *Lab Invest* 1995;71:760–770.
26. Shimoyama T, Yoshimura T, Mikami T, et al. Evaluation of *Helicobacter pylori* vacA genotype in Japanese patients with gastric cancer. *J Clin Pathol* 1998;51:299–301.
27. Mirvish SS. The etiology of gastric cancer: intragastric nitrosamide formation and other theories. *J Natl Cancer Inst* 1983;71:631–647.
28. Pignatelli B, Melaveille C, Rogatko A, et al. Mutagens, N-nitroso compounds and their precursors in gastric juice from patients with and without precancerous lesions of the stomach. *Eur J Cancer* 1993;29A:2031–2039.
29. Hayashi T, Papla B, Stemmermann GN. Gastric organ culture: a model for re-epithelialization. *Am J Pathol* 1975;78:23–32.
30. Nagayo T. Microscopical cancer of the stomach. *Int J Cancer* 1975;16:52–57.
31. Carmel R. Reassessment of the relative prevalence of antibodies to gastric parietal cell and intrinsic factor in patients with pernicious anemia: influence of patient age and race. *Clin Exp Immunol* 1992;89:74–77.
32. Burman P, Mardh S, Norberg L, et al. Parietal cell antibodies in pernicious anemia inhibit H+, K+-adenosine triphosphatase, the proton pump of the stomach. *Gastroenterology* 1989;96:1434–1438.
33. Kaye MD. Immunologic aspects of pernicious anemia. *Clin Gastroenterol* 1987;1:487–506.
34. DeAizpuria HJ, Ungar B, Toh BH. Antibody to the gastrin receptor in pernicious anemia. *N Engl J Med* 1985;311:479–483.
35. Fisher S, Davis S, Nelson R, et al. A cohort study of cancer after gastric surgery for benign disease. *J Natl Cancer Inst* 1993;85:1303–1310.
36. Miwa K, Hattori I, Miyazaki I. Duodenogastric reflux and foregut carcinogenesis. *Cancer* 1995;75:1426–1432.
37. Morson BC, Sobin LH, Grundmann E, et al. Precancerous conditions and epithelial dysplasia in the stomach. *J Clin Pathol* 1980;33:711–721.
38. Nagayo T. Dysplasia of the gastric mucosa and its relation to the precancerous state. *Jpn J Cancer Res* 1981;72:813–823.
39. Correa P. A human model of gastric carcinogenesis. *Cancer Res* 1988;48:3554–3560.
40. Nakatsuru S, Yanagisawa A, Furukawa Y, et al. Somatic mutations of the APC gene in precancerous lesions of the stomach. *Hum Mol Genet* 1993;2:1463–1465.
41. Wu LB, Kushima R, Borchard F, et al. Intramucosal carcinomas of the stomach: phenotypic expression and loss of heterozygosity at microsatellites linked to the APC gene. *Pathol Res Pract* 1998;194:405–412.
42. Kang GH, Shim YH, Jung HY, et al. CpG island methylation in premalignant stages of gastric carcinoma. *Cancer Res* 2001;61:2847–2851.
43. Sato F, Meltzer SJ. CpG island methylation in progression of esophageal and gastric cancer. *Cancer* 2006;106:483–493.
44. Coma del Corral MJ, Pardo-Mindan FJ, Razquin S, et al. Risk of cancer in patients with gastric dysplasia. *Cancer* 1990;65:2078–2085.
45. Rugge M, Farinati F, Baffa R, et al. Gastric epithelial dysplasia in the natural history of gastric cancer: a multicenter follow-up study. *Gastroenterology* 1994;107:1288–1296.
46. Oehlert W, Keller P, Henke M, et al. Gastric mucosal dysplasia: what is its clinical significance? *Front Gastrointest Res* 1979;4:173–182.
47. Saraga E-P, Gardiol D, Costa J. Gastric dysplasia: a histological follow-up study. *Ann Surg Pathol* 1987;11:788–796.
48. Hirota T, Okada T, Itabashi M, et al. Histogenesis of human gastric cancer: with special reference to the significance of adenoma as a precancerous lesion. In: Ming SC, ed. *Precursors to Gastric Cancer*. New York, NY: Praeger; 1984:233–252.
49. Ming SC. Malignant potential of epithelial polyps of the stomach. In: Ming SC, ed. *Precursors to Gastric Cancer*. New York, NY: Praeger; 1984:219–231.
50. Correa P, Cuello C, Duque E, et al. Gastric cancer in Colombia. III. Natural history of precursor lesions. *J Natl Cancer Inst* 1976;57:1027–1035.
51. Munoz N, Matko I. Histological types of gastric cancer and its relationship with intestinal metaplasia. *Recent Results Cancer Res* 1972;39:99–105.
52. Yamashina M. A variant of early gastric carcinoma: histologic and histochemical studies of earl signet ring cell carcinomas discovered beneath preserved surface epithelium. *Cancer* 1986;58:1333–1339.
53. Fiocca R, Villani L, Tenti P, et al. Characterization of four main cell types in gastric cancer: foveolar, monoleptic, intestinal columnar and goblet cells. An histopathologic, histochemical, and ultrastructural study of "early" and "advanced" tumours. *Pathol Res Pract* 1987;182:308–325.
54. Sasano N, Nakamura K, Arai M, et al. Ultrastructural cell patterns in human gastric carcinoma compared with non-neoplastic gastric mucosa: histiogenic analysis of carcinoma by mucin histochemistry. *J Natl Cancer Inst* 1969;43:783–802.
55. Nevalainen T, Jarvi OH. Ultrastructure of intestinal and diffuse type of

gastric carcinoma. *J Pathol* 1977;122:129–136.

56. Capella C, Cornaggia M, Usellini L, et al. Neoplastic cells containing lysozyme in gastric carcinomas. *Pathology* 1984;16:87–92.

57. Capella C, Frigerio B, Cornaggia M, et al. Gastric parietal cell carcinoma—a newly recognized entity. *Histopathology* 1984;8:813–824.

58. Takubo K, Honma N, Sawabe M, et al. Oncocytic adenocarcinoma of the stomach. *Am J Surg Pathol* 2002;26:458–463.

59. Prade M, Bara J, Gardenne C, et al. Gastric carcinomas with argyrophilic cells: light microscopic and immunochemical study. *Hum Pathol* 1982;13:588–592.

60. Tahara E, Ito H, Nakagami K, et al. Scirrhous argyrophil cell carcinoma of the stomach with multiple production of polypeptide hormones, amine, CEA, lysozyme and hCG. *Cancer* 1982;49:1904–1915.

61. Antonioli DA, Goldman H. Changes in the location and type of gastric adenocarcinoma. *Cancer* 1982;50:775–781.

62. Dolan K, Morris AI, Gosney JR, et al. Three different subsite classification systems for carcinomas of the GEJ, but is it all one disease? *J Gastroenterol Hepatol* 2004;19:24–30.

63. Ruol A, Parenti A, Zaninotto G, et al. Intestinal metaplasia is the probable common precursor of adenocarcinoma in Barrett esophagus and adenocarcinoma of the gastric cardia. *Cancer* 2000;88:2520–2528.

64. Blaser MJ. Not all *Helicobacter pylori* strains are created equal: should all be eliminated? *Lancet* 1997;349:1020–1022.

65. Yamaji Y, Mitsushima T, Ikuma H, et al. Inverse background of *Helicobacter pylori* antibody and pepsinogen in reflux oesophagitis compared to gastric cancer: analysis of 5732 Japanese subjects. *Gut* 2001;49:335–340.

66. Murakami T. Pathomorphological diagnosis: definition and gross classification of early gastric cancer. In: Nishi T, ed. *Early Gastric Cancer*. Gann Monograph on CancerResearch No 11. Tokyo: University of Tokyo Press; 1972:53–55.

67. Ohta H, Noguchi Y, Takagi K, et al. Early gastric carcinoma with special reference to macroscopic classification. *Cancer* 1987;60:1099–1106.

68. Hirota T, Ming SC, Itabashi M. Pathology of early gastric cancer. In: Nishi M, Ichikawa H, Nakajima T, et al., eds. *Gastric Cancer*. Tokyo: Springer-Verlag; 1993:66–85.

69. Hisamachi S, Sugawara N. Mass screening for gastric cancer by x-ray examination. *Jpn J Clin Oncol* 1984;14:211–212.

70. Green PHR, O'Toole KM, Weinberg LM, et al. Early gastric cancer. *Gastroenterology* 1981;81:247–256.

71. Carter KJ, Schaffer HA, Ritchie WP, Jr. Early gastric cancer. *Ann Surg* 1984;199:604–609.

72. Biasco G, Paganelli GM, Azzaroni D, et al. Early gastric cancer in Italy: clinical and pathological observations on 80 cases. *Dig Dis Sci* 1987;32:113–120.

73. Otsuka K, Murakami M, Aoki T, et al. Minimally invasive treatment of stomach cancer. *Cancer J* 2005;11:18–25.

74. Shimoyama S, Seto Y, Yasuda H, et al. Concepts, rationale, and current outcomes of less invasive surgical strategies for early gastric cancer: data from a quarter-century of experience in a single institution. *World J Surg* 2005;29:58–65.

75. Noh SH, Hyung WJ, Cheong JH. Minimally invasive treatment for gastric cancer: approaches and selection process. *J Surg Oncol* 2005;90:188–194.

76. Bormann R. Makroskopishen Formen des vorgeschrittenen Magenkrebses. In: Henke E, Lubarsch O, eds. *Handbuch der Speziellen Pathologischen Anatomie und Histologie*. Vol 4/1. Berlin: Springer; 1926:236–242.

77. Stemmermann GN. Comparative study of histochemical patterns in nonneoplastic and neoplastic gastric epithelium: a study of Japanese in Hawaii. *J Natl Cancer Inst* 1967;39:375–383.

78. Nevalainen TJ. Electron microscopy of malignant and premalignant gastric epithelium. In: Filipe MI, Jass JR, eds. *Gastric Carcinoma*. Edinburgh: Churchill Livingstone; 1986:236.

79. Stemmermann GN, Nomura AMY. The relation of pepsinogen group II (PGII) expression to intestinal metaplasia and gastric cancer. *Histopathology* 2006;49:45–51.

80. Sugihara H, Hattori T, Fujita S, et al. Cell proliferation and differentiation in intramucosal and advanced signet ring cell carcinomas of the stomach. *Virchows Arch* 1989;411:117–127.

81. Guilford P, Hopkins J, Harraway J, et al. E-cadherin germline mutations in familial gastric cancer. *Nature* 1998;392:402–405.

82. Gayther SA, Gorringe KL, Ramus SJ, et al. Identification of germ-line E-cadherin mutations in gastric cancer patients of European origin. *Cancer Res* 1998;58:4086–4089.

83. Chun YS, Lindor NM, Smyrk TC. Germline E-cadherin gene mutations. Is prophylactic total gastrectomy indicated? *Cancer* 2001;92:181–187.

84. Fenoglio-Preiser CM, Carneiro F, Correa P, et al. Gastric cancer. In: Hamilton SR, Aaltonen LA, eds. *World Health Organization Classification of Tumours. Pathology & Genetics*. Lyon, France: IARC Press; 2000:39–52.

85. Shibata D, Tokunaga M, Uemura Y, et al. Association of Epstein-Barr virus with undifferentiated gastric carcinomas with intense lymphoid infiltration. *Am J Pathol* 1991;139:10–16.

86. Tokunaga M, Land CE, Uemura Y, et al. Epstein-Barr virus in gastric carcinoma. *Am J Pathol* 1993;143:1250–1254.

87. Shibata D, Hawes D, Stemmermann GN, Weiss LM. Epstein-Barr associated gastric adenocarcinoma among Japanese in Hawaii. *Cancer Epidemiol Biomarkers Prev* 1993;2:213–217.

88. Uemura Y, Tokunaga M, Arikawa J, et al. A unique morphology of Epstein-Barr virus-related early gastric cancer. *Cancer Epidemiol Biomarkers Prev* 1994;3:607–611.

89. Matsunou H, Konishi F, Hori H, et al. Characteristics of Epstein-Barr virus-associated gastric carcinoma with lymphoid stroma in Japan. *Cancer* 1996;77:1998–2004.

90. Tokunaga M, Land CE. Epstein-Barr virus involvement in gastric cancer: biomarker for lymph node metastases. *Cancer Epidemiol Biomarkers Prev* 1998;7:449–450.

91. Lev R, DeNucci TD. Neoplastic Paneth cells in the stomach. *Arch Pathol* 1989;113:129–133.

92. Heitz PU, Wegmann W. Identification of neoplastic Paneth cells in an adenocarcinoma of the stomach using lysozyme as a marker, and electron microscopy. *Virchows Arch A Pathol Anat Histol* 1980;386:107–116.

93. Mori M, Iwashita A, Enjoji M. Adenosquamous carcinoma of the stomach. *Cancer* 1986;57:333–339.

94. Ruck P, Wehrmann M, Campbell M, et al. Squamous carcinoma of the gastric stump: a case report and review of the literature. *Am J Surg Pathol* 1989;13:317–324.

95. Jindrak K, Bochetto JF, Alpert LL. Primary gastric choriocarcinoma: case report with review of world literature. *Human Pathol* 1986;7:595–604.

96. Mori H, Soeda O, Kamano T, et al. Choriocarcinomatous change with immunocytochemically hCG-positive cells in gastric carcinoma in the male. *Virchows Arch* 1982;396:141–153.

97. Wurzel J, Brooks JJ. Primary gastric choriocarcinoma: immunohistochemistry, and postmortem documentation, and hormonal effects in a postmenopausal female. *Cancer* 1981;48:2756–2761.

98. Maher JC, Donohoe JF, Fennelly JJ, et al. Extragenital choriocarcinoma in a female presenting as a gastric tumour. *Br J Surg* 1970;57:73–75.

99. Kodama T, Kameya T, Hirota T, et al. Production of alpha-fetoprotein, normal serum proteins and human chorionic gonadotropin in stomach cancer: histologic and immunohistochemical analyses of 35 cases. *Cancer* 1981;48:1647–1655.

100. Ishikura H, Fukusawa Y, Ogasawara K, et al. An AFP-producing gastric carcinoma with features of hepatic differentiation: a case report. *Cancer* 1985;56:840–848.

101. Cho KJ, Myong MH, Choi DW, et al. Carcinosarcoma of the stomach: a case report with light microscopic, immunohistochemical, and electron microscopic study. *APMIS* 1990;98:991–995.

102. Sotelo-Avila C, Gooch WMN. Neoplasms associated with Beck-Wiedemann syndrome. *Perspect Pediatr Pathol* 1976;3:255–272.

103. Lundh G, Burn JI, Kolig G, et al. A cooperative international: study of gastric cancer. *Ann R Coll Surg Engl* 1974;54:214–228.

104. Okada M, Kojima S, Murakami M, et al. Human gastric carcinoma: prognosis in relation to macroscopic and microscopic features of primary tumor. *J Natl Cancer Inst* 1983;71:275–279.

105. Serlin O, Keehn RJ, Higgins GA, et al. Factors related to survival following resection for gastric cancer: analysis of 903 cases. *Cancer* 1977;40:1318–1329.

106. Noguchi Y. Blood vessel invasion in gastric carcinoma. *Surgery* 1990;107:140–148.

107. Stemmermann GN. Extrapelvic carcinoma metastatic to the uterus. *Am J Obstet Gynecol* 1961;82:1261–1266.

108. Esaki Y, Hirayama R, Hirokawa K. A comparison of patterns of metastasis in gastric cancer by histologic age and type. *Cancer* 1990;65:2086–2090.

109. Bizer S. Adenocarcinoma of the stomach: current results of treatment. *Cancer* 1983;51:743–745.

110. Tuech JJ, Cervi C, Pessaux P, et al. Early gastric cancer: univariate and multivariate analysis for survival. *Hepatogastroenterology* 1999;46:3276–3280.

111. Wanebo HJ, Kennedy BJ, Chmiel J, et al. Cancer of the stomach: a patient care study by the American College of Surgeons. *Ann Surg* 1993;218:3276–3280.

112. Adashek K, Sanger J, Longmire WP. Cancer of the stomach: review of consecutive ten year intervals. *Ann Surg* 1979;189:6–10.

113. Harrison JC, Dean PJ, Vander Zwaag R, et al. Adenocarcinoma of the stomach with invasion limited to the muscularis propria. *Hum Pathol* 1991;22:111–117.

114. Yoshikawa K, Maruyama K. Characteristics of gastric cancer invading to the propria muscle layer with special reference to mortality and cause of death. *Jpn J Clin Oncol* 1985;15:499–503.

115. Paramanandhan TL. The duodenal spread of gastric carcinoma. *Br J Surg* 1967;54:169–174.

116. Maruyama K. The most important prognostic factors for gastric cancer patients: a study using univariate and multivariate analyses. *Scand J Gastroenterol* 1987;22(suppl):63–68.

117. Siewert JR, Boucher K, Roder JD, et al. Prognostic relevance of systematic lymph node dissection in gastric carcinoma. *Br J Surg* 1993;80:1015–1018.

118. Ichikura T, Tomimatsu, Okusa Y, et al. Comparison of the prognostic significance between the number of metastatic lymph nodes and nodal stage base on their location in patients with gastric cancer. *J Clin Oncol* 1993;11:1894–1900.

119. Kim JP, Jung SE. Patients with gastric cancer and their prognosis in ac-

cordance with number of lymph node metastases. *Scand J Gastroenterol* 1987;22:33–37.

120. Pagnini CA, Rugge M. Advanced gastric carcinoma and prognosis. *Virchows Arch* 1985;406:213–221.

121. Ectors N, Driessen A, De Hertog G, et al. Is adenocarcinoma of the esophagogastric junction or cardia different from Barrett adenocarcinoma? *Arch Pathol Lab Med* 2005;128:183–185.

122. Taniere P, Borghi-Scoazec G, Saurin J-C, et al. Cytokeratin expression in adenocarcinomas of the esophagogastric junction: a comparative study of adenocarcinomas of the distal esophagus and of the proximal stomach. *Am J Surg Pathol* 2002;26:1213–1221.

123. Kim Ma, Lee SH, Yang H-K, Kim WH. Clinicopathologic and protein expression differences between cardia carcinoma and noncardia carcinoma of the stomach. *Cancer* 2005;103:1439–1446.

124. Nakamura W, Inada K, Hirano K, et al. Increased expression of sucrase and intestinal-type phosphatase in human gastric carcinomas with progression. *Jpn J Cancer Res* 19;89:186–191.

125. Stemmermann GN, Samloff IM, Hayashi T. Pepsinogens I and II in carcinoma of the stomach: an immunohistochemical study. *Appl Pathol* 1985;3:375–383.

126. Fiocca R, Cornaggia M, Villani L, et al. Expression of pepsinogen II in gastric cancer: its relation to local invasion and lymph node metastases. *Cancer* 1988;61:956–962.

127. Matsuyama S, Ohkura Y, Eguchi H, et al. Estrogen receptor beta is expressed in human stomach adenocarcinoma. *J Cancer Res Clin Oncol* 2002; 128:319–324.

128. Kominea A, Konstantinopoulos PA, Kapranos N, et al. Androgen receptor (AR) expression is an independent unfavorable prognostic factor in gastric cancer. *J Cancer Res Clin Oncol* 2004;130:253–258.

129. Suzuki T, Tsuda T, Haruma K, et al. Growth of gastric carcinomas and expression of epidermal growth factor, transforming growth factor-a, epidermal growth factor receptor and p185 $^{c-erbB-2}$. *Oncology* 1995;52:3856–3891.

130. Tokunaga A, Onda M, Okuda T, et al. Clinical significance of epidermal growth factor (EGF), EGF receptor and c-erB-2 in human gastric cancer. *Cancer* 1995;75:1418–1425.

131. Hirono Y, Tsugawa K, Fushida S, et al. Amplification of epidermal growth factor receptor gene and its relationship to survival in human gastric cancer. *Oncology* 1995;52:182–188.

132. Espinoza LA, Tone LG, Neto JB, et al. Enhanced TGFa-EGFR expression and p53 alterations contributes to gastric tumors aggressiveness. *Cancer Lett* 2004;212:33–41.

133. Tam SW, Theodoras AM, Shay JW, et al. Differential expression and regulation of cyclin D1 protein in normal and tumor human cells: association with Cdk4 is required for cyclin D1 function in G1 progression. *Oncogene* 1994;9:2663–2674.

134. Gao P, Zhou G-Y, Liu Y, et al. Alteration of cyclin D1 in gastric carcinoma and its clinicopathologic significance. *World J Gastroenterol* 2004;10:2936–2939.

135. Yamada Y, Yoshida T, Hayashi K, et al. p53 Gene mutations in gastric cancer metastases and in gastric cancer cell lines derived from metastases. *Cancer Res* 1991;51:5800–5803.

136. Stemmermann GN, Heffelfinger SC, Noffsinger A, et al. The molecular biology of esophageal and gastric cancer and their precursors: oncogenes, tumor suppressor genes, and growth factors. *Hum Pathol* 1994;25:968–981.

137. Motojima K, Furui J, Kohara N, et al. Expression of p53 protein in gastric cancer is not independently prognostic. *Surgery* 1994;116:890–895.

138. Martin H, Filipe MI, Morris RW, et al. p53 Expression and prognosis in gastric carcinoma. *Int J Cancer* 1992;50:859–862.

139. Pinto-de-Sousa J, Siva F, David L, et al. Clinicopathological significance and survival influence of p53 protein expression in gastric cancer expression. *Histopathology* 2004;44:323–331.

140. Kitoh T, Yanai H, Saitoh Y, et al. Increased expression of matrix metalloproteinase-7 in invasive early cancer. *J Gastroenterol* 2004;39:434–440.

141. Liu XP, Kawauchi S, Oga A, et al. Prognostic significance of matrix metalloproteinase-7 (MMP-7) expression at the invasive front in gastric cancer. *Jpn J Cancer Res* 2002;93:291–295.

142. Taniguchi K, Yonemura Y, Nojima N, et al. The relation between the growth patterns of gastric carcinoma and the expression of hepatocyte growth factor (c-met), autocrine motility factor receptor, and urokinase-type plasminogen activator receptor. *Cancer* 1997;82:2112–2122.

143. Hashimoto Y, Skacel M, Adams JC. Roles of fascin in human carcinoma motility and signaling: prospects for a novel biomarker? *Int J Biochem Cell Biol* 2005;37:1787–1804.

144. Hashimoto Y, Shimada Y, Kawamura J, et al. The prognostic relevance of fascin expression in human gastric carcinoma. *Oncology* 2004;67:262–270.

145. Juttner S, Wissmann C, Jöns T, et al. Vascular endothelial growth factor-D and its receptor VEGFR-3: two novel independent prognostic markers in gastric adenocarcinoma. *J Clin Oncol* 2006;24:228–240.

146. Kitidai Y, Kodama M, Cho S, et al. Quantitative analysis of lymphangiogenic markers for predicting metastases of human gastric carcinoma to lymph nodes. *Int J Cancer* 2005;115:388–392.

147. Grogan TM, Fenoglio-Preiser CM, Zeheb R, et al. Thioredoxin, a putative oncogene product, is overexpressed in gastric cancer and associated with increased cell proliferation and increased cell survival. *Hum Pathol* 2000;31:475–481.

148. Churin Y, Al-Ghoul L, Kepp O, et al. *Helicobacter pylori* CagA protein targets c-Met receptor and enhances motogenic response. *J Cell Biol* 2003;161:249–255.

149. Okano H, Shinohara H, Miyamotao A, et al. Concomitant overexpression of cyclooxygenase-2 in Her-2-positive on Smad4-reduced human gastric carcinomas is associated with a poor outcome. *Clin Cancer Res* 2004;10:6938–6945.

150. Catalano V, La Bianca R, Beretta GD, et al. Gastric cancer. *Oncol Hematol* 2005;54:209–241.

第 22 章

胃癌：分期系统及相关技术

Mark Greaves, Arnold Markowitz, Hans Gerdes

在 20 世纪早期，人们就发现对于那些肿瘤尚未侵出原发器官的患者，其生存率相对较高[1]。这些发现开启了肿瘤分期的时代，人们按照肿瘤的解剖部位、大小、累及范围进行肿瘤分类，其中一个例子就是直肠癌的 Lockhart-Mummery 分期系统[2]。此分期系统在 1927 年首次报道，后又经 Dukes[3] 及其他专家修订，其有助于建立一种结直肠癌分期的国际化标准。

肿瘤分期系统是为了正确描述肿瘤而采取的一种肿瘤分类方法，使医师在交流患者信息时更便利，能指导治疗、预测预后以及在调查研究中使准入标准规范化，以评价效果[4]。分期系统一开始在研究所范围、全国范围内应用，后来又逐渐在全球广泛应用。放射学、内镜检查、组织病理学的进展提高了分期的能力，而外科、化疗及放射肿瘤学方面的进步为准确分期提出了更高的要求。

以前胃癌患者的长期生存率很低，5 年生存率只有 5%~15%[5]。在行根治性切除术后，肿瘤复发的概率达 80% 以上[5]。存在远处转移往往意味着预后不良，因为此时通过外科治疗不能彻底切除病灶，并且针对此种进展期肿瘤缺乏有效的系统化治疗。

多年来，对于局部播散型肿瘤，外科治疗一直是标准化疗法。然而Ⅲ期胃癌的 5 年生存率一直很低，美国的大多数此类研究显示，5 年生存率仅为 13%~18%[6,7]。这些结论意味着单行外科治疗并不适合，因此从 20 世纪 80 年代起，人们开始重视肿瘤的综合治疗。在笔者所在研究所，新辅助治疗已成为Ⅲ期肿瘤的标准化疗法。

美国以及日本的文献一致认为早期胃癌比进展期胃癌预后较好[8,9]，且进展期胃癌外科治疗的费用较高但效果欠佳。因此人们开始重视术前分期的重要性。CT 的应用在术前分期中起到了很重要的作用，因为 CT 能够探知患者有无腹腔内、肝内及胸腔内转移，因此避免了不必要的开腹探查术。然而 CT 对于肿瘤的局部分期的准确率较差。原发肿瘤的浸润深度以及局部淋巴结的受累是胃癌患者两个重要的预后指标，并且两者在治疗方法选择上有一定参考意义。

随着临床上对肿瘤浸润范围（T）、淋巴结受侵（N）两者的日益重视，超声内镜的应用越来越广泛。超声内镜常与传统分期方法（放射学、常规内镜、腹腔镜）在分期时联合应用。另外，虽然免疫组化技术、分子基因学技术尚未广泛应用，但在预测预后方面前景不错。举例来说，在分析多种组织淋巴结过程中，有时常规染色不能检测到恶性细胞，但上述技术可以提高识别恶性细胞的敏感性。因而有助于明确肿瘤分期[10,11]。

TNM 分期系统

1959 年，在药学会、外科学会、放射学会、病理学会、美国癌症协会及研究所的支持下，AJCC 公布了分期方案和疗效评价方法。AJCC(美国癌症联合委员会)在 1977 年首次出版了关于癌症分期的手册[12]。此分期系统基于已发表的文献制定，致力于使分期更简洁、实用、可信。

与上述的临床指南同时面世的还有国际抗癌联盟的分期系统，后者是由多国 TNM 委员会(包括美、英、加、法、德、意、日等国)联合公布的。AJCC 手册与 UICC(国际抗癌联盟)临床指南同样经历了多次修订，最终成为广泛认可的肿瘤分期系统。2002 年，第六版联合手册面世[13]，依然推荐全世界应用此分期系统。

表 22.1

AJCC 胃腺癌 TNM 分期法

原发肿瘤期(T)	定义
Tx	原发肿瘤无法评估
T0	无原发肿瘤证据
Tis	原位癌:未侵及固有层的上皮内肿瘤
T1	肿瘤浸润黏膜层或黏膜下层
T2a	肿瘤侵至肌层
T2b	肿瘤侵至浆肌下层
T3	肿瘤侵出浆膜但未累及临近组织
T4	肿瘤侵及邻近组织或器官
区域淋巴结(N)	
Nx	无法评估区域淋巴结
N0	无区域淋巴结转移
N1	1~6 枚区域淋巴结转移
N2	7~15 枚区域淋巴结转移
N3	>15 枚区域淋巴结转移
远处转移(M)	
Mx	远处转移无法评估
M0	未发现远处转移
M1	有远处转移

表 22.2

与 AJCC 胃腺癌 TNM 分期有关的临床分期

临床分期			
0 期	Tis	N0	M0
IA期	T1	N0	M0
IB期	T1	N1	M0
	T2a,b	N0	M0
II 期	T1	N2	M0
	T2a,b	N1	M0
	T3	N0	M0
IIIA 期	T2a,b	N2	M0
	T3	N1	M0
	T4	N0	M0
IIIB 期	T3	N2	M0
IV 期	T4	N1	M0
	T1	N3	M0
	T2a,b	N3	M0
	T3	N3	M0
	T4	N2	M0
	T4	N3	M0
	任何 T	任何 N	M1

上述的 TNM 分期方法规范了肿瘤分期,其基于原发肿瘤的大小(T)、淋巴结受侵范围(N)及有无远处转移(M)将各部位的肿瘤分类(表 22.1)。此系统主要基于下列共识:一个未经治疗的肿瘤逐渐增大,侵犯局部,然后播散到局部和区域淋巴结。最终引起远隔脏器转移。临床研究显示:与那些限于局部、体积较小肿瘤相比,体积较大并且存在多部位转移的肿瘤预后较差,并且治疗方法迥异。

胃癌分期

AJCC 基于 TNM 分期系统将胃癌分期——从预后最好的 0 期 (TisN0M0) 到预后最差的 IV 期 (T4N1M1)(表 22.2)。根据 TNM 反映的实际信息将疾病分期,针对肿瘤,临床 TNM 分期(cTNM)和病理 TNM(pTNM)都需应用,因为仅靠组织病理学无法做出适当的治疗措施,两种分期也许会做出不同的结论。

在 AJCC 第五版的分期中,淋巴结受侵的界定不依据受侵的解剖部位,而是依据淋巴结受累的数目。

第 6 版对此未做大的修改,现今实行的 TNM 分期见表 22.1,疾病分期见表 22.2。

包括日本在内的一些组织回顾性评价了根据第 5 版淋巴结分期系统进行分组的胃腺癌患者资料[14,15],一项研究胃腺癌中多种因素的多变量分析发现:肿瘤的浸润深度和新的淋巴结分期系统是最重要的预后因素[16]。最近利用日本分类方案和 AJCC/UICC 分类方法确定 1244 例胃癌患者的分期情况,一项研究比较了此 1244 例患者的生存率,发现 AJCC/UICC 分类方法比日本分类方法更合理[17]。

胃癌的日本分期方法

许多年来日本胃癌的分期系统与 AJCC 分期系统相似,都遵循着 TNM 的原则。然而日本胃癌分期系统与后者相比存在一些差异,除了原发肿瘤的浸润程度外,日本胃癌分期方法还强调肿瘤的形态学特征。日本分期方法更加强调淋巴结浸润的部位和群组,并且将远处转移的部位分为腹膜、肝及其他远隔脏器。此分期方法 1955 年首次在英国发表[18]。日本分类的标准见表 22.3,疾病分期见表 22.4。

表 22.3

日本胃腺癌分期系统

1. 肿瘤位于胃的上、中、下 1/3 部
2. 肿瘤浸润深度
   T1:侵及黏膜层或黏膜下层
   T2:侵及肌层或浆膜下层
   T3:侵出浆膜
   T4:累及临近组织
3. 内镜或放射学检查所见的肿瘤大体形态
   0 型:癌瘤较表浅,无显著隆起或凹陷
   1 型:息肉样型,与周围黏膜分界较清,一般基底较宽
   2 型:溃疡型,边界较清,周缘隆起
   3 型:溃疡型,边界不清,向周围浸润
   4 型:弥漫浸润型,溃疡常无固定形态
   5 型:不能归类为上述各型的未分类肿瘤
4. 根据淋巴结转移数目和站别将区域淋巴结分类
   N0:无证据提示有淋巴结转移
   N1:第 1 站淋巴结有转移,但第 2、3、4 站无转移
   N2:转移至第 2 站淋巴结,但第 3、4 站无转移
   N3:转移至第 3 站淋巴结有转移,但第 4 站无转移
   N4:转移至第 4 站淋巴结
5. 腹膜转移
   P0:无腹膜转移
   P1:有临近腹膜转移,但无远处腹膜转移
   P2:远处腹膜少数转移
   P3:远处腹膜多处转移
6. 肝转移
   H0:无肝转移
   H1:(dext/sin):仅一叶肝转移
   H2:两叶肝少数散在转移
   H3:两叶肝多数散在转移
7. 远处转移
   M0:除肝转移、腹膜转移外,无远处转移
   M1:除肝转移、腹膜转移外,有远处转移

分期方法

钡餐造影和内镜

在胃腺癌诊断和评价时,钡餐造影和上消化道内镜均是有用的方法,然而两者均不能准确进行肿瘤分期,因此两者依然是定性的诊断方法,虽然在日本钡餐造影筛检高危人群时是一项较佳的方法,然而对有

表 22.4

日本胃腺癌临床分期

临床分期					
ⅠA 期	T1	N0	P0	H0	M0
ⅠB 期	T1	N1	P0	H0	M0
	T2	N0	P0	H0	M0
Ⅱ 期	T1	N2	P0	H0	M0
	T2	N1	P0	H0	M0
	T3	N0	P0	H0	M0
ⅢA 期	T1	N3	P0	H0	M0
	T2	N2	P0	H0	M0
	T3	N1	P0	H0	M0
	T4	N0	P0	H0	M0
ⅢB 期	T2	N3	P0	H0	M0
	T3	N2	P0	H0	M0
	T4	N1	P0	H0	M0
ⅣA 期	T1-3	N0-3	P0	H1	M0
	T4	N2	P0	H0	M0
	T1-3	N0-2	P1	H0	M0
ⅣB 期	其他情况,包括 T4 肿瘤累及两个及以上器官、M1 肿瘤				

症状患者进行诊断时,美国、日本均采用内镜方法。内镜具有在操作同时进行活检取材的优势,因此内镜可提供明确诊断。钡餐造影、内镜两种方法均能判断肿瘤的部位、程度及形态学特征,但是两者对肿瘤浸润深度、淋巴结受累情况不能做出准确评价,因此单用一种诊断技术无法为胃癌准确分期提供充分的信息。

CT

传统认为,在胃癌分期中 CT 扫描成像主要作用是能够识别肝脏、腹膜、腹腔内、后腹膜淋巴结的转移及远处转移。然而一些回顾性研究将 CT 结果与书中诊断进行比较,发现利用 CT 进行胃癌分期的灵敏度使人质疑[19]。一项研究发现,CT 诊断肝转移和腹膜转移的准确率分别为 79% 和 81%,然而同一研究还发现,CT 诊断肝转移和腹膜转移的灵敏度分别为 52% 和 8%[20]。在另一项对 111 例胃癌患者行腹腔镜分期的前瞻性研究中发现,37% 的小转移病灶在术前 CT 检查中被漏诊,这些转移病变最终被腹腔镜或开腹探查术所证实[21]。上述 38 例存在转移的患者中大部分是较小的腹膜种植,仅 3 例存在肝转移。此研究表明:

虽然 CT 在确定胃癌肝转移时能提供重要信息,然而却漏诊了一部分腹膜转移的患者。在对原发肿瘤和区域淋巴结转移进行评价时,CT 诊断价值更差。T 分期的准确率为 25%~43%,N 分期的准确率为 33%~51%[22,23]。

现今的一些研究集中在评价多排螺旋 CT 的临床应用上,此项技术的早期研究结果并不令人满意——一项研究发现与传统 CT 相似:多排螺旋 CT 诊断腹膜转移和肝转移的敏感性分别为 71%、57%[24]。同一项研究还发现,在淋巴结分期时,上述技术对 N1 病变的敏感性为 24%,对 N2 病变的敏感性为 43%,后续的一些研究显示了光明的前景——进行区域淋巴结分期的能力与 EUS 相似[25,26]。一项包含 51 例患者的研究报道螺旋 CT 对 T 分期的准确率为 76%,对 N 分期的准确率为 70%[26]。和 EUS 的准确率相似,CT 在 T 分期时最大的困难是任何区分 T2 和 T3 病变。另一项研究报道:随着改进的 CT 技术的应用以及外科熟练掌握此项技术,T、N 分期的准确性获得了提高[27]。

最近的一些研究关注胃癌分期时,增强螺旋 CT 的应用,在进行此项检查时,患者须首先服用 1~1.5L 的水以扩张胃,然后再行增强螺旋 CT 扫描。一项应用此新技术的试验显示淋巴结转移的检出率为 60%,胃癌分期的总体准确率为 86%[28]。

虽然 CT 扫描成像存在一些局限,然而在早期评价、诊断存在转移的患者时,依然依赖于螺旋 CT。检测到转移病灶后,医生可对患者进行分类,从而指导

系统治疗,并且避免了不必要的外科手术,降低了手术相关疾病的发病率,外科手术在有阻塞症状或出血时才采用以缓解症状。CT 提示无转移灶后,可进一步行 EUS 和腹腔镜进行分期评估,从而为治愈疾病提供更适宜的治愈性外科方法或联合疗法模式。

超声内镜

超声内镜是通过内镜将超声换能器直接置于胃肠腔内,能够近距离检测肿瘤。传统的超声和 CT 扫描成像常易受到肠内气体和食物的干扰,而超声内镜可消除这些干扰。虽然超声内镜要求持续的安静状态,然而它像上消化道内镜一样不会引起患者明显不适,并且风险较小,能被大多数患者所耐受。

超声内镜上所安装的 5、7.5、12MHz 的探头能够对胃肠道的各层组织进行评价——包括黏膜层、黏膜下层、肌层和浆膜层(图 22.1)。较低频率的探头能够对周围黏膜外病变,包括肝、脾、胰及胃周腹水(图 22.2A~H)和局部区域淋巴结(图 22.3)进行评价,因此,超声内镜能够准确评价肿瘤在胃壁内外的浸润程度以及局部淋巴结转移情况,故超声内镜在确定肿瘤 T、N 分期时是一项理想的技术。

早期研究肯定了超声内镜在胃癌分期中的作用,其中一项研究发现:在检测肿瘤浸润深度方面,92%患者的术前 EUS 与术后病理分期结论一致,而仅 42%患者的 CT 扫描结果与术后病理分期结论一致[29]。在同一研究中,在确定淋巴结分期时,78%患者的 EUS 结果与术后病理的结论一致,而仅 48%患者的 CT 结果与术后病理分期结论一致。在另一项早期研究中,EUS 对于 T 分期的准确率为 67%~92%,对于 N 分期的准确率为 50%~87%[30]。在接下来的一项研究中发现,术前 EUS 比术前 CT 及术中诊断更准确——三者对 T 分期的准确率分别为 86%、43%、56%,对于 N 分期的准确率分别为 74%、51%、54%[23]。

近些年来世界上其他国家也陆续报道了 EUS 在胃癌分期时与上述研究相似的结论,这些国家也将 EUS 作为术前分期评价的一部分[31,32]。例如,新加坡的一项针对 126 位胃癌患者的研究发现,EUS 对 T 分期的总体准确率为 80.4%,针对 N 分期的总体准确率为 77.7%[33]。日本的另一项研究肯定了 EUS 在胃窦部腺癌分期时的作用[34],这项研究结论之所以重要,是因为之前大部分涉及胃癌 EUS 分期的研究仅限于胃体和胃窦部的肿瘤,由于将超声内镜的头端置于贲门部存在难度,因此

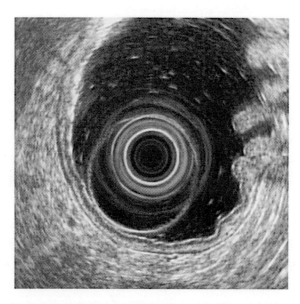

图 22.1 超声内镜所示正常胃壁结构——黏膜层、黏膜下层、肌层和浆膜层。

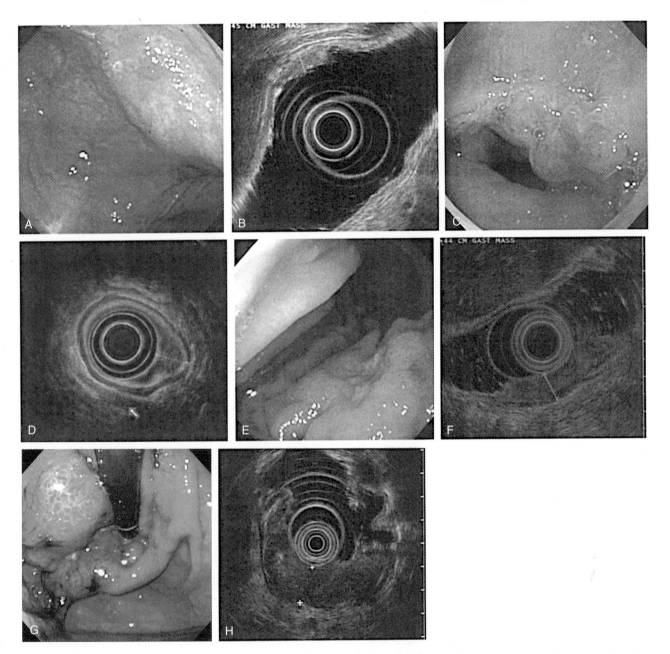

图 22.2　胃癌不同 T 分期的内镜和超声内镜图像。(A,B)T1,肿瘤侵犯黏膜和黏膜下层,但在 EUS 中肌层完整。(C,D)另一种 T1 期病变。尽管肿瘤较大,由于固有肌层仍然较完整,所以仍然是 T1 期(D)。(E,F)T2 期病变。在 EUS 图像中肿瘤穿透固有肌层(F)。(G,H)T3 期病变:在 EUS 图像中,肿瘤侵犯了整个胃壁的厚度(H)。(A,C,E,G 见彩图)

之前以为贲门部的胃癌难以评价。

　　EUS 其中一个主要优点是：术前进行 EUS 检查确定肿瘤浸润深度对于判断患者术后疾病复发情况及总体预后有重要的预测价值[35]。在中位随诊期为 25 个月的患者中,术前 EUS 诊断为 T1/T2 肿瘤的患者仅有 15% 在术后有复发。而术前 EUS 诊断为 T3/T4 肿瘤的患者有 77% 存在术后复发,中位随诊期为 23 个月的患者死于复发肿瘤。笔者所在研究所一项即将发表的研究显示：虽然 EUS 对 T 和 N 分期的准确率不

如之前研究的报道高,但 EUS 依然在确定透壁性胃癌时是一项高度敏感的诊断方法,而透壁性肿瘤提示仅行外科切除预后极差[36]。

　　根据组织学层次确定肿瘤浸润深度的方法在区分 T2 和 T3 胃癌时有一定难度。组织学上 T3 是指肿瘤侵出浆膜层,浆膜层仅为几个细胞的厚度,在 EUS 图像中表现为极薄、明亮的信号(图 22.1)。T2 肿瘤侵及肌层,但在 EUS 图像中由于浆膜完整存在,因此肌层的外侧表面依然光滑、紧密。而 T3 在

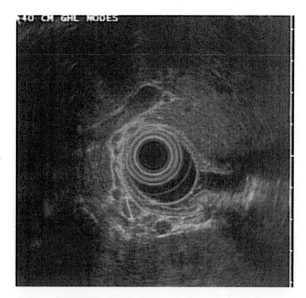

图 22.3　恶性淋巴结。在图片的下半部分可以看见两个恶性淋巴结。较大的淋巴结(左侧)有一条线从中间穿过来测量大小。可以见到：每个淋巴结呈圆形、边缘光整、呈低回声。

EUS 图像中表现为：由于明亮的浆膜信号不完整或缺失，因此肌层外表面不规则[37]。侵及肌层达浆膜下脂肪组织但未穿透浆膜的 T2 肿瘤常表现为明亮的浆膜信号不完整或缺失，因此在 EUS 误被当成 T3 肿瘤；此外，肿瘤累及肝胃或胃结肠韧带时，当浸润超过肌层但没有到达浆膜层，同样在 EUS 易误被认为 T3 肿瘤。研究发现，此类浸润超过肌层但未到达浆膜层胃癌的生物学行为更像 T3 而非 T2[8,36]。换句

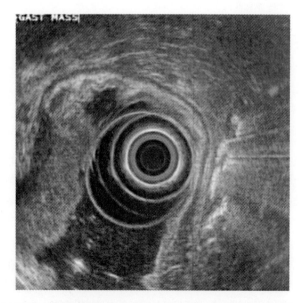

图 22.4　分期过度的示例。病变在 EUS 图像中分期为 T3 期，但病理证实是 T2 期病变。

话说，EUS 的这种过度分期比组织学分期可能会更加准确地预测肿瘤预后，此类肿瘤应当采用联合治疗方案。

EUS 在评估溃疡型胃癌浸润深度时同样有可能引起误差。这是由于溃疡引起的周围组织的炎症反应导致了对肿瘤浸润深度的过度分期，炎症反应还能引起邻近淋巴结反应性肿大，在 EUS 下常被认为是转移的淋巴结。

如上所述，反应性淋巴结肿大使 EUS 对 N 分期的评估常存在误差。因为炎症反应引起的淋巴结肿大与转移性淋巴结肿大在 EUS 下有许多相似的特征。Lightdale 和 Mierop 认为那些"圆形，边缘清晰，低回声的"且外形同原发肿瘤相似的淋巴结更可能为转移性的[39]。Heintz 等的研究发现，转移性淋巴结在超声内镜下的表现为"直径超过 10mm，不均匀回声，边缘呈毛刺状"；如果以这些特点作为转移性淋巴结的诊断标准，超声内镜下对淋巴结的分期的敏感度和特异度分别为 85% 和 45%~85%[40]。EUS 引导的细针穿刺活检在诊断肿大淋巴结的良恶性时有一定价值[41,42]。然而，该技术有可能因细针穿过肿瘤组织导致结果的假阳性发生，因此该项技术并不常用。

EUS 对判断无远处转移(如肝、肺及腹膜转移)时效果较差。EUS 有时能发现邻近胃壁的肝转移瘤，但大部分肝右叶肿物是无法识别的。同样，虽然 EUS 可以发现 CT 难以察觉的胃周围少量积液[43]，但总体上 EUS 在腹膜疾病的诊断效果欠佳。EUS 对于 M1 的诊断的敏感度很低[44]，因此，在确定肿瘤是否伴有远处转移时，CT 为常规检查项目，而 EUS 仅在必要时使用。

对于部分进展期的胃癌(T3 和/或 N1)患者须行新辅助治疗。对于那些经新辅助治疗后病情进展的患者，不建议行手术治疗。因此接受新辅助治疗的患者在手术前进行重新分期显得很有必要。内窥镜、CT、PET 和 EUS 均是胃癌重新分期的检查方法。然而，研究发现 EUS 在新辅助化疗后重新分期的准确度大大降低了[45](仅为化疗前的 60%)。化疗后的炎症及水肿反应可能导致错误的再分期。

EUS 并没有被广泛用于胃癌局部的分期。在我们医院，EUS 不作为胃癌的常规检查方法。对于那些腹腔镜下无法确诊的病灶或 CT 扫描结果考虑为晚期或早期胃癌这一小部分患者临床分期，往往须行 EUS 检查。

腹腔镜

使用腹腔镜进行胃癌分期,能较全面地评估胃外壁浆膜面、胃周淋巴结的情况,须对胃的前、后壁进行仔细观察才能做出准确的分期。由于浸润到小网膜囊内的胃癌,腹腔下是无法直接观察到的,因此腹腔镜下打开小网膜囊是很有必要的。然而,腹腔镜对于胃癌浸润深度的分期会因操作者的不同、是否对胃浆膜面进行刷片细胞学检查以及是否采用腹腔镜超声检查而发生变化。同样,操作者须进行仔细的检查才能发现那些肿大的可疑转移的淋巴结。只有进行充分解剖和游离周围组织后,腹腔干淋巴结才能显露出来,依据这些淋巴结的外观、质地及活动度进行评估其是否为转移性淋巴结。大且融合固定的淋巴结很明显是转移性的,但局限浸润转移的小淋巴结很难做出正确的诊断。腹腔镜下切除或细针穿刺活检可进行病理学检查,但有促进肿瘤发生腹膜种植的风险,在临床应用中有一定局限性。

腹腔镜对于发生转移的,尤其是对发生常规影像检查难以发现的微小腹膜种植转移的上消化道恶性肿瘤的灵敏度较高[21,46]。研究发现,约有30%~40%的M1期患者术前采用常规影像学检查无法做出正确的分期。腹膜种植和肝转移为常见的转移部位[46]。因此术前进行腹腔镜检查,可以提高手术切除率,减少不必要的开腹探查术[21,47]。

最近的一项回顾性研究分析了657例腹腔镜发现为M1而常规影像学检查未做出正确诊断的患者[48]。胃食管连接处、弥漫浸润型、低分化的及青年人胃癌更容易发生远处转移。术前螺旋CT检查发现淋巴结直径大于1cm或T3/T4的胃癌也易发生远处转移。多因素研究发现,只有肿瘤所在的部位(胃-食管连接处或全胃)和淋巴结直径为是否为M1期的独立危险因素,且在不含有这两个危险因素的患者中未发现有M1。因此,有学者认为,对于原发肿瘤不位于胃食管连接处、不是全胃病变且无明显淋巴结肿大的患者不建议行腹腔镜检查[48]。

PET

PET是唯一一种能鉴别良恶性肿瘤的影像学检查方式,它的原理是肿瘤组织与正常组织物质代谢的不同。肿瘤组织的代谢活动一般要比正常组织活跃,且糖酵解的能力也较强。当 ^{18}F-FDG注入癌症患者体内后,FDG在肿瘤组织中浓度要明显高于正常组织。一旦FDG进入癌细胞,就被细胞摄取、磷酸化,致使该细胞具有放射性。而摄入FDG的肿瘤细胞可以被 γ 相机发现。PET与常规CT联合应用,就可以将具有放射性的肿瘤组织进行解剖定位。

当今,PET扫描在肿瘤诊断的价值还正在探索中。关于PET对肿瘤分期及疗效的评价的研究结果存在着较大的争议。虽然PET在诊断胃肠道原发恶性肿瘤时有较高的敏感性[49],但它不能准确反映出肿瘤侵犯的深度,因此PET在确定T分期的价值有限。目前,PET主要用于诊断N和M分期。

据一项关于PET对胃癌分期的研究报道,PET对原发性肿瘤检测的敏感度为93%,特异度为100%,准确度为95%[50]。同时发现PET对有无远处转移的诊断很有价值[51]。然而PET对胃癌淋巴结转移的诊断价值有待于进一步的研究。早期的研究提示原发肿瘤和转移的区域淋巴结不易被PET扫描区分[49,52]。最近有研究发现,PET对区域、远处淋巴结转移及腹膜种植转移诊断的灵敏度和普通的螺旋CT相似,但PET对区域淋巴结转移诊断的特异度比CT要高[53](92%比62%)。值得注意的是,该研究还发现联合应用PET与CT对术前诊断的准确度要明显高于单独应用PET或CT(分别为66%比51%和66%比47%)。最近有一项研究采用了日本的胃癌分期方法,对比分析PET与普通CT在胃癌淋巴结转移中的诊断价值。该研究报道PET在胃癌淋巴结转移诊断中的敏感度、特异度、阳性预测值和阴性预测值分别是40%、95%、91%、56%[54]。CT的敏感度高于PET,而PET的特异度和阳性预测值高于CT。

值得注意的是大约有20%的胃癌患者的原发性肿瘤不能被PET发现。因此PET对这些胃癌患者的淋巴结转移情况的评估价值不大。FDG在胃中的生理性集聚使得PET不易发现较小的胃部恶性肿瘤[55]。进一步研究发现,直径大于30mm的进展期胃癌较直径小于30mm或早期胃癌更易被PET检测出[56]。在印戒细胞和黏液细胞癌中葡萄糖转运蛋白1的表达明显较少[57]。解释了为什么Stahl等发现PET在弥漫型胃癌的检出率明显低于肠型胃癌(41%比83%)[58]。

虽然PET还未成为常规检查项目,但它在胃癌分期中的应用日益受到重视。此外,PET与EUS的联合应用,配合使用细针穿刺检查大大地提高了胃癌N分期的准确度。

其他检查方法

免疫组织化学可用来检测淋巴结中的微小转移、肌层的微小浸润及腹膜微小种植转移[11,59]。抗细胞角蛋白抗体 CAM5.2 常用于胃癌的诊断。使用抗细胞角蛋白抗体 CAM5.2 检测的 1945 个淋巴结和 79 个胃癌患者中,常规的病理学检查认为是阴性的淋巴结中有 25%存在着微小转移。在常规病理学检查认为只浸润至黏膜下层 68 个患者中,发现有 11 例已浸润至固有肌层。而这些存在微转移或微浸润的患者的生存率较低。

基因分子生物学检查在胃癌预后的评估中很有价值。在一项 259 例胃癌患者的研究中发现,表达 CDX2(一种肠内转录因子)的胃癌细胞较少发生浸润转移,这就意味着有 CDX2 表达的患者预后较好。在另一研究中,高表达 EZH2(zeste 基因增强子同源物 2 抗体,一种已知的基因转录抑制物)的胃癌患者较低表达者预后不良。EZH2 的表达情况与肿瘤的大小,浸润深度以及淋巴结转移情况密切相关[62]。这些研究促进了肿瘤标志物的研究进展,使其将有可能用于所有癌症诊断时的常规检测,其目的是对胃癌做出预测,从而重新定义现在疾病分期的方式以及影响现在的常规治疗方案。

结　论

随着科技的发展,人们对胃癌的诊断、分期及治疗的能力也会日益提高。国际上的经验总结出早期诊断在胃癌诊治中的意义重大,这是因为早期胃癌的预后较好。现在所认识的致癌因素和癌前病变并不能有效地预防肿瘤的发生。根治性切除是早期胃癌最有效的治疗方案,而进展期胃癌须采用手术+辅助化疗的综合治疗。

这些检查方法可以用于胃癌的新发病例,以提高术前分期的准确性。国际上对胃的分期提倡采用 TNM 分期系统。因为 TNM 分期系统能较准确地反映出胃癌发生的临床过程和预后。采用无创伤或轻微创伤的影像学检查方法就可以对胃癌做出 TNM 分期,因此 TNM 分期系统简单易行,且便于修改。

胃癌的分期和治疗原则会因仪器的有效性、技术的熟练度以及治疗方案的有效性的变化而变化。正如这篇文章中描述的一样,螺旋 CT、EUS、腹腔镜和 PET 是当今胃癌术前分期最常用的检查方法。虽然每种检查都有其局限性,但联合应用可以大大地提高术前分期准确性。

笔者认为,CT 平扫加强化对确定有无远处转移效果很好。若患者发生远处转移,则应行辅助性治疗,避免不必要的开腹探察。CT 检查未发现有远处转移的患者,建议行 EUS 或腹腔镜进一步检查,进一步确定 TNM 分期。早期胃癌患者(T1,T2,N0,M0)须尽快行根治性手术切除,对于 T3 和(或)有淋巴结转移且无远处转移的进展期胃癌患者采用新辅助治疗;而那些 CT 检查未发现有远处转移, 联合应用腹腔镜或 EUS 后发现存在远处转移的患者建议采用姑息性治疗。最后,虽然 PET 联合应用 CT 或 EUS 可以明显提高胃癌术前分期的准确性, 但在 PET 成为常规的胃癌术前检查项目前,我们需对 PET 行进一步深入的研究。

(詹宏杰 译)

参考文献

1. Rubin P. Concepts of cancer staging. In: Calabresi P, Schein P, Roseberg S, eds. *Medical Oncology, Basic Principles and Clinical Management of Cancer.* New York, NY: Macmillan; 1986:157–177.
2. Lockhart-Mummery JP. Two hundred cases of cancer of the rectum treated by perineal excision. *Br J Surg* 1927;14:110–124.
3. Dukes C. The classification of cancer of the rectum. *J Pathol* 1932;35:323–332.
4. Grunberg SM, Groshen S. Concepts of cancer staging. In: Calabresi P, Schein PS, eds. *Medical Oncology.* 2nd ed. New York, NY: McGraw-Hill; 1993:229–236.
5. Alexander HR, Kelsen DP, Tepper JE. Cancer of the stomach. In: DeVita VT, Hellman S, Rosenberg SA, eds. *Cancer: Principles and Practice of Oncology.* 4th ed. Philadelphia, Pa.: JB Lippincott; 1993:818–848.
6. Hundahl SA, Menck HR, Mansour EG, et al. The national cancer data base report on gastric carcinoma. *Cancer* 1997;80:2333–2341.
7. Brennan MF, Karpeh MS. Surgery for gastric cancer: the American view. *Semin Oncol* 1996;23:352–359.
8. Wanebo HJ, Kennedy BJ, Chmiel J, et al. Cancer of the stomach: a patient care study by the American College of Surgeons. *Ann Surg* 1993;218:583–592.
9. Maruyama K, Okabayashi K, Kinoshita T. Progress in gastric cancer surgery in Japan and its limits of radicality. *World J Surg* 1987;11:418–425.
10. Heiss MM, Allgayer H, Gruetzner KU, et al. Clinical value of extended biologic staging by bone marrow micrometastases and tumor-associated proteases in gastric cancer. *Ann Surg* 1997;226:736–744.
11. Harrison LE, Choe JK, Goldstein M, et al. Prognostic significance of immunohistochemical micrometastases in node negative gastric cancer patients. *J Surg Oncol* 2000;73:153–157.
12. Bears OH, Carr DJ, Rubin P, eds. *American Joint Committee on Cancer Manual for Staging of Cancer.* Philadelphia, Pa.: JB Lippincott; 1978.
13. Greene FL, Page DL, Fleming ID, eds. *American Joint Committee on Cancer Manual for Staging of Cancer.* 6th ed. New York, NY: Springer-Verlag; 2002.
14. Ichikura T, Tomimatsu S, Uefuji K, et al. Evaluation of the new American Joint Committee on Cancer/International Union Against Cancer classification of lymph node metastasis from gastric carcinoma in comparison with the Japanese classification. *Cancer* 1999;86:553–558.
15. De Manzoni G, Verlato G, Guglielmi A, et al. Classification of lymph node metastases from carcinoma of the stomach: comparison of the old (1987) and the new (1997) TNM systems. *World J Surg* 1999;23:664–669.
16. Yoo CH, Noh SH, Kim YI, et al. Comparison of prognostic significance of nodal staging between old (4th edition) and new (5th edition) UICC TNM classification for gastric carcinoma. *World J Surg* 1999;23:492–498.

17. Kunisaki C, Shimada H, Nomura M, et al. Comparative evaluation of gastric carcinoma staging: Japanese classification versus new American Joint Committee on Cancer/International Union Against Cancer Classification. *Ann Surg Oncol* 2004;11:203–206.
18. Mitsumasa N, Omori Y, Miwa K, eds. *Japanese Classification of Gastric Carcinoma*. Japanese Research Society for Gastric Cancer. Tokyo: Kanehara & Co.; 1995.
19. Sussman SK, Halvorsen RA, Illescas FF, et al. Gastric adenocarcinoma: CT versus surgical staging. *Radiology* 1988;167:335–340.
20. Stell DA, Carter CR, Stewart I, et al. Prospective comparison of laparoscopy, ultrasonography and computed tomography in the staging of gastric cancer. *Br J Surg* 1996;83:1260–1262.
21. Burke EC, Karpeh MS, Conlon KC, et al. Laparoscopy in the management of gastric adenocarcinoma. *Ann Surg* 1997;225:262–267.
22. Botet JF, Lightdale CJ, Zauber AG, et al. Preoperative staging of gastric cancer: comparison of endoscopic US and dynamic CT. *Radiology* 1991;181:426–432.
23. Ziegler K, Sanft C, Zimmer T, et al. Comparison of computed tomography, endosonography, and intraoperative assessment in TN staging of gastric carcinoma. *Gut* 1993;34:604–610.
24. Davies J, Chalmers AG, Sue-Ling HM, et al. Spiral computed tomography and operative staging of gastric adenocarcinoma: a comparison with histopathological staging. *Gut* 1997;41:314–319.
25. Polkowski M, Palucki J, Wronska E, et al. Endosonography versus helical computed tomography for locoregional staging of gastric cancer. *Endoscopy* 2004;36:617–623.
26. Habermann CR, Weiss F, Riecken R, et al. Preoperative staging of gastric adenocarcinoma: comparison of helical CT and endoscopic US. *Radiology* 2004;230:465–471.
27. Blackshaw GR, Stephens MR, Lewis WG, et al. Progressive CT system technology and experience improve the perceived preoperative stage of gastric cancer. *Gastric Cancer* 2005;8:29–34.
28. Wei WZ, Yu JP, Li J, et al. Evaluation of contrast-enhanced helical hydro-CT in staging gastric cancer. *World J Gastroenterol* 2005;11:4592–4595.
29. Botet JF, Lightdale CJ, Zauber AG, et al. Endoscopic ultrasound in the preoperative staging of gastric cancer: a comparative study with dynamic CT. *Radiology* 1991;181:426–432.
30. Pollack BJ, Chak A, Sivak M. Endoscopic ultrasonography. *Semin Oncol* 1996;23:336–346.
31. Mesihovic R, Vanis N, Husic-Selimovic A, et al. Evaluation of the diagnostic accuracy of the endoscopic ultrasonography results in the patients examined in a period of three years. *Med Arh* 2005;59:299–302.
32. Tsendsuren T, Jun S, Mian X. Usefulness of endoscopic ultrasonography in preoperative TNM staging of gastric cancer. *World J Gastroenterol* 2006;12:43–47.
33. Ganpathi IS, So JB, Ho K. Endoscopic ultrasonography for gastric cancer. Does it influence treatment? *Surg Endosc* 2006;20:559–562.
34. Shimoyama S, Yasuda H, Hashimoto M, et al. Accuracy of linear-array EUS for preoperative staging of gastric cardia cancer. *Gastrointest Endosc* 2004;60:50–55.
35. Smith JW, Brennan MF, Botet JF, et al. Preoperative endoscopic ultrasound can predict the risk of recurrence after operation for gastric carcinoma. *J Clin Oncol* 1993;11:2380–2385.
36. Bentrem D, Gerdes H, Tang L, et al. Clinical correlation of endoscopic ultrasound with pathologic stage and outcome in patients undergoing curative resection for gastric cancer. *Annals Surg Oncol* 2007;14(6):1853–1859.
37. Kimmey MB, Martin RW, Haggitt RC, et al. Histologic correlates of gastrointestinal ultrasound images. *Gastroenterology* 1989;96:433–441.
38. Fein J, Gerdes H, Karpeh M, et al. Overstaging of ulcerated gastric cancers by endoscopic ultrasonography. *Gastrointest Endosc* 1993;39:274.
39. Lightdale CJ, Mierop FV. Staging gastric cancer: the New York experience. In: Dam JV, Sivak VM, eds. *Gastrointestinal Endosonography*. Philadelphia: WB Saunders; 1999:185–192.
40. Heintz A, Mildenberger P, Georg H, et al. Endoscopic ultrasonography in the diagnosis of regional lymph nodes in esophageal and gastric cancer. *Endoscopy* 1993;25:231–235.
41. Wiersema MJ, Kochman ML, Cramer HM, et al. Endosonography-guided real-time fine-needle aspiration biopsy. *Gastrointest Endosc* 1994;40:700–707.
42. Vilmann P, Hancke S, Henriksen FW, et al. Endoscopic ultrasonography-guided fine-needle aspiration biopsy of lesions in the gastrointestinal tract. *Gastrointest Endosc* 1995;41:230–235.
43. Lee YT, Ng EKW, Hung LCT, et al. Accuracy of endoscopic ultrasonography in diagnosing ascites and predicting peritoneal metastases in gastric cancer patients. *Gut* 2005;54:1541–1545.
44. Tio TL, Schouwink MH, Cikot RJLM, et al. Preoperative TNM classification of gastric carcinoma by endosonography in comparison with the pathological TNM system: a prospective study of 72 cases. *Hepatogastroenterology* 1989;36:51–56.
45. Ribeiro A, Franceschi D, Parra J, et al. Endoscopic ultrasound restaging after neoadjuvant chemotherapy in esophageal cancer. *Am J Gastroenterol* 2006;101:1216–1221.
46. Conlon KC, Karpeh MS. Laparoscopy and laparoscopic ultrasound in the staging of gastric cancer. *Semin Oncol* 1996;23:347–351.
47. Sotiropoulos GC, Kaiser GM, Lang H, et al. Staging laparoscopy in gastric cancer. *Eur J Med Res* 2005;10:88–91.
48. Sarela AI, Lefkowitz R, Brennan MF, et al. Selection of patients with gastric adenocarcinoma for laparoscopic staging. *Am J Surg* 2006;191:134–138.
49. Kole AC, Plukker JT, Nieweg OE, et al. Positron emission tomography for staging oesophageal and gastroesophageal malignancy. *Br J Cancer* 1998;78:521–527.
50. Yeung HW, Macapinlac H, Karpeh M, et al. Accuracy of FDG-PET in gastric cancer. Preliminary experience. *Clin Positron Imaging* 1998;1:213–221.
51. Couper GW, McAteer D, Wallis F, et al. Detection of response to chemotherapy using positron emission tomography in patients with oesophageal and gastric cancer. *Br J Surg* 1998;85:1403–1406.
52. Lerut T, Flamen P, Ectors N, et al. Histopathologic validation of lymph node staging with FDG-PET scan in cancer of the esophagus and gastroesophageal junction: a prospective study based on primary surgery with extensive lymphadenectomy. *Ann Surg* 2000;232:743–752.
53. Chen J, Cheong JH, Yun MJ, et al. Improvement in preoperative staging of gastric adenocarcinoma with positron emission tomography. *Cancer* 2005;103:2383–2390.
54. Kim SK, Kang KW, Lee JS, et al. Assessment of lymph node metastases using 18F-FDG PET in patients with advanced gastric cancer. *Eur J Nucl Med Mol Imaging* 2006;33:148–155.
55. Koga H, Sasaki M, Kuwabara Y, et al. An analysis of the physiological FDG uptake pattern in the stomach. *Ann Nucl Med* 2003;17:733.
56. Mukai K, Ishida Y, Okajima K, et al. Usefulness of pre-operative FDG-PET for detection of gastric cancer. *Gastric Cancer* 2006;9:192.
57. Kawamura T, Kusakabe T, Sugino T, et al. Expression of glucose transporter-1 in human gastric carcinoma. *Cancer* 2001;92:634.
58. Stahl A, Ott K, Weber WA, et al. FDG PET imaging of locally advanced gastric carcinomas: correlation with endoscopic and histopathological findings. *Eur J Nucl Med* 2003;30:288.
59. Tsutsumi S, Asao T, Shimura T, et al. A novel rapid colorimetric assay of carcinoembryonic antigen level in the abdominal cavity to detect peritoneal micrometastasis during gastric cancer surgery. *Cancer Lett* 2000;149:1–5.
60. Cai J, Ideguchi M, Mateo M, et al. Micrometastasis in lymph nodes and microinvasion of the muscularis propria in primary lesions of submucosal gastric cancer. *Surgery* 2000;127:32–39.
61. Kim H, Song A, Park Y, et al. CDX2 expression is increased in gastric cancers with less invasiveness and intestinal mucin phenotype. *Scand J Gastroenterol* 2006;41:880–886.
62. Matsukawa Y, Semba S, Kato H, et al. Expression of the enhancer of zeste homolog 2 is correlated with poor prognosis in human gastric cancer. *Cancer Sci* 2006;97:484–491.

第 23 章

胃癌：治疗

David P. Kelsen, Cornelis J. H. Van De Velde, Bruce D. Minsky

临床表现

在西方国家，大多数被诊断为胃癌的患者均有临床症状。这就意味着这部分患者的病变诊断时已经是进展期。与胃癌相关的症状一般不具有特征性，诸如伴有消瘦的食欲不振、乏力、轻度、中度上腹疼痛。10%~15%的患者可以出现呕血[1]。上腹部疼痛进食后缓解可能是由溃疡性病变引起，经常与良性溃疡相混淆。胃近端病变可能引起吞咽困难，胃远端病变可能引起胃流出道梗阻。

体格检查时可能发现的体征有：如果发生腹膜转移，可能出现腹水，或者于左上腹触及包块。上述体征说明病变已为局部晚期或已发生远处转移。出现黄疸意味着由于门静脉或肝固有动脉旁淋巴结转移造成了胆道梗阻。在女性患者，有时胃癌的首发体征是卵巢转移瘤(Krukenberg 氏瘤)或于直肠指诊时触及到盆腔包块。与其他腹部恶性肿瘤一样，胃癌可能转移到左锁骨上淋巴结，极少数情况下可能转移至左腋窝。脐周转移(Joseph 氏结)可能是原发性胃癌或复发性胃癌的唯一体征。如果发生锁骨上转移，可以很容易进行针吸活检以明确诊断。总之，胃癌的症状经常为非特异性和不明确的。体检时发现阳性体征往往意味着肿瘤已属晚期并不可治愈。在缺乏有效的预防和普查措施的情况下，临床发现的大多数胃癌病例已属晚期。

胃癌的诊断和临床分期已在前面有关章节详述。上消化道内窥镜检查配合活组织病理检查可以获得初诊患者的组织学诊断。至于病变的胃外浸润、转移情况需要借助腹部 CT 扫描、盆腔 CT 扫描同时可能发现腹水或卵巢转移。贲门或食管胃连接处肿瘤应该进行胸部 CT 扫描。超声内镜检查可以提供肿瘤浸润深度(T)的信息，但是对胃周淋巴结转移诊断的准确率不高。对于体检或 CT 扫描不能明确的远处转移病例，腹腔镜检查可以明确腹膜转移及肝转移，可以于准备行根治性手术治疗开腹前进行，一旦发现腹膜或肝转移可以避免不必要的开腹术；也可以于新辅助化疗开始前进行。PET-CT 越来越广泛地应用于肿瘤的临床分期(详见第 22 章以及本章的有关内容)。

外科治疗

在 19 世纪，胃癌是最常见的恶性肿瘤，大量患者死于上消化道梗阻。1881 年 Billroth 成功地实施了首例胃切除术。事实上他同时也切除了胃周围肿大的淋巴结，因此被认为是第一个实施胃淋巴结清扫的医师[2]。该患者于手术后 14 个月死于肿瘤复发。1889 年 Mikulicz 实施了胃切除术+胃周淋巴结清扫，必要时切除胰尾[3]。Cuneo 于 1900 年、Jamieson 于 1907 年分别采取注射染料方法对胃的淋巴引流进行了基础研究。Jamieson 将胃周淋巴结分为 10 组，与现行的日本分组有惊人的相似[4]。不幸的是，当时没有人意识到上述两位作者工作的重要性。

Pack 和 McNeer 在研究了 1900 年代 298 例全胃切除病例后发现，术后死亡率高达 37.6%，因此认为全胃切除术不可取[5]。从此以后，有关那种胃切除方法可以使患者获得最佳生存和最小的手术风险的争论持续进行。有作者回顾了英文出版的有关文献，胃癌的手术切除率由 1970 年以前的 37% 上升至 1990 年前的 48%(表 23.1)[6,7]。胃癌患者手术治疗后的 5 年生存率也由 1970 年以前的 21% 升高至 1990 年前的 28%，其中接受根治手术患者的 5 年生存率由 38% 升

表 23.1

胃癌手术切除率、住院死亡率和患者的 5 年生存率

年代	手术切除率 (%)	死亡率 (%)	5 年生存率 (%)
1960 年以前	–	25	19.4
1970 年以前	37.1	15	38
1980 年以前	52.7	13	52
1990 年以前	47.7	4.6	55

Data from Macintyre IMC, Akoh JA. Improving survival in gastric cancer. *Br J Surg* 1991;78:771–776; Akoh JA, Macintyre IM. Improving survival in gastric cancer: review of 5-year survival rates in English language publications from 1970. *Br J Surg* 1992;79:293–299.

高至 55%[6]。来自日本的报告显示胃癌患者可获得更好的疗效。报告显示胃癌患者接受根治性手术的比率与患者的 5 年生存率在同步逐年上升[8]。迄今,胃癌外科治疗领域存在的最大争议是胃周淋巴结清扫范围,日本学者认为清扫淋巴结对胃癌患者的预后至关重要。

手术方法

日本胃癌外科研究组(Japan Research Society for the Study of Gastric Cancer, JRSGC)制定了标准的胃癌外科治疗及病理诊断规范[8]。该规范同样被美国癌症协会 (American Joint Committee on Cancer, AJCC) 和国际抗癌联盟 (International Union Against Cancer, UICC)第四版肿瘤分期推荐[9,10]。在这些规范中,将胃周围淋巴结分为 16 组(图 23.1)。一般而言,围绕胃周围,即沿胃小弯(No.1、No.3、No.5)、胃大弯(No.2、No.4、No.6) 的淋巴结为第一站淋巴结 (N1);胃左 (No.7)、肝总 (No.8)、腹腔干 (No.9) 和脾 (No.10、No.11) 血管周围淋巴结为第二站淋巴结(N2)。另外,根据肿瘤的具体部位,上述分法还有部分调整。对 No.13 至 No.16 组淋巴结(N3、N4)的进一步清扫属于

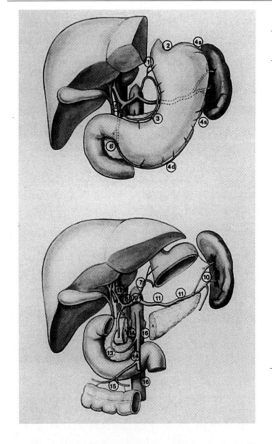

根据日本胃癌研究协会制定的胃周淋巴结分组

分组	A, AM	M,MA,MC	C,CM	CMA
N1		1	1	1
			2	2
	3	3	3	3
	4	4	4	4
	5	5		5
	6	6		6
	1	2^α	5	
			6	
N2	7	7	7	7
	8	8	8	8
	9	9	9	9
		10^α	10	10
		11	11	11
N3	2			
	10			
	11			
	12	12	12	12
	13	13	13	13
	14	14	14	14
N4	15	15	15	15
	16	16	16	16

胃周淋巴结的解剖分组

1.贲门右	7.胃左动脉	13.胰腺后方
2.贲门左	8.肝总动脉	14.肠系膜根部
3.胃小弯	9.腹腔动脉干	15.横结肠系膜
4.胃大弯	10.脾门	16.腹主动脉
5.幽门上	11.脾动脉	
6.幽门下	12.肝十二指肠韧带	

图 23.1　淋巴结部位和分组。 A:远端 1/3;C: 上 1/3;CMA: 累及全胃; M: 中 1/3。^a 只在全胃切除的病例进行清扫。

扩大手术范围。根据淋巴结清扫范围的大小依次从 D1 至 D4。D1 手术范围包括切除部分胃（或全胃）以及大、小弯网膜。只有在肿瘤侵犯时才同时切除脾及胰尾。D2 手术范围包括大网膜囊连同横结肠系膜前叶，同时还包括第二站淋巴结。以前认为 D2 根治术还应该包括脾及胰尾，以便彻底清除属于第二站的 No.10 和 No.11 淋巴结。根据临床试验结果，常规切除脾及胰尾不能提高患者的生存，反而提高了手术并发症发生率及死亡率。

解剖学将胃分为近端、中部及远端 3 个部分。肿瘤位于远端 2/3 时，可以采取胃大部切除。在西方国家，很久以来标准的胃癌手术是全胃或部分胃切除+大网膜和胃周围淋巴结（D1）。住院死亡率（一般定义为手术后 30 天内死亡）在逐年下降。1970 年以前，中位死亡率为 15%，20 世纪 80 年代降至 4.6%（表 23.1）[7]。根治手术后患者的 5 年生存率也由 1970 年以前的 38% 提高到 20 世纪 80 年代的 55%[6]。美国外科协会统计了 18 365 例患者，手术切除率为 77.1%，术后死亡率为 7.2%，5 年生存率为 19%。上述病例中，D2 手术仅占 4.7%，分期相应的 5 年生存率分别为：I 期：50%；II 期：29%；III 期：13%；IV 期：3%[11]。日本的医学中心报告的 5 年生存率均高于 50%，根治手术率高于 70%，住院死亡率为 2%[6,12,13]。日本的报告显示与分期相应的 5 年生存率分别为：I 期：96.6%；II 期：72%；III 期：44.8%；IV 期：7.7%[12]。手术技巧是造成上述差别的主要原因。与西方国家比较，在日本，全胃常联合相邻脏器"整块"切除，而且标准的扩大淋巴结清扫是常规。日本学者认为扩大的手术切除范围是影响分期相关的生存差异的主要原因[14-16]。其他因素可能也影响治疗效果，诸如：日本的患者年龄偏低，确诊时伴发疾病（心血管疾病等）少；肥胖患者相对少；由于普查等措施早期病变多；分期漂移（部分西方学者认为许多在日本诊断的早期癌，如果按照西方的标准只是不典型增生）；以及日本医师采取的激进的化疗方法。1990 年以来，西方国家也普遍开展了 D2 手术。来自德国、英国、挪威和美国的非随机胃癌研究报告手术死亡率为 4%~5%，并发症发生率为 22%~30.6%；D2 手术患者的 5 年生存率为 26.3%~55%（表 23.2）[17-20]。造成上述差异的原因可能是各组研究采取 D2 的定义不同。与采取了 D1 手术的患者比较（通常是历史对照），虽然并发症有所增加，但是 D2 手术可以获得较好的预后。即使在西方国家，D2 手术同样可以提高患者的生存率，但是与日本的报告还存在差距。

基于以上数据，有 4 个随机化临床研究对 D1 和

表 23.2

D1 和 D2 手术: 非随机和随机化临床研究

文献	年代	研究类别	D1 No.	发病率 (%)	死亡率 (%)	5 年生存率 (%)	D2 No.	发病率 (%)	死亡率 (%)
Siewert[17] 德国	1986~1989	MC, Pros	558	29	5.2	51.2	1096	30.6	5.0
Sue-Ling[18] 英国	1970~1989	SI, Pros					207	22	5.0
Viste[29] 挪威	1980~1990	SI, Retr	78	37	13	30	105	30	4
Wanebo[20] 美国	1982~1987	MC, Pros	1529			30	695		
Dent[21] 南非	1982~1985	SS, Rand	22	22	0	69	21	43	0
Robertson[22] 香港	1987~1991	SI, Rand	25	0	0	45	30(D3)	58.6	3.3
Cuschieri[24] 英国	1987~1994	MC, Rand	200	28	6.5	35	200	46	13.0
Hartgrink[23] 荷兰	1989~1993	MC, Rand	380	25	4.0	45	331	43	10.0

MC：多中心；Pros：前瞻性研究；SI：单中心；Retr：回顾性研究；SS：单个外科医师；Rand：随机化研究。

D2 手术进行了比较(表 23.2),第一个是由 Dent 等完成的,该研究仅包括 43 个病例[21]。21 个采取 D2 术式病例中,无手术死亡,但是手术并发症、住院时间和输血量均高于 D1 组。两组患者的生存率无差异。由 McKenzie 和 Robertson 完成的研究包括了 55 个胃癌病例;其中 25 例采取了 D1 胃大部切除+大网膜切除,30 例胃窦癌患者采取了 D3 全胃切除+脾胰尾切除[22]。D3 组一例因腹腔感染死亡。D3 组手术并发症明显高于 D2 组,因为半数患者发生了膈下脓肿。随访结果证实 D1 手术患者的预后明显好于 D3 手术患者。上述两个临床试验均未能证实扩大淋巴结清扫可以使患者获益。此后两个较大规模的、比较 D1 和 D2 手术的随机化多中心临床研究公开发表了,他们是荷兰胃癌临床试验(Dutch Gastric Cancer Trial, DGCT)[14,23]和英国医学研究委员会胃癌外科临床试验 (British Medical Research Council Gastric Cancer Surgical Trial, MRC)[24]。

荷兰胃癌临床试验

荷兰全国 80 家医疗单位参加了该随机化临床试验,旨在比较 D1 和 D2 术式对手术并发症、住院死亡率、患者的预后以及累积复发率的影响。1989~1993 年,共计 996 位胃癌患者经过随机化分配到不同治疗组,711 例采取了根治性手术(380 例接受 D1 术,331 例接受 D2 术),285 例采取了姑息性手术治疗。根据 JRSGC 规范定义的 D1 和 D2 进行手术。由于该规范在荷兰并非常规应用,因此研究者邀请了一位有丰富胃癌外科治疗经验的日本医师分别指导参加试验的荷兰医师。试验进行期间采取连续的质量监控,以保证淋巴结清扫范围达到 JRSGC 规范的要求。主要措施是根据规范要求保证病理检出的淋巴结数目和站别[25]。如果清扫的淋巴结超出了规范规定的范围,称之为"污染"。如果清扫的淋巴结未达到规范要求,称之为"顺从性差"。上述两种情况可能发生在 D1 和 D2 组。D1 组的"污染"病例和 D2 组的"顺从性差"病例均可能导致对试验阳性结果的削弱。

采取了根治性手术后,D2 组患者手术死亡率高于 D1 组 (分别为 10%和 4%,$P=0.004$)。与 D1 组比较,D2 组患者的手术并发症也明显升高 (分别为 43%和 25%,$P<0.001$),同时延长了 D2 组患者的住院时间。出血(D2:5%,D1:2%)、吻合口漏(D2:9%,D1:4%)、腹腔感染(D2:17%,D1:8%)是最常见的手术并发症。经过长期随访,中位随访时间 11 年(6.8~13.1 年)。术后 11 年时 D1 组患者的生存率为 30%,D2 组为 35%($P=0.53$)。D1 组的复发风险为 70%,D2 组为 65%($P=0.43$)。如果排除了住院死亡的因素,D1 组患者的生存率为 32%($n=365$),D2 组为 39%($n=299$,$P=0.10$)。比较这两组患者($n=664$)的复发风险时,D2 组稍占优势($P=0.07$)。

对 711 例病例进行单因素分析时发现,D1 与 D2 组的任何分层分析中均未获得生存有益的结果。对淋巴结清扫范围与相关因素的分析也未获得阳性结果。仅有的阳性结果是 N2 患者可以于 D2 手术中获益,如果去除了住院死亡率的因素,采取的 D2 手术的 N2 患者可以获得(与 D1 手术比较)显著的提高生存和减少复发的优势($P=0.01$)。而其他淋巴分期的患者无阳性结果(N0 $P=0.42$;N1 $P=0.31$;N3 $P=0.24$)。此外,在手术后 11 年分析,淋巴结清扫数目小于 15 枚,15~20 枚以及大于 25 枚的患者之间均无生存差异。

英国医学研究委员会:胃癌外科临床试验

英国医学研究委员会组织了旨在比较 D1 和 D2 的前瞻性随机化临床研究。所有病例在腹腔镜分期的基础上随机分组,登记的经组织学证实的胃腺癌病例共计 737 例。其中的 337 例经腹腔镜检查发现有远处转移,剩余的 400 例随机分配到 D1 和 D2 组,每组 200 例。结果发现,D2 组患者手术死亡率明显高于 D1 组(分别为 13%和 6.5%,$P=0.04$)。D2 组患者的手术并发症的发生率也显著高于 D1 组 (分别为 46%和 28%,$P<0.001$)。该临床试验中,吻合口漏(D2:26%,D1:11%),心血管并发症(D2:8%,D1:2%)和呼吸系统并发症(D2:8%,D1:5%)是最常见的。D1 患者的 5 年生存率为 35%,D2 患者为 33%[24]。

上述临床试验中,MRC 和 DGCT 显示出相近的趋势。虽然两个临床试验随机的时间点不同,MRC 无质量控制,但是两个临床试验都证实 D2 组患者较 D1 组的手术死亡率和并发症均显著增高。此外,扩大淋巴结清扫未能改善患者的生存。上述随机化临床试验的结论是对于西方的胃癌患者,在新的随机化临床试验结果出来前,不主张采取标准的扩大(D2)淋巴结清扫术[14,24]。

有关淋巴结清扫范围的争论有结果了吗?

最近来自台北的包括 221 例胃癌病例的随机化临床试验证实,扩大淋巴结清扫可以使患者的生存获益(分别为 53.6% 和 59.5%)[26]。最重要的是该试验的手术死亡率低。一般而言,胃癌年均手术量大的医学中心可以做到这一点,同时也被日本的一组随机化临床试验所证实。但是, 在第一次公布其结果时,即 2006 年 ASCO 摘要 LBA 4015[27],结果显示虽然两组(D1,D2)的手术死亡率均为 0.8%,但是 D2 术式并无生存优势。意大利胃癌研究组(Italian Gastric Cancer Study Group, IGCSG)的结果与台北的有相似之处[28]。结果提示,在年均手术量比较大的医学中心采取保留胰腺的 D2 胃切除术安全可靠,扩大的淋巴结清扫术在选择的胃癌病例可以改善患者的预后。

外科预后影响因素

除了 D1 与 D2 术式以外, 其他胃外科因素对患者预后的影响仍具争议。具体包括胃切除范围(次全和全胃),胰尾及脾切除,分期及分期漂移,患者的选择以及术者的手术经验等。

全胃与胃次全切除术

手术范围是影响外科并发症的主要因素之一,这也被多项临床研究所证实。一项在挪威进行的临床研究证实胃次全切除的并发症显著低于全胃切除(分别为 28% 和 38%),而近端胃次全切除的手术并发症最高(52%)[29]。来自德国的研究同样证实了胃次全切除和全胃切除的并发症差异 (分别为 23% 和 48%)[30]。Gennari 等发现,采取胃次全切除后,在降低手术并发症的同时并未对患者的预后产生负面影响[31]。综合了 15 项临床研究结果,只要能保证安全的切缘,远端胃切除术应该作为标准的术式。在 DGCT 和 MRC 研究中,D1 和 D2 术式中胃次全切除组的住院死亡率(3% 和 7%)显著低于全胃切除组(5% 和 14%)[23,32,33]。两项研究中胃次全切除组的手术并发症也较低。在 DGCT 研究中,这种差异有显著性。Songun 等对 DGCT 试验病例的手术切缘情况进行了研究[34]。在可评价的病例中切缘阳性率达 5.9%。其与肿瘤的 T 分期、N 分期、肿瘤部位以及肿瘤的分化程度显著相关。切缘阳性患者预后极差。上述结论提醒临床医师,对于计划采取根治性手术的患者,特别是对于分化差的、印戒细胞癌等胃癌病例,应该在术中进行冰冻检查,以确保手术切缘阴性。基于上述原因,对所有分化较差的胃癌病例采取全胃切除术的观点值得商榷。

胰腺−脾切除术

胃癌手术同时切除脾、胰腺或切除脾胰尾是造成手术并发症的重要因素。虽然个别研究未发现有显著性差异[35],但是绝大多数研究均证实脾、胰腺切除是造成手术并发症和死亡率的显著因素[19,36,37]。两项日本的研究发现,全胃联合脾胰尾切除未对患者的生存提供任何益处,相反增加了患者的手术并发症[35,39]。在 DGCT 研究中,胰腺切除和胃切除方式是影响手术主要并发症的显著因素[37]。采取胰腺及脾切除术虽然能够增加淋巴结的清扫数目,但是也伴随着由于吻合口漏、腹腔感染和胰漏引起的败血症的增加[39]。

单纯脾切除也能增加手术并发症, 因此应该尽量避免[33,40]。采取 D2 胃次全切除的病例吻合口漏的发生率显著增高。合理的解释可能是由于 D2 术时要从根本结扎胃左动脉,结果残胃的血供仅靠胃短动脉。D1 术时胃左动脉的结扎位置更靠紧胃侧,因此对残胃的血运影响较小。此外,免疫方面的因素也起一定作用。首先,脾切除本身对免疫系统造成一定影响[41,42]。其次,由于失血量增加,输血也造成了免疫抑制[43-45]。Yu 等报告了一组随机化临床试验,显示脾切除对患者的生存无益[46]。

肿瘤分期

肿瘤的分期是影响患者预后的重要因素。虽然并非所有临床研究均能证实肿瘤的大小是影响患者预后的独立因素[47,48]。但是,随着肿瘤浸润深度的增加,可以看到明显的预后负相关性[15]。伴随肿瘤浸润深度的增加,患者淋巴结转移数目稳定增加:肿瘤浸润至固有肌层时淋巴结转移率为 45.7%,当肿瘤直接侵犯相邻脏器时,淋巴结转移率高达 79.6%。此外,随着肿瘤浸润深度的增加, 更容易转移至第 2、3、4 站淋巴结[49]。

远处转移与患者预后有非常显著的相关性。随着转移淋巴结站数的增加(N1、N2、N3),患者的 5 年生存率呈显著性下降。当 No.13 淋巴结发生转移时,患者的 5 年生存率为 0[49]。在 DGCT 中,对 N4 淋巴结阳性的病例而言,手术是不可治愈的。在日本进行的临床研究中证实,采取扩大淋巴结清扫(清扫 No.7~No.12 和 No.16 淋巴结),患者的获益率为 0~10.5%[49]。如前述,在欧洲进行的随机化临床试验并未证明这一点[14,32]。日本学者正在进行两项有关 D2+

淋巴结清扫的随机化临床研究,结果最早将在 2008 年以后获得[50]。

淋巴结分期和"分期漂移"

临床上推荐的 JRSGC 和第四版的 AJCC/UICC 胃癌分期有相似之处[8-10]。绝大多数临床研究均采用上述分期方法。第五版 UICC 的 TNM 分期将 N 分期按转移淋巴结的数目而非既往的按转移部位分期[51,52]。第六版的 AJCC 详见于第 22 章。新分期有 3 处明显改动:

1. 病理科医生可以根据切除的标本进行独立分期,而不是根据外科医师制备好的标本或各组淋巴结的情况;

2. 删除了转移淋巴结与原发灶距离的概念;

3. 病理组织制备步骤有所简化,不必将不同站别的淋巴结分别包埋。

Hermanek 等比较了新分期与老分期后发现,新分期法在预测患者生存有明显的优势[53]。正在进行许多研究旨在比较新老分期的优劣。DGCT 的数据也被用于这方面的研究。

随着更精确的分期方法的临床应用,凸显出所谓的"分期漂移"现象[54]。作为扩大淋巴结清扫的结果,相当一部分病例被归为更晚的分期("分期后移")。虽然其预后可能是一样的,但是如果不进行扩大淋巴结清扫,这部分病例的分期可能发生"分期前移"。这样一来,采取扩大淋巴结清扫术的病例,每个分期患者的预后均能获得改善。同理,进展期患者的比例将增加。有人认为这种"分期漂移"现象是造成日本与欧洲胃癌患者预后差异的原因之一[52]。

在 DGCT 研究中,采取 D1 和 D2 术的 II 期患者的 5 年生存率分别为 38% 和 43%。采取 D1 和 D2 术的 IIIA 患者的 5 年生存率分别为 10% 和 29%[14]。因此,采取 D2 术的病例中,其中的 30% 发生了"分期漂移"。通过观察到的 5 年生存率,经过计算发现,由于"分期漂移"造成 UICC TNM 分期相关的生存率下降:I 期 8%;II 期 6%;IIIA 6%;IIIB 12%[55]。在一项大规模的德国临床研究中,采取 D2 术患者其 5 年生存获益率最高的是 II 期和 IIIA 期(II 期:标准根治术为 27%;扩大根治术为 55%;IIIA 期:标准根治术为:25.3%;扩大根治术为 38.4%)[17]。II 期和 IIIA 期患者采取 D2 手术的生存率明显(近似明显)优于 D1 手术,现在认为主要造成了"分期漂移"。

患者选择

由于人口老龄化的因素,欧洲的胃癌患者普遍年龄偏大。根据人口统计学分析,荷兰 1982~1992 年度确诊为胃癌的患者中,27% 患者年龄是在 80 岁以上[56]。Kranenbarg 等分析了一组老年人胃癌病例后发现,不同年龄组之间手术切除率和肿瘤根治度无显著差异。但是,随着年龄的增加,尤其是 75 岁以上的老年人,手术死亡率相应增加(表 23.3)[57]。老年患者实

表 23.3

荷兰胃癌临床研究中患者年龄对 D1 与 D2 术式患者预后的影响

年龄(岁)	<65	65~69	70~74	75~79	>80
病例数	444	192	166	143	51
切除率 (%)	88	86	84	88	90
治愈率 (%)	82	80	85	82	78
手术(死亡率%)					
D1 (%)	50 (0.6)	56 (4.1)	59 (5.7)	49 (8.0)	69 (12.0)
D2 (%)	50 (5.0)	44 (8.6)	41 (12.5)	51 (20.8)	31 (18.2)
胃切除术(死亡率%)					
全胃 (%)	35 (3.6)	39 (7.7)	35 (10.4)	34 (30.2)	27 (27.3)
胃次全 (%)	65 (3.5)	61 (8.0)	65 (6.6)	66 (9.6)	76 (11.4)
总死亡率 (%)	3.6	7.9	7.9	16.7	15.2
5 年生存率 (%)ᵅ	62	44	44	42	22

ᵅ根治性手术后。

施 D2 手术时住院死亡率明显增加。多因素分析发现,与青年患者比较,65 岁以上老年人的住院死亡危险系数为 4.35[33]。此外,65 岁以下患者的 5 年生存率也优于老年组。一些研究未证实年龄本身与预后的相关性[58]。笔者认为,虽然不能将老年人列为胃癌手术的禁忌,至少对于西方 70 岁以上患者,应该尽量避免扩大淋巴结清扫手术。

Maruyama 等搜集了 3040 例胃癌病例的临床病理数据,经过计算机进行数据处理[59],建立了一个评估系统,根据肿瘤的大小、位置、浸润深度(术前根据内窥镜、上消化道气-钡对比造影或超声内镜综合判断),可以精确推算出 16 组淋巴结转移的可能性。其前提是采取规范的淋巴结清扫。Peeters 等采用这个系统评估了西方患者[60]。经过对荷兰临床试验(比较 D1 和 D2)数据进行双盲、回顾性分析后发现,凡是具有低 Maruyama 指数(Maruyama Index, MI)手术的患者预后显著优于高 MI 手术的患者。MI 与患者预后之间存在一个"剂量-反应"效应。我们提倡常规应用 Maruyama 系统评估患者各组淋巴结转移的风险,这样在术前或术中就能指导进行个体化的淋巴结清扫,从而获得低 MI 手术的机会。

经验和学习曲线

在西方国家,由于胃癌发病率较低,此外 H_2 受体拮抗剂的应用显著降低了良性溃疡的发生率,因此外科医师进行胃切除的机会越来越少。即便如此,手术仍是可能治愈胃癌的唯一手段。在过去的数十年间,随着手术技术的进步,术后死亡率和并发症率显著降低。这其中麻醉技术、代谢管理和临床营养的进步也发挥了重要作用。由于扩大根治术是提高患者生存的最重要手段,因此手术技巧是否会影响生存的因素被提到议事日程[61]。

McCulloch 等回顾分析了 17 位外科医师完成的 206 例胃癌手术的数据后,发现在不同医师之间,无论是在判断肿瘤切除的可能性、手术范围,还是吻合口漏、手术死亡率等均存在显著差异[62]。在该研究中,虽然外科医师的手术量不是影响预后的显著因素,但是结论提示由少数有经验的外科医师完成所有的胃癌手术可能改善患者的预后。在德国胃癌研究中,外科医师的经验也列入研究内容[30],由实习医师在上级医师指导下完成的胃癌手术的患者,其吻合口漏的发生率显著高于由有经验医师完成手术的患者(19% 比 6%)。在 DGCT 研究中,所有 D2 手术均由指定的外科医师完成,几乎所有的 D1 手术均要求参加研究医院的项目负责医师参加。被指定的外科医师在参加研究前至少有 D2 手术的经验。为了使参加研究的手术标准化,指定的医师由一个经验丰富的日本医师进行培训[23]。在培训过程中,每位医师平均进行了 41 个 D2 手术(范围,23~61)(表 23.4)。指定医师之间,指定医师和日本指导医师之间,在手术并发症和死亡率方面没有明显差异[64]。单因素和多因素分析均未获得指定医师有学习曲线的证据[33]。McCulloch 根据他自己

表 23.4

331 例 D2 手术不同手术医师间的并发症和死亡率

指定医师序号[a]	D2 手术例数	并发症	住院死亡率
1	61	23 (38%)	7 (12%)
2	49	22 (45%)	4 (8%)
3	38	18 (47%)	4 (11%)
4	36	11 (31%)	5 (14%)
5	31	13 (42%)	3 (10%)
6	30	12 (40%)	1 (3%)
7	29	17 (59%)	4 (14%)
8	23	19 (39%)	2 (9%)
M.S.	34	17 (50%)	2 (6%)

M.S.: 日本指导医师。

[a] 指定医师的序号是根据完成的手术量排序的。

的经验发现，至少经过 30 例淋巴结清扫手术才能达到一个平台[65]。在一个为期 3 年的有关 D2 手术学习曲线的前瞻性临床研究中，第 3 年时发现手术并发症和手术死亡率开始显著降低。结果提示达到平台的"学习曲线"至少为 18~24 个月，或 15~25 例手术。除了手术技术外，患者的选择和适度的淋巴结清扫范围也对患者较好的预后有贡献[66]。McCulloch 逐渐放弃了胰腺及脾切除，仅改变手术策略也能改善患者的预后。学习曲线对不同的外科医师是不同的，有的医师时间短，有的医师时间长。因此，不同的医师达到平台期所需的手术例数或时间是不同的。不能不承认外科技巧是需要天赋的。有针对性的培训的效率远高于自学。

不同医院胃癌的治疗经验也影响手术的质量。如果比较日本 (845 例)、德国 (564 例) 和荷兰 (50 例) 不同医院胃癌的疗效，可以看到日本的胃癌患者的疗效显著优于后者。东西方的这种差异曾被广泛讨论[15,18,59]。德国的医院和荷兰年手术量较少的医院比较，患者的疗效无显著差异。Begg 等分析了医院年手术量对胃癌手术死亡率的影响[67]，在一组 5013 例年龄大于 65 岁胃癌患者的队列分析中发现，医院年手术量是影响手术死亡率的非常显著的因素。在德国胃癌研究中共有 19 所医院参加，总病例数为 1654 例 (每个医院完成 12~243 例)。该研究的多因素分析发现，医院的胃癌治疗经验是影响手术并发症和死亡率的显著因素[30]，与 McCulloch 的研究结果一致[62,66]。

外科治疗小结

自从 1881 年 Billroth 首次成功进行胃切除手术以来，开展了大量的临床研究，促进了胃癌手术的发展，提高了患者的疗效。进入新世纪以来，在循证医学的原则下，要求充分评估每位患者的风险-收益率，使其获得最佳治疗。病变的程度、手术操作以及患者的选择都对治疗的效果产生重要的影响。

JRSGC 提供了标准的外科手术及病理学检查的规范[8]。有了统一的标准，外科医师可以有章可循，在胃癌的话题上就有了共同语言。这为比较不同研究的疗效创造了条件。即便如此，胃癌治疗的结果仍可能存在差异，外科因素、患者因素、肿瘤本身的因素以及与治疗相关的因素都会影响上述差异。

在过去的数十年间，胃癌手术切除率在逐年提高，这一结果不仅归功于早期病例的增加，还与手术技术的进步密不可分。应该避免两种倾向，有些医师对胃癌预后的悲观情绪可能占上风，接诊此类病例时潜意识胃癌是几乎不可治愈疾病的观点占上风，对可能治愈手术的病例采取了姑息性手术。相反，如果对不适宜的病例采取创伤较大的外科手术，只能无谓的增加手术并发症和死亡率，不能提高患者的远期生存[68]。

肿瘤的 TNM 分期是影响患者预后的重要因素。肿瘤侵犯深度与和淋巴结转移之间呈显著的正相关。而淋巴结转移本身与患者的 5 年生存率显著相关。淋巴结转移遵循由近至远的规律[69]，转移的淋巴结距原发灶的距离与患者的生存直接相关[49]，由此引发的问题是究竟哪些患者能从扩大淋巴结清扫术中获益。

扩大淋巴结清扫术 (D2) 在日本是标准的胃癌根治术式，临床研究结果也是令人鼓舞的。虽然其结果与日本的研究无可比性，但是在西方国家进行的非随机临床试验显示 D2 手术似乎能获得较好的结果。如上所述，在西方国家进行的两项大宗随机化临床试验 (DGCT 和 MRC) 也比较了 D1 和 D2 淋巴结清扫术[23,32]，并且已获得最终结果[14,24]。两项研究结果均显示，接受 D2 手术的患者术后并发症及死亡率显著增高，其生存率也未获得明显的提高。结论是对于西方患者，一般不主张采取 D2 淋巴结清扫术。

荷兰的研究显示接受 D1 和 D2 术式患者平均 5 年生存率为 45%，其结果明显优于既往在西方进行的临床试验。从研究中获得的经验是，精心地选择患者、采取成熟的手术技术、适度的清扫淋巴结以及强化术后管理是获得理想疗效的保障。

对远端胃癌采取胃次全或全胃切除术历来是临床争论的话题。既往的研究证实，胃次全切除在获得相同疗效的前提下降低了手术并发症。经验表明，只要规范操作，完全可能获得阴性切缘。切除标本前应该常规进行冰冻活检。所有的临床研究均提示，脾及胰腺切除均导致了手术并发症和死亡率的增加，最终缩短了患者的生存期。因此，对于西方患者而言，除非由于肿瘤直接侵犯脾门和(或)胰腺而影响肿瘤的根治，否则应该尽量避免采取脾及胰腺切除。

对西方患者而言，年龄是影响预后的重要因素。虽然各年龄组之间在肿瘤的切除率和根治率方面并无差异，但是随着患者年龄的增加，手术并发症和死亡率随之增加，生存率随之下降。

No.16 组淋巴结 (N4) 转移或腹腔液瘤细胞阳性的患者预后不良，因此对这些患者尽量避免不必要的扩大根治术。

外科医生的手术技巧也是影响患者疗效的因素。德国胃癌临床试验发现,手术经验不同的外科医师实施的手术病例,患者的预后存在显著差异,这一点在吻合口漏的发生率方面尤为突出。其他临床试验未能证实上述论点。虽然西方国家患者手术并发症的发生率高于日本患者,但是有趣的是,由日本医师手术的西方患者与由西方医师手术的西方患者之间在手术并发症与死亡率方面并无统计学差异[63]。由此得出的结论是,西方患者与日本患者之间存在的差异并非由外科医师的手术技巧造成的。此外,McCulloch 也总结出了胃癌手术的学习曲线[62,66]。这可能是为什么手术经验丰富医院的患者手术并发症及死亡率低的原因之一[70]。获得比较满意治疗效果的其他原因可能还包括严格的患者选择、精确的病理分期 (分期漂移现象)、准确的术前分期以及可能采取的(新)辅助化疗等。大的肿瘤中心报告的手术死亡率可能控制在很低的水平,因此胃癌的治疗应该采取多学科协作,以中心的形式,吸纳各个学科专家,针对每位患者制定最佳的治疗方案,以期获得最佳疗效。手术前对病变和患者全身状况的评估,以及严格的围术期管理与手术本身同等重要[33]。随着对基因组特性和遗传背景的深入了解,在不远的将来有可能预测疾病的特异性预后,这样对不同复发风险的患者采取不同的治疗方法,使患者最大获益。

胃癌的复发和转移途径

掌握胃癌复发和扩散的途径有利于制定合理的治疗措施,包括全身或局部(腹腔内)化疗和放疗。恶性肿瘤的局部治疗是最重要的,可以采取广泛的手术切除,放射治疗(有时可以结合化疗增敏)属于局部治疗措施。但是,诸如胃癌,特别是进展期的病变本身已经具有远处播散的可能性,仅采取外科手术(或其他局部治疗措施)恐怕不能获得满意的远期疗效。

文献中对新诊断的患者和曾经采取根治性手术的患者,其转移和复发途径均进行了深入的研究。来自日本的许多研究,分析了不同部位胃癌的淋巴结转移规律,其结果用于指导对早期病例采取相应范围的淋巴结清扫。如前所述,Maruyama 等深入研究了不同组淋巴结发生转移的概率[69],在该研究中,淋巴结总的转移率为 49%,淋巴结转移的可能性是基于

对肿瘤的原发部位(近端、中段、远端)以及具体位置(大弯侧、小弯侧;前壁、后壁)的分析获得的。研究发现,胃周淋巴结转移遵循由近至远的规律。根据 Maruyama 等建立的数据库,可以推算出某一具体肿瘤远处淋巴结发生转移的概率。这个数据库可以指导具体病例手术切除的范围。Sunderland 等分析了近端与远端胃癌发生淋巴结转移的规律[71],发现近端病变较远端更容易发生淋巴结转移。病灶在胃壁内的播散程度也存在很大差别。当肿瘤侵犯了胃壁内淋巴系统时,即可能播散至食管远端和十二指肠近端。如前所述,手术切缘残留也称为 R1 手术(局部复发率极高),主要原因是胃壁内淋巴管受累。肿瘤向胃壁深层浸润增加了腹腔内肿瘤播散的机会。胃癌病例腹腔灌洗液瘤细胞阳性意味着患者的预后不良[72]。在 DGCT 研究中,对 535 例胃癌患者采取了腹腔脱落细胞检查,457 例(85%)为根治性手术,78 例(15%)为姑息性手术。胃浆膜和淋巴结受累与腹腔游离癌细胞阳性(分别 12.4% 和 7.5%)呈显著相关性。无论是否采取了根治性手术,腹腔游离癌细胞阳性的患者预后均不良。

Kodera 等[73]分析了 90 例胃癌经开腹术获得的腹腔液标本,采取定量 RT-PCR 方法测定了 CEA mRNA 的水平。经过平均 2 年的随访,13 例发生临床证实的腹腔转移。开腹探查时,常规腹腔脱落细胞检查对确定腹腔转移的敏感性为 31%。CEA mRNA 检测的准确率更高(敏感性为 77%,特异性为 94%)。因此,腹腔灌洗液定量 RT-PCR 检测 CEA 水平是一种预测腹腔内肿瘤复发的有效方法。Hayes 等进行了同样的研究,首先在实施腹腔镜检查时从 85 例胃癌患者收集了腹腔液标本,在肿瘤切除前再一次收集腹腔灌洗液和相应胃浆膜的刷洗液。术前灌洗液检查提示游离癌细胞阳性率为 19%,另外一小部分患者是通过开腹后胃浆膜刷洗液检查获得的阳性结果。所有阳性病例均为 T3 肿瘤。与前述研究结果一致,腹腔游离癌细胞阳性患者的腹腔复发率明显增高。由于腹腔复发常见,上述数据可能影响临床试验的设计,例如,针对某些高危患者应该采取腹腔化疗。

全身或局部辅助化疗的形式取决于采取根治性手术后可能复发的部位。通过尸检、二次探查手术以及临床检查分析胃癌手术后复发类型。早在 1951 年,McNeer 等分析了 92 例采取治愈手术胃癌患者的尸检材料[75],其中的 50% 发生局部复发,主要部位为残胃或胃肠吻合口,另外的 21% 发生在"胃床"。仅有

13%的病例只发生远处转移。Wisbeck 等复习了 85 例原发性胃癌的尸检报告[76],其中仅有 16 人采取了潜在的根治性手术。47%的患者发生腹膜播散。肝转移也是常见的播散类型,占全部病例的 39%,肺转移发生率为 34%。

Gunderson 等复习了曾经采取潜在根治手术,后来又进行二次探查患者的临床资料[77],这组患者均无临床症状,其他有腹腔外远处转移证据的患者(如锁骨上转移)不在二次探查的范围内。无论如何,这种尝试对早期发现肿瘤复发还是有一定价值的。结果 69 例发生局部复发,其中的 42%为腹膜复发。上述结果与英国胃癌研究组的报告一致,单处采取手术治疗的胃癌患者腹膜复发率为 54%[78]。Landry 等[79]复习了 1969~1979 年在曼彻斯特总医院采取根治手术治疗的 130 胃癌病例的复发数据,大约 1/3 的复发病例是依靠临床诊断的,其余获得病理证实。虽然远处转移很常见,但是局部复发率也高达 46%,38%的病例仅发生局部复发。一半稍多的患者发生远处转移(其中包括同时有局部复发者)。绝大多数复发病灶位于腹腔内;肝转移率为 30%,腹膜转移率为 23%。作为随机化研究的组成部分,DGCT 研究比较了 D1 和 D2 术式的优劣。Bonenkamp 等评论了该研究患者治疗失败(复发)的原因。该研究共涉及 1078 例胃癌病例,其中的 289 位患者由于肿瘤复发而最终死亡。其中的 30%仅发生了局部复发;51%同时发生了局部复发和远处转移[14]。综上所述,胃癌病例最容易发生腹腔内复发或转移,即使在刚确立诊断时也是如此。最常见的腹腔内复发形式是肝转移和腹膜转移。

辅助治疗

原理

如前文所述,早期胃癌(AJCC 0 或 IA 期)患者预后良好,单纯手术后的治愈率为 70%~80%。相反进展期胃癌患者预后不良。采取潜在治愈性手术的病例,其复发的风险随肿瘤病理分期而逐渐增大。局部进展期病变(T3 或 T4)很难达到 R0 级手术的要求。由于胃癌存在高复发转移的风险,尤以腹腔内转移,特别是腹膜转移、肝转移和远处淋巴结转移。此外,还可能发生腹腔外转移。基于上述原因,以手术为主的综合治疗是合理的选择。

所谓辅助治疗是指在已经采取了潜在治愈手术的基础上辅以其他疗法,旨在进一步提高其疗效。对胃癌而言,已经进行了 R0 手术,切除了肉眼可见的病变,同时未发现有远处转移的证据。这种情况符合进行辅助治疗的要求。对采取了 R1 或 R2 手术的病例进行的其他治疗不属于辅助治疗的范畴,而是对已知残余病灶的治疗。新辅助专指在实施确切(根治)治疗措施前进行的治疗。对胃癌而言,新辅助治疗专指手术前治疗。

一般而言,术后辅助治疗应该在手术后及早开始。这种观点是有理论依据的。动物试验发现,原发病灶切除后,经标记的转移灶生长速度加快。最新数据表明这种现象可能缘于随着原发病灶被切除,阻断了由其产生的抑制血管生成因子的分泌。早期研究中系统化疗往往在手术后 8~12 周开始,延迟化疗造成潜在的转移灶迅速生长,结果延误了最佳治疗时机。

新辅助化疗概念的提出是基于胃癌病例 R0 手术率低,且手术时多存在微转移病灶现实。手术前化疗(也称之为初治化疗)是一种有价值的疗法,旨在缩小原发病灶,进而提高 R0 切除率。同时在外科干预前已对微转移病灶实施治疗。

手术后全身辅助化疗

表 23.5 概括了几宗随机化临床试验,比较了胃癌单纯手术和术后辅助化疗的疗效。所列举的均为近年来大宗临床试验。本书第一版、其他教科书以及综述已经讨论了早期发表的数据。表中所例研究还是包括相当的数量小样本研究。因此其循证医学证据尚显不足。最大宗的研究也仅有 130~160 个病例。绝大多数研究结果未提示辅助化疗的优势。

以下讨论了一些常用的新化疗方案,所有方案几乎都含有氟尿嘧啶。

含蒽环类药方案

表阿霉素和阿霉素脂质体都是常用的化疗药物,有的方案还包括丝裂霉素(MMC)。几组临床试验采用 FAM 方案或改良的 FAM 方案。Coombes 等报告了采取根治手术后接受 FAM 辅助化疗与单纯手术的疗效比较[80]:可评价病例 281 例,手术后 6 周内入组。中位随访时间 68 个月,单纯手术组和辅助化疗组患者的肿瘤复发率分别为 61%和 56%。两组无论无瘤生存率还是总生存率(辅助化疗组为 45.7%,单纯手术

表 23.5

胃癌术后辅助化疗: Ⅲ 期临床试验

研究	方案	病例数 (No)	中位生存 时间(月)	5 年生 存率(%)	P 值
MacDonald [81]	对照组	93	28	NS	0.52
	FAM	83	32	NS	
Tsavaris [84]	对照组	42	NS	81	NS
	5-Fu- 表阿霉素 -MMC	42	NS	64	
Lise [82]	对照组	159	NS	~43	0.3
	FAM	155	NS	~43	
Hallissey [83]	对照组	145	14.7	20	0.14
	RT: 4 500 cGy	153	12.9	12	
	FAM	138	17.3	19	
Coombes [80]	对照组	133	36	46	0.17
	FAM	148	36	35	
Krook [85]	对照组	61	36	32	0.88
	FA	64	34	33	
Neri [87]	对照组	68	18	13	0.01
	5-Fu- 四氢叶酸 -表阿霉素	69	31	30	
DeVita [88]	对照组	116	NS	43	0.6
	ELFE	112	NS	48	
Bajetta [90]	对照组	136	NS	48	0.8
	EAP-5-Fu-LV	135	NS	52	

对照组: 单纯外科手术; FAM: 5-Fu- 阿霉素 -丝裂霉素; NS: 未叙及; RT: 放疗; FA: 5-Fu- 阿霉素脂质体; ELFE: 表阿霉素-四氢叶酸 -5-Fu- 依托泊苷; EAP: 依托泊苷-阿霉素脂质体 -顺铂; LV: 四氢叶酸。

组为 35.4%)均无统计学差异。伴有淋巴结转移的 T3 或 T4 肿瘤患者, 辅助化疗有改善预后的趋势 (P= 0.07)。另一项临床试验是由西南肿瘤研究组 (Southwest Oncology Group)完成的, 其目的是为了验证 FAM 辅助化疗的效果:可评估病例 193 例, 其中的 100 例随机分到单纯手术组, 其余的 93 例为辅助化疗组[81]。中位随访时间为 9.5 年,两组总的生存率无统计学差异,FAM 组患者 5 年生存率为 37%,单纯手术组患者为 32%,P=0.59。Coombes 等的研究中分层分析发现辅助化疗 Ⅰ 对 Ⅲ 期病例有改善预后的趋势。在第 3 个 FAM 研究中,Lise 等将 159 例作为单纯手术组,另外 155 例接受术后辅助化疗,采用的是改良的 FAM 方案[82]。中位随访时间为 80 个月,两组患者的 5 年生存率都接近 43%,无统计学差异。患者的无疾病复发率获得了改善(P=0.02)。Hallissey 等报告了采取 3 种不同治疗措施患者的结果。第一组手术后

观察,145 例; 第二组手术后接受 45Gy 放疗,153 例; 第三组手术后接受 FAM 方案化疗,138 例[83]。化疗采取改良的 FAM 方案。结果三组间无统计学差异:对照组患者 5 年生存率 20%;放疗组患者 12%;化疗组患者 19%。

Tsavaris 等[84]观察了应用 FAM 方案和单纯观察组患者的治疗结果: 接受化疗的患者中,64%发生复发或死亡;观察组中 81%发生复发或死亡。对这组小样本病例而言,结果没有统计学差异。

Krook 等将 120 例胃癌病例分成观察组和治疗组(接受 3 疗程 5-Fu 和阿霉素脂质体)[85]。观察组患者的中位生存期为 31 个月;治疗组患者中位生存期为 36 个月。两组患者的 5 年生存率仅有微弱的差异(分别为 33%和 32%),但是无统计学意义。发生 2 例治疗相关死亡。

来自荷兰的研究者设计了一组小样本的随机化临

床研究，化疗采用 FAMTX（5-Fu- 阿霉素 –甲氨蝶呤）[86]。招募了 56 例患者，但是由于疗效差而提前关闭。治疗组采取术前 4 疗程化疗，对照组仅采取手术治疗。试验最初设计每组 225 例，在入组 100 例后进行了中期分析。具体内容包括新辅助化疗是否能提高根治性切除率和无病生存率。FAMTX 组和单纯手术组患者的 R0 切除率分别是 56% 和 62%。新辅助化疗无显著的"降期"作用。另外，FAMTX 组患者还出现了诸如白细胞降低等化疗毒副反应。两组患者的中位生存率也无显著差异。

表阿霉素也被用于辅助化疗。在一个小样本临床研究中，Neri 等比较了一组 137 例胃癌病例应用表阿霉素-5-Fu- 四氢叶酸方案辅助化疗的效果[87]。化疗共进行了 7 个月，接受化疗患者的中位生存时间为 31 个月，明显优于单纯手术组患者（18 个月），$P=0.01$。两组患者的 5 年生存率分别是 30% 和 13%。由 Krook 等[85]主持的另一项相似的小样本临床试验并未获得阳性结果。该方案迄今尚未被其他临床试验证实。

最近有意大利医生完成的 III 期临床试验结果作为摘要被报道，该研究采用表阿霉素–四氢叶酸-5-Fu- 依托泊苷进行辅助化疗，患者均采取 D1 以上的根治手术，治疗组术后辅助化疗，对照组观察。228 例患者随机分成单纯手术组或术后辅助化疗组。中位随访时间为 60 个月，术后化疗组患者总的 5 年生存率为 48%，单纯手术组为 45%，$P=0.6$。术后无病生存率也没有差异，该试验的结论是应用上述化疗方案进行辅助化疗，可能将总的无病生存率提高 4%~5% 个百分点，但是与对照组比较无统计学差异。Meta 分析[88]中其他研究也得出了相似的结论。

Nitti 等最近报道了两组应用 FAMTX 或 FEXTX 化疗方案作为局部进展期胃癌手术后辅助化疗，与单纯手术比较的经验[89]。其中之一是由 EORTC 胃肠组完成的，另一项研究是国际肿瘤合作组（International Collaborative Cancer Group, ICCG）实施的。在这两项研究中，接受潜在根治手术的患者随机分成单纯手术组或接受术后化疗组，化疗方案采取 FAMTX 或 FEMTX。研究的主要目的是总的生存率，次要目的是毒副反应和无病生存率。总共有 397 位患者入组：ICCG 组 191 例；EORTC 组 206 例。中位随访时间 6.4~6.6 年。接受辅助化疗的患者与单纯手术的患者的总生存率无统计学差异。FAMTX 组患者 5 年生存率为 52%，单纯手术组为 51%。ICCG 组的情况相似：

FEMTX 患者的 5 年生存率为 33%，单纯手术组为 36%。采取集合分析也未获得统计学差异的结果。得出的结论是应用上述化疗方案不能有效地预防手术后复发。

小结：一组临床试验证实应用蒽环类抗癌药物能使患者受益，但是该结论尚未获得证实。需要进行大样本，多中心临床试验证实含蒽环药物的疗效。

含顺铂的化疗方案

顺铂（DDP）是治疗进展期胃癌的重要药物。临床上应用的许多化疗方案都包括顺铂联合蒽环类、氟尿嘧啶、紫杉醇或伊立替康，主要治疗复发的或无法手术切除的晚期胃癌。虽然在有些研究中接受含 DDP-5-Fu 方案的患者可能改善预后，但是迄今文献中只有一个临床试验设计了采用含顺铂化疗方案，可以采取根治性手术患者随机分为术后辅助化疗组及单纯手术组。Bajetta 等报道了应用依托泊苷–阿霉素脂质体–顺铂（EAP）方案化疗，与 5-Fu- 四氢叶酸续贯应用的随机化临床试验的结果[90]。入组病例 274 例，所有患者均接受了潜在的根治手术。其中的 135 例患者接受了术后辅助化疗；136 例术后单纯观察。接受术后化疗患者的 5 年生存率为 52%；单纯手术组为 48%，$P=0.869$。接受辅助化疗患者中有 2 例化疗相关死亡，死因均为化疗相关的败血症。顺铂也被应用于新辅助化疗病例，具体将在以下章节讨论。

辅助化疗临床试验的 Meta 分析

文献中报道了一些有关胃癌辅助化疗的 Meta 分析。Hermans 等回顾了 1980 年以来文献中报道的 11 宗临床试验数据[91]。这些临床试验均为随机化设计，病例分为单纯手术组和应用不同化疗方案的辅助化疗组。具有完整数据的病例数为 2096 例。但是该研究未采取具体病例的 pooled 分析，而是复习了每个临床试验的结果。比值比为 0.88 [95% 的可信区间（CI）：0.78~1.08]。虽然这种趋势有利于辅助化疗组，但是与单纯手术组比较，术后辅助化疗对患者预后而言并无统计学意义。该作者在给编辑的信中更新了其最初的分析，在补充了两宗临床试验数据后发现，术后辅助化疗呈现出微弱的预后优势[92]。如同 Hermans 等的报告，虽然对每宗临床试验都进行了分析，但是并未对每宗试验的具体数据进行分析。13 宗临床试验共包括了 1990 例患者，所有研究对象均为西方患者（非亚裔）。比值比为 0.8（95%CI：0.66~0.97），刚刚有统计学意义(*P*=0.02)。作者注意到只有将 Neri 等的试验数据纳入数据库中,Meta 分析才有统计学意义。相关系数为 0.94(95%CI:0.89~1.0)。辅助化疗可以使患者的绝对风险下降 4%。

Hermans 等分析的较早的临床试验数据显示,采用老化疗方案只能使接受根治手术治疗患者的生存率获得非常有限的改善。Hu 等进行了有关手术后静脉化疗文献的 Meta 分析[93]。包括了欧洲和亚洲的数据。14 宗临床研究共涉及了 4543 例患者。与前两个 Meta 分析一样,该研究也未对具体病例数据进行分析。虽然结果提示术后辅助化疗可以获得临床收益,但是,如果剔除其中质量较差(不是病例数量少的)研究,比值比几乎与 Hermans、Earle 和 Maroun 的报道一致(比值比 0.81,95%CI:0.70~0.94)。最终的结论是,由于许多临床研究的质量不高,因此很难获得有关手术后辅助化疗确切疗效的结论。

Panzini 等分析了 17 个有关根治手术后化疗与单纯观察比较的临床试验,共收集了 3118 例患者的临床资料[94]。同前,该组资料亦未明确是否对具体患者的数据进行了分析。该综述的结论是手术后化疗可以降低死亡风险 17%(危害比 0.83,95%CI:0.76~0.9)。但是作者建议需要严格的前瞻性临床试验验证上述结论。

Mari 等回顾了 2000 年以前发表的比较术后化疗与单纯手术疗效的临床试验[95]。共计有 20 个相关的临床试验纳入研究。其中 3 个研究采用单药化疗,7 个采用氟尿嘧啶-蒽环类药物,其余的 10 个仅采用氟尿嘧啶类。病例总数为 3658 例。结果显示化疗可以降低死亡风险的 18%(危害比 0.82,95%CI:0.75~0.89,*P*<0.001)。结论支持术后辅助化疗可以在一定程度上改善患者的预后。然而,该研究也不是具体病例数据分析。因此作者进一步的结论是,术后辅助化疗尚不宜作为一种常规的治疗方案加以推广应用。总结上述 Meta 分析结果,术后辅助化疗,特别是术后全身辅助化疗能够一定程度地改善患者的预后。

手术后全身辅助化疗小结

与大肠癌和乳腺癌的治疗理念相一致,对存在高危因素的胃癌病例也应该采取术后辅助化疗。至于前两者,大量的临床试验证实了辅助化疗的疗效,术后辅助化疗也已成为临床规范。与大肠癌和乳腺癌临床试验 Meta 分析比较,胃癌相关临床试验数量非常有限。迄今尚缺乏确切的随机化临床试验证实术后辅助化疗的有效性。Meta 分析也未获得令人信服的化疗有效的证据。分析已发表的临床试验时发现,由于每个研究涉及的病例数有限,因此获得的结论可信度不高。只有患者的预后差别很大时,才能获得统计学意义。近年来,更有效的化疗方案的应用,以及许多最新研究结果显示, 术后放化疗可以改善患者的预后。MAGIC 研究采取了围术期(术前、术后)化疗,结果证实辅助化疗能够显著改善患者的预后。随着人们对更有效化疗方案的认识,应该进行设计合理、病例数足够多(与大肠癌和乳腺癌临床试验相似)的前瞻性临床研究,以达到客观评价化疗疗效的目的。

辅助放疗

原理

正如前文讨论的那样,随着肿瘤突破胃壁以及出现淋巴结转移,局部复发率随之相应增加。图 23.2 列举了明尼苏达大学一组再手术胃癌病例复发部位及放射野设计。该组数据显示,即便是完整手术切除的病例,局部复发仍然是一个非常棘手的问题。

临床研究结果

术后辅助放疗(或联合化疗)　文献报道了 3 个"根治"手术后单纯放疗或联合化疗的结果(表 23.6)。其中的两个是小样本研究。最新的 Intergroup 0116 研究是一项大宗的临床研究。

1984 年 Moertel 等报告了 Mayo 诊所术后放疗(37.5Gy)联合 5-Fu 化疗与单纯手术比较的随机化研究结果[96]。虽然报告中未描述手术切缘是否阴性,放化疗又被定义为"辅助治疗",但是其前提假设是患者接受治愈性手术。虽然结果显示,接受术后辅助放化疗患者的生存率显著优于对照组(23%比 4%),但是这一结果可能是由于当初随机分配到辅助治疗组的 10 位患者拒绝治疗造成的。而拒绝接受辅助治疗的 10 位患者的 5 年生存率高于随机分配到治疗组的其他 29 位患者(30%比 20%)。接受辅助放化疗患者的局部复发率较单纯手术组或拒绝手术治疗的患者低(39%比 54%)。上述结果反映的问题是病例数少且未执行严格的随机化原则,影响了结论的可信度。

另一个小样本研究是由 Dent 等完成的分层分析的随机化临床试验[97]。当分析资料局限于 30 例局限病变并采取了根治手术的病例时,与单纯手术比较,术后

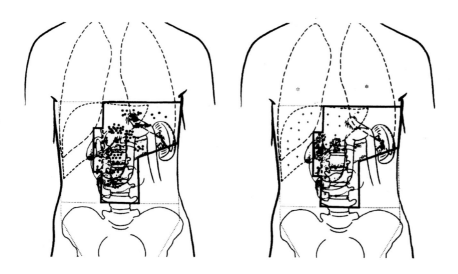

图 23.2 明尼苏达大学 82 例再手术胃癌病例复发部位。放射野包括胃淋巴引流区、残胃、吻合口、十二指肠残端和胃床其他结构。[Gunderson LL, Sosin H. Adenocarcinoma of the stomach: areas of failure in a re-operation series (second or symptomatic look): clinicopathologic correlation and implications for adjuvant therapy. *Int J Radiat Oncol Biol Phys* 1992;8:1–11.]

辅助放化疗对患者的 2 年生存率产生了负面影响。实际上，其他术后单纯放疗或联合化疗的随机化和非随机化临床试验中，患者中均包括了有残留病灶的病例。

MacDonald 等报告了 Intergroup INT 0116 III 期临床试验的结果，该研究比较了术后放化疗与单纯观察的效果(图 23.3)。在该研究中，603 例 I B~III B 期病变中的 557 例符合要求[98]。随机分组后两组病例的临床病理特征具有很好的可比性，绝大多数病例为局部进展期病变：T_{3-4} 病变占 69%；淋巴结转移率为 85%。所有患者均采取了 R0 手术，术后辅助化疗患者接受 425mg/m^2 5-Fu 和 20mg/m^2，每日一次，连续 5 天。第 2 疗程开始补加放疗。放疗总剂量为 45Gy,180 cGy/d,第 1~4 天同步化疗：5-Fu 400mg/m^2，四氢叶酸 20mg/m^2，放疗后 3 天给予相同剂量的 5-Fu。放疗周期为一个月，随后追加 2 疗程的 5-Fu 425mg/m^2，四氢叶酸 20mg/m^2，疗程间隔一个月。根据"T"分期和"N"分期，对患者进行分层分析。治疗组患者中的 65% 完成了治疗计划。

最常见的急性毒副反应是血液和胃肠道反应，联合治疗组 IV 度毒性反应高于对照组（分别为 41% 和 32%）。虽然 17% 的患者未能完成治疗计划，但是仅有一例治疗相关死亡病例。虽然所有患者均接受了根治

手术，但是 54% 的患者的手术根治达不到 D1 水平。D2 和 D1 手术率分别仅为 10% 和 36%。接受放疗的患者由指定的医师统一制定计划，但是在实施过程中,35% 的患者需要调整治疗计划。另外,7% 的患者在最后阶段仍需要对方案进行调整。这也从一个侧面说明制定胃癌辅助放疗计划的难度。Smalley 等[99]基于培训临床医师的目的，复习了胃的解剖、胃癌病例手术后复发的类型，以便为临床制定放疗计划提供有价值的数据。

与对照组比较，接受术后治疗的患者获得了中位生存率（分别为 36 个月和 27 个月，P=0.005）和 3 年生存率（分别为 50% 和 41%,P=0.005）。分层分析发现辅助治疗对所有分期患者的预后均有益。与对照组比较，治疗组患者无论在局部复发率（分别为 19% 和 29%）和区域复发率（分别为 65% 和 72%）方面均低于对照组，但是治疗组患者的远处转移率高于对照组（分别为 33% 和 18%）。

INT 0116 临床试验结果显示，对那些手术治疗并非最佳选择的患者而言，手术后联合治疗可以获得显著的生存收益。因此，对已经采取手术治疗的 II 期、III A 期和 III B 期胃癌患者，术后辅助治疗是标准的治疗。由于 I B 期病例数较少（总病例数 36 例，每组 18 例)，因此未获得术后辅助治疗有益的证据。

对该研究最主要的质疑是，绝大多数病例只采取了未达到 D1 水平的手术。而 D1 或 D2 手术后辅助治疗的疗效不明。虽然尚无随机化试验数据，最新的有韩国医师 Kim 等报告的大宗回顾性研究，分析了 D2 术后辅助治疗的效果[100]。入组病例 990 例，均为 II A~IV 期(非 M1),544 例接受了术后辅助治疗，治疗采用 INT 0116 方案,446 例仅采取手术治疗。与单纯手术

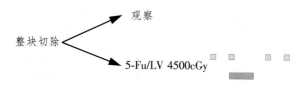

胃或食管胃连接处 T3 和(或)N+腺癌

整块切除 → 观察

整块切除 → 5-Fu/LV 4500cGy

图 23.3 组间胃癌辅助治疗试验 0116 方案。

患者比较,接受术后辅助治疗患者的中位生存率(分别为 95 和 63 个月,P=0.02)、5 年无病生存率(分别为 55% 和 48%,P=0.0161)、5 年总生存率 (分别为 57% 和 51%,P=0.005)均有显著差异;局部复发率也显著下降(分别为 15% 和 22%,P=0.005)。但是两组间的远处转移率无差异(38%)。辅助治疗组患者的Ⅲ级毒副反应发生率,其中血液毒性为 30%,胃肠为 15%。全组仅有一例治疗相关死亡病例。虽然该研究是回顾性的, 但是上述结果显示即使是采取了 D2 手术的病例,术后辅助治疗仍可以使患者获益。该结果尚需随机化研究的证据。

新的术后辅助治疗方案

INT 0116 试验中采用的化疗方案是 20 世纪 80 年代设计的。近年来随着大量新药的临床应用,临床放化疗方案大量采用新药。多西他赛既是有效的化疗药也是放疗增敏剂。Kollmannsberger 等完成了Ⅱ期临床试验:45Gy 放疗,同步进行 5-Fu、四氢叶酸钙和多西他赛和(或无)顺铂化疗。2 年无疾病进展生存率为 61%~64%,毒副反应在可接受范围[101]。RTOG 0114 随机化Ⅱ期临床试验比较了 45Gy 放疗+多西他赛、顺铂和(或无)5-Fu 的疗效[102]。共有 78 例患者入组,5-Fu 组由于Ⅲ度急性毒副反应过高而提前关闭;不含 5-Fu 组的 45 例患者中,Ⅲ度毒副反应为 71%,中位无病生存期为 35 个月,2 年无病生存率为 57%。

表阿霉素-顺铂-5-Fu(ECF)方案联合术后放疗获得了成功经验[103,104]。Fuchs 等进行了开拓性的术后辅助治疗的临床试验,ECF 化疗,45Gy 放疗+5-Fu 静滴,放疗结束后继续 ECF 化疗。在治疗的 21 例患者中,Ⅲ度毒性反应可以接受(<30%)。这一结果引申出后来的肿瘤及白血病组 B (CALGB)80101 术后辅助治疗临床试验。该Ⅲ期随机化临床试验比较了 ECF 方案和 INT 0116 研究中 5-Fu/LV 方案。该研究中放疗剂量为 50.4Gy,而 INT 0116 中为 45Gy。

术前辅助放疗或放疗联合化疗 与传统的术后辅助治疗比较,Zhang 等报告的随机化术前辅助放疗显著提高了患者的生存率[105]。370 例 65 岁以下胃贲门腺癌患者,全组病例均经内窥镜及 CT 评估可以采取手术治疗。随机分成接受术前放疗组 (20 次共计 40Gy 放疗),放疗结束后 2~4 周手术。经过 123~128 个月的中位随访时间后,接受术前放疗患者的生存率获得显著提高 (分别为 30% 和 20%,P=0.0094)。311 位术前放疗又接受手术的患者可以从中获益(分别为

33% 和 25%,P=0.15)。采取术前放疗可以增加 Ro 手术切除率(分别为 80% 和 62%,P<0.001),同时又不增加手术并发症和死亡率。接受术前辅助放疗患者的累积局部复发和区域淋巴结转移率低于单纯手术的患者,局部复发率分别是 33% 和 47%;区域淋巴结转移率分别是 31% 和 55%。但是两组间远处转移率无差异(分别为 24% 和 25%)。上述结果提示,术前放疗可以降低肿瘤的局部复发率,提高患者生存率。但是,该结论尚需西方患者的随机化试验证实。

INT 0116 获得了阳性结果,术前治疗有提高患者生存的趋势。与术后治疗比较,术前放疗潜在的优势还在于可以精确地设定肿瘤范围,手术后残胃被移入放射野。Allal 等报告了术前超分割放疗联合 5-Fu-LV-CDDP 化疗的Ⅰ期临床试验[106]。共计 19 例 cT3-4 或 N+胃癌患者入组,5 年生存率为 35%。与历史对照,该临床试验未增加手术风险。RTOG 99-04 试验包含 43 例 cT2-3 胃癌病例, 腹腔镜探查未发现远处转移证据。具体治疗方案为手术前首先接受 5-Fu-LV-CDDP 化疗,随后进行总剂量 45Gy 的放疗,放疗同时静脉滴注多西他赛和 5-Fu[107]。病例 CR 率为 27%,77% 的病例接受了 R0 手术。

"非根治性"手术后的放射治疗

1969 年 Moertel 等[108]报道了胃癌术后综合治疗的应用。进展期胃癌患者在探查手术后被随机分为两组:一组予以 40Gy 的放疗;另一组予以 40Gy 的放疗+氟尿嘧啶放疗增敏。结果显示,接受放疗+氟尿嘧啶联合治疗的患者生存期显著延长(见表 23.6)。

表 23.6 中其他的临床研究中包括不可切除的或有肿瘤残留的病例,其给予的放射剂量均不足以控制残留癌灶。一般来讲,对于完整切除且切缘阴性的病例推荐予以 45~50Gy 的放疗剂量。而有残留癌灶的患者至少需要 55~65Gy,这一剂量超出了胃和小肠的耐受范围。

英国胃癌研究组(British Stomach Cancer Group)的 Allum 等的中期研究报告显示,术后接受放射治疗较单纯手术能显著降低局部复发率 (分别为 8% 和 22%)[78]。而从随访 5 年以上的病例得到的最终报告却显示生存期没有改善[83]。在这项研究中,术后化疗未与放射治疗同时进行。

胃肠道肿瘤研究组(GITSG)开展了两项连续性的研究,旨在比较放疗+化疗与单纯放疗对局部不可

表 23.6

胃癌病例单独外照射放疗或结合化疗的结果: 选择性的随机化临床研究

文献	根治切除率(%)	病例数	治疗方法	生存率	局部复发率(%)
术前放疗					
Zhang 等 [105]	83	171	术前放疗 40Gy	30% 5 年 [a]	33%[a]
		199	手术	20% 5 年 [a]	47%
术后放化疗					
Allum 等[78];	15	138	化疗	19% 5 年	12
Hallissey 等 [83]		153	45~50Gy	12% 5 年	8
		245	手术	20% 5 年	22[b]
Dent 等[97]	43	35	20Gy+化疗	30% 2 年	
	48	31	手术	40% 2 年	
			分层分析		
	100	15	20Gy+化疗	38% 2 年	
	100	15	手术	60%2 年	
Schein 等(GITSG8274)[109]	0	45	化疗	6%4 年	
	0	45	50Gy+化疗	18%4 年 [b]	
胃肠肿瘤研究组	0	50	化疗	11%3 年	
(GITSG10932)[110]	0	45	43.2Gy+化疗	7%3 年	
Moertel 等[96]	0	25	35~40Gy+化疗	13 个月(平均)[b]	
			手术	6 个月(平均)	
	100	23			
	100	39			
			37.5Gy+化疗	4%5 年	
				23%5 年	
		29			
		10	分层分析		39
		33	接受放化疗	20%5 年	
			未接受放化疗	30%5 年	54
	100		45Gy-FU-LV	36 个月	
MacDonald 等[81]	100		手术	27 个月	50%3 年
					41%3 年

GITSG: 胃肠肿瘤研究组; NA: 研究中无相关数据。
[a]T1-3N1-2M0 病例。
[b] 有统计学意义。

切除的胃癌患者的临床效果。Schein 等人报道,在第一项研究中, 在接受放疗和化疗中有 25% 患者在治疗的前 10 周死亡或疾病恶化[109]。治疗后 4 年经进一步随访,联合治疗组的生存率(18%)显著高于单纯化疗组(6%)。

基于此项研究中的早期并发症和死亡率较高,GITSG 设计了一项替代研究,将联合治疗与改良的治疗模式进行比较。其改良之处在于在联合治疗之前先行化学治疗,加用阿霉素,严格掌握手术适应证,以连续放疗替代分割放疗[110]。患者被随机分到术后单纯化疗组(氟尿嘧啶,甲基环己亚硝尿,阿霉素),或放疗+化疗组。3+毒性反应的发生率为 52%~59%。与前一项GITSG 研究结果相比,此研究中改良的联合治疗模式对患者生存没有改善。

总之,对局部不可切除的胃癌病例进行随机对照研究,无论是术后联合治疗与单纯手术或与术后化疗比较,均未产生一致的结论。这种结果的不一致可能是由于放疗和化疗剂量的问题,也可能是由于选择的入组病例为预后较差的不可切除病例。

术中放射治疗(IORT)

另一种胃癌放射治疗的方法是术中放疗。理论上讲,这种方法的优点在于其对瘤床给予高剂量的同时可以最大限度地将周围正常组织排除于高剂量区域之外。表 23.7 显示的是部分电子束 IORT(加或不加外照射)的临床研究结果。其中,Sindelar 和 Kinsella[111]、Takahashi 和 Abe[112]以及 Abe 等[113]完成的是Ⅲ期随机研究。这些有限的数据证明 IORT 可能使部分胃癌患者获益。截至目前将 IORT 与手术和外照射联合的优选治疗方案仍未确定。IORT 在胃癌中的应用虽前景看好,但仍需进一步研究支持。

姑息性放射治疗

在姑息性治疗中,放射治疗能够缓解多数患者的出血、梗阻和疼痛等症状[114]。身体状况良好,仅在显微镜下可见残留癌组织而非肉眼残留,以及接受氟尿嘧啶为基础的化疗的患者对姑息性放疗有较高的反应率。总体中位缓解期为 4~18 个月[114-116]。Rhomberg 等对 28 例不能切除的胃癌(23 例)或 R1 手术后切缘阳性(5 例)予以中位剂量为 50Gy 的放疗加放射增敏剂雷佐生[117]。部分缓解率为 89%,64%获得局部控制,疼痛缓解率为 96%。

建议

综上所述,INT 0116 研究结果揭示,术后的综合治疗模式对于Ⅱ、ⅢA 和ⅢB 期,特别是接受 D1 以下手术的患者是合适的选择。几乎其他所有的针对胃癌术后放疗研究均包括了有镜下或肉眼癌残留的病例,这使得研究结果的诠释变得十分困难。

来自中国的一项研究显示出术前放疗对控制局部病灶和延长生存期有明显的作用,但这一结果仍有待在欧美的病例中加以证实。术前综合治疗模式虽取得令人鼓舞的进展,但需要Ⅲ期临床研究进一步验证。

对于局部不可切除的或残留的病灶,术后综合治疗可以减少局部复发、延长生存期。尽管有据可循,但

目前它还不是标准的治疗手段。对选择性接受放疗的病例,需要联合进行充分剂量的化疗。而术中放疗尚有待进一步研究。作为姑息治疗手段,放疗可使多数患者的症状缓解。

辐射模拟和治疗技术 对于胃癌放疗的设计和实施需要了解疾病的自然病程、失败模式、解剖和放射生物学原则。剂量限制器官主要包括肾和肝,其他敏感器官包括小肠、脊髓、骨髓和残胃[118]。

对于大多数的腹部和盆腔恶性肿瘤,多野照射技术比前后对穿照射能使更多的小肠置于射野之外。但是对于胃癌,由于其靶体积的位置和邻近器官(特别是肾和肝),多野照射技术未必总占优势。Leong 等比较了三维适形计划和前后对穿技术中肾和肝的剂量[119]。此研究未涉及四野照射技术的比较。15 例患者采用三维适形计划和前后对穿技术,1/3 肾平均剂量为左肾(18Gy、40Gy),右肾(18Gy、35Gy)。与 2/3 肾剂量比较略有差异。然而,三维适形技术增加了肝的剂量。

如果用高能光子给予 45Gy 的剂量,采用前后对穿照射技术,就能使射野内小肠体积的降低和邻近器官受量的限制达到一个最好的折中。但是,如果基于CALGB 试验的 50.4Gy 成为新的标准剂量,则须采用多野照射技术。

CT 为基础的治疗计划可以利用剂量体积直方图来决定是采用前后对穿技术还是采用多野照射技术。通常,如果某器官一定体积的剂量超过了耐受量,此时可以适当提高此处的剂量以限制此器官其他部分的受量。例如,20%肾接受了 30Gy 使得此部分肾失去功能,此时提高此部分剂量到 45Gy 不会进一步降低肾功能,同时使剩余 80%肾受量在耐受范围内(<20Gy)。此方法使器官最大比例地接受最小剂量的照射,因此保存了功能。但这种方法不适用于脊髓,其受量必须小于 50Gy。四野照射技术的应用实例见图 23.4。

Verheij 等比较了调强放疗(IMRT)和前后对穿照射中肾的受量。58 例患者接受 45Gy 前后对穿照射,用 IMRT 重新评估此剂量分布。经比较 IMRT 至少降低了左肾剂量的 50%,但对于右肾无明显改观。治疗后 6 个月肾图检查显示左肾功能降低了 20%。

术后辅助腹腔内化疗 R0 切除后的患者首次治疗失败的一个原因是腹腔复发,对于有此高危因素的患者,术后腹腔内化疗可单独使用或配合全身化疗。以往文献报道,很多患者临床上都会出现明显的腹腔癌扩散,单发或伴有其他转移灶。药代动力学

表 23.7

术中放疗加或不加术后外照射治疗胃癌

文献	病例数	术中放疗 (Gy)	外照射 (Gy)	化疗	严重并发症	生存率 (%)				
						分期	病例数	IORT	5 年	局部复发
Takahashi 和 Abe[112];Abe[113]	110	28~35	无	无	NA	I	24	有	87	
							43	无	93	
						II	20	有	84	
							11	无	62	
						III	30	有	62	
							38	无	37	
						IV	27	有	15	
							18	无	0	
Ogata[200]	58	28~30	无	无	NA	II	11	有	100	
							38	无	63	
						III	13	有	80	
							34	无	60	
						IV	34	有	12	
							48	无	13	
Sindelar 和 Kinsella[111]	10	20	无	无	40%	中位:21 个月				平均 21 个月局部复发 [a]
Coquard 等[201]	63	12~23 (中位,15)	44~46	有	5% 术后死亡	I	17	有	82	0
						II	11	有	55	30
						IIIA	9	有	78	22
						IIIB	20	有	20	35
						IV	6	有	0	60
						总共	63	有	47	25
Calvo 等[202]	48	15	40~46	有	13%胃肠 13%胃 19%小肠	39%(最长随访 71 个月)				无残留病灶者无复发
Avizonis 等[203]	27	12.5~16.5	45(23 例患者)	无	15%术后 14%长期	中位:19 个月 2 年无病生存率:27% 2 年总体生存率:47%				15%唯一复发灶 37%多发灶之一

IORT:术中放疗;NA:失访;GI:胃肠道。

[a] 与 8 个月 50Gy 外照射比较(P=0.02)。

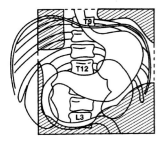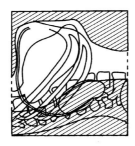

图 23.4　胃癌的理想照射野(本例采用了四野照射技术)。

理论为腹腔内治疗提供了强有力的证据。同口服或静脉给药相比,腹腔内给药后腹膜腔内的药物浓度可高达数倍到 2 个对数单位。其他疾病(如卵巢癌)常见的复发原因是腹腔复发, 关于这些疾病的临床试验证明,接受腹腔内治疗的女性可获得比较小的但有统计学意义的优势,而临床优势明显。很多模型已经证明了腹腔内治疗可有效地消灭腹腔转移灶和降低肝转移发生率。Archer 和 Grey 用大鼠模型证明了腹腔内化疗降低了腹腔和肝转移的发生率[121]。Murthy 等通过小鼠模型证明腹腔转移的发生率取决于手术损伤和切口类型[122]。其他一些研究证实了经过剖腹手术的动物腹腔种植发生率高[123]。因此,临床前模型、药代动力学分析和从卵巢癌的随机分配试验获得的临床证据,支持腹腔内治疗作为胃癌辅助治疗的一部分可以最大限度地提高目前抗肿瘤药物的有效性。

虽然胃癌患者即时地给予术后腹腔内治疗的报道越来越多,但是由于这些研究的设计存在缺陷,因此阻碍了这些资料在非调查背景下的可用性。其中一些是回顾性研究。一些前瞻性研究是初步的 II 期试验,用于检验可行性和安全性的病例数量少。虽然也有一些 III 期试验报道, 但通常也是病例数量少而且说服力不足。因此,胃癌腹腔内化疗疗效尚未得出明确的结论。

基于以上建议,腹腔内化疗作为辅助治疗应该在术后给予。一些研究已经开始。首先,许多研究提出在全部肉眼可见肿瘤切除后实施腹腔内治疗,或者采用加热的化疗溶液[持续腹腔热灌注(CHPP)]或者采用非加热疗法。因此,最初的腹腔内化疗既可在术中或康复室给予,又可在术后数日内给予。特别对于术后治疗的患者,关闭腹腔后应在腹腔内置管用于反复治疗。对于在术中或康复室给予的单次给药和术后数周内通过置管多次给药的疗效差异,目前尚无随机分配试验比较。前者的理论优势在于可获得更好的药物分布,而后者的优势在于可多次重复给药。卵巢癌 III 期研究证实,术后几周内使用腹腔内置管治疗有益;没有使用 CHPP。由于两种方法均用于已有明确腹腔癌扩散的患者 (原发肿瘤已切除,患者目前为 IV 期),因此很难得出明确的结论。许多研究使用氟化嘧啶如氟尿嘧啶,或含或不含丝裂霉素的氟尿苷。还有一些试验使用了顺铂。

包含丝裂霉素的方案

单用丝裂霉素(表 23.8)或与其他化疗药物联合

表 23.8

胃癌的腹腔内治疗:III 期临床研究

研究	方案	病例数	中位生存期	2 年生存率(%)	P 值
Hagiwara 等[124]	丝裂霉素	24	>3 年	69	0.01
	对照	25	1.2 年	27	
Rosen 等[127]	丝裂霉素	46	738 天	NS	0.44
	对照	45	515 天	NS	
Schiessel 等[131]	顺铂	31	15 个月	38	NS
	对照	33	12 个月	36	
Sautner 等[132]	顺铂	33	17	33	0.6
	对照	34	16	30	
Yu[130]	丝裂霉素+5-Fu	125	NS	38.7ª	0.2
	对照	123	NS	29.3ª	

NS:未说明。

ª 5 年生存率。

用于胃癌术后的治疗已经被广泛研究。但多数此类研究中患者的样本量较小。Hagiwara 等报道以含碳的溶液吸附丝裂霉素用于局部进展期胃癌可以明显改善患者的生存[124]。在这项研究中,49 名患者被随机分入丝裂霉素组(n=24)和单纯观察组(n=25)。接受腹腔内治疗者的 2 年和 3 年生存率均明显优于对照组(2 年生存率分别为 68.6% 和 26.9%)。后续的研究已证实了这一结果。回顾性研究和 II 期临床研究中,应用相同剂量的丝裂霉素(吸附或不吸附于碳)使毒性反应率和与之相关的手术死亡率增加[125,126]。为进一步予以确认,Rosen 等设计了一项随机分组的临床研究[127](碳吸附的丝裂霉素 50mg 与观察组)。因阶段性报告显示治疗组的术后并发症发生率显著升高 (分别为 25% 和 16%),这一研究被提前终止。不仅如此,研究结果还显示治疗组术后短期内死亡率明显高于对照组(分别为 11% 和 2%),且治疗组未见生存期得到改善。Hall 等[128]报道的一项单中心研究,治疗组术后予以顺铂+丝裂霉素腹腔内化疗(34 例),对照组同期单纯行手术治疗、无腹腔内治疗(40 例)。两组的中位生存期没有差异。需要指出的是,多数行腹腔内治疗的病例均有肉眼可见的癌残留。

包含氟尿嘧啶的方案

几项 II 期临床研究中应用 5- 氟尿嘧啶或氟尿苷,常与四氢叶酸和其他化疗药物如顺铂联用。部分研究中还加用了小剂量的丝裂霉素。

单中心研究中有以顺铂+氟尿嘧啶或顺铂+氟尿苷的报道。Atiq 报道 35 例患者接受腹腔内顺铂+氟尿嘧啶化疗,同时静脉氟尿嘧啶全身化疗[129]。2 年的中位随访期,51% 患者健在且没有复发的迹象。尽管毒性反应可以接受,但有 15% 的病例发生硬化性包裹性腹膜炎,考虑可能与含有氟尿嘧啶溶液的高 pH 值和氟尿嘧啶与顺铂在给药前提前混合有关。而当不同药物分容器、序贯给药时,未见硬化性包裹性腹膜炎的发生。Crookes 等将术后腹腔内治疗与新辅助化疗联合,未见明显毒副反应,手术并发症和死亡率也未见升高,初步的生存分析结果令人鼓舞(见"新辅助化疗"一节)。

Yu 报道了一项氟尿嘧啶+丝裂霉素腹腔内治疗与观察组的对比研究[130]。入组病例兼有早期和进展期胃癌,包括 IV 期患者。如其他应用丝裂霉素的研究,接受术后腹腔内化疗的患者并发症发生率和

死亡率明显高于观察组(5.6% 比 0.8%)。尽管进一步分析提示这一治疗时 II 期和 III 期患者获益,两组的总体生存率没有差异 (分别为 38.7% 和 29.3%;P=0.219)。

顺铂单药或者联合硫代硫酸盐全身给药应用于切除后仍有残余病灶患者的研究也见诸报道。Schiessel 等于术后 4 周予以患者顺铂 90mg/ m² 腹腔内给药联合硫代硫酸盐全身给药[131]。尽管毒性反应率可以接受,但与单纯观察组相比,腹腔内治疗组的生存期未见优势。与此相似,Sautner 等以顺铂 90mg/ m² 每月一次腹腔内给药[132]。硫代硫酸盐没有使用。这项研究还包括 IV 期残余病灶患者。治疗组与随访组的转归没有明显差异。

腹腔内热化疗(CHPP)是以含有化疗药物的加热溶液进行腹腔内灌注。与单纯腹腔内化疗不加热疗的研究一样,这一治疗在药代动力学方面具有优势。应用高温治疗是因为热化疗溶液可能对细胞毒性作用有协同增效作用。这方面的许多研究报道来自于亚洲,尤其是日本。早期的大多数研究将其应用于有可见的腹腔种植转移病例,因此不能被看做是辅助治疗手段。常用的化疗药物有丝裂霉素、氟尿嘧啶和顺铂。在一项随机对照的 III 期临床研究中,Koga 等以 47 名浆膜受侵的患者为研究对象[133]。与单纯随访者相比,接受腹腔热化疗的患者,3 年生存率却有改善, 但差异不显著。在接受 CHPP 治疗的患者中,毒性反应,特别是瘘和术后肠梗阻的发生率有所增加。Fujimura 等对局部进展期胃癌病例予以 CHPP、腹腔内化疗和单纯手术并进行对比 [134]。所用化疗药物为顺铂和丝裂霉素。尽管应用两种腹腔内治疗的病例其生存期优于单纯观察组,但每组中的病例数太少。Hamazoe 等在 82 名患者中比较了 CHPP 组和单纯观察组的情况,两组病例的转归没有显著差异[135]。

Yu[130]重新分析了术后辅助治疗,包括腹腔内化疗的临床结果[130]。他对随机分入手术时置管、术后经导管腹腔内丝裂霉素+氟尿嘧啶化疗 5 天的病例和单纯手术的病例的研究结果进行了更新。接受术后腹腔内化疗者与单纯手术者的 5 年生存率分别为 67% 和 40%(P=0.008)。Xu 等进行了一项有关胃癌腹腔内治疗的荟萃分析 [136]。其中包括了 11 项研究、1161 名患者。患者的个人资料未被纳入分析。所涉及的研究均为研究对象被随机分入术后腹腔内化疗组或单纯手术组。分析表明:多数研究中使用丝裂霉素;多数研究在亚洲进行;每项研究的样本量均较小

(<100 例)。总计有 552 名患者单纯行手术治疗,609 名患者术后行腹腔内化疗 (OR=0.51, 95%CI,0.4~0.65)。荟萃分析结果提示术后腹腔内化疗对患者有益,但其中仅有少数研究的质量较高。他们认为在对这一治疗作出定论之前,仍需要进行大样本量、精确设计的临床研究。

总之,在有效率更高的治疗药物出现之前,腹腔内化疗或腹腔内热化疗仍不失为有效的治疗手段。除了可以改善患者生存,腹腔内化疗还可以防止腹腔癌样病变和复发所致的肠梗阻。目前的研究结果清楚表明,特定的化疗药物,尤其是高剂量的丝裂霉素,的确使发生手术并发症和死亡的风险增加。而含有氟尿嘧啶和顺铂的方案则呈现较好的耐受性。近来更有效的全身化疗药物紫杉醇也被用于腹腔内治疗。与术后辅助治疗研究一样,今后应开展大样本量、更具说服力的研究,以证明腹腔内治疗确实可以改善患者生存。

免疫治疗

亚洲的学者将免疫刺激因子和系统性治疗作为保护性治疗用于切除后的原发性胃癌病例。他们应用蛋白结合多糖 (PSK),或酿脓链球菌准备的 OK432。PSK 是从云芝中提取出来的。两种制剂均应用于 III 期临床研究,但在许多研究中对照组接受化疗,仅有少数研究包含了观察组。

Nakazato 等研究了 262 名接受丝裂霉素静脉点滴和口服氟尿嘧啶或同样的化疗药物加 PSK[137]。进入这项研究的患者均为纯化的蛋白衍生物 (结核菌素) 试验阳性从而证实具有免疫能力。所有病例均接受 10 周期的化疗,试验组接受了 36 个月的 PSK 治疗。经过至少 5 年的随访,接受免疫治疗的患者在生存率方面呈现显著优势:接受化疗加 PSK 者,5 年生存率为 70.7%,单纯化疗者为 59.4%。相似的研究中,Ochiai 将丝裂霉素、氟尿嘧啶和阿糖胞苷化疗与相同化疗方案加免疫刺激因子——红色诺卡菌细胞骨架提取物治疗相比较[138]。治疗从手术当日开始,90 名患者接受化疗,97 名患者接受化疗+免疫治疗。根治手术后接受免疫治疗的患者未呈现生存优势。而在行非根治切除的 71 名患者中,接受免疫治疗者呈现生存优势。

一项韩国的研究中,74 名患者接受丝裂霉素、氟尿嘧啶和阿糖胞苷化疗加 OK432 免疫治疗,对照组 64 名患者仅接受手术和观察[139]。5 年随访显示,接受免疫治疗者(44.6%)较未接受者(23.4%)生存率提高。随后的研究中,患者被随机分入丝裂霉素+氟尿嘧啶+OK432 组,或丝裂霉素+氟尿嘧啶化疗组,或手术后仅随访观察的对照组[140]。与另外两组相比,化疗+免疫治疗组显现出生存优势(5 年生存率:化疗+免疫治疗组为 45.3%,化疗组为 29.8%,单纯手术组为 24.4%)。Kim 等以 FAM 化疗方案加或不加 OK432 进行临床研究,50 名患者仅接受化疗,49 名患者接受免疫化疗,免疫化疗组呈现生存率优势(62%和 52%,P=0.04)[141]。Sakamoto 等[142]进行的荟萃分析包括了 6 项单纯化疗与化疗+OK432 进行比较的临床研究,分析的是总体数据而非个别患者的数据。在这 6 项研究中,共有 765 名患者接受单纯化疗,757 例接受化疗+OK432。根据这些研究所发表的数据,化疗+ OK432 组 3 年生存率为 67.5%,单纯化疗组为 62.6%。作者特别说明 6 项研究中的 3 项已发表的数据用于最后分析,而 3 项未发表的应用的是患者个体的数据。Panzini 等评价这项研究时发现肾脏损害,并认为需要大样本量的前瞻性研究进一步证实[142]。总之,来自亚洲的研究结果支持免疫化疗较单纯化疗和根治术后仅观察随访效果为佳。而欧美的研究由于研究中的样本量太小而使结果欠缺说服力。很显然,在将免疫化疗作为辅助治疗手段之一以前,仍需大样本量的研究予以确认。

其他治疗

H₂ 阻滞剂

有人相信雷尼替丁或西咪替丁可能降低胃癌切除术后复发的风险。因此,Primrose 等进行了一项随机对照的双盲研究:治疗组予以雷尼替丁 150mg,每日两次;对照组予以安慰剂[143]。治疗持续 5 年,所有病例均未行化疗。处于任何病期,包括Ⅳ期的病例均被允许进入此研究。总计 87 名患者(治疗组 41 名,对照组 46 名)参加此研究,结果显示其生存期没有差异。有趋势显示Ⅳ期患者可从治疗中获益。另有一项相似的研究应用西咪替丁[144],也未见治疗组获益。因此,时至今日,H₂ 受体阻滞剂未在预防复发方面显示出优势。

三苯氧胺

基于雌激素受体蛋白在多种肿瘤中表达的证据，Harrison 等将三苯氧胺作为术后辅助治疗用于 100 名胃癌患者[145]。研究中由于包含了有肉眼癌残留的病例，因此不是严格意义上的辅助性治疗的研究。虽然 55% 的患者肿瘤雌激素受体阳性，但服用三苯氧胺者未见生存优势。相反，对照组的预后略优于激素治疗组。

新辅助化疗

在手术前给予患者全身治疗的理论基础是基于以下几点考虑。首先，多数欧美患者在确诊为胃癌时已经属于局部进展期肿瘤(T3 或 T4 或淋巴结阳性的肿瘤)；多数患者原发灶侵犯较深，使得疾病范围常较广泛，施行 R0 手术切除比较困难。此外，特别对于淋巴结受累的患者，发生远处转移的概率较高。因而术前全身治疗的目的有两个：①使原发肿瘤降期，进而增加 R0 切除的可能性；②对微转移病灶进行早期治疗。最后，许多患者术后恢复期较长，或根本没有机会接受术后全身治疗。如果患者能够耐受，应积极予以术前全身治疗，最终目的在于增加疾病的治愈率。

已有许多应用术前(新辅助)治疗的 II 期临床研究报道。总体上讲，设计这些 II 期临床研究的目的在于评估术前化疗的功效，证明其潜在的降期作用，以及患者对术前治疗的耐受性。但这一治疗也会使预期的手术并发症发生率和死亡率增加。以胃癌患者客观肿瘤缩小程度为指标评估术前治疗的功效是比

较困难的。内镜、钡餐造影、CT 和超声内镜均可作为评价疗效的检查手段，其功效彼此无法替代。Kelsen 等比较了超声内镜和病理分期在评价接受术前化疗的患者的 TNM 分期方面的作用[146]。于术前化疗之后、手术之前行超声内镜检查往往结果欠准确，特别是在区别 T2 和 T3 期肿瘤，以及判定淋巴结转移状况方面。结论是超声内镜尽管在评价未接受前期治疗的患者的 T 分期时较为精确，但对接受过全身治疗的患者其结果则并不可信。近来 PET 扫描被用来评价治疗的反应。Ott 等研究了 44 名局部进展期的胃癌患者[147]，证实 PET 扫描可以区分能和不能从术前治疗中获益的病例。另有其他研究以完整或摘要的形式报道了 PET 对食管癌和胃癌的评价作用，提示在化疗开始不久行 PET 扫描也许能将那些正在从治疗中受益和没有受益的病例区别开来，包括区别那些化疗后进行手术且生存期延长的所谓"PET 反应者"和"PET 无反应者"[148]。至于胃癌患者中有 1/5~4/5 不会从 PET 检查中获得有意义的信息的说法，可能与肿瘤细胞中的糖转运缺乏或不足有关。寻找预测因子以指导治疗的理论依据之一是设计不会引起交叉耐药的全身治疗方案。理论上讲，PET 扫描所作出的早期评价可以使那些能从化疗中受益的患者继续化疗，而不能受益的患者则直接接收手术治疗。或者，给予那些对初始化疗无效的患者以非交叉耐药的方案。目前此类研究仍在设计中，未见相关报道。

Kang 等进行一项小规模的随机分组研究，比较顺铂+依托泊苷+氟尿嘧啶和单纯手术的疗效，其结果是 5 年生存率无差异[149]。

最近公布了一项围术期化疗与单纯手术对比的大样本量、前瞻性随机对照研究的最终结果（表 23.9）。Cunningham 等研究了对可疑手术的胃腺癌、胃食管

表 23.9

局部进展期胃癌的新辅助化疗：III 期临床研究

分期	方案	病例数	手术率	切除率	中位生存期(月)	2 年生存率(%)	5 年生存率(%)
Kang 等[182]	顺铂+依托泊苷+FU	53	89%	71%	33	55	
	单纯手术	54	100%	61%	32	55	
Cuningham 等[150]	ECF	250	88%	69%	NS	50	36
(Magic 研究)	单纯手术	253	95%	66%	NS	41	23

FU：氟尿嘧啶；ECF：表阿霉素+顺铂+氟尿嘧啶；NS：未说明。

交界癌或食管下段癌患者(见"联合化疗")予以 ECF 方案和单纯手术相比较[150]。503 例患者被随机分入术前和术后 ECF 化疗组和单纯手术组,患者中 74% 为胃癌,11% 为胃食管交界癌,15% 为食管下段癌,中位随访期为 4 年。结果显示,接受术前和术后 ECF 化疗的患者与单行手术治疗者相比,生存的风险比为 0.75(95%CI, 0.6~0.9, P=0.009)。接受化疗者 5 年生存率为 36%,手术治疗者则为 23%。同时,前者的无进展生存期也显著延长。化疗毒性反应在可以耐受的程度,而手术并发症发生率和死亡率未见明显提高。他们的结论是,术前 ECF 化疗可以显著提高手术切除率,并能显著延长可以手术的胃癌和食管下段交界处癌患者的无进展生存期和总生存期。这一重要的研究发现,首次印证了与单纯手术相比,全身治疗+手术的治疗模式优势所在。

新辅助化疗的小结

来自 MAGIC 研究令人鼓舞的结果说明,术前应用有效方案的全身化疗,以及在可能的情况下行术后化疗,与手术相比可以改善患者生存。可能比 ECF 方案更为有效的新的化疗方案,现在正处于初期的临床研究中。MAGIC 研究的结果与 INT-116 研究的结果结合起来,有力地证明了多学科联合治疗模式在胃癌治疗中的作用。是否现有的治疗都可以作为术前治疗手段,是否化疗—手术—放疗的治疗模式确实有效,均有待于进一步加以印证。

进展期胃癌的治疗

非治愈性的治疗

姑息手术

得益于更加准确的术前分期,胃癌患者的总体手术率从 1970 年以前的 92% 下降到 1990 年的 71%,而手术切除率则从 1970 年以前的 37% 增长到 1990 年的 48%。这主要归功于胃癌早期诊断技术的提高,同时也与扩大切除手术技术的提高和严格的病例选择有关。尽管如此,胃癌患者的根治性手术切除率仅为 31%[6]。患者能否从姑息性切除手术中获益仍有争论。多数有关姑息性治疗的研究提示,手术切除可以延长患者生存,缓解诸如疼痛、贫血和进食不良等症

状[151-154]。尽管在日本 D2 和 D3 手术有时被用作姑息治疗,但在欧美国家却很少这样做[155]。在 DGCT 中,有 29% 随机分组的患者在剖腹探查时被认定属不可能治愈的疾病。其肿瘤累及的范围各不相同,从局部广泛生长到超过 D2 清扫范围的淋巴结转移,以及肝转移、腹膜转移或上述转移并存。150 例患者局部广泛生长,103 例有两个部位的转移,32 例有两个以上部位转移。姑息性切除以后中位生存期 253 天,而未行切除者为 169 天(P=0.002)。当出现两个或更多非治愈性征象时,这种切除手术所带来的生存优势将消失。且切除组的并发症发生率显著提高,住院时间显著延长[55]。

姑息性手术治疗的研究结果往往在随机研究中不能予以确认,因此,目前尚难以给出定论。一般说来,对于需要姑息治疗的患者而言,以往的研究结果证实切除手术在有些情况下可以使患者受益,尤其在其肿瘤负荷仅限于一个转移部位时。当胃部梗阻症状和出血症状持续出现,特别是由于营养状况较差无法行化疗时,姑息性手术可能会使患者受益。

姑息性全身化疗

胃癌的化疗　由于多数胃癌患者就诊时即为局部进展或有转移证据,予以更为有效的全身治疗就显得尤为迫切。此外,姑息治疗中有效的药物也可能改善潜在的可治愈的胃癌患者的临床表现。已有许多化疗药物尝试用于进展期胃癌的治疗,但时至今日,所有这些药物,至少在其作为单药应用时,其作用均较温和。对新的化疗药物的研究从本世纪早期就开始了,其中部分已经证明有作用,而新的靶向性治疗也进入临床试验。本部分总结了全身化疗用于胃癌姑息治疗的结果。本书的第一版及其他此类著作对老的化疗药物作了更为详尽的阐述。而本部分则着重介绍新的药物、治疗建议和标准以及一些主要的研究结果。

化疗与最佳的支持治疗　Wagner 等报道了对一组胃癌随机分组研究的分析结果[156]。他们对化疗与最佳支持治疗、单药化疗与联合化疗以及一系列联合化疗进行荟萃分析。

比较化疗与最佳支持治疗时,对来自 3 个随机分组研究的 184 名患者进行评价(表 23.10)。与将最佳支持治疗作为初始治疗相比,接受化疗的患者总体生存时间占优,总的风险比为 0.39(95%CI, 0.28~0.52)。化疗组中位生存时间为 11 个月,支持治疗组为 4.3 个月。化疗组疾病进展时间(TTP)为 7 个月,支

表 23.10

晚期胃癌的化疗：与最佳支持治疗比较

方案	病例数	中位生存期（月）	生存率（%） 1 年	生存率（%） 2 年
FAMTX	30	10	40	6
BSC	10	3	10	0
FEMTX	17	12	NS	NS
BSC	19	3	NS	NS
ELF	10	10	NS	NS
BSC	8	4	NS	NS

FAMTX：氟尿嘧啶–阿霉素–甲氨蝶呤；BSC：最佳支持治疗；FEMTX：氟尿嘧啶–表阿霉素–甲氨蝶呤；ELF：表阿霉素–亚叶酸钙–氟尿嘧啶；NS：未说明。Adapted from Wils J. The treatment of advance gaetric cancer. *Semin Oncol* 1996；23：397–406.

表 23.11

单药在晚期胃癌中的活性

药物	缓解率（%）
氟嘌呤类	
5-氟尿嘧啶	21
UFT	28
S-1	49
卡培他滨	26
抗肿瘤抗生素类	
阿霉素	17
表阿霉素	19
重金属类	
顺铂	19
紫杉醇类	
紫杉醇	17
多西他赛	19
喜树碱类	
依立替康	23

持治疗组为 2.5 个月。Cochrane 评价中的 3 项研究中均未正式对生存质量进行评价。在评价及时予以全身化疗对最佳支持治疗的潜在优势的研究中，Glimelius 等允许被分在支持治疗组的患者在需要时也接受化疗[157]。这一研究也因此被排除于 Cochrane 分析之外。尽管如此，出于兴趣，对这一研究中的生活质量也进行了评价。接受化疗者的平均质量调整生存期优于初始接受最佳支持治疗者（中位生存 6 个月和 2 个月）。在所有化疗对最佳支持治疗的研究中，能获得长期生存（≤24 个月）的患者均为接受化疗者。而其他研究也证实接受联合化疗者的 2 年生存率为 5%~14%。

单药化疗

化疗药物中多数均以不同剂量和方案被用于胃癌治疗。由于不属于对照研究，因而没有明显的证据证明某种方案优于其他。

全部或多数主要的细胞毒类化疗药物均作为单药给药引用于胃癌治疗。表 23.11 中总结了目前胃癌患者药物治疗中可以考虑应用的主要药物。2000 年以前应用的药物因作用甚微，未在此表中列出。这些数据可以在本书第一版或其他同类书或回顾性文献中找到。其中某些数据来自 20 世纪 60、70 或 80 年代早期的研究。这些早期的研究对于"有效"的判定远不如今天的标准严格。因此，其报道的部分药物的有效率肯定可以是被高估了。

在抗代谢类药物中，对氟尿嘧啶的研究最为广泛。5-FU 以不同的剂量被用在许多方案中。早期的用法或者是每周一次，或者是每日一次共 5 天快速静脉推注，每 3~4 周重复。近来，氟尿嘧啶多以静脉持续慢滴给药。90 年代的数据来自氟尿嘧啶，其作为单药用于随机分组试验的备选治疗方案之一。其总体有效率为 10%~20%，中位反应时间或 TTP 为 2~4 个月[158–161]。其主要毒性反应为黏膜炎、腹泻和骨髓抑制。一般而言，这些抗代谢药物在胃肠道恶性肿瘤治疗中被予以足够重视。如卡培他滨被广泛用于结直肠癌治疗和姑息治疗中，也被用作可能接受氟尿嘧啶+四氢叶酸治疗的结肠癌患者的辅助治疗。表 23.10 也包括了治疗胃癌的数据。如今卡培他滨在联合化疗方案中的应用被广泛研究。S1 是口服的氟尿嘧啶类药物，作为单药治疗进展期胃癌，其有效率为 26%~45%[162,163]。欧洲的一项研究发现 40mg/m² 、每日 2 次的剂量，其毒性反应较大。22 名患者中 6 人有效，有效率为 26.1%。中位 TTP 为 140 天，中位生存时间未报道。来自日本的研究报道，其有效率为 44%~54%。S1 已与包括顺铂在内的其他药物用作联合给药。

UFT 是替加氟和尿嘧啶的混合物。在日本这一氟化的嘧啶被广泛应用于多种恶性肿瘤的治疗，包括胃癌。单药应用时，日本报道在胃癌患者中有效率为 27.7%[164]。最近，Ravaud 等代表 EORTC 报道了应用 UFT 和四氢叶酸用于以往未经治疗的胃癌患者的 II 期研究的结果[165]。UFT 用量为 300mg/m²，共 28 天，休息 7 天。23 名可以评价疗效的患者中有效率为 16%。

顺铂仍是联合化疗中重要的药物。单药给药的结果可以追溯到 20 世纪 80 年代。在包括以往接受过治疗的患者中获得了约 15% 的客观有效率。顺铂的主要毒性为肾毒性、耳毒性和外周神经毒性。恶心和呕吐症状因新一代止吐药物的应用已得到很大改善。对卡铂的研究较少，其作用逊于顺铂。

近来，奥沙利铂，一个二氨基环己烷，作为治疗结直肠癌的标准药物，其在部分胃癌联合化疗中的作用也得到研究。如同在结肠癌中，它最常与氟尿嘧啶联合应用。来自 FOLFOX 方案的数据将在本章中随后予以分析。

紫杉烷类中的紫杉醇和多烯紫杉醇作为单药用于胃癌治疗已有研究。多烯紫杉醇可能是胃癌治疗中被最广泛研究的紫杉烷类药物。Cosimo 等回顾分析了多烯紫杉醇作为单药用于经治或未经治疗的胃癌病例的 II 期临床研究结果[166]。262 名可以评价治疗反应的患者，平均有效率为 19.1%。在多数研究中，多烯紫杉醇用法为 100mg/m²，每 3 周给药。其毒性反应与在其他肿瘤中一样，为中性粒细胞减少症、脱发和液体潴留。1/4 病例可见过敏反应。中位 TTP 为 6 个月。

多烯紫杉醇最近被 FDA 批准与氟尿嘧啶和顺铂联合（见"联合化疗"）用于进展期胃癌的治疗。对紫杉醇也有类似研究，其作用与多烯紫杉醇相似。

喜树碱伊立替康在 20 世纪 90 年代后期被广泛研究[167]，在以往经治疗和未经治疗的患者中获得了 15%~25% 的有效率。主要毒副反应为骨髓抑制和腹泻。蒽环类药物同样也对胃癌有效。与对氟尿嘧啶的早期研究相似，其数据多来自于 20 世纪 60、70 年代。阿霉素（多柔比星）客观有效率为 17%。在联合治疗中广泛应用的表阿霉素（表柔比星）在小组病研究中获得了 19% 的有效率。

Wagner 等也评价了接受单药化疗与接受联合化疗者的总体生存差异[156]。与初始治疗为单药化疗相比，联合化疗者在生存方面呈现优势，其差异有显著性，风险比为 0.85（0.75~0.96）。接受联合化疗者平均生存期为 7 个月，单药化疗者为不足 6 个月。考虑到人种差异，他们在研究中分析了亚裔和非亚裔人种间可能的差异，并对二线治疗的效果再次进行研究。同样，优势倾向于联合化疗，总体风险比为 0.79（0.69~

0.91）；TTP 风险比为 0.62，联合化疗较单药化疗为优。联合化疗组毒性反应发生率较单药组高，但差异无统计学意义。治疗相关死亡率联合化疗组为 2.1%，氟尿嘧啶单药化疗组为 0.9%。

出于对 ECF 方案的研究兴趣，他们对含有和不含有蒽环类药物的联合化疗的疗效进行了评价。所涉及的 3 项研究中总计患者数为 501 人。分析显示，与氟尿嘧啶+顺铂方案相比，氟尿嘧啶+顺铂+蒽环类联合化疗在总体生存方面呈现优势（风险比分别为 0.77、0.62、0.95）。与此相似，顺铂+氟尿嘧啶+蒽环类化疗（与氟尿嘧啶+蒽环类相比）更能改善患者临床表现（总体生存的风险比分别为 0.83、0.76、0.91）。

需要说明的是，这一 Cochrane 分析并未对新药如紫杉烷类或伊立替康进行评价。

总之，多个单药均对胃癌呈现出作用。有效率为 10%~25%，持续时间相对较短。氟尿嘧啶，顺铂，多烯紫杉醇和紫杉醇，阿霉素和表阿霉素，以及伊立替康均为传统方案中的常用药物。而奥沙利铂和卡培他滨近来也用于胃癌的联合化疗。

联合化疗

联合使用多种药物的联合化疗方案在胃癌中的应用在过去的几十年中也被广泛研究。与其他恶性肿瘤相同，将单药联合给药是基于不同作用机理和不同毒性反应的药物联合后，其抗癌功效得以增强。本部分将着重介绍 III 期随机分组临床研究的结果，而最新的联合方案则只有 II 期临床研究数据。

顺铂+氟尿嘧啶　表 23.12 的数据来自近期的一项将顺铂和氟尿嘧啶联合方案（CF）作为对照之一的随机临床研究。此类研究从 2000 年即有报道，有的仅以摘要的形式报道。如表所示，所有研究中顺铂的剂量均为每疗程 100mg/m²，有 3 项研究显示，顺铂仅在第 1 天给药。4 项研究中，有 3 项氟尿嘧啶用法为：1000mg/(m²·d)，24 小时持续滴注，第 1~5 天，28 天为一周期。日本的研究中，氟尿嘧啶用量稍减。研究中每组的入组病例数为 100~224 人。

4 项研究的有效率、无进展生存期和总生存期基本一致。有 1/4~1/3 的患者有效，最近的研究报告显示有约 1/4 患者可见主观缩小，完全缓解罕见。

Van Hoefer 等报道了进展期胃癌患者 EORTC 研究的最终结果[168]。CF 方案与 FAMTX 方案（甲氨蝶呤+氟尿嘧啶+阿霉素）和依托泊苷+四氢叶酸+氟尿嘧啶比较。134 名接受 CF 化疗患者的剂量如表

表 23.12

晚期胃癌的联合化疗:在随机分配试验中包含顺铂-氟尿嘧啶方案

研究	药物	剂量 (mg/MI)	时间 (天)	病例数	缓解率 (%)	中位 TTP/PFS(月)	中位生存期(月)	两年生存率
EORTC[204]	C	100	1	127	20%	4.1	7.2	~10%
	F	1000	1~5					
JCOG[158]	C	20	1~5	105	36%	3.9	7.3	7%
	F	800	1~5					
DANK[171]	C	100	1	163	26%	4.2	8.7	~10%
	F	1000	1~5					
TAX325[170]	C	100	1	224	25%	3.7	8.6	9%
	F	1000	1~5					
REAL-2[180]	E	50	1	289	41%	6.2	9.9	~15%
	C	60	1					
	F	200	每日					

MI:丸山指数;TTP:进展时间;PFS:无病生存;C:顺铂;F:氟尿嘧啶;E:表阿霉素。

23.13。以主观缩小、无进展生存期和总生存期评价其功效。此研究的 3 种方案在患者转归方面未见显著差异。

表 23.13

胃癌化疗的剂量与时间

药物	剂量(mg/m²)	天数	周数
顺铂 -FU			
顺铂	100	1	每 4 周
5- 氟尿嘧啶	1000	1~5 CI	
DCF			
多西他赛	75	1	每 3 周
顺铂	75	1	
氟尿嘧啶	750	1~5 CI	
依立替康	80	1	
氟尿嘧啶	2000	1 CI	每周 1 次共 6 周
亚叶酸钙	500	1	
mFOLFOX-6			
氟尿嘧啶	2600	1~2 CI	
亚叶酸钙	200	1	每 2 周
奥沙利铂	85	1	

FU:氟尿嘧啶;CI:持续静滴;DCF:多西他赛 - 顺铂 - 氟尿嘧啶;IF:依立替康 - 氟尿嘧啶 - 亚叶酸钙;FOLFOX:氟尿嘧啶 - 亚叶酸钙 - 奥沙利铂。

JCO 9205 研究比较单用氟尿嘧啶或 CF 方案或替加氟+丝裂霉素的疗效。CF 方案并不比单用氟尿嘧啶呈现出优势[169]。TAX325 研究比较多烯紫杉醇加 CF,这一点随后详述[170]。这里 TCF 组显现出优势。

Dank 等将伊利替康-氟尿嘧啶与 CF 方案比较[171]。CF 方案的数据见表 23.13。这一研究也将在本章中详述。总之,CF 方案仍旧广泛应用在进展期转移性或局部不可切除的胃癌治疗中。前已述及的随机分组研究基本上采用了相同的剂量。这些研究中 CF 方案总有效率为 25%,中位无进展生存期为 4 个月,中位的总生存期约为 8.5 个月,2 年生存率为 8%~10%。与 CF 相比,TAX325 研究中的,TCF 组和 IF 组(伊利替康-氟尿嘧啶-四氢叶酸)2 年生存率为 15%~20%,ECF 组也为 15%~20%。因此,至少部分进展期胃癌可以经多药联合化疗方案(包括多烯紫杉醇和伊利替康)中获得长期生存。TCF 研究中 CF 组 2 年生存率为 9%。

尽管 CF 方案的毒性反应对多数患者而言是可以耐受的,但其有时是很严重的。Vanhoefer 等报道的 EORTC 研究中,35% 患者见 3~4 度中性粒细胞减少,约 1/4 患者有 3~4 度恶心呕吐反应。最近的 TAX325 研究中,接受 CF 方案的患者中有 75% 可见 3~4 级治疗相关副反应。应用更好的止吐剂,如 Aprepitant,应该可以减少严重恶心、呕吐的发生率。细胞因子的支持可以减少中性粒细胞减少性发热的发生。尽管如此,CF 方案的毒性反应仍应重视。

多烯紫杉醇、顺铂和氟尿嘧啶 Ajani 等报道了一项随机对照研究的结果,即比较 3 药方案 DCF(多烯紫杉醇+顺铂+氟尿嘧啶)和 CF 方案(TAX325)[170]。研究中将未经治疗的转移性胃癌患者随机分组接受 DCF 或 CF 化疗(方案剂量见表 23.13)。在准备撰写本章节时,此研究仅以摘要的形式报道了 221 名患者分入 DCF 组,224 名分入 CF 组。研究的评价点为 TTP。研究发现对照组 TTP 为 4 个月,而试验组延长为 6 个月。影响两组的预后因素相近,包括体重减少>10%、一般状况和受累器官数量等。试验组平均接受了 6 轮 DCF 化疗,对照组接受 4 轮 CF 化疗。由于试验组 TTP 比对照组长,因此这一差异也可以理解。CF组中位 TTP 为 3.7 个月,DCF 组为 5.6 个月(风险比 1.47,P=0.0004)。总体生存期也得以改善,CF 组中位生存期为 8.6 个月,DCF 组为 9.2 个月。需要特别指出的是,CF 组 2 年生存率仅为 8.8%,而 DCF 组为 18.4%。化疗有效率方面也是 DCF 方案占优,为 37%,相比 CF 组为 25%。毒性方面,82%接受 DCF 的患者有一种 3~4 度非血液学毒性反应;接受 CF 者 75%有 3~4 度毒性反应。DCF 方案的血液学毒性反应较 CF 重。中性粒细胞减少的发生率:DCF 为 82%,CF 为 57%。中性粒细胞减少性发热:DCF 为 30%,CF 为 13.5%。但两组总的毒性反应死亡率没有差异。根据这项研究的结果,FDA 最近批准了多烯紫杉醇用于转移性胃癌的化疗。

已有多家中心尝试耐受性更好的 DCF 方案,几项 II 期临床研究报道应用了改良的 DCF 方案。一般而言,改良之处在于减少多烯紫杉醇用量,或调整氟尿嘧啶的输注方案。

伊利替康+氟尿嘧啶+四氢叶酸 这 3 种药物的配伍已在结直肠癌病例中广泛应用,FOLFIRI 方案是标准方案。前已述及,作为单药,伊利替康在进展期胃癌中的有效率为 14%~25%。随机分组的 II 期临床研究显示,伊利替康+氟尿嘧啶+四氢叶酸方案优于伊利替康+顺铂,III 期研究则比较了 FOLFIRI 和 CF[171,172]。337患者被随机分组接受 IF 或 CF 化疗,170 例接受 IF,163 例接受 CF 化疗。评价指标为 TTP;如果发现 TTP 非显著性优势,则行非劣效性比较。IF 的用量见表 23.13。两组病例的背景平衡,约 1/5 病例为 GEJ 肿瘤。客观缓解率(CR+PR)IF 组为 31.8%,CF 组为 25.8%。

中位肿瘤进展时间 IF 组为 5 个月,CF 组为 4.2 个月,非劣性界限 0.93,无显著差异(P=0.08)。两组的中位生存期无显著差异(IF 9 个月,CF 8.7 个月)。IF 组毒性反应较少,尤其是中性粒细胞减少性发热和口角炎,而腹泻多见。结论是 IF 与 CF 等效,但毒性反应发生率较 CF 低。据此他们推荐这一不含顺铂的方案作为替代方案用于未经治疗的胃癌病例。

ECF 如前所述,顺铂已与多种药物作为联合化疗,特别是氟尿嘧啶。三药联合的 ECF 方案被英美学者广泛研究。在 II 期临床证明其耐受性和令人鼓舞的结果后,Waters 等更新了 Webb 等的初步报告,他报道了 ECF 与老的不含顺铂的化疗方案——FAMTX(氟尿嘧啶+甲氨蝶呤+阿霉素)的随机对照研究结果[173,174]。126 名患者接受 ECF 方案,130 名患者接受 FAMTX方案。就总有效率(46%对 21%)和中位生存期(8.7 个月和 6.1 个月)而言,ECF 方案较 FAMTX 更有效。从长期生存看也是如此,接受 ECF 者 2 年生存率为 14%,FAMTX 为 5%。数据已与其他方案在前面进行了阐述。

在另一项研究中,Ross 等比较了 ECF 和 MCF 方案(丝裂霉素+顺铂+氟尿嘧啶)[175],即 ECF 中的表阿霉素被丝裂霉素取代。574 名患者随机分入 ECF 组[289]或 MCF 组[285]。入组患者包括胃癌和胃-食管交界癌。评价指标为 1 年生存率。

两组的客观有效率相近(ECF49.6%,MCF55.4%)。ECF 组中有 10 名患者化疗后行切除手术,MCF 组中则有 14 名。毒性反应适中,MCF 组骨髓抑制更多见。中位生存期 ECF 组 9.4 个月,MCF 组 8.7 个月。1 年生存率 ECF 略好于 MCF(分别为 40%和 32%)。2 年后 ECF 组 15.8%患者存活,MCF 组为 14.2%,这与其他研究的结果吻合。作者的结论是 MCF 并不比 ECF更好,ECF 方案可作为胃癌和胃-食管交界癌的参考治疗方案。

REAL-2 研究中的 ECF 的数据见表 23.12。

顺铂和伊利替康 如在伊利替康-氟尿嘧啶-四氢叶酸方案中已经讨论的,伊利替康作为单药对经过和未经过治疗的胃癌均有作用。伊利替康已与顺铂在多项 II 期临床研究中联合应用。其毒副作用可以耐受,有效率令人鼓舞。

大样本量的 II 期随机对照研究比较 IF 和伊利替康-顺铂方案。Pozzo 等报道了这一研究的结果[172]。伊利替康-顺铂方案剂量为:伊利替康 200mg/ m²,顺铂 60mg/ m²,每周一次,每 3 周一疗程。要说明的是这一高剂量方案与以往其他伊利替康–顺铂方案不同。

有 65 名符合条件的患者入组,IF 组 62 例,伊利替康–顺铂组 61 例。此研究的目的在于通过比较完全缓解率,从二者中选出更佳方案。次要评价指标包括安全性、TTP 和生存期。总有效率:IF 组 42.4%,IC 组 32.1%。IF 组 CR 5%,IC 组 CR 1.8%。疾病进展时间:IF 组 6.5 个月,IC 组 4.2 个月。基于以上结果,IF 方案被选择与 CF 方案进一步比较。

与 IF 方案相比,尽管伊利替康–顺铂方案在这一研究中的结果差强人意,但对这一方案的研究兴趣并未因此降低。IC 方案在食管癌、胃–食管交界癌和胃癌中已有研究[176-178]。在"靶向治疗"一章中将对 IC 方案与倍伐单康联合应用的数据进行论述。

氟尿嘧啶–四氢叶酸–奥沙利铂　氟尿嘧啶–四氢叶酸–奥沙利铂(FOLFOX)方案是进展期结直肠癌的标准治疗方案。当作为辅助治疗用于 III 期结肠癌患者时,已经证明此方案优于单用氟尿嘧啶和四氢叶酸。在胃癌中,已开展数个 II 期临床试验研究 FOLFOX 方案的用法[179]。一般而言,此方案在结直肠癌中的副反应相似且可以接受。奥沙利铂的剂量限制性毒性反应为外周神经症状。骨髓抑制、黏膜炎和腹泻发生率与大肠肿瘤中报道的相似。此方案总有效率为 50%~60%。中位 TTP 为 5~6 个月,总的中位生存期为 10~12 个月。现已有与含顺铂的联合化疗方案比较的 III 期临床研究报道。Cunningham 等以摘要的形式报道了 REAL2 研究的结果。研究中以氟尿嘧啶–表阿霉素–奥沙利铂和 ECF 方案进行比较;另一组比较在卡培他滨–表阿霉素–顺铂和卡培他滨–表阿霉素–奥沙利铂间进行。病例随机分入 ECF 组、EOF 组(表阿霉素–奥沙利铂–氟尿嘧啶)、ECX 组(卡培他滨–表阿霉素–顺铂)或 EOX 组(卡培他滨–表阿霉素–奥沙利铂),然后再根据临床表现和疾病累及范围分层。不同化疗方案的剂量见表 23.14。评价指标为总生存期。研究的目的是要证明卡培他滨与氟尿嘧啶比较、奥沙利铂与顺铂比较的非劣效性。共有 1002 名患者登记,每组约 250 名,行 2×2 比对。40% 患者为胃癌,其余为胃–食管交界和食管癌(10% 为食管鳞状细胞癌)。在 17 个月的中位随访期中,各组间中位的总生存期无显著差异(ECF 9.9 个月,EOF 9.3 个月,ECX 9.9 个月,EOX 11.2 个月)。1 年生存率也相近,为 37.7%~46.8%,EOX 最高,ECF 最低。奥沙利铂和卡培他滨组合的功效不逊于 ECF 方案,达到了预期的研究目的。他们的结论是 EOF 可以作为 ECF 的替代方案,同样,ECX 可以替代 ECF。

另一项研究中,al-Batran 等报道了 FOL(氟尿嘧啶–奥沙利铂–四氢叶酸)与 FLP(氟尿嘧啶–四氢叶酸–顺铂)的 III 期随即对照研究结果[181]。奥沙利铂方案为 mFOLFOX 6:5-FU 2600mg/m² 24 小时持续滴注,四氢叶酸 200mg/m²,奥沙利铂 85mg/m² 每 2 周给药。与此相似,FLP 方案为 5-FU 2000mg/ m² 每周一次,四氢叶酸 200mg/m² 每周一次,顺铂 50mg/m² 每 2 周一次给药。研究预期获得使中位 TTP 从 3.5 个月到 5 个月的进展。220 名患者中 112 例入 FLO 组,108 例入 FLP 组。两组的 TTP 无显著差异(P=0.08)。尽管在此研究中未被证明,结果仍支持 REAL-2 的数据,证明了奥沙利铂–FU 方案的非劣效性。FLO 方案较 FLP 毒副反应发生率低,而客观缓解率更高(34% 和 27%)。

Kang 等也以摘要的形式报道了卡培他滨–顺铂方案对 CF 方案的非劣效性的随机对照 III 期临床研究[182]。剂量为顺铂 80mg/m² 第 1 天给予,氟尿嘧

表 23.14

Real-2 方案

药物	剂量	天数	周数
ECF			
表阿霉素	50 mg/m² IV	1	每 3 周
顺铂	60 mg/m² IV	1	
PVI 5-Fu	200 mg/(m²·d)ᵃ	1	
EOF			
表阿霉素	50 mg/m² IV	1	每 3 周
奥沙利铂	130 mg/m² IV	1	
PVI 5-Fu	200 mg/(m²·d)ᵃ	1	
ECX			
表阿霉素	50 mg/m² IV	1	每 3 周
顺铂	60 mg/m² IV	1	
卡培他滨	625 mg/m²,bd	1	
EOX			
表阿霉素	50 mg/m² IV	1	每 3 周
奥沙利铂	130 mg/m² IV	1	
卡培他滨	625 mg/m²,bd	1	

ECF:表阿霉素– 顺铂–5- 氟尿嘧啶;IV:静脉;PVI 5-FU,持续静脉滴注氟尿嘧啶;EOF:表阿霉素–奥沙利铂–氟尿嘧啶;ECX:表阿霉素–顺铂–卡培他滨;EOX:表阿霉素–奥沙利铂–卡培他滨。

计划治疗时间:24 周(8 个周期)。

ᵃPVI 5-FU 通过留置中央静脉导管来给予。

啶 800mg/(m²·d)持续滴注共 5 天,每 3 周重复一次,较标准的 CF 方案给药频繁。CAPP 方案（顺铂-卡培他滨)的顺铂用量同上,卡培他滨 1000mg/ m²,每日 2 次,共 14 天,每 3 周重复一次。共有 160 名患者接受 CAPP 方案,156 名接受 FP 方案。研究证明了 CAPP 方案的非劣效性,其中位无进展生存期为 5.6 个月,FP 组为 5 个月。两组总生存期无差异。他们认为 CAPP 方案不逊于 FP 方案。

令人感兴趣的是这些方案(FOLFOX,FOLFIRI,包含卡培他滨的方案,其他包含顺铂的方案)被广泛用于结肠癌的治疗。在结肠癌中,即使不用倍伐单抗,进展期患者中位 TTP 可达 7~8 个月, 中位生存期可达 20~21 个月。应用上述方案,转移性结肠癌患者 1 年生存率约为 70%,2 年生存率约为 40%。与此相比,胃癌和胃-食管交界癌的治疗效果则显得逊色。这也许是由于肿瘤生物学特性的差异,对于相同方案,胃癌和食管癌从遗传学上更耐药。尽管如此,有趣的是相比于结肠癌,胃和食管癌有更多药物可供选择。除了奥沙利铂、顺铂、氟尿嘧啶、伊利替康和卡培他滨,紫杉烷类和蒽环类药物在胃和食管癌中有效,而在结肠癌中无效。更好的临床前检查和组织学分析有助于发现这两种疾病间的差异所在。另外的可能是,对于胃和食管癌,我们无法有效地对这些药物进行排序。如在 REAL-2 研究中,当肿瘤进展时只有 15%的患者接受了额外的治疗。

靶向治疗

贝伐单抗

贝伐单抗是一种人类单克隆抗体,可特异性抑制血管内皮生长因子(VEGF)配体。过去几年中,大量研究已证实其对实体肿瘤具有疗效。对于进展期大肠癌患者,贝伐单抗加细胞毒素类药物的化疗方案效果明显优于单独使用后者。目前,美国已批准用贝伐单抗加细胞毒素治疗大肠癌。在治疗非小细胞肺癌患者和女性乳腺癌患者的Ⅲ期临床试验中,贝伐单抗同样获得了较为满意的效果。在治疗胃癌方面,贝伐单抗+顺铂+伊立替康方案的临床Ⅱ期试验已近尾声,Shah 等对此结果进行了报道[183]。该方案中,贝伐单抗在第 1 天给药,剂量为 15mg/kg,每 3 周重复一次。伊立替康和顺铂按传统的常规剂量给药,即伊立替康为 65mg/m²

体表面积,顺铂为 30 mg/m² 体表面积,每周给药一次。连续给药两周后停药一周。该研究包括 47 名未经治疗的胃部或胃食管结合部肿瘤患者。研究结果显示,中位肿瘤进展期(TTP)为 9.9 个月。与历史对照相比,TTP 提高了 50%。在 35 名原位原发肿瘤患者中,2 名患者出现穿孔,只有 1 名出现严重出血,没有出现药物相关死亡。25%的患者并发了血栓相关事件,其中 4 名为无症状性肺栓塞[184]。此并发症的出现是否与贝伐单抗有关,尚无定论。一项对比研究显示,单纯接受新辅助化疗顺铂+伊立替康方案治疗的局限性肿瘤患者,其血栓相关事件出现率与前述方法相似。作者由此得出结论:对于进展期胃部及胃食管结合部腺癌及原位原发肿瘤患者, 贝伐单抗联合细胞毒素类药物化疗是一种安全有效的化疗方案。目前,关于化疗方案中使用贝伐单抗与否的疗效对比研究已进入Ⅲ期临床试验阶段。对于结果我们将拭目以待。

内皮生长因子受体酪氨酸激酶抑制剂

埃罗替尼和吉非替尼都已用于胃部与胃食管结合部肿瘤患者的Ⅱ期临床试验中。大多数基于本试验而发表的论文所示资料均真实可信。5 项研究对内皮生长因子受体酪氨酸激酶(EGFR-TK)抑制剂用于治疗食管癌、胃食管结合部癌或胃癌的疗效进行了评价。研究结果显示埃罗替尼和吉非替尼均有一定的功效。其中, 在由 Dragovich 等设计的规模最大的研究中,26 名胃癌患者和 44 名胃食道结合部肿瘤患者接受了单纯埃罗替尼治疗[185]。结果发现,胃癌患者无治疗效应,仅 4/44(12%)的胃食管结合部肿瘤患者有治疗效应。毒性反应接近预期值。

近年来,对其他肿瘤(包括非小细胞肺癌)的研究显示, 单纯 EGFR-TK 抑制剂治疗的功效与前述研究相近。

爱必妥是另一种内皮生长因子受体抑制剂,它正处于临床试验阶段。试验包括单一使用爱必妥,以及联合伊立替康+顺铂使用。试验对象主要为进展期食管癌和胃食管结合部肿瘤患者。

分子标记物及其反应性预测

多年来, 医生根据患者的不同情况制定个体化治疗方案已经被认为是一条治疗准则。该准则认为,患者在经过一系列药物测试,筛选出反应性强的药物后再行治疗,可以提高治疗效率,减少药物浪费,取得较好的效果。这一点至关重要,因为目前大多数用于治疗胃癌的细胞毒性药物只有轻到中度的有效率。据前人报道,毒性反应出现较多。最初的预期性研究是以肝肿瘤细胞为标本进行体外研究的。然而,对肿瘤细胞的研究,在细胞增长和选择个体化药物方面尚未得出结论。一种预期性研究的替代方法是,定量或半定量测量靶向分子或联合测量分子途径中可以反映治疗效应的其他分子的水平。一些研究表示,这种对于肿瘤组织的分子分析在对疗效的预测方面可能更为准确可靠。

一些基于此的研究已经开始进行。免疫组化、反转录酶聚合酶链式反应(RT-PCR)等已经运用于一些目的标志物的测量。免疫组化技术可以使目的标志物呈可视性表达,从而判定为低表达、中度表达或高表达。而通过 RT-PCR 技术,可以定量或亚定量测定相关基因表达水平。目前假说认为,基因的表达水平与个体接受化疗后的敏感性有关。以胃癌为例,大多数仅有局部转移的病例资料支持目前的假说,而进展期转移癌则否。目前对原发性肿瘤的治疗反应性评估较为困难,因而分子标志物测定价值的评估仍有待于大样本资料的研究结果。

一些有关胃癌的研究已经得出的结论与先前有关大肠癌的研究结论基本一致,对分子标志物的测定有助于患者的疗效判定。如:胸腺苷硫酸化酶(TS)可判定氟尿嘧啶的有效性,切除修复缺陷基因(ERCC-1)可判定顺铂的有效性。判定氟尿嘧啶有效性的其他标志物包括 dipyrimidine 脱氢酶。这些研究提示,TS、TP、DPD 或 ERCC-1 基因的表达与预后相关。前瞻性研究已经证实了这一点。对于其他一些肿瘤的基因变异,特别是 p53 癌基因变异,已经有学者开始着手研究[186-191]。另外,前瞻性研究提示 p53 基因的变异与治疗效果有关,但这一点未见于胃癌报道。

现如今最为重要的一点是急需设计并实施一项可信的权威性研究,研究对象应包括足够数量的可评估的进展期胃癌患者(以治疗反应性作为评估指标),或局部转移患者(以生存率作为评估指标),对象应接受同样的化疗方案而不需考虑分子标志物的反应,并应完成研究。很明显,分子标志物的测定可通过免疫组化、RT-PCR 或其他技术,其结果可对胃癌患者的个体化治疗提供重要的辅助作用。

目前,一些分子标志物已经可以较为准确地指示出哪种药物对胃癌有效,哪些则毒副反应较大。对于某些其他实质肿瘤,还有更为广泛的运用。以乳腺癌为例,其分子标志物早已被发现,并用于指导治疗。这不仅包括测量雌激素和孕激素受体的水平以确定原发或转移瘤的性质,还包括对 HER-2 基因分析以确定是否适于使用曲妥珠单抗。如患者 HER-2 基因无高度表达,则应用曲妥珠单抗效果不佳[192]。对肺癌等其他常见恶性肿瘤的初步研究显示,内皮生长因子受体酪氨酸激酶抑制剂的应用与否取决于靶向分子的突变与否[193]。对于少见肿瘤如 GIST(详见第 50 章)和多形性胶质母细胞瘤的研究提示,对少数几种分子标志物或异常基因的测定就可以预测治疗结果。对于胃和胃食道结合部肿瘤的更大规模研究正在进行当中,有望找出另一些具有相同意义的分子标志物[194,195]。

功能性显像已被用于对胃癌患者预后预测的早期研究中。根据先前研究的简要描述,Ott 等用 FDG-PET 扫描方法研究了 44 例局部进展型胃癌患者[196]。在这项研究中,患者分别在行顺铂+氟尿嘧啶+亚叶酸化疗方案之前及之后行 FDG-PET 扫描检查。外科治疗一般安排在完成新辅助化疗后 3~4 周。结果显示,有效性主要表现为测量减影摄取量(SUV)的减少值。PET 影像上的变化应该与病理检查结合后再作出评价。目前一项肿瘤术后分级系统已被应用,它将肿瘤切除分级为从接近完全切除(残留肿瘤<10%)到仅少部分切除直至无肿瘤切除(残留肿瘤>50%)的不同等级。疗效显著的患者依据肿瘤是否有<10% 的变化而再次分类。13 名患者被认为疗效显著,并具有病理意义。

SUV 的减少在敏感患者中十分明显(敏感患者中位数为 -49%,不敏感患者中位数为 -17%)。在 PET/CT 影像上具有改变的患者的生存率也要明显优于无改变患者。最近,Wieder 等[197]以 FDG-PET/CT 评价了 20 名胃食道结合部腺癌患者,方法是在化疗实施前和实施 14 天后均行检查。结论是,PET 在评价化疗效果方面比仅能测量肿瘤大小的 CT 具有更高的敏感性。Weber[198]报道了使用 PET 来鉴别药物是否有组织活性。PET-CT 现已能测量一些肿瘤基因的表达,如 HER-2。初步资料提示,PET 能够在早期鉴别患者是否对系统治疗有敏感性,比传统方法更为有效。对于无反应的患者,究竟是直接行局部治疗(外科治疗),还是继续行系统性治疗尚无定论。有待于规范标准的出台。据调查,PET 可能用于检测靶向药物是否到达靶向器官发挥作用。

多种肿瘤都尝试着用外形的变化来推测分子治疗的预后。最近,Luthra 等[199]对进行了术前放化疗的食道癌和胃食道结合部癌患者进行了研究。实施治疗前常规进行了内镜活检。患者中包括 16 例腺癌,2 例鳞癌和 1 例腺鳞癌。每个活检标本的 RNA 均被分离,并测定了核苷酸序列。所测基因按特定分类规则分为特定的组群。结果将样本分为两型:Ⅰ亚型和Ⅱ亚型。结果显示,6 名病理活检提示放化疗敏感的患者中有 5 名按特征分类属于Ⅰ亚型。研究发现了两亚型的 400 个基因中有一个表达不同。但只有早期的临床资料才能发现这一差别。该研究提示Ⅰ亚型患者无病生存期为 28 个月,而Ⅱ亚型为 22 个月,比Ⅰ亚型略低。目前得到的这些初步资料具有很重要的价值,但仍需大样本研究进一步支持。3 种标志基因:PERP、S1082 和 SPRR3,可用来鉴别患者是否最终获得了病理上的缓解。

总之,虽然对胃癌患者分子标志物指导个体化治疗的研究已经在进行中,但仍处于试验阶段,有待于进一步证实。

(梁寒　潘源　译)

参考文献

1. Moertel CG. The stomach. In: Holland JF, Frei EI, eds. *Cancer Medicine.* Philadelphia, Pa.: Lea & Febiger; 1982:1760.
2. Wolfler A. *Uber die Herrn Professor Billroth Ausgefuerten Resectionen des Ccarcinomatosen Pylorus.* (Braumuller W, ed.) Wien; 1881.
3. Mikulicz J. Beitrage zur technik der operation des magencarcinoms. *Arch Clin Chir Berl* 1898;1(vii):524–532.
4. Jamieson JK, Dobson JF. The lymphatic system of the stomach. *Lancet* 1907;1061–1066.
5. Pack GT, McNeer GP. Total gastrectomy for cancer: a collective review of the literature and an original report on 20 cases. *Int Abstr Surg* 1943;77:265–299.
6. Akoh JA, Macintyre IM. Improving survival in gastric cancer: review of 5-year survival rates in English language publications from 1970. *Br J Surg* 1992;79(4):293–299.
7. Macintyre IM, Akoh JA. Improving survival in gastric cancer: review of operative mortality in English language publications from 1970. *Br J Surg* 1991;78:771–776.
8. Kajitani T. The general rules for the gastric cancer study in surgery and pathology. Part I. Clinical classification. *Jpn J Surg* 1981;11(2):127–139.
9. Beahrs OH, Henson DE, Hutter RVP, Kennedy BJ. *Manual for Staging of Cancer.* 4th ed. American Joint Committee on Cancer. Philadelphia, Pa.: JB Lippincott; 1992.
10. Hermanek P, Sobin LH. *International Union Against Cancer: TNM Classification of Malignant Tumors.* 4th ed. Berlin: Springer; 1992.
11. Wanebo H, Kennedy BJ, Chmiel J, Steele G, Winchester D, Osteen R. Cancer of the stomach. A patient care study by the American College of Surgeons. *Ann Surg* 1993(218):583–592.
12. Kinoshita T, Maruyama K, Sasako M, et al. Treatment results of gastric cancer patients: Japanese experience. In: Nishi M, Ichakawa H, Nakajima T, et al, eds. *Gastric Cancer.* Tokyo: Springer-Verlag; 1993:319–330.
13. Soga J, Kobayashi K, Saito J, Fujimaki M, Muto T. The role of lymphadenectomy in curative surgery for gastric cancer. *World J Surg* 1979;3(6):701–708.
14. Bonenkamp JJ, Hermans J, Sasako M, van de Velde CJ. Extended lymph-node dissection for gastric cancer. Dutch Gastric Cancer Group. *N Engl J Med* 1999;340(12):908–914.
15. Bonenkamp JJ, van de Velde CJ, Kampschoer GH, et al. Comparison of factors influencing the prognosis of Japanese, German, and Dutch gastric cancer patients. *World J Surg* 1993;17(3):410–414; discussion 5.
16. Cuschieri A. Recent advances in gastrointestinal malignancy. *Ann Chir Gynaecol* 1989;78(3):228–237.
17. Siewert JR, Bottcher K, Roder JD, et al. Prognostic relevance of systemic lymph node dissection in gastric carcinoma. *Br J Surg* 1993;80:1015–1018.
18. Sue-Ling HM, Johnston D, Martin IG, et al. Gastric cancer: a curable disease in Britain [see comments]. *BMJ* 1993;307(6904):591–596.
19. Arak A, Kull K. Factors influencing survival of patients after radical surgery for gastric cancer. A regional study of 406 patients over a 10-year period. *Acta Oncol* 1994;33(8):913–920.
20. Wanebo HJ, Kennedy BJ, Winchester DP, et al. Gastric carcinoma: does lymph node dissection alter survival? *J Am Coll Surg* 1996;183:616.
21. Dent DM, Madden MV, Price SK. Randomized comparison of R1 and R2 gastrectomy for gastric carcinoma. *Br J Surg* 1988;75:110–112.
22. McKenzie AD, Robertson HR. Gastro-ileostomy. *Ann Surg* 1953;138(6):911–914.
23. Hartgrink HH, van de Velde CJ, Putter H, et al. Extended lymph node dissection for gastric cancer: who may benefit? Final results of the randomized Dutch gastric cancer group trial. *J Clin Oncol* 2004;22(11):2069–2077.
24. Cuschieri A, Weeden S, Fielding J, et al. Patient survival after D1 and D2 resections for gastric cancer: long-term results of the MRC randomized surgical trial. Surgical Cooperative Group. *Br J Cancer* 1999;79(9–10):1522–1530.
25. Bunt AM, Hermans J, Boon MC, et al. Evaluation of the extent of lymphadenectomy in a randomized trial of Western- versus Japanese-type surgery in gastric cancer. *J Clin Oncol* 1994;12(2):417–422.
26. Wu CW, Hsiung CA, Lo SS, et al. Nodal dissection for patients with gastric cancer: a randomised controlled trial. *Eur J Surg Oncol* 2006;30:303–308.
27. Sasako M, Sano T, Yamamoto S, et al. Randomized phase III trial of standard D2 versus D2 + para-aortic lymph node (PAN) dissection (D) for clinically M0 advanced gastric cancer: JCOG9501. *J Clin Oncol* 2006;24(part I):18S.
28. Degiuli M, Sasako M, Calgaro M, et al. Morbidity and mortality after D1 and D2 gastrectomy for cancer: interim analysis of the Italian Gastric Cancer Study Group (IGCSG) randomised surgical trial. *Eur J Surg Oncol* 2004;30(3):303–308.
29. Viste A, Haùgstvedt T, Eide GE, Sreide O. Postoperative complications and mortality after surgery for gastric cancer. *Ann Surg* 1988;207:7–13.
30. Bottcher K, Siewert JR, Roder JD, Busch R, Hermanek P, Meyer HJ. Risk of surgical therapy of stomach cancer in Germany. Results of the German 1992 Stomach Cancer Study. *Chirurg* 1994;65(4):298–306.
31. Gennari L, Bozzetti F, Bonfanti G, et al. Subtotal versus total gastrectomy for cancer of the lower two-thirds of the stomach: a new approach to an old problem. *Br J Surg* 1986;73:534–538.
32. Cuschieri A, Fayers P, Fielding J, et al. Postoperative morbidity and mortality after D1 and D2 resection for gastric cancer: preliminary results of the MRC randomized controlled surgical trial. *Lancet* 1996;347:995–999.
33. Sasako M. Risk factors for surgical treatment in the Dutch Gastric Cancer Trial. *Br J Surg* 1997;84(11):1567–1571.
34. Songun I, Bonenkamp JJ, Hermans J, van Krieken JH, van de Velde CJ. Prognostic value of resection-line involvement in patients undergoing curative resections for gastric cancer. *Eur J Cancer* 1996;32A(3):433–437.
35. Kodera Y, Yamamura Y, Shimizu Y, et al. Lack of benefit of combined pancreaticosplenectomy in D2 resection for proximal-third gastric carcinoma. *World J Surg* 1997;21(6):622–627; discussion 7–8.
36. Degliulie M, Sasako M, Ponzetti A, et al. Extended lymph node dissection for gastric cancer: results of a prospective, multi-centre analysis of morbidity and mortality in 118 consecutive cases. *Eur J Surg Oncol* 1997;23:310–314.
37. Griffith J, Sue-Ling HM, Dixon MF, McMahon MJ, Axon AT, Johnston D. Preservation of the spleen improves survival after radical surgery for gastric cancer. *Gut* 1995;36:684.
38. Kitamura K, Nishida S, Ichikawa D, et al. No survival benefit from combined pancreaticosplenectomy and total gastrectomy for gastric cancer. *Br J Surg* 1999;86(1):119–122.
39. Siewert JR, Bottcher K, Stein HJ, Roder JD, Busch R. Problem of proximal third gastric carcinoma. *World J Surg* 1995;19(4):523–531.
40. Brady MS, Rogatko A, Dent LL, Shiu MH. Effect of splenectomy on morbidity and survival following curative gastrectomy for carcinoma. *Arch Surg* 1991;126:359–364.
41. Aldridge MC, Williamson RC. Distal pancreatectomy with and without splenectomy. *Br J Surg* 1991;78(8):976–979.
42. Meyers WC, Damiano RJ, Jr, Rotolo FS, Postlethwait RW. Adenocarcinoma of the stomach: changing patterns over the last 4 decades. *Ann Surg* 1987;205:1–8.
43. Kampschoer GH, Maruyama K, Sasako M, Kinoshita T, van de Velde CJ. The effects of blood transfusion on the prognosis of patients with gastric cancer. *World J Surg* 1989;13:637–643.
44. Kaneda M, Horimi T, Ninomiya M, et al. Adverse affect of blood transfusions on survival of patients with gastric cancer. *Transfusion* 1987;27:375–377.
45. Sugezawa A, Kaibara N, Sumi K, et al. Blood transfusion and the prognosis of patients with gastric cancer. *J Surg Oncol* 1989;42:113–116.
46. Yu W, Choi GS, Chung HY. Randomized clinical trial of splenectomy versus splenic preservation in patients with proximal gastric cancer. *Br J Surg* 2006;93(5):559–563.

47. Sanchez-Bueno F, Garcia-Marcilla JA, Perez-Flores D, et al. Prognostic factors in a series of 297 patients with gastric adenocarcinoma undergoing surgical resection. *Br J Surg* 1998;85(2):255–260.

48. Shiu MH, Perrotti M, Brennan MF. Adenocarcinoma of the stomach: a multivariate analysis of clinical, pathologic and treatment factors. *Hepatogastroenterology* 1989;36:7–12.

49. Sasako M, McCulloch P, Kinoshita T, Maruyama K. New method to evaluate the therapeutic value of lymph node dissection for gastric cancer. *Br J Surg* 1995;82(3):346–351.

50. Sano T, Sasako M, Yamamoto S, et al. gastric cancer surgery: morbidity and mortality results from a prospective randomized controlled trial comparing D2 and extended para-aortic lymphadenectomy—Japan Clinical Oncology Group Study 9501. *J Clin Oncol* 2004;22(14):2767–2773.

51. Fleming I, Cooper J, Henson D, et al. *American Joint Committee on Cancer Staging Manual*. Philadelphia, Pa.: Lippincott-Raven; 1997.

52. Sobin LH, Wittekind C. *International Union Against Cancer: TNM Classification of Malignant Tumors*. New York, NY: Wiley-Liss; 1997.

53. Hermanek P, Altendorf-Hofmann A, Mansmann U, et al. Improvements in staging of gastric carcinoma using the new edition of TNM classification. *Eur J Surg Oncol* 1998;24:536–541.

54. Feinstein AR, Sosin DM, Wells CK. The Will Rogers phenomenon. Stage migration and new diagnostic techniques as a source of misleading statistics for survival in cancer. *N Engl J Med* 1985;312(25):1604–1608.

55. Robertson CS, Chung SCS, Woods SDS et al. A prospective trial comparing R1 subtotal gastrectomy with R3 gastrectomy for antral cancer. *Ann Surg* 1994;220(2):176–182.

56. Damhuis RA, Tilanus HW. The influence of age on resection rates and postoperative mortality in 2773 patients with gastric cancer. *Eur J Cancer* 1995;31A(6):928–931.

57. Kranenbarg EK, van de Velde CJ. Gastric cancer in the elderly. *Eur J Surg Oncol* 1998;24(5):384–390.

58. Maruyama K. The most important prognostic factors for gastric cancer patients: a study using univariate and multivariate analysis. *J Gastroenterol* 1987;22(suppl 133):63.

59. Maruyama K, Okabayashi K, Kinoshita T. Progress in gastric cancer surgery in Japan and its limits of radicality. *World J Surg* 1987;11:418–425.

60. Peeters KC, Kattan MW, Hartgrink HH, et al. Validation of a nomogram for predicting disease-specific survival after an R0 resection for gastric carcinoma. *Cancer* 2005;103(4):702–707.

61. Kodama Y, Sugimachi K, Soejima K, Matsusaka T, Inokuchi K. Evaluation of extensive lymph node dissection for carcinoma of the stomach. *World J Surg* 1981;5:241.

62. McCulloch P, Niita ME, Kazi H, Gama-Rodrigues JJ. Gastrectomy with extended lymphadenectomy for primary treatment of gastric cancer. *Br J Surg* 2005;92(1):5–13.

63. Bonenkamp JJ, for the Dutch Gastric Cancer Group. D1 versus D2 dissection for gastric cancer [comment on letters]. *Lancet* 1995;345:1517–1518.

64. Bonenkamp JJ, van de Velde CJ, Sasako M, Hermans J. R2 compared with R1 resection for gastric cancer morbidity and mortality in a prospective, randomised trial. *Eur J Surg* 1992;158(8):413–418.

65. McCulloch P. D1 versus D2 dissection for gastric cancer [letter]. *Lancet* 1995;158:413–418.

66. Parikh D, Johnson M, Chagla L, Lowe D, McCulloch P. D2 gastrectomy: lessons from a prospective audit of the learning curve. *Br J Surg* 1996; 83(11):1595–1539.

67. Begg CB, Cramer LD, Hoskins WJ, Brennan MF. Impact of hospital volume on operative mortality for major cancer surgery. *JAMA* 1998; 280(20):1747–1751.

68. Gilbertsen VA. Results of treatment of stomach cancer. An appraisal of efforts for more extensive surgery and a report of 1,983 cases. *Cancer* 1969; 23(6):1305–1308.

69. Maruyama K, Gunven P, Okabayashi K, Sasako M, Kinoshita T. Lymph node metastases of gastric cancer. General pattern in 1931 patients. *Ann Surg* 1989;210:596–602.

70. Meyer HJ. The influence of case load and the extent of resection on the quality of treatment outcome in gastric cancer. *Eur J Surg Oncol* 2005;31(6): 595–604.

71. Sunderland D. The lymphatic spread of gastric cancer. In: McNeer G, Pack G, eds. *Neoplasms of the Stomach*. Philadelphia, Pa.: Lippincott; 1967:408.

72. Nakajima T, Harashima S, Hirata M, Kajitani T. Prognostic and therapeutic values of peritoneal cytology in gastric cancer. *Acta Cytol* 1978;22(4):225–229.

73. Kodera Y, Nakanishi H, Ito S, et al. Quantitative detection of disseminated cancer cells in the greater omentum of gastric carcinoma patients with real-time RT-PCR: a comparison with peritoneal lavage cytology. *Gastric Cancer* 2002;5(2):69–76.

74. Hayes N, Wayman J, Wadehra V, Scott D, Raimes SA, Griffin SM. Peritoneal cytology in the surgical evaluation of gastric carcinoma. *Br J Cancer* 1999;79(3/4):520–524.

75. Mc Neer G, Vandenberg H, Jr, Donn FY, Bowden L. A critical evaluation of subtotal gastrectomy for the cure of cancer of the stomach. *Ann Surg* 1951; 134(1):2–7.

76. Wisbeck W, Becher E, Russel A. Adenocarcinoma of the stomach: autopsy observations with therapeutic implications for the radiation oncologist. *Radiother Oncol* 1986;7:13.

77. Gunderson LL, Sosin H. Adenocarcinoma of the stomach: areas of failure in a re-operation series (second or symptomatic look) clinicopathologic correlation and implications for adjuvant therapy. *Int J Radiat Oncol Biol Phys* 1992;8:1–11.

78. Allum WH, Hallissey MT, Ward LC, Hockey MS. A controlled, prospective, randomised trial of adjuvant chemotherapy or radiotherapy in resectable gastric cancer: interim report. British Stomach Cancer Group. *Br J Cancer* 1989;60:739–744.

79. Landry J, Tepper JE, Wood WC, Moulton EO, Koerner F, Sullinger J. Patterns of failure following curative resection of gastric carcinoma. *Int J Radiat Oncol Biol Phys* 1990;19:1357–1362.

80. Coombes RC, Schein PS, Chilvers CE, et al. A randomized trial comparing adjuvant fluorouracil, doxorubicin, and mitomycin with no treatment in operable gastric cancer. *J Clin Oncol* 1990;8(8):1362–1369.

81. MacDonald JS, Fleming TR, Peterson RF, et al. Adjuvant chemotherapy with 5-FU, Adriamycin, and mitomycin-C (FAM) versus surgery alone for patients with locally advanced gastric adenocarcinoma: a Southwest Oncology Group study. *Ann Surg Oncol* 1995;2(6):488–494.

82. Lise M, Nitti D, Buyse M, et al. Phase-III clinical trial of adjuvant FAM2 (5-FU, Adriamycin and mitomycin C) vs control in resectable gastric cancer: a study of the EORTC Gastrointestinal Tract Cancer Cooperative Group. *Recent Results Cancer Res* 1988;110:36–43.

83. Hallissey MT, Dunn JA, Ward LC, Allum WH. The second British Stomach Cancer Group trial of adjuvant radiotherapy or chemotherapy in resectable gastric cancer: five- year follow-up. *Lancet* 1994;343(8909):1309–1312.

84. Tsavaris N, Tentas K, Kosmidis P, et al. A randomized trial comparing adjuvant fluorouracil, epirubicin, and mitomycin with no treatment in operable gastric cancer. *Chemotherapy* 1996;42:220.

85. Krook JE, O'Connell MJ, Wieand HS, et al. A prospective, randomized evaluation of intensive course 5-fluorouracil plus doxorubicin as a surgical adjuvant chemotherapy for resected gastric cancer. *Cancer* 1991;67(10):2454–2458.

86. Songun I, Keizer HJ, Hermans J, et al. Chemotherapy for operable gastric cancer: results of the Dutch randomised FAMTX trial. The Dutch Gastric Cancer Group (DGCG). *Eur J Cancer* 1999;35(4):558–562.

87. Neri B, De Leonardis V, Romano S, et al. Adjuvant chemotherapy after gastric resection in node-positive cancer patients: a multicentre randomised study. *Br J Cancer* 1996;73(4):549–552.

88. DeVita F, Giuliani F, Gebbia V, et al. Surgery plus ELFE (epirubicin-leucovorin-fluorouracil-etoposide) versus surgery alone in radically resected gastric cancer. *J Clin Oncol* 2006;24(18S):182.

89. Nitti D, Wils J, Dos Santos JG, et al. Randomized phase III trials of adjuvant FAMTX or FEMTX compared with surgery alone in resected gastric cancer. A combined analysis of the EORTC GI Group and the ICCG. *Ann Oncol* 2006;17(2):262–269.

90. Bajetta E, Buzzoni R, Mariani L, et al. Adjuvant chemotherapy in gastric cancer: 5-year results of a randomised study by the Italian Trials in Medical Oncology (ITMO) Group. *Ann Oncol* 2002;13(2):299–307.

91. Hermans J, Bonenkamp JJ, Boon MC, et al. Adjuvant therapy after curative resection for gastric cancer: meta-analysis of randomized trials [see comments]. *J Clin Oncol* 1993;11(8):1441–1447.

92. Earle CC, Maroun JA. Adjuvant chemotherapy after curative resection for gastric cancer in non-Asian patients: revisiting a meta-analysis of randomised trials. *Eur J Cancer* 1999;35(7):1059–1064.

93. Hu JK, Chen ZX, Zhou ZG, et al. Intravenous chemotherapy for resected gastric cancer: meta-analysis of randomized controlled trials. *World J Gastroenterol* 2002;8(6):1023–1028.

94. Panzini I, Gianni L, Fattori PP, et al. Adjuvant chemotherapy in gastric cancer: a meta-analysis of randomized trials and a comparison with previous meta-analyses. *Tumori* 2002;88(1):21–27.

95. Mari E, Floriani I, Tinazzi A, et al. Efficacy of adjuvant chemotherapy after curative resection for gastric cancer: a meta-analysis of published randomised trials. A study of the GISCAD (Gruppo Italiano per lo Studio dei Carcinome dell'Apparato Digerente). *Ann Oncol* 2000;11:837–843.

96. Moertel CG, Childs DS, O'Fallon JR, Holbrook MA, Schutt AJ, Reitemeier RJ. Combined 5-fluorouracil and radiation therapy as a surgical adjuvant for poor prognosis gastric carcinoma. *J Clin Oncol* 1984(2):1249–1254.

97. Dent D, Werner I, Novis B, et al. Prospective randomized trial of combined oncological therapy for gastric carcinoma. *Cancer* 1979(44):385–391.

98. MacDonald J, Smalley S, Benedetti J, et al. Chemoradiotherapy after surgery compared with surgery alone for adenocarcinoma of the stomach or gastroesophageal junction. *N Engl J Med* 2001;345(10):725–730.

99. Smalley S, Gunderson L, Tepper J, et al. Gastric surgical adjuvant radiotherapy consensus report: rationale and treatment implementation. *Int J Radiat Oncol Biol Phys* 2002;52(2):283–293.

100. Kim SH, Lim DH, Lee J, et al. An observational study suggesting clinical benefit for adjuvant postoperative chemoradiation in a population of over 500 cases after gastric resection with D2 nodal dissection for adenocarcinoma of the stomach. *Int J Radiat Oncol Biol Phys* 2005;63:1279–1285.

101. Kollmannsberger C, Budach W, Stahl M, et al. Adjuvant chemoradiation using 5-fluorouracil/folinic acid/cisplatin with or without paclitaxel and radiation in patients with completely resected high-risk gastric cancer: two cooperative phase II studies of the AIO/ARO/ACO. *Ann Oncol* 2005;16(8):1326–1333.

102. Schwartz GK, Winter K, Minstky B, et al. A randomized phase II trial com-

paring two paclitaxel (P)-cisplatin (C) containing chemoradiation (CRT) regimens as adjuvant therapy in resected gastric cancer (RTOG 0114). *Int J Radiat Oncol Biol Phys* In press.

103. Fuchs C, Fitzgerald T, Mammon H, et al. Postoperative adjuvant chemoradiation for gastric or gastroesophageal adenocarcinoma using epirubicin, cisplatin, and infusional (CI) 5-FU (ECF) before and after CI 5-FU and radiotherapy (RT): a multicenter study. *Am Soc Clin Oncol* 2003;22:257.

104. Leong T, Michael M, Foo K, et al. Adjuvant and neoadjuvant therapy for gastric cancer using epirubicin/cisplatin/5-fluorouracil (ECF) and alternative regimens before and after chemoradiation. *Br J Cancer* 2003;89(8):1433–1438.

105. Zhang ZX, Gu XZ, Yin WB, Huang GJ, Zhang DW, Zhang RG. Randomized clinical trial on the combination of preoperative irradiation and surgery in the treatment of adenocarcinoma of gastric cardia (AGC)—report on 370 patients. *Int J Radiat Oncol Biol Phys* 1998;42(5):929–934.

106. Allal AS, Zwahlen D, Brundler MA, et al. Neoadjuvant radiochemotherapy for locally advanced gastric cancer: long-term results of a phase I trial. *Int J Radiat Oncol Biol Phys* 2005;63:1286–1289.

107. Okawara GS, Winter K, Donohue JH, et al. A phase II trial of preoperative chemotherapy and chemoradiotherapy for potentially resectable adenocarcinoma of the stomach (RTOG 99-04). *Proc Am Soc Clin Oncol* 2005;22:312s.

108. Moertel CG, Childs DS, Jr, Reitemeier RJ, Colby MY, Jr, Holbrook MA. Combined 5-fluorouracil and supervoltage radiation therapy of locally unresectable gastrointestinal cancer. *Lancet* 1969;2(7626):865–867.

109. Schein PS, Smith FP, Woolley PV, Ahlgren JD. Current management of advanced and locally unresectable gastric carcinoma. *Cancer* 1982;50(11 suppl):2590–2596.

110. Gastrointestinal Tumor Study Group. A comparison of combination chemotherapy and combined modality therapy for locally advanced gastric carcinoma. *Cancer* 1982;49:1771–1777.

111. Sindelar WF, Kinsella TJ. Randomized trial of resection and intraoperative radiotherapy in locally advanced gastric cancer. *Proc Am Soc Clin Oncol* 1987;6:91.

112. Takahashi M, Abe M. Intra-operative radiotherapy for carcinoma of the stomach. *Eur J Surg Oncol* 1986;12:247–250.

113. Abe M, Shibamoto Y, Ono K, Takahashi M. Intraoperative radiation therapy for carcinoma of the stomach and pancreas. *Front Radiat Ther Oncol* 1991;25:258–269.

114. Falkson G, van Eden E, Sandison A. A controlled clinical trial of fluorouracil plus imidazole carboxamide dimethyl triazeno plus vincristine plus bis-chloroethyl plus radiotherapy in stomach cancer. *Med Pediatr Oncol* 1976;1976(2):111–120.

115. Klaassen DJ, MacIntyre JM, Catton GE. Treatment of locally unresectable cancer of the stomach and pancreas: A randomized comparison of 5-fluorouracil alone with radiation plus concurrent and maintenance 5-fluorouracil. *J Clin Oncol* 2000;3(1985):373–81.

116. Mantell BS. Radiotherapy for dysphagia due to gastric carcinoma. *Br J Surg* 2000;69(1982):69–75.

117. Rhomberg W, Bohler F, Eiter H. Radiotherapy and razoxane in the palliative treatment of gastric cancer. *Radiat Oncol Invest* 1996;4(1996):27–32.

118. Minsky BD, Wagman RT. Cancer of the stomach. In: Leibel SA, Phillips TL, eds. *Textbook of Radiation Oncology*. 2nd ed. Philadelphia, Pa.: WB Saunders; 2004:825–836.

119. Leong T, Willis D, Joon DL, Condron S, Hui A, Ngan SY. 3D conformal radiotherapy for gastric cancer—results of a comparative planning study. *Radiother Oncol* 2005;74(3):301–306.

120. Verheij M, Oppedijk V, Boot H, et al. Late renal toxicity following postoperative chemoradiotherapy in gastric cancer. Proceedings of the ASCO/AGA/ASTRO/SSO GI Symposium; 2005.

121. Archer S, Grey B. Intraperitoneal 5-fluorouracil infusion for treatment of both peritoneal and liver micro-metastasis. *Surgery* 1990;108:502.

122. Murthy S, Goldschmidt RA, Rao LN. The influence of surgical trauma on experimental metastasis. *Cancer* 1989;64:2035.

123. Gunduz N, Fisher B, Saffer E. Effect of surgical removal on the growth and kinetics of residual tumor. *Cancer Res* 1979(39):1361–1365.

124. Hagiwara A, Takahashi T, Kojima O, et al. Prophylaxis with carbon-adsorbed mitomycin against peritoneal recurrence of gastric cancer. *Lancet* 1992(339):629–631.

125. Ubhi SS, McCulloch P, Veitch PS. Preliminary results of the use of intraperitoneal carbon-absorbed mitomycin C in intra-abdominal malignancy. *Br J Cancer* 1997;76(12):1667–1669.

126. Francois Y, Grandclement E, Sayag AC, et al. Intraperitoneal chemohyperthermia with mitomycin C in cancer of the stomach with peritoneal carcinosis. *J Chir (Paris)* 1997;134(5–6):237–242.

127. Rosen HR, Jatzko G, Repse S, et al. Adjuvant intraperitoneal chemotherapy with carbon-absorbed mitomycin in patients with gastric cancer: results of a randomized multicenter trial of the Austrian Working Group for Surgical Oncology. *J Clin Oncol* 1998;16(8):2733–2738.

128. Hall JJ, Loggie BW, Shen P, et al. Cytoreductive surgery with intraperitoneal hyperthermic chemotherapy for advanced gastric cancer. *J Gastrointest Surg* 2004;8(4):454.

129. Atig OT, Kelsen DP, Shiu MH, et al. Phase II trial of postoperative adjuvant intraperitoneal cisplatin and fluorouracil and systemic fluorouracil chemotherapy in patients with resected gastric cancer. *J Clin Oncol* 1993;11(3):425–433.

130. Yu W. A review of adjuvant therapy for resected primary gastric cancer with an update on Taegu's phase III trial with intraperitoneal chemotherapy. *Eur J Surg Oncol* 2006;32(6):655–660.

131. Schiessel R, Funovics J, Schick B, et al. Adjuvant intraperitoneal cisplatin therapy in patients with operated gastric carcinoma: results of a randomized trial. *Acta Med Austriaca* 1989;16:68–69.

132. Sautner T, Hofbauer F, Depisch D, Schiessel R, Jakesz R. Adjuvant intraperitoneal cisplatin chemotherapy does not improve long-term survival after surgery for advanced gastric cancer. *J Clin Oncol* 1994;12(5):970–974.

133. Koga S, Hamazoe R, Maeta M, Shimizu N, Murakami A, Wakatsuki T. Prophylactic therapy for peritoneal recurrence of gastric cancer by continuous hyperthermic peritoneal perfusion with mitomycin C. *Cancer* 1988;61:232–237.

134. Fujimura T, Yonemura Y, Muraoka K, et al. Continuous hyperthermic peritoneal perfusion for the prevention of peritoneal recurrence of gastric cancer: randomized controlled study. *World J Surg* 1994;18(1):150–155.

135. Hamazoe R, Maeta M, Kaibara N. Intraperitoneal thermochemotherapy for prevention of peritoneal recurrence of gastric cancer. *Cancer* 1994;73:2048.

136. Xu DZ, Zhan YQ, Sun XW, et al. Meta-analysis of intraperitoneal chemotherapy for gastric cancer. *World J Gastroenterol* 2004;10(18):2727–2730.

137. Nakazato H, Koike A, Saji S, Ogawa N, Sakamoto J. Efficacy of immunochemotherapy as adjuvant treatment after curative resection of gastric cancer. *Lancet* 1994;(343):1122–1126.

138. Ochiai T, Sato H, Hayashi R, et al. Randomly controlled study of chemotherapy versus chemoimmunotherapy in postoperative gastric cancer patients. *Cancer Res* 1983(43):3001–3007.

139. Kim JP, Kwon OJ, Oh ST, Yang HK. Results of surgery on 6589 gastric cancer patients and immunochemosurgery as the best treatment of advanced gastric cancer. *Ann Surg* 1992(216):269–279.

140. Kim JP. Immunochemosurgery as a new approach to reasonable treatment of advanced cancer. *Ann Acad Med Singapore* 1988;17:48–54.

141. Kim SY, Park HC, Yoon C, Yoon HJ, Choi YM, Cho KS. OK-432 and 5-fluorouracil, doxorubicin, and mitomycin C (FAM-P) versus FAM chemotherapy in patients with curatively resected gastric carcinoma. *Cancer* 1998;83(10):2054–2059.

142. Sakamoto J, Teramukai S, Nakazato H, et al. Efficacy of adjuvant immunochemotherapy with OK-432 for patients with curatively resected gastric cancer: a meta-analysis of centrally randomized controlled clinical trials. *J Immunother* 2002;25(5):405–412.

143. Primrose JN, Miller GV, Preston SR, et al. A prospective randomised controlled study of the use of ranitidine in patients with gastric cancer. Yorkshire GI Tumour Group [see comments]. *Gut* 1998;42(1):17–19.

144. Langman MJ, Dunn JA, Whiting JL, et al. Prospective, double-blind, placebo-controlled randomized trial of cimetidine in gastric cancer. British Stomach Cancer Group. *Br J Cancer* 1999;81(8):1356–1362.

145. Harrison JD, Morris DL, Ellis IO, Jones JA, Jackson I. The effect of tamoxifen and estrogen receptor status on survival in gastric carcinoma. *Cancer* 1989;64:1007–1010.

146. Kelsen D, Karpeh M, Schwartz G, et al. Neoadjuvant therapy of high-risk gastric cancer: a phase II trial of preoperative FAMTX and postoperative intraperitoneal fluorouracil-cisplatin plus intravenous fluorouracil. *J Clin Oncol* 1996;(14):1818.

147. Ott K, Fink U, Becker K, et al. Prediction of response to preoperative chemotherapy in gastric carcinoma by metabolic imaging: results of a prospective trial. *J Clin Oncol* 2003;21(24):4604–4610.

148. Weber WA. Use of PET for monitoring cancer therapy and for predicting outcome. *J Nucl Med* 2005;46(6):983–995.

149. Kang YK, Choi DW, Im YH, et al. Phase III randomized comparison of neoadjuvant chemotherapy followed by surgery versus surgery for locally advanced stomach cancer. *Proc Am Soc Clin Oncol* 1996;14(503).

150. Cunningham D, Allum WH, Stenning SP, et al. Perioperative chemotherapy versus surgery alone for resectable gastroesophageal cancer. *N Engl J Med* 2006;355(1):11–20.

151. Bozzetti F, Bonfanti G, Audisio RA, et al. Prognosis of patients after palliative surgical procedures for carcinoma of the stomach. *Sug Gynecol Obstet* 1987;164:151–154.

152. Haugstvedt T, Viste A, Eide GE, Soreide O. The survival benefit of resection in patients with advanced stomach cancer: the Norwegian multicenter experience. Norwegian Stomach Cancer Trial. *World J Surg* 1989;13:617–621; discussion.

153. Meijer S, De Bakker OJGB, Hoitsma HFW. Palliative resection in gastric cancer. *J Surg Oncol* 1983;23:77.

154. Monson JR, Donohue JH, McIlrath DC, Farnell MB, Ilstrup DM. Total gastrectomy for advanced cancer. A worthwhile palliative procedure. *Cancer* 1991;68:1863–1868.

155. Baba JM, Haehara Y, Inutsuka S, et al. Effectiveness of extended lymphadenectomy in non-curative gastrectomy. *Am J Surg* 1995;169:261–264.

156. Wagner AD, Grothe W, Behl S, et al. The Cochrane Collaboration. The Cochrane Library 2006(1).

157. Glimelius B, Hoffman K, Haglund U. Initial or delayed chemotherapy with best supportive care in advanced gastric cancer. *Ann Oncol* 1994;5:189.
158. Ohtsu A, Shimada Y, Shirao K, et al. Randomized phase III trial of fluorouracil alone versus fluorouracil plus cisplatin versus uracil and tegafur plus mitomycin in patients with unresectable, advanced gastric cancer: the Japan Clinical Oncology Group study (JCOG9205). *J Clin Oncol* 2003;21(1):54–59.
159. Lutz M, Wilke H, Wagener D, et al. Weekly infusional high-dose fluorouracil (HO-FU), HD-FU plus folinic acid (HD-FU/FA) or HD-FU/FA plus biweekly cisplatin in advanced gastric cancer. *J Clin Oncol* 2007;25(18):2580–2585.
160. Berenberg JL, Tangen C, MacDonald JS, et al. Phase II study of 5-fluorouracil and folinic acid in the treatment of patients with advanced gastric cancer. A Southwest Oncology Group study. *Cancer* 1995;76(5):715–719.
161. Cullinan SA, Moertel CG, Wieand HS, et al. Controlled evaluation of three drug combination regimens versus fluorouracil alone for the therapy of advanced gastric cancer. North Central Cancer Treatment Group. *J Clin Oncol* 1994;12(2):412–416.
162. Chollet P, Schoffski P, Weigang-Kohler K, et al. Phase II trial with S-1 in chemotherapy-naive patients with gastric cancer. A trial performed by the EORTC Early Clinical Studies Group (ECSG). *Eur J Cancer* 2003;39(9):1264–1270.
163. Koizumi W, Kurihara M, Nakano S, Hasegawa K. Phase II study of S-1, a novel oral derivative of 5-fluorouracil, in advanced gastric cancer. For the S-1 Cooperative Gastric Cancer Study Group. *Oncology* 2000;58(3):191–197.
164. Otak Taguchit T, Kimura K. Report of a nationwide poll data and cohorted investigation in UFT phase II trials. *Cancer Chemother Pharmacol* 1998;22:333–338.
165. Ravaud A, Borner M, Schellens JH, et al. UFT and leucovorin in first-line chemotherapy for patients with metastatic gastric cancer. An Early Clinical Studies Group (ECSG)/European Organization for Research Treatment of Cancer (EORTC) phase II trial. *Eur J Cancer* 2001;37(13):1642–1647.
166. Cosimo D. Docetaxel in advanced gastric cancer. *Acta ancologica* 2003;42:693–700.
167. Bugat R. Irinotecan in the treatment of gastric cancer. *Ann Oncol* 2003;14(suppl 2):ii37–ii40.
168. Vanhoefer U, Rougier P, Hansjochen W, et al. Final results of a randomized phase III trial of sequential high-dose methotrexate, fluorouracil, and doxorubicin versus etoposide, leucovorin, and fluorouracil versus infusional fluorouracil and cisplatin in advanced gastric cancer: a trial of the European Organization for Research and Treatment of Cancer Gastrointestinal Tract Cancer Cooperative Group. *J Clin Oncol* 2000;18(14):2648–2657.
169. Ohtsu A, Shimada T, Shirao K, et al. Randomized phase III trial of fluorouracil alone versus fluorouracil plus cisplatin versus uracil and tegafur plus mitomycin in patients with unresectable, advanced gastric cancer: The Japan Clinical Oncology Group Study (JCOG9205). *J Clin Oncol* 2003;21(1):54–59.
170. Moiseyenko VM, Ajani JA, Tjulandin SA, et al. Final results of a randomized controlled phase III trial (TAX 325) comparing docetaxel (T) combined with cisplatin (C) and 5-fluorouracil (F) to CF in patients (pts) with metastatic gastric adenocarcinoma (MGC). *ASCO; June 1, 2005;* Orlando, Fla.
171. Dank M, Zaluski J, Barone C, et al. Randomized phase III trial of irinotecan (CPT-11) + 5FU/folinic acid (FA) vs CDDP + 5Fu in 1st line advanced gastric cancer patients. ASCO; June 1, 2005; Orlando, Fla.
172. Pozzo C, Barone C, Szanto J, et al. Irinotecan in combination with 5-fluorouracil and folinic acid or with cisplatin in patients with advanced gastric or esophageal-gastric junction adenocarcinoma: results of a randomized phase II study. *Ann Oncol* 2004;15(12):1773–1781.
173. Waters JS, Norman A, Cunningham D, et al. Long-term survival after epirubicin, cisplatin and fluorouracil for gastric cancer: results of a randomized trial. *Br J Cancer* 1999;80(1–2):269–272.
174. Webb A, Cunningham D, Scarffe JH, et al. Randomized trial comparing epirubicin, cisplatin, and fluorouracil versus fluorouracil, doxorubicin, and methotrexate in advanced esophagogastric cancer. *J Clin Oncol* 1997;15(1):261–267.
175. Ross P, Nicolson M, Cunningham D, et al. Prospective randomized trial comparing mitomycin, cisplatin and protracted venous-infusion fluorouracil (PVI 5-FU) with epirubicin, cisplatin and PVI 5-FU in advanced esophagogastric cancer. *J Clin Oncol* 2002;20(8):1996–2004.
176. Ajani JA, Baker J, Pisters PW, et al. CPT-11 plus cisplatin in patients with advanced, untreated gastric or gastroesophageal junction carcinoma: results of a phase II study. *Cancer* 2002;94(3):641–646.
177. Yoshida M, Boku N, Ohtsu A, Muto M, Nagashima F, Yoshida S. Combination chemotherapy of irinotecan plus cisplatin for advanced gastric cancer: efficacy and feasibility in clinical practice. *Gastric Cancer* 2001;4(3):144–149.
178. Boku N, Ohtsu A, Shimada Y, et al. Phase II study of combination of irinotecan and cisplatin against metastatic gastric cancer. *J Clin Oncol* 1999;17(1):319–323.
179. Zaniboni A, Meriggi F. The emerging role of oxaliplatin in the treatment of gastric cancer. *J Chemother* 2005;17(6):656–662.

180. Cunningham D, Rao S, Starling N, et al. Randomised multicentre phase III study comparing capecitabine with fluorouracil and oxaliplatin with cisplatin in patients with advanced oesophagogastric cancer: the REAL 2 trial. *Proc Am Soc Clin Oncol* 2006;25:182S.
181. Al-Batran SE, Atmaca A, Hegewisch-Becker S, et al. Phase II trial of biweekly infusional fluorouracil, folinic acid, and oxaliplatin in patients with advanced gastric cancer. *J Clin Oncol* 2004;22(4):658–663.
182. Kang Y, Kang WK, Shin DB, et al. Randomized phase III trial of capecitabine/cisplatin (XP) vs. continuous infusion of 5-FU/cisplatin (FP) as first-line therapy in patients (pts) with advanced gastric cancer (AGC): efficacy and safety results. *J Clin Oncol* 2006;24(18S) supplement.
183. Shah MA, Ilson D, Ramanathan RK, et al. A multicenter phase ii study of irinotecan (CPT), cisplatin (CIS), and bevacizumab gastroesophageal junction (GEJ) adenocarcinoma. *J Clin Oncol* 2006;24(18S):183.
184. Shah MA, Ilson D, Kelsen DP. Thromboembolic events in gastric cancer: high incidence in patients receiving irinotecan- and bevacizumab-based therapy. *J Clin Oncol* 2005;23(11):2574–2576.
185. Dragovich T, McCoy S, Urba SG, et al. Phase II trial of erlotinib in GEJ and gastric adenocarcinomas, SWOG 0127. *Proc Am Soc Clin Oncol* 2005;25(49).
186. Lenz HJ, Leichman CG, Danenberg K, et al. Thymidylate synthase mRNA level in adenocarcinoma of the stomach: a predictor for primary tumor response and overall survival. *J Clin Oncol* 1995;14(1):176–182.
187. Metzger R, Leichman CG, Danenberg KD, et al. ERCC1 mRNA levels complement thymidylate synthase mRNA levels in predicting response and survival for gastric cancer patients receiving combination cisplatin and fluorouracil chemotherapy. *J Clin Oncol* 1998;16(1):309–316.
188. Fata F, Baylor L, Karpeh M, et al. Thymidylate synthase (TS) is not an independent predictor of outcome in patients with operable gastric cancer. *Proc ASCO* 1998;17:280a.
189. Boku N, Chin K, Hosokawa K, et al. Biological markers as a predictor for response and prognosis of unresectable gastric cancer patients treated with 5-fluorouracil and cis-platinum. *Clin Cancer Res* 1998;4(6):1469–1474.
190. Cascinu S, Graziano F, Del Ferro E, et al. Expression of p53 protein and resistance to preoperative chemotherapy in locally advanced gastric carcinoma. *Cancer* 1998;83(9):1917–1922.
191. Yeh KH, Shun CT, Chen CL, et al. Overexpression of p53 is not associated with drug resistance of gastric cancers to 5-fluorouracil-based systemic chemotherapy. *Hepatogastroenterology* 1999;46:610–615.
192. Baselga J. Herceptin alone or in combination with chemotherapy in the treatment of HER2-positive metastatic breast cancer: pivotal trials. *Oncology* 2001;61(suppl 2):14–21.
193. Lynch TJ, Bell DW, Sordella R, et al. Activating mutations in the epidermal growth factor receptor underlying responsiveness of non–small-cell lung cancer to gefitinib. *N Engl J Med* 2004;350(21):2129–2139.
194. Heinrich MC, Corless CL, Demetri GD, et al. Kinase mutations and imatinib response in advanced metastatic gastrointestinal stromal tumor. *J Clin Oncol* 2003;21(23):4342–4349.
195. Mellinghoff IK, Wang MY, Vivanco I, et al. Molecular determinants of the response of glioblastomas to EGFR kinase inhibitors. *N Engl J Med* 2005;353(19):2012–2024.
196. Ott K, Fink U, Becker K, et al. Prediction of response to preoperative chemotherapy in gastric carcinoma by metabolic imaging: results of a prospective trial. *J Clin Oncol* 2003;21(24):4604–4610.
197. Wieder HA, Beer AJ, Lordick F, et al. Comparison of changes in tumor metabolic activity and tumor size during chemotherapy of adenocarcinomas of the esophagogastric junction. *J Nucl Med* 2005;46(12):2029–2034.
198. Weber WA. Chaperoning drug development with PET. *J Nucl Med* 2006;47(5):735–737.
199. Luthra R, Wu T-T, Luthra MG, et al. Gene expression profiling of localized esophageal carcinomas: association with pathologic response to preoperative chemoradiation. *J Clin Oncol* 2006;24(2):259–267.
200. Ogata T. A 10-year experience of intraoperative radiotherapy for gastric carcinoma and a new surgical method of creating a wider irradiation field for cases of total gastrectomy patients. *Int J Radiat Oncol Biol Phys* 1995;32:341.
201. Coquard R, Ayzac L, Gilly FN. Intraoperative radiation therapy combined with limited lymph node resection in gastric cancer: an alternative to extended resection? *Int J Radiat Oncol Biol Phys* 1997;39(1997):1093–1098.
202. Calvo FA, Aristu JJ, Azinovic I, et al. Intraoperative and external radiotherapy in resected gastric cancer: updated report of a phase II trial. *Int J Radiat Oncol Biol Phys* 1992;24(4):729–736.
203. Avizonis VN, Buzydlowski J, Lanciano R. Treatment of adenocarcinoma of the stomach with resection, intraoperative radiotherapy, and adjuvant external beam radiation. A phase two study from Radiation Therapy Oncology Group. *J Surg Oncol* 1995;2:295–302.
204. Vanhoefer U, Rougier P, Wilke H, et al. Final results of a randomized phase III trial of sequential high-dose methotrexate, fluorouracil, and doxorubicin versus etoposide, leucovorin, and fluorouracil versus infusional fluorouracil and cisplatin in advanced gastric cancer: a trial of the European organization for research and treatment of Cancer Gastrointestinal Tract Cancer Cooperative Group. *J Clin Oncol* 2000;18(14):2648–2657.

第 4 篇

胰 腺 癌

第 **24** 章
胰腺癌:流行病学和危险因素

Albert B. Lowenfels, Patrick Maisonneuve

介　绍

胰腺癌相对于消化道其他恶性肿瘤其发病率低,每年约新发病例 230 000 例。其中大约 60% 的患者在发展中国家,40% 的患者在发达国家。在美国,每年胰腺癌新发病例约有 31 000 例。

胰腺癌尽管相对罕见,但其生存率却远比其他消化道恶性肿瘤低。在西方国家中,胰腺癌占肿瘤致死原因的第 4 或第 5 位。即使能够早期诊断并且迅速给予干预措施,几乎所有的确诊患者仍将最终死于胰腺癌。芬兰癌症登记部门最近的一项调查显示,长期生存的胰腺癌患者往往其最初诊断多是误诊的情况[1]。

对于胰腺癌来说,其另外一个困难在于胰腺位于腹膜后,位置深在,不能像消化道其他器官一样能够直接获得病理诊断。尽管新型的螺旋 CT 和超声内镜等方法在诊断胰腺癌方面取得了重大的进步,但到目前为止,探测胰腺病变仍然比较困难,相比之下,在肿瘤常见的多发部位,如上消化道或下消化道,可以很方便地使用内镜发现病变的存在。

描述流行病学

在全球范围内,胰腺癌是一种罕见的肿瘤。远较乳腺癌、胃癌、肝癌、大肠癌和前列腺癌等常见肿瘤发病率低。然而,由于它的高死亡率使得胰腺癌在全球范围内占肿瘤致死原因的第 8 位。可以预见,随着人均寿命的延长,胰腺癌会更为常见。

年龄相关发病率

与其他消化道恶性肿瘤类似,胰腺癌的发病随着年龄呈指数增长。确实,年龄的增长已经成为与胰腺癌发病强烈相关的因素。但不幸的是,这个危险因素是不可逆转的。胰腺癌发病的平均年龄是 50~70 岁左右,50 岁或 50 岁以前的胰腺癌患者仅有 10% 左右。在发达国家,总的来说年龄因素的累积风险(即对于一个特定年龄,如 65 或 70 岁的人发展为胰腺癌的概率)在男性约小于 1%,女性略高于男性。在全球范围内,胰腺癌的累积风险男性为 0.2%,女性为 0.1%。

目前,外科手术是胰腺癌患者延长生存期的最佳选择。然而,不幸的是,大多数的胰腺癌患者发病年龄较高,常合并其他的并发症而往往导致患者失去手术机会。例如,美国纽约州 2001 年的胰腺癌患者中仅有 15% 的患者接受了胰腺切除手术,而胰腺切除手术对胰腺癌来说是唯一能够提高生存期的方式。

性别相关发病率

总的来说,胰腺癌与年龄密切相关(表 24.1)。其中一部分原因可能与男性与女性之间的激素分泌差异有关,但由于吸烟已经成为明确的胰腺癌相关因素,所以胰腺癌与年龄相关的主要原因应该是男性患者比女性患者接触更多的烟雾。

种族差异

胰腺癌发病率因种族不同而有差异,黑人和白人

表 24.1

不同地区男女性年龄标准化胰腺癌发病率（每 10 万人，
1993~1997 年）

肿瘤登记	男性	女性
美洲		
哥伦比亚,卡利	4.6	4.4
哥斯达黎加	4.0	3.5
厄瓜多尔,基多	3.9	3.7
加拿大	7.3	5.6
美国,SEER 白人	7.4	5.6
美国,SEER 黑人	12.8	9.2
亚洲		
中国,上海	5.6	4.8
印度,孟买	2.5	1.9
以色列,犹太人	7.2	5.0
日本,大阪	9.4	5.5
菲律宾,马尼拉	3.9	3.8
新加坡,华人	5.4	3.3
泰国,清迈	1.7	2.0
欧洲		
白俄罗斯	8.1	3.7
捷克共和国	11.3	7.0
丹麦	7.3	5.9
爱沙尼亚	11.5	5.3
芬兰	8.9	6.3
法国,伊泽尔	7.5	4.8
德国,萨尔兰	6.4	5.3
冰岛	7.3	6.1
意大利,佛罗伦萨	7.7	5.4
拉脱维亚	12.1	5.5
荷兰,埃因霍温	5.7	3.8
挪威	7.5	5.8
波兰,西里西亚	9.7	5.9
斯洛伐克	9.9	5.3
斯洛文尼亚	7.4	4.8
西班牙,纳瓦拉	8.2	4.4
瑞典	6.3	5.4
瑞士,苏黎世	7.1	4.4
英国,南泰晤士	7.5	5.2
大洋洲		
澳大利亚,新南威尔士	6.4	5.0
新西兰	6.4	5.0

SEER:监管,流行病学,以及最终结果。数据摘自参考文献 48。

表 24.2

美国加利福尼亚州种族特定的，年龄调整后胰腺癌发病率
（男女性别合并计算,1988~1998 年）

特征	数量	发病率/10 万人(95%CI)
种族/种族划分		
所有种族/种族划分	16 679	5.8(5.7~5.9)
非西班牙裔白人	12 243	5.9(5.8~6.0)
西班牙裔白人	1942	5.1(4.9~5.3)
亚洲/大洋洲人	1069	4.8(4.5~5.0)
非裔美国人	1361	8.8(8.3~9.3)

CI:可信区间。数据摘自参考文献 2。

病率最低[2]。原因目前不清,可能与不同种族之间的暴露于前述危险因素频率不同有关[3]。

全球发病率差异

在全球范围内,不同国家和地区之间的胰腺癌的死亡率显著不同（表 24.3,图 24.1）,胰腺癌低发区见于非洲和部分亚洲地区,高发区见于澳大利亚、新西兰、欧洲和北美洲。世界年龄标准化平均死亡率约为4.5/10 万。

时间趋势

即使去除所有与治疗相关的因素，我们仍然可以看到胰腺癌在发病率和死亡率方面仍旧在发生着变化。随着人均寿命的延长，尤其是非西方国家如中国和印度,也像西方国家一样步入了老龄化社会,必然导致全球范围内胰腺癌发病数目的提高。所以,仅仅基于这些统计数字,诊断为胰腺癌的患者数量将会呈增加趋势。

吸烟的盛行是另一个改变胰腺癌发病率的重要因素。在美国,由于吸烟者数量的下降,胰腺癌的发病已呈下降趋势,这点在男性尤为明显（图 24.2）。部分欧洲国家已经着手制定相关措施限制吸烟的行为。Mulder 等估计,由于不同的戒烟措施的推出,胰腺癌的死亡率会呈大幅度下降[4]。但不像年龄因素,与之相关的胰腺癌发病率会很快发生,而戒烟后的益处是逐渐发生的，一般情况下完全戒烟 10 年以后益处才会显现[5]。

之间发病率有着明显的差异。例如，加利福尼亚的 Chang 等一项研究发现,非裔美国人的胰腺癌发病率较高加索人高 50% 左右（表 24.2）。亚洲人的胰腺癌发

表 24.3

不同地区不同性别世界标准化的胰腺癌死亡率比较(每 10 万人,2002 年)

国家/地区	男性		女性	
	死亡人数	死亡率	死亡人数	死亡率
全世界	119 544	4.4	107 479	3.3
较发达地区	71 119	8.0	67 549	5.4
欠发达地区	48 186	2.6	39 757	2.0
东非	1143	2.0	1082	1.6
中非	324	1.3	1069	3.7
北非	810	1.5	603	1.0
南非	240	1.8	220	1.2
西非	698	1.2	704	1.1
加勒比地区	706	4.1	668	3.3
中美洲	1931	4.4	2244	4.4
南美洲	6631	5.0	6839	4.2
北美洲	16 598	7.7	17 022	6.0
东亚	34 512	4.4	26 818	3.1
东南亚	3424	1.8	2929	1.4
南中亚	7048	1.3	4451	0.8
西亚	1902	2.9	1347	1.9
中东欧	15 555	8.5	13 511	4.5
北欧	5603	7.2	6132	5.8
南欧	8708	7.2	7891	4.7
西欧	12 597	8.3	12 864	5.9
澳大利亚/新西兰	1087	6.5	1057	5.2
澳大利亚	922	6.6	885	5.2
新西兰	165	6.4	171	5.4

数据摘自参考文献 49。

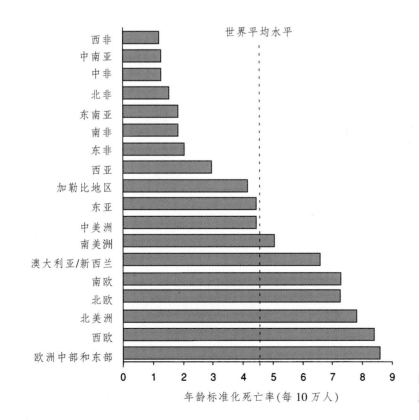

图 24.1　不同地区不同性别世界标准化胰腺癌死亡率比较(每 10 万人,2002 年)。

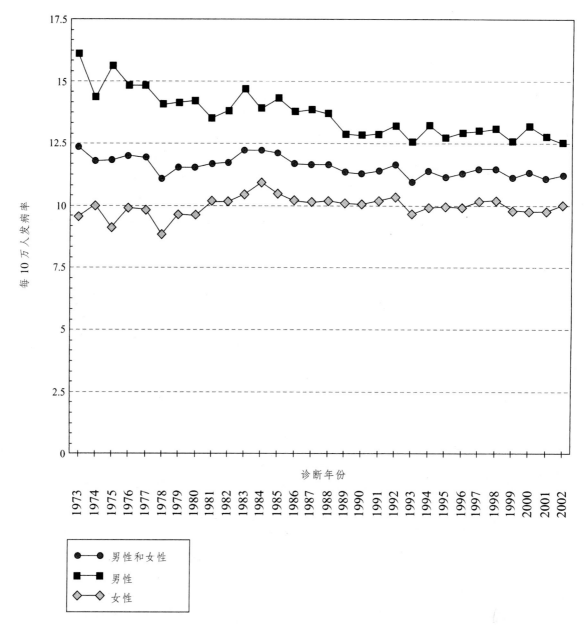

图 24.2　美国 1973~2002 年胰腺癌年龄标准化发病率(每 10 万人)。资料来自参考文献 66。

危险因素

吸烟

在已知的几项胰腺癌相关因素中,关于吸烟的研究最多最深入。20 世纪 60 年代发表的吸烟与肺癌的研究结果首次提出吸烟有可能也是胰腺癌的危险因素。基于一项 100 例经病理证实的胰腺癌患者和 194 例对照组参与的研究结果,Wynder 等发现吸烟患者罹患胰腺癌的概率较不吸烟患者高两倍[6]。这个结果被后续的一系列关于吸烟与肺癌的研究结果所证实。主要的发现如下:

- 吸烟者较不吸烟者患胰腺癌的风险高两倍。

- 在胰腺癌患者中大约 25%~30% 的患者是由这一单一因素引起。

- 吸烟与胰腺癌有一个可衡量的剂量响应。

- 吸烟较其他类型的香烟暴露更有害,烟草中的有害物质尤其是无烟类型的烟草可导致胰腺癌[7,8]。

- 从开始吸烟到罹患胰腺癌大约有 40 年的滞后期,这比吸烟与罹患肺癌的间隔要长。

饮酒

大量的酒精摄入是目前已知的慢性胰腺炎的最常见因素，所以很自然，饮酒也被列入了胰腺癌可能的危险因素。然而，大量的研究表明，适量的饮酒没有发现与胰腺癌有任何关系。最好的解释是胰腺对于酒精的刺激不敏感，不像肝脏那样，偶然的适量饮酒也可能引起肝硬化从而导致肝癌的可能。

由于大量饮酒的人群往往也是大量吸烟的人群，所以可能导致得出大量饮酒与胰腺癌有关的结果，其实这可以更好地解释为在饮酒人群中有较多的香烟暴露的缘故。

饮食

因为一些原因，发现饮食与胰腺癌之间联系的可靠证据是比较困难的。由于胰腺癌侵袭性极强，所以招募患者来进行病例对照研究是很困难的，而且一定要告知患者有可能产生治疗偏倚。在任何研究中，病例对照研究所能提供的信息要比前瞻性研究少，但到目前为止，只有很少的前瞻性研究在进行，因其费时费力，价格昂贵，而且需要长期精确的随访。从暴露于公认的危险因素到发展至肿瘤，需要一个长期的暴露过程，这就产生了一个困难，即难以确定和测量早期的暴露因素。而这些因素可能至少比近期的饮食摄入更加重要。

在一项对男性吸烟者的大规模前瞻性研究中发现，摄入大量的高脂饮食可以增加 40% 的罹患胰腺癌的风险。然而，在这项研究中发现一个奇怪的结论，即摄入高能量和高碳水化合物可以减低胰腺癌的危险性[9]。在另一项超过 124 000 人的研究中，Michard 等没有发现饮食习惯与胰腺癌有任何关系[10]。相反，Nkond-jock 等一项病例对照研究显示，水果和蔬菜的摄入可以降低罹患胰腺癌的风险[11]。ω-3 脂肪酸被认为一个有益的因素，但最近的一些 Meta 分析并没有发现其降低罹患胰腺癌风险的作用[12]。

饮食调节能够降低胰腺癌的风险吗？在这个重要的领域还没有足够的研究。之前一项研究称，β- 胡萝卜素和维生素 E 的摄入多少与胰腺癌的发病没有关系[13]。

像其他大多数肿瘤一样，饮食与胰腺癌的关系目前尚不清楚。然而，抛开胰腺癌与饮食的关系，我们现在知道，热量摄入过多或消耗过少导致的肥胖可能是胰腺癌发病的关键因素。在一项美国癌症协会组织的 900 000 人群的前瞻性研究中发现，不管男性或是女性，肥胖都与胰腺癌的发生密切相关[14]（表 24.4）。

总之，目前关于胰腺癌与饮食的关系我们知之甚少，但目前有足够的证据建议我们保持正常体重，避免肥胖。健康地摄入水果和蔬菜，即使没有被证明在降低胰腺癌发病方面有什么益处，对我们的身体也是有好处的。

糖尿病

在美国，糖尿病患者约占 5%，由于糖尿病与肥胖之间有着强烈的联系，所以近年来糖尿病的发病率逐年上升。在一些患者中，糖尿病可以是胰腺癌的早期症状。几乎所有发表的研究结果都认为糖尿病与胰腺癌的发生有关。一项基于 35 个病例对照和前瞻性研究的 Meta 分析结果表明，性别和年龄标准化后糖尿病与胰腺癌关系的 OR 值是 1.82（95%CI，1.66~1.89）[15]。5 年以内出现强烈阳性结果的原因往往是在选择糖尿病患者时，早期的胰腺癌已经在这些人中存在，从而得到强烈相关结果。而在其他一些前瞻性研究中，往往随访超过 10 年以上还未曾出现阳性结果（图 24.3）。

表 24.4

男性和女性的癌症预防研究中依照身体质量指数 (BMI) 的胰腺癌死亡率 (1982~1998 年)

性别	BMI					P 值
	< 25	25+	30+	35+	40+	
男性	1	1.13(1.0~1.2)	1.4(1.2~1.7)	1.5(0.99~2.2)		< 0.001
女性	1	1.11(1.0~1.2)	1.3(1.1~1.5)	1.4(1.0~2.0)	2.8(1.7~4.4)	< 0.001

数据摘自参考文献 14。

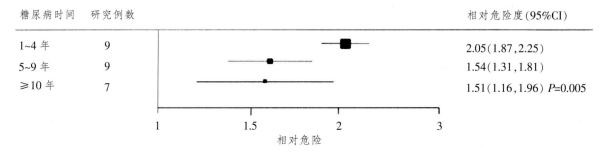

图 24.3　糖尿病患病时间与胰腺癌关系的分层研究。

假如糖尿病是胰腺癌的危险因素，那么空腹血糖升高与胰腺癌有没有关系呢？一项基于 1 298 385 名韩国人的大规模前瞻性调查发现，随着空腹血糖水平的升高，胰腺癌的发病率也随之增加[16]。作者总结，空腹血糖水平升高和糖尿病都是胰腺癌发病相关的独立因素（表 24.5）。解释糖尿病导致胰腺癌的原因可能与过度长期暴露与高胰岛素水平或胰岛素抵抗有关[17]。

胰腺炎

在消化道所有其他部位，炎症反应都与肿瘤有关，胰腺是否也是这样呢？以往的病例回顾性报告中曾经有相关的报告，但可信度较低。可信度较高的研究来源于病例对照和前瞻性研究，几乎所有的报告均证实了慢性胰腺炎与胰腺癌的关系。图 24.4 描述了急性胰腺炎、慢性胰腺炎与胰腺癌的关系[18]。只有很少的急性胰腺炎持续发展转变为慢性胰腺炎。同样，胰腺癌也很少成为慢性胰腺炎的并发症。对于慢性胰腺炎患者持续观察 20 年，其累积发生胰腺癌的概率仅为 5%[19]。

在绝大多数研究中，酒精没有被证实是胰腺癌的危险因素。但是，大量的饮酒却是引起慢性胰腺炎的常见原因。所以，有可能的原因是，饮酒尤其是大量饮酒，可以首先导致慢性胰腺炎，然后在一小部分患者中发生胰腺癌。机理可能与乙醛的产生有关。乙醛是酒精代谢后降解的产物，目前已被认为是致癌物质[20]。吸烟也是一个重要因素，大多数酗酒者同时也吸烟，而吸烟是明确的引起胰腺炎[21]和胰腺癌的原因。

K-ras 基因突变见于 80% 的胰腺癌患者，有时也可以见于慢性胰腺炎患者。随着患胰腺炎时间的延长，K-ras 基因突变的比例也在增加[22]。在一项对慢性胰腺炎患者的随访观察中，有 44 例患者发生 K-ras 基因突变，其中有 4 例患者发生胰腺癌，而对照组 68 例无 K-ras 基因突变胰腺炎患者未见胰腺癌发生[23]。K-ras 基因检测与其他肿瘤标志物检测可以联合应用筛选早期胰腺癌患者。p16 基因表达缺失有可能是胰腺癌发生的另一因素[24]。

虽然酒精刺激是导致胰腺炎的最主要原因，但仍然有其他的因素可以导致慢性胰腺炎的发生。遗传性胰腺炎就是一种罕见的基因性疾病，在儿童期或青少年早期就可发病，在此基础上发生胰腺癌的概率较正

表 24.5

胰腺癌风险比与空腹血糖水平及糖尿病的关系

性别	空腹血糖(mg/dL)					糖尿病
	< 90	90~109	110~125	126~139	140+	
男性	1	1.1(0.95~1.2)	1.3(1.1~1.6)	1.4(0.94~2.0)	2.1(1.7~2.6)[a]	1.8(1.5~2.1)
女性	1	1.3(1.0~1.6)	1.4(0.96~2.0)	2.0(1.1~3.5)	1.7(1.1~2.6)[b]	1.6(1.1~2.1)

[a] P 值的趋向=0.03。

[b] P 值的趋向=0.04。

数据来自参考文献 16。

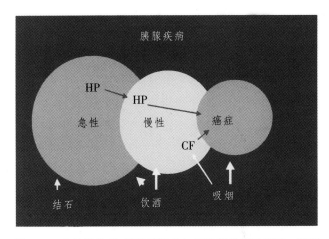

图 24.4　急性胰腺炎、慢性胰腺炎与胰腺癌关系示意图。阴影部分表示急性胰腺炎与慢性胰腺炎，慢性胰腺炎与胰腺癌之间的重叠程度。主要的发病危险因素在图上方标出。圆的大小大致表示三种疾病的发病率。CF：囊性纤维增生；HP：遗传性胰腺炎。（见彩图）

常人高 40~50 倍。同样，热带胰腺炎，常见于印度南部和非洲的部分地区，也是胰腺癌发生的高危因素[25]。

看上去慢性胰腺炎与胰腺癌有着确实的联系，但肿瘤发生发展的确切机理尚不明确。患胰腺炎时，胰腺细胞周期加快，导致 DNA 修补缺失可能是导致胰腺癌的原因。

过敏

一些研究发现，过敏体质可以降低胰腺癌的风险，提示过敏因素可能是胰腺癌的保护因素。这项假设是基于 13 项研究的 Meta 分析证实的，结果显示过敏体质可以减少胰腺癌发生的风险（RR=0.7；95%CI，0.6~0.8）[26]。

职业因素

职业暴露并没有被证实是胰腺癌发生的明显因素。值得注意的是，大约有 5% 的胰腺癌患者被认为可能与职业中相应的化学暴露有关。一些研究表明，各种类型杀虫剂的应用与胰腺癌的发生可能有弱的相关性。然而，在大多数研究中，一般难以去除如吸烟、糖尿病或肥胖等因素的影响[27,28]。在最近的一项尽可能去除吸烟、饮食及家族史等因素影响的研究中发现，某些职业，如化学药品和运输行业，胰腺癌的发生率较高[29]。

阿司匹林和非甾体消炎药物

阿司匹林和非甾体消炎药物能够减少结肠癌发病的风险；那么对于胰腺癌来说，这些药物有没有同样的益处呢？阿司匹林已经成为研究最为广泛的药物，但不像对心脏病那样，阿司匹林有明确的预防作用，研究结果还未发现其对胰腺癌有决定性作用[30-34]。甚至在两项研究结果中，阿司匹林还与胰腺癌发病的危险因素相关[35,36]。所以，阿司匹林目前还不能被认为是胰腺癌的预防性药物。

传染性病原体

有没有证据支持传染性病原体可以引起胰腺癌这个假设呢？传染性病原体可以引起肝脏、胃、宫颈最常见的这三个部位的肿瘤。因此，病毒或其他传染性病原体也可能引起胰腺的疾病[37]。腮腺炎病毒具有胰腺易感性，可以引起钙化性胰腺炎[38]。所以，病毒或细菌有可能通过直接或间接因素首先引起胰腺炎，逐渐导致发生胰腺癌。

幽门螺杆菌是已知的增加胃癌发生的危险因素，它是否也与胰腺癌相关呢？在四项研究中有三项证实幽门螺杆菌感染后可以增加胰腺癌发生的危险。阴性结果的实验组中患者平均年龄较年轻。研究结果虽不是最终结论，但有一定的提示作用（表 24.6）。

遗传疾病与胰腺癌

遗传性种系紊乱被认为与不超过 5%~10% 的胰腺癌相关，该结果来自一项欧洲人群的调查，被认为其发生频率相对较低[39]。这种遗传方式目前尚未得到证实，来自家族遗传性胰腺癌患者的数据倾向于这是一个罕见的常染色体显性遗传的等位基因未进行完全表达的遗传性疾病[40]。这可能能够解释相对于老年的胰腺癌患者来说，会出现非常年轻的胰腺癌患者的原因[41]。

BRCA2 是现在已知的引起乳腺癌的两个遗传基因之一，也与胰腺癌的发生有关。在一项关于欧洲家族性胰腺癌疾病的研究中发现，BRCA2 基因突变被最常检测到，在 19% 的家族中可以出现 BRCA2 的基

表 24.6

幽门螺杆菌与胰腺癌的关系

文献	研究类型	胰腺癌患者数量	主要结果
Borgström 等[50]	队列研究	75	与对照物无差异;患者较年轻
Nilsson 等[51]	病例对照研究	6	胰腺癌组中 5/6 的患者 PCR 检测幽门螺杆菌阳性,与对照组相比具有明显的统计学意义
Stolzenberg-Solomon 等[52]	前瞻性研究内嵌病例对照研究	121	胰腺癌组中患者血清幽门螺杆菌反应阳性的 OR 值是 1.87 (95%CI,1.05~3.34)
Raderer 等[53]	病例对照研究	92	与对照组非胃癌患者组相比,胰腺癌组中患者血清幽门螺杆菌反应阳性的 OR 值是 2.1 (95%CI,1.1~4.1)

PCR:聚合酶链反应;CI:可信区间。

因种系突变。具有这种突变基因的家族往往很早发生胰腺癌。表 24.7 列出了已知的能够增加胰腺癌发病率的几种遗传性种系紊乱的类型。

如果患者具有已知或可疑的基因种系紊乱,那么当他们暴露于其他危险因素时,比如吸烟,这时罹患胰腺癌的危险是否会增加呢?已经有几项研究着眼于

表 24.7

种系疾病与胰腺癌的关系

疾病	影响的染色体	备注
家族性胰腺癌(美国国家家族性胰腺癌登记处)	?	比第一级亲属罹患癌症风险高 5~10 倍[54]
家族性胰腺癌(西雅图队列)	4q 32–34(未确定)	胰腺癌、胰腺炎、糖尿病的高危人群,吸烟者易早发胰腺癌[44]
遗传性非息肉性结肠癌	2,3	一些人群可以发生胰腺癌[55]
Von Hippel-Lindau 综合征	3p25	胰腺神经内分泌肿瘤多发[56]
家族腺瘤性息肉病	5q12–21	在胰腺和壶腹肿瘤中常见基因突变[57]
遗传性胰腺炎	7q35	胰腺癌累积风险超过 30%[58]
家族非典型性恶性黑色素瘤综合征	9p21	患者携带 p16, Leiden 突变后有 17%的可能发生胰腺癌[59]
BRCA2	13	最常见的引起胰腺癌的基因突变[60]
Peutz-Jeghers 综合征	19p	突变可以导致散发或遗传性疾病[61]
囊性纤维化	7q31	增加消化道,包括胰腺癌发生的危险[62,63]
共济失调毛细血管扩张症	11q	乳腺癌最为常见,部分患者发生胰腺癌[64]
利弗劳梅尼症候群	17p13.1	P53 基因缺失,中度增加罹患胰腺癌的危险
范可尼贫血	多个常染色体,包括 3p22–26,9p13,9q22.3,16q24.3	一部分 50 岁以下的年轻胰腺癌患者携带 FANCC 或 FANCG 基因[65]

吸烟与遗传的交互作用。Schenk 等发现对于吸烟和具有胰腺癌早发家族史的人群,其胰腺癌的发病危险大约增加 8 倍[42]。在遗传性胰腺炎的患者中,吸烟会降低胰腺癌发病年龄约 20 年[43]。在具有胰腺癌家族史的高危人群中,吸烟是独立的危险因素,可以使胰腺癌的发生大约提前 10 年[44]。

在散发性而非家族性胰腺癌患者中,重度吸烟会导致代谢致癌物质的多态性基因 GSTT-1 的缺失,从而增加胰腺癌的发生危险性[45]。多态性基因解毒致癌物质对于家族性胰腺癌患者也是非常重要的,但这些还未被充分的研究。

胰腺癌的预防

随着预期的与年龄相关的胰腺癌发病率的增长,对于这种致死性疾病有没有预防措施呢?目前对于个体或人群水平最有效的措施是降低烟草暴露,因为吸烟可以导致大约 1/4 的胰腺癌的发生。其他的措施,例如饮食干预,可能效果较差,但通过饮食控制或体育锻炼保持合理的体重是有益的。

对于胰腺癌进行筛查目前并不被推荐,除非那些非常高危的人群,例如那些有着遗传性的胰腺炎或是有明显胰腺癌家族史的个体是有一定意义的[46]。对于家族中有 3 名以上罹患胰腺癌的家庭应对其他成员进行常规筛查,并且有希望获得早期诊断的结果[47]。

（高春涛　译）

参考文献

1. Carpelan-Holmstrom M, Nordling S, Pukkala E, et al. Does anyone survive pancreatic ductal adenocarcinoma? A nationwide study re-evaluating the data of the Finnish Cancer Registry. *Gut* 2005;54(3):385–387.
2. Chang KJ, Parasher G, Christie C, Largent J, Anton-Culver H. Risk of pancreatic adenocarcinoma: disparity between African Americans and other race/ethnic groups. *Cancer* 2005;103(2):349–357.
3. Silverman DT, Hoover RN, Brown LM, et al. Why do black Americans have a higher risk of pancreatic cancer than white Americans? *Epidemiology* 2003;14(1):45–54.
4. Mulder I, Hoogenveen RT, van Genugten ML, et al. Smoking cessation would substantially reduce the future incidence of pancreatic cancer in the European Union. *Eur J Gastroenterol Hepatol* 2002;14(12):1343–1353.
5. Silverman DT, Dunn JA, Hoover RN, et al. Cigarette smoking and pancreas cancer: a case-control study based on direct interviews. *J Natl Cancer Inst* 1994;86(20):1510–1516.
6. Wynder EL, Mabuchi K, Maruchi N, Fortner JG. Epidemiology of cancer of the pancreas. *J Natl Cancer Inst* 1973;50:645–667.
7. Boffetta P, Aagnes B, Weiderpass E, Andersen A. Smokeless tobacco use and risk of cancer of the pancreas and other organs. *Int J Cancer* 2005;114(6):992–995.
8. Alguacil J, Silverman DT. Smokeless and other noncigarette tobacco use and pancreatic cancer: a case-control study based on direct interviews. *Cancer Epidemiol Biomarkers Prev* 2004;13(1):55–58.
9. Stolzenberg-Solomon RZ, Pietinen P, Taylor PR, Virtamo J, Albanes D. Prospective study of diet and pancreatic cancer in male smokers. *Am J Epidemiol* 2002;155(9):783–792.
10. Michaud DS, Skinner HG, Wu K, et al. Dietary patterns and pancreatic cancer risk in men and women. *J Natl Cancer Inst* 2005;97(7):518–524.
11. Nkondjock A, Krewski D, Johnson KC, Ghadirian P. Dietary patterns and risk of pancreatic cancer. *Int J Cancer* 2005;114(5):817–823.
12. MacLean CH, Newberry SJ, Mojica WA, et al. Effects of omega-3 fatty acids on cancer risk: a systematic review. *JAMA* 2006;295(4):403–415.
13. Rautalahti MT, Virtamo JR, Taylor PR, et al. The effects of supplementation with alpha-tocopherol and beta-carotene on the incidence and mortality of carcinoma of the pancreas in a randomized, controlled trial. *Cancer* 1999;86(1):37–42.
14. Calle EE, Rodriguez C, Walker-Thurmond K, Thun MJ. Overweight, obesity, and mortality from cancer in a prospectively studied cohort of U.S. adults. *N Engl J Med* 2003;348(17):1625–1638.
15. Huxley R, Ansary-Moghaddam A, Berrington DG, Barzi F, Woodward M. Type-II diabetes and pancreatic cancer: a meta-analysis of 36 studies. *Br J Cancer* 2005;92(11):2076–2083.
16. Jee SH, Ohrr H, Sull JW, Yun JE, Ji M, Samet JM. Fasting serum glucose level and cancer risk in Korean men and women. *JAMA* 2005;293(2):194–202.
17. Stolzenberg-Solomon RZ, Graubard BI, Chari S, et al. Insulin, glucose, insulin resistance, and pancreatic cancer in male smokers. *JAMA* 2005; 294(22):2872–2878.
18. Lowenfels AB, Maisonneuve P. Pancreas cancer: epidemiology and risk factors. In: Kelsen DP, Daly JM, Kern SE, Levin B, Tepper JE, eds. *Gastrointestinal Oncology: Principles and Practice*. Philadelphia, Pa.: Lippincott Williams & Wilkins; 2002:425–433.
19. Lowenfels AB, Maisonneuve P, Cavallini G, et al. Pancreatitis and the risk of pancreatic cancer. International Pancreatitis Study Group. *N Engl J Med* 1993;328:1433–1437.
20. Go VL, Gukovskaya A, Pandol SJ. Alcohol and pancreatic cancer. *Alcohol* 2005;35(3):205–211.
21. Maisonneuve P, Lowenfels AB, Mullhaupt B, et al. Cigarette smoking accelerates progression of alcoholic chronic pancreatitis. *Gut* 2005;54(4):510–514.
22. Lohr M, Kloppel G, Maisonneuve P, Lowenfels AB, Luttges J. Frequency of K-ras mutations in pancreatic intraductal neoplasias associated with pancreatic ductal adenocarcinoma and chronic pancreatitis: a meta-analysis. *Neoplasia* 2005;7(1):17–23.
23. Arvanitakis M, Van Laethem JL, Parma J, De Maertelaer V, Delhaye M, Deviere J. Predictive factors for pancreatic cancer in patients with chronic pancreatitis in association with K-ras gene mutation. *Endoscopy* 2004;36(6):535–542.
24. Rosty C, Geradts J, Sato N, et al. p16 Inactivation in pancreatic intraepithelial neoplasias (PanINs) arising in patients with chronic pancreatitis. *Am J Surg Pathol* 2003;27(12):1495–1501.
25. Tandon RK, Garg PK. Tropical pancreatitis. *Dig Dis* 2004;22(3):258–266.
26. Gandini S, Lowenfels AB, Jaffee EM, Armstrong TD, Maisonneuve P. Allergies and the risk of pancreatic cancer: a meta-analysis with review of epidemiology and biological mechanisms. *Cancer Epidemiol Biomarkers Prev* 2005;14(8):1908–1916.
27. Ji BT, Silverman DT, Stewart PA, et al. Occupational exposure to pesticides and pancreatic cancer. *Am J Ind Med* 2001;39(1):92–99.
28. Alguacil J, Kauppinen T, Porta M, et al. Risk of pancreatic cancer and occupational exposures in Spain. PANKRAS II Study Group. *Ann Occup Hyg* 2000;44(5):391–403.
29. Zhang Y, Cantor KP, Lynch CF, Zhu Y, Zheng T. Occupation and risk of pancreatic cancer: a population-based case-control study in Iowa. *J Occup Environ Med* 2005;47(4):392–398.
30. Schreinemachers DM, Everson RB. Aspirin use and lung, colon, and breast cancer incidence in a prospective study. *Epidemiology* 1994;5(2):138–146.
31. Coogan PF, Rosenberg L, Palmer JR, et al. Nonsteroidal anti-inflammatory drugs and risk of digestive cancers at sites other than the large bowel. *Cancer Epidemiol Biomarkers Prev* 2000;9(1):119–123.
32. Menezes RJ, Huber KR, Mahoney MC, Moysich KB. Regular use of aspirin and pancreatic cancer risk. *BMC Public Health* 2002;2(1):18.
33. Anderson KE, Johnson TW, Lazovich D, Folsom AR. Association between nonsteroidal anti-inflammatory drug use and the incidence of pancreatic cancer. *J Natl Cancer Inst* 2002;94(15):1168–1171.
34. Jacobs EJ, Connell CJ, Rodriguez C, Patel AV, Calle EE, Thun MJ. Aspirin use and pancreatic cancer mortality in a large United States cohort. *J Natl Cancer Inst* 2004;96(7):524–528.
35. Langman MJ, Cheng KK, Gilman EA, Lancashire RJ. Effect of anti-inflammatory drugs on overall risk of common cancer: case-control study in general practice research database. *BMJ* 2000;320(7250):1642–1646.
36. Schernhammer ES, Kang JH, Chan AT, et al. A prospective study of aspirin use and the risk of pancreatic cancer in women. *J Natl Cancer Inst* 2004;96(1):22–28.
37. Parenti DM, Steinberg W, Kang P. Infectious causes of acute pancreatitis. *Pancreas* 1996;13(4):356–371.
38. Graham JR. Mumps causing chronic calcific pancreatitis. *Med J Aust* 1980;2(8):454.
39. Bartsch DK, Kress R, Sina-Frey M, et al. Prevalence of familial pancreatic cancer in Germany. *Int J Cancer* 2004;110(6):902–906.

40. Klein AP, Beaty TH, Bailey-Wilson JE, Brune KA, Hruban RH, Petersen GM. Evidence for a major gene influencing risk of pancreatic cancer. *Genet Epidemiol* 2002;23(2):133–149.

41. McFaul CD, Greenhalf W, Earl J, et al. Anticipation in familial pancreatic cancer. *Gut* 2006;55(2):252–258.

42. Schenk M, Schwartz AG, O'Neal E, et al. Familial risk of pancreatic cancer. *J Natl Cancer Inst* 2001;93:640–644.

43. Lowenfels AB, Maisonneuve P, Whitcomb DC, Lerch MM, DiMagno EP. Cigarette smoking as a risk factor for pancreatic cancer in patients with hereditary pancreatitis. *JAMA* 2001;286(2):169–170.

44. Rulyak SJ, Lowenfels AB, Maisonneuve P, Brentnall TA. Risk factors for the development of pancreatic cancer in familial pancreatic cancer kindreds. *Gastroenterology* 2003;124(5):1292–1299.

45. Duell EJ, Holly EA, Bracci PM, et al. A population-based case-control study of polymorphisms in carcinogen-metabolizing genes, smoking and pancreatic adenocarcinoma risk. *J Natl Cancer Inst* 2002;94:297–306.

46. *Genetic Disorders of the Exocrine Pancreas: An Overview and Update.* Basel, Switzerland: Karger; 2002.

47. Canto MI, Goggins M, Yeo CJ, et al. Screening for pancreatic neoplasia in high-risk individuals: an EUS-based approach. *Clin Gastroenterol Hepatol* 2004;2(7):606–621.

48. Parkin DM, Whelan SL, Ferlay J, Storm HH. *Cancer Incidence in Five Continents (CI5) Volumes I to VIII.* Cancerbase No. 7. Lyon, France: International Agency for Research on Cancer; 2005.

49. Ferlay J, Bray F, Pisani P, Parkin DM. *GLOBOCAN 2002: Cancer Incidence, Mortality and Prevalence Worldwide.* 2nd ed. Lyon, France: International Agency for Research on Cancer Press; 2004.

50. Borgström A, Johansen D, Manjer J. Chronic *Helicobacter pylori* infection does not increase the risk to develop pancreatic cancer. *Pancreas* 2004;29: 330–331.

51. Nilsson HO, Stenram U, Ihse I, Wadstrom T. Re: *Helicobacter pylori* seropositivity as a risk factor for pancreatic cancer. *J Natl Cancer Inst* 2002;94(8): 632–633.

52. Stolzenberg-Solomon RZ, Blaser MJ, Limburg PJ, et al. *Helicobacter pylori* seropositivity as a risk factor for pancreatic cancer. *J Natl Cancer Inst* 2001;93(12):937–941.

53. Raderer M, Wrba F, Kornek G, et al. Association between *Helicobacter pylori* infection and pancreatic cancer. *Oncology* 1998;55(1):16–19.

54. Klein AP, Brune KA, Petersen GM, et al. Prospective risk of pancreatic cancer in familial pancreatic cancer kindreds. *Cancer Res* 2004;64(7):2634–2638.

55. Watson P, Lynch HT. Extracolonic cancer in hereditary nonpolyposis colorectal cancer. *Cancer* 1993;71:677–685.

56. Hammel PR, Vilgrain V, Terris B, et al. Pancreatic involvement in von Hippel-Lindau disease. The Groupe Francophone d'Étude de la Maladie de von Hippel-Lindau. *Gastroenterology* 2000;119(4):1087–1095.

57. Efthimiou E, Crnogorac-Jurcevic T, Lemoine NR, Brentnall TA. Inherited predisposition to pancreatic cancer. *Gut* 2001;48(2):143–147.

58. Lowenfels AB, Maisonneuve P, DiMagno EP, et al. Hereditary pancreatitis and the risk of pancreatic cancer. International Hereditary Pancreatitis Study Group. *J Natl Cancer Inst* 1997;89(6):442–446.

59. Vasen HF, Gruis NA, Frants RR, Der Velden PA, Hille ET, Bergman W. Risk of developing pancreatic cancer in families with familial atypical multiple mole melanoma associated with a specific 19 deletion of p16 (p16-Leiden). *Int J Cancer* 2000;87(6):809–811.

60. Hahn SA, Greenhalf B, Ellis I, et al. BRCA2 germline mutations in familial pancreatic carcinoma. *J Natl Cancer Inst* 2003;95(3):214–221.

61. Su GH, Hruban RH, Bansal RK, et al. Germline and somatic mutations of the STK11/LKB1 Peutz-Jeghers gene in pancreatic and biliary cancers. *Am J Pathol* 1999;154(6):1835–1840.

62. Maisonneuve P, FitzSimmons SC, Neglia JP, Campbell PW, III, Lowenfels AB. Cancer risk in nontransplanted and transplanted cystic fibrosis patients: a 10-year study. *J Natl Cancer Inst* 2003;95(5):381–387.

63. Neglia JP, FitzSimmons SC, Maisonneuve P, et al. The risk of cancer among patients with cystic fibrosis. *N Engl J Med* 1995;332:494–499.

64. Ghadirian P, Lynch HT, Krewski D. Epidemiology of pancreatic cancer: an overview. *Cancer Detect Prev* 2003;27(2):87–93.

65. van der Heijden MS, Yeo CJ, Hruban RH, Kern SE. Fanconi anemia gene mutations in young-onset pancreatic cancer. *Cancer Res* 2003;63(10):2585–2588.

66. U.S. National Institutes of Health, National Cancer Institute, Surveillance, Epidemiology, and End Results Web site. Available at: www.seer.cancer.gov. Accessed April 20, 2007.

第 25 章

胰腺癌:分子生物学及遗传学

Scott E. Kern, Eike Gallmeier, Michael Goggins, Ralph H. Hruban

胰腺肿瘤是遗传性疾病。就胰腺癌发展整个过程的表现来看,不可避免要涉及一系列基因突变的各个步骤,其结果表现为有生长优势的亚克隆。

胰腺肿瘤的分子遗传学分析已对胰腺癌组织病理学变化有了新的认识,对不同胰腺肿瘤类型的不同临床行为有了更好理解。例如,虽然最为常见的导管腺癌在临床、病理、遗传学上相对一致,但在组织学和基因特性方面很少相同,其重要性在临床上各异。遗传学分析能对肿瘤进行明确分组(因为某种肿瘤要么有基因突变,要么没有)。所以,这种分析模型促进了对这些变异形式的认识。

胰腺导管癌

胰腺癌与各种临床和病理不同的肿瘤具有相似性,读者可以参考有关组织病理学(第 27 章)和流行病学的章节(第 24 章)。胰腺原发肿瘤大致可分为外分泌和内分泌分化的两类。侵袭性导管癌在恶性肿瘤中最为常见,具有外分泌分化。术语导管腺癌指临床侵袭性肿瘤,以导管分化为特征,表现为黏膜产物和某种细胞角蛋白。导管细胞癌包括不同的组织分化程度, 从低分化到高分化。虽然绝大多数是中分化,但分化程度本身具有的临床重要性很小,或与已证实的分子相关性。然而,在导管腺癌中具有分子和组织病理学的变化(图 25.1)。此外,许多诸如导管内乳头状黏液瘤(IPMN)别的外分泌肿瘤,虽然在分子水平上的变化特征很少, 但在临床和病理学上却很明显。

侵袭性导管腺癌必须和前期病变、IPMN 和内皮内新生物(PanIN)分开(图 25.2)。在胰腺,PanIN 是组织学上不同的病灶。不同病灶的分子学分析为侵袭性导管腺癌的相关起源和前期病变提供了有力证据(图 25.2)。虽然不依赖于病灶大小的统一命名是未来进一步的工作,但 IPMN 通常比 PanIN 大。IPMN 和 PanIN 都具有早期的基因异常, 但缺乏晚期基因的某些变化, 这些变化可帮助解释肿瘤基因过程的不同。

相对于基因的"看门基因(gatekeeper gene)"类似物, 在结直肠家族性腺瘤性息肉中防止多发性腺瘤(APC 基因)或在多发性内分泌肿瘤综合征(如 MEN1 基因)的内分泌增生[1,2]。尽管如此,最近,从有明显胰腺癌家族史个体切下的胰腺研究中揭示 PanIN 存在多个病灶,提示某天在胰腺癌也可发现看门基因。最后, 重要的是分子学术语比组织学术语更多,胰腺导管癌不同于肠癌,如邻近器官的十二指肠癌。然而,将胰腺导管癌和起源于十二指肠乳头及胆总管远端的癌分开是困难的。胰腺癌可能与别的导管癌和乳腺癌不同。相对来说,作为传统的胰腺导管癌,同源性基因很大程度上折射出在组织学表现和侵袭性临床过程的同源性。但在乳腺癌却不同,因为明显的分子遗传模式不同源,伴随着临床和病理学上的异源性。

细胞遗传学和多倍体

通过经典的细胞遗传学短期核型分析染色体数量和结构,以及建立的胰腺癌培养基,揭示了一套非常复杂的异常,与多数别的成人癌一样典型。表现为易位、整体和部分缺失、染色体和有关基因片段的获得、偶发小染色体片断[4,5]。尽管单个胰腺癌细胞中核型具有相当多的异源性[6],但存在着优势模式(dominant pattern)。某些复发的形式包括 9p、17p、18q 染色体臂的缺失,也是所知道的大多抑癌基因的不正常位

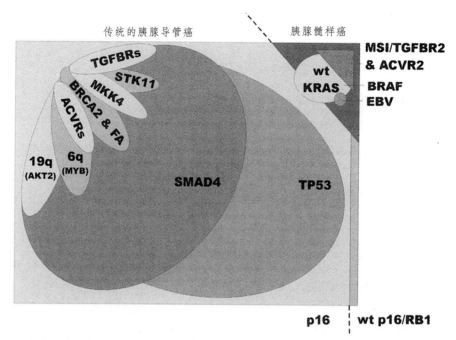

图 25.1　胰腺导管腺癌基因突变频率和关系维恩图。每个亚型根据组织学类型或基因/染色体异常进行标记,面积与有基因改变肿瘤的比例相一致(就 KRAS 癌基因来说是单个改变,19q 和 6q 的扩大是复杂的多基因改变,抑癌基因是等位基因的失活)。大多数髓样癌患者具有野生性 KRAS 基因,所有患者都具有不稳定微卫星灶(microsatellite instability, MSI)。 大多数 MSI 的病例有野生性 KRAS 基因和 BRAF 突变,都有 TGFβR2 和 ACVR2 基因多腺嘌呤区的突变。也有少数报道称有 RB1 基因突变,可能和小亚类具有非甲基化野生型 p16 基因重叠,反映了已在别的肿瘤类型中明确界定的相互排斥性基因突变模式。有报道称髓样癌病例中存在单个 EB 病毒基因。左上图列有一串不常见的突变基因, 旨在显示同样的肿瘤中不排除他们的存在,不管肿瘤是否有 TP53 或 SMAD4 突变,邻近另一种的特殊亚类有一定程度重叠,在此处无特殊意义。FA 指范可尼贫血核心复合物,目前尚未阐明肿瘤抑癌基因的突变图在髓样癌和有非甲基化野生型 p16 基因的表现,此图没有表示这些肿瘤和此种基因类别的关系。

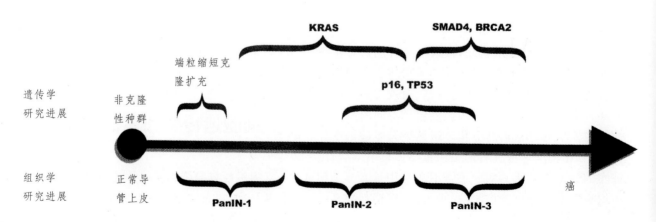

图 25.2　胰腺导管内皮肿瘤(PanIN)演变的遗传变异。PanIN 是最新国际胰腺导管增生(非侵袭性上皮肿瘤)分类的定义系统。简单地说,PanIN-1 是由高柱状黏膜细胞组成的一层黏膜,PanIN-2 包括乳头状结构和某种细胞学的异形,PanIN-3 是有侵袭性细胞学特点病灶的复杂结构,先前定义为原位癌。绝大多数 PanIN-1 病灶中没有观察到 KRAS 基因的突变,提示可能存在别的基因突变,可能更多常见基因突变启动了肿瘤发生进程。p53 过表达在 PanIN-3 已有很好研究, 但只是在 PanIN-3 某些实例中发生。至今,PanIN-3 病灶是唯一的早期阶段,因为观察所见的 BRCA2 和 SMAD4 等位基因都无活性,所以,这些基因可能是作为突变目标在 "后期" 起作用。

点。CDKN2A/p16 抑癌基因位于 9p，TP53/p53 基因位于 17p，SMAD4/DPC4 基因位于 18q。用监测全部基因组的分子学方法对染色体缺失进行等位基因分型，结果反映了这些发现。平均等位基因型表明，在导管腺癌至多 1/3 的染色体区域出现等位基因丢失，最为常见的丢失位点涉及 9p、17p 和 18q 染色体臂[7]。更多的是，对导管癌的等位基因资料详细地对比细胞遗传的异常，已反映出大多数等位基因的丢失，这两种技术所得发现具有良好相关性[8]。

流式细胞仪或静态显像细胞仪简单定量细胞 DNA 含量可用于比较癌细胞和正常细胞的异常 DNA 含量，比值定义为 DNA 指数[9]。DNA 指数的测定用于原发肿瘤的直接研究优于经典细胞遗传学。然而，这些细胞仪技术可能失去单个染色体的变化，测定指数正常的大多数肿瘤事实上没有双倍体染色体模式（例如，含有两倍的全 22 对非性染色体）。

有关胰腺癌的细胞遗传学尚有许多悬而未决的问题。例如，虽然现在较敏感的技术显示存在复杂转移的特点（相对于所见血祖细胞恶性肿瘤的简单模式），因为尚未识别出特殊的复发转移，所以胰腺癌仍类似于大多数成年期肿瘤。光谱核型分析类似于核型分析，但是只基于原位杂交荧光光谱，采用多种荧光染料、数码成像和计算机分析，不同颜色代替不同染色体，容许识别涉及胰腺癌复杂转移的染色体组成部分[10]。分析胰腺癌的技术还有：比较基因组杂交及相关技术，例如，肿瘤 DNA 杂交分析寡核苷酸、基因和染色体片断[10,11]。已证实对于识别缺失和染色体扩增，这些技术能用于确定每段染色体材料的相对倍数和[12]。最常见缺失位点和某些值得注意的位点在本章后讨论。这些技术的发现提示：胰腺癌有相当多的染色体不稳定，与结直肠癌所见类似。

分子遗传学

肿瘤的简单分子定义为一群不同于其他组织的细胞克隆，以自主性生长和体细胞突变为特征[13]。这些变异存在于生长控制基因。生理学上，肿瘤细胞生长不受限制。在肿瘤的形成中，支持和反应组织伴随着新的塑型细胞形成。此定义清楚地描述了侵袭性胰腺导管腺癌，可以把肿瘤的概念扩展到前期病变（PanIN 和 IPMN），其克隆遗传的异常在肿瘤学和抑癌基因中很容易得到证实。

至今，已识别的侵袭性胰腺导管腺癌分子遗传学异常包括：易位、扩增、缺失、隐匿性（基因内）突变、外源性（病毒）序列的增加。犹如先前所说，只有易位没有表现为复发模式，这提示存在特殊的可选优势，观察到的易位可能只代表产生非整倍体一般过程的预测结果。

当某种癌症的某基因受到比随机预测更高频率的突变影响时，我们可说这种基因为突变靶标。一种机制增加某种癌症的某种突变发生率是随机的，具有激活细胞群的选择支持这种突变基因的亚克隆。突变靶标基因可分成三大类。癌基因是一组通过突变激活功能的基因（正常基因有时称为原癌基因）。因原癌基因在细胞的表现与随后的细胞变化一致，所以说其是显性的。抑癌基因和基因组维护基因通过突变失活，需要正常复制都丢失才导致细胞变化，所以这些基因为隐性基因。通过实验产生的突变不能使细胞发生变化（存在一种例外，但也代表着失活隐性基因的另一种形式：非显性突变）。

区分体细胞突变（在患者生活中发生的突变）和遗传性突变（生殖系突变）很重要。遗传性突变由父母传给小孩，在所有的体细胞都存在。遗传性突变通常但不总是需要二次遗传事件使细胞发生改变。在诸如抑癌基因和基因组维护基因的隐性基因，二次事件通常是残余野生型（正常）基因的复制。因依赖进一步体细胞发生突变的机会，遗传性突变的致瘤作用可能会延迟[14,15]。

思考胰腺癌分子遗传学的表格式框架之前，应注意 DNA 方法学的缺陷。胰腺癌具有独自的特点，丰富的非瘤性宿主反应，形成致密的瘢痕和慢性炎性反应。因此，在侵袭性胰腺导管腺癌形成的瘤体中大多数细胞在遗传学上是正常的，为诸如成纤维细胞和上皮细胞的反应性宿主细胞。所以多数遗传学研究用细胞群在培养基上传代，或用免疫缺陷小鼠获得较多的癌细胞。

下述讨论包括单个遗传变化到主要遗传与组织学分类的关系（图 25.1），首次发现基因的方法、基因突变频率及癌相关功能的主要理论（图 25.4）。

癌基因

KRAS 基因是作为 Kirsten 病毒的转型基因首次发现的。后来，当用人工方法将人肿瘤 DNA 转移到鼠

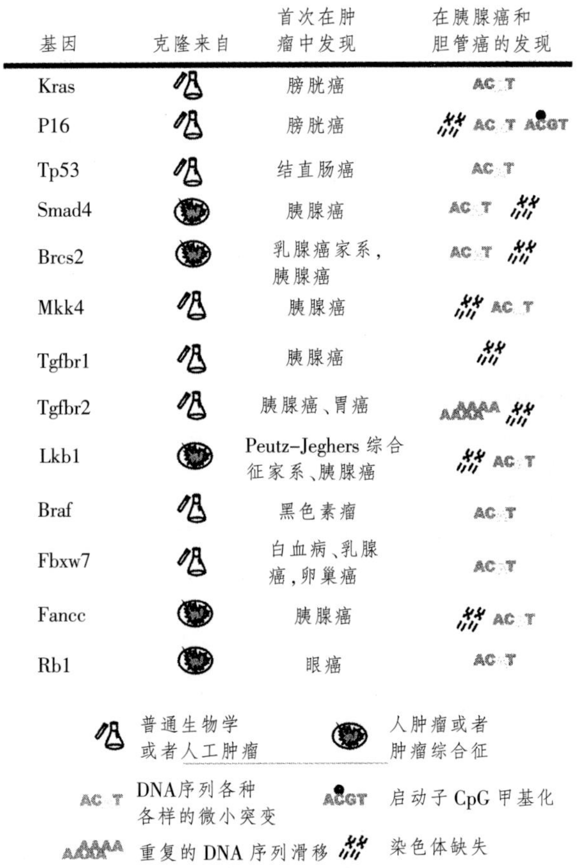

基因	克隆来自	首次在肿瘤中发现	在胰腺癌和胆管癌的发现
Kras	普通生物学或人工肿瘤	膀胱癌	AC T
P16	普通生物学或人工肿瘤	膀胱癌	染色体缺失　AC T　ACGT（启动子甲基化）
Tp53	普通生物学或人工肿瘤	结直肠癌	AC T
Smad4	人肿瘤或肿瘤综合征	胰腺癌	AC T　染色体缺失
Brca2	人肿瘤或肿瘤综合征	乳腺癌家系，胰腺癌	AC T　染色体缺失
Mkk4	普通生物学或人工肿瘤	胰腺癌	染色体缺失　AC T
Tgfbr1	普通生物学或人工肿瘤	胰腺癌	染色体缺失
Tgfbr2	普通生物学或人工肿瘤	胰腺癌、胃癌	重复的DNA序列滑移　染色体缺失
Lkb1	人肿瘤或肿瘤综合征	Peutz-Jeghers 综合征家系、胰腺癌	染色体缺失　AC T
Braf	普通生物学或人工肿瘤	黑色素瘤	AC T
Fbxw7	普通生物学或人工肿瘤	白血病、乳腺癌，卵巢癌	AC T
Fancc	人肿瘤或肿瘤综合征	胰腺癌	染色体缺失　AC T
Rb1	人肿瘤或肿瘤综合征	眼癌	AC T

图例：
- 普通生物学或者人工肿瘤
- 人肿瘤或者肿瘤综合征
- AC T　DNA序列各种各样的微小突变
- ACGT　启动子 CpG 甲基化
- 重复的 DNA 序列滑移
- 染色体缺失

图 25.3　发现胰腺导管癌突变靶基因的历史。大多数基因首次描述来自普通生物学的研究（如激酶信号途径或细胞周期机制），或来自人工建立的肿瘤系统（如用病毒在动物和培养基上诱导的肿瘤），只是后来显示突变涉及人的肿瘤。别的基因首次识别是在人的家族和肿瘤通过定位基因组的方法。大多数抑癌基因可被各种遗传机制失活。简单重复 DNA 系列的滑移是肿瘤的主要特点，这些肿瘤在扩展重复区微卫星不稳定，如 TGFBR2 和 ACVR2 基因的多腺嘌呤片段。基因启动子序列的甲基化可能影响各种基因，但对于 p16 基因，明显与完整的转录沉默有关。在 TP53 基因突变谱有一种很少的纯合子缺失，在抑癌基因中很少发现。对于 TGFBR1 和 RB1 基因在这里所显示的限制性突变谱可能是至今报道的少数受影响肿瘤的唯一表现。胰腺导管癌的基因突变与胰腺段远端胆总管癌相似。

细胞中时（如：产生某些与肿瘤细胞相关的特性），从多种肿瘤中反复分离出 KRAS 基因的突变形式[16]。90% 以上的人胰腺导管腺癌在 KRAS 基因有激活的点突变[17]。少数具有野生型 KRAS 基因的病例具有髓样表性和 BRAF 基因突变的肿瘤倾向，还包括具有 DNA 错配修复异常的肿瘤（图 25.1）。虽然各种突变都可看到，但大多数 KRAS 基因突变将导致 12 号密码子由甘氨酸变为天冬氨酸或缬氨酸。与之相反，报道结直肠癌的突变谱却很广泛[21,22]。在大多数胰腺癌

观察到的 12 号密码子 KRAS 基因突变损伤 Ras 蛋白的 GTP 酶功能，因为 Ras 的活化形式是 GTP 结合式，一般认为在各种细胞内的信号导致过度活化[23]。Ras 基因介导的细胞信号起源于生长因子的连接，主要有丝分裂激活蛋白酶通路是由 K-ras 激活而激活[24]。

BRAF 基因在某些胰腺髓样癌中突变[20]。这些类似肿瘤具有微卫星不稳定和野生型 KRAS 基因。BRAF 基因刺激 MAP 激酶通路，就定位在 Ras 基因的下游。

Cyclin E 在大约 5% 的胰腺癌明显过度表达，对单例肿瘤进行遗传学分析，显示过度表达是由于 FBXW7 基因（CDC4，一种抑癌基因）的突变[20]。FBXW7 是一种泛素连接酶，负责下调 cyclin E 蛋白。cyclin E 这种癌基因正常情况下会在细胞分裂期循环表达，当突变时仍会不适当地表达[25,26]。

基因扩增在侵袭性导管腺癌的一些染色体位点可看到。包括：AKT2 基因 和在 19q 染色体臂的邻近基因（10%~20%），MYB 和 6q 的邻近基因（10%），Cyclin E 和其他基因[10,20,27-30]。据推测，几列重复 DNA 的维护和扩展是由选择压力的结果，这种压力来自邻近基因中的肿瘤基因过度表达。不幸的是，所涉及 DNA 片段（命名为扩增元）太大使得难以清楚识别扩增过程的真正靶基因。

抑癌基因

抑癌基因是隐性基因，与遗传综合征有密切关系。发展早期，能很好耐受种系的一个突变拷贝的表达，所以人类基因库包括至少 1% 的某些人群的突变抑癌基因。一些遗传性突变与随后多发性早期肿瘤相关，这些肿瘤是临床综合征的一部分，很容易识别，如：家族性腺瘤性息肉，或多发性内分泌瘤综合征。因拷贝都失活才会产生病灶，所以涉及的基因命名为"看门基因"[2,13]。与先前讨论的一样，研究提示胰腺用看门的形式控制增生，但仍需证实。证据显示抑癌基因的遗传性突变作为缺陷在肿瘤发展早期不起作用，似乎在肿瘤形成后期才具有生物学意义[31]。

胰腺导管癌的突变靶向抑癌基因包括：p16、TP53、SMAD4、TGFβ 和活性受体 I 和 II、MKK4、STK11 和 BRCA2 基因。这些基因将在下述中讨论。基因内序列突变的作用是使蛋白功能失活，伴随着野生型基因拷贝的丢失。除了注意有别的方式，基因内的突变还具有体细胞源性。所有注意到的纯合丢失都有

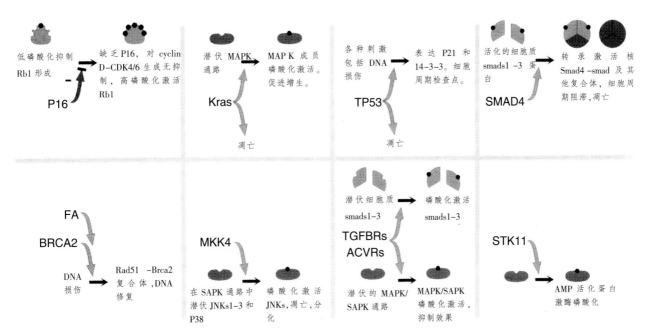

图 25.4 胰腺导管腺癌的突变影响通路。显示每个抑癌基因和 KRAS 基因的主要作用。其中的具体机制与某些确知,直箭头表示受野生型基因介导或易化的步骤;或是在 p16,表示受抑制的一步。突变激活 KRAS 基因的功能,而描述的其他基因被突变失活。已知道大多数此类基因的多个其他特性,鉴别它们的功能与肿瘤形成的高度相关性是研究和个人兴趣发展的课题。描述磷酸化用实心圆圈充填特殊表面的位置来表示。凋亡是指程序性细胞死亡的数量,而不是扩大完成凋亡的细胞基本机制。检查点是指对于特殊损伤剂阻滞细胞周期的高级模式形式。FA:范可尼贫血核心复合物基因。TGFBR 和 ACVR,TGFβ 和激活素受体 I 和 II。

体细胞源性。

P16 基因(CDKN2A,chr.9p)是研究细胞分裂周期机制的抑制剂时首次识别出来的[32]。后来发现位于纯合缺失的常见位点,在影响多种肿瘤的 9p 染色体臂,其突变可导致家族性黑色素瘤[33,34]。p16 基因可能是最常见的人类抑癌基因。P16 蛋白结合周期依赖性蛋白激酶 Cdk4 和 Cdk6,从而抑制其活性。当 p16 缺失时,在 G1 后期,Cdk4 和 Cdk6 磷酸化使细胞周期抑制蛋白 Rb1 失活,于是启动 DNA 的复制。因为它们位于一条通路中,p16 和 RB1 基因有相反的突变关系:当一个基因在一种肿瘤中突变,另外一个则不突变(也就是说,一旦 p16 在某种肿瘤突变,对于进一步 RB1 的失活则无选择益处)。事实上,所有的胰腺癌 p16 都是失活的。虽然与基因转录相关的启动子甲基化在其余部分发生,但纯合子丢失或基因内突变最为常见[35,36]。据报道,胰腺癌很少出现 RB1 突变[37]。

TP53 基因(p53, chr. 17p)是作为 SV40 病毒的主要肿瘤抗原结合蛋白识别的,首次在结直肠癌发现的基因内突变,而后在许多恶性肿瘤中发现[38,39]。仅次于 p16,是人类癌症最常见的突变基因。突变破坏了 p53

蛋白连接 DNA 特殊序列的能力[40],不能促使特殊基因的转录[41]。这些基因包括细胞周期抑制子 p21,其在 G1 和 S(DNA 合成)期以及在 M(mitosis)期之前 G2 后期的交界控制细胞周期的检查点[42-45],14-3-3σ 蛋白,其维护 G2 后期检查点[46]。这些检查点涉及暴露在诸如导致 DNA 损伤的伤害时阻滞细胞分裂周期[47]。p53 基因是细胞凋亡的一个强力启动子,现所描述的具体机制尚不能令人信服,但是已知道 p53 激活凋亡前基因 BAX 的表达[48]。50%~75% 的胰腺癌在 TP53 有基因内突变[49,50]。

SMAD4 基因(DPC4/MADH4, chr. 18q),是在胰腺和胆道癌寻找影响 18q 染色体臂纯合子缺失的热点靶基因识别的[51]。SMAD4 编码 Smad 基因家族成员,将 TGFβ 样受体连接到细胞表面受体,在启动传递信号和发展过程中起重要作用[52,53]。信号传导可能要求 Smad 蛋白形成复合物,有同源寡聚物和异源寡聚物[54,55]。Smad4 连接到特殊的 DNA 序列,启动临近基因的转录[56-58]。尚不清楚哪一个下游基因作为 SMAD4 的肿瘤抑制作用的效应子,然而,已清楚 Smad4 的核定位导致生长抑制和凋亡增加[59]。蛋白 N 端侧的错义突变失去结合 DNA 的能力,而 C 端半突变损伤核定

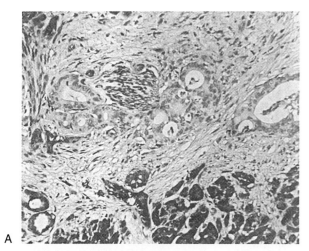

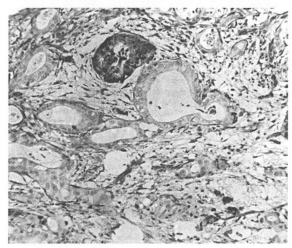

图 25.5　免疫组化准确检测 SMAD4 基因的遗传性失活。此例肿瘤有 SMAD4 基因纯合子失活。(A)Smad4 蛋白免疫定位在胰腺实质其余区域的上皮(底部)、基质成纤维细胞(散在分布)、神经内(上部中心)。围绕着神经的是缺乏 Smad4 免疫反应中度分化的传统胰腺腺癌的夭折导管结构。特征性促结缔组织增生(疤痕)反应只在癌症所涉及的区域。(B)单个胰岛(上部中心)表达 Smad4 蛋白,保留在缺乏 Smad4 表达的癌症区域。单克隆抗体 B-8 (Santa Cruz)用过氧化酶检测,苏木精复染。

位,激活基因转录,可能形成寡聚物[54]。一半的胰腺腺癌发生 SMAD4 基因的纯合子缺失和基因内突变[51,60]。免疫组化分析 Smad4 表达是识别肿瘤基因失活的精确方法(图 25.5)[61],部分原因是错义缺失突变通常产生一种不稳定的蛋白[62,63]。

　　TGFβ 和激活素受体基因编码异源二聚体受体对组成 I 型(对于 TGFβ,由 TGFBR/ALK5 基因编码;对于激活素,由 ACVR1 和 ACVR1B/ALK4 基因编码)和 II 型受体(对于 TGFβ,由 TGFBR2 编码;对于激活素 ACVR2B 基因编码)。TGFβ 和激活素是分泌型蛋白,作为细胞外"生长因子",配体连接到细胞表

面的受体。这些受体首先是作为 TGFβ- 与激活素结合蛋白识别的。随后,发现基因内位于多聚腺嘌呤简单重复区的 TGFBR2 基因突变几乎在具有微卫星不稳定和 DNA 错配修复异常的癌中普遍存在[64],而在非微卫星不稳定癌中位于低频率多聚腺嘌呤区突变也是如此[65]。ACVR2 聚集了微卫星不稳定肿瘤重复序列的相似突变[66,67]。TGFBR1 基因的遗传性失活首先在非微卫星不稳定胰腺和胆道癌中显示[68]。TGFβ 和激活素的配体连接到受体通常导致生长阻滞,甚至细胞凋亡;为了完成这个过程,TGFβ 和激活素受体诱导出相似的几种基本的特殊基因表达[69]。所以这些通路被认为是抑制肿瘤。一般认为,为了逃避这些作用,许多癌会失去对 TGFβ 和激活素的反应。I 型受体是磷酸化 Smad4 蛋白 1-3 激酶。此事件启动 Smad-Smad4 复合物形成,Smad4 的核定位,诱导下游基因的表达[70]。然而 TGFβ 和 SMAD4 肿瘤抑制的真正关系还未明了。SMAD4 是传递 TGFβ 启动的生长阻滞和转录作用所必需[71,72]。然而,在别的细胞中,TGFβ 甚至在 SMAD4 缺乏时持续存在[73,74]。已有描述单个肿瘤中的 SMAD4 和 TGFβ 受体基因共存的遗传性失活,提示这些基因不像 p16 和 Rb1 一样在同样的通路中紧密相连[68,75]。具有 MSI 的胰腺腺癌通常存在 TGFBR2 和 ACVR2 基因拷贝中多聚腺嘌呤的突变 [19,67,68]。偶尔非 MSI 胰腺和胆道癌有涉及 TGF-BR1 和 TGFBR2 基因的纯合子缺失[68]。

　　MKK4 基因(MAP2K4,SEK1)首先是作为应激激活蛋白激酶通路的成员识别的,虽然此通路很少建立,但可导致 Jun 激酶和 p38 激酶的激活[76,77]。暴露于紫外线、低氧、某种细胞因子和化疗药等情况下,可导致细胞的凋亡或分化。后来,首次在胰腺癌发现MKK4 基因纯合子缺失的位点[78]。4%的胰腺癌发生 MKK4基因纯合子缺失或基因内突变,与其他种类的肿瘤发生比率大致相似[78-80]。

　　STK11 基因(LKB1)是在寻找导致 Peutz-Jeghers 综合征的突变基因时识别的[81,82],编码丝胺酸-苏胺酸激酶,激活 AMP 激活蛋白激酶相关激酶及其下游作用,包括抑制增生前 mTOR 通路[83,84]。研究已显示 Peutz-Jeghers 综合征与胰腺癌相关,风险增高 24 倍[85]。4%的散发胰腺和胆道癌发生涉及 STK11 的纯合子缺失和基因内突变[86]。此外,起源于 Peutz-Jeghers 综合征的胰腺癌还可观察到野生型等位基因的丢失[86]。

　　研究提示尚有不知道的抑癌基因存在[87]。例如,已知道一些染色体臂有相当高频率的缺失,纯合子缺

失的位点存在所知道基因靶点之外，某些胰腺癌的家族性模式还不能用所知道的遗传综合征来解释。

包括胰腺腺癌在内的各种恶性肿瘤，DCC[88,89]，FHIT[90-92]和DMBT1[93]基因偶尔受纯合子缺失的影响，但是这些基因的序列分析并未强烈支持其为突变的靶点，在肿瘤形成过程传递选择性优势。这些基因真正可能是抑癌基因，或者可能只代表结构改变遗传热点的无关旁基因。例如，FHIT基因位于所知染色体易损点[94]。由于肿瘤中基因表达的"正常水平"尚不清楚，所以，基于肿瘤的低水平表达，很困难把一个基因确定为真正的抑癌基因。

基因组维护基因

胰腺腺癌中有两类基因组维护基因，影响染色体维护和DNA错配修复。通过胰腺癌细胞遗传学观察到的重排和基因组缺失的数量及复杂性提示染色体修复所涉及的基因失活，犹如前述讨论，也可通过功能性研究显示非MSI胰腺癌有丝分裂垂中的缺陷[95]。结直肠癌的研究显示，存在命名为染色体不稳定(chromosomal instability，CIN)的数量异常可解释非整倍体癌的出现[96]。有丝分裂检查点基因的突变可解释结直肠癌表型，但CIN也和整个基因组甲基化的独特模式相关[96]。

BRCA2基因的识别源自两个同时进行的研究聚焦点，一个是寻找导致家族性乳腺癌的突变基因，一个是寻找胰腺癌纯合子缺失的靶基因[97-99]。Brca2蛋白连接Rad51，而Rad51涉及通过同源重组过程修复DNA双链的分离[100]。BRCA2已失活的癌不能发展为特别的突变谱，这样可认为是DNA修复系统错误[50]。已有研究报道胰腺癌中BRCA2单个体细胞纯合子缺失，而绝大多数BRCA2突变起源于生殖系。很明显，5%~7%的临床散发胰腺癌可见到生殖系BRCA2的突变[97,101,102]，胰腺癌家族发生频率甚至更高[103,104]，乳腺癌家族中同样如此[105,106]。尽管如此，BRCA2并没有为大多数胰腺癌家族的恶性疾病给予较多的提示，真正的多数具有生殖系BRCA2突变的胰腺癌患者与胰腺或乳腺癌没有直接的亲戚关系[101,102]。

胰腺癌可能还存在与DNA修复相关的别的基因体细胞和生殖系突变，特别是双链断裂和链间铰链的修复。胰腺癌可能还有范可尼贫血基因FANCC和FANCG的失活[107-109]。在非癌体系中，范可尼贫血基因是有缺陷的，自发性染色体畸变的发生率升高，另外，

近二倍体癌细胞缺乏特殊的范可尼贫血基因，自发性染色体改变的实际发生率更高[110]。这些资料显示范可尼和BRCA2突变有助于人肿瘤中的CIN。范可尼贫血基因或BRCA2失活的胰腺癌对诸如米法兰、有丝分裂原C和顺铂等DNA链间铰链剂的DNA毒性敏感性很高[108,110,111]。

另外一类基因为DNA错配修复基因，维护DNA系列本身的完善。MSI提示DNA错配修复系统基因变化，大约3%的胰腺腺癌可见到。具有MSI、野生型KRAS基因[18,19]、BRAF基因突变[20]、TGFBR2和ACVR2基因多腺嘌呤片段的双等位基因突变[67,68]的胰腺癌倾向具有髓质样的组织。MSI在1/8的胶冻样(黏液非囊性)癌中有报道[112]。认识MSI对胰腺肿瘤十分重要，因为MSI可能和错配修复基因的遗传性突变相关，可能是遗传性非息肉病性结直肠癌综合征的表现[113-119]。在某些肿瘤中可观察到MLH1基因的表达缺失，可能为实际诊断提供帮助。

癌基因病毒

Epstein-Barr病毒(EBV)是疱疹病毒家族中的DNA病毒。病毒的瘤形成作用最初是从Burkitt氏淋巴瘤患者高发生率推测的，随后在这类淋巴瘤中病毒系列的表现、何杰金瘤和移植后淋巴增生病、鼻咽癌以及包括胃偶发癌的另类肿瘤中得到验证[120,121]。感染性病毒具有线性DNA，然后呈环状，作为染色体外环状DNA繁殖，命名为"游离基因"。实验室研究显示，在选择性压力缺乏时，游离基因从增生性细胞群迅速丢失。含EBV的肿瘤具有单克隆祖传环化事件细胞。流行病学和实验结果显示，EBV必须在亚克隆细胞中具有生存优势，获得和维护游离基因，一个或更多的蛋白产物可充作显性癌基因。已有报道髓质样表型的单个胰腺腺癌含有EBV，但与EBV相关的流行性模型在这种疾病中尚未研究。

分子生物学

用基因表达序列分析法、核酸减色法、肿瘤基因转录杂交分析cDNA或单核苷酸等方法评价胰腺癌全部基因表达的模式[122-124]，可将成千上万表达基因的等级按mRNA转录相对数量进行定量排序。绝大多数胰腺腺癌中过度表达的基因包括：间皮素、前列腺

干细胞抗原(PSCA)、Muc4、Koc1(Igf2bp3)、Claudin4、Mic1 及其他[125-130]。这种技术对于发展胰腺癌新的筛选试验具有巨大潜力。诸如间皮素和 PSCA 基因对癌症具有相当的特异性,可用于免疫组化以助评价不同的活检[131]。至今,基于新标志物的敏感性、特异性及血液为基础的方便仍不足于作为临床治疗的日常指标,仍处于探讨新标志物的早期阶段。

人类癌症伴随着基因甲基化的异常。特别值得注意的是,岛甲基化包含大量的双核苷酸 CpG 发生在肿瘤形成期间某些基因的启动子中。甲基化通常伴随基因表达表观遗传的沉默,如:胰腺癌中通常伴随细胞周期调节基因 p16 和 CDKN1C/p57/KIP2 的发生[36,132]。PENK(proenkephalin A)基因甲基化几乎发生在所有的侵袭性胰腺肿瘤,与更多进展期 PanIN 病灶相关,但没有在正常导管中发现[133]。此种和别的基因甲基化可作为活检和胰腺分泌液诊断的标志物[134]。具有重大意义的是,使用诸如 DNA 甲基转移酶和组蛋白脱乙酰基酶等药物在治疗上逆转异常甲基化,这些药物可帮助维护甲基化模式,以使沉默基因能重新表达。

端粒缩短在胰腺肿瘤的极早期,且较为普遍[135]。端粒酶在正常组织中低水平表达,而在包括胰腺导管腺癌的许多肿瘤中明显增高[136-138]。尚不清楚端粒酶是否发生在肿瘤形成期间,或是对于那些肿瘤克隆,简单选择具有最佳能力,维护端粒酶的足够活性而稳定基因组染色体的完整性。早期报道提示胰腺分泌液中端粒酶水平可为诊断提供帮助。

大多数人类细胞显示,对细胞外生长因子的依赖,可开创治疗方法阻断这些刺激通路。大量的生长因子受体过度表达(例如:Her2/Neu 和表皮生长因子受体),肿瘤细胞可能依赖这些信号[140,141],胰腺癌细胞系通常有一个 NF-kB 活性的激活[142];这条通路在淋巴样组织中已有很好的研究,已知道在上皮组织中具有重要的抗凋亡作用[143]。刺猬通路在基底细胞癌和成神经管细胞瘤中由突变激活[144,145],而在胰腺癌中由不明原因组成性激活[146]。Stat3 DNA 结合转录因子也是组成性激活,对基因表达有直接影响[147,148]。促生长或抗凋亡通路的过度激活提示合理治疗方法的潜在靶标。例如,抗 EGFR 治疗正在临床试验中评价,以刺猬通路和 Jak-Stat 通路为靶向药物也在发展,阻断刺猬通路在培养基或小鼠异种移植瘤生长的时候可导致这些细胞的退化[146]。

伴随着失去食欲,同化作用下降,脂肪和蛋白分解代谢增加,胰腺癌极易致恶病质。研究肿瘤局部释放的各种蛋白的血液水平提示,存在各种分解状态的潜在效应子,结果令人困惑。尽管如此,研究来自动物和恶病质癌症患者分离的体液,已发现生物化学可确定的某种分解物水平增高[149]。一个是脂肪动员因子,与 Zn α2 糖蛋白同义[150]。另一个是动员细胞蛋白,与胰腺癌患者体重更多下降相关[151]。后者的作用可被二十碳五烯酸拮抗(鱼油)[152],所以临床试验已经在评价鱼油。

令人吃惊的是,就胰腺导管腺癌非正常临床侵袭和已知的遗传性和生物学特点而言,组织培养基中的许多细胞系生长减慢,大多数早期肿瘤没有较高的有丝分裂率。所以,表现为细胞适当增生,不是简单的速率异常。位于间质内的胰腺导管细胞不仅分裂减慢,根本就不分裂。当考虑到缺乏对传统化疗药物反应时,其前景深远。

遗传性突变和家族综合征

家族性胰腺癌具有常染色体模式,对受累家族使用分离分析可能有助于识别少见突变基因的作用[153]。对遗传流行病学感兴趣的读者可参考第 24 章和最近评论[154,155]。

遗憾的是,在大多数家系中,尚未识别出负责胰腺癌家族的生殖遗传改变。即使已识别出负责基因,也应注意相关抑癌基因生殖突变的某些携带者没有发生肿瘤。也就是说疾病的外现率较低,对这种模式有大量的解释。首先,因为这些事件偶然发生,大量的导管细胞系相当受限,不是每个易感个体都有望发展为癌症,所以,大多数进展性侵袭性导管肿瘤的产生要求许多叠加的体细胞遗传事件。第二,直到第二(野生型)等位基因丢失,遗传性基因异常不会产生生物学表型,这可能是肿瘤形成过程的晚期事件,犹如在某些 BRCA2 基因病例显示的一样。

遗传性胰腺炎的病例却完全不同。在某些 PRSS1 基因(阳离子胰蛋白酶原基因)生殖系突变家族,癌症外现率在基因携带者中大于 50%[156]。遗传性癌症易感性有如此高发生率,其认识是逐步加深的。因为 PRSS1 基因既不是癌基因和抑癌基因,也不是基因组维护基因。这可能是有丝分裂促使突变发生的例证(例如,作为与慢性胰腺炎相关修复过程的一部分,很简单,由于 DNA 复制周期数的增加,组织要求连续细胞分裂将使突变的发生率增高）。检测细胞分裂周期，这些患者的胰腺导管细胞分裂时间更快。有趣的是，也有研究提示，在囊性纤维化患者和 CFTR 突变的纯合子携带者中，发生胰腺癌的危险性轻度增高[157]。其发生的机制可能与之相似。

胰腺上皮内肿瘤

直到最近，用于胰腺描述肿瘤病灶的命名法并没有反映出导管肿瘤形成的连续性。现已清楚，在胰腺导管肿瘤具有组织学和遗传学进展的次序。类似于腺瘤肠道增生和宫颈上皮内瘤（CIN）最为普通的形式，与子宫颈增生一样（在许多别的例子），胰腺上皮内瘤（PanIN）的命名法可用于对非侵袭早期胰腺导管瘤的表现进行分级。目前的命名法和长期受忽视的 1905 年出版的 Hulst 分级系统有惊人的相似[158-160]。

从 PanIN-1 到 PanIN-3，从没有明显结构或细胞学异形的柱状上皮细胞到结构和细胞学进展，此与集中遗传学异常的进程相关（图 25.2）。端粒缩短和 KRAS 基因突变通常发生在相对早的病灶（PanIN-1），在绝大多数进展期 PanIN 中才显现出来[135,161]。p16 基因遗传完整性和表达异常在中间病灶（PanIN-2）频率更高[162,163]。p53（通常伴随基因的突变）的过度表达、Smad4 蛋白的表达缺失（与 SMAD4 遗传失活相关）、在 BRCA2 突变携带者野生型 BRCA2 等位基因丢失发生在 PanINs（PanIN-3）肿瘤形成后期[31,165]。

对临床治疗的提示

初级保健医生通过现有组织学、临床和遗传学方法就能认识到遗传性胰腺癌综合征。临床处理通常直接推荐进行遗传学咨询，但此方法仍不适合大多数可识别的家族。在缺乏清楚的临床知识时（患者临床处理的真实变化是基于相关知识开始的吗），临床医生或（和）家族经常仍选择不去充分调查可能的遗传易感性。

一个家族中有两个及以上胰腺癌直系亲属，疾病新发生的危险度将增加许多倍[166]。这些患者中，小叶中心多灶性萎缩伴随着导管的初始病灶[3]。在大量具有高度遗传危险性的患者中，由于导管内的变化和伴随的萎缩，IPMN、PanIN，甚至无症状初期癌症可通过内镜超声鉴别[167]，这样的筛选现只在更大危险人群中进行。当 KRAS 突变在胰腺癌患者中的粪便和胰腺分泌液可鉴别时，才支持使用突变为基础的筛选工具。

对胰腺癌分子生物学和遗传学认识的提高也打开了发展胰腺腺癌的合理治疗之门，通过这些认识，可将目标放在癌症的特殊分子异常。BRCA2 和 范可尼贫血基因对 DNA 链间铰链药物高度敏感[108,110,111]。这个特性提示癌症中有这类突变的患者可在治疗方案中加用这类抗癌药物[159,169]。

阻断 ras 癌基因活性的药物也已推荐。信号传递中需要有定位于细胞膜上的 H-ras、K-ras、N-ras 蛋白的活性。法呢基连接在 ras 氨基酸链的末端就要求这种关系，完成此过程伴随着 ras 法呢基转移酶蛋白酶的分解。在乳腺细胞中，形成复合物可有效抑制这个酶，阻断 H-ras 和 v-ras 癌基因的作用[170-172]。然而，KRAS 癌基因（胰腺癌的一个突变基因）不像 H-ras 蛋白，因为其能通过另外的方式连接到细胞膜。通过这些药产生的膜分离 ras 蛋白也有望起到显性副作用，抑制机制在实验动物人工 ras 表达的情况下进一步扩大，抵抗 Ras 依赖和非依赖药物有多种方式[173]。抗增生作用的复合物不仅限于有 ras 突变的细胞，可能也影响 ras 相关基因。在应用这些有用特性中，合理治疗尚未充分显示出令人乐观的希望[173-177]。

别的有趣但很少发展的方法包括：直接扩大抑癌通路作用，在通路成员突变的情况下，位于通路下游的进一步作用机制可作为治疗作用的合适靶标。有可能刺激抗个体抗原的免疫反应，包括基因正常时所有的组织限制性高表达，但在癌症中明显过度表达[178]。对导管内疾病（PanIN）使用新的治疗，可作为遗传易感性处理的一部分，可能引起更多的重视。因存在疾病传播危险，对胰腺癌应用基因治疗和感染质粒很难实现。

导管内乳头黏液瘤

KRAS 基因 12 号密码子激活点突变在导管内黏液瘤（IPMN）发生率高达 50%[179,180]。约 11% 在 PIK3CA 激酶基因有突变（F Schonleben 等）。然而，与导管腺癌中 Smad4 丢失的高发生率不同，IPMN 似乎总表达 Smad4[181]。大多数 IPMN，特别是具有小肠分化模式的病例，表达黏液素抗原 MUC2，而不是 MUC1。不同的是，大多数 PanIN 病灶表达 MUC1，几乎所有的 PanIN 病灶 MUC2 为阴性[182]。

黏液囊性瘤

KRAS 基因激活点突变在胰腺黏液囊性瘤有报道,特别是相关侵袭癌[183]。在免疫印迹模式保留着正常 β-catenin 膜定位。Smad 4 蛋白在几乎所有非侵袭黏液囊性瘤出现,但在一半偶尔起源于这些肿瘤的遗传过程的侵袭性癌中缺失[184,185]。

胰腺腺泡癌

腺泡癌占成人胰腺外分泌癌的 1%。与导管腺癌不同,这些肿瘤的基因和生物学研究只是散发报道,通常没有 KRAS 基因突变[186]。腺泡癌亚群拥有 β-catenin 或 APC 基因的突变,有染色体不稳定的等位基因丢失表现[187]。其分子遗传学特性在病理上类似于胰腺胚胎瘤实体。

胰腺胚胎瘤

胰腺胚胎瘤发生在儿童期,也可在成年期发生。大多数具有 β-catenin 基因和 β-catenin 蛋白核聚集,也有报道为由生殖系 APC 基因突变导致的腺瘤样息肉蛋白的肠外表现[188]。等位基因丢失证实了染色体不稳定的过程[188]。

实性假乳头状瘤

实性假乳头状瘤通常发生在女性。几乎总存在 β-catenin 基因和 β-catenin 核定位,而 KRAS 基因为野生型[189]。

胰腺神经内分泌肿瘤

胰腺在功能和组织学上包含两种系统。神经内分泌肿瘤分类较为复杂,两种系统都可发生具有神经内分泌分化特性的癌症。细致的组织学检查通常能将两者分开,分子学发现也为之提供了鉴别的标志。例如,具有神经内分泌分化的导管癌可能有 Smad4 异常[60,190],更为清楚的是所切内分泌起源的肿瘤缺乏 SMAD4 的突变[191,192]。

不管良性还是恶性,内分泌起源的肿瘤起源于胰腺内分泌系统(如,胰岛),大多数肿瘤保留着产生特殊激素的能力,过度分泌胰岛素、胰高血糖素、胃泌素或 VIP,通常足以导致临床表现。如 27 章讨论的一样,肿瘤的临床侵袭并不和初期肿瘤组织学表现紧密相连,良好分化的神经内分泌肿瘤也可转移。肿瘤可散发,作为多发内分泌瘤 I 型(MEN I)综合征的部分,或偶尔在视网膜血管瘤病(von Hippel-Lindau)综合征[193]。内分泌肿瘤常涉及 MEN1 基因,而不是 KRAS 或 p53 基因,有比导管癌更少的遗传性缺失[194]。

MEN 1 基因最初是通过基因连接研究在 MEN1 综合征家族定位的[195]。精确定位是通过观察内分泌瘤患者精确描绘 LOH 模型提供的[196]。在 MEN I 患者中,胰腺内分泌本应有遗传突变和保留野生型等位基因体细胞失活,这通常由大量丢失所致。约 1/3 的散发内分泌肿瘤含有 MEN 1 失活,与 MEN I 综合征无关[197]。这种基因被归类为抑癌基因,编码核蛋白[198]。作为大量可见功能的一种,这种基因抑制端粒的表达[199]。

胆总管远端腺癌

很难将胆总管远端(胰腺内)癌和胰腺导管癌分开。解剖上的差别依赖于细致的组织学检查。到目前为止,还没有遗传学鉴别。然而,导管癌在遗传学比胰腺癌更少有同源性,但评价个体基因时,突变频率更低。近段胆道,特别是肝内肿瘤,在遗传学上和位于胰腺的肿瘤不同。所以,在临床和遗传学研究中,最可能得到的肿瘤特征是根据经历过的大体解剖和组织学检查获得的。在这些研究中不合适地应用术语胆道癌或胆管癌去描述肿瘤的特点是不充分的。

十二指肠腺癌

十二指肠腺癌是肠道肿瘤。小肠上皮肿瘤用遗传学术语与胰腺上皮肿瘤完全不同。包括十二指肠的肠道肿瘤以 APC/β-catenin 通路突变为特点,现认为不包括 p16 基因遗传学改变。

十二指肠乳头腺癌("壶腹癌")

解剖学上,十二指肠乳头是一个突起的黏膜小孔,形成胰腺导管与十二指肠腔的连接。解剖学上的壶腹是胰腺和胆总管的连接，形成一明显（>3mm）的直形的或气泡状的共同通道，导管和乳头详细的组织病理学和放射学研究，约一半人的壶腹没有共同的特点[200]。如果人群的解剖学变异不足以令人困惑，癌症侵袭性特点可去掉起源的位点和确切的解剖标志。所以，应该不吃惊命名壶腹癌涉及相似的变化。在遗传学术语中，十二指肠乳头的肿瘤应该有望代表有导管或小肠起源肿瘤的分类，具有相关肿瘤类别的特征。

某些癌症的邻近组织，十二指肠黏膜或导管系统的肿瘤前体（不典型增生）能有助于鉴别组织的起源。

胰腺多源性肿瘤

就体细胞遗传改变的模式而言，间充质肿瘤与癌症无关。胃肠间质瘤是消化道间充质瘤最常见的形式，发生在十二指肠壁，通常包含激活 KIT 基因功能的体细胞突变，KIT 基因是命名为干细胞因子的一个配体[201]。这些肿瘤对酪氨酸激酶抑制剂药物依马替尼有反应[202]。

淋巴瘤在胰腺可表现为原发肿瘤。在遗传学方面可反映出别的体淋巴瘤特性。

胰腺囊肿可发生在 PKD1 基因遗传失活突变所致多囊肾的患者。从保留野生型 PKD1 等位基因丢失的局部发展成囊肿[203]。

除 PanIN 附近的非特意取材和巧合的情况，诸如假性囊肿、瘢痕和简单结构等胰腺非瘤性肿块和隆起，不会有克隆遗传的变化。如果要考虑用基因分析帮助诊断时，必须考虑到后者的可能。

（唐勇　译）

参考文献

1. Kinzler KW, Vogelstein B. Lessons from hereditary colorectal cancer. Cell 1996;87:159–170.
2. Kern SE. Clonality: more than just a tumor-progression model. J Natl Cancer Inst 1993;85:1020–1021.
3. Brune K, Abe T, Canto M, et al. Multifocal neoplastic precursor lesions associated with lobular atrophy of the pancreas in patients having a strong family history of pancreatic cancer. Am J Surg Pathol 2006;30:1067–1076.
4. Johansson B, Bardi G, Heim S, et al. Nonrandom chromosomal rearrangements in pancreatic carcinomas. Cancer 1992;69:1–8.
5. Griffin CA, Hruban RH, Long PP, Morsberger LA, Douna-Issa F, Yeo CJ. Chromosome abnormalities in pancreatic adenocarcinoma. Genes Chrom Cancer 1994;9:93–100.
6. Gorunova L, Hoglund M, Andren-Sandberg A, et al. Cytogenetic analysis of pancreatic carcinomas: intratumor heterogeneity and nonrandom pattern of chromosome aberrations. Genes Chrom Cancer 1998;23:81–99.
7. Iacobuzio-Donahue CA, van der Heijden MS, Baumgartner MR, et al. Large-scale allelotype of pancreaticobiliary carcinoma provides quantitative estimates of genome-wide allelic loss. Cancer Res 2004;64:871–875.
8. Brat DJ, Hahn SA, Griffin CA, Yeo CJ, Kern SE, Hruban RH. The structural basis of molecular genetic deletions: an integration of classical cytogenetic and molecular analyses in pancreatic adenocarcinoma. Am J Pathol 1997;150:383–391.
9. Allison DC, Bose KK, Hruban RH, et al. Pancreatic cancer cell DNA content correlates with long-term survival after pancreatoduodenectomy. Ann Surg 1991;214:648–655.
10. Ghadimi BM, Schröck E, Walker RL, et al. Specific chromosomal aberrations and amplification of the AIB1 nuclear receptor coactivator gene in pancreatic carcinomas. Am J Pathol 1999;154:525–536.
11. Solinas-Toldo S, Wallrapp C, Muller-Pillasch F, Bentz M, Gress T, Lichter P. Mapping of chromosomal imbalances in pancreatic carcinoma by comparative genomic hybridization. Cancer Res 1996;56:3803–3807.
12. Kallioniemi A, Kallioniemi O-P, Sudar D, et al. Comparative genomic hybridization for molecular cytogenetic analysis of solid tumors. Science 1992;258:818–821.
13. Kern SE. Progressive genetic abnormalities in human cancer. In: Mendelsohn MIJ, Liotta L, Howley PM, eds. Molecular Basis of Cancer. 2nd ed. Philadelphia WB Saunders; 2000:41–69.
14. Kern SE. Whose hypothesis? Ciphering, sectorials, D lesions, freckles and the operation of Stigler's law. Cancer Biol Ther 2002;1:571–581.
15. Nicholls EM. Somatic variation and multiple neurofibromatosis. Hum Hered 1969;19:473–479.
16. Bos JL. Ras oncogenes in human cancer: a review. Cancer Res 1989;49:4682–4689.
17. Almoguera C, Shibata D, Forrester K, Martin J, Arnheim N, Perucho M. Most human carcinomas of the exocrine pancreas contain mutant c-K-ras genes. Cell 1988;53:549–554.
18. Wilentz RE, Goggins M, Redston M, et al. Genetic, immunohistochemical, and clinical features of medullary carcinomas of the pancreas: a newly described and characterized entity. Am J Pathol 2000;156:1641–1651.
19. Goggins M, Offerhaus GJA, Hilgers W, et al. Adenocarcinomas of the pancreas with DNA replication errors (RER+) are associated with wildtype K-ras and characteristic histopathology: poor differentiation, a syncytial growth pattern, and pushing borders suggest RER+. Am J Pathol 1998;152:1501–1507.
20. Calhoun ES, Jones JB, Ashfaq R, et al. BRAF and FBXW7 (CDC4, FBW7, AGO, SEL10) mutations in distinct subsets of pancreatic cancer: potential therapeutic targets. Am J Pathol 2003;163:1255–1260.
21. Forrester K, Almoguera C, Han K, Grizzle WE, Perucho M. Detection of high incidence of K-ras oncogenes during human colon tumorigenesis. Nature 1987;327:298–303.
22. Bos JL, Fearon ER, Hamilton SR, et al. Prevalence of ras gene mutations in human colorectal cancers. Nature 1987;327:293–297.
23. Der CJ, Finkel T, Cooper GM. Biological and biochemical properties of human rasH genes mutated at codon 61. Cell 1986;44:167–176.
24. Elion EA. Routing MAP kinase cascades. Science 1998;281:1625–1626.
25. Moberg KH, Bell DW, Wahrer DC, Haber DA, Hariharan IK. Archipelago regulates cyclin E levels in Drosophila and is mutated in human cancer cell lines. Nature 2001;413:311–316.
26. Strohmaier H, Spruck CH, Kaiser P, Won KA, Sangfelt O, Reed SI. Human F-box protein hCdc4 targets cyclin E for proteolysis and is mutated in a breast cancer cell line. Nature 2001;413:316–222.
27. Batra SK, Metzgar RS, Hollingsworth MA. Isolation and characterization of a complementary DNA (PD-1) differentially expressed by human pancreatic ductal cell tumors. Cell Growth Differ 1991;2:385–390.
28. Miwa W, Yasuda J, Murakami Y, et al. Isolation of DNA sequences amplified at chromosome 19q13.1–q13.2 including the AKT2 locus in human pancreatic cancer. Biochem Biophys Res Commun 1996;225:968–974.
29. Cheng JQ, Ruggeri B, Klein WM, et al. Amplification of AKT2 in human pancreatic cancer cells and inhibition of AKT2 expression and tumorigenecity by antisense RNA. Proc Natl Acad Sci U S A 1996;93:3636–3641.
30. Wallrapp C, Muller-Pillasch F, Solinas-Toldo S, et al. Characterization of a high copy number amplification at 6q24 in pancreatic cancer identifies c-MYB as a candidate oncogene. Cancer Res 1997;57:3135–3139.
31. Goggins M, Hruban RH, Kern SE. BRCA2 is inactivated late in the development of pancreatic intraepithelial neoplasia: evidence and implications. Am J Pathol 2000;156:1767–1771.
32. Serrano M, Hannon GJ, Beach D. A new regulatory motif in cell-cycle control causing specific inhibition of cyclin D/CDK4. Nature 1993;366:704–707.
33. Kamb A, Gruis NA, Weaver-Feldhaus J, et al. A cell cycle regulator potentially involved in genesis of many tumor types. Science 1994;264:436–440.
34. Hussussian CJ, Struewing JP, Goldstein AM, et al. Germline p16 mutations in familial melanoma. Nat Genet 1994;8:15–21.
35. Caldas C, Hahn SA, da Costa LT, et al. Frequent somatic mutations and homozygous deletions of the p16 (MTS1) gene in pancreatic adenocarcinoma. Nat Genet 1994;8:27–31.
36. Schutte M, Hruban RH, Geradts J, et al. Abrogation of the Rb/p16 tumorsuppressive pathway in virtually all pancreatic carcinomas. Cancer Res 1997;57:3126–3130.

37. Huang L, Lang D, Geradts J, et al. Molecular and immunochemical analyses of RB1 and cyclin D1 in human ductal pancreatic carcinomas and cell lines. *Mol Carcinog* 1996;15:85–95.
38. Baker SJ, Fearon ER, Nigro JM, et al. Chromosome 17 deletions and p53 gene mutations in colorectal carcinomas. *Science* 1989;244:217–221.
39. Nigro JM, Baker SJ, Preisinger AC, et al. p53 Gene mutations occur in diverse human tumour types. *Nature* 1989;342:705–708.
40. Kern SE, Kinzler KW, Baker SJ, et al. Mutant p53 proteins bind DNA abnormally in vitro. *Oncogene* 1991;6:131–136.
41. Kern SE, Pietenpol JA, Thiagalingam S, Seymour A, Kinzler KW, Vogelstein B. Oncogenic forms of p53 inhibit p53-regulated gene expression. *Science* 1992;256:827–830.
42. El-Deiry WS, Tokino T, Velculescu VE, et al. WAF1, a potential mediator of p53 tumor suppression. *Cell* 1993;75:817–825.
43. Waldman T, Kinzler KW, Vogelstein B. p21 is necessary for the p53-mediated G1 arrest in human cancer cells. *Cancer Res* 1995;55:5187–5190.
44. Waldman T, Lengauer C, Kinzler KW, Vogelstein B. Uncoupling of S phase and mitosis induced by anticancer agents in cells lacking p21. *Nature* 1996;381:713–716.
45. Bunz F, Dutriaux A, Lengauer C, et al. Requirement for p53 and p21 to sustain G2 arrest after DNA damage. *Science* 1998;282:1497–1501.
46. Chan TA, Hermeking H, Lengauer C, Kinzler KW, Vogelstein B. 14-3-3Sigma is required to prevent mitotic catastrophe after DNA damage. *Nature* 1999;401:616–620.
47. Kastan MB, Onyekwere O, Sidransky D, Vogelstein B, Craig RW. Participation of p53 protein in the cellular response to DNA damage. *Cancer Res* 1991;51:6304–6311.
48. Zhan Q, Fan S, Bae I, et al. Induction of bax by genotoxic stress in human cells correlates with normal p53 status and apoptosis. *Oncogene* 1994;9:3743–3751.
49. Pellegata S, Sessa F, Renault B, et al. K-ras and p53 gene mutations in pancreatic cancer: ductal and nonductal tumors progress through different genetic lesions. *Cancer Res* 1994;54:1556–1560.
50. Rozenblum E, Schutte M, Goggins M, et al. Tumor-suppressive pathways in pancreatic carcinoma. *Cancer Res* 1997;57:1731–1734.
51. Hahn SA, Schutte M, Hoque ATMS, et al. DPC4, a candidate tumor-suppressor gene at 18q21.1. *Science* 1996;271:350–353.
52. Sekelsky JJ, Newfeld SJ, Raftery LA, Chartoff EH, Gelbart WM. Genetic characterization and cloning of Mothers against dpp, a gene required for decapentaplegic function in *Drosophila melanogaster*. *Genetics* 1995;139:1347–1358.
53. Savage C, Das P, Finelli AL, et al. Caenorhabditis elegans genes sma-2, sma-3, and sma-4 define a conserved family of transforming growth factor beta pathway components. *Proc Natl Acad Sci U S A* 1996;93:790–794.
54. Shi Y, Hata A, Lo RS, Massague J, Pavletich NP. A structural basis for mutational inactivation of the tumour suppressor Smad4. *Nature* 1997;388:87–93.
55. Zhang Y, Feng X, We R, Derynck R. Receptor-associated Mad homologues synergize as effectors of the TGF-beta response. *Nature* 1996;383:168–172.
56. Zawel L, Dai JL, Buckhaults P, et al. Human Smad3 and Smad4 are sequence-specific transcription activators. *Mol Cell* 1998;1:611–617.
57. Dai JL, Turnacioglu K, Schutte M, Sugar AY, Kern SE. Dpc4 transcriptional activation and dysfunction in cancer cells. *Cancer Res* 1998;58:4592–4597.
58. Dennler S, Itoh S, Vivien D, ten Dijke P, Huet S, Gauthier J-M. Direct binding of Smad3 and Smad4 to critical TGF-beta-inducible elements in the promoter of human plasminogen activator inhibitor-type I gene. *EMBO J* 1998;17:3091–3100.
59. Dai JL, Bansal RK, Kern SE. G1 cell cycle arrest and apoptosis induction by nuclear Smad4/Dpc4—phenotypes reversed by a tumorigenic mutation. *Proc Natl Acad Sci U S A* 1999;96:1427–1432.
60. Schutte M, Hruban RH, Hedrick L, et al. DPC4 gene in various tumor types. *Cancer Res* 1996;56:2527–2530.
61. Wilentz RE, Su GH, Dai JL, et al. Immunohistochemical labeling for Dpc4 mirrors genetic status in pancreatic adenocarcinomas: a new marker of DPC4 inactivation. *Am J Pathol* 2000;156:37–43.
62. Iacobuzio-Donahue CA, Song J, Parmiagiani G, Yeo CJ, Hruban RH, Kern SE. Missense mutations of MADH4: characterization of the mutational hot spot and functional consequences in human tumors. *Clin Cancer Res* 2004;10:1597–1604.
63. Maurice D, Pierreux CE, Howell M, Wilentz RE, Owen MJ, Hill CS. Loss of Smad4 function in pancreatic tumors: C-terminal truncation leads to decreased stability. *J Biol Chem* 2001;276:43175–43181.
64. Markowitz S, Wang J, Myeroff L, et al. Inactivation of the type II TGF-beta receptor in colon cancer cells with microsatellite instability. *Science* 1995;268:1336–1338.
65. Garrigue-Antar L, Munoz-Antonia T, Antonia SJ, Gesmonde J, Vellucci VF, Reiss M. Missense mutations of the transforming growth factor beta type II receptor in human head and neck squamous carcinoma cells. *Cancer Res* 1995;55:3982–3987.
66. Mori Y, Yin J, Rashid A, et al. Instabilotyping: comprehensive identification of frameshift mutations caused by coding region microsatellite instability. *Cancer Res* 2001;61:6046–6049.
67. Hempen PM, Zhang L, Bansal RK, et al. Evidence of selection for clones having genetic inactivation of the activin A type II receptor (ACVR2) gene in gastrointestinal cancers. *Cancer Res* 2003;63:994–999.
68. Goggins M, Shekher M, Turnacioglu K, Yeo CJ, Hruban RH, Kern SE. Genetic alterations of the TGF beta receptor genes in pancreatic and biliary adenocarcinomas. *Cancer Res* 1998;58:5329–5332.
69. Ryu B, Kern SE. The essential similarity of TGFbeta and activin receptor transcriptional responses in cancer cells. *Cancer Biol Ther* 2003;2:164–170.
70. Macias-Silva M, Abdollah S, Hoodless PA, Pirone R, Attisano L, Wrana JL. MADR2 is a substrate of the TGFbeta receptor and its phosphorylation is required for nuclear accumulation and signaling. *Cell* 1996;87:1215–1224.
71. Zhou S, Buckhaults P, Zawel L, et al. Targeted deletion of Smad4 shows it is required for transforming growth factor-beta and activin signaling in colorectal cancer cells. *Proc Natl Acad Sci U S A* 1998;95:2412–2416.
72. de Winter JP, Roelen BA, ten Dijke P, van der Burg B, van den Eijnden-van Raaij AJ. DPC4 (SMAD4) mediates transforming growth factor-beta1 (TGF-beta1) induced growth inhibition and transcriptional response in breast tumour cells. *Oncogene* 1997;14:1891–1899.
73. Dai J, Schutte M, Sugar A, Kern SE. TGF beta responsiveness in DPC4-null cancer cells. *Mol Carcinog* 1999;26:37–43.
74. Hocevar BA, Brown TL, Howe PH. TGF-beta induces fibronectin synthesis through a c-Jun N-terminal kinase-dependent, Smad4-independent pathway. *EMBO J* 1999;18:1345–1356.
75. Grady WM, Myeroff LL, Swinler SE, et al. Mutational inactivation of transforming growth factor receptor beta type II in microsatellite stable colon cancers. *Cancer Res* 1999;59:320–324.
76. Sanchez I, Hughes RT, Mayer BJ, et al. Role of SAPK/ERK kinase-1 in the stress-activated pathway regulating transcription factor c-Jun. *Nature* 1994;372:794–798.
77. Yan M, Dai T, Deak JC, et al. Activation of stress-activated protein kinase by MEKK1 phosphorylation of its activator SEK1. *Nature* 1994;372:798–800.
78. Teng DH-F, Perry WL, III, Hogan JK, et al. Human mitogen-activated protein kinase kinase 4 as a candidate tumor suppressor. *Cancer Res* 1997;57:4177–4182.
79. Su GH, Hilgers W, Shekher M, et al. Alterations in pancreatic, biliary, and breast carcinomas support MKK4 as a genetically targeted tumor-suppressor gene. *Cancer Res* 1998;58:2339–2342.
80. Parsons DW, Wang TL, Samuels Y, et al. Colorectal cancer: mutations in a signalling pathway. *Nature* 2005;436:792.
81. Hemminki A, Markie D, Tomlinson I, et al. A serine/threonine kinase gene defective in Peutz-Jeghers syndrome. *Nature* 1998;391:184–187.
82. Jenne DE, Reimann H, Nezu J, et al. Peutz-Jeghers syndrome is caused by mutations in a novel serine threonine kinase. *Nat Genet* 1998;18:38–43.
83. Hawley SA, Boudeau J, Reid JL, et al. Complexes between the LKB1 tumor suppressor, STRAD alpha/beta and MO25 alpha/beta are upstream kinases in the AMP-activated protein kinase cascade. *J Biol* 2003;2:28.
84. Shaw RJ, Bardeesy N, Manning BD, et al. The LKB1 tumor suppressor negatively regulates mTOR signaling. *Cancer Cell* 2004;6:91–99.
85. Giardiello FM, Welsh SB, Hamilton SR, et al. Increased risk of cancer in the Peutz-Jeghers syndrome. *N Engl J Med* 1987;316:1511–1514.
86. Su GH, Hruban RH, Bova GS, et al. Germline and somatic mutations of the STK11/LKB1 Peutz-Jeghers gene in pancreatic and biliary cancers. *Am J Pathol* 1999;154:1835–1840.
87. Hilgers W, Kern SE. The molecular genetic basis of pancreatic cancer. *Genes Chrom Cancer* 1999;26:1–12.
88. Fearon ER, Cho KR, Nigro JM, et al. Identification of a chromosome 18q gene that is altered in colorectal cancers. *Science* 1990;247:49–56.
89. Hilgers W, Song JJ, Hayes M, Hruban RR, Kern SE, Fearon ER. Homozygous deletions inactivate DCC, but not DPC4, in a subset of pancreatic and biliary cancers. *Genes Chrom Cancer* 2000;27:353–357.
90. Sorio C, Baron A, Orlandini S, et al. The *FHIT* gene is expressed in pancreatic ductular cells and is altered in pancreatic cancers. *Cancer Res* 1999;59:1308–1314.
91. Simon B, Bartsch D, Barth P, et al. Frequent abnormalities of the putative tumor suppressor gene *FHIT* at 3p14.2 in pancreatic carcinoma cell lines. *Cancer Res* 1998;58:1583–1587.
92. Hilgers W, Koerkamp BG, Geradts J, et al. Genomic *FHIT* alterations in RER+ and RER– adenocarcinomas of the pancreas. *Genes Chrom Cancer* 2000;27:239–243.
93. Mollenhauer J, Wiemann S, Scheurlen W, et al. DMBT1, a new member of the SRCR superfamily, on chromosome 10q25.3-26.1 is deleted in malignant brain tumours. *Nat Genet* 1997;17:32–39.
94. Le Beau MM, Drabkin H, Glover TW, et al. An *FHIT* tumor suppressor gene? *Genes Chrom Cancer* 1998;21:281–289.
95. Hempen PM, Kurpad H, Calhoun ES, Abraham S, Kern SE. A double missense variation of the BUB1 gene and a defective mitotic spindle checkpoint in the pancreatic cancer cell line Hs766T. *Hum Mutat* 2005;26:592.
96. Lengauer C, Kinzler KW, Vogelstein B. Genetic instability in colorectal cancers. *Nature* 1997;386:623–627.
97. Schutte M, da Costa LT, Hahn SA, et al. Identification by representational difference analysis of a homozygous deletion in pancreatic carcinoma that lies within the BRCA2 region. *Proc Natl Acad Sci U S A* 1995;92:5950–5954.
98. Wooster R, Neuhausen SL, Mangion J, et al. Localization of a breast cancer susceptibility gene, BRCA2, to chromosome 13q12–13. *Science* 1994;265:2088–2090.
99. Wooster R, Bignell G, Lancaster J, et al. Identification of the breast cancer

susceptibility gene BRCA2. *Nature* 1995;378:789–792.

100. Mizuta R, LaSalle JM, Cheng HL, et al. RAB22 and RAB163/mouse BRCA2: proteins that specifically interact with the RAD51 protein. *Proc Natl Acad Sci U S A* 1997;94:6927–6932.

101. Goggins M, Schutte M, Lu J, et al. Germline *BRCA2* gene mutations in patients with apparently sporadic pancreatic carcinomas. *Cancer Res* 1996;56:5360–5364.

102. Ozcelik H, Schmocker B, Di Nicola N, et al. Germline BRCA2 6174delT mutations in Ashkenazi Jewish pancreatic cancer patients. *Nat Genet* 1997;16:17–18.

103. Murphy KM, Brune KA, Griffin C, et al. Evaluation of candidate genes MAP2K4, MADH4, ACVR1B, and BRCA2 in familial pancreatic cancer: deleterious BRCA2 mutations in 17%. *Cancer Res* 2002;62:3789–3793.

104. Hahn SA, Greenhalf B, Ellis I, et al. BRCA2 germline mutations in familial pancreatic carcinoma. *J Natl Cancer Inst* 2003;95:214–221.

105. Thorlacius S, Olafsdottir G, Tryggvadottir L, et al. A single *BRCA2* mutation in male and female breast carcinoma families from Iceland with varied cancer phenotypes. *Nat Genet* 1996;13:117–119.

106. Struewing JP, Hartge P, Wacholder S, et al. The risk of cancer associated with specific mutations of BRCA1 and BRCA2 among Ashkenazi Jews. *N Engl J Med* 1997;336:1401–1408.

107. van der Heijden MS, Yeo CJ, Hruban RH, Kern SE. Fanconi anemia gene mutations in young-onset pancreatic cancer. *Cancer Res* 2003;63:2585–2588.

108. van der Heijden MS, Brody JR, Gallmeier E, et al. Functional defects in the Fanconi anemia pathway in pancreatic cancer cells. *Am J Pathol* 2004;165:651–657.

109. Couch FJ, Johnson MR, Rabe K, et al. Germ line Fanconi anemia complementation group C mutations and pancreatic cancer. *Cancer Res* 2005;65:383–386.

110. Gallmeier E, Calhoun ES, Rago C, et al. Targeted disruption of FANCC and FANCG in human cancer provides a preclinical model of specific therapeutic options. *Gastroenterology* 2006;130:2145–2154.

111. van der Heijden MS, Brody JR, Dezentje DA, et al. In vivo therapeutic responses contingent on Fanconi anemia/BRCA2 status of the tumor. *Clin Cancer Res* 2005;11:7508–7515.

112. Luttges J, Beyser K, Pust S, Paulus A, Ruschoff J, Kloppel G. Pancreatic mucinous noncystic (colloid) carcinomas and intraductal papillary mucinous carcinomas are usually microsatellite stable. *Mod Pathol* 2003;16:537–542.

113. Aaltonen LA, Peltomäki P, Leach FS, et al. Clues to the pathogenesis of familial colorectal cancer. *Science* 1993;260:812–816.

114. Thibodeau SN, Bren G, Schaid D. Microsatellite instability in cancer of the proximal colon. *Science* 1993;260:816–819.

115. Ionov Y, Peinado MA, Malkhosyan S, Shibata D, Perucho M. Ubiquitous somatic mutations in simple repeated sequences reveal a new mechanism for colonic carcinogenesis. *Nature* 1993;363:558–561.

116. Bronner CE, Baker SM, Morrison PT, et al. Mutation in the DNA mismatch repair gene homologue hMLH1 is associated with hereditary non-polyposis colon cancer. *Nature* 1994;368:258–261.

117. Fishel R, Lescoe MK, Rao MRS, et al. The human mutator gene homolog MSH2 and its association with hereditary nonpolyposis colon cancer. *Cell* 1993;75:1027–1038.

118. Papadopoulos N, Nicolaides NC, Wei Y-F, et al. Mutation of a mutL homolog in hereditary colon cancer. *Science* 1994;263:1625–1629.

119. Leach FS, Nicolaides NC, Papadopoulos N, et al. Mutations of a mutS homolog in hereditary nonpolyposis colorectal cancer. *Cell* 1993;75:1215–1225.

120. Liebowitz D. Epstein-Barr virus—an old dog with new tricks. *N Engl J Med* 1995;332:55–57.

121. Shibata D, Weiss LM. Epstein-Barr virus-associated gastric adenocarcinoma. *Am J Pathol* 1992;140:769–774.

122. Zhang L, Zhou W, Velculescu VE, et al. Gene expression profiles in normal and cancer cells. *Science* 1997;276:1268–1272.

123. Gress TM, Wallrapp C, Frohme M, et al. Identification of genes with specific expression in pancreatic cancer by cDNA representational difference analysis. *Genes Chrom Cancer* 1997;19:97–103.

124. Iacobuzio-Donahue CA, Ashfaq R, Maitra A, et al. Highly expressed genes in pancreatic ductal adenocarcinomas: a comprehensive characterization and comparison of the transcription profiles obtained from three major technologies. *Cancer Res* 2003;63:8614–8622.

125. Mueller-Pillasch F, Lacher U, Wallrapp C, et al. Cloning of a gene highly overexpressed in cancer coding for a novel KH-domain containing protein. *Oncogene* 1997;14:2729–2733.

126. Argani P, Rosty C, Reiter RE, et al. Discovery of new markers of cancer through serial analysis of gene expression (SAGE): prostate stem cell antigen (PSCA) is overexpressed in pancreatic adenocarcinoma. *Cancer Res* 2001;61:4320–4324.

127. Argani P, Iacobuzio-Donahue CA, Ryu R, et al. Mesothelin is expressed in the vast majority of adenocarcinomas of the pancreas: identification of a new cancer marker by serial analysis of gene expression (SAGE). *Clin Cancer Res* 2001;7:3862–3868.

128. Michl P, Buchholz M, Rolke M, et al. Claudin-4: a new target for pancreatic cancer treatment using *Clostridium perfringens* enterotoxin. *Gastroenterology* 2001;121:678–684.

129. Hustinx SR, Cao D, Maitra A, et al. Differentially expressed genes in pancreatic ductal adenocarcinomas identified through serial analysis of gene expression. *Cancer Biol Ther* 2004;3:1254–1261.

130. Andrianifahanana M, Moniaux N, Schmied BM, et al. Mucin (MUC) gene expression in human pancreatic adenocarcinoma and chronic pancreatitis: a potential role of MUC4 as a tumor marker of diagnostic significance. *Clin Cancer Res* 2001;7:4033–4040.

131. McCarthy DM, Maitra A, Argani P, et al. Novel markers of pancreatic adenocarcinoma in fine-needle aspiration: mesothelin and prostate stem cell antigen labeling increases accuracy in cytologically borderline cases. *Appl Immunohistochem Mol Morphol* 2003;11:238–243.

132. Sato N, Matsubayashi H, Abe T, Fukushima N, Goggins M. Epigenetic down-regulation of CDKN1C/p57KIP2 in pancreatic ductal neoplasms identified by gene expression profiling. *Clin Cancer Res* 2005;11:4681–4688.

133. Fukushima N, Sato N, Ueki T, et al. Aberrant methylation of preproenkephalin and p16 genes in pancreatic intraepithelial neoplasia and pancreatic ductal adenocarcinoma. *Am J Pathol* 2002;160:1573–1581.

134. Matsubayashi H, Canto M, Sato N, et al. DNA methylation alterations in the pancreatic juice of patients with suspected pancreatic disease. *Cancer Res* 2006;66:1208–1217.

135. van Heek NT, Meeker AK, Kern SE, et al. Telomere shortening is nearly universal in pancreatic intraepithelial neoplasia. *Am J Pathol* 2002;161:1541–1547.

136. Hiyama E, Kodama T, Shinbara K, et al. Telomerase activity is detected in pancreatic cancer but not in benign tumors. *Cancer Res* 1997;57:326–331.

137. Kim NW, Piatyszek MA, Prowse KR, et al. Specific association of human telomerase activity with immortal cells and cancer. *Science* 1994;266:2011–2015.

138. Kyo S, Takakura M, Kohama T, Inoue M. Telomerase activity in human endometrium. *Cancer Res* 1997;57:610–613.

139. Iwao T, Hiyama E, Yokoyama T, et al. Telomerase activity for the preoperative diagnosis of pancreatic cancer. *J Natl Cancer Inst* 1997;89:1621–1623.

140. Korc M. Role of growth factors in pancreatic cancer. *Surg Oncol Clin N Am* 1998;7:25–41.

141. Day JD, DiGiuseppe JA, Yeo CJ, et al. Immunohistochemical evaluation of Her-2/neu oncogene expression in pancreatic adenocarcinoma and pancreatic intraepithelial neoplasms. *Human Pathol* 1996;27:119–124.

142. Wang W, Abbruzzese JL, Evans DB, Larry L, Cleary KR, Chiao PJ. The nuclear factor-kappa B RelA transcription factor is constitutively activated in human pancreatic adenocarcinoma cells. *Clin Cancer Res* 1999;5:119–127.

143. Baeuerle PA, Baltimore D. NF-kappa B: ten years after. *Cell* 1996;87:13–20.

144. Unden AB, Holmberg E, Lundh-Rozell B, et al. Mutations in the human homologue of *Drosophila* patched (PTCH) in basal cell carcinomas and the Gorlin syndrome: different in vivo mechanisms of PTCH inactivation. *Cancer Res* 1996;56:4562–4565.

145. Raffel C, Jenkins RB, Frederick L, et al. Sporadic medulloblastomas contain PTCH mutations. *Cancer Res* 1997;57:842–845.

146. Berman DM, Karhadkar SS, Maitra A, et al. Widespread requirement for Hedgehog ligand stimulation in growth of digestive tract tumours. *Nature* 2003;425:846–851.

147. Wei D, Le X, Zheng L, et al. Stat3 activation regulates the expression of vascular endothelial growth factor and human pancreatic cancer angiogenesis and metastasis. *Oncogene* 2003;22:319–329.

148. Scholz A, Heinze S, Detjen KM, et al. Activated signal transducer and activator of transcription 3 (STAT3) supports the malignant phenotype of human pancreatic cancer. *Gastroenterology* 2003;125:891–905.

149. Todorov P, Cariuk P, McDevitt T, Coles B, Fearon K, Tisdale M. Characterization of a cancer cachectic factor. *Nature* 1996;379:739–742.

150. Todorov PT, Deacon M, Tisdale MJ. Structural analysis of a tumor-produced sulfated glycoprotein capable of initiating muscle protein degradation. *J Biol Chem* 1997;272:12279–12288.

151. Wigmore SJ, Todorov PT, Barber MD, Ross JA, Tisdale MJ, Fearon KC. Characteristics of patients with pancreatic cancer expressing a novel cancer cachectic factor. *Br J Surg* 2000;87:53–58.

152. Smith HJ, Lorite MJ, Tisdale MJ. Effect of a cancer cachectic factor on protein synthesis/degradation in murine C2C12 myoblasts: modulation by eicosapentaenoic acid. *Cancer Res* 1999;59:5507–5513.

153. Klein AP, Beaty TH, Bailey-Wilson JE, Brune KA, Hruban RH, Petersen GM. Evidence for a major gene influencing risk of pancreatic cancer. *Genet Epidemiol* 2002;23:133–149.

154. Hruban RH, Canto MI, Griffin C, et al. Treatment of familial pancreatic cancer and its precursors. *Curr Treat Options Gastroenterol* 2005;8:365–375.

155. Lowenfels AB, Maisonneuve P. Risk factors for pancreatic cancer. *J Cell Biochem* 2005;95:649–656.

156. Lowenfels AB, Maisonneuve P, DiMagno EP, et al. Hereditary pancreatitis and the risk of pancreatic cancer. International Hereditary Pancreatitis Study Group. *J Natl Cancer Inst* 1997;89:442–446.

157. McWilliams R, Highsmith WE, Rabe KG, et al. Cystic fibrosis transmembrane regulator gene carrier status is a risk factor for young onset pancreatic adenocarcinoma. *Gut* 2005;54:1661–1662.

158. Hulst SPL. Zur kenntnis der genese des adenokarzinoms und karzinoms des pankreas (Trans. T. van Heek and V. Koopman). *Virchows Arch B* 1905;180:288–316.

159. Kern SE, Hruban RH, Hidalgo M, Yeo CJ. An introduction to pancreatic carcinoma genetics, pathology, and therapy. *Cancer Biol Ther* 2002;1:607–613.

160. Hruban RH, Adsay NV, Albores-Saavedra J, et al. Pancreatic intraepithelial neoplasia: a new nomenclature and classification system for pancreatic duct lesions. *Am J Surg Pathol* 2001;25:579–586.

161. Caldas C, Hahn SA, Hruban RH, Redston MS, Yeo CJ, Kern SE. Detection of K-ras mutations in the stool of patients with pancreatic adenocarcinoma and pancreatic ductal hyperplasia. *Cancer Res* 1994;54:3568–3573.

162. Moskaluk CA, Hruban RH, Kern SE. p16 and K-ras mutations in the intraductal precursors of human pancreatic adenocarcinoma. *Cancer Res* 1997;57:2140–2143.

163. Wilentz RE, Geradts J, Offerhaus GHA, et al. Inactivation of the p16 (INK4A) tumor-suppressor gene early in pancreatic neoplasia: loss of intranuclear expression. *Cancer Res* 1998;58:4740–4744.

164. van Es JM, Polak MM, van den Berg FM, et al. Molecular markers for diagnostic cytology of neoplasms in the head region of the pancreas: mutation of K-ras and overexpression of the p53 protein product. *J Clin Pathol* 1995;48:218–222.

165. Wilentz RE, Iacobuzio-Donahue CA, Argani P, et al. Loss of expression of Dpc4 in pancreatic intraepithelial neoplasia: evidence that DPC4 inactivation occurs late in neoplastic progression. *Cancer Res* 2000;60:2002–2005.

166. Klein AP, Brune KA, Petersen GM, et al. Prospective risk of pancreatic cancer in familial pancreatic cancer kindreds. *Cancer Res* 2004;64:2634–2638.

167. Canto MI, Goggins M, Yeo CJ, et al. Screening for pancreatic neoplasia in high-risk individuals: an EUS-based approach. *Clin Gastroenterol Hepatol* 2004;2:606–621.

168. Shi C, Eshleman SH, Jones D, et al. LigAmp for sensitive detection of single-nucleotide differences. *Nat Methods* 2004;1:141–147.

169. Moynahan ME, Cui TY, Jasin M. Homology-directed DNA repair, mitomycin-c resistance, and chromosome stability is restored with correction of a Brca1 mutation. *Cancer Res* 2001;61:4842–4850.

170. Kohl NE, Mosser SD, deSolms SJ, et al. Selective inhibition of ras-dependent transformation by a farnesyltransferase inhibitor. *Science* 1993;260:1934–1937.

171. Kohl NE, Wilson FR, Mosser SD, et al. Protein farnesyltransferase inhibitors block the growth of ras-dependent tumors in nude mice. *Proc Natl Acad Sci U S A* 1994;91:9141–9145.

172. James GL, Goldstein JL, Brown MS, et al. Benzodiazepine peptidomimetics: potent inhibitors of ras farnesylation in animal cells. *Science* 1993;260:1937–1942.

173. Cox AD, Der CJ. Ras family signaling: therapeutic targeting. *Cancer Biol Ther* 2002;1:599–606.

174. Lerner EC, Qian Y, Blaskovich MA, et al. Ras CAAX peptidomimetic FTI-277 selectively blocks oncogenic Ras signaling by inducing cytoplasmic accumulation of inactive Ras-Raf complexes. *J Biol Chem* 1995;270:26802–26806.

175. James GL, Goldstein JL, Brown MS. Polylysine and CVIM sequences of K-RasB dictate specificity of prenylation and confer resistance to benzodiazepine peptidomimetic in vitro. *J Biol Chem* 1995;270:6221–6226.

176. Lebowitz PF, Prendergast GC. Non-Ras targets of farnesyltransferase inhibitors: focus on Rho. *Oncogene* 1998;17:1439–1445.

177. Du W, Prendergast GC. Geranylgeranylated RhoB mediates suppression of human tumor cell growth by farnesyltransferase inhibitors. *Cancer Res* 1999;59:5492–5496.

178. Thomas AM, Santarsiero LM, Lutz ER, et al. Mesothelin-specific CD8(+) T cell responses provide evidence of in vivo cross-priming by antigen-presenting cells in vaccinated pancreatic cancer patients. *J Exp Med* 2004;200:297–306.

179. Tada M, Omata M, Ohto M. Ras gene mutations in intraductal papillary neoplasms of the pancreas: analysis in five cases. *Cancer* 1991;67:634–637.

180. Sessa F, Solcia E, Capella C, et al. Intraductal papillary-mucinous tumours represent a distinct group of pancreatic neoplasms: an investigation of tumour cell differentiation and K-ras, p53 and c-erbB-2 abnormalities in 26 patients. *Virchows Arch* 1994;425:357–367.

181. Schonleben F, Qiu W, Ciau NT, et al. PIK3CA mutations in intraductal papillary neoplasm/carcinoma of the pancreas. *Clin Cancer Res* 2006;12:3851–3855.

182. Adsay NV, Merati K, Basturk O, et al. Pathologically and biologically distinct types of epithelium in intraductal papillary mucinous neoplasms: delineation of an "intestinal" pathway of carcinogenesis in the pancreas. *Am J Surg Pathol* 2004;28:839–848.

183. Bartsch D, Bastian D, Barth P, et al. K-ras oncogene mutations indicate malignancy in cystic tumors of the pancreas. *Ann Surg* 1998;228:79–86.

184. Iacobuzio-Donahue CA, Wilentz RE, Argani P, Yeo CJ, Kern SE, Hruban RH. Dpc4 protein in mucinous cystic neoplasms of the pancreas: frequent loss of expression in invasive carcinomas suggests a role in genetic progression. *Am J Surg Pathol* 2000;157:755–761.

185. Luttges J, Feyerabend B, Buchelt T, Pacena M, Kloppel G. The mucin profile of noninvasive and invasive mucinous cystic neoplasms of the pancreas. *Am J Surg Pathol* 2002;26:466–471.

186. Terhune PG, Heffess CS, Longnecker DS. Only wild-type c-Ki-ras codons 12, 13, and 61 in human pancreatic acinar cell carcinomas. *Mol Carcinog* 1994;10:110–114.

187. Abraham SC, Wu TT, Hruban RH, et al. Genetic and immunohistochemical analysis of pancreatic acinar cell carcinoma: frequent allelic loss on chromosome 11p and alterations in the APC/beta-catenin pathway. *Am J Pathol* 2002;160:953–962.

188. Abraham SC, Wu TT, Klimstra DS, et al. Distinctive molecular genetic alterations in sporadic and familial adenomatous polyposis-associated pancreatoblastomas: frequent alterations in the APC/beta-catenin pathway and chromosome 11p. *Am J Pathol* 2001;159:1619–1627.

189. Abraham SC, Klimstra DS, Wilentz RE, et al. Solid-pseudopapillary tumors of the pancreas are genetically distinct from pancreatic ductal adenocarcinomas and almost always harbor beta-catenin mutations. *Am J Pathol* 2002;160:1361–1369.

190. Bartsch D, Hahn SA, Danichevski KD, et al. Mutations of the DPC4/Smad4 gene in neuroendocrine pancreatic tumors. *Oncogene* 1999;18:2367–2371.

191. Allen E, Wilentz RE, Yeo CJ, Argani P, Kern SE, Hruban RH. Dpc4 expression is intact in neuroendocrine tumors of the pancreas. *NOGO* 2001;5:8.

192. Hessman O, Lindberg D, Einarsson A, et al. Genetic alterations on 3p, 11q13, and 18q in nonfamilial and MEN 1-associated pancreatic endocrine tumors. *Genes Chrom Cancer* 1999;26:258–264.

193. Lubensky IA, Pack S, Ault D, et al. Multiple neuroendocrine tumors of the pancreas in von Hippel-Lindau disease patients: histopathological and molecular genetic analysis. *Am J Pathol* 1998;153:223–231.

194. Chung DC, Brown SB, Graeme-Cook F, et al. Localization of putative tumor suppressor loci by genome-wide allelotyping in human pancreatic endocrine tumors. *Cancer Res* 1998;58:3706–3711.

195. Chandrasekharappa SC, Guru SC, Manickam P, et al. Positional cloning of the gene for multiple endocrine neoplasia-type 1. *Science* 1997;276:404–407.

196. Emmert-Buck MR, Lubensky IA, Dong Q, et al. Localization of the multiple endocrine neoplasia type I (MEN1) gene based on tumor loss of heterozygosity analysis. *Cancer Res* 1997;57:1855–1858.

197. Zhuang Z, Vortmeyer AO, Pack S, et al. Somatic mutations of the MEN1 tumor suppressor gene in sporadic gastrinomas and insulinomas. *Cancer Res* 1997;57:4682–4686.

198. Marx SJ, Agarwal SK, Heppner C, et al. The gene for multiple endocrine neoplasia type 1: recent findings. *Bone* 1999;25:119–122.

199. Lin SY, Elledge SJ. Multiple tumor suppressor pathways negatively regulate telomerase. *Cell* 2003;113:881–889.

200. DiMagno EP, Shorter RG, Taylor WF, Go VLW. Relationships between pancreaticobiliary ductal anatomy and pancreatic ductal and parenchymal histology. *Cancer* 1982;49:361–368.

201. Hirota S, Isozaki K, Moriyama Y, et al. Gain-of-function mutations of c-kit in human gastrointestinal stromal tumors. *Science* 1998;279:577–580.

202. Joensuu H, Roberts PJ, Sarlomo-Rikala M, et al. Effect of the tyrosine kinase inhibitor STI571 in a patient with a metastatic gastrointestinal stromal tumor. *N Engl J Med* 2001;344:1052–1056.

203. Qian F, Watnick TJ, Onuchic LF, Germino GG. The molecular basis of focal cyst formation in human autosomal dominant polycystic kidney disease type I. *Cell* 1996;87:979–987.

第 26 章

胰腺癌：解剖、分期及诊断技术

Kevin Conlon, M. A. Aremu

概　述

在临床中，胰腺外分泌肿瘤约占胰腺所有原发性恶性肿瘤的 90% 以上，因此临床上通常把绝大多数胰腺癌认同为胰管导管腺癌。在全世界范围内，胰腺癌仍旧是高致死性疾病，每年有大约 545 000 名患者发病[1]，并且死亡与发病比率达到 0.99%[2]。在美国，胰腺癌死亡率在男、女性分别居于第 4 位和第 5 位，紧随肺癌、乳腺癌、前列腺癌、结直肠癌、卵巢癌之后，占到所有消化道癌症患病的 10%，仅次于结直肠癌，排在第 2 位[3]。手术切除仍然是对那些患有局部疾病唯一有潜在疗效的干预手段，但是可采取手术切除的患者只占患者总数的 1/5，其余的患者已出现肿瘤的局部进展或远处转移[4]。

因此，精确的分期对于准确评估患者疾病和评价患者对治疗的反应非常重要，同时避免不必要的病死率、死亡率以及预后极差的患者的生活质量的下降[5]。这一分期需要精确地定义疾病的进展，直接有效的治疗方案，避免不必要的干预，以保证安全、经济的治疗策略。

胰腺解剖

胰腺是一个腹膜后器官，呈黄色分叶状，位于十二指肠第一、二、三部分所构成的 C 型袢内，跨越下腔静脉和主动脉前部，横于胃的后面，左侧向脾门延伸。在成人，胰腺平均长度为 12~15cm，男性胰腺重约 100g，女性胰腺重约 85g[6]。

从解剖关系来看，胰腺分为头、颈、体、尾四部分。

胰腺钩突是一小部分胰腺头部组织延伸到肠系膜血管的后方形成的。胰头是胰腺最宽最厚的部分，镶嵌于十二指肠的 C 型袢中，横于下腔静脉前方。胰颈连接胰头和胰尾，其上有明显的胃十二指肠动脉沟，其后方位于门静脉的起始处。胰体是胰腺最长的部分，从胰颈向左直至胰尾，胰尾是胰腺最窄的部分，延伸至脾门（图 26.1）[7]。

从胚胎学讲，胰腺是由腹侧芽和背侧芽两部分发育而来的，是前肠、中肠内胚叶自然发育的结果。背侧芽发育成胰体、尾、颈以及部分胰头，与此同时腹侧芽发育组成胰头其余部分以及钩突。在正常的肠旋转导致腹侧芽旋转移位与背侧芽融合成单一的成人胰腺。腹侧芽和背侧芽的前、后融合形成环形的胰腺组织包绕在十二指肠的第二部分，并导致十二指肠阻塞。

胰腺包括内分泌和外分泌两部分。起源胰腺两胚叶的内胚层微管的腺泡细胞和导管细胞可分泌多种消化酶和碳酸氢钠（外分泌功能）。内分泌功能由胰岛细胞完成，这些孤立的来源于小管的内皮细胞团块，其中包括 α 细胞（分泌胰高血糖素）、β 细胞（分泌胰岛素）、δ 细胞（生长抑素）、PP 细胞（分泌胰多肽）。

胰腺外分泌部分泌的物质主要通过主胰管（Wirsung 胰管）向外排出，胰管从胰尾到胰头直至十二指肠的降部，开口于十二指肠大乳头，并与胆总管共同汇合构成 Vater 壶腹。主胰管是由远端的 2/3 背侧胰管与全部腹侧胰管融合发育而来。近侧 1/3 的背侧胰管连续发展成为副胰管（Santorini 副胰管），引流部分胰头和钩突部分，并开口于十二指肠大乳头前上方约 2cm 的十二指肠小乳头，或者与主胰管相贯通共同开口于十二指肠大乳头。

胰腺分裂是一种先天性发育异常，在大约 10% 人群中出现。它是指胰腺发育过程中，背侧胰管与腹侧胰管不发生融合。这导致贯穿于胰腺头、颈、体、尾

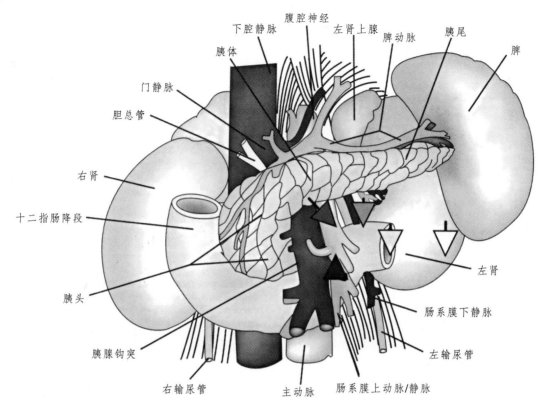

图 26.1　胰腺解剖及毗邻结构。来源：选自参考文献 7。(见彩图)

的背侧胰管最终开口于十二指肠小乳头，而分布在其余胰头下部和钩突的腹侧胰管则开口于十二指肠大乳头。

　　胰腺主要的血液供应来源：胰十二指肠上前后动脉(由胃十二指肠动脉分支而来)与胰十二指肠下前后动脉 (由肠系膜上动脉或其第一空肠支分支而来)共同供应胰头部、钩突部分、十二指肠。胰腺的颈部、体部、尾部则由脾动脉的许多小分支供应,同时还有供应体部的胰大动脉和供应尾部的胰尾动脉。关于胰腺的主要血液供应的变异已经有了明确的描述[8,9]。胰腺头颈部的血液主要通过胰十二指肠上、下静脉回流,胰腺体、尾部的血液则经由许多小静脉汇入脾静脉;因此,胰腺静脉回流也主要是汇入门静脉系统。

　　胰腺的淋巴系统分布与动脉走行基本一致,胰腺体尾部的淋巴液主要沿着脾动脉方向走行汇入胰脾淋巴结,胰腺头、颈部的淋巴液主要流向胰十二指肠、肠系膜上、肝门及腹腔干等淋巴结。胰腺淋巴液也有一部分直接进入主动脉旁淋巴结[10]。

　　胰腺受交感神经、副交感神经双重支配。胰交感神经由来自脊髓胸段 T_6 至 T_{10} 的内脏神经和腹腔神经丛分支共同组成,通过调节血管收缩来影响胰腺的血液供应。胰腺副交感神经主要功能是刺激外分泌部分泌胰液,它主要由来自迷走神经后干和腹腔神经丛的分支组成。胰腺的感觉神经,包括痛觉神经则由胰交感、副交感神经共同调解。

分　期

　　在美国,应用最广泛的胰腺癌分期系统,是参照美国癌症联合委员会(AJCC)和国际抗癌联盟 TNM 委员会的分期基础上制定的。这个分级反映了肿瘤在解剖学结构上的侵袭程度和范围:T 代表肿瘤原发灶的大小以及原位浸润情况;N 表示局部淋巴结受累情况;M 表示肿瘤细胞远处发生转移情况。表 26.1 阐述了该系统在胰腺癌方面的应用。虽然在一些研究中[11],报道组织学分级有预后相关性,但其并未被作为该分期系统的相关因素。对于胰腺癌来说,肿瘤局部进展意味着无法手术切除, 这被考虑进分期标准中,如 T3 指不包括不可切除的结构,而 T4 期则相反(表 26.1)。

表 26.1

美国癌症联合委员会关于胰腺癌分期分类

定义

原发肿瘤(T)

T_X	原发肿瘤
T0	无原发肿瘤的证据
Tis	原位癌 [a]
T1	肿瘤局限于胰腺,长径≤2cm
T2	肿瘤局限于胰腺,长径>2cm
T3	肿瘤向胰腺外扩展,但尚未累及腹腔干或肠系膜上动脉
T4	肿瘤累及腹腔干或肠系膜上动脉(原发肿瘤不可切除)

区域淋巴结(N)

NX	区域淋巴结转移无法评估
N0	无区域淋巴结转移
N1	有区域淋巴结转移

远处转移(M)

MX	远处转移无法评估
M0	无远处转移
M1	有远处转移

分期

0 期	Tis	N0	M0
Ⅰ A 期	T1	N0	M0
Ⅰ B 期	T2	N0	M0
Ⅱ A 期	T3	N0	M0
Ⅱ B 期	T1	N1	M0
	T2	N1	M0
	T3	N1	M0
Ⅲ 期	T4	任何 N	M0
Ⅳ 期	任何 T	任何 N	M1

[a] 包括"PanIn Ⅲ"分类。

诊断和分期

临床表现

Sener 等回顾研究了美国国立癌症数据库资料,从 1985~1995 年间,美国总共有超过 100 000 患者被诊断为胰腺癌[12]。其中胰头癌约占 78%,胰体癌和胰尾癌各占 11%。其他的一些研究也证实了这一结果[13-15]。Sener 等还报道早期局限性肿瘤（Ⅰ期）与晚期肿瘤

(Ⅳ期)的比率在胰头癌、胰体癌、胰尾癌分别是 0.70、0.24、0.10[12]。

疾病难以早期发现是导致出现这一分期不平衡的原因,而非内在的生物学因素所致。与胰头癌常常早期出现梗阻性黄疸而引起症状、体征不同,胰体、尾癌常常仅表现为某些长期的非特异的症状。如消化道症状恶心、厌食、早饱以及肠功能改变等。失败的、经验性治疗常导致病情的延误。

腹痛、体重下降、黄疸三联症被认为是胰腺癌的典型表现。Modolell 等[16]称腹痛是最常见的早期表现,然而 Maringhini 等[17]则报道体重下降、高胆红素及高碱性磷酸酶血症具有 95% 的肿瘤不良预后的预测价值。Nix 等分析了 123 例胰头癌患者发现,三联征和其他症状的发生频率分别是:腹痛 70.7%、体重下降 80.5%、黄疸 88.6%、疲倦乏力 42.3%、胃肠道习惯改变 41.5%、突然发作糖尿病 33.3%、上腹部不适 22.0%。而他们同时指出这些症状中黄疸和腹痛是晚期出现的症状[18]。

Dalton 等回顾了 Mayo 的诊疗经验,指出 92% 患者表现出临床症状的平均时间是 6 个月[19]。通常情况下,伴随体重下降和腹痛或背痛的其他症状总是模糊和非特异的。其他的报道也有相似的结果[20]。小于 25% 的有临床症状的患者有可触及腹部肿块和大量腹水,少于 1/3 的患者有肿大可触及的胆囊[21](库瓦西耶征)。

实验室检查,如血清淀粉酶或肝脏功能测试通常是正常的,除非发生了阻塞性黄疸或肝转移灶。血清肿瘤标志物 CA19-9 常会升高,但在区分胰腺癌与其他胰腺良性病变,以及其他胃肠道肿瘤中的特异性和灵敏性不高。然而,研究[22-23]指出大于 300U/mL 可考虑为进展期胰腺癌,而将 150U/mL 作为一个预测胰腺癌不可切除诊断的阈值,其在特异性、灵敏性以及诊断阳性率分别为 90%、59%、88%[24]。

胰腺癌患者临床分期的目的在于从中选择适合采用根治性外科手术切除治疗的患者。从历史上看,手术探查被认为是确定能否进行切除手术的金标准。然而,根据我们目前的诊治流程(图 26.2)提示,只有那些经腹腔镜分期被确定可切除者或需经手术可改善症状者才可行探查术。下面的讨论中,我们提出了现有临床分期各种方式,以及他们的强项和弱点,以及我们对胰腺患者的分期方法。

在断层扫描、内镜检查、经皮胆管造影等技术出现之前,出现无痛性黄疸、腹痛或腹部肿块的患者会

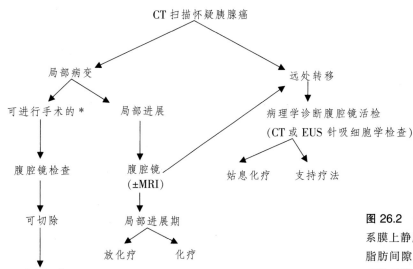

图 26.2　分期流程图。*:显示脾动脉、肠系膜动脉(肠系膜上静脉和空肠分支)、腹腔干和肝动脉周围清晰的脂肪间隙。门静脉受累小于 50%,门静脉、腹主动脉旁或肠系膜上周围淋巴结病变小于 1cm。

毫不犹豫地选择剖腹手术,来进行主要病理诊断和是否可手术切除的评估。

原发肿瘤切缘阴性的根治性切除 (RO 切除)是外科手术治疗的目标。一般来说, 在腹腔探查过程中,外科医生通常经观察腹膜表面、触诊肝脏及腹膜后淋巴结和解剖相关血管, 以及原发性肿瘤进行手术可行性评估。如果肿瘤发生远处转移(腹膜、淋巴结或肝脏转移)或局部进展累及肠系膜上动脉、肝动脉、腹腔干,则被认为是不能手术切除的肿瘤。门静脉及其分支的大范围受累同样被认为是手术切除的障碍。然而肿瘤侵犯胃、十二指肠、结肠并不会对手术切除产生很大影响,只要没有侵犯相应的血管,手术中上述受累器官部分可以连同肿瘤一并切除。然而, 很多时候,毗邻器官的受累也常表明血管的侵犯。肝门区、横结肠根部以及腹腔干区淋巴结肿大常提示病变发生了转移。虽然可手术切除,但这类患者被划分为 IV 期患者。

虽然手术评估被认为是分期的金标准,但分期的目的却是为了选择那些可以通过手术获得治愈的患者。然而,80% 诊断为胰腺癌的患者已处在病变的晚期。近来对无法切除患者的研究表明,他们的中位生存时间是有限的,进行探查性手术反而可能导致严重的围术期并发症、增加死亡率和降低患者的生活质量[25]。此外,非手术手段缓解胃梗死和胆管梗阻的技术的发展,减少了对手术的需求。因此,简而言之,临床分期的目的是为了准确识别可通过手术治疗而获益的患者,并给予其他患者以适当的治疗指导。

诊断流程:胆道造影——内镜下逆行胆道造影和经皮胆道造影

胆道造影长期以来一直是对无痛性黄疸患者进行最初检查评估的一个重要组成部分。早期的关于 ERCP(内镜下逆行胆道造影)的报道,称其对胰腺癌患者诊断的敏感性介于 46%~94%, 特异性介于 94%~100%[25-27]。ERCP 可显示胆管及胰管系统的影像。90%~100% 的胰腺癌患者表现为胆道和胰管的形态学改变,如管道形态不规则,阻塞,狭窄,胆道和胰管的扩张(双管征)[28-31](图 26.3)。

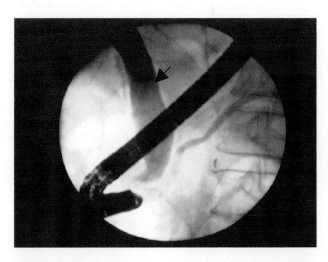

图 26.3　ERCP 显示双管征——胰管扩张(红色箭头)和胆管扩张(黑色箭头)。(见彩图)

然而类似的形态变化也可见于慢性胰腺炎[32-35]。经内镜途径和经肝途径均可获取细胞学标本来协助明确诊断。此外，这两种方法均可放置临时性塑料支架来缓解患者的胆道梗阻，对于不能手术切除的患者可以通过放置膨胀性金属支架来达到长期缓解胆道梗阻的目的。作为一种诊断方法，ERCP符合高敏感性、高特异性、微创、低风险的标准(ERCP诊断并发症发生率为1%~2%，治疗并发症发生率为5%~10%)[36-39]。PTC与之相比较而言，更具有侵袭性[40]，因此它更少作为诊断工具，更多作为是姑息性治疗手段。

自从CT技术出现以来，它已取代ERCP成为胰腺癌诊断的首选检查手段[25-27]，现在应用ERCP的首要目的是为了进行塑料或金属支架的植入，来缓解恶性梗阻性黄疸。然而，诊断性ERCP依然适合经CT检查无法确定的疑似胰腺癌患者[43,44]。

作为分期方法，ERCP和PTC不仅仅局限于肿瘤分期这一个目的，它能够告诉我们肿瘤能否采取手术切除。

内镜超声检查

传统的经腹超声检查在胰腺癌的诊断中有很大局限性[45]。虽然经腹超声检查是一种非侵入性、安全、相对经济的检查方法，在肝脏病变和胆管扩张等诊断中有很好的效果，但它也有其局限性。首先其诊断在很大程度上依赖于超声检查医生的认知，其次肠道中的气体也会导致其信号衰减，以至于无法很好地对胰腺实质以及腹膜后病变进行检查。然而目前，在明确发生病变的情况下，常规超声对于是否能够进行手术切除治疗预测的阳性率和阴性率分别是89%和79%[46]。

在1980年，EUS(超声内镜)的概念首次提出。它把一个微型高频超声探头安置在内镜的顶端，在其通过胃肠腔的时候，对胰腺及其周围结构提供高分辨率实时的B超扫描。这使得内镜医生能够同时观察到肠腔内外的情况。常用的超声内镜有3种：机械扇形扫描超声内镜，在它的顶端是一个能够旋转的超声探头，但它不能进行针吸穿刺操作；线阵式超声内镜，它不能同时观察消化管腔四壁，只能够观察并获得沿其平行轴的组织图像，但其能进行内窥镜诊断(细针吸细胞学检查)和治疗干预；内窥镜探头是通过常规的内窥镜管腔，提供沿内镜平行轴部分的高分辨率图像。在随机性调查研究中，Gress等[47]称机械扇形扫描

超声内镜和线阵式超声内镜在胰腺癌的诊断分期中有着相同的准确性。1984年，Yasuda等[48]报道了他们应用早期内镜传感器的最初经验，10例患者经过CT扫描、EUS、ERCP和血管造影检查，EUS证实了1例仅经血管造影检查出的病变，1例仅被CT扫描和ERCP诊断的病变和1例其他检查均未能发现的病变。这项研究证实，超声内镜在对其他断层检查手段无法判定的壶腹部病变的性质，尤其是微小胰腺病变中有着重要作用。

在一项前瞻性研究中，Rosch等[49]比较EUS、传统经腹超声、CT和ERCP在对132名胰腺癌疑似病例诊断中的意义。结果EUS的敏感性和特异性(99%和100%)远优于传统超声检查(67%和40%)，同时也优于CT(77%和53%)，和ERCP(敏感性90%)相当。同时发现这种优势在≤3cm的胰腺癌的诊断中更加显著，他们认为在对疑似胰腺肿瘤患者的评估过程中，EUS检查应该在早期应用。

Legmann等[80]比较研究了双时相螺旋CT和EUS在32例疑似胰腺癌患者诊断和分期中的价值，总的诊断敏感性分别是92%和100%。而采用双时相螺旋CT和EUS检查对胰腺癌分期的准确性达到93%，对可切除病变的预测准确率达到90%；双时相螺旋CT和EUS检查对不可切除性胰腺癌的预测准确率分别是100%和86%($P>0.80$)。其他研究表明[50,51,66]EUS检查对肠系膜上动脉是否受累并不敏感。这是由于十二指肠管腔内的内窥镜探头和肠系膜上动脉有一定距离，严重影响了其对肿瘤进展以及是否可切除的准确预测。在对各主要静脉侵袭程度的评估中，螺旋CT、增强MRI扫描与EUS检查有相似的结果[79]。Sorianoe等对62例胰腺癌患者分别应用EUS、螺旋CT、MRI以及血管造影检查对术前分期和肿瘤可切除性进行比较，应用单变量Logistic分析得出，螺旋CT在肿瘤局部浸润、血管侵袭、远处转移、肿瘤的TNM分期以及肿瘤是否可切除治疗的诊断方面有最高的准确性，但是对于肿瘤的大小以及淋巴结转移情况EUS则有更高的准确性。非常小(如<5mm)的淋巴结可以在EUS检查中被发现。虽然对于淋巴结浸润转移分期情况EUS较CT、MRI具有一定的优势，但其准确率也只是达到64%~82%，这是因为EUS无法区别淋巴结恶性浸润与淋巴结良性炎性病变[52]。EUS在胰腺癌的淋巴结分期中，尤其是EUS引导下的针吸细胞学检查能够很好地明确淋巴结转移、原发肿瘤的组织学类型、肝脏转移情况以及腹、胸水的情况，还可以通过此对不可切

除的肿瘤开展一些新辅助治疗[53]。研究表明,EUS 的敏感性为 75%~90%,特异性为 94%~100%,并发症的发生率仅有 1%[54-56]。这些研究还明确指出了 EUS 在发现胰腺微小病变方面的作用,以及对复杂胰腺病变的胰腺周围血管结构的诊断方面有重要意义。

正如 Fazel 和 Draganov[57]指出的,EUS 在诊断之外还有独特的治疗功能,已完成了由单纯诊断技术向治疗手段的演变。EUS 治疗包括腹腔干神经毁损,神经传导阻滞治疗,细针穿刺瘤内注射抑制肿瘤因子例如活化的淋巴细胞、病毒基因载体、光动力疗法以及假性囊肿切开引流术[57,58]。

CT

CT 在 1975 年被引入临床应用,随着此后的相关技术的不断改进,CT 对于胰腺癌的分期诊断水平得到了快速提高, 已经成为胰腺癌的分期诊断标准[59]。CT 无需剖腹探查便可以明确对肿瘤转移的诊断。CT 引导下的细针穿刺能够为晚期患者提供组织病理学依据。CT 作为常规的检查方法应用于胰腺癌患者分期,优化了患者的选择。从 20 世纪 80 年代到 90 年代初的统计资料显示,传统的动态 CT 扫描对胰腺恶性肿瘤的诊断敏感性达到 66%~97%,特异性达到 53%~69%[60-68]。CT 扫描能够准确发现直径大于 1cm 的肝脏

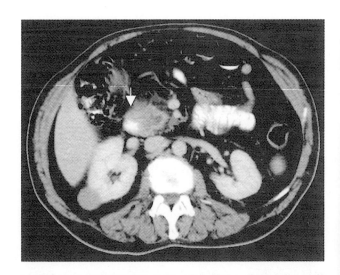

图 26.4　CT 显示位于胰头肿瘤 (白色箭头) 和肠系膜上血管 (蓝色箭头,肠系膜上静脉;红色箭头,肠系膜上动脉)之间清晰的脂肪间隙。(见彩图)

转移灶[69]。

虽然对于已发生可见的胰腺外转移病灶的患者的分期很简单,但是对于无法直观看见转移病灶的患者的分期却很困难。CT 对于肿瘤是否可切除的诊断,建立在其对脾动脉、肠系膜动脉、肝动脉、腹腔干动脉周围脂肪层的清晰扫描(图 26.4)。

在表 26.2 中列举了最近的关于评价 CT 扫描在肿

表 26.2

CT 扫描对胰腺癌可切除率评价准确性

作者	时间	例数	螺旋 CT	敏感性	特异性	PPV	NPV
Freeny 等[68]	1993	78	否	65	87	61	89
McCarthy 等[77]	1998	67	否	72	80	77	76
Legmann 等[80]	1998	30	是	100	78	90	100
Nishiharu 等[81]	1999	31	是	74~89	87~90	NA	NA
Tabuchi 等[69]	1999	25	是	55~88	50~100	50~100	55~82
Phoa 等[82]	1999	56	是	76	78	79	75
Saldinger 等[84]	2000	68	是	100	67	76	100
Valls 等[72]	2001	39	是	75	35.7	73.5	100
Calculli 等[73]	2002	95	是	98	79	87.5	96
Zhang and Zhao[74]	2002	31	是	60	91	92	91
Soriano 等[75]	2004	62	是	55~79	93~100	89~100	66~88
Grenacher 等[76]	2004	50	是	100	61	NA	NA

PPV:阳性预测值;NPV:阴性预测值;NA:无效。

瘤可切除性标准研究方面的资料[68,69,72-77,80-82,84]。Freeny
等[68]和 McCarthy 等[77]对轴位 CT 扫描联合静脉注射增
强扫描的分析能够很好地识别原发肿瘤和肝实质病
变。然而，这却减弱了对门脉淋巴结，门静脉受累，以
及肿瘤累及肠系膜根部、肿瘤向后扩散的评估准确
性。多探头螺旋 CT 联合双相增强扫描极大改善了我
们判断原发性肿瘤是否累及内脏动脉、门静脉的能
力[82]，可以更客观准确地判断肿瘤的可切除性。在人
体通过扫描隧道时螺旋 CT 扫描并迅速地捕捉组织
的影像，这一过程只需要屏住一次呼吸。增强扫描利
用了螺旋 CT 短时间获得组织影像的功能，先是在胰
腺实质期最大增强效果显示胰腺的影像，紧接着在门
脉期重新扫描肝脏，已获得肝脏病变最大限度增强图
像。后续的研究中报道应用这一技术可以很好地显示
肿瘤的局部浸润情况[69,80-83]。在这些研究中，包括临床
实践中，对于可切除性的预测仍然存在很大的主观性
因素，许多 CT 扫描结果并不能很好地为临床可切除
性判断提供支持。Saldinger[84]等定义的不可切除仅包
括明确的肿瘤发生转移和侵犯血管。运用这一标准来
解释螺旋 CT 血管成像结果可以使其对可切除性的
阴性预测和敏感性提高至 100%。然而其特异性和阳
性预测价值仍旧分别仅在 39%~86% 和 50%~89%，这
一结论也得到了其他学者的证实[60,66]。螺旋 CT 血管
成像是运用螺旋扫描获得的数据进行三维重构以重
现胰腺及其周围血管系统的结构。另外，这些数据可
以模拟重建传统的血管造影，为外科医生评估重要
血管结构提供帮助[79]。这使得对发生转移的患者或
局部浸润晚期肿瘤患者的检测成为可能。然而螺旋
CT 对于被腹腔镜或者开腹探查所证实的小的肝脏
病变、交界性淋巴结转移、小的腹膜转移的检出敏感
性大约是 75%[83,85,86]。虽然有大约 25%~30% 的影像
学诊断的可切除性肿瘤患者最终会被确定无法手术
治疗[61,68,87]，尽管如此，CT 扫描仍然是胰腺癌诊断和
分期的标准[54]。

MRI

　自从 1980 年 MRI 作为有效、实用的影像技术应
用于胰腺疾病的评价以来，它日益成为胰腺癌的分期
评价标准方法。传统的 MRI 检查速度缓慢而成本昂
贵，但技术的发展已经降低了图像采集时间和提高了
图像的质量。绝大多数原发胰腺肿瘤在 T1 加权像表
现为低强度信号，结合脂肪抑制成像程序，极大提高

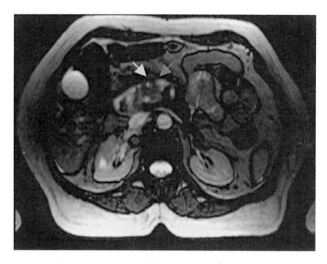

图 26.5　MRI-T$_1$ 加权显示胰腺肿瘤(黄色箭头)侵犯肠系膜上
静脉(蓝色箭头)。(见彩图)

了其对腹膜后解剖结构的扫描显像(图 26.5)。T1 加
权像同时可以显示胰脏脂肪浸润、出血、腺病等病变；
T2 加权主要用于诊断胰腺或胰周液体的聚集、胰腺
肿物、钙化以及肝实质病变等[83](图 26.6)。在应用钆
(钆影普胺)进行增强显影时，注射早期小的胰腺肿瘤
病灶常表现为低信号区。增强剂注射延迟期所采集的
图像主要显示大的肿瘤，相对于周围的实质则表现为
高密度区。这些影像可用于检测胰腺的扩张胰管和囊
性病变。

　T2 加权主要显示静止的液相组织结构，例如胆

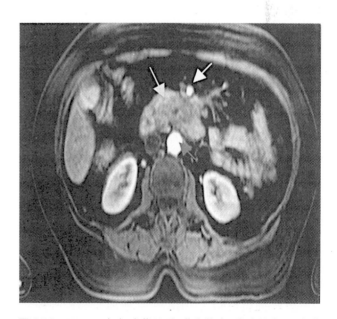

图 26.6　MRI-T$_2$ 加权成像显示(黄色箭头，胰腺肿瘤；红色箭
头，主动脉；黑箭头，肠系膜上动脉)。(见彩图)

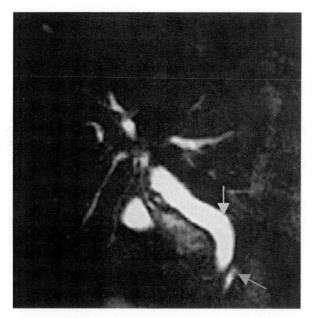

图 26.7　MRCP 显示扩张胆管（绿箭头）和梗阻胰管（橘黄色箭头）。（见彩图）

囊、胆管，以及胰管，影像上表现为高亮区。这些解剖结构的三维重建称为 MRCP（磁共振胰胆管成像）技术（图 26.7）。它的效果类似于动态观察的 ERCP 和 PTC 成像。MRCP 还有其他优点，首先是微创基础上，能够清晰地显示周围的实质部分，以便明确伴随异常胆管造影图像的病变。MRA（磁共振造影）技术，是对 MRI 技术的进一步发展，主要指利用三维成像技术对扫描部位的血管结构进行显示。在一项研究中，Mueller 等[89]对 49 例胰腺导管腺癌患者进行 MRI 和 CT 诊断效果对比，诊断的敏感性分别是 83% 和 69%，特异性分别是 100% 和 64%，从而显示了 MRI 对于胰腺癌的诊断优势。

Spencer 等[90]所做的前瞻性研究，对 35 例通过 CT 或 US 确认为可切除性肿瘤的患者，再次进行动态增强 MRI 扫描，发现其中 60% 的患者是不可切除的，包括 8 例已发生远处转移，14 例发生血管侵犯的患者。在可切除的 11 例患者中，有 2 例胰腺炎患者被排除在外。因此，MRI 并不能应用于所有的患者的分期，应该作为经 CT 扫描，诊断为可切除性肿瘤的患者的进一步检查。研究者应用螺旋 CT 血管造影检验 MRI 结果符合率达到 100%。这表明，以上两种检查方法适用于确定可切除性胰腺肿瘤的分期。

其他的研究指出，MRI 在判断肿瘤胰腺外浸润以及血管累犯方面比螺旋 CT 更为准确[81,91]。Vahldiek 等[92]联合应用 MRCP 和 MRA 判定患者肿瘤

的可切除性，然而他们并未对其敏感性和特异性做出评价。在一项 65 例患者的前瞻性对比研究中，Trede 等发现快速的 MRI 扫描在对于肿瘤的胰腺外浸润、淋巴结受累以及血管侵袭的判断较之 CT、ERCP、血管造影以及腹部超声检查具有明显优势[93]。然而，就像在其他研究中评估影像学检查一样，并非所有的胰腺导管腺癌患者，特别是那些病情复杂的晚期癌症患者，做出准确的判断仍存在许多困难。Birchard 等[94]最近报道了 27 例胰腺癌患者利用三维梯度回波 MRI 检测胰腺癌肿瘤的平均大小是 2.5cm，其敏感性是 86%，特异性达 89%。当高可信区间率被包括时，敏感性可达 98%，特异性达 85%。

总之，虽然 MRI 在胰腺显像方面十分准确，但相比螺旋 CT 扫描并未增效太多。我们常在螺旋 CT 扫描显示正常或无法辨别是否可切除时再选择 MRI。

概括而言，虽然 MRI 还不是首选影像诊断检查，但它的确提高了临床对于可手术切除诊断的准确性。

PET

PET（正电子发射断层扫描）是一种功能性的、非侵袭性的技术，广泛应用于肿瘤的诊断[95,96]、分期[97,98]、分级[99]。请参看第 9 章关于 PET 的进一步介绍。PET 根据恶性肿瘤细胞和非肿瘤细胞之间糖代谢的不同，可鉴别胰腺癌，胰腺良性病变，其中包括慢性胰腺炎患者[100-103]。

Sperti 等[104]通过 56 例疑似胰腺癌患者，评估 18 氟代脱氧葡萄糖（18-FDG）PET 在区分胰腺良、恶性囊性病变的可靠性。他们发现 18-FDG PET 的敏感性、特异性、阳性预测指数、阴性预测指数分别达到 94%、97%、94%、97%，而 CT 扫描的相同指标结果则分别为 65%、87%、69%、85%。他们指出在患者胰腺囊性病变的术前评估中，18-FDG PET 应该和 CT 以及肿瘤标志物一起为诊断提供参考。

然而最近的研究报道，PET 相对于螺旋 CT 而言，其诊断价值并没有太大的优势[105-106]。Lytras 等[107]最近公布对 112 例疑似癌症患者的研究结果，PET 的诊断敏感性和特异性分别为 73% 和 60%，而 CT 的诊断敏感性和特异性分别为 89% 和 65%，对微小肿瘤转移检测的敏感性和特异性 PET 和 CT 分别是 22%、91% 和 20%、94%。CT 对于 30 例患者的诊断模棱两可（14 例恶性病变，16 例良性病变）。再次经 PET 扫描显示：其中的 13 例（6 例恶性病变，7 例良性病变）确认诊断，

4 例 (3 例恶性病变,1 例良性病变) 结果仍旧是不确定,另外 13 例(5 例恶性病变,8 例良性病变)错误诊断。结论表明,PET 和 CT 对胰腺癌的诊断有相似的准确性,在 CT 发现是模棱两可的胰腺癌患者中,PET 扫描并未能提供更多有用的信息,对于胰腺癌的分期也没有多大帮助。

　　Frohlich 等[108] 通过前瞻性试验,观察 PET 在疑似胰腺癌患者的诊断中的作用。168 例入组患者分别患有良性或恶性胰腺疾病,其中 22 例被诊断为胰腺癌伴肝转移。PET 对肝脏病变诊断的敏感性达到 68%,对直径>1cm 的病变诊断的敏感性更是达到 97%。研究过程中出现 8 例假阳性和 7 例假阴性;胆汁淤积是造成假阳性的主要原因,而病变过小则是造成假阴性的主要原因。他们研究结果表明 PET 对于 CT 和 MRI 扫描判断不确切的病变的诊断是有帮助的,但对于病变的分期没有指导意义。

　　Delbeke 等[109] 评估了 FDG-PET 对于原发性肿瘤是否属于恶性病变的诊断价值。他们指出,PET 比 CT 对于原发性肿瘤的定性诊断更具敏感性和特异性。对于这些患者的病情分期,CT 则更能显示血管受累情况,而 PET 则不能为局部肿瘤是否可切除提供参考信息。PET 明确了 CT 检查漏诊的 7 例肿瘤患者的远处转移情况,这其中 5 例患者经 CT 扫描,诊断为局部可切除性肿瘤。他们同样指出 PET 无法对局部原发肿瘤的分期或是否可切除进行准确判断,但在很大程度上提高了肿瘤转移灶的检出率。早期的研究强调了 PET 相对于 CT 在对胰腺癌诊断方面的优势[109-111],由于竞争性摄取葡萄糖造成高血糖,PET 的敏感性变得更低[112,113]。

　　总结既往研究,FDG-PET 应用于临床胰腺癌诊断和分期价值的探索仍在进行。然而,已经证明 PET 在对肿瘤化疗反应的预测中是有用的[114],并有助于鉴别局部及远处的肿瘤复发[115]。

腹腔镜和腹腔镜超声

　　虽然 Bernheim[116]在 20 世纪初就作了相关报道,最近英国的 Cuschieri[117]和美国的 Warshaw[118]也有报道,但腹腔镜检查自从 20 世纪 80 年代进入临床以来,其在恶性胰腺肿瘤患者分期诊断标准中所扮演的角色一直存在争议。

　　现代照相机业中光源系统技术的迅猛发展,使得腹腔镜在对微小的肝脏表面(图 26.8)和腹膜转移灶

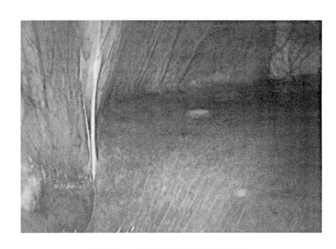

图 26.8　腹腔镜显示肿瘤肝转移。

(图 26.9)的检测中成为一种非常敏感的检查手段。腹腔镜分期技术的支持者认为,如果有任何患者得益于改进的分期理论和相关的治疗方法,那一定是那些胰腺癌患者。对于那些微小的肝脏表面和腹膜转移灶的检查,腹腔镜技术避免了不必要的开腹手术探查,并且能够准确判断其可切除性。有研究表明,对术前接受高质量 CT 扫描认为是可切除性肿瘤的患者,联合应用腹腔镜和腹水细胞学检查,结果多达 20%~40% 显示其已发生转移[119-122]。

　　Conlon 和 Minnard[4]指出腹腔镜联合动态增强螺旋 CT 扫描在判断可切除性方面有明显优势,其准确率达到 94%(图 26.10)。来自 Memorial Sloan-Kettering 癌症研究中心的数据报道,联合应用腹腔镜分期把单独进行 CT 扫描确定的可切除性肿瘤比率从 53%提升至 91%[122]。

　　尽管影像技术已有长足进展,但最近研究证实腹腔镜联合腹腔镜超声要优于传统的术前放射学分期方

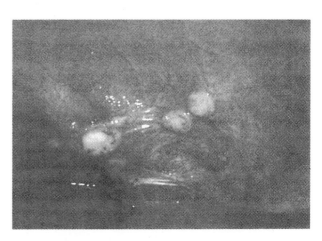

图 26.9　腹腔镜显示肿瘤发生腹膜转移。

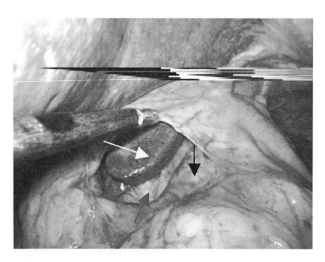

图 26.10 腹腔镜显示小网膜囊(黄色箭头,尾叶;蓝色箭头,下腔静脉;黑色箭头,腹腔干动脉)。(见彩图)

法,使可切除率的判定提升 15%~40%[117-120,123-130,147,165](表 26.3)。

相对而言,腹腔镜的作用曾受到质疑。一些反对者称由于局部扩散或血管受累而不能手术的患者最好通过开腹探查来决定[131]。而对于那些不需要手术切除或手术缓解症状的患者来说,腹腔镜在避免手术切除方面的作用就有限了[126,132]。最新一些研究表明在分期方面,腹腔镜相对于现有影像学的方面优势是有限的,因此,采用腹腔镜进行胰腺癌的分期缺乏足够的

性价比[133,134]。

Memorial Sloan-Kettering 癌症中心资料表明,腹腔镜技术应用的优势在于改变了开腹手术的需求和胰腺癌手术的切除方式。在 20 世纪 90 年代,没有腹腔镜分期之前,仅有 35% 的术前影像学评估可手术的患者在开腹探查时将肿瘤切除[135]。在最近的分析 91% 开腹探查的患者肿瘤被切除[122],这主要由于避免非切除性的剖腹手术。

最近,Connor 等[136]评估了 CA19.9 在选择性腹腔镜分期中的作用。他们分析了 159 名 CT 诊断可切除的患者进行腹腔镜分期,其中 CA19.9≤150U/mL 的 63 名患者中 60 名(95%)被认定为可切除。对于不可切除的疾病,仅做了腹腔镜分期的患者比做了开腹探查或胃肠、胆肠吻合的患者缩短了中位住院时间[137]。

Espat 等[137]进行了有关腹腔镜分期是否需外科缓解手术的研究。这是一项前瞻性,非随机性实验,研究对象是 155 名胰腺癌患者,他们仅做了腹腔镜分期,绝大多数患者为Ⅳ期病变(115/155)。随访中,仅 4 名患者(3%)要求手术缓解症状,结果与预防性开腹胃肠、胆肠吻合术的失败率相似[138]。

相反,Van Dijkum 等[139]对 111 名胰腺及壶腹周围癌患者进行了研究。使用腹腔镜分期,17 名患者(15%)避免了开腹探查,但是随访过程中其中 5 名患者(29%)由于十二指肠梗阻需要外科短路手术干预。

表 26.3

腹腔镜分期结合 CT 检查的益处

作者	前瞻研究	年份	例数	螺旋CT	腹腔镜超声	CT 诊断可切除(%)	腹腔镜检查后可切除(%)	腹腔镜检出率(%)	总切除率(%)
Nieveen van Dijkum 等[164]	是	2003	286	是	是	100	72.7	35	74
Menack 等[123]	否	2001	27	是	是	100	74	26	90
Jimenez 等[119]	否	2000	125	是	否	56	25	31	74.2
Schachter 等[124]	是	2000	67	是	是	82	55	27	89
Reddy 等[120]	否	1999	109	否	否	91	64	27	57
Pietrabissa 等[125]	是	1999	50	是	是	84	64	20	90.6
Catheline 等[121]	是	1999	26	是	是	50	19.2	30.8	100
Minnard 等[146]	是	1998	90	是	是	72	45.5	26.5	97.5
Andren-Sandberg 等[126]	是	1998	60	是	否	40	25	15	53.3
Conlon 等[122]	是	1996	108	是	否	100	62	37.9	91

John Hopkins 中心的 Lillemoe 等[156]将 87 名无法切除的壶腹周围癌患者随机分为两组：44 名患者做了预防性的结肠后胃空肠短路手术，另外 43 名患者未施行手术。两组的平均存活期为 8.3 个月，在此过程中，预防性短路组无一例发生胃流出道梗阻，然而另外 43 名患者中有 8 名(19%)发生胃流出道梗阻，需要治疗性干预。

许多研究质疑腹腔镜分期在壶腹周围癌，特别是在乳头癌、十二指肠癌中的有效性。Vollmer 等[140]对 140 名根据传统术前影像学手段认为可切除的患者进行腹腔镜作用评价（其中胰头癌/钩突癌 72 例，胰体癌 12 例，11 名为胆囊癌，23 名为肝外胆管癌，22 名为瓦特壶腹癌）。腹腔镜检查转移率分别为 22%，17%，55%，9%，0%。他们认为在壶腹癌、十二指肠癌腹腔镜应用价值很小，但在有些患者可以选择性的应用。Barreiro 等[141]对 188 名壶腹周围癌、胰腺癌患者做了回顾性研究，患者在术前做了 CT 和剖腹手术分期，认为腹腔镜分期的优势在于发现胰腺癌的转移性病变。腹腔镜在胰头癌、远端胆管癌、十二指肠癌、乳头癌和胰体尾癌中的有效检出率分别为 19.3%、12%、15.4%、0%、52.9%。他们总结对于壶腹周围癌的患者没必要使用腹腔镜，但是在胰体尾肿瘤患者腹腔镜的使用是有价值的。

一组来自荷兰阿姆斯特丹 Tilleman 等[142]的最新研究，他们比较了两组病例，一组为 186 名没进行腹腔镜诊断而仅做了 CT 诊断认为可切除的壶腹癌患者，另一组是 198 名患者均进行腹腔镜分期的可切除的壶腹癌患者[143]，结果显示两组的切除率分别为 32%、34%，差异无统计学意义。

腹腔镜技术的优势还在于对于放射学评估局部进展的患者进行有效分期。Shoup 等[144]研究了 100 名术前 CT 或 MRI 检查确定局部进展而不能切除的患者。腹腔镜检查中 37 名患者(37%)发生转移(腹膜转移、肝转移或二者都有)。他们发现胰体尾和头部肿瘤的有相似的转移率(35%、38%)，并推荐在局部进展的肿瘤中腹腔镜的作用更在于确定肿瘤的转移性，而不是局部的病变情况。另一项更新的研究中，Liu 和 Traverso[145]使用腹腔镜和腹腔灌洗细胞学技术研究了 74 名局部进展非转移胰腺癌患者。所有患者进行了 CT 检查；腹腔镜检查发现了 25 名患者(34%)发生转移，包括肝脏或腹膜沉积或阳性细胞学结果。胰体尾癌的转移率为 53%，胰头癌的转移率为 28%，尽管未达到显著的统计学意义，但他们认为较之胰头癌，胰体尾癌更易发生难以察觉的转移。

在前述两项研究中均发现局部进展期肿瘤更易发生高转移，提示腹腔镜检查应该成为这些患者分期的重要部分，因为阳性的结果将决定治疗方案的制定。腹腔镜检查有助于确定不可切除病变的局部进展和远处转移，并对患者进行精准的分期，进而给予治疗。例如，Jimenez 等[119]采用腹腔镜对 125 名影像学诊断 II、III 期胰腺导管腺癌患者进行分层，分为三组：第一组，39 名患者(31.2%)腹腔镜检查发生转移，他们接受缓解治疗而未手术治疗；第二组，55 名患者(44%)病变局限，但无法切除，他们接受放化疗；第三组，31 名患者中 23 名施行手术治疗（切除率为 74.2%）。三组的中位生存期分别为 7.5、10.5、14.5 个月。结论是在患者分期入组治疗中腹腔镜技术结合螺旋 CT 有重大评估作用，分层与预后密切相关。

在术前接受新辅助治疗的患者（详见第 28 章），腹腔镜检查可用来评估治疗效果。作为临床试验的一部分，进展期患者接受化疗，腹腔镜检查对于评估效果作用显著。

在预测肝胆肿瘤、胰腺肿瘤的可切除方面，与单独使用腹腔镜相比，腹腔镜超声可以显著提高诊断的精确性(图 26.11)。Callery 等[128]对 50 例术前传统分期认为可治愈的肝脏和胰腺肿瘤患者，使用腹腔镜超声进行分期。其中 22 名患者(44%)不能切除。仅使用腹腔镜检查证实 11 名患者(22%)发生微小转移，然而采用腹腔镜超声检查出额外 11 名患者，他们进行单独腹腔镜检查时未发现阳性病变，不能切除的原因是

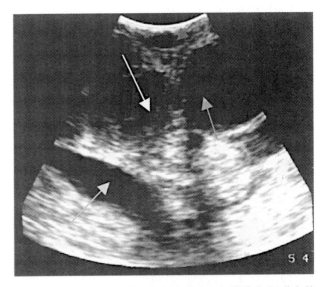

图 26.11 腹腔镜显示肝动脉(红色箭头)，门静脉瘤栓(紫色箭头)，胆总管(绿色箭头)，下腔静脉(蓝色箭头)。(见彩图)

由于血管受累 5 例，淋巴结转移 5 例，肝转移 1 例。Minnard 等[146]对 90 名胰腺癌患者进行前瞻性评估,他们进行腹腔镜和腹腔镜超声检查,13 名患者(14%)进行了手术治疗方案的调整,结论是腹腔镜联合腹腔镜超声可提高胰腺癌的评估及术前分级。其他研究表明腹腔镜超声提高腹腔镜分级的精确性，在大约 14%~25%的病例有价值[147-149]。

腹腔镜缓解症状

目前仅 20%的胰腺癌患者可手术切除[150,151]。大多数不能手术切除的患者的治疗重点是减轻症状,提高生活质量,例如黄疸、疼痛、胃出道梗阻等。70%~80%的患者由于胆道梗阻发生黄疸 [151-153]，80%的患者由于腹腔干和肠系膜神经丛发生肿瘤浸润而导致腹部或背部疼痛[154]。十二指肠梗阻需要短路手术,其发生率大约为 2%~19%[137,155-159]。

在这些病例中缓解症状的方法包括内窥镜、放射介入治疗、开放性手术、腹腔镜技术。内窥镜手段包括胆道、十二指肠放置塑料或金属支架,其与开放性外科手术相比,创伤小、住院时间短,但远期并发症较多[160]。与内窥镜放置支架引流相比,放射介入经皮肝穿放置支架的方法有较高的发病率和死亡率及较低的成功率[161]。开放性外科手术包括胆道短路手术(胆囊空肠吻合术,胆总管空肠吻合术,肝管空肠吻合术),胃肠造口吻合术,其并发症率为 35%[162],死亡率为 0%~2%[162,163]。腹腔镜短路手术具有较小的损伤,低并发症率(7%~25%),极短的住院时间[165-168]。对不能切除的胰腺癌患者使用腹腔镜分期可做腹腔镜胆肠、胃肠短路手术。

在一项回顾性研究中[169],9 名肿瘤不可切除的胰腺癌患者由于流出口梗阻做了腹腔镜胃空肠吻合术,其中 8 名患者曾经放置十二指肠支架失败。9 名患者中的 8 名成功施行了短路手术,均无并发症率、死亡率。Rothlin 等[167]对来自苏黎世的一组病例做了病例对照研究,其中 14 名患者做了腹腔镜缓解手术(3 例胃胆道短路手术,7 例胃肠造口吻合术,4 例仅做了腹腔镜分期),另 14 名做了开放手术缓解症状。结果显示并发症率分别为 7%和 43%(P<0.05),死亡率分别为 0%和 29%(P<0.05),平均住院时间分别为 9 天和 21 天(P<0.06)。腹腔镜组患者的术后麻醉品的需要显著减少(P<0.03)。

最近来自曼彻斯特皇家陆军医院的回顾性文章中,Ravindra 等[170]总结自 1992 年第一例腹腔镜胆道短路手术实施以来、52 篇文献中的 40 篇认为胆囊空肠吻合术作为最普通的腹腔镜胆道短路手术来缓解壶腹周围肿瘤症状。其他 6 篇报道行胆总管十二指肠吻合术,另外 6 篇报道行肝管空肠吻合术。他们认为目前将腹腔镜胆道短路手术列入不能切除的壶腹周围肿瘤患者治疗规范中的证据尚不充足。

根据世界健康组织的指导原则,胰腺癌疼痛的最初治疗主要是使用镇痛药,例如:扑热息痛,非类固醇类消炎药,口服或经皮吸收的阿片类药物[171]。然而,对于顽固性疼痛,缓解疼痛可经放射介入、超声内镜[172]、开腹手术[173]等途径用无水酒精进行腹腔干神经阻滞。来自胰腺癌的内脏神经疼痛纤维传导到腹腔神经节的突触,可通过胸腔镜的帮助破坏这些神经,来达到止痛的目的[174,175]。

腹腔细胞学

在 Massachusetts 医院 Jimenez 等[176]认为通过使用腹腔镜分期和腹腔细胞学检查，大约 30%CT 检查没有转移的患者中发现了潜在的转移灶。Sloan Kettering Memorial 医院的研究报告中,Merchant 等[177]对 228 名影像学检查认定可切除的胰腺癌患者,进行了腹腔镜分期和腹腔细胞学检查,认定阳性腹腔细胞学检查(使用标准染色细胞形态学特征)对于无法切除的胰腺癌的阳性预测性为 94.1%，特异性为 98.1%,敏感性为 25.6%。他们指出腹腔细胞学检查阳性与疾病的进展密切有关,对胰腺癌不可切除的评估具有高度特异的,患者生存期短。除腹腔镜以外,腹腔细胞学检查可发现额外的 8%微小转移患者，这些患者与明显转移的患者一样,预后较差[178]。

Konishi 等[179]做的一项回顾性研究中,151 例影像学认定可切除的胰腺癌患者,腹腔细胞学检查阳性率为 23.8%,与疾病的进展呈正相关。他们还发现没有可见转移的腹膜细胞学阳性患者,在经历了放化疗的局部进展组的存活率和无腹膜转移存活率要好于手术切除组,这表明在此组患者中放化疗是有益的。

阳性腹腔细胞学结果对胰腺癌患者的治疗有指导意义(图 26.12)。Makary 等[180]在一组连续 32 例 4 年随诊中对腹腔冲洗细胞学阳性的胰腺癌患者进行了回顾性队列研究,结果发现,有或无可见转移患者的平均生存期分别为 7.8、8.6 个月(P=0.95)。结论是腹膜微小转移的胰腺癌患者预后不佳,腹腔细胞学检

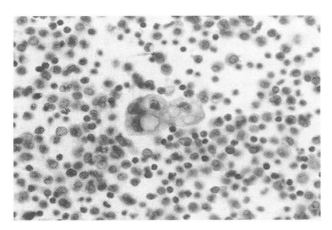

图 26.12　阳性腹腔细胞学检查：中央处为恶性胰腺癌细胞。巴氏染色 ×400。

查阳性的患者不宜放疗或手术治疗。

　　Yachida 等[181]对 134 名手术切除的胰腺癌患者的腹腔冲洗细胞做了标准细胞染色和免疫组化染色，共分三组：1 组，114 例患者细胞学检查阴性；2 组，16 例患者细胞学检查阳性，但是没有明显的腹膜转移；3 组，3 例患者细胞学检查阳性并伴有明显的腹膜转移。他们发现在累积生存率上 1 组、2 组之间无显著性不同（P=0.022），在 2 组中 2 例患者存活长达 40 和 58 个月。因此他们认为腹膜细胞学阳性尽管伴随进展性疾病，但并非是手术禁忌证。然而许多研究者[119,176,177,179,180]认为细胞学检查阳性，对于可手术切除的胰腺癌患者被列为禁忌。这些患者应按 M1 期治疗。免疫组化方法的使用可提高传统细胞学技术的敏感性，帮助较大[181,182]。

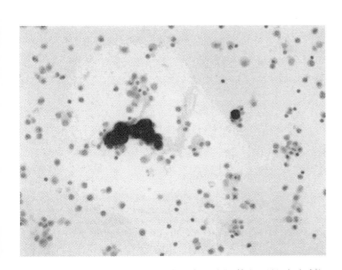

图 26.13　免疫细胞学检测。单克隆上皮抗体的恶性胰腺癌细胞染色×200。

结　论

　　胰腺癌患者的精确分期有助于治疗方案的确定，避免了非治疗性干预和对有效研究的可靠的分层。断层影像技术的出现，例如 CT 和 MRI，提高了诊断的敏感性和预测价值，腹部超声、胆管造影术和血管造影术对于精确分期已不是必需的。腹腔镜联合腹腔镜超声及腹腔细胞学检查降低了非治疗性的剖腹手术率。随着术前诊断明确为进展期患者的增加，非外科手术和微创性缓解治疗的选择也逐渐增加。

（郝继辉　译）

参考文献

1. Parkin DM, Pisani P, Ferlay J. Estimates of the worldwide incidence of 25 major cancers in 1990. *Int J Cancer* 1999;80(6):827–841.
2. Jemal A, Siegel R, Ward E, et al. Cancer statistics. *CA Cancer J Clin* 2006;56:106–130.
3. Greenlee RT, Murray T, Bolden S, Wingo PA. Cancer statistics. *CA Cancer J Clin* 2000;50:7–33.
4. Conlon K, Minnard E. The value of laparoscopic staging in upper gastrointestinal malignancy. *Oncologist* 1997;2:10–17.
5. Watanapa P, Williamson R. Surgical palliation for pancreatic cancer: developments during the last two decades. *Br J Surg* 1992;79:8–20.
6. Standring S. *Gray's Anatomy.* 39th ed. Philadelphia: Elsevier Churchill Livingstone; 2005.
7. Hall-Craggs ECB. *Anatomy as a Basis for Clinical Medicine.* 2nd ed. Baltimore: Urban & Schwarzenberg; 1990.
8. Murakami G, Hirata K, Takamuro T, Mukaiya M, Hata F, Kitagawa S. Vascular anatomy of the pancreaticoduodenal region: a review. *J Hepatobiliary Pancreat Surg* 1999;6(1):55–68.
9. Bertelli E, Di Gregorio F, Mosca S, Bastianini A. The arterial blood supply of the pancreas: a review. V. The dorsal pancreatic artery. An anatomic review and a radiologic study. *Surg Radiol Anat* 1998;20(6):445–452.
10. O'Morchoe CC. Lymphatic system of the pancreas. *Microsc Res Tech* 1997;37(5/6):456–477.
11. Geer RJ, Brennan MF. Prognostic indicators for survival after resection of pancreatic adenocarcinoma. *Am J Surg* 1993;165:68–72.
12. Sener SF, Fremgen A, Menck HR, Winchester DP. Pancreatic cancer: a report of treatment and survival trends for 100,313 patients diagnosed from 1985–1995, using the National Cancer Database. *J Am Coll Surg* 1999;189:1–7.
13. Nordback IH, Hruban RH, Boitnott JK, Pitt HA, Cameron JL. Carcinoma of the body and tail of the pancreas. *Am J Surg* 1992;164:26–31.
14. Brennan MF, Moccia RD, Klimstra D. Management of adenocarcinoma of the body and tail of the pancreas. *Ann Surg* 1996;223:506–511.
15. Johnson CD, Schwall G, Flechtenmacher J, Trede M. Resection for adenocarcinoma of the body and tail of the pancreas. *Br J Surg* 1993;80:1177–1179.
16. Modolell I, Guarner L, Malagelada JR. Vagaries of clinical presentation of pancreatic and biliary tract cancer. *Ann Oncol* 1999;10(suppl 4):82–84.
17. Maringhini A, Ciambra M, Raimondo M, et al. Clinical presentation and ultrasonography in the diagnosis of pancreatic cancer. *Pancreas* 1993;8(2):146–150.
18. Nix GA, Schmitz PI, Wilson JH, Van Blankenstein M, Goeneveld CF, Hofwijk R. Carcinoma of the head of the pancreas: therapeutic implications of endoscopic retrograde cholangiopancreatography findings. *Gastroenterology* 1984;87(1):37–43.
19. Dalton RR, Sarr MG, van Heerden JA, Colby TV. Carcinoma of the body and tail of the pancreas: is curative resection justified? *Surgery* 1992;111:489–494.
20. Geer RJ, Brennan MF. Prognostic indicators for survival after resection of pancreatic adenocarcinoma. *Am J Surg* 1993;165:68–72.
21. Howard JM, Jordan GL, Jr. Cancer of the pancreas. *Curr Probl Cancer* 1977;2(3):5–52.

22. van den Bosch RP, van Eijck CH, Mulder PG, Jeekel J. Serum CA19-9 determination in the management of pancreatic cancer. *Hepatogastroenterology* 1996;43(9):710–713.

23. Forsmark CE, Lambiase L, Vogel SB. Diagnosis of pancreatic cancer and prediction of unresectability using the tumor-associated antigen CA19-9. *Pancreas* 1994;9(6):731–734.

24. Schlieman MG, Ho HS, Bold RJ. Utility of tumor markers in determining resectability of pancreatic cancer. *Arch Surg* 2003;138(9):951–955; discussion 955–956.

25. Freeny PC, Ball TJ. Endoscopic retrograde cholangiopancreatography (ERCP) and percutaneous transhepatic cholangiography (PTC) in the evaluation of suspected pancreatic carcinoma: diagnostic limitations and contemporary roles. *Cancer* 1981;47(6 suppl):1666–1678.

26. Pasanen P, Partanen K, Pikkarainen P, Alhava E, Pirinen A, Janatuinen E. Diagnostic accuracy of ultrasound, computed tomography and endoscopic retrograde cholangiopancreatography in the detection of pancreatic cancer in patients with jaundice or cholestasis. *In Vivo* 1992;6(3):297–301.

27. Tobin RS, Vogelzang RL, Gore RM, Keigley B. A comparative study of computed tomography and ERCP in pancreaticobiliary disease. *J Comput Tomogr* 1987;11(3):261–266.

28. Gilinsky NH, Bornman PC, Girdwood AH, Marks IN. Diagnostic yield of endoscopic retrograde cholangiopancreatography in carcinoma of the pancreas. *Br J Surg* 1986;73(7):539–543.

29. Freeny PC, Bilbao MK, Katon RM. "Blind" evaluation of endoscopic retrograde cholangiopancreatography (ERCP) in the diagnosis of pancreatic carcinoma: the "double duct" and other signs. *Radiology* 1976;119(2):271–274.

30. Nix GA, Van Overbeeke IC, Wilson JH, ten Kate FJ. ERCP diagnosis of tumors in the region of the head of the pancreas: analysis of criteria and computer-aided diagnosis. *Dig Dis Sci* 1988;33(5):577–586.

31. Hatfield AR, Smithies A, Wilkins R, Levi AJ. Assessment of endoscopic retrograde cholangio-pancreatography (ERCP) and pure pancreatic juice cytology in patients with pancreatic disease. *Gut* 1976;17(1):14–21.

32. Mackie CR, Cooper MJ, Lewis MH, Moosa AR. Non-operative differentiation between pancreatic cancer and chronic pancreatitis. *Ann Surg* 1979;189(4):480–487.

33. Ralls PW, Halls J, Renner I, Juttner H. Endoscopic retrograde cholangiopancreatography (ERCP) in pancreatic disease: a reassessment of the specificity of ductal abnormalities in differentiating benign from malignant disease. *Radiology* 1980;134(2):347–352.

34. Plumley TF, Rohrmann CA, Freeny PC, Silverstein FE, Ball TJ. Double duct sign: reassessed significance in ERCP. *AJR Am J Roentgenol* 1982;138(1):31–35.

35. Carter DC. Cancer of the head of pancreas or chronic pancreatitis? A diagnostic dilemma. *Surgery* 1992;111(6):602–603.

36. Loperfido S, Angelini G, Benedetti G, et al. Major early complications from diagnostic and therapeutic ERCP: a prospective multicenter study. *Gastrointest Endosc* 1998;48(1):1–10.

37. Halme L, Doepel M, von Numers H, Edgren J, Ahonen J. Complications of diagnostic and therapeutic ERCP. *Ann Chir Gynaecol* 1999;88(2):127–131.

38. Farrell RJ, Mahmud N, Noonan N, Kelleher D, Keeling PW. Diagnostic and therapeutic ERCP: a large single centre's experience. *Ir J Med Sci* 2001;170(3):176–180.

39. Aliperti G. Complications related to diagnostic and therapeutic endoscopic retrograde cholangiopancreatography. *Gastrointest Endosc Clin N Am* 1996;6(2):379–407.

40. Burke DR, Lewis CA, Cardella JF, et al. Quality improvement guidelines for percutaneous transhepatic cholangiography and biliary drainage. *J Vasc Interv Radiol* 2003;14(9):S243–S246.

41. Rossi RL, Traverso LW, Pimentel F. Malignant obstructive jaundice: evaluation and management. *Surg Clin North Am* 1996;76(1):63–70.

42. Kozarek RA. Endoscopy in the management of malignant obstructive jaundice. *Gastrointest Endosc Clin N Am* 1996;6(1):153–176.

43. Frick MP, Feinberg SB, Goodale RL. The value of endoscopic retrograde cholangiopancreatography in patients with suspected carcinoma of the pancreas and indeterminate computed tomographic results. *Surg Gynecol Obstet* 1982;155(2):177–182.

44. Bottger TC, Boddin J, Duber C, Heintz A, Kuchle R, Junginger T. Diagnosing and staging of pancreatic carcinoma—what is necessary? *Oncology* 1998;55(2):122–129.

45. Warshaw AL, Tepper JE, Shipley WU. Laparoscopy in the staging and planning of therapy for pancreatic cancer. *Am J Surg* 1986;151:76–80.

46. Angeli E, Venturini M, Vanzulli A, et al. Color Doppler imaging in the assessment of vascular involvement by pancreatic carcinoma. *AJR Am J Roentgenol* 1997;168(1):193–197.

47. Gress F, Savides T, Cummings O, et al. Radial scanning and linear array endosonography for staging pancreatic cancer: a prospective randomized comparison. *Gastrointest Endosc* 1997;45:138–142.

48. Yasuda K, Kiyota K, Mukai H, et al. Clinical evaluation of ultrasonic endoscopy for hepatic, pancreatic and biliary tract diseases. *Nippon Rinsho* 1984;42(10):2249–2258.

49. Rosch T, Lorenz R, Braig C, et al. Endoscopic ultrasound in pancreatic tumor diagnosis. *Gastrointest Endosc* 1991;37(3):347–352.

50. Midwinter MJ, Beveridge CJ, Wilsdon JB, Bennett MK, Baudouin CJ, Charnley RM. Correlation between spiral computed tomography, endoscopic ultrasonography and findings at operation in pancreatic and ampullary tumours. *Br J Surg* 1999;86(2):189–193.

51. Snady H, Bruckner H, Siegel J, Cooperman A, Neff R, Kiefer L. Endoscopic ultrasonographic criteria of vascular invasion by potentially resectable pancreatic tumors. *Gastrointest Endosc* 1994;40(3):326–333.

52. Santo E. Pancreatic cancer imaging: which method? *JOP* 2004;5(4):253–237. Varadarajulu S, Wallace MB. Applications of endoscopic ultrasonography in pancreatic cancer. *Cancer Control* 2004;11:15–22.

53. Chang KJ. Endoscopic ultrasound-guided fine needle aspiration in the diagnosis and staging of pancreatic tumors. *Gastrointest Endosc Clin N Am* 1995;5(4):723–734.

54. Harewood GC, Wiersema MJ. Endosonography-guided fine needle aspiration biopsy in the evaluation of pancreatic masses. *Am J Gastroenterol* 2002;97(6):1386–1391.

55. Giovannini M, Seitz JF, Monges G, Perrier H, Rabbia I. Fine-needle aspiration cytology guided by endoscopic ultrasonography: results in 141 patients. *Endoscopy* 1995;27(2):171–177.

56. Williams DB, Sahai AV, Aabakken L, et al. Endoscopic ultrasound guided fine needle aspiration biopsy: a large single centre experience. *Gut* 1999;44:720–726.

57. Fazel A, Draganov P. Interventional endoscopic ultrasound in pancreatic disease. *Curr Gastroenterol Rep* 2004;6(2):104–110.

58. Chan HH, Nishioka NS, Mino M, et al. EUS-guided photodynamic therapy of the pancreas: a pilot study. *Gastrointest Endosc* 2004;59(1):95–99.

59. Ferrucci JT. Biliopancreatic malignancy current diagnostic possibilities: an overview. *Ann Oncol* 1999;10(suppl 4):143–144.

60. Palazzo L, Roseau G, Gayet B, et al. Endoscopic ultrasonography in the diagnosis and staging of pancreatic adenocarcinoma: results of a prospective study with comparison to ultrasonography and CT scan. *Endoscopy* 1993;25(2):143–150.

61. Freeny PC, Marks WM, Ryan JA, Traverso LW. Pancreatic ductal adenocarcinoma: diagnosis and staging with dynamic CT. *Radiology* 1988;166 (1 pt 1):125–133.

62. Muller MF, Meyenberger C, Bertschinger P, Schaer R, Marincek B. Pancreatic tumors: evaluation with endoscopic US, CT, and MR imaging. *Radiology* 1994;190(3):745–751.

63. Baron RL, Stanley RJ, Lee JK, et al. A prospective comparison of the evaluation of biliary obstruction using computed tomography and ultrasonography. *Radiology* 1982;145(1):91–98.

64. Hessel SJ, Siegelman SS, McNeil BJ, et al. A prospective evaluation of computed tomography and ultrasound of the pancreas. *Radiology* 1982;143(1):129–133.

65. de Roos WK, Welvaart K, Bloem JL, Hermans J. Assessment of resectability of carcinoma of the pancreatic head by ultrasonography and computed tomography: a retrospective analysis. *Eur J Surg Oncol* 1990;16(5):411–416.

66. Rosch T, Braig C, Gain T, et al. Staging of pancreatic and ampullary carcinoma by endoscopic ultrasonography: comparison with conventional sonography, computed tomography, and angiography. *Gastroenterology* 1992;102(1):188–199.

67. Bakkevold KE, Arnesjo B, Kambestad B. Carcinoma of the pancreas and papilla of Vater—assessment of resectability and factors influencing resectability in stage I carcinomas: a prospective multicentre trial in 472 patients. *Eur J Surg Oncol* 1992;18(5):494–507.

68. Freeny PC, Traverso LW, Ryan JA. Diagnosis and staging of pancreatic adenocarcinoma with dynamic computed tomography. *Am J Surg* 1993;165(5):600–606.

69. Tabuchi T, Itoh K, Ohshio G, et al. Tumor staging of pancreatic adenocarcinoma using early and late-phase helical CT. *AJR Am Roentgenol* 1999;173:375–380.

70. Hommeryer SC, Freeney PC, Crabo LG. Carcinoma of the head of the pancreas: evaluation of the pancreaticoduodenal veins with dynamic CT—potential for improved accuracy in staging. *Radiology* 1995;196:133–238.

71. Vedantham S, Lu DSK, Reber HA, Kadell B. Small peripancreatic veins: improved assessment in pancreatic cancer patients using thin-section pancreatic phase helical CT. *AJR Am J Roentgenol* 1998;170:377–383.

72. Valls C, Andia E, Sanchez A, et al. Dual-phase helical CT of pancreatic adenocarcinoma: assessment of resectability before surgery. *AJR Am J Roentgenol* 2002;178(4):821–826.

73. Calculli L, Casadei R, Amore B, et al. The usefulness of spiral computed tomography and colour-Doppler ultrasonography to predict portal-mesenteric trunk involvement in pancreatic cancer. *Radiologia Medica* 2002;104(4):307–315.

74. Zhang LY, Zhao YP. Assessment of unresectability of pancreatic carcinoma by enhanced-CT and selective angiography. *Aizheng* 2002;21(7):761–763.

75. Soriano A, Castells A, Ayuso C, et al. Preoperative staging and tumor resectability assessment of pancreatic cancer: prospective study comparing endoscopic ultrasonography, helical computed tomography, magnetic resonance imaging, and angiography. *Am J Gastroenterol* 2004;99(3):492–501.

76. Grenacher L, Klauss M, Dukic L, et al. Diagnosis and staging of pancreatic carcinoma: MRI versus multislice-CT—a prospective study. *Rofo* 2004;176(11):1624–1633.

77. McCarthy MJ, Evans J, Sagar G, Neoptolemos JP. Prediction of re-

sectability of pancreatic malignancy by computed tomography. *Br J Surg* 1998;85:320–325.

78. Freeny PC. Computed tomography in the diagnosis and staging of cholangiocarcinoma and pancreatic carcinoma. *Ann Oncol* 1999;10(suppl 4):12–17.

79. Bluemke DA, Fishman EK. CT and MR evaluation of pancreatic cancer. *Surg Oncol Clin N Am* 1998;7:103–124.

80. Legmann P, Vignaux O, Dousset B, et al. Pancreatic tumors: comparison of dual-phase helical CT and endoscopic sonography. *AJR Am J Roentgenol* 1998;170:1315–1322.

81. Nishiharu T, Yamashita Y, Abe Y, et al. Local extension of pancreatic carcinoma: assessment with thin-section helical CT versus with breath-hold fast MR imaging—ROC analysis. *Radiology* 1999;212:445–452.

82. Phoa SS, Reeders JW, Rauws EA, De Wit L, Gouma DJ, Lameris JS. Spiral computed tomography for preoperative staging of potentially resectable carcinoma of the pancreatic head. *Br J Surg* 1999;86:789–794.

83. Diehl SJ, Lehmann KJ, Sadick M, Lachmann R, Georgi M. Pancreatic cancer: value of dual-phase helical CT in assessing resectability. *Radiology* 1998;206(2):373–378.

84. Saldinger PF, Reilly M, Reynolds K, et al. Is CT angiography sufficient for prediction of resectability of periampullary neoplasms? *J Gastrointest Surg* 2000;4:233–237.

85. Gmeinwieser J, Feuerbach S, Hohenberger W, et al. Spiral-CT in diagnosis of vascular involvement in pancreatic cancer. *Hepatogastroenterology* 1995;42(4):418–422.

86. Zeman RK, Cooper C, Zeiberg AS, et al. TNM staging of pancreatic carcinoma using helical CT. *AJR Am J Roentgenol* 1997;169(2):459–464.

87. Megibow AJ, Zhou XH, Rotterdam H, et al. Pancreatic adenocarcinoma: CT versus MR imaging in the evaluation of resectability—report of the Radiology Diagnostic Oncology Group. *Radiology* 1995;195:327–332.

88. Outwater EK and Siegelman ES. MR imaging of pancreatic disorders. *Top Magn Reson Imaging* 1996;8:265–289.

89. Mueller MF, Meyenberger C, Bertschinger P, Schaer R, Marincek B. Pancreatic tumors: evaluation with endoscopic US, CT, and MR imaging. *Radiology* 1994;190:745–751.

90. Spencer JA, Ward J, Guthrie JA, Guillou PJ, Robinson PJ. Assessment of resectability of pancreatic cancer with dynamic contrast-enhanced MR imaging: technique, surgical correlation and patient outcome. *Eur Radiol* 1998;8:23–29.

91. Vellet AD, Romano W, Bach DB, Passi RB, Taves DH, Munk PL. Adenocarcinoma of the pancreatic ducts: comparative evaluation with CT and MR imaging at 1,5T. *Radiology* 1992;183:87–95.

92. Vahldiek G, Broemel T, Klapdor R. MR-cholangiopancreaticography (MRCP) and MR-angiography: morphologic changes with magnetic resonance imaging. *Anticancer Res* 1999;19:2451–2458.

93. Trede M, Rumstadt B, Wendl K, et al. Ultrafast magnetic resonance imaging improves the staging of pancreatic tumors. *Ann Surg* 1997;226:393–405.

94. Birchard KR, Semelka RC, Hyslop WB, et al. Suspected pancreatic cancer: evaluation by dynamic gadolinium-enhanced 3D gradient-echo MRI. *AJR Am J Roentgenol* 2005;185(3):700–703.

95. Strauss LG, Conti PS. The applications of PET in clinical oncology. *J Nucl Med* 1991;32(4):623–648.

96. Hoh CK, Hawkins RA, Glaspy JA, et al. Cancer detection with wholebody PET using 2-[18F]fluoro-2-deoxy-D-glucose. *J Comput Assist Tomogr* 1993;17(4):582–589.

97. Kole AC, Plukker JT, Nieweg OE, Vaalburg W. Positron emission tomography for staging of oesophageal and gastroesophageal malignancy. *Br J Cancer* 1998;78(4):521–527.

98. Vansteenkiste JF, Stroobants SG, De Leyn PR, et al. Lymph node staging in non-small-cell lung cancer with FDG-PET scan: a prospective study on 690 lymph node stations from 68 patients. *J Clin Oncol* 1998;16(6):2142–2149.

99. Adler LP, Blair HF, Makley JT, et al. Noninvasive grading of musculoskeletal tumors using PET. *J Nucl Med* 1991;32(8):1508–1512.

100. Reske SN, Kotzerke J. FDG-PET for clinical use. Results of the 3rd German Interdisciplinary Consensus Conference, "Onko-PET III," 21 July and 19 September 2000. *Eur J Nucl Med* 2001;28(11):1707–1723.

101. Berberat P, Friess H, Kashiwagi M, Beger HG, Buchler MW. Diagnosis and staging of pancreatic cancer by positron emission tomography. *World J Surg* 1999;23(9):882–887.

102. Imdahl A, Nitzsche E, Krautmann F, et al. Evaluation of positron emission tomography with 2-[18F]fluoro-2-deoxy-D-glucose for the differentiation of chronic pancreatitis and pancreatic cancer. *Br J Surg* 1999;86(2):194–199.

103. Rajput A, Stellato TA, Faulhaber PF, Vesselle HJ, Miraldi F. The role of fluorodeoxyglucose and positron emission tomography in the evaluation of pancreatic disease. *Surgery* 1998;124(4):793–797.

104. Sperti C, Pasquali C, Decet G, Chierichetti F, Liessi G, Pedrazzoli S. F-18-fluorodeoxyglucose positron emission tomography in differentiating malignant from benign pancreatic cysts: a prospective study. *J Gastrointest Surg* 2005;9(1):22–28; discussion 28–29.

105. Sendler A, Avril N, Helmberger H, et al. Preoperative evaluation of pancreatic masses with positron emission tomography using 18F-fluorodeoxyglucose: diagnostic limitations. *World J Surg* 2000;24(9):1121–1129.

106. Kasperk RK, Riesener KP, Wilms K, Scumpelick V. Limited value of positron emission tomography in treatment of pancreatic cancer: surgeon's view. *World J Surg* 2001;25(9):1134–1139.

107. Lytras D, Connor S, Bosonnet L, et al. Positron emission tomography does not add to computed tomography for the diagnosis and staging of pancreatic cancer. *Dig Surg* 2005;22(1–2):55–61.

108. Frohlich A, Diederichs CG, Staib L, Vogel J, Beger HG, Reske SN. Detection of liver metastases from pancreatic cancer using FDG PET. *J Nucl Med* 1999;40:250–255.

109. Delbeke D, Rose DM, Chapman WC, et al. Optimal interpretation of FDG PET in the diagnosis, staging and management of pancreatic carcinoma. *J Nucl Med* 1999;40:1784–1791.

110. Inokuma T, Tamaki N, Torizuka T, et al. Evaluation of pancreatic tumors with positron emission tomography and F-18 fluorodeoxyglucose: comparison with CT and US. *Radiology* 1995;195(2):345–352.

111. Keogan MT, Tyler D, Clark L, et al. Diagnosis of pancreatic carcinoma: role of FDG PET. *AJR Am J Roentgenol* 1998;171(6):1565–1570.

112. Zimny M, Bares R, Fass J, et al. Fluorine-18 fluorodeoxyglucose positron emission tomography in the differential diagnosis of pancreatic carcinoma: a report of 106 cases. *Eur J Nucl Med* 1997;24(6):678–682.

113. Diederichs CG, Staib L, Glatting G, Beger HG, Reske SN. FDG PET: elevated plasma glucose reduces both uptake and detection rate of pancreatic malignancies. *J Nucl Med* 1998;39(6):1030–1033.

114. Maisey NR, Webb A, Flux GD, et al. FDG-PET in the prediction of survival of patients with cancer of the pancreas: a pilot study. *Br J Cancer* 2000;83(3):281–283.

115. Rose DM, Delbeke D, Beauchamp RD, et al. 18-Fluorodeoxyglucose-positron emission tomography in the management of patients with suspected pancreatic cancer. *Ann Surg* 1999;229(5):729–737.

116. Bernheim B. Organoscopy: cystoscopy of the abdominal cavity. *Ann Surg* 1911;53:764–767.

117. Cuschieri A. Laparoscopy for pancreatic cancer: does it benefit the patient? *Eur J Surg Oncol* 1988;14:41–44.

118. Warshaw AL, Gu ZY, Wittenberg J, Waltman AC. Preoperative staging and assessment of resectability of pancreatic cancer. *Arch Surg* 1990;125:230–233.

119. Jimenez RE, Warshaw AL, Rattner DW, Willett CG, McGrath D, Fernandez-del Castillo C. Impact of laparoscopic staging in the treatment of pancreatic cancer. *Arch Surg* 2000;135:409–414.

120. Reddy KR, Levi J, Livingstone A, et al. Experience with staging laparoscopy in pancreatic malignancy. *Gastrointest Endosc* 1999;49:498–503.

121. Catheline JM, Turner R, Rizk N, Barrat C, Champault G. The use of diagnostic laparoscopy supported by laparoscopic ultrasonography in the assessment of pancreatic cancer. *Surg Endosc* 1999;13:239–245.

122. Conlon KC, Dougherty E, Klimstra DS, Coit DG, Turnbull AD, Brennan MF. The value of minimal access surgery in the staging of patients with potentially resectable peripancreatic malignancy. *Ann Surg* 1996;223(2):134–140.

123. Menack MJ, Spitz JD, Arregui ME. Staging of pancreatic and ampullary cancers for resectability using laparoscopy with laparoscopic ultrasound. *Surg Endosc* 2001;15(10):1129–1134.

124. Schachter PP, Avni Y, Shimonov M, Gvirtz G, Rosen A, Czerniak A. The impact of laparoscopy and laparoscopic ultrasonography on the management of pancreatic cancer. *Arch Surg* 2000;135:1303–1307.

125. Pietrabissa A, Caramella D, Di Candio G, et al. Laparoscopy and laparoscopic ultrasonography for staging pancreatic cancer: critical appraisal. *World J Surg* 1999;23:998–1003.

126. Andren-Sandberg A, Lindberg CG, Lundsted C, Ihse I. Computed tomography and laparoscopy in the assessment of the patients with pancreatic cancer. *J Am Coll Surg* 1998;186:35–40.

127. Bemelman WA, de Wit LT, van Delden OM, et al. Diagnostic laparoscopy combined with laparoscopic ultrasonography in staging of cancer of the pancreatic head region. *Br J Surg* 1995;82:820–824.

128. Callery MP, Strasberg SM, Doherty GM, Soper NJ, Norton JA. Staging laparoscopy with laparoscopic ultrasonography: optimizing resectability in hepatobiliary and pancreatic malignancy. *J Am Coll Surg* 1997;185:33–39.

129. Fernandez-Del Castillo C, Rattner DW, Warshaw AL. Standards for pancreatic resection in the 1990s. *Arch Surg* 1995;130:295–299.

130. John TG, Wright A, Allan PL, Redhead DN, Paterson-Brown S, Carter DC, Garden OJ. Laparoscopy with laparoscopic ultrasonography in the TNM staging of pancreatic carcinoma. *World J Surg* 1999;23:870–881.

131. Friess H, Kleeff J, Silva JC, Sadowski C, Baer HU, Buchler MW. The role of diagnostic laparoscopy in pancreatic and periampullary malignancies. *J Am Coll Surg* 1998;186:675–682.

132. Holzman MD, Reintgen KL, Tyler DS, Pappas TN. The role of laparoscopy in the management of suspected pancreatic and periampullary malignancies. *J Gastrointest Surg* 1997;1:236–244.

133. Spitz FR, Abbruzzese JL, Lee JE, et al. Preoperative and postoperative chemoradiation strategies in patients treated with pancreaticoduodenectomy for adenocarcinoma of the pancreas. *J Clin Oncol* 1997;15:928–937.

134. Pisters PW, Lee JE, Vauthey JN, Charnsangavej C, Evans DB. Laparoscopy in the staging of pancreatic cancer. *Br J Surg* 2001;88(3):325–337.

135. de Rooij PD, Rogatko A, Brennan MF. Evaluation of palliative surgical procedures in unresectable pancreatic cancer. *Br J Surg* 1991;78:1053–1058.

136. Connor S, Bosonnet L, Alexakis N, et al. Serum CA19-9 measurement increases the effectiveness of staging laparoscopy in patients with suspected pancreatic malignancy. Dig Surg 2005;22(1–2):80–85.
137. Espat NJ, Brennan MF, Conlon KC. Patients with laparoscopically staged unresectable pancreatic adenocarcinoma do not require subsequent surgical biliary or gastric bypass. J Am Coll Surg 1999;188:649–655.
138. Sohn TA, Lillemoe KD, Cameron JL, Huang JJ, Pitt HA, Yeo CJ. Surgical palliation of unresectable periampullary adenocarcinoma in the 1990s. J Am Coll Surg 1999;188:658–666.
139. Van Dijkum EJ, de Wit LT, van Delden OM, et al. The efficacy of laparoscopic staging in patients with upper gastrointestinal tumors. Cancer 1997;79:1315–1319.
140. Vollmer CM, Drebin JA, Middleton WD, et al. Utility of staging laparoscopy in subsets of peripancreatic and biliary malignancies. Ann Surg 2002;235:1–7.
141. Barreiro CJ, Lillemoe KD, Koniaris LG, et al. Diagnostic laparoscopy for periampullary and pancreatic cancer: what is the true benefit? J Gastrointest Surg 2002;6(1):75–81.
142. Tilleman EHBM, Kuikena BW, Phoab SSKS, et al. Limitation of diagnostic laparoscopy for patients with a periampullary carcinoma. Eur J Surg Oncol 2004;30:658–662.
143. Nieveen van Dijkum EJ, de Wit LT, van Delden OM, et al. Staging laparoscopy and laparoscopic ultrasonography in more than 400 patients with upper gastrointestinal carcinoma. J Am Coll Surg 1999;189(5):459–465.
144. Shoup M, Winston C, Brennan MF, Bassman D, Conlon KC. Is there a role for staging laparoscopy in patients with locally advanced, unresectable pancreatic adenocarcinoma? J Gastrointest Surg 2004;8:1068–1071.
145. Liu RC, Traverso LW. Diagnostic laparoscopy improves staging of pancreatic cancer deemed locally unresectable by computed tomography. Surg Endosc 2005;19:638–642.
146. Minnard EA, Conlon KC, Hoos A, Dougherty EC, Ann LE, Brennan MF. Laparoscopic ultrasound enhances standard laparoscopy in the staging of pancreatic cancer. Ann Surg 1998;228(2):182–187.
147. John TG, Greig JD, Carter DC, Garden OJ. Carcinoma of the pancreatic head and periampullary region: tumor staging with laparoscopy and laparoscopic ultrasonography. Ann Surg 1995;221(2):156–164.
148. van Delden OM, Smits NJ, Bemelman WA, de Wit LT, Gouma DJ, Reeders JW. Comparison of laparoscopic and transabdominal ultrasonography in staging of cancer of the pancreatic head region. J Ultrasound Med 1996;15(3):207–212.
149. Hann LE, Conlon KC, Dougherty EC, Hilton S, Bach AM, Brennan MF. Laparoscopic sonography of peripancreatic tumors: preliminary experience. AJR Am J Roentgenol 1997;169(5):1257–1262.
150. Sener SF, Fremgen A, Menck HR, Winchester DP. Pancreatic cancer: a report of treatment and survival trends for 100,313 patients diagnosed from 1985–1995, using the National Cancer Database. J Am Coll Surg 1999;189:1–7.
151. Tan HP, Smith J, Garberoglio CA. Pancreatic adenocarcinoma: an update. J Am Coll Surg 1996;183:164–184.
152. Warshaw AL, Fernandez-del Castillo C. Pancreatic carcinoma. N Engl J Med 1992;326:455–465.
153. Yeo CJ. Pancreatic cancer: 1998 update. J Am Coll Surg 1998;187:429–442.
154. Andren-Sandberg A. Pain relief in pancreatic disease. Br J Surg 1997;84:1041–1042.
155. Deziel DJ, Wilhelmi B, Staren ED, Doolas A. Surgical palliation for ductal adenocarcinoma of the pancreas. Ann Surg 1996;62:585–588.
156. Lillemoe KD, Cameron JL, Hardacre JM, et al. Is prophylactic gastrojejunostomy indicated for unresectable peri-ampullary cancer? A prospective randomized trial. Ann Surg 1999;230:322–330.
157. Sarr MG, Cameron JL. Surgical management of unresectable carcinoma of the pancreas. Surgery 1982;91:123–133.
158. Singh SM, Longmire WP, Reber HA. Surgical palliation for pancreatic cancer. Surg Clin North Am 1989;69:599–611.
159. Watanapa P, Williamson RCN. Surgical palliation for pancreatic cancer: developments during the past two decades. Br J Surg 1992;79:8–20.
160. Maosheng D, Ohtsuka T, Ohuchida J, et al. Surgical bypass versus metallic stent for unresectable pancreatic cancer. J Hepatobiliary Pancreat Surg 2001;8:367–373.
161. Speer AG, Cotton PB, Russell RC, et al. Randomised trial of endoscopic versus percutaneous stent insertion in malignant obstructive jaundice. Lancet 1987;2:57–62.
162. Isla AM, Worthington T, Kakkar AK, Williamson RC. A continuing role for surgical bypass in the palliative treatment of pancreatic carcinoma. Dig Surg 2000;17:143–146.
163. Van Wagensveld BA, Coene PP, van Gulik TM, Rauws EA, Obertop H, Gouma DJ. Outcome of palliative biliary and gastric surgery for pancreatic head carcinoma in 126 patients. Br J Surg 1997;84:402–406.
164. Nieveen van Dijkum EJ, Romijn MG, Terwee CB, et al. Laparoscopic staging and subsequent palliation in patients with peripancreatic carcinoma. Ann Surg 2003;237:66–73.
165. Rhodes M, Nathanson L, Fielding G. Laparoscopic biliary and gastric bypass: a useful adjunct in the treatment of carcinoma of the pancreas. Gut 1995;36:778–780.
166. Bergamaschi R, Marvik R, Thoresen JE, Ystgaard B, Johnsen G, Myrvold HE. Open versus laparoscopic gastrojejunostomy for palliation in advanced pancreatic cancer. Surg Laparosc Endosc 1998;8:92–96.
167. Rothlin MA, Schob O, Weber M. Laparoscopic gastro and hepaticojejunostomy for palliation of pancreatic cancer: a case controlled study. Surg Endosc 1999;13:1065–1069.
168. Kuriansky J, Saenz A, Astudillo E, Cardona V, Fermandez-Cruz L. Simultaneous laparoscopic biliary and retrocolic gastric bypass in patients with unresectable carcinoma of the pancreas. Surg Endosc 2000;14:179–181.
169. Kazanjian KK, Reber HA, Hines OJ. Laparoscopic gastrojejunostomy for gastric outlet obstruction in pancreatic cancer. Ann Surg 2004;70(10):910–913.
170. Date RS, Siriwardena AK. Current status of laparoscopic biliary bypass in the management of non-resectable peri-ampullary cancer. Pancreatology 2005;5:325–329.
171. World Health Organization (WHO). Cancer Pain Relief. Geneva: WHO; 1986.
172. Abedi M, Zfass AM. Endoscopic ultrasound-guided (neurolytic) celiac plexus block. J Clin Gastroenterol 2001;32(5):390–393.
173. Lillemoe KD, Cameron JL, Kaufman HS, Yeo CJ, Pitt HA, Sauter PK. Chemical splanchnicectomy in patients with unresectable pancreatic cancer: a prospective randomized trial. Ann Surg 1993;217(5):447–455; discussion 456–457.
174. Worsey J, Ferson PF, Keenan RJ, Julian TB, Landreneau RJ. Thorascopic pancreatic denervation for pain control in unresectable pancreatic cancer. Br J Surg 1993;80:1051–1052.
175. Krishna S, Chang VT, Shoukas JA, Donahoo J. Video-assisted thorascopic sympathetectomy-splanchnicectomy for pancreatic cancer pain. J Pain Symptom Manage 2001;22:610–616.
176. Jimenez RE, Warshaw AL, Fernandez-del Castillo C. Laparoscopy and peritoneal cytology in the staging of pancreatic cancer. J Hepatobiliary Pancreat Surg 2000;7(1):15–20.
177. Merchant NB, Conlon KC, Saigo P, Dougherty E, Brennan MF. Positive peritoneal cytology predicts unresectability of pancreatic adenocarcinoma. J Am Coll Surg 1999;188(4):421–426.
178. Fernandez-del Castillo CL, Warshaw AL. Pancreatic cancer: laparoscopic staging and peritoneal cytology. Surg Oncol Clin N Am 1998;7(1):135–142.
179. Konishi M, Kinoshita T, Nakagohri T, Inoue K, Oda T, Takahashi S. Prognostic value of cytologic examination of peritoneal washings in pancreatic cancer. Arch Surg 2002;137:475–480.
180. Makary MA, Warshaw AL, Centeno BA, Willett CG, Rattner DW, Fernández-del Castillo C. Implications of peritoneal cytology for pancreatic cancer management. Arch Surg 1998;133:361–365.
181. Yachida S, Fukushima N, Sakamoto M, Matsuno Y, Kosuge T, Hirohashi S. Implications of peritoneal washing cytology in patients with potentially resectable pancreatic cancer. Br J Surg 2002;89(5):573–578.
182. Vogel I, Krüger U, Marxsen J, et al. Disseminated tumor cells in pancreatic cancer patients detected by immunocytology: a new prognostic factor. Clin Cancer Res 1999;5:593–599.

第 **27** 章

胰腺癌：病理学

David S. Klimstra, N. Volkan Adsay

浸润性导管腺癌是胰腺最常见的肿瘤,其占原发性胰腺肿瘤的85%,然而很多其他特殊类型的胰腺肿瘤发生率也在上升[1]。大部分胰腺上皮性肿瘤沿着三类正常上皮细胞之一分化,即导管、腺泡或胰岛(内分泌)细胞[1-3]。细胞分化程度是胰腺肿瘤病理分型的重要依据之一(表27.1),因为据镜下或者免疫组织化学方法可见大部分不同分化程度的实体瘤会呈现特殊的细胞表型[3]。尽管如此,罕见的肿瘤可向多种类型分化。另外,实性假乳头状肿瘤(SPN)的分化类型尚不清楚,其可向特殊的细胞类型分化[4]。除了细胞分化,肿瘤的大体形状(实性、囊性、导管内等)可用于病理亚型的分类。最近备受关注的是一系列导管内肿瘤,包括导管内乳头状黏液性肿瘤及其他最新描述的变异类型。这些肿瘤是临床可发现的侵袭前肿瘤的一种形式,倘若其在发展为侵袭性癌之前被发现,则大部分可通过完整的手术切除被治愈。另外,对于导管内乳头状黏液性肿瘤的研究证明,不只一条途径参与了胰腺侵袭性癌的发展[6,7]。自20世纪早期已有很多关于这些肿瘤及其他不太常见的胰腺肿瘤的临床及病理特点方面的信息,并且胰腺肿瘤分子遗传学的大量数据也在迅猛增长。本章将概述胰腺肿瘤的病理特点,重点强调诊断标准、预后及自然病程。

浸润性导管腺癌

最常见的胰腺肿瘤是浸润性导管腺癌。美国每年大约有3.2万的新增病例,在男性或女性癌症死亡原因中均居第四位[8]。尽管浸润性导管腺癌的手术及药物治疗有了新的进步,但其5年生存率仍然小于5%。甚至少数早期手术切除的患者5年生存率也

仅为12%~15%[9,10]。我们特别指出在幸存者的5年随访中,胰腺癌的晚期复发占很重要的比例[11]。由于很高的不可切除率及可切除的病灶在术前越来越多的应用新辅助化疗,最初来自患者的病理标本主要由原发部位或者转移部位的组织活检及针吸活检标本组成。从胰腺癌患者得出一致的结论,区分导管腺癌与慢性胰腺炎要以活检标本为基础,此观点特别具有挑战性。这个鉴别诊断是胰腺癌病理学具有挑战性的很多方面之一。

浸润性导管腺癌的大体及镜下形态常具有特征性[12-16]。大约2/3的导管腺癌发生于胰头,其他还包括胰体、胰尾及整个胰腺[14,16]。多灶侵袭性癌并不常见,但是也报道。大多数可切除的导管腺癌相对较小(<3cm),特别是侵及胰头的导管腺癌[17,18];由于导管腺癌的高侵袭性特点,在无可见的远处转移时,其瘤块不会长得很大。其典型的大体特点为质硬、边界不清的实性团块,可与纤维化的慢性胰腺炎区域轻度融合(图27.1)。直接侵及毗邻的结构也为其典型特点,包括末端胆总管、十二指肠、Vater壶腹、肠系膜血管(胰头癌)及脾血管和脾(胰尾部癌)。另外,其也常侵及胰腺外软组织。囊肿变化在导管腺癌中也被提及,其存在以下几个机制[19,20]。在某些情况下,广泛的中央坏死导致形成退行性变的囊肿,其类似于胰腺假性囊肿的外观。在其他情况下,导管腺癌可阻断胰腺导管造成癌旁导管潴留性囊肿。最后一点,少数导管腺癌包含大量扩张的侵袭性腺体,肉眼可见微囊结构[1]。

常见的导管腺癌镜下可见界限清楚、圆形或成角的腺体,这与细胞及结缔组织增生性反应有关(图27.2)[13,14,21,22]。这种管状型浸润性导管腺癌常常与其他的组织学变异有关,将在本章后续部分详述。肿瘤腺体可以是单支或多分支,或者由扁平层上皮排列

表 27.1

分期远处转移病例(MIA 和 MIB)的效果

A.外分泌性肿瘤
　1.浆液性囊性肿瘤
　　a)微囊性浆液性囊腺瘤
　　b) 巨囊性浆液性囊腺瘤
　　c) 实性浆液性腺瘤
　　d) Von Hippel-Lindau 相关性浆液性囊性肿瘤
　　e) 浆液性囊腺癌
　2.黏液性囊性肿瘤
　　a) 黏液性囊性肿瘤伴低度不典型增生
　　b) 黏液性囊性肿瘤伴中度不典型增生
　　c) 黏液性囊性肿瘤伴高度不典型增生(原位癌)
　　d) 黏液性囊性肿瘤伴相关侵袭性癌
　3.导管内肿瘤
　　a) 导管内乳头状黏液性肿瘤
　　　i) 导管内乳头状黏液性肿瘤伴低度不典型增生
　　　ii) 导管内乳头状黏液性肿瘤伴中度不典型增生
　　　iii)导管内乳头状黏液性肿瘤伴高度不典型增生(原位癌)
　　　iv) 导管内乳头状黏液性肿瘤伴相关侵袭性癌
　　b)导管内嗜酸性乳头状肿瘤
　　c)导管内管状肿瘤
　　　i) 导管内管状肿瘤伴低度不典型增生
　　　ii) 导管内管状肿瘤伴高度不典型增生(原位癌)
　　　iii)导管内管状肿瘤伴相关侵袭性癌
　4.胰腺上皮内瘤变(PanIN)
　　a) 胰腺上皮内瘤变 1A 级和胰腺上皮内瘤变 1B 级
　　b) 胰腺上皮内瘤变 2 级
　　c) 胰腺上皮内瘤变 3 级
　5.侵袭性导管腺癌
　　a) 管状腺癌
　　b) 腺鳞癌
　　c) 胶样(黏液非囊性)腺癌
　　d) 肝样癌
　　e) 髓样癌
　　f) 印戒细胞癌
　　g) 未分化癌
　　　i) 间变性癌
　　　ii) 肉瘤样癌
　　　iii) 癌肉瘤
　　h)伴破骨细胞样巨细胞的未分化癌
　6.腺泡细胞肿瘤
　　a) 腺泡细胞囊腺瘤
　　b) 腺泡细胞癌
　　c) 腺泡细胞囊腺癌
B.内分泌性肿瘤
　1.微腺瘤 (<0.5cm)
　2.高分化胰腺内分泌性肿瘤
　3.低分化内分泌癌
　　a) 小细胞癌
　　b) 大细胞内分泌癌
C.上皮性肿瘤伴多方向分化
　1.混合性腺泡内分泌癌
　2.混合性腺泡导管癌
　3.混合性导管内分泌癌
　4.混合性腺泡内分泌导管癌
　5.胰母细胞瘤
D.未确定分化方向的上皮性肿瘤
　实性假乳头状肿瘤

引自参考文献 1。

成,也可结构很复杂如由筛状或微乳头状构成。还可在间质中发现小的实性成簇的细胞或单个细胞,这很难与结缔组织增生性反应中激活的成纤维细胞区分。此种肿瘤中界限清楚的腺体相对于实性细胞巢及单个细胞所占的比例是导管腺癌分级很重要的一个标准[14,22,23]。尽管在一种肿瘤中,高分化及低分化成分经常共存。瘤细胞通常含有丰富的富含黏蛋白的细胞质。尽管导管腺癌的细胞核表面看起来很一致,事实上细胞核增大且在单个腺体中各个细胞的细胞核大小、形状及在细胞内的位置经常都不同。4:1 的细胞核大小变异是有诊断意义的。高侵袭性增长类型的导管腺癌显微镜下特点是很明显的。甚至在高分化的病例中,单个腺体延伸至未受累及的胰腺实质中,且显微镜下癌灶明显超过了大体观时肿瘤的界线。可见频繁的神经周及血管浸润以及癌灶扩展至胰腺周围脂肪组织[24]。浸润毗邻的肌肉动脉是另一有帮助的诊断特点,因为正常的导管通常由小叶腺泡间隔,从而与血管分离。浸润性导管腺癌另一典型特点是肿瘤腺体的随机排列,这与萎缩性慢性胰腺炎中导管的小叶结构形成对比。

当浸润性腺体与其他结构如胆管、小肠黏膜或者甚至是原来的未被累及的胰腺导管相接触,其会沿着预先存在的基底膜延伸,结果其生长类型类似于各个结构的侵袭前肿物的类型[1]。

除了常见的管状型,导管腺癌局灶地或广泛地呈现各种各样的其他组织学类型如腺鳞状、间变性、胶样、肝样、髓样、印戒细胞及未分化癌。大部分导管腺癌的组织学变体与常见的管状腺癌有相同的预后。某些情况下,高分化的腺体含有丰富的微泡状(泡沫状)细胞质及相对一致的细胞核;这种类型被称为泡沫细胞型导管腺癌(图 27.3)[25]。

大约 4% 的导管腺癌含有一定数量的泡沫细胞型。如果忽视了细微的却非常典型的形态学特点,泡沫细胞癌与低级别胰腺上皮内瘤变几乎是不可区分的,特别是在标本有限的情况下,如细胞学标本、冰冻切片或活检标本。其最典型的特点是丰富淡染的微泡状细胞质,且在顶端边缘处特别的浓集从而形成一刷状边缘区,这些在良性黏液性腺体是看不到的(图 27.3)。偶尔,侵袭性导管腺癌中浸润性肿瘤的腺体有显著扩张;一些作者将其称为大导管型侵袭性癌[26]。这种现象在肿瘤浸润十二指肠肌层表面的区域是很显著的。衬覆上皮的细胞学表现为淡染或许是一种假象。大导管型腺癌不应被误认为黏液性

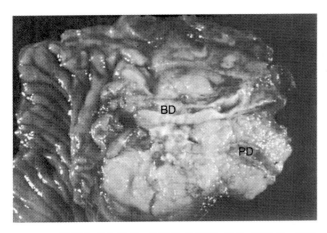

图 27.1　导管腺癌大体观。肿瘤边界不清,实性,硬化的。可见受压的胆管(BD)及胰腺导管(PD)。分叶状的胰腺实质结构保留但是显微镜下可见有癌浸润。

囊腺癌,后者是一种预后相对更好的肿瘤。一些导管腺癌与弥漫性胃癌有相似的类型[27,28]。这些细胞形成束状,各自排列,往往有印戒细胞存在,而无常见的小管形成。

胶样(黏液性非囊性)癌在胰腺很少发生,一半以上的这种类型的发生与导管内乳头状黏液性肿瘤(IPMN)有关[29,30]。胶样癌主要由大的细胞外黏液湖组成,其中悬浮着相对较少的肿瘤上皮细胞(图 27.4)。这些肿瘤组织学上类似于那些起源于乳腺、结肠或其他部位的胶样癌。常见的管状型导管腺癌可以与胶样癌同时存在,但是要诊断一种癌为胶样癌,这种肿瘤至少 80% 必须由细胞外黏液构成,且其中悬浮着上皮细胞[29]。严格来说,胶样癌代表着一种惰性侵袭性导管腺癌[31~33]。尽管如此,许多例与导管内乳头状黏液性肿瘤相关的胶样癌中含有侵袭性成分,局限在显微镜下的几个病灶处,增加了这些病例在早期阶段具有很好预后的可能性。通过对 17 例侵袭深度超过 1cm 的胶样癌的研究,表明其 5 年生存率为 55%,平均肿瘤大小为 5.3cm,8 例有区域淋巴结转移[29]。因此,胶样癌良好的生物学行为似乎是这种组织学变型固有的性质。除了在形态学上与常见的导管腺癌不同外,胶样癌通常具有肠道表型,免疫组织化学

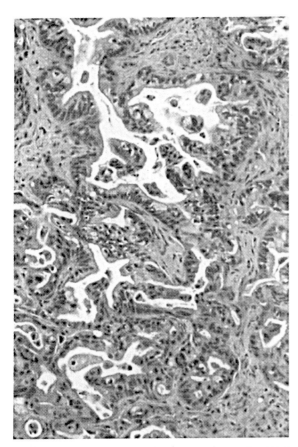

图 27.2　中分化导管腺癌。肿瘤腺体很复杂,有不规则的分支及微乳头。显著的细胞核异形存在。可见结缔组织增生性间质反应。

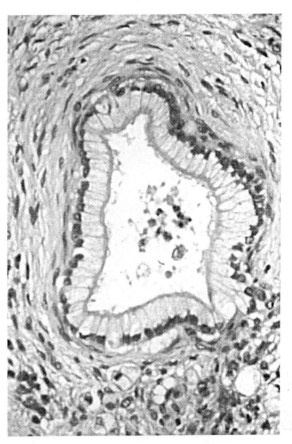

图 27.3　泡沫细胞型高分化导管腺癌。肿瘤腺体形状规则,类似于化生的导管。可见丰富的泡沫状细胞质,且细胞核一致的位于基底部,有轻微的异形。

表达 MUC-2 及 CDX2,不表达 MUC-1,这与管状型腺癌相反,后者含有相反的标志物类型[23]。胶样癌的遗传学改变类似于常见的导管腺癌,但有较低的发生率。仅 1/3 的胶样癌在 KRAS 癌基因的第 12 位密码子处发生隐匿的突变,且有 1/4 发生 TP53(p53)基因突变[29]。Smad4(Dpc4)蛋白在几乎所有的病例中表达正常[34]。

腺鳞癌占胰腺癌的 3%~4%[35-37]。大多数腺鳞癌成分类似于常见的管状腺癌。鳞癌成分应该构成肿瘤的至少 30% 才能诊断为腺鳞癌(图 27.5)[1]。其预后与常见的(管状)腺癌一样差,但不会更差。

导管腺癌分类中还包括未分化癌。几个不同类型已在胰腺中提及。所有类型可能都含有管状型腺癌的相关成分,或者它们可以以一种单纯的形式出现。间变性巨细胞癌是未分化癌的一种类型,这种类型的肿瘤细胞很大(图 27.6),且细胞核具有多形性[38,39]。胰腺的间变性巨细胞癌的组织学类型类似于其他器官的巨细胞癌,如肺、肾上腺和肝[40]。细胞无黏附性,常常悬浮于大量的中性粒细胞中,其可存在于一些肿瘤细胞的细胞质中(伸入运动)。肉瘤样癌和癌肉瘤为含有梭形细胞成分的肿瘤,类似于真正的肉瘤[41]。在肉瘤样癌中,整个肿瘤由梭型细胞构成,在免疫组织化学水平维持上皮分化。癌肉瘤为双向分化肿瘤,即有上皮性成分及独立的肉瘤样成分,有时伴有软骨、骨或横纹肌等异源性间质分化。尽管如此,两种成分均起源于上皮前体细胞[42]。所有这些类型的未分化癌在胰腺均很少发生,在胰腺癌中所占的比例<1%,其预后比常见的导管腺癌更具侵袭性。

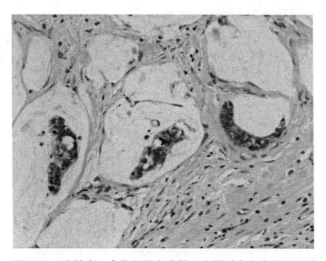

图 27.4 胶样癌。束状的肿瘤腺样上皮漂浮在丰富的细胞外黏液湖中。(见彩图)

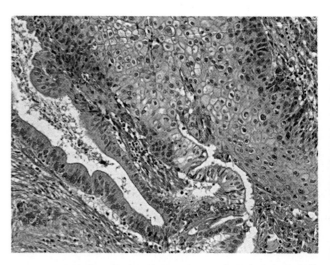

图 27.5 腺鳞癌。薄层的鳞状细胞(右)与形态良好的腺体(左)并排。(见彩图)

一种独立的具有特征性的肿瘤是伴破骨细胞样巨细胞的未分化癌。这种肿瘤由梭型到上皮样的肿瘤细胞成分构成,同时混有非肿瘤性破骨细胞样巨细胞(图 27.7)[43-48]。

未分化癌伴破骨样巨细胞显著类似于许多包含破骨细胞的不同器官的肿瘤。这说明肿瘤成分的某些性质有利于肿瘤内多核巨噬细胞的聚集[44],其由周围的巨噬细胞融合而形成。尽管肿瘤成分免疫组织化学通常为间充质形态而常常不表达上皮分化的证据,而大多认为其组织发生来源于上皮,特别是那些与腺癌成分相关的肿瘤。肿瘤细胞 KRAS 突变的结果支持此假说[49,50]。与未分化癌的其他类型相比,未分化癌伴破骨样巨细胞有更好的预后,尽管最近有研究表明其大部分非常具有侵袭性[45]。

另一种肿瘤—胰腺髓样癌被认定为导管腺癌的变体[51,52]。髓样癌这个术语也应用于乳腺及结肠直肠癌,尽管其组织学形态分化差,却有良好的临床过程。在大肠,髓样癌更常发生于遗传性非息肉病结直肠癌患者,通常存在 DNA 错配修复基因突变[53,54]。胰腺髓样癌组织学上类似于乳腺或结直肠髓样癌的特点[51,52]。肿瘤分化差,缺乏腺体形成,且有边界不清的薄层大细胞悬浮于富于淋巴细胞的间质中(图 27.8)。髓样癌患者直系亲属患其他特殊胰腺癌的情况比患胰腺癌更普遍,但是髓样癌不具有家族性胰腺癌倾向。比起一般的导管腺癌,胰腺髓样癌更普遍地存在 DNA 错配修复基因的失活,并且 KRAS 癌基因通常为野生型。首次报道的胰腺髓样癌病例中部分患者预后良好[51],但是随后的病例随访表明,胰腺

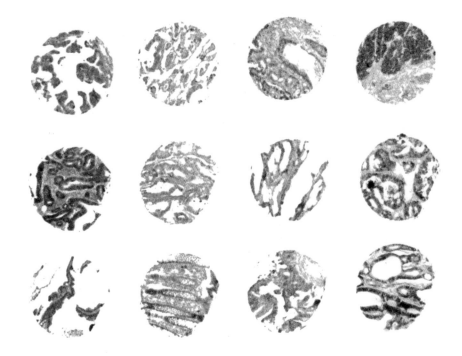

图 2.1 多处结直肠癌组织经免疫组织化学分析后可在组织芯片上显示分布不均的上皮生长因子受体 (2×)。
Source: From the Archives of the Institute of Pathology, University Hospital Basel, Institute of Clinical Pathology, Basel and Institute of Pathology, Stadtspital Triemli, Zurich, Switzerland.

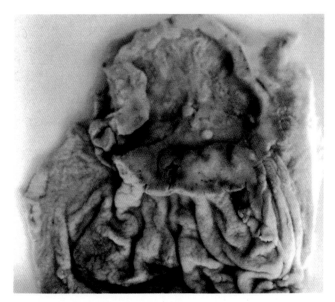

图 2.2 溃疡型胃癌(Borrmann Ⅲ型)。溃疡基底存在坏死,肿瘤边界不规则,癌组织苍白。

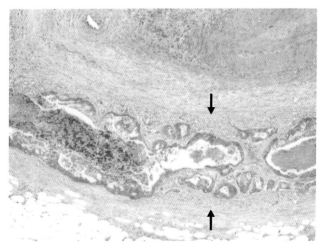

图 2.3 结直肠癌肠壁外大的静脉受累及。箭头所示为受累静脉的血管平滑肌。

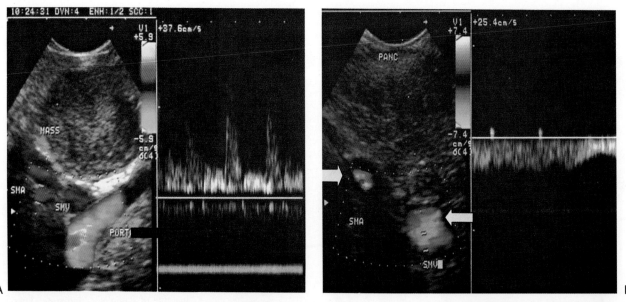

图 10.5　(A)图为利用线性扫描内镜(Pentax Medical Systems Montvale,New Jersey)获得的超声内镜图像显示胰头部的可切除的胰腺肿物。 (B)图为肿瘤由于被其上的肠系膜动静脉(箭头所示)所包裹因此难以切除。在门诊治疗时,可利用 EUS 引导细针抽吸获得大量的腺癌细胞,并且可行腹腔神经丛神经松解术缓解癌痛。

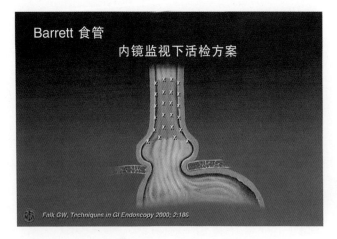

图 14.2　Barrett 食管(BE)内镜监视下活检方案。注意 BE 活检应在包含四个象限间隔 2cm 取材。图片使用有授权许可,版权为美国胃肠病协会 Bethesda,MD。

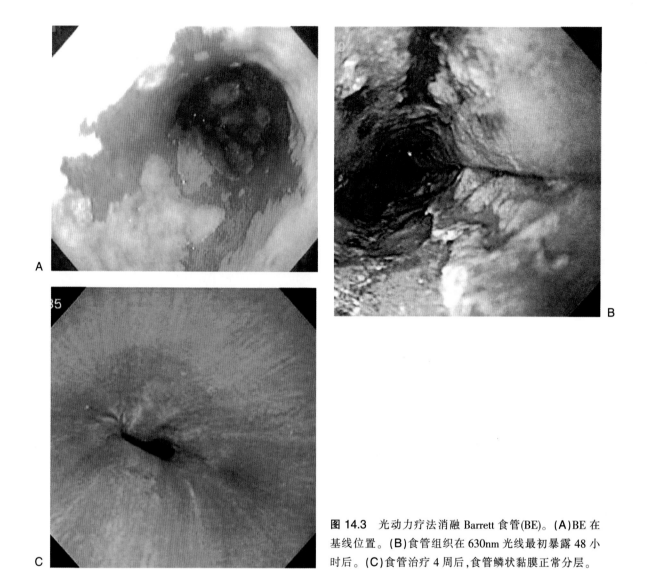

图 14.3 光动力疗法消融 Barrett 食管(BE)。(A)BE 在基线位置。(B)食管组织在 630nm 光线最初暴露 48 小时后。(C)食管治疗 4 周后,食管鳞状黏膜正常分层。

图 21.8 (A)溃疡边缘的小范围分化不完全黏膜,与愈合中的溃疡相邻(HE 染色)。(B)免疫组化可见这种分化不完全黏膜 p53 高表达。

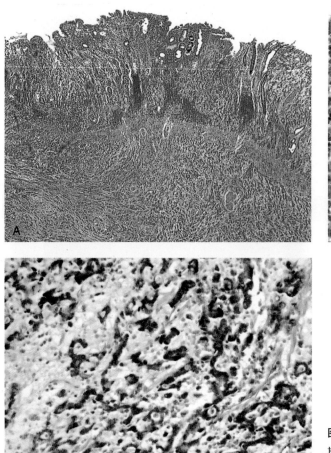

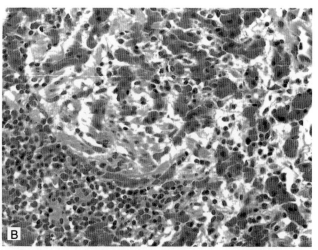

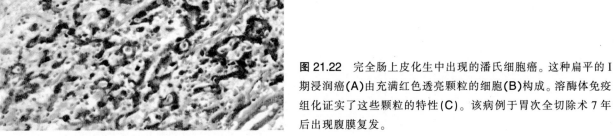

图 21.22 完全肠上皮化生中出现的潘氏细胞癌。这种扁平的 I 期浸润癌(A)由充满红色透亮颗粒的细胞(B)构成。溶酶体免疫组化证实了这些颗粒的特性(C)。该病例于胃次全切除术 7 年后出现腹膜复发。

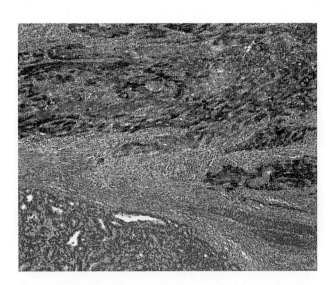

图 21.24 PG II(胃蛋白酶原组 II)表达的异质性。PG II 的免疫组化染色显示该病例为低分化 III 期肠型胃窦癌。邻近的高分化肿瘤部分则不表达 PG II。该患者于姑息切除术后 5 个月去世。

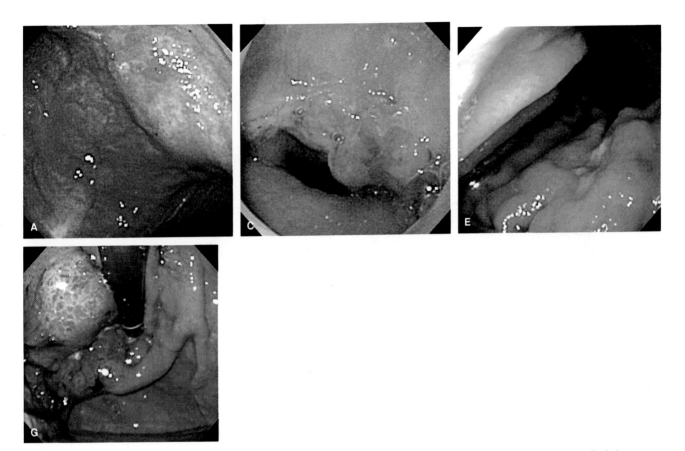

图 22.2 胃癌不同 T 分期的内镜和超声内镜图像。(A)T1 期病变。(C)另一种 T1 期病变。(E)T2 期病变。(G)T3 期病变。

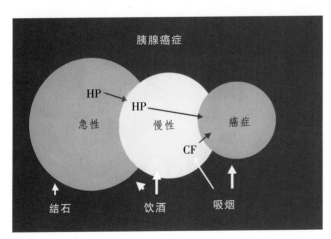

图 24.4 急性胰腺炎、慢性胰腺炎与胰腺癌关系示意图。阴影部分表示急性胰腺炎与慢性胰腺炎、慢性胰腺炎与胰腺癌之间的重叠程度。主要的发病危险因素在图上方标出。圆的大小大致表示三种疾病的发病率。CF:囊性纤维增生;HP:遗传性胰腺炎。

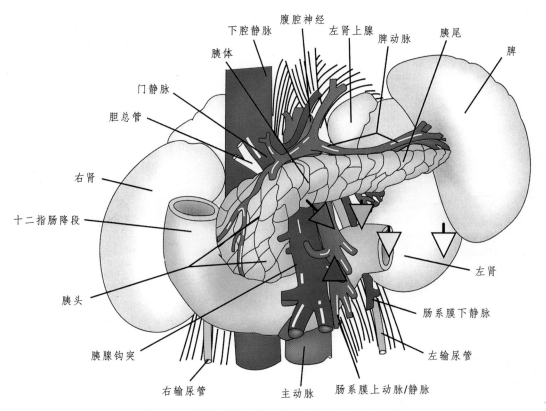

图26.1 胰腺解剖及毗邻结构。来源:选自参考文献7。

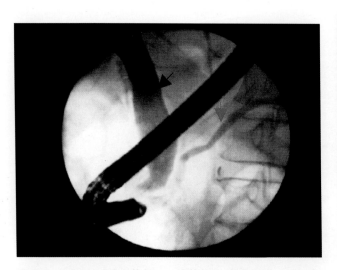

图26.3 ERCP 显示双管征——胰管扩张(红色箭头)和胆管扩张(黑色箭头)。

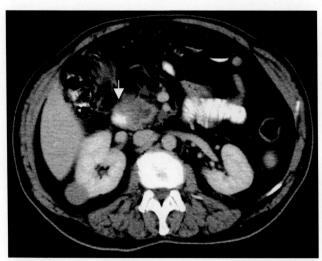

图26.4 CT 显示位于胰头肿瘤（白色箭头）和肠系膜上血管（蓝色箭头,肠系膜上静脉;红色箭头,肠系膜上动脉）之间清晰的脂肪间隙。

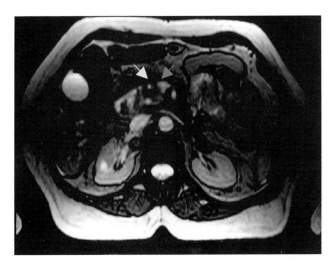

图 26.5 MRI-T$_1$ 加权显示胰腺肿瘤(黄色箭头)侵犯肠系膜上静脉(蓝色箭头)。

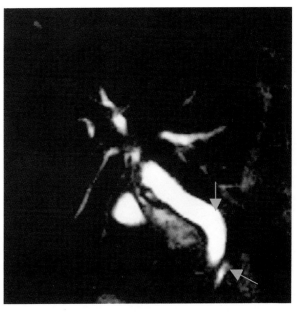

图 26.7 MRCP 显示扩张胆管(绿箭头)和梗阻胰管(橘黄色箭头)。

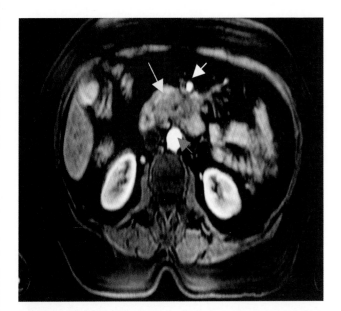

图 26.6 MRI-T$_2$ 加权成像显示(黄色箭头,胰腺肿瘤;红色箭头,主动脉;黑箭头,肠系膜上动脉)。

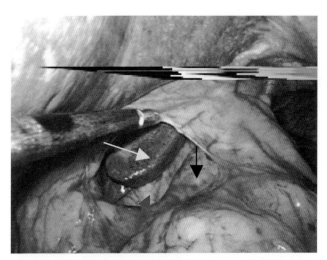

图 26.10 腹腔镜显示小网膜囊(黄色箭头,尾叶;蓝色箭头,下腔静脉;黑色箭头,腹腔干动脉)。

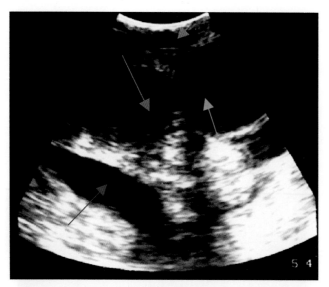

图 26.11 腹腔镜显示肝动脉(红色箭头),门静脉瘤栓(紫色箭头),胆总管(绿色箭头),下腔静脉(蓝色箭头)。

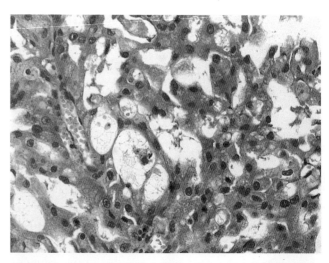

图 27.13 导管内嗜酸性乳头状瘤。乳头由巨大的嗜酸性瘤细胞围成。可见上皮内腔。

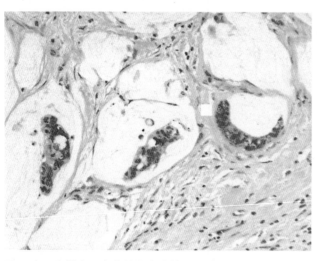

图 27.4 胶样癌。束状的肿瘤腺样上皮漂浮在丰富的细胞外黏液湖中。

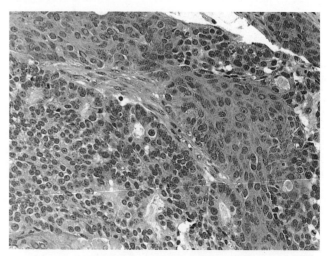

图 27.19 胰腺母细胞瘤。腺泡结构,鳞状细胞样癌巢。

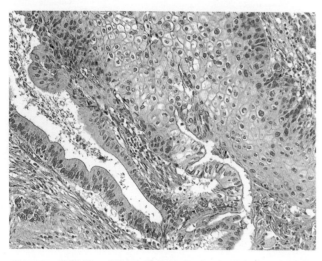

图 27.5 腺鳞癌。薄层的鳞状细胞(右)与形态良好的腺体(左)并排。

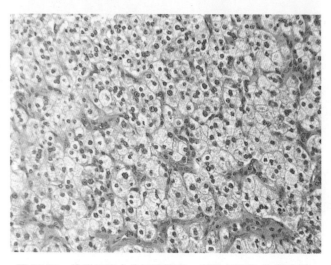

图 27.22 透明细胞内分泌胰腺瘤。细胞有微囊,胞浆透明。

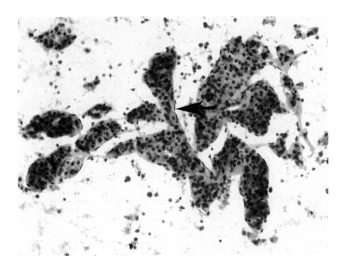

图 31.8 被内皮细胞环绕(箭头)的巨小梁型肝细胞肝癌的细胞形态学特征。

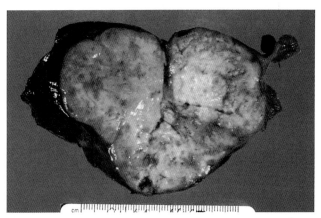

图 35.1 胆管腺癌通常具有硬癌的特性。切面灰白、质硬。肿瘤蔓延至肝脏内,可能见到清晰的边界。

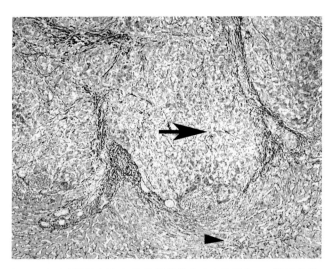

图 31.9 网硬蛋白染色显示部分缺失(三角箭头)。附近良性肝实质显示了正常的和保留的网硬蛋白框架(箭头)。

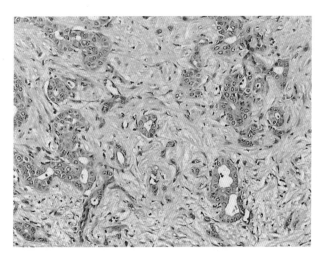

图 35.2 胰腺胆管型腺癌。小的腺体衬以柱状细胞,通常包埋在致密的结缔组织增生的基质中。

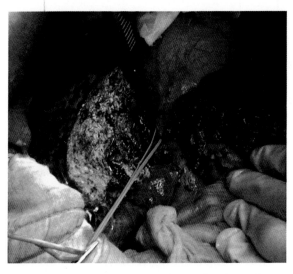

图 33.1B 行右侧切除。该患者已无病生存了 3 年。

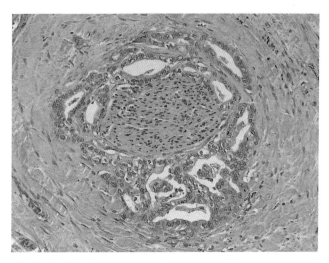

图 35.3 腺癌,侵犯周围神经。胆系腺癌常见的形式是包绕神经生长的相对高分化腺癌。

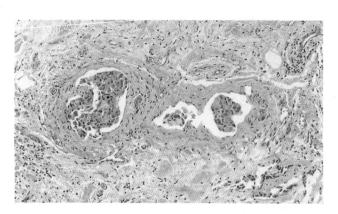

图 35.4　腺癌,侵犯血管。侵犯血管是胆管腺癌常见的形式。

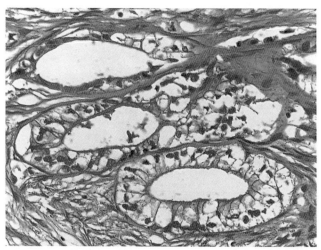

图 35.6　透明细胞样腺癌。腺癌可能有很多不同的表型,其中也包括透明细胞。

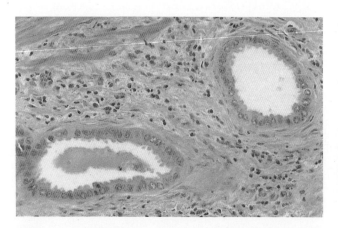

图 35.5　高分化腺癌。在许多病例,肿瘤细胞表现为温和的细胞特征,具备良好的腺体结构,呈现为良性形态学表现。

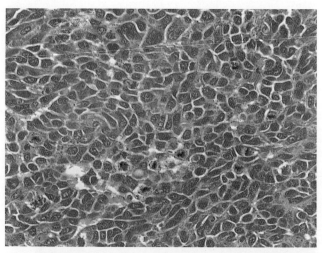

图 35.7　低分化腺癌。这种癌的特征是大细胞弥漫型片状生长。而诸如腺体形成或乳头状等普通腺癌的特征在此型腺癌中并不明显。

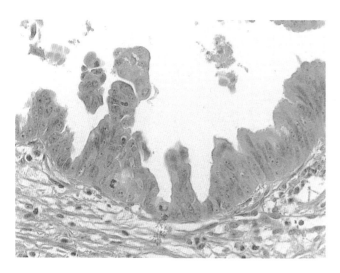

图 35.8 异型增生,高级别。有核分层,核仁明显增大,多形性及核深染。也可见有丝分裂特征。

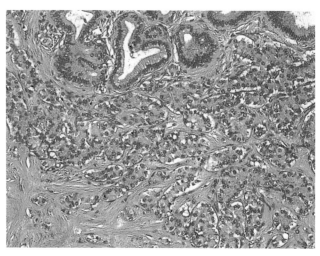

图 35.10 胆道类癌具有类癌的典型分化特征, 表现为界限分明的细胞团及圆形一致的细胞核,内分泌性染色质,以及相当丰富的细胞质。

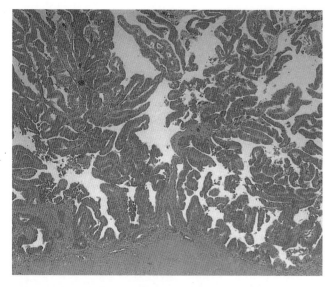

图 35.9 肠型腺瘤。与结肠绒毛状腺瘤一样,这些腺瘤呈假复层、管状核的绒毛结构。

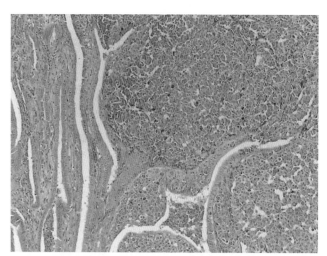

图 35.11 片状染色的黑色素瘤充满固有层。

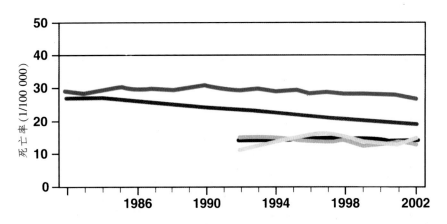

图 39.1 美国直肠肠癌的死亡率。(*Source*: Adapted from Surveillance, Epidemiology, and End Results (SEER) Program and NCHS, 2006.)

图例：
- 白人
- 西班牙裔 *
- 美国黑人
- 亚洲人或者太平洋岛民 *
- 美国土著/阿拉斯加土著 *
- * 尚未有更早的发病率和死亡率数据。

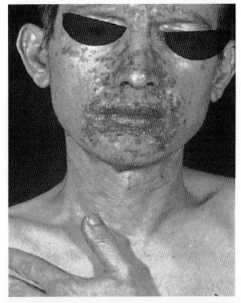

图 48.1 胰高血糖素瘤综合征相关的坏死松解性游走性红斑。

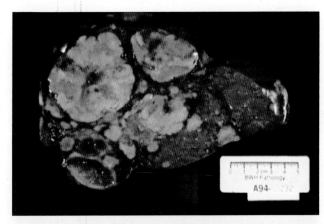

图 48.3 肝转移类癌。

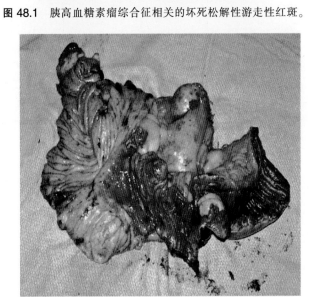

图 48.2 小肠多中心类癌。

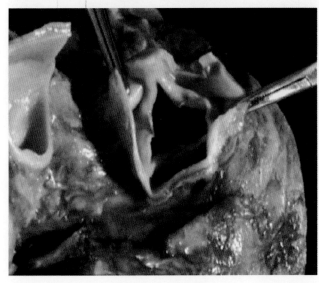

图 48.4 心脏类癌。

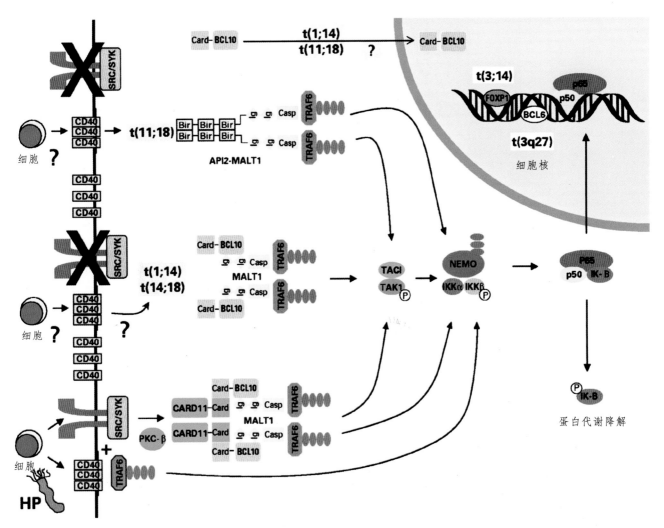

图 49.1　胃黏膜相关淋巴样组织(MALT)淋巴瘤的分子途径。由幽门螺旋菌引起的 T 细胞识别后,通过 CD40 和免疫球蛋白受体 (IGR)发信号给 B 细胞,BCL10 与 CARD11 和 MALT1 激活的肿瘤坏死因子(TNF)受体活化受体 6(TRAF6)相互作用,促进 IκB 磷酸化,然后激活 NF-κB,需要 IGR 或 CD40 活化,其缺失(或明显减少)由于 t(1,14)易位导致 BCL10 过表达或 t(14,18)易位导致 MALT1 过表达。同样的,新型的融合蛋白 API2-MALT1 的产生作为 t(11,18)易位的结果,可以信号需要旁路通过 IGR 和 CD40 的信号,可以与 TRAF6 相互作用以激活 NH-κB。

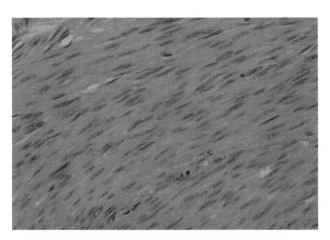

图 50.1　HE 染色　GIST 典型的低级别的梭形细胞。

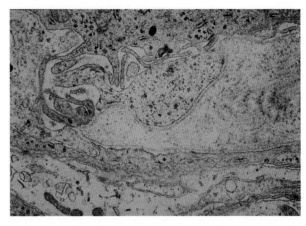

图 50.2　GIST 球根状的,突触样的结构富含密度核心管。
Source:Courtesy of Dr Christopher Fletcher,Brigham & Women's Hospital,Boston,MA.

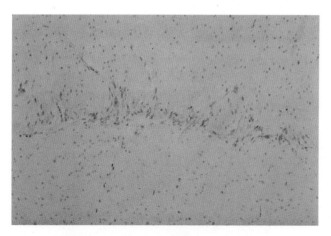

图 50.3　小肠 Cajal 间质细胞 CD117 染色。

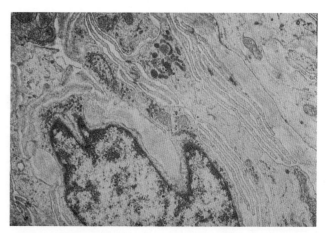

图 50.5　胃肠间质瘤中不同的交联结构。Source：Courtesy of Dr. Drs.Christopher Fletcher，Brigham&Women's Hospital，MA.

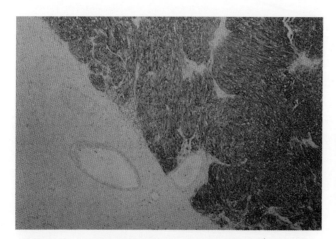

图 50.4　胃肠间质瘤中 KIT 强的、弥漫性免疫活性表达。

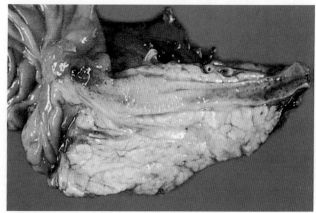

图 51.5　图为壶腹腺癌的横截面成像。可见胰管末端被肿瘤阻塞。Source：Courtesy of Jinru Shia，MD，Gastrointestinal Pathology，Memorial Sloan–Kettering Cancer Center，New York，NY.

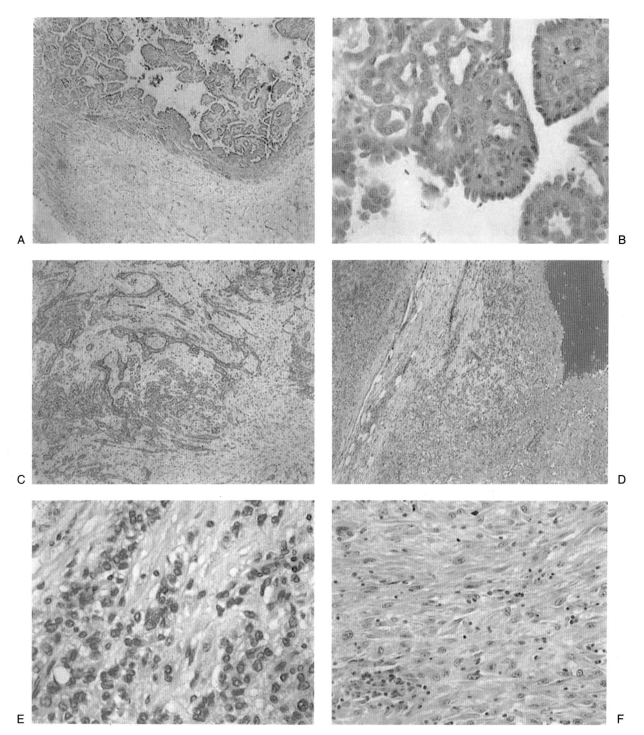

图 53.1　腹膜间皮瘤的组织病理表现。(A,B)低度恶性的管状乳头状型,无深层组织侵犯及结缔组织增生。(C)低度恶性的管状乳头状型伴有组织深层浸润和结缔组织增生。(D,E)高度恶性上皮型伴有组织深层浸润和结缔组织增生。(F)高度恶性肉瘤型。(A,C,D:100x;B,E: 600x;F: 400x)。Permission for reprint pending Feldman et al.

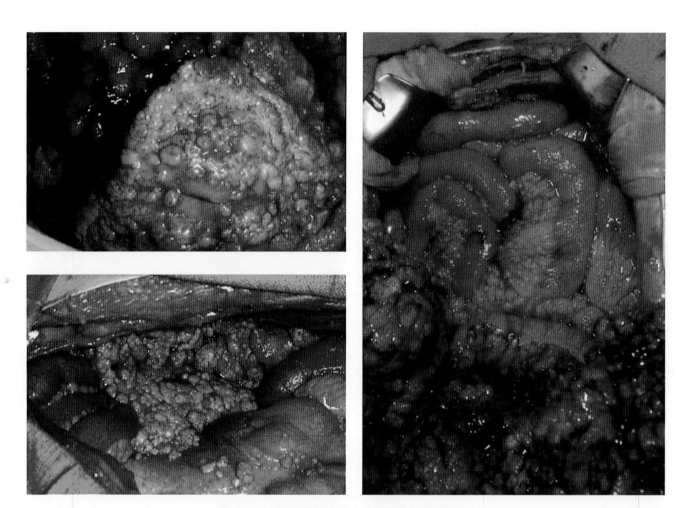

图 53.3　恶性腹膜间皮瘤弥漫的侵犯小肠脏膜面。

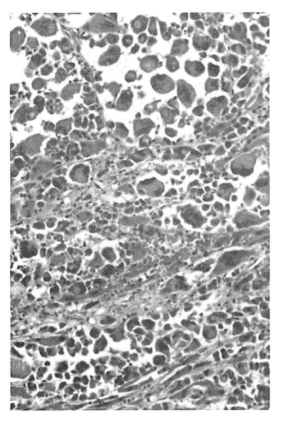

图 27.6　间变性巨细胞癌。肿瘤细胞很巨大且大多无黏附性。很明显无腺体形成。反应性的炎细胞浸润伴随肿瘤细胞。

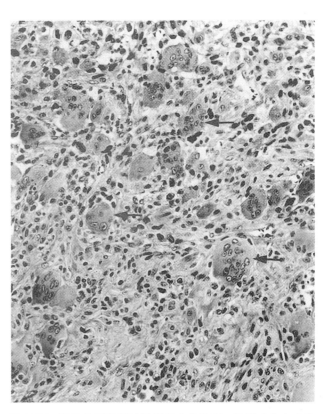

图 27.7　伴破骨细胞样巨细胞的未分化癌。肿瘤成分由未分化的圆形到梭形的单核细胞构成。有大量非肿瘤性多核破骨巨细胞存在(箭头)。

髓样癌比乳腺或结直肠的髓样癌预后差[52]。

胰腺上皮内瘤变

多种导管增生病变通常与浸润性导管腺癌相关(图 27.9)[55]。描述这些病变的旧术语包括黏液性化生(或黏液细胞肥大),乳头状增生,非典型增生和原位癌[21,56]。也有些研究者应用不典型增生的程度分级。近来从形态学和遗传学的角度认识到这些病变的发生是一个连续的过程,最终可发展成为浸润性导管癌[7,55,57-62]。所以采用胰腺上皮内瘤变(panIN)作为这些病变的统一术语。根据细胞结构的异形程度,panIN 分为 panIN-1A,panIN-1B,panIN-2 和 panIN-3[14]。在有或无浸润性导管癌的胰腺中,panIN-1 偶然可见,panIN-3 的出现与侵袭性癌密切相关,在非侵袭性癌中很难检测到。由于 panIN 在放射线下看不到,所以它们在侵袭性癌的进展中很难观察到,仅能通过胰腺切除标本鉴别出来。尽管如此,罕见的几个进展期的病例报道进一步支持 panIN 的早期评价作用[57,58]。

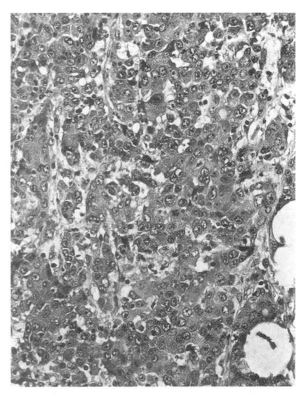

图 27.8　髓样癌。肿瘤分化差,有合胞体排列的细胞,无腺体形成。存在淋巴细胞等炎细胞浸润。

大多数浸润癌的基因异常在 panIN 的不同阶段存在，包括端粒缩短，KRAS、SMAD4、CDKN2A（p16）、和 p53 基因的突变[33,63-66]。最吸引人的是几个研究人员发现，过去认为是单纯黏液性化生（均一胞核的高柱状黏液细胞定位于基底部）的 panIN-1 有 KRAS 突变和端粒的缩短[59,62,66]，表明 panIN-1 可能代表早期的导管内瘤变。这是一个令人兴奋的发现，但实际意义却不确定，因为 panIN 作为一种普遍的形态学改变在 45% 的老年人胰腺尸检中出现[67]。但是胰腺早期瘤变的检测是最令人感兴趣和有前途的研究，因为它能很好地降低这种疾病的死亡率。

导管内乳头状黏液腺瘤

导管内乳头状黏液腺瘤（IPMN）是来源于胰腺导管内的乳头状肿瘤，细胞腔内经常充满丰富的黏液[14,31,68-70]。这些肿瘤被认为是胰腺肿瘤的独特亚型已有 20 多年了，但其患病率仍在增长，可能是更多地使用敏感腹部影像检查的缘故。可以替换 IPMN 的术语主要应用于早期的报道中，包括黏液导管扩张[71-73]，乳头状癌，黏液瘤，胰腺导管绒毛腺癌[74,75]。

类似于导管腺癌患者，IPMN 的患病人群通常为：成年，年龄 60~80 岁[32,70,71]。男性多于女性。症状模糊的并且非特异，包括腹痛，腹泻和外分泌物缺乏的其他表现。患者在确诊为 IPMN 之前可能有很多年慢性胰腺炎的症状。梗阻性黄疸通常是个晚期事件，可反映侵袭性癌的发展。

IPMN（75%）大多数出现在胰头部，另外主要在胰尾，5%~10% 散在整个胰腺。外科手术前影像对 IPMN 的确诊很有帮助[69,70,76,77]。可能因为导管内瘤黏液分泌过度，IPMN 的胰腺导管显著扩张，通常在计算机体层成像（CT），逆行内镜胰腺造影术（ERCP），磁共振胆管胰腺造影术（MRCP）（图 27.10）[78,79]上观察到。在横断面影像上，IPMN 扩张的导管通常成像为多房囊。事实上这是扩张的导管变得扭曲，于是在每一 CT 平面内被扫描多次。黏液囊腺瘤（MCN）代替

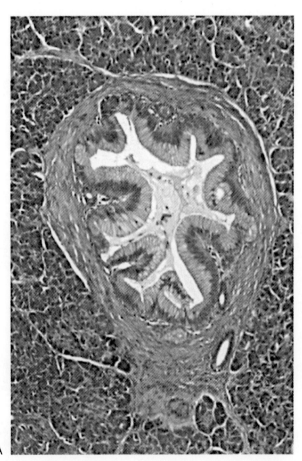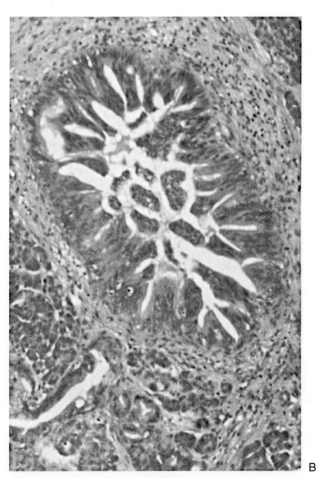

图 27.9　胰腺上皮内瘤变（panIN）通常伴有浸润性导管腺癌。低度病变（panIN-1）表现为柱状含黏液的细胞，核轻度异形和在基底部成假复层（A）。重度病变（panIN-3）表现为完全失去极性，上皮簇顶部出芽和细胞异形（B）。

了单一的多房囊。根据存在于主导管还是局限于分支导管，IPMN 分为主导管型和分支导管型[80,81]。分支导管型的 IPMN 类似于其他的胰腺囊性病变,因为导管系统的连接很难辨认。

内窥镜下肿大的 Vater 壶腹黏液渗出是 IPMN 的典型标志[73]。壶腹部的活检标本显示肿瘤是乳头状上皮,形态学上类似于胃肠道管状绒毛腺癌。经皮或针吸活检也证实存在瘤变上皮和腔内黏液积累[82,83]。将病灶放射线显影与内镜的活检联系起来是很重要的。因为非侵袭性癌中导管内乳头状增生可能表现为严重的细胞结构异形,如果瘤性增生导管内定位不明确,小活检或针吸活检标本的细胞结构可能错误地提示存在侵袭性导管腺癌。

IPMN 的肉眼和镜下形态变化多样[31,32,70,84]。根据肿瘤的范围,可能存在弥漫的导管扩张或局限的小导管囊性变。一些样本肉眼可见极少的乳头形成,仅出现扩张充满黏液的导管(图 27.11)。有些标本有大量的导管内乳头,褐色的乳头状绒毛层覆盖在腔表面。

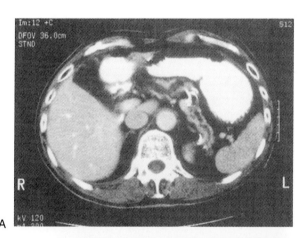

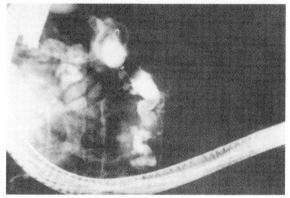

图 27.10 导管内乳头状黏液性瘤的放射成像表现。通过 CT 扫描(A)可以看到胰腺主导管囊性扩张,大多出现在胰头而扩展至整个腺体。ERCP(B)显示弯曲扩张的导管,伴随分支胰腺导管的散在扩张。

导管扩张的程度令人印象深刻,一些 IPMN 有直径超过 5cm 的导管。一个 IPMN 镜下形态变化很大。某些区域内黏液上皮变平,缺乏显著的增生改变。其他区域可能存在淡染黏液上皮细胞排列成的乳头样结构,分化良好,均匀一致。

也可见明显的细胞异形、重度非典型增生上皮排列成的错综分支的乳头状结构(图 27.12)。因为这些特征可能同时存在于单个病例中,所以建议全面的显微镜检查以检测最严重的异形区。在 IPMN 中可以看到乳头变化的不同镜下特征[85,86]。乳头大多由类似于胃小凹细胞(胃型)的顶部有大量黏液和核位于基底的高柱状细胞构成,或者由假复层长核细胞,类似于肠绒毛腺瘤(肠型)构成的。伴有筛状结构(由单层圆核立方细胞围成)和微乳头的显著复杂乳头样结构不常见。这些 IPMN 类似于乳头状癌,通常发生在胆管中,被称作胰胆管型 IPMN。这些 IPMN 除了组织学类型不同,免疫表型也各不相同,并且与侵袭癌类型密切相关。而且部分导管内乳头状瘤由许多嗜酸性瘤细胞构成,伴有嗜酸性颗粒状胞浆(图 27.13)[87]。尽管导管内乳头状嗜酸性瘤曾被报道为一种独立的疾病,一些权威人士仍把它们归为 IPMN 嗜酸性瘤型[85]。最后,近来认识到导管内瘤有微乳头形成,由含少量细胞内黏液的背靠背管道构成;这些病例被称为导管内管状癌,好像与 IPMN 密切相关[88]。

IPMN 的分级以辨认的最高异形程度为标准。据 WHO 分级标准,出现极微的细胞结构异形者为"导管内乳头状黏液腺瘤";中度者为"导管内乳头状黏液性肿瘤,交界性";重度者为"导管内乳头状黏液性癌"[70]。另一种分类方法指定 IPMN 为"导管内乳头状黏液瘤",按不典型增生的程度分为低度(例如,IPM 腺

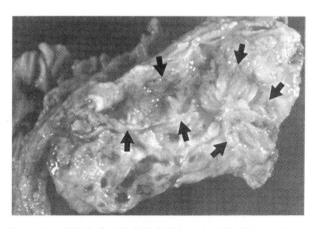

图 27.11 导管内乳头状瘤的肉眼观。主导管(箭头)扩张并且被覆乳头状肿物。分支导管也扩张并且含有白色黏液。

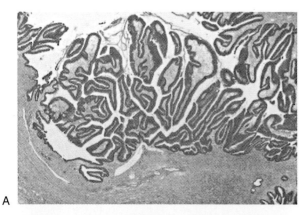

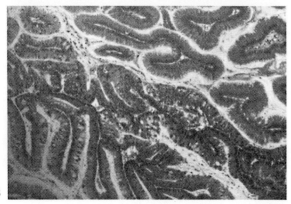

图 27.12　显微镜下，导管内乳头状黏液瘤有许多长的乳头伸到导管腔内(A)。高倍镜下(B)，某些区域有轻微的细胞结构异形性(顶部)，核靠近基底，均一。其他域(底部)，乳头结构复杂，极性消失，可见核异形。

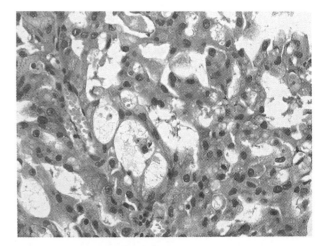

图 27.13　导管内嗜酸性乳头状瘤。乳头由巨大的嗜酸性瘤细胞围成。可见上皮内腔。(见彩图)

瘤)，中度(IPM 肿瘤，交界性)，重度(IPM 原位癌)[1]。

　　据报道，大约 1/3 的 IPMN 与侵袭癌有关 (图 27.14)[31-33,72,80,86]，尽管通过影像检出的早期肿物大部分为非侵袭性 IPMN。侵袭可能作为于孤立的显微病灶局限于导管周围间质，也可能由大量的占主导地位的肿瘤成分组成[89]。侵袭癌两个显著的组织学类型与 IPMN 相关。大约一半的侵袭癌类似于普通的管状导管腺癌[31-33,86]，存在个别形态正常的腺体，与结缔组织增生间质反应密切相关。此型通常与胃尤其是胰胆管型 IPMN 相关[86]。令人感兴趣的是另一半是胶样癌(黏液性非囊腺癌)[14,29,86]。此型通常与肠型 IPMN 密切相关[29,31,86]。当发现侵袭性癌时，导管内和侵袭成分均应单独报道，还应包括类型和侵袭程度。

　　IPMN 的生物学行为类似于一般的惰性肿瘤。大多数 IPMN 患者可以通过外科手术治愈[31,32]。人们本能地认为缺少侵袭组分的 IPMN 是良性的，实质上代表的是原位癌。通常这是正确的，但据报道，很少数 IPMN 患者没有侵袭组分却发生了转移[86]。在这些病例中侵袭性癌可能确实存在,但由于取材不足或胰腺局部切除后有残余而未被检测出。除了极个别病例,完全切除的 IPMN 与轻、中、重度不典型增生的生物学行为没有差异。

　　少数患者导管内复发,这种现象与胰腺切除周围组织学状态没有严格关系。

　　一旦出现侵袭癌,其类型和侵袭程度决定预后[81,86]。伴有大量明显管状腺癌的患者预后不良,可能是管状腺癌与 IPMN 并不相关。尽管如此,这些病例不足以界定不同分期的生存率。在一项研究中,伴有管状腺癌的 IPMN 患者手术后的平均生存期为 56 个月,明显好于一般的管状腺癌 [86]。与管状腺癌相比,源于 IPMN 的胶样癌的患者预后更好 (术后 5 年生存率为 55%)[29,31-33]。管状腺癌和胶样癌发生之前的 IPMN 类型和生存期的不同,表明 IPMN 发生存在两条途径:一条是经典的胰腺管型腺瘤途径,另一条是肠道途径[6,7]。IPMN 的免疫组织化学研究支持这个假说[6,90]。胰腺肿瘤中 MUC 蛋白的研究表明,一般的管状腺癌和重度的 PanIN 中检测出的 MUC1,在胰胆管型的 IPMN 及相关的管状腺癌中也可见到。相比之下,肠型的 IPMN 和胶样癌中不表达 MUC1,而表达一种肠黏蛋白 MUC2。CDX2,一个决定肠分化的蛋白,高表达于肠型 IPMN 和黏液囊性癌中。CDX2 很少表达于胰导管型 IPMN、管型侵袭癌或 PanIN。

　　因为 IPMN 是一种临床上可检测到的胰腺上皮(即非侵袭的)内肿物,所以它们构成了胰腺肿物最佳检测阶段的模型。由于小导管病变(PanIN)更普遍地与一般的胰腺导管腺瘤相关,并且临床和影像学都处

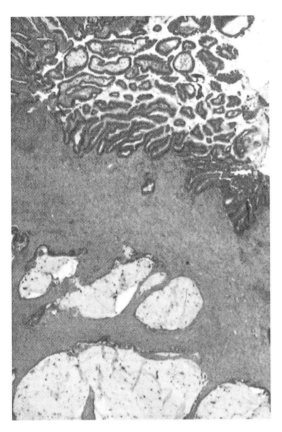

图 27.14 侵袭性胶样癌的出现与导管内乳头状黏液瘤密切相关。导管内成分(顶端)保留了乳头状结构累及到导管壁。侵袭性成分(底部)分割了间质。

于隐匿状态,所以 IPMN 的研究可能为诊断 PanIN 提供有意义的线索,某种程度上 IPMN 的临床、病理、分子学特征类似于 PanIN[91]。IPMN 和 PanIN 的早期的分子异常正在积极地研究中。虽然与 PanIN 和浸润性导管腺癌相比,小比率的 IPMN 有 KRAS 基因突变,但 KRAS 癌基因的突变在多数的 IPMN 中可看到[64]。P53 的异常出现在伴有高度不典型增生的 IPMN 中[33,92,93]。在侵袭性导管腺癌、PanIN 与 IPMN 之间存在 SMAD4 肿瘤抑制基因的差异。异常的 SMAD4 出现在 55% 的侵袭性腺癌中,40%~50% 的重度 PanIN 中[94],但很难被检测到,即使是那些与侵袭癌相关的 IPMN[34]。P16 的失活普遍存在于重度不典型增生的 IPMN 中[95,96]。Peutz-Jeghers 基因(SKT11/LKB1)在 25% 的 IPMN 中失活[97]。

黏液囊腺瘤

MCN(黏液囊腺瘤)与 IPMN 在组织学上有很多相似之处,但不出现在原位的导管内[98-102]。不同的是,

MCN 是由单个多房囊构成的,一般定位在胰尾。MCN 一般发生于中青年妇女[101]。事实上,如果对 MCN 严格定义的话,超过 95% 的病人是女性。MCN 一般出现一些非特异的症状,由于很少出现于胰头,黄疸不常见。MCN 通常很大(平均大小为 10cm),在超声和断层影像上表现为相对少而腔大的囊(图 27.15)。实性区域的出现提示与侵袭性癌有关。MCN 的形态不同于胰腺的其他一般的囊性肿瘤,浆液性囊腺瘤由极多小的囊(显微镜下可达到 1cm)组成。由于浆液性囊性肿瘤是良性病变,这里重点强调术前 MCN 和黏液性肿瘤(如 IPMN)与浆液性囊腺瘤的不同。对囊内液体进行生化分析可用来鉴别肿瘤[103,104],但因这种方法的敏感度不高而不能在术前确诊囊性瘤是良性病变。

从病理上讲,MCN 通常有薄层的纤维包膜(图 27.16)。每个囊腔是由单层或假复层或乳头状排列的高柱状分泌黏液的上皮细胞围成(图 27.17)。MCN 肿瘤内的不同区域细胞结构的异形性不同[98,108]。因此作为病理医生的一个原则是对整个标本进行全面的取材以确定找到最严重的不典型增生区域。MCN 是根据不典型增生最严重的区域进行亚分类的。根据 WHO 的分类标准,无或少有不典型增生的 MCN 被认为是"黏液性囊腺瘤",中等不典型增生者是"黏液囊性瘤,交界性",重度不典型增生者为"黏液囊性癌"[106]。另外,所有的 MCN 都是"黏液囊性瘤",根据不典型增生的程度分为低度、中度、重度不典型增生性黏液囊性瘤[1]。不仅 MCN 有向高度不典型增生的潜能而且也可形成浸润癌。大量数据显示,任何侵袭性癌的出现和浸润程度决定了患者的预后[102,105]。因为非浸润性的黏液囊腺瘤的囊腔内只有重度非典型

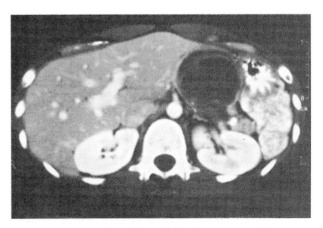

图 27.15 通过 CT 扫描,胰尾的黏液囊性瘤是个界限清楚的囊。卷曲的隔膜分割了大腔。

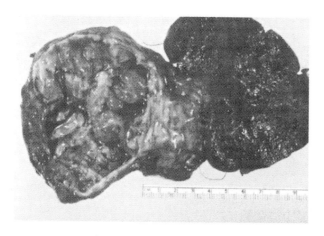

图 27.16 肉眼,黏液性囊腺瘤由许多大腔和伸到壁内的小腔构成。病变周围有厚的纤维囊。无明显的实性区。

增生,不可能出现侵袭行为,所以应该单独报告所有的浸润成分。在 MCN 中会出现许多类型的癌,包括管型导管腺癌、胶样癌、肉瘤样癌、伴破骨细胞样巨细胞的未分化癌[47,101,107,108]。

MCN 另外一个值得注意的方面是它的间质成分。肿瘤黏液上皮细胞下的间质细胞过多,类似于卵巢间质(图 27.17)[98,102]。卵巢样间质是 MCN 诊断的基本特征,并且可以帮助区别其他类型的黏液性肿瘤,如 IPMN。除了在组织学上类似以外,MCN 间质也像卵巢间质一样表达雌孕激素受体,并且散在分布着大的上皮样细胞,这些细胞类似于富含类固醇的蜕膜期的卵巢间质细胞,并表达 inhibin——一种类固醇合成的标记物[102,109]。因此有人推测,胰腺的 MCN(还有肝脏类似的肿瘤,胆囊的囊腺瘤)来源于移位的胚胎卵巢组织。

术后 MCN 的预后较好,只有 10%患者复发或转移[98,100,105,110]。有些 MCN 未能发现侵袭性癌的成分,对它们的恶性潜能存有争议。早期的工作主要是:辨别 MCN 的病理特征,与胰腺的其他囊性肿瘤进行鉴别,其特征为看似缺乏浸润成分,但也存在复发或转移。在此基础上,认为所有 MCN 即使是无上皮的重度不典型增生者也有恶性潜能。然而,最近的研究对这个观点提出质疑,两个重大的研究发现只有存在浸润成分的患者才可能在根治术后复发或转移[102,105],这些研究的作者提出看似良性的肿瘤却具有侵袭行为,是因为病理医生没有充分取材(不能检查出小的浸润灶)或手术不彻底。因此建议所有的 MCN 应完整取材,进行全面的组织学检查。非侵袭性癌被认为是良性病变[105]。通过不典型增生程度的增加从形态上判定

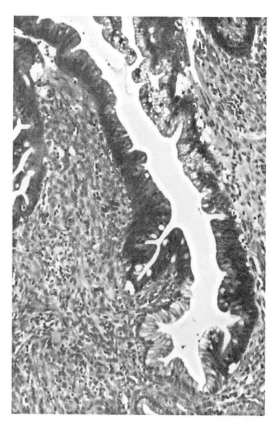

图 27.17 黏液囊腺瘤的镜下形态。细胞结构异形性的程度区域差别很大。上皮下的间质是高柱状的,类似于卵巢间质。

肿瘤浸润的程度,这个概念可明确地把侵袭性癌和良性病变区分开。有些病理医生较重视对 15~20cm 的肿瘤进行完整全面的取材镜检。对巨大的 MCN,通过仔细取材,特别是肿瘤实性区域的取材,可以发现浸润灶。可行的方法是送检完整的小 MCN,极重度的非典型增生可应用 WHO 术语。整个肿瘤无侵袭性癌就可诊断为良性病变。对于巨大肿瘤全面仔细的取材镜检不太现实,意识到 MCN 不太可能有侵袭行为但也不能完全排除时,较多地使用通用名黏液囊性肿瘤而较少恶性。

一旦侵袭性肿瘤考虑为 MCN,诊断时要考虑患者的年龄、浸润灶的大小、淋巴结和切除范围。有研究证实 MCN 患者 2 年、5 年生存率分别为 67%、31%[100]。分析较大样本量并用生存流行病学、国家癌症研究所最终结果数据库与通常的导管腺癌比较。黏液囊腺癌的预后比导管腺癌好[106],这个结果提示一般的导管腺癌的恶性程度比起源于 MCN 的侵袭性癌更高。尽管 MCN 进展成侵袭性癌的过程中,其遗传学改变与导管腺癌有很多相似之处,但是分子生物学的研究证实两者的确不同[111]。

腺泡细胞癌和胰腺母细胞癌

腺泡细胞癌(ACCS)占胰腺肿瘤的 1%~2%[112-115],在组织学上相似于非肿瘤腺泡细胞并能分泌胰酶,有的患者可分泌大量脂肪酶入血而导致脂肪广泛坏死和多处关节疼痛综合征[113]。ACC 为实性、蜂窝状,癌巢、小腺体细胞大小较均一,胞质嗜酸性颗粒状,细胞核位于基底部(图 27.18)。为确诊,可用免疫组化学标记胰酶排除胰岛素、糜蛋白酶、脂肪酶[112,116,117],或者用电子显微镜辨认酶原颗粒。ACC 变异体包括腺泡细胞囊腺癌和混合腺泡癌。混合腺泡癌中有腺泡成分、导管成分和内分泌腺成分[20,118,119]。ACC(包括其变异体)的预后并不明显好于导管腺泡癌;5 年生存率仅为 6%[117,120],然而大量报道显示,早期 ACC 患者生存期在 3 年及 3 年以上。相比之下,导管腺泡癌患者生存率较低。由此推测,在某种程度上导管腺泡癌更具侵袭性。

胰腺母细胞瘤较少见,多发于 10 岁以下儿童,从组织学上讲,成人也可发生[121-123]。胰腺母细胞瘤与 ACC 很相似,但有其他的组织学特征,极明显的小叶、细胞间质成分和特征性的鳞状细胞样癌巢 (图 27.19),其中鳞状细胞样癌巢是与 ACC 鉴别的重要特征。通过免疫组化标记胰酶和糜蛋白酶证实胰腺母细胞瘤向腺泡的分化[122,123]。而且它们通常表达糜蛋白酶、突触素、CA19-9、癌胚抗原。表明它向内分泌腺和导管两个方向分化。尽管有 50% 以上的患者发生转移,但是儿童的胰腺母细胞瘤预后相对较好。在转移之前手术治疗可能治愈,对化疗的反应也较好,而成人患者预后较差。

胰腺内分泌肿瘤

胰腺内分泌肿瘤(PEN)不常见也不稀有,占原发性胰腺瘤的 3%~5%[1,124,125]。其临床特征在第 48 章已有详细介绍。传统命名为"胰岛细胞瘤",可发生在任何年龄,常见于中老年人。PEN 是一种多发性神经内分泌肿瘤。多发性内分泌肿瘤 1 型(MEN1)[126,127],它可导致 von Hippel-Lindau 综合征[128-130]。MEN1 患者通常有多发性的胰腺内分泌瘤,包括内分泌微腺瘤(良性内分泌肿瘤<0.5cm)和至少一种功能性 PEN。功能性 PEN 因分泌过多激素而出现一种或多种副肿瘤综合征。根据出现的症状,这些肿瘤命名为"胰岛素瘤"、"胰高血糖素瘤"、"胃泌素瘤"等[124,127,131]。与这些

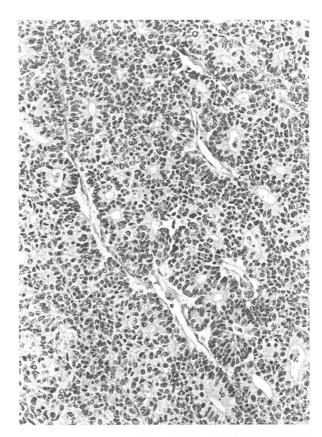

图 27.18　腺泡细胞癌。肿瘤呈蜂窝状,实性癌巢充满小腺腔。

功能性肿瘤或"综合征性"肿瘤相比,还有相当比例的 PEN 无副肿瘤综合征临床表现,但通过免疫组化和血清学检查证实,它们可分泌肽和生物胺。因为每个肿瘤的生物学行为在变化,所以有必要认识 PEN 的功能特征。最重要的是 90% 从临床上讲应该有功能的胰岛素瘤呈惰性临床病程,因此被认为是良性

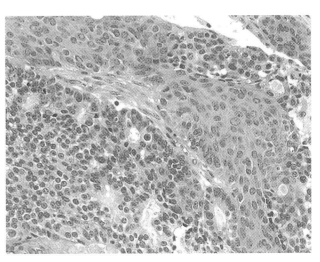

图 27.19　胰腺母细胞瘤。腺泡结构,鳞状细胞样癌巢。(见彩图)

病变。相比之下,其他的功能性 PEN 的患者有 50%~70%复发或转移[136]。与其他 PEN 相比,胰岛素瘤可以在体积较小时被发现。

PEN 的病理特征类似于其他低度恶性的内分泌肿瘤[14,124,125,132]。大体上,肿瘤边界清楚、实性,因缺少导管腺癌的纤维变性的间质反应而质软 (图 27.20)。因肿瘤中央降解而使 PEN 呈囊性变[137]。显微镜下,大量细胞排列成巢状、小梁状、带状(图 27.21)。细胞特征明显;点状染色质,普遍的轻度核异形[138]。没有坏死并且核分裂象少见(<10/10 个高倍镜视野),这与它低度恶性的特点一致。然而相对于其他器官的低度恶性内分泌肿瘤,PEN 与它们有相似的组织学形态, 容易与其他肿瘤混淆[139]。其组织形态的变异包括嗜酸性瘤细胞样、棒状体、透明细胞样、多形性,这些特征与预后无关。有报道透明细胞表型(图 27.22)是具有 von-Hippel-Lindau 综合征的 PEN 患者所特有的[129]。

免疫组化对 PEN 的确诊很有帮助。大部分 PEN 对一般的内分泌标记物呈阳性表达, 包括突触素、嗜铬粒蛋白[14], 其中突触素的表达更广泛、更普遍。某些肽类虽没有诊断意义,但通常也可呈阳性表达。在功能性 PEN 中, 导致临床综合征的激素与肽类的分泌有关。在功能性或无功能性 PEN 中有少数的细胞群也可表达一种或多种其他激素。可用肿瘤细胞超微结构区分不同的内分泌物。经常看到密集的神经分泌颗粒,并且颗粒的不同形态与肿瘤细胞产生的肽的不同类型有关。

对 PEN 的生物学行为的预测仍存有很大争议,比较明确的良性 PEN 手术后有可能复发,而具有侵袭特征的 PEN 反而不复发。因此明确区分其良、恶性较困

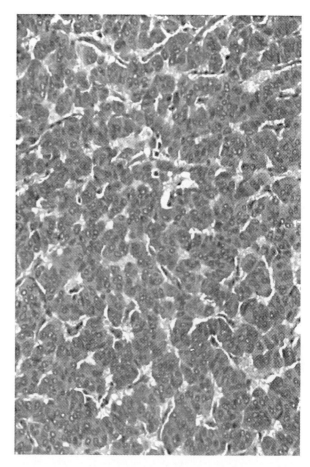

图 27.21 镜下:胰腺内分泌肿瘤显示特征性的器官样生长类型,小梁,胞核均一,有染色质呈点状。

难。最近 WHO 把 PEN 分为两组;高分化的内分泌瘤和高分化的内分泌癌[124]。高分化的内分泌瘤局限在胰腺(或仅有胰周组织的局部浸润),而高分化的内分泌癌肉眼可见局部浸润或转移。高分化的内分泌瘤又分为"良性行为"组和"行为未知"组。"良性行为"的 PEN 是直径<2cm,核分裂象<2/10HPF(或者 Ki67 标记指数<2%),并且无神经和脉管的浸润。"行为未知"的 PEN 是直径>2cm,并且核分裂象为 2~10/10HPF(或者 Ki67 标记指数>2%),或出现神经和脉管的浸润。此分类方法没有良性 PEN 的命名,而是根据某些有代表性的预后因素预示可能出现的临床行为。还有一种分类方法是根据核分裂象(50HPF)和有无坏死分为中度恶性和低度恶性组[144]。在肿瘤转移时才具有可比性。

有许多公认的病理学预后因素[56-59],预后较差的因素包括肿瘤大小(>2cm)、有无包膜、血管浸润、大量核分裂象、分泌除胰岛素外其他的激素、免疫组化测孕激素受体阴性、非整倍染色体、高 Ki67 染色指

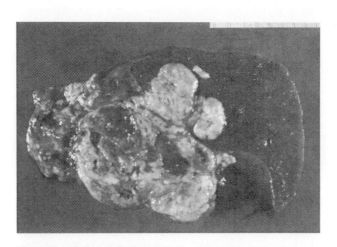

图 27.20 胰腺内分泌肿瘤肉眼观。源于胰尾,实性,分叶,肉眼有脾的浸润。

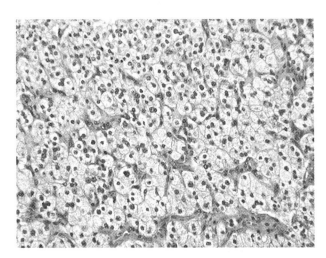

图 27.22　透明细胞内分泌胰腺瘤。细胞瘤有微囊,胞浆透明。(见彩图)

数。虽然这些因素都提示预后不良,但是哪个因素都不能说明肿瘤是否治愈,根治术后缺乏特定的预后因素也不能说明肿瘤已治愈,但肿瘤的预后不良因素越多其复发率越高。因术后没有有效的辅助治疗,这些预后因素对指导临床治疗的作用还不确定。

认识胰腺的内分泌肿瘤的细胞亚群非常重要,细胞结构分化较低的内分泌肿瘤(也称为高度恶性神经内分泌瘤)[145-149]较为罕见,类似于肺的小细胞癌,弥漫浸润生长,核分裂象多见,坏死明显。有些由胞浆丰富的大细胞构成(大细胞内分泌癌)。有些有副肿瘤综合征,如高血钙综合征和 Cushing 综合征[148,149]。少于 5% 的 PEN 为低分化的内分泌癌。这些肿瘤的侵袭行为类似于其他部位的小细胞癌,所以诊断时要考虑到转移性肺癌的可能。

实性假乳头状瘤

实性假乳头状瘤(SPN)虽不常见但很有特点,年轻女性多发(平均年龄 27 岁),不像 MCN,SPN 也可见于男性,胰腺的任何部位均可发生[4,150-152]。患者无特异的临床症状。有些患者在妇科检查或受伤后偶然间被发现。通常,体积已较大,而且 CT 显示界限清楚,肿瘤实质内有退变的不规则囊性区(图 27.23)。根据肉眼和镜下的不同特点,PEN 也被称为:实性瘤、囊性瘤、囊性乳头状瘤、实性乳头状上皮样瘤[153-156]。

肿瘤体积不同,肉眼形态不同,体积大者呈黄褐色,质脆,有出血,软组织降解形成囊性空洞(图 27.24)。体积小者有或无小的囊性变,有的境界清除,质实,黄色或黄褐色实性病变。不同部位的肿瘤镜下

形态特征不同,但 SPN 镜下特征明显,无需其他检查就可确诊。实性区内有大量多角形细胞侵入脉管,SPN 无内腔形成。远离小血管的细胞退变,仅有些不连续的细胞松散的围绕小血管呈袖套样排列(图 27.25),从而形成其特征性的假乳头结构。假乳头是 SPN 最具特征的结构。也可见到泡沫细胞和胆固醇结晶的凝集物。可明显看到含有 a_1- 抗胰蛋白酶的嗜酸性小体的细胞团,细胞核轻度异形,有核沟,核分裂象罕见。尽管肉眼和放射显影可见 SPN 境界清楚,但经常有周围胰腺组织的浸润。浸润区域诱发间质反应,并且肿瘤细胞生长迅速而侵犯胰腺实质。在针吸活检的细胞学标本上,SPN 特征性的假乳头结构和核沟也可被辨认。在有些情况下穿刺结果也可作为术前诊断[156-157]。

至今仍不能给出关于 SPN 细胞成分的准确定义来解释各种各样的关于此肿瘤的描述性术语[4,116,158,159]。免疫组化对向不同方向分化的标记物进行研究:腺泡分化(胰酶)、内分泌腺分化(一般的内分泌标记物)、导管分化(糖蛋白标记物)。但是缺乏相应的表达,特别是胰酶和糖蛋白不表达。虽然在 SPN 中有神经内分泌分化的标记物,如突触素、神经细胞黏附分子(CD56)、特异的神经烯醇化酶[4,160],但是大部分特异性的标记物如嗜铬粒蛋白不能被检测到。实际上,约 1/3 的病例有角蛋白的表达[4,150]。α_1- 抗胰蛋白酶、波形蛋白、CD10[4,116,160]也常常被表达。此外,核异常的标记物 β-catenin 也常见表达。SPN 的一个亚型可特异的过表达 Kit[162],但对 SPN 的诊断无指导意义。超微结构也可显示细胞特征,但不能明确细胞成分。数据分析提示内分泌腺的分化可能是 SPN 的特征。但与典

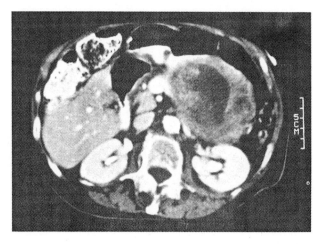

图 27.23　实性假乳头状瘤 CT 扫描;肿瘤位于胰尾,体积大,含有不规则囊。

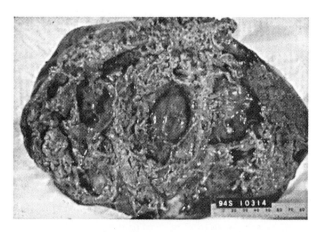

图 27.24 实性假乳头状瘤的肉眼观。肿瘤边界清楚，质脆，软，破碎的部分是不规则囊性空洞。

型的 PEN 仍有不同。

SPN 是潜在恶性肿瘤，有 5% 以下的患者有转移或复发[4,150,163]，一旦转移，基本上局限在肝和腹膜，转移灶常见。大部分转移患者都有转移灶形成。至今没有从典型 SPN 的患者中找出与组织学和临床相关的因素来预测发生转移患者的预后。最有趣的是肿瘤转移患者可病情稳定地存活多年(但不是几十年)[163]。切

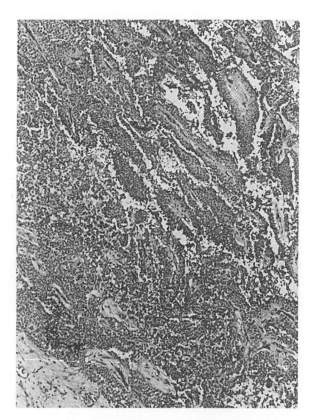

图 27.25 镜下实性假乳头状瘤。由大量细胞组成的实性区(左下)；退变的假乳头，此处远离血管的细胞已降解排出(右上)。

除孤立的肝转移灶后，肿瘤转移患者无症状且病情稳定，问题在于是否要进一步进行积极治疗来提高患者生存率。不难理解，根据病理和临床特点可以认为 SPN 是潜在的低度恶性的肿瘤。有报道 SPN 向高度恶性转化的 2 个病例，这种情况非常罕见[164]；患者癌巢内有大量核分裂象的未分化细胞，其生存期分别为 6、16 个月。

(王健 译)

参考文献

1. Hruban RH, Pitman MB, Klimstra DS. Tumors of the pancreas. In: Silverberg S, ed. *Atlas of Tumor Pathology, 4th Series, Fascicle 6*. Washington, DC: American Registry of Pathology; 2007.
2. Cubilla AL, Fitzgerald PJ. Morphological patterns of primary nonendocrine human pancreas carcinoma. *Cancer Res* 1975;35(8):2234–2248.
3. Klimstra DS. Cell lineage in pancreatic neoplasms. In: Sarkar FH, Dugan MC, eds. *Pancreatic Cancer: Advances in Molecular Pathology, Diagnosis and Clinical Management*. Natick, Mass.: BioTechniques Books; 1998: 21–47.
4. Klimstra DS, Wenig BM, Heffess CS. Solid-pseudopapillary tumor of the pancreas: a typically cystic carcinoma of low malignant potential. *Semin Diagn Pathol* 2000;17(1):66–80.
5. Adsay NV, Klimstra DS. Cystic forms of typically solid pancreatic tumors. *Semin Diagn Pathol* 2000;17(1):81–88.
6. Adsay NV, Merati K, Andea A, et al. The dichotomy in the preinvasive neoplasia to invasive carcinoma sequence in the pancreas: differential expression of MUC1 and MUC2 supports the existence of two separate pathways of carcinogenesis. *Mod Pathol* 2002;15(10):1087–1095.
7. Adsay NV, Merati K, Basturk O, et al. Pathologically and biologically distinct types of epithelium in intraductal papillary mucinous neoplasms: delineation of an "intestinal" pathway of carcinogenesis in the pancreas. *Am J Surg Pathol* 2004;28(7):839–848.
8. Jemal A, Tiwari RC, Murray T, et al. Cancer statistics, 2004. *CA Cancer J Clin* 2004;54(1):8–29.
9. Fortner JG, Klimstra DS, Senie RT, Maclean BJ. Tumor size is the primary prognosticator for pancreatic cancer after regional pancreatectomy. *Ann Surg* 1996;223(2):147–153.
10. Brennan MF, Moccia RD, Klimstra D. Management of adenocarcinoma of the body and tail of the pancreas. *Ann Surg* 1996;223(5):506–511; discussion 11–12.
11. Conlon KC, Klimstra DS, Brennan MF. Long-term survival after curative resection for pancreatic ductal adenocarcinoma: clinicopathologic analysis of 5-year survivors. *Ann Surg* 1996;223(3):273–279.
12. Cubilla LA, Fitzgerald PJ. Tumors of the exocrine pancreas. In: Hartmann WH, Sobin LH, eds. *Atlas of Tumor Pathology, 2nd Series, Fascicle 19*. Washington, DC: Armed Forces Institute Pathology; 1984.
13. Hermanek P. Pathology and biology of pancreatic ductal adenocarcinoma. *Langenbecks Arch Surg* 1998;383(2):116–120.
14. Solcia E, Capella C, Kloppel G. *Atlas of Tumor Pathology, 3rd Series, Fascicle 20*. Washington, DC: Armed Forces Institute of Pathology; 1997.
15. Tannapfel A, Wittekind C, Hunefeld G. Ductal adenocarcinoma of the pancreas: histopathological features and prognosis. *Int J Pancreatol* 1992; 12(2):145–152.
16. Sener SF, Fremgen A, Menck HR, Winchester DP. Pancreatic cancer: a report of treatment and survival trends for 100,313 patients diagnosed from 1985–1995, using the National Cancer Database. *J Am Coll Surg* 1999;189(1):1–7.
17. Lillemoe KD, Kaushal S, Cameron JL, et al. Distal pancreatectomy: indications and outcomes in 235 patients. *Ann Surg* 1999;229(5):693–698.
18. Sohn TA, Yeo CJ, Cameron JL, et al. Resected adenocarcinoma of the pancreas–616 patients: results, outcomes, and prognostic indicators. *J Gastrointest Surg* 2000;4(6):567–579.
19. Adsay NV, Klimstra DS, Compton CC. Cystic lesions of the pancreas: introduction. *Semin Diagn Pathol* 2000;17(1):1–6.
20. Kosmahl M, Pauser U, Anlauf M, Kloppel G. Pancreatic ductal adenocarcinomas with cystic features: neither rare nor uniform. *Mod Pathol* 2005;18(9):1157–1164.
21. Cubilla AL, Fitzgerald PJ. Morphological patterns of primary nonendocrine human pancreas carcinoma. *Cancer Res* 1975;35:2234–2248.
22. Kloppel G, Hruban RH, Longnecker DS, Adler G, Kern S, Partanen TJ.

Ductal adenocarcinoma of the pancreas. In: Hamilton SR, Aaltonen LA, eds. *Pathology and Genetics of Tumours of the Digestive System*. Lyon, France: IARC Press; 2000: 221–230.

23. Adsay NV, Basturk O, Bonnett M, et al. A proposal for a new and more practical grading scheme for pancreatic ductal adenocarcinoma. *Am J Surg Pathol* 2005;29(6):724–733.

24. Takahashi T, Ishikura H, Motohara T, et al. Perineural invasion by ductal adenocarcinoma of the pancreas. *J Surg Oncol* 1997;65(3):164–170.

25. Adsay V, Logani S, Sarkar F, Crissman J, Vaitkevicius V. Foamy gland pattern of pancreatic ductal adenocarcinoma: a deceptively benign-appearing variant. *Am J Surg Pathol* 2000;24(4):493–504.

26. Andea A, Lonardo F, Adsay V. Microscopically cystic and papillary "large-duct-type" invasive adenocarcinoma of the pancreas: a potential mimic of intraductal papillary mucinous and mucinous cystic neoplasm. *Mod Pathol* In press.

27. Adsay V, Kabbani W, Sarkar F, Visscher D. Infiltrating "lobular-type" carcinoma of the pancreas: morphologically distinctive variant of ductal adenocarcinoma of the pancreas mimicking lobular carcinoma of the breast. *Mod Pathol* 1999;12:159A.

28. McArthur CP, Fiorella R, Saran BM. Rare primary signet ring carcinoma of the pancreas. *Missouri Med* 1995;92:298–302.

29. Adsay NV, Pierson C, Sarkar F, et al. Colloid (mucinous noncystic) carcinoma of the pancreas. *Am J Surg Pathol* 2001;25(1):26–42.

30. Seidel G, Zahurak M, Iacobuzio-Donahue C, et al. Almost all infiltrating colloid carcinomas of the pancreas and periampullary region arise from in situ papillary neoplasms: a study of 39 cases. *Am J Surg Pathol* 2002;26(1):56–63.

31. Adsay NV, Longnecker DS, Klimstra DS. Pancreatic tumors with cystic dilatation of the ducts: intraductal papillary mucinous neoplasms and intraductal oncocytic papillary neoplasms. *Semin Diagn Pathol* 2000;17(1):16–30.

32. Nagai E, Ueki T, Chijiiwa K, Tanaka M, Tsuneyoshi M. Intraductal papillary mucinous neoplasms of the pancreas associated with so-called "mucinous ductal ectasia": histochemical and immunohistochemical analysis of 29 cases. *Am J Surg Pathol* 1995;19(5):576–589.

33. Sessa F, Solcia E, Capella C, et al. Intraductal papillary-mucinous tumours represent a distinct group of pancreatic neoplasms: an investigation of tumour cell differentiation and K-ras, p53 and c-erbB-2 abnormalities in 26 patients. *Virchows Arch* 1994;425(4):357–367.

34. Iacobuzio-Donahue CA, Klimstra DS, Adsay NV, et al. Dpc-4 protein is expressed in virtually all human intraductal papillary mucinous neoplasms of the pancreas: comparison with conventional ductal adenocarcinomas. *Am J Pathol* 2000;157(3):755–761.

35. Ishikawa O, Matsui Y, Aoki I, et al. Adenosquamous carcinoma of the pancreas: a clinicopathologic study and report of three cases. *Cancer* 1980;146(5):1192–1196.

36. Motojima K, Tomioka T, Kohara N, Tsunoda T, Kanematsu T. Immunohistochemical characteristics of adenosquamous carcinoma of the pancreas. *J Surg Oncol* 1992;49(1):58–62.

37. Yamaguchi K, Enjoji M. Adenosquamous carcinoma of the pancreas: a clinicopathologic study. *J Surg Oncol* 1991;47(2):109–116.

38. Tschang TP, Garza-Garza R, Kissane JM. Pleomorphic carcinoma of the pancreas: an analysis of 15 cases. *Cancer* 1977;39(5):2114–2126.

39. Watanabe M, Miura H, Inoue H, et al. Mixed osteoclastic/pleomorphic-type giant cell tumor of the pancreas with ductal adenocarcinoma: histochemical and immunohistochemical study with review of the literature. *Pancreas* 1997;15(2):201–208.

40. Urbanski SJ, Medline A. Giant cell carcinoma of pancreas with clear cell pattern in metastases. *Hum Pathol* 1982;13(11):1047–1049.

41. Alguacil-Garcia A, Weiland LH. The histologic spectrum, prognosis, and histogenesis of the sarcomatoid carcinoma of the pancreas. *Cancer* 1977;39:1181–1189.

42. Hoorens A, Prenzel K, Lemoine NR, Kloppel G. Undifferentiated carcinoma of the pancreas: analysis of intermediate filament profile and Ki-ras mutations provides evidence of a ductal origin. *J Pathol* 1998;185(1):53–60.

43. Dworak O, Wittekind C, Koerfgen HP, Gall FP. Osteoclastic giant cell tumor of the pancreas: an immunohistological study and review of the literature. *Pathol Res Pract* 1993;189(2):228–231.

44. Klimstra DS, Rosai JR. Osteoclastic giant cell tumor of the pancreas: critical commentary. *Pathol Res Pract* 1993;189:232–233.

45. Molberg KH, Heffess C, Delgado R, Albores-Saavedra J. Undifferentiated carcinoma with osteoclast-like giant cells of the pancreas and periampullary region. *Cancer* 1998;182(7):1279–1287.

46. Oehler U, Jurs M, Kloppel G, Helpap B. Osteoclast-like giant cell tumour of the pancreas presenting as a pseudocyst-like lesion. *Virchows Arch* 1997;431(3):215–218.

47. Posen JA. Giant cell tumor of the pancreas of the osteoclastic type associated with a mucous secreting cystadenocarcinoma. *Hum Pathol* 1981;12(10):944–947.

48. Trepeta RW, Mathur B, Lagin S, LiVolsi VA. Giant cell tumor ("osteoclastoma") of the pancreas: a tumor of epithelial origin. *Cancer* 1981;148(9):2022–2028.

49. Gocke CD, Dabbs DJ, Benko FA, Silverman JF. KRAS oncogene mutations suggest a common histogenetic origin for pleomorphic giant cell tumor of the pancreas, osteoclastoma of the pancreas, and pancreatic duct adeno-

carcinoma. *Hum Pathol* 1997;28(1):80–83.

50. Westra WH, Sturm P, Drillenburg P, et al. K-ras oncogene mutations in osteoclast-like giant cell tumors of the pancreas and liver: genetic evidence to support origin from the duct epithelium. *Am J Surg Pathol* 1998;22(10):1247–1254.

51. Goggins M, Offerhaus GJ, Hilgers W, et al. Pancreatic adenocarcinomas with DNA replication errors (RER+) are associated with wild-type K-ras and characteristic histopathology: poor differentiation, a syncytial growth pattern, and pushing borders suggest RER+. *Am J Pathol* 1998;152(6):1501–1507.

52. Wilentz RE, Goggins M, Redston M, et al. Genetic, immunohistochemical, and clinical features of medullary carcinoma of the pancreas: a newly described and characterized entity. *Am J Pathol* 2000;156(5):1641–1651.

53. Jessurun J, Romero-Guadarrama M, Manivel JC. Medullary adenocarcinoma of the colon: clinicopathologic study of 11 cases. *Hum Pathol* 1999;30(7):843–848.

54. Ruschoff J, Dietmaier W, Luttges J, et al. Poorly differentiated colonic adenocarcinoma, medullary type: clinical, phenotypic, and molecular characteristics. *Am J Pathol* 1997;150(5):1815–1825.

55. Hruban RH, Wilentz RE, Goggins M, et al. Pathology of incipient pancreatic cancer. *Ann Oncol* 1999;10(suppl 4):9–11.

56. Klimstra DS, Hameed MR, Marrero AM, Conlon KC, Brennan MF. Ductal proliferative lesions associated with infiltrating ductal adenocarcinoma of the pancreas. *Int J Pancreatol* 1994;16:224–225.

57. Brat DJ, Lillemoe KD, Yeo CJ, Warfield PB, Hruban RH. Progression of pancreatic intraductal neoplasias to infiltrating adenocarcinoma of the pancreas. *Am J Surg Pathol* 1998;22(2):163–169.

58. Brockie E, Anand A, Albores-Saavedra J. Progression of atypical ductal hyperplasia/carcinoma in situ of the pancreas to invasive adenocarcinoma. *Ann Diagn Pathol* 1998;2(5):286–292.

59. Klimstra DS, Longnecker DS. K-ras mutations in pancreatic ductal proliferative lesions. *Am J Pathol* 1994;145(6):1547–1550.

60. Moskaluk CA, Hruban RH, Kern SE. p16 and K-ras gene mutations in the intraductal precursors of human pancreatic adenocarcinoma. *Cancer Res* 1997;157(11):2140–2143.

61. Hruban RH, Wilentz RE, Kern SE. Genetic progression in the pancreatic ducts. *Am J Pathol* 2000;156(6):1821–1825.

62. Yanagisawa A, Ohtake K, Ohashi K, et al. Frequent c-Ki-ras oncogene activation in mucous cell hyperplasias of pancreas suffering from chronic inflammation. *Cancer Res* 1993;153(5):953–956.

63. Terada T, Ohta T, Sasaki M, Nakanuma Y, Kim YS. Expression of MUC apomucins in normal pancreas and pancreatic tumours. *J Pathol* 1996;180(2):160–165.

64. Z'Graggen K, Rivera JA, Compton CC, et al. Prevalence of activating K-ras mutations in the evolutionary stages of neoplasia in intraductal papillary mucinous tumors of the pancreas. *Ann Surg* 1997;226(4):491–498.

65. Hruban RH, Goggins M, Parsons J, Kern SE. Progression model for pancreatic cancer. *Clin Cancer Res* 2000;6(8):2969–2972.

66. van Heek NT, Meeker AK, Kern SE, et al. Telomere shortening is nearly universal in pancreatic intraepithelial neoplasia. *Am J Pathol* 2002;161(5):1541–1547.

67. Mukada T, Yamada S. Dysplasia and carcinoma in situ of the exocrine pancreas. *Tohoku J Exp Med* 1982;137(2):115–124.

68. Fukushima N, Mukai K, Kanai Y, et al. Intraductal papillary tumors and mucinous cystic tumors of the pancreas: clinicopathologic study of 38 cases. *Hum Pathol* 1997;28(9):1010–1017.

69. Warshaw AL. Mucinous cystic tumors and mucinous ductal ectasia of the pancreas. *Gastrointest Endosc* 1991;37(2):199–201.

70. Longnecker DS, Adler G, Hruban RH, Kloppel G. Intraductal papillary-mucinous neoplasms of the pancreas. In: Hamilton SR, Aaltonen LA, eds. *Pathology and Genetics of Tumours of the Digestive System*. Lyon, France: IARC Press; 2000:237–240.

71. Itai Y, Ohhashi K, Nagai H, et al. "Ductectatic" mucinous cystadenoma and cystadenocarcinoma of the pancreas. *Radiology* 1986;161(3):697–700.

72. Yanagisawa A, Ohashi K, Hori M, et al. Ductectatic-type mucinous cystadenoma and cystadenocarcinoma of the human pancreas: a novel clinicopathological entity. *Jpn J Cancer Res* 1993;84(4):474–479.

73. Ohta T, Nagakawa T, Akiyama T, et al. The "duct-ectatic" variant of mucinous cystic neoplasm of the pancreas: clinical and radiologic studies of seven cases. *Am J Gastroenterol* 1992;87(3):300–304.

74. Morohoshi T, Kanda M, Asanuma K, Kloppel G. Intraductal papillary neoplasms of the pancreas: a clinicopathologic study of six patients. *Cancer* 1989;1564(6):1329–1335.

75. Payan MJ, Xerri L, Moncada K, et al. Villous adenoma of the main pancreatic duct: a potentially malignant tumor?. *Am J Gastroenterol* 1990;85(4):459–463.

76. Kloppel G. Clinicopathologic view of intraductal papillary-mucinous tumor of the pancreas. *Hepatogastroenterology* 1998;45(24):1981–1985.

77. Santini D, Campione O, Salerno A, et al. Intraductal papillary-mucinous neoplasm of the pancreas: a clinicopathologic entity. *Arch Pathol Lab Med* 1995;119(3):209–213.

78. Pinson CW, Munson JL, Deveney CW. Endoscopic retrograde cholangiopancreatography in the preoperative diagnosis of pancreatic neoplasms associated with cysts. *Am J Surg* 1990;159(5):510–513.

79. Shyr YM, Su CH, Tsay SH, Lui WY. Mucin-producing neoplasms of the

pancreas: intraductal papillary and mucinous cystic neoplasms. *Ann Surg* 1996;223(2):141–146.

80. Paye F, Sauvanet A, Terris B, et al. Intraductal papillary mucinous tumors of the pancreas: pancreatic resections guided by preoperative morphological assessment and intraoperative frozen section examination. *Surgery* 2000;127(5):536–544.

81. D'Angelica M, Brennan MF, Suriawinata AA, Klimstra D, Conlon KC. Intraductal papillary mucinous neoplasms of the pancreas: an analysis of clinicopathologic features and outcome. *Ann Surg* 2004;239(3):400–408.

82. Maire F, Couvelard A, Hammel P, et al. Intraductal papillary mucinous tumors of the pancreas: the preoperative value of cytologic and histopathologic diagnosis. *Gastrointest Endosc* 2003;58(5):701–706.

83. Uehara H, Nakaizumi A, Iishi H, et al. Cytologic examination of pancreatic juice for differential diagnosis of benign and malignant mucin-producing tumors of the pancreas. *Cancer* 1994;174(3):826–833.

84. Paal E, Thompson LD, Przygodzki RM, Bratthauer GL, Heffess CS. A clinicopathologic and immunohistochemical study of 22 intraductal papillary mucinous neoplasms of the pancreas, with a review of the literature. *Mod Pathol* 1999;12(5):518–528.

85. Furukawa T, Kloppel G, Volkan Adsay N, et al. Classification of types of intraductal papillary-mucinous neoplasm of the pancreas: a consensus study. *Virchows Arch* 2005;447(5):794–799.

86. Adsay NV, Conlon KC, Zee SY, Brennan MF, Klimstra DS. Intraductal papillary-mucinous neoplasms of the pancreas: an analysis of in situ and invasive carcinomas in 28 patients. *Cancer* 2002;194(1):62–77.

87. Adsay NV, Adair CF, Heffess CS, Klimstra DS. Intraductal oncocytic papillary neoplasms of the pancreas. *Am J Surg Pathol* 1996;20(8):980–994.

88. Tajiri T, Tate G, Inagaki T, et al. Intraductal tubular neoplasms of the pancreas: histogenesis and differentiation. *Pancreas* 2005;30(2):115–121.

89. Miyakawa S, Horiguchi A, Hayakawa M, et al. Intraductal papillary adenocarcinoma with mucin hypersecretion and coexistent invasive ductal carcinoma of the pancreas with apparent topographic separation. *J Gastroenterol* 1996;31(6):889–893.

90. Levi E, Klimstra DS, Andea A, Basturk O, Adsay NV. MUC1 and MUC2 in pancreatic neoplasia. *J Clin Pathol* 2004;57(5):456–462.

91. Hruban RH, Adsay NV, Albores-Saavedra J, et al. Pancreatic intraepithelial neoplasia: a new nomenclature and classification system for pancreatic duct lesions. *Am J Surg Pathol* 2001;25(5):579–586.

92. Barton CM, Staddon SL, Hughes CM, et al. Abnormalities of the p53 tumour suppressor gene in human pancreatic cancer. *Br J Cancer* 1991;64(6):1076–1082.

93. Sirivatanauksorn V, Sirivatanauksorn Y, Lemoine NR. Molecular pattern of ductal pancreatic cancer. *Langenbecks Arch Surg* 1998;383(2):105–115.

94. Wilentz RE, Iacobuzio-Donahue CA, Argani P, et al. Loss of expression of Dpc4 in pancreatic intraepithelial neoplasia: evidence that DPC4 inactivation occurs late in neoplastic progression. *Cancer Res* 2000;160(7):2002–2006.

95. Biankin AV, Biankin SA, Kench JG, et al. Aberrant p16(INK4A) and DPC4/Smad4 expression in intraductal papillary mucinous tumours of the pancreas is associated with invasive ductal adenocarcinoma. *Gut* 2002;50(6):861–868.

96. Moore PS, Orlandini S, Zamboni G, et al. Pancreatic tumours: molecular pathways implicated in ductal cancer are involved in ampullary but not in exocrine nonductal or endocrine tumorigenesis. *Br J Cancer* 2001;84(2):253–262.

97. Sato N, Rosty C, Jansen M, et al. STK11/LKB1 Peutz-Jeghers gene inactivation in intraductal papillary-mucinous neoplasms of the pancreas. *Am J Surg Pathol* 2001;159(6):2017–2022.

98. Compagno J, Oertel JE. Mucinous cystic neoplasms of the pancreas with overt and latent malignancy (cystadenocarcinoma and cystadenoma): a clinicopathologic study of 41 cases. *Am J Clin Pathol* 1978;69(6):573–580.

99. Fukushima N, Mukai K. Pancreatic neoplasms with abundant mucus production: emphasis on intraductal papillary-mucinous tumors and mucinous cystic tumors. *Adv Anat Pathol* 1999;6(2):65–77.

100. Thompson LD, Becker RC, Przygodzki RM, Adair CF, Heffess CS. Mucinous cystic neoplasm (mucinous cystadenocarcinoma of low-grade malignant potential) of the pancreas: a clinicopathologic study of 130 cases. *Am J Surg Pathol* 1999;23(1):1–16.

101. Wilentz RE, Albores-Saavedra J, Hruban RH. Mucinous cystic neoplasms of the pancreas. *Semin Diagn Pathol* 2000;17(1):31–42.

102. Zamboni G, Scarpa A, Bogina G, et al. Mucinous cystic tumors of the pancreas: clinicopathological features, prognosis, and relationship to other mucinous cystic tumors. *Am J Surg Pathol* 1999;23(4):410–422.

103. Alles AJ, Warshaw AL, Southern JF, Compton CC, Lewandrowski KB. Expression of CA 72-4 (TAG-72) in the fluid contents of pancreatic cysts: a new marker to distinguish malignant cystic tumors from benign neoplasms and pseudocysts. *Ann Surg* 1994;219(2):131–134.

104. Lewandrowski KB, Southern JF, Pins MR, Compton CC, Warshaw AL. Cyst fluid analysis in the differential diagnosis of pancreatic cysts: a comparison of pseudocysts, serous cystadenomas, mucinous cystic neoplasms, and mucinous cystadenocarcinoma. *Ann Surg* 1993;217(1):41–47.

105. Wilentz RE, Albores-Saavedra J, Zahurak M, et al. Pathologic examination accurately predicts prognosis in mucinous cystic neoplasms of the pancreas. *Am J Surg Pathol* 1999;23(11):1320–1327.

106. Zamboni G, Kloppel G, Hruban RH, Longnecker DS, Adler G. Mucinous cystic neoplasms of the pancreas. In: Hamilton SR, Aaltonen LA,

eds. *Pathology and Genetics of Tumours of the Digestive System*. Lyon, France: IARC Press; 2000:234–236.

107. Lane RB, Jr., Sangueza OP. Anaplastic carcinoma occurring in association with a mucinous cystic neoplasm of the pancreas. *Arch Pathol Lab Med* 1997;121(5):533–535.

108. Wenig BM, Albores-Saavedra J, Buetow PC, Heffess CS. Pancreatic mucinous cystic neoplasm with sarcomatous stroma: a report of three cases. *Am J Surg Pathol* 1997;21(1):70–80.

109. Ridder GJ, Maschek H, Flemming P, Nashan B, Klempnauer J. Ovarian-like stroma in an invasive mucinous cystadenocarcinoma of the pancreas positive for inhibin: a hint concerning its possible histogenesis. *Virchows Arch* 1998;432(5):451–454.

110. Southern JF, Warshaw AL, Lewandrowski KB. DNA ploidy analysis of mucinous cystic tumors of the pancreas: correlation of aneuploidy with malignancy and poor prognosis. *Cancer* 1996;177(1):58–62.

111. Jimenez RE, Warshaw AL, Z'Graggen K, et al. Sequential accumulation of K-ras mutations and p53 overexpression in the progression of pancreatic mucinous cystic neoplasms to malignancy. *Ann Surg* 1999;230(4):501–509.

112. Hoorens A, Lemoine NR, McLellan E, et al. Pancreatic acinar cell carcinoma: an analysis of cell lineage markers, p53 expression, and Ki-ras mutation. *Am J Pathol* 1993;143(3):685–698.

113. Klimstra DS, Heffess CS, Oertel JE, Rosai J. Acinar cell carcinoma of the pancreas: a clinicopathologic study of 28 cases. *Am J Surg Pathol* 1992;16(9):815–837.

114. Cingolani N, Shaco-Levy R, Farruggio A, Klimstra DS, Rosai J. Alpha-fetoprotein production by pancreatic tumors exhibiting acinar cell differentiation: study of five cases, one arising in a mediastinal teratoma. *Hum Pathol* 2000;31(8):938–944.

115. Klimstra DS, Longnecker D. Acinar cell carcinoma. In: Hamilton SR, Aaltonen L, eds. *Pathology and Genetics of Tumours of the Digestive System*. Lyon, France: IARC Press; 2000:241–243.

116. Morohoshi T, Kanda M, Horie A, et al. Immunocytochemical markers of uncommon pancreatic tumors: acinar cell carcinoma, pancreatoblastoma, and solid cystic (papillary-cystic) tumor. *Cancer* 1987;1559(4):739–747.

117. Klimstra DS. Acinar cell carcinoma of the pancreas: a case associated with the lipase hypersecretion syndrome. *Pathol Case Rev* 2001;6:121–126.

118. Cantrell BB, Cubilla AL, Erlandson RA, Fortner J, Fitzgerald PJ. Acinar cell cystadenocarcinoma of human pancreas. *Cancer* 1981;1547(2):410–416.

119. Klimstra DS, Rosai J, Heffess CS. Mixed acinar-endocrine carcinomas of the pancreas. *Am J Surg Pathol* 1994;18(8):765–778.

120. Holen KD, Klimstra DS, Hummer A, et al. Clinical characteristics and outcomes from an institutional series of acinar cell carcinoma of the pancreas and related tumors. *J Clin Oncol* 2002;1520(24):4673–4678.

121. Hoorens A, Gebhard F, Kraft K, Lemoine NR, Kloppel G. Pancreatoblastoma in an adult: its separation from acinar cell carcinoma. *Virchows Arch* 1994;424(5):485–490.

122. Klimstra DS, Wenig BM, Adair CF, Heffess CS. Pancreatoblastoma: a clinicopathologic study and review of the literature. *Am J Surg Pathol* 1995;19(12):1371–1389.

123. Klimstra DS, Longnecker D. Pancreatoblastoma. In: Hamilton SR, Aaltonen LA, eds. *Pathology and Genetics of Tumours of the Digestive System*. Lyon, France: IARC Press; 2000:244–245.

124. Heitz PU, Komminoth P, Perren A, et al. Pancreatic endocrine tumours: introduction. In: DeLellis RA, Lloyd RV, Heitz PU, Eng C, eds. *Pathology and Genetics of Tumours of Endocrine Organs*. Lyon, France: IARC Press; 2004:177–182.

125. Klimstra DS, Perren A, Oberg K, et al. Pancreatic endocrine tumours: nonfunctioning tumours and microadenomas. In: DeLellis RA, Lloyd RV, Heitz PU, Eng C, eds. *Pathology and Genetics of Tumours of Endocrine Organs*. Lyon, France: IARC Press; 2004:201–204.

126. Debelenko LV, Zhuang Z, Emmert-Buck MR, et al. Allelic deletions on chromosome 11q13 in multiple endocrine neoplasia type 1-associated and sporadic gastrinomas and pancreatic endocrine tumors. *Cancer Res* 1997;157(11):2238–2243.

127. Donow C, Pipeleers-Marichal M, Schroder S, et al. Surgical pathology of gastrinoma: site, size, multicentricity, association with multiple endocrine neoplasia type 1, and malignancy. *Cancer* 1991;1568(6):1329–1334.

128. Hammel PR, Vilgrain V, Terris B, et al. Pancreatic involvement in von Hippel-Lindau disease. The Groupe Francophone d'Etude de la Maladie de von Hippel-Lindau. *Gastroenterology* 2000;119(4):1087–1095.

129. Hoang MP, Hruban RH, Albores-Saavedra J. Clear cell endocrine pancreatic tumor mimicking renal cell carcinoma: a distinctive neoplasm of von Hippel-Lindau disease. *Am J Surg Pathol* 2001;25(5):602–609.

130. Lubensky IA, Pack S, Ault D, et al. Multiple neuroendocrine tumors of the pancreas in von Hippel-Lindau disease patients: histopathological and molecular genetic analysis. *Am J Pathol* 1998;153(1):223–231.

131. Capella C, Heitz PU, Hofler H, Solcia E, Kloppel G. Revised classification of neuroendocrine tumors of the lung, pancreas and gut. *Digestion* 1994;55(suppl 3):11–23.

132. Heitz PU, Kasper M, Polak JM, Kloppel G. Pancreatic endocrine tumors. *Hum Pathol* 1982;13(3):263–271.

133. Kruseman AC, Knijnenburg G, de la Riviere GB, Bosman FT. Morphology and immunohistochemically-defined endocrine function of pancreatic islet cell tumours. *Histopathology* 1978;2(6):389–399.

134. Liu TH, Zhu Y, Cui QC, et al. Nonfunctioning pancreatic endocrine tu-

mors: an immunohistochemical and electron microscopic analysis of 26 cases. *Pathol Res Pract* 1992;188(1(2):191–198.

135. Kloppel G, Heitz PU. Pancreatic endocrine tumors. *Pathol Res Pract* 1988;183(2):155–168.

136. Lam KY, Lo CY. Pancreatic endocrine tumour: a 22-year clinico-pathological experience with morphological, immunohistochemical observation and a review of the literature. *Eur J Surg Oncol* 1997;23(1): 36–42.

137. Ligneau B, Lombard-Bohas C, Partensky C, et al. Cystic endocrine tumors of the pancreas: clinical, radiologic, and histopathologic features in 13 cases. *Am J Surg Pathol* 2001;25(6):752–760.

138. Collins BT, Cramer HM. Fine-needle aspiration cytology of islet cell tumors. *Diagn Cytopathol* 1996;15(1):37–45.

139. Pacchioni D, Papotti M, Macri L, Forte G, Bussolati G. Pancreatic oncocytic endocrine tumors: cytologic features of two cases. *Acta Cytol* 1996; 40(4):742–746.

140. Hussain S, Arwini A, Chetty R, Klimstra D. Oncocytic pancreatic endocrine neoplasms: a clinicopathologic and immunohistochemical analysis of 21 cases. *Mod Pathol* 2005;18:279A.

141. Perez-Montiel MD, Frankel WL, Suster S. Neuroendocrine carcinomas of the pancreas with 'Rhabdoid' features. *Am J Surg Pathol* 2003;27(5): 642–649.

142. Singh R, Basturk O, Klimstra DS, et al. Lipid-rich variant of pancreatic endocrine neoplasms. *Am J Surg Pathol* 2006;30(2):194–200.

143. Zee SY, Hochwald SN, Conlon KC, Brennan MF, Klimstra DS. Pleomorphic pancreatic endocrine neoplasms: a variant commonly confused with adenocarcinoma. *Am J Surg Pathol* 2005;29(9):1194–1200.

144. Hochwald SN, Zee S, Conlon KC, et al. Prognostic factors in pancreatic endocrine neoplasms: an analysis of 136 cases with a proposal for low-grade and intermediate-grade groups. *J Clin Oncol* 2002;120(11):2633–4262.

145. O'Connor TP, Wade TP, Sunwoo YC, et al. Small cell undifferentiated carcinoma of the pancreas: report of a patient with tumor marker studies. *Cancer* 1992;1570(6):1514–1519.

146. Ordonez NG, Cleary KR, Mackay B. Small cell undifferentiated carcinoma of the pancreas. *Ultrastruct Pathol* 1997;21(5):467–474.

147. Reyes CV, Wang T. Undifferentiated small cell carcinoma of the pancreas: a report of five cases. *Cancer* 1981;1547(10):2500–2502.

148. Corrin B, Gilby ED, Jones NF, Patrick J. Oat cell carcinoma of the pancreas with ectopic ACTH secretion. *Cancer* 1973;31:1523–1527.

149. Hobbs RD, Stewart AF, Ravin ND, Carter D. Hypercalcemia in small cell carcinoma of the pancreas. *Cancer* 1984;153(7):1552–1554.

150. Adair CF, Wenig BM, Heffess CS. Solid and papillary cystic carcinoma of the pancreas: a tumor of low malignant potential [abstract]. *Int J Surg Pathol* 1995;2(suppl):326.

151. Kloppel G, Morohoshi T, John HD, et al. Solid and cystic acinar cell tumour of the pancreas: a tumour in young women with favourable prognosis. *Virchows Arch A Pathol Anat Histol* 1981;392(2):171–183.

152. Kloppel G, Luttges J, Klimstra D, Hruban R, Kern S, Adler G. Solid-pseudopapillary neoplasm. In: Hamilton SR, Aaltonen LA, eds. *Pathology and Genetics of Tumours of the Digestive System*. Lyon, France: IARC Press; 2000: 246–248.

153. Bombi JA, Milla A, Badal JM, et al. Papillary-cystic neoplasm of the pancreas: report of two cases and review of the literature. *Cancer* 1984;1554(4):780–784.

154. Balercia G, Zamboni G, Bogina G, Mariuzzi GM. Solid-cystic tumor of the pancreas: an extensive ultrastructural study of fourteen cases. *J Submicrosc Cytol Pathol* 1995;27(3):331–340.

155. Nishihara K, Nagoshi M, Tsuneyoshi M, Yamaguchi K, Hayashi I. Papillary cystic tumors of the pancreas: assessment of their malignant potential. *Cancer* 1993;171(1):82–92.

156. Oertel JE, Mendelsohn G, Compagno J. Solid and papillary epithelial neoplasms of the pancreas. *Cancer Treat Res* 1982;8:167–171.

157. Pelosi G, Iannucci A, Zamboni G, et al. Solid and cystic papillary neoplasm of the pancreas: a clinico-cytopathologic and immunocytochemical study of five new cases diagnosed by fine-needle aspiration cytology and a review of the literature. *Diagn Cytopathol* 1995;13(3):233–246.

158. Pettinato G, Manivel JC, Ravetto C, et al. Papillary cystic tumor of the pancreas: a clinicopathologic study of 20 cases with cytologic, immunohistochemical, ultrastructural, and flow cytometric observations, and a review of the literature. *Am J Clin Pathol* 1992;98(5):478–488.

159. Lieber MR, Lack EE, Roberts JR, Jr., et al. Solid and papillary epithelial neoplasm of the pancreas: an ultrastructural and immunocytochemical study of six cases. *Am J Surg Pathol* 1987;11(2):85–93.

160. Notohara K, Hamazaki S, Tsukayama C, et al. Solid-pseudopapillary tumor of the pancreas: immunohistochemical localization of neuroendocrine markers and CD10. *Am J Surg Pathol* 2000;24(10):1361–1371.

161. Abraham SC, Wu TT, Hruban RH, et al. Genetic and immunohistochemical analysis of pancreatic acinar cell carcinoma: frequent allelic loss on chromosome 11p and alterations in the APC/beta-catenin pathway. *Am J Pathol* 2002;160(3):953–962.

162. Cao D, Antonescu C, Wong G, et al. Positive immunohistochemical staining of KIT in solid-pseudopapillary neoplasms of the pancreas is not associated with KIT/PDGFRA mutations. *Mod Pathol* 2006;19(9):1157–1163.

163. Sclafani LM, Reuter VE, Coit DG, Brennan MF. The malignant nature of papillary and cystic neoplasm of the pancreas. *Cancer* 1991;168(1): 153–158.

164. Tang LH, Aydin H, Brennan MF, Klimstra DS. Clinically aggressive solid pseudopapillary tumors of the pancreas: a report of two cases with components of undifferentiated carcinoma and a comparative clinicopathologic analysis of 34 conventional cases. *Am J Surg Pathol* 2005;29(4):512–519.

第 28 章

胰腺癌：临床治疗

John P. Hoffman, Christopher G. Willett, Steven J. Cohen

胰腺癌外科治疗应考虑的问题

自 20 世纪 70 年代以来，胰腺癌的临床治疗策略发生了许多根本的变革。在那个年代，患者一旦确诊胰腺癌基本没有什么治疗希望。然而，自那时开始，不论是手术的安全性、放疗的质量，还是系统治疗的疗效，我们都有了许多重大进步。当然，大多数确诊为胰腺癌的患者仍然要面对死亡的威胁。

一旦影像学[经皮超声、计算机断层扫描(CT)，或者磁共振显像]显示异常肿块影或胰腺导管/胆管扩张(由单一狭窄段开始)，就应该考虑胰腺癌的可能。由此开始，在胰腺癌从可疑病变到肿瘤确诊以及治疗方案整个过程的每一步都存在争议(图 28.1A 和 B)。

如果黄疸与胰头肿物相关，应该考虑胆道支架植入术的问题。外科学家争论已久的问题有以下几个：多数引起黄疸的占位性病变是恶性的；经腹腔针吸可能会导致肿瘤播散；术前胆道支架置入术会增加围手术期并发症率与死亡率[1-3]。对于罕见的疾患，如淋巴瘤和局限性胰腺炎，非手术治疗也有望治愈。此外，择期手术可以解决了梗阻性黄疸问题，可以避免术前支架植入。采取新辅助化疗前需要活检病理证实为腺癌。因为新辅助化疗通常需要 2~3 个月时间，期间有必要采取的胆道支架置入术。尽管有报道新辅助化疗过程中会出现了不少问题，但经常更换支架可以避免许多并发症的发生。目前超声内镜引导的穿刺活检比较容易实施，穿刺针也无需经过腹膜腔。即使不准备实施新辅助化疗，越来越多的外科医生也要求有术前活检。在多年来尽管在外科学教学中，仍推荐对未被病理证实为恶性肿瘤的病例可以采取胰腺切除术，但是随着技术手术段的进步，临床医生均在努力做术前

病理诊断的尝试。实际情况是，即使有先进的超声内镜活检技术的，由于胰腺癌周围的纤维化与炎性反应，有时即使多次穿刺也有可能得到阴性结果。因此，许多患者在没有明确的术前或术中病理诊断的前提下进行了一线切除手术。

胰腺发现实性肿块，增加了癌症的可能。然而，几种形式的胰腺炎(局灶性胰腺炎、淋巴浆细胞硬化性胰腺炎、慢性胰腺炎)可以表现为胰腺肿块。并且，胰腺的淋巴瘤、转移性病变以及胰腺的内分泌肿瘤也可以表现为胰腺肿块。每种病变都有不同的治疗方法(见第 25 章)。

通常，胰腺癌位于胰头部，会表现为胰管和胆管同时梗阻(双管征)。有些时候，仅一个导管狭窄或另一个产生狭窄而没有明显的肿块环绕周围。这些狭窄可以通过内镜下的病理刷片确诊。超声内镜可以显示出其他方法无法发现的小肿块。Kalady 等人研究了很多应用超声内镜之前这样的病例。他们发现肿瘤的部位(胰头或其他部位)，既往没有胰腺炎病史，以及经内镜下逆行胰胆管造影没有显示胰腺导管侧枝的纤维化患者，有 94% 的机会确诊为胰腺癌。双管征只有 65% 的阳性预测价值，而阴性预测价值达到了 87.6%[6]。因此，对于这样的患者，即便是经过多次术前或术中癌症确诊失败后，仍应该进行手术切除。不论怎样，患者及家属对随后可能发生的不幸结果应该充分了解，不管是手术切除(手术并发症和良性病变可能)还是继续观察(恶性病变继续生长)。

囊性肿物

不论是在诊断还是治疗方面，囊性肿物均构成了

A

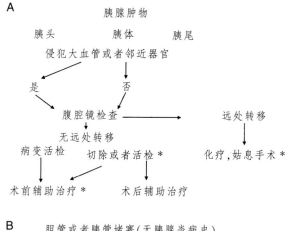

B

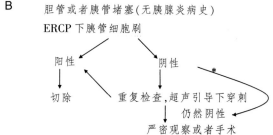

图 28.1　(A)胰腺肿物的处理规则。(B)胰管或胆管堵塞的处理规则。* 表示这个过程有争议;ERCP:经内镜逆行胰胆管造影;EUS:堵塞超声内镜。

表 28.1

局部胰腺腺癌三种切除可能

可以切除
　没有远处转移
　腹主动脉、肝动脉和肠系膜上动脉脂肪层清晰
　不邻近肠系膜上静脉或者门静脉
可能切除的
　没有远处转移
　邻近腹主动脉、肝动脉和肠系膜上动脉
　邻近、挤压或者一小段堵塞肠系膜上静脉或者门静脉
　侵犯结肠系膜、结肠或者胃
局部进展,不能切除
　没有远处转移
　肿瘤包绕肠系膜上动脉或者腹主动脉
　一大段堵塞肠系膜上静脉或者门静脉且两端没有合
　　适的血管干来接受移植

另外一类颇具争议的病变。当然,对于特定的病变,治疗策略要基于对未来生物学行为的评估。以往,根据影像学表现,囊性病变被分为黏液性和浆液性两类。现在,我们定义的囊性病变包括了从小的微囊病变到大的单发或复杂的囊肿。我们现在可以测量囊液或囊壁的细胞学以及分子生物学特点。但是,关于应该何时切除囊性病变,却没有统一的意见。来自纽约 Sloan-Kettering 癌症纪念医院的 Allen 等人建立了一个胰腺囊性病变患者的大数据库。这些患者主要为根据影像学及临床的标准(直径<3 cm,没有实性部分,没有分隔,没有疼痛)分别采取观察随访和手术治疗的患者。这是一项回顾性调查,了解在这家医院外科医生是怎样决定的。这项研究正在进行,但初步的报告显示,直径<3 cm、没有症状、没有实性部分、没有分隔的囊性病变,仅作临床观察是安全的。许多其他学者正在研究经内镜获取囊液,来发现其中恶性肿瘤的组织成分或分子标志[8-10]。

　　一旦病变确诊或高度怀疑胰腺腺癌,治疗的重要内容包括手术可切除性评估、手术的进行和术后辅助治疗。术后辅助治疗在后面的章节中从放化疗的角度进行了大量的表述。

切除性评估

　　关于哪些病变可以安全地切除并相应地改善术后生存,这些观点自 19 世纪 70 年代以来已经有了很大的变化。 当外科手术成为唯一的治疗,只有那些病变较小、与肠系膜血管边界清楚、没有远处转移的患者、才可能有机会获得有意义的术后生存期延长。直到出现有效的辅助治疗,那些病变较大、与肠系膜血管关系密切以及有区域淋巴结转移的患者可以获得安全的手术切除并明显延长术后生存[11]。

　　19 世纪 70 年代对可切除病变的定义是指没有远处或区域淋巴结转移,并且没有侵犯肠系膜血管。一个在术中评估可切除性的办法是能够轻易地从胰颈后方、肠系膜上静脉前方通过一把血管钳。现在,可切除性的影像学标准包括没有远处转移及肠系膜上静脉侵犯,并且环绕肠系膜上动脉(SMA)周围的脂肪层清晰。由于看到了化疗和放疗的效果,很多医生把这些辅助治疗用于手术前治疗,使得局部晚期的胰腺癌获得根治性切除[12]。这些局部晚期的肿瘤被定义为边缘性可切除病变(表 28.1)。那些即使有了成功的术前辅助治疗,仍被认为根本无法切除的肿瘤,称为不可切除病变(表 28.1)。文献中对这些词汇的描述非常少,因此,认真的读者一定要注意在谈及治疗效果之前,先搞清楚所讨论

瘤控制和生活质量方面没有发现明显的差别。

有些外科医生强调彻底切除包绕 SMA 的软组织，而大多数人则认为应保留包绕的邻近组织和神经丛。已经有几个外科临床研究比较了所谓"根治性"和"标准"淋巴结及软组织清扫[15-17]。然而，确定哪些胰腺周围的淋巴及软组织应该包括在"标准"的清扫范围却有不同。即便是最小的胰腺癌也没有多少手术切除的阴性边界，因为胰头或钩突的肿瘤与肠系膜上血管的关系非常接近。因此，有必要切除至少从肿瘤边缘到最邻近的肠系膜血管的所有组织及距离肿瘤 5~6 cm 范围内的所有淋巴结。

胰腺癌应该切除哪些邻近器官或组织以及我们对于疾病的控制应该抱有怎样的期待？肿瘤直接侵犯结肠、结肠系膜、肾上腺、胃、小肠，以及肠系膜上静脉并不意味着肿瘤无法切除或无法治愈[18]。然而，同时切除肝转移灶和原发肿瘤并不能获得长期生存。

手术并发症

除了腹部大手术常见的并发症和死亡率外，胰腺切除还有它特有的并发症。胰腺被断离后，它与小肠或胃的连接有时会很脆弱。如果胰腺组织较软、胰管细小，或是在外科不经常行胰腺手术的医院，胰腺吻合口漏的发生率会有所增加[19,20]。关于胰腺吻合口漏的定义有很多[21]。因此，其确切的发生率并不明了。但是，腹腔内最严重的并发症出血和感染的发生通常与胰腺吻合口漏有关。幸运的是，对于有经验的外科医生，这一并发症不常发生。

姑息手术

姑息手术可能是急症手术或择期手术。通常，胃或十二指肠会发生由肿瘤引起的溃疡。这种情况在化疗或放疗后更易出现，肿瘤缩小，留下出血的血管。通常，这些出血的血管可以由介入放射栓塞控制，但有些情况下，肿块及出血的血管需要手术切除。在这些情况下进行的手术一般是 R2 切除（残留肉眼可见的肿瘤）。尽管并不推荐，除非是唯一挽救生命的紧急手术，但是偶尔确实能对化疗敏感的患者获得长期生存。

更多的针对这些肿瘤的急症手术是十二指肠梗阻的胃空肠吻合短路手术[22]。尽管大多数腹膜种植转移的患者逐渐会发生小肠梗阻，但外科医生很少能够

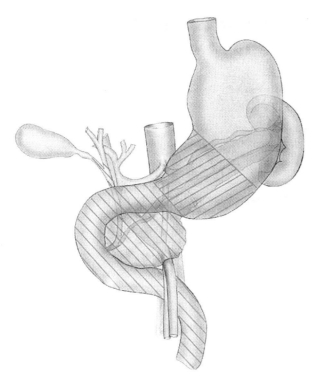

图 28.2　保留幽门胰十二指肠切除术的组织显示几乎垂直。古典惠尔普博士程序使其他组织被附近的水平线蒙上了阴影。胆囊在这两个术中都被切除。

病变的侵润范围。

腹腔镜作为手术前独立的检查手段或是择期手术开始前即时进行的操作，可能发现影像学检查无法发现的远处转移。关于腹腔镜检查指征，目前的资料和见解还有分歧[13,14]。由于影像学检查的分辨率越来越高，发现肿瘤更小，用于分期的腹腔镜检查会减少。对于较晚期的病变或发生在胰体尾的肿瘤（通常发现较晚），多数学者建议术前腹腔镜检查。进行检查的腹腔镜也有很多不同，从仅仅是观察腹膜表面到腹腔镜下肝脏超声、小网膜腔分离及远处转移结节的精确活检。详细讨论见第二十六章。

手术步骤

胰腺癌施行的手术步骤通常是切除或者保留胃窦及幽门的胰十二指肠切除（Whipple 术或 Kausch-Whipple 术）、胰腺末端切除、胰腺全部切除（图 28.2）。各种手术的基本适应症在于肿瘤的部位和范围。有多个临床观察比较了保留幽门和切除胃窦的手术，在肿

表 28.2

胰腺癌辅助治疗的前瞻性随机研究

研究系列	患者人数	中位生存(月)	2 年生存率	5 年生存率
胃肠肿瘤研究小组(29)				
治疗组	21	21.0	43%	19%
对照组	22	10.9	18%	5%
治疗组(扩大队列)(30)	30	18.0	46%	NA
欧洲癌症研究治疗组织(31)				
治疗组	60	17.1	37%	20%
对照组	54	12.6	23%	10%

研究系列	患者人数	生存(月)	2 年生存率	5 年生存率
欧洲胰腺癌研究小组-1(32,33)				
集成资料				
化疗组	244	19.7	NA	NA
非化疗组	237	14.0	NA	NA
放化疗组	178	15.5	NA	NA
非放化疗组	180	16.1	NA	NA
2×2 阶乘设计资料				
化疗组	147	20.1	40%	21%
非化疗组	142	15.5	30%	8%
放化疗组	145	15.9	29%	10%
非放化疗组	144	17.9	41%	20%

NA:无法统计。

解决这个问题,因为种植转移都是弥漫性的。

选择性的姑息手术将会缓解或是预防将来会出现的胆道或十二指肠梗阻。这种手术经常用于原本计划切除肿瘤,但在术中发现远处转移,没有理由再行手术切除的患者。因为患者的腹腔已经打开,胆道或十二指肠的短路手术可以方便的进行而无需再行其他切口。一项前瞻性随机调查显示,如果没有行预防性短路手术,大约 20% 的这类患者在死亡前会出现十二指肠梗阻[23]。不管怎样,大多数外科医生对于剖腹手术前已经证实远处转移的患者会采用非手术的方法解决胆道或十二指肠梗阻。

解除胆道或十二指肠梗阻可以由胃肠病学专家或介入放射学专家通过安放支架完成。有相当多的对照研究比较了胆道支架和短路手术[24]。大多数的观察显示,最初的时候外科手术需要更长的住院时间,但后期时间就会缩短,可以获得较长时间的缓解,免去了更换支架的问题。即便是最大的金属支架,也需要每 4~6 个月随访一次。由于支架治疗的优势,可能需要开腹姑息手术治疗的病例越来越少。然而,腹腔镜下的短路手术可能更具有竞争力。

胰腺癌的放射治疗

辅助治疗

胰腺癌切除术后,有 50%~90% 的患者会出现局部复发[25-28]。40%~90% 的患者出现远处转移,大多数位于肝脏和/或腹膜。因此,人们对术后辅助放疗、化疗以及联合放化疗进行了大量研究,以期改善患者预后(表 28.2)。然而,尽管有多项对照研究,胰腺癌术后确切的辅助治疗方案仍未建立。

前瞻性研究

胃肠道肿瘤研究组(GITSG)进行了第一个前瞻性研究, 观察胰腺癌根治切除术后切缘阴性的患者的辅助治疗[29]。这些患者被随机分为两组, 一组采用分割进行的总量 40GY 外照射放疗(ERBT), 辅以治疗的开始 3 天和最后 3 天同时静脉推注氟脲嘧啶(5-FU)500mg/m², 随后维持两年 5-FU 的治疗, 或直到出现病情进展。另一组仅行术后随访。这项实验提前结束, 因为观察到患者远期获益(43 名患者存活 8 年以上), 并且中期分析出现阳性结果, 辅助放化疗组生存获益。进行术后辅助放化疗的患者获得较长的平均术后生存期(21 月对 11 月), 以及较高的 2 年生存率(43%对 19%)。有另外 30 名患者加入术后放化疗组[30]。这些新入组的患者证实了前期的观察结果, 平均术后生存 18 个月, 2 年生存率达 46%。GITSG 小组的实验遭到很多责难:仅有 9%的患者维持了 2 年的化疗, 放疗剂量低, 入组患者数量较少, 患者是远期获益, 手术对照组的生存过低, 25%的患者直到术后 10 周才开始辅助放化疗, 32%的患者初始治疗没有遵守设计的放疗计划。不论怎样, 在美国这项实验结果使大家接受放化疗为术后适宜的辅助治疗。

第二项研究是由欧洲癌症研究及治疗组织进行的, 试图要证实 GITSG 最初的研究发现(31)。在这项研究中, 281 名胰腺或壶腹周围癌手术切除的患者随机分成两组, 一组接受总量 40GY 分割进行的 EBRT 放疗, 同时进行持续注射 5-FU[25mg/(kg·d)];另一组仅作观察随访。这项研究发现, 两组的中位生存时间(24 月对 19 月)或 2 年生存率(51%对 41%)没有明显改善, P=0.208。有趣的是, 入组的患者只有 114 例是胰腺癌, 其他均为壶腹癌。对胰腺癌患者的亚组分析显示, 2 年生存率在治疗组为 34%, 对照组为 26% (P=0.099)。对这项研究存在一些批评意见, 他们认为治疗组没有维持化疗, 切缘阳性的患者没有进行预先评估就入组, 放疗剂量低, 患者样本小, 20%进入治疗组的患者没有接受任何治疗。

欧洲胰腺癌研究小组(ESPAC)随后进行了一项最大规模的临床试验, 观察胰腺癌辅助治疗, EA-PAC-1[32]。治疗医生可以将他们的患者随机加入以下 3 组同步进行研究:

- 放化疗组及非放化疗组 (n=69):放化疗组为 2

周内接受总量为 20GY 放疗, 同时于第 1~3 天给予 5-FU500mg/m², 休息 2 周后重复。
- 化疗组及非化疗组(n=192):化疗组给予每天静脉推注 5-FU(425mg/m²)及亚叶酸钙(20 mg/m²), 连续 5 天, 每 28 天一疗程, 共 6 个月。
- A 2×2 阶乘设计共 289 名患者入组, 放化疗组(n=73), 化疗组(n=75), 放化疗加维持化疗组(n=72), 及对照组(n=69)。

所有 3 个同步进行的治疗组资料进行集中分析。175 例接受辅助放化疗的患者与没有接受治疗的 178 例患者生存没有差别(中位生存 15.5 月对 16.2 月, P=0.24)。然而, 接受辅助化疗的患者(n=238)比没有化疗的患者(n=235)生存获益(中位生存 19.7 月对 14 月, P=0.0005)。进一步随访接受 2×2 阶乘方案的 289 名患者, 接受化疗的 5 年生存率达到 21%, 而没有接受化疗的仅为 8%[33]。

与前一项研究相似, EAPAC-1 的研究也受到了很多批评:

- 允许医生与患者自行选择进入 3 个组别, 可能使结果产生偏移。
- 如果医生决定自己的患者可以接受"背景"放化疗或者化疗。大约 1/3 入组化疗组对照非化疗组的患者接受过"背景"放化疗或者化疗。
- 放疗采用间断分次治疗, 医生可以调整最终的放疗剂量(40~60Gy)。

除此之外, 各个协作中心没有统一的放疗规范, 也没有中心质量监控。本项研究的调查者得出结论:①辅助放化疗没有生存获益;②辅助化疗可以生存获益。

最近, 一项关于胰腺癌术后切缘阳性的患者进行随机辅助治疗的变化分析表明, 术后放疗及化疗可以改善预后[34]。对于这一部分患者推荐进一步的放化疗研究。

单中心经验

胰腺癌辅助治疗的单中心经验报告提供了支持辅助治疗获益的证据。单中心经验最大宗报告来自 John Hopkins 医学中心的回顾性调查, 174 例患者进行了以下治疗中的一项:①EBRT(40~45Gy), 在放疗的开始和最后两次加入为期 3 天的 5-FU 化疗, 然后每周推注 5-FU(500mg/m²), 持续 4 个月 (n=99);②E-BRT(50.4~57.6Gy)照射胰腺床, 辅以预防性肝脏照射

(23.4~27Gy)并静脉滴注 5-FU(200mg/(m²·d))、亚叶酸钙(5mg/(m²·d)),每周 5 天,持续 4 个月(n=21);③无治疗(n=53)[35]。接受放化疗的患者中位生存时间为 20 个月,而未治疗的患者为 14 个月。2 年生存率分别为 44%和 30%。更加积极的辅助治疗没有生存优势。本组 616 例患者的随访报告显示,胰腺癌切除术后辅助放化疗是强烈的预后判断指标,危害比为 0.5[36]。

除了 John Hopkins 的报告之外,一些来自 Mayo Clinic 和宾夕法尼亚大学的小宗病例报告也显示出术后辅助放化疗的生存优势[37,38]。在这些病例报告中,EBRT 的剂量范围是 45~54Gy,联合以 5-FU 为基础的治疗比未接受治疗的患者获得了更高的 5 年生存率(分别为 17%对 4%,及 43%对 35%)。一组来自患者监控、流行病调查及最终结果数据库的医疗保险患者的报告发现,接受辅助放化疗的患者中位生存时间及 3 年生存率均比未治疗的患者有改善(分别为 29 月对 12.5 月,45%对 30%)[39]。当然,必须注意到这些回顾性调查中,对那些高危患者的治疗可能会有偏移。

胰腺癌术后辅助治疗所见的最高生存率资料来自弗吉尼亚 Mason 大学一项 II 期临床研究[40]。这项研究入组的 53 例患者中有 43 例的结果在 2003 年进行了报告。这些患者接受了 EBRT 放疗 50Gy,同步进行 5-FU 持续静脉滴注 200mg/(m²·d),草酸铂 30mg/(m²·w),以及 α-干扰素 300 万单位隔日皮下注射。放化疗结束后,患者接受 5-FU 持续静脉滴注 200mg/(m²·d),分别于第 10~15 周及第 18~23 周化疗。中位生存时间及 2 年生存率、5 年生存率分别为 44 个月、58%、45%。伴随着这些令人鼓舞的数据也出现了显著的毒性反应,大约 70%的患者出现 3 级以上的毒性反应,42%的患者需要住院治疗。美国外科肿瘤小组学院最近完成了一项更大规模的多中心的二期临床试验,这项试验包括 100 名患者,从而进一步评价这一治疗方案。

正在进行的试验

目前进行的几项大型临床试验进一步明确了胰腺癌辅助化疗的作用。第一个是 RTOG 和 G1 intergroup 9704 试验。这是一个 III 期临床试验,共入组 519 例胰腺癌术后的患者。随机分为两组,第一组给予 5-Fu 250mg/(m²·d)持续性静滴,连续 3 周。随后行同步化放疗,(总剂量 50.4Gy,分次剂量 1.8Gy,同

步 5-Fu 250mg/(m²·d)持续性静滴)。再行 2 个 4 周 5-Fu 方案化疗,5-Fu 250mg/(m²·d),在放疗结束后的第 3 周到第 5 周之间休息 2 周。第二组给予吉西他滨 1000mg/(m²·w),连续 3 周。随后给予以 5-Fu 为基础的同步放化疗,方案同第一组,再行 3 个月的吉西他滨化疗,每月给予吉西他滨 1000mg/(m²·w),连续 3 周,休息 1 周。在欧洲和澳大利亚,ESPAC-3 试验计划招募 990 例患者,已有 500 例患者入组。本实验的最初设想是,胰腺癌术后患者随机入以下 3 个组中的一个:第一组每日 5-Fu 425mg/m²,联合 CF20mg/m² 连续 5 天,每 28 天一次,连续 6 个月。第二组为吉西他滨 1000mg/(m²·w),输注时间大于 30 分钟,连续 3 周,休息一周,4 周为一周期,连续 6 个月。第三组为观察组。但是,随着 ESPAC-1 试验结果的公布,显示术后化疗优于观察组,因此,观察组从本次试验中取消。值得注意的是,该试验排除了放射治疗。

新辅助化疗

即使进行了根治性的胰腺癌手术切除,80%~85%的患者将会出现复发。此外,切缘阳性和有淋巴结转移的患者,复发率增加到 90%[41,42]。术前辅助放疗这一概念是 19 世纪 80 年代提出的[43,44]。在 80 年代晚期,化疗联合放疗被用于术前辅助治疗[45,46]。新辅助放化疗的应用是基于以下几个原因:

(1)大约 25%的患者在术后一段时间没有接受辅助治疗或者从未进行辅助治疗[36,47]。

(2)考虑到术后的高复发率,在这 80%~85%接受过手术的患者中,胰腺癌更应该被认为是一种系统性疾病[48,49],应用新辅助化疗后,20%~40%患者将不会出现手术相关的病症,因为他们的远处转移灶非常明显[50]。

(3)理论上,术前辅助治疗具有高效低毒的特点。因为术前放化疗不用考虑术后小肠受照射的问题,并能减少需氧,减少残留病灶的用药量[51]。

(4)新辅助治疗可以使大部分患者的肿瘤边界完整切除,还能使一小部分无法手术的患者分期下调,从而获得手术机会。

还有其他一些假定的但未经证实的益处,如使胃和小肠免受放射,以保护胃肠功能;减少胰空肠吻合瘘的发生频率[19]。

可手术切除的胰腺癌患者术前辅助治疗的指证各有不同。最早支持对可切除的胰腺癌患者行术前辅助治疗观点的人是来自 MD Anderson 癌症研究中心

的外科医生。由于以前的一些理论支持术前辅助治疗是有益的，因此，对于病理证实为胰腺癌的患者，他们也应用术前辅助治疗。他们主持了几个 II 期临床试验，这些试验使用了不同的方案进行术前辅助治疗[50]。术前新辅助治疗的无瘤生存时间与总生存时间和术后辅助治疗相差不大。然而，没有任何 III 期临床试验比较术前辅助治疗和术后辅助治疗的差异。一些较好的结果也是来自于几个对于患者有选择性入组的 II 期临床试验。尽管我们对某一特定肿瘤有很多预测指标（肿瘤大小、异形性、侵润深度、血管受侵、淋巴结转移数目、肿瘤类型、CA19-9 值），但仍有很多没有发现。因此，直到 III 期试验的结果出来为止，任意一种新辅助治疗的价值仍不能肯定。

另一支持术前辅助化疗的原因在于，在肿瘤可切除的胰腺癌患者中，若不进行新辅助化疗，无法达到边缘完整切除。Pingpank 等回顾分析了一个单中心的研究，比较术前和术后辅助放化疗[12]，发现术前进行辅助化放疗比术后辅助治疗更容易获得手术切缘阴性[12]。然而最终，术前辅助治疗这一方案最终需要进行 III 期临床试验。

在治疗可切除的胰腺癌这方面取得重大进步之前，我们需要发展并采用一系列影像学参数分级系统，这样可以与临床相结合，用来对每一种影像学特征做出判断提示预后因素[52]。

5-Fu 为基础的化疗

几个小型的初始研究确定了新辅助放疗联合 5-Fu 或不联合 5-Fu 这一方案的耐受性，但并没有显示出生存率和可切除性上的优势[43,44,53-55]。基于此，更多的试验不断提高照射剂量，并联合不同的化疗方案和术中放疗。

东部协作肿瘤小组（ECOG）治疗了 53 例有切除可能性的胰腺癌患者，在放疗的第 2 至 5 天和第 29 至 32 天，给予 1000mg/(m²·d)5-Fu，第 2 天给予丝裂霉素 10 mg/m²，照射的总剂量为 50.4Gy。9 例（17%）出现局部进展和远处转移，从而无法手术。11 例（21%）在手术时发现已有远处转移，41 例接受手术的患者中有 24 例可完全切除。可手术的患者中位生存期为 16 个月，而整个试验组的中位生存期为 10 个月。这些接受手术的患者预后差很可能与以下原因有关：3 例患者腹膜有转移；4 例淋巴结转移；13 例紧贴切缘；4 例需切除肠系膜静脉。此外，超过 50% 的患者由于毒性反应需入院治疗。

在 MD Anderson 癌症研究中心，多项关于以 5-FU 为基础的术前新辅助放化疗临床试验已经完成。第一个试验治疗了 28 例患者，5-FU 的剂量为 300mg/(m²·d)，并给予超过 5.5 周 50.4Gy 的同步放疗[55]。能手术切除的患者同样给予术中放射治疗。25% 的患者在术前重新分期时已出现远处转移。15% 的患者通过腹腔镜发现已有转移。经历过手术的患者，中位生存期为 18 个月，41% 的患者从病理上来看通过治疗有部分缓解。然而，33% 入组该试验的患者由于胃肠道毒性反应需进行住院治疗。因此，下一项试验主要研究加速分割放疗。一项有前景的试验入组了 35 例患者，给予放疗 30Gy（3Gy/次，共 10 次）同步 5-FU 化疗 300mg/(m²·d)，发生恶心、呕吐等 3 级毒性反应者占 9%，没有 4 级毒性反应报告[56]。27 例患者接受了手术治疗，20 例患者经手术和 10~15Gy 的 IORT 治疗，在这 20 例患者中只有 2 例出现局部复发。接受手术治疗的患者中位生存期为 25 个月，3 年生存率为 23%。

吉西他滨为基础的化疗方案

几项 I 期临床试验试图应用吉西他滨的放疗增敏作用及其在胰腺癌中的有效性这一特点，作为新辅助治疗用药。一个 I 期临床试验研究了吉西他滨联合放疗治疗局限性胰腺癌，用以确定其最大耐受剂量，方案为吉西他滨 50mg/m²，一周两次，放射剂量为 50.4Gy/28 次[57]。另一项 I 期临床试验用足量吉西他滨联合放疗，在第 1 天、第 8 天、第 15 天时，吉西他滨用法为 1000mg/m²，静脉点滴超过 30 分钟，28 天为一周期。放射野仅为原发灶，放射起始剂量为 24Gy，分次剂量为 1.6Gy。放射最大耐受剂量 36Gy，分次剂量 2.4Gy。剂量限制性毒性反应为呕吐和胃十二指肠溃疡。该方案一项 II 期临床试验招募了 41 例可切除的或者局部进展的胰腺癌患者。在 32 例可评价毒性反应的患者中，有 8 例出现 3 级胃肠道毒性反应，3 度乏力，1 例不明原因的死亡[59]。生存时间尚未获得。另一项试验每周给予吉西他滨400 mg/m² 一次，连续 7 次，并联合同步放疗，每两周 30Gy/10次，从首次用吉西他滨后第 3 天开始，前期结果已有报道[60]。86 例患者均接受了足量放射治疗，但是仅有 45% 的患者接受了足量吉西他滨治疗。43% 住院优先行手术治疗。然而，86% 接受了剖腹手术的患者中，只有 73% 的患者能够完全切除，59% 的肿瘤标本中，出现了大于 50% 的肿瘤坏死。中位生存时间为 37 个月。

另一些新辅助治疗方案同样研究了吉西他滨联合其他化疗药物和放疗。一项 I 期临床试验评价了 19 例接受放疗结合吉西他滨与顺铂方案中顺铂的最大耐受剂量,放疗总量为 36Gy,分次剂量为 2.4Gy[61],吉西他滨每周 1000mg/m²[61],顺铂在接受吉西他滨治疗后的第 1 天和第 15 天使用,最大耐受剂量为 40mg/m²。一个由 MD Anderson 癌症研究中心主持的临床试验评价了另一方案,吉西他滨 750mg/m²,顺铂 30mg/m²,14 天为 1 周期,共 4 个周期,在行吉西他滨化疗后的第 2 日开始,给予 4 周的吉西他滨 400mg/m²,同步放疗总剂量 30Gy,每次 3Gy,连续 2 周[62]。37 例患者的前期结果显示,67%接受手术的患者中,70%的病检标本发现大于 50%的肿瘤坏死。然而,这一方案的毒性反应明显,62%的患者大多因胆道支架闭塞需入院治疗。

紫杉类为基础的化疗方案

在放射生物学模型中,紫杉醇的放疗增敏作用一是通过使肿瘤细胞阻滞于 G2/M 这一放射敏感阶段的细胞周期,二是细胞凋亡清除后的再氧合。MD Anderson 癌症研究中心的 Pisters 等研究了紫杉醇作为放疗增敏剂应用于胰腺癌的新辅助治疗[63]。在这个试验中,35 例患者给予紫杉醇 60mg/(m²·w),同步放疗 30Gy。80%接受手术的患者中,21%的病检发现有大于 50%的肿瘤坏死。接受术前治疗和手术的患者 3 年生存率为 28%。11%的患者因毒性反应需入院治疗,主要为恶心和呕吐。这些前期结果显示,以紫杉醇为基础的治疗方案增加了毒性反应,但并未出现明显的改善和总体生存率的提高。

靶向治疗:未来的治疗方向

新辅助治疗的未来发展方向包括新的靶向药物联合放疗,或者联合化放疗,以及新的放疗技术。靶向治疗的使用是基于一项 II 期临床试验,这项试验评价了靶向治疗联合化疗治疗转移性胰腺癌患者的疗效。这项 II 期临床试验使用血管内皮生长因子阻滞剂贝伐单抗,联合吉西他滨治疗晚期胰腺癌[64],与单用吉西他滨相比,其有效率分别为 27%和 5.6%[65]。1 年生存率分别为 53%和小于 20%。一项 II 期临床试验评价表皮生长因子受体抑制剂西妥昔单抗联合吉西他滨治疗晚期胰腺癌患者,其 1 年生存率为 33%[66]。此外,一

项随机对照 III 期临床试验评价吉西他滨联合或者不联合厄罗替尼,结果发现,两药联合比单用吉西他滨总体生存时间增加 23.5%[67]。这一方案作为新辅助治疗的报道尚未出现,但前期结果在局部进展的肿瘤患者中可以获得。在局部晚期切除的患者中,术中放疗技术和三维适形放疗值得讨论。

然而,几乎没有随机对照试验来比较不同化疗方案联合放疗治疗胰腺癌。此外,由于对不可切除病灶这一定义的界定较困难,因此可切除性的比较也就十分困难。ECOG 最近试图进行比较以吉西他滨和 5-FU 为基础的放疗治疗有手术可能性的患者(E1200)联合吉西他滨单药方案与吉西他滨联合放疗(E4201)治疗无法手术的患者,但由于入组困难都最终关闭。一项小型的随机试验治疗 34 例局部进展胰腺癌患者,方案为每周给予吉西他滨 600mg/m²,或者每两周给予 3 天的 5-FU(n=16)[68]。尽管中位生存期吉西他滨优于 5-FU,但由于样本量小,且毒副反应重,无法得出肯定的结果。因此,5-FU 和吉西他滨都可以联合放疗治疗晚期胰腺癌或者作为术前辅助治疗。然而,这些干预措施对于疾病的影响仍不清楚,并且如果无法进行手术,预后将是致死性的。因此,新的与放疗联用的药物将尤为关键。一项 I 期试验显示,贝伐单抗与吉西他滨联合放疗治疗局部晚期胰腺癌患者的有效率为 20%,并且有 4 例患者能够进行边缘阴性的手术切除。但是,有 4 例出现超过或相当于 3 度胃肠道溃疡,有出血和穿孔征象[69]。RTOG 的一项 II 期临床试验最近已达到其最终目标。在胰腺癌临床前研究中发现,无论在体内还是体外,西妥昔单抗与吉西他滨联合放疗优于单用任意一种治疗手段[70]。在头颈部肿瘤中,西妥昔单抗联合放疗能明显改善局部控制率,提高生存期[71]。因此,几项试验关于西妥昔单抗联合放疗治疗晚期胰腺癌的试验正在进行,包括德国进行的妥西单抗联合吉西他滨和 IMRT[72]以及 ECOG 进行的以卡培他滨作为辅助的妥西单抗联合放疗治疗晚期胰腺癌。

局部晚期胰腺癌的治疗

局部晚期胰腺癌患者的生存期介于可手术的患者和已有远处转移患者之间。这部分患者定义为无法手术,但并无远处转移证据。如同以上描述,如果符合以下任意一条,就被认为无法手术:

- 胰腺周围淋巴结转移,包括远处淋巴结转移。
- 包绕或填塞肠系膜上静脉,或肠系膜上静脉门静

脉融合。

• 直接侵犯肠系膜上动脉、下腔静脉、主动脉和腹腔干。

然而，最近的外科进展可以使一部分侵犯肠系膜上静脉的患者能够手术[73]。结合放疗和化疗能使局部晚期的患者中位生存期延长到 9~13 个月，但长期生存并无改善。局部晚期胰腺癌患者的治疗包括放疗联合 5-FU 化疗和放疗与最新的化疗药物或靶向药物联合。在评价这些方案的疗效时，首先要了解进行对症支持治疗或者行双短路的患者，其中位生存期只有 3 到 6 个月[74]。

前瞻性研究

除一项试验之外，与单药 5-FU 或者单纯放疗相比，5-FU 联合放疗能提高生存率（表 28.3）。Mayo Clinic 在 20 世纪 60 年代开展了一项随机试验，招募了 64 例无法手术、无转移胰腺癌患者，治疗组给予 35~40Gy 的放疗联合 5-FU，对照组给予同样放疗剂量和安慰剂。放疗联合 5-FU 治疗有明显优势（分别为 10.4 个月和 6.3 个月）[75]。

GITSG 随后开展了一项类似的试验，对比单纯放疗

与放疗联合同步和持续注射 5-FU[76]。194 例无法手术的胰腺癌患者随机分为 3 组，一组为给予 60Gy 放疗；一组给予 40Gy 放疗联合 2 至 3 个周期同步 5-FU 化疗；第三组给予 60Gy 放疗联合 2 至 3 个周期同步 5-FU 化疗[77]。后两组患者在完成放疗后给予持续 5-FU 化疗。单纯放疗组由于生存率低提前关闭。两个联合组的 1 年生存率分别为 38% 和 36%，而单纯放疗组为 11%。

GITSG 进行的第二项试验入组了 157 例无法手术的胰腺癌患者，一组给予 60Gy 放疗联合 5-FU 化疗，另一组给予多柔比星联合 5-FU 化疗，之后予以 40Gy 放疗联合每周同步多柔比星化疗[77]。多柔比星组的毒副反应明显增加。然而，两组生存期无明显差异（中位生存期分别为 37 周和 33 周），阿霉素替代 5-FU 无获益。

一项 GITSG 随访试验比较了单纯化疗和放化疗治疗无法手术胰腺癌患者[78]。43 例患者随机给予链脲佐菌素、丝裂霉素和 5-FU 化疗(SMF) 或者 SMF 方案化疗后 54Gy 放疗同步 2 周期 5-FU 化疗。放化疗联合组明显优于单纯化疗组（1 年生存率分别为 41% 和 19%）。

与之前的研究报道相反，ECOG 报道放化疗同单纯化疗比较并无明显益处[79]。这一试验中，无法手术

表 28.3

局部晚期不可切除胰腺癌的前瞻性随机对照试验

临床研究	患者例数	中位生存期(月)	局部进展	1 年生存率	18 月生存率
MAYOCLINIC(75)					
单纯 EBRT(35~40Gy/3~4wk)	32	6.3	NS	6%	6%
EBRT(35~40Gy/3~4wk)+5-FU	32	10.4	NS	22%	13%
GITSG(76)					
单纯 EBRT(60Gy/10wk)	25	5.3	24%	10%	5%
EBRT(40Gy/6wk)+5-FU	83	8.4	26%	35%	20%
EBRT(60Gy/10wk)+5-FU	86	11.4	27%	46%	20%
GITSG(77)					
EBRT(60Gy/10wk)+5-FU	73	8.5	58%(原位)	33%	15%
EBRT(40Gy/4wk)+阿霉素	70	7.6	51%(原位)	27%	17%
GITSG(78)					
EBRT(54Gy/6wk)+5-FU+SMF	22	9.7	45%(原位)	41%	18%
单纯 SMF	21	7.4	48%(原位)	19%	0%
ECOG(79)					
EBRT(40Gy/6wk)+5-FU	47	8.3	32%	26%	11%
单纯 5-FU	44	8.2	32%	32%	21%

ERBT：体外放射治疗；NS：无意义；GITSG：胃肠肿瘤研究组；SMF：链唑霉素，丝裂霉素与 5-氟尿嘧啶；ECOG：美国东部肿瘤协作组。

且未转移的胰腺癌患者或者胃腺癌患者随机给予 5-FU 单药化疗或者 40Gy 放疗联合第一周同步 5-FU。入组了 91 例胰腺癌局部复发和术后残端阳性患者。结果发现两组生存期并无差异(中位生存期分别为 8.2 个月和 8.3 个月)。

总而言之,除这一项试验外,传统放疗联合 5-FU 化疗与单纯放疗或 5-FU 化疗相比,能使局部晚期胰腺癌患者生存期有所提高。联合组的中位生存时间和 2 年生存率分别为 10 个月和 12%。基于此,放疗联合 5-FU 成为无法手术且未转移的胰腺癌患者常用治疗方案。

新的化疗方案

由于肝脏和腹膜的高转移率和标准放化疗治疗效果差,目前和今后的研究方向主要包括评估放疗联合新的药物(吉西他滨和紫杉醇)进行系统治疗。这些药物主要是依赖其细胞毒素作用和放疗增敏作用。目前,众多研究者都在进行放疗联合吉西他滨的Ⅰ期和Ⅱ期临床试验。Wake Forest 大学和北卡罗莱纳大学的研究者最近报道了一项Ⅰ期临床试验结果,每周 2 次吉西他滨联合同步上腹部 50.4Gy 放疗治疗 19 例无法手术的胰腺癌患者[80]。在这项研究中,吉西他滨的最大耐受剂量为 40mg/m²。在这一剂量水平,患者能很好的耐受吉西他滨。8 例患者最少随访了 12 个月,3 例仍生存,且其中一例无任何进展迹象。在此之后,CALGB 开展了一项Ⅱ期试验治疗局部晚期胰腺癌患者,招募了 38 例患者,总体中位生存期为 8.2 个月[81]。McGinn 等开展一项Ⅰ期试验,用变换剂量的方式治疗了 37 例局部晚期或者手术未完全切除的胰腺癌患者,每周给予足量吉西他滨联合放疗治疗[58]。这些患者在每周期的第 1 天、第 8 天、第 15 天给予剂量为 1000mg/m² 的吉西他滨,在前 3 周联合放疗,每 28 天为一个周期,治疗周期为两周期。Ⅱ期试验推荐合适放射剂量为 36Gy/2.4Gy 每次[59]。

吉西他滨同样联合 5-FU 和放疗治疗胰腺癌患者。ECOG 开展了一项Ⅰ期试验持续给予 5-FU 200 mg/m²,每周给予吉西他滨 50mg/m²~100 mg/m²,以及 59.4Gy 放疗[82]。试验组中患者出现明显的毒性反应,7 例患者中有 5 例出现剂量限制性毒性,包括胃十二指肠溃疡、血小板减少,或者 Steven-johnson 综合征。由于这些毒性反应,研究者认为联合吉西他滨、5-FU 和放疗是不恰当的。然而,麻省总医院法伯癌症研究中心主持了一项

Ⅰ/Ⅱ期临床试验,持续给予 5-FU 和每周给予吉西他滨,联合 50.4Gy 的放疗,治疗局部晚期胰腺癌患者。在这一方案中,吉西他滨的最大耐受剂量为 200 mg/m²,5-FU 的最大耐受剂量为 200 mg/m²。32 例患者中(13 例患者给予最大耐受剂量),有一例出现 3 级胃肠道出血。这一结果的原因在于放射的剂量减小,照射野缩小,5-FU 一周只给 5 天而不是 7 天。GALGB 正应用这一剂量进行多种新的Ⅱ期试验。

在布朗大学开展的一项研究紫杉醇联合放疗治疗无法手术的胰腺癌患者的Ⅰ期试验中,紫杉醇的最大耐受剂量为 50mg/m²[83]。13 例可评价的胰腺癌患者反应率为 31%。在布朗大学开展的Ⅱ期试验中,给予 50Gy 放疗联合 50 mg/m² 紫杉醇,18 例患者中有 6 例(33%)评价为部分响应,7 例(39%)为疾病稳定,只有 1 例(6%)出现肿瘤进展,4 例(22%)发现远处转移。这一数据使 RTOG 开展了一项二期试验,用紫杉醇联合放疗治疗无法手术的胰腺癌患者[84]。109 例患者的中位生存期为 11.2 个月 (95%CI,10.1~12.3)。1 年生存率和 2 年生存率分别为 43% 和 13%。放疗联合每周紫杉醇同步化疗是能够很好耐受的。中位生存期优于之前报道的 5-FU 联合放疗。这一数据为 RTOG 随后开展的试验提供基础,对肿瘤放射治疗组应用紫杉醇联合放疗,并结合其他放射增敏剂、吉西他滨和法尼基转移酶抑制剂。

新放疗技术

三维适形放射治疗已经广泛应用于各种恶性肿瘤的治疗,包括腹腔内肿瘤。这种以 CT 为基础的治疗实施非传统照射,与传统治疗技术相比,三维适形放疗减少了非靶区组织的照射剂量。例如,在放射治疗胰腺癌时,由于肾脏对放射敏感,因此需减少肾脏的照射。通过优化照射方向和剂量,肾脏的放射剂量明显降低,而对周围组织的放射剂量并未显著增加[85]。

这种照射模式的升级为调强放射治疗。应用这一技术,逆行治疗计划得以实施,与标准的"验证和错误"模式相比,以计算机为基础的治疗得以优化。此外,以计算机调控的非均一放射治疗使靶区的照射剂量和三维形状更为精确,而正常组织的剂量更加减少。这些技术的革新能提高治疗的耐受性,并减慢晚期癌症的进展。这在减少强烈的放化疗治疗方案的毒性方面是至为关键的。

靶向治疗——未来的发展方向

在肿瘤生物学基础得到更好的认识之后，越来越多的研究趋向肿瘤特异性靶向治疗。临床前证据表明这些靶向药物与化疗和放疗联用时（例如：血管内皮生长因子和表皮生长因子受体抑制剂），表现出联合作用或者协同作用。放射治疗合作小组（RTOG）正在进行一项Ⅱ期临床试验，贝伐单抗，一种血管内皮生长因子抗体，联合放疗和卡培他宾治疗胰腺癌。厄罗替尼是一种口服的表皮生长因子受体抑制剂，与单药吉西他滨相比，厄罗替尼联合吉西他滨能提高转移性胰腺癌的生存率[86]。一项Ⅰ期临床试验研究厄罗替尼联合吉西他滨和放疗治疗局部晚期胰腺癌患者，发现厄罗替尼的最大耐受剂量为 100mg/d，吉西他滨为 40mg/m² 一周两次，放疗最大剂量为 50.4Gy。治疗的 8 例患者中，7 例评价为平稳，1 例进行了手术，术后病理为 R1 切除。一项Ⅰ期临床试验确定了在治疗局部晚期胰腺癌时，厄罗替尼、吉西他滨、紫杉醇和放疗联用时的最大耐受剂量[87]。

在肿瘤治疗中，胰腺癌仍然是最困难的挑战之一。新的影像学技术改善了分期情况，因此也使治疗方案得以明确。自 20 世纪 70 年代以来，局部晚期胰腺癌患者的中位生存期已经取得一定的提高。然而，总体生存时间并没有明显提高。由于应用特殊的放射技术使安全照射剂量提高，肿瘤的局部控制已有很大改善。考虑到恶性肿瘤的转移倾向，即使应用这些技术，其生存率的获益仍不明显。新的系统治疗方案和放射增敏剂正在进行试验。

尽管对于目前治疗认识的局限性，但应用联合治疗方案仍能使相当一部分患者减轻病情。在护理和治疗方案的设计中，生活质量是这部分患者最重要的终点目标。在这部分状态较差的患者之中，吉西他滨是一种合理的药物应用于联合治疗中。通过研究恶性肿瘤的异常生物学行为，其长期生存率很可能得到明显改善。

胰腺癌的系统治疗

尽管在影像学和外科技术上有了很大提高，但在每年约 32 000 新增胰腺癌患者中，绝大部分仍出现远处转移和死亡[88]。即使病灶局限，大多数也无法切除或者出现术后复发[89]。因此，今后的发展主要依赖于系统性的治疗。考虑到目前治疗手段有一定成效，招募胰腺癌患者进入临床试验是最为重要的。绝大部分主要集中于胰腺腺癌的研究上，其他组织学类型简要讨论。

远处转移

细胞毒性药物

直到 1997 年，系统治疗仍是以 5-FU 为基础的治疗方案。尽管一些小的随机临床试验证实，以 5-FU 为基础的联合治疗与最佳支持治疗相比，能提高生存时间[90,91]，但大型的试验并没有证实[92]。一项 meta 分析显示，5-FU 化疗同最佳支持治疗相比，其中位生存期明显提高（6.4 个月对 3.9 个月，P<0.0001）[93]。然而，5-FU 联合化疗方案并不优于 5-FU 单药。20 世纪 90 年代，晚期胰腺癌患者治疗过程中应用核苷类似物吉西他滨使得肿瘤反应、疼痛和性能状态都得到了改善[94,95]。Burris 等报道了一项Ⅲ期临床试验，126 例局部进展或者转移的胰腺癌患者给予每周弹丸式注射 5-FU 或吉西他滨作为首次治疗[96]。所有的患者要么获得功能状态的恢复，要么是轻微的疼痛缓解。最终目标为临床缓解，定义为在其他因素没有降低的情况下，能达到疼痛缓解或生活状态的改善。尽管吉西他滨的有效率同 5-FU 相比只有 5% 比 0%，但临床缓解率分别为 24% 和 5%（P=0.0022）。中位生存期也得到了一定的改善（分别为 5.7 个月和 4.4 个月，P=0.0025），因此，吉西他滨被批准用于治疗晚期胰腺癌。

由于总体生存时间仍不理想，因此大量的Ⅱ期临床试验报道了吉西他滨联合其他化疗药物的方案，包括伊立替康[97]、奥沙利铂和顺铂[98,99]、氟尿嘧啶[100]、多西紫杉醇[101]、紫杉醇[102]和培美曲塞[103]。不幸的是，Ⅲ期试验发现吉西他滨联合其他新化疗方案并没有生存上的获益[65,104-110]（表 28.4）。Louvet 等随机入组了 313 例晚期胰腺癌患者，给予吉西他滨 1000mg/m² 每周一次，每次 30 分钟，或者吉西他滨 1000mg/m² 固定剂量比例注射，不少于 100 分钟，联合奥沙利铂 100mg/m²，两周一次[106]。联合组与单药组相比，有效率分别为 26.8% 和 17.3%，P=0.04；无进展生存时间分别为 5.8 个月和 3.7 个月，P=0.04；但总体生存率并无明显差异（分别为 9 个月和 7.1 个月，P=0.13）。奥沙利铂和吉西他滨的效果仍然未知。Tempero 等最近的研究发现固定剂量比例注射优于 30 分钟注

表 28.4

吉西他滨是否联合细胞毒药物治疗胰腺癌的随机研究汇总

作者	例数	细胞毒药物	单用吉西他滨生存期	联合用药生存期	p 值
Colucci 等[104]	107	顺铂	20 周	30 周	0.43
Heinemann 等[105]	192	顺铂	6.0 月	7.6 月	0.12
Louvet 等[106]	300	奥沙利铂	7.1 月	9.0 月	0.13
Rocha 等[107]	360	伊立替康	6.6 月	6.3 月	0.789
Oettle 等[108]	565	培美曲塞	6.3 月	6.2 月	0.85
Hermann 等[109]	319	卡培他滨	7.3 月	8.4 月	0.314
Berlin 等[65]	322	5-氟尿嘧啶	5.4 月	6.7 月	0.09
Cunnin gham 等[110]	533	卡培他滨	6.0 月	7.4 月	0.026

射[111]。ECOG6201 试验,一个 3 要联合随机试验,比较了吉西他滨 30 分钟注射和吉西他滨固定剂量比例注射以及吉西他滨固定剂量比例注射联合奥沙利铂三个方案。研究的直接目的是阐明吉西他滨固定剂量比例注射联合奥沙利铂在胰腺癌中的疗效。

几个随机试验比较了吉西他滨联合或者不联合氟尿嘧啶的方案。ECOG 的 Berlin 等随机对照了 322 例患者,给予吉西他滨(30 分钟注射)联合或不联合氟尿嘧啶[600mg/(m²·w)][65]。两种方案的客观疗效都较低(联合组为 6.9%,吉西他滨组为 5.6%),中位生存期没有区别(联合组 6.7 个月,吉西他滨组 5.4 个月,P=0.09)。Riess 等评价了吉西他滨联合 5-FU 和单药组治疗 473 例胰腺癌患者[112],中位生存期没有差别(联合组为 5.9 个月,吉西他滨组 6.2 个月,P=0.68)。两项试验比较了吉西他滨联合或不联合卡培他滨治疗胰腺癌,结果以摘要形式报道。Herrmann 等随机入组了 319 例局部晚期或转移性胰腺癌患者,接受每周吉西他滨(30 分钟注射)单药或卡培他滨 650mg/m²,一天两次,口服 14 天,每 21 天为一周期[109]。联合组和单药吉西他滨组生存期没有差别(分别为 8.4 个月和 7.3 个月,P=0.314)。Cunningham 等随机入组了 533 例患者,给予吉西他滨联合或不联合卡培他滨,卡培他滨 840mg/m²,一天两次,口服 21 天,每 4 周为一周期[110]。有效率(分别为 13%和 7%,P=0.008)、中位生存期(分别为 7.4 个月和 6.0 个月)和 1 年生存率(分别为 26%和 19%,P=0.026)都倾向于联合用药组。因此,5-FU 对晚期胰腺癌并无明显益处。卡培他滨是有效的,尽管在 Cunningham 等的最新报道还未被广泛采用之前。

尽管大多数研究集中于探讨晚期胰腺癌的一线治疗方案,但二线治疗标准并无多大获益,而且生存时间常以周来计算。人们也开始研究喜树碱类的衍生物 rubitecan。在一项 II 期临床试验中,有效率为 7%[113]。然而,III 期临床试验并没有证明其有效率,与内科医生的传统治疗方案相比,中位生存期分别为 108 天和 94 天,P=0.63[114]。多种药物联用方案已经得到评估。Raltitrexed 联合奥沙利铂的有效率为 24%,中位生存期为 5.2 个月[115]。奥沙利铂联合 5-FU 的有效率为 23%,中位生存期为 25 周[116]。Kozuch 等回顾性研究了吉西他滨联合 5-FU、伊立替康和顺铂治疗 34 例患者[117],大约 1/4 的有效率,中位生存期为 10.3 个月[117]。Fine 等研究了 44 例患者,1/4 患者之前给予吉西他滨联合卡培他滨和多西紫杉醇的化疗[118],10 例患者中,有 4 例起效。这一鼓舞人心的结果需要大样本量人群进行临床试验评估以评估联合用药价值。

新型治疗方式——表皮生长因子受体和血管内皮生长因子(表 28.5)

尽管细胞毒性药物取得了一部分进展,但胰腺癌患者的生存率仍然较低。利用生物学很可能会取得额外进展[119]。EGFR 和其配体在胰腺癌细胞[120]是高表达的,并提示预后较差[121]。临床前期研究显示,EGFR 拮抗剂单药或与吉西他滨联用都能使肿瘤消退[122,123]。因此,随之开展了临床试验。厄罗替尼是一种小分子 EGFR 酪氨酸激酶抑制剂。在体外试验中,厄罗替尼能使胰腺癌细胞 EGFR 受体磷酸化并能增强吉西他滨的凋亡作用[124]。因此,Moore 等随机入组了 569 例局部晚期或

表 28.5	
新药及其靶点	
药物	**靶点**
西妥昔单抗、厄洛替尼	EGFR
贝伐单抗	VEGF
ISIS-2503	H-ras mRNA
Tipifarnib	法尼基转移酶
索拉非尼（BAY43-9006）	Raf 激酶，VEGFR-2，VEGFR-3
	PDGFR-β，FLT3，C-KIT
CI-1040	MEK1/2
Temsirolimus（CCI-779）	mTOR
AZD0530	scr
甲磺酸伊马替尼，舒尼替尼	PDGFR，VEGFR，KIT
	bcr-abl，FLT3
PTK787/ZK222584（PTK/ZK）	VEGFR-1，VEGFR-2
Ipilimumab（MDX010）	CTLA-4
G17DT	胃泌素
PANVAC-VF	CEA，MUC1
ARQ501	细胞周期检查点
Curcumin	多倍体，细胞增殖
Talabostat（PT-100）	成纤维细胞激活蛋白
Flavopiridol	细胞周期蛋白依赖性激酶
Imexon	线粒体

EGFR：表皮生长因子受体；VEGF：血管内皮生长因子；
PDGFR：血小板衍化生长因子受体；VEGFR：血管内皮生
长因子受体；FLT3：FMS 样酪氨酸激酶 3；MEK1/2：促分裂
原活化蛋白激酶激酶 1/2；mTOR：哺乳动物雷帕霉素靶
蛋白；CEA：癌胚抗原。

转移的胰腺癌患者，给予每周吉西他滨单药治疗或者联合每日口服厄洛替尼[125]。尽管联合组与单药组相比，中位生存期稍有提高（分别为 6.4 个月和 5.9 个月），1 年生存率从 17% 增加到 24%（p=0.025），但客观有效率仍然较低。在联合组中皮疹和腹泻较为常见，3~4 度皮疹和腹泻发生率较低。因此，厄洛替尼联合吉西他滨被批准治疗晚期胰腺癌患者，并已成为标准治疗方案。然而，一般患者的生存时间仍较短，因此这种标准方案并不是被认可的方案。所有一般情况较好的患者都应该强烈推荐进入合适的临床试验。

西妥昔单抗是一种人鼠嵌合型单克隆抗体，被批准用于晚期结直肠癌的治疗[126]。Xiong 等治疗了 41 例晚期胰腺癌患者，每周给予吉西他滨和西妥昔单抗[127]。有效率为 12%，中位生存期为 7.1 个月，1 年生存率为

31%。几乎所有患者都出现皮疹，这是与生存时间密切相关的反应。一项正在进行的Ⅲ期临床试验将吉西他滨联合或不联合西妥昔单抗作为一线方案治疗晚期胰腺癌患者。一个大型的Ⅱ期临床试验将伊立替康和多西紫杉醇作为 一线方案联合或不联合西妥昔单抗治疗晚期胰腺癌患者，目前招募工作已经结束。这些结果将决定西妥昔单抗是否在晚期胰腺癌患者中有效。

VEGF 在胰腺癌中是高表达的[128]，其抑制剂在体外能消减胰腺癌细胞的生长[129]。VEGF 信号传导阻滞剂单药或联合吉西他滨都能在体内抑制胰腺癌的细胞生长[130,131]。一项Ⅱ期临床试验的方案是每周给予吉西他滨和每两周给予贝伐单抗（10mg/kg），治疗 52 例转移性胰腺癌患者，联合组有效率为 21%，中位生存期为 8.8 个月，1 年生存率为 29%[132]。鉴于此，一项Ⅲ期临床试验，吉西他滨联合或不联合贝伐单抗作为一线治疗方案正在招募受试者。其他的Ⅱ期临床试验正在评估贝伐单抗联合顺铂和吉西他滨[133]以及吉西他滨联合卡培他滨[134]治疗胰腺癌患者。一项二线随机临床试验研究贝伐单抗联合或不联合多西紫杉醇正在进行。同步 VEGF 和 EGFR 能起到联合作用。在胰腺癌淋巴结转移模型中，抑制 EGFR[135]或联合吉西他滨[123]都能起到抗血管生成作用。双重抑制 EGFR 和 VEGF 通路能获得明显临床获益[136,137]。一项Ⅱ期临床试验正在研究吉西他滨联合贝伐单抗加或不加西妥昔单抗或厄罗替尼治疗晚期胰腺癌[138]。

其他靶点——信号转导通路

尽管在大部分胰腺癌患者中都发现 K-ras 突变[139]，但通过法尼基抑制剂阻滞这一通路是不成功的[140-142]。Antisense 方案并无临床获益，一项Ⅱ期试验研究发现，吉西他滨联合 ISIS-2503（一种人 H-Ras mRNA 抑制剂）治疗胰腺癌中位生存期仅 6.6 个月[143]。两个抑制下游指标 Raf 的方案，包括小分子酪氨酸酶抑制剂或 antisense 方案。Sorafenib 是一种乙酰胆碱酯酶抑制剂，VEGFR2、VEGFR3 和 c-kit 酪氨酸酶抑制剂，能够在体外抑制 pERK，在移植瘤模型中能抑制胰腺癌生长 [144]。一项Ⅰ期试验研究了吉西他滨联合 Sorafenib 治疗晚期胰腺癌患者[145]的耐受能力，但并未研究其客观有效率。Ⅱ期临床试验仍在继续。尽管在Ⅰ期试验中，靶向 MEK/ERK 通路的小分子抑制剂 CI-1040 治疗晚期胰腺癌是有效的[147]，但Ⅱ期试验并没有阳性结

果[146]。

AKT 与胰腺癌细胞生长密切相关[148]，频繁活化促进病理生长[149]，抑制 AKT 磷酸化能诱导胰腺癌细胞凋亡，并抑制其增殖[150]。然而，这种抑制剂的临床应用颇具挑战。AKT的下游通路为哺乳动物雷帕霉素靶点(mTOR)，其抑制剂 temsirolimus (CCI-779)单独应用或与吉西他滨联用均能在体内抑制胰腺癌细胞生长[151]。另外一个靶点是 src，是一种生长因子受体与下游通路结合的中间媒体。在体内单纯抑制 src 酪氨酸激酶或联合吉西他滨都能起到抗肿瘤作用[152]。一项 Ⅱ 期试验，研究 src 抑制剂 AZD0530 和吉西他滨的抗肿瘤疗效正在进行。

其他靶点——细胞表面受体

血小板源性生长因子受体(PDGFR)——通过 Src 和PI3K 途径激活下游传导通路，具有血管生成作用。吉西他滨联合伊马替尼，一种 PDGFR 和 c-kit 酪氨酸激酶抑制剂，与单独用药相比，联合应用在体外能增加胰腺癌细胞的凋亡并抑制其增殖[153]。在体内，同步抑制 PDGFR、EGFR、VEGF 联合吉西他滨能延长胰腺癌生存时间[154]。一项 Ⅰ/Ⅱ 期试验研究伊马替尼联合吉西他滨治疗胰腺癌正在进行。Sunitinib 同样能抑制 PDGFR，VEGFR 和 c-kit，并对神经内分泌肿瘤有抑制作用[155]，而对胰腺癌是否有效仍未知[155]。VEG-FR-1 和 VEGFR-2 酪氨酸激酶抑制剂 PTK787/ZK222584(PTK/ZK)能在体内抑制胰腺癌，且已进入Ⅱ 期试验[130]。

其他靶点——免疫治疗

几种调整胰腺癌患者免疫系统的方法正处于研究中。Ipilimumab(MDX-010)是一种人 CTLA-4 抗体，能调节免疫反应[156]。对黑色素瘤有抗肿瘤作用[157]，一项单药研究在晚期胰腺癌中正在进行。一项全面的关于免疫疗法的回顾性分析最近已经发表[158]。几种肿瘤抗原已经开发出来，包括 MUC1、Ras、gastrin 和 mesothelin。MUC1 是一种跨膜糖蛋白，在胰腺癌细胞中呈高表达[159]。Ramanahan 等用 MUC1 多肽和 SB-AS2 辅助以及粘蛋白特异性人源和 T 细胞反应治疗了 16 例已手术的或局部晚期癌症[160]。靶向 MUC1 抗体联合吉西他滨能抑制胰腺癌移植瘤模型[161]。一项 Ⅰ 期试验用 Y90 标记抗 MUC1 抗体正在招募患者。人们也正针对 Ras 进行免疫治疗。一项 Ⅰ/Ⅱ 期试验研究了突变ras 多肽联合 GM-CSF 辅助治疗胰腺癌，58%的患者有

多肽特异性免疫反应[162]。抗胃泌素免疫原 G17DT 在一项 Ⅱ 期试验中，治疗了 30 例晚期胰腺癌患者[163]。所有患者都能耐受药物，约 2/3 的患者有效，生存期延长(217 天对 121 天，$P=0.0023$)。基于此，Gilliam 等随机入组选择了 154 例晚期患者进入 G17DT 组或者安慰剂组[164]。尽管 G17DT 组的中位生存期优于对照组(151天对 82 天，$P=0.03$)，但另一项更大的试验选择了 383 例患者，给予 G17DT 联合吉西他滨并未显示出明显的优势[165]。另一种疫苗，PANVAC-VF，包括两个病毒载体和 CEA、MUC1 以及共刺激分子。两个 Ⅰ 期试验报道 1 年生存率为 32%，一项 Ⅲ 期试验正在进行中[166]。Mesothelin 是一种肌醇连接的细胞膜糖蛋白，在胰腺癌中几乎都表达，但正常组织不表达[167]。应用自体肿瘤细胞免疫法，14 例患者中，3 例发生迟发性超敏反应的患者发现 CD8 阳性 T 细胞对 mesothelin 有反应，这与生存期密切相关[168]。一项靶向 mesothelin 单克隆抗体的 Ⅰ 期试验即将开始。因此，免疫治疗法在胰腺癌中是安全的，并能定义相关治疗靶点。然而，有效率仍未得到验证。

其他治疗靶点——多种靶点

ARQ501 是一个细胞周期调控点激动剂，在体外对胰腺癌细胞具有协同抗肿瘤作用[169]在体外移植肿瘤成长[170]。在 Ⅰ 期的单药治疗试验中显示反应较小[171]，在Ⅱ 期试验中联合吉西他滨治疗晚期胰腺癌。姜黄色素是食物中的一种化学物质，能够抑制胰腺癌细胞增殖并能诱导其凋亡[172]。一项 Ⅱ 期临床试验正在进行中。Talabostat (PT-100) 抑制成纤维细胞基质蛋白激动蛋白。考虑到胰腺癌周围强烈的纤维化和该药在前期试验中在体内的抑制作用[173]，一项 Ⅱ 期临床试验 PT-100 联合吉西他滨治疗转移性胰腺癌和一项 Ⅰ 期试验 PT-100 联合吉西他滨和放疗治疗局部晚期胰腺癌已经启动。细胞周期依赖性激酶抑制剂 flavopiridol 能够加强吉西他滨诱导胰腺癌细胞凋亡[174]，其联合吉西他滨和放疗的作用正在测试中。最后，氮杂环丙烷包括小分子的伊美克，通过抑制线粒体和周期阻滞来诱导胰腺癌细胞系凋亡[175]，并联合吉西他滨进入 Ⅰ 期临床试验。

少见组织学类型胰腺癌的化疗

MCNs 指从交界性肿瘤到侵袭性癌症。尽管对于除腺癌外和非侵袭性肿瘤的疗效极好，具有恶性成分的患者 5 年生存率为 33%[176]。无对照组的新辅助化疗

试验正在进行。应用吉西他滨或者 5-FU 治疗具有侵袭成分的胰腺癌是合理的。ACC 是一种少见的上皮恶性肿瘤,具有外分泌作用,占所有胰腺癌的 1%~2%。39 例 ACC 患者的临床疗效优于腺癌[177]。18 例接受化疗的患者中,2 例接受顺铂联合氟脲嘧啶/伊立替康有效[177]。有报道紫杉醇[178]和卡培他滨[179]对 ACC 有效。在缺乏前瞻性研究的前提下,以氟脲嘧啶为基础的化疗是合理的。胰腺腺鳞癌或鳞癌极其罕见,分别占胰腺癌的 0.01% 和 0.005%[180]。因此化疗经验是有限的,即使考虑到吉西他滨联合顺铂也是合理的。胰母细胞瘤是一种上皮性肿瘤,具有腺上皮成分和鳞癌的成巢分布特点。约 10% 出现在成人患者中。化疗对于儿童患者更有效,包括阿霉素、顺铂或者长春新碱[181]。胰腺小细胞癌、淋巴瘤和肉瘤极为罕见,对于该部位出现的这些类型的肿瘤,推荐的化疗方案基本上相同。

(马维东 译)

参考文献

1. Heslin MJ, Brooks AD, Hochwald SN, et al. A preoperative biliary stent is associated with increased complications after pancreatoduodenectomy. *Arch Surg* 1998;133:149–154.
2. Saleh MM, Norregaard P, Jorgensen HL, et al. Preoperative endoscopic stent placement before pancreaticoduodenectomy: a meta-analysis of the effect on morbidity and mortality. *Gastrointest Endosc* 2002;56:529–534.
3. Sohn TA, Yeo CJ, Cameron JL. Do preoperative biliary stents increase postpancreaticoduodenectomy complications? *J Gastrointest Surg* 2000;4:258–267; discussion 267–268.
4. Hoffman JP, Lipsitz S, Pisansky T, et al. Phase II trial of preoperative radiation therapy and chemotherapy for patients with localized, resectable adenocarcinoma of the pancreas: an Eastern Cooperative Oncology Group Study. *J Clin Oncol* 10–998;16:317–323.
5. Pisters PW, Hudec WA, Hess KR, et al. Effect of preoperative biliary decompression on pancreaticoduodenectomy-associated morbidity in 300 consecutive patients. *Ann Surg* 2001;234:47–55.
6. Kalady MF, Peterson B, Baillie J, et al. Pancreatic duct strictures: identifying risk of malignancy. *Ann Surg Oncol* 2004;11:581–588.
7. Allen PJ, Jaques DP, D'Angelica M, et al. Cystic lesions of the pancreas: selection criteria for operative and nonoperative management in 209 patients. *J Gastrointest Surg* 2003;7:970–977.
8. Brugge WR, Lewandrowski K, Lee-Lewandrowski E, et al. Diagnosis of pancreatic cystic neoplasms: a report of the cooperative pancreatic cyst study. *Gastroenterology* 2004;126:1330–1336.
9. van der Waaij LA, van Dullemen HM, Porte RJ. Cyst fluid analysis in the differential diagnosis of pancreatic cystic lesions: a pooled analysis. *Gastrointest Endosc* 2005;62:383–389.
10. Khalid A, McGrath KM, Zahid M, et al. The role of pancreatic cyst fluid molecular analysis in predicting cyst pathology. *Clin Gastroenterol Hepatol* 2005;3:967–973.
11. Tseng JF, Raut CP, Lee JE, et al. Pancreaticoduodenectomy with vascular resection: margin status and survival duration. *J Gastrointest Surg* 2004;8:935–949; discussion 949–950.
12. Pingpank JF, Hoffman JP, Ross EA, et al. Effect of preoperative chemoradiotherapy on surgical margin status of resected adenocarcinoma of the head of the pancreas. *J Gastrointest Surg* 2001;5:121–130.
13. Conlon KC, Dougherty K, Klimstra DS, et al. The value of minimal access surgery in the staging of patients with potentially resectable peripancreatic malignancy. *Ann Surg* 1996;223:134–140.
14. Pisters PW, Lee JE, Vauthey JN, et al. Laparoscopy in the staging of pancreatic cancer. *Br J Surg* 2001;88:325–337.
15. Pedrazzoli S, DiCarlo V, Dionigi R, et al. Standard versus extended lymphadenectomy associated with pancreatoduodenectomy in the surgical treatment of adenocarcinoma of the head of the pancreas: a multicenter, prospective, randomized study. Lymphadenectomy Study Group. *Ann Surg*

1998;228:508–517.
16. Yeo CJ, Cameron JL, Lillemoe KD, et al. Pancreaticoduodenectomy with or without distal gastrectomy and extended retroperitoneal lymphadenectomy for periampullary adenocarcinoma, part 2: randomized controlled trial evaluating survival, morbidity, and mortality. *Ann Surg* 2002;236:355–66; discussion 366–368.
17. Farnell MB, Pearson RK, Sarr MG, et al. A prospective randomized trial comparing standard pancreatoduodenectomy with pancreatoduodenectomy with extended lymphadenectomy in resectable pancreatic head adenocarcinoma. *Surgery* 2005;138:618–628; discussion 628–630.
18. Sasson AR, Hoffman JP, Ross EA, et al. En bloc resection for locally advanced cancer of the pancreas: is it worthwhile? *J Gastrointest Surg* 2002;6:147–57; discussion 157–158.
19. Cheng TY, Sheth K, White RR, et al. Effect of neoadjuvant chemoradiation on operative mortality and morbidity for pancreaticoduodenectomy. *Ann Surg Oncol* 2006;13:66–74.
20. Birkmeyer JD, Finlayson SR, Tosteson AN, et al. Effect of hospital volume on in-hospital mortality with pancreaticoduodenectomy. *Surgery* 1999;125:250–256.
21. Bassi C, Dervenis C, Butturini G, et al. Postoperative pancreatic fistula: an international study group (ISGPF) definition. *Surgery* 2005;138:8–13.
22. Arciero CA, Joseph N, Watson JC, et al. Partial stomach-partitioning gastrojejunostomy for malignant duodenal obstruction. *Am J Surg* 2006;191:428–432.
23. Lillemoe KD, Cameron JL, Hardacre JM, et al. Is prophylactic gastrojejunostomy indicated for unresectable periampullary cancer? A prospective randomized trial. *Ann Surg* 1999;230:322–328; discussion 328–330.
24. Moss AC, Morris E, Mac Mathuna P. Palliative biliary stents for obstructing pancreatic carcinoma. *Cochrane Database Syst Rev* 2006;CD004200.
25. Tepper J, Nardi G, Sutt H. Carcinoma of the pancreas: review of MGH experience from 1963 to 1973: analysis of surgical failure and implications for radiation therapy. *Cancer* 1976;37:1519–1524.
26. Griffin JF, Smalley SR, Jewell W, et al. Patterns of failure after curative resection of pancreatic carcinoma. *Cancer* 1990;66:56–61.
27. Ozaki H. Improvement of pancreatic cancer treatment from the Japanese experience in the 1980s. *Int J Pancreatol* 1992;12:5–9.
28. Westerdahl J, Andren-Sandberg A, Ihse I. Recurrence of exocrine pancreatic cancer—local or hepatic? *Hepatogastroenterology* 1993;40:384–387.
29. Kalser MH, Ellenberg SS. Pancreatic cancer: adjuvant combined radiation and chemotherapy following curative resection. *Arch Surg* 1985;120:899–903.
30. Gastrointestinal Tumor Study Group. Further evidence of effective adjuvant combined radiation and chemotherapy following curative resection of pancreatic cancer. *Cancer* 1987;59:2006–2010.
31. Klinkenbijl JH, Jeekel J, Sahmoud T, et al. Adjuvant radiotherapy and 5-fluorouracil after curative resection of cancer of the pancreas and periampullary region: phase III trial of the EORTC gastrointestinal tract cancer cooperative group. *Ann Surg* 1999;230:776–782; discussion 782–784.
32. Neoptolemos JP, Dunn JA, Stocken DD, et al. Adjuvant chemoradiotherapy and chemotherapy in resectable pancreatic cancer: a randomised controlled trial. *Lancet* 2001;358:1576–1585.
33. Neoptolemos JP, Stocken DD, Friess H, et al. A randomized trial of chemoradiotherapy and chemotherapy after resection of pancreatic cancer. *N Engl J Med* 2004;350:1200–1210.
34. Stocken DD, Buchler MW, Dervenis C, et al. Meta-analysis of randomised adjuvant therapy trials for pancreatic cancer. *Br J Cancer* 2005;92:1372–1381.
35. Yeo CJ, Abrams RA, Grochow LB, et al. Pancreaticoduodenectomy for pancreatic adenocarcinoma: postoperative adjuvant chemoradiation improves survival: a prospective, single-institution experience. *Ann Surg* 1997;225:621–633; discussion 633–636.
36. Sohn TA, Yeo CJ, Cameron JL, et al. Resected adenocarcinoma of the pancreas—616 patients: results, outcomes, and prognostic indicators. *J Gastrointest Surg* 2000;4:567–579.
37. Foo ML, Gunderson LL, Nagorney DM, et al. Patterns of failure in grossly resected pancreatic ductal adenocarcinoma treated with adjuvant irradiation ± 5 fluorouracil. *Int J Radiat Oncol Biol Phys* 1993;26:483–489.
38. Whittington R, Bryer MP, Haller DG, et al. Adjuvant therapy of resected adenocarcinoma of the pancreas. *Int J Radiat Oncol Biol Phys* 1991;21:1137–1143.
39. Lim JE, Chien MW, Earle CC. Prognostic factors following curative resection for pancreatic adenocarcinoma: a population-based, linked database analysis of 396 patients. *Ann Surg* 2003;237:74–85.
40. Picozzi VJ, Kozarek RA, Traverso LW. Interferon-based adjuvant chemoradiation therapy after pancreaticoduodenectomy for pancreatic adenocarcinoma. *Am J Surg* 2003;185:476–480.
41. Willett CG, Lewandrowski K, Warshaw AL, et al. Resection margins in carcinoma of the head of the pancreas: implications for radiation therapy. *Ann Surg* 1993;217:144–148.
42. Cameron JL, Crist DW, Sitzmann JV, et al. Factors influencing survival after pancreaticoduodenectomy for pancreatic cancer. *Am J Surg* 1991;161:120–124; discussion 124–125.
43. Pilepich MV, Miller HH. Preoperative irradiation in carcinoma of the pancreas. *Cancer* 1980;46:1945–1949.
44. Kopelson G. Curative surgery for adenocarcinoma of the pancreas/ampulla

of Vater: the role of adjuvant pre or postoperative radiation therapy. *Int J Radiat Oncol Biol Phys* 1983;9:911–915.

45. Weese JL, Nussbaum ML, Paul AR, et al. Increased resectability of locally advanced pancreatic and periampullary carcinoma with neoadjuvant chemoradiotherapy. *Int J Pancreatol* 1990;7:177–185.

46. Evans DB, Byrd DR, Mansfield PF. Preoperative chemoradiotherapy for adenocarcinoma of the pancreas: rationale and technique. *Am J Clin Oncol* 1991;14:359–364.

47. Spitz FR, Abbruzzese JL, Lee JE, et al. Preoperative and postoperative chemoradiation strategies in patients treated with pancreaticoduodenectomy for adenocarcinoma of the pancreas. *J Clin Oncol* 1997;15:928–937.

48. Evans DB, Pisters PW, Lee JE, et al. Preoperative chemoradiation strategies for localized adenocarcinoma of the pancreas. *J Hepatobiliary Pancreat Surg* 1998;5:242–250.

49. Wayne JD, Abdalla EK, Wolff RA, et al. Localized adenocarcinoma of the pancreas: the rationale for preoperative chemoradiation. *Oncologist* 2002;7:34–45.

50. Raut CP, Evans DB, Crane CH, et al. Neoadjuvant therapy for resectable pancreatic cancer. *Surg Oncol Clin N Am* 2004;13:639–661.

51. White RR, Tyler DS. Neoadjuvant therapy for pancreatic cancer: the Duke experience. *Surg Oncol Clin N Am* 2004;13:675–684.

52. Loyer EM, David CL, Dubrow RA, et al. Vascular involvement in pancreatic adenocarcinoma: reassessment by thin-section CT. *Abdom Imaging* 1996;21:202–206.

53. Ishikawa O, Ohhigashi H, Teshima T, et al. Clinical and histopathological appraisal of preoperative irradiation for adenocarcinoma of the pancreatoduodenal region. *J Surg Oncol* 1989;40:143–151.

54. Jessup JM, Steele G, Jr., Mayer RJ, et al. Neoadjuvant therapy for unresectable pancreatic adenocarcinoma. *Arch Surg* 1993;128:559–564.

55. Evans DB, Rich TA, Byrd DR, et al. Preoperative chemoradiation and pancreaticoduodenectomy for adenocarcinoma of the pancreas. *Arch Surg* 1992;127:1335–1339.

56. Pisters PW, Abbruzzese JL, Janjan NA, et al. Rapid-fractionation preoperative chemoradiation, pancreaticoduodenectomy, and intraoperative radiation therapy for resectable pancreatic adenocarcinoma. *J Clin Oncol* 1998;16:3843–3850.

57. Pipas JM, Mitchell SE, Barth RJ, Jr., et al. Phase I study of twice-weekly gemcitabine and concomitant external-beam radiotherapy in patients with adenocarcinoma of the pancreas. *Int J Radiat Oncol Biol Phys* 2001;50:1317–1322.

58. McGinn CJ, Zalupski MM, Shureiqi I, et al. Phase I trial of radiation dose escalation with concurrent weekly full-dose gemcitabine in patients with advanced pancreatic cancer. *J Clin Oncol* 2001;19:4202–4208.

59. McGinn CJ, Talamonti MS, Small W, Jr., et al. A phase II trial of full-dose gemcitabine with concurrent radiation therapy in patients with resectable or unresectable non-metastatic pancreatic cancer. Proceedings of the GI ASCO; 2004.

60. Wolff RA, Evans DB, Crane CH, et al. Initial results of preoperative gemcitabine (GEM)-based chemoradiation for resectable pancreatic adenocarcinoma. Proceedings of the American Society of Clinical Oncology; 2002:21; Abstract 576.

61. Muler JH, McGinn CJ, Normolle D, et al. Phase I trial using a time-to-event continual reassessment strategy for dose escalation of cisplatin combined with gemcitabine and radiation therapy in pancreatic cancer. *J Clin Oncol* 2004;22:238–243.

62. Wolff RA, Crane CH, Xiong HQ, et al. Preliminary analysis of preoperative systemic gemcitabine (GEM) and cisplatin (CIS) followed by GEM-based chemoradiation for resectable pancreatic adenocarcinoma. *J Clin Oncol* 2004;23:16S.

63. Pisters PW, Wolff RA, Janjan NA, et al. Preoperative paclitaxel and concurrent rapid-fractionation radiation for resectable pancreatic adenocarcinoma: toxicities, histologic response rates, and event-free outcome. *J Clin Oncol* 2002;20:2537–2544.

64. Kindler H, Friberg G, Singh D, et al. Phase II trial of bevacizumab plus gemcitabine in patients with advanced pancreatic cancer. *J Clin Oncol* 2005;23:8033–8040.

65. Berlin JD, Catalano P, Thomas JP, et al. Phase III study of gemcitabine in combination with fluorouracil versus gemcitabine alone in patients with advanced pancreatic carcinoma: Eastern Cooperative Oncology Group Trial E2297. *J Clin Oncol* 2002;20:3270–3275.

66. Xiong HQ, Abbruzzese JL. Epidermal growth factor receptor-targeted therapy for pancreatic cancer. *Semin Oncol* 2002;29:31–37.

67. Moore M, Goldstein D, Hamm J, et al. Erlotinib plus gemcitabine compared to gemcitabine alone in patients with advanced pancreatic cancer: a phase III trial of the National Cancer Institute of Canada Clinical Trials Group [NCIC-CTG]. *J Clin Oncol* 2007;25:1960–1966.

68. Li CP, Chao Y, Chi KH, et al. Concurrent chemoradiotherapy treatment of locally advanced pancreatic cancer: gemcitabine versus 5-fluorouracil, a randomized controlled study. *Int J Radiat Oncol Biol Phys* 2003;57:98–104.

69. Crane CH, Ellis LM, Abbruzzese JL, et al. Phase I trial evaluating the safety of bevacizumab with concurrent radiotherapy and capecitabine in locally advanced pancreatic cancer. *J Clin Oncol* 2006;24:1145–1151.

70. Buchsbaum DJ, Bonner JA, Grizzle WE, et al. Treatment of pancreatic cancer xenografts with Erbitux (IMC-C225) anti-EGFR antibody, gem-

citabine, and radiation. *Int J Radiat Oncol Biol Phys* 2002;54:1180–1193.

71. Bonner JA, Harari PM, Giralt J, et al. Radiotherapy plus cetuximab for squamous-cell carcinoma of the head and neck. *N Engl J Med* 2006;354:567–578.

72. Krempien R, Muenter MW, Huber PE, et al. Randomized phase II—study evaluating EGFR targeting therapy with cetuximab in combination with radiotherapy and chemotherapy for patients with locally advanced pancreatic cancer—PARC: study protocol [ISRCTN56652283]. *BMC Cancer* 2005;5:131.

73. Leach SD, Lee JE, Charnsangavej C, et al. Survival following pancreaticoduodenectomy with resection of the superior mesenteric-portal vein confluence for adenocarcinoma of the pancreatic head. *Br J Surg* 1998;85:611–617.

74. Gunderson LL, Haddock MG, Burch P, et al. Future role of radiotherapy as a component of treatment in biliopancreatic cancers. *Ann Oncol* 1999;10(suppl 4):291–295.

75. Moertel CG, Childs DS, Jr., Reitemeier RJ, et al. Combined 5-fluorouracil and supervoltage radiation therapy of locally unresectable gastrointestinal cancer. *Lancet* 1969;2:865–867.

76. Moertel CG, Frytak S, Hahn RG, et al. Therapy of locally unresectable pancreatic carcinoma: a randomized comparison of high dose (6000 rads) radiation alone, moderate dose radiation (4000 rads + 5-fluorouracil), and high dose radiation + 5-fluorouracil: the Gastrointestinal Tumor Study Group. *Cancer* 1981;48:1705–1710.

77. Gastrointestinal Tumor Study Group. Radiation therapy combined with Adriamycin or 5-fluorouracil for the treatment of locally unresectable pancreatic carcinoma. *Cancer* 1985;56:2563–2568.

78. Gastrointestinal Tumor Study Group. Treatment of locally unresectable carcinoma of the pancreas: comparison of combined-modality therapy (chemotherapy plus radiotherapy) to chemotherapy alone. *J Natl Cancer Inst* 1988;80:751–755.

79. Klaassen DJ, MacIntyre JM, Catton GE, et al. Treatment of locally unresectable cancer of the stomach and pancreas: a randomized comparison of 5-fluorouracil alone with radiation plus concurrent and maintenance 5-fluorouracil—an Eastern Cooperative Oncology Group study. *J Clin Oncol* 1985;3:373–378.

80. Blackstock AW, Bernard SA, Richards F, et al. Phase I trial of twice-weekly gemcitabine and concurrent radiation in patients with advanced pancreatic cancer. *J Clin Oncol* 1999;17:2208–2212.

81. Blackstock AW, Tepper JE, Niedwiecki D, et al. Cancer and leukemia group B (CALGB) 89805: phase II chemoradiation trial using gemcitabine in patients with locoregional adenocarcinoma of the pancreas. *Int J Gastrointest Cancer* 2003;34:107–116.

82. Talamonti MS, Catalano PJ, Vaughn DJ, et al. Eastern Cooperative Oncology Group Phase I trial of protracted venous infusion fluorouracil plus weekly gemcitabine with concurrent radiation therapy in patients with locally advanced pancreas cancer: a regimen with unexpected early toxicity. *J Clin Oncol* 2000;18:3384–3389.

83. Safran H, Akerman P, Cioffi W, et al. Paclitaxel and concurrent radiation therapy for locally advanced adenocarcinomas of the pancreas, stomach, and gastroesophageal junction. *Semin Radiat Oncol* 1999;9:53–57.

84. Rich T, Harris J, Abrams R, et al. Phase II study of external irradiation and weekly paclitaxel for nonmetastatic, unresectable pancreatic cancer: RTOG-98-12. *Am J Clin Oncol* 2004;27:51–56.

85. Steadham AM, Liu HH, Crane CH, et al. Optimization of beam orientations and weights for coplanar conformal beams in treating pancreatic cancer. *Med Dosim* 1999;24:265–271.

86. Kortmansky J, O'Reilly E, Minsky B, et al. A phase I trial of erlotinib, gemcitabine, and radiation for patients with locally-advanced, unresectable pancreatic cancer. Presented at: ASCO Gastrointestinal Cancers Symposium; 2005.

87. Iannitti D, Dipetrillo T, Bearnett J, et al. Erlotinib and chemoradiation followed by maintenance erlotinib for locally advanced pancreatic cancer: a phase I study. Presented at: ASCO Gastrointestinal Cancers Symposium; January 2005, San Francisco, CA.

88. Jemal A, Murray T, Ward E, et al. Cancer statistics, 2005. *CA Cancer J Clin* 2005;55:10–30.

89. Willett CG, Czito BG, Bendell JC, et al. Locally advanced pancreatic cancer. *J Clin Oncol* 2005;23:4538–4544.

90. Mallinson CN, Rake MO, Cocking JB, et al. Chemotherapy in pancreatic cancer: results of a controlled, prospective, randomised, multicentre trial. *Br Med J* 1980;281:1589–1591.

91. Palmer KR, Kerr M, Knowles G, et al. Chemotherapy prolongs survival in inoperable pancreatic carcinoma. *Br J Surg* 1994;81:882–885.

92. Frey C, Twomey P, Keehn R, et al. Randomized study of 5-FU and CCNU in pancreatic cancer: report of the Veterans Administration Surgical Adjuvant Cancer Chemotherapy Study Group. *Cancer* 1981;47:27–31.

93. Fung MC, Takayama S, Ishiguro H, et al. [Chemotherapy for advanced or metastatic pancreatic cancer: analysis of 43 randomized trials in 3 decades (1974–2002)]. *Gan To Kagaku Ryoho* 2003;30:1101–1111.

94. Casper ES, Green MR, Kelsen DP, et al. Phase II trial of gemcitabine (2,2'-difluorodeoxycytidine) in patients with adenocarcinoma of the pancreas. *Invest New Drugs* 1994;12:29–34.

95. Rothenberg ML, Moore MJ, Cripps MC, et al. A phase II trial of gem-

citabine in patients with 5-FU-refractory pancreas cancer. *Ann Oncol* 1996;7:347–353.

96. Burris HA, III, Moore MJ, Andersen J, et al. Improvements in survival and clinical benefit with gemcitabine as first-line therapy for patients with advanced pancreas cancer: a randomized trial. *J Clin Oncol* 1997;15:2403–2413.

97. Wagener DJ, Verdonk HE, Dirix LY, et al. Phase II trial of CPT-11 in patients with advanced pancreatic cancer, an EORTC early clinical trials group study. *Ann Oncol* 1995;6:129–132.

98. Philip PA, Zalupski MM, Vaitkevicius VK, et al. Phase II study of gemcitabine and cisplatin in the treatment of patients with advanced pancreatic carcinoma. *Cancer* 2001;92:569–577.

99. Demols A, Peeters M, Polus M, et al. Gemcitabine and oxaliplatin (GEMOX) in gemcitabine refractory advanced pancreatic adenocarcinoma: a phase II study. *Br J Cancer* 2006;94:481–485.

100. Stathopoulos GP, Syrigos K, Polyzos A, et al. Front-line treatment of inoperable or metastatic pancreatic cancer with gemcitabine and capecitabine: an intergroup, multicenter, phase II study. *Ann Oncol* 2004;15:224–229.

101. Shepard RC, Levy DE, Berlin JD, et al. Phase II study of gemcitabine in combination with docetaxel in patients with advanced pancreatic carcinoma (E1298): a trial of the Eastern Cooperative Oncology Group. *Oncology* 2004;66:303–309.

102. Whitehead RP, Jacobson J, Brown TD, et al. Phase II trial of paclitaxel and granulocyte colony-stimulating factor in patients with pancreatic carcinoma: a Southwest Oncology Group study. *J Clin Oncol* 1997;15:2414–9.

103. Kindler HL. The pemetrexed/gemcitabine combination in pancreatic cancer. *Cancer* 2002;95:928–932.

104. Colucci G, Giuliani F, Gebbia V, et al. Gemcitabine alone or with cisplatin for the treatment of patients with locally advanced and/or metastatic pancreatic carcinoma: a prospective, randomized phase III study of the Gruppo Oncologia dell'Italia Meridionale. *Cancer* 2002;94:902–910.

105. Heinemann V, Quietzsch D, Gieseler F, et al. A phase III trial comparing gemcitabine plus cisplatin vs. gemcitabine alone in advanced pancreatic carcinoma. Proceedings of the American Society of Clinical Oncology; 2003; abst 1003.

106. Louvet C, Labianca R, Hammel P, et al. Gemcitabine in combination with oxaliplatin compared with gemcitabine alone in locally advanced or metastatic pancreatic cancer: results of a GERCOR and GISCAD phase III trial. *J Clin Oncol* 2005;23:3509–3516.

107. Rocha Lima CM, Green MR, Rotche R, et al. Irinotecan plus gemcitabine results in no survival advantage compared with gemcitabine monotherapy in patients with locally advanced or metastatic pancreatic cancer despite increased tumor response rate. *J Clin Oncol* 2004;22:3776–3783.

108. Oettle H, Richards D, Ramanathan RK, et al. A phase III trial of pemetrexed plus gemcitabine versus gemcitabine in patients with unresectable or metastatic pancreatic cancer. *Ann Oncol* 2005;16:1639–1645.

109. Herrmann R, Bodoky G, Ruhstaller T. Gemcitabine (G) plus Capecitabine (C) versus G alone in locally advanced or metastatic pancreatic cancer: a randomized phase III study of the Swiss Group for Clinical Cancer Research (SAKK) and the Central European Cooperative Oncology Group (CECOG). Proceedings of the American Society of Clinical Oncology; 2005; abst 4010.

110. Cunningham D, Chau I, Stocken D, et al. Phase III randomised comparison of gemcitabine with gemcitabine plus capecitabine in patients with advanced pancreatic cancer. Proceedings of the ECCO 13; 2005; abst PS11.

111. Tempero M, Plunkett W, Ruiz Van Haperen V, et al. Randomized phase II comparison of dose-intense gemcitabine: thirty-minute infusion and fixed dose rate infusion in patients with pancreatic adenocarcinoma. *J Clin Oncol* 2003;21:3402–3408.

112. Riess H, Helm A, Neidergethmann M, et al. A randomised, prospective, multicenter, phase iii trial of gemcitabine, 5-fluorouracil (5-FU), folinic acid vs. gemcitabine alone in patients with advanced pancreatic cancer. Proceedings of the American Society of Clinical Oncology; 2005; abst 4009.

113. Burris HA, Rivkin S, Reynolds R, et al. Phase II trial of oral rubitecan in previously treated pancreatic cancer patients. *Oncologist* 2005;10:183–190.

114. Jacobs AD, Burris HA, Rivkin S, et al. A randomized phase III study of rubitecan (ORA) vs. best choice (BC) in 409 patients with refractory pancreatic cancer report from a North-American multi-center study. Proceedings of the American Society of Clinical Oncology; 2004; abst 4013.

115. Reni M, Pasetto L, Aprile G, et al. Raltitrexed-Eloxatin salvage chemotherapy in gemcitabine-resistant metastatic pancreatic cancer. *Br J Cancer* 2006;94:785–791.

116. Tsavaris N, Kosmas C, Skopelitis H, et al. Second-line treatment with oxaliplatin, leucovorin and 5-fluorouracil in gemcitabine-pretreated advanced pancreatic cancer: a phase II study. *Invest New Drugs* 2005;23:369–375.

117. Kozuch P, Grossbard ML, Barzdins A, et al. Irinotecan combined with gemcitabine, 5-fluorouracil, leucovorin, and cisplatin (G-FLIP) is an effective and noncrossresistant treatment for chemotherapy refractory metastatic pancreatic cancer. *Oncologist* 2001;6:488–495.

118. Fine R, Fogelman D, Sherman W, et al. The GTX regimen: a biochemically synergistic combination for advanced pancreatic cancer (PC). Proceedings of the American Society of Clinical Oncology; 2003; abst 1129.

119. Cohen SJ, Meropol NJ. Drug development in pancreatic cancer: finally, biology begets therapy. *Int J Gastrointest Cancer* 2002;32:91–106.

120. Lemoine NR, Hughes CM, Barton CM, et al. The epidermal growth factor receptor in human pancreatic cancer. *J Pathol* 1992;166:7–12.

121. Yamanaka Y, Friess H, Kobrin MS, et al. Coexpression of epidermal growth factor receptor and ligands in human pancreatic cancer is associated with enhanced tumor aggressiveness. *Anti Cancer Res* 1993;13:565–569.

122. Overholser JP, Prewett MC, Hooper AT, et al. Epidermal growth factor receptor blockade by antibody IMC-C225 inhibits growth of a human pancreatic carcinoma xenograft in nude mice. *Cancer* 2000;89:74–82.

123. Bruns CJ, Harbison MT, Davis DW, et al. Epidermal growth factor receptor blockade with C225 plus gemcitabine results in regression of human pancreatic carcinoma growing orthotopically in nude mice by antiangiogenic mechanisms. *Clin Cancer Res* 2000;6:1936–1948.

124. Ng SS, Tsao MS, Nicklee T, et al. Effects of the epidermal growth factor receptor inhibitor OSI-774, Tarceva, on downstream signaling pathways and apoptosis in human pancreatic adenocarcinoma. *Mol Cancer Ther* 2002;1:777–783.

125. Moore MJ, Goldstein D, Hamm J, et al. Erlotinib plus gemcitabine compared to gemcitabine alone in patients with advanced pancreatic cancer: a phase III trial of the National Cancer Institute of Canada Clinical Trials Group [NCIC-CTG]. Proceedings of the American Society of Clinical Oncology; 2005; abst 1.

126. Cunningham D, Humblet Y, Siena S, et al. Cetuximab monotherapy and cetuximab plus irinotecan in irinotecan-refractory metastatic colorectal cancer. *N Engl J Med* 2004;351:337–345.

127. Xiong HQ, Rosenberg A, LoBuglio A, et al. Cetuximab, a monoclonal antibody targeting the epidermal growth factor receptor, in combination with gemcitabine for advanced pancreatic cancer: a multicenter phase II trial. *J Clin Oncol* 2004;22:2610–2616.

128. Korc M. Pathways for aberrant angiogenesis in pancreatic cancer. *Mol Cancer* 2003;2:8.

129. Luo J, Guo P, Matsuda K, et al. Pancreatic cancer cell-derived vascular endothelial growth factor is biologically active in vitro and enhances tumorigenicity in vivo. *Int J Cancer* 2001;92:361–369.

130. Solorzano CC, Baker CH, Bruns CJ, et al. Inhibition of growth and metastasis of human pancreatic cancer growing in nude mice by PTK 787/ZK222584, an inhibitor of the vascular endothelial growth factor receptor tyrosine kinases. *Cancer Biother Radiopharm* 2001;16:359–370.

131. Bruns CJ, Shrader M, Harbison MT, et al. Effect of the vascular endothelial growth factor receptor-2 antibody DC101 plus gemcitabine on growth, metastasis and angiogenesis of human pancreatic cancer growing orthotopically in nude mice. *Int J Cancer* 2002;102:101–108.

132. Kindler HL, Friberg G, Singh DA, et al. Phase II trial of bevacizumab plus gemcitabine in patients with advanced pancreatic cancer. *J Clin Oncol* 2005;23:8033–8040.

133. Ko AH, Dito EA, Schillinger BJ, et al. A phase II study of gemcitabine (GEM) given at fixed-dose rate (FDR) infusion, low-dose cisplatin (CDDP), and bevacizumab (BEV) for metastatic adenocarcinoma of the pancreas (PanCa). Proceedings of the 2006 Gastrointestinal Cancers Symposium; 2006; abst 115.

134. Javle M, Iyer R, Yu J, et al. Gemcitabine, capecitabine, and bevacizumab: a phase II study for advanced pancreatic cancer (APC) patients with good performance status. Proceedings of the 2006 Gastrointestinal Cancers Symposium; 2006; abst 117.

135. Bruns CJ, Solorzano CC, Harbison MT, et al. Blockade of the epidermal growth factor receptor signaling by a novel tyrosine kinase inhibitor leads to apoptosis of endothelial cells and therapy of human pancreatic carcinoma. *Cancer Res* 2000;60:2926–2935.

136. Hainsworth JD, Sosman JA, Spigel DR, et al. Treatment of metastatic renal cell carcinoma with a combination of bevacizumab and erlotinib. *J Clin Oncol* 2005;23:7889–7896.

137. Sandler AB, Blumenschein GR, Henderson T, et al. Phase I/II trial evaluating the anti-VEGF MAb bevacizumab in combination with erlotinib, a HER1/EGFR-TK inhibitor, for patients with recurrent non-small cell lung cancer. Proceedings of the American Society of Clinical Oncology; 2004; abst 2000.

138. National Cancer Institute. Phase II randomized study of bevacizumab and gemcitabine with cetuximab versus erlotinib in patients with advanced adenocarcinoma of the pancreas. Available at: http://www.cancer.gov/search/ViewClinicalTrials.aspx?cdrid=383145&version=HealthProfessional&protocolsearchid=2266849. Accessed April 26, 2007.

139. Grunewald K, Lyons J, Frohlich A, et al. High frequency of Ki-ras codon 12 mutations in pancreatic adenocarcinomas. *Int J Cancer* 1989;43:1037–1041.

140. Cohen SJ, Ho L, Ranganathan S, et al. Phase II and pharmacodynamic study of the farnesyltransferase inhibitor R115777 as initial therapy in patients with metastatic pancreatic adenocarcinoma. *J Clin Oncol* 2003;21:1301–1306.

141. Van Cutsem E, van de Velde H, Karasek P, et al. Phase III trial of gemcitabine plus tipifarnib compared with gemcitabine plus placebo in advanced pancreatic cancer. *J Clin Oncol* 2004;22:1430–1438;

142. Rich TA, Myerson RJ, Harris J, et al. A randomized phase II trial of weekly gemcitabine (G), paclitaxel (P), and external irradiation followed by the farnesyl transferase inhibitor R115777 (NSC#702818) for locally advanced pancreatic cancer (RTOG 0020). Proceedings of the 2006 Gastrointestinal Cancers Symposium; 2006; abst 121.

143. Alberts SR, Schroeder M, Erlichman C, et al. Gemcitabine and ISIS-2503

for patients with locally advanced or metastatic pancreatic adenocarcinoma: a North Central Cancer Treatment Group phase II trial. *J Clin Oncol* 2004;22:4944–4950.

144. Wilhelm SM, Carter C, Tang L, et al. BAY 43-9006 exhibits broad spectrum oral antitumor activity and targets the RAF/MEK/ERK pathway and receptor tyrosine kinases involved in tumor progression and angiogenesis. *Cancer Res* 2004;64:7099–109.

145. Siu LL, Awada A, Takimoto CH, et al. Phase I trial of sorafenib and gemcitabine in advanced solid tumors with an expanded cohort in advanced pancreatic cancer. *Clin Cancer Res* 2006;12:144–151.

146. Rinehart J, Adjei AA, Lorusso PM, et al. Multicenter phase II study of the oral MEK inhibitor, CI-1040, in patients with advanced non-small-cell lung, breast, colon, and pancreatic cancer. *J Clin Oncol* 2004;22:4456–4462.

147. Lorusso PM, Adjei AA, Varterasian M, et al. Phase I and pharmacodynamic study of the oral MEK inhibitor CI-1040 in patients with advanced malignancies. *J Clin Oncol* 2005;23:5281–5293.

148. Yao Z, Okabayashi Y, Yutsudo Y, et al. Role of Akt in growth and survival of PANC-1 pancreatic cancer cells. *Pancreas* 2002;24:42–46.

149. Altomare DA, Tanno S, De Rienzo A, et al. Frequent activation of AKT2 kinase in human pancreatic carcinomas. *J Cell Biochem* 2003;88:470–476.

150. Li J, Zhu J, Melvin WS, et al. A structurally optimized celecoxib derivative inhibits human pancreatic cancer cell growth. *J Gastrointest Surg* 2006;10:207–214.

151. Ito D, Fujimoto K, Mori T, et al. In vivo antitumor effect of the mTOR inhibitor CCI-779 and gemcitabine in xenograft models of human pancreatic cancer. *Int J Cancer* 2006;118:2337–2343.

152. Yezhelyev MV, Koehl G, Guba M, et al. Inhibition of SRC tyrosine kinase as treatment for human pancreatic cancer growing orthotopically in nude mice. *Clin Cancer Res* 2004;10:8028–8036.

153. Hwang RF, Yokoi K, Bucana CD, et al. Inhibition of platelet-derived growth factor receptor phosphorylation by STI571 (Gleevec) reduces growth and metastasis of human pancreatic carcinoma in an orthotopic nude mouse model. *Clin Cancer Res* 2003;9:6534–6544.

154. Yokoi K, Sasaki T, Bucana CD, et al. Simultaneous inhibition of EGFR, VEGFR, and platelet-derived growth factor receptor signaling combined with gemcitabine produces therapy of human pancreatic carcinoma and prolongs survival in an orthotopic nude mouse model. *Cancer Res* 2005;65:10371–10380.

155. Kulke M, Lenz HJ, Meropol NJ, et al. A phase 2 study to evaluate the efficacy and safety of SU11248 in patients (pts) with unresectable neuroendocrine tumors (NETs). Proceedings of the American Society of Clinical Oncology; 2005; abst 4008.

156. Phan GQ, Yang JC, Sherry RM, et al. Cancer regression and autoimmunity induced by cytotoxic T lymphocyte-associated antigen 4 blockade in patients with metastatic melanoma. *Proc Natl Acad Sci U S A* 2003;100:8372–8377.

157. Ribas A, Camacho LH, Lopez-Berestein G, et al. Antitumor activity in melanoma and anti-self responses in a phase I trial with the anti-cytotoxic T lymphocyte-associated antigen 4 monoclonal antibody CP-675,206. *J Clin Oncol* 2005;23:8968–8977.

158. Laheru D, Jaffee EM. Immunotherapy for pancreatic cancer—science driving clinical progress. *Nat Rev Cancer* 2005;5:459–467.

159. Hollingsworth MA, Swanson BJ. Mucins in cancer: protection and control of the cell surface. *Nat Rev Cancer* 2004;4:45–60.

160. Ramanathan RK, Lee KM, McKolanis J, et al. Phase I study of a MUC1 vaccine composed of different doses of MUC1 peptide with SB-AS2 adjuvant in resected and locally advanced pancreatic cancer. *Cancer Immunol Immunother* 2005;54:254–264.

161. Gold DV, Modrak DE, Schutsky K, et al. Combined 90Yttrium-DOTA-labeled PAM4 antibody radioimmunotherapy and gemcitabine radiosensitization for the treatment of a human pancreatic cancer xenograft. *Int J Cancer* 2004;109:618–626.

162. Gjertsen MK, Buanes T, Rosseland AR, et al. Intradermal ras peptide vaccination with granulocyte-macrophage colony-stimulating factor as adjuvant: clinical and immunological responses in patients with pancreatic adenocarcinoma. *Int J Cancer* 2001;92:441–450.

163. Brett BT, Smith SC, Bouvier CV, et al. Phase II study of anti-gastrin-17 antibodies, raised to G17DT, in advanced pancreatic cancer. *J Clin Oncol* 2002;20:4225–4231.

164. Gilliam AD, Topuzov EG, Garin AM, et al. Randomised, double blind, placebo-controlled, multi-centre, group-sequential trial of G17DT for patients with advanced pancreatic cancer unsuitable or unwilling to take chemotherapy. Proceedings of the American Society of Clinical Oncology; 2004; abst 2511.

165. Shapiro J, Marshall J, Karasek P, et al. G17DT+gemcitabine [Gem] versus placebo+Gem in untreated subjects with locally advanced, recurrent, or metastatic adenocarcinoma of the pancreas: results of a randomized, double-blind, multinational, multicenter study. Proceedings of the American Society of Clinical Oncology; 2005; abst 4012.

166. Scheutz T, Kaufman HL, Marshall JL, et al. Extended survival in second-line pancreatic cancer after therapeutic vaccination. Proceedings of the American Society of Clinical Oncology; 2005; abst 2576.

167. Hassan R, Laszik ZG, Lerner M, et al. Mesothelin is overexpressed in pancreaticobiliary adenocarcinomas but not in normal pancreas and chronic pancreatitis. *Am J Clin Pathol* 2005;124:838–845.

168. Thomas AM, Santarsiero LM, Lutz ER, et al. Mesothelin-specific CD8(+) T cell responses provide evidence of in vivo cross-priming by antigen-presenting cells in vaccinated pancreatic cancer patients. *J Exp Med* 2004;200:297–306.

169. Li CJ, Li YZ, Pinto AV, et al. Potent inhibition of tumor survival in vivo by beta-lapachone plus Taxol: combining drugs imposes different artificial checkpoints. *Proc Natl Acad Sci U S A* 1999;96:13369–13374.

170. Ough M, Lewis A, Bey EA, et al. Efficacy of beta-lapachone in pancreatic cancer treatment: exploiting the novel, therapeutic target NQO1. *Cancer Biol Ther* 2005;4:95–102.

171. Shapiro GI, Ryan DP, Appleman LJ, et al. A phase 1 monotherapy trial of ARQ 501, a novel checkpoint pathway activator, in patients with advanced solid tumors. Proceedings of the American Association for Cancer Research; 2006; abst LB-142.

172. Li L, Aggarwal BB, Shishodia S, et al. Nuclear factor-kappaB and IkappaB kinase are constitutively active in human pancreatic cells, and their down-regulation by curcumin (diferuloylmethane) is associated with the suppression of proliferation and the induction of apoptosis. *Cancer* 2004;101:2351–2362.

173. Adams S, Miller GT, Jesson MI, et al. PT-100, a small molecule dipeptidyl peptidase inhibitor, has potent antitumor effects and augments antibody-mediated cytotoxicity via a novel immune mechanism. *Cancer Res* 2004;64:5471–5480.

174. Jung CP, Motwani MV, Schwartz GK. Flavopiridol increases sensitization to gemcitabine in human gastrointestinal cancer cell lines and correlates with down-regulation of ribonucleotide reductase M2 subunit. *Clin Cancer Res* 2001;7:2527–2536.

175. Dorr RT, Raymond MA, Landowski TH, et al. Induction of apoptosis and cell cycle arrest by imexon in human pancreatic cancer cell lines. *Int J Gastrointest Cancer* 2005;36:15–28.

176. Wilentz RE, Albores-Saavedra J, Zahurak M, et al. Pathologic examination accurately predicts prognosis in mucinous cystic neoplasms of the pancreas. *Am J Surg Pathol* 1999;23:1320–1327.

177. Holen KD, Klimstra DS, Hummer A, et al. Clinical characteristics and outcomes from an institutional series of acinar cell carcinoma of the pancreas and related tumors. *J Clin Oncol* 2002;20:4673–4678.

178. Riechelmann RP, Hoff PM, Moron RA, et al. Acinar cell carcinoma of the pancreas. *Int J Gastrointest Cancer* 2003;34:67–72.

179. Lee JL, Kim TW, Chang HM, et al. Locally advanced acinar cell carcinoma of the pancreas successfully treated by capecitabine and concurrent radiotherapy: report of two cases. *Pancreas* 2003;27:e18–e22.

180. Itani KM, Karni A, Green L. Squamous cell carcinoma of the pancreas. *J Gastrointest Surg* 1999;3:512–515.

181. Dhebri AR, Connor S, Campbell F, et al. Diagnosis, treatment and outcome of pancreatoblastoma. *Pancreatology* 2004;4:441–51; discussion 452–3.

第 5 篇

肝细胞癌

第 29 章

肝细胞癌：流行病学,筛查及预防

Morris Sherman

流行病学

肝细胞癌(HCC)在世界范围内常见的实体性肿瘤(发病率)中排名第五,每年造成超过 500 000 人死亡[1]。大多数肝细胞癌以慢性肝脏基础疾病的并发症形式发生。因此,肝细胞癌的流行病特点大多即为肝脏基础疾病的流行病特点。并且,肝细胞癌的流行病特点随着肝脏基础疾病的流行病特点变化而变化。比如, 中国台湾及其他地区儿童中的肝细胞癌的发病率自从新生儿乙肝病毒疫苗问世以来有了显著的降低[2]。相反的是,丙型肝炎相关的肝细胞癌发病率正在升高,这与许多年前丙肝的流行有关。

中国有世界上最高的肝癌发病率 (100/100 000 人口)[1,3]。最主要的致病因素是乙肝病毒的感染。无独有偶,在肝癌发病率非常高的非洲,主要的致病原因也是乙肝病毒。相反,在欧洲,63%的肝癌是由丙肝病毒感染导致的[3]。在美国,丙肝是主要的肝癌致病因素,但由于酒精(摄入过量)导致的肝癌高达 45%[3]。

北美和西欧一般被认为是肝癌发病率较低的地区(发病率 2.6~9.8/100 000 人口)[3],但是在这些地区,肝癌的发病率也在逐渐升高。癌症登记部门的研究显示在美国、法国、日本、英国和意大利,肝癌的发病率和死亡率有上升的趋势[3-7]。在美国,肝癌的发生率由 1976 年的每年 1.4/100 000 增长到 1995 年的 2.4/100 000。各个种族中的发病率普遍呈上升趋势,比起乙肝和酒精(等致病因素),肝癌发病率的上升主要与丙肝的发病率升高有关[8]。

肝癌的发病率随着年龄增加而升高,但是(疾病的发病率)年龄不同地区也有所不同。肝癌患者的年龄分布随着城市化进程,其发病的平均年龄正在向老龄化过渡。在不发达国家,45 岁以下的人群中肝细胞癌并不罕见。然而,在发达国家,肝癌的发病率在 45 岁以上的人群中仅仅是开始增长,并且发病率持续增长直到 70 岁[3]。这些不同反映了不同年龄接触肝炎病毒时,接触肝炎病毒的年龄越小,发病率越高。男性的肝癌发病率高于女性。男女发病率之比在世界的不同地区各不相同,从 1.3 到 3.6 不等[3]。至今仍没有对这一现象的恰当解释。对迁移人群的研究表明,第一代移民携带他们在本土时的高肝癌致病率。然而,在第二代及其后代中,发病率有所下降[9]。这也许反映了环境卫生、医疗及后代健康状况的改善,而这些,使病毒性肝炎的患病率下降。在北美,肝癌发病率在某些特定的民族中非常高。第一代来自中国香港、中国大陆、和中国台湾的居民有很高的慢性乙肝感染率,并且是肝癌的高危人群。来自埃及、索马里、越南和巴基斯坦的移民有很高的丙肝感染率。因此,移民的趋势也会影响肝癌的发病率。

乙型肝炎

人们认识到乙肝是肝癌的危险因素已有数年。第一项显示这一结果的前瞻性队列研究是由 Beasley 等[10,11] 完成的。在经典的前瞻性队列研究中,Beasley 认为,与未感染乙肝病毒的人相比,乙肝携带者患肝癌的相对危险度大概是 100。在那项研究中,乙肝病毒携带者的年发病率是 0.5%。年发病率随年龄增长而增加,因此在 70 岁的时候,乙肝携带者的肝癌发病率是 1%。确诊肝硬化的患者每年的肝癌患病率是 2.5%。由 Sakuma 等人[12]进行的第二项前瞻性研究显示, 在日本携带肝炎病毒的铁路工人中肝癌的患病率是 0.4%/年。亚洲男性多是在出生时或是幼年被乙肝病毒感染。对亚洲的女性没有相同的研究,但是亚洲女性肝癌的患病率大概是男性患病率的 1/4 到 1/8。北美进行的非对照性前瞻性队列研究发现，乙肝流行情况不甚相同（比如罹患肝炎较晚），乙肝携带者拥有宽泛的肝癌发病率，从 0% 到 0.46% 不等[13-15]。在欧洲，主要是合并肝硬化的乙肝携带者罹患肝癌[16,17]。欧洲白种人中，不患肝硬化的、乙肝 e 抗体阳性但病毒复制不活跃的慢性肝炎携带者，发展为肝癌的危险性非常小[18-20]。这种情况，与亚洲无肝硬化的乙肝病毒携带者完全不同，无论病毒是否处于复制期，亚洲的乙肝病毒携带者都是罹患肝癌的高危人群[21-24]。无独有偶，亚洲的表面抗原阳性的长期乙肝病毒携带者同样有很高的肝癌发病率[25]。欧洲白种人表面抗原阳性的乙肝携带者中，肝癌的发病率与亚洲的乙肝携带者相比有相当大幅度的降低[26]。

乙肝的流行由于多种对抗乙肝病毒的疫苗的问世而有了明显的改变。自从使用乙肝病毒疫苗以来，儿童肝癌的发病率明显下降[2]。似乎随着注射乙肝疫苗人群年龄组的增高，在高龄组中乙肝的发病率也将下降。然而，当今仍有数以百万计的人感染乙肝病毒，是患肝癌的高危人群。

丙型肝炎

丙肝病毒感染人群罹患肝癌主要与肝硬化有关[27-30]。在这些患者中，每年肝癌的发病率在 2%~8% 左右。无肝硬化的丙肝病毒感染者发展为肝癌的危险率极低[30]。大多数数据来源于以临床为基础的研究。然而，在一项以人口为基础的前瞻性研究中，在 12 008 个男性中[31]发现感染丙肝病毒的患者患肝癌的可能性是非感染者的 20 倍。对患者是否存在肝硬化并未进行评估。

丙肝病毒在北美洲的流行情况与其他地区不同。在日本、意大利、东欧及其他地区，丙肝的流行发生于第二次世界大战后和 1975~1980 年。这种流行情况与医疗流程、注射疫苗、输血、住院以及对无菌器械不适当的应用有关。在那个时代被感染的人现在至少 50 岁左右，进入了肝癌高发年龄。与此相反，在美国与北欧，丙肝的流行主要源于 60 和 70 年代人们注射毒品。因此，肝癌的发病率在这些人群中依然在增高并且未达峰值。据预测，美国肝癌的发病率将在今后的 20 年增长近 80%[32]，是其他地区增长速度的 3 倍[33,34]。

比起病毒性肝炎，肝硬化更易引起肝癌

由于存在一些例外情况，由病毒性肝炎以外的疾病所导致肝硬化患者中肝癌的发病率没有精确的统计。许多研究中，酒精性肝硬化中肝癌发病率统计于发现丙肝病毒感染之前。假设丙肝病毒在酒精性肝病中相对常见，那么那些早期的研究中所报道的肝癌发病率就被扩大化了。因此，要从肝硬化组中精确地估计肝癌发病率基本是不可能的。然而，酒精性肝硬化为广泛接受的肝癌致病因素。在一项研究中，酒精性肝病患者占组中所有肝癌患者的 32%[35]。在奥地利的肝癌患者中，酒精性肝病患者具有高达 35% 的危险因素[36]。在美国，由酒精性肝硬化导致的肝癌患者的住院率是每年 8/100 000~9/100 000，而由丙肝导致的肝癌发病率是每年 7/100 000[37]。这项研究没有证实酒精性肝病中的肝癌发病率，但它确实证明了酒精性肝硬化是肝癌的高危因素，足够凭其监控肝癌的发生。

随着认识到非酒精性肝病（主要是脂肪型肝炎）也导致肝硬化，人们怀疑非酒精性肝病也是导致肝癌的因素。至今仍无研究随访了足够大的患者组群及以足够长的时间描述非酒精性肝病患者中的肝癌发病率。在一项对肝癌患者进行的队列研究中[38]，发现糖尿病在 20% 的患者中是肝癌的危险因素。大概的解释是胰岛素抵抗导致脂肪型肝炎，继而导致肝硬化。是否这些患者有原发性的肝硬化不得而知。在肝癌患者的队列中也有报道存在非酒精性的脂肪肝病[39,40]。

患肝硬化的遗传性血色病的患者（GH）患肝癌的可能性较没有此病的患者增加 20 倍[41-43]。标准化的肝癌发病率在患肝硬化的遗传性血色病的患者中占 92.9%（95% 作为置信区间，25~238）。由 α1- 抗胰氨酸激酶缺乏引起的肝硬化或者自身免疫型肝炎患者中，缺乏足够的队列研究数据以精确地评估肝癌的发生率。然而，这些疾病看起来确实会增加患肝癌的危险性。在 4 期原发性胆汁性肝硬化的患者中肝癌的发病率与由丙肝所致肝硬化引起的肝癌发病率大致相同。

肝细胞癌的筛查

肝癌的发展不伴随症状。在肝癌早期基本没有任何机会通过体检像乳腺癌或皮肤癌那样发现病灶，或者像膀胱癌或者肠癌因为血流入空腔脏器造成血尿

或者血便而发现疾病。因此,由于缺乏筛查的方法和早期诊断手段,肝癌往往在病程晚期由于肝衰竭(肿瘤造成肝大部占位),或胆管癌性浸润造成梗阻性黄疸,或出现其他症状,肝癌才被发现。在肝癌的晚期,很少能施行根治性的治疗,且治疗成功率极低。由于进展性的肝衰竭,姑息性治疗往往也不能进行。并且,疾病通常在短短几周到几个月内极为迅速地发展。因此,肝癌的早期诊断作为研究热点已经进行了很长一段时间,但在近期对肝癌的早期诊断方法和肝癌早期的疾病特点才刚刚有所收获。

癌症筛查的目的是减少某些特殊的癌症致死率。几项研究已经显示筛查确实能检测到更早期的疾病(迁移阶段)[47]。若干替代性标记物可对包括迁移期在内的癌症进行成功的筛查。很明显,发现早期的癌症十分重要,但是迁移期发现癌症并不是一定能减少疾病特异性的致死率。相似地,5 年生存率的改变能反映基础癌症的发生率的改变而不是癌症致死率的改变[50]。非对照性研究中,所有前导期偏差的对象也提示在进行筛查后生存率有所提高[48-50]。

人们已经进行了两项关于肝癌筛查的随机对照性试验。这两项试验都是在中国进行的。第一项试验失败了,因为虽然筛查发现了早期的癌症,但是有太多的患者没有得到建议的治疗[51]。在第二项研究中,一个基于人群的大型研究随访了患者 5 年[52]。这项研究使用群落随机化试验将感染乙肝病毒的患者分为筛查组和非筛查组。筛查通过 6 个月内的超声和甲胎蛋白(AFP)检测进行。这项研究发现,虽然与最佳的预期有差距,但是通过筛查肝癌相关的死亡率下降了37%。在概括由其他肝脏疾病所致肝癌的研究结果时有若干限制。在这项研究中,主要的治疗方法是手术切除。在本章后面会谈到,在乙肝患者中,尽管在无肝硬化的患者中癌症进展少见,但是无论有无肝硬化的患者,肝癌都会进展。是肝硬化,而不是乙肝,限制了手术切除癌肿。因此,在所有肝癌的致病因素中,很少的患者能够通过手术切除癌肿。通过局部消融或肝移植等治疗肝癌的手段使得概括研究结果更为困难,并且虽然患者可能通过这些其他的治疗手段改变预后,但是肝硬化本身将限制患者的生存率。

另外,还有若干筛查肝癌的决策分析模式[53,54]。总的来说,这些建议都对处于基线标准以下的肝癌筛查有益,但是只有能够使预期寿命超过 3 个月的筛查手段才是可行的。应该进行对肝癌的筛查,因为对已有症状的肝癌的治愈率非常低(5 年生存率0%~

10%)[55-59]。然而,有报道称,肝移植后的 5 年无瘤生存率高于 50%[60-63]。肝癌的进展程度越晚,肝移植治愈肝癌的可能性越小。

有几条令人信服的理由支持在所有肝癌高危人群中进行筛查:

- 在疾病的早期进行治疗,治愈的可能性大,尤其是施行肝移植。
- 治疗晚期的肝癌对肝癌的治疗技术的进步意义不大,因此,发现早期的肝癌十分重要。理想的来讲,通过筛查发现的肝癌患者应及早纳入为研究新的肝癌治疗手段而进行的临床试验。
- 在丙肝和其他引起肝硬化病因中进行对照筛查与否的随机对照临床试验由于困难重重难以实现。因此,对患者的治疗只能在缺乏高质量临床证据的情况下进行。
- 最小侵入性的治疗,比如射频消融,能够很准确地完全消融小的病灶,消融率能达到 95%[64]。

虽然通过筛查可以使大部分(肝癌)高危人群获益的观点被广泛接受,但是并不是所有患者都需要进行筛查。比如,乙肝病毒男性携带者发展为肝癌的危险性在患者 40 岁之后才明显上升[10,11]。这并不是说在年轻人中不存在肝癌患者。然而从治疗性价比的观点来看,在肝癌发病率较低的人群中证明筛查有效果是一件很难的事。

表 29.1

对下列组别的患者应进行监测

乙肝携带者

- 40 岁以上的亚洲男性
- 50 岁以上的亚洲女性
- 20 岁以上的非洲人
- 所有患肝硬化的乙肝携带者,无论是否成功治疗过
- 有细胞性肝癌家族史
- 其他未被列入的无肝硬化的乙肝携带者,有肝癌危险因素变化者,取决于肝脏基础疾病的严重程度,现在和过去肝脏炎症的活动型。是否需要进行监测必须按照个体情况进行分析。

不携带乙肝的肝硬化患者

- 丙肝患者
- 酒精性肝硬化
- 遗传性血色素病
- 原发性胆汁性肝硬化
- α1-抗酪氨酸激酶缺乏症
- 非酒精性脂肪型肝炎

高危人群的定义

将患者列入肝癌筛查计划与否,取决于医生对该患者进展为肝癌危险性大小的认知。应对肝癌高危人群进行筛查,而低危人群则不需要(按照一般人群中的危险因素衡量)。然而,危险性很难被定量,大多数医生将危险性与肝癌的发病率等同视之。没有任何实验室数据说明应该对何种程度的危险性或是多大数值的肝癌发病率进行监控。在一般人群中肝癌的发病率较低。相反,在各种肝病患者中,肝癌的发病率每年高达 8%。对于何种发病率水平的筛查有价值因不同肝脏疾病而定。决策分析用以决定在何种水平的发病率进行筛查最有效。作为决策分析中的一条普遍规则,干预如果能延长生存期 100 天(也就是说将近 3 个月),这种干预将被认为是有效的。如果这种每年花费少于 50 000 美元的干预可以让患者获得生命,这种干预被认为是"成本有效的"[65,66]。现在已有若干种已公布的模型用以分析肝癌监控的治疗性价比。这些模型在所分析的理论人群及所应用的干预上有所不同。然而,这些模型有几项结果却是相通的。这些模型普遍认为监控具有"成本有效性",虽然在一些病例中监控仅仅大致符合这一标准,并且大多数模型认为监控的有效性高度依赖于肝癌的发病率。比如,Sarasin 等人[53]研究了 Child A 级肝硬化患者的理论队列,发现如果肝癌的发病率是 1.5%/年,对肝癌的监测将延长患者的生存期将近 3 个月。然而,如果肝癌的发病率是 6%/年,生存期的延长将增加至 9 个月。这项研究中未将肝移植作为治疗选择。Arguedas 等人[54]使用相同的分析方法分析了丙肝合并肝硬化但肝功能正常且施行肝移植的患者群体,发现只用 CT 或用 CT 加超声的监控方法,在肝癌的发病率大于 1.4%时有"成本有效性"。然而对这项研究应当小心地进行解释,因为 CT 的表现是由诊断学而不是监控学推导得到的。林等人[67]发现用甲胎蛋白和超声进行肝癌监测在不考虑肝癌发病率的情况下具有成本有效性。因此,对于各种病因的肝硬化患者,如果(当地)肝癌的发生率≥1.5%/年,则应该进行肝癌的监测。表 29.1 描述了哪些患者应进行肝癌监测。

患慢性乙肝的肝癌患者,尤其是亚洲人和非洲人,将进展为非硬化性肝脏。之前的限用于肝硬化肝癌患者的性价比分析,不适用于无肝硬化的乙肝携带者。这些乙肝携带者,尤其是亚洲人与非洲人,也有患肝癌的危险。对乙肝携带者进行甲胎蛋白和超声监控的性价比分析表明,如果肝癌的发病率超过 0.2%/年(J.Collier 和 M,Sherman,未发表的观察,2000),对肝癌的上述监测具有"成本有效性"。肝癌发病率超过 0.2%/年的乙肝携带者的亚组列在表 29.1 中。这些组别将在本章的后续内容中进行详细的讨论。

这里所用的筛查,就是对无症状以证明罹患肝癌的肝癌高危患者进行重复性的诊断性检查。对于有症状并怀疑患肝癌的患者,如筛查结果异常的患者,无需再行筛查。对上述患者要加强随访。这样做可以证明或者驳斥该异常的筛查结果是否由肝癌造成。加强随访要比筛查进行得更加频繁,并且要进行更多的检查。加强随访的一部分目的是处理模糊的诊断性检查结果;随访(前)需要了解早期肝癌的诊断特点。

筛查不仅是一种诊断性的检查。筛查更是一个需要鉴别肝癌高危人群的方法,应选择合适的筛查检测方法和合适的筛查间期,为异常的筛查结果制订回报方法,为增强随访和诊断制订策略。应按照既定体系进行筛查,筛查的结果应统一标准,并对筛查结果进行质量监控以避免(被夸大的)危险的假阳性结果和被忽略的假阴性结果。

肝癌监测方法

筛查试验分为两个系列：血清系列和影像学系列。血清学检测中,甲胎蛋白的特点被最充分的研究过[68-70]。甲胎蛋白的水平在肝癌患者中常常升高。然而,当甲胎蛋白作为诊断性检测被认真评估时,显然,它不是检测小细胞肝癌的好指标。分泌甲胎蛋白的肿瘤中,甲胎蛋白的浓度与肿瘤的大小有关。因此,在筛查早期肝癌时,很少会出现有诊断意义的高水平甲胎蛋白。并且,甲胎蛋白对肝细胞癌并不特异。它的滴度在肝炎的活动期也会升高。在 44 名 AFP 升高的乙肝病毒携带者中进行肝癌监测,只有 6 个在进一步检查中发现患肝癌,18 名(41%)患者甲胎蛋白升高与肝基础疾病加重或乙肝病毒的复制状态改变有关[71]。最近的 HALT-C 研究证实甲胎蛋白在慢性病毒性肝炎的患者中经常升高,甚至这些患者根本没有患肝癌。在放射学检查具有高敏感度的时代,当 B 超可以发现直径<2cm 的病变,甲胎蛋白的地位受到了质疑。然而,甲胎蛋白依然有诊断学作用。在肝硬化和肝脏占位存在时,升高的甲胎蛋白(>200ng/L)的阳性预测率高于90%[68]。

当甲胎蛋白在适当进行的临床检查中呈现高浓度时，为假阳性结果的可能性是可以忽略的。然而，当肝癌病灶很小，甲胎蛋白检测的假阴性率非常高[68]。甲胎蛋白的受试者操作曲线分析表明 20ng/mL 这个浓度值可为疾病诊断提供平衡的特异性与敏感性[68]。然而，在此浓度水平的敏感性只有 60%（也就是说，如果将 20ng/mL 这个浓度值作为决定是否进一步检查的标准，甲胎蛋白检测将漏诊 40% 的肝癌）。这个敏感度不适合一般检查使用。如果将标准值提高，对肝细胞癌的检测率将进一步降低。比如说，如果将甲胎蛋白的标准值上升到 200ng/mL，敏感性将降至 22%。反之，降低标准值意味着将检查到更多的肝癌，而代价是假阳性率的升高。这个分析是由一项病例对照研究进行的，该研究中肝癌的患病率人为设定在 50%。在这个患病率，甲胎蛋白浓度在 20ng/mL 的阳性预测率为 84.6%。然而，如果肝细胞癌的发病率和在大多数肝病诊所所见到的那样（也就是说在 5% 左右），甲胎蛋白浓度在 20ng/mL 的阳性预测率仅仅为 41.5%，并且即使甲胎蛋白的值设定在 400ng/mL，阳性预测率也只有 60%。在经检测的队列中，肝癌的发病率甚至小于 5%，取决于按照进行监测的准入标准。比如，在先天性非肝硬化性乙肝病毒携带者中，肝癌的发病率通常小于 1%。

因此，甲胎蛋白是一项不太合适的筛查检测[73]。甲胎蛋白仍然在肝癌的诊断中占有一席之地，是因为在合并肝硬化的肝脏占位患者中，甲胎蛋白的浓度大于 200ng/mL 有对肝癌有非常高的阳性预测率[68]。而且，持续性升高的甲胎蛋白浓度明显是肝癌的危险因素[74]。因此，甲胎蛋白检测可以用来分辨肝癌高危的患者，但作为筛查试验局限性较大。

另一项用以诊断肝癌的血清学检查是异常凝血酶原（DCP），也被称作维生素 K 缺乏或血管紧张素 II 诱导产生的凝血酶原[75-79]。大多数关于 DCP 使用的报道评价该指标的检查可作为一种诊断方法，而不仅是监测方式。虽然有报道将 DCP 的检查作为监测方式，它们却没有提供足够的正当的检测该指标的常规方法。还有报道称，DCP 是肿瘤侵及门静脉的标志物[80]。如果这一说法被证实，那么 DCP 检测也不是一种好的筛查试验。一项筛查试验应该可以发现早期，而不是晚期的病变。另一项在报道中被作为筛查试验的是糖基化甲胎蛋白（L3 部分）与总甲胎蛋白的比值[81-84]。甲胎蛋白在血清中以家族性小分子的形式存在，这些小分子被不同程度的糖基化。这些小分子可通过电泳分离开。L3-AFP 与总 AFP 的比值在小细胞肝癌中可以上升。然而，与 DCP 相同，一些数据显示该比率的多在疾病的进展期才升高[85,86]。

在肝癌检测中最广泛应用的放射学检查是超声检查。小细胞肝癌在超声检查中会有不同的表现。最小的病变由于细胞中存在脂肪也会有回声。其他的病变会呈现低回声区或呈现"靶环病变"的表现。这些表现都不特异。据报道，超声检查作为筛查试验时有 65%~80% 的敏感性以及超过 90% 的特异性[15,87]。然而，肝癌在超声检测所表现出的特点与结节性硬化的肝脏区分不甚明显[88,89]。超声检查的这些表现特点虽然不够完美，但比血清学检查还是要优越许多。用超声对肝癌进行检测的最大弊端在于太过依赖操作者。而且，超声检查对肥胖患者不易施行。从理想上来说，进行肝癌监测的超声检查者应该接受专业的培训，就像在某些领域进行乳腺（疾病）监测那样。

在监测间期选择甲胎蛋白和超声的监测策略尚没有科学的根据。选择原则应该遵循：选择最有效的监测手段并规律进行监测。结合使用甲胎蛋白检测和超声监测会增加检出率、监测成本及假阳性率[90]。单独使用甲胎蛋白监测有 5.0% 的假阳性率，单独使用超声有 2.9% 的假阳性率，但联合使用两种方法假阳性率为 7.5%。单独使用超声找到每个肿瘤需花费 2000 美元，而联合使用两种上述方法找到每个肿瘤需花费 3000 美元[90]。

一些报道建议将 CT 作为肝癌的筛查手段[91-93]。这个问题由于种种原因悬而未决。首先，一项筛查检查通常不能作为诊断性检查的选择。其次，虽然 CT 扫描的表现特点在诊断学/分期学中有很大的发展，但是在肝癌监测中的表现特点尚不清楚。如果 CT 扫描能被用作一种筛查方法（也就是说每 6~12 个月检查一次，这样持续许多年），放射线暴露问题将不得不被考虑。并且，实际应用经验告诉我们，假阳性率会非常高。

监测间期

监测间期（的制订）是由肿瘤的生长率，而不是疾病的风险度决定的。这是一个重要的概念，因为它意味着并不需要缩短具有高致病风险患者的监测间期。然而，区分正在接受监测的患者很重要（也就是说，区分虽然有高危因素，但是没有直接证据怀疑肝癌的患者和监测结果显示异常并且肝癌已经存在的患者）。

严格的讲,这些患者不应进行监测,但应接受加强的随访。

完美的监测间期尚无定论。根据肿瘤倍增时间,提倡监测间期在 6~12 个月。之前有阳性随机对照试验描述[52]使用 6 个月的监测间期。然而一项回顾性研究报道 6 个月和 12 个月的监测间期患者生存率没有不同[94]。另一项在丙肝病毒感染的无肝硬化的血友病患者中的研究显示,发现在单结节阶段(与多结节阶段相对)发现肝癌的可能性在 6 个月监测间期组和 12 个月监测间期组相同[95]。这两项研究都存在设计问题。美国肝病研究协会(AASLD)指南[96]建议 6~12 个月的监测间期。然而,一旦患者的筛查结果有异常并被纳入加强随访组,对病情评估的时间间隔应该更短些。

回报策略

回报策略是用以处理异常筛查结果的一种方式。第一步是分辨异常的结果。辨认超声筛查的异常结果并不简单。之前一直在进行检测的患者发现肝脏的新生团块显然是异常的表现。团块变大也是异常的,即使之前这个团块被认为是一处良性病变。结节性肝硬化患者,早期的肝癌很难与背景中的结节相区别。一些硬化性的结节直径可达到 2cm。

肝细胞癌的诊断

诊断肝细胞癌的方法包括放射学、活检以及甲胎蛋白的血清学检测,运用何种方法应具体问题具体分析。一些影像学检查,如 CT 或磁共振显影(MRI),经常被用来判断疾病的进展程度。在已知患者感染乙肝病毒或是因其他原因导致肝硬化的情况下,偶然或通过 B 超发现一个团块,是否为肝癌取决于它的大小。

肝癌典型的放射学特点是在动态研究(CT,MRI 或反向超声)中的动脉期显示为富血供病灶并且在静脉期显示为"留空"病灶。这些特点对于肝癌来说高度特异[97,98]。这些表现的生理学基础如下所述。肝癌病灶由动脉供血。因此,在动脉期,肝脏由动脉和门静脉供血,而肿瘤只有动脉供血。肝脏中门静脉的血液稀释了对比剂。这种稀释在肿瘤中不会发生,因此肿瘤显示出更高浓度的对比剂并且比周围的肝组织显得"更亮"。在静脉期,肝脏由含有对比剂的门静脉及动脉供

血,动脉中不再含有对比剂。肿瘤也是由不含对比剂的动脉供血。因此,肝脏组织会显得比病灶"更亮",或用术语来讲,病灶呈现对比剂"留空"。病灶体积越小,越难以发现典型的影像学特点。

根据活检结果,正常肝细胞与癌细胞之间仅有一种形态学的变异可以鉴别。这种变异就是所谓的高级别异常增生。然而并不是所有的高级别异常增生都发展为肝细胞癌。仅从穿刺针上的大体标本很难诊断高级别异常增生和早期肝癌,通常需要专业的病理学解释进行阐述。高级别异常增生显示为细胞密度的增加及一些核形态不规则、核深染以及胞浆嗜碱性。相反,分化较好的肝细胞癌病变显示细胞变扁平,核浆比增高,频繁核分裂以及汇管区的缺失以及其他特点。

如果在肝硬化的基础上发现肝脏占位并且甲胎蛋白大于 200ng/mL,肝癌的可能性大于 90%,并且不需要进行活检[99,100]。需要注意的是较小病灶(直径 1~2cm)的活检结果并不可靠。首先,当病变很小时,活检针的定位是一个问题,很难保证所取标本确实来源于病变。其次,病理学家们对于异常增生与高分化肝癌的区分存在异议[101],并且这种异议在病灶体积较小的情况下就更为明显。再次,因为肝细胞癌所特有的形态学特点,如细胞扁平、常常缺失,所以根据活检或细针穿刺结果来分辨高分化肝癌与正常肝细胞是很难,甚至是不可能的。

超声上发现直径小于 1cm 的病灶,尤其是在肝硬化的肝脏上,是肝癌的可能性很低[102]。如果病灶在动态显影中不呈现造影剂的浓集,则其为恶性病变的可能性就更小[103]。即使 CT 或 MRI 显示动脉化血管形成,富血管区域也不一定就是肝癌病灶[104,105]。然而,超声显示肝脏上的微小结节病变随着时间的推移非常可能发展为恶性病变[106,107]。因此,对这些带有结节的患者要进行每几个月一次的规律随访以发现病灶恶性化生长的蛛丝马迹。如果病灶在 1 到 2 年内不生长,则提示其非肝癌病变。

直径在 1~2 cm 的病变不好决定是否为肝癌。AASLD 指南[96]建议:有慢性肝病或肝硬化的患者,如果其至少两项的动态影像学检查中存在具有肝癌病变特点的肿块,肿块直径在 1~2 cm,则该患者无需活检即可诊断为肝癌。在两项动态影像学检查中有典型肝癌特点的病变,应依照肝癌的治疗方法进行治疗,因为其临床和放射学的阳性预测率大于 95%[98,99]。如果上述两项检查的结果不一致(一项检查结果典型,而另一项检查结果不典型)或两项检查

的结果都不典型,则需对患者进行活检以明确诊断。如果病变直径大于 2 cm,则仅需一项显示典型肝癌病变特点的动态影像学检查结果即可确诊肝癌。如果临床表现不明显,则应进行活检。诊断流程如图 29.1 到图 29.3 所示。当然如果放射学检查符合其他的诊断,如血管瘤,则无需再对患者进行进一步检查或随访。

近来,人们开始将"早期肝癌"或称"原位癌"[101,107]与"小细胞肝癌"[102]有所区分。由日本病理学家定义的早期肝癌,一般为乏血供,边界不清。因此,早期肝癌在超声检查中略显边界模糊并且在 CT 扫描中显示为乏血供。从组织学来看,有少许非配对动脉,细胞显示不同级别的异常增生。肝细胞会侵及血管间隙,

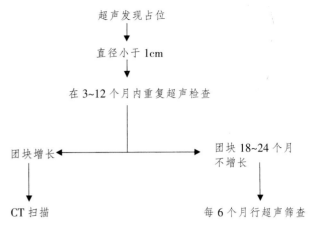

图 29.1　肝上直径小于 1cm 的占位的诊查。

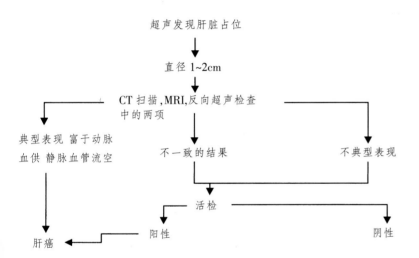

图 29.2　肝上直径 1~2cm 的占位的诊查。

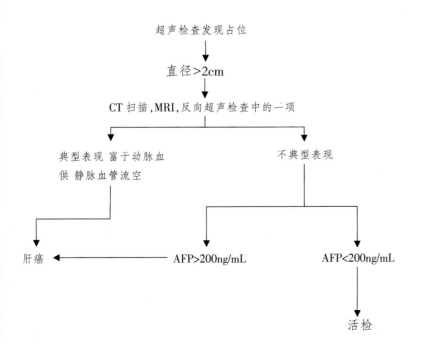

图 29.3　直径大于 2cm 的肝脏占位的诊查。

但是血管并不受累。这些"极早期肝癌"的病变,定义于手术来源的标本, 因此这些病变的自然演变过程也就不得而知了。然而, 在上述病变中包括典型肝癌的小病灶, 说明上述病变是典型肝细胞癌的癌前病变。这些病变发展为典型肝癌的频率尚不得知。

相反,"肝癌小细胞"在超声检查中有非常清晰的边界, 并且在组织学检查和 CT 扫描中呈现典型的肝癌特点[101,108]。虽然这些病变较小, 但是经常累及微血管。微血管受累及提示这种病变的治疗预后较血管受侵的"早期肝癌"差。然而,这一点在临床研究中尚未得到证实。如果需要根据检查结果进行治疗, 则需要通过专业病理学解释来识别早期肝癌的病理学特点。因此, 阳性的活检结果对诊断有帮助, 而阴性的活检结果也永远不能用来排除肝癌。患者的病变直径在 1~2 cm, 而活检结果呈阴性时需要对其进行加强的随访。尚没有数据可以协助制订最佳的随访期限, 但应考虑在随访中对患者进行重复的活检或 CT/MRI 的随访检查以明确病灶的生长状况。

病变越小, 越可能发生微血管的侵袭[107]。而且, 病变越小, 越容易对其进行彻底的消融治疗[64]。因此在疾病早期做出诊断很重要。然而, 同等重要的是, 不要对不具有恶性发展潜能的, 且能自限的病变实行有创性的治疗。这是一条好建议, 但不容易被做到。

另外对细针肝穿活检的担忧是出血和肿瘤的针道播散转移。许多研究报道, 肿瘤的针道播散转移并不能明确说明被穿刺病变部位的大小。虽然细针穿刺小病变(直径小于 2 cm)造成的针道播散转移率没有精确地统计, 但这种播散并不很常见。如今, 尚没有细针穿刺肝癌小细胞后造成出血率统计的报道, 但其出血率与普通肝穿的出血率无甚差别。

对于可疑病例的随访

虽然由超声探查发现的小病变的自然病程无从而知, 但是应特别警惕这些病变, 因为它们中的一些真的会转变为癌灶。

对于可疑病变的随访者的评估间期应比普通的筛查间期短。这是因为筛查的目的找寻那些起初未被发现的病变。随访的目的是重新评估之前已经证实存在的病变在一段时间内的最小生长量。进行筛查时, 没有可以用来确定筛查间期的证据, 但由于病变确实存在, 并且筛查间期过长将造成病变的不可治愈。所以大多数专家都在 3~4 个月内的间期内重复检查。

其中一条最重要的概念是, 阴性的结果本身并不能排除肝癌的可能。活检或活检样本的误差或错误的结果解释(病理学和放射学都有可能)常常可能存在。只有肿物在一段时间内没有生长才能说明肿物非恶性。由于小细胞肝癌生长缓慢, 随访至少要在 18~24 个月进行一次。

直径小于 1cm 的病变不需要进行侵入性诊断检查。如果是通过超声发现的这些小病变, 则应该通过超声对这些病变进行监控(比如超声)。超声检查的间期应短于筛查间期(3~4 个月)。只要病变不在生长, 可在 3~4 个月的间期内重复超声检查。这种严密的监测需要持续多久尚无定论, 但不应短于 18~24 个月。对于直径小于 1cm 的病变不需要进行 CT 扫描。

肝细胞癌的预防

有若干种方法可以预防肝癌。第一种是预防潜在的危险疾病; 第二种是迅速有效地治疗肝脏疾病; 第三种方法是使用药物降低肝癌高危人群的致癌风险(也就是说化学预防)。

有来自中国台湾的数据表明乙肝发病率的降低可导致肝癌发病率的降低。最初的研究是在儿童中进行的。在中国台湾, 被乙肝病毒感染的儿童罹患肝癌的概率较高。一项台湾的大型研究表明, 自从新生儿乙肝疫苗问世以来, 12 岁以下儿童的肝癌发病率从 0.52 下降至 0.13[2]。该研究中, 控制肝脏潜在疾病对控制肝癌的效果十分明显, 是其他肝脏疾病所无法比拟的。这一研究也为证实许多肝脏疾病和肝癌的关系提供了明确的因果关系, 预防丙肝病毒感染和酒精性肝病也能使肝癌的发病率下降。

有效地治疗病毒性肝炎可降低肝癌发病率的观点也逐渐明朗。早期对干扰素治疗慢性乙肝的研究显示, 在干扰素治疗有效的患者中, 肝癌的发病率也有所降低[109,110]。然而, 进来更多的研究认为干扰素治疗不能降低肝癌的发病率[111]。在这些研究中, 将 e 抗原阳性转变为 e 抗体阳性的血清转换作为治疗结束并且有效的标志。一项研究[111]认为, 干扰素可以在几年内促进血清转换的发生, 但并不能增加发生血清转换的人数。如今人们逐渐认识到病毒负荷可以作为最好的预测肝癌发展的指标。有许多项研究证明了这个观点, 包括在中国大陆和中国台湾地区进行的两项大型研究[112,113]。在这两项研究中，囊括了将近 3500 名乙肝携带者，并随访他们超过 10 年。随着病毒负荷基准的升高，肝癌的相对危险性也随之升高。在最高的病毒负荷下，肝癌的相对危险性是 11.6，发病率为每年 1150/100 000，而那些乙肝病毒 DNA 无法测得的患者中，肝癌发病率为每年 145/100 000[113]。同一研究中显示，病毒负荷自发性降低的群体中肝癌的发病率也较那些病毒负荷维持升高的群体有所降低[114]。比如，在整个研究中病毒负荷持续大于 10^5copies/mL 的群体中，肝癌的发病率是每年 10 108/100 000（大于 10%）。与之相比，在那些病毒负荷从 10^5copies/mL 下降至 10^4copies/mL 的群体中，肝癌发病率是每年 5 882/100 000。这说明如果通过药物治疗降低病毒负荷，肝癌的发病风险将被降低。确实，在一项独立对照研究中，病毒复制处于活跃期的合并肝硬化的乙肝携带者随机接受拉米夫定或派来希布的治疗[115]。在治疗组中，肝癌的发病率有明显的降低。因此，建立了如下原则：控制肝炎病毒的复制可以降低肝癌的发病率。虽然这一原则尚未被证实，但给予尚未发生肝硬化的处于病毒复制活跃期的患者抑制病毒复制的治疗也能降低肝癌的发病率。

超过 40% 患慢性乙肝的患者死于肝脏相关的并发症，并且其中大多数是死于肝癌。当今的治疗指南仅仅是针对一小部分乙肝的携带者。因此，应修正该治疗指南以获得更显著的肝癌发病率的下降。

丙肝的有效治疗也能降低肝癌的发病率。有许多研究，其中大多数研究来源于日本，证明那些抗丙肝治疗有持续效果的患者中，确实肝癌发病率有所降低[116,117]。其中的一些研究也证实，那些抗丙肝治疗无持续性效果的患者中，肝癌的发病率也有所降低。其他地区的研究未发现此种联系。由一项荟萃分析对该问题进行研究显示，在成功治愈的患者中肝癌发病率有所降低，但降低的幅度不大。这项荟萃分析也证实，甚至在治疗无效的患者中，肝癌的罹患风险也有所降低。

成功的抗丙肝病毒治疗可清除病毒。因此，成功治疗尚未发生肝硬化的丙肝患者将能够很大幅度的降低肝癌的发病率。然而，此结论似乎永远也无法被前瞻性队列研究所证实，因为前瞻性队列研究的持续时间无法确定，而且，不可能设定未治疗的对照组。

许多具有潜在的化学预防特性的药物被推荐使用。这些药物包括叶绿素铜钠、吡噻硫酮、非环形视黄醛。吡噻硫酮能够抑制黄曲霉毒素加合物的形成。研究表明为有高肝癌致病风险的患者注射吡噻硫酮确实能改变各种黄曲霉毒素代谢产物的浓度[119,120]。还没有研究证明上述结果与肝癌发病率的降低有关。叶绿素铜钠也能够干扰黄曲霉毒素的代谢。研究显示注射叶绿素铜钠可降低黄曲霉毒素致癌产物的分泌[121,122]，分泌的降低被认为是由代谢产物的合成减少造成的。只有一篇文章证明非环形视黄醛可以降低初治后（手术切除）肝癌的复发率[123]。这些化合物还没有在基础化学预防的动物模型中进行试验。

总的来说，化学预防还不是一种预防肝癌的有效措施。

（武强　译）

参考文献

1. Parkin DM, Bray F, Ferlay J, Pisani P. Estimating the world cancer burden: Globocan 2000. *Int J Cancer* 2001;94(2):153–156.
2. Chang MH, Chen CJ, Lai MS, et al. Universal hepatitis B vaccination in Taiwan and the incidence of hepatocellular carcinoma in children. Taiwan Childhood Hepatoma Study Group. *N Engl J Med* 1997;336:1906–1907.
3. Bosch FX, Ribes J, Diaz M, Cleries R. Primary liver cancer: worldwide incidence and trends. *Gastroenterology* 2004;127(5 suppl 1):S5–S16.
4. El Serag HB, Mason AC. Rising incidence of hepatocellular carcinoma in the United States. *N Engl J Med* 1999;340(10):745–750.
5. Deuffic S, Poynard T, Buffat L, Valleron AJ. Trends in primary liver cancer. *Lancet* 1998;351(9097):214–215.
6. Taylor-Robinson SD, Foster GR, Arora S, Hargreaves S, Thomas HC. Increase in primary liver cancer in the UK, 1979–94. *Lancet* 1997; 350(9085):1142–1143.
7. Stroffolini T, Andreone P, Andriulli A, et al. Characteristics of hepatocellular carcinoma in Italy. *J Hepatol* 1998;29(6):944–952.
8. El Serag HB, Mason AC. Risk factors for the rising rates of primary liver cancer in the United States. *Arch Intern Med* 2000;160(21):3227–3230.
9. Rosenblatt KA, Weiss NS, Schwartz SM. Liver cancer in Asian migrants to the United States and their descendants. *Cancer Causes Control* 1996;7:345–350.
10. Beasley RP, Hwang LY, Lin CC, Chien CS. Hepatocellular carcinoma and hepatitis B virus: a prospective study of 22 707 men in Taiwan. *Lancet* 1981;2(8256):1129–1133.
11. Beasley RP. Hepatitis B virus as the etiologic agent in hepatocellular carcinoma. *Hepatology* 1982;2(suppl):21s–26s.
12. Sakuma K, Saitoh N, Kasai M, et al. Relative risks of death due to liver disease among Japanese male adults having various statuses for hepatitis B s and e antigen/antibody in serum: a prospective study. *Hepatology* 1988;8:1642–1646.
13. Villeneuve JP, Desrochers M, Infante-Rivard C, et al. A long-term follow-up study of asymptomatic hepatitis B surface antigen-positive carriers in Montreal. *Gastroenterology* 1994;106(4):1000–1005.
14. McMahon BJ, Alberts SR, Wainwright RB, Bulkow L, Lanier AP. Hepatitis B-related sequelae: prospective study of 1400 hepatitis B surface antigen-positive Alaska native carriers. *Arch Intern Med* 1990;150:1051–1054.
15. Sherman M, Peltekian KM, Lee C. Screening for hepatocellular carcinoma in chronic carriers of hepatitis B virus: incidence and prevalence of hepatocellular carcinoma in a North American urban population. *Hepatology* 1995;22:432–438.
16. Fattovich G, Brollo L, Giustina G, et al. Natural history and prognostic factors for chronic hepatitis type B. *Gut* 1991;32(3):294–298.
17. Manno M, Camma C, Schepis F, et al. Natural history of chronic HBV carriers in northern Italy: morbidity and mortality after 30 years. *Gastroenterology* 2004;127(3):756–763.
18. de Franchis R, Meucci G, Vecchi M, et al. The natural history of asymptomatic hepatitis B surface antigen carriers. *Ann Intern Med* 1993;118:191–194.

19. Sanchez-Tapias JM, Costa J, Mas A, Bruguera M, Rodes J. Influence of hepatitis B virus genotype on the long-term outcome of chronic hepatitis B in Western patients. *Gastroenterology* 2002;123(6):1848–1856.

20. Fattovich G. Natural history of hepatitis B. *J Hepatol* 2003;39(suppl 1): S50–S58.

21. Hsu YS, Chien RN, Yeh CT, et al. Long-term outcome after spontaneous HBeAg seroconversion in patients with chronic hepatitis B. *Hepatology* 2002;35(6):1522–1527.

22. Yang HI, Lu SN, Liaw YF, et al. Hepatitis B e antigen and the risk of hepatocellular carcinoma. *N Engl J Med* 2002;347(3):168–174.

23. Evans AA, Chen G, Ross EA, Shen FM, Lin WY, London WT. Eight-year follow-up of the 90,000-person Haimen City cohort: I. Hepatocellular carcinoma mortality, risk factors, and gender differences. *Cancer Epidemiol Biomarkers Prev* 2002;11:369–376.

24. Yuen MF, Wong DK, Sablon E, et al. HBsAg seroclearance in chronic hepatitis B in the Chinese: virological, histological, and clinical aspects. *Hepatology* 2004;39(6):1694–1701.

25. Huo TI, Wu JC, Lee PC, et al. Sero-clearance of hepatitis B surface antigen in chronic carriers does not necessarily imply a good prognosis. *Hepatology* 1998;28(1):231–236.

26. Fattovich G, Giustina G, Sanchez-Tapias J, et al. Delayed clearance of serum HBsAg in compensated cirrhosis B: relation to interferon alpha therapy and disease prognosis. European Concerted Action on Viral Hepatitis (EUROHEP) [see comments]. *Am J Gastroenterol* 1998;93(6):896–900.

27. Fattovich G, Giustina G, Degos F, et al. Morbidity and mortality in compensated cirrhosis type C: a retrospective follow-up study of 384 patients. *Gastroenterology* 1997;112(2):463–472.

28. Niederau C, Lange S, Heintges T, et al. Prognosis of chronic hepatitis C: results of a large, prospective cohort study. *Hepatology* 1998;28(6):1687–1695.

29. Degos F, Christidis C, Ganne-Carrie N, et al. Hepatitis C virus related cirrhosis: time to occurrence of hepatocellular carcinoma and death. *Gut* 2000;47(1):131–136.

30. Roudot-Thoraval F, Bastie A, Pawlotsky JM, Dhumeaux D. Epidemiological factors affecting the severity of hepatitis C virus-related liver disease: a French survey of 6,664 patients. The Study Group for the Prevalence and the Epidemiology of Hepatitis C Virus. *Hepatology* 1997;26:485–490.

31. Sun CA, Wu DM, Lin CC, et al. Incidence and cofactors of hepatitis C virus-related hepatocellular carcinoma: a prospective study of 12,008 men in Taiwan. *Am J Epidemiol* 2003;157(8):674–682.

32. Davis GL, Albright JE, Cook SF, Rosenberg DM. Projecting future complications of chronic hepatitis C in the United States. *Liver Transpl* 2003;9:331–338.

33. Law MG, Dore GJ, Bath N, et al. Modelling hepatitis C virus incidence, prevalence and long-term sequelae in Australia, 2001. *Int J Epidemiol* 2003;32:717–724.

34. Sypsa V, Touloumi G, Papatheodoridis GV, et al. Future trends of HCV-related cirrhosis and hepatocellular carcinoma under the currently available treatments. *J Viral Hepat* 2005;12:543–550.

35. Hassan MM, Hwang LY, Hatten CJ, et al. Risk factors for hepatocellular carcinoma: synergism of alcohol with viral hepatitis and diabetes mellitus. *Hepatology* 2002;36(5):1206–1213.

36. Schoniger-Hekele M, Muller C, Kutilek M, Oesterreicher C, Ferenci P, Gangl A. Hepatocellular carcinoma in Austria: aetiological and clinical characteristics at presentation. *Eur J Gastroenterol Hepatol* 2000;12(8):941–948.

37. El Serag HB, Mason AC. Risk factors for the rising rates of primary liver cancer in the United States. *Arch Intern Med* 2000;160(21):3227–3230.

38. Adami HO, Chow WH, Nyren O, et al. Excess risk of primary liver cancer in patients with diabetes mellitus. *J Natl Cancer Inst* 1996;88(20):1472–1477.

39. Bugianesi E, Leone N, Vanni E, et al. Expanding the natural history of nonalcoholic steatohepatitis: from cryptogenic cirrhosis to hepatocellular carcinoma. *Gastroenterology* 2002;123(1):134–140.

40. Shimada M, Hashimoto E, Taniai M, et al. Hepatocellular carcinoma in patients with non-alcoholic steatohepatitis. *J Hepatol* 2002;37(1):154–160.

41. Elmberg M, Hultcrantz R, Ekbom A, et al. Cancer risk in patients with hereditary hemochromatosis and in their first-degree relatives. *Gastroenterology* 2003;125:1733–1741.

42. Hsing AW, McLaughlin JK, Olsen JH, Mellemkjar L, Wacholder S, Fraumeni JF, Jr. Cancer risk following primary hemochromatosis: a population-based cohort study in Denmark. *Int J Cancer* 1995;60(2):160–162.

43. Fracanzani AL, Conte D, Fraquelli M, et al. Increased cancer risk in a cohort of 230 patients with hereditary hemochromatosis in comparison to matched control patients with non-iron-related chronic liver disease. *Hepatology* 2001;33(3):647–651.

44. Elzouki AN, Eriksson S. Risk of hepatobiliary disease in adults with severe alpha 1-antitrypsin deficiency (PiZZ): is chronic viral hepatitis B or C an additional risk factor for cirrhosis and hepatocellular carcinoma? *Eur J Gastroenterol Hepatol* 1996;8(10):989–994.

45. Eriksson S, Carlson J, Velez R. Risk of cirrhosis and primary liver cancer in alpha 1-antitrypsin deficiency. *N Engl J Med* 1986;314(12):736–739.

46. Caballeria L, Pares A, Castells A, Gines A, Bru C, Rodes J. Hepatocellular carcinoma in primary biliary cirrhosis: similar incidence to that in hepatitis C virus-related cirrhosis. *Am J Gastroenterol* 2001;96(4):1160–1163.

47. Welch HG, Schwartz LM, Woloshin S. Do increased 5-year survival rates in prostate cancer indicate better outcomes? *JAMA* 2000;284(16):2053–2055.

48. McMahon BJ, Bulkow L, Harpster A, et al. Screening for hepatocellular carcinoma in Alaska natives infected with chronic hepatitis B: a 16-year population-based study. *Hepatology* 2000;32(4 pt 1):842–846.

49. Wong LL, Limm WM, Severino R, Wong LM. Improved survival with screening for hepatocellular carcinoma. *Liver Transpl* 2000;6(3):320–325.

50. Oka H, Kurioka N, Kim K, et al. Prospective study of early detection of hepatocellular carcinoma in patients with cirrhosis. *Hepatology* 1990;12(4 pt 1):680–687.

51. Chen JG, Parkin DM, Chen QG, et al. Screening for liver cancer: results of a randomised controlled trial in Qidong, China. *J Med Screen* 2003;10(4):204–209.

52. Zhang BH, Yang BH, Tang ZY. Randomized controlled trial of screening for hepatocellular carcinoma. *J Cancer Res Clin Oncol* 2004;130(7):417–422.

53. Sarasin FP, Giostra E, Hadengue A. Cost-effectiveness of screening for detection of small hepatocellular carcinoma in western patients with Child-Pugh class A cirrhosis. *Am J Med* 1996;101(4):422–434.

54. Arguedas MR, Chen VK, Eloubeidi MA, Fallon MB. Screening for hepatocellular carcinoma in patients with hepatitis C cirrhosis: a cost-utility analysis. *Am J Gastroenterol* 2003;98:679–690.

55. Calvet X, Bruix J, Bru C, et al. Natural history of hepatocellular carcinoma in Spain: five year's experience in 249 cases. *J Hepatol* 1990;10:311–317.

56. Lerose R, Molinari R, Rocchi E, Manenti F, Villa E. Prognostic features and survival of hepatocellular carcinoma in Italy: impact of stage of disease. *Eur J Cancer* 200;37:239–245.

57. Colleoni M, Bajetta E, Nelli P, et al. Prognostic factors in patients affected by hepatocellular carcinoma treated with systemic chemotherapy: the experience of the National Cancer Institute of Milan. *Ann Oncol* 1993;4:489–493.

58. Di Carlo V, Ferrari G, Castoldi R, et al. Surgical treatment and prognostic variables of hepatocellular carcinoma in 122 cirrhotics. *Hepatogastroenterology* 1995;42:222–229.

59. Zavaglia C, De Carlis L, Alberti AB, et al. Predictors of long-term survival after liver transplantation for hepatocellular carcinoma. *Am J Gastroenterol* 2005;100(12):2708–2716.

60. Zavaglia C, De Carlis L, Alberti AB, et al. Predictors of long-term survival after liver transplantation for hepatocellular carcinoma. *Am J Gastroenterol* 2005;100:2708–2716.

61. Island ER, Pomposelli J, Pomfret EA, Gordon FD, Lewis WD, Jenkins RL. Twenty-year experience with liver transplantation for hepatocellular carcinoma. *Arch Surg* 2005;140:353–358.

62. Yao FY, Ferrell L, Bass NM, et al. Liver transplantation for hepatocellular carcinoma: expansion of the tumor size limits does not adversely impact survival. *Hepatology* 2001;33:1394–1403.

63. Mazzaferro V, Regalia E, Doci R, et al. Liver transplantation for the treatment of small hepatocellular carcinomas in patients with cirrhosis. *N Engl J Med* 1996;334:693–699.

64. Sala M, Llovet JM, Vilana R, et al. Initial response to percutaneous ablation predicts survival in patients with hepatocellular carcinoma. *Hepatology* 2004;40(6):1352–1360.

65. Laupacis A, Feeny D, Detsky AS, Tugwell PX. How attractive does a new technology have to be to warrant adoption and utilization? Tentative guidelines for using clinical and economic evaluations. *CMAJ* 1992;146:473–481.

66. Naimark D, Naglie G, Detsky AS. The meaning of life expectancy: what is a clinically significant gain? *J Gen Intern Med* 1994;9(12):702–707.

67. Lin OS, Keeffe EB, Sanders GD, Owens DK. Cost-effectiveness of screening for hepatocellular carcinoma in patients with cirrhosis due to chronic hepatitis C. *Aliment Pharmacol Ther* 2004;19:1159–1172.

68. Trevisani F, D'Intino PE, Morselli-Labate AM, et al. Serum alpha-fetoprotein for diagnosis of hepatocellular carcinoma in patients with chronic liver disease: influence of HBsAg and anti-HCV status. *J Hepatol* 2001;34(4):570–575.

69. Pateron D, Ganne N, Trinchet JC, et al. Prospective study of screening for hepatocellular carcinoma in Caucasian patients with cirrhosis [see comments]. *J Hepatol* 1994;20(1):65–71.

70. Zoli M, Magalotti D, Bianchi G, Gueli C, Marchesini G, Pisi E. Efficacy of a surveillance program for early detection of hepatocellular carcinoma. *Cancer* 1996;78(5):977–985.

71. Di Bisceglie AM, Hoofnagle JH. Elevations in serum alpha-fetoprotein levels in patients with chronic hepatitis B. *Cancer* 1989;64:2117–2120.

72. Di Bisceglie AM, Sterling RK, Chung RT, et al. Serum alpha-fetoprotein levels in patients with advanced hepatitis C: results from the HALT-C trial. *J Hepatol* 2005;43:434–441.

73. Sherman M. Alphafetoprotein: an obituary. *J Hepatol* 2001;34:603–605.

74. Oka H, Tamori A, Kuroki T, Kobayashi K, Yamamoto S. Prospective study of alpha-fetoprotein in cirrhotic patients monitored for development of hepatocellular carcinoma. *Hepatology* 1994;19:61–66.

75. Izuno K, Fujiyama S, Yamasaki K, Sato M, Sato T. Early detection of hepatocellular carcinoma associated with cirrhosis by combined assay of des-

gamma-carboxy prothrombin and alpha-fetoprotein: a prospective study. *Hepatogastroenterology* 1995;42:387–393.

76. Grazi GL, Mazziotti A, Legnani C, et al. The role of tumor markers in the diagnosis of hepatocellular carcinoma, with special reference to the des-gamma-carboxy prothrombin. *Liver Transpl Surg* 1995;1:249–255.

77. Tsai SL, Huang GT, Yang PM, Sheu JC, Sung JL, Chen DS. Plasma des-gamma-carboxyprothrombin in the early stage of hepatocellular carcinoma. *Hepatology* 1990;11:481–488.

78. Suehiro T, Sugimachi K, Matsumata T, Itasaka H, Taketomi A, Maeda T. Protein induced by vitamin K absence or antagonist II as a prognostic marker in hepatocellular carcinoma: comparison with alpha-fetoprotein. *Cancer* 1994;73:2464–2471.

79. Marrero JA, Su GL, Wei W, et al. Des-gamma-carboxyprothrombin can differentiate hepatocellular carcinoma from nonmalignant chronic liver disease in American patients. *Hepatology* 2003;37:1114–1121.

80. Koike Y, Shiratori Y, Sato S, et al. Des-gamma-carboxy prothrombin as a useful predisposing factor for the development of portal venous invasion in patients with hepatocellular carcinoma: a prospective analysis of 227 patients. *Cancer* 2001;91:561–569.

81. Kumada T, Nakano S, Takeda I, et al. Clinical utility of *Lens culinaris* agglutinin-reactive alpha-fetoprotein in small hepatocellular carcinoma: special reference to imaging diagnosis. *J Hepatol* 1999;30:125–130.

82. Sato Y, Nakata K, Kato Y, et al. Early recognition of hepatocellular carcinoma based on altered profiles of alpha-fetoprotein. *N Engl J Med* 1993;328:1802–1806.

83. Shiraki K, Takase K, Tameda Y, Hamada M, Kosaka Y, Nakano T. A clinical study of lectin-reactive alpha-fetoprotein as an early indicator of hepatocellular carcinoma in the follow-up of cirrhotic patients. *Hepatology* 1995;22:802–807.

84. Taketa K, Endo Y, Sekiya C, et al. A collaborative study for the evaluation of lectin-reactive alpha-fetoproteins in early detection of hepatocellular carcinoma. *Cancer Res* 1993;53:5419–5423.

85. Hayashi K, Kumada T, Nakano S, et al. Usefulness of measurement of *Lens culinaris* agglutinin-reactive fraction of alpha-fetoprotein as a marker of prognosis and recurrence of small hepatocellular carcinoma. *Am J Gastroenterol* 1999;94(10):3028–3033.

86. Okuda K, Tanaka M, Kanazawa N, et al. Evaluation of curability and prediction of prognosis after surgical treatment for hepatocellular carcinoma by *Lens culinaris* agglutinin-reactive alpha-fetoprotein. *Int J Oncol* 1999;14(2):265–271.

87. Chen TH, Chen CJ, Yen MF, et al. Ultrasound screening and risk factors for death from hepatocellular carcinoma in a high risk group in Taiwan. *Int J Cancer* 2002;98(2):257–261.

88. Larcos G, Sorokopud H, Berry G, Farrell GC. Sonographic screening for hepatocellular carcinoma in patients with chronic hepatitis or cirrhosis: an evaluation. *AJR Am J Roentgenol* 1998;171(2):433–435.

89. Lencioni R, Menu Y. Ultrasound and doppler ultrasound of hepatocellular carcinoma. In: Bartolozzi C, Lencioni R, eds. *Liver Malignancies: Diagnostic and Interventional Radiology.* Berlin: Springer-Verlag; 1999;5:47070.

90. Zhang B, Yang B. Combined alpha fetoprotein testing and ultrasonography as a screening test for primary liver cancer. *J Med Screen* 1999;6:108–110.

91. Kobayashi K, Sugimoto T, Makino H, et al. Screening methods for early detection of hepatocellular carcinoma. *Hepatology* 1985;5(6):1100–1105.

92. Takayasu K, Moriyama N, Muramatsu Y, et al. The diagnosis of small hepatocellular carcinomas: efficacy of various imaging procedures in 100 patients. *AJR Am J Roentgenol* 1990;155(1):49–54.

93. Miller WJ, Baron RL, Dodd GD, III, Federle MP. Malignancies in patients with cirrhosis: CT sensitivity and specificity in 200 consecutive transplant patients. *Radiology* 1994;193(3):645–650.

94. Trevisani F, De NS, Rapaccini G, et al. Semiannual and annual surveillance of cirrhotic patients for hepatocellular carcinoma: effects on cancer stage and patient survival (Italian experience). *Am J Gastroenterol* 2002;97(3):734–744.

95. Santagostino E, Colombo M, Rivi M, et al. A 6-month versus a 12-month surveillance for hepatocellular carcinoma in 559 hemophiliacs infected with the hepatitis C virus. *Blood* 2003;102(1):78–82.

96. Bruix J, Sherman M. Management of hepatocellular carcinoma. Practice Guidelines Committee, American Association for the Study of Liver Diseases. *Hepatology* 2005;42:1208–1236.

97. Roncalli M, Roz E, Coggi G, et al. The vascular profile of regenerative and dysplastic nodules of the cirrhotic liver: implications for diagnosis and classification. *Hepatology* 1999;30:1174–1178.

98. Iannaccone R, Laghi A, Catalano C, et al. Hepatocellular carcinoma: role of unenhanced and delayed phase multi-detector row helical CT in patients with cirrhosis. *Radiology* 2005;234:460–467.

99. Levy I, Greig PD, Gallinger S, Langer B, Sherman M. Resection of hepatocellular carcinoma without preoperative tumor biopsy. *Ann Surg* 2001;234(2):206–209.

100. Torzilli G, Minagawa M, Takayama T, et al. Accurate preoperative evaluation of liver mass lesions without fine-needle biopsy. *Hepatology* 1999;30(4):889–893.

101. Kojiro M. Focus on dysplastic nodules and early hepatocellular carcinoma: an Eastern point of view. *Liver Transpl* 2004;10(2 suppl 1):S3–S8.

102. Nakashima T, Kojiro M. *Hepatocellular Carcinoma.* Tokyo: Springer Verlag; 1987.

103. Iwasaki M, Furuse J, Yoshino M, Ryu M, Moriyama N, Mukai K. Sonographic appearances of small hepatic nodules without tumor stain on contrast-enhanced computed tomography and angiography. *J Clin Ultrasound* 1998;26(6):303–307.

104. Burrel M, Llovet JM, Ayuso C, et al. MRI angiography is superior to helical CT for detection of HCC prior to liver transplantation: an explant correlation. *Hepatology* 2003;38(4):1034–1042.

105. Jeong YY, Mitchell DG, Kamishima T. Small (<20 mm) enhancing hepatic nodules seen on arterial phase MR imaging of the cirrhotic liver: clinical implications. *AJR Am J Roentgenol* 2002;178(6):1327–1334.

106. Fracanzani AL, Burdick L, Borzio M, et al. Contrast-enhanced doppler ultrasonography in the diagnosis of hepatocellular carcinoma and premalignant lesions in patients with cirrhosis. *Hepatology* 2001;34(6):1109–1112.

107. Takayama T, Makuuchi M, Hirohashi S, et al. Malignant transformation of adenomatous hyperplasia to hepatocellular carcinoma. *Lancet* 1990;336(8724):1150–1153.

108. Nakashima Y, Nakashima O, Tanaka M, Okuda K, Nakashima M, Kojiro M. Portal vein invasion and intrahepatic micrometastasis in small hepatocellular carcinoma by gross type. *Hepatol Res* 2003;26(2):142–147.

109. Niederau C, Heintges T, Lange S, et al. Long-term follow-up of HBeAg-positive patients treated with interferon alfa for chronic hepatitis B. *N Engl J Med* 1996;334:1422–1427.

110. Lin SM, Sheen IS, Chien RN, Chu CM, Liaw YF. Long-term beneficial effect of interferon therapy in patients with chronic hepatitis B virus infection. *Hepatology* 1999;29:971–975.

111. Yuen MF, Hui CK, Cheng CC, Wu CH, Lai YP, Lai CL. Long-term follow-up of interferon alfa treatment in Chinese patients with chronic hepatitis B infection: the effect on hepatitis B e antigen seroconversion and the development of cirrhosis-related complications. *Hepatology* 2001;34:139–145.

112. Evans AA, Fabre RE, Chen G, Pasternack L, Iloeje UH. Hepatitis B viral load is associated with the development of hepatocellular carcinoma [abstract]. *Hepatology* 2004;40(suppl 1):602A.

113. Chen CJ, Yang HI, Su J, et al. Risk of hepatocellular carcinoma across a biological gradient of serum hepatitis B virus DNA level. *JAMA* 2006;295:65–73.

114. Iloeje UH, Yang HI, Su J, et al. Viral load is a strong predictor of hepatocellular carcinoma risk in people chronically infected with hepatitis B virus and with normal serum alanine aminotransferases [abstract]. *J Hepatol* 2005;42(suppl 2):179.

115. Liaw YF, Sung JJ, Chow WC, et al. Lamivudine for patients with chronic hepatitis B and advanced liver disease. *N Engl J Med* 2004;351:1521–1531.

116. Shiratori Y, Ito Y, Yokosuka O, et al. Antiviral therapy for cirrhotic hepatitis C: association with reduced hepatocellular carcinoma development and improved survival. *Ann Intern Med* 2005;142:105–114.

117. Hino K, Kitase A, Satoh Y, et al. Interferon retreatment reduces or delays the incidence of hepatocellular carcinoma in patients with chronic hepatitis C. *J Viral Hepat* 2002;9:370–376.

118. Camma C, Giunta M, Andreone P, Craxi A. Interferon and prevention of hepatocellular carcinoma in viral cirrhosis: an evidence-based approach. *J Hepatol* 2001;34:593–602.

119. Wang JS, Shen X, He X, et al. Protective alterations in phase 1 and 2 metabolism of aflatoxin B1 by oltipraz in residents of Qidong, People's Republic of China. *J Natl Cancer Inst* 1999;91:347–354.

120. Kensler TW, He X, Otieno M, et al. Oltipraz chemoprevention trial in Qidong, People's Republic of China: modulation of serum aflatoxin albumin adduct biomarkers. *Cancer Epidemiol Biomarkers Prev* 1998;7:127–134.

121. Egner PA, Munoz A, Kensler TW. Chemoprevention with chlorophyllin in individuals exposed to dietary aflatoxin. *Mutat Res* 2003;523–524:209–216.

122. Egner PA, Wang JB, Zhu YR, et al. Chlorophyllin intervention reduces aflatoxin-DNA adducts in individuals at high risk for liver cancer. *Proc Natl Acad Sci U S A* 2001;98(25):14601–14606.

123. Muto Y, Moriwaki H, Ninomiya M, et al. Prevention of second primary tumors by an acyclic retinoid, polyprenoic acid, in patients with hepatocellular carcinoma. Hepatoma Prevention Study Group. *N Engl J Med* 1996;334:1561–1567.

第 **30** 章

肝细胞癌：分子生物学和遗传学

Michael C. Kew

介　绍

　　肝细胞肝癌是最常见的肝脏恶性肿瘤，也是当今主要的恶性肿瘤之一。高发病率、有限的治疗选择和不良的预后是我们写这篇综述的原因。肝细胞肝癌是世界上人口密集区域最常见的三大肿瘤之一，其患病率和发病率居于全球最常见肿瘤的第 5 位。在每年癌症死亡率中，肝细胞肝癌排名第 3[1]，造成每年超过 50 万的患者死亡。在发病率最高的黑非洲和中国，肝细胞肝癌预后差的问题不可忽视，实际上每年的死亡率和发病率相同[2]。不像其他恶性肿瘤，HCC 的大多数危险因素已经被证明，是此肿瘤重要性的另一个原因，这可为以后一级预防做出重要贡献。

　　如同其发病原因，HCC 发病率在地理分布上有极大不同[1-3]。在西方工业化国家，HCC 有较低或中等的发病率，其主要发病原因为酒精性肝硬化和慢性丙肝病毒（HCV）感染；在高发病的日本，慢性 HCV 感染是主要的危险因素；在发病率最高的东南亚和次撒哈拉非洲地区，慢性乙肝病毒（HBV）感染及有时大量摄入真菌霉素、黄曲霉素 B_1（AFB_1）造成 80% 的 HCC。HBV和 HCV 造成全球大约 70% 到 85% 的 HCC。次要因素，如肥胖、糖尿病、非酒精性脂肪性肝炎、一些遗传性代谢疾病、非洲铁摄入过量和下腔静脉膜性梗阻也可能在特定人群和地区起主要作用。

　　根据可感知的肿瘤差异，HCC 在分子发病基础上是不同的。而且多而复杂的发病基础包括它们是如何相互作用和它们的次序至今未明。对肝癌的发生缺乏统一的解释阻碍有效的治疗和肿瘤二级与三级预防。

　　不管发病因素，肝癌发生是一个复杂的多步骤过程，包括 DNA 损伤、突变，及由于肝细胞的异常增殖

引起的细胞死亡减少。作为线性和渐进的结果，肝细胞异常的单克隆不断演进，最终成为恶性表型。几个致癌机制是相关的，包括抑癌基因功能的损失，原癌活化，直接和间接影响，改变病毒 DNA 甲基化，DNA 修复的失败，端粒酶激活和血管再生。与宿主因素，如免疫反应和激素环境，在肝细胞恶性转变的起始和发展过程中相互作用。局部侵犯和转移是相互关联的事件。

　　目前我们对 HCC 的分子发病基础的研究与较常见或比较重要的肿瘤之间是有因果联系的。

肝细胞肝癌的分子发病基础

慢性非炎性肝病

　　HCC 最为人知的病因是慢性肝炎病毒感染、酗酒、糖尿病/肥胖/NASH、遗传性血色病、非洲铁摄入过量、抗胰蛋白酶缺乏、糖原贮积症、遗传性高酪酸胺酸血症、hypercitrillinemia、Wilson 病、原发性胆管炎和下腔静脉膜性梗阻。在大多数地理区域，大部分肿瘤发生与慢性坏死性肝病相关，其常见形式是肝硬化[4,5]，有时是慢性肝炎[4,5]和逆行肝小叶合并肝静脉输出道梗阻[6]。而且所有形式的肝硬化，不论其原因都可能并发 HCC[4,5,7]。肿瘤与肝相关的主要死因是代偿性肝硬化[4,8]。慢性坏死性炎症肝病是世界范围的最常见 HCC 病因。

　　虽然慢性坏死性炎症肝病可单独发挥作用，但其与已知或未知的因素相互作用更常见。研究发现HCC 合并肝硬化的频率从慢性 HCV 感染的 30% 到Wilson 病和原发性胆管炎是 4%[4]。除遗传性恶性变潜能因素，它们通常是慢性肝炎症和坏死的原因。

　　肝细胞无限制的增殖是肝细胞恶变的两个必要因素之一[9]，另一个是遗传或表遗传的变化和突变。单

个或多个基因的过表达可能直接激活细胞周期或通过肝损伤后肝细胞代偿性增殖启动[9]。肝细胞在正常状态下是静止的,保持非常低复制率(肝细胞半衰期估计为6个月[10]),但它们对肝细胞损失可产生非常高的增殖反应[11,12]。这种反应持续时间短且严密控制,不会产生恶性转化。肝细胞增殖由多种因素控制,包括NF-kB、TGF-1、IGF-2、HGF和HGF受体met[13-15]。炎症过程中促炎因子,如TNF-1、炎症趋化因子、白细胞介素,释放的转录激活这些因子调控增殖[13,14]。通过上调抑凋亡靶基因抑制凋亡[15]。随着肝细胞持续增殖,不论起始因素,对于细胞增殖的控制还知之甚少,可能失控[9]。肝细胞增殖反应由静止进入持续复制是肝细胞癌变起始的必要因素[9,16]。

不分原因慢性坏死性炎性肝病表现为持续或间断肝细胞坏死,其后再生性增殖在特定环境下由可控变为失控。增殖率往往超过凋亡率。肝细胞持续增殖联合DNA的突变或变化的聚集造成增生性肝细胞结节的形成[13],其可演变为发育不良性结节最终成为HCC[9]。最初的遗传或表遗传变化与组成性肝细胞增生的确切时序目前未明,但其后增殖中发生连续的突变或损伤的累积。

现存的不活动的肝细胞是主要的增殖细胞[9,12]。实际上,这些细胞具有超过肝细胞的增殖能力。它们好像可以在增殖后逃避衰老[17]。虽然起源于卵圆细胞的肝细胞比其他肝细胞更有癌性转化的可能性,但由卵圆细胞直接产生肿瘤并不常见[9]。

通过增加肝细胞的流动率,慢性坏死炎性肝病显著增加细胞起始和演进恶性表型的危险性。至少存在着三种潜在的机制。静止的肝细胞不会产生突变[18]。但是自发性突变或外源性DNA损伤或突变可能发生在静止的肝细胞,进入细胞周期[18]并且可能发生在肝细胞增殖中。许多DNA修复机制在正常情况下保护细胞免于突变或损伤[19]。然而增加的肝细胞流动率减少细胞再次细胞分裂前突变、损伤或重组DNA的修复时间,因此子代细胞内会含有异常DNA。基于此及其他一些原因,DNA修复的丧失有利于突变的积累。突变的持续积累而不是单独某一重要突变是癌性转化的必要条件[20,21]。如果含有这些突变的细胞逃避凋亡的清除或机体的免疫反应,它们可能完全转化。无限制的肝细胞增殖可使具有选择生长优势的起始细胞克隆型生长,这是肿瘤诱发和进展的重要步骤[20,21]。

端粒酶的重激活是起始细胞持续和生长优势的另一因素,端粒酶是防止端粒缩短的核糖核蛋白酶[22]。在慢性肝炎进展为肝硬化的过程中,多次的细胞损伤、死亡和再生造成端粒的持续缩短,导致肝细胞过早衰老[22]。超过一定长度的端粒缩短造成增殖阻滞,表现为染色体不稳定、端对端融合和细胞死亡[22]。肝癌变是肝细胞克隆伴随端粒酶表达增加和永生化表型的进展过程[22]。因此,几乎所有的HCC都表现端粒酶活性。

与这些不同致癌机制同时发生的,肝纤维化进展破坏肝小叶结构、干扰细胞-细胞和细胞-细胞外基质的相互作用,造成细胞生长失控[23]。肝微循环的进一步变化及肝结构损伤可能破坏DNA修复过程和运输致癌性物质到特定的肝细胞[24,25]。

除了刺激肝细胞组成性增殖,慢性坏死性炎性肝病能造成癌变所需要的DNA损伤和突变。在肝细胞更新率无控制增加后,过量活性氧(ROS)和活性氮造成的氧化应激在癌变的起始和进展起重要作用[26,27]。慢性坏死性炎症肝病产生ROS[26,27]。自由基造成肝细胞损害和恶性转化的潜在机制是自由基的诱变作用和其对脂质过氧化物作用。不同形式的氧化损伤产生不同的突变,包括染色体易位和基因表达改变。也可产生DNA链断裂[28]。羟自由基和单态氧对C8位置的脱氧鸟苷残基的羟化产生8-羟基-2-脱氧鸟苷(8-oH-dG)。对8-羟基-2-脱氧鸟苷的误读产生对癌变重要的G-T颠换。细胞膜的多不饱和脂肪酸的超氧化分解释放活性乙醛的代谢产物,例如丙二醛,它可以破坏细胞功能,包括核酸和蛋白质合成,以及损伤胞内细胞器[30,31]。受损的蛋白包括转录调控因子,例如fos、jun、NF-kB和抗氧化剂应答元件激活的必要组件。其他乙醛衍生物、4-羟基-2-壬烯醇(4-HNE)与DNA相互作用产生外环鸟嘌呤产物,表现为4-HNE-脱氧鸟嘌呤产物在HCC肝组织中显著性升高[32]。

发现的其他HCC病因学因素可能与慢性炎性肝病有关或无关。

慢性乙型肝炎病毒感染

HBV是第一个与人类肿瘤有因果关系的病毒,现在它和烟草被认为是人类暴露的最重要的环境性致癌因素。目前全世界有估计350万的病毒携带者(占世界人口的5%),其中有1/4发展为HCC。人类早期的HBV感染可能转变为慢性,多在中国和黑非洲大多数人口中高发HCC。然而,病毒在工业化国家的作用比较小。估计约有53%的HCC是由HBV引起的[11]。病毒不同的基因型具有不同的肝癌致病潜能。在基因型 B 和 C 占主导的远东国家，发现基因型 C 具有更大的致癌危险性，而在基因型 A 占 75% 的南部非洲,HCC 的危险性高 4.2 倍[33]。

有效和安全的 HBV 疫苗已经使用一些年，在病毒流行国家,新生儿免疫已经使病毒携带者的数量显著下降。而且,这些病毒流行国家的病毒免疫应用时间也最长,儿童的病毒携带率已经下降 70%。HBV 疫苗可被认为第一个抗病毒疫苗。

许多患者，甚至是大多数患者,HBV 相关 HCC 与硬化并存,一些则与慢性肝炎并发。这表明宿主对持续存在的病毒免疫反应产生的慢性坏死性炎症肝病在肿瘤发生中起重要作用。在 HBV 诱导的肝硬化患者中每年 2%~7% 发生 HCC,明显多于无肝硬化患者。甚至在 HCC 的正常或近似正常肝组织中,肝细胞的组成性增殖是肝细胞癌变的重要因素,进行性肝细胞坏死和再生可能发生得更早,这启动肝细胞的无限制性增殖并转化。坏死性炎症可能对组织学变化起较少或不起作用。因此慢性坏死性炎症肝病是 HBV 癌变潜能的组成成分。

HBV 前 S/S 基因的转基因的实验结果支持上述结论。这些实验小鼠表达过量的前 S1 蛋白在肝细胞的内质网聚集造成细胞严重的损伤，起始炎症、氧化性 DNA 损伤、再生性不典型增生、转录异常和异二倍体,最终进展为肿瘤[34]。这些发现表明病毒蛋白的严重和长期的肝细胞损伤最终导致恶性转化。宿主对 HBV 病毒相对敌效的免疫反应可激发相同的事件,在 HBV 基因表达不下调的情况下造成感染肝细胞的坏死[35,36]。

肝硬化条件下 HCC 发生的可能机制已经提及,但 HBV 相关的 HCC 需要其他机制。HBV 的 DNA 不能插入静止肝细胞 DNA[34]。但是,慢性坏死性炎症病造成的频繁细胞分裂使 HBV DNA 插入宿主 DNA 成为可能。而且,慢性感染造成的氧化 DNA 损伤使 DNA 链断裂和 DNA 不稳定,进一步增加整合的可能性[37]。胞内拓扑异构酶-1 活性增加可减少肝细胞增殖的超螺旋 DNA 链间的张力,剪切病毒基因组的特定基序,线形化环状 DNA 和促进其染色体 DNA 整合[38]。

不断增加的证据表明,HBV 除了恶性转化的内在潜能,也具有促进肝炎症和坏死的能力。慢性感染土拨鼠肝炎病毒(WHV),其与嗜肝病毒科共同具有 HBV 基因,北美土拨鼠和带有调控序列的 HBx 基因的转基因小鼠可在没有肝硬化情况下发生 HCC 支持病毒的内在癌变潜能[39,40]。多个因素可能参与这个潜

能，但其作用及其相互作用未明。大多数 HBV 相关 HCC[41,42] 中 HBV DAN 整合入染色体 DNA 的发现指出许多潜在机制。HBV 不含有已经识别的癌基因,但 HBV DNA 的细胞 DNA 整合与称为插入诱变的非剧烈转化病毒的机制一致。

HBV 相关 HCC 的整合 DNA 侧方的染色体 DNA 的插入、易位、复制或扩增的发生远多于其他危险因素 HCC[43,44]。这些变化可导致基因组不稳定增加、抑癌基因的缺失、原癌基因和抑癌基因及其调控序列物理关系的变化,并破坏这些基因的表达,导致恶性转化和原癌基因转位于组成性表达基因。

HBV DNA 整合先于 HCC 发生[45]。插入发生于一个或多个位点。病毒 DNA 可作为单独线性序列(几乎总是从一些丢失的核苷酸的一个或两个末端插入[42])进行整合，而慢性坏死炎症肝病的氧化性损伤造成重排的连续病毒序列片断更常见[37,40,42]。宿主 DNA 插入好像是随机发生的 (尽管经常将重复 ALV 或 Satellite III DNA 序列作为目标)。但是,等位基因缺失更常见于特定染色体(1p,4q,6q,8p,9p,13q,16p,16q,17q),实质上这些染色体含有 DNA 拷贝数变化[46],这表明这些区域含有基因参与肝癌变。早期数据建议 HBV DNA 的染色体 DNA 插入直接导致转化 (如顺式激活)非常少见[47]。但是最近的研究表明,HBV DNA 整合在编码重要细胞信号控制、增殖和活性的重要蛋白不是少见的[48,49]。而且,端粒酶基因可被整合,其它钙稳态和 MAPK 依赖信号途径,其中的一些以前并不知道参与恶性转化[48]。

顺式作用机制好像在土拨鼠肝炎病毒诱导的土拨鼠 HCC 中发挥重要作用。在 50% 感染动物中,WHV DNA 的整合发生在 N-myc-2 或 MYC 附近,显著增强这些基因启动子的转录活性[50]。而且位于 WHV DNA 上游的 WHV MYC 转基因小鼠胚胎可发生 HCC[51]。

HBV DNA 最常见的的插入部位是位于直接重复序列 1 和 2(DR1 和 DR2)之间的粘性重叠区[52]。这表明 HBV 复制中间物最为整合的底物[53]。染色体 DNA 的单链线性 HBV DNA 整合被认为是重组的起始。

HBV 蛋白反式激活远离整合部位的细胞基因,因此影响细胞的增殖和分化,或凋亡,是内在癌变的常见机制[47,50,54]。信号传导途径能介导这种机制。两种 HBV 基因、HBx 和前 S2/S 在整合中或后发生 3'端截短已经被表明具有反式转录激活作用[54]。

一些证据支持整合的 HBV DNA 片段的 HBx 蛋

白表达失调对转化过程的作用[55]。因为其位于 HBV 常见插入部位的附近，其是整合最常包括的基因组区域[56]，报道 HBV 相关 HCC 中选择性 HBx 转录本聚集。此外，甚至截短的整合 HBx 经常编码功能性反式激活蛋白，而且可能过表达这些蛋白[56]。包含 RNA 包装信号的病毒序列因为能与潜在重组基因细胞蛋白结合而具有内在重组基因能力[57]。许多体外和动物模型研究支持 HBx 蛋白的肝细胞癌变的作用[51]。

HBx 蛋白不含有任何与 DNA 直接结合的结构基序。17kD 蛋白主要是胞浆蛋白，虽然有证据表明其核定位。HBx 蛋白由增强子和启动子激活组成性转录，也可由控制细胞生长和增殖的细胞基因启动子开始，包括原癌基因、生长因子和细胞因子[58-61]。胞浆内操纵细胞传导通路激活转录。这些激活通路包括 MAPK、JAK/STAT、Src、PKC、AP-2 和 JNK。JAK/STAT 和 Src 信号的激活和 IGF-2 和 TGF-β 启动子的激活与肝细胞增殖增加有关[13,51,62]。也有证据表明 ras/raf 信号通路的激活导致包括 FOS、MYC 和 JUN 的癌基因的激活。通过 NF-kB、AP-1 和 CREB 蛋白激活包括编码黏附和 HLAII 分子其他基因[60,61]。另外，HBx 已经表明抑制一些丝氨酸蛋白酶抑制物活性和蛋白酶体复合物的成分[63]，可能调节参与细胞周期和转录调节的细胞蛋白的降解和更新。HBx 蛋白在核内也直接与转录因子结合，如 ATF-2、CREB 和 p53。而且，HBx 蛋白与转录因子和通用转录机转录因子 IIB 的组件、TBP 和 RNA 聚合酶 II 亚基视黄醇结合蛋白 5(RBP5)相互作用[64,65]。

HBx 蛋白和 p53 可破坏生长调节蛋白，如损伤特异性 DNA 结合蛋白 1(DDB1)和信号介导核输出受体 Crm1。p53 抑癌基因通过阻滞 G_1 细胞周期和调节 DNA 损伤控制反应保持细胞染色体完整性，因此修复损伤 DNA[66]。如果不能修复，诱导凋亡。HBx 蛋白与 p53 蛋白的 C 末端特异性结合，抑制其进入细胞核，取消其与特异性 DNA 结合和转录活性[67,68]。P53 蛋白转录激活抑癌基因 PTEN。HBx 介导的 P53 和 PTEN 失活造成 HIF-1 和 VEGF 增加，它们对肿瘤早期的存活和血管形成起重要作用[69]。

P53 的失活可能影响 p53 依赖的 DNA 修复[70-73]。HBx 蛋白可能通过其他途径影响 p53 蛋白的功能和 DNA 修复，因此导致潜在转化性突变和微卫星不稳定的聚集[19,70-76]。它能抑制 DNA 修复蛋白、XBP 和 XPD，与 p53 结合，因此影响 DNA 修复的效果。它也能通过与 DNA 修复蛋白、肝炎 Bx 相关蛋白、XAP-1，其能在核酸切除修复的第一步于损伤 DNA 结合，也能与损伤 DNA 结合。

P53 编码的核蛋白通过与特异性 DNA 序列和其他细胞因子，如 MDM2、TBP 和 WT-1,结合调节许多基因的转录[66]。错义突变在 p53 基因中常见，这能导致抑癌基因功能丧失和致癌功能的获得。没有证据表明 p53 密码子 249(249^{ser}p53)发生 G-T 颠换,在癌发生中与 HBx 发生特殊反应。

HBx 除了其对 p53 诱导凋亡的抑制作用[74,76]，抑制 caspase-3 依赖凋亡[75]。HBx 蛋白的存在能致敏 TNF-1 诱导的细胞程序性死亡，这一效果通过 N-myc 的长期刺激和应激介导的 MAPK 途径[74]。HBx 蛋白反式激活 Rb 基因启动子，增加 Rb 蛋白的表达，因此造成细胞周期的演进[77]和凋亡抑制[78]。HCC 中另一致癌通路为 WNT/β-catenin 途径。HBx 蛋白转录上调 β-catenin,也可导致其基因突变[79]。

HCC 细胞中发生 HBx 蛋白的 C 末端的缺失[80]。这样缺失增强 HBx 蛋白的转化能力。

经常包含 HBV DNA 插入中前 S/S 基因也能致癌变[55]。前 S/S 蛋白位于细胞浆内，通过调节 PKC 信号传导发挥反式激活效果；与多个转录因子发生作用，如 NF-kB 和 AP1；与特异性 DNA 序列结合[81-83]。包括 MYC、FOS、HRAS 癌基因和炎症相关细胞因子 IL-6 的失活[84,85]。前 S/S 基因的反式作用子区域的突变也能导致病毒逃避宿主免疫反应。而且，前 S 突变体可导致内质网内异常 S 蛋白的聚集导致 ER 应激,这可能导致肝癌发生[86]。这些突变体上调 cyclin A 表达和诱导肝细胞增殖[87]。

TGF-α 在 HBsAg 或 HBV 阳性的恶性肝细胞中过表达[88]。这样一些肝细胞在形态学与卵圆细胞一致,表明这种 HBV 驱动的生长因子可能有利于原生细胞。前 S1 蛋白可能反式激活 TGF-α 和其他生长因子,IGF-2。

慢性丙型肝炎病毒感染

在大约 80% 的 HCV 急性感染患者中感染持续存在，大约 30% 最终发展为肝硬化。估计大约全世界 17 亿人慢性感染 HCV。通常感染 HCV 后的 20 到 40 年发生 HCC，几乎一定并发肝硬化，大多数剩余者则合并晚期肝纤维化或慢性肝炎。每年由 HCV 引发的肝细胞癌中发生肝硬化的风险约为 1%~7%，而由慢性肝炎引起的风险则更低。在日本、意大利和西班牙，HCV 是 HCC 的首要原因;在其他工业化国家,酒精性肝硬化和 HCV 是主要因素。HCV 相关 HCC 在包括美国和日本的许多国家逐渐增加。在西方工业性国家的一般人群中 HCV 感染增加导致这些国家在未来几十年内肝硬化和 HCC 发生增加。HCV 和 HBV 大约占全球 HCC 的 70%~85%。抗病毒药对慢性 HCV 感染的成功治疗减少了肿瘤的发生危险性。目前还没有抗 HCV 疫苗并且在近期没有可能性。

HCV 诱导 HCC 的分子发生机制目前不清。在某种程度上，这解释了几乎不变的某种关联，由 HCV 引起的肝硬化和肿瘤导致了早期由病毒引起的慢性炎性肝病的假定。而且，缺乏可靠的组织培养系统或 HCV 小动物模型造成研究 HCV 肝癌发生可能机制困难。但是，不断增加证据表明 HCV 病毒的内在致癌潜能。HCV 与 HBV 不同之处在于 HCV 复制中间体并不整合细胞 DNA。与 HBV 相同的则是 HCV 基因组并不包含已知癌基因。但是已经表明 HCV 在 HCC 组织中复制[89]，携带单独 HCV 核心基因或完整 HCV 基因组的转基因小鼠发生 HCC[90]。有证据表明像 HBV 一样，HCV 通过上调促进肝细胞生长和存活的基因和下调肿瘤移植和负性生长调节分子的基因促进肿瘤发生[47]。核心和 NS5A 基因参与肝癌发生。而且，HBx 蛋白和 HCV 核心及较少程度上 NS5A 蛋白的致癌机制开始存在某种程度的相似性。

在慢性 HCV 感染和氧化性应激之间存在紧密联系[91,92]。病毒诱导肝炎症且核心和 NS5A 蛋白表达产生 ROS[91,93]。产生高反应性的 ROS 攻击诸如 DNA、脂肪和蛋白质生物分子。在组织培养的转染实验中，局限于线粒体中 HCV 核心蛋白诱导 ROS 产生[94]。线粒体 DNA 较核 DNA 更易于被 ROS 诱突变[95]。NS5A 蛋白也产生氧化性应激，激活 NF-kB 和 STAT-3[93]。在 HCV 诱导慢性肝病为特征的肝皮脂腺病，部分由于病毒基因表达进一步增强 ROS 产生。

氧化性应激与改变的信号内途径，包括 TNF-1 直接激活、raf-1 激酶、NF-kB 途径或 Bcl-2 表达，发挥协同作用导致 TNF-1 和 fas 介导凋亡[96,97]。除 HCV 核心蛋白在这个作用中发挥特殊作用，NS5A 可能也发挥作用。病毒 DNA 诱导的 NO 合成酶诱导生成 NO 在慢性 HCV 感染产生肝细胞损伤[91,98]。NO 减少凋亡的发生通过抑制细胞凋亡蛋白酶[99]。

慢性肝炎症和纤维化上调通用 CDK 抑制因子 p21[waf1/cip1] 蛋白，这在癌性转化中发挥作用。另外 HCV 可能发生包括感染肝细胞的高突变率，这也包括线粒体[100]。P53、β-catenin 和其他原癌基因和抑癌基因的突变常见[96]。而且，HCV 核心蛋白通过磷酸化和两种

DNA 顺式作用元件，Sp-1 和 Egr1 结合部位[92]，结合增加内源性 P4 介导 IGF-2 表达，因此增加肝细胞增殖率[51]。细胞培养实验 NS5A 表达增强 NF-kB 的核心蛋白激活[101]。核心蛋白也抑制 PML-IV 诱导的凋亡和影响 PML-IV 对促凋亡 p53 基因的辅激活蛋白作用[102]。进一步，它调节具有细胞调节作用的 DDX3 表达[103]。

NS5A 蛋白保护肝细胞免于 TNF-1 和 p53 诱导凋亡，在胞浆内抑制后者蛋白[104]。HCV RNA 复制和细胞 Rb 抑癌基因表达之间也存在直接联系[105]。包含复制的 HCV RNA 的肝细胞中 NS5B RNA 依赖 RNA 聚合酶翻译后下调 Rb 表达[106]。抑癌基因 p16[ink4A] 的启动子的甲基化导致其失能可能是 HCV 诱导的肝癌发生的早期事件[107]。

HCV 和 HBV 共感染可能会成倍增加 HCC 危险性[108]。可能途径是 HCV 和 HBV 共同感染通过增加肝硬化发生导致其严重性。两种病毒内在致癌潜能之间的协同性需要等待单独病毒致病机制的清晰理解[108]。

酒精

工业化国家的 80%~95%HCC 患者发生在肝硬化环境下[4,6]。习惯性酗酒或慢性 HCV 感染，或合并，是绝大多数患者肝硬化的原因。如果酗酒成为附加的危险因素，其他原因的肝硬化下并不增加 HCC 的危险性[109,110]。进一步，在没有慢性坏死性炎症肝病的情况下，酒精很少发生 HCC[109,110]。实验动物的研究支持酒精不是直接致癌[111]，可能是辅致癌因子或肿瘤启动剂，这与 HCC 仅发生在少数酒精性肝硬化的患者保持一致。虽然酒精性肝硬化和 HCC 因果关系是没有疑问的，酒精消费和 HCC 发生的正相关关系是微弱的。

虽然对酒精的代谢作用理解的增加，酒精促肝细胞损伤的机制和慢性坏死性炎症肝病和特别是硬化到 HCC 演进的原因目前仍不明。许多机制可能都参与在内。乙醇醇脱氢酶的乙醇代谢产物——乙醛促进细胞损伤和产生与许多细胞靶点结合的自由基，包括细胞信号通路组件和 DNA[112,113]。DNA 损伤和氧化性应激导致肝硬化及最终的 HCC。氧化性应激产生肝细胞增殖失调表现的基因表达和细胞信号级联放大失调[114]。乙醛也能抑制抗氧化剂谷胱甘肽；减少胞嘧啶的甲基化；损伤 DNA 修复和影响姐妹染色单体交换，这些都有致癌作用[115,116]。乙醛也能激活促丝裂原性 Gi 蛋白 -MARK 信号途径[117]。产生乙醛的醇脱氢酶和醛脱氢酶的多态性在重度酒精消费中不影响 HCC

发生的危险性，但修改较低摄入的危险性[118]。

酒精摄入通过乙醛形成其他机制诱导肝细胞氧化性应激。酒精诱导细胞色素 p450 2E1（CYP2E1）[119]。虽然大多数摄入酒精被醇脱氢酶氧化，CYP2E1 在酒精较大量摄入和慢性摄入中发挥重要作用[118,119]。它能有利于前促癌物质的吸收和激活为致癌剂，也产生 ROS。因此 CYP2E1 诱导 DNA 损伤和突变，导致肝细胞增殖失调表现的基因表达和细胞信号级联放大失调[118]。氧化性应激的另一结果是膜多不饱和脂肪酸的过氧化分解，例如花生四烯酸盐和过氧化氢脂的 β 分解[119]。结果性生物源的醛类，特别是 4-HNE 和 MDA，是亲电子的，能和 DNA 和蛋白亲核物质相互作用，特别是 p53 抑癌基因[120]。酒精性肝病肝内铁聚集目前尚未完全阐明[121]，这导致氧化性应激[122,123]。酒精和铁的联合促氧化潜能至少是累加效果也可能协同效果。

酗酒也干扰 DNA 甲基化，是影响 HCC 发生基因的转路调控的表观遗传学的重要机制。在肝脏甲基化能力影响是通过负责甲基合成和转移的维生素的摄入、吸收和代谢的有害影响造成的[124]。后者造成重要抗氧化物的水平减少，甲硫氨酸、S-腺苷甲硫氨酸和谷胱甘肽，这导致肝癌发生。而且，启动子过甲基化静默 COX-2 和调节 HCC 生长[125]。酒精摄入和代谢减少肝维甲酸的水平，可能增强细胞增殖和恶性转化通过上调 AP-1 基因表达[112]。

酗酒和吸烟对肝癌发生具有协同作用[125,126]。除了由酒精引起的细胞损伤加速了肝细胞的流动率，香烟中的致癌物也可能引起细胞损伤，这些通常由肝脏代谢，乙醇诱导 CYP2E1 可能增加增加化合物的致癌性[127]。乙醇与 HCV[128] 和较少程度 HBV[129] 对肝癌发生也有协同作用。许多机制参与，两种因素的慢性坏死性炎症的发生和严重性的加成效果相对单独一种因素可能是是主要原因。

黄曲霉毒素 B1

黄曲霉毒素是黄曲霉菌和寄生曲霉产生二呋喃香豆素衍生物家族成员之一。这些霉菌分布整个世界，但在热带、潮湿气候的贫穷国家更流行。大量摄入黄曲霉毒素在部分撒哈拉以南非洲、中国和中国台湾是 HCC 的重要危险因素。AFB$_1$ 是黄曲霉毒素中最有力的实验性肝癌致癌物，也是在粮食中发现的黄曲霉毒素的主要成分。最经常污染的食物是谷物、花生、其他不同坚果、大米、淡豆豉和酱油。国际癌症研究署确定 AFB$_1$ 为确定的人致癌剂。

肝脏是摄入 AFB$_1$ 的主要生物转化部位。I 期细胞色素 p450 酶（CYP1A2 和 CYP3A4）氧化无害分子为高反应性中间体，其中 AFB$_1$-外-8,9-环氧化物是最亲电子[130]。谷胱甘肽 S-转移酶介导与谷胱甘肽接合完成 II 期解毒。如果过量摄入 AFB$_1$ 或 II 期解毒效率下降造成 AFB$_1$-外-8,9-环氧化物聚集，不稳定中间体的高亲和力与鸟嘌呤碱基结合形成促突变共价的 DNA 加成物，其中最常见的是 8,9-二氢-(N7-脲基)-9-羟基黄曲霉毒素 B$_1$（AFB$_1$-N7-Gua）[131]。加成物的带正电的咪唑环促进脱嘌呤形成一无碱基位点，或通过打开加成物的咪唑环能被转变为 AFB$_1$-甲酰胺基嘧啶加成物（AFB$_1$-FAPY）[132,133]。AFB$_1$-外-8,9-环氧化物和 AFB1-FAPY 造成 G-T 颠换[133]，虽然后者在这方面更具潜能[131]。这两种底物是 AFB$_1$ 的主要基因毒性和诱变性的原因。谷胱甘肽 S-转移酶的多态性对 AFB$_1$ 诱导 HCC 的可能效果的研究已经取得非结论性的结果[134]。谷胱甘肽 S-转移酶 P1 在 20%~85% HCC 被启动子超甲基化转录性沉默[135]，而且谷胱甘肽 S-转移酶 P1 的超甲基化和 AFB$_1$-DNA 加成物之间在中国台湾 HCC 患者中存在统计学显著性联系[135]。另外，MGMT，特异性由 DNA 鸟嘌呤的 O(6)位移除促突变的烷基的修复蛋白，被启动子超甲基化转录性沉默[136]。发现 HCC 组织 MGMT 启动子超甲基化与 AFB$_1$-DNA 加成物之间的显著性联系[136]。

HCC 患者显示大量摄入 AFB$_1$ 和在 p53 抑癌基因密码子（249^{ser}p53）的第 3 个碱基[137,138]，p53 基因的 DNA 结合区的 G-T 颠换之间的很强的正相关[139,140]。实验研究支持上述联系[141]。突变与染色体 16q 的杂合性缺失和 PRA16D 脆性位置的不稳定一致[142]。无论密码子 249 是突变的例外位点或这个位点选择一次，它的发生仍待确定。p53 蛋白控制多个细胞功能，包括基因转录、DNA 合成和修复、细胞周期阻滞、老化和凋亡[143]。249^{ser}p53 突变的生物学效果没有完全认识，但突变可以消除这些功能，转化培养细胞和演进为癌转化[144]。AFB$_1$-FAPY 损伤可被核酸切除修复[145]，这可被 p53 抑癌基因抑制。

摄入 AFB$_1$ 导致肝癌发生的其他机制已经发现。中国已经报道 β-连环蛋白基因和 Wnt 信号通路的突变作用[146]，这没有在南部非洲发现[147]。249^{ser}p53 突变的效果是增加 IFG-2 转录是另外一条途径[148]。这个因素和 HBx 蛋白和 TNF-1 抑制凋亡，为转化细胞的持续提供机会。RASSF 基因启动子 CpG 岛的异常甲级化在肝癌发生中经常发生，RASSF1A 和 p16 的甲基化状态和 AFB$_1$-DNA 加成物在 HCC 组织的关系已经报道[149]。AFB$_1$ 诱导 CYP2E1 可能增强吸烟吸入化合物的致癌性，这提供了吸烟和 AFB$_1$ 摄入的肝癌发病的协同作用的一个解释[150]。

　　流行病数据已经提供 AFB$_1$ 和 HBV 在肝癌发生的协同作用不可辩驳的作用[151]，在转基因小鼠和其他动物实验中已经证明其相互关系[152,153]。目前存在几种可能的解释。慢性 HBV 感染增加的肝细胞坏死和再生增加 AFB$_1$ 诱导突变的可能性和包含这些突变的细胞克隆性扩张[20]。可通过慢性病毒性肝炎和病毒存在本身诱导细胞色素 p450 酶[154,155]，增加亲电子和致突变的 AFB$_1$ 中间体的产生。另外，增加的细胞增殖减少谷胱甘肽 S- 转移酶的产生，进一步增加加成物的机会[156-158]。整合的 HBV DNA 表达的 HBx 蛋白与 p53 结合，在细胞液中抑制其与特异性 DNA 结合和转录活性[159,160]。通过这种方法，蛋白干扰 p53 依赖凋亡[159,160]和对黄曲霉毒素诱导 DNA 加成物导致的突变的核酸切除修复，导致其持续[161]。在慢性肝炎中快速的细胞更新率干扰 DNA 修复。p21^{waf1}/^{cif1} 转录导致 G1-D 稽查点的细胞周期阻滞，当 p53 蛋白无功能或低功能时，被 HBx 蛋白抑制[162]。最后，HBV 感染产生慢性坏死性炎症肝病产生致突变的氧化性应激[163]。

肥胖/糖尿病/非酒精性脂肪变性肝炎

　　肥胖和糖尿病及其他体重超重相关的代谢失调，如高脂血症和胰岛素抵抗，与动脉高血压是 NASH 和肝硬化的原因。现在 NASH 被认为是隐源性肝硬化最常见原因，至少在工业化国家是这样[164]。肥胖、糖尿病和 NASH 最近表明参与 HCC 发生[165]。其他未识别的危险因素，例如肝炎病毒感染或过量的酒精消耗，可能解释某种情况，但在大多情况下，肥胖/糖尿病/NASH 被疑为原因。因为肥胖和糖尿病先于 NASH，已经注意 NASH 的肝癌发生潜能。NASH 导致 HCC 的一个可能途径是通过进展到肝硬化。当然，没有 HCC 患者只有 NASH 而无肝硬化或皮脂腺病而无 NASH[165]。

　　与肝硬化相关的 NASH 可能通过产生氧化性损伤和脂肪过氧化的 ROS 产生恶性转化[166,167]。其他途径是经过生长因子和细胞因子表达和凋亡效果的异常刺激肝细胞增殖[168,169]。

　　胰岛素抵抗和代偿性高胰岛素血症是肥胖和糖尿病的重要特征，同时它们也能产生恶性转化。胰岛素通过它的细胞通路——胰岛素受体和胰岛素生长因子-1——有效激活肝细胞增殖[170,171]。胰岛素受体和胰岛素生长因子-1 对于 HCC 是重要的细胞丝裂原[154]。胰岛素结合胰岛素受体激活抗凋亡分子，如 NF-kB 和 TNF-1，因此减少凋亡的细胞损失[172]。在胰岛素通路中重要分子——胰岛素受体底物-1（IRS-1），在 HCC 细胞系和组织中过表达和可能具有转化能力[173]。IRS-1 失活可转化 HCC 细胞的恶性表型，主要通过抑制 IGF-1 介导的信号传导通路[174]。

　　IGF 轴在促进生长中具有重要的内分泌、旁分泌和自分泌作用。IGF-1 刺激肝细胞增殖[175]，包括在癌前病变[176]。它也能抑制凋亡[175,176]。IGF-2 过表达增加细胞增殖活性和与 HCC 发生有关[177]。IGF-1 受体也参与恶性转化的过程[178]：生长、抑制凋亡[179]，是建立和保持转化表型的关键[180,181]。自由基和氧化性应激也参与产生这些变化[182]。

　　在 ob/ob 肥胖小鼠，已经发现参与肝细胞增殖和和诱导多个抗凋亡机制的信号通路的激活，表明充满脂肪肝细胞表现增殖活性增加和凋亡减少[182]。MAT1A 表达减少和诱导 MAT2A 促进氧化性应激和诱导参与细胞增殖的基因[183,184]。

　　长链脂肪酸的代谢产生氧化性应激，其产生 DNA 损伤和参与细胞增殖的关键基因（fos、jun、NF-kB、p53）表达谱改变[185]。在肥胖和糖尿病中，增加的脂肪酸和脂肪过量可能激活 PPAR-α，其能激活生长调节基因和产生癌性转化[186,187]。

　　不依赖病因的肝纤维化产生于肝星状细胞的激活导致胶原沉积和正常肝代谢功能消失。肝星状细胞在疾病发展中发挥重要作用通过调节细胞外基质沉积和稳态。PDGFC 的过表达促进肝星状细胞激活，产生类似于在酒精性和非酒精脂肪肝病、皮脂腺病和 HCC 见到的纤维化方式[188]。

肝铁超负荷（遗传性血色病和膳食铁超负荷）

　　虽然铁是细胞生长必需的，但过量的铁也是有害的。因为肝脏是铁贮存的主要器官，肝脏是毒性效果的特殊靶器官。遗传性血色病（HH）是常染色体隐性遗传的代谢疾病，经常合并门静脉纤维化、肝硬化和 HCC。HCC 占 HH 死亡的 45%，肿瘤相对危险性大于 200。HH 的主要突变造成 HFE 蛋白的 α3 环的 282（C282Y）氨基酸的酪氨酸到半胱氨酸的碱基置换。膳食铁超负荷发生在撒哈拉以南非洲的农村地区,影响15%的成年男性[189]。大量饮用在铁容器中自家酿制的啤酒造成与 HH 同样高的肝铁聚合物的增加。在发酵过程中,酵素的 pH 降到低水平,铁由容器浸入饮料。这时铁是离子化的,高生物可用形式。已经假设遗传素质与造成非洲铁超负荷的膳食铁超负荷存在相互作用,但目前未发现突变。门静脉纤维化和肝硬化参与膳食铁超负荷少于 HH。膳食铁超负荷最初被认为并不参与 HCC 发生,但最近的报告应经证明两者存在联系[190,191]。肝硬化发生在大多数 HH 患者而仅少部分发生 HCC 的膳食铁超负荷,慢性坏死性炎症肝病无疑在恶性转化中发挥重要作用。但是,有证据表明过量的肝脏铁也可能是遗传性血色病。这证据也包括少数不发生肝硬化的铁过量的疾病,地中海贫血、铁粒幼细胞贫血和球形细胞增多症,患者发生 HCC,最近对白化病 Wistar 大鼠喂养不含其他致癌剂的铁添加剂饮食发现缺乏肝硬化和门静脉纤维化的不含铁的癌前病变和 HCC 发生[192]。

铁引起肝癌的直接效果的机制已经完全阐明,虽然氧化性应激可能是一种机制[193]。细胞内自由铁是 ROS 形成的催化剂,结果产生肝细胞、DNA、蛋白和脂肪的氧化性损伤[194,195]。慢性坏死性炎症肝病也可产生更多的 ROS 和更多的氧化性损伤。具有致突变性质和其对脂肪的过氧化作用的自由基诱导恶性转化。血清8-羟-dG 水平与血清铁有很好相关性,在 HCC 中 8-羟-dG 和 MDA 存在联系[196]。MDA 和 4-HNE 具有基因毒性和细胞毒性[197,198]。在肝组织中 8-羟-dG 也与 DNA 解链率有关[199]。在 HH 中存在 DNA 解链和 HCC 危险性联系[200]。

ROS 也能对膜磷脂的不饱和脂肪酸的氧化性损伤释放细胞毒性和活性的乙醛衍生物。这些能损伤细胞功能,包括核酸和蛋白的合成[201]。铁参与芬顿反应分解过氧化氢产生高活性的羟自由基从而起始自由基链式反应。ROS 也被亚铁的和正铁化合物激活[202]。

在铁过量中,LPO 被认为是对肝癌变发生起重要作用。除了参加脂肪过氧化作用的起始和演进,铁被认为参与过氧化氢脂质的 α 分解产生与 DNA 反应的生物醛类形成在肝癌形成鼠模型中升高的环外的鸟嘌呤产物[203]。有报道在癌前病变的肝脏再生性结节中 NO 和 NO 合成酶 2 的过量表达,其在体外和动物实验中诱导 DNA 损伤和突变[203]。

动物实验证据表明 cyclin D1,参与细胞周期 G_{1-2} 的蛋白,在铁过量的肝组织中过表达。这导致细胞周期异常和在铁诱导的肝癌形成中发挥重要作用[204]。

遗传性代谢性疾病

α-1- 抗胰蛋白酶缺陷

纯合子的 PIZZ α-1- 抗胰蛋白酶(α1-AT2)缺陷是儿童中最常见的代谢性肝病。α-1-AT 是丝氨酸蛋白酶超家族的原型。这种糖蛋白是具有抑制嗜中性的弹性蛋白酶重要功能的急性期反应物。这种疾病的组织病理学特点是肝细胞内 PAS 阳性,淀粉酶抵抗的糖蛋白小球。谷氨酸至赖氨酸突变在 342 氨基酸产生 α-1-AT,在肝细胞 ER 中改变蛋白构象[205]。这激发一系列最终肝脏毒性和致癌事件。Z 等位基因的纯合子肝病表型表达发生大量变化[206]。临床重要肝病——肝硬化和肝癌,仅发生在 10% 的纯合子中,而且通常在成年[206]。这些观察支持影响细胞内突变糖蛋白的处理或激活的细胞传导通路遗传修饰因素和/或环境因素使一压组纯合子更易于肝损伤。蛋白积累导致恶性转化的机制不清,虽然 Z 等位基因的纯合子明显较单独肝硬化更容易发生 HCC[207]。

肝细胞 ER 中 α-1-ATZ 的积聚的机制不清。一小部分聚集的 α-1-ATZ 转位至胞浆,虽然其机制不清。泛素依赖和泛素非依赖的蛋白酶体系统可能参与[208]和有证据非蛋白酶体降解途径存在[209,210],包括大分子自发吞噬作用。ER 中 α-1-ATZ 聚集特别激活强烈的自体吞噬反应[210]。这个结果的保持,一些 α-1-ATZ 通过新的环层插入机制多聚化[211],多聚化性质被证明肝病病理生理学的重要致病因子[205]。自发吞噬也许在不可溶聚合物的降解和聚合发挥重要作用。

α-1-ATZ 的聚集可能导致线粒体损伤。ER 应激的结果或过度的自发吞噬反应不确定[205]。ER 中 α-1-ATZ 积聚可能引出展开蛋白反应和 ER 过载应激的信号传导通路[212]。在细胞系和转基因小鼠模型中,当 α-1-ATZ 在 ER 中聚集,NF-kB 和 ER 过量途径转录被激活[213]。ER 保留也许导致 ER 凋亡蛋白酶[213]和 BAP31,一种广泛存在的由 ER 至线粒体传导促凋亡信号的嵌膜蛋白质,分裂/激活[213]。

使用 BrdU 标记,在 α-1-ATZ 缺乏转基因小鼠中发现肝细胞增殖。但是,几乎所有的 BrdU 阳性的细胞不含有小球,仅有少数包含小球的细胞 BrdU 阳性[212],表明不含有小球的肝细胞具有增殖优势。含有小球的细胞不表现组织或 TUNEL 染色的凋亡证据。已经表明含有小球的细胞激活 ER 和线粒体凋亡蛋白酶、NF-kB 和自发吞噬,同时存在相对的增殖阻碍,但不是凋亡[213]。然而,许多肝细胞不含有小球,随着时间过去数量不断增加。这些含有少量 α-1-ATZ 而不含有小球的肝细胞在肝细胞损伤和炎症存在下具有增殖优势。含有小球的肝细胞被认为横向慢性刺激相对未受损伤的肝细胞。Rudnick 和 Perlmutter 相信 HCC 发生在 α-1-AT 阴性区域[203]。

遗传性高酪氨酸血症 1 型

遗传性高酪氨酸血症 1 型(HTI)是一种延胡索酰乙酰乙酸水解酶(FAH)缺乏造成的常染色体隐性遗传的代谢性疾病,酪氨酸分解代谢的最终酶。FAH 缺乏造成高度毒性代谢产物的聚集因为它的烷化潜能[214]。延胡索酰乙酰乙酸是这些代谢产物之一,具有致突变活性和诱导 G2/M 细胞周期阻止和凋亡[215,216]。慢性 HTI 患者具有高肝硬化和 HCC 发生危险性。输注 NTBC 矫正酪氨酸血症表型但不预防肿瘤形成[217]。

编码 FAH 蛋白的基因位于染色体 15q23-25。在 HTI 患者中发现大量基因突变[202]。在一患者和一鼠模型,肝组织切片中 FAH 表达表现镶嵌样图象:在肿瘤或发育不良区域没有 FAH 表达,但在非肿瘤区域 FAH 表达[218]。这种模式与潜在的错义突变存在有关,在 279 氨基酸谷氨酰胺变为精氨酸,作为剪接突变抑制 FAH mRNA 和相应蛋白的表达。这些患者中另一种突变是剪接突变 IVS12+5g-->a[219]。

糖原沉积病

糖原沉积病是一组肝和其他组织中糖原聚集为特征的遗传性代谢疾病,经常发生肝腺瘤,较少发生 HCC。有报道 Ia、III、IV 和 V1 型发生 HCC。糖原沉积病 1a 患者通常在肝腺瘤后 8~20 年发生 HCC[220-222]。在 III 型,肝纤维化和肝硬化而不是肝腺瘤先于 HCC 形成[223]。

最常见的 Ia 型(von Gierke 病)是编码微粒体的葡糖-6-磷酸酶系统的磷酸酶的葡糖-6-磷酸酶 C (G6PC)基因突变产生的葡糖-6-磷酸酶缺乏[220-222]。在这些患者中发现发祥突变,虽然纯合子 G727T 突变在日本患者常见[220],这些患者中 22%~75% 发生 HCC[221]。在 III 型,在分解代谢中消除糖原分支的淀粉-1、6-葡糖苷酶、4-α-葡聚糖转移酶,发生异常。在这些患者中发现大量突变[223]。糖原分支酶缺乏产生 1V 型[224]。

高瓜氨酸血症

高瓜氨酸血症是少见的由于柠檬素位于染色体 7q21.3 的 SLC25A13 基因编码肝型线粒体天冬氨酸-谷氨酸携带者,缺乏的遗传性代谢疾病,导致精氨琥珀酸盐合成酶活性降低[225,226]。目前报道三种突变,但仅有发生在成人的 II 型与肝硬化和 HCC 发生有关[225,227,228]。II 型高瓜氨酸血症显著发生在日本[225,226]。在这种疾病,仅肝脏中精氨琥珀酸盐合成酶减少。基因内没有突变和 mRNA 水平是正常的。认为减少是通过增加酶的降解或抑制 mRNA 的翻译[228]。恶性转化的分子机制不清[209]。可能的解释包括通过瓜氨酸促进肝细胞增殖和通过聚胺增强 DNA 合成[229]。

Wilson 病

铜是许多酶的必要组分,也是包括氧化代谢、自由基解毒、神经递质合成和结缔组织成熟不同过程所必需。仅需要微量而且高浓度时有毒。正常情况下过量的铜通过胆道系统排出。Wilson 病是少见的以受损的胆道铜排泄和血浆铜蓝蛋白合并缺陷的常染色体隐性遗传性疾病,导致肝细胞和其它组织的铜聚集。铜过量促使肝脏和神经组织的病理性改变。慢性活动性肝炎、肝硬化和暴发性肝功能衰竭是肝内铜聚集的三种主要并发症[230,231]。HCC 非常少见且是晚期并发症[230,231],以致有建议肝内铜过量也许对癌发生有保护作用。

Wilson 病的致病基因编码一种阳离子-转移 P 型三磷酸腺苷酶[230,231]。基因产物 ATP7B 位于次级内体和在由次级内体向血浆分泌铜中发挥作用,加上血浆铜蓝蛋白合成和向溶酶体转运铜,其最终分泌入胆汁。在 Wilson 基因中发现大量突变[232],但仅发生在少数家族或个人。它们包括错义、移码、无义和剪接部位突变。最常见的突变,1069 密码子组氨酸到谷酰胺,占波兰 70%、奥地利 60% 和 10%~40% 其他欧洲和南美患者,但很少发生于在亚洲、印度患者[232]。

His1069gln 蛋白不位于次级内体但在蛋白酶体降解和在微管组织中心形成聚集体[233]。聚集体可能形成 Wilson 病的 Molloru 体。它可以肝细胞损害和发生 HCC。

除此之外,铜是血管生成中间物的辅因子,如成纤维细胞生长因子-1、基质金属蛋白酶和血管生成素

[234,235]。

急性间歇性卟啉病

急性间歇性卟啉病是以卟啉前体、ALA 和胆色素原在血浆和器官的聚集为特征的遗传性血红素代谢病。大多数患者有鸟嘌呤到腺嘌呤置换(G593A)在胆色素原脱氨酶基因的 198 密码子[236]。ALA 产生 ROS 和对包括链断裂、蛋白和亚细胞结构的核和线粒体 DNA 剂量依赖性损伤[237]。

吸烟

虽然有数据表明弱的阳性联系和国际癌症研究署已经确定因果关系[238],吸烟作为 HCC 危险因子的证据是相互矛盾。香烟中多环芳香烃被细胞色素 p450 代谢性激活亲电子的反应物,其与 DNA 共价结合形成加成物,这可能在肝癌形成中发挥重要作用[238]。N-乙酰基转移酶的多态性也可能对吸烟相关的肝癌形成发挥作用[239]。在肿瘤发生中可能存在吸烟和慢性 HCV 和吸烟和酗酒之间的协同作用[125]。

(汤思哲 译)

参考文献

1. Parkin DM, Bray FI, Devesa SS. Cancer burden in the year 2000: the global picture. *Eur J Cancer* 2001;37(suppl 8):S4–S66.
2. Parkin DM, Muir CS, Whelan SL, et al., eds. *Cancer Incidence in Five Continents*. Vol 6. Lyon, France: International Agency for Research on Cancer; 1997.
3. Bosch FX, Ribes J, Diaz M, et al. Primary liver cancer: worwide incidence and trends. *Gastroenterology* 2004;127:S5–S16.
4. Fattovich G, Stroffolini T, Zagni I, et al. Hepatocellular carcinoma in cirrhosis: incidence and risk factors. *Gastroenterology* 2004;127:S35–S50.
5. Kew MC, Popper H. Relationship between hepatocellular carcinoma and cirrhosis. *Semin Liver Dis* 1984;1:59–67.
6. Kew MC, Hodkinson HJ. Membranous obstruction of the inferior vena cava and its causal relation to hepatocellular carcinoma. *Liv Int* 2006;26:1–7.
7. Kew MC. Role of cirrhosis in hepatocarcinogenesis. In: Bannasch P, Keppler D, Weber G, eds. *Liver Cell Carcinoma*. Dordrecht: Kluwer Academic Press; 1989:37–46.
8. Sangiovanni A, Del Ninno E, Fasani P, et al. Increased survival of cirrhotic patients with hepatocellular carcinoma detected during surveillance. *Gastroenterology* 2004;53:744–749.
9. Fausto N. Mouse liver tumorigenesis: models, mechanisms, and relevance to human disease. *Semin Liver Dis* 1999;19:243–252.
10. Michalopoulos GK, DeFrancis MC. Liver regeneration. *J Hepatol* 2000;32:19–31.
11. Rhim JA, Sandgren EP, Palmiter R, et al. Replacement of diseased mouse liver with xenogeneic hepatocytes. *Proc Natl Acad Sci U S A* 1995;92:4942–4946.
12. Overturf K, al Dhalimy M, Ou CN, et al. Serial transplantation reveals the stem cell-like regenerative potential of adult mice hepatocytes. *Am J Pathol* 1997;151:1273–1280.
13. Grisham JW. Molecular genetic alterations in hepatocellular neoplasms: hepatocellular adenoma, hepatocellular carcinoma and hepatoblastoma. In: Coleman WB, Tsongalis JG, eds. *Molecular Basis of Human Cancer*. Totawa, N.J.: Humana Press; 2001:269–346.
14. Taub R. Blocking NF-κB in the liver: the good and bad news. *Hepatology* 1998;27:1445–1446.
15. Kucharczak J, Simmons MJ, Fan Y, et al. To be or not to be: NF-κB is the answer—role of Rel/NF-κB in the regulation of apoptosis. *Oncogene* 2003;22:8961–8982.
16. Fausto N. Hepatocytes break the rules of senescence in serial transplantation studies. Is there a limit to their replicative capacity? *Am J Pathol* 1997;151:1187–1189.
17. Rabes HM, Muller L, Hartmann A, et al. Cell cycle-dependent initiation of ATP-ase populations in adult rat liver by a single dose of N-methyl-N-nitrosourea. *Cancer Res* 1986;46:465–478.
18. Cayana E, Tsuda H, Sarma DCR, et al. Initiation of chemical carcinogenesis requires cell proliferation. *Nature* 1978;275:60–62.
19. Ishikawa T, Ide F, Qin X, et al. Importance of DNA repair in carcinogenesis: evidence from transgenic and gene targeting studies. *Mutat Res* 2001;477:41–49.
20. Thorgeirsson SS, Grisham JW. Molecular pathogenesis of human hepatocellular carcinoma. *Nat Genet* 2002;31:339–346.
21. Sugimara T. Multistep carcinogenesis. *Science* 1992;258:603–607.
22. Farazi PA, Glickman J, Jiang S, et al. Differential impact of telomere dysfunction on initiation and progression of hepatocellular carcinoma. *Cancer Res* 2003;63:5021–5027.
23. Davis BH, Kresina TF. Hepatic fibrogenesis. *Clin Lab Med* 1996;16:361–375.
24. Rappaport AM, MacPhee PJ, Fisher MM, et al. The scarring of the liver acini (cirrhosis): tridimensional and microcirculatory considerations. *Virchows Arch (Pathol Anat)* 1983;402(2):107–137.
25. Craig JR, Klatt EC, Yu M. Role of cirrhosis and the development of HCC: evidence from histologic studies and large population studies. In: Tabor E, DiBisceglie AM, Purcell RH, eds. *Etiology, Pathology, and Treatment of Hepatocellular Carcinoma in North America*. Houston, Tex.: Gulf Publishing Co.; 1991:177–190.
26. Poli G, Albino E, Dianzani MU. The role of lipid peroxidation in liver damage. *Chem Phys Lipids* 1987;45:117–142.
27. Wiseman H, Halliwell B. Damage to DNA by reactive oxygen and nitrogen species: role in inflammatory disease and progression to cancer. *Biochem J* 1996;313:17–29.
28. Dolle MET, Giese H, Hopkins CL, et al. Rapid accumulation of genome rearrangements in liver but not in brain of old mice. *Nat Genet* 1997;17:431–434.
29. Cheng KC, Cahill DS, Kasai H, et al. 8-Hydroxyl guanine, an abundant form of oxidative DNA damage, causes G-T and A-C substitutions. *J Biol Chem* 1992;267:166–172.
30. Trush MA, Kensler TW. An overview of the relationship between oxidative stress and chemical carcinogenesis. *Free Radic Biol Med* 1991;10:201–209.
31. Cheeseman KH. Lipid peroxidation and cancer. In: Halliwell B, Arouma AI, eds. *DNA and Free Radicals*. London: Ellis Horwood; 1993:109–144.
32. Chung FL, Nath RG, Ocanda J, et al. Deoxyguanine adducts of 4-hydroxy-2-nonenol are endogenous DNA lesions in rodents and humans: detection and potential sources. *Cancer Res* 2000;60:1507–1511.
33. Kew MC, Kramvis A, Yu MC, et al. Increased hepatocarcinogenic potential of of hepatitis B virus genotype A in Bantu-speaking sub-Saharan Africans. *J Med Virol* 2005;75:513–521.
34. Chisari FV, Klopchin K, Moriyama T, et al. Molecular pathogenesis of hepatocellular carcinoma in hepatitis B virus transgenic mice. *Cell* 1989;59:1145–1156.
35. Nakamoto Y, Guidotti LG, Kuhlen CV, et al. Immune pathogenesis of hepatocellular carcinoma. *J Exp Med* 1998;188:341–350.
36. Chisari FV. Viruses, immunity, and cancer: lessons from hepatitis B. *Am J Pathol* 2000;156:1118–1132.
37. Dandri M, Burda MR, Burkle A, et al. Increase in de novo HBV DNA integrations in response to oxidative DNA damage or inhibition of poly (ADP)-ribosylation. *Hepatology* 2002;35:217–223.
38. Wang HP, Rogler CE. Topoisomerase 1 mediated integration of hepadnavirus DNA in vitro. *J Virol* 1991;65:2381–2392.
39. Popper H, Roth L, Purcell RH, et al. Hepatocarcinogenicity of the woodchuck hepatitis virus. *Proc Natl Acad Sci U S A* 1987;84:866–870.
40. Kim CM, Koike K, Saito I, et al. HBx gene of hepatitis B virus induces liver cancer in transgenic mice. *Nature* 1991;351:317–320.
41. Shafritz DA, Kew MC. Identification of integrated hepatitis B virus DNA sequences in human hepatocellalar carcinomas. *Hepatology* 1981;1:1–8.
42. Matsubara K, Tokino T. Integration of hepatitis B virus DNA and its implications for hepatocarcinogenesis. *Mol Biol Med* 1980;7:243–260.
43. Laurent-Puig P, Legoix P, Bluteau O, et al. Genetic alterations associated with hepatocellular carcinomas define distinct pathways of hepatocarcinogenesis. *Gastroenterology* 2001;120:1763–1773.
44. Takado S, Gotoh Y, Hayashi S, et al. Structural rearrangement of integrated hepatitis B virus DNA as well as cellular flanking DNA is present in chronically infected hepatic tissues. *J Virol* 1990;64:822–828.
45. Dandri M, Burda MR, Burkie, A, et al. Increase in de novo HBV DNA integrations in response to oxidative DNA damage or inhibition of poly(ADPribosyl)ation. *Hepatology* 2002;35:217–233.
46. Rogler CE, Chisari FV. Cellular and molecular mechanisms of hepatocarcinogenesis. *Semin Liv Dis* 1992;12:265–278.

47. Buendia MA. Genetics of hepatocellular carcinoma. *Semin Cancer Biol* 2000;10:185–200.
48. Robinson WS. Molecular events in the pathogenesis of hepadnavirus-associated hepatocellular carcinoma. *Ann Rev Med* 1994;45:297–323.
49. Paterlini-Brechot P, Saigo K, Murakami Y, et al. Hepatitis B virus-related insertional mutagenesis occurs frequently in human liver cancers and recurrently targets human telomerase gene. *Oncogene* 2003;22:3911–3916.
50. Minami M, Daimon Y, Mori K, et al. Hepatitis B virus-related insertional mutagenesis in chronic hepatitis B patients as an early drastic genetic change leading to hepatocarcinogenesis. *Oncogene* 2005;24:4340–4348.
51. Fourel J, Trepo C, Bougueleret L, et al. Frequent activation of n-*myc* genes by hepadnavirus insertion in woodchuck liver tumors. *Nature* 1990;347:294–298.
52. Etiemble J, Degott C, Renard CA, et al. Liver-specific expression and high oncogenic efficiency of a c-myc transgene activated by woodchuck hepatitis virus insertion.
53. Caselmann WH. Trans-activation of cellular genes by hepatitis B virus proteins: a possible mechanism of hepatocarcinogenesis. *Adv Virus Res* 1996;47:253–302.
54. Shih C, Burke K, Chou MJ, et al. Tight clustering of human hepatitis B virus integration sights near a triple stranded region. *J Virol* 1987;61:3491–3498.
55. Schluter V, Meyer M, Hofschneider OPH, et al. Integrated hepatitis B virus x and truncated preS/S sequences derived from human hepatomas encode functionally active transactivators. *Oncogene* 1994;9:3335–3344.
56. Paterlini P, Poussin K, Kew MC, et al. Selective accumulation of the X transcript of the hepatitis B virus in patients negative for hepatitis B surface antigen with hepatocellular carcinoma. *Hepatology* 1995;21:313–321.
57. Aoki H, Kajino K, Arakawa Y, et al. Molecular cloning of a rat chromosome putative recombinogenic sequence homologous to the hepatitis B virus encapsidation signal. *Proc Natl Acad Sci U S A* 1996;93:7300–7304.
58. Rosner MT. Hepatitis B virus x gene product: a promiscuous transcriptional activator. *J Med Virol* 1992;36:101–117.
59. Feitelson MA. Parallel genetic and epigenetic changes in the pathogenesis of hepatitis B virus-associated hepatocellular carcinoma. *Cancer Lett* 2005;20:1–11.
60. Hildt E, Munz B, Saher G, et al. The preS 2 activator MHBs(t) of hepatitis B virus activates c-raf-1/ERK2 signalling in transgenic mice. *EMBO J* 2005;21:525–535.
61. MacQuire HF, Hoeffler JP, Siddiqi A. HBZx protein alters the DNA binding specificity of CREB and ATF-2 by protein–protein interactions. *Science* 1991;252:842–844.
62. Kim JH, Rho HM. Activation of the human transforming growth factor-α (TGF-α) gene by the hepatitis B viral X protein through AP-2 sites. *Mol Cell Biochem* 2002;231:155–161.
63. Zhang Z, Torii N, Furusaka A, et al. Structural and functional characterization of interaction between hepatitis B virus x protein and the proteasome complex. *J Biol Chem* 2000;275:15157–15165.
64. Qadri I, MacGuire HF, Siddiqui A. Hepatitis B virus transactivator protein x interacts with TATA-binding protein. *Proc Natl Acad Sci U S A* 1995;92:1003–1007.
65. Haviv I, Shamay M, Doitsch G, et al. Hepatitis B virus x protein targets TFIIB in transcription co-activation. *Mol Cell Biol* 1998;18:1562–1569.
66. Shimamura A, Fisher DE. p53 in life and death. *Clin Cancer Res* 1996;2:235–240.
67. Truant T, Antunovic J, Greenblatt J, et al. Direct interaction of the hepatitis B virus x protein with p53 protein leads to the inhibition by HBx of p53 response element-directed transactivation. *J Virol* 1995;69:1851–1859.
68. Wang XW, Forrester K, Yeh MA, et al. Hepatitis B virus protein inhibits p53 sequence-specific DNA binding, transcriptional activity, and associated transcription factor ERCC3. *Proc Natl Acad Sci U S A* 1994;91:2230–2234.
69. Huang J, Kontos CD. PTEN modulates vascular endothelial growth factor-mediated signalling and angiogenic effects. *J Biol Chem* 2002;277:10760–10766.
70. Lee TH, Elledge SJ, Butel JS. Hepatitis B virus x protein interacts with a probable cellular DNA repair protein. *J Virol* 1995;69:1107–1114.
71. Wood RW. Nucleotide excision repair in mammalian cells. *J Biol Chem* 1997;272:23465–23468.
72. Capovilla A, Carmona S, Arbuthnot P. Hepatitis B virus x protein binds damaged DNA and sensitises liver cells to ultraviolet irradiation. *Biochem Biophys Res Commun* 1997;232:255–260.
73. Becker SA, Lee T, Butel JS, et al. Hepatitis B virus x protein interferes with cellular DNA repair. *J Virol* 1998;72:266–272.
74. Elmore LW, Hancock AR, Chang SF, et al. Hepatitis B virus x protein and p53 tumor suppressor interactions in the modulation of apoptosis. *Proc Natl Acad Sci U S A* 1997;94:14707–14712.
75. Gottlob K, Fulco M, Levrero M, et al. The hepatitis B virus x protein inhibits caspase 3 activity. *J Biol Chem* 1998;273:33347–33353.
76. Su F, Schneider RJ. Hepatitis B virus HBx protein sensitises cells to apoptotic killing by tumor necrosis factor-α. *Proc Natl Acad Sci U S A* 1997;94:8744–8749.
77. Farshid M, Jedjar S, Mitchell F, et al. Effect of hepatitis B x protein on the expression of retinoblastoma gene product. *Arch Virol* 1997;41:125–129.
78. Haas-Kogen DA, Kogan SC, Levi D, et al. Inhibition of apoptosis by the retinoblastoma gene product. *EMBO J* 1995;14:461–473.
79. Miyoshi Y, Iwao K, Nagasawa, et al. Activation of the β-catenin gene in primary hepatocellular carcinoma by somatic alterations involving exon 3. *Cancer Res* 1998;58:2524–2527.
80. Tu H, Bonura C, Giannini C, et al. Biological impact of natural COOH-terminal deletions of hepatitis B virus x protein in hepatocellular carcinoma tissues. *Cancer Res* 2001;61:7803–7810.
81. Kekule AS, Lauer U, Meyer M, et al. The preS2/S region of integrated hepatitis B virus DNA encodes a transcriptional transactivator. *Nature* 1990;343:457–461.
82. Hildt E, Saher G, Bruss V, et al. The hepatitis B virus large surface protein (LHBs) is a transcriptional activator. *Virology* 1996;225:235–239.
83. Alka S, Hemlata D, Vaishali C, et al. Hepatitis B virus surface transactivator with DNA binding properties. *J Med Virol* 2000;61:1–10.
84. Meyer M, Caselmann WH, Schluter V, et al. Hepatitis B virus transactivator MHBst: activation of NF-κB, selective inhibition by anti-oxidants and integral membrane localization. *EMBO J* 1992;11:2991–3001.
85. Lauer U, Weiss L, Lipp M, et al. The hepatitios B virus presS/St transactivator utilizes AP-1 and other transcription factors for transactivation. *Hepatology* 1994;19:23–31.
86. Wang HC, Wu HC, Chen CF et al. Different types of ground glass hepatocytes in chronic hepatitis B virus infection contain specific preS mutants that may induce endoplasmic reticulum stress. *Am J Pathol* 2003;163:2441–2449.
87. Wang HC, Chang WT, Chang WW, et al Hepatitis B virus pre-S2 mutant upregulates cyclin A expression ani induces nodular regeneration of hepatocytes. *Hepatology* 2005;41:761–770.
88. Hsia CC, Axiotis CA, DiBisceglie AM, et al. Transforming growth factor-α in human hepatocellular carcinoma and co-expression with hepatitis B surface antigen in adjacent liver. *Cancer* 1992;70:1049–1056.
89. Gerber MA, Shieh YSC, Shieh KS, et al. Detection of replicative hepatitis C virus sequences in hepatocellular carcinoma. *Am J Pathol* 1992;141:1271–1277.
90. Moriya K, Fujie H, Shintani Y, et al. The core protein of hepatitis C virus induced hepatocellular carcinoma in transgenic mice. *Nat Med* 1998;4:1065–1067.
91. Koike K, Miyoshi H. Oxidative stress and hepatitis C viral infection. *Hepatol Res* 2006;34:65–73.
92. Lieber CS. Role of oxidative stress and anti-oxidant therapy in alcoholic and non-alcoholic liver diseases. *Adv Pharmacol* 1997;38:601–628.
93. Gong G, Waris G, Tanveer R, et al. Human hepatitis C virus NS5A protein alters intracellular calcium levels, induces oxidative stress, and activates STAT-3 and NF-αB. *Proc Natl Acad Sci U S A* 2001;98:9599–9604.
94. Okuda M, Li K, Beard MR, et al. Mitochondrial injury, oxidative stress, and anti-oxidant gene expression are induced by hepatitis C virus core protein. *Gastroenterology* 2002;122:366–375.
95. Nishikawa M, Nishiguchi S, Shiomi S, et al. Somatic mutation of mitochondrial DNA in cancerous and noncancerous liver tissue in individuals with hepatocellular carcinoma. *Cancer Res* 2001;61:1843–1845.
96. Marusawa H, Hijikata M, Chiba T, et al. Hepatitis C virus core protein inhibits *Fas*- and tumor necrosis factor-α-mediated apoptosis via NF-κB activation. *J Virol* 1999;73:4713–4720.
97. Otsuka M, Kato N, Taniguchi H. Hepatitis C virus core protein inhibits apoptosis via enhanced Bcl-xL expression. *Virology* 2001;296:84–93.
98. Mihim S, Fayyazi A, Ramadori G. Hepatic expression of inducible nitric oxide synthase transcripts in chronic hepatitis C virus infection: relation to hepatic viral load and liver injury. *Hepatology* 1997;26:451–458.
99. Melillo G, Musso T, Sica LS, et al. A hypoxia-responsive element mediates a novel pathway of activation of inducible nitric oxide synthase promoter. *J Exp Med* 1995;182:1683–1693.
100. Machida K, Cheng KT, Sung VM, et al. Hepatitis C virus induces a mutator phenotype: enhanced mutations of immunoglobulin and proto-oncogenes. *Proc Natl Acad Sci U S A* 2004;101:4262–4267.
101. Lee Yi, Lee S, Lee Y, et al. Hepatitis C core protein transactivates insulin-like growth factor II gene transcription through acting concurrently on Egr1 and Sp1 sites. *Virology* 2001;88:733–739.
102. Liao QJ, Timani KA, Shr XL, et al. Hepatitis C virus non-structural S5 protein can enhance full-length core protein-induced nuclear factor-κB activation. *World J Gastroenterol* 2005;11:6433–6439.
103. Herzer K, Weyer S, Gutenberg J. Hepatitis C virus core gene inhibits tumor suppressor protein promyelocytic leukaemia function in human hepatoma cells. *Cancer Res* 2005;65:10830–10837.
104. Chang PC, Chi CW, Chau GY, et al. DDX3, a DEAD box RNA helicase, is deregulated in hepatitis virus-associated hepatocellular carcinoma and is involved in cell growth control. *Oncogene* 2005;25:1991–2003.
105. Majumder M, Ghosh AK, Steele R, et al. Hepatitis C virus NS5A protein impairs tumor necrosis-α-mediated hepatocyte apoptosis, but not anti-FAS antibody, in transgenic mice. *Virology* 2002;294:94–105.
106. Munukata T, Nakamura M, Liang Y, et al. Down-regulation of the retinoblastoma tumor suppressor by hepatitis C virus NS5B RNA-dependent RNA polymerase. *Proc Natl Acad Sci U S A* 2005;102:18159–18164.
107. Kaneto H, Sasaki S, Yamamoto Y, et al. Detection of hypermethylation of p16ink4A gene promoter in chronic hepatitis and cirrhosis associated with

hepatitis B or C. *Gut* 2001;48:372–377.

108. Kew MC. Interaction between hepatitis B and C viruses in hepatocarcinogenesis. *J Viral Hepat* 2006;13:145–149.

109. Kuper H, Ye W, Broome U, et al. The risk of liver and bile duct cancer in patients with chronic viral hepatitis, alcoholism, or cirrhosis. *Hepatology* 2001;34:714–718.

110. Del Olmo JA, Serra MA, Rodriguex F, et al. Incidence and risk factors for hepatocellular carcinoma in 967 patients with cirrhosis. *J Cancer Res Clin Oncol* 1998;124:560–564.

111. Seitz HK, Poeschl G, Simanowski UA. Alcohol and cancer. In: Galanter M, ed. *Recent Developments in Alcoholism.* New York: Plenum Press; 1998: 67–95.

112. Stickel F, Schuppan D, Hahn EG, et al. Cocarcinogenic effects of alcohol in hepatocarcinogenesis. *Gut* 2002;51:132–139.

113. Arteel GE. Oxidants and antioxidants in alcohol-induced liver disease. *Gastroenterology* 2003;124:778–790.

114. Obe G, Ristow H. Mutagenic, cancerogenic and teratogenic effects of alcohol. *Mutat Res* 1979;65:229–259.

115. Lieber CS, DeCarli LM, Hepatic microsomal ethanol-oxidizing systems: in vitro characteristics and adaptive properties. *J Biol Chem* 1970;245:2505– 2512.

116. Sakamoto T, Hara M, Higaki Y, et al. Influence of alcohol consumption and gene polymorphisms of ADH2 and ALDH2 on hepatocellular carcinoma in a Japanese population. *Int J Cancer* 2006;118:1501–1507.

117. Caro AA, Cederbaum AI. Oxidative stress, toxicology, and pharmacology of CYP2E1. *Ann Rev Pharmacol Toxicol* 2004;44:9–18.

118. McKillop IH, Schrum LW. Alcohol and liver cancer. *Alcohol* 2005;35:195– 203.

119. Petersen DR. Alcohol, iron-associated oxidative stress, and cancer. *Alcohol* 2005;35:243–249.

120. Klaunig JE, Kamendelis LMK. The role of oxidative stress in carcinogenesis. *Ann Rev Pharmacol Toxicol* 2004;44:239–267.

121. Tavill AS, Qadri AM. Alcohol and iron. *Semin Liver Dis* 2004;24:317–325.

122. Tsukamoto H, Horne W, Kamimura S, et al. Experimental liver cirrhosis induced by alcohol and iron. *J Clin Invest* 1995;96:620–630.

123. Gloria L, Cravo M, Camilo ME, et al. Nutritional deficiencies in chronic alcoholics: relation to dietary intake and alcohol consumption. *Am J Gastroenterol* 1997;92:485–489.

124. Murata H, Tsuji S, Tsuji M, et al. Promoter hypermethylation silences cyclooxygenase-2 and regulates growth of human hepatocellular carcinoma cells. *Lab Invest* 2004;84:1050–1059.

125. Austin A. The role of tobacco use and alcohol consumption in the etiology of hepatocellular carcinoma. In: Tabor E, DiBiscegie AM, Purcell R, eds. *Etiology, Pathology, and Treatment of Hepatocellular Carcinoma in North America.* Houston, Tex.: Gulf Publishing Co.; 1991:57–76.

126. Mukaiya M, Nishi M, Miyake H, et al. Chronic liver diseases for the risk of hepatocellular carcinoma: a case/control study in Japan. *Hepatogastroenterology* 1998;45:2328–2332.

127. Staretz ME, Murphy SE, Patten CJ, et al. Comparative comparison of the tobacco-related carcinogens benz[a]pyrene, 4-(methylnitrosoamino)-1-(3-pyridyl)-1-butanone, 4-(methylnitrosamino)-1-(3-pyridyl)-1-(butanol and N'nitrosonornicotine in human hepatic microsomes. *Drug Metab Dispos* 1997;25:154–162.

128. Fong TL, Kanel GC, Conrad A, et al. Clinical significance of concomitant hepatitis C infection in patients with alcoholic liver disease. *Hepatology* 1994;19:554–557.

129. Onishi K, Iida S, Iwama S, et al. The effect of habitual alcohol intake on the development of cirrhosis and hepatocellular carcinoma; relation to hepatitis B surface antigen carriage. *Cancer* 1982;49:672–677.

130. Guengerich FP. Forging the links between metabolism and carcinogenesis. *Mutat Res* 2001;488:195–209.

131. Smela ME, Hamm ML, Henderson PT, et al. Aflatoxin B₁ formamidopyrimidine adducts play a major role in causing the types of mutations observed in human hepatocellular carcinoma. *Proc Natl Acad Sci U S A* 2002;99:6655–6660.

132. Alekseyev YO, Hamm ML, Essigmann JM. Aflatoxin B₁ formamidopyridine adducts are preferentially repaired by the nucleotide excision repair pathway in vivo. *Carcinogenesis* 2004;25:1045–1051.

133. Bailey EA, Iyer RS, Stone MP, et al. Mutational properties of the primary aflatoxin B₁-DNA adduct. *Proc Natl Acad Sci U S A* 1996;93:1535–1539.

134. McGlynn KA, Hunter K, LeVoyer T, et al. Susceptibility to aflatoxin B₁-related primary hepatocellular carcinoma in mice and humans. *Cancer Res* 2003;63:4594–4601.

135. Zhang YJ, Chen Y, Ahsan H, et al. Silencing of glutathione-S-transferase by promoter hypermethylation and its relationship to environmental chemical carcinogens in hepatocellular carcinoma. *Cancer Lett* 2005;221: 135–143.

136. Zhang YJ, Chen Y, Ahsan H, et al. Inactivation of the DNA repair gene o5-methylguanine-DNA methyl transferase by promoter hypermethylation and its relationship to aflatoxin B₁-DNA adducts and p53 mutation in hepatocellular carcinoma. *Int J Cancer* 2003;103:440–444.

137. Ozturk M, Bressac B, Pusieux A, et al. A p53 mutational hotspot in primary liver cancer is geographically localised to high aflatoxin areas of the world. *Lancet* 1991;338:1356–1359.

138. Qian GS, Ross RK, Yu MC, et al. A follow-up study of urinary markers of

aflatoxin exposure and liver cancer risk in Shanghai, People's Republic of China. *Cancer Epidemiol Biomark Prev* 1994;3:3–10.

139. Hsu IC, Metcalf RA, Sun T, et al. Mutational hotspot in the p53 gene in human hepatocellular carcinomas. *Nature* 1991;350:427–428.

140. Bressac B, Kew MC, Wands J, et al. Selective G to T mutations of p53 in hepatocellular carcinoma from southern Africa. *Nature* 1991;350: 429–431.

141. Aguilar F, Hussain P, Cerutti P. Aflatoxin B1 induces the transversion of G to T in codon 249 of the p53 tumor suppressor gene in human hepatocytes. *Proc Natl Acad Sci U S A* 1993;90:8586–8590.

142. Yakicier MC, Legoix P, Vaury C, et al. Identification of homozygous deletions at chromosome 16q23 in aflatoxin B₁ exposed hepatocellular carcinoma. *Oncogene* 2001;20:5232–5238.

143. Kern SE, Pietenpol JA, Thiagalingam S, et al. Oncogenic forms of p53 inhibit p53-regulated gene expression. *Science* 1992;256:827–830.

144. Ghebranious N, Knoll B, Wu H, et al. Characterization of murine p53ser246 equivalent to the human p53ser240 associated with hepatocellular carcinoma and aflatoxin exposure. *Mol Carcinogen* 1995;13:104– 111.

145. Alekseyev YO, Hamm ML, Essigmann JM. Aflatoxin B₁ formamidopyridine adducts are preferentuially repaired by the nucleotide excision repair pathway in vivo. *Carcinogenesis* 2004;6:1045–1051.

146. Devereux TR, Stern MC, Flake GP, et al. CTNNB1 mutations and β-cata protein accumulation in human hepatocellular carcinomas associated with high exposures to aflatoxin B1. *Mol Carcinog* 2001;31:68–73.

147. Elmilek H, Paterson AC, Kew MC. β-catenin mutation and expression, 249serp53 mutation and hepatitis B virus infection in southern African Blacks. *J Surg Oncol* 2005;98:258–263.

148. Lee YI, Lee S, Das GC, et al. Activation of the insulin-like growth transcription by aflatoxin B1-induced p53 mutant is caused by the activation of transcription complexes: implications for a gain-of-function during the formation of hepatocellular carcinoma. *Oncogene* 2000;3:3717–3726.

149. Zhang YJ, Ashan H, Chen Y, et al. High frequency of promoter hypermethylation of RASSF1A and p16 and its relationship to aflatoxin B₁–DNA adduct levels in human hepatocellular carcinoma. *Mol Carcinog* 2002; 35:85–92.

150. Bulatao-Jaime J, Almero EM, Castro CA. A case/control dietary study of primary liver cancer risk from aflatoxin exposure. *Int J Epidemiol* 1982; 11:112–119.

151. Kew MC. Synergistic interaction between aflatoxin B₁ and hepatitis B virus in hepatocarcinogenesis. *Liver Int* 2003;23:1–5.

152. Dragani T, Manenti G, Farza al. Transgenic mice containing hepatitis B virus sequences are more susceptible to carcinogen-induced hepatocarcinogenesis. *Carcinogenesis* 1990;11:953–956.

153. Sell S, Hunt JM, Dunsford HA, et al. Synergy between hepatitis B virus expression and chemical hepatocarcinogenesis in transgenic mice. *Cancer Res* 1991;51:1278–1285.

154. Gemechu-Hatewu M, Platt KL, Oesch F, et al. Metabolic activation of aflatoxin B1 to aflatoxin B1-8,9-epoxide in woodchuck undergoing chronic active hepatitis. *Int J Cancer* 1997;73:587–591.

155. Chemin I, Ohgaki H, Chisari FV, Will CP. Altered expression of hepatic carcinogen metabolizing enzymes with liver injury in HBV transgenic mouse lineages expressing various amounts of hepatitis B surface antigen. *Liver* 1999;19:81–87.

156. Sun C-A, Wang L-Y, Chen C-J, et al. Genetic polymorphisms of glutathione-S-transferases M1 and T1 associated with susceptibility to aflatoxin-related carcinogenesis among chronic hepatitis B carriers: a nested case-control study in Taiwan. *Carcinogenesis* 2001;22:1289–1294.

157. McGlynn KA, Rosvold EA, Lustbader ED, et al. Susceptibility to hepatocellular carcinoma is associated with genetic variation in the enzymatic detoxification of aflatoxin B₁. *Proc Natl Acad Sci U S A* 1995;92:2384– 2387.

158. Shupe S, Shell S. Low hepatic glutathione-S-transferase and increased hepatic DNA adduction contribute to the increased tumorigenicity of aflatoxin B1 in newborn and partially hepatectomized mice. *Toxicol Lett* 2004;148:1–9.

159. Ahn JI, Jung EY, Kwun HJ, et al. Dual effects of hepatitis B virus x protein on the regulation of cell cycle depending on the status of cellular p53. *J Gen Virol* 2002;83:2765–2772.

160. Jia L, Wang XW, Harris CC. Hepatitis B virus x protein inhibits nucleotide excision repair. *Int J Cancer* 1999;80:875–879.

161. Huo TI, Wang HW, Forgues M, et al. Hepatitis B virus mutants derived from human hepatocellular carcinoma retain the ability to abrogate p53-induced apoptosis. *Oncogene* 2001;20:3620–3628.

162. Hussain SP, Aguilar F, Amstad P, et al. Oxy-radical-induced mutagenesis of hot spot codons 248 and 249 of the human p53 gene. *Oncogene* 1994;9:2277–2281.

163. Liu RH, Jacob JR, Hotchkiss JH, et al. Woodchuck hepatitis virus surface antigen induces nitric oxide synthesis in hepatocytes: possible role in hepatocarcinogenesis. *Carcinogenesis* 1994;15:2875–2877.

164. Poonawala A, Nair SP, Thuluwath PJ. Prevalence of obesity and diabetes in patients with cryptogenic cirrhosis: a case-control study. *Hepatology* 2000;32:689–692.

165. Ratziu V, Poynard T. Hepatocellular carcinoma in NAFLD. In: Farrell GC, George J, de la Hall P, McCullough AJ, eds. *Fatty Liver Disease: NASH and*

Related Disorders. Oxford: Blackwell; 2005:276–288.

166. Roskams T, Yang SQ, Koteish A, et al. Oxidative stress and oval cell accumulation in mice and humans with alcoholic and non-alcoholic fatty liver disease. *Am J Pathol* 2003;163:1301–1311.

167. Hu W, Feng Z, Eveleigh J, et al. The major lipid peroxidation product, trans-4-hydroxy-2-nonenol, preferentially forms adducts at codon 249 of human p53 gene, a unique mutational hotspot in hepatocellular carcinoma. *Carcinogenesis* 2002;23:1781–1789.

168. Rashid A, Wu TC, Huang CC, et al. Mitochondrial proteins that regulate apoptosis and necrosis in mouse fatty liver. *Hepatology* 1999;29:1131–1138.

169. Yu S, Rao S, Reddy JK. Perioxisome proliferator-activated receptors, fatty acid oxidation, steatohepatitis and hepatocarcinogenesis. *Curr Mol Med* 2003;3:561–572.

170. McGowan JR, Strain AJ, Bucher NL. DNA synthesis in primary cultures of adult rat primary hepatocytes in a defined medium: effects of epidermal growth factor, insulin, glucagons, and cyclic AMP. *J Cell Physiol* 1981;108:353–363.

171. Macauley VM. Insulin-like growth factors and cancer. *Br J Cancer* 1992;65:311–320.

172. Bertrand F, Desbois-Mouthon C, Cadoret A, et al. Insulin antiapoptotic signalling involves insulin activation of the NF-κB dependent survival genes encoding tumor necrosis factor receptor-associated factor 2 and manganese–superoxide dismutase. *J Biol Chem* 1999;274:30596–30602.

173. Tanaka S, Wands JR. A carboxy-terminal-truncated insulin receptor substrate-1 dominant negative protein reverses the human hepatocellular carcinoma malignant phenotyope. *J Clin Invest* 1996;98:2100–2108.

174. Koch KS, Shapiro P, Skelly H, et al. Rat hepatocyte proliferation is stimulated by insulin-like peptides in defined medium. *Biochem Biophys Res Commmun* 1982;109:1054–1060.

175. Sell C, Baserga R, Rubin R. IGF-1 and IGF-1R prevent etoposide-induced apoptosis. *Cancer Res* 1995;55:303–306.

176. Lin SB, Hsieh SH, Hsu HL, et al. Antisense oligodeoxynucleotides of IGF-2 selectively inhibit growth of human hepatoma cells overproducing IGF-2. *J Biochem (Tokyo)* 1997;122:717–722.

177. Rubbin R, Baserga R. Insulin-like growth factor receptor: its role in cell proliferation, apoptosis, and tumorigenicity. *Lab Invest* 1995;73:311–331.

178. Baserga R. The insulin-like growth factor-1 receptor: a key to tumor growth. *Cancer Res* 1995;55:249–252.

179. Miura CM, Surmacz E, Burgaud JL, et al. Different effects on mitogenesis and transformation of a mutation at tyrosine 1251 of the insulin-like-1 receptor. *J Biol Chem* 1995;270:22639–22644.

180. Resnikoff M, Burgaud JL, Rotman HL, et al. Correlation between apoptosis, tumorigenesis, and levels of insulin-like growth factor-1 receptor. *Cancer Res* 1995;55:3739–3741.

181. Ito T, Sasaki Y, Wands JR. Overexpression of human insulin receptor substrate-1 induces cellular transformation with activation of mitogen-activated protein kinases. *Mol Cell Biol* 1996;16:943–951.

182. Yang S, Lin HZ, Hwang J, et al. Hepatic hyperplasia in non-cirrhotic fatty livers: is obesity-related hepatic steatosis a premalignant condition? *Cancer Res* 2001;61:5016–5023.

183. Cai J, Mao Z, Hwang JJ, et al. Differential expression of methione adenyltransferase genes influence the crate of of growth of human hepatocellular carcinonma cells. *Cancer Res* 1998;58:1444–1450.

184. Martinez-Chantar ML, Marcia-Trjevijano ER, Latasa MU, et al. Methionene adenyltransferase-2β subunit gene expression provides a proliferative advantage in human hepatoma. *Gastroenterology* 2003;124:940–948.

185. Ockner RK, Kaikus RM, Bass NM. Fatty acid metabolism and the pathogenesis of hepatocellular carcinoma: review and hypothesis. *Hepatology* 1993;18:669–676.

186. Bass NM. Three for the price of one knockout: a mouse model of a congenital perioxysomal disorder, steatohepatitis and hepatocarcinogenesis. *Hepatology* 1999;29:606–608.

187. Gonzalez FJ, Peters JM, Cattley RC. Mechanism of action of the nongenotoxic perioxysome proliferators: role of the perioxysome proliferators-activator receptor α. *J Natl Cancer Inst* 1998;90:1702–1709.

188. Campbell JS, Hughes SD, Gilbertson DG, et al. Platelet-derived growth factor C induces liver fibrosis, steatosis, and hepatocellular carcinoma. *Proc Natl Acad Sci U S A* 2005;102:3389–3394.

189. Gordeuk VR. African iron overload. *Semin Hematol* 2002;39:263–269.

190. Moyo VM, Makunike R, Gangaidzo IT, et al. African iron overload and hepatocellular carcinoma. *Eur J Hematol* 1998;60:28–34.

191. Mandishona E, MacPhail PA, Gordeuk VR, et al. Dietary iron overload as a risk factor for hepatocellular carcinoma in Black Africans. *Hepatology* 1998;27:1563–1566.

192. Asare GA, Paterson AC, Kew MC, et al. Development of altered hepatic foci, iron-free preneoplastic nodules and hepatocellular carcinoma without cirrhosis in Wistar rats fed a diet high in iron. *J Pathol* 2006;208:82–90.

193. Young IS, Trouton TG, Torney JJ, et al. Antioxidant status and lipid peroxidation in hereditary hemochromatosis. *Free Radic Biol Med* 1994;16:393–397.

194. Hagen TM, Huang S, Curnuttle J, et al. Extensive oxidative DNA damage in hepatocytes of transgenic mice with chronic active hepatitis destined to develop hepatocellular carcinoma. *Proc Natl Acad Sci U S A* 1994;91:12808–12812.

195. Jungst C, Cheng B, Gehrke R, et al. Oxidative damage is increased in human liver tissue adjacent to hepatocellular carcinoma. *Hepatology* 2004;39:1663–1672.

196. Ichiba M, Maeta Y, Mukoyama T, et al. Expression of 8-hydroxy-2′-deoxyguanosine in chronic liver disease and hepatocellular carcinoma. *Liver Int* 2003;23:1781–1789.

197. Cheng KC, Cahill DS, Kasai H, et al. 8-Hydroxyl guanine, an abundant form of oxidative DNA damage, causes G-T and A-C substitutions. *J Biol Chem* 1992;267:166–172.

198. Dabbagh AJ, Mannion T, Lynch SM, et al. The effect of iron overload on rat plasma and liver oxidant status: in vivo. *Biochem J* 1994;300:799–803.

199. Asare GA, Mossanda KS, Kew MC, et al. Hepatocellular carcinoma caused by iron overload: a possible mechanism of direct hepatocarcinogenicity. *Toxicology* 2006;219:41–52.

200. Niederau C, Fischer R, Sonnenberg A, et al. Survival and causes of death in cirrhotic and non-cirrhotic patients with primary hemochromatosis. *N Engl J Med* 1985;313:1256–1262.

201. Cheeseman KH. Lipid peroxidation in cancer. In: Halliwell B, Arouma AI, eds. *DNA and Free Radicals*. London: Ellis Horwood; 1993: 109–144.

202. Cadenzas E. Biochemistry of oxygen toxicity. *Ann Rev Biochem* 1989;58:79–110.

203. Marrogi AJ, Khan MA, van Gijssel HE, et al. Oxidative stress and p53 mutations in the carcinogenesis of iron-overload-associated hepatocellular carcinopma. *J Natl Cancer Inst* 2001;93:1652–1655.

204. Troadec MB, Courseland B. Détivaud L, et al. Iron overload promotes cyclinD1 expression and alters cell cycle in mouse hepatocytes. *J Hepatol* 2006;44:391–399.

205. Rudick DA, Perlmutter DH. α-1-Antitrypsin deficiency: a new paradigm for hepatocellular carcinoma in genetic liver disease. *Hepatology* 2005;42:514–521.

206. Sveger T. The natural history of liver disease in α-1-antitrypisin deviant children. *Acta Pediatr Scand* 1988;77:847–851.

207. Eriksson S, Carlson J, Velez R. Risk of cirrhosis and primary liver cancer in α-1-antitrypsin deficiency. *N Engl J Med* 1986;314:736–739.

208. Teckman JH, Gilmore T, Perlmutter DH. Role of ubiquitin in proteasomal degradation of mutant α-1-antittrypsin Z in the endpoiplasmic reticulum. *Am J Physiol* 2000;297:G39–GF48.

209. Cabral CM, Choudhury P, Liu Y, et al. Processing by endoplasmic reticulum mannosidases partitions a secretion-impaired glycoprotein into distinct disposal pathways. *J Biol Chem* 2000;275:25015–25022.

210. Teckman JH, Perlmutter DH. Retention of mutant α-1-antitrypsin Z in the endoplasmic reticulum is associated with an autophagic response. *Am J Physiol* 2000;279:G961–G974.

211. Lomas DA, Mahadeva R. α-1-Antitrypsin polymerization and the serpinopathies: pathobiology and prospects for therapy. *J Clin Invest* 2002;110:1585–1590.

212. Pilarsky KI, Porat RM, Stein I, et al. NF-βB functions as a tumor promoter in inflammation-associated cancer. *Nature* 2004;431:461–466.

213. Rudnick DA, Liao Y, An JK, et al. Analyses of hepatocellular proliferation in a mouse model of α-1-antitrypsin deficiency. *Hepatology* 2004;39:1048–1055.

214. St. Louis M, Tanquay RM. Mutations in the fumaryl acetoaceteate hydrolase gene causing hereditary tyrosinemia type 1: overview. *Hum Mutat* 1997;2:291–299.

215. Jorquera R, Tanguay RM. The mutagenicity of the tyrosine metabolite, fumaryl acetoacetate, is enhanced by glutathione depletion. *Biochem Biophys Res Commun* 1997;232:42–48.

216. Jorquera R, Tanguay RM. Cyclin-B dependent kinase and caspase-1 activation precedes mitochondrial dysfunction in fumaryl acetoacetate-induced apoptosis. *FASEB J* 1999;15:2284–2298.

217. Luijerink MC, Jacobs SMM, van Beurden EACM, et al. Extensive changes in liver gene expression induced by hereditary tyrosinemia type 1 are not normalized by treatment with 2-(2-nitro-4-trifluoromethylbenzoyl)-1,3-cyclohexanediole (NTBC). *J Hepatol* 2003;39:901–909.

218. Dreumont N, Poudrier JA, Bergeron A, et al. A missense mutation in the fumarylacetoacetate hydrolase gene, responsible for hereditary tyrosinemia, acts a splicing mutation. *BMC Genet* 2001;2:9–15.

219. Poudrier J, Lettre F, Scriver CR, et al. Different clinical forms of hereditary tyrosinemia (typeI) in patients with identical genotypes. *Mol Gene Metab* 1998;64:119–125.

220. Matern D, Seydewitz HH, Bali D, et al. Glycogen storage disease type I: diagnosis and phenotype/genotype correlation. *Eur J Pediatr* 2002;161:S10–S19.

221. Franco LM, Krishnamurthy V, Bali D, et al. Hepatocellular carcinoma in glycogen storage disease type 1a: a case series. *J Inherit Metab Dis* 2005;28:153–163.

222. Nakamura T, Ozawa T, Kawasaki T, et al. Glucose-6-phosphatase gene mutations in 20 adult Japanese patients with glycogen storage disease type Ia with reference to hepatic tumors. *J Gastroenterol Hepatol* 2001;16:1402–1408.

223. Zhuang TF, Qiu ZO, Wei M, et al. Mutation analysis of glycogen debrancher enzyme gene in five Chinese patients with glycogen storage disease type III. *Zhongua Er Ke Za Zhi* 2005;43:85–88.

224. De Moor RA, Schweizer JJ, van Hoek B, et al. Hepatocellular carcinoma in glycogen storage disease type 1V. *Arch Dis Child* 2000;82:479–480.

225. Ito T, Shiraki K, Sekoguchi K, et al. Hepatocellular carcinoma associated with adult-type citrullinemia. *Dig Dis Sci* 2000;45:2203–2206.

226. Lu YB, Kobayashi K, Ushikai M, et al. Frequency and distribution in East

Asia of 12 mutations identified in the SLC25A13Gene of Japanese patients with citrin deficiency. *J Hum Genet* 2005;50:338–346.

227. Ito T, Shiraki K, Sekoguchi K, et al. Hepatocellular carcinoma associated with adult-type citrullinemia. *Dig Dis Sci* 2000;45:2203–2206.

228. Hagiwara N, Sekjima Y, Takei Y, et al. Hepatocellular carcinoma in a case of adult-onset type II cirtrullinemia. *Intern Med* 2003;42:978–982.

229. Kobayashi K, Shaheen N, Kumashira R, et al. A search for the primary abnormality in adult-onset type II citrullinemia. *Am J Hum Genet* 1993;53:1024–1030.

230. Walshe JM, Waldenstrom E, Sams V, et al. Abdominal malignancies in patients with Wilson's disease. *Q J Med* 2003;96:656–662.

231. Bull PC, Thomas GR, Rommens JM, et al. The Wilson disease gene is a putative copper transporting P-type ATPase similar to the Menkes gene. *Nat Genet* 1993;5:327–337.

232. Riordan SM, Williams R. The Wilson's gene and phenotypic diversity. *J Hepatol* 2001;120:165–171.

233. Harada M, Sakisaka S, Terado K, et al. A mutation of the Wilson disease protein, ATP7BB, is degraded in the proteasomes and forms protein aggregates. *Gastroenterology* 2001;120:967–974.

234. Iwadate H, Ohira H, Suzuki T, et al. Hepatocellular carcinoma associated with Wilson's disease. *Intern Med* 2004;43:1042–1045.

235. Kimura H, Nakajima T, Kagawa K, et al. Angiogenesis in hepatocellular carcinoma. *Liver* 1998;18:14–19.

236. Bjersing L, Andersson C, Liythner F. Hepatocellular carcinoma in patients from northern Sweden with acute intermittent porphyria. *Cancer Epidemiol Biomarkers Prev* 1996;5:393–397.

237. Onuki J, Chen Y, Texeira PC, et al. Mitochondrial and nuclear damage induced by 5-aminolevullinic acid. *Arch Biochem Biophys* 2004;15:178–187.

238. Chen Sy, Wang IY, Luan RM, et al. Polycyclic aromatic hydrocarbon-DNA adducts in liver tissues of hepatocellular carcinoma patients and controls. *Int J Cancer* 2002;99:14–21.

239. Farker K, Schotte U, Scheele J, et al. Impact of N-acetyltransferase polymorphism in hepatocellular carcinoma. *Exp Toxicol Pathol* 2003;54:387–391.

第 31 章

肝细胞癌:病理学

Gregory Y. Lauwers, Vikram Deshpande

继发于丙型肝炎和其他因素(如肥胖症)的肝细胞癌(HCC)的发病率在西方国家日益上升,随之而来的是肝脏成像及肝脏手术的进步。由于高危患者监护期间进行的检查或者因出现症状而进行的检查,接受切除术的病例越来越多,从而产生了大量的病理材料。因此,在过去的几年中,关于肝细胞癌的组织学特征、转移方式、复发的危险因素和远期预后已经有了稳定的信息渠道。另一发展中的领域则涉及早期肝细胞癌的诊断。组织病理学家、外科医生、肝脏病学家及肿瘤学家对早期肝细胞癌鉴别诊断的掌握,以及他们对肝切除标本所进行的详细病理学分析的重要性的理解,都对制定合理的治疗规范至关重要。

肝细胞癌的肉眼特征

患者的出生地区似乎并不影响肝细胞癌的肉眼可见的形态特征,尽管早期的报道与此相悖[1-3]。从本质上讲,肝细胞癌形态学表现的改变取决于肿瘤的大小和外周肝组织的质量,即是否存在肝硬化。西方的研究强调42%~51%的肝细胞癌起源于未发生硬化的肝脏[4-5]。然而,一些"未发生硬化"的病例的局部纤维化特征更明显。

在这些肿瘤中,肿瘤多发性、包膜发生率和血管侵犯概率的差异已有报道。而且,肝细胞癌在未发生硬化的肝脏比硬化的肝脏中生长得更快、更大[6,7]。

在硬化的肝脏中,小肝细胞癌常常被纤维膜较好地包绕并区分开,而晚期肿瘤为播散的多结节肿块,常常伴有肝内转移[8]。相反的,发生在非硬化肝脏的肝细胞癌往往表现为可浸润两肝叶的单发大结节[5,6]。

肝细胞癌的大小是肝内和肝外转移的一个重要风险因素[9-11]。小于5cm的肿瘤不易发生肝内转移,肝门静脉癌栓或血行转移[9,11,12]。然而,当肝细胞癌生长到大于5cm时,肝内转移的发生率将大幅上升(96%对60%),肝门静脉栓塞的发生率几乎是原来的两倍(75%对40%)[9,10]。

无论生长方式如何,大多数的肝细胞癌都是经常发生出血和坏死灶的柔软新生物。它们的颜色范围从灰黄到绿色,后者的深浅反映了产生胆汁的程度[13]。包膜的存在受肿瘤大小的影响,约46%的直径小于2cm的肝细胞癌和84%的直径在2~5cm的肿瘤可见包膜,而只有45%的直径大于5cm的肿瘤有包膜[14]。包膜的存在是一个重要的特征,因为其与更长的生存期、低位肝内转移的发生率和局部门静脉侵犯发生率的降低有关[4,15]。无肝硬化患者的肿瘤是否更易于出现包膜,仍然有待讨论[2,4,16]。

肉眼分型

肝细胞癌生长类型的重要性在于不同的类型伴随着不同的肝内和肝外扩散的危险性[9]。一个世纪前出版的以尸体解剖实例为基础的Eggel分型仍然被广泛使用[17]。在这种方法中,肝细胞癌被分成三种类型:结节型、巨块型和弥漫型。结节型由分散在硬化的肝实质中的肿瘤结节组成。巨块型由一个侵占了大部分或者全部一个肝叶的局限的巨大瘤块组成。这种类型常见于无肝硬化的患者,通常发生在肝右叶并被卫星结节包绕。相对罕见的弥漫型是以无法计数的、不易区分的小肿瘤结节为特征。然而就目前而言,更小的可以切除的肝细胞癌难以适用于Eggel分型。这就导致新的分型的产生,但这些分型都没有被广泛地接受[1,18]。最著名的改动是由日本肝癌研究组提出的,其将结节类型分成三种:单结节型、单结节型伴周围结节肿瘤生成、融合多发结节型[13](图31.1)。其他分型方法包括一些亚型,如

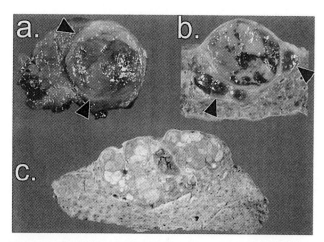

图 31.1　肝细胞癌三种结节亚型肉眼观。(A) 有包膜单结节型,纤维包膜(箭头)。(B)有包膜单结节型,有卫星灶(箭头)。(C)多结节融合型大肝癌。

小肝癌(<2cm)和罕见的有蒂肝癌[19]。

肝细胞癌其他重要的肉眼可见特征

肝细胞癌的多中心性

多中心性是肝切除后晚期肝内复发的一项重要预测指标,见于 16%~74% 的切除肝细胞癌中[9,14,20-23]。然而,这些结论只适用于有肝硬化的患者,而源于非硬化肝脏的肝细胞癌则有巨大的反差,后者的多中心肿瘤发生率仅为 12%[6]。肝细胞癌的多中心性归因于两种机制:通过多中心致癌机制导致的肿瘤非同步进展,以及经门脉系统的肝内扩散[24,25]。以下情况可认为病灶的实质是转移性的:

• 如果它们形成了门静脉瘤栓或者与瘤栓连接生长。

• 如果多发小卫星病灶围绕着一个较大的主体肿瘤。

• 如果一个单一的肿瘤出现在主体肿瘤附近,但体积明显较小且呈现出相同的组织学特征[24]。

血管及胆道内生长

门静脉内的肿瘤栓子是肝细胞癌肝内转移的根源。大的门静脉栓塞表明不良的预后,大多数这样的患者会在一年内出现复发,在切除术后两年内死亡[12,26]。瘤栓偶尔也可在肝静脉内形成,有时侵及进入下腔动脉,最终到达右心房[27]。

肿瘤侵犯进入肝内管道,通常是胆道,或者两者都有的情况是罕见的,但却伴随着显著的更加不良的

预后[19]。有时,其对术前诊断构成了挑战,因为大多数患者伴发阻塞性黄疸或者频繁的胆道出血,而且被错误地诊断为患有胆管癌或者胆总管结石[28]。

肝细胞癌的显微镜下特征

肿瘤的肝细胞呈现出不同的肝细胞分化程度。它们常常是多角形的,有丰富的嗜酸性颗粒状细胞质被特殊的细胞膜所包绕。特别地,细胞核呈圆形和泡状,有一个独特的核仁。可以观察到多种细胞内包涵体,包括糖原、脂肪、胆汁、纤维蛋白原(苍白小体)、Mallory 小体(聚集的角蛋白和 p62 弹性蛋白)以及细胞内透明小体(聚集的 p62 弹性蛋白)、AFP、大溶酶体或者 α_1-抗胰蛋白酶[29,30]。

模拟正常肝脏条索的小梁排列方式是肝细胞癌基本的结构生长方式。然而,组织学表现是多样的,这种基本方式存在若干变异型。

组织学类型

世界卫生组织的分型认定 5 种主要的组织学类型。除纤维板层型之外,它们的重要性更多的体现在诊断价值而非提示预后[29]。其他四种亚型常常同时发现,它们是小梁型、假腺(腺泡)型、致密型和硬癌。

小梁型和腺泡型常常见于分化良好到一般分化的肝细胞癌中。小梁型的厚度存在很大差别,从几个细胞的厚度(微小梁)到十几个细胞的厚度(巨小梁)不等,由内皮细胞分界的窦状间隙分隔开(图 31.2)。在腺泡型中,细胞排列呈玫瑰花样,中心有微胆(图 31.3)。在致密型中,呈大的小梁样构造改变,肝窦被挤压并且被宽大致密的小梁遮挡。最后,硬癌型是以大量的纤维化间质分隔肿瘤细胞索为特征。这种类型经常被视为放疗、化疗或者栓塞治疗后的继发改变。大约 4% 的未接受任何治疗的病例中发现了不同程度的硬癌[13,29]。

肝细胞癌的组织学分级

人们最常使用的分级标准是由 Edmondson 和 Steiner 于 1954 年制定的,该标准是一个以肿瘤细胞分化程度为基础的四层系统[31]。Ⅰ 级包括排列在细小梁内的分化好的肿瘤肝细胞。在这些病例中,常常很难将肝细胞癌与小细胞发育异常区分开,尤其是在细

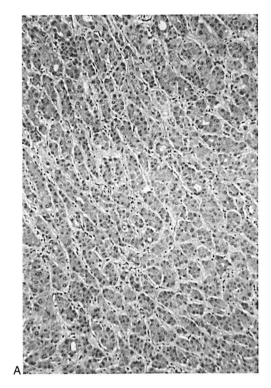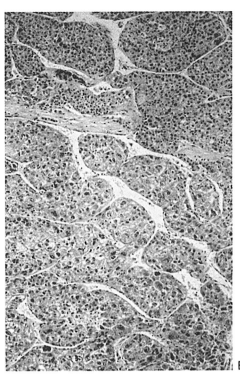

图 31.2　肝细胞癌的组织类型。(A)微小梁型的特征是肝癌细胞成束排列酷似正常的肝结构。(B) 巨小梁型由宽大的网状的肝癌束组成。

针穿刺的标本中(图 31.4)。Ⅱ级中,细胞更大且更加不典型,有时呈腺泡状。Ⅲ级中,构型和细胞学的间变显著, 但肿瘤仍然很容易辨认出是起源于肝细胞的(图 31.4)。Ⅳ级中,肿瘤细胞具有明显异型性而且不易辨别出是否为来源于肝细胞。

　　日本肝癌研究小组支持一个替代的四层组织学分级标准[13]。在这个系统中,分化好的肝细胞癌,大多直径小于 2cm,以伴有微小梁不规则、病灶处腺泡形成和常见的脂肪改变的细胞密度增加为特征 (图 31.4)。无细胞和核的异型性。这种癌可以对应 Edmondson-Steiner 分型的 Ⅰ 级癌。在一般分化的肝细胞癌中,异型的肝细胞呈小梁排列,但也可以观察到假腺管型(图 31.3)。就细胞学而言,肿瘤肝细胞有丰富的嗜酸性胞浆,细胞核呈圆形且有特异的核仁。核浆比与正常的肝细胞相等。这种类型对应 Edmondson-Steiner 标准的 Ⅱ 级和 Ⅲ 级癌,而且在晚期的肝细胞癌中常见

　　致密的生长方式表现出低分化肝细胞癌的特征。肿瘤肝细胞的核浆比增加且表现出多形性,包括单核或者多核的大细胞, 或者两者皆有。这种类型对应 Edmondson-Steiner 分级的 Ⅲ~Ⅳ级。

　　在未分化肝细胞癌中, 肿瘤细胞特征为胞浆含量少,为短螺旋形或者圆核,呈实性或者髓样。这些表现符合 Edmondson-Steiner 分级 Ⅳ 级。

　　尽管它们被广泛采用,但是这些系统对预后的预测价值仍有争议。一些系列研究报道了低级的肝细胞癌较好的预后, 而其他的报道则否认高组织学分级与不良预后之间存在关联[4,32]。而且, 有些系列研究并没有发现 Edmondson-Steiner 分级是肝内复发的预测指标,但其他研究却将高的组织学分级评估为一项较强的门脉侵犯的预测指标[15,33]。肝硬化的存在是否影响组织学分级也在争论中。根据一项系列研究, 肝硬化患者发生高分级肝细胞肝癌的概率几乎是无肝硬化患者的两倍[4]。

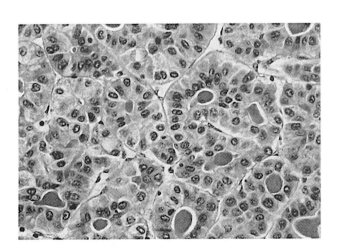

图 31.3　假腺管(腺泡)肝细胞癌。新生肝细胞呈适度的 Ⅱ 型异形性。管腔中有胆汁。

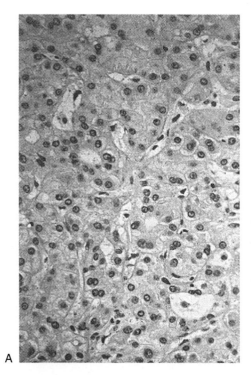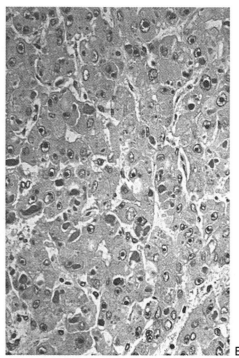

图 31.4　肝细胞癌细胞亚型。(A)I 级(高分化)。微小细胞结构异形性，有中心腺泡结构。(B)III 级(中分化)。癌细胞腺管结构紊乱，囊状的细胞核和隆凸的核仁。

细胞学亚型

肝细胞癌的透明细胞样变由具有透明细胞质的分化一般到分化良好的肿瘤细胞构成,过度的细胞质内糖原蓄积导致了胞浆的透明化[29]。一个肿瘤可完全属于透明细胞型,或者这种改变可能仅仅代表另一种独特的肝细胞癌的一个局部。据传说的良好的预后还未得到证实[34,35]。在实践中,应将透明细胞型肝细胞癌与转移的肾透明细胞癌和肾上腺皮质癌区分开。大多数病例中,免疫组化可提供恰当的诊断。

多形的肝细胞癌以肿瘤的肝细胞及其细胞核的形状和大小的显著改变为特征。可以观察到表面上良性的大细胞(破骨细胞型)或者高度退变的奇异细胞[29]。梭型(即肉瘤样的)肿瘤细胞是局部的,或者代表了大部分的肿瘤[29](图 31.5)。血管内化疗已经应用于这种表型的转变[27]。这种变型的诊断可能要面临挑战,因为其可能与纤维肉瘤、平滑肌肉瘤和恶性的纤维组织细胞瘤很相似。区分这种改变和肉瘤主要依赖于对肝细胞癌病灶典型形态学的认定。尽管细胞角蛋白(CK)的免疫反应支持这种改变,但却不是普遍存在的,一项系列研究报道其仅出现在 62% 的病例中[36]。

血管侵犯

因为肝细胞癌存在丰富的血管间质,我们可以预料到一种常见的表现：镜下的门静脉或肝动脉侵犯。

即使在肝移植的候选者当中(单发小的肝细胞癌小于 5cm 或少于 3 个肿瘤其皆小于 3cm),33% 的患者显示

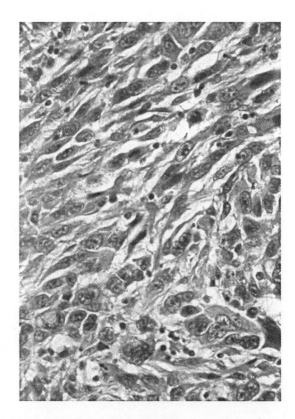

图 31.5　梭型(或者肉瘤样)肝细胞癌。大量梭形新生细胞呈肉瘤样。一般的,向常规癌细胞过渡的地方可被发现。角蛋白免疫组化能成功检测出将近 60% 的病例。

出有微血管侵犯[37]。门静脉侵犯的危险因素包括:肿瘤直径大于 3cm、高组织学分级、多发的肿瘤和每 10 个高倍视野中有丝分裂比例大于 4[33,37]。肝硬化患者的血管侵犯是否较无肝硬化的患者更频繁仍在争论中[4,33]。总体而言,它是无血管侵犯患者获得较长总的和无病生存时间的重要预后指标,部分是由于肝内转移是通过门静脉侵犯发生的[23,32,38,39]。

肝细胞癌的特殊类型

一些呈现出独特特征的组织学类型值得报道。

纤维板层癌

纤维板层型较为罕见,占总体病例的不足 5%,但约 13% 的患者年龄小于 40 岁。除了常常被诊断的青春期儿童和青年人,人们已经注意到它也高发于以往没有认识到的女性和高加索人中[29,40-42]。因为常常易于行手术切除,纤维板层癌的生存期较普通的肝细胞癌长。接受了肝切除手术的患者的 5 年总体生存率在 35%~76%[43-46]。然而,一项近期的系列研究指出因为经常有血管侵犯(36%)和淋巴结转移(50%),晚期复发常见,且 5 年的无复发生存率只有 18%[45]。纤维板层癌质硬,分界清晰,无纤维包膜。大多是单发,大小从 7~20cm[41]。在肉眼检查中,它们通常无出血和坏死,但在 10%~15% 的病例中有中心纤维瘢痕。周围实质常常不显著,小于 5% 的病例报道有硬化[41]。典型的组织学特征包括大的多角形强嗜酸性的肿瘤细胞,其包埋在排列成板层样的、透明样改变的结缔组织中[29,41](图 31.6)。细胞表现为圆形囊泡状的细胞核和明显的核仁。嗜酸性是由胞浆内蓄积的肿胀的溶酶体导致的[29,41]。细胞有时含有被视为蛋白质包涵体的 α_1 抗胰蛋白酶,以及被认为是白色毛玻璃样包涵体的纤维蛋白原苍白体[29,41]。

肝细胞癌和胆管细胞型肝癌混合型

肝细胞癌和胆管细胞型肝癌混合型是指明确含有肝细胞癌和胆管细胞型肝癌成分混合在一起的肿瘤[29]。有两种类型,即肝细胞癌为主型(最常见的类型)和胆管细胞型肝癌为主型[47]。这些肿瘤应该与肝细胞癌和胆管细胞型肝癌同时分别发生在肝脏相区别。虽然这些肿瘤中有一部分为胆系成分、细胞间微胆管或小梁生长的肝细胞癌,但是胆管细胞癌成分是通过围绕胆管上皮排列的腺体结构、胞内黏蛋白成分、MUC-1 活性、阳性 CK7 和 19 的免疫活性[47-50]的存在来识别的。同时,甲状旁腺激素相关的免疫活性作为胆管细胞型肝癌的一个典型标志,可见于胆管细胞分化的区域[51]。特别地,AFP 水平低,而癌胚抗原(CEA)和糖类抗原 19-9 在血清中可检测到增高[47,52]。肝硬化与大多数肝细胞癌为主型的病例相关(55% 的病例),偶尔见于胆管细胞型肝癌为主型的病例中(13% 的病例)[47]。值得注意的是,混合型肿瘤在遗传性血色素沉着症患者中常见。对于肝细胞和胆管细胞所表现出的共同的胚胎起源,人们假设两种组织发生机制:①胆管细胞癌成分可能从最初的单纯的肝细胞癌分化而来;和②中间"干细胞"产生了肝细胞和胆管细胞癌成分[47,48,53]。后一种假设的证据包括祖细胞的存在,以及在混合型肝细胞癌检测出肝细胞的标记(白蛋白 RNA)和胆管细胞的标记(角蛋白外形)[53,54]。

硬化肝细胞癌

硬化肝细胞癌代表了另一类不同的肿瘤,其未受世界卫生组织分类认可[29,55]。在大多数患者中发现的一个共同特征是高钙血症伴低磷酸盐尿[55]。肿瘤呈白褐色,质硬,局限的肿块,边缘强化,是转移性肿瘤和胆管细胞型肝癌。大部分患者没有肝硬化,他们的年龄通常比典型的肝细胞癌患者的年龄要大。有的具有肝细胞癌的特征,有的具有胆系的征象。其他的可能

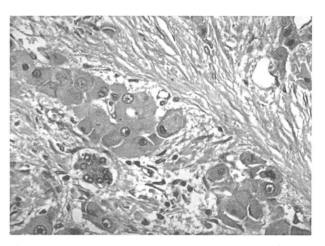

图 31.6 纤维板层肝细胞肝癌。丰富的颗粒状细胞质和带有隆凸的、核仁的、泡状细胞核是肿瘤细胞的特征。图示镶嵌着癌细胞的典型板层状纤维化。

被划分为肝细胞和胆管细胞混合型[55]。在 60 % 的病例中,瘤细胞与通常的肝细胞癌相似(硬化型肝癌),而且肿瘤的边缘掺杂着良性的肝细胞。细胞学相似性在肿瘤的中心不明显;然而嵌在大量纤维间质中的癌细胞可能会形成假小管和类胆管,很难与转移癌和胆管细胞型肝癌相鉴别[55]。硬化肝细胞癌很少像其他类型的肝细胞癌那样与升高的 AFP 水平有关,然而可能与高钙血症和甲状旁腺激素相关蛋白有关[55]。后一种情况已被肿瘤的免疫组织化学所证实。

肝细胞癌少见组织学类型

在这一部分我们将简略地谈到造成诊断问题的一些肝细胞癌的组织学类型。例如,一种罕见的髓质型的肝细胞癌已经被报道。这类患者大多有肝硬化,由大量双染的细胞和丰富的淋巴质浆细胞间,呈实质性生长[57]。虽然这种肿瘤与其他器官的 EB 病毒感染有关,但这种相关性并没有扩展到所有的肝细胞癌[55]。最近报道了一个诊断上具有挑战性且罕见的类型,一种混合有大量神经内分泌成分的混合型肝细胞癌[59]。

前期病变

巨大再生结节、低高分化发育不良结节和高分化肝细胞癌已被公认为肝硬化发展成肝癌的时间形态学过程。

巨大再生结节明显大于大多数硬化结节。他们从 0.5~1.5cm,虽然病灶局限但没包膜[60]。大多数大的再生结节与小的肝硬化结节难以分辨,其他的可表现出畸形、发育不良、构型和细胞学的特征。起初,这些特征出现在病灶上,但发育不良的肝细胞最终将取代周围部分。整个结节被取代后的结节,称为发育不良结节(低或高分化)[61]。然而,单纯大再生结节和发育不良结节之间的组织学差异并不总是明显的,尤其在穿刺活检时,他们是诊断的难题。构型上,发育不良结节指欠规则的、厚的细胞板 (三层或更多层细胞),微腺泡形成,增多的、不成对的、呈地图样生长的动脉[62]。细胞学上,发育不良结节是假定的癌前病变。大细胞变是指细胞增大,伴有细胞核的多形性和多核化[63]。在小细胞样变,胞核异型性是微细的,密度增加,比正常的小,核膜增厚,核质比增高,以及极少见有丝分裂[64]。然而,这些改变(尤其是大细胞型)的确切意义仍未定论,它们是否是肝细胞癌的直接前期病变仍不清楚[65-68]。

早期肝细胞癌可能在发育不良结节中产生,起初保留有组织学和构型上的表面正常性(图 31.7)。病灶直径<2cm,有时候周围有边界不清的纤维凝集,但大部分仅有模糊的结节形态学[13, 69]。大多数肝细胞癌是高分化的,仅有极少的细胞和结构异常,所以是穿刺组织诊断面临的难题[13, 61 ,70]。组织学上,仅有微小的变异,包括由核质比升高带来的胞密度增加。细

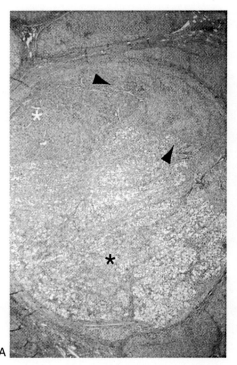
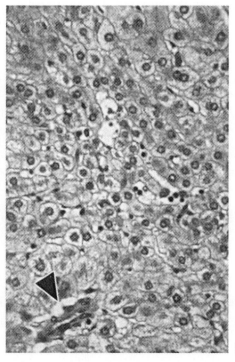

图 31.7 发育不良结节的转化。(A)发育不良位置在右上象限被标出(箭头)。巨小梁肝细胞癌(空心星号)和周围有大量脂肪蓄积的压紧的肝细胞肝癌(实心星号)取代了剩余的结节。(B)小细胞发育不良变,核密度高,裸动脉(箭头)是有价值的诊断特征。

胞质改变包括嗜酸性变、脂肪变和(或)透明细胞变,以及可见铁缺失灶[13,61,70,71]。构型上,可见到不规则的细小梁型、腺泡或假腺体型[13,61,70]。另一个显著特点是不成对的肌型动脉数量的增加[71]。脉管侵犯极少见,但是门隙间质侵犯能被观察到[69,70]。随着肿瘤的生长,分化良好肝细胞癌的去分化开始出现,直径在 1~3cm 的约 40%的肝细胞癌含有 2 种以上的分化变异[47]。去分化成分通常以结节中结节的形式出现。在这个过程中,高分化的成分出现在中心,广泛增殖,而周边分化好的受挤压成环状,并最终被取代[47,61,70,72](图 31.7)。

细胞学

细针刺活检是肝细胞癌诊断的有效方法,灵敏度在 67% ~93%[73]。困难在于良性肝细胞结节与低度肝细胞癌的鉴别。良好分化的肝细胞癌的详细诊断标准如下:

- 许多条带状异性核。
- 巨核仁。
- 增加的有丝分裂。
- 多核化[74]。
  在涂片材料构型标准如下:
- 宽小梁。
- 穿越组织片段的边界清楚的毛细管。
- 内皮细胞环绕的肝细胞岛(图 31.8)。

从细针刺活检准备的细胞室尤其重要,这样能提高诊断的特异性,允许一个更好的构型评估和经得起

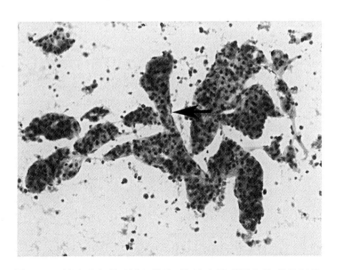

图 31.8　被内皮细胞环绕(箭头)的巨小梁型肝细胞癌的细胞形态学特征。(见彩图)

检验的特殊印渍,在模棱两可的病例中能有帮助[75,76]。

细针刺活检诊断少见的分化肝细胞癌也是一个困难的过程,因为他们的特征可能被转移性肿瘤所覆盖。一项来自美国病理学院的研究,肝细胞癌细针刺活检误诊率为 26%[77]。因此,虽然细针刺活检能有效的诊断肝细胞癌,但是联合细胞室材料的使用将对提高检验的灵敏度和特异度有重要意义。

辅助设备研究

为了明确肝细胞癌的诊断,常规镜下评估肝肿物偶尔需要特殊试验辅助,以便将它与转移腺癌,较少的周围型胆管型肝癌相区别。这些辅助措施对区分良好分化的肝细胞癌与良性增殖性(病变例如肝细胞腺瘤)有很大帮助。被应用的技术包括:免疫组织化学、传统的细胞遗传学、原位荧光杂交和基因组杂交对比[78,79]。随着时间的推移,很多标志已被证实,其中有些技术在大部分实验室诊断中很难实现。因为对所有的标志进行详尽无遗漏的综述已超出本章的范围,在通常的临床困境下,这里讨论的仅是几个已被很好地使用或有前景的标志。

肝细胞癌与转移性腺癌和胆管型肝癌

黏蛋白

尽管人们普遍认为肝细胞癌不产生黏蛋白,但很少报道在假腺管(腺泡)腔内转化[31]。然而,黏液洋红染色细胞质黏蛋白排除了这一论断,形成了一个转移性腺癌和胆管型肝癌的鉴别诊断。近来,人们将重点放在了针对黏蛋白中糖蛋白成分的 MUC 抗体上。肝细胞癌黏蛋白核蛋白均呈阴性,包括 MUC-1、MUC-2 和 MUC-5AC。相反的,MUC-1 和 MUC-5AC 在胆管型肝癌分别有 73%和 45%的阳性,在很可能转移到肝的胃肠肿瘤中也有同样的表达[80]。如果肝细胞癌和胆管型肝癌免疫组织化学证据在同一病变中被观察到,那么肝细胞和胆管型肝癌混合型将被确诊。

白蛋白

白蛋白全部由肝细胞合成,是肝细胞系高度特异的标志[81],可作为区别肝细胞癌和胆管型肝癌的理想工具。不幸的是,免疫组织化学不能很好的定位于它产生的部位,因为血浆中含有大量的蛋白。原位杂交

是一项较好的技术，白蛋白 mRNA 能证实高达 96% 的肝细胞癌[81]。但是，这种方法并不是在所有的实验室都可以办到。

多克隆癌胚抗原和 CD10

除了形态学上与正常肝细胞相似外，肝细胞癌有胆道网络，不过其是紊乱的。多克隆癌胚抗原和 CD10 借助于与糖蛋白-I 的交叉反应描绘出这种外形，并由此提供肝细胞分化的证据[82,83]。然而，很可能引起诊断困难的低分化的肝细胞癌，偶尔有这种免疫组织化学标记的阴性[82,83]。

甲胎球蛋白

甲胎球蛋白是一种低灵敏性癌胚胎的糖蛋白，在肝细胞癌中染出率达 15%~60%[84-86]，这使其成为不可靠的肝细胞分化标志变。然而，它的特异性在排除罕见损伤（如卵黄囊肿瘤）后可接近 100%[87,89]。

肝细胞石蜡 1

肝细胞石蜡 1 是良恶性肝增生结节的一个高敏性标志[90-92]。据报道，其灵敏度为 91% 左右，仅有 4% 的非肝性肿瘤染色呈阳性[92]。然而，分化差的肝细胞癌可能是阴性，个别转移性腺癌已被报道有免疫反应[92]。值得注意的是，肝样分化的转移性腺癌肝细胞石蜡 1 总是呈阴性[93]。

细胞角蛋白

肝细胞癌往往重演肝细胞角蛋白的形态，并对低分子量角蛋白（包括 CAM5.2，CK8、18）通常呈阳性。相反的，胆管型肝癌阳性表达角蛋白 7 和 19，而他们在肝细胞肝癌中通常呈阴性。然而，CK 表型在肝细胞癌和胆管型肝癌的重叠表达（反映出他们共同的前体细胞来源）及转移性肿瘤（取决于原发器官）限制了它们的诊断应用性[87,89]。

CD34

见下文"CD34"小节。

区别良恶性肝肿瘤的标志

网硬蛋白

高分化肝细胞癌可能会误认为肝细胞腺瘤，尤其是针刺活检的标本。然而，肝细胞腺瘤显示高密度网

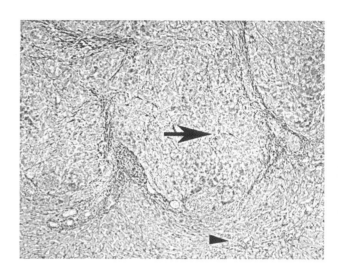

图 31.9 网硬蛋白染色显示部分缺失（三角箭头）。附近良性肝实质显示了正常的和保留的网硬蛋白框架（箭头）。（见彩图）

硬蛋白纤维框架沿着肝窦分布。相反的，肝细胞癌通常缺失这种框架和（或）出现增厚的肝细胞板（图 31.9），不过这种改变在分化良好的病变中可能不易察觉[94]。

CD34

CD34 是内皮细胞标志，通常不在肝窦状细胞表达。然而肝窦毛细血管，不同程度的表达 CD34，已经在肝腺瘤、肝硬化、腺样增生和肝细胞癌中被证实[78,95,96]。弥漫的肝窦状细胞反应可以支持肝细胞癌的诊断[76]，还可以帮助将发育异常的瘤结节和早期肝细胞癌与巨大再生结节区别开[97]。然而在对肝细胞良恶性增生的染色中有大量的交叉重叠，所以在用免疫组化染色进行区别时必须谨慎。值得注意的是，一系列报道指出转移性肝癌中 CD34 免疫反应缺乏，提示其在这种情况下的作用。

总之，这些标志物最好是用来支持一种有条理的组织学评估，而不是取代它。联合 HepPar1 免疫组织化学染色和 CEA、CD10 在区别肝细胞癌和其他肿瘤中提供了最高的价值。

（孔大陆 译）

参考文献

1. Okuda K, Peters RL, Simson IW. Gross anatomic features of hepatocellular carcinoma from three disparate geographic areas: proposal of new classification. *Cancer* 1984;54:2165–2173.
2. Kemeny F, Vadrot J, Wu A, Smadja C, Meakins JL, Franco D. Morphological and histological features of resected hepatocellular carcinoma in cirrhotic

patients in the West. *Hepatology* 1989;9:253–257.

3. Kojiro M, Nakashima O, Kiyomatsu K, et al. *Comparative Study of HCC Between Japan and Spain.* Amsterdam: Excerpta Medica; 1990.

4. Nzeako UC, Goodman ZD, Ishak KG. Hepatocellular carcinoma in cirrhotic and noncirrhotic livers: a clinico-histopathologic study of 804 North American patients. *Am J Clin Pathol* 1996;105:65–75.

5. Smalley SR, Moertel CG, Hilton JF, et al. Hepatoma in the noncirrhotic liver. *Cancer* 1988;62:1414–1424.

6. Bismuth H, Chiche L, Castaing D. Surgical treatment of hepatocellular carcinomas in noncirrhotic liver: experience with 68 liver resections. *World J Surg* 1995;19:35–41.

7. Kishi K, Shikata T, Hirohashi S, Hasegawa H, Yamazaki S, Makuuchi M. Hepatocellular carcinoma: a clinical and pathologic analysis of 57 hepatectomy cases. *Cancer* 1983;51:542–548.

8. Lauwers GY, Vauthey JN. Pathological aspects of hepatocellular carcinoma: a critical review of prognostic factors. *Hepatogastroenterology* 1998;45(suppl 3):1197–1202.

9. Yuki K, Hirohashi S, Sakamoto M, Kanai T, Shimosato Y. Growth and spread of hepatocellular carcinoma: a review of 240 consecutive autopsy cases. *Cancer* 1990;66:2174–2179.

10. Adachi E, Maeda T, Matsumata T, et al. Risk factors for intrahepatic recurrence in human small hepatocellular carcinoma. *Gastroenterology* 1995;108:768–775.

11. Japan LCSGo. Primary liver cancer in Japan: clinicopathologic features and results of surgical treatment. *Ann Surg* 1989;211:277–287.

12. Izumi R, Shimizu K, Ii T, et al. Prognostic factors of hepatocellular carcinoma in patients undergoing hepatic resection. *Gastroenterology* 1994;106:720–727.

13. Japan LCSGo. *The General Rules for the Clinical and Pathological Study of Primary Liver Cancer.* Tokyo: Kanehira & Co.; 1997.

14. Nagao T, Inoue S, Goto S, et al. Hepatic resection for hepatocellular carcinoma: clinical features and long-term prognosis. *Ann Surg* 1987;205:33–40.

15. Arii S, Tanaka J, Yamazoe Y, et al. Predictive factors for intrahepatic recurrence of hepatocellular carcinoma after partial hepatectomy. *Cancer* 1992;69:913–919.

16. Ng IO, Lai EC, Ng MM, Fan ST. Tumor encapsulation in hepatocellular carcinoma: a pathologic study of 189 cases. *Cancer* 1992;70:45–49.

17. Eggel H. Uber das primare carcinom der leber. *Beitr Pathol Ann* 1901;30:506–604.

18. Kanai T, Hirohashi S, Upton MP, et al. Pathology of small hepatocellular carcinoma: a proposal for a new gross classification. *Cancer* 1987;60:810–819.

19. Nakashima T, Kojiro M. Pathologic characteristics of hepatocellular carcinoma. *Semin Liver Dis* 1986;6:259–266.

20. Nagao T, Inoue S, Yoshimi F, et al. Postoperative recurrence of hepatocellular carcinoma. *Ann Surg* 1990;211:28–33.

21. Lai EC, You KT, Ng IO, Shek TW. The pathological basis of resection margin for hepatocellular carcinoma. *World J Surg* 1993;17:786–790; discussion 791.

22. Imamura H, Matsuyama Y, Tanaka E, et al. Risk factors contributing to early and late phase intrahepatic recurrence of hepatocellular carcinoma after hepatectomy. *J Hepatol* 2003;38:200–207.

23. Lauwers GY, Terris B, Balis UJ, et al. Prognostic histologic indicators of curatively resected hepatocellular carcinomas: a multi-institutional analysis of 425 patients with definition of a histologic prognostic index. *Am J Surg Pathol* 2002;26:25–34.

24. Sakamoto M, Hirohashi S, Tsuda H, Shimosato Y, Makuuchi M, Hosoda Y. Multicentric independent development of hepatocellular carcinoma revealed by analysis of hepatitis B virus integration pattern. *Am J Surg Pathol* 1989;13:1064–1067.

25. Toyosaka A, Okamoto E, Mitsunobu M, Oriyama T, Nakao N, Miura K. Pathologic and radiographic studies of intrahepatic metastasis in hepatocellular carcinoma: the role of efferent vessels. *HPB Surg* 1996;10:97–103; discussion 103–104.

26. Ikai I, Yamaoka Y, Yamamoto Y, et al. Surgical intervention for patients with stage IV-A hepatocellular carcinoma without lymph node metastasis: proposal as a standard therapy. *Ann Surg* 1998;227:433–439.

27. Kojiro M, Sugihara S, Kakizoe S, Nakashima O, Kiyomatsu K. Hepatocellular carcinoma with sarcomatous change: special reference to the relationship with anticancer therapy. *Cancer Chemother Pharmacol* 1989;23(suppl):S4–S8.

28. Kojiro M, Kawabata K, Kawano Y, Shirai F, Takemoto N, Nakashima T. Hepatocellular carcinoma presenting as intrabile duct tumor growth: a clinicopathologic study of 24 cases. *Cancer* 1982;49:2144–2147.

29. Ishak KG, Anthony PP, Sobin L. *Histological Typing of Tumours in the Liver.* Berlin: Springer-Verlag; 1994.

30. Denk H, Stumptner C, Fuchsbichler A, et al. Are the Mallory bodies and intracellular hyaline bodies in neoplastic and non-neoplastic hepatocytes related? *J Pathol* 2006;208:653–661.

31. Edmondson HA, Steiner PE. Primary carcinoma of the liver: a study of 100 cases among 48,900 necropsies. *Cancer* 1954;7:462–503.

32. Haratake J, Takeda S, Kasai T, Nakano S, Tokui N. Predictable factors for estimating prognosis of patients after resection of hepatocellular carcinoma. *Cancer* 1993;72:1178–1183.

33. Adachi E, Maeda T, Kajiyama K, et al. Factors correlated with portal venous invasion by hepatocellular carcinoma: univariate and multivariate analyses of 232 resected cases without preoperative treatments. *Cancer* 1996;77:2022–2031.

34. Lai CL, Wu PC, Lam KC, Todd D. Histologic prognostic indicators in hepatocellular carcinoma. *Cancer* 1979;44:1677–1683.

35. Yang SH, Watanabe J, Nakashima O, Kojiro M. Clinicopathologic study on clear cell hepatocellular carcinoma. *Pathol Int* 1996;46:503–509.

36. Maeda T, Adachi E, Kajiyama K, Takenaka K, Sugimachi K, Tsuneyoshi M. Spindle cell hepatocellular carcinoma: a clinicopathologic and immunohistochemical analysis of 15 cases. *Cancer* 1996;77:51–57.

37. Esnaola NF, Lauwers GY, Mirza NQ, et al. Predictors of microvascular invasion in patients with hepatocellular carcinoma who are candidates for orthotopic liver transplantation. *J Gastrointest Surg* 2002;6:224–232; discussion 232.

38. Vauthey JN, Klimstra D, Franceschi D, et al. Factors affecting long-term outcome after hepatic resection for hepatocellular carcinoma. *Am J Surg* 1995;169:28–34; discussion 34–25.

39. Nigam A, Zhurak M, Boitnott JK, et al. Factors affecting survival in Western patients following curative resection for hepatocellular carcinoma [abstract]. *Gastroenterology* 1995;108:A1235.

40. Craig JR, Peters RL, Edmondson HA, Omata M. Fibrolamellar carcinoma of the liver: a tumor of adolescents and young adults with distinctive clinicopathologic features. *Cancer* 1980;46:372–379.

41. Berman MA, Burnham JA, Sheahan DG. Fibrolamellar carcinoma of the liver: an immunohistochemical study of nineteen cases and a review of the literature. *Hum Pathol* 1988;19:784–794.

42. El-Serag HB, Davila JA. Is fibrolamellar carcinoma different from hepatocellular carcinoma? A US population-based study. *Hepatology* 2004;39:798–803.

43. Ringe B, Wittekind C, Weimann A, Tusch G, Pichlmayr R. Results of hepatic resection and transplantation for fibrolamellar carcinoma. *Surg Gynecol Obstet* 1992;175:299–305.

44. Soreide O, Czerniak A, Bradpiece H, Bloom S, Blumgart L. Characteristics of fibrolamellar hepatocellular carcinoma: a study of nine cases and a review of the literature. *Am J Surg* 1986;151:518–523.

45. Stipa F, Yoon SS, Liau KH, et al. Outcome of patients with fibrolamellar hepatocellular carcinoma. *Cancer* 2006;106:1331–1338.

46. Kakar S, Burgart LJ, Batts KP, Garcia J, Jain D, Ferrell LD. Clinicopathologic features and survival in fibrolamellar carcinoma: comparison with conventional hepatocellular carcinoma with and without cirrhosis. *Mod Pathol* 2005;18:1417–1423.

47. Kojiro M. *Pathology of Hepatocellular Carcinoma.* New York, NY: Churchill Livingstone; 1997.

48. Goodman ZD, Ishak KG, Langloss JM, Sesterhenn IA, Rabin L. Combined hepatocellular-cholangiocarcinoma: a histologic and immunohistochemical study. *Cancer* 1985;55:124–135.

49. Maeda T, Adachi E, Kajiyama K, Sugimachi K, Tsuneyoshi M. Combined hepatocellular and cholangiocarcinoma: proposed criteria according to cytokeratin expression and analysis of clinicopathologic features. *Hum Pathol* 1995;26:956–964.

50. Morcos M, Dubois S, Bralet MP, Belghiti J, Degott C, Terris B. Primary liver carcinoma in genetic hemochromatosis reveals a broad histologic spectrum. *Am J Clin Pathol* 2001;116:738–743.

51. Roskams T, Willems M, Campos RV, Drucker DJ, Yap SH, Desmet VJ. Parathyroid hormone-related peptide expression in primary and metastatic liver tumours. *Histopathology* 1993;23:519–525.

52. Nakamura S, Suzuki S, Sakaguchi T, et al. Surgical treatment of patients with mixed hepatocellular carcinoma and cholangiocarcinoma. *Cancer* 1996;78:1671–1676.

53. Theise ND, Yao JL, Harada K, et al. Hepatic 'stem cell' malignancies in adults: four cases. *Histopathology* 2003;43:263–271.

54. Tickoo SK, Zee SY, Obiekwe S, et al. Combined hepatocellular-cholangiocarcinoma: a histopathologic, immunohistochemical, and in situ hybridization study. *Am J Surg Pathol* 2002;26:989–997.

55. Omata M, Peters RL, Tatter D. Sclerosing hepatic carcinoma: relationship to hypercalcemia. *Liver* 1981;1:33–49.

56. Albar JP, De Miguel F, Esbrit P, Miranda R, Fernandez-Flores A, Sarasa JL. Immunohistochemical detection of parathyroid hormone-related protein in a rare variant of hepatic neoplasm (sclerosing hepatic carcinoma). *Hum Pathol* 1996;27:728–731.

57. Zimmermann A, Kappeler A, Friess H, Buchler MW. Hepatocellular carcinoma with an unusual medullary-like histology and signs of regression ("medullary-like hepatocellular carcinoma"). *Dig Liver Dis* 2002;34:748–753.

58. Si MW, Thorson JA, Lauwers GY, DalCin P, Furman J. Hepatocellular lymphoepithelioma-like carcinoma associated with Epstein Barr virus: a hitherto unrecognized entity. *Diagn Mol Pathol* 2004;13:183–189.

59. Yamaguchi R, Nakashima O, Ogata T, Hanada K, Kumabe T, Kojiro M. Hepatocellular carcinoma with an unusual neuroendocrine component. *Pathol Int* 2004;54:861–865.

60. Earls JP, Theise ND, Weinreb JC, et al. Terminology of nodular hepatocellular lesions. International Working Party. *Hepatology* 1995;22:983–993.

61. Kondo Y, Niwa Y, Akikusa B, Takazawa H, Okabayashi A. A histopathologic study of early hepatocellular carcinoma. *Cancer* 1983;52:687–692.

62. Borzio M, Fargion S, Borzio F, et al. Impact of large regenerative, low grade and high grade dysplastic nodules in hepatocellular carcinoma development. *J Hepatol* 2003;39:208–214.

63. Anthony PP, Vogel CL, Barker LF. Liver cell dysplasia: a premalignant condition. *J Clin Pathol* 1973;26:217–223.
64. Watanabe S, Okita K, Harada T, et al. Morphologic studies of the liver cell dysplasia. *Cancer* 1983;51:2197–2205.
65. Lee RG, Tsamandas AC, Demetris AJ. Large cell change (liver cell dysplasia) and hepatocellular carcinoma in cirrhosis: matched case-control study, pathological analysis, and pathogenetic hypothesis. *Hepatology* 1997;26:1415–1422.
66. Borzio M, Borzio F, Croce A, et al. Ultrasonography-detected macroregenerative nodules in cirrhosis: a prospective study. *Gastroenterology* 1997;112:1617–1623.
67. Theise ND, Schwartz M, Miller C, Thung SN. Macroregenerative nodules and hepatocellular carcinoma in forty-four sequential adult liver explants with cirrhosis. *Hepatology* 1992;16:949–955.
68. Terasaki S, Kaneko S, Kobayashi K, Nonomura A, Nakanuma Y. Histological features predicting malignant transformation of nonmalignant hepatocellular nodules: a prospective study. *Gastroenterology* 1998;115:1216–1222.
69. Kojiro M. Focus on dysplastic nodules and early hepatocellular carcinoma: an Eastern point of view. *Liver Transpl* 2004;10:S3–S8.
70. Sakamoto M, Hirohashi S, Shimosato Y. Early stages of multistep hepatocarcinogenesis: adenomatous hyperplasia and early hepatocellular carcinoma. *Hum Pathol* 1991;22:172–178.
71. Roncalli M. Hepatocellular nodules in cirrhosis: focus on diagnostic criteria on liver biopsy: a Western experience. *Liver Transpl* 2004;10:S9–S15.
72. Arakawa M, Kage M, Sugihara S, Nakashima T, Suenaga M, Okuda K. Emergence of malignant lesions within an adenomatous hyperplastic nodule in a cirrhotic liver: observations in five cases. *Gastroenterology* 1986;91:198–208.
73. Jain D. Diagnosis of hepatocellular carcinoma: fine needle aspiration cytology or needle core biopsy. *J Clin Gastroenterol* 2002;35:S101–S108.
74. de Boer WB, Segal A, Frost FA, Sterrett GF. Cytodiagnosis of well differentiated hepatocellular carcinoma: can indeterminate diagnoses be reduced? *Cancer* 1999;87:270–277.
75. Saad RS, Luckasevic TM, Noga CM, Johnson DR, Silverman JF, Liu YL. Diagnostic value of HepPar1, pCEA, CD10, and CD34 expression in separating hepatocellular carcinoma from metastatic carcinoma in fine-needle aspiration cytology. *Diagn Cytopathol* 2004;30:1–6.
76. de Boer WB, Segal A, Frost FA, Sterrett GF. Can CD34 discriminate between benign and malignant hepatocytic lesions in fine-needle aspirates and thin core biopsies? *Cancer* 2000;90:273–278.
77. Renshaw AA, Haja J, Wilbur DC, Miller TR. Fine-needle aspirates of adenocarcinoma/metastatic carcinoma that resemble hepatocellular carcinoma: correlating cytologic features and performance in the College of American Pathologists Nongynecologic Cytology Program. *Arch Pathol Lab Med* 2005;129:1217–1221.
78. Wilkens L, Bredt M, Flemming P, et al. Comparative genomic hybridization (CGH) and fluorescence in situ hybridization (FISH) in the diagnosis of hepatocellular carcinoma. *J Hepatobiliary Pancreat Surg* 2002;9:304–311.
79. Chen ZM, Crone KG, Watson MA, Pfeifer JD, Wang HL. Identification of a unique gene expression signature that differentiates hepatocellular adenoma from well-differentiated hepatocellular carcinoma. *Am J Surg Pathol* 2005;29:1600–1608.
80. Lau SK, Weiss LM, Chu PG. Differential expression of MUC1, MUC2, and MUC5AC in carcinomas of various sites: an immunohistochemical study. *Am J Clin Pathol* 2004;122:61–69.
81. Krishna M, Lloyd RV, Batts KP. Detection of albumin messenger RNA in hepatic and extrahepatic neoplasms: a marker of hepatocellular differentiation. *Am J Surg Pathol* 1997;21:147–152.
82. Ma CK, Zarbo RJ, Frierson HF, Jr., Lee MW. Comparative immunohistochemical study of primary and metastatic carcinomas of the liver. *Am J Clin Pathol* 1993;99:551–557.
83. Borscheri N, Roessner A, Rocken C. Canalicular immunostaining of neprilysin (CD10) as a diagnostic marker for hepatocellular carcinomas. *Am J Surg Pathol* 2001;25:1297–1303.
84. Kondo Y. Histologic features of hepatocellular carcinoma and allied disorders. *Pathol Annu* 1985;20(pt 2):405–430.
85. Thung SN, Gerber MA, Sarno E, Popper H. Distribution of five antigens in hepatocellular carcinoma. *Lab Invest* 1979;41:101–105.
86. Fucich LF, Cheles MK, Thung SN, Gerber MA, Marrogi AJ. Primary vs metastatic hepatic carcinoma: an immunohistochemical study of 34 cases. *Arch Pathol Lab Med* 1994;118:927–930.
87. Hurlimann J, Gardiol D. Immunohistochemistry in the differential diagnosis of liver carcinomas. *Am J Surg Pathol* 1991;15:280–288.
88. Johnson DE, Herndier BG, Medeiros LJ, Warnke RA, Rouse RV. The diagnostic utility of the keratin profiles of hepatocellular carcinoma and cholangiocarcinoma. *Am J Surg Pathol* 1988;12:187–197.
89. Minervini MI, Demetris AJ, Lee RG, Carr BI, Madariaga J, Nalesnik MA. Utilization of hepatocyte-specific antibody in the immunocytochemical evaluation of liver tumors. *Mod Pathol* 1997;10:686–692.
90. Kakar S, Muir T, Murphy LM, Lloyd RV, Burgart LJ. Immunoreactivity of Hep Par 1 in hepatic and extrahepatic tumors and its correlation with albumin in situ hybridization in hepatocellular carcinoma. *Am J Clin Pathol* 2003;119:361–366.
91. Fan Z, van de Rijn M, Montgomery K, Rouse RV. Hep par 1 antibody stain for the differential diagnosis of hepatocellular carcinoma: 676 tumors tested using tissue microarrays and conventional tissue sections. *Mod Pathol* 2003;16:137–144.
92. Lugli A, Tornillo L, Mirlacher M, Bundi M, Sauter G, Terracciano LM. Hepatocyte paraffin 1 expression in human normal and neoplastic tissues: tissue microarray analysis on 3,940 tissue samples. *Am J Clin Pathol* 2004;122:721–727.
93. Terracciano LM, Glatz K, Mhawech P, et al. Hepatoid adenocarcinoma with liver metastasis mimicking hepatocellular carcinoma: an immunohistochemical and molecular study of eight cases. *Am J Surg Pathol* 2003;27:1302–1312.
94. Bergman S, Graeme-Cook F, Pitman MB. The usefulness of the reticulin stain in the differential diagnosis of liver nodules on fine-needle aspiration biopsy cell block preparations. *Mod Pathol* 1997;10:1258–1264.
95. Scott FR, el-Refaie A, More L, Scheuer PJ, Dhillon AP. Hepatocellular carcinoma arising in an adenoma: value of QBend 10 immunostaining in diagnosis of liver cell carcinoma. *Histopathology* 1996;28:472–474.
96. Kimura H, Nakajima T, Kagawa K, et al. Angiogenesis in hepatocellular carcinoma as evaluated by CD34 immunohistochemistry. *Liver* 1998;18:14–19.
97. Frachon S, Gouysse G, Dumortier J, et al. Endothelial cell marker expression in dysplastic lesions of the liver: an immunohistochemical study. *J Hepatol* 2001;34:850–857.
98. Gottschalk-Sabag S, Ron N, Glick T. Use of CD34 and factor VIII to diagnose hepatocellular carcinoma on fine needle aspirates. *Acta Cytol* 1998;42:691–696.

第 **32** 章

肝细胞癌：解剖及分期

Christopher J. Gannon , Steven A. Curley

简　介

肝细胞癌(HCC)是在世界范围内常见的恶性肿瘤，每年新发病例在 50 万以上[1]。虽然这一发病率并没有反映出美国总体肿瘤的发病情况，但是肝细胞癌的发病率在逐年升高，人们预测在 2007 年新发病例将超过 19 000 例。不幸的是，这一疾病仍具有高致死性，同是 2007 年，人们预测死于该病的人数将超过 17 000 例[2]。慢性肝病是肝细胞癌的最常见原因。

在世界范围内，肝功能异常和肝硬化的主要原因是慢性病毒性肝炎。在西方国家，长期过量饮酒等其他因素可能对肝细胞癌的发生有一定影响。乙型肝炎病毒引起肝细胞癌患者潜在的肝损伤已经得到了广泛的证实。相似的是，慢性丙型肝炎病毒感染显示出了其更加强大的致病能力[3]。尽管肝细胞癌在世界各国高发，且在美国的发病率越来越高，但人们对它的有效治疗还局限于早期病变的患者，并且主要依赖其临床特征，以及肿瘤的解剖等。因此，肝细胞癌有许多的分期系统。我们对经过临床证实已得到人们广泛认可的分期系统作一探讨。

解　剖

全面掌握肝脏解剖对于决定一个患者是接受肝切除还是其他局部治疗是十分必要的。肝脏有充足的血运来自肝动脉和门静脉，肝动脉是腹腔动脉的一个分支，门静脉的血运来自小肠干。统一的命名法对于增进医护人员之间理解，阐明有时存在分颁的文献是很重要的。

肝脏位于右上腹部，卧在右侧的肋弓下。它完全被一层称为 Glisson 鞘的腹膜所包绕。这层鞘也包绕着肝门血管并进入肝脏。相反，肝静脉则不为 Glisson 鞘包绕。肝脏接受来自肝动脉和门静脉的双重血供，其中门静脉提供大约 75% 的血供，其余则由肝动脉提供。肝脏主要由三支大静脉引流，分别为左、中和右肝静脉。其他部分由位于肝脏后面的几支小静脉直接引流入下腔静脉。

识别肝外动脉解剖的变异对于肝肿瘤的外科治疗十分重要[4,5]。大多数患者的肝总动脉起源于腹腔动脉，它发出胃十二指肠动脉和胃右动脉。肝固有动脉发出胆囊动脉、肝左动脉和肝右动脉。不过胆囊动脉常起源于肝右动脉，少数起源于肝左动脉。解剖变异包括一支替代肝右动脉(肝右动脉起源于肠系膜上动脉)，和一支替代肝左动脉 (肝左动脉起源于胃左动脉)。在肝外科中，认识解剖变异的重要性在于术中避免损伤这些重要结构。其他的解剖变异包括副肝血管的变异(一支动脉和另一支有更加标准起源的动脉同时存在)和胆囊动脉解剖的变异。

识别胆道解剖及其变异对于成功的肝肿瘤外科非常必要。近端的右肝管主要位于肝内，而近端的左肝管直到肝圆韧带水平走行在肝外，并垂直于肝总管。在圆韧带位置，左肝管由Ⅳ段和Ⅱ、Ⅲ段的胆管汇合而成。左右肝管的汇合部位于门静脉分叉部位的前上方。左右肝管汇合成肝总管，从左右肝管汇合部到胆囊管入口部位的这一段胆管称为肝总管。胆总管位于胆囊管入口部位到 Vater 壶腹部之间。肝外胆管的血供，上部分来自肝右动脉，下部分来自胃十二指肠动脉，并且沿着胆管的走行纵向分布。

肝段解剖的认识是肝脏外科最伟大的进步之一。Couinaud 肝脏分段命名系统目前仍广泛应用[6,7]。肝脏由从每条肝静脉至下腔静脉形成的纵向平面和位于主肝门血管分叉部所在的水平平面分为肝段 (图

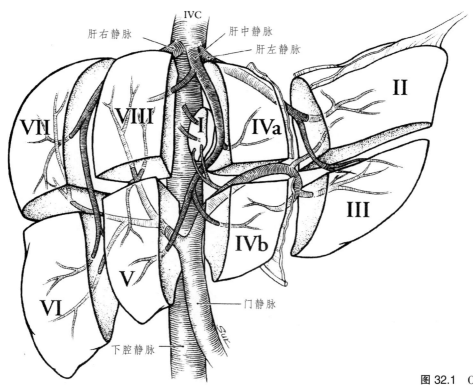

图 32.1　Couinaud 段肝脏解剖。

32.1)。肝中静脉和门脉分叉所在的平面将肝脏分为左右叶,它位于下腔静脉至胆囊窝顶点(也称为 Cantlie 线或门静脉裂)。门静脉继续分支并形成四个肝叶(有时也称为段或部分)。从前面观,肝段按逆时针命名,开始于被称为尾状叶的第 I 段。右肝被肝右静脉平面分为右前叶和右后叶肝脏。右肝第三级血管分支供血 4 个肝段,每个肝叶两个肝段。在左侧,门静脉血管升支返回供应左内叶[8],而左外叶分别为 II, III 段血管供应。I 段,即尾状叶,接受左、右两支门静脉的供血,其胆汁引流同样汇入左肝管和右肝管。

外科肝段解剖应用于轴向放射学影像 (CT 或 MRI),对于评估肝肿瘤的可切除性至关重要。阅读这种轴向的影像应先从识别肝静脉汇入下腔静脉处和门静脉分支处开始。在门静脉分支的头侧部位为 VII, VIII,IV A 和 II 段,其尾侧为 VI, V,IV B 和 III 段。

临床分期系统

大多数肝癌患者为晚期,因此不能接受根治性手术。其他患者中,绝大部分同时存在严重的肝脏疾病,包括肝硬化和慢性活动性肝炎,他们可能没有足够的肝功能储备以耐受手术。因此肝癌有很多的临床分期系统。这些系统代表着对肝细胞肝癌初期治疗标准化的尝试。选择最适宜的患者接受肝切除、肝移植或直接的肿瘤消融治疗是最终的目标。目前获得广泛认可的临床分期系统包括 Okuda、巴塞罗那临床肝癌分期(BCLC)、意大利肝癌分期(CLIP)和终末期肝病模型(MELD)。

Okuda 分期系统

这一分期系统是通过一部分日本患者总结出的。它涉及肝功能指标和肿瘤的特征。肝功能指标包括血清白蛋白和胆红素的检测数值。其他两个指标为存在

表 32.1

Okuda 分期系统

标准	分数	
	0	1
肿瘤大小	<肝脏的 50%	>肝脏的 50%
腹水	无	有
白蛋白(g/dL)	≥3.0	<3.0
胆红素(mg/dL)	<3.0	>3.0

I 期:0 分;II 期:1 或 2 分;III 期:3 或 4 分。

腹水和肿瘤大小或体积占肝实质的比例(表 32.1)。每一个指标通过具体数值被标记为阳性或阴性。血清白蛋白低于 3g/dL 为 "+";血清胆红素高于 3mg/dL 为 "+";临床可发现的腹水为 "+";肿瘤大于肝脏最大横截面积的 50% 为 "+"。

Okuda 分期由阳性指标的数目决定。Okuda 分期为 Ⅰ 期的患者没有阳性指标,Ⅱ 期患者有 1 或 2 个阳性指标,Ⅲ 期有 3 或 4 个阳性指标。在最初应用这种分期的 850 个患者中,Ⅰ 期患者接受切除治疗中位生存期为 25.6 个月,Ⅱ 期患者肝切除后中位生存期为 12.2 个月。药物治疗 Ⅰ 期的患者中位生存期仅为 9.4 个月。与未进行治疗的患者相比,Ⅱ、Ⅲ 期患者经药物治疗效果更好(Ⅱ 期:1.6 对 3.5 个月,Ⅲ 期:0.7 对 1.6 个月)。患者中的绝大多数因为肿瘤的因素或肝功能的因素而表现为晚期(>80%)[9]。这个分期系统在晚期肝细胞癌病列中具有最为可靠最好的可重复性[10,11]。

Okuda 分期系统没有将肿瘤进一步分为小肝癌(<2cm)、多中心性肝癌或肝癌血管侵犯等。这几个因素中的每一个都表现出对于早期肝细胞癌预后方面的重要性[12-14]。Okuda 分期系统的其他缺点包括原始研究人群的不一致性。基于这个分期系统中的临床指标,可行切除的患者具有更多的一致性,而重要的区别并没有得到体现。因此,Okuda 分期系统并没有被明确的应用于可以获得根治性治疗的患者可切除性的评估。

巴塞罗那临床肝癌分期

作为一个临床分期系统,巴塞罗那分期(BCLC)将肿瘤分期(包括 Child-Pugh 分级)(表 32.2)、患者一般状况和症状作为参考,形成了一种可用于制定治疗方案

的分期系统。早期肝癌为 BCLC 的 A 期,它包括小的孤立肿瘤和肝储备功能及身体状况良好的患者的小的多结节肿瘤。根据每个患者临床表现的细微差别,对 BCLC A 期的患者也会有不同的治疗建议。B 期为身体状况较好并且肝功能储备至少为中等的、大的、多个瘤灶患者,对这期患者 BCLC 建议仅行化疗栓塞。C 期也称为晚期肝癌,为有血管侵犯和(或)远处转移的患者,身体状况恶化,肝储备功能中等。BCLC 的作者建议,这一期的患者可以接受一些新药临床试验或支持疗法。D 期为 BCLC 分期系统的终末期,这一分期的患者一般状况和肝储备功能差(Child-Pugh C),治疗方面给予对症支持治疗[15,16]。

至少有两项回顾性分析表明巴塞罗那分期系统比这一章提到的其他分期系统能够提供更有效的预后数据。Marrero 等报道了一组来自美国的 239 例肝硬化肝

表 32.2

Child-Pugh 分级

参数	分数		
	1	2	3
白蛋白(g/dL)	>3.5	2.8~3.5	<2.8
胆红素(mg/dL)	<2	2~3	>3
凝血酶原时间(s 延长的)	1~3	4~6	>6
肝性脑病	无	可以控制	重
腹水	无	可以控制	顽固性

Child A: 5~6 分,肝储备功能良好;Child B: 7~9 分,肝储备功能中等;Child C: 10~15 分,肝储备功能差。

表 32.3

巴塞罗那临床肝癌分期系统

分期	一般状况	肿瘤分期	肝功能
A 期(早期肝癌)			
A1	0	单发,<5cm	无门脉高压,胆红素正常
A2	0	单发,<5cm	门脉高压,胆红素正常
A3	0	单发,<5cm	门脉高压,胆红素升高
A4	0	3 个以下,<3cm	Child-Pugh A-B
B 期(中期肝癌)	0	大,多结节	Child-Pugh A-B
C 期(晚期肝癌)	1~2	血管侵犯或肝外转移	Child-Pugh A-B
D 期(终末期肝癌)	3~4	以上任何情况	Child-Pugh C

至少有一项指标符合为 D 期。

癌患者的回顾性分析。他们发现巴塞罗那分期有最好的期别间的生存预测能力,各期别内的变异较少[17]。同样,Cillo 等报道的一组欧洲患者的回顾性分析也发现,巴塞罗那分期能更好的预测期别间不同的生存情况。它对于早期肝癌经外科切除的患者(BCLC A1 期)的生存预测十分准确,这些患者 5 年存活率为 74%。而其他的 A 期患者 5 年存活率下降到 17%[18]。

巴塞罗那分期系统考虑了患者的一般状况,而其他分期系统中不包括这些,并且一般状况在肝癌患者中显示出了一种独立的生存预后指标[17]。这些额外的分析因素使巴塞罗那分期方案更加完善,但是通常这一系统相对难以施行。另外,巴塞罗那分期目前仍缺乏前瞻性的研究加以证实。

肝癌意大利方案(Clip 方案)

CLIP 评分被用来预测肝癌的预后较 Okuda 分期更灵敏。同 Okuda 分期一样,CLIP 评分专为肝细胞癌设计。它计算简便,包括肿瘤的特征和肝功能的指标。该评分的原始数据来自对 435 例意大利肝癌肝硬化患者的回顾性分析。这些数据显示,CLIP 评分系统包括 Child-Pugh 分期(表 32.2)、肿瘤的形态和大小、有无门静脉癌栓和血清 AFP 水平(表 32.4)。

肝细胞癌的 5 年存活率和 CLIP 评分相关(例如:评分越低,预后越好)[19-21]。CLIP 评分的前瞻性研究证实了 CLIP 评分的预后评估能力,CLIP 评分 0,1,2,3 和 4 分别表现出中位生存期为 36,22,9,7 和 3 个月。对于早期肝癌的生存预测,CLIP 评分较 Okuda 分期更加准确。CLIP 评分可以在肝细胞癌诊断的同时,提示给患者和临床医生预后的情况和治疗方案的选择。

表 32.4

肝癌意大利评分系统(Clip 方案)

标准	分数		
	0	1	2
Child-Pugh 分期	A	B	C
肿瘤形态	单发且范围 ≤肝脏 50%	多结节且范围 ≤肝脏 50%	巨大或范围 >肝脏 50%
AFP(ng/mL)	<400	≥400	
门静脉癌栓	无	有	

AFP:X 胎蛋白。CLIP 评分为这 4 个标准的分数相加。

即使较以前的分期系统有所进步,但它的应用仍有一定的局限性,如对于小肿瘤,形态学分级无法明确。而且,CLIP 评分 0 分可以包括肿瘤大于 5cm 和血管侵犯的患者。在证实 CLIP 评分有效性的文献中,大多数患者的肝细胞癌无法切除,并且不足一半的患者接受局部区域治疗。因此,一些作者探索其他的分期系统,这些系统较 CLIP 评分对于治疗方案(包括手术切除)的选择更为有用[11,22]。

晚期肝病模型

晚期肝病模型(MELD)最初被用来评估肝硬化患者接受经颈静脉肝内门体分流术死亡危险,MELD 评分是一个应用客观指标连续打分系统。MELD 评分通过 3 个血清值计算出来,包括胆红素、国际标准化率和肌酐。这些值计算出 MELD 评分:

MELD 评分=10 {0.957×Ln(血清肌酐值 mg/dL)+0.378×Ln(总胆红素值 mg/dL)+1.12×Ln(国际标准化率)+0.643}

得出的数字保留到最接近的整数,最大值是 40,数值越大,因为肝病进展导致的死亡风险越大[23]。

MELD 评分系统对于晚期肝病患者的死亡率预测的有效性已经得到前瞻性和回顾性研究的证实[23,24]。鉴于此,这一评分系统已经被器官分享联合网络(UNOS)采纳,作为分配尸体肝脏的一种公平的标准。MELD 评分消除了决定患者接受肝移植等待时间的主观因素。

在 UNOS 采纳 MELD 评分系统之前,肝细胞癌患者等待尸体供肝的时间过长。应用 MELD 评分之后,肝癌患者通常是因为 MELD 评分低而等待的时间长。这样促使 MELD 评分对于肝癌和肝硬化患者更具权威性。美国癌症联合会(AJCC)分期 I 期的患者,MELD 评分 24 分,II 期评分 29 分。这些数字的选择是基于超过 II 期的进展性肝癌患者,并不是肝癌的适应证。因此,在这一评分系统中,超过 II 期的肝癌患者将与慢性肝病的非肝癌患者面临同等的死亡风险。这一分配方案提高了肝癌患者肝移植的数量,减少了等待时间,早期的存活(1 年)没有影响。

至今,应用 MELD 评分来指导肝癌患者治疗的数据还很少。Mayo 的 Teh 等近期报道了他们将 MELD 评分回顾性地应用到肝硬化肝癌患者在接受肝切除方面的一些经验。他们发现,MELD 评分≥9 分围手术期的死亡率明显升高。事实上,在这组的 82 例患者中,所有围手术期死亡的患者 MELD 评分均超过了9分[25]。鉴于这个回顾性研究的局限性，MELD评分是否可以在临床上区分这两组患者（>8分和<8分）仍不清楚。严格选择那些最健康的患者接受手术可以有最好的预后，但是不能为大多数患者提供各种不同的治疗选择（可以应用的尸肝短缺，并且全身治疗无效）。

基于病理的分期系统

日本整体分期评分

和美国相比，肝癌在日本更为常见。前面讨论的临床分期系统通常对于小肝癌和潜在可以切除的肿瘤缺乏适当的敏感性。由日本肝癌研究组（LCSGJ）带头，针对这些不足研究人员提出了一个基于病理的分期系统。日本整体分期（JIS）使用了 LCSGJ TNM（肿瘤、淋巴结和转移）分期，并联合 Child-Pugh 分级，用以制定一个评分。

LCSGJ 肿瘤（T）分期是评价每个患者肿瘤的三个因素，与 AJCC 的肿瘤分期明显不同。这些因素得分越高，T 分期越低。这些因素包括：①肿瘤单发，②肿瘤大小<2cm，和③没有血管侵犯（门静脉、肝静脉或胆管）（表32.5）。三项指标都符合的肿瘤为 T1 期，符合两项指标的为 T2 期，仅符合一项指标的为 T3 期，

三项指标均不符合的为 T4 期。在 JIS 评分系统中，肿瘤评分 0，1，2 和 3 分别对应 T 分期的 1，2，3 和 4。

Child-Pugh 分级的 A，B，C 分别被 JIS 评分分为 0，1，2。这样 JIS 评分从最好的 0 分到最差的 5 分（表32.6）。一些研究证实 JIS 评分对于早期肝癌是一个有用的预后指标，报道 5 年的累积存活率 JIS 评分为 0，1，2 分别为 80%，60% 和 42%[22,26,27]。在研究人群中，JIS 评分对早期肝癌显示出了可靠的预后预测能力，对晚期肝癌的结果也有很好的一致性。目前，在西方患者中尚无证实其有效的数据。

美国癌症联合会（AJCC）/国际抗癌联盟(UICC)分期系统

AJCC/UICC 病理分期系统可能是目前最常用的分期工具，它可以用于评估切除后的预后及确定辅助的治疗方案。这个系统应用 TNM 分级并依据切除后生存期的预测将患者分层。近期对 T 分期进行了一些调整以便更有效的依据预后对患者分层。

新的 AJCC/UICC T 分期是基于 Vauthey 等对 557 例多中心的患者的研究总结的分期系统[28]。在以往的 T 分期分层评估中，患者依据旧版的 AJCC 分期的 T1 和 T2 期肿瘤有相近的 5 年生存率。同样，两个肝叶同时有肿瘤的患者（以前的 AJCC T4 期）和那些以前 AJCC 分期为 T3 的患者有相同的生存率。考虑到这些对于预后的判断并不理想，研究者评估了一些死亡独立的危险因素。

有若干死亡独立的危险因素被用于评估预后。单发肿瘤>5cm 预后明显差于单发肿瘤<5cm。根据其他报道，大血管侵犯和显微镜下的血管侵犯都是预后较差的显著的病理指标[13,29,30]。其他独立的预后指标为肝实质内多发肿瘤的存在。最后，严重的肝纤维化和

表 32.5

日本肝癌研究组肝癌 TNM 分期的定义和标准

标准	单发肿瘤，大小<2cm，无血管侵犯（门静脉、肝静脉、胆管）
T1	肿瘤满足所有 3 条标准
T2	肿瘤满足 2 个标准
T3	肿瘤满足 1 个标准
T4	各标准均不满足
N	区域淋巴结
I	T1N0M0
II	T2N0M0
III	T3N0M0
IV	T4N0M0 或 T1~4，N1M0
IV	T1~4，N0 或 N1，M1

TNM：肿瘤、淋巴结、转移。

表 32.6

日本整体分期(JIS)评分的计算

	分数			
	0	1	2	3
LCSGJ TNM	I	II	III	IV
Child-Pugh 分级	A	B	C	

LCSGJ：日本肝癌研究组；TNM：肿瘤、淋巴结、转移。分数是将 TNM 评分与 child-Pugh 评分相加。

肝硬化使死亡率升高。

基于这些发现,人们制定出新的 AJCC/UICC 肿瘤(T)分期(表 32.7)。任何单发肿瘤,不论大小,只要没有血管侵犯现在都被列为 T1 期。因为多发肿瘤患者,只要肿瘤均不超过 5cm,其生存率与单发肿瘤且伴有血管侵犯的患者相当,所以将这些患者归入 T2 期。多发肿瘤,且任何一个肿瘤大于 5cm 或伴有大的肝静脉或门静脉血管侵犯,现归入 T3 期。T4 期现在简化为任何大小的肿瘤直接侵犯除胆囊以外的周围器官[31]。

这个分期系统的另一个增加内容是一个独立的

内容,涉及癌旁、不含肿瘤的肝实质的纤维化程度(表 32.7)。在新的 AJCC/UICC 分期系统中,严重的肝纤维化(F1)在每一个简化的 T 分期对于患者的长期存活都有显著的负面影响[28]。潜在纤维化的严重程度分级能够更为准确的评估围手术期的死亡危险[32]。Ishak 等提出了一种肝纤维化的分级方法,它并不依赖于肝炎活动与否:Ishak 0~2,没有或仅有轻微肝硬化;Ishak 3~4,不完全的桥接纤维化;Ishak 5~6,完全纤维化和结节形成[33]。这个分级系统被 AJCC/UICC 所采纳。Ishak 5~6 分被定为 F1 级,低于此分数定为 F0

表 32.7

AJCC/UICC 肝细胞肝癌 TNM、组织学分级和肝纤维化评分系统

原发肿瘤(T)

TX	原发肿瘤无法评估
T0	原发肿瘤未见
T1	单发肿瘤无血管侵犯
T2	单发肿瘤有血管侵犯或多发肿瘤均≤5cm
T3	多发肿瘤>5cm 或肿瘤侵及门静脉或肝静脉的主支
T4	肿瘤直接侵犯除胆囊以外的其他邻近脏器,或伴脏层腹膜穿孔

区域淋巴结(N)

NX	区域淋巴结转移无法评估
N0	无区域淋巴结转移
N1	有区域淋巴结转移

远处转移(M)

MX	远处转移无法评估
M0	无远处转移
M1	远处转移

分期

Ⅰ	T1	N0	M0
Ⅱ	T2	N0	M0
ⅢA	T3	N0	M0
ⅢB	T4	N0	M0
ⅢC	任意 T	N1	M0
Ⅳ	任意 T	任意 N	M1

组织学分级

GX	分级无法确定
G1	分化良好
G2	中度分化
G3	低分化
G4	未分化

纤维化评分(F)

F0	纤维化评分 0~4 分(没有或轻度纤维化)
F1	纤维化评分 5~6 分(严重纤维化至硬化)

AJCC:美国癌症联合会;UICC:国际抗癌联盟;TNM:肿瘤、结节、转移。

Reprinted from Green F, Page D, Fleming I, et al., eds. *AJCC Cancer Staging Handbook.* 6th ed. New York, NY:Springer;2002:145-153, with pernission.

级。虽然 AJCC/UICC 分期方案将肝纤维化情况列了出来，但并没有加入到这个分期系统内。

总　结

肝细胞癌的分期和评分系统多种多样，这也体现出了患该病的患者预后差，以及临床医生尝试为各种不同的治疗方式（如外科切除、消融治疗或肝移植等）选择最佳的候选者。以上任何一个分期中的晚期患者，没有长期存活率，并且全身治疗和局部治疗所能提供的生存期延长只能以周计算，而不是以月或者年计。AJCC/UICC 或 JIS 等基于病理的分期系统为那些被认为有潜在根治可能的患者提供了经过证实的预后信息。临床分期系统在不同的人群中得到了不同程度的验证，其中大多数病期较晚。MELD 评分有可能作为评估肝切除或肝移植的另一个预测工具。然而 MELD 评分间的差异与患者接受肝切除或肝移植的长期预后之间的关系，并没有得到明确的证实。

（武强　译）

参考文献

1. Bosch F. Global epidemiology of hepatocellular carcinoma. In: Tabor E, ed. *Liver Cancer*. New York, NY: Churchill Livingstone; 1997:13–28.
2. Jemal A, Murray T, Ward E, et al. Cancer statistics, 2007. *CA Cancer J Clin* 2007;57(1):10–30.
3. El-Serag HB, Mason AC. Rising incidence of hepatocellular carcinoma in the United States. *N Engl J Med* 1999;340(10):745–750.
4. Gruttadauria S, Foglieni CS, Luca A, Lauro A, Doria C, Marino IR. Hepatic artery anomalies: anatomy review. *Liver Transpl* 2002;8(10):981.
5. Jones RM, Hardy KJ. The hepatic artery: a reminder of surgical anatomy. *J R Coll Surg Edinb* 2001;46(3):168–170.
6. Couinaud C. *Etudes Anatomiques et Chirurgales*. Paris: Mason; 1957.
7. Strasberg SM, Belghiti J, Clavien P-A, et al. The Brisbane 2000 terminology of liver anatomy and resections. *HPB Surg* 2000;2:333–339.
8. Botero AC, Strasberg SM. Division of the left hemiliver in man—segments, sectors, or sections. *Liver Transpl Surg* 1998;4(3):226–231.
9. Okuda K, Ohtsuki T, Obata H, et al. Natural history of hepatocellular carcinoma and prognosis in relation to treatment: study of 850 patients. *Cancer* 1985;56(4):918–928.
10. Pawlik TM, Scoggins CR, Thomas MB, Vauthey JN. Advances in the surgical management of liver malignancies. *Cancer J* 2004;10(2):74–87.
11. Huang YH, Chen CH, Chang TT, et al. Evaluation of predictive value of CLIP, Okuda, TNM and JIS staging systems for hepatocellular carcinoma patients undergoing surgery. *J Gastroenterol Hepatol* 2005;20(5):765–771.
12. Poon RT, Fan ST, Ng IO, Lo CM, Liu CL, Wong J. Different risk factors and prognosis for early and late intrahepatic recurrence after resection of hepatocellular carcinoma. *Cancer* 2000;89(3):500–507.
13. Kondo K, Chijiiwa K, Makino I, et al. Risk factors for early death after liver resection in patients with solitary hepatocellular carcinoma. *J Hepatobiliary Pancreat Surg* 2005;12(5):399–404.
14. Ercolani G, Grazi GL, Ravaioli M, et al. Liver resection for hepatocellular carcinoma on cirrhosis: univariate and multivariate analysis of risk factors for intrahepatic recurrence. *Ann Surg* 2003;237(4):536–543.
15. Llovet JM. Updated treatment approach to hepatocellular carcinoma. *J Gastroenterol* 2005;40(3):225–235.
16. Bruix J, Llovet JM. Prognostic prediction and treatment strategy in hepatocellular carcinoma. *Hepatology* 2002;35(3):519–524.
17. Marrero JA, Fontana RJ, Barrat A, et al. Prognosis of hepatocellular carcinoma: comparison of 7 staging systems in an American cohort. *Hepatology* 2005;41(4):707–716.
18. Cillo U, Bassanello M, Vitale A, et al. The critical issue of hepatocellular carcinoma prognostic classification: which is the best tool available? *J Hepatol* 2004;40(1):124–131.
19. Prospective validation of the CLIP score: a new prognostic system for patients with cirrhosis and hepatocellular carcinoma. The Cancer of the Liver Italian Program (CLIP) Investigators. *Hepatology* 2000;31(4):840–845.
20. A new prognostic system for hepatocellular carcinoma: a retrospective study of 435 patients: the Cancer of the Liver Italian Program (CLIP) investigators. *Hepatology* 1998;28(3):751–755.
21. Farinati F, Rinaldi M, Gianni S, Naccarato R. How should patients with hepatocellular carcinoma be staged? Validation of a new prognostic system. *Cancer* 2000;89(11):2266–2273.
22. Kudo M, Chung H, Osaki Y. Prognostic staging system for hepatocellular carcinoma (CLIP score): its value and limitations, and a proposal for a new staging system, the Japan Integrated Staging Score (JIS score). *J Gastroenterol* 2003;38(3):207–215.
23. Wiesner R, Edwards E, Freeman R, et al. Model for end-stage liver disease (MELD) and allocation of donor livers. *Gastroenterology* 2003;124(1):91–96.
24. Wiesner RH, McDiarmid SV, Kamath PS, et al. MELD and PELD: application of survival models to liver allocation. *Liver Transpl* 2001;7(7):567–580.
25. Teh SH, Christein J, Donohue J, et al. Hepatic resection of hepatocellular carcinoma in patients with cirrhosis: model of end-stage liver disease (MELD) score predicts perioperative mortality. *J Gastrointest Surg* 2005;9(9):1207–1215.
26. Nanashima A, Omagari K, Tobinaga S, et al. Comparative study of survival of patients with hepatocellular carcinoma predicted by different staging systems using multivariate analysis. *Eur J Surg Oncol* 2005;31(8):882–890.
27. Kudo M, Chung H, Haji S, et al. Validation of a new prognostic staging system for hepatocellular carcinoma: the JIS score compared with the CLIP score. *Hepatology* 2004;40(6):1396–1405.
28. Vauthey JN, Lauwers GY, Esnaola NF, et al. Simplified staging for hepatocellular carcinoma. *J Clin Oncol* 2002;20(6):1527–1536.
29. Capussotti L, Muratore A, Amisano M, Polastri R, Bouzari H, Massucco P. Liver resection for hepatocellular carcinoma on cirrhosis: analysis of mortality, morbidity and survival—a European single center experience. *Eur J Surg Oncol* 2005;31(9):986–993.
30. Ikai I, Yamamoto Y, Yamamoto N, et al. Results of hepatic resection for hepatocellular carcinoma invading major portal and/or hepatic veins. *Surg Oncol Clin N Am* 2003;12(1):65–75, ix.
31. Greene F. *AJCC Cancer Staging Handbook*. 6th ed. New York, NY: Springer; 2002:145–153.
32. Farges O, Malassagne B, Flejou JF, Balzan S, Sauvanet A, Belghiti J. Risk of major liver resection in patients with underlying chronic liver disease: a reappraisal. *Ann Surg* 1999;229(2):210–215.
33. Ishak K, Baptista A, Bianchi L, et al. Histological grading and staging of chronic hepatitis. *J Hepatol* 1995;22(6):696–699.

第 33 章

肝细胞癌：临床治疗

Alan P. Venook, Ronnie T. P. Poon, Derrick Wong, Theodore Lawrence

原发性肝癌是实体器官中最常见的一种恶性肿瘤。每年世界各国大约有 100 多万人发病，并且有几乎相等数量的患者死亡。造成大多数患者死亡的主要原因是肝癌发生发展的隐匿性，当出现临床症状时患者往往已处于晚期状态。同时绝大多数患者往往伴发肝硬化，这使得肝切除或消融治疗较为困难。但是近十年来肝癌的外科切除、消融治疗、化疗及放疗有了显著的发展。本章概述了目前的治疗进展，重点强调了标准和争论的焦点。

临床表现

大部分原发性肝癌患者就诊时已处于晚期，远远超出了根治的范畴。其主要是由于早期小肝癌没有症状，直到肝脏主要功能受到损伤（肿瘤直接侵犯重要血管系统[1-3]或者大部分肝实质被肿瘤所替代）才会出现模糊的没有特异性的症状。当肿瘤进一步增大，右上腹的向肩部放射性的钝痛较为常见。同时增大质硬的肝脏或者（和）肿瘤可以通过诊察触摸到。一般症状（如厌食、恶心、嗜睡、发热和体重减轻）可能是由于恶性肿瘤或者肝硬化造成的。右上腹疼痛、肿块和体重减轻是常见的三联征[4-6]。

肝功能失代偿的症状是原发性肝癌的潜在临床表现，包括肝性脑病、黄疸或食管胃底曲张静脉出血[3]。实际上，有将近一半的患者会出现黄疸。当患者出现黄疸时鉴别黄疸发生的原因非常重要，如果黄疸是由于肝功能衰竭造成的，往往没有特效治疗，患者会在几周内死亡，但是如果黄疸是由于胆道梗阻造成的，通常可以进行缓解症状的治疗，甚至可以达到根治的效果[12,13,16-20]。

极少数的原发性肝癌（<5%）会因为肿瘤的激素或免疫效应出现副瘤综合征[21]。最常见的有低血糖和高血钙。当出现高血钙时，需要与广泛的骨转移造成的高血钙进行鉴别诊断。骨扫描是最好的鉴别手段，这两种情况的预后截然不同。

另一种原发性肝癌的罕见但严重的临床表现为肿瘤的自发性破裂，发生率大约 2%[22-27]。患者表现为急性腹痛和血流动力学的改变。腹部扫描发现的肝脏肿块和血性腹水可以确诊[26,28,29]。有慢性肝炎或者肝硬化病史的患者出现剧烈腹痛应高度怀疑为肿瘤破裂出血。断层扫描或穿刺术的确诊带动了挽救生命的血管造影和栓塞的发展，目前逐渐取代剖腹探查。

肝细胞癌的明确诊断通常可以通过联合病史、体格检查、影像学和血清学等无创性检查实现。有慢性肝炎或者肝硬化病史的患者，肝脏肿块和血清 AFP>500ng/mL 的患者可以确诊为肝细胞癌。对于肝部有可切除的肿块，但 AFP 没有特异性升高的患者，如果影像学提示为可切除的恶性肿瘤，并且没有发现其他脏器的病灶，除外转移的可能性，那么大多数外科医生会选择治愈性的外科切除。绝大多数医生会避免经皮肝脏穿刺确诊，因为这往往会造成出血、肿瘤破裂、肿瘤播散和针道种植[30]。

对于不能手术切除同时无特异性 AFP 水平升高，但可以接受姑息性治疗的患者需要进行细针穿刺活检进行细胞学检查确诊[31]。对于不准备接受姑息治疗的患者不需要进行活检。

潜在根治性治疗手段

目前有多种多样的方法用于原发性肝癌的治疗（表 33.1）。目前只有部分肝切除和全肝切除后肝移植属于潜在性、根治性治疗手段。部分肝切除术应用最

表 33.1

肝细胞癌的治疗选择

潜在性根治选择
　部分肝切除
　全肝切除并行原位肝移植
姑息性治疗
　全身治疗
　　化疗
　　靶向生物治疗
　　激素治疗
　　免疫治疗
　局部治疗
　　肝动脉导管治疗
　　　经动脉化疗
　　　经动脉栓塞
　　　经动脉化学栓塞
　　　经动脉放射栓塞
　　消融或细胞减灭治疗
　　　无水乙醇注射
　　　冰冻治疗
　　　射频消融
　　　姑息性切除
　　外照射放疗
支持治疗

表 33.2

与肝硬化有关的部分肝脏切除的手术致死率

研究	患者例数	致死率(%)
患者无肝硬化		
Wu 等[34]	55	2
Tsuzuki 等[36]	39	3
Chen 等[36]	65	2
Nagasue 等[37]	52	6
Vauthey 等[38]	70	1
Bismuth 等[39]	68	3
Fong 等[32]	54	4
Shimada 等[40]	65	2
患者有肝硬化		
日本肝病治疗小组[53]	153	30
Nagao 等[54]	72	19
Wu 等[34]	126	12
Kanematsu 等[55]	50	12
Franco 等[42]	72	7
Tsuzuki 等[35]	119	13
Chen 等[36]	55	7
Nagasue 等[37]	177	12
Capussotti 等[57]	33	6
Vauthey 等[38]	30	14
Fuster 等[56]	48	4
Fong 等[32]	100	5
Shimada 等[40]	451	3

为广泛,首先总结如下。

部分肝切除术

　　部分肝切除术是最常见的肝癌根治性治疗手段。在美国,有很大一部分原发性肝癌患者不伴有肝硬化[32]。对于没有硬化的肝脏,由于肝脏具有很强的代偿能力,切除超过 2/3 的肝脏仍然能顺利康复[33]。对于大多数大型医疗中心,对于没有肝硬化的部分肝切除允许的手术死亡率低于 5%[32,34-40](表 33.2)。患者的住院日通常在 10 天以内,就可以恢复到正常的生活。这部分患者占生存期超过 5 年患者的 1/3(表 33.3)[32,37,39-52]。因此,对于不伴肝硬化的肝癌患者,部分肝切除具有风险性低,远期生存良好甚至能达到治愈的效果。

　　伴有肝硬化的肝癌患者的肝切除术往往具有较大的风险性。目前即使在有丰富经验的肝胆中心,对于合并有肝硬化的肝癌切除,手术死亡率往往达到 10%甚至更高(表 33.2)[34,35,37,38,53-55]。这也是全肝切除肝移植用于治疗肝癌的主要原因。尽管如此,假如手术能挽救患者生命的话,部分肝切除仍然为患者提供了良好的长期预后。经手术生存下来的肝硬化患者 5 年生存率能达到约 30%(表 33.3)[34,38,53,55]。20 世纪 90 年代以来,随着患者的选择、手术方式及围术期护理的改进伴发肝硬化的肝癌手术切除后的死亡率有了显著降低(表 33.2)。许多医疗中心的死亡率已经降到了 5%以下[32,40,42,50,56,57]。在一些中心的近期报告中,死亡率已经低于 2%[58]。考虑到肝移植供肝的短缺,部分肝切除目前仍然作为合理选择的肝癌患者的根治性治疗的主要手段(见"部分肝切除的患者选择"一节)。

　　某些研究人员认为小于 5cm 的单发肝癌是最适合肝切除的,因为随着肿瘤的增大,血管侵犯和多发结节的可能性大大增加,因此对于较大的肝细胞癌往往不能达到根治性切除[59,60]。然而,也有证据显示,大的单发性肝癌不仅能够进行安全切除,其远期生存尚好[61,62]。在大的肝内静脉分支出现的多发肿瘤和血管侵犯往往提示预后很差,然而手术切除仍然是获得远期生存的最好的办法[63,64]。左右肝同时出现的肝细胞癌通常被认为是肝切除的禁忌证,但是最新的研究显示,一侧肝脏的巨大肿瘤伴发另一侧一到两个小的肿

表 33.3

对肝细胞癌行肝切除后的生存率

研究	患者总数	生存率(%)				
		1 年	2 年	3 年	5 年	10 年
Okuda 等[41]	98	62	43	34	–	–
Franco 等[42]	72	68	55	51	–	–
Yamanaka 等[43]	295	76	–	44	31	–
Fong 和 Blumgart[44]	2174	67	–	40	29	–
Ringe 等[45]	131	68	54	42	36	–
Sasaki 等[46]	186	–	–	–	44	–
Nagasue 等[37]	229	80	–	51.3	26	19
Takenaka 等[47]	229	89	–	76	76	–
Suenaga 等[48]	134	100	–	88	68	–
Bismuth 等[39]	68	74	–	52	40	26
Lai 等[49]	343	60	–	33	24	–
Kawasaki 等[50]	112	92	–	79	–	–
Takenaka 等[51]	280	88	–	70	50	–
Makuuchi 等[92]	352	–	–	–	47	–
Lise 等[93]	100	–	–	–	38	–
Fan 等[91]	211	–	–	–	37	–
Fong 等[32]	154	80	–	51	39	–
Hanazaki 等[52]	386	–	–	51	35	11
Shimada 等[40]	516	85	80	70	42	18
Grazi 等[94]	264	–	–	63	41	–
Capusotti 等[95]	216	–	–	51	34	–

瘤,可以通过切除大的肿瘤,消融或化疗栓塞治疗小的肿瘤而受益[65]。

部分肝切除患者的选择

病灶局限于肝内,肝功能代偿良好,肝切除后能保留充足的残肝的患者可以实施根治性的部分肝切除。

影响肝癌患者预后的重要因素就是肝功能的基线状态。大部分肝癌患者伴发肝硬化,相应增加了各种治疗的危险性[66,67],但是对于部分肝切除影响有限。硬化的肝脏质地变硬,增加了手术操作时的难度。伴

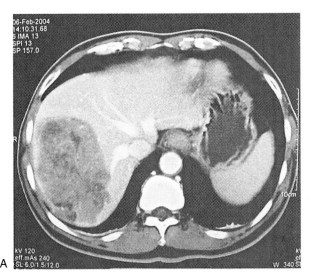

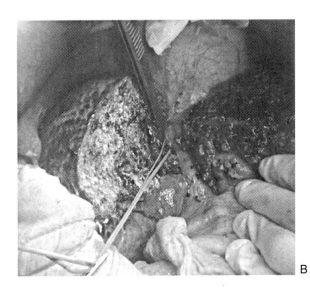

图 33.1　1 例硬化性患者的肝右叶上有一大的肝细胞癌(9cm)(A),行右肝切除术(B)。该患者已无病生存了 3 年。(B 见彩图)

发的门静脉高压、静脉曲张、血小板减少和凝血障碍进一步增加了手术中出血的风险。术后,门静脉高压往往会进一步加重,经常会出现腹水,有时甚至会并发曲张静脉出血。硬化的肝脏再生能力减退,这会诱发肝脏功能的衰竭。因此,肝硬化程度的评估对于患者的选择至关重要。各种关于肝脏功能的血清学检测是预测围手术期预后的重要指标,包括血清胆红素[68]、转氨酶[69]的升高,血小板的减少,以及凝血酶原时间的延长[70]。

前面的章节对于肝细胞癌的分期已作了全面的回顾(见第 32 章)。简而言之,目前有几个分期系统,包括肝功能的 Child-Pugh 分级。Child-Pugh 分级基于血清胆红素、血清白蛋白、凝血状态、腹水状态、肝性脑病和营养状态[71,72]。通常只有 Child-Pugh A 级的患者可行 3 个段以上的肝切除术,Child-Pugh B 级的患者可行范围较小的肝切除,而 C 级的患者通常不适于

肝切除。胆红素和白蛋白的水平分别反映了肝脏的外分泌和合成功能。血小板计数也很重要,因为它反映了门静脉高压的程度。在一些医疗中心,其他一些反应肝脏外分泌功能的指标也得以应用,如靛青绿廓清试验和半乳糖清除率试验[73,74]。然而,这些特异性的肝脏功能的检测反映了整个肝脏的功能,而肝切除术后肝功能衰竭的危险性主要是由残肝功能储备所决定。

应用 CT 进行残肝体积的评估为安全实施巨大肝切除提供了指导[75]。假如能够根据肝储备功能对患者进行仔细筛查,那么即使在伴肝硬化患者也可行扩大的左肝或者右肝切除[62a]。对于残肝体积较小而准备实施右肝或者扩大右肝切除的患者,可以通过实施术前门静脉栓塞而使得残肝增生(图 33.2)。对于肝硬化肝脏的门静脉栓塞效果目前尚不清楚。然而一项非随机的前瞻性研究显示,术前右门静脉的栓塞能诱导部分肝纤维化或轻度肝硬化患者的残肝明显代偿增生,与

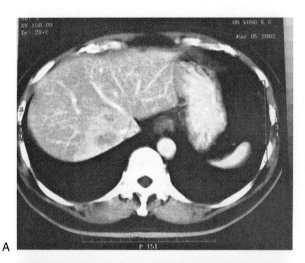
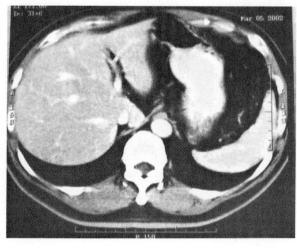

图 33.2 (A)一例肝癌患者,肿物位于右后叶,与肝右和肝中静脉关系紧密(箭头),需要进行扩大肝右叶切除术。(B)肝左叶在右肝静脉栓塞厚 CT 灌注显示仅残余 272cm³ 的容量。(C)令人满意地观察到右肝萎缩,左肝增大,左肝容积增大到 358cm³。随后进行的扩大右肝切除术未发生并发症。

术前未行门静脉栓塞而行右肝切除的患者相比,这些患者术后并发症的发生率明显降低[76]。

对手术操作的大量改进,改善了肝癌围手术期的治疗效果。如今,越来越多的医生采取术中阻断肝脏血流的方法。这种通过夹闭肝十二指肠韧带暂时阻断肝动脉和门静脉血流的技术明显减少了肝切除术的术中失血[77]。过去,外科医生由于担心已发生硬化的肝实质不能耐受短时间的缺血,故不愿意在术中采用这种技术。最近的生理学研究证明,这种担心是毫无根据的。据研究记载,即使是发生硬化的肝脏,依然能耐受长达 30 分钟或是更长时间的热缺血[78,79]。在肝硬化患者中施行非解剖性及局限性肝切除同样使安全性得到增加。对于未发生肝硬化的肝癌患者,许多大型治疗中心坚持在肝癌切除术中对肝脏不同段进行解剖辨认(是否有癌肿累及),因为与非解剖性切除相比,这种解剖性切除能更有效的切除癌肿[80]。肝脏的解剖如第 32 章所示。然而对合并肝硬化的肝癌患者,大多数中心通常采取对实质性肿物的最小切除以保证手术的安全,但同时可能对肿物切除不完全。

部分肝切除不适用于存在肝外转移灶的患者。对于肝外病灶的检查必须彻底,并且必须包含那些发生转移可能性大的其他身体部位,例如:双侧肺脏、腹膜、双侧肾上腺及骨。应对胸部进行放射学检查。计算机体层摄影(CT)或核磁共振成像(MRI)可用来评估身体其他部位是否发生转移。如果患者有骨科症状或存在高钙血症,那么应该对该患者进行骨扫描检查。

螺旋增强 CT 是评估肿瘤状态最重要的方法(图 33.1)。它不仅能估计肿瘤的大小和数目,还能提供有关肿瘤与肝内主要门静脉根部及肝静脉的解剖关系,同时,螺旋增强 CT 检查任何主要血管的受累情况。肝细胞癌易向血管延伸并侵袭血管,所以在门静脉、肝动脉或某些静脉窦中存在癌栓的情况并不少见。门静脉或静脉窦中存在癌栓,往往提示患者预后很差。除了螺旋 CT,另一种检查 MRI 也可以提供上述的信息。

血管造影过去广泛应用于肝细胞癌的诊断,但现在只用于那些行 CT 检查后不能确诊的肝细胞癌患者,因为现代的三相 CT 扫描能够显示可以典型代表肝细胞癌的动脉增强及门静脉冲洗。一些医生仍然提倡进行常规的血管造影检查以明确肝细胞癌的程度;该检查需要注射碘油,它是一种可以优先浓集于肿瘤的脂类物质[81]。虽然血管造影技术对于检查肿瘤的存在有高度的敏感性,并且应该在其他影像学检查都难

以发现的可疑肝癌患者中行此项检查,但血管造影不应作为一项常规的检查。螺旋 CT 或 MRI 已足以完成对大多数患者的分期。

对准备行部分肝切除患者的筛选,也应该考虑远期预后的决定因素。如果治疗不能为患者改善病情,那么就绝不能让患者为此治疗承担风险。癌肿累及血管的患者预后一般都较差。即使癌栓可以通过肝切除和栓子摘除术等去除,但是发生并发症的危险性相当高,并且这些并发症难以治愈[82]。绝大多数医生应该把癌栓累及静脉窦或主要门静脉视为肝切除的相对禁忌证。

由于文献已证明行部分肝切除后长期生存患者数量有所增多,许多过去被视为肝切除禁忌的因素不能被此数据证明。多发病灶似乎并不影响患者术后的长期生存[37,38]。假如黄疸是由肿瘤侵及胆管内造成的[35],患者存在黄疸并不影响患者术后的长期生存。假如肝癌直接侵犯的器官也是可以切除的[83,84],那么同期肝癌直接侵犯邻近器官(如肝癌侵犯膈肌)是存在潜在可治愈性的。

一般来讲,那些不合并肝硬化的患者,或者虽有肝硬化但有良好代偿的肝硬化患者,以及肝细胞癌局限于肝脏或肝癌侵犯的邻近器官可以直接切除的患者,都可以行部分肝切除。对于未合并肝硬化的患者,大于 80% 的非癌性肝实质可以被切除,最好采取规则性肝切除。在合并肝硬化的患者中,如果为了完全切除肿瘤必须切除的非癌性肝实质<20%,至多不超过25%,则手术可行[37,38,85-87]。

肝切除的现状

随着外科技术及围手术期管理水平的发展,在经验丰富的治疗中心,肝切除后患者死亡率可接近于零[88,89]。在大多数的大型治疗中心,手术致死率<5% 已是现今的一个标准。然而术后并发症的发生率,即使是在经验丰富的治疗中心,仍然高达 30%~40%[88,89]。致命的并发症(如肝衰竭、腹腔内出血、胆瘘和腹腔内脓毒症)现已少见,但伤口感染及肺部并发症依然常见[88]。这些并发症可以通过使用腹腔镜切除肝脏来避免,腹腔镜肝脏切除适用于发生在右前叶下部或是左外叶的小肝细胞癌患者[90]。

肝细胞癌切除术后患者长期生存率,在过去的十年中也有所提高[90a]。近几年,肝细胞癌患者术后 5 年生存期从 35% 提高到 50%(表 33.3)[81,91-95]。近年来生存率的提高,得益于对肝细胞癌的早期诊断及围手术

期输血的减少。围手术期输注血制品对术后生存率有不利影响,大概是由于输血抑制了免疫系统导致了复发危险性的增加。因此,外科医生可以通过减少术中失血及避免围手术期输注血制品,来改善肝细胞癌切除术后患者的长期预后[91]。

肝细胞癌切除后患者的远期预后被术后很高的肿瘤复发率所羁绊,而肿瘤的高复发率与肝内转移或肝癌的多中心发生有关[96]。不利因素主要是肉眼或镜下的血管侵袭,是造成肿瘤复发最重要的危险因素。肝硬化的存在也对患者的长期预后有不良的影响,不仅是由于肝硬化导致肝功能的恶化,更因为肝硬化会增加患者发生多中心复发的危险性。然而,对复发性肿瘤应当采取积极的手术切除或非手术治疗方式处理,如经动脉的化疗栓塞或经皮的肿瘤消融治疗,即使这些治疗是在复发肿瘤的进展后给予,它们仍能够延长肿瘤复发患者的生存期[96a]。迄今为止术后辅助的全身或局部化学治疗不能有效防止术后患者的肿瘤复发[96],其仅在临床试验中应用。一项最近的研究显示,肝切除不仅能延长肝癌患者的生存时间,还能改善肝癌患者的生活质量[96b]。由于肝切除有据可查的手术安全性及对慢性肝炎和肝硬化患者中诊断小细胞肝癌筛选条件的放宽,肝切除将在控制肝细胞癌的治疗中发挥越来越重要的作用。

辅助治疗

2/3 的肝癌患者在部分肝切除后肿瘤复发,该结果说明在术中切除肝脏时,肝脏存在无法检测到的镜下病变[97-99]。有效的辅助疗法可以治疗这种残余性病变,这也就是我们主动探究有效辅助疗法的必要性。由于肝硬化患者化疗后需要更长时间恢复,造成注射具有潜在毒性的化疗药物较困难,以及化疗药物对肝癌细胞的治疗效率低下等原因,使辅助治疗的应用受到了限制。这也是辅助化学治疗或化学栓塞等疗法的临床试验结果不佳的原因。在一项研究中,61 例肝癌切除术后的患者被随机分配到 2 组,其中一组不进行进一步治疗,另一组术后向肝脏注射碘化油、顺铂及全身应用盐酸表阿霉素,结果显示术后治疗组的患者有更高的肿瘤复发率和更差的治疗结果[100]。另一项研究中,将 57 例肝癌术后的患者随机分配到 2 组,一组中行肝动脉灌注并全身应用表阿霉素,另一组不行治疗,2 组之间的患者生存率无明显差异[101]。在三项化学栓塞的临床试验中,治疗组的生存率比非治疗组要差[102-104]。在一项研究中,49 例肝癌术后的患者被随机分配到两组,一组使用小剂量的表阿霉素及丝裂霉素,另一组不行治疗,试验中的确发现用药后无瘤生存率及总生存率改善的趋势,但数据并未达到具有统计学意义[105]。一项最近的关于三组随机对照的临床试验荟萃分析中,比较了"仅行手术"与"术后动脉化疗""术后动脉化疗配合全身化疗"的三组肝癌术后患者,发现在无瘤生存率及总生存率上三组之间并无差异[106]。在合并肝硬化的肝癌患者中,术后的化疗将导致更差的治疗效果。至今,没有研究能证实哪些全身化疗或化学栓塞治疗能改善行部分肝切除的肝癌患者的生存率。

有 4 项关于肝癌术后辅助治疗的随机临床试验得到了阳性结果。在第一项试验中,经动脉注射碘 131(^{131}I)标记的碘化油,行放射性栓塞治疗。在一项前瞻性随机临床试验中,将肝切除术后 6 周内未行辅助治疗的患者与肝切除术后 6 周内接受 50mCi($1Ci=3.7×10^{10}Bq$)经动脉的碘 131 放射性栓塞治疗的进行了比较[107]。该研究在中期停止,因为在编制增加的 43 例患者的数据后,初步数据显示在治疗组中患者的生存率有了显著提高。治疗组和对照组的 3 年生存率分别为 85% 和 46%。虽然患者是在放射性消散后才出院,但该治疗的毒副作用较轻。这一结果非常显著,但需要在多中心试验中以验证其可行性,如在多中心放射栓塞。

第二项研究使用视黄酸衍生维甲酸。已经证实,这种化学预防性药物可以抑制啮齿类动物的肝细胞癌生成[108]。在一项以安慰剂作为对照的随机试验中,对行肝癌切除术或经皮瘤内注射无水乙醇的患者使用视黄酸衍生维甲酸,可以减少肿瘤的复发。目前,这种化合物在美国还买不到。

第三项研究证实应用干扰素进行辅助治疗对肝癌复发的影响。在日本进行的这项小型临床试验中,30 例丙肝导致肝细胞癌的肝切除术后患者被随机分配至两组,一组给予 88 周的 α 干扰素治疗,另一组不行辅助治疗。88 周后,治疗组的患者肝癌复发率明显低于无辅助治疗组($P=0.037$)[109]。

最后一项研究中,免疫治疗也显示出作为辅助治疗的潜力。在一项纳入 150 例肝癌切除术后的患者参与的随机试验中,通过注射被重组白介素 2 和 CD3 抗体激活的自体淋巴细胞进行免疫治疗后,肿瘤复发时间延迟,并且治疗组的 5 年无瘤生存率较对照组有了提高[110]。

在这些关于辅助治疗的研究中，样本量都较少，但阳性的结果鼓励我们进一步从设计合理的多中心三期随机试验中评估辅助治疗，以确定它们的可行性及效果。在这些试验进行和完成前,部分肝切除术后的辅助治疗还有待进一步研究。

肝移植

适应证

20 世纪 80 年代作为肝移植发展的起步阶段，那时晚期无法切除的肝细胞癌是肝移植常见的适应证。然而,对晚期肝癌患者实行的肝移植,结果却是令人失望的,5 年生存率仅为 20% 左右[111]。造成较低的生存率的原因是肿瘤的高复发率,人们推测这种高复发率与大肝癌循环的肿瘤细胞有关。

过去十年中,肝移植的经验告诉我们,肿瘤的大小和血管的受侵程度是决定肝癌患者行肝移植后决定其生存率的两个最重要因素。最近的研究结果表明,孤立的小于 5cm 的肝细胞癌,或 3 个及 3 个以下肿瘤结节,每个小于 3cm,肝移植后长期生存率与肝癌切除术相近，肝移植后无瘤生存率高于肝癌切除术[66,112-115]。现在人们普遍接受的观点是,Child 肝功能 C 级肝硬化的患者癌肿小于 5cm,或 3 个以上结节每个都小于 3cm,无影像学检查证明血管受侵或有远处转移的患者都应行肝移植;因为肝癌切除术在上述这些肝功能较差的患者中通常是禁忌的[116,117]。所谓的米兰(Milan)标准已经作为在肝癌患者中选择可行肝移植患者的标准并被广泛接受[112]。最近,Yao 等人[118]建议扩展该标准:孤立肿瘤≤6.5cm 或 3 个及 3 个以下肿瘤其中最大的病变≤4.5cm,并且各肿瘤直径之和≤8cm 者,可行肝移植。他们的研究显示,对于上述肝癌患者进行肝移植的长期生存率与按照米兰标准进行肝移植选择的长期生存率相近。在那项研究中, 满足扩展后标准的肝癌患者 (肝移植后)5 年生存率达到 75.2%。虽然扩展后的标准被其他的一些研究所支持[119],但文献中的数据尚不足以充分证实应用扩展标准后得到的长期生存率。并且,需要注意的是,Yao 等人的标准基于对肿物的病理检查而不是术前的影像学检查,影像学检查对肿瘤大小的估计常常小于肿物的实际测量大小。目前,世界范围内的大多数治疗中心依然采用米兰标准作为选择肝移植患者的标准。

肝移植的现状

表 33.4 示出按照米兰标准对 Child-Pugh 分级中 C 级肝硬化的肝癌患者实行肝移植的结果[112,117,120-123]。随着手术技巧及免疫抑制治疗的进步,移植排斥的危险性不断减小,在大型治疗中心,院内肝移植死亡率<5%。移植后远期生存率及移植后肝癌治愈的可能性得到了充分的证明[66,112,124-134]。纤维板层肝细胞癌患者的肝移植效果最好。对于肿瘤较小的患者,肝移植的效果也不错,尤其是在移植过程中偶然发现的具有非癌适应证的肝脏小肿瘤。总体而言,5 年生存率约为 60%~75%,5 年无瘤生存率约为 60%~70%。

最不利于肝移植预后的因素是肿瘤相关的不利因素，比如存在镜下血管侵犯和组织病理学分级[123,135]。尽管与部分肝切除相比, 肿瘤的复发率要低许多,但肿瘤复发依然是肝移植后很重要的远期致死原因。现阶段,尚无有效的减少肿瘤复发危险的辅助治疗。尽管一些学者认为术前行经动脉化学栓塞治疗可以减少肿瘤的复发,但在移植前进行化学动脉栓塞的作用尚不明确,因为并无前瞻性随机试验研究的数据支持其作用[136]。

肝移植在 Child A 级肝硬化的早期肝癌患者中的作用

对于尚有肝功能的 Child A 级肝硬化和直径<5cm 的小肝细胞癌应该行肝移植, 还是肝癌切除尚存争议。一些学者建议,对于小肝细胞癌甚至肝硬化处于 Child A 级也应行肝移植,因为移植后有更高的无瘤生存率[113,114]。另外一些人认为,肝癌切除术应该是这类患者的首选治疗方式, 因为肝移植与肝癌切除两者的总生存率相似,而肝脏供体稀少,不易获得[120,137,138]。最近,一些回顾性研究直接对上述情况的患者的肝移植与肝癌切除进行了比较。据 Bigourdan 等人[139]报道,肝癌移植后患者的生存率明显高于肝切除。然而,仔细观察该研究的数据可以发现, 在肝移植组存在明显的选择偏差:组中病例肿瘤较小,孤立性肿瘤所占比例较高,肿瘤侵犯血管率低, 并且患者中患酒精肝者比例小。Shabahang 等人[140]报道了在 Child A 级肝硬化肝癌患者中,肝癌切除与肝移植的手术致死率和生存率相近,但是肝癌切除术的患者术后恢复较快。前不久,Margarit 等人[141]报道了在 Child A 级肝硬化的肝癌患者中,肝癌切除与肝移植的生存率相近,但肝移植术后死亡率高于肝癌切除,住院时间也较后者延长。

表 33.4

肝细胞癌行肝移植治疗结果

研究	患者数目	手术死亡率(%)	生存率(%)			
			1 年	3 年	5 年	10 年
O'Grady 等[124]	50	23	40	–	–	–
Ringe 等[125]	52	15	–	37	–	–
Yokoyama 等[126]	80	13	64	45	45	–
Iwatsuki 等[127]	71	NR	–	43	–	–
Pichlmayr 等[128]	87	24	–	–	20	–
Bismuth 等[66]	60	5	–	49	–	–
Dalgic 等[129]	39	NR	56	32	26	–
Farmer 等[130]	44	17	71	42	–	–
Selby 等[131]	105	NR	66	39	36	–
Schwartz 等[133]	57	0	72	57	–	–
Iwatsuki 等[134]	344	NR	73	59	49	–
根据 Milan 标准进行肝移植的结果						
Mazzaferro 等[112]	48	6	–	–	75(4 年)	–
Otto 等[120]	102	–	–	63	–	–
Llovet 等[121]	58(<5cm)	13.8	–	–	74	–
Bismuth 等[117]	105	3	–	–	58	–
Figueras 等[122]	307	–	–	67	63	44
Jonas 等[123]	120	1.7	90	–	71	60

NR：无报道。

　　由于世界各国肝脏供体的严重缺乏,大多数肝细胞癌患者并不能立即施行肝移植。相当一部分患者由于肿瘤的进展,从等待移植肝脏的名单上退出。名单退出率在等待供体肝脏的时间相对较短的国家里从 15% 增长到 33%[121,142-144]。这严重限制了为 Child A 级肝硬化的肝癌患者施行肝移植,但对这些患者来说,肝癌切除由于能更及时地实施可能会更有吸引力。有研究表明,在一项干扰性治疗分析中,直径<5cm 无门脉高压的早期肝癌,行肝切除的 5 年生存率明显高于肝移植[121]。支持肝移植的主要论据在于肝移植较肝癌切除有更长久的远期无瘤生存率。然而,肝移植所特有的远期并发症(如复发性病毒性肝炎、移植排斥和感染)或由于免疫抑制所继发的恶性肿瘤都会导致患者死亡。这也就解释了尽管在肝癌切除组,肿瘤的复发率较高,而在同一研究中肝移植与肝癌切除具有相近的 5 年总生存率的原因。

　　由于当前器官供体的严重不足,大多数中心仍然将肝切除作为肝功能尚可并具有可切除癌灶患者的首选治疗方式。最近有人建议肝切除后,如肝内有复发或肝功能衰竭则行补救性移植,此法在等待其他尸体供给肝脏时间较长的情况下,对肝功能尚可的小肝细胞癌患者是一种最有效率的治疗策略[145]。有研究显示,70%~80% 肝癌切除后复发的 <5cm 的早期肝细胞癌根据米兰标准仍然可以施行肝移植[145a,146]。然而,最近有一些研究仍然对这种方法的优点存在争议。据 Adam 等人[147]报道,在 17 例行补救性肝移植的患者中手术致死率为 28.6%,与之相比,在 195 例单纯行肝移植的患者中,手术致死率仅为 2.1%。据他们报道,补救性肝移植在移植后 5 年生存率低于单纯移植组(41% 对 61%),造成这种差异也与前述补救性肝移植的手术致死率较高有关。Belghiti 等人的报道[148]恰恰相反,对于肝癌复发的患者,肝癌切除后行补救性肝移植和单纯肝移植的手术致死率和移植后生存率无明显差异。前述两个研究样本资料都较少,因此需要更多的研究以评估肝癌切除后行补救性肝移植方法的优点和可行性。

活体肝移植在肝细胞癌中的地位

　　由于尸体可移植肝脏(供体)的短缺,成人活体肝移植在近几年已经发展[149]。活体肝脏移植能显著缩短患者等待供体的时间。此法逐渐成为需要肝移植的肝癌患者所非常欢迎的一种方法,因为通过这种方法，可以避免等待供体的过程中因肿瘤进展而失去肝移植的机会。所以，活体肝移植的适应证逐渐扩大到包含肝细胞癌。一项研究表明，活体肝移植与尸源肝移植相比，前者可以显著改善患者的远期生存率[150]。然而，在一项研究中，约半数的肝癌患者最初计划行活体肝移植，却最终由于各种各样的原因未能进行。所以，活体肝移植也并不能完全解决供体肝脏短缺的问题。

最近，一些研究者提出扩大活体肝移植术的标准[151]。然而，在一项研究中表明，超出米兰标准的肝细胞癌患者的远期生存率明显低于符合米兰标准的那些人。在讨论活体肝移植的优势时，我们不得不考虑供体在行右半肝切除时约 0.5% 的围手术期死亡率[152]。关于活体肝移植的伦理学争论目前仍无定论。而且，虽然没有足够的临床数据支持，但在理论上供体肝脏的再生将同时刺激微转移灶的生长。所以在这些问题解决之前，活体肝移植的适应证应该与尸肝移植相同。随着围手术期处理的加强和更多临床相关数据的出现，活体肝移植必将迎来美好的明天。

姑息治疗

大多数肝癌患者就诊时已丧失肝切除和肝移植的机会。然而，如果疾病完全或绝大部分局限于肝脏，消融疗法，例如射频、微波、无水酒精注射、栓塞可以最大限度地有效控制局部肿瘤的进展。不过，人们最常见的还是大泛围扩散的疾病，因此系统地姑息治疗备受人们的重视。

局部消融治疗

适应证

面对一个肝硬化严重的小肝癌患者，由于其肝功能差，不适合做手术切除，倘若没有机会做肝移植，我们可以选择局部消融治疗。肝细胞癌的生长过程使这种肿瘤适合行消融疗法进行治疗。由于肝癌常发生在肝硬化严重的患者，任何可以在保护残余肝功能的情况下损毁肿瘤的方法都值得临床推广使用。目前，大多数肿瘤中心把肿瘤 ≤5cm 或者肿瘤数目至多 3 个的患者作为局部消融治疗的最佳候选者。虽然有文献报道，针对小肝癌患者，局部消融治疗可以达到和手术相似的效果[153, 154]。但是，消融治疗对于那些可以切除的小肝癌患者仍不能作为一线治疗方案。局部消融治疗对于手术后的复发肝癌也同样具有临床应用价值[96a]。同时，它也可作为等待肝移植患者的过渡治疗来延缓肿瘤的发展[155]。

另外，针对消融不完全的肿瘤可以反复消融达到治疗效果。无水酒精注射、冷冻治疗和射频消融治疗是目前常用的 3 种治疗方法。这 3 种治疗目前在临床应用的争论仍然很大，我们将在下面分别叙述。

经皮无水酒精注射

经皮无水酒精注射(PEI)在 20 世纪 80 年代初就应用于肝癌的局部治疗。B 超引导下将无水酒精直接注入肿瘤导致肿瘤细胞的凝固性坏死，同时把周围正常肝组织的损伤降到最低。通过细胞脱水、凝固性坏死和血栓的形成，肿瘤细胞被杀死从而达到治疗效果。坏死的程度与肿瘤的大小有关，目前认为 <3cm 的肿瘤通过无水酒精注射可根治[156]。无水酒精注射还可应用于开腹手术或腹腔镜探查时。无水酒精在肿瘤内的弥散性较好而且可以在局麻下进行，患者的耐受性也较好。它的主要并发症包括疼痛、发热、转氨酶的一过性升高和血内酒精浓度的一过性升高。其他并发症如出血、肿瘤破裂、针道内肿瘤种植和死亡，较为罕见。

一般来讲，无水酒精治疗的适应证为肿瘤结节少于 3 个且最大径 <3cm[156]。肝功能 Child 分级为 A 或 B 级是治疗的最佳候选者，腹水患者肝功能较差，穿刺有出血的危险；并且腹水阻止了腹壁填塞出血点导致大出血危险增加，操作应慎重。由于与肺部重叠或存在气胸的风险，肝顶肿瘤在操作时也应慎重。

无水酒精注射在治疗小肝细胞癌方面已得到一份优秀的安全性和疗效记录。大宗非随机对照报道其 3 年生存率为 55%~77%[157-160]，5 年生存率可高达 33%~40%[157-161]。这些令人满意的临床结果促使我们将其与肝切除和肝移植的疗效进行比较。在一项非随机对照的研究中，研究者将小 (<4cm) 的肝癌分别进行 PEI 及肝切除治疗；术后 1 年及 4 年生存率相似，但 PEI 组复发率较高[159]。最近的一项临床随机对照研究表明，对于 ≤3cm 的肿瘤，PEI 可达到与手术相同的效果[153]。在该试验中，38 例患者接受了 PEI 治疗，38 例患者接受了部分肝切除。两组在术后并发症和复发率上没有显著区别。但是 5 年生存率 PEI 组仅有 46%，而切除组却高达 81.8%。不过由于其例数较少没有统计学上显著

性。

笔者认为,PEI 的适应证为:肿瘤结节少于 3 个,肿瘤直径<3cm,肝功能 Child 分级为 A 或 B 级,且这些患者无外科手术机会。患者进行 PEI 后必须密切随访,随时观察肝脏情况,有新病灶出现时需再次处理。PEI 与肝切除或肝移植之间的疗效对比试验非常缺乏。

热效应疗法

其他局部消融治疗方法包括冷冻治疗和利用微波、激光或射频的热力疗法[161a]。

冷冻疗法　冷冻治疗可以有效地杀死肿瘤细胞,但是它的缺点是并发症发生率高,能导致少数患者的多脏器功能衰竭为特征的低温休克现象[62]。因此,随着热力疗法的应用,它的流行趋势已经下降。由于冷冻疗法所使用的真空探针为液氮或氩所致冷,其相对简易,不管是在开腹手术或腹腔镜探查时,冷冻探针都能在 B 超引导下进行冷冻治疗。当冷冻范围超过肿瘤边界 2cm 时可以达到治疗效果。我们也可以待肿瘤解冻后,重复冷冻治疗来提高它的冷冻治疗效果。

大量文献已经证明,冷冻治疗的稳定性[162-163]。冷冻治疗与 PEI 相比,它的优势在于所消融的范围更大,常可处理≥5cm 的肿瘤;而 PEI 通常只能处理<3cm 的肿瘤。冷冻治疗的主要缺点是,需要基础麻醉或腹腔镜探查,同时其并发症发生率较高[62]。患者若不具备外科治疗条件,往往也不具有冰冻治疗的适应证。最近,微型冷冻探针已经突破技术难关,可以经皮操作。这样的微创方法是现在研究热点。虽然目前冷冻治疗是一种可供选择的方法,但与射频治疗相比,它在技术上处于劣势。

射频消融治疗　射频治疗是目前研究的热点,对于许多小肝癌病例经过一个疗程就能使肿瘤坏死。射频治疗可以经皮、经腹腔镜或开腹操作等途径来进行。治疗途径的选择因人而异,取决于肿瘤大小、位置及患者的合并症。经皮途径是创伤最小的,它的适应证为肿瘤数目少于 3 个、最大径≤3cm 及肿瘤位于肝脏周边。经皮治疗不仅可以在 B 超引导下,也可以在 CT 或核磁的引导下进行(图 33.3)。腹腔镜引导下的射频治疗的优点是可以利用腔镜超声增加治疗的精确性,同时可以排除腹腔内肝外转移的情况。与开腹探查相比,它的恢复更快,减少了腹部疼痛的发生。另外,腹腔镜引导下的射频治疗可以消融与周围脏器距离很近的肝脏肿瘤,如小肠、肾脏、胆囊和膈肌,这些部位的经皮治疗容易造成肠穿孔或内脏损伤。然而,腹腔镜引导下的射频治疗对肝右后叶的肿瘤处理较困难,这是因为腔镜超声探头无法进行准确的定位。开腹探查下的射频治疗适用于大肿瘤(>5cm)、多发肿瘤及既往有腹部手术史而腹腔镜探查较困难者。因此行较有效的消融可以降低治疗部位残余的肿瘤的概率,与其他途径相比,开腹射频在插入 RF 针时有较高的自由度。

表 33.5 示出近年来射频疗法治疗肝癌的部分文献报道[164-172]。在大多数的文献报道中,射频治疗围术期死亡率≤1%,并发症发生率<15%。在 Mulier 等的一篇综述中,3670 例射频治疗患者围术期死亡率及并发症发生率分别为 0.5% 及 8.9%。开腹途径下的射频治疗、肝硬化或高胆红素血症术后并发症发生率较高[150,173a,173b]。表 33.5 中,我们对射频治疗的生存率也进行了汇总,几乎没有文献报道射频治疗的术后 5 年

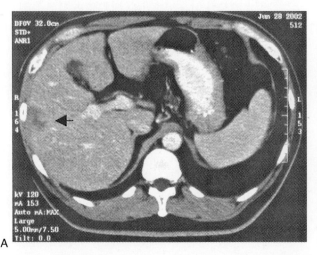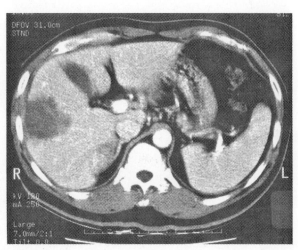

图 33.3　一小周围型肝细胞癌(A)(箭头)在超声引导下经皮射频消融治疗。治疗 1 个月后,CT 扫描显示边缘良好,肿瘤完全消融(B)。

比的试验中，将 129 例肝癌患者随机分为给予 60mCi [131]I 标记的碘油局部放疗组和用顺铂(70mg)化疗栓塞组，结果显示两组的总生存率基本相同(中位生存时间约为 40 周)，但碘油组的毒副作用明显要小一些；在第 2 项研究中，27 例患者随机分为给予 60mCi [131]I 标记的碘油组和对照治疗组 (如他莫昔芬治疗)。碘油组效果更好(中位生存时间分别为 6 个月和 2 个月)。虽然这些研究结果表明，[131]I 标记的局部聚焦放疗对肝癌具有一定的疗效，但由于例数较少尚不能得出确切结论。另外，像 [90]Y 的病例，目前还不知道它在肿瘤和正常组织中的分布区别。[131]I 标记的碘油迄今在美国仍没有被允许使用。

传统的外照射光子技术，不管是单独应用还是辅以化疗栓塞，对不可切除的肝癌都有一定的临床效果。不过，标准的光子治疗经常会照射到正常的肝组织，造成负损伤。目前，三维适形放疗所使用的不受中轴面限制的光束可以最大限度减少对正常肝脏的损伤[197]。I 期、II 期临床试验证明，三维适形放疗辅以肝动脉灌注化疗，局部反应率可以达到 60%。最近的文献研究表明，对肝胆肿瘤而言，局部有效率和生存率与放疗剂量有直接的关系。在该项研究中，根据正常组织并发症概率(NTCP)模型来计算放疗剂量(最大为 90Gy)，在剂量大于 70Gy 时，患者的中位生存时间可以超过 17 个月，这可以和手术效果相媲美。在一个多因素分析结果中，放疗剂量是一个独立于肿瘤大小预后影响因素[198]。

目前，外照射治疗的一个关键步骤就是建立一个能够估计肝脏正常组织耐受量的预测模型。最近的研究所建立的量化模型已经能很好地预测一些放疗诱发的肝脏并发症[199]。一个正常组织并发症概率(NTCP)模型已经应用于临床，来预测患者潜在的并发症发生危险。21 例患者应用该预测系统已经完成治疗。平均放疗剂量为 56.6±2.3Gy(范围在 40.5~81.0Gy)，其中 1 例患者出现放疗相关并发症，并发症发生率为 4.8%(95%可信区间为 0~23.8%)，与 NTCP 预测系统的预测结果相符 (并发症发生率为 8.8%)。这些研究结果表明，使用 NTCP 预测系统可以安全地进行更大剂量的放疗[198,200]。三维适形方案的广泛采用还须多中心试验对这些观点进行验证。

越来越多的学者开始研究立体定向放疗在原发肝细胞癌和结直肠癌肝转移中的临床应用效果。在一项 37 例患者的临床研究中，放射剂量达到 26Gy，肿瘤的最大直径为 5cm，平均直径为 3cm，在 18 个月时，肿瘤的局部控制率达到了 81%，几乎可以和射频治疗相媲美。为了达到治疗效果，研究者将研究重心集中在如何更好地固定患者和定位肿瘤，来避免副损伤[201]，这主要还要靠技术的进步和革新[201a]。

另外，有学者在研究利用质子进行局部放疗。日本学者已经证实，其临床效果与三维适形放疗相似[202]。令人感兴趣的是，通过光子[203]或质子[204]的高剂量局部放射治疗，会造成未照射区的局部肥大，与部分肝切除的效果相同。

总之，单纯全肝放疗对治疗肝细胞癌无效，但是大剂量的分次聚焦放疗，尤其是通过光子[203]或质子[204]的局部放射治疗，对大多数的无法手术切除肝癌患者均有效。另外，立体定向放射治疗对肿瘤的控制率与侵袭性局部消融治疗相当。然而，在该章中讨论的这些技术与其他非手术方法相比的优势尚无随机试验进行评估。

全身治疗

由于肝癌患者常并发有其他肝脏疾病，肝癌的临床治疗相对复杂。通常只有在肝功能严重损坏时，肝癌才被发现。对这样的病例而言，治疗的唯一选择只能是支持保肝治疗。只有当肝功能正常或接近正常时，针对肿瘤的治疗方案才能成为可能。

另一个困扰肝癌治疗的问题为肝癌患者自然病程的显著差异，取决于基础肝病的病因和程度，诊断时的分期，以及其他合并症。如在香港，主要的肝脏背景病变为乙肝所致肝硬化，但在日本，却是丙肝所致肝硬化。

由于以上原因，肝癌的全身治疗也千差万别，从全身化疗到干扰素治疗、靶向治疗等，单用一种到几种方法联用。局部治疗，包括肝动脉栓塞化疗等，也是研究的热点。

化学治疗

由于种种原因，肝癌的全身化疗一直是被否认的。由于肝细胞持续表达多重耐药基因导致肝脏是一个耐药器官。这种耐药基因在肝癌细胞系对阿霉素耐药中已经得到证实[205]。另外，肝功能失代偿也是个问题，我们不得不考虑到药物毒性作用来调整药物的剂量。由于门脉高压及血液分流，肿瘤内的药物浓度也会受到影响。最终在某些病例中，化疗的效果就不甚明显，尤其在肝硬化患者中，我们几乎看不到化疗的效果。

由于以上种种原因，全身化疗对肝癌患者几乎无效。几乎所有化疗药物都曾被应用于肝癌的研究，但均以无效告终。基于一些临床数据,阿霉素一直被认为是肝癌的一线治疗药物。1978 年,在一项阿霉素治疗肝癌的单药研究中,有效率可达到 32% [206],但以后的研究均没有达到这个水平,反而证实了它的毒性作用很大[207, 208](表 33.6)。

对于所有实体肿瘤而言,联合化疗曾被广泛研究。但很多时候,多药的联合化疗无任何临床优势且增加毒性[207-209]。不过,香港的一项临床研究证实,全身化疗辅以免疫治疗可以较好的提高与乙肝相关肝癌的治疗效果[210]。根据后来的一份临床研究,顺铂联合 5-FU 及阿霉素化疗辅以干扰素治疗无法手术切除的肝癌,有效率可以达到 26%,其中 1/3 患者完全有效。在另一项 149 例乙肝相关肝癌的临床研究中,使用相同的药物反应率仅为 16.8%,完全有效率仅为 2%[212]。预测治疗有效的显著因子包括无肝硬化和全血胆红素水平低。毒性大,但可以克服。基于这些早期研究,有学者对联合化疗方案(顺铂加 5-FU 及阿霉素化疗辅以干扰素治疗)和单药阿霉素治疗的效果进行临床分析[213]。不幸的是,两组在有效率和总体生存率上没有显著差异。因此,联合多药化疗和单药化疗没有任何优势且增加毒性。

干扰素治疗

用干扰素治疗肝癌的临床试验常见。最初研究它的原因是,人们推测肝癌是一种病毒相关的疾病,干扰素可以抗病毒。然而随着研究的深入,学者们发现干扰素 α 可以使 20% 的丙肝患者病毒转阴[214-215],而且可以延缓肝癌的发生。近来有研究表明,在对原发肿瘤用药物消融治疗后,干扰素 α 治疗可以降低肝癌的复发[216]。

不幸的是,干扰素 α 在不同的研究中结论不同(表 33.7)。II 期临床试验只能证明其单药有效,和其它化疗药物(5-FU[217a,218,219]或阿霉素[220])联合使用并没有增加有效性。我们尝试联合使用盐酸米托蒽醌和干扰素 α[221]也并没有证实其能增加有效性。在前面的叙述中,我们曾提到过顺铂加 5-FU 及阿霉素化疗辅以干扰素治疗具有很好的临床效果[212],但在最终的 III 期临床试验中并没有得出生存率增加的确切结论。其他两个研究提示,干扰素 α 的效果略优于阿霉素[222]或其他支持治疗[223],虽然未接受干扰素治疗的 HCC 患者后果较差,但接受治疗的生存者也未见明显改善(中位生存时间分别为 4.8 周和 7.5 周)。最新的随机研究证实,干扰素 α 的效果甚微,与对症治疗相比,不仅毒性大而且 1 年和 2 年生存率也无任何改善[224]。

激素治疗

肝癌发病率男性远高于女性,而且男性自然病程进展得更快。流行病学证明,长期服用性激素或类固醇

表 33.6

肝细胞癌化疗的部分随机试验

研究和地点	病例数	治疗组	结果
Choi 等[207], 香港	39 5	盐酸阿霉素对 5-Fu 氨甲蝶呤钠 环磷腺苷/硫酸长春新碱	13.0 周对 6.5 周生存 (无变化)
Falkson 等[209], 南非和美国	192	盐酸多柔比星对 5-Fu/MeCCNU 对 5-Fu/链脲霉素对 5-Fu/MeCCNU/盐酸多柔比星	5-FU/ MeCCNU 28 周 对阿霉素 12 周
Yeo 等[213], 香港和英国	188	顺铂/IFN-a/阿霉素/5-Fu 对 盐酸多柔比星	8.67 月对 6.83 月(P=0.83)
Lai 等[208],香港	60	盐酸多柔比星对 支持疗法	10.6 周对 7.5 周(P=0.36)

5-FU:5-氟尿嘧啶;MeCCNU:甲环亚硝脲(司莫司汀)。

表 33.7

用干扰素 α 治疗肝癌的试验

研究和地点	病例数	治疗组	结果
GITSG[217], 美国	30	INF-α2b	客观反应率=2/30 中位生存时间=22 周
Kardinal 等[220], 美国	31	INF-α2b+盐酸阿霉素	反应率= 3% 中位生存时间=10 月
Stuart 等[219], 美国	10	INF-α2b+5-FU	反应率= 0 中位生存时间=10 月
Lai 等[222], 香港	75	INF-α(2 剂)对盐酸阿霉素	中位生存时间= 8.3 周对 4.8 周(NS)
Lai 等[223], 香港	71	INF-α 对观察组	中位生存时间=14.5 周对 7.5 周(NS) (P=0.0471)
Llovet 等[224], 西班牙	58	INF-α2b 对支持疗法	1 年生存率=58%对 38%(NS)
Patt 等[218], 美国	28	IFN-α+ 5-FU	反应率= 18%

INF-α:干扰素 α;GISTG:胃肠肿瘤研究组;5-FU:5-氟尿嘧啶;NS:不显著。

激素可以增加患肝癌的危险性。这些临床发现提示我们寻找肝癌中的激素受体,为潜在的靶向治疗提供作用靶点。在肝癌标本匀浆中,我们首先发现了糖皮质激素受体,这就引发了大家使用孕激素来治疗肝癌的一些临床试验。在一些肝癌患者中,它的疗效也得到证实[225]。

到目前为止,激素治疗的重点一直集中在雌激素枸橼酸他莫昔芬上。不幸的是,他莫昔芬的有效率并不高[226]。许多随机对照试验比较他莫昔芬联合化疗[227-229]、单药治疗[230,231]、安慰剂治疗和单纯观察的临床效果,结果发现有效率并没有提高。即使在有临床意义的试验中,中位生存时间也小于 3 个月[232-234]。在近期的一个 420 例无法手术切除肝癌的Ⅲ期临床随机对照试验中也没有证实他莫昔芬的临床效果。基于以上数据,激素治疗肝癌前景不容乐观。

区域化疗

理论基础

由于肝脏的特殊结构导致进肝的血流相对独立,而且肝脏在局部药物的代谢中具有主导作用,激发了人们对肝脏局部给药的研究兴趣。人们已经详述了这种方法的药理学原理[236]。根据所使用的化疗药物的特点,经肝动脉灌注化疗可以保持局部持续的药物浓度比全身的化疗更有优势。选择肝动脉给药似乎比门静脉给药的利用率高[237]。如果某些药物最低限度的活性符合剂量-反应曲线,那么药物浓度越高就意味着药物的疗效越好。考虑到这些情况,氟嘧啶,特别是氟尿嘧啶,就成为最理想的一种治疗药物。

这种方法在结肠直肠肝转移患者中已进行了大量的研究。氟嘧啶在全身和局部给药的比较已经在大量的Ⅱ期和Ⅲ期临床试验中进行了研究[238]。但是到目前为止,肝动脉灌注化疗的临床效果与全身化疗相比,还没有看出其明确的临床优势,不过在一些结直肠癌肝转移术后患者的资料中显示,肝动脉灌注化疗的效果较好[239]。最近的一项癌症和白血病 B组(CALGB)临床试验结果(CALGB9481)显示:针对仅有肝转移的结直肠癌患者,区域化疗组效果比全身化疗效果更好,不过当时一些新的化疗药物和靶向药物尚没有投入临床使用[240]。虽然肝细胞癌的局部生物学行为比肝转移癌更差,但是由于肝脏背景疾病或肝硬化的存在,限制了局部药物的弥散。在行肝动脉灌注化疗前,我们不得不去考虑肝功能的情况,同时还得考虑肝动静脉瘘的存在。虽然种种不利因素消弱了肝动脉灌注化疗的优势[190]，但是由于其理论上的可行性，目前在临床也是被广泛应用。

为了增加肝动脉灌注化疗的效果，一些学者尝试使用碘油来进行灌注化疗。碘油是一种罂粟籽油脂肪酸乙酯含碘 38%（按重量计）。它是一种淋巴造影的造影剂，经肝动脉注射后聚集在肝脏肿瘤病变处。它似乎有助于发现准备行肝癌手术切除患者肝脏的卫星病灶[241]，可以携带毒脂性化疗药物进行肝动脉灌注化疗。但它似乎不能作为栓塞物质。它也可以携同 ^{131}I 的放射治疗。

研究结果

关于肝动脉灌注化疗的疗效，目前有大量的二期临床试验结果支持。在一项针对肝细胞癌和胆管细胞肝癌的临床试验中，通过皮下置泵，肝动脉灌注氟尿嘧啶和丝裂霉素 C 化疗达到 4 例患者部分有效[242]。中位生存时间为 14.5 月，同时毒副作用小，仅有 1 例患者出现了并发症。

另有学者针对同一群体研究氟嘧啶和蒽环类药物联合应用的效果[243]。在其中的一项研究中，经皮导管向肝总动脉或肝固有动脉联合注入依托泊苷、阿霉素和顺铂或依托泊苷、顺铂和与 5–FU[243]。在这些研究中，客观应答率可以达到 50%，不过却出现了大量的肝脏和全身毒副作用。

在最大的一组病例研究中[244]，报道了应用氟尿嘧啶、亚叶酸钙、阿霉素和顺铂联合灌注化疗（周期为 4 天）的临床果，对 31 例患者的客观应答率为 41%，但毒副作用却很大。虽然结果并未得出反应率和肝脏背景病变相关，但是伴有肝炎患者的中位生存时间仅为 7.5 个月，远小于不伴有肝部疾病的肝癌患者，同时，毒副作用也多发生在伴有肝炎的患者。

不过尚不能对这些研究结果进行概括。植入给药装置的外科操作相对困难，尤其是有门脉高压的患者[246]。即使在没有肝硬化的患者中[245]，操作也并不简单，同样，经皮操作虽然相对容易，但出血和感染的发生率也很高。因此，临床如果需要进行肝动脉灌注化疗，病例应该严格选择。

化疗栓塞

肝脏的供血主要来自于门静脉，但是肝肿瘤的供血有 80%来自于肝动脉[247]。这也能解释为什么要通过肝动脉灌注化疗而不是经过门静脉[237]。选择性的阻断肝肿瘤供血动脉的血流，就可以导致肝肿瘤缺血坏死，达到治疗效果，同时还没有损伤正常的肝脏。外科手术实行肝动脉结扎可以使某些肿瘤缩小，但是由于其他血管的代偿生长[249]，结扎效果往往很短暂[248]。肝动脉灌注化疗时，行供应肿瘤动脉血管的阻断，不仅增加了区域药物的浓度，还使得药物（包括丝裂霉素 C 和顺铂）在肿瘤中停留时间增长，这一结果已得到临床证实[250, 251]。

这种联合治疗方案被称为化疗栓塞，操作往往是经皮的。栓塞剂往往由多种材料组成[252-254]，包括以下几种：

- 明胶海绵。
- 胶原。
- 聚乙烯醇。
- 淀粉微球。
- 自体血栓。
- 玻璃微球。
- ^{90}Y 树脂微球。

这些物质不论从阻塞时间、重量、大小以及流动性等方面都存在千差万别，这也导致了栓塞的部位，肝外副损伤和毒副作用的不同。目前仍没有一种栓塞剂能完全符合临床的需要。

临床很难对化疗栓塞的效果进行比较，这是因为：肿瘤个数无法限制，栓塞剂多种多样，操作技巧各有不同。据文献报道，经化疗栓塞有 50%的肿瘤缩小，但是这种通过影像学的判断所看到的肿瘤坏死[252]，却往往夸大了实际的生存效果。而且目前几乎没有学者对栓塞化疗造成的肝癌患者生活质量的影响进行研究。

也有一些随机试验来对化疗栓塞的效果进行研究。第一个研究由 Pelletier 等人完成，发现针对无法手术切除的肝癌患者接受化疗栓塞（阿霉素和 Gelfoah 散剂）和对症治疗的 6 个月和 12 个月生存率相同[255]。另一项研究来自于巴塞罗那临床肝癌协会一个多中心的临床试验，它将患者分为 3 组：明胶海绵栓塞组、阿霉素和明胶海绵化疗栓塞组和保守治疗组[255a]。结果显示，化疗栓塞组 1/3 患者的客观应答至少 6 个月、1 年和 2 年的生存率显著高于保守治疗。

不同的背景肝硬化类型导致了肝癌有不同特征，包括如何应对缺血或化疗的作用。上述 2 项研究主要针对的是慢性丙型肝炎相关的肝癌，它的结论是否适用于其他病因导致的肝癌（如慢性乙型肝炎或酒精肝硬化），目前仍未知。因此尽管已经做了很多研究，化疗栓塞对于无法切除的肝癌的治疗效果目前仍无定论。

化疗栓塞在临床应用时,病例的选择需要经过认真地考虑。门脉主干有瘤栓时不适合做化疗栓塞,不过有学者提出可以超选到肿瘤供血动脉而不损伤其他分支。一般来说,患者有腹水、贫血、高胆红素血症、肝功能交叉和近期有血管静脉出血的病史都应被视为相对禁忌证。

目前,化疗栓塞被认为是肝癌综合治疗中不可或缺的重要一环,如肝切除或原位肝移植(OLT)之前。这样处理的目的首先可以延缓肿瘤的进展;其次可以防止肿瘤在肝内的转移。最近的两项研究表明[112,136]:针对那些肿瘤个数小于 4 个、乙肝表面抗原阴性和最大瘤径≤5cm 的肝癌患者,在接受肝移植前行肝动脉栓塞化疗的效果甚至可以达到非肝癌患者行肝移植的疗效。另一项研究表明[256],针对 T2 或 T3 期的肝脏肿瘤,在行肝移植前先进行肿瘤的局部治疗(化疗栓塞 70.9%,消融治疗 14.6%,两者联合 14.6%),可以明显提高术后的 5 年无瘤生存率。

然而,目前仍没有前瞻性研究来证明肝移植术前栓塞化疗的必要性。前面提到的研究选取的大多数病例(80%~90%)都是等待移植的患者,等候时间一般为几个月。考虑到目前供肝的紧缺和慢性丙型肝炎发病率的升高，平均等待肝移植时间可能需要 2 年,所以上述研究的结论不能套用于临床实践。

碘油化疗栓塞

碘油不能够栓塞血管，但可以提高局部药物的传送，是在许多化疗栓塞中常用的一种制剂。与本文前面描述的那些化疗栓塞技术不同，关于碘油化疗栓塞已进行了透彻的随机研究。最初的临床试验试图比较对于局部进展的肝癌患者，在保证肝功能不受损伤和门静脉通畅的情况下,碘油、顺铂和明胶海绵化疗栓塞的有效性[257]。选取那些病情没有恶化和肿瘤没有进展的初诊患者，使用碘油化疗栓塞（碘油、顺铂和明胶海绵），每 2 个月 1 次，共进行 4 个周期。虽然在接受治疗的患者中可见客观应答，但精算师的预测导致研究中途停止，因为他们预测无生存获益。多次的碘油化疗栓塞,导致急性肝衰竭常见，同时提出了毒性并发症的问题。

另有一项相似的前瞻性研究，用他莫昔芬对对照组患者进行治疗，评估每 3 个月给予碘油化疗栓塞的潜在附加值[258]。患者的素质与上例差不多,虽然病例数比前面的研究少，但得到了极相似的结果。接受碘油组未见明显的生存收益，相反有 51%的患者出现了肝功能失代偿。

在香港进行了第 3 项随机试验，试验选取了一组无法手术切除的肝癌患者，既往未接受过化疗栓塞，对他们进行对症治疗，另一组使用各种剂量的顺铂乳化碘油进行化疗栓塞，根据肿瘤大小的变化，每 2~3 月进行 1 次介入治疗，研究的终止点为肿瘤进展，将这两组进行比较[258a]。这些患者中大多数患者为慢性乙肝，并且除外了那些肝功能和身体状况差的患者,碘油化疗栓塞组(客观有效率为 39%,1 年、2 年和 3 年生存率比对照组明显要高)。与前两项研究相仿，该组肝功能的损伤也较严重，死于肝衰竭的患者更常见，但两组中存活者肝功未见显著差异。

前两项临床试验没有疗效，并且这些试验中接受治疗的患者肝衰竭发生率升高，反映出考虑欠佳的化疗栓塞策略，特别是对存在潜在肝病的患者所用的周期治疗。这种解释与一项回顾性分析相一致，后者比较了过去的两组患者，一组接受有计划地周期性化疗栓塞，另一组在 X 线片出现进展时进行治疗[259]。那个分析得出结论，碘油化疗栓塞时，病例的选择尤为重要，治疗方案也要恰当，而不应该片面按照原定计划的方案执行，毫无变通。无论在什么情况下,随机研究似乎都支持适度、有选择性地使用碘油化疗栓塞对无法切除的肝病患者进行治疗。

同时，学者也在研究肝癌切除术前应用碘油化疗栓塞的作用，考虑其能否减少肿瘤的血管供应或使得残余肝脏功能性肥大，从而降低手术危险。目前，仍然没有随机试验的结论证实，当然，对于术前碘油化疗栓塞是否存在生存优势也没有得出确切的结论。有文献报道，术前碘油化疗栓塞是安全的和有效的[260]，不过也有文献报道，术前碘油化疗栓塞只能增加术后并发症和胆囊缺血的发生[261]。

另外，也有学者开始研究肝移植术前碘油化疗栓塞的作用。有一项回顾性研究得出结论，肝移植术前碘油化疗栓塞可以有效提高术后的无瘤生存率[261a]。相反，另一项回顾性研究对两组患者进行了比较，每组 21 例患者，一组在移植前接受碘油化疗栓塞，一组是直接进行肝移植的历史对照者，结果发现术前治疗组无显著优势。

总之，化疗栓塞用(或不用)碘油对肝癌患者的作用似乎是有限的。已经进行的随机试验并没有显示出显著的受益，人们也没有充分地讨论生命-质量的问题。虽然肝癌治疗的局部给药非常有道理，但模型本该预测的假设与实际结果并不一致。

新型全身治疗

在前面我们讨论了全身化疗、激素治疗和化疗栓塞等，但是可以看出，在面对复杂的肝细胞癌时，以上非手术疗法都显得乏善可陈。随着对肝癌进行临床和分子生物学的研究，我们发现了许多潜在的治疗方向和策略，这也使我们的研究重点转向新药物和新生物制剂的研发。试验研究的重点也是靶向药物的治疗。

新的化学治疗的研究重点包括新的细胞毒性药物的研发，包括洛拉曲克和 T138067。盐酸洛拉曲克(Thymitaq，AG337；Eximiaxs 制药公司，伯温，美国宾夕法尼亚州)是一种新的基于结构模型技术研制的胸苷酸合成酶抑制剂。在早期的临床试验中，使用洛拉曲克的部分缓解率为 8%，最小有效率为 8%，病变稳定率为 54%[263]。在另一个 Ⅱ 期临床试验中，洛拉曲克虽然没有明确的客观缓解率，但和阿霉素相比，却提高了 52% 的中位生存时间[264]。虽然 Ⅱ 期临床试验结果令人鼓舞，但像其他新药一样，目前没有 Ⅲ 期临床试验结果的支持。在目前进行的一个大宗(纳入 446 例患者) Ⅲ 期临床试验中，以摘要形式发布了一个结论，洛拉曲克和阿霉素相比，在客观缓解率上并没有统计学差异(1.4% 对 4.0%)，也没有明显改善患者预后[265]。T138067(安进公司，千橡树，美国加利福尼亚州)是一种新的细胞毒性药物，它不可逆转地抑制有丝分裂和 β 微管蛋白，阻止有丝分裂并最终导致细胞的调亡。在一项随机 Ⅲ 期临床试验中，T138067 和阿霉素相比，并没有提高患者的生存时间[266]。

其他新型全身治疗方案包括通过消耗肝癌细胞内的精氨酸来抑制肝癌细胞生长，精氨酸对人体来说并不是必需氨基酸。正常人类细胞能通过酶精氨琥珀酸合酶精氨(ASS)与琥珀酸裂解酶合成精氨酸。一些人类的癌症，包括各种肝细胞癌细胞系，不能表达 ASS，如果缺乏外源性的精氨酸就会死亡。体内和体外试验证明，在这些肝癌细胞系中通过精氨酸降解酶使精氨酸脱氨基，从而肿瘤细胞被杀死。在 19 例不能手术切除肝癌的临床 I/II 期试验中，精氨酸在精氨酸

脱氨基酶作用下转化为聚乙二醇化形式，临床效果包括 2 例完全缓解、7 例部分缓解和 7 例病变稳定无变化[266a]。19 例患者的中位生存时间为 410 天，其中有 4 例患者超过了 680 天。这些令人兴奋的早期结果极大的鼓舞了研究者，进行 Ⅲ 期多中心随机试验研究。

如其他恶性肿瘤一样，现在肝癌的研究重点放在了靶向生物治疗。肝肿瘤生成机制比较复杂且仍不完全清楚。分子变异包括生长因子及其受体、血管生成因子、细胞内信号蛋白(如 Ras/Raf/MAP 激酶和 PTEN/Art 通路)、细胞周期控制蛋白(如细胞周期蛋白和细胞周期蛋白依赖激酶)及肿瘤抑制因子(如 PTEN、p53 和 Rb)等，也包括在肿瘤细胞侵入、转移中起作用的蛋白激酶和基质金属蛋白酶，以及环氧合酶[267]等。针对这些异常蛋白的治疗方法有使用小分子抑制剂、单克隆抗体及抗正义寡核苷酸等。但是这些能抑制肿瘤细胞生长的结果通常来自于基础试验研究，而很少有临床报道这些药物对肝癌有巨大疗效。近期刊登在《临床肿瘤杂志》中的文献报道，1 例难治性肝癌患者使用环氧合酶抑制剂(塞来昔布)治疗后，取得近乎完全缓解的效果[268]。

除了血管生成和生长因子信号通路的治疗外，其他靶向治疗的研究目前仍处于起步阶段。有证据表明，肿瘤生长、转移与血管生成因子相关[269]。在已证实的血管生成因子中，血管内皮生长因子(VEGF)是最强大和特异的，是生理和病理性血管生成时重要的调节因子[270]。VEGF 在肿瘤生长过程中起着重要的作用。肝癌通常被认为是典型的富血管肿瘤。有研究表明，肝癌中 VEGF 水平和微血管密度增加[271-273]。临床发现，VEGF 的高表达与肝癌预后差密切相关[274]。目前正在研究一些干扰 VEGF 信号的药物在肿瘤治疗中作用，包括单克隆抗体贝伐单抗-阿瓦斯丁[275,276]和小分子抑制剂索拉非尼[277,278]。贝伐单抗(阿瓦斯丁；Genentech，南部旧金山，美国加利福尼亚州)已证明在结直肠癌和肺癌的治疗中有效[276]。早期研究证明，贝伐单抗在肝癌中应用是安全的，有一定的临床效果[279,280]。进一步的 Ⅱ 临床试验目前正在进行中。索拉非尼(BAY-439006；Bayer 公司，Lever-Kusen，德国)是一种小分子多靶向的 VEGF 和 Raf 激酶抑制剂，目前已用于晚期肾细胞癌的治疗。应用阿霉素联合或不联合索拉非尼治疗晚期肝癌的随机临床 Ⅲ 期试验正在进行中。

表皮生长因子受体(EGFR)在恶性肿瘤的进展中起着重要的作用，是化疗的相关靶位[281]。已证实，肝癌通常过量表达 EGFR[282]。针对 EGFR 的治疗药物包括

小分子如埃罗替尼 (Tarceva, OSI 医药公司，纽约，NY),其可抑制细胞激酶结构域;单克隆抗体如西妥昔单抗(Erbitux; Bristol-Myers Squibb,纽约,NY),其可结合细胞外受体结构域。已证明埃罗替尼可治疗肺癌，而西妥昔单抗为转移结直肠癌的二线用药也应用于临床。2 项近期使用埃罗替尼治疗肝癌的试验证明，其有一定的临床效果,25%和 35%的无进展生存期分别为 4 个月和 6 个月,而其毒副作用不大[283,284]。评估埃罗替尼和西妥昔单抗治疗不可切除的肝癌的效果的 II 期临床试验目前正在进行中。

目前，肝癌已开始通过生长抑素类似物受体开展靶向治疗。在多种非神经内分泌肿瘤中,已经发现存在有生长抑素受体,包括乳腺、肾、结肠、卵巢和肝细胞癌[285,286]。一项临床研究报道,使用长效生长抑素类似物兰乐肽治疗进展期肝癌患者, 其 AFP 显著降低[287]。另一项随机对照研究中分别皮下注射生长抑素类似物奥曲肽和安慰剂,结果中位生存时间明显提高(分别为 13 个月和 4 个月), 而且生长抑素组 AFP 也显著降低[288]。然而, 早期的一项 272 例无法手术切除的肝癌患者随机 III 期试验中比较了长效奥曲肽和安慰剂,却没有发现治疗组和对照组的中位生存时间有显著差异[289]。

另一种全身治疗肝癌的药物是 3-羟基-3-甲基辅酶 A(HMG-CoA) 还原酶抑制剂。HMG-CoA 还原酶产生甲羟戊酸,而甲羟戊酸可调节非胆固醇依赖性的细胞生长[290]。在一项治疗肝癌的随机临床试验中,联合使用动脉栓塞和 5-FU 化疗进行先期处理,再使用 HMG-CoA 还原酶抑制剂帕伐他汀治疗,中位生存时间为对照组 2 倍[291]。

肝癌也适用于基因靶向治疗。尤其 p53 肿瘤抑制子功能缺失, 导致了肝癌突变。目前使用所构建的 HIA 控制含 p53 基因的病毒载体进行治疗正在临床试验中[292]。

最后, 由于无法手术切除的肝癌的全身治疗的效果不佳,许多患者选择其他治疗方法,如中医。在非发表的病例报道中,无法手术切除的肝癌患者在口服灵芝(中医常用药物)提取物后接近完全缓解。但该药物治疗需进一步研究。

总之,虽然并不能说肝癌对所有的非手术治疗都无效, 也不能说肝癌对所有的化疗药物都不敏感,但是,由于肝硬化的存在和其他的毒副作用,导致非手术治疗效果不是很理想。所以,针对新的治疗方案及策略的研究变得炙手可热。将来新的治疗方案必然是建立在对肝癌的分子生物学特征的进一步深入研究的基础上的,目前,研究的重点集中在 VEGF 血管生成研究及 EGFR、MAPK、蛋白激酶 C 和 Ras 通路的研究上[267]。这些靶向药物尽管目前仍不尽如人意,但是由于其对患者的毒副作用与化疗药物相比较小,故其在临床的前景仍很乐观。目前及将来的一段时间,肝癌的非手术治疗的研究热点必将集中于肝癌的分子生物学研究及靶向药物的研发和临床应用。

(宋天强 李慧锴 译)

参考文献

1. Ho J, Wu PC, Kung TM. An autopsy study of hepatocellular carcinoma in Hong Kong. *Pathology* 1981;13(3):409-416.
2. Ng WD, Chan YT, Ho KK, Kong CK. Injection sclerotherapy for bleeding esophageal varices in cirrhotic patients with hepatocellular carcinoma. *Gastrointest Endosc* 1989;35(1):69-70.
3. Yeo W, Sung JY, Ward SC, et al. A prospective study of upper gastrointestinal hemorrhage in patients with hepatocellular carcinoma. *Dig Dis Sci* 1995;40(12):2516-2521.
4. Ihde DC, Sherlock P, Winawer SJ, Fortner JG. Clinical manifestations of hepatoma: a review of 6 years' experience at a cancer hospital. *Am J Med* 1974;56(1):83-91.
5. Lai CL, Lam KC, Wong KP, Wu PC, Todd D. Clinical features of hepatocellular carcinoma: review of 211 patients in Hong Kong. *Cancer* 1981;47(11):2746-2455.
6. Shiu W, Dewar G, Leung N, et al. Hepatocellular carcinoma in Hong Kong: clinical study on 340 cases. *Oncology* 1990;47(3):241-245.
7. Edmondson HA, Steiner PE. Primary carcinoma of the liver: a study of 100 cases among 48,900 necropsies. *Cancer* 1954;7(3):462-503.
8. Kappel DA, Miller DR. Primary hepatic carcinoma: a review of thirty-seven patients. *Am J Surg* 1972;124(6):798-802.
9. Kew MC, Geddes EW. Hepatocellular carcinoma in rural southern African blacks. *Medicine (Baltimore)* 1982;61(2):98-108.
10. Lin TY. Tumors of the liver. Part I. Primary malignant tumors. In: Bockus H, ed. *Gastroenterology*. Philadelphia, Pa.: WB Saunders; 1976:522-534.
11. Okuda K. Clinical aspects of hepatocellular carcinoma-an analysis of 134 cases. In: Okuda K, Peters F, eds. *Hepatocellular Carcinoma*. New York, NY: Wiley; 1976:387-436.
12. Kojiro M, Kawabata K, Kawano Y, Shirai F, Takemoto N, Nakashima T. Hepatocellular carcinoma presenting as intrabile duct tumor growth: a clinicopathologic study of 24 cases. *Cancer* 1982;49(10):2144-2147.
13. Lee NW, Wong KP, Siu KF, Wong J. Cholangiography in hepatocellular carcinoma with obstructive jaundice. *Clin Radiol* 1984;35(2):119-123.
14. Lai EC, Ng IO, Ng MM, et al. Long-term results of resection for large hepatocellular carcinoma: a multivariate analysis of clinicopathological features. *Hepatology* 1990;11(5):815-818.
15. Lau WY, Leung KL, Leung TW, et al. Obstructive jaundice secondary to hepatocellular carcinoma. *Surg Oncol* 1995;4(6):303-308.
16. Afroudakis A, Bhuta SM, Ranganath KA, Kaplowitz N. Obstructive jaundice caused by hepatocellular carcinoma: report of three cases. *Am J Dig Dis* 1978;23(7):609-617.
17. Van Sonnenberg E, Ferucci J. Bile duct obstruction in hepatocellular carcinoma (hepatoma)—clinical and cholangiographical characteristics: report of 6 cases and review of the literature. *Radiology* 1979;130:7-13.
18. Roslyn JJ, Kuchenbecker S, Longmire WP, Tompkins RK. Floating tumor debris: a cause of intermittent biliary obstruction. *Arch Surg* 1984;119(11):1312-1315.
19. Wu CS, Wu SS, Chen PC, et al. Cholangiography of icteric type hepatoma. *Am J Gastroenterol* 1994;89(5):774-777.
20. Lau W, Leung K, Leung TW, et al. A logical approach to hepatocellular carcinoma presenting with jaundice. *Ann Surg* 1997;225(3):281-285.
21. Kew MC, Dusheiko GM. Paraneoplastic manifestations of hepatocellular carcinoma. In: Berk PD, Chalmers TC, eds. *Frontiers in Liver Disease*. New York, NY: Thieme-Stratton; 1981:305-319.
22. Spontaneous rupture of the liver. *BMJ* 1976;2:1278-1279.
23. Nagasue N, Inokuchi K. Spontaneous and traumatic rupture of hepatoma. *Br J Surg* 1979;66(4):248-250.
24. Chearanai O, Plengvanit U, Asavanich C, Damrongsak D, Sindhvananda K, Boonyapisit S. Spontaneous rupture of primary hepatoma: report of 63 cases with particular reference to the pathogenesis and rationale treatment

by hepatic artery ligation. *Cancer* 1983;51(8):1532–1536.

25. Chen MF, Hwang TL, Jeng LB, Jan YY, Wang CS. Surgical treatment for spontaneous rupture of hepatocellular carcinoma. *Surg Gynecol Obstet* 1988;167(2):99–102.
26. Dewar GA, Griffin SM, Ku KW, Lau WY, Li AK. Management of bleeding liver tumours in Hong Kong. *Br J Surg* 1991;78(4):463–466.
27. Kew MC, Dos Santos HA, Sherlock S. Diagnosis of primary cancer of the liver. *Br Med J* 1971;4(784):408–411.
28. Ong GB, Taw JL. Spontaneous rupture of hepatocellular carcinoma. *Br Med J* 1972;4(833):146–149.
29. Miyamoto M, Sudo T, Kuyama T. Spontaneous rupture of hepatocellular carcinoma: a review of 172 Japanese cases. *Am J Gastroenterol* 1991; 86(1):67–71.
30. Lau JWY, Leow CK. Surgical management (including liver transplantation). In: Leong A, Leiw CT, Lau JWY, eds. *Hepatocellular Carcinoma: Diagnosis, Investigation and Management.* London: Arnold; 1999:147–172.
31. Caturelli E, Bisceglia M, Fusilli S, Squillante MM, Castelvetere M, Siena DA. Cytological vs microhistological diagnosis of hepatocellular carcinoma: comparative accuracies in the same fine-needle biopsy specimen. *Dig Dis Sci* 1996;41(12):2326–2331.
32. Fong Y, Sun RL, Jarnagin W, Blumgart LH. An analysis of 412 cases of hepatocellular carcinoma at a Western center. *Ann Surg* 1999;229(6):790–799; discussion 799-800.
33. Bismuth H, Houssin D, Mazmanian G. Postoperative liver insufficiency: prevention and management. *World J Surg* 1983;7(4):505–510.
34. Wu MC, Chen H, Zhang XH, Yao XP, Yang JM. Primary hepatic carcinoma resection over 18 years. *Chin Med J (Engl)* 1980;93(10):723–728.
35. Tsuzuki T, Sugioka A, Ueda M, et al. Hepatic resection for hepatocellular carcinoma. *Surgery* 1990;107(5):511–520.
36. Chen MF, Hwang TL, Jeng LB, Jan YY, Wang CS, Chou FF. Hepatic resection in 120 patients with hepatocellular carcinoma. *Arch Surg* 1989; 124(9):1025–1028.
37. Nagasue N, Kohno H, Chang YC, et al. Liver resection for hepatocellular carcinoma: results of 229 consecutive patients during 11 years. *Ann Surg* 1993;217(4):375–384.
38. Vauthey JN, Klimstra D, Franceschi D, et al. Factors affecting long-term outcome after hepatic resection for hepatocellular carcinoma. *Am J Surg* 1995;169(1):28–34; discussion -5.
39. Bismuth H, Chiche L, Castaing D. Surgical treatment of hepatocellular carcinomas in noncirrhotic liver: experience with 68 liver resections. *World J Surg* 1995;19(1):35–41.
40. Shimada M, Rikimaru T, Sugimachi K, et al. The importance of hepatic resection for hepatocellular carcinoma originating from nonfibrotic liver. *J Am Coll Surg* 2000;191(5):531–537.
41. Okuda K, Obata H, Nakajima Y, Ohtsuki T, Okazaki N, Ohnishi K. Prognosis of primary hepatocellular carcinoma. *Hepatology* 1984;4(1 suppl):3S–6S.
42. Franco D, Capussotti L, Smadja C, et al. Resection of hepatocellular carcinomas: results in 72 European patients with cirrhosis. *Gastroenterology* 1990;98(3):733–738.
43. Yamanaka N, Okamoto E, Toyosaka A, et al. Prognostic factors after hepatectomy for hepatocellular carcinomas: a univariate and multivariate analysis. *Cancer* 1990;65(5):1104–1110.
44. Fong Y, Blumgart LH. Liver resection for cancer. In: Zakim D, Boyer T, eds. *Hepatology: A Textbook of Liver Disease.* Philadelphia, Pa.: WB Saunders; 1996.
45. Ringe B, Pichlmayr R, Wittekind C, Tusch G. Surgical treatment of hepatocellular carcinoma: experience with liver resection and transplantation in 198 patients. *World J Surg* 1991;15(2):270–285.
46. Sasaki Y, Imaoka S, Masutani S, et al. Influence of coexisting cirrhosis on long-term prognosis after surgery in patients with hepatocellular carcinoma. *Surgery* 1992;112(3):515–521.
47. Takenaka K, Shimada M, Higashi H, et al. Liver resection for hepatocellular carcinoma in the elderly. *Arch Surg* 1994;129(8):846–850.
48. Suenaga M, Sugiura H, Kokuba Y, Uehara S, Kurumiya T. Repeated hepatic resection for recurrent hepatocellular carcinoma in eighteen cases. *Surgery* 1994;115(4):452–457.
49. Lai EC, Fan ST, Lo CM, Chu KM, Liu CL, Wong J. Hepatic resection for hepatocellular carcinoma: an audit of 343 patients. *Ann Surg* 1995; 221(3):291–298.
50. Kawasaki S, Makuuchi M, Miyagawa S, et al. Results of hepatic resection for hepatocellular carcinoma. *World J Surg* 1995;19(1):31–34.
51. Takenaka K, Kawahara N, Yamamoto K, et al. Results of 280 liver resections for hepatocellular carcinoma. *Arch Surg* 1996;131(1):71–76.
52. Hanazaki K, Kajikawa S, Shimozawa N, et al. Survival and recurrence after hepatic resection of 386 consecutive patients with hepatocellular carcinoma. *J Am Coll Surg* 2000;191(4):381–388.
53. Okuda K, the Liver Study Group of Japan. Primary liver cancer in Japan. *Cancer* 1980;71:19–25.
54. Nagao T, Inoue S, Goto S, et al. Hepatic resection for hepatocellular carcinoma: clinical features and long-term prognosis. *Ann Surg* 1987;205(1):33–40.

55. Kanematsu T, Takenaka K, Matsumata T, Furuta T, Sugimachi K, Inokuchi K. Limited hepatic resection effective for selected cirrhotic patients with primary liver cancer. *Ann Surg* 1984;199(1):51–56.
56. Fuster J, Garcia-Valdecasas JC, Grande L, et al. Hepatocellular carcinoma and cirrhosis: results of surgical treatment in a European series. *Ann Surg* 1996;223(3):297–302.
57. Capussotti L, Borgonovo G, Bouzari H, Smadja C, Grange D, Franco D. Results of major hepatectomy for large primary liver cancer in patients with cirrhosis. *Br J Surg* 1994;81(3):427–431.
58. Fan ST, Lai EC, Lo CM, Ng IO, Wong J. Hospital mortality of major hepatectomy for hepatocellular carcinoma associated with cirrhosis. *Arch Surg* 1995;130(2):198–203.
59. Akriviadis EA, Llovet JM, Efremidis SC, et al. Hepatocellular carcinoma. *Br J Surg* 1998;85(10):1319–1331.
60. Bruix J, Llovet JM. Prognostic prediction and treatment strategy in hepatocellular carcinoma. *Hepatology* 2002;35(3):519–524.
61. Regimbeau JM, Farges O, Shen BY, Sauvanet A, Belghiti J. Is surgery for large hepatocellular carcinoma justified? *J Hepatol* 1999;31(6):1062–1068.
62. Poon RT, Fan ST, Wong J. Selection criteria for hepatic resection in patients with large hepatocellular carcinoma larger than 10 cm in diameter. *J Am Coll Surg* 2002;194(5):592–602.
52a. Poon RT, Fan ST, Lo CM, et al. Extended hepatic resection for hepatocellular carcinoma in patients with cirrhosis: is it justified? *Ann Surg* 2002;236(5):602–611.
63. Ng KK, Vauthey JN, Pawlik TM, et al. Is hepatic resection for large or multinodular hepatocellular carcinoma justified? Results from a multi-institutional database. *Ann Surg Oncol* 2005;12(5):364–373.
64. Pawlik TM, Poon RT, Abdalla EK, et al. Hepatectomy for hepatocellular carcinoma with major portal or hepatic vein invasion: results of a multi-center study. *Surgery* 2005;137(4):403–410.
65. Liu CL, Fan ST, Lo CM, Ng IO, Poon RT, Wong J. Hepatic resection for bilobar hepatocellular carcinoma: is it justified? *Arch Surg* 2003; 138(1):100–104.
66. Bismuth H, Chiche L, Adam R, Castaing D, Diamond T, Dennison A. Liver resection versus transplantation for hepatocellular carcinoma in cirrhotic patients. *Ann Surg* 1993;218(2):145–151.
67. Bismuth H, Morino M, Sherlock D, et al. Primary treatment of hepatocellular carcinoma by arterial chemoembolization. *Am J Surg* 1992;163(4):387–394.
68. Hasegawa H, Yamazaki S, Makuuchi M, et al. Hepatectomies pour hepatocarcinome sur goie cirrhotique: schemes desionnels et principes de reanimation peri-operatoir : experience de 204 cas. *J Chir* 1987;124:425–431.
69. Noun R, Jagot P, Farges O, Sauvanet A, Belghiti J. High preoperative serum alanine transferase levels: effect on the risk of liver resection in child grade A cirrhotic patients. *World J Surg* 1997;21(4):390–394; discussion 5.
70. Lau WY, Leow CK, Li AKC. Hepatocellular carcinoma—current management and treatment. *Gastrointest Cancer* 1996;2:35–42.
71. Child CG, Turcotte JG. Surgery and portal hypertension. In: Child CG, ed. *The Liver and Portal Hypertension.* Philadelphia, Pa.: WB Saunders; 1964: 50–62.
72. Pugh RN, Murray-Lyon IM, Dawson JL, Pietroni MC, Williams R. Transection of the oesophagus for bleeding oesophageal varices. *Br J Surg* 1973; 60(8):646–649.
73. Lau H, Man K, Fan ST, Yu WC, Lo CM, Wong J. Evaluation of preoperative hepatic function in patients with hepatocellular carcinoma undergoing hepatectomy. *Br J Surg* 1997;84(9):1255–1259.
74. Redaelli CA, Dufour JF, Wagner M, et al. Preoperative galactose elimination capacity predicts complications and survival after hepatic resection. *Ann Surg* 2002;235(1):77–85.
75. Kubota K, Makuuchi M, Kusaka K, et al. Measurement of liver volume and hepatic functional reserve as a guide to decision-making in resectional surgery for hepatic tumors. *Hepatology* 1997;26(5):1176–1181.
76. Farges O, Belghiti J, Kianmanesh R, et al. Portal vein embolization before right hepatectomy: prospective clinical trial. *Ann Surg* 2003;237(2):208–217.
77. Melendez JA, Arslan V, Fischer ME, et al. Perioperative outcomes of major hepatic resections under low central venous pressure anesthesia: blood loss, blood transfusion, and the risk of postoperative renal dysfunction. *J Am Coll Surg* 1998;187(6):620–625.
78. Kim YI, Nakashima K, Tada I, Kawano K, Kobayashi M. Prolonged normothermic ischaemia of human cirrhotic liver during hepatectomy: a preliminary report. *Br J Surg* 1993;80(12):1566–1570.
79. Man K, Fan ST, Ng IO, Lo CM, Liu CL, Wong J. Prospective evaluation of Pringle maneuver in hepatectomy for liver tumors by a randomized study. *Ann Surg* 1997;226(6):704–711; discussion 11–13.
80. DeMatteo RP, Palese C, Jarnagin WR, Sun RL, Blumgart LH, Fong Y. Anatomic segmental hepatic resection is superior to wedge resection as an oncologic operation for colorectal liver metastases. *J Gastrointest Surg* 2000;4(2):178–184.
81. Lau WY, Arnold M, Leung NW, et al. Hepatic intra-arterial lipiodol ultrasound guided biopsy in the management of hepatocellular carcinoma. *Surg Oncol* 1993;2(2):119–124.

82. Yamanaka N, Okamoto E, Fujihara S, et al. Do the tumor cells of hepatocellular carcinomas dislodge into the portal venous stream during hepatic resection? *Cancer* 1992;70(9):2263–2267.
83. Sitzmann JV, Abrams R. Improved survival for hepatocellular cancer with combination surgery and multimodality treatment. *Ann Surg* 1993; 217(2):149–154.
84. Lau WY, Leung KL, Leung TW, Liew CT, Chan M, Li AK. Resection of hepatocellular carcinoma with diaphragmatic invasion. *Br J Surg* 1995; 82(2):264–266.
85. Nagasue N, Yukaya H, Ogawa Y, Kohno H, Nakamura T. Human liver regeneration after major hepatic resection: a study of normal liver and livers with chronic hepatitis and cirrhosis. *Ann Surg* 1987;206(1):30–39.
86. Takenaka K, Kanematsu T, Fukuzawa K, Sugimachi K. Can hepatic failure after surgery for hepatocellular carcinoma in cirrhotic patients be prevented? *World J Surg* 1990;14(1):123–127.
87. Tanabe G, Sakamoto M, Akazawa K, et al. Intraoperative risk factors associated with hepatic resection. *Br J Surg* 1995;82(9):1262–1265.
88. Fan ST, Lo CM, Liu CL, et al. Hepatectomy for hepatocellular carcinoma: toward zero hospital deaths. *Ann Surg* 1999;229(3):322–330.
89. Torzilli G, Makuuchi M, Inoue K, et al. No-mortality liver resection for hepatocellular carcinoma in cirrhotic and noncirrhotic patients: is there a way? A prospective analysis of our approach. *Arch Surg* 1999;134(9):984–992.
90. Ker CG, Chen HY, Juan CC, et al. Laparoscopic subsegmentecotmy for hepatocellular carcinoma with cirrhosis. *Hepatogastroenterology* 2000; 47(35):1260–1263.
90a. Poon RT, Fan ST, Lo CM, et al. Improving survival results after resection of hepatocellular carcinoma: a prospective study of 377 patients over 10 years. *Ann Surg* 2001;234(1):63–70.
91. Fan ST, Ng IO, Poon RT, Lo CM, Liu CL, Wong J. Hepatectomy for hepatocellular carcinoma: the surgeon's role in long-term survival. *Arch Surg* 1999;134(10):1124–1130.
92. Makuuchi M, Takayama T, Kubota K, et al. Hepatic resection for hepatocellular carcinoma—Japanese experience. *Hepatogastroenterology* 1998;45(suppl 3):1267–1274.
93. Lise M, Bacchetti S, Da Pian P, Nitti D, Pilati PL, Pigato P. Prognostic factors affecting long term outcome after liver resection for hepatocellular carcinoma: results in a series of 100 Italian patients. *Cancer* 1998;82(6):1028–1036.
94. Grazi GL, Ercolani G, Pierangeli F, et al. Improved results of liver resection for hepatocellular carcinoma on cirrhosis give the procedure added value. *Ann Surg* 2001;234(1):71–78.
95. Capussotti L, Muratore A, Amisano M, Polastri R, Bouzari H, Massucco P. Liver resection for hepatocellular carcinoma on cirrhosis: analysis of mortality, morbidity and survival—a European single center experience. *Eur J Surg Oncol* 2005;31(9):986–993.
96. Tung-Ping Poon R, Fan ST, Wong J. Risk factors, prevention, and management of postoperative recurrence after resection of hepatocellular carcinoma. *Ann Surg* 2000;232(1):10–24.
96a. Poon RT, Fan ST, Lo CM, Liu CL, Wong J. Intrahepatic recurrence after curative resection of hepatocellular carcinoma: long-term results of treatment and prognostic factors. *Ann Surg* 1999;229(2):216–222.
96b. Poon RT, Fan ST, Yu WC, Lam BK, Chan FY, Wong J. A prospective longitudinal study of quality of life after resection of hepatocellular carcinoma. *Arch Surg* 2001;136(6):693–699.
97. Friedman MA. Primary hepatocellular cancer—present results and future prospects. *Int J Radiat Oncol Biol Phys* 1983;9(12):1841–1850.
98. Okuda K, Ohtsuki T, Obata H, et al. Natural history of hepatocellular carcinoma and prognosis in relation to treatment: study of 850 patients. *Cancer* 1985;56(4):918–928.
99. Dewar GA, Griffin SM, Ku KW, et al. Hepatocellular carcinoma. *Ann Intern Med* 1991;108:390–401.
100. Lai EC, Choi TK, Tong SW, Ong GB, Wong J. Treatment of unresectable hepatocellular carcinoma: results of a randomized controlled trial. *World J Surg* 1986;10(3):501–509.
101. Carr BI, Zajko A, Bron K, Orons P, Sammon J, Baron R. Phase II study of Spherex (degradable starch microspheres) injected into the hepatic artery in conjunction with doxorubicin and cisplatin in the treatment of advanced-stage hepatocellular carcinoma: interim analysis. *Semin Oncol* 1997;24(2 suppl 6):S6–97–S6–9.
102. Lai EC, Lo CM, Fan ST, Liu CL, Wong J. Postoperative adjuvant chemotherapy after curative resection of hepatocellular carcinoma: a randomized controlled trial. *Arch Surg* 1998;133(2):183–188.
103. Izumi R, Shimizu K, Iyobe T, et al. Postoperative adjuvant hepatic arterial infusion of lipiodol containing anticancer drugs in patients with hepatocellular carcinoma. *Hepatology* 1994;20(2):295–301.
104. Wu CC, Ho YZ, Ho WL, Wu TC, Liu TJ, P'Eng FK. Preoperative transcatheter arterial chemoembolization for resectable large hepatocellular carcinoma: a reappraisal. *Br J Surg* 1995;82(1):122–126.
105. Huang YH, Wu JC, Lui WY, et al. Prospective case-controlled trial of adjuvant chemotherapy after resection of hepatocellular carcinoma. *World J Surg* 2000;24(5):551–555.
106. Ono T, Yamanoi A, Nazmy El Assal O, Kohno H, Nagasue N. Adjuvant chemotherapy after resection of hepatocellular carcinoma causes deterioration of long–term prognosis in cirrhotic patients: metaanaly-

107. sis of three randomized controlled trials. *Cancer* 2001;91(12):2378–2385.
107. Lau WY, Leung TW, Ho SK, et al. Adjuvant intra-arterial iodine-131-labelled lipiodol for resectable hepatocellular carcinoma: a prospective randomised trial. *Lancet* 1999;353(9155):797–801.
108. Muto Y, Moriwaki H, Ninomiya M, et al. Prevention of second primary tumors by an acyclic retinoid, polyprenoic acid, in patients with hepatocellular carcinoma. Hepatoma Prevention Study Group. *N Engl J Med* 1996; 334(24):1561–1567.
109. Kubo S, Nishiguchi S, Hirohashi K, et al. Effects of long-term postoperative interferon-alpha therapy on intrahepatic recurrence after resection of hepatitis C virus-related hepatocellular carcinoma: a randomized, controlled trial. *Ann Intern Med* 2001;134(10):963–967.
110. Takayama T, Sekine T, Makuuchi M, et al. Adoptive immunotherapy to lower postsurgical recurrence rates of hepatocellular carcinoma: a randomised trial. *Lancet* 2000;356(9232):802–807.
111. Penn I. Hepatic transplantation for primary and metastatic cancers of the liver. *Surgery* 1991;110(4):726–734; discussion 34–35.
112. Mazzaferro V, Regalia E, Doci R, et al. Liver transplantation for the treatment of small hepatocellular carcinomas in patients with cirrhosis. *N Engl J Med* 1996;334(11):693–699.
113. Dmitrewski J, El-Gazzaz G, McMaster P. Hepatocellular cancer: resection or transplantation. *J Hepatobiliary Pancreat Surg* 1998;5(1):18–23.
114. Michel J, Suc B, Montpeyroux F, et al. Liver resection or transplantation for hepatocellular carcinoma? Retrospective analysis of 215 patients with cirrhosis. *J Hepatol* 1997;26(6):1274–1280.
115. Figueras J, Jaurrieta E, Valls C, et al. Resection or transplantation for hepatocellular carcinoma in cirrhotic patients: outcomes based on indicated treatment strategy. *J Am Coll Surg* 2000;190(5):580–587.
116. Mor E, Kaspa RT, Sheiner P, Schwartz M. Treatment of hepatocellular carcinoma associated with cirrhosis in the era of liver transplantation. *Ann Intern Med* 1998;129(8):643–653.
117. Bismuth H, Majno PE, Adam R. Liver transplantation for hepatocellular carcinoma. *Semin Liver Dis* 1999;19(3):311–322.
118. Yao FY, Ferrell L, Bass NM, et al. Liver transplantation for hepatocellular carcinoma: expansion of the tumor size limits does not adversely impact survival. *Hepatology* 2001;33(6):1394–1403.
119. Fernandez JA, Robles R, Marin C, et al. Can we expand the indications for liver transplantation among hepatocellular carcinoma patients with increased tumor size? *Transplant Proc* 2003;35(5):1818–1820.
120. Otto G, Heuschen U, Hofmann WJ, Krumm G, Hinz U, Herfarth C. Survival and recurrence after liver transplantation versus liver resection for hepatocellular carcinoma: a retrospective analysis. *Ann Surg* 1998;227(3):424–432.
121. Llovet JM, Fuster J, Bruix J. Intention-to-treat analysis of surgical treatment for early hepatocellular carcinoma: resection versus transplantation. *Hepatology* 1999;30(6):1434–1440.
122. Figueras J, Ibanez L, Ramos E, et al. Selection criteria for liver transplantation in early-stage hepatocellular carcinoma with cirrhosis: results of a multicenter study. *Liver Transpl* 2001;7(10):877–883.
123. Jonas S, Bechstein WO, Steinmuller T, et al. Vascular invasion and histopathologic grading determine outcome after liver transplantation for hepatocellular carcinoma in cirrhosis. *Hepatology* 2001;33(5):1080–1086.
124. O'Grady JG, Polson RJ, Rolles K, Calne RY, Williams R. Liver transplantation for malignant disease: results in 93 consecutive patients. *Ann Surg* 1988;207(4):373–379.
125. Ringe B, Wittekind C, Bechstein WO, Bunzendahl H, Pichlmayr R. The role of liver transplantation in hepatobiliary malignancy: a retrospective analysis of 95 patients with particular regard to tumor stage and recurrence. *Ann Surg* 1989;209(1):88–94.
126. Yokoyama I, Todo S, Iwatsuki S, Starzl TE. Liver transplantation in the treatment of primary liver cancer. *Hepatogastroenterology* 1990;37(2): 188–193.
127. Iwatsuki S, Starzl TE, Sheahan DG, et al. Hepatic resection versus transplantation for hepatocellular carcinoma. *Ann Surg* 1991;214(3):221–228; discussion 8–9.
128. Pichlmayr R, Weimann A, Steinhoff G, Ringe B. Liver transplantation for hepatocellular carcinoma: clinical results and future aspects. *Cancer Chemother Pharmacol* 1992;31(suppl):S157–S161.
129. Dalgic A, Mirza DF, Gunson BK, et al. Role of total hepatectomy and transplantation in hepatocellular carcinoma. *Transplant Proc* 1994;26(6):3564–3565.
130. Farmer DG, Rosove MH, Shaked A, Busuttil RW. Current treatment modalities for hepatocellular carcinoma. *Ann Surg* 1994;219(3):236–247.
131. Selby R, Kadry Z, Carr B, Tzakis A, Madariaga JR, Iwatsuki S. Liver transplantation for hepatocellular carcinoma. *World J Surg* 1995;19(1):53–58.
132. Kishi K, Shikata T, Hirohashi S, Hasegawa H, Yamazaki S, Makuuchi M. Hepatocellular carcinoma: a clinical and pathologic analysis of 57 hepatectomy cases. *Cancer* 1983;51(3):542–548.
133. Schwartz ME, Sung M, Mor E, et al. A multidisciplinary approach to hepatocellular carcinoma in patients with cirrhosis. *J Am Coll Surg* 1995; 180(5):596–603.
134. Iwatsuki S, Dvorchik I, Marsh JW, et al. Liver transplantation for hepatocellular carcinoma: a proposal of a prognostic scoring system. *J Am Coll*

Surg 2000;191(4):389–394.

135. Klintmalm GB. Liver transplantation for hepatocellular carcinoma: a registry report of the impact of tumor characteristics on outcome. *Ann Surg* 1998;228(4):479–490.

136. Venook AP, Ferrell LD, Roberts JP, et al. Liver transplantation for hepatocellular carcinoma: results with preoperative chemoembolization. *Liver Transpl Surg* 1995;1(4):242–248.

137. Pichlmayr R, Weimann A, Oldhafer KJ, Schlitt HJ, Tusch G, Raab R. Appraisal of transplantation for malignant tumours of the liver with special reference to early stage hepatocellular carcinoma. *Eur J Surg Oncol* 1998;24(1):60–67.

138. Yamamoto J, Iwatsuki S, Kosuge T, et al. Should hepatomas be treated with hepatic resection or transplantation? *Cancer* 1999;86(7):1151–1158.

139. Bigourdan JM, Jaeck D, Meyer N, et al. Small hepatocellular carcinoma in child A cirrhotic patients: hepatic resection versus transplantation. *Liver Transpl* 2003;9(5):513–520.

140. Shabahang M, Franceschi D, Yamashiki N, et al. Comparison of hepatic resection and hepatic transplantation in the treatment of hepatocellular carcinoma among cirrhotic patients. *Ann Surg Oncol* 2002;9(9):881–886.

141. Margarit C, Escartin A, Castells L, Vargas V, Allende E, Bilbao I. Resection for hepatocellular carcinoma is a good option in Child-Turcotte-Pugh class A patients with cirrhosis who are eligible for liver transplantation. *Liver Transpl* 2005;11(10):1242–1251.

142. Yao FY, Bass NM, Nikolai B, et al. Liver transplantation for hepatocellular carcinoma: analysis of survival according to the intention-to-treat principle and dropout from the waiting list. *Liver Transpl* 2002;8(10):873–883.

143. Maddala YK, Stadheim L, Andrews JC, et al. Drop-out rates of patients with hepatocellular cancer listed for liver transplantation: outcome with chemoembolization. *Liver Transpl* 2004;10(3):449–455.

144. Pierie JP, Muzikansky A, Tanabe KK, Ott MJ. The outcome of surgical resection versus assignment to the liver transplant waiting list for hepatocellular carcinoma. *Ann Surg Oncol* 2005;12(7):552–560.

145. Manjo PE, Sarasin FP, Mentha G, Hadengue A. Primary liver resection and salvage transplantation or primary liver transplantation in patients with single, small hepatocellular carcinoma and preserved liver function: an outcome-oriented decision analysis. *Hepatology* 2000;31(4):899–906.

45a. Poon RT, Fan ST, Lo CM, Liu CL, Wong J. Long-term survival and pattern of recurrence after resection of small hepatocellular carcinoma in patients with preserved liver function: implications for a strategy of salvage transplantation. *Ann Surg* 2002;235(3):373–382.

146. Cha CH, Ruo L, Fong Y, et al. Resection of hepatocellular carcinoma in patients otherwise eligible for transplantation. *Ann Surg* 2003;238(3):315–321; discussion 21–23.

147. Adam R, Azoulay D, Castaing D, et al. Liver resection as a bridge to transplantation for hepatocellular carcinoma on cirrhosis: a reasonable strategy? *Ann Surg* 2003;238(4):508–518; discussion 18–19.

148. Belghiti J, Cortes A, Abdalla EK, et al. Resection prior to liver transplantation for hepatocellular carcinoma. *Ann Surg* 2003;238(6):885–892; discussion 92–93.

149. Fan ST, Lo CM, Liu CL. Technical refinement in adult-to-adult living donor liver transplantation using right lobe graft. *Ann Surg* 2000;231(1):126–131.

150. Lo CM, Fan ST, Liu CL, Chan SC, Wong J. The role and limitation of living donor liver transplantation for hepatocellular carcinoma. *Liver Transpl* 2004;10(3):440–447.

151. Kaihara S, Kiuchi T, Ueda M, et al. Living-donor liver transplantation for hepatocellular carcinoma. *Transplantation* 2003;75(3 suppl):S37–S40.

152. Brown RS, Jr., Russo MW, Lai M, et al. A survey of liver transplantation from living adult donors in the United States. *N Engl J Med* 2003;348(9):818–825.

153. Huang GT, Lee PH, Tsang YM, et al. Percutaneous ethanol injection versus surgical resection for the treatment of small hepatocellular carcinoma: a prospective study. *Ann Surg* 2005;242(1):36–42.

154. Chen MS, Li JQ, Zheng Y, et al. A prospective randomized trial comparing percutaneous local ablative therapy and partial hepatectomy for small hepatocellular carcinoma. *Ann Surg* 2006;243(3):321–328.

155. Fontana RJ, Hamidullah H, Nghiem H, et al. Percutaneous radiofrequency thermal ablation of hepatocellular carcinoma: a safe and effective bridge to liver transplantation. *Liver Transpl* 2002;8(12):1165–1174.

156. Vilana R, Bruix J, Bru C, Ayuso C, Sole M, Rodes J. Tumor size determines the efficacy of percutaneous ethanol injection for the treatment of small hepatocellular carcinoma. *Hepatology* 1992;16(2):353–357.

157. Ebara M, Ohto M, Sugiura N, et al. Percutaneous ethanol injection for the treatment of small hepatocellular carcinoma: study of 95 patients. *J Gastroenterol Hepatol* 1990;5(6):616–626.

158. Livraghi T, Bolondi L, Lazzaroni S, et al. Percutaneous ethanol injection in the treatment of hepatocellular carcinoma in cirrhosis: a study on 207 patients. *Cancer* 1992;69(4):925–929.

159. Yu JS, Burwick JA, Dranoff G, Breakefield XO. Gene therapy for metastatic brain tumors by vaccination with granulocyte-macrophage colony-stimulating factor-transduced tumor cells. *Hum Gene Ther* 1997;8(9):1065–1072.

160. Isobe H, Sakai H, Imari Y, Ikeda M, Shiomichi S, Nawata H. Intratumor ethanol injection therapy for solitary minute hepatocellular carcinoma: a study of 37 patients. *J Clin Gastroenterol* 1994;18(2):122–126.

161. Livraghi T, Lazzaroni S, Meloni F, Torzilli G, Vettori C. Intralesional ethanol in the treatment of unresectable liver cancer. *World J Surg* 1995;19(6):801–806.

61a. Poon RT, Fan ST, Tsang FH, Wong J. Locoregional therapies for hepatocellular carcinoma: a critical review from the surgeon's perspective. *Ann Surg* 2002;235(4):466–486.

162. Zhou XD. Improved cryosurgery for primary liver cancer. *Zhonghua Zhong Liu Za Zhi* 1992;14(1):61–63.

163. Tang ZY, Yu YQ, Zhou XD, et al. Cytoreduction and sequential resection: a hope for unresectable primary liver cancer. *J Surg Oncol* 1991;47(1):27–31.

164. Rossi S, Di Stasi M, Buscarini E, et al. Percutaneous RF interstitial thermal ablation in the treatment of hepatic cancer. *AJR Am J Roentgenol* 1996;167(3):759–768.

165. Rossi S, Buscarini E, Garbagnati F, et al. Percutaneous treatment of small hepatic tumors by an expandable RF needle electrode. *AJR Am J Roentgenol* 1998;170(4):1015–1022.

166. Curley SA, Izzo F, Ellis LM, Nicolas Vauthey J, Vallone P. Radiofrequency ablation of hepatocellular cancer in 110 patients with cirrhosis. *Ann Surg* 2000;232(3):381–391.

167. Nicoli N, Casaril A, Marchiori L, et al. Intraoperative and percutaneous radiofrequency thermal ablation in the treatment of hepatocellular carcinoma. *Chir Ital* 2000;52(1):29–40.

168. Bowles BJ, Machi J, Limm WM, et al. Safety and efficacy of radiofrequency thermal ablation in advanced liver tumors. *Arch Surg* 2001;136(8):864–869.

169. Buscarini L, Buscarini E, DiStasi M, Vallisa D, Quaretti P, Rocca A. Percutaneous radiofrequency ablation of small hepatocellular carcinoma: long-term results. *Eur Radiol* 2001;11(6):914–921.

170. Guglielmi A, Ruzzenente A, Battocchia A, Tonon A, Fracastoro G, Cordiano C. Radiofrequency ablation of hepatocellular carcinoma in cirrhotic patients. *Hepatogastroenterology* 2003;50(50):480–484.

171. Giovannini M, Moutardier V, Danisi C, Bories E, Pesenti C, Delpero JR. Treatment of hepatocellular carcinoma using percutaneous radiofrequency thermoablation: results and outcomes in 56 patients. *J Gastrointest Surg* 2003;7(6):791–796.

172. Vivarelli M, Guglielmi A, Ruzzenente A, et al. Surgical resection versus percutaneous radiofrequency ablation in the treatment of hepatocellular carcinoma on cirrhotic liver. *Ann Surg* 2004;240(1):102–107.

173. Mulier S, Mulier P, Ni Y, et al. Complications of radiofrequency coagulation of liver tumours. *Br J Surg* 2002;89(10):1206–1222.

73a. Poon RT, Ng KK, Lam CM, et al. Learning curve for radiofrequency ablation of liver tumors: prospective analysis of initial 100 patients in a tertiary institution. *Ann Surg* 2004;239(4):441–449.

73b. Curley SA, Marra P, Beaty K, et al. Early and late complications after radiofrequency ablation of malignant liver tumors in 608 patients. *Ann Surg* 2004;239(4):450–458.

174. Lin SM, Lin CJ, Lin CC, Hsu CW, Chen YC. Radiofrequency ablation improves prognosis compared with ethanol injection for hepatocellular carcinoma < or = 4 cm. *Gastroenterology* 2004;127(6):1714–1723.

175. Shiina S, Teratani T, Obi S, et al. A randomized controlled trial of radiofrequency ablation with ethanol injection for small hepatocellular carcinoma. *Gastroenterology* 2005;129(1):122–130.

176. Goldberg SN, Hahn PF, Tanabe KK, et al. Percutaneous radiofrequency tissue ablation: does perfusion-mediated tissue cooling limit coagulation necrosis? *J Vasc Interv Radiol* 1998;9(1 pt 1):101–111.

177. Livraghi T, Goldberg SN, Monti F, et al. Saline-enhanced radio-frequency tissue ablation in the treatment of liver metastases. *Radiology* 1997;202(1):205–210.

178. el-Domeiri AA, Huvos AG, Goldsmith HS, Foote FW, Jr. Primary malignant tumors of the liver. *Cancer* 1971;27(1):7–11.

179. Phillips R, Murikami K. Primary neoplasms of the liver: results of radiation therapy. *Cancer* 1960;13:714–720.

180. Cochrane AM, Murray-Lyon IM, Brinkley DM, Williams R. Quadruple chemotherapy versus radiotherapy in treatment of primary hepatocellular carcinoma. *Cancer* 1977;40(2):609–614.

181. Friedman IH, Mehler G, Ginzburg L. Pyloroduodenal obstruction due to carcinoma of the gallbladder. *Am J Gastroenterol* 1969;52(3):224–230.

182. Abrams RA, Pajak TF, Haulk TL, Flam M, Asbell SO. Survival results among patients with alpha-fetoprotein-positive, unresectable hepatocellular carcinoma: analysis of three sequential treatments of the RTOG and Johns Hopkins Oncology Center. *Cancer J Sci Am* 1998;4(3):178–184.

183. Order S, Pajak T, Leibel S, et al. A randomized prospective trial comparing full dose chemotherapy to 131I antiferritin: an RTOG study. *Int J Radiat Oncol Biol Phys* 1991;20(5):953–963.

184. Abrams RA, Cardinale RM, Enger C, et al. Influence of prognostic groupings and treatment results in the management of unresectable hepatoma: experience with cisplatinum-based chemoradiotherapy in 76 patients. *Int J Radiat Oncol Biol Phys* 1997;39(5):1077–1085.

184a. Gray B, Van Hazel G, Hope M, et al. Randomized trial of SIR-Spheres plus chemotherapy vs. chemotherapy alone for treating patients with liver metastases from primary large bowel cancer. *Ann Oncol*

2001;12(12):1711–1720.

184b. Kennedy AS, Coldwell D, Nutting C, et al. Resin (90)Y-microsphere brachytherapy for unresectable colorectal liver metastases: modern USA experience. *Inter J of Rad Oncol Biol Phys* 2006;65(2):412–425.

185. Shepherd FA, Rotstein LE, Houle S, Yip TC, Paul K, Sniderman KW. A phase I dose escalation trial of yttrium-90 microspheres in the treatment of primary hepatocellular carcinoma. *Cancer* 1992;70(9):2250–2254.

186. Tian JH, Xu BX, Zhang JM, Dong BW, Liang P, Wang XD. Ultrasound-guided internal radiotherapy using yttrium-90-glass microspheres for liver malignancies. *J Nucl Med* 1996;37(6):958–963.

187. Lau WY, Ho S, Leung TW, et al. Selective internal radiation therapy for nonresectable hepatocellular carcinoma with intraarterial infusion of 90yttrium microspheres. *Int J Radiat Oncol Biol Phys* 1998;40(3):583–592.

188. Ho S, Lau WY, Leung TW, Johnson PJ. Internal radiation therapy for patients with primary or metastatic hepatic cancer: a review. *Cancer* 1998;83(9):1894–1907.

189. Ho S, Lau WY, Leung TW, Chan M, Johnson PJ, Li AK. Clinical evaluation of the partition model for estimating radiation doses from yttrium-90 microspheres in the treatment of hepatic cancer. *Eur J Nucl Med* 1997;24(3):293–298.

190. Leung TW, Lau WY, Ho SK, et al. Radiation pneumonitis after selective internal radiation treatment with intraarterial 90yttrium-microspheres for inoperable hepatic tumors. *Int J Radiat Oncol Biol Phys* 1995;33(4):919–924.

191. Leung WT, Lau WY, Ho S, et al. Selective internal radiation therapy with intra-arterial iodine-131-lipiodol in inoperable hepatocellular carcinoma. *J Nucl Med* 1994;35(8):1313–1318.

192. Raoul JL, Retagne JF, Caucanus JP, et al. Internal radiation therapy for hepatocellular carcinoma. Results of a French multicenter phase II trial of transarterial injection of iodine 131-labeled lipiodol. *Cancer* 1992;69(2):346–352.

193. Raoul JL, Guyader D, Bretagne JF, et al. Prospective randomized trial of chemoembolization versus intra-arterial injection of 131I-labeled-iodized oil in the treatment of hepatocellular carcinoma. *Hepatology* 1997;26(5):1156–1161.

194. Raoul JL, Guyader D, Bretagne JF, et al. Randomized controlled trial for hepatocellular carcinoma with portal vein thrombosis: intra-arterial iodine-131-iodized oil versus medical support. *J Nucl Med* 1994;35(11):1782–1787.

195. Matsuura M, Nakajima N, Arai K, Ito K. The usefulness of radiation therapy for hepatocellular carcinoma. *Hepatogastroenterology* 1998;45(21):791–796.

196. Seong J, Keum KC, Han KH, et al. Combined transcatheter arterial chemoembolization and local radiotherapy of unresectable hepatocellular carcinoma. *Int J Radiat Oncol Biol Phys* 1999;43(2):393–397.

197. Ten Haken RK, Lawrence TS, McShan DL, Tesser RJ, Fraass BA, Lichter AS. Technical considerations in the use of 3-D beam arrangements in the abdomen. *Radiother Oncol* 1991;22(1):19–28.

198. Ben-Josef E, Normolle D, Ensminger WD, et al. Phase II trial of high-dose conformal radiation therapy with concurrent hepatic artery floxuridine for unresectable intrahepatic malignancies. *J Clin Oncol* 2005;23(34):8739–8747.

199. Dawson LA, Normolle D, Balter J, et al. Analysis of radiation-induced liver disease using the Lyman NTCP model. *Int J Radiat Oncol Biol Phys* 2002;53:810–821.

200. McGinn CJ, Ten Haken RK, Ensminger WD, Walker S, Wang S, Lawrence TS. Treatment of intrahepatic cancers with radiation doses based on a normal tissue complication probability model. *J Clin Oncol* 1998;16(6):2246–2252.

201. Herfarth KK, Debus J, Lohr F, et al. Stereotactic single-dose radiation therapy of liver tumors: results of a phase I/II trial. *J Clin Oncol* 2001;19(1):164–170.

201a. Shioyama Y, NaKamura K, Anai S, et al. Stereotactic radiotherapy for lung and liver tumors using a body cast system: setup accuracy and preliminary clinical outcome. *Radiation Medicine* 2005;23(6):407–413.

202. Chiba T, Tokuuye K, Matsuzaki Y, et al. Proton beam therapy for hepatocellular carcinoma: a retrospective review of 162 patients. *Clin Cancer Res* 2005;11(10):3799–3805.

203. Yamasaki SA, Marn CS, Francis IR, Robertson JM, Lawrence TS. High-dose localized radiation therapy for treatment of hepatic malignant tumors: CT findings and their relation to radiation hepatitis. *AJR Am J Roentgenol* 1995;165(1):79–84.

204. Ohara K, Okumura T, Tsuji H, et al. Radiation tolerance of cirrhotic livers in relation to the preserved functional capacity: analysis of patients with hepatocellular carcinoma treated by focused proton beam radiotherapy. *Int J Radiat Oncol Biol Phys* 1997;38(2):367–372.

205. Park JG, Lee SK, Hong IG, et al. MDR1 gene expression: its effect on drug resistance to doxorubicin in human hepatocellular carcinoma cell lines. *J Natl Cancer Inst* 1994;86(9):700–705.

206. Johnson PJ, Williams R, Thomas H, Sherlock S, Murray-Lyon IM. Induction of remission in hepatocellular carcinoma with doxorubicin. *Lancet* 1978;1(8072):1006–1009.

207. Choi TK, Lee NW, Wong J. Chemotherapy for advanced hepatocellular carcinoma: Adriamycin versus quadruple chemotherapy. *Cancer*

1984;53(3):401–405.

208. Lai CL, Wu PC, Chan GC, Lok AS, Lin HJ. Doxorubicin versus no antitumor therapy in inoperable hepatocellular carcinoma: a prospective randomized trial. *Cancer* 1988;62(3):479–483.

209. Falkson G, MacIntyre JM, Moertel CG, Johnson LA, Scherman RC. Primary liver cancer: an Eastern Cooperative Oncology Group Trial. *Cancer* 1984;54(6):970–977.

210. Leung TW, Patt YZ, Lau WY, et al. Complete pathological remission is possible with systemic combination chemotherapy for inoperable hepatocellular carcinoma. *Clin Cancer Res* 1999;5(7):1676–1681.

211. Patt YZ, Hoque A, Roh M, et al. Durable clinical and pathologic response of hepatocellular carcinoma to systemic and hepatic arterial administration of Platinol, recombinant interferon alpha 2B, doxorubicin, and 5-fluorouracil: a communication. *Am J Clin Oncol* 1999;22(2):209–213.

212. Leung TW, Tang AM, Zee B, et al. Factors predicting response and survival in 149 patients with unresectable hepatocellular carcinoma treated by combination cisplatin, interferon-alpha, doxorubicin and 5-fluorouracil chemotherapy. *Cancer* 2002;94(2):421–427.

213. Yeo W, Mok TS, Zee B, et al. A randomized phase III study of doxorubicin versus cisplatin/interferon alpha-2b/doxorubicin/fluorouracil (PIAF) combination chemotherapy for unresectable hepatocellular carcinoma. *J Natl Cancer Inst* 2005;97(20):1532–1538.

214. Nishiguchi S, Kuroki T, Nakatani S, et al. Randomised trial of effects of interferon-alpha on incidence of hepatocellular carcinoma in chronic active hepatitis C with cirrhosis. *Lancet* 1995;346(8982):1051–1055.

215. Mazzella G, Accogli E, Sottili S, et al. Alpha interferon treatment may prevent hepatocellular carcinoma in HCV-related liver cirrhosis. *J Hepatol* 1996;24(2):141–147.

216. Lin SM, Lin CJ, Hsu CW, et al. Prospective randomized controlled study of interferon-alpha in preventing hepatocellular carcinoma recurrence after medical ablation therapy for primary tumors. *Cancer* 2004;100(2):376–382.

217. The Gastrointestinal Tumor Study Group. A prospective trial of recombinant human interferon alpha 2B in previously untreated patients with hepatocellular carcinoma. *Cancer* 1990;66(1):135–139.

217a. Patt YZ, Hassan MM, Lozano RD, et al. Phase II trial of systemic continuous fluorouracil and subcutaneous recombinant interferon Alfa-2b for treatment of hepatocellular carcinoma. *J Clin Oncol* 2003;21(3):421–427.

218. Patt YZ, Yoffe B, Charnsangavej C, et al. Low serum alpha-fetoprotein level in patients with hepatocellular carcinoma as a predictor of response to 5-FU and interferon-alpha-2b. *Cancer* 1993;72(9):2574–2582.

219. Stuart K, Tessitore J, Huberman M. 5-Fluorouracil and alpha-interferon in hepatocellular cancer. *Am J Clin Oncol* 1996;19(2):136–139.

220. Kardinal CG, Moertel CG, Wieand HS, et al. Combined doxorubicin and alpha-interferon therapy of advanced hepatocellular carcinoma. *Cancer* 1993;71(7):2187–2190.

221. Colleoni M, Buzzoni R, Bajetta E, et al. A phase II study of mitoxantrone combined with beta-interferon in unresectable hepatocellular carcinoma. *Cancer* 1993;72(11):3196–3201.

222. Lai CL, Wu PC, Lok AS, et al. Recombinant alpha 2 interferon is superior to doxorubicin for inoperable hepatocellular carcinoma: a prospective randomised trial. *Br J Cancer* 1989;60(6):928–933.

223. Lai CL, Lau JY, Wu PC, et al. Recombinant interferon-alpha in inoperable hepatocellular carcinoma: a randomized controlled trial. *Hepatology* 1993;17(3):389–394.

224. Llovet JM, Sala M, Castells L, et al. Randomized controlled trial of interferon treatment for advanced hepatocellular carcinoma. *Hepatology* 2000;31(1):54–58.

225. Friedman MA, Demanes DJ, Hoffman PG, Jr. Hepatomas: hormone receptors and therapy. *Am J Med* 1982;73(3):362–366.

226. Engstrom PF, Levin B, Moertel CG, Schutt A. A phase II trial of tamoxifen in hepatocellular carcinoma. *Cancer* 1990;65(12):2641–2643.

227. Melia WM, Johnson PJ, Williams R. Controlled clinical trial of doxorubicin and tamoxifen versus doxorubicin alone in hepatocellular carcinoma. *Cancer Treat Rep* 1987;71(12):1213–1216.

228. Uchino J, Une Y, Sato Y, Gondo H, Nakajima Y, Sato N. Chemohormonal therapy of unresectable hepatocellular carcinoma. *Am J Clin Oncol* 1993;16(3):206–209.

229. Grimaldi C, Bleiberg H, Gay F, et al. Evaluation of antiandrogen therapy in unresectable hepatocellular carcinoma: results of a European Organization for Research and Treatment of Cancer multicentric double-blind trial. *J Clin Oncol* 1998;16(2):411–417.

230. Riestra S, Rodriguez M, Delgado M, et al. Tamoxifen does not improve survival of patients with advanced hepatocellular carcinoma. *J Clin Gastroenterol* 1998;26(3):200–203.

231. Castells A, Bruix J, Bru C, et al. Treatment of hepatocellular carcinoma with tamoxifen: a double-blind placebo-controlled trial in 120 patients. *Gastroenterology* 1995;109(3):917–922.

232. Farinati F, De Maria N, Fornasiero A, et al. Prospective controlled trial with antiestrogen drug tamoxifen in patients with unresectable hepatocellular carcinoma. *Dig Dis Sci* 1992;37(5):659–662.

233. Martinez Cerezo FJ, Tomas A, Donoso L, et al. Controlled trial of tamoxifen in patients with advanced hepatocellular carcinoma. *J Hepatol* 1994;20(6):702–706.

234. Manesis EK, Giannoulis G, Zoumboulis P, Vafiadou I, Hadziyannis SJ.

Treatment of hepatocellular carcinoma with combined suppression and inhibition of sex hormones: a randomized, controlled trial. *Hepatology* 1995;21(6):1535–1542.

235. Barbare JC, Bouche O, Bonnetain F, et al. Randomized controlled trial of tamoxifen in advanced hepatocellular carcinoma. *J Clin Oncol* 2005; 23(19):4338–4346.

236. Collins JM. Pharmacologic rationale for regional drug delivery. *J Clin Oncol* 1984;2(5):498–504.

237. Sigurdson ER, Ridge JA, Kemeny N, Daly JM. Tumor and liver drug uptake following hepatic artery and portal vein infusion. *J Clin Oncol* 1987; 5(11):1836–1840.

238. Venook AP. Update on hepatic intra-arterial chemotherapy. Oncology (Huntingt) 1997;11(7):947–957; discussion 61–62, 64, 70.

239. Kemeny N, Huang Y, Cohen AM, et al. Hepatic arterial infusion of chemotherapy after resection of hepatic metastases from colorectal cancer. *New Eng J Med* 1999;341(27):2039–2048.

240. Kemeny NE, Niedzwiecki D, Hollis DR, et al. Hepatic arterial infusion versus systemic therapy for hepatic metastases from colorectal cancer: a randomized trial of efficacy, quality of life, and molecular markers (CALGB 9481). *J Clin Oncol* 2006;24(9):1395–1403.

241. Ngan H. Lipiodol computerized tomography: how sensitive and specific is the technique in the diagnosis of hepatocellular carcinoma? *Br J Radiol* 1990;63(754):771–775.

242. Atiq OT, Kemeny N, Niedzwiecki D, Botet J. Treatment of unresectable primary liver cancer with intrahepatic fluorodeoxyuridine and mitomycin C through an implantable pump. *Cancer* 1992;69(4):920–924.

243. Yodono H, Sasaki T, Tarusawa K, Midorikawa H, Saito Y, Takekawa SD. Arterial infusion chemotherapy for advanced hepatocellular carcinoma using EPF and EAP therapies. *Cancer Chemother Pharmacol* 1992; 31(suppl):S89–S92.

244. Patt YZ, Charnsangavej C, Yoffe B, et al. Hepatic arterial infusion of floxuridine, leucovorin, doxorubicin, and cisplatin for hepatocellular carcinoma: effects of hepatitis B and C viral infection on drug toxicity and patient survival. *J Clin Oncol* 1994;12(6):1204–1211.

245. Campbell KA, Burns RC, Sitzmann JV, Lipsett PA, Grochow LB, Niederhuber JE. Regional chemotherapy devices: effect of experience and anatomy on complications. *J Clin Oncol* 1993;11(5):822–826.

246. Doci R, Bignami P, Bozzetti F, et al. Intrahepatic chemotherapy for unresectable hepatocellular carcinoma. *Cancer* 1988;61(10):1983–1987.

247. Breedis C, Young G. The blood supply of neoplasms in the liver. *Am J Pathol* 1954;30(5):969–977.

248. Sparks FC, Mosher MB, Hallauer WC, et al. Hepatic artery ligation and postoperative chemotherapy for hepatic metastases: clinical and pathophysiological results. *Cancer* 1975;35(4):1074–1082.

249. Charnsangavej C, Chuang VP, Wallace S, Soo CS, Bowers T. Angiographic classification of hepatic arterial collaterals. *Radiology* 1982;144(3):485–494.

250. Andersson M, Aronsen KF, Balch C, et al. Pharmacokinetics of intra-arterial mitomycin C with or without degradable starch microspheres (DSM) in the treatment of non-resectable liver cancer. *Acta Oncol* 1989;28(2):219–222.

251. Civalleri D, Esposito M, Fulco RA, et al. Liver and tumor uptake and plasma pharmacokinetic of arterial cisplatin administered with and without starch microspheres in patients with liver metastases. *Cancer* 1991;68(5):988–994.

252. Venook AP, Stagg RJ, Lewis BJ, et al. Chemoembolization for hepatocellular carcinoma. *J Clin Oncol* 1990;8(6):1108–1114.

253. Daly PF, Lyon RC, Straka EJ, Cohen JS. 31P-NMR spectroscopy of human cancer cells proliferating in a basement membrane gel. *FASEB J* 1988; 2(10):2596–2604.

254. Ho S, Lau WY, Leung TW, et al. Tumour-to-normal uptake ratio of 90Y microspheres in hepatic cancer assessed with 99Tcm macroaggregated albumin. *Br J Radiol* 1997;70(836):823–828.

255. Pelletier G, Roche A, Ink O, et al. A randomized trial of hepatic arterial chemoembolization in patients with unresectable hepatocellular carcinoma. *J Hepatol* 1990;11(2):181–184.

.55a. Llovet JM, Real MI, Montana X, et al. Arterial embolisation or chemoembolisation versus symptomatic treatment in patients with unresectable hepatocellular carcinoma: a randomized controlled trial. *Lancet* 2002;359(9319):1734–1739.

256. Yao FY, Kinkhabwala M, LaBerge JM, et al. The impact of pre-operative loco-regional therapy on outcome after liver transplantation for hepatocellular carcinoma. *Am J Transplant* 2005;5(4 pt 1):795–804.

257. A comparison of lipiodol chemoembolization and conservative treatment for unresectable hepatocellular carcinoma. Groupe d'Etude et de Traitement du Carcinome Hepatocellulaire. *N Engl J Med* 1995;332(19):1256–1261.

258. Pelletier G, Ducreux M, Gay F, et al. Treatment of unresectable hepatocellular carcinoma with lipiodol chemoembolization: a multicenter randomized trial. Groupe CHC. *J Hepatol* 1998;29(1):129–134.

.58a. Lo CM, Ngan H, Tso WK, et al. Randomized controlled trial of transarterial lipiodol chemoembolization for unresectable hepatocellular carcinoma. *Hepatology* 2002;35(5):1164–1171.

259. Ernst O, Sergent G, Mizrahi D, Delemazure O, Paris JC, L'Hermine C. Treatment of hepatocellular carcinoma by transcatheter arterial chemoembolization: comparison of planned periodic chemoembolization and chemoembolization based on tumor response. *AJR Am J Roentgenol* 1999;172(1):59–64.

260. Harada T, Matsuo K, Inoue T, Tamesue S, Nakamura H. Is preoperative hepatic arterial chemoembolization safe and effective for hepatocellular carcinoma? *Ann Surg* 1996;224(1):4–9.

261. Paye F, Jagot P, Vilgrain V, Farges O, Borie D, Belghiti J. Preoperative chemoembolization of hepatocellular carcinoma: a comparative study. *Arch Surg* 1998;133(7):767–772.

261a. Majno PE, Adam R, Bismuth H, et al. Influence of preoperative transarterial lipiodol chemoembolization on resection and transplantation for hepatocellular carcinoma in patients with cirrhosis. *Ann Surg* 1997;226(6):688–701; discussion 3.

262. Oldhafer KJ, Chavan A, Fruhauf NR, et al. Arterial chemoembolization before liver transplantation in patients with hepatocellular carcinoma: marked tumor necrosis, but no survival benefit? *J Hepatol* 1998;29(6):953–959.

263. Stuart K, Tessitore J, Rudy J, Clendennin N, Johnston A. A Phase II trial of nolatrexed dihydrochloride in patients with advanced hepatocellular carcinoma. *Cancer* 1999;86(3):410–414.

264. Mok TS, Leung TW, Lee SD, et al. A multi-centre randomized phase II study of nolatrexed versus doxorubicin in treatment of Chinese patients with advanced hepatocellular carcinoma. *Cancer Chemother Pharmacol* 1999;44(4):307–311.

265. Porta C, Ruff P, Feld R. Results of a phase III, randomized controlled study, the largest ever completed in hepatocellular carcinoma (HCC), comparing the survival of patients with unresectable HCC treated with nolatrexed (NOL) or doxorubicin (DOX) [abstract]. Am Soc Clin Onc Gastrointestinal Cancers Symposium, San Francisco, CA 2006: 97.

266. Posey J, Johnson P, Mok T. Results of a phase 2/3 open-label, randomized trial of T138067 versus doxorubicin (DOX) in chemotherapy-naïve, unresectable hepatocellular carcinoma (HCC) [abstract]. *Proc Am Soc Clin Oncol* 2005;23(16S):4035.

266a. Izzo F, Marra P, Beneduce G, et al. Pegylated arginine deaminase treatment of patients with unresectable hepatocellular carcinoma: results from phase I/II studies. *J Clin Oncol* 2004;22(10):1815–1822.

267. Thomas MB, Abbruzzese JL. Opportunities for targeted therapies in hepatocellular carcinoma. *J Clin Oncol* 2005;23(31):8093–8108.

268. Malka D, Pacault V, De Baere T, Ducreux M, Boige V. Antitumoral effect of celecoxib in hepatocellular carcinoma. *J Clin Oncol* 2005;23(21):4805–4806.

269. Folkman J. *Antiangiogenic Therapy*. 5th ed. Philadelphia, Pa.: Lippincott-Raven; 1997.

270. Ferrara N, Davis-Smyth T. The biology of vascular endothelial growth factor. *Endocr Rev* 1997;18(1):4–25.

271. Suzuki K, Hayashi N, Miyamoto Y, et al. Expression of vascular permeability factor/vascular endothelial growth factor in human hepatocellular carcinoma. *Cancer Res* 1996;56(13):3004–3009.

272. Miura H, Miyazaki T, Kuroda M, et al. Increased expression of vascular endothelial growth factor in human hepatocellular carcinoma. *J Hepatol* 1997;27(5):854–861.

273. Yao DF, Wu XH, Zhu Y, et al. Quantitative analysis of vascular endothelial growth factor, microvascular density and their clinicopathologic features in human hepatocellular carcinoma. *Hepatobiliary Pancreat Dis Int* 2005;4(2):220–226.

274. Jeng KS, Sheen IS, Wang YC, et al. Prognostic significance of preoperative circulating vascular endothelial growth factor messenger RNA expression in resectable hepatocellular carcinoma: a prospective study. *World J Gastroenterol* 2004;10(5):643–648.

275. Hurwitz H, Fehrenbacher L, Novotny W, et al. Bevacizumab plus irinotecan, fluorouracil, and leucovorin for metastatic colorectal cancer. *N Engl J Med* 2004;350(23):2335–2342.

276. Sandler AB, Gray R, Brahmer J. Randomized phase II/III trial of paclitaxel (P) plus carboplatin (C) with or without bevacizumab (NSC #704865) in patients with advanced non-squamous non-small cell lung cancer (NSCLC): an Eastern Cooperative Oncology Group (ECOG) Trial-E4599 [abstract]. *Proc Am Soc Clin Oncol* 2005; 23(16S):4.

277. Steinbild S, Baas F, Gmehling D. Phase I study of BAY 43-9006 (sorafenib), a Raf kinase and VEGFR inhibitor, combined with irinotecan (CPT-11) in advanced solid tumors [abstract]. *Proc Am Soc Clin Oncol* 2005;23(16S):3115.

278. Escudier B, Szczylik C, Eisen T. Randomized phase III trial of the Raf kinase and VEGFR inhibitor sorafenib (BAY 43-9006) in patients with advanced renal cell carcinoma (RCC) [abstract]. *Proc Am Soc Clin Oncol* 2005;23(16S):LBA4510.

279. Britten CD, Finn RS, Gomes AS. A pilot study of IV bevacizumab in hepatocellular cancer patients undergoing chemoembolization. *Proc Am Soc Clin Oncol* 2005;23(16S):4138.

280. Zhu AX, Sahani D, Norden-Zfoni A. A phase II study of gemcitabine, oxaliplatin in combination with bevacizumab (GEMOX-B) in patients with hepatocellular carcinoma [abstract]. *Proc Am Soc Clin Oncol* 2005; 23(16S):4120.

281. Mendelsohn J, Baselga J. Status of epidermal growth factor receptor antagonists in the biology and treatment of cancer. *J Clin Oncol* 2003; 21(14):2787–2799.

282. Tabor E. Tumor suppressor genes, growth factor genes, and oncogenes in hepatitis B virus-associated hepatocellular carcinoma. *J Med Virol* 1994; 42(4):357–365.

283. Thomas MB, Dutta A, Brown T. A phase II open-label study of OSI-774 (NSC 718781) in unresectable hepatocellular carcinoma [abstract]. *Proc Am Soc Clin Oncol* 2005;23(16S):4038.

284. Philip PA, Mahoney M, Thomas J. Phase II Trial of erlotinib (OSI-774) in patients with hepatocellular or biliary cancer [abstract]. *Proc Am Soc Clin Oncol* 2004;22(14S):4025.

285. Reubi JC, Kvols L, Krenning E, Lamberts SW. Distribution of somatostatin receptors in normal and tumor tissue. *Metabolism* 1990;39(9 suppl 2):78–81.

286. Lamberts SW, Krenning EP, Reubi JC. The role of somatostatin and its analogs in the diagnosis and treatment of tumors. *Endocr Rev* 1991;12(4): 450–482.

287. Raderer M, Hejna MH, Kurtaran A, et al. Successful treatment of an advanced hepatocellular carcinoma with the long-acting somatostatin analog lanreotide. *Am J Gastroenterol* 1999;94(1):278–279.

288. Kouroumalis E, Skordilis P, Thermos K, Vasilaki A, Moschandrea J, Manousos ON. Treatment of hepatocellular carcinoma with octreotide: a randomised controlled study. *Gut* 1998;42(3):442–447.

289. Barbare JC, Bouché O, Bonnetain F. Treatment of advanced hepatocellular carcinoma with long-acting octreotide: preliminary results of a randomized placebo-controlled trial (FFCD-ANGH 2001–01 CHOC) [abstract]. *Proc Am Soc Clin Oncol* 2005;23(16S):4036.

290. Goldstein JL, Brown MS. Regulation of the mevalonate pathway. *Nature* 1990;343(6257):425–430.

291. Kawata S, Yamasaki E, Nagase T, et al. Effect of pravastatin on survival in patients with advanced hepatocellular carcinoma: a randomized controlled trial. *Br J Cancer* 2001;84(7):886–891.

292. Bookstein R, Demers W, Gregory R, Maneval D, Park J, Wills K. p53 gene therapy in vivo of hepatocellular and liver metastatic colorectal cancer. *Semin Oncol* 1996;23(1):66–77.

第 6 篇

胆 道 癌

第 34 章

胆道癌：流行病学

Michael J. Hall, Julian A. Abrams, Alfred I. Neugut

　　胆道癌侵袭性强，致死率高，是一种罕见的消化道恶性肿瘤。在国际肿瘤疾病分类中，胆道肿瘤包括胆囊、肝外胆管、瓦特壶腹部的肿瘤[1]。胆道癌排在胃肠癌发病率的第 6 位。在肿瘤发病率不同的国家中，美国每年的发病率大约在 7500 例 [2]。每年死亡约3300 例，大约占因肿瘤死亡的 0.6%。其病理类型几乎都是腺癌，预后很差。胆囊癌患者的 5 年生存率小于5%[3]。病理分期仍旧是最好的预后指标，病理分期越高，预后越差。据美国国家癌症数据库报道，年龄小于60 岁的胆囊癌患者，当做出诊断时多已经处于进展期（Ⅳ期）[4]。

　　胆囊癌和胆管癌存在着共同的危险因素，许多假说也相类似。在美国，最重要和最令人感兴趣的是胆石症，它同胆囊癌密切相关而与胆管癌关系不大。因此，胆囊结石是胆囊癌的危险因素，其他还包括女性[2,5]和年龄，而其他的胆道癌男性略多于女性[6]。这些可能的病因学因素还有待通过临床观察、尸检结果及流行病学研究来阐明，在这章我们将进行详细描述。人们正在确定分子生物学的作用，也正在研究胆管癌发生率和生存期的监视、筛查及预防等内容。

描述流行病学

地理变化

　　胆囊癌、肝外胆管癌、壶腹癌具有不同的统计学特点，应当视作不同的疾病[7]。瓦特壶腹附近的肿瘤（壶腹癌）大多发生于十二指肠区域，包括主胰管和胆总管，包括或不包括十二指肠壁[8]。超过 50% 的恶性十二指肠病变发生在此区域。虽然壶腹癌有时候被归于胰腺来源的恶性肿瘤，但是这种肿瘤同胰腺腺癌不同，大多数

预后较好[9,10]。壶腹癌是最常见的胆系肿瘤，世界范围内广泛分布。与其他胆系肿瘤的分布不同，比如澳大利亚毛利族胆囊癌发病率高而壶腹癌发病率低[10]。最近日本的报道也发现壶腹癌具有地理的簇集性[11]。

　　原发性胆管癌来源于肝内或肝外胆管的上皮细胞系[12]。胆囊癌最初也来源于胆囊上皮细胞，不过胆道其他组织类型肿瘤（如囊腺癌、鳞状细胞癌、乳头状癌）的地理分布和预后不同。胆管癌和胆囊癌在发病率上显示出广泛的地理差异，提示环境原因是一种潜在的致病因素[13]。例如，这两种胆系疾病的发病率在亚洲区域显示出明显的差异，泰国和中国是两个最大的极端。国际肿瘤登记胆囊癌年发病率的一项对照显示差异累计达 25 种因素。每年胆囊癌的发病率在地理上明显不同，这可能与胆囊结石在不同种族间发病率的差异有关[14]。

　　在大部分高加索人中胆囊癌少见，但是在新西兰的毛利族和北美洲、南美洲常见。有些国家胆囊癌的登记发病率很高，比如南美洲的哥伦比亚、东欧的波兰和匈牙利以及以色列（尤其是欧洲犹太人），据报道其发病率可高达男性 13.8/10 万，女性 7.5/10 万[15]。除了少数高风险地区，中东及远东的发病率较低，在英国、美国和许多世界上其他的地区，胆囊癌的发病率有下降的趋势，包括南美洲、加拿大、欧洲和波兰。在中国过去曾有报道称高原和平原地区的发病率存在显著差异[16]，混淆了胆囊癌发病率的变化，天津和上海报道胆囊癌的发病率增加，而香港则减少[17]（表 34.1）。

　　在美国，胆道系统癌确诊仍旧较少，每年<1 万例新发病例[2]。近些年来，肝外胆管癌的发病率越来越低[18]。而肝内胆管癌在美国和其他西方国家的发病率越来越高，通常好发于亚裔人种[12]。美国的土著人和墨西哥人的胆囊癌发病率很高，但他们总的肿瘤发病率较低[19]。最近，国家肿瘤监测中心流行病学研究计

表 34.1

在抽取的癌症登记中,性别考察胆囊癌的年龄标准化发病率(每 10 万例),1987~1997 年

地区	女性	男性	比例
亚洲			
中国(香港)	2.7	3.4	0.8
中国(启东)	0.6	0.8	0.7
日本(长崎)	8.1	8.4	0.9
日本(大阪)	5.7	6.3	0.9
欧洲			
意大利(都灵)	4.0	3.8	1.0
挪威	1.4	1.3	1.0
波兰	6.3	3.6	1.7
苏格兰	1.5	1.4	1.0
西班牙(格拉纳达)	5.2	2.8	1.8
美洲			
加拿大(安大略省)	1.9	1.8	1.0
加拿大(艾伯塔)		1.5	1.2
哥伦比亚		3.1	2.3
哥斯达黎加	4.2	1.8	2.3
美国 SEER(黑人)	1.5	1.4	1.0
美国 SEER(白人)	1.6	1.4	1.1

SEER:监测、流行病学和终点结果。

From International Agency for Research on Cancer. Available at:http://www–dep.iarc.fr.Accessed May 7,2007.

划(SEER)有数据显示:北美洲阿拉斯加男性人群的胆囊癌发病率高于非洲裔美国人[20]。这个概率同胆石病的发病率相似。

性别

男性壶腹癌的发病率大约为女性的 1.4~1.5 倍[9]。这个比例同胆管癌类似[20]。胆囊癌是肿瘤中很少的女性发生率大于男性的一种[2,17,20]。在美国所有种族中,女性和男性的比例大约为 1.7/1,在土著人及阿拉斯加人中比例可高达 2.0/1,海蒂人中为 1.9/1[2,20]。

年龄

胆道系统肿瘤在老年人常见,所有类型的胆系肿瘤的诊断和死亡率均与年龄相关[2,4]。壶腹癌及胆管癌的发病率随着年龄的增长而升高,发病的平均

年龄分别为 63 岁和 65 岁[19]。肝内胆管癌的增长趋势在老年人中最为显著[12]。同其他上皮类肿瘤一样,胆囊癌的发生率也随年龄的增长而升高,确诊年龄平均为 65 岁[19]。

种族

壶腹癌在许多人种及亚群中被发现,但是没有研究专门验证它的发病率同种族之间的关系。美国白人的胆管癌发病率是美国黑人的 1.3 倍。尤其是白人女性和黑人男性发病率似乎越来越高[20]。肝内胆管癌的年龄校正发病率在美国黑人和白人之间是相同的,而肝外胆管癌的总体发生率美国白人比黑人低[12]。

在美国,胆石病发病率高的族群,比如土著人和西班牙裔,胆囊癌的发病率也较高。这些资料说明了受试群体的环境或性别差异。在一项纳入 131 例胆囊癌患者与 3 个族群(高加索裔、非洲裔和西南美国土著人)2399 例非胆囊癌[14]的对比研究中发现,胆囊结石与胆囊癌明显相关。总的估计相关危险度(RR)为 4.4(95% 可信区间为 2.26~7.3),对土著美国人估计的 RR 更高,可达 20.9(95% 的可信区间为 8.1~54)。

表 34.2 显示了 SEER 计划发表的最新发病率(每10 万人)。西班牙裔有较高的进展性胆囊癌的危险[5,21],但这并不是针对所有的西班牙裔。比如,新墨西哥州、德克萨斯及加利福尼亚的西班牙裔(其祖先为欧洲西

表 34.2

根据性别和种族或人种考察胆囊和胆系癌的发生率(每 10 万例),2001 年

	男性	女性
胆囊		
所有种族	0.8	1.4
亚洲/太平洋岛民	1.1	1.7
黑人	0.9	1.6
西班牙人	1.5	2.9
白人	0.8	1.4
其他胆道		
所有种族	1.9	1.3
亚洲/太平洋岛民	2.7	1.9
黑人	1.5	1.1
西班牙人	2.5	1.9
白人	1.9	1.2

From http://www.seer.cancer.gor/csr.

班牙人和土著美国人)胆囊癌的危险度较高[20]。其他的西班牙裔,比如古巴和波多黎各,同其他美国族群的危险度没有差异[23]。

时间趋势

已经观察到,胆系肿瘤发病率会有短暂的变化。最近一份 20 年法国人口调查(1976~1995 年)显示,壶腹癌发病率升高[9]。基于 SEER 数据资料,最近 20年美国胆管癌发病率稳步升高,尤其是肝内胆管癌[12]。胆囊癌的总发病率和死亡率持续下降,不过黑人妇女有缓慢升高的趋势[7]。

对良性胆系疾病处理的变化可以影响胆道癌的发病率。良性胆囊疾病增加胆道各个部位肿瘤的发病率[24,25]。对于良性胆囊疾患,胆囊切除术是最常采用的手段,同时它也被当作是处理亚临床恶变的预防性手段。目前,腹腔镜胆囊切除已经被广泛应用,在美国胆囊切除术的增多已被证实[26,27]。这可能是美国和欧洲胆囊癌病死率下降的原因[28]。最近一次意大利的研究表明,仅有 20%的胆囊癌可以在腹腔镜手术之前或术中被怀疑到,这意味着许多胆囊癌是被偶然切除的[29]。有趣的是,胆囊切除术后,胆管癌的危险性也下降[30]。

危险因素

表 34.3 描述了大量的胆囊癌和胆管癌的病因学因素。

胆石病

胆囊癌同胆石病密切相关。大量研究显示,胆石病增加胆囊癌的危险[31-33]。90%的胆囊癌患者可以发现胆囊结石[33]。目前尚不清楚,胆囊结石同胆囊癌的进展是否相关,或两种疾病是否有相同的危险因素。胆石症的流行病学特征同胆囊癌相似,胆石症发病率高的地区,胆囊癌的发病率也最高,尤其是在智利、玻利维亚、厄瓜多尔、墨西哥和美国西南部的土著居民中[34]。人们假定,胆石症引起的炎症导致上皮细胞逐步从不典型增生演变为原位癌,最后成为侵袭性胆囊癌[35]。

胆石症患者患有胆囊癌的危险性增加。对 69 例原发性胆道癌患者的分析发现,胆石症同胆道癌明显相

表 34.3

胆囊癌和胆管癌的可能危险因素

胆囊癌	胆管癌
胆石症	PSC
慢性胆囊炎	胆总管囊肿
瓷性胆囊	胃部分切除
胆总管囊肿	寄生虫感染
胰胆管合流异常	华支睾吸虫、
细菌定植	肝吸虫
幽门螺杆菌	二氧化钍暴露
伤寒沙门菌	细菌定植
胃部分切除	幽门螺杆菌
职业性照射	药物
肥胖	异烟肼
抽烟	甲基多巴
女性(雌激素分泌延长[a])	职业性照射
糖尿病患者[a]	肥胖
原发性硬化性胆管炎[a]	抽烟
	胆石症
	溃疡性结肠炎

[a] 可能的危险因素。

关[比数比(OR)19.5,95%可信区间为 6.4~59.4][36]。Zatonski 等人的多中心研究发现,有症状性胆石症和胆总管炎史的患者,其胆囊癌的比数比为 4.4(95%的置信区间为 2.6~7.5)。同时发现,因胆石症行胆囊切除术的患者,术后偶然发现 0.3%~3%为胆囊癌[38-40]。胆囊大结石的危险性大于小结石。Diehl 的研究[41]表明,胆囊结石大于 3cm 的患者,其胆囊癌的比数比为 10.1(95%可信区间为 2.6~39.7)。1676 例胆囊切除患者统计表明,结石大于 3cm 的患者患胆囊癌的比数比是结石小于 1cm 患者的 9.2 倍(95%可信区间为 2.3~37)。

虽然目前的证据仍有限,但是人们仍旧认为,胆石症可以增加胆管癌的危险性。台湾两个医院的回顾综述显示,67%的胆管癌患者有胆石症病史[43]。日本的系列研究发现,5.7%~17.5%胆道癌患者存在肝内胆管结石[44]。在这种病例中,胆管上皮通常表现为原发的增生性胆管炎和上皮不典型性增生[45]。

胆囊炎及瓷样胆囊

因胆囊炎行胆囊切除术的患者中,大约有 1%的

患者可以发现隐匿性胆囊癌，一篇单中心回顾综述纳入 80 例 60 岁以上老人急性胆囊炎，0.9% 为胆囊癌[46]。癌前改变包括上皮不典型增生、异形增生及症状明显的癌症，分别占 13.5%、8.3% 和 3.5%[47]。日本发现因慢性胆囊炎行胆囊切除的患者中，14% 存在严重的不典型增生或原位癌[48]。

长期胆囊炎的患者可以发生胆囊壁的钙化，形成瓮样胆囊。早先研究认为，瓮样胆囊同胆囊癌密切相关，累积发病率可达 12.5%~61%[49,50]，但最近一篇回顾性综述认为，瓮样胆囊患者中未发现胆囊癌[51]。

原发性硬化性胆管炎

肝内和肝外胆管癌被认为是硬化性胆管炎的并发症，其发展为胆管癌的危险性据报道在 10%~30%，不过大部分报道估计的风险性接近 10%[52-54]。因为原发硬化性胆管炎(PSC)行原位肝移植的患者中曾发现存在隐匿性胆管癌[55,56]。从诊断 PSC 到进展为胆管癌的时间为 1~25 年，超过 1/3 的病例在 2 年内发生癌变[53,57]。间隔短暂可能是由于早期的 PSC 缺乏症状。PSC 患者患胆囊癌的危险因素也可能增加。121 例 PSC 患者中发现 3 例胆囊癌[58]。但是这些病例是与 PSC 本身相关，还是由于囊结石的存在目前尚不清楚[59]。

炎性肠病

胆管癌被认为是炎性肠病的并发症，尽管其发生率远远少于结肠癌。这部分是因为 PSC 和溃疡性肠炎之间具有很强的关联性，两种疾病的患者血清中的抗体存在着对胆管的交叉反应[60,61]。在一项系列研究中，246 例溃疡性结肠炎的患者中发现 1 例胆管癌[62]，1/5 病例为肝内胆管癌，在约翰霍普金斯医院中，200 例中有 2 例[63]。在梅奥临床医院的系列研究中，溃疡性结肠炎者确诊胆管癌的平均年龄为 38 岁，溃疡性结肠炎确诊后平均随访 19 年发现癌变[64]。行全结肠切除后胆管癌发生的危险性似乎并没有消失[63]。

原发腺瘤性病变

肝外胆管的良性肿瘤相对少见。在一项纳入 43 例肝外胆管癌的病理组织学研究中，仅发现 9 例腺瘤 (21.4%)。这种情况在结直肠癌中也可以看到[65]，大多

数癌来自于先前存在的腺瘤。而且胆囊癌与原发性腺瘤的发生率相似[66]，对于瓦特壶腹癌，在 22 例腺癌中发现有 18 例存在腺瘤残存(81.8%)[67]。

腺瘤性胆囊息肉很常见，也是诱发胆囊癌的危险因素。恶性息肉往往见于老年人及有大块息肉的患者。日本的一项研究纳入 194 767 例普通健康查体腹部超声检查，发现 5.6% 有胆囊息肉。另外，直径 ≥ 1cm 的息肉明显增加患胆囊癌的危险性[68]。在一份纳入 100 例接受胆囊切除手术并发现胆囊有息肉样变的患者研究中发现，73% 恶性息肉患者年龄超过 60 岁，88% 恶性息肉的直径 ≥ 1cm[69]。<1cm 息肉没有恶变可能。在一份通过超声检查对糖尿病和相匹配对照组胆石直径的研究中，6.7% 的糖尿病患者存在胆囊息肉。超过 90% 的息肉直径 <1cm，5 年随访中仅有极少数息肉增大[70]。这似乎表明，PSC 患者出现恶性胆囊息肉的风险较高。Buckle 等[71]根据 Mayo 临床医院的一份回顾性研究发现，PSC 患者接受胆囊切除术中发现胆囊息肉，其中 57% 存在胆囊癌，1/3 存在可以导致上皮细胞不典型增生的良性胆囊病变。

家族性腺瘤息肉病患者(FAP)壶腹癌的危险性大约为正常人的 100 倍[72]。胆囊腺瘤样息肉病与派杰综合征和胆囊癌也有关[73,74]。

胆总管囊肿及解剖学异常

胆总管囊肿患者患有胆囊和胆管癌的危险性都增加。在 9%~24% 胆管癌患者中，胆总管囊肿是预先存在的病变。除个别胆管癌外，胆总管囊肿就诊的胆管癌往往发生在幼年[75,76]。胆总管囊肿患者随年龄的增大，癌变的危险性增加，平均诊断胆管癌的年龄为 30~40 岁[77]。这些囊肿中的一些癌前病变(例如上皮恶性增生)，随着年龄的增大也逐渐增多[78]。胆总管囊肿多发生于女性(4:1)和亚洲人[79]。Todani 分类系统[75]被用于在解剖学上区分这些囊肿。Ⅰ 型囊肿(肝外胆管纺锤状扩张)和 Ⅳ 型囊肿(肝内、肝外胆管扩张或多处肝外胆管扩张)的癌变危险性最高[80]。尽管癌变主要发生在囊肿部位，但胆管的其他位置亦有发生。

胆囊癌也被发现在胰胆管汇合异常 (AJPD)患者[15]，有时与胆总管囊肿患者相关[81]。在中国进行的一项纳入 1876 例接受 ERCP 检查的患者中，发现 10 例 AJPD，其中 7 例患有胆囊癌。AJPD 患者发生胆囊癌的比数比高达 50.7(95% 可信区间，12.7~202.3)[82]。在另一项研究中，126 例胆囊癌患者接受胆管造影发现

18%存在 AJPD[83]。是否是因为胆胰管汇合异常造成胆汁淤积、胰液逆流引起致癌物贮留、慢性炎症导致癌变，目前尚不清楚。

部分或全胃切除

胃大部切除术后，胆道癌发生率升高。这可能与胃切除术后胆囊结石的发病率升高有关[84]。在 48 例因胃癌接受胃大部分或全胃切除的患者中，18%发现胆囊结石[85]。远端胃切除术后，患者胆汁排空至十二指肠的时间延长[86]。或者是在胃部分切除后，残胃内易形成 N 亚硝基，增加胆道癌的危险[87]。在一项评估胃切除术后胆囊结石形成危险因素的研究中，全胃切除（对比部分切除）、十二指肠分离术后重建（对比未分离）和肝十二指肠韧带淋巴结清扫是胆囊结石形成的危险因素[88]。

寄生虫感染

大量研究对慢性细菌性感染或寄生虫性感染同胆管癌及胆囊癌之间的关系进行了验证。

胆道癌的发生的确与肝吸虫有关。在韩国、日本、中国和越南曾经流行过华支睾吸虫。目前已不再流行，因此近年来胆管癌已相对少见。Belamarie 曾证明 19 例胆管癌患者中有 18 例存在 C 滴虫感染，而对照组仅为 1/3[89]。

麝猫后睾吸虫病是一种发现于泰国东北部的肝吸虫病，那里的感染率仍旧很高。麝猫后睾吸虫病诱发胆管癌的最初报道源于对同一地区、同一批个体这两种疾病发生一致性的报道[90]。

在患病区域的人群广泛应用麝猫后睾吸虫抗体后，泰国有 5 个区域的胆管癌发病率至少下降到原来的 1/12[91]。这种吸虫感染造成的危险，男性高于女性，同样该地区胆管癌发病率男性亦较高，尽管男性和女性的感染率相同。在泰国东北部亦发现这种情况[92,94]。

研究人员对肝吸虫的致病机制提出了几种假说。有证据显示，长期吸虫感染形成的亚硝盐和亚硝胺是致癌的主要因素[91]。流行区域应用麝猫后睾吸虫抗体后，超声检查及免疫抑制也是一种因素，然而这种关联是间接的[95]。

细菌感染

有报道显示，胆囊癌、胆管癌同胆道系统的肝螺旋菌感染有关(尤其是螺旋杆菌)。日本的研究发现，肝内胆管癌患者中，53%可以在胆管上皮中发现螺旋菌 DNA；而良性胆道疾病中仅为 16%($P=0.03$)[96]。Matsukura 等人[97]的研究发现，79%~87%%的胆管癌或胆囊癌患者的胆汁中螺旋菌阳性[97]。螺旋菌感染可能导致胆囊结石，从而造成慢性炎症，这可以增加胆系癌的发生。Fox 等人[98]证明，慢性胆囊炎患者的胆囊组织和胆汁感染率高。在一个胆固醇结石的老鼠模型中，对感染螺旋菌的小鼠经过脂肪餐饲养 8 周后，80%出现胆囊结石，而非感染组仅为 10%[99]。

慢性伤寒患者的胆囊里存在伤寒杆菌。一份回顾性研究比较了 50 年间 471 例服用甲烯丙双硫脲和相匹配的对照组患者，发现胆道癌（包括一些胆囊癌病例）的死亡率比对照组高 6 倍[100]。智利、玻利维亚和印度的其他研究也证实，胆囊癌与慢性沙门氏杆菌感染和胆石症有关[101,102]。但是 Csendes 等人[103]未发现胆道癌同肝汁内伤寒菌的繁殖有关。

胶质二氧化钍暴露和药物治疗

胶质二氧化钍是一种二氧化钍胶体制剂，具有 α 粒子放射性，1930~1955 年间广泛用于造影剂，它有很多喂饲途径，如静脉注射可使 70%在肝内代谢。据报道，暴露后多年会发生胆道癌、肝细胞癌及肝血管肉瘤[104,105]。其他可以诱发胆管癌变的药物还包括异烟肼[106]和甲基多巴[107]。

职业暴露

有毒物质的代谢通常经胆道排泄。这种机制可以部分解释职业与胆管癌之间的许多联系[108]。首先对于正常的细胞功能，包括 DNA 复制、细胞分裂和程序化细胞死亡（凋亡），这些过程均可成为有毒物质通过肝脏解毒排泄过程中的外基因子的目标。

流行病学研究已经发现了许多假定的胆管毒素。在一个小样本研究中发现[109]，对严重暴露于三氯氢化物溶剂环境中(<45 岁的年轻男性)，容易发生两种胆道癌(壶腹癌和胆管癌)及胰腺癌。两个美国的研究发现，肝外胆管癌和胆囊癌与特殊职业、工业和选择性的暴露无关[24,101]。不过，还有一些工业品暴露，包括氯化苯、某些工业染料、石棉和切削油混合剂，被报道同胆道癌有关[15,110]。

许多暴露品也被认为同胆囊癌有关。来自瑞典的总体数据表明,从事石油精炼、纸张粉碎、化学反应和制鞋的男性,以及从事纺织品粉碎的男性和女性患胆囊癌的危险性增加[111]。一项加拿大的回顾性系列研究也表明,纺织工人危险性增加[112]。最新的一份关于立陶宛工人 20 年的回顾性调查显示,长期从事纺织工作的工人中,胆囊癌标准化发生率(SIR)为 3.2[113]。铀和放射性暴露[114],以及暴露于矿物油转换液[115]和有机溶剂[116],也增加了胆囊癌和胆管癌的危险。

尸检表明,一些特殊行业(汽车、干洗和化学)的工作者易患胆道癌[117-119],发病者年轻,而且发生异时性或同时性的另一部位的第二种原发性恶性肿瘤的可能性增加。有报道[120,121]称,暴露于石棉的工作增加了胆囊癌的危险性。

肥胖症

身体肥胖指数(BMI)亦同壶腹癌、胆管癌、胆囊癌相关[101,111]。在 1969~1996 年对超过 400 万美国退伍老兵的一项大型回顾序列研究表明,肥胖同壶腹癌和胆囊癌显著相关[122]。还有一些研究支持这些结果,体重超标增加胆囊癌和胆系癌的危险性[123]。最近一项超过 900 000 例美国男性和女性的总体回顾性研究发现,肥胖增加胆囊癌的死亡率,肥胖男性的 RR 为 1.76,1.06~2.94;肥胖女性的 RR 为 2.13,1.56~2.90[124]。西班牙裔胆囊癌发病率高可能同其肥胖率高有关[125]。这些结果与一项日本对照研究的结果形成鲜明的对比。后者发现,瘦小的体格与胆管癌的高发病率有关[126]。不过日本最近的基于全体人口的回顾序列研究发现,高 BMI 同女性胆囊癌发病率显著相关[127]。

肥胖者患胆囊结石和良性胆囊疾病的危险性也增加[128],良性胆道疾病和胆囊结石是胆管癌和胆囊癌的危险因素。因此,体重增加意味着胆系疾病的危险增加并不令人吃惊。虽然降低体重后的肥胖者可加剧他们患胆囊良性疾病的危险性[129],但减肥可以降低肥胖相关癌症的远期危险[130]。据最近一项荟萃分析估计,所有欧洲人的癌症中,5%同肥胖有关(男性占 3%,女性占 6%),而 25%胆囊癌患者归因于体重超标[131]。

生育因素

从人口学以及人种学上说,女性比男性更容易患良性和恶性胆囊病。生育因素,例如初潮年龄、首次生育年龄、经产次数、口服避孕药物的使用及激素代替治疗均可能成为危险因素。在一个洛杉矶对肝外胆管癌危险因素的病例对照研究中,多种生育因素被研究,但并未发现明显关联[24],不过有 3 个小样本对照研究显示,<60 岁女性口服避孕药物同肝外胆管癌相关[132];而且初潮年龄越小,首次怀孕年龄越小,生育次数越多,生育时间延长[133],使用激素代替治疗者[134],胆管癌发病率越高。但是世界卫生组织肿瘤与避孕药联合研究比较了 6 个国家 58 名胆囊癌患者和 355 名对照患者,未发现口服避孕药同胆囊癌相关[135]。

有两个关于胆囊癌流行病学的大型国际病例对照研究。第一项研究发现,更年期和应用激素代替治疗并不增加胆囊癌的危险,而口服避孕药只增加无胆囊结石者胆囊癌的发病危险 (OR 为 3.8,0.7~23)[101]。第二项研究中,生育次数增加胆囊癌的危险,而首次生育年龄越大患胆囊癌的危险越低,更年期的年龄、口服避孕药及激素代替治疗同胆囊癌发生无关[37]。

总之,女性胆囊癌危险因素增加的病原学多种多样。与乳腺癌一样,应用此类激素时间越长,生育时间越长,和(或)激素代替均增加胆囊癌的危险性,不过与乳腺癌不同,生育次数越多并不增加胆囊癌的危险性,胆囊癌同生育次数相关的危险,更多地体现在怀孕期间胆囊血流淤积,造成的胆囊结石以及胆管泥的形成 [136]。口服避孕药对胆囊癌的作用目前仍存在争议,尤其对于市场上销售的新型小剂量配方的雌激素和孕激素。

饮食

由于胆囊癌和胆管癌的地理分布十分广泛,根据世界不同地区验证的饮食风险因素存在巨大差异。在泰国消费生鱼的地区,麝猫后睾吸虫和后睾吸虫的感染与胆管癌的发病率增加相关[137]。在日本,油炸食物摄入高的地区胆囊癌明显增加,而动物蛋白与脂肪的消耗起到了保护作用[126]。一项荷兰的病例对照研究表明,增加蔬菜摄入可以减少患胆系肿瘤的危险性,而甜食及饮酒则增加其危险性[133]。最近一项意大利的研究发现,谷物亦有保护作用[28]。最后,一项美国的病例对照研究(洛山矶,CA),调查了 7 大类 80 个食物,发现饮食摄入与胆囊癌危险无关[24]。

两项国际合作病例对照研究对饮食与胆囊癌危险的相关性进行了检验。其中一项发现咖啡同胆囊癌仅有微弱的关联[19]；另一项研究证实，碳水化合物摄入总量是最强的胆囊癌危险预测因素。增加维生素 B_6（吡哆醇）和维生素 E 也可以显著降低危险，当脂肪摄入、维生素 C 及纤维增多是有保护作用的[37]。

糖尿病

糖尿病史与许多胃肠道癌症的危险增加有关[138]。最新的一项美国大样本回顾性研究纳入了 467 922 例男性和 588 321 例女性患者 16 年的调查结果，显示出男性胆囊癌的 RR 为 1.46(0.92~2.3)，女性为 1.19(0.77~1.83)，年龄、BMI、吸烟史、饮酒、身体、糖尿病及激素替代均进行了广泛的多变量校正[139]。

吸烟

管烟及其他形式的使用烟草同许多疾病相关，包括胃肠道及胆系癌、壶腹癌、肝外胆管癌与各种形式的吸烟（包括雪茄、低烟、管烟）相关，对每年吸烟超过 50 包的男性和女性尤其危险[24]。至少有 3 项研究证实，吸烟增加罹患胆系疾病的危险。国际癌症研究组织进行的一项大规模病例对照调查发现，相对于非过滤嘴的吸烟者，胆管癌的 RR 为 2.82(1.01~7.87)[25]。一项医院病例对照研究也发现，吸烟同胆囊癌相关[36]，而还有一项以良性肿瘤结石患者作为对照的研究也发现，吸烟是胆囊癌的危险因素，不过这个结果没有统计学意义[140]。这些结果与早期的一项研究认为吸烟可以降低胆管癌危险的结论相反[132]，不过那项研究认为其他肿瘤同吸烟显著相关。一项荷兰人口普查病例对照研究[133]和一项国际病例对照研究[101]未显示吸烟同胆囊癌、胆管癌相关。

酒精摄入

没有发现饮酒同良性胆道病或胆道癌明确相关[128,141,142]。一项病例对照研究表明，饮酒者与非饮酒者相比，壶腹癌及胆管癌的发病危险下降 10%~40%，不过这些结果没有统计学意义[24]。另一项病例对照研究表明，酒精与胆管癌[132]或胆系癌[133]无关。一项前瞻性研究报道，在美国出生的日裔人群中，发现饮酒（主要为啤酒）者的胆道癌多于非饮酒者[141]。最近一项瑞典的前瞻性研究发现，从事饮酒次数多的职业工作者（记者、厨师或火食管理员）罹患胆囊癌的危险高（记者 SIR 为 2.72,1.35~4.57；厨师或火食管理员 SIR 为 3.14,1.51~5.45)[143]。

家族遗传

胆系肿瘤发病率低，研究其家族遗传相当困难。虽说大部分可能是一种散发性疾病，或主要同环境因素有关，但是也不能说同遗传因素毫无关系。一项病例对照研究估计，胆囊癌具有家族遗传的相对危险度（RR）为 13.9 (1.2~163.9)[144]。某些胆系肿瘤的癌前病变也被证实存在着家族遗传特性。壶腹和壶腹周围腺瘤同临床 FAP 及染色体 5q21 上 APC 基因突变密切相关。虽然没有发现导致 APC 基因突变与壶腹息肉发病率或严重程度的基因-表型相关性，但是在受累家庭中，壶腹瘤的表现和严重程度是分开的[72,145]。在一篇报道中发现，壶腹癌与 FAP 的衰减形式相关[146]。在林奇综合征（遗传性非息肉性结肠直肠癌，HNPCC）患者中，壶腹和胆系癌发病率增高。在一项大型前瞻性芬兰人的研究中，诊断为 HNPCC 家族的成员中胆道肿瘤的发病率高于正常 9 倍（SIR 为 9.1,1.1~33)，据估计 18% 的 HNPCC 患者其有生之年将罹患胆道癌[147]。目前尚不清楚是否因为某些修复酶（如 MLH1,MSH2,MSH6）匹配错误的突变造成胆道癌发病率升高。

过多的胆系肿瘤，特别是胆囊癌，也存在染色体 11q22 上 ATM 基因（该基因同共济失调毛细血管扩张症相关）的突变[148]，而且 BRCA1 基因（携带者 RR 为 1.87,0.59~5.88)[149]和 BRCA2 基因（RR 为 4.97,1.50~16.52)[150]也发生突变。与 PJS 相关的 STK11/LKB1 基因种系突变也可以增加胆系癌的危险性，因为这个基因的散发性突变也可以导致 4%~6% 的散发性胆系肿瘤[151]。有趣的是，在未发现 STK11/LKB1 基因突变的 PJS 家族中胆道癌的危险性可能更高（30%），这意味着还存在着一些尚未发现的肿瘤易感基因[152]。

家族病史中没有恶性疾病的也可以是胆道肿瘤的易感家族。家族史有胆囊结石者更易罹患胆系肿瘤[101,126]。家族史中有感染性肠病者也可以发生 PSC[153]。在瑞典的一项纳入 604 例 PSC 患者随访 28 年的研究中，发现 13% 患有胆道癌[154]。胆囊结石和继发胆囊癌的易感家族的胆固醇和胆酸代谢存在遗传学缺陷[155]，但是 PSC 相关的胆管癌的病因尚不清楚。

与其他部位肿瘤的关系

胆道癌可以同时发生其他部位的癌症,包括前列腺癌[156]、卵巢癌[157]、乳腺癌[158]和其他胃肠道癌[159]。这些大都同已经确定的(FAP,HNPCC)和尚未确定的家族性肿瘤综合征相关。

最近的 4 项研究利用大型癌症数据库调查了胆道癌与其他部位癌之间的联系。Su 等人利用 SEER 的数据评价了胆道癌与其他部位癌症的关系。胆道癌同与雌激素相关的乳腺和子宫癌,与吸烟相关的上消化道癌无关。胆囊癌的危险性与前列腺癌危险性之间成反比关系,而与子宫颈癌危险性之间成正比[160]。SEER数据库也显示壶腹癌与结直肠癌相关[161]。一项瑞典的家庭癌症数据库研究表明:胆囊癌与胰腺癌相关,胆管癌与卵巢癌相关,壶腹癌与甲状腺癌相关[162]。最后,一项从 5 大洲癌症发病率得到的联合数据研究发现,胆囊癌与肝细胞肝癌、结肠癌和胰腺癌相关,与 Su 等人的 SEER 分析结果也相同,其与前列腺癌无关[163]。

分子生物学

分子肿瘤发生学不同于解剖学,虽然致癌基因和抑癌基因,如 K-ras 和 p53 与大多数肿瘤的发生有关,但是他们也只是一个正常细胞转变为恶性细胞的复杂过程中很小的一部分。

大量的分子事件与壶腹癌相关。虽然壶腹癌的发生率随着 APC 基因的胚突变而增高,但是在散发性壶腹癌中也可以发现 APC 基因的体突变[164]。同其他的胃肠道肿瘤一样,据报道 K-ras 突变 (10%~40%)[37,165]和 p53 突变(30%~50%)发生率高[164]。K-ras突变通常发生在癌症和腺瘤中[37],这表明 K-ras 突变是壶腹癌变的早期分子事件。相反,p53 突变通常发生在壶腹癌变的晚期,与晚期肿瘤相关[如淋巴结侵袭和(或)转移病变][37]。DNA 错配修复缺陷也可见于壶腹癌[164]。

K-ras 激活与 p53 失活的作用也可以在胆道癌中检测到。在胆道癌中,K-ras 突变的检出率存在很大差异,据报道在肝内胆管癌少见(4.6%~22.5%),而肝门和肝外胆管癌分别为 75% 和 30%[166-168]。大约 30% 的胆管癌可以发现 Tp53 突变(10.7%~37.5%)[167,169,170]。至少有 2

项研究发现,胆道癌的微卫星不稳定率升高(4.7%[167]和18.2%[170])。

在壶腹和胆管肿瘤中,K-ras 和 p53 突变被认为是胆囊癌变的中心事件。Wistuba 和 Gazdar 总结认为,胆囊上皮的体细胞突变是预测其恶性转化的必要事件[171]。胆囊癌中可以发现 K-ras 突变,但在西方患者和胆石症相关胆囊癌中较少[172]。p53 蛋白过表达和 p53 基因突变与细胞不典型增生[173]和肿瘤侵袭[174]相关。在两个胆囊癌的高发地区(日本新泻和智力圣地亚哥)的患者被发现有 TP53 第 5 到 8 外显子的突变[175]。在 42 个肿瘤中,有 22 个(52.4%)经 PCR 扩增后测序发现有突变,在免疫组化分析中,84 例中有 55例(65.5%)显示 p53 蛋白强表达,这说明 TP53 突变在胆囊癌变中起重要作用。

大量肿瘤中发现存在 COX-2 过表达,包括乳腺癌和结直肠癌。COX-2 是前列腺素的前体,COX-2 酶的激活可以使血管扩张并且抑制肿瘤生长。在胆道肿瘤的病变中,COX-2 的活性增高起一定的作用。胆囊癌中可以发现 COX-2 的过表达,因为晚期肿瘤(T3和 T4)COX-2 mRNA 的水平明显高于 T1 和 T2。在晚期病变中,COX-2 的过表达也可以被邻近的基质组织上调,表现为前列腺素 PGE2(COX-2 活性的产物)的升高[176]。相同的研究显示 COX-2 的上调同侵袭性疾病相关[177]。

筛　查

胆囊癌和胆管癌如果不能早期发现,预后很差。因此,确定具有高危因素的个体进行及时的干预和预防非常重要。

大量的血清和胆汁标记物被用于胆囊癌和胆管癌的早期检查。CA 19-9 已被证实是最有用的胆系恶性肿瘤的早期诊断标志物。血清 CA 19-9 的敏感度为53%~92%,特异度为 50%~98%。但是不幸的是,不同的研究应用了不同的标准。这个检测的另一个缺陷是对胰腺癌和良性胆道梗阻的高胆红素血症可以出现假阳性,对 lewis 血液抗原阴性的患者 (均占总体的7%)可以出现假阴性[178]。增加血清 CEA 和胆汁的 CA 19-9 后显示同样的结果,但并不提高单独应用 CA 19-9 检测的准确度。其他的标志物(如 CA 242 和 CA 125)的特异性高而灵敏性低,只适用于筛查。将来,对胆汁分泌物检测基因突变(如 K-ras,p53 和 p16)或许能提高胆道癌的早诊率[178]。

胆囊息肉通常可以用经腹超声检查其直径的变化。腹部超声并不能准确分辨出良性和恶性小息肉（<2cm）。同时，还有许多息肉患者伴有胆囊结石，超声检查可看到声影也影响了诊断。内镜超声（EUS）对于小息肉的诊断更有价值[179]。EUS 评分系统可以分辨良性和恶性息肉[180,181]，但这还需要前瞻性试验来验证。

在 PSC 患者肝外胆道早期诊断胆管癌通常很困难。单纯的 ERCP 检查分辨良性和恶性病变的准确度为 60%~80%[182]。目前超声内镜可以提高诊断准确度到 90%[183]。不幸的是，组织学诊断依旧难以捉摸，刷检和穿刺活检的诊断率仅有 35%~45%[182]。将来分子生物学技术或胆管镜的直接观察或许能提高胆管癌的早期诊断率。

预 防

对具有胆囊癌和胆管癌高危因素的个体应实行预防性手术来预防肿瘤的发生（表 34.4）。然而，并没有前瞻性的研究证实预防性胆囊切除对预防胆囊癌发生有效。有数据表明，直径>3cm 的胆囊结石、瓷器胆囊、胆囊息肉>1cm 和引起胆绞痛的任意大小胆囊息肉都应行预防性胆囊切除术。PSC 患者中胆囊结石增加患胆囊癌的危险性[58]，Buckles 等人[71]的研究证实，存在胆囊息肉的 PSC 患者胆囊癌的发病率高。大部分 PSC 患者同时患有溃疡性结肠炎，如果必须行结肠切除，那么也同样需要同时行胆囊切除。对于来自高危地区及有遗传背景的个体，无论结石大小均应行胆囊切除。然而，在采取这种决策之前，还应当慎重分析成本-受益。

对于大多数通过胆胰管造影诊断胆总管囊肿的儿童应当行全胆道切除[184]。这种解剖学异常有时直到成年才能诊断，一旦诊断就应行手术切除。如果患者身体状况差，那么应当检测血清的 CA 19-9 来判断胆管癌的生长情况。胆胰管汇合异常的个体胆囊癌和胆管癌的危险性显著升高，对这些 AJPD 患者，胆囊切除和胆道重建是必须的。不过有证据表明，对 AJPD 患者和没有胆道扩张者，单纯的胆囊切除术已经足够了[167,185]。

尚没有评价胆系癌的化学预防制剂的研究。Liu 等人[186]应用阿司匹林对胆道癌、良性胆囊结石和正常对照组进行了比较。应用阿司匹林能明显降低胆囊癌的发生（OR，0.37；95% 可信区间，0.17~0.88），但对肝外胆道癌和壶腹癌无效。体外和体内实验室研究证实，COX-2 抑制剂可以诱导胆囊癌和胆管癌细胞凋亡[187-189]。FAP 患者通常诊断后即行全结肠切除。但是并不是每一个接受手术及应用 COX-2 抑制剂的患者都能减少 FAP 患者的结肠腺瘤个数[190]。阿司匹林和其他 COX-2 抑制剂可以用于预防壶腹癌，不过这并没有被正式研究。熊去氧胆酸（UDCA）是从胆汁中提取的复合物，体外试验显示，UDCA 可以抑制结肠癌细胞的增殖[191,192]。UDCA 还有抗炎作用，被用于治疗原发性胆管硬化以减缓肝纤维化的进展。未来研究可能把 USCA 作为胆道癌的化学预防药物。

（汝涛 译）

表 34.4

为防止胆囊癌或者胆管癌行胆囊切除术及胆管切除术的指征

推荐手术

胆结石>3cm

胆囊息肉>1cm

任何大小的胆囊息肉导致胆绞痛的

瓷性胆囊

胆总管囊肿（合并胆道切除）

胰胆管合流异常（+/-胆道切除）

可考虑手术

原发性硬化性胆管炎

任何大小的胆囊结石的高发病

参考文献

1. Percy C, van Holten V, Muir C, eds. *International Classification of Diseases for Oncology*. 2nd ed. Geneva: World Health Organization; 1990.
2. Jemal A, Murray T, Ward E, et al. Cancer statistics, 2005. *CA Cancer J Clin* 2005;55(1):10–30. [erratum: *CA Cancer J Clin* 2005;55(4):259].
3. Dixon E, Vollmer CM, Jr., Sahajpal A, et al. An aggressive surgical approach leads to improved survival in patients with gallbladder cancer: a 12-year study at a North American Center. *Ann Surg* 2005;241(3):385–394.
4. Donohue JH, Stewart AK, Menck HR. The National Cancer Data Base report on carcinoma of the gallbladder, 1989–1995. *Cancer* 1998;83(12):2618–2628.
5. Abi-Rached B, Neugut AI. Diagnostic and management issues in gallbladder carcinoma. *Oncology (Huntingt)* 1995;9(1):19–24; discussion 24.
6. Lazaridis KN, Gores GJ. Cholangiocarcinoma. *Gastroenterology* 2005;128(6):1655–67.
7. Devesa SS, Grauman MA, Blot WJ, Pennello G, Hoover RN, Fraumeni JF Jr. *Atlas of Cancer Mortality in the United States, 1950–94*. Washington, DC: U.S. Government Printing Office; 1999.

8. Ross RK, Hartnett NM, Bernstein L, Henderson BE. Epidemiology of adenocarcinomas of the small intestine: is bile a small bowel carcinogen? Br J Cancer 1991;63(1):143–145.
9. Benhamiche AM, Jouve JL, Manfredi S, Prost P, Isambert N, Faivre J. Cancer of the ampulla of Vater: results of a 20-year population-based study. Eur J Gastroenterol Hepatol 2000;12(1):75–79.
10. Koea J, Phillips A, Lawes C, Rodgers M, Windsor J, McCall J. Gall bladder cancer, extrahepatic bile duct cancer and ampullary carcinoma in New Zealand: demographics, pathology and survival. ANZ J Surg 2002;72(12):857–861.
11. Kato I, Kuroishi T, Tominaga S. Descriptive epidemiology of subsites of cancers of the liver, biliary tract and pancreas in Japan. Jpn J Clin Oncol 1990;20(3):232–237.
12. Shaib Y, El-Serag HB. The epidemiology of cholangiocarcinoma. Semin Liver Dis 2004;24(2):115–125.
13. Diehl AK. Epidemiology of gallbladder cancer: a synthesis of recent data. J Natl Cancer Inst 1980;65(6):1209–1214.
14. Lowenfels AB, Lindstrom CG, Conway MJ, Hastings PR. Gallstones and risk of gallbladder cancer. J Natl Cancer Inst 1985;75(1):77–80.
15. Pitt HA, Dooley WC, Yeo CJ, Cameron JL. Malignancies of the biliary tree. Curr Probl Surg 1995;32(1):1–90.
16. Zou S, Zhang L, Zen G, Chen J, Xia S. Clinical epidemiologic characteristics of 430 cases of gallbladder cancer. Chin Med J 1998;111(5):391–393. [erratum: Chin Med J (Engl) 1998;111(10):902].
17. www.iarc.org.
18. Khan SA, Taylor-Robinson SD, Toledano MB, Beck A, Elliott P, Thomas HC. Changing international trends in mortality rates for liver, biliary and pancreatic tumours. J Hepatol 2002;37(6):806–813.
19. Strom BL, Hibberd PL, Soper KA, Stolley PD, Nelson WL. International variations in epidemiology of cancers of the extrahepatic biliary tract. Cancer Res 1985;45(10):5165–5168.
20. www.seer.org.
21. Menck HR, Mack TM. Incidence of biliary tract cancer in Los Angeles. Natl Cancer Inst Monogr 1982;62:95–99.
22. Morris DL, Buechley RW, Key CR, Morgan MV. Gallbladder disease and gallbladder cancer among American Indians in tricultural New Mexico. Cancer 1978;42(5):2472–2477.
23. Martinez I, Torres R, Frias Z. Cancer incidence in the United States and Puerto Rico. Cancer Res 1975;35(11 pt 2):3265–3271.
24. Chow WH, McLaughlin JK, Menck HR, Mack TM. Risk factors for extrahepatic bile duct cancers: Los Angeles County, California (USA). Cancer Causes Control 1994;5(3):267–272.
25. Ghadirian P, Simard A, Baillargeon J. A population-based case-control study of cancer of the bile ducts and gallbladder in Quebec, Canada. Revue Epidemiol Sante Publique 1993;41(2):107–112.
26. Legorreta AP, Silber JH, Costantino GN, Kobylinski RW, Zatz SL. Increased cholecystectomy rate after the introduction of laparoscopic cholecystectomy [see comment]. JAMA 1993;270(12):1429–1432.
27. Diehl AK. Laparoscopic cholecystectomy: too much of a good thing? [comment]. JAMA 1993;270(12):1469–1470.
28. Levi F, Lucchini F, Negri E, La Vecchia C. The recent decline in gallbladder cancer mortality in Europe. Eur J Cancer Prev 2003;12(4):265–267.
29. Darabos N, Stare R. Gallbladder cancer: laparoscopic and classic cholecystectomy. Surg Endosc 2004;18(1):144–147.
30. Lambe M, Trichopoulos D, Hsieh CC, Ekbom A, Adami HO, Pavia M. Parity and cancers of the gall bladder and the extrahepatic bile ducts. Int J Cancer 1993;54(6):941–944.
31. Nervi F, Duarte I, Gomez G, et al. Frequency of gallbladder cancer in Chile, a high-risk area. Int J Cancer 1988;41(5):657–660.
32. Lowenfels AB, Maisonneuve P, Boyle P, Zatonski WA. Epidemiology of gallbladder cancer. Hepatogastroenterology 1999;46(27):1529–1532.
33. Misra S, Chaturvedi A, Misra NC, Sharma ID. Carcinoma of the gallbladder. Lancet Oncol 2003;4(3):167–176.
34. Lazcano-Ponce EC, Miquel JF, Munoz N, et al. Epidemiology and molecular pathology of gallbladder cancer. CA Cancer J Clin 2001;51(6):349–364.
35. Nagorney DM, McPherson GA. Carcinoma of the gallbladder and extrahepatic bile ducts. Semin Oncol 1988;15(2):106–115.
36. Khan ZR, Neugut AI, Ahsan H, Chabot JA. Risk factors for biliary tract cancers. Am J Gastroenterol 1999;94(1):149–152.
37. Zatonski WA, Lowenfels AB, Boyle P, et al. Epidemiologic aspects of gallbladder cancer: a case-control study of the SEARCH Program of the International Agency for Research on Cancer. J Natl Cancer Inst 1997;89(15):1132–1138.
38. Silecchia G, Raparelli L, Jover Navalon JM, et al. Laparoscopic cholecystectomy and incidental carcinoma of the extrahepatic biliary tree. JSLS 2002;6(4):339–344.
39. Vitetta L, Sali A, Little P, Mrazek L. Gallstones and gall bladder carcinoma. Aust N Z J Surg 2000;70(9):667–673.
40. Mori T, Souda S, Hashimoto J, Yoshikawa Y, Ohshima M. Unsuspected gallbladder cancer diagnosed by laparoscopic cholecystectomy: a clinico-pathological study. Surg Today 1997;27(8):710–713.
41. Diehl AK. Gallstone size and the risk of gallbladder cancer. JAMA 1983;250(17):2323–2326.
42. Lowenfels AB, Walker AM, Althaus DP, Townsend G, Domellof L. Gall-

stone growth, size, and risk of gallbladder cancer: an interracial study. Int J Epidemiol 1989;18(1):50–54.
43. Su WC, Chan KK, Lin XZ, et al. A clinical study of 130 patients with biliary tract cancers and periampullary tumors. Oncology 1996;53(6):488–493.
44. Parkin DM, Ohshima H, Srivatanakul P, Vatanasapt V. Cholangiocarcinoma: epidemiology, mechanisms of carcinogenesis and prevention. Cancer Epidemiol Biomarkers Prev 1993;2(6):537–544.
45. Nakanuma Y, Terada T, Tanaka Y, Ohta G. Are hepatolithiasis and cholangiocarcinoma aetiologically related? A morphological study of 12 cases of hepatolithiasis associated with cholangiocarcinoma. Virchows Arch A Pathol Anat Histopathol 1985;406(1):45–58.
46. Liu KJ, Richter HM, Cho MJ, Jarad J, Nadimpalli V, Donahue PE. Carcinoma involving the gallbladder in elderly patients presenting with acute cholecystitis. Surgery 1997;122(4):748–754; discussion 754–756.
47. Black WC. The morphogenesis of gallbladder carcinoma. In: Fenoglio CM, Wolff M, ed. Progress in Surgical Pathology. New York, NY: Masson; 1980:207–220.
48. Kanoh K, Shimura T, Tsutsumi S, et al. Significance of contracted cholecystitis lesions as high risk for gallbladder carcinogenesis. Cancer Lett 2001;169(1):7–14.
49. Berk RN, Armbuster TG, Saltzstein SL. Carcinoma in the porcelain gallbladder. Radiology 1973;106(1):29–31.
50. Polk HC, Jr. Carcinoma and the calcified gall bladder. Gastroenterology 1966;50(4):582–585.
51. Towfigh S, McFadden DW, Cortina GR, et al. Porcelain gallbladder is not associated with gallbladder carcinoma. Am Surg 2001;67(1):7–10.
52. Kornfeld D, Ekbom A, Ihre T. Survival and risk of cholangiocarcinoma in patients with primary sclerosing cholangitis: a population-based study. Scand J Gastroenterol 1997;32(10):1042–1045.
53. Broome U, Olsson R, Loof L, et al. Natural history and prognostic factors in 305 Swedish patients with primary sclerosing cholangitis. Gut 1996;38(4):610–615.
54. Farges O, Malassagne B, Sebagh M, Bismuth H. Primary sclerosing cholangitis: liver transplantation or biliary surgery. Surgery 1995;117(2):146–155.
55. Rosen CB, Nagorney DM. Cholangiocarcinoma complicating primary sclerosing cholangitis. Semin Liver Dis 1991;11(1):26–30.
56. Abu-Elmagd KM, Malinchoc M, Dickson ER, et al. Efficacy of hepatic transplantation in patients with primary sclerosing cholangitis. Surg Gynecol Obstet 1993;177(4):335–344.
57. Rosen CB, Nagorney DM, Wiesner RH, Coffey RJ, Jr., LaRusso NF. Cholangiocarcinoma complicating primary sclerosing cholangitis. Ann Surg 1991;213(1):21–25.
58. Brandt DJ, MacCarty RL, Charboneau JW, LaRusso NF, Wiesner RH, Ludwig J. Gallbladder disease in patients with primary sclerosing cholangitis. AJR Am J Roentgenol 1988;150(3):571–574.
59. Gossard AA, Angulo P, Lindor KD. Secondary sclerosing cholangitis: a comparison to primary sclerosing cholangitis. Am J Gastroenterol 2005;100(6):1330–1333.
60. Chapman RW, Cottone M, Selby WS, Shepherd HA, Sherlock S, Jewell DP. Serum autoantibodies, ulcerative colitis and primary sclerosing cholangitis. Gut 1986;27(1):86–91.
61. Mandal A, Dasgupta A, Jeffers L, et al. Autoantibodies in sclerosing cholangitis against a shared peptide in biliary and colon epithelium. Gastroenterology 1994;106(1):185–192.
62. Ritchie JK, Allan RN, Macartney J, Thompson H, Hawley PR, Cooke WT. Biliary tract carcinoma associated with ulcerative colitis. Q J Med 1974;43(170):263–279.
63. Lupinetti M, Mehigan D, Cameron JL. Hepatobiliary complications of ulcerative colitis. Am J Surg 1980;139(1):113–118.
64. Akwari OE, Van Heerden JA, Foulk WT, Baggenstoss AH. Cancer of the bile ducts associated with ulcerative colitis. Ann Surg 1975;181(3):303–309.
65. Kozuka S. Premalignancy of the mucosal polyp in the large intestine: I. Histologic gradation of the polyp on the basis of epithelial pseudostratification and glandular branching. Dis Colon Rectum 1975;18(6):483–493.
66. Kozuka S, Tsubone N, Yasui A, Hachisuka K. Relation of adenoma to carcinoma in the gallbladder. Cancer 1982;50(10):2226–2234.
67. Kozuka S, Tsubone M, Yamaguchi A, Hachisuka K. Adenomatous residue in cancerous papilla of Vater. Gut 1981;22(12):1031–1034.
68. Okamoto M, Okamoto H, Kitahara F, et al. Ultrasonographic evidence of association of polyps and stones with gallbladder cancer. Am J Gastroenterol 1999;94(2):446–450.
69. Terzi C, Sokmen S, Seckin S, Albayrak L, Ugurlu M. Polypoid lesions of the gallbladder: report of 100 cases with special reference to operative indications. Surgery 2000;127(6):622–627.
70. Collett JA, Allan RB, Chisholm RJ, Wilson IR, Burt MJ, Chapman BA. Gallbladder polyps: prospective study. J Ultrasound Med 1998;17(4):207–211.
71. Buckles DC, Lindor KD, Larusso NF, Petrovic LM, Gores GJ. In primary sclerosing cholangitis, gallbladder polyps are frequently malignant. Am J Gastroenterol 2002;97(5):1138–1142.
72. Offerhaus GJ, Giardiello FM, Krush AJ, et al. The risk of upper gastrointestinal cancer in familial adenomatous polyposis. Gastroenterology

1992;102(6):1980–1982.

73. Wada K, Tanaka M, Yamaguchi K, Wada K. Carcinoma and polyps of the gallbladder associated with Peutz-Jeghers syndrome. *Dig Dis Sci* 1987;32(8):943–946.

74. Vogel T, Schumacher V, Saleh A, Trojan J, Moslein G. Extraintestinal polyps in Peutz-Jeghers syndrome: presentation of four cases and review of the literature. Deutsche Peutz–Jeghers Studiengruppe. *Int J Colorectal Dis* 2000;15(2):118–123.

75. Todani T, Tabuchi K, Watanabe Y, Kobayashi T. Carcinoma arising in the wall of congenital bile duct cysts. *Cancer* 1979;44(3):1134–1141.

76. Tsuchiya R, Harada N, Ito T, Furukawa M, Yoshihiro I. Malignant tumors in choledochal cysts. *Ann Surg* 1977;186(1):22–28.

77. Soreide K, Korner H, Havnen J, Soreide JA. Bile duct cysts in adults. *Br J Surg* 2004;91(12):1538–1548.

78. Komi N, Tamura T, Tsuge S, Miyoshi Y, Udaka H, Takehara H. Relation of patient age to premalignant alterations in choledochal cyst epithelium: histochemical and immunohistochemical studies. *J Pediatr Surg* 1986;21(5):430–433.

79. Wiseman K, Buczkowski AK, Chung SW, Francoeur J, Schaeffer D, Scudamore CH. Epidemiology, presentation, diagnosis, and outcomes of choledochal cysts in adults in an urban environment. *Am J Surg* 2005;189(5):527–531; discussion 531.

80. Kobayashi S, Asano T, Yamasaki M, Kenmochi T, Nakagohri T, Ochiai T. Risk of bile duct carcinogenesis after excision of extrahepatic bile ducts in pancreaticobiliary maljunction. *Surgery* 1999;126(5):939–944.

81. Chijiiwa K, Kimura H, Tanaka M. Malignant potential of the gallbladder in patients with anomalous pancreaticobiliary ductal junction: the difference in risk between patients with and without choledochal cyst. *Int Surg* 1995;80(1):61–64.

82. Hu B, Gong B, Zhou DY. Association of anomalous pancreaticobiliary ductal junction with gallbladder carcinoma in Chinese patients: an ERCP study. *Gastrointest Endosc* 2003;57(4):541–545.

83. Elnemr A, Ohta T, Kayahara M, et al. Anomalous pancreaticobiliary ductal junction without bile duct dilatation in gallbladder cancer. *Hepatogastroenterology* 2001;48(38):382–386.

84. Tersmette AC, Offerhaus GJ, Giardiello FM, Tersmette KW, Vandenbroucke JP, Tytgat GN. Occurrence of non-gastric cancer in the digestive tract after remote partial gastrectomy: analysis of an Amsterdam cohort. *Int J Cancer* 1990;46(5):792–795.

85. Inoue K, Fuchigami A, Higashide S, et al. Gallbladder sludge and stone formation in relation to contractile function after gastrectomy: a prospective study. *Ann Surg* 1992;215(1):19–26.

86. Hamasaki T, Hamanaka Y, Adachi A, Suzuki T. Evaluation of gallbladder function before and after gastrectomy using a double-isotope method. *Dig Dis Sci* 1995;40(4):722–729.

87. Caygill C, Hill M, Kirkham J, Northfield TC. Increased risk of biliary tract cancer following gastric surgery. *Br J Cancer* 1988;57(4):434–436.

88. Kobayashi T, Hisanaga M, Kanehiro H, Yamada Y, Ko S, Nakajima Y. Analysis of risk factors for the development of gallstones after gastrectomy. *Br J Surg* 2005;92(11):1399–1403.

89. Belamaric J. Intrahepatic bile duct carcinoma and *C. sinensis* infection in Hong Kong. *Cancer* 1973;31(2):468–473.

90. Bunyaratvej S, Meenakanit T, Tantachamrun T, Srinawat P, Susilaworn P, Chongchitnan N. Nationwide survey of major liver diseases in Thailand analysis of 3 305 biopsies as to year-end 1978. *J Med Assoc Thai* 1981;64(9):432–439.

91. Srivatanakul P, Ohshima H, Khlat M, et al. *Opisthorchis viverrini* infestation and endogenous nitrosamines as risk factors for cholangiocarcinoma in Thailand. *Int J Cancer* 1991;48(6):821–825.

92. Vatanasapt V, Uttaravichien T, Mairiang EO, Pairojkul C, Chartbanchachai W, Haswell-Elkins M. Cholangiocarcinoma in north-east Thailand. *Lancet* 1990;335(8681):116–117.

93. Elkins DB, Haswell-Elkins MR, Mairiang E, et al. A high frequency of hepatobiliary disease and suspected cholangiocarcinoma associated with heavy *Opisthorchis viverrini* infection in a small community in north-east Thailand. *Trans R Soc Trop Med Hyg* 1990;84(5):715–719.

94. Mairiang E, Elkins DB, Mairiang P, et al. Relationship between intensity of *Opisthorchis viverrini* infection and hepatobiliary disease detected by ultrasonography. *J Gastroenterol Hepatol* 1992;7(1):17–21.

95. Haswell-Elkins MR, Sithithaworn P, Mairiang E, et al. Immune responsiveness and parasite-specific antibody levels in human hepatobiliary disease associated with *Opisthorchis viverrini* infection. *Clin Exp Immunol* 1991;84(2):213–218.

96. Fukuda K, Kuroki T, Tajima Y, et al. Comparative analysis of *Helicobacter* DNAs and biliary pathology in patients with and without hepatobiliary cancer. *Carcinogenesis* 2002;23(11):1927–1931.

97. Matsukura N, Yokomuro S, Yamada S, et al. Association between *Helicobacter bilis* in bile and biliary tract malignancies: H. bilis in bile from Japanese and Thai patients with benign and malignant diseases in the biliary tract. *Jpn J Cancer Res* 2002;93(7):842–847.

98. Fox JG, Dewhirst FE, Shen Z, et al. Hepatic Helicobacter species identified in bile and gallbladder tissue from Chileans with chronic cholecystitis. *Gastroenterology* 1998;114(4):755–763.

99. Maurer KJ, Ihrig MM, Rogers AB, et al. Identification of cholelithogenic enterohepatic Helicobacter species and their role in murine cholesterol gallstone formation. *Gastroenterology* 2005;128(4):1023–1033.

100. Welton JC, Marr JS, Friedman SM. Association between hepatobiliary cancer and typhoid carrier state. *Lancet* 1979;1(8120):791–794.

101. Strom BL, Soloway RD, Rios-Dalenz JL, Rodriguez-Martinez HA, West SL, Kinman JL, et al. Risk factors for gallbladder cancer: an international collaborative case-control study. *Cancer* 1995;76(10):1747–1756.

102. Dutta U, Garg PK, Kumar R, Tandon RK. Typhoid carriers among patients with gallstones are at increased risk for carcinoma of the gallbladder. *Am J Gastroenterol* 2000;95(3):784–787.

103. Csendes A, Becerra M, Burdiles P, Demian I, Bancalari K, Csendes P. Bacteriological studies of bile from the gallbladder in patients with carcinoma of the gallbladder, cholelithiasis, common bile duct stones and no gallstones disease. *Eur J Surg* 1994;160(6–7):363–367.

104. Kato I, Kido C. Increased risk of death in thorotrast-exposed patients during the late follow-up period. *Jpn J Cancer Res* 1987;78(11):1187–1192.

105. Kiyosawa K, Imai H, Sodeyama T, et al. Comparison of anamnestic history, alcohol intake and smoking, nutritional status, and liver dysfunction between thorotrast patients who developed primary liver cancer and those who did not. *Environ Res* 1989;49(2):166–172.

106. Lowenfels AB, Norman J. Isoniazid and bile duct cancer. *JAMA* 1978;240(5):434–5.

107. Broden G, Bengtsson L. Biliary carcinoma associated with methyldopa therapy. *Acta Chir Scand Suppl* 1980;500:7–12.

108. Neugut AI, Wylie P, Brandt-Rauf PW. Occupational cancers of the gastrointestinal tract. II. Pancreas, liver, and biliary tract. *Occup Med* 1987;2(1):137–153.

109. Zarchy TM. Chlorinated hydrocarbon solvents and biliary-pancreatic cancer: report of three cases. *Am J Ind Med* 1996;30(3):341–342.

110. Kazerouni N, Thomas TL, Petralia SA, Hayes RB. Mortality among workers exposed to cutting oil mist: update of previous reports. *Am J Ind Med* 2000;38(4):410–416.

111. Malker HS, McLaughlin JK, Malker BK, et al. Biliary tract cancer and occupation in Sweden. *Br J Ind Med* 1986;43(4):257–262.

112. Goldberg MS, Theriault G. Retrospective cohort study of workers of a synthetic textiles plant in Quebec: II. Colorectal cancer mortality and incidence. *Am J Ind Med* 1994;25(6):909–922.

113. Kuzmickiene I, Didziapetris R, Stukonis M. Cancer incidence in the workers cohort of textile manufacturing factory in Alytus, Lithuania. *J Occup Environ Med* 2004;46(2):147–153.

114. Tomasek L, Darby SC, Swerdlow AJ, Placek V, Kunz E. Radon exposure and cancers other than lung cancer among uranium miners in West Bohemia [see comment]. *Lancet* 1993;341(8850):919–923.

115. Yassi A, Tate RB, Routledge M. Cancer incidence and mortality in workers employed at a transformer manufacturing plant: update to a cohort study. *Am J Ind Med* 2003;44(1):58–62.

116. Lynge E, Anttila A, Hemminki K. Organic solvents and cancer. *Cancer Causes Control* 1997;8(3):406–419.

117. Blair A. Mortality among workers in the metal polishing and plating industry, 1951–1969. *J Occup Med* 1980;22(3):158–162.

118. Blair A, Decoufle P, Grauman D. Causes of death among laundry and dry cleaning workers. *Am J Public Health* 1979;69(5):508–511.

119. Bond GG, Reeve GR, Ott MG, Waxweiler RJ. Mortality among a sample of chemical company employees. *Am J Ind Med* 1985;7(2):109–121.

120. Kanarek MS. Epidemiological studies on ingested mineral fibres: gastric and other cancers. *IARC Sci Publ* 1989;(90):428–437.

121. Moran EM. Epidemiological factors of cancer in California. *J Environ Pathol Toxicol Oncol* 1992;11(5–6):303–307.

122. Samanic C, Gridley G, Chow WH, Lubin J, Hoover RN, Fraumeni JF, Jr. Obesity and cancer risk among white and black United States veterans. *Cancer Causes Control* 2004;15(1):35–43.

123. Zatonski WA, La Vecchia C, Przewozniak K, Maisonneuve P, Lowenfels AB, Boyle P. Risk factors for gallbladder cancer: a Polish case-control study. *Int J Cancer* 1992;51(5):707–711.

124. Calle EE, Rodriguez C, Walker-Thurmond K, Thun MJ. Overweight, obesity, and mortality from cancer in a prospectively studied cohort of U.S. adults [see comment]. *N Engl J Med* 2003;348(17):1625–1638.

125. O'Brien K, Cokkinides V, Jemal A, et al. Cancer statistics for Hispanics, 2003. *CA Cancer J Clin* 2003;53(4):208–226. [erratum: *CA Cancer J Clin* 2003;53(5):314.]

126. Kato K, Akai S, Tominaga S, Kato I. A case-control study of biliary tract cancer in Niigata Prefecture, Japan. *Jpn J Cancer Res* 1989;80(10):932–938.

127. Kuriyama S, Tsubono Y, Hozawa A, et al. Obesity and risk of cancer in Japan. *Int J Cancer* 2005;113(1):148–157.

128. Maclure KM, Hayes KC, Colditz GA, Stampfer MJ, Speizer FE, Willett WC. Weight, diet, and the risk of symptomatic gallstones in middle-aged women [see comment]. *N Engl J Med* 1989;321(9):563–569.

129. Syngal S, Coakley EH, Willett WC, Byers T, Williamson DF, Colditz GA. Long-term weight patterns and risk for cholecystectomy in women. *Ann Intern Med* 1999;130(6):471–477.

130. Parker ED, Folsom AR. Intentional weight loss and incidence of obesity-related cancers: the Iowa Women's Health Study. *Int J Obes Relat Metab Disord* 2003;27(12):1447–1452.

131. Bergstrom A, Pisani P, Tenet V, Wolk A, Adami HO. Overweight as an

avoidable cause of cancer in Europe. *Int J Cancer* 2001;91(3):421–430. [erratum: *Int J Cancer* 2001;92(6):927.]

132. Yen S, Hsieh CC, MacMahon B. Extrahepatic bile duct cancer and smoking, beverage consumption, past medical history, and oral-contraceptive use. *Cancer* 1987;59(12):2112–2116.

133. Moerman CJ, Berns MP, Bueno de Mesquita HB, Runia S. Reproductive history and cancer of the biliary tract in women. *Int J Cancer* 1994;57(2):146–153.

134. Tavani A, Negri E, La Vecchia C. Menstrual and reproductive factors and biliary tract cancers. *Eur J Cancer Prev* 1996;5(4):241–247.

135. Anonymous. Combined oral contraceptives and gallbladder cancer: the WHO Collaborative Study of Neoplasia and Steroid Contraceptives. *Int J Epidemiol* 1989;18(2):309–314.

136. Everson GT, McKinley C, Lawson M, Johnson M, Kern F, Jr. Gallbladder function in the human female: effect of the ovulatory cycle, pregnancy, and contraceptive steroids. *Gastroenterology* 1982;82(4):711–719.

137. Watanapa P, Watanapa WB. Liver fluke-associated cholangiocarcinoma. *Br J Surg* 2002;89(8):962–970.

138. Adami HO, Chow WH, Nyren O, et al. Excess risk of primary liver cancer in patients with diabetes mellitus [see comment]. *J Natl Cancer Inst* 1996;88(20):1472–1477.

139. Coughlin SS, Calle EE, Teras LR, Petrelli J, Thun MJ. Diabetes mellitus as a predictor of cancer mortality in a large cohort of US adults. *Am J Epidemiol* 2004;159(12):1160–1167.

140. Scott TE, Carroll M, Cogliano FD, Smith BF, Lamorte WW. A case-control assessment of risk factors for gallbladder carcinoma. *Digest Dis Sci* 1999;44(8):1619–1625.

141. Kato I, Nomura A, Stemmermann GN, Chyou PH. Prospective study of clinical gallbladder disease and its association with obesity, physical activity, and other factors. *Digest Dis Sci* 1992;37(5):784–790.

142. Scragg RK, McMichael AJ, Baghurst PA. Diet, alcohol, and relative weight in gall stone disease: a case-control study. *Br Med J (Clin Res Ed)* 1984;288(6424):1113–1119.

143. Ji J, Couto E, Hemminki K. Incidence differences for gallbladder cancer between occupational groups suggest an etiological role for alcohol. *Int J Cancer* 2005;116(3):492–493.

144. Fernandez E, La Vecchia C, D'Avanzo B, Negri E, Franceschi S. Family history and the risk of liver, gallbladder, and pancreatic cancer. *Cancer Epidemiol Biomarkers Prev* 1994;3(3):209–212.

145. Sanabria JR, Croxford R, Berk TC, Cohen Z, Bapat BV, Gallinger S. Familial segregation in the occurrence and severity of periampullary neoplasms in familial adenomatous polyposis. *Am J Surg* 1996;171(1):136–140; discussion 140–141.

146. Trimbath JD, Griffin C, Romans K, Giardiello FM. Attenuated familial adenomatous polyposis presenting as ampullary adenocarcinoma. *Gut* 2003;52(6):903–904.

147. Aarnio M, Sankila R, Pukkala E, et al. Cancer risk in mutation carriers of DNA-mismatch-repair genes [see comment]. *Int J Cancer* 1999;81(2):214–218.

148. Swift M, Morrell D, Massey RB, Chase CL. Incidence of cancer in 161 families affected by ataxia-telangiectasia [see comment]. *N Engl J Med* 1991;325(26):1831–1836.

149. Thompson D, Easton DF, Breast Cancer Linkage C. Cancer incidence in BRCA1 mutation carriers [see comment]. *J Natl Cancer Inst* 2002;94(18):1358–1365.

150. Anonymous. Cancer risks in BRCA2 mutation carriers. The Breast Cancer Linkage Consortium. *J Natl Cancer Inst* 1999;91(15):1310–1316.

151. Su GH, Hruban RH, Bansal RK, et al. Germline and somatic mutations of the STK11/LKB1 Peutz-Jeghers gene in pancreatic and biliary cancers. *Am J Pathol* 1999;154(6):1835–1840.

152. Olschwang S, Boisson C, Thomas G. Peutz-Jeghers families unlinked to STK11/LKB1 gene mutations are highly predisposed to primitive biliary adenocarcinoma. *J Med Genet* 2001;38(6):356–360.

153. Bergquist A, Lindberg G, Saarinen S, Broome U. Increased prevalence of primary sclerosing cholangitis among first-degree relatives. *J Hepatol* 2005;42(2):252–256.

154. Bergquist A, Ekbom A, Olsson R, Kornfeldt D, Loof L, Danielsson A, et al. Hepatic and extrahepatic malignancies in primary sclerosing cholangitis [see comment]. *J Hepatol* 2002;36(3):321–327.

155. Pullinger CR, Eng C, Salen G, et al. Human cholesterol 7alpha-hydroxylase (CYP7A1) deficiency has a hypercholesterolemic phenotype [see comment]. *J Clin Invest* 2002;110(1):109–117.

156. Kleinerman RA, Liebermann JV, Li FP. Second cancer following cancer of the male genital system in Connecticut, 1935–82. *Natl Cancer Inst Monogr* 1985;68:139–147.

157. Lynge E, Jensen OM, Carstensen B. Second cancer following cancer of the digestive system in Denmark, 1943–80. *Natl Cancer Inst Monogr* 1985;68:277–308.

158. Ewertz M, Mouridsen HT. Second cancer following cancer of the female breast in Denmark, 1943–80. *Natl Cancer Inst Monogr* 1985;68:325–329.

159. Hoar SK, Wilson J, Blot WJ, McLaughlin JK, Winn DM, Kantor AF. Second cancer following cancer of the digestive system in Connecticut, 1935–1982. *Natl Cancer Inst Monogr* 1985;68:49–82.

160. Su Y, Ahsan H, Neugut AI. The association between biliary tract cancers and cancers of other sites. *Am J Gastroenterol* 1999;94(8):2256–2262.

161. Das A, Neugut AI, Cooper GS, Chak A. Association of ampullary and colorectal malignancies. *Cancer* 2004;100(3):524–530.

162. Hemminki K, Li X. Familial liver and gall bladder cancer: a nationwide epidemiological study from Sweden. *Gut* 2003;52(4):592–596.

163. Moore MA, Park CB, Tsuda H. European registry comparisons provide evidence of shared risk factors for renal, colon and gallbladder cancer development. *Eur J Cancer Prev* 1999;8(2):137–146.

164. Achille A, Scupoli MT, Magalini AR, et al. APC gene mutations and allelic losses in sporadic ampullary tumours: evidence of genetic difference from tumours associated with familial adenomatous polyposis. *Int J Cancer* 1996;68(3):305–312.

165. Ebert MP, Hoffmann J, Schneider-Stock R, et al. Analysis of K-ras gene mutations in rare pancreatic and ampullary tumours. *Eur J Gastroenterol Hepatol* 1998;10(12):1025–1029.

166. Rijken AM, van Gulik TM, Polak MM, Sturm PD, Gouma DJ, Offerhaus GJ. Diagnostic and prognostic value of incidence of K-ras codon 12 mutations in resected distal bile duct carcinoma. *J Surg Oncol* 1998;68(3):187–192.

167. Kusano T, Isa T, Tsukasa K, Sasaki M, Ohtsubo M, Furukawa M. Long-term results after cholecystectomy alone for patients with pancreaticobiliary maljunction without bile duct dilatation. *Int Surg* 2002;87(2):107–113.

168. Suto T, Habano W, Sugai T, et al. Aberrations of the K-ras, p53, and APC genes in extrahepatic bile duct cancer. *J Surg Oncol* 2000;73(3):158–163.

169. Kang YK, Kim WH, Lee HW, Lee HK, Kim YI. Mutation of p53 and K-ras, and loss of heterozygosity of APC in intrahepatic cholangiocarcinoma. *Lab Invest* 1999;79(4):477–483.

170. Momoi H, Itoh T, Nozaki Y, et al. Microsatellite instability and alternative genetic pathway in intrahepatic cholangiocarcinoma. *J Hepatol* 2001;35(2):235–244.

171. Wistuba II, Gazdar AF. Gallbladder cancer: lessons from a rare tumour. *Nat Rev Cancer* 2004;4(9):695–706.

172. Wistuba II, Sugio K, Hung J, et al. Allele-specific mutations involved in the pathogenesis of endemic gallbladder carcinoma in Chile. *Cancer Res* 1995;55(12):2511–2515.

173. Itoi T, Watanabe H, Yoshida M, Ajioka Y, Nishikura K, Saito T. Correlation of p53 protein expression with gene mutation in gall-bladder carcinomas. *Pathology* 1997;47(8):525–530.

174. Roa I, Villaseca M, Araya JC, et al. DNA ploidy pattern and tumor suppressor gene p53 expression in gallbladder carcinoma. *Cancer Epidemiol Biomarkers Prev* 1997;6(7):547–550.

175. Yokoyama N, Hitomi J, Watanabe H, et al. Mutations of p53 in gallbladder carcinomas in high-incidence areas of Japan and Chile. *Cancer Epidemiol Biomarkers Prev* 1998;7(4):297–301.

176. Asano T, Shoda J, Ueda T, et al. Expressions of cyclooxygenase-2 and prostaglandin E-receptors in carcinoma of the gallbladder: crucial role of arachidonate metabolism in tumor growth and progression. *Clin Cancer Res* 2002;8(4):1157–1167.

177. Ghosh M, Kamma H, Kawamoto T, et al. MUC 1 core protein as a marker of gallbladder malignancy. *Eur J Surg Oncol* 2005;31(8):891–896.

178. Nehls O, Gregor M, Klump B. Serum and bile markers for cholangiocarcinoma. *Semin Liver Dis* 2004;24(2):139–154.

179. Sugiyama M, Atomi Y, Yamato T. Endoscopic ultrasonography for differential diagnosis of polypoid gall bladder lesions: analysis in surgical and follow up series. *Gut* 2000;46(2):250–254.

180. Sadamoto Y, Oda S, Tanaka M, et al. A useful approach to the differential diagnosis of small polypoid lesions of the gallbladder, utilizing an endoscopic ultrasound scoring system. *Endoscopy* 2002;34(12):959–965.

181. Choi WB, Lee SK, Kim MH, et al. A new strategy to predict the neoplastic polyps of the gallbladder based on a scoring system using EUS. *Gastrointest Endosc* 2000;52(3):372–379.

182. Brugge WR. Endoscopic techniques to diagnose and manage biliary tumors. *J Clin Oncol* 2005;23(20):4561–4565.

183. Stavropoulos S, Larghi A, Verna E, Battezzati P, Stevens P. Intraductal ultrasound for the evaluation of patients with biliary strictures and no abdominal mass on computed tomography. *Endoscopy* 2005;37(8):715–721.

184. Park do H, Kim MH, Lee SK, Lee SS, Choi JS, Lee YS, et al. Can MRCP replace the diagnostic role of ERCP for patients with choledochal cysts? *Gastrointest Endosc* 2005;62(3):360–366.

185. Kobayashi S, Asano T, Yamasaki M, Kenmochi T, Saigo K, Ochiai T. Prophylactic excision of the gallbladder and bile duct for patients with pancreaticobiliary maljunction. *Arch Surg* 2001;136(7):759–763.

186. Liu E, Sakoda LC, Gao YT, et al. Aspirin use and risk of biliary tract cancer: a population-based study in Shanghai, China. *Cancer Epidemiol Biomarkers Prev* 2005;14(5):1315–1318.

187. Tsuneoka N, Tajima Y, Kitazato A, et al. Chemopreventative effect of a cyclooxygenase-2-specific inhibitor (etodolac) on chemically induced biliary carcinogenesis in hamsters. *Carcinogenesis* 2005;26(2):465–469.

188. Lai GH, Zhang Z, Sirica AE. Celecoxib acts in a cyclooxygenase-2-independent manner and in synergy with emodin to suppress rat cholangiocarcinoma growth in vitro through a mechanism involving enhanced

Akt inactivation and increased activation of caspases-9 and -3. *Mol Cancer Ther* 2003;2(3):265–271.

189. Tsuchida A, Itoi T, Kasuya K, et al. Inhibitory effect of meloxicam, a cyclooxygenase-2 inhibitor, on N-nitrosobis (2-oxopropyl) amine induced biliary carcinogenesis in Syrian hamsters. *Carcinogenesis* 2005;26(11): 1922–1928.

190. Steinbach G, Lynch PM, Phillips RK, et al. The effect of celecoxib, a cyclooxygenase-2 inhibitor, in familial adenomatous polyposis. *N Engl J Med* 2000;342(26):1946–1952.

191. Im E, Martinez JD. Ursodeoxycholic acid (UDCA) can inhibit deoxycholic acid (DCA)-induced apoptosis via modulation of EGFR/Raf-1/ERK signaling in human colon cancer cells. *J Nutr* 2004;134(2):483–486.

192. Choi YH, Im EO, Suh H, Jin Y, Yoo YH, Kim ND. Apoptosis and modulation of cell cycle control by synthetic derivatives of ursodeoxycholic acid and chenodeoxycholic acid in human prostate cancer cells. *Cancer Lett* 2003;199(2):157–167.

第 **35** 章

胆道癌：病理学

N. Volkan Adsay，David S. Klimstra

引　言

胆道系统包括胆囊、肝外胆管及肝内胆管，其组织学特征相似；因此，这些部位来源的恶性肿瘤的病理类型也十分相似[1-3]。相反，这些肿瘤的危险因素，如临床表现、治疗指征及生物学行为等，却各不相同。例如，近端胆管的腺癌与原发性硬化性胆管炎[4,5]或胆胰管汇合异常[6,7]关系密切，但胆结石[8]依然是胆囊癌最主要的危险因素，而寄生虫[9]是公认的肝内（周围）胆管癌的始动因素。这种差异在某种程度上反映了分子水平的改变，这些分子改变尽管不是肿瘤组织学亚型的特异性改变，但却对肿瘤的治疗及预后产生影响。胆道腺癌的表现多种多样，也决定了用于病理诊断的标本的获取方法各不相同。很多胆囊腺癌表现为胆囊炎发作，因而初期护理措施常常采用"常规的"胆囊切除方式去除；相反，肝外胆管病变很少获得活检机会，手术切除则是在高度怀疑癌症的情况下进行，而手术操作通常是在三级医疗中心进行。

胆道肿瘤相对少见，但一旦出现则常常在临床及组织学水平导致诊断困难。由于胆道肿瘤少见，大多数医学学科对其认识不足，其他一些因素也是困扰胆系肿瘤的难题。

- 肝外胆道解剖复杂，表现为不同类型的组织在局部很小的区域汇合。
- 这一区域相对无法接近，导致筛查和诊断困难。
- 这一区域的炎症疾病与肿瘤表现极为相似；如原发性硬化性胆管炎常常形成癌肿样狭窄。
- 有大量证据表明，胆道慢性炎症[8,10]与癌症间存在因果关系，这使得诊断更加复杂。

本章节讨论胆道肿瘤的病理学特征，特别是其主要的恶性肿瘤类型，即腺癌。讨论将以胆道系统整体进行讨论，对特殊部位的特征性病变作简要介绍。

胰胆型腺癌

胆道系统绝大多数肿瘤为腺癌。在胆囊组织，其恶性肿瘤被命名为"胆囊腺癌"；在肝内胆管，命名为"胆管癌"；而在肝外胆管，则命名为"肝外胆管腺癌"。绝大多数腺癌的形态、免疫表型及预后与胰腺导管腺癌相似，因而其组织遗传学类型归属于胰胆源性。

胆道腺癌主要见于老年患者。胆道腺癌与前期的慢性炎症密切相关，这一论断主要源自流行病学资料，即胆囊癌好发于胆结石或胆囊炎患者人群，如美国土著人群[8]。此外，原发性硬化性胆管炎的人群中，腺癌发生风险较高[6,7]（还包括溃疡型结肠炎患者人群[10]）。肝内胆管癌与寄生虫相关，肝外胆管癌与胆总管囊肿[11]相关，这或许也反映了这种类型肿瘤为炎症相关性癌肿。

大体特点及生长方式

胆道腺癌根据其大体生长方式划分为 4 种类型：硬化狭窄型、弥漫浸润型、息肉型及结节型[12-15]。狭窄及弥漫浸润型与慢性炎症疾病很难鉴别，特别是原发性硬化性胆管炎。多倍体生长方式常见于乳头状或高分化腺癌，其预后较好。结节和硬癌型有组织浸润倾向，因而难于切除。弥漫浸润型往往沿着胆道走行扩散。不同生长类型间存在明显的组织学重叠，因而对肿瘤分类意义有限。

通过肿瘤切面观察，腺癌浸润成分呈硬化（疤痕

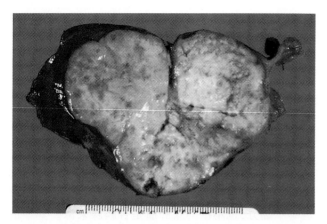

图 35.1　胆管腺癌通常具有硬癌的特性。切面灰白、质硬。肿瘤蔓延至肝脏内,可能见到清晰的边界。(见彩图)

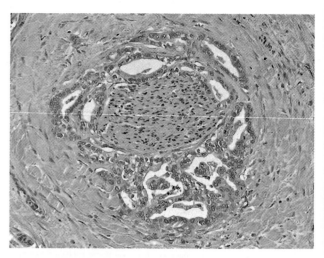

图 35.3　腺癌,侵犯周围神经。胆系腺癌常见的形式是包绕神经生长的相对高分化腺癌。(见彩图)

样),外观坚硬、白色、沙粒感,这是由于存在大量促结缔组织增生的间质 (与肿瘤浸润相关的纤维组织反应)所致。更大一些的肿瘤可见到坏死。溃疡样病变在胆囊癌常见(图 35.1)。胆管癌腔内成分,特别是息肉样的大体表现,似乎更为易碎、质软且呈黑褐色,其反映了乳头样成分长入腔内。由于胆囊及胆总管壁相对较薄,因而小的(<1.0cm)癌肿也常常浸润较深,或穿透胆管壁,侵犯邻近软组织、肝脏或胰腺。通常癌肿的大体范围很难明确,肿瘤可与邻近的炎性或纤维组织相互融合;因此,很难对外科手术的切缘进行大体评估,有必要进行冰冻检查。

外周胆管癌及肝外胆管癌累犯肝内胆管有可能表现出界限清楚的假象。这使得这些肿瘤在进行肝切除时更容易对肿瘤边界进行识别。相反,癌肿侵犯肝门软组织后,肿瘤边界明显不清,难以评估。胆囊癌通

常与胆结石相关。如果是瓷胆囊[16],胆囊壁常常呈完全钙化状态。

镜下表现

大多数的胆管腺癌呈典型的胰胆类型,特征表现是相对数量较少的细胞聚集成簇,常常形成腺体样结构,由结缔组织或纤维组织包绕[1-3](图 35.2)。腺体形态完整,衬以立方体样细胞,呈扩展管腔样结构。通常核分级较高,与腺体分化程度不符。胞浆在一些情况下可呈嗜酸性及颗粒状,或呈苍白到透明样。胞浆内及腔内可有数量不等的黏液存在;有时常规组织学检查即可轻易检出,有时则需要特殊染色才能显示。大量基质黏液沉积(黏液或胶体腺癌)仅见于少数病例,通常是一种局灶性表现。

胆道腺癌的扩散方式高度隐袭。神经周围 (图

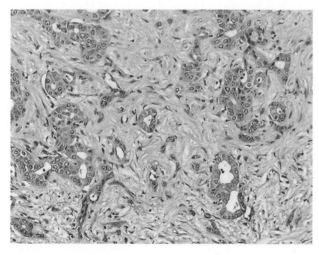

图 35.2　胰腺胆管型腺癌。小的腺体衬以柱状细胞,通常包埋在致密的结缔组织增生的基质中。(见彩图)

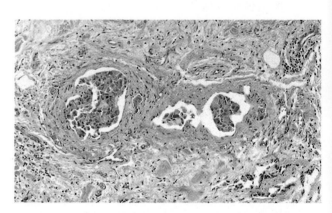

图 35.4　腺癌,侵犯血管。侵犯血管是胆管腺癌常见的形式。(见彩图)

35.3)或血管侵袭(图 35.4)常见,而且恶性腺体即使侵犯这些结构时也常常呈良性表现形式。事实上,对外科病理鉴别诊断而言,区分这一区域分化良好的腺癌和良性反应进展是更富挑战的领域之一。

浸润邻近肝组织的肿瘤常常呈现小梁模式,即沿着肝实质的肝窦结构生长。肿瘤内部常常可见到陷入的小胆管和肝细胞,可能对活检组织的诊断产生疑问。

部位特异性表现

不同部位胆道腺癌的特征性临床表现在本书其他章节中论述,这里仅就几个病理相关的问题作简要介绍。考虑到治疗与预后分析的目的,肝外胆管肿瘤根据其解剖分布不同被划分为上 1/3(胆囊管结合部以上,包括左右肝管、肝总管及胆囊管),中 1/3[胆总管(CBD)上半部分],下 1/3(胆总管下半部分)。上 1/3 的肿瘤绝大多数倾向于硬化-缩窄型及弥漫浸润型。最近较多研究显示,肿瘤起源于胆囊管结合部 5mm 以内,或直接起源于胆囊管。位于左右肝管汇合部的肝门胆管癌,有时也称为 Klatskin 肿瘤[17,19],具有独特的临床表现。Klatskin 肿瘤通常向肝内生长,而不是向远端的十二指肠方向[20]。侵犯肝脏的部分常常界限清楚。中 1/3 的癌肿常常为"结节-硬化"型(沿一段胆管增厚生长,伴管腔狭窄及周围组织炎性改变),因而与硬化性胆管炎鉴别困难。癌肿高度倾向神经周围侵袭,在管周结缔组织中呈放射状转移,造成根治性切除困难[21]。远端 1/3 的癌肿预后最好,部分原因在于它们可通过胰十二指肠切除术得以切除,还有可能在于靠近壶腹区域的肿瘤主要由非侵袭性的乳头样结构成分组成[1-3]。

病理鉴别诊断

在临床水平鉴别胆管腺癌和良性感染疾病(如硬化性胆管炎),是十分困难的;而在镜下鉴别可能在某种程度上更为困难[22,23]。胆管壁上小胆管的炎性改变可能与腺癌表现极为相似。相反,胆道腺癌可伪装成良性表现,由结构良好的腺样结构组成,其细胞成分看似平常且排列整齐(图 35.5)。鉴别上皮炎性反应改变与增生更为困难,特别是因为胆管上皮损伤(包括器械损伤和支架置放)往往会诱发与增生细胞极为相似显著细胞学改变。明显的核增大、核不规则、核深染、极性丧失、核分裂象、细胞凋亡及腔内坏死等表现通常支持肿瘤病程;但是,这些表现在良性肿瘤中重叠出现也很常见,有时鉴别诊断不能完全依据活检或冰冻切片。针吸活检或内镜刷检的细胞学鉴别诊断则更为困难。后者对病理学家鉴别恶性肿瘤与反应性不典型增生的细胞学特征提出了极大的挑战,原因不仅在于获取标本的数量,还在于鉴别时的主观程度。

如前文所述,大多数不同部位的胆道腺癌存在形态学和生物学的高度相似性,因而归结为"胰胆源性"。因此,单单根据镜下发现不可能明确肿瘤源自胆道哪个部分,也不能排除肿瘤是否胰腺来源。其他前肠来源器官的癌瘤,特别是胃食道区域的癌瘤,与胰胆类型的腺癌也十分相似。

外周胆管癌与原发性肝细胞癌也可能很难鉴别。真正腺体、黏液及硬化的基质成分的存在在胆道癌症中十分常见,而在肝细胞癌中通常缺乏上述表现。相反,肝细胞癌可以有细胞内胆汁成分。肝细胞癌的其他一些显著特征,包括实性及小梁模式生长、核居中且核仁丰富、大量嗜伊红染色的胞浆通常足够帮助明确诊断。还有一些癌肿是胆管癌与肝细胞癌并存,造成鉴别诊断更为复杂。

胆总管癌与壶腹癌、胰腺癌及十二指肠肿瘤很难鉴别,这是由于这些部位的肿瘤与周围组织临近,很容易发生浸润转移所致。这种情况下,原发灶的确认常常依靠肿瘤中心部位的定位,而这时影像学与大体发现紧密结合可能有助于做出正确的诊断。此外,尽管胰腺早期肿瘤改变(胰腺上皮内肿瘤)十分常见,而且也可与胆道原发癌并存,但原位(或侵袭前)癌仍可作为肿瘤原发部位的线索。在这一复杂区域,根据癌肿的类型分析癌肿的起源(根据部位)十分重要;例

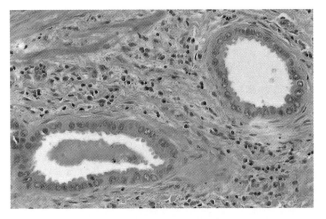

图 35.5　高分化腺癌。在许多病例,肿瘤细胞表现为温和的细胞特征,具备良好的腺体结构,呈现为良性形态学表现。(见彩图)

如,壶腹癌可以是胰胆型。但是,这一区域的肠型癌肿更有可能是壶腹或十二指肠来源的。

其他部位的胆道转移癌可与转移器官的原发癌表现相似。特别是,卵巢转移癌常常是囊性,可能被误诊为原发性卵巢黏液囊腺肿瘤,而肺转移癌则可能与黏液性支气管肺泡癌表现相似。转移至肝脏周边区域的肝门胆管癌与转移性胰腺导管腺癌几乎无法鉴别。

免疫组织化学及分子特征

胆道癌通常表达 CEA、CA19-9、MUC1、MUC5AC、CK19 及 CK7。有时,这些标记分子有助于鉴别诊断其他不表达这些标记分子的恶性肿瘤(如肝细胞癌)。但是,其中没有任何一项染色在鉴别胆道腺癌和其他器官腺癌时具有特异诊断价值。然而,有些癌转移到肝脏表达特异性标记,如肺腺癌的甲状腺转录因子-1(TTF-1)、前列腺癌的前列腺特异抗原(PSA),以及乳腺或 Müllerian 癌的激素受体等。超过90%的胰腺导管腺癌中可见到 KRAS 癌基因12号密码子的突变,但在胆道腺癌中十分少见,KRAS 基因突变的发生率似乎沿着胆系由远及近而逐渐降低。同样,DPC4 缺失在胆道腺癌较胰腺腺癌少见。超过半数的病例呈现 p53 的异常表达。染色体 8p、9q 及 18q 的杂合性缺失及 c-erbB-2 扩增也在半数以上报道中见到。另外,没有一项胆道腺癌的遗传学改变对诊断具有足够的特异性。

其他类型胆管癌

其他类型的胆囊与胆管腺癌与胰型腺癌在组织学上是截然不同的[1-3,27]。

肠型腺癌与其他消化道的管状腺癌在形态学上是相似的。印戒细胞癌[27]同样也会发生于胆道中,其特征是孤立细胞(形态学上常为印戒状)弥漫型浸润生长或是索条状生长。某些病例中可表现为黏液腺癌[27],细胞伴随基质中黏蛋白沉积大量产生黏蛋白,可能与常见腺癌类型相混淆。研究认为黏液腺癌的预后较好[19]。腺鳞癌[28]则很少见,此类型中可见腺上皮与鳞状上皮呈不同比例的混合。透明细胞癌[29](图 35.6)在形态学上与肾细胞癌相似。

混合型胆管细胞癌-肝细胞癌[30,31]是发生在肝表面的一种罕见肿瘤,它包括不同分化程度的胆管细胞

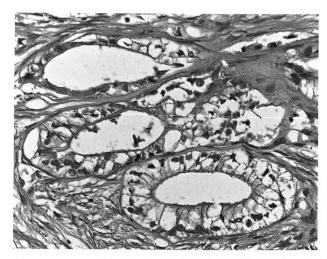

图 35.6　透明细胞样腺癌。腺癌可能有很多不同的表型,其中也包括透明细胞。(见彩图)

癌与肝细胞癌。由于没有统一的定义,文献对此肿瘤的记载信息有所矛盾。其生物学行为与单纯胆管细胞癌相似。

另外还有缺少腺体、黏蛋白、乳头形成的癌,它们也不能称之为腺癌。未分化癌与肉瘤样癌[32-34]可能代表了腺癌分化最差的类型,在这两类癌中观察不到任何腺体分化现象(图 35.7)。肉瘤样癌中细胞已经有间叶细胞的特征,像细胞呈梭形,甚至在某些病例中出现像骨与软骨等异源性成分。由于缺乏上皮、腺体成分或原位癌,很难将这些肿瘤与真正的肉瘤相鉴别。某些未分化癌与大量的非肿瘤性多核巨细胞有关,在这个程度上它们被称为破骨巨细胞样未分化癌[35-37]。

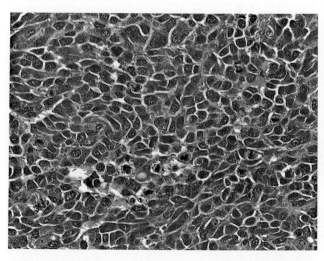

图 35.7　低分化腺癌。这种癌的特征是大细胞弥漫型片状生长。而诸如腺体形成或乳头状等普通腺癌的特征在此型腺癌中并不明显。(见彩图)

这些巨细胞已经被证实是组织细胞起源,而这种肿瘤的恶性细胞是梭形细胞。

高分化的神经内分泌癌(小细胞癌)[38,39]同样会发生胆系,主要发生在胆囊与先天性胆管扩张症(CBD)的远端。小细胞癌的定义与肺癌中小细胞癌组织学标准是一致的,包括高核质比、核变形、染色质弥漫分布与核仁缺失等。免疫组化可检测到像嗜铬素、突触素与神经细胞黏附因子等神经内分泌标志物。也可能发生大细胞神经内分泌癌[40]。

胆管切除术相关临床病理问题

1. 肿瘤类型:确定是常见的胰腺-胆管型腺癌或其他肿瘤类型很重要[41]。局灶微浸润的乳头状癌预后良好,未分化癌则预后较差。

2. 浸润或非浸润因素:对于管腔内生长的癌(非浸润性乳头状癌),应该分别考虑非浸润范围与浸润因素。事实上,有慢性迁延临床过程的胆管癌病例多为非浸润性乳头状癌。

3. 手术切缘:识别标本切缘的正确方向对手术切除范围的精确评估是有益的,特别是对那些复杂标本,这需要外科手术组通过缝线或染色确定。手术切缘的状况是术后复发的重要预测因素[42]。

4. 病理分期:肿瘤大小与浸润深度是决定胆管癌病理分期的重要因素[43]。但是对于某些部位的胆管癌病例,由于组成胆管壁的各层不像其他部位胃肠道那么清楚,因此很难确定肿瘤的浸润深度。特别是先天性胆管扩张症(CBD)某些部位,黏膜与肌层界面和肌肉与肌周组织界面无规律,阻碍对肿瘤浸润深度的准确评估[44]。

5. 肿瘤分化程度:世界卫生组织建议的肿瘤分级是基于肿瘤中腺体分化(腺管形成)的比例。如果95%以上的肿瘤是由腺管组成,则为高分化癌;40%~95%是中分化癌;5%~39%是低分化癌,无腺管分化的称为未分化癌。

6. 神经与血管浸润:尽管神经与血管浸润的预后意义仍未被证实,然而它们被认为是病理学评估的重要因素,特别是在切除标本中。神经浸润在胆管腺癌中尤为常见。

癌前病变

在整个胆道系统中,癌前病变(上皮内瘤变)依据

其或表浅或外生的形态可分为不同类型。这些病变的专有名词由于解剖位置的不同而有所不同,但他们在组织学形态与基因缺陷累及方面有许多相似性,那些基因缺陷与上皮内瘤变形态学上的低级到高级转变进程是相似的。总之,表浅病变被称为异型增生或原位癌,而外生性病变被命名为腺瘤(管状或乳头状),乳头状瘤或非浸润性乳头状癌。

因胆石症或胆囊炎行胆囊切除术可偶尔发现胆囊中的异型增生。它们多数是镜下的轻度异型增生病灶,但是有报导称在胆囊癌高发人群中的常规胆囊切除标本中重度异型增生比例可高达3.5%[45,46]。浸润性胆管癌附近黏膜中异型增生同样常见,有时候,异型增生是因其他原因行胆囊切除标本的偶然发现[45,47-50]。一般而言,异型增生的过程在大体上或是X线下是不可见的,它的特征是细胞结构的异型性,包括核增大、不规则、极性缺失和有丝分裂活跃(图35.8)。根据异型性的程度,异型增生被分为轻度与重度,后者也被称为原位癌。异型增生的诊断标准是非常主观的,像之前讨论的胆管上皮的反应性异型性在镜下与异型增生是很难区分的。相比之下,浸润性癌患者中的异型增生与癌导致的黏膜退化混乱也可能很难鉴别,这种现象也被称为上皮的"癌化"或"克隆化"。基于这些原因,胆管中的异型增生发生频率是很难确定的。

胆囊与浸润癌相关的异型增生可能与预后无关。常规胆囊切除标本的组织学检查中偶然发现的轻度异型增生,同样无临床症状,也没有预后相关的临床研究。但是孤立的重度异型增生(例:不是伴随浸润性

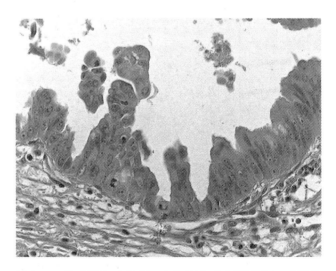

图35.8　异型增生,高级别。有核分层,核仁明显增大,多形性及核深染。也可见有丝分裂特征。(见彩图)

癌)则有某些意义。来自美国国立癌症研究院由监控、流行病学以及最终随访结果的数据显示,胆囊原位癌的患者中的 1/3,10 年后死于癌症（尽管 5 年随访时均健在）。分析原因可能是存在被遗漏的较小的浸润癌灶,或者在随访过程中胆系的其他部位新生出另一种恶性肿瘤[51]。通过这些观察可推断,"场效应"现象可能存在于某些病例中,而对患有胆囊重度异型增生（尤其是外生性的）的患者,建议采取监控措施以筛选可能发生的浸润性癌。一旦发现存在灶性异型增生病灶时,病理学家应该对整个胆囊进行组织学检查,以期发现可能存在的肉眼不可见的浸润癌。

胆管癌也可能发生于外生性肿块型癌前病变。胆系中的良性外生性肿瘤（腺瘤与乳头状瘤）主要发生于胆囊中[51-53]。多数胆囊腺瘤由紧密充满的、形态学单调的胃幽门型腺体组成, 也被称为管状或幽门腺腺瘤[54];这种类型在胆管中则很少见。

虽然可能存在重度异型增生,幽门腺腺瘤的癌变极为罕见。相比之下,与消化道腺瘤相似的非特异来源的外生性肿瘤（肠型腺瘤;图 35.9）或乳头状肿瘤在胆囊与胆管中均可能发生,也可能导致浸润性癌的发生。事实上,多数胆管乳头状肿瘤有显著的细胞结构异型性,也被称为乳头状癌。胆系的多发乳头状肿瘤也被称为乳头瘤病[55-57],但是根据目前的诊断标准,一旦出现足够量的异型性表现则可被诊断为乳头状癌。

与其他器官类似,外生型胆管癌的发生也遵循一

个渐变的过程, 起始于微小的高分化不典型增生,逐渐演变为肉眼可见的侵袭性癌。但是对每一阶段的命名尚存争议。当部分外生肿瘤还保持良性腺瘤特性时,即被认为是由腺瘤向恶性演变的过程。但是,就像前面提到的一样,当整个外生肿瘤表现出明显的细胞学或形态学的异型性时, 即可以诊断为乳头状癌;缺乏侵袭特征的肿瘤应该被诊断为非侵袭性胆囊乳头状癌或胆管内乳头状癌。相反,在一些侵袭性腺癌患者,乳头状癌的其他特征都是一样的。事实上,很多息肉样腺癌都属于后者。非侵袭性癌病例接受完全手术切除者,预后良好;浸润范围较小的癌,预后也比较理想[51]。然而,一旦出现明显浸润,其预后就和那些来源于非乳头状癌的胆管腺癌的病例相似。

外生型上皮内胆系肿瘤的一些临床和病理特征与胰腺导管内乳头状黏液瘤（IPMN）类似,以致很多作者已经开始称这些肿瘤为胆系 IPMN[58-62]。尽管胰腺 IPMN 的一些特征似乎与这些肿瘤的特征相符,它们之间在侵袭类型和频率以及形态学和染色上仍有明显区别。

肝胆系统的囊性肿瘤

肝胆系统的囊性肿瘤[63,64]类似于胰腺黏液囊性肿瘤, 也可以被认为是发生侵袭前的肿块型肿瘤的一种。它们形成多室性的囊性病变,主要发生在成年女性;它们存在特殊的表达卵巢样基质的激素受体[65]。囊内层上皮是由立方体细胞或柱状细胞组成,有时也有大量的顶端黏液。息肉样突起可见于囊腔内。尽管大部分肝胆系统的囊性肿瘤表现出良性的细胞形态学特征（比如,肝胆的囊腺瘤）,但仍有原位癌或浸润癌的特征（肝胆囊腺癌）。肿瘤可以是局灶的,因此彻底的组织学检查是必要的。

类癌

类癌是分化较好的内分泌肿瘤,可以发生在胆管的任何一个部位;但更常见于胆囊和胆总管[66,67]。类癌主要发生于年轻人及中年人,患者通常表现为胆管梗阻。其他表现为涉及其他器官的内分泌肿瘤所致的综合征。极少数病例可能与 von Hippel-Lindau 综合征相关[68]。总体而言,类癌是由分界相对清楚,有黏膜覆盖的息肉样结节构成。切开时有柔软、均匀肉质感。显微

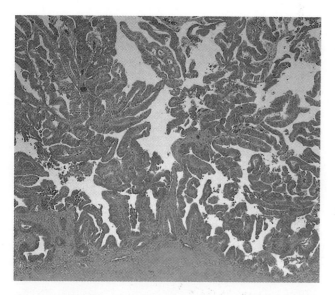

图 35.9 肠型腺瘤。与结肠绒毛状腺瘤一样,这些腺瘤呈假复层、管状核的绒毛结构。（见彩图）

镜下,可以看到界限分明的细胞团及圆形一致的细胞核,黑白相间的染色质,及丰富的细胞质(图 35.10)。其增殖率较低。细胞质中可能存在透明细胞、嗜酸细胞、印戒样改变、高脚杯细胞等。细胞团被纤维血管间质分开,此外类癌血供丰富。免疫组化染色表达内分泌标记物如嗜铬粒蛋白及突触泡蛋白。类癌通常是一种低度恶性肿瘤,其临床进展缓慢。与腺癌混合的类癌较少见,其生物学行为更像腺癌。

局灶神经内分泌分化及类癌样改变可见于有别胆道类癌的其他肿瘤。胆道系统也可发生较少见的副神经节瘤[70],其表现为神经内分泌样分化。

肉瘤

胆系的间叶组织肿瘤极其少见,但是这些肿瘤中,有一种叫胚胎横纹肌肉瘤定性相对清楚,值得注意[71,72]。其主要发生于 3~4 岁的儿童,约占全部横纹肌肉瘤的 1%。它由许多柔软、黏膜覆盖的息肉聚集填充囊腔而成。最常见的位置是胆总管。位于有平整胆管上皮组成的表皮层下的是形成层,形成层是由原始纺锤细胞组成的一层紧密区域。细胞质中可见横纹。通过对肌动蛋白、肌间线蛋白、肌红蛋白 D1 的免疫组化染色来确定骨骼肌的分化。尽管预后较差,有些病例通过多学科的治疗达到了长期生存。转移率约为40%,但是病变的局部进展往往是致死的主要原因。

事实上,每种间叶组织肿瘤都可能在胆道系统发生,包括恶性周围神经鞘瘤、平滑肌肉瘤、卡波西肉瘤、血管肉瘤、恶性纤维组织肉瘤及其他肉瘤[1-3]。在确诊肉瘤前,应该认真思考,充分讨论以排除肉瘤样癌的可能。

继发肿瘤及造血系恶性肿瘤

胆道系统可能发生来源于其他器官的各种肿瘤,比如胰腺、胃、结肠、肾、乳腺的转移癌或肿瘤的直接浸润[1-3]。上述肿瘤中,转移性肾细胞癌的鉴别诊断最难,其表现类似原发肿瘤,形成类似于胆管原发肿瘤的息肉样病变,并且可能与肾的原发瘤有较长的时间间隔。转移性黑色素瘤也可形成息肉样病变,与胆管原发肿瘤类似,而且容易忽略黑色素瘤病史(图 35.11)。

胆道系统亦可因造血系恶性肿瘤(淋巴瘤、骨髓瘤或白血病)而发生癌变,这方面的原始文献很少[1-3]。也有关于黏膜型原发淋巴瘤的报道[73]。

假瘤

除了之前谈过的硬化性胆管炎外,一些胆管的非肿瘤病变虽然少见,但是也可像肿瘤一样引起临床症状。例如异位组织,尤其是胰腺组织异位[74],也可形成肿块。创伤性(或截肢)神经瘤是神经切断后,断端再生活跃,可形成肿瘤样结节,这种情况若发生在胆囊切除术后胆囊管断端尤为典型。这种瘤样病变可引起胆管梗阻的症状或体征,有时发生在术后几年。嗜红

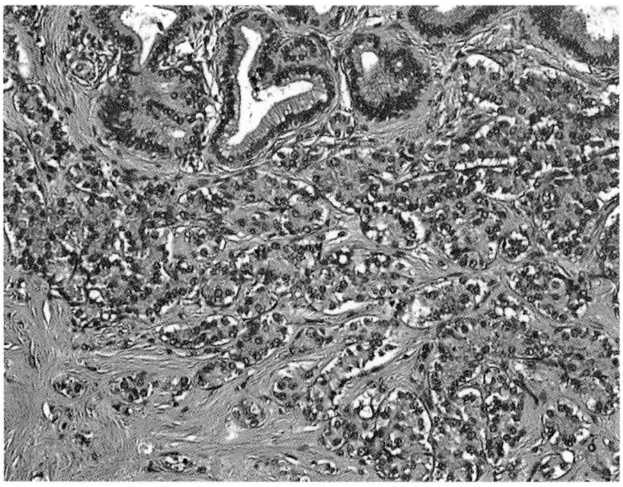

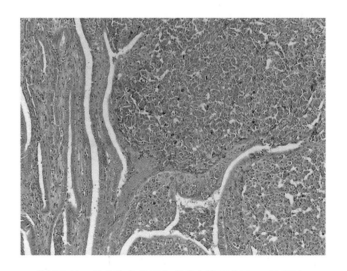

图 35.10 胆道类癌具有类癌的典型分化特征,表现为界限分明的细胞团及圆形一致的细胞核,内分泌性染色质,以及相当丰富的细胞质。(见彩图)

图 35.11 片状染色的黑色素瘤充满固有层。(见彩图)

细胞胆管炎也可以产生假瘤。这种病是否意味着自身免疫硬化的过程(比如硬化性胆管炎)还不确定。自身免疫性胰腺炎(淋巴浆细胞性硬化)患者的肝外胆管可发生狭窄,而产生肿瘤的症状。

　　某些肿瘤样病变常发生在胆囊,偶尔也可能被误以为肿瘤。各种非肿瘤性息肉也可以表现为肿瘤的症状,包括胆固醇贮积病、淋巴样息肉、炎性(纤维组织或肉芽组织)息肉及错构瘤[53]。腺肌瘤的囊性改变可在胆囊形成假瘤[76],但这些病变不发生于胆管。

(刘翔宇　译)

参考文献

1. Adsay NV. Gallbladder, extrahepatic biliary tree and ampulla. In: Mills SE, Greenson JK, Carter D, et al., eds. *Sternberg's Diagnostic Surgical Pathology.* Vol 2. Philadelphia, Pa.: Lippincott Williams & Wilkins; 2004: 1775–1829.
2. Albores–Saavedra J, Henson DE, Klimstra DS. *Tumors of the Gallbladder, Extrahepatic Bile Ducts and Ampulla of Vater.* Washington, DC: Armed Forces Institute of Pathology; 2000.
3. Lack EE. Gall bladder and extrahepatic biliary tract. In: *Pathology of the Pancreas, Gallbladder, Extrahepatic Biliary Tract and Ampullary Region.* New York, NY: Oxford University Press; 2003: 3–391.
4. Morowitz DA, Glagov S, Dordal E, Kirsner JB. Carcinoma of the biliary tract complicating chronic ulcerative colitis. *Cancer* 1971;27(2):356–361.
5. Mir–Madjlessi SH, Farmer RG, Sivak MV, Jr. Bile duct carcinoma in patients with ulcerative colitis: relationship to sclerosing cholangitis: report of six cases and review of the literature. *Dig Dis Sci* 1987;32(2):145–154.
6. Morohosi T, Kunimura T, Kanda M, et al. Multiple carcinomas associated with anomalous arrangement of the biliary and pancreatic duct system: a report of two cases with a literature survey. *Acta Pathol Jpn* 1990;60:755–763.
7. Chijiiwa K, Tanaka M, Nakayama F. Adenocarcinoma of the gallbladder associated with anomalous pancreaticobiliary ductal junction. *Am Surg* 1993;59:430–434.
8. Sheth S, Bedford A, Chopra S. Primary gallbladder cancer: recognition of risk factors and the role of prophylactic cholecystectomy. *Am J Gastroenterol* 2000;95(6):1402–1410.
9. Carriaga MT, Henson DE. Liver, gallbladder, extrahepatic bile ducts, and pancreas. *Cancer* 1995;75:175–190.
10. Herzog K, Goldblum JR. Gallbladder adenocarcinoma, acalculous chronic lymphoplasmacytic cholecystitis, ulcerative colitis. *Mod Pathol* 1996;9:194–198.
11. Komi N, Tamura T, Miyoshi Y, Kunitomo K, Udaka H, Takehara H. Nationwide survey of cases of choledochal cyst: analysis of coexistent anomalies, complications and surgical treatment in 645 cases. *Surg Gastroenterol* 1984;3:69–73.
12. Van Heerden JA, Judd ES, Dockerty MB. Carcinoma of the extrahepatic bile ducts: a clinicopathologic study. *Am J Surg* 1967;113(1):49–56.
13. Todoroki T, Okamura T, Fukao K, et al. Gross appearance of carcinoma of the main hepatic duct and its prognosis. *Surg Gynecol Obstet* 1980;150(1):33–40.
14. Weinbren K, Mutum SS. Pathological aspects of cholangiocarcinoma. *J Pathol* 1983;139:217–238.
15. Albores–Saavedra J, Scoazec JC, Wittekind C, et al. Tumors of the gallbladder and extrahepatic bile ducts. In: Hamilton SR, Aaltonen LA, eds. *World Health Organization Classification of Tumors. Pathology and Genetics of Tumors of the Digestive System.* Lyon: IARC Press; 2000;204–220.
16. Stephen AE, Berger DL. Carcinoma in the porcelain gallbladder: a relationship revisited. *Surgery* 2001;129(6):699–703.
17. Klatskin G. Adenocarcinoma of the hepatic duct as its bifurcation within the porta hepatis: an unusual tumor with distinctive clinical and pathological features. *Am J Med* 1965;38:241–256.
18. Tompkins RK, Thomas D, Wile A, Longmire WP, Jr. Prognosis factors in bile duct carcinoma: analysis of 96 cases. *Ann Surg* 1981;194:447–457.
19. Bosma A. Surgical pathology of cholangiocarcinoma of the liver hilus (Klatskin tumor). *Semin Liver Dis* 1990;10:85–90.
20. Hayashi S, Miyazaki M, Kondo Y, Nakajima N. Invasive growth patterns of hepatic hilar ductal carcinoma: a histologic analysis of 18 surgical cases. *Cancer* 1994;73:2922–2929.
21. Bhuiya MR, Nimura Y, Kamiya J, Kondo S, Nagino M, Hayakawa N. Clinicopathologic factors influencing survival of patients with bile

22. Ludwig J. Surgical pathology of the syndrome of primary sclerosing cholangitis. *Am J Surg Pathol* 1989;13(1):43–49.
23. Ludwig T, Wahlstrom HE, Batts KP, Wiesner RH. Papillary bile duct dysplasia in primary sclerosing cholangitis. *Gastroenterology* 1992;102:2134–2138.
24. Young RH, Hart WR. Metastases from carcinomas of the pancreas simulating primary mucinous tumors of the ovary: a report of seven cases. *Am J Surg Pathol* 1989;13(9):748–756.
25. Rashid A, Ueki T, Gao YT, et al. K–ras mutation, p53 overexpression, and microsatellite instability in biliary tract cancers: a population–based study in China. *Clin Cancer Res* 2002;8(10):3156–3163.
26. Argani P, Shaukat A, Kaushal M, et al. Differing rates of loss of DPC4 expression and of p53 overexpression among carcinomas of the proximal and distal bile ducts. *Cancer* 2001;91(7):1332–1341.
27. Albores–Saavedra J, Molberg K, Henson DE. Unusual malignant epithelial tumors of the gallbladder. *Semin Diagn Pathol* 1996;13:326–338.
28. Nishihara K, Nagai E, Izumi Y, Yamaguchi K, Tsuneyoshi M. Adenosquamous carcinoma of the gallbladder: a clinicopathological, immunohistochemical and flow–cytometric study of twenty cases. *Jpn J Cancer Res* 1994;85(4):389–399.
29. Vardaman C, Albores–Saavedra J. Clear cell carcinomas of the gallbladder and extrahepatic bile ducts. *Am J Surg Pathol* 1995;19(1):91–99.
30. Goodman ZD, Ishak KG, Langloss JM, Sesterhenn IA, Rabin L. Combined hepatocellular–cholangiocarcinoma: a histologic and immunohistochemical study. *Cancer* 1985;55(1):124–135.
31. Jarnagin WR, Weber S, Tickoo SK, et al. Combined hepatocellular and cholangiocarcinoma: demographic, clinical, and prognostic factors. *Cancer* 2002;94(7):2040–2046.
32. Appelman HD, Coopersmith N. Pleomorphic spindle–cell carcinoma of the gallbladder: relation to sarcoma of the gallbladder. *Cancer* 1970;25:535–541.
33. Suster S, Huszar M, Herczeg E, Bubis JJ. Adenosquamous carcinoma of the gallbladder with spindle cell features: a light microscopic and immunocytochemical study of a case. *Histopathology* 1987;11(2):209–214.
34. Nishihara K, Tsuneyoshi M. Undifferentiated spindle cell carcinoma of the gallbladder: a clinicopathologic, immunohistochemical, and flow cytometric study of 11 cases. *Hum Pathol* 1993;24:1298–1305.
35. Husek K. [Anaplastic osteoclastic carcinoma of the gallbladder]. *Cesk Patol* 1990;26(3):138–141.
36. Haratake J, Yamada H, Horie A, Inokuma T. Giant cell tumor–like cholangiocarcinoma associated with systemic cholelithiasis. *Cancer* 1992;69(10):2444–2448.
37. Ito M, Hsu CT, Naito S, et al. Osteoclast–like giant cell tumour of the gallbladder. *Virchows Arch A Pathol Anat Histopathol* 1992;420(4):359–366.
38. Maitra A, Tascilar M, Hruban RH, Offerhaus GJ, Albores–Saavedra J. Small cell carcinoma of the gallbladder: a clinicopathologic, immunohistochemical, and molecular pathology study of 12 cases. *Am J Surg Pathol* 2001;25(5):595–601.
39. van der Wal AC, van Leeuwen DJ, Walford N. Small cell neuroendocrine (oat cell) tumour of the common bile duct. *Histopathology* 1990;16:398–400.
40. Papotti M, Cassoni P, Sapino A, Passarino G, Krueger JE, Albores–Saavedra J. Large cell neuroendocrine carcinoma of the gallbladder: report of two cases. *Am J Surg Pathol* 2000;24(10):1424–1428.
41. Bivins BA, Meeker WR, Griffen WO, Jr. Importance of histologic classification of carcinoma of the gallbladder. *Am Surg* 1975;41(3):121–124.
42. Weber SM, Jarnagin WR, Klimstra D, DeMatteo RP, Fong Y, Blumgart LH. Intrahepatic cholangiocarcinoma: resectability, recurrence pattern, and outcomes. *J Am Coll Surg* 2001;193(4):384–391.
43. Greene FL, Page DL, Fleming DI, et al. Extrahepatic bile ducts. In: *AJCC Cancer Staging Manual.* 6th ed. New York, NY: Springer–Verlag; 2002;155–171.
44. Hong SM, Kim MJ, Cho H, et al. Superficial vs deep pancreatic parenchymal invasion in the extrahepatic bile duct carcinomas: a significant prognostic factor. *Mod Pathol* 2005;18(7):969–975.
45. Ojeda VJ, Shilkin KB, Walters MNI. Premalignant epithelial lesions of the gallbladder: a prospective study of 120 cholecystectomy specimens. *Pathology* 1985;17:451–454.
46. Chan KW. Review of 253 cases of significant pathology in 7,910 cholecystectomies in Hong Kong. *Pathology* 1988;20(1):20–23.
47. Albores–Saavedra J, Alcantara–Vazques A, Curz–Ortiz H, Herrera–Goepfert R. The precursor lesions of invasive gallbladder carcinoma: hyperplasia, atypical hyperplasia and carcinoma in situ. *Cancer* 1980;45:919–927.
48. Laitio M. Histogenesis of epithelial neoplasms of the gallbladder. I. Dysplasia. *Pathol Res Pract* 1983;178:51–56.
49. Suzuki M, Takahashi T, Ouchi K, Matsuno S. The development and extension of hepatohilar bile duct carcinoma: a three–dimensional tumor mapping in the intrahepatic biliary tree visualized with the aid of a graphics computer system. *Cancer* 1989;64:658–666.
50. Yamagiwa H. Mucosal dysplasia of the gallbladder: isolated and adjacent lesions to carcinoma. *Jpn J Cancer Res* 1989;80:238–243.
51. Albores–Saavedra J, Murakata L, Krueger JE, Henson DE. Noninvasive and minimally invasive papillary carcinomas of the extrahepatic bile ducts. *Cancer* 2000;89(3):508–515.
52. Christensen AH, Ishak KG. Benign tumors and pseudotumors of the gall

bladder: report of 180 cases. *Arch Pathol* 1970;90:423–432.
53. Albores–Saavedra J, Vardaman CJ, Vuitch F. Non–neoplastic polypoid lesions and adenomas of the gallbladder. In: Rosen PP, Fechner RE, eds. *Pathology Annual*. Norwalk, Conn.: Appleton and Lange; 1993: 145–177.
54. O'Shea M, Fletcher HS, Lara JF. Villous adenoma of the extrahepatic biliary tract: a rare entity. *Am Surg* 2002;68(10):889–891.
55. Gouma DJ, Mutum SS, Benjamin IS, Blumgart LH. Intrahepatic biliary papillomatosis. *Br J Surg* 1984;71(1):72–74.
56. Sagar PM, Omar M, Macrie J. Extrahepatic biliary papillomatosis occurring after removal of a dysplastic gall bladder. *HPB Surg* 1993;6(3):219–221.
57. Taguchi J, Yasunaga M, Kojiro M, Arita T, Nakayama T, Simokobe T. Intrahepatic and extrahepatic biliary papillomatosis. *Arch Pathol Lab Med* 1993;117:944–947.
58. Kim HJ, Kim MH, Lee SK, et al. Mucin–hypersecreting bile duct tumor characterized by iking homology with an intraductal papillary mucinous tumor (IPMT) of the pancreas. *Endoscopy* 2000;32(5):389–393.
59. Chen TC, Nakanuma Y, Zen Y, et al. Intraductal papillary neoplasia of the liver associated with hepatolithiasis. *Hepatology* 2001;34(4 pt 1):651–658.
60. Tamada S, Goto M, Nomoto M, et al. Expression of MUC1 and MUC2 mucins in extrahepatic bile duct carcinomas: its relationship with tumor progression and prognosis. *Pathol Int* 2002;52(11):713–723.
61. Abraham SC, Lee JH, Hruban RH, Argani P, Furth EE, Wu TT. Molecular and immunohistochemical analysis of intraductal papillary neoplasms of the biliary tract. *Hum Pathol* 2003;34(9):902–910.
62. Shibahara H, Tamada S, Goto M, et al. Pathologic features of mucin-producing bile duct tumors: two histopathologic categories as counterparts of pancreatic intraductal papillary–mucinous neoplasms. *Am J Surg Pathol* 2004;28(3):327–338.
63. Wheeler DA, Edmondson HA. Cystadenoma with mesenchymal stroma (CMS) in the liver and bile ducts: a clinicopathologic study of 17 cases, 4 with malignant change. *Cancer* 1985;56(6):1434–1445.
64. Devaney K, Goodman ZD, Ishak KG. Hepatobiliary cystadenoma and cystadenocarcinoma: a light microscope and immunohistochemical study of 70 patients. *Am J Surg Pathol* 1994;18:1078–1091.
65. Grayson W, Teare J, Myburgh JA, Paterson AC. Immunohistochemical demonstration of progesterone receptor in hepatobiliary cystadenoma with mesenchymal stroma. *Histopathology* 1996;29(5):461–463.
66. Barron–Rodriguez LP, Manivel JC, Mendez–Sanchez N, Jessurun J. Carcinoid tumor of the common bile duct: evidence for its origin in metaplastic endocrine cells. *Am J Gastroenterol* 1991;86(8):1073–1076.
67. Modlin IM, Sandor A. An analysis of 8305 cases of carcinoid tumors. *Cancer* 1997;79(4):813–829.
68. Sinkre PA, Murakata L, Rabin L, Hoang MP, Albores–Saavedra J. Clear cell carcinoid tumor of the gallbladder: another distinctive manifestation of von Hippel–Lindau disease. *Am J Surg Pathol* 2001;25(10):1334–1339.
69. Olinici CD, Vasiu R. Composite endocrine cell, typical adenocarcinoma and signet ring carcinoma of the gallbladder. *Rom J Morphol Embryol* 1991;37(3–4):171–173.
70. Caceres M, Mosquera LF, Shih JA, O'Leary JP. Paraganglioma of the bile duct. *South Med J* 2001;94(5):515–518.
71. Davis GL, Kissane JM, Ishak KG. Embryonal rhabdomyosarcoma (sarcoma botryoides) of the biliary tree: report of five cases and a review of the literature. *Cancer* 1969;24(2):333–342.
72. Lack EE, Perez–Atayde AR, Schuster SR. Botryoid rhabdomyosarcoma of the biliary tract. *Am J Surg Pathol* 1981;5(7):643–652.
73. Tsuchiya T, Shimokawa I, Higami Y, et al. Primary low–grade MALT lymphoma of the gallbladder. *Pathol Int* 2001;51(12):965–969.
74. Inceoglu R, Dosluoglu HH, Kullu S, Ahiskali R, Doslu FA. An unusual cause of hydropic gallbladder and biliary colic—heterotopic pancreatic tissue in the cystic duct: report of a case and review of the literature. *Surg Today* 1993;23(6):532–534.
75. Sano T, Hirose T, Kagawa N, Hizawa K, Saito K. Polypoid traumatic neuroma of the gallbladder. *Arch Pathol Lab Med* 1985;109(6):574–576.
76. Jutras JA, Levesque HP. Adenomyoma and adenomyomatosis of gallbladder: radiologic and pathologic correlations. *Radiol Clin North Am* 1966;4:483–500.

第 36 章

胆道癌：解剖及分期

Attila Nakeeb, Henry A. Pitt

美国每年有 7500 多新发胆道癌患者，其发病率为 4/100 000。胆道的恶性肿瘤包括胆管癌(胆管细胞癌)和胆囊癌。胆管细胞癌通过解剖位置可进一步分为①肝内胆管癌，②肝门胆管癌，③远端胆管癌[1]。胆道的恶性肿瘤通常直到晚期才会有症状，因此这些肿瘤往往到晚期才会发现。切缘阴性的 R_0 切除是唯一有希望获远期生存的手段。潜在的治愈性的切除是控制胆道恶性肿瘤的有效手段，而治愈性的切除又离不开先进的诊断技术和复杂的手术技术。深刻理解肝胆的解剖、肿瘤临床及病理分期对于制定更加正确的治疗方案至关重要。

肝脏解剖

准确了解肝脏及胆道的解剖及其与血管的关系对于肝胆手术的安全施行至关重要。外科医生必须对肝脏、胆道、门静脉和肝动脉的一般解剖有全面的理解。另外，详细了解每个患者的解剖情况是必需的，因为肝脏脉管和胆道解剖变异常见[2]。

肝段解剖

对肝段的名词最为公认的是基于 Couinaud 对肝段的描述(图 36.1)。通过 3 个肝主静脉，肝蒂的左右分支，以及圆韧带和镰状韧带的表面定位可将肝脏分成 8 段。通过肝中静脉及下腔静脉的平面间肝脏分成左右半肝，肝脏的 Ⅱ、Ⅲ 和 Ⅳ 段位于此平面的左侧，组成左半肝。Ⅴ、Ⅵ、Ⅶ 和 Ⅷ 段位于此平面的右侧，组成右半肝。Ⅰ 段或者说尾叶，从形态上不同于左右半肝，它突出于肝脏位于肝蒂之后，下腔静脉之前。鉴于左右半肝分别从左右门静脉及肝动脉获得血供，Ⅰ 段则

从左右血管都获得血供。另外，右半肝的静脉回流依靠肝右静脉和肝中静脉，左半肝依靠肝左静脉和肝中静脉，而 Ⅰ 段则依靠肝短静脉直接注入下腔静脉。

右半肝可通过肝右静脉和下腔静脉平面再进行细分。平面上方者为右前叶，下方者为右后叶。右前叶又被右支肝蒂分为 Ⅷ 段(右支肝蒂之上)和 Ⅴ 段(右支肝蒂之下)。右后叶分为 Ⅶ 段(右支肝蒂之上)和 Ⅵ 段(右支肝蒂之下)。左半肝被圆韧带和镰状韧带分成左内叶或 Ⅳ 段(圆韧带和镰状韧带右侧)及左外叶(圆韧带和镰状韧带左侧)。左外叶可被肝左静脉分成 Ⅱ 段(肝左静脉之上)和 Ⅲ 段(肝左静脉之下)。

肝静脉

3 条肝主静脉将肝脏的血注入下腔静脉。大多数患者都有一条独立、粗大的肝右静脉，由下腔静脉的右前壁注入；而肝中和肝左静脉往往共干 1~2cm 后右下腔静脉的左前壁注入。约 1/3 的患者有 3 条肝主静脉经过 3 条截然不同的血管与下腔静脉相连，通常，右半肝的血流会部分通过多条肝右静脉附属支直接注入下腔静脉。

门静脉

肠系膜上静脉和脾静脉在胰颈处汇合成门静脉主干，它向右上方走行组成肝十二指肠韧带的后方结构并沿途收集幽门静脉和冠状静脉血液。门静脉在肝门处向右分出短而斜的右支和向左分出相对长而横且表浅的左支(图 36.2)。之后这些分支进入肝实质并与其他肝蒂结构共同包裹于 Glisson 鞘中。Ⅰ 段则可从左右门静脉分支中得到双重供血。门静脉右支通常很快进入肝实质，并分成右前支(供应 Ⅷ、Ⅴ 段)和右后支(供应 Ⅶ、Ⅵ 段)。门静脉左支表浅并在肝板中走行较远直到进入圆韧带后分出供应 Ⅳ 段的中支和供

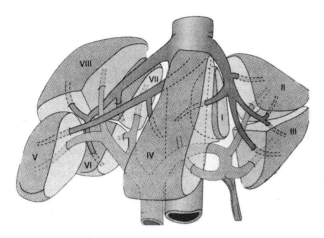

图 36.1 肝段解剖。(Reprinted with permission from Schulick RD. Hepatiobiliary anatomy. In:Mullholand MW,Lillemoe KD, Doherty GM,Maier RV,Upchirch GR,eds.*Greenfield's Surgery: Scientific Principle & Practice*, 4th ed. Philadelphia: Lippincott Williams & Wilkins; 2006:892–908.)

应 Ⅱ、Ⅲ段的外侧支。

肝动脉

　　肝动脉向肝供血变动很大。最常见的是肝总动脉起源于腹腔干,走行于胰颈的上缘(图 36.3)。分出胃十二指肠动脉和胃右动脉后,肝固有动脉走行于肝十二指肠韧带之中,门静脉之上,肝总管左方。肝固有动脉通常在肝外即分成左右肝动脉。肝右动脉通常走行于肝总管之后,门静脉右支之前。肝左动脉通常一直

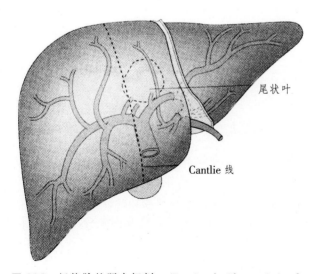

图 36.2 门静脉的肝内解剖。(Reprinted with permission from Schulick RD. Hepatobiliary anatomy. In: Mullholand MW,Lillemoe KD, Doherty GM, Maier RV,Upchirch GR, eds. *Greenfield's Surgery: Scientific Principle & Practice*, 4th ed. Philadelphia: Lippincott Williams & Wilkins; 2006:892–908.)

走行于肝外直到圆韧带附近,然后进入肝实质分支供应 Ⅱ、Ⅲ 和 Ⅳ 段。典型的肝动脉解剖只占约 50%~60%。副肝右动脉可起源于肠系膜上动脉根部,走行于胰头之后或穿行于胰头,然后位于肝十二指肠韧带的右后方。副肝左动脉可起源于胃左动脉,经小网膜横入圆韧带中。总之,在肝实质中,肝动脉分支走行与胆管分支及门静脉分支紧密相邻。

胆道

　　肝内胆管　左右半肝的胆汁分别通过左右胆管排出,而尾叶的胆汁则通过数条小胆管与胆管分叉处及前几厘米的左右胆管相连而排出。肝内胆管走行于肝实质中并在肝门处进入 Glisson 鞘中(图 36.4)。胆管通常走行于门静脉分支之上,而肝动脉分支则往往在门静脉分支之下。左肝管引流 Ⅱ、Ⅲ 和 Ⅳ 段,即左半肝。右肝管引流 Ⅴ、Ⅵ、Ⅶ 和 Ⅷ 段,即右半肝。通常 Ⅴ 和 Ⅷ 段的胆管首先组成右前叶胆管,Ⅵ 和 Ⅶ 段的胆管首先组成右后叶胆管,然后再组成肝右胆管。

　　胆囊　胆囊是储存胆汁的器官,位于左右半肝交界处,通过胆囊板与肝脏分离,胆囊板是由 Glisson 鞘延续而来的结缔组织。胆囊可以深深嵌入肝脏或偶尔只有系带与之相连,但通常位于胆囊窝中。胆囊大小各异,由胆囊底、胆囊体和胆囊漏斗组成。胆囊底前端通常游离于肝脏边缘,并紧邻胆囊板。胆囊漏斗与胆囊体成角,因此在胆囊切除时易与肝总管混淆而发生错误。胆囊管起源于胆囊漏斗并汇入肝总管,腔内直径 1~3mm,其长度因与肝总管汇合部位不同而不同。Calot 三角由左侧肝总管、下方胆囊管和上方胆囊动脉包裹。胆囊由胆囊动脉供血,其来源通常为肝右动脉。胆囊动脉还可以来源于肝左动脉、肝总动脉、胃十二指肠动脉和肠系膜上动脉。胆囊动脉通常是平行的,位于胆囊管内侧,走行因起源而异。胆囊动脉在进入胆囊以前会分成表浅和深在的不同分支。胆囊的静脉直接注入肝实质或胆总管丛。胆囊的淋巴引流方向可以预测,而这与胆囊癌的淋巴结转移密切相关。淋巴引流首先到胆囊管淋巴结,然后沿胆总管下降到胆总管周围淋巴结。随后到胰头后淋巴结,再到腹主动脉腔静脉间淋巴结。第二条淋巴引流途径包括门静脉后和右侧腹腔淋巴结。

　　胆总管　胆囊管和肝总管汇合后形成胆总管。胆总管长度约 8~10cm,直径约 0.4~0.8cm。胆总管从解剖上可分成 3 部分:十二指肠上部分、十二指肠后部分和胰腺中部分。十二指肠上部分走行于肝十二指肠

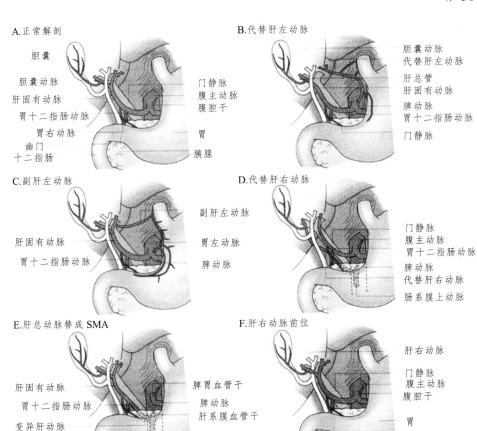

A. 正常解剖

胆囊
胆囊动脉
肝固有动脉
胃十二指肠动脉
胃右动脉
幽门
十二指肠

门静脉
腹主动脉
腹腔干
胃
胰腺

B. 代替肝左动脉

胆囊动脉
代替肝左动脉
肝总管
肝固有动脉
脾动脉
胃十二指肠动脉
门静脉

C. 副肝左动脉

肝固有动脉
胃十二指肠动脉

副肝左动脉
胃左动脉
脾动脉

D. 代替肝右动脉

门静脉
腹主动脉
胃十二指肠动脉
脾动脉
代替肝右动脉
肠系膜上动脉

E. 肝总动脉替成 SMA

肝固有动脉
胃十二指肠动脉
变异肝动脉

脾胃血管干
脾动脉
肝系膜血管干

F. 肝右动脉前位

肝右动脉
门静脉
腹主动脉
腹腔干
胃
胰腺

图 36.3　肝动脉解剖及其常见变异。(Reprinted with permission from Schulick RD. Hepatobiliary anatomy. In: Mullholand MW, Lillemoe KD, Doherty GM, Maier RV, Upchirch GR, eds.*Greenfield's Surgery:Scientific Principle & Practice*, 4th ed. Philadelphia: Lippincott Williams & Wilkins; 2006:892–908.)

韧带中,在肝动脉侧方,位于门静脉前。十二指肠后部分在十二指肠第一段的的后方,下腔静脉的前方,门静脉的侧方。胰腺中部分走行于胰腺后的隧道或凹槽中。胆总管进入十二指肠壁后在黏膜下层斜行 1~2cm,然后终止于十二指肠第二段的大乳头(图 36.4)。胆管远端有平滑肌包绕形成 Oddi 括约肌。胆总管可直接进入十二指肠(25%)或与胰管汇合(75%)后形成共干,称为壶腹。

胆总管的血供本身呈节段性,分别由胆囊动脉、肝动脉和胃十二指肠动脉分支供血。血管汇合后在胆管两侧(3 点和 9 点)形成供血管道。静脉回流在胆总管前表面形成静脉丛后汇入门脉系统。淋巴引流路线为从肝动脉到腹腔淋巴结。

胆囊癌的临床病理分期

胆囊癌最常见的症状是右上腹疼痛,类似更为常见的胆道或非胆道的功能紊乱。体重减轻、黄疸及腹部包块相对较少见。不幸的是,这种非特异的症状和体征经常会导致诊断的延误。特异的症状通常只有侵犯或阻塞周围结构时才会出现。

病理分期

胆道恶性肿瘤的精确病理分期对于患者预后的评估及治疗试验结果的比较都非常重要。美国癌症协会胆囊癌分期见表 36.1[3]。这个分期基于 TNM 分期,考虑了原发肿瘤的程度 (T),有无区域淋巴结侵犯(N),有无远处转移疾病(M)。

胆囊癌在确诊时只有 10% 的患者肿瘤局限在胆囊壁,59% 有肝脏侵犯,45% 有淋巴结侵犯,35% 有肝总管浸润,42% 有周围神经侵犯,45% 有其他脏器侵犯。肝脏和其他血行转移分别为 34% 和 20%[4]。

胆囊癌的治疗和总体预后在很大程度上依赖于肿瘤的分期,下面章节会对其进行详细论述。对于 I 期的肿瘤,只需要单纯的胆囊切除术。然而不幸的是,局限于胆囊黏膜的肿瘤只占所有胆囊癌的 5%。II 期肿瘤需要做"扩大胆囊切除术",即切除胆囊床段的肝脏和所有肝门、胰后、腹腔等区域淋巴结。II 期肿瘤约占所有胆囊癌的 10%,扩大胆囊切除术可将生存率从单纯胆囊切除的 30%~40% 升高到 70%~85%[5-12]。而

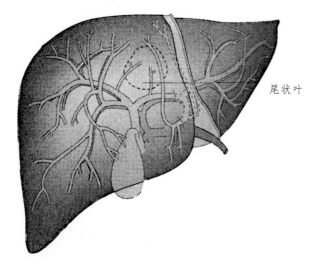

尾状叶

A

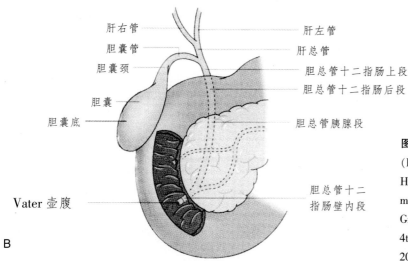

肝右管　　　　　　　肝左管
胆囊管　　　　　　　肝总管
胆囊颈　　　　　　　胆总管十二指肠上段
　　　　　　　　　　胆总管十二指肠后段
胆囊
胆囊底　　　　　　　胆总管胰腺段
胆总管十二
指肠壁内段
Vater 壶腹

B

图 36.4 　(A)肝内胆管解剖。(B)肝外胆管解剖。(Reprinted with permission from Schulick RD, Hepatiobiliary anatomy. In: Mullholand MW, Lillemoe KD, Doherty GM, Maier RV, Upchirch GR, eds. Greenfield's Surgery: Scientific Principle&Practice, 4th ed.Philadelphia: Lippincott Williams & Wilkins; 2006:892–908.)

且扩大胆囊切除术的并发症和死亡率都很低。Ⅲ、Ⅳ期肿瘤已不适合手术,治疗方式主要是化疗和(或)放疗。

影像学评估

　　B 超、CT 和 MRI 均用于胆囊癌的诊断。下面的章节会对此详细讨论,此处只作概述。其中任何一项检查都可以发现胆囊肿瘤及肿瘤有无肝脏和周围脏器,如结肠、十二指肠、肝外胆管等侵犯及有无肝动脉和门静脉侵犯。

　　对于有胆道症状的患者首次评估通常应该包括右上腹 B 超。早期胆囊癌的表现可以是不伴声影的固定肿块或伴有胆囊壁局部增厚的填满胆囊腔的复合肿块。通常早期癌和胆囊炎很难区分,因为胆囊壁增厚是二者共同的表现[13]。如果肿瘤已处于晚期,B 超就会发现胆囊和肝脏之间的界面消失,而这提示肝脏受累。B

超还会发现诸如胆石症、瓷胆囊、侵犯周围结构、肝转移、血管侵犯、胆道扩张、腺病和腹水[14]。大多数患者在确诊时已经是晚期,B 超敏感性为 85%,诊断准确性为 80%[15],但是在诊断淋巴结侵犯和疾病分期中,B 超存在局限性[16]。随着彩色多普勒超声的最新问世,有可能通过研究细小血管的类型来区分胆管淤泥和癌症[17]。内镜超声(EUS)也可以大大提高胆囊癌的诊断率,并且可以判断肿瘤浸润深度,同时还可以联合使用细针穿刺活检[15,18]。

　　CT 扫描在术前分期中经常用到(图 36.5)。它可以评估原发肿瘤,邻近肝脏和(或)周围结构、区域淋巴结受累情况,以及有无肝脏或腹腔的远处转移[19-21]。胆囊癌可以通过如下表现得到诊断:息肉样肿块突入胆囊腔或完全填满胆囊腔、局灶或弥漫胆囊壁增厚。另一个常见的表现是在胆囊窝处发现肿块而胆囊本身却难以辨认。肿瘤由于存在坏死的使其影像学表现为密度不均[21]。双相螺旋 CT 研究可发现在动脉相出

表 36.1

美国癌症协会(AJCC)的胆囊癌分期系统

原发肿瘤(T)
- TX:未证实有原发肿瘤病灶
- T0:无原发肿瘤的证据
- Tis:原位癌
- T1:肿瘤侵犯黏膜固有层或肌层
  - T1a:肿瘤侵犯黏膜固有层
  - T1b:肿瘤侵犯肌层
- T2:肿瘤侵犯肌肉周围结缔组织;未穿透浆膜或侵犯肝脏
- T3:肿瘤穿透浆膜(腹膜)和(或)直接侵犯肝脏和(或)其他邻近脏器或结构,如胃、十二指肠、结肠、胰腺、网膜或肝外胆管
- T4:肿瘤侵犯门静脉主干或肝动脉或多个肝外脏器或结构

区域淋巴结(N)
- NX:未证实有区域淋巴结的侵犯
- N0:无区域淋巴结转移
- N1:有区域淋巴结转移

远处转移(M)
- MX:未证实存在远处转移
- M0:无远处转移
- M1:有远处转移

AJCC 分期

0 期:	Tis,N0,M0
ⅠA 期:	T1,N0,M0
ⅠB 期:	T2,N0,M0
ⅡA 期:	T3,N0,M0
ⅡB 期:	T1,N1,M0
	T2,N1,M0
	T3,N1,M0
Ⅲ 期:	T4,任何 N,M0
Ⅳ 期:	任何 T,任何 N,M1

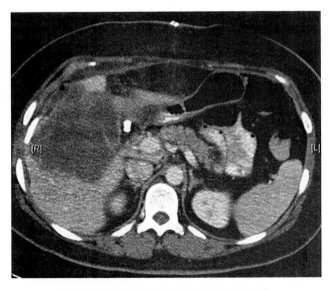

图 36.5 腹部 CT 显示胆囊癌广泛侵犯肝脏。

现周边或不均匀强化。当发现结石时,可见它们被肿块包绕,大多数病例,至少可见部分来受侵的胆囊[21,22]。

受侵的区域淋巴结通常前后直径大于 1cm,静脉内注射对比剂后出现环形、不均匀强化[23,24]。用此标准,不同的淋巴结其敏感性从腹主动脉、下腔静脉间淋巴结的 18% 到腹腔干淋巴结的 78%。相反,其特异性和阳性预测值可达 83%~100%。因此,尽管 CT 不能确定受肿瘤侵犯的所有区域淋巴结的位置,但 CT 中淋巴结的大小和强化特点对于预测阳性淋巴结转移很有用[23]。

胆管侵犯既可以通过肿瘤沿肝十二指肠韧带直接扩散,也可以通过肝门淋巴结转移压迫所致。腹腔 CT 通过显示胆管扩张来检测出胆管受累,不过当胆管病变较小无胆管扩张时,可能会出现假阴性。十二指肠、结肠及胰头的受侵情况也应探明以便制定治疗

计划。但即使是高分辨力的螺旋 CT 也可能发现不了腹膜癌及小于 0.5cm 的肝转移。有关 CT 在胆囊癌分期中的作用的研究较少。Ohtani 等[25]回顾了 59 例患者的 CT 发现与手术和病理发现的吻合程度,CT 发现淋巴结转移的敏感性为 36%~47%(阳性的预测值为 94%,阴性的预测值为 92%)。发现小于 2cm 肝转移的敏感性为 65%,大于 2cm 的为 100%。发现肝外邻近脏器转移的敏感性较低(肝外胆管为 50%,十二指肠、结肠或胰腺为 57%),未发现腹膜或网膜侵犯的病例。作者认为,虽然 CT 的阳性预测价值很高,对手术可能性的评估及治疗方案的制定很有帮助,但对于确定胆囊癌范围价值并不高。

MRI 提供的信息量与高质量的 CT 相似。胆囊癌在 MRI 上的表现为 T1 低于肝脏或等肝脏密度肿块或胆囊壁增厚,在 T2 高密度及边界不清[26]。对于侵犯邻近脏器的和淋巴结转移的评估需要造影剂注射 2 分钟后联合强化抑脂 T2 和动脉期 T1 加权像及平衡期抑脂 T1[27]。在早期 T1 看到的肿瘤和肝实质不规则的界面有助于肿瘤范围的评估。与 CT 一样,当淋巴结直径大于 1cm,出现环形或不均匀强化时,可检测出转移[14]。

内镜逆行胆管造影 (ERC) 或经皮肝穿胆管造影 (PTC)对于出现黄疸的胆囊癌的分期也可能有用。典型表现是肝总管出现较长狭窄。仅这一个发现就可能意味着胆囊癌转移或血管包绕等晚期肿瘤。一小部分患者可能会有胆管近段或远端广泛的浸润,而这将无法手术切除。

如果影像学认为有手术切除的可能性,那么术前则不必进行组织学诊断。相反,如果存在肝脏或腹膜转移或包绕门静脉主干、肝总动脉或广泛肝脏受累无法手术切除时, 则建议通过 B 超、CT 引导经皮穿刺活检或在支架放置过程中进行活检,取得组织学诊断。

在一些患者中,内镜超声结合细针穿刺活检和细胞学可建立诊断,并且可判断出淋巴结转移或血管为肿瘤包绕。但是在这些患者中,并不推荐常规内镜超声。不幸的是,在胆囊癌分期中 PET 甚至 PET/CT 并没有证明比 CT 或 MRI 更精确。同样,常规应用胸部 CT 和骨扫描价值不大。纪念 Sloan-Kettering 研究小组已经证实,2/3 的 T3 期及 80% 的 T4 期患者会有肝和(或)腹膜转移[8-10]。因此,在胆囊癌较大的患者,应该用腹腔镜进行分期, 不仅可以得到组织学诊断,还可以避免不必要的开腹探查[28,29]。

胆管癌的临床病理分期

胆管癌可以出现在肝内或肝外胆管的任何地方。胆管癌几乎总是表现为无痛性黄疸,因此,任何出现梗阻性黄疸时都要考虑到该病的可能性。胆管癌的诊断和治疗在很大程度上取决于肿瘤的位置,因此将胆管癌最好划分为三个主要的解剖群:①肝内;②肝门;③远端[1]。

肝管分叉处是最易发生胆管癌的地方,约 60%~80% 的胆管癌都是肝门胆管癌。1965 年,Klastkin

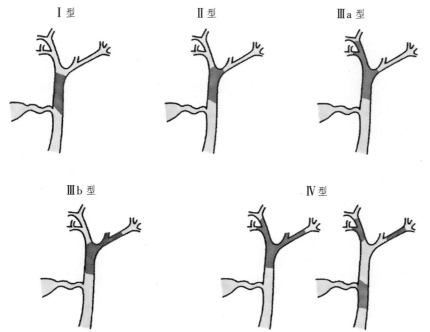

Ⅰ 型　　Ⅱ 型　　Ⅲa 型

Ⅲb 型　　Ⅳ 型

图 36.6　肝周胆管癌 Bismuth 分型。

表 36.2

美国癌症协会(AJCC)的肝外胆管癌分期系统

原发肿瘤(T)

- TX:未证实有原发肿瘤病灶
- T0:无原发肿瘤的证据
- Tis:原位癌
- T1:肿瘤在组织学上局限于胆管
- T2:肿瘤侵出胆管壁
- T3:肿瘤侵犯肝脏、胆囊、胰腺和(或)单侧门静脉(右或左)或肝动脉(右或左)
- T4:肿瘤侵犯以下任何结构:门静脉主干或其双侧分支,肝总动脉,或其他邻近结构,如结肠、胃、十二指肠或腹壁

区域淋巴结(N)

- NX:未证实有区域淋巴结的侵犯
- N0:无区域淋巴结转移
- N1:有区域淋巴结转移

远处转移(M)

- MX:未证实存在远处转移
- M0:无远处转移
- M1:有远处转移

AJCC 分期

0 期:	Tis,N0,M0
ⅠA 期:	T1,N0,M0
ⅠB 期:	T2,N0,M0
ⅡA 期:	T3,N0,M0
ⅡB 期:	T1,N1,M0
	T2,N1,M0
	T3,N1,M0
Ⅲ 期:	T4,任何 N,M0
Ⅳ 期:	任何 T,任何 N,M1

Adapted from Extrahepatic bile ducts. In : American Joint Committee on Cancer. *AJCC Cancer Staging Mannual*, 6th ed. New York: Springer; 2002:145–150.

等[30]报道了 13 例肝门胆管癌,因后肝门胆管癌又叫"Klastkin 肿瘤"。Bismuth 和 Corleete[31]根据胆管侵犯的范围对肝门胆管癌又进一步细分(图 36.6)。在这个系统中,Ⅰ 型肿瘤局限于肝总管,Ⅱ 型肿瘤侵犯肝管分叉处,包括左右肝管主干。Ⅲa 型和Ⅲb 型是肿瘤分别侵犯了肝内的右或左的二级肝管,Ⅳ 型是肿瘤侵犯了肝内的右和左双侧的二级肝管。

远端胆管癌发病率在胆管癌中位居第二。治疗方法通常与胰腺癌相同,即行胰十二指肠切除术。单纯的肝内胆管癌少见,治疗方法如同肝细胞癌,即行肝切除术。切缘阴性对于远期生存是至关重要的因素,最近的一些改革措施使更多的患者获得长期生存。

病理分期

AJCC 关于胆管癌的分期如表 36.2 所示[3]。这个分期基于 TNM 分期,考虑了原发肿瘤的程度(T),有无区域淋巴结侵犯(N),有无远处转移(M)。目前尚无根据手术切除的可能性将患者分组的临床分期。Bismuth-Corlette 分期依据的只是胆管侵犯范围,而AJCC 的分期系统主要依赖于病理标准,对于术前分期意义甚小。任何一个分期对于手术切除的可能性和生存期的预测都用处不大。近来,纪念 Sloan-Kettering 研究小组提出了一种术前分期系统,主要基于胆管侵犯、

表 36.3

肝门胆管癌的临床 T 分期标准

临床分期	标准
T1	肿瘤侵犯胆管汇合处±侵犯单侧2级胆管根部
T2	肿瘤侵犯胆管汇合处±侵犯单侧2级胆管根部及同侧门静脉受累±同侧肝叶萎缩
T3	肿瘤侵犯胆管汇合处+侵犯双侧2级胆管根部,侵犯单侧2级胆管根部及对侧门静脉受累,侵犯单侧2级胆管根部及对侧肝叶萎缩,或门静脉主干受累

Adapted from Jarnagin WR, Fong Y, Dematteo RP, et al. 225 例肝门胆管癌患者的分期,手术切除和结果。*Ann Surg.*2001; 234:507–519.

血管侵犯和肝叶萎缩等术前影像学检查的数据[32,33]。该分期系统(表 36.3)完全说明了肿瘤的局部范围并与手术切除可能性和生存期密切相关。

影像学评估

黄疸患者影像学评估的目的包括:①通过扩张的胆道确认临床疑似的肝外胆管梗阻;②辨别肝外胆管梗阻的原因和位置;③制定治疗方法,手术、介入或内镜治疗。

影像学对评估胆道梗阻非常关键,因为切除是唯一有效的治疗方法,而影像学检查则可以对疾病的范围进行直接而全面的评估。对于肝门胆管癌来说,评估手术可切除性必须强调 4 个因素:胆管内肿瘤的位置和范围、血管侵犯、肝叶萎缩及远处转移。

黄疸患者的首选影像学检查就是腹腔 B 超或 CT。肝内胆管癌 CT 比较容易发现,表现为肝内肿块伴或不伴胆管扩张。肝门胆管癌表现为肝内胆管扩张,肝外胆管及胆囊正常或塌陷,胰腺正常。远端胆管癌则表现为肝内和肝外及胆囊扩张伴或不伴胰头肿物。

肝门和远端胆管癌的原发灶 B 超或普通 CT 很难发现,但这些检查技术的进步使其在胆管癌范围判定中的应用增加。多普勒超声使 39 例肝门胆管癌的诊断率达 87%[34],肿瘤范围的准确率为 86%,门静脉受累的敏感性为 86%。薄层螺旋 CT 对胆管壁增厚或肿块的敏感性可达 100%,但是可判定胆道梗阻的水平的比例只占 63%[35]。

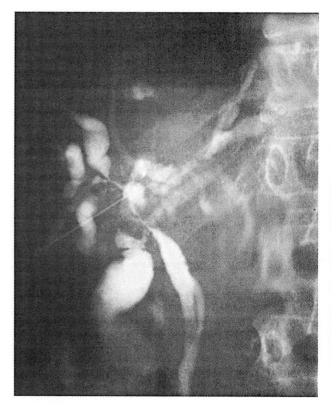

图 36.7　肝门胆管癌经皮肝穿刺胆管造影。

对于胆道解剖的精确和详细了解对于制定正确的胆管癌治疗方法至关重要。肝门或远端胆管癌的胆道成像可借助于 PTC (图 36.7)、ERCP 或无创的 MR-CP。肿瘤的胆管近端侵犯范围对于能否手术最为关键。MRCP 和 PTC 对于胆管癌的肝内胆道的显示相似,优于 ERCP[36]。在一项 73 例胆道梗阻的研究中,MRCP 判定良恶性及梗阻水平的正确率分别为 90% 和 96%[37]。MRCP 还能进行二维成像进一步描绘梗阻病变。Guthrie 等[38]报道 T2 加权自旋回波 MRI 证实,所有 24 例肝门胆管癌病变有胆管壁增厚或肿块。

对于肝门胆管癌患者,如果计划在术前或姑息放置引流,PTC 要好于 ERC,因为前者对近端胆管的评估更加可靠[39]。而且 PTC 还可以放置经皮肝穿支架。经皮肝穿支架的优点包括:①探查时,可以触摸胆管内支架,肝门胆管癌的切除操作有辅助作用;②可以辅助硅胶支架的放置。目前的随机对照研究并不支持为减少手术死亡率而进行的术前经皮肝穿支架,而且术前胆汁引流会增加围手术期感染并发症[40]。但是,如果拟行肝切除和(或)术前门静脉或肝动脉栓塞,术前引流还是正确的。

ERCP 对于远端胆管癌可提供较多信息,但无创的 MRCP 同样可以[36,37]。远端胆管癌表现为远端胆总管梗阻而胰管正常,但在胰头癌中,胆总管和胰管均梗阻扩张。而胆管造影片对肝内胆管癌患者的作用可能并不显著。

　　血管成像可以进一步评估血管受累的情况，尤其是肝门胆管癌患者。1/3 的肝门胆管癌患者血管成像会发现，门静脉或肝动脉被肿瘤包绕。CT 的三维重建可描述肝动脉或门静脉被肿瘤包绕的情况。MRI 通过应用钆强化也可显示血管受累情况。在一项 24 例肝门胆管癌的研究中发现，有门静脉分支阻断的 10 例，肿瘤包绕门静脉分支阻断的 2 例[38]。无论在术前分期中，还是对于那些不适于术前胆汁引流的患者的无创检查中，MRI 都是值得推荐的。MRCP 可以显示肿瘤、梗阻水平及单独显示梗阻的胆管，而这是 PTC 和 ERCP 都无法做到的。MRCP 还可以提供其他信息，如肝门血管结构、肝叶萎缩及淋巴结或远处转移[38,41,42]。肝叶萎缩在肝门胆管癌中经常被忽略，但是由于它可以影响手术治疗，因此如何强调也不为过。长期的胆道梗阻会导致中度肝萎缩，但如果门静脉同时受累，会导致急速而严重的受累肝段的萎缩。如果在横断面的成像中发现肝叶萎缩得很小，低灌注伴扩张的肝内胆管，则预示着门静脉受累，如果肿瘤可以切除，需行肝切除[31]。

　　当术前评估完成后，即可决定手术切除的可能性。当 CT 或 MRI 发现有肝周转移或肝外转移时表明肿瘤不可切除。当肝内胆管癌双侧肝脏均有广泛侵犯时，也会导致无法手术。当累及双侧二级肝管时也意味着无法切除。当血管成像或 MRI 发现肿瘤包绕或阻断了肝固有动脉、门静脉主干、双侧门静脉或肝动脉分支通常被认为是手术禁忌证。

　　获得组织学诊断的方法有经皮细针穿刺活检、刷刮活检和胆汁细胞学检查等[43]。如果打算手术，则术前的组织学诊断可以不必得到。除非患者不适合手术，费时的术前组织学诊断并不推荐。在经皮穿刺置管引流的胆汁中找到癌细胞的概率均约 30%，而通过内镜经穿肝支架刷检找到癌细胞的概率可达 40%，而经皮细针穿刺活检为 67%。内镜超声也用来引导远端病变或淋巴结的细针穿刺活检。利用经皮的管道，胆道镜不仅可以引导活检，还可以确定肿瘤范围。然而即使有这么多的手段，1/3 的胆管癌患者仍无法得到阳性的活检或（和）细胞学结果。因此如果肿瘤局限且可以切除，术前的组织学诊断并不必要。

　　如果手术切除大于肝实质的 60% 时，术前进行肝动脉和门静脉栓塞应用越来越多[44,45]。通过这些方法，在术前对包含肿瘤的肝叶进行栓塞，导致切除肝叶的萎缩和保留肝叶的增生。最为常见的是术前栓塞肝右动脉或门静脉右支，2~3 周后肝左外叶增生大于原体积的30% 时行肝右三叶切除。这种方法可能会降低肝门胆管癌黄疸患者扩大肝切除后肝衰的并发症和死亡率。

　　最后，腹腔镜在肿瘤分期中的作用需要进一步评估。在 Johns Hopkins 医院，有近 45% 的肝门胆管癌患者在开腹探查时发现有腹膜内或肝转移（15%），或有广泛的肝门侵犯（30%）而无法切除[1]。相比之下，远端胆管癌在开腹探查时只有 10% 无法切除。胆囊癌的肝转移和腹膜转移的概率明显要高。对于有腹膜转移的患者，手术干预并没有益处，腹腔镜也许可以避免开腹手术的并发症及住院时间长等问题。最近 Jarnagin 等[46]报道了一项研究结果，他们将患者非随机的分成直接开腹组和开腹前行常规腹腔镜分期组，结果发现可能行治愈性切除的患者的比例前者比后者少，分别为 67% 和 83%。腹腔镜对于发现腹膜转移（90%）或肝转移（83%）很敏感，但却无法发现血管或广泛的胆管侵犯。

总　结

　　完全切除是胆道恶性肿瘤治愈的唯一希望。彻底理解肝胆的经典解剖，掌握每位患者自身独特的解剖及其与肿瘤的关系，对于最终判断肿瘤的可切除性至关重要。随着无创检查的进步，包括螺旋 CT、MRI、多普勒，甚至是 PET，对于胆道恶性肿瘤的分期能力也将会有所提高。

（崔云龙　译）

参考文献

1. Nakeeb A, Pitt H, Sohn T, et al. Cholangiocarcinoma: a spectrum of intrahepatic, perihilar, and distal tumors. *Ann Surg.* 1996;224:463–473.
2. Schulick RD. Hepatobiliary anatomy. In: Mullholand MW, Lillemoe KD, Doherty GM, Maier RV, Upchirch GR, eds. *Greefield's Surgery Scientific Principles & Practice,* 4th ed. Philadelphia: Lippincott Williams & Wilkins; 2006:892–908.
3. American Joint Committee on Cancer (AJCC). *AJCC Cancer Staging.* New York: Springer-Verlag; 2005:1–150.
4. Boerma EJ. Towards an oncological resection of gallbladder cancer. *Eur J Surg Oncol.* 1994;20:537–544.
5. Shirai Y, Yoshida K, Tsukada K, et al. Radical surgery for gallbladder carcinoma: long-term results. *Ann Surg.* 1992;216:565–568.
6. Todoroki T, Kawamoto T, Takahashi H, et al. Treatment of gallbladder cancer by radical resection. *Br J Surg.* 1999;86:622–627.
7. Kondo S, Nimura Y, Hayakawa N, et al. Extensive surgery for carcinoma of the gallbladder. *Br J Surg.* 2002;89:179–184.
8. Bartlett DL, Fong Y, Fortner JG, et al. Long-term results after resection for gallbladder cancer: implications for staging and management. *Ann Surg.* 1996;224:639–646.
9. Fong Y, Jarnagin W, Blumgart LH. Gallbladder cancer: comparison of patients presenting initially for definitive operation with those presenting after

prior noncurative intervention. *Ann Surg.* 2000;232:557–569.

10. Shoup M, Fong Y. Surgical indications and extent of resection in gallbladder cancer. *Surg Oncol Clin North Am.* 2002;11:985–994.

11. Dixon E, Vollmer CM, Sahajpal A, et al. An aggressive surgical approach leads to improved survival in patients with gallbladder cancer: a 12-year study at a North American center. *Ann Surg.* 2005;241:385–394.

12. Shih SP, Schulick RD, Cameron JL, et al. Gallbladder cancer: the role of laparoscopy and radical resection. *Ann Surg.* 2007;245:893–901.

13. Hederstrom E, Forsberg L. Ultrasonography in carcinoma of the gallbladder: diagnostic difficulties and pitfalls. *Acta Radiol.* 1987;28:715–721.

14. Antonio Rodriguez-Fernandez A, Gomez-Rio M, Medina-Benitez A, et al. Application of modern imaging methods in diagnosis of gallbladder cancer. *J Surg Oncol.* 2006;93:650–664.

15. Chijiiwa K, Sumiyoshi K, Nakayama F. Impact of recent advances in hepatobiliary imaging techniques on the preoperative diagnosis of carcinoma of the gallbladder. *World J Surg.* 1991;15:332–337.

16. Bach AM, Loring LA, Hann LE, et al. Gallbladder cancer: can ultrasonography evaluate extent of disease? *J Ultrasound Med.* 1998;17:303–309.

17. Ueno N, Tomiyama T, Tano S, et al. Diagnosis of gallbladder carcinoma with color doppler ultrasonography. *Am J Gastroenterol.* 1996;91:1647–1649.

18. Azuma T, Yoshikawa T, Araida T, Takasaki K. Differential diagnosis of polypoid lesions of the gallbladder by endoscopic ultrasonography. *Am J Surg.* 2001;181:65–70.

19. Franquet T, Montes M, Ruiz de Azua Y, et al. Primary gallbladder carcinoma: imaging findings in 50 patients with pathologic correlation. *Gastrointest Radiol.* 1991;16:143–148.

20. Tsuchiya Y. Early carcinoma of the gallbladder: macroscopic features and US findings. *Radiology.* 1991;179:171–175.

21. Kumar A, Aggarwal S. Carcinoma of the gallbladder: CT findings in 50 cases. *Abdom Imaging.* 1994;19:304–308.

22. Kumaran V, Gulati S, Paul B, et al. The role of dual-phase helical CT in assessing resectability of carcinoma of the gallbladder. *Eur Radiol.* 2002;12:1993–1999.

23. Ohtani T, Shirai Y, Tsukada K, et al. Carcinoma of the gallbladder: CT evaluation of lymphatic spread. *Radiology.* 1993;189:875–880.

24. Efremidis SC, Vougiouklis N, Zafiriadou E, et al. Pathways of lymph node involvement in upper abdominal malignancies: evaluation with high-resolution CT. *Eur Radiol.* 1999;9:868–874.

25. Ohtani T, Shirai Y, Tsukada K, et al. Spread of gallbladder carcinoma: CT evaluation with pathologic correlation. *Abdom Imaging.* 1996;21:195–220.

26. Sagoh T, Itoh K, Togashi K, et al. Gallbladder carcinoma: evaluation with MR imaging. *Radiology.* 1990;174:131–136.

27. Till RB, Semelka RC, Reinhold C. Gallbladder and biliary system. In: Semelka RC, ed. *Abdominal-Pelvic MRI.* New York: Wiley-Liss; 2002:319–371.

28. Vollmer CM, Drebin JA, Middleton WD, et al. Utility of staging laparoscopy in subsets of peripancreatic and biliary malignancies. *Ann Surg.* 2002;235:1–7.

29. Weber JC, Navarra G, Jiao LR, et al. New technique for liver resection using heat coagulative necrosis. *Ann Surg.* 2002;236:560–563.

30. Klatskin G. Adenocarcinoma of the hepatic duct at its bifurcation within the porta hepatis: an unusual tumor with distinctive clinical and pathologic features. *Am J Med.* 1965;38:241–256.

31. Bismuth H, Corlette MB. Cholangioenteric anastomosis in carcinoma of the hilus of the liver. *Surg Gynecol Obst* 1975;140:170–178.

32. Burke EC, Jarnagin WR, Hochwald SN, et al. Hilar cholangiocarcinoma: patterns of spread, the importance of hepatic resection for curative operation, and a presurgical clinical staging system. *Ann Surg.* 1998;228:385–394.

33. Jarnagin WR, Fong Y, DeMatteo RP, et al. Staging, resectability, and outcome in 225 patients with hilar cholangiocarcinoma. *Ann Surg.* 2001;234:507–519.

34. Hann LE, Greatrex KV, Bach AM, et al. Cholangiocarcinoma at the hepatic hilus: sonographic findings. *AJR Am J Roentgenol.* 1997;168:985–989.

35. Han JK, Choi BI, Kim TK, et al. Hilar cholangiocarcinoma: thin-section spiral CT findings with cholangiographic correlation. *Radiographics.* 1997;17:1475–1485.

36. Lomanto D, Pavone P, Laghi A, et al. Magnetic resonance cholangiopancreatography in the diagnosis of biliopancreatic disease. *Am J Surg.* 1997;174:33–38.

37. Magnuson TH, Bender JS, Duncan MD, et al. Utility of magnetic resonance cholangiography in the evaluation of biliary obstruction. *J Am Coll Surg.* 1999;189:63–71.

38. Guthrie JA, Ward J, Robinson PJ. Hilar cholangiocarcinomas T2-weighted spin-echo and gadolinium-enhanced FLASH MR imaging. *Radiology.* 1996;201:347–351.

39. Pitt HA, Dooley WC, Yeo CJ, et al. Malignancies of the biliary tree. *Curr Probl Surg.* 1995;32:1–90.

40. Hochwald SN, Burke EC, Jarnagin WR, et al. Association of preoperative biliary stenting with increased postoperative infectious complications in proximal cholangiocarcinoma. *Arch Surg.* 1999;34:261–266.

41. Lee MG, Lee HJ, Kim MH, et al. Extrahepatic biliary diseases: 3D MR cholangiopancreatography compared with endoscopic retrograde cholangiopancreatography. *Radiology.* 1997;202:663–669.

42. Schwartz LH, Coakley FV, Sun Y, et al. Neoplastic pancreaticobiliary duct obstruction: evaluation with breathhold MR cholangiopancreatography. *AJR Am J Roentgenol.* 1998;170:1491–1495.

43. Desa LA, Akosa AB, Lazzara S, et al. Cytodiagnosis in the management of extrahepatic biliary stricture. *Gut.* 1991;32:1188–1191.

44. Kawasaki S, Makuuchi M, Miyagawa S. Radical operation after portal embolization for tumors of the hilar bile duct. *J Am Coll Surg.* 1994;178:480–486.

45. Vogl TJ, Balzer JO, Dette K, et al. Initially unresectable hilar cholangiocarcinoma hepatic regeneration after transarterial embolization. *Radiology.* 1998;208:217–222.

46. Jarnagin WR, Bodniewicz J, Dougherty E, et al. A prospective analysis of staging laparoscopy in patients with primary and secondary hepatobiliary malignancies. *J Gastrointest Surg.* 2000;4:34–43.

第 **37** 章

胆道癌：临床治疗

Keith D. Lillemoe, Richard D. Schulick, Andrew S. Kennedy, Joel Picus

胆道癌包括胆囊癌和胆管癌，它们对临床治疗是一个严峻的挑战。它们在早期通常没有症状，发现时已经属于晚期，从而无法治愈。对胆囊和胆管癌，外科治疗及抗肿瘤治疗尚无明确的方法，即使根治性切除预后仍然很差。另外，胆道梗阻是胆囊癌和胆管癌在早期和晚期治疗时都可能会出现的并发症。而胆道梗阻可以导致诸如胆管炎、进行性肝功能不全等危及生命的并发症，通常还会出现厌食及瘙痒，因此即使无法切除的患者也应该进行充分的胆汁引流。本章主要论述胆囊癌和胆管癌的诊断、手术切除、辅助治疗及姑息治疗。

胆囊癌

临床表现

胆囊癌的发病率在胃肠道肿瘤中居第 5 位，在胆道肿瘤中居第 1 位[1]。胆囊癌的临床表现从因胆结石行胆囊切除偶然发现到快速进展而无法治疗差距甚大。不幸的是，在美国的胆囊癌患者许多都是在诊断为胆囊癌时已经属于晚期。

胆囊癌属于老年性疾病，女性发病率为男性的 3~4 倍。临床症状类似于胆囊良性疾病，包括胆道绞痛和急性胆囊炎。右上腹疼痛是其最常见的临床症状，约 80% 以上的患者会出现。这种疼痛通常比典型的胆结石绞痛更加持续。常见的非特异性的症状包括恶心、厌油腻、体重减轻、发热和寒战等。在较晚期病例中，胆囊癌阻塞胆道造成梗阻性黄疸。体检时可能会发现右上腹压痛、可触及的包块、肝大和腹水。实验室检查除出现胆道梗阻外通常难以有特异性的发现。诸如 CEA 和 CA19-9 等可能会升高，但对于诊断来讲用处不大。

诊断

由于没有特异的表现和缺乏可靠的诊断标准，大多数胆囊癌术前无法确诊。大多数有症状的患者通常提示良性的胆石疾病，B 超通常是首选的诊断手段。由于胆囊癌患者有 90% 以上会同时有胆石，B 超的发现经常因为患者的症状而考虑为良性的胆石疾病。胆囊增厚或息肉和(或)真菌样生长的肿块突向胆囊腔时应提高警惕，考虑到胆囊肿瘤的可能性(图 37.1)。肝脏侵犯、淋巴结转移或血管侵犯会出现的在比较晚期的病例。

CT 较 B 超对于胆囊癌的确认更加敏感，而且对于胆囊肿块(图 37.2A)、淋巴结侵犯(图 37.2B)、邻近脏器的侵犯、肝脏转移及腹水描绘得更加清楚。对照增强 CT 对于诊断胆囊肿瘤病变的敏感性和特异性接近 90%[2]。另外，CT 还可以判断门脉系统主要血管的受累情况(门静脉和肝动脉)，如果存在则预示着无法切除。MRI 包括 MRCP 的发展，是一项无创伤的可以对肝实质(图 37.3A)、胆系(图 37.3B)、淋巴结、血管进行综合评估的有效手段。有报道认为，超声内镜对胆囊癌的诊断和分期非常有用[3]。这项技术通过描述肿瘤侵犯程度和淋巴结转移可以有效地区分胆囊癌的早期或晚期。最后，FDG-PET 被证实对于胆囊癌的诊断和分期也非常有用[4]。

胆道造影通常用于胆囊癌和梗阻性黄疸患者。无论是逆行胆道造影，还是经皮肝穿胆道造影，对于确认梗阻位置均很有效。胆囊癌患者的典型表现就是累及肝总管的较长的胆道狭窄(图 37.4)。虽然二者均能放置胆道支架，但经皮肝穿胆道支架的方法要比内镜更加可靠，而且在手术治疗时有可能用得上。正如前文所述，由于 MRCP 技术可提供相似的、高质量的胆系影像，它的

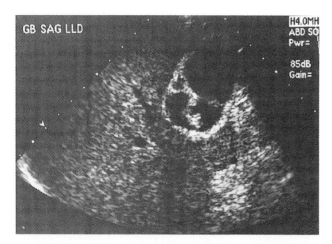

图 37.1　胆囊癌的 B 超表现：胆囊壁增厚伴有息肉样肿块突入胆囊腔。

应用已经在许多患者中代替了有创的胆道造影。

治疗

胆囊癌的治疗主要依赖肿瘤的类型及分期。这种疾病通常有三种情况：①怀疑为良性疾病在胆囊切除的术中或术后偶然发现；②通过术前评估怀疑或确定为胆囊癌而行手术；③晚期的腹腔恶性肿瘤。每种情况均有不同的治疗方式。因为只有手术切除才能提供治愈的可能，因此总体上对手术态度比较积极。但对于各期的胆囊癌，手术切除的范围争论较大。Alfred Blalock 在 1924 年写道："对于胆囊的恶性肿瘤，当无须开腹便能确诊时，则不应手术，因为手术只会缩短患者的生命"[5]。虽然在这后来的 75 年中诊断胆囊癌的能力有所

增强，但 Alfred Blalock 的观点对于很多患者来说仍然有效，姑息治疗通常是治疗的首要目标。

外科切除

外科治疗主要依赖于肿瘤的类型和侵犯的程度。由于许多患者是在腹腔镜胆囊切除过程中或术后才发现胆囊癌的，原因就是他们通常表现为类似胆石等良性疾病的症状和体征。如果术前就考虑为胆囊癌，则应该避免腹腔镜切除。如果在腹腔镜切除过程中发现是胆囊癌，活检应该避免，并且应由腹腔镜切除改为开腹手术，除非发现肝转移或肿瘤扩散。肿瘤播散是腹腔镜切除关注的焦点。胆囊壁破裂和胆汁溢出造成的肿瘤腹膜弥漫种植和腹腔镜孔道复发有多篇文献报道[6,7]。

如果腹腔镜切除之后病理诊断是胆囊癌，那么进一步的治疗则需要依据病理发现。对于 T1 N0 M0（ⅠA 期）的胆囊癌患者，由于肿瘤局限于黏膜固有层或肌层，只要胆囊管切缘阴性，单纯胆囊切除即可。另外，由于 T1 肿瘤尚未侵犯含有淋巴管的浆膜下层，因此无需作淋巴清扫。此期的胆囊癌在大部分研究中 5 年生存率均超过 85%，考虑到并发症和死亡率，大多数外科医生认为扩大切除并不适合[8-12]。相比较之下，大多数中心对于侵犯胆囊壁肌层的 T2 期（ⅠB 期）肿瘤提倡扩大切除[8,13-17]。表 37.1 总结了 T1 N0 M0（ⅠA 期）胆囊癌外科切除结果。

T 分期较高的患者淋巴结转移的机会会明显增加。纪念 Sloan-Kettering 癌症中心报道 T2 期淋巴结

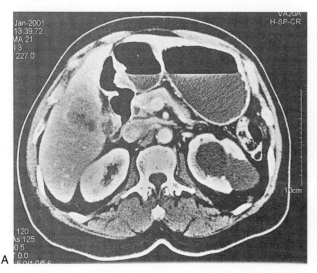
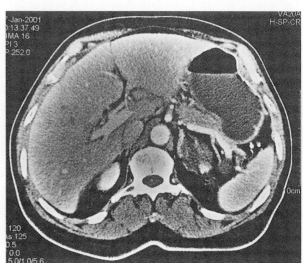

图 37.2　(A) CT 可见胆囊癌肿瘤侵入肝脏。(B)CT 可见胆囊癌伴弥漫肝门淋巴结肿大。

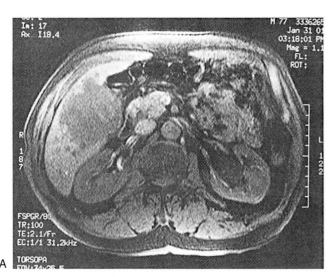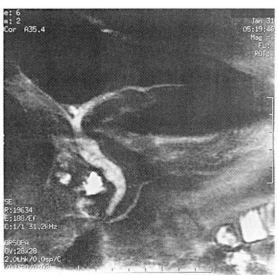

图 37.3　(A)MRI 可见胆囊癌肿瘤侵入肝脏。(B)MRCP 可见胆总管、胰管和双侧肝管。

转移率可达 33%[14]。在相同的研究中,T3 期的淋巴结转移率为 58%,T4 期的淋巴结转移率为 69%。对于 T2 和 T3 期肿瘤的治疗,公认的方法就是扩大或根治性胆囊切除,即整块切除胆囊和距肿瘤 3~4cm 楔形切除肝Ⅳ、Ⅴ段。有些中心提倡更加根治性的肝切除:扩大肝叶切除,主要适用于肿瘤较大时或二次手术时无法将肿瘤和炎症明确区分时。区域淋巴结清扫范围包括所有胆总管、肝门周围、肝门部和胰上淋巴结。胆管切除和重建则依赖于肿瘤距胆囊管和胆总管汇合

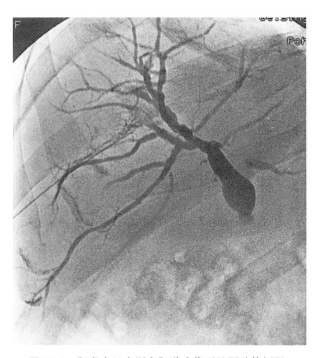

图 37.4　胆囊癌经皮肝穿胆道成像可见肝总管梗阻。

处的距离和淋巴清扫。大多数研究均建议切除所有腹腔镜孔洞。

术前确诊为胆囊癌的患者,已有足够的证据证明对于 T2 和 T3 期的肿瘤应行更加彻底的切除。对于 T2 期的肿瘤单纯行胆囊切除者 5 年生存率为 36%~40%[15,18],而扩大胆囊切除加淋巴结清扫者 5 年生存率为 83%~100%[13,15,18]。对于 T3 期肿瘤提倡扩大胆囊切除和淋巴结清扫者指出,在术中经常难以区分 T2 或 T3,而肝切除对于彻底清除肿瘤难度甚大。

对于 T4 期肿瘤,行扩大切除和淋巴结清扫的热情有些减弱。但传统观点认为该期肿瘤不管是否治疗预后都很差,因此权衡扩大切除本身的并发症,认为扩大切除并不适合该期肿瘤。但纪念 Sloan-Kettering 癌症中心却有 T4 N0 M0 患者接受扩大切除后获长期生存的报道,切除范围通常至少包括肝 4b 和 5 段,甚至右半肝(4,5,6,7 和 8 段)以及淋巴结清扫[14]。在该研究中,27 例 T4 期肿瘤患者 5 年生存率为 28%,5 例患者实际生存期超过 5 年。该结果又证实切除是有效的,尤其是术中并未发现广泛淋巴结转移时。

一系列胆囊癌根治性切除后的结果见表 37.2。结果表明,胆囊癌根治手术死亡率很低,在 0~4%[12-20]。同时它也说明根治性手术可以导致患者的长期生存。作为现代西方治疗结果的代表,纪念 Sloan-Kettering 癌症中心总结了 14 年中 410 例胆囊癌,发现只有 102 例患者可行有治愈可能的切除手术 [14]。51 例患者无法手术,135 例接受非治愈性的胆囊切除,92 例行剖腹探查并只做了活检。接受切除者的平均生存期为 26 个

表 37.1

T1 N0 M0(IA 期)胆囊癌手术切除结果

作者,年份(参考文献)	例数	手术	5 年生存率
Shirai 等,1992[8]	56	单纯胆囊切除	100%
Yamaguchi,Tsuneyoshi,1992[9]	6	单纯胆囊切除	100%
Donohue 等,1990[10]	9	单纯胆囊切除(89%)	89%
Matsumoto 等,1992[13]		单纯胆囊切除	100%
De Aretxabala 等,1997[11]	32	单纯胆囊切除(69%)	94%
Yoshida 等,2000[12]	13	单纯胆囊切除	91%

月,5 年生存率为 38%。未接受切除者平均生存期为 5.4 个月,5 年生存率为 4%。多因素分析发现,影响接受手术的患者生存期最多的因素是 T 和 N 的期别。T2 期患者的预后要比 T3 或 T4 者好,但晚期 T 并没有排除长期生存者。伴有淋巴结转移的患者预后差,36 例拟行根治性切除的患者由于淋巴结阳性,只有 2 例生存期超过 5 年,但最终还是死于该病。

该项研究还比较了 1 次和 2 次治愈性切除后长期生存有无区别。结果发现,那些第一次未能充分切除的患者(只行胆囊切除)二次行根治性切除后,其生存期与第一次就行根治性切除者并无区别。结果表明,经过仔细选择患者后再次行根治性手术与首次即行根治结果一样。而这个结果被 Johns Hopkins 医院最近的报道再次证实[17]。

缓解治疗

胆囊癌姑息治疗的主要指征就是因肿瘤直接侵犯肝外胆道或淋巴结转移后压迫造成的胆道梗阻。如果开腹后发现局部肿瘤无法切除,则应行胆道短路手术(肝肠吻合)以缓解肝外胆道梗阻。然而,如果开腹或腹腔镜发现肿瘤播散或在术前判断肿瘤无法切除,则应行胆道引流术,既可以经皮放置胆道支架,也可以通过内镜放置胆道支架。记忆金属支架(Boston Scientific Corp., Natick, MA) 对于预期生存几个月的患者可提供永久的支架引流效果(图 37.5)。

辅助治疗

胆囊癌辅助性化疗和放疗效果尚无确切定论,原因就是目前可参考的文献均是小样本、单中心的结论,而且治疗的方法各不相同。另外可治愈性切除的

表 37.2

局部晚期胆囊癌根治性手术切除结果

作者,年份(参考文献)	例数	手术死亡率(%)	5 年生存率(%)
Donohue 等,1990[10]	42	2	33
Shirai 等,1992[15]	40	0	65
Bartlett 等,1996[18]	23	0	51
Fong 等,2000[14]	102	4	38
Shih 等,2007[17]	50	4	47

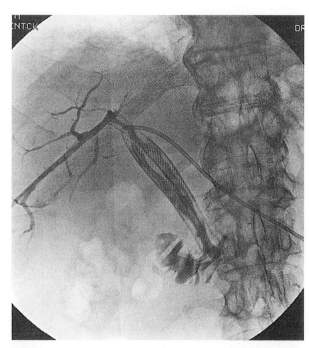

图 37.5 经皮技术放置记忆金属支架缓解胆囊癌造成的肝外胆管梗阻。

比例小,技术治疗数据、组织学和肿瘤侵犯程度记录不完全也都会导致辅助性治疗效果的判定困难。最后,患者的入组标准各有偏重,从而更难做出解释。胆囊癌辅助性化疗应用的合理性是,即使根治性切除,切缘阴性的概率也较小。因此,用放疗来控制肿瘤床及区域淋巴结的镜下残留,而化疗既可以作为放疗的增敏剂,又可以全身起效。

胆囊窝的放疗方法从标准的外照射到术中外照射和近距离照射[21-24]。通常,胆囊癌的外照射是治疗胆囊床,范围是肿瘤及区域淋巴结引流区以外 2~3cm。这种治疗通常包括肝门、部分肝脏、腹腔干、腹主动脉周围和胰十二指肠淋巴结。通常的 45Gy 照射剂量不可能控制大体疾病,因此人们开始求助于术中外照射和近距离照射[25-27]。考虑到肝脏、肾、脊髓和十二指肠的耐受限度,54Gy 以上照射剂量是禁止的。而术中外照射或近距离照射可以使这些脏器避开高剂量区域,从而使放射剂量达到 50Gy 以上。不幸的是,有关这方面的数据很有限。

最近一些文献报道了胆囊癌切除后的辅助治疗的经验。Czito 等[28]报道了单中心回顾性的胆囊腺癌的治疗经验。在 23 年中,有 22 例原发胆囊癌外科切除后进行放疗,平均剂量为 45Gy。18 例患者同步接受 5-Fu 化疗,所有患者平均随访时间为 1.7 年,存活者的平均随访时间为 3.9 年。5 年实际总体生存率、无病生存率、无转移生存率和局部区域控制生存率分别为 37%、33%、36% 和 59%。所有患者中位生存期为 1.9 年。作者的结论是,放疗时同步接受 5-Fu 化疗对于非转移性胆囊癌患者有益处。Houry 等[29]对自 1974~2000 年间所有胆囊癌放疗的文献进行荟萃分析,发现只有镜下残存时放疗的收益最大。高剂量放疗尤其推荐术中推量放疗(15 Gy)。术后辅助性的外照射(45~50 Gy)只轻度改善生存期。

Itoh 等(30)曾报道 18 例用单纯放疗作为辅助性治疗的胆囊癌患者。5 年生存率为 56%,其中 R0 为 76%,R2 为 0%,放疗可以改善生存期。

新辅助放疗

由于许多患者在就诊时已为局部晚期,一些研究者试图利用新辅助治疗使肿瘤缩小,从而可以进行手术切除。Aretxabala 等(31)报道在 II 期试验中术前应用外照射(45 Gy)和化疗(5-Fu 两周期,第 1~5 天和第 28~32 天)。27 例意外发现胆囊癌的患者入组,13 例

进行了手术,其中 3 例活检证实肿瘤残留,中位随访 4 个月,7 例患者在最后一次随访时存活,仅有 1 例局部转移的患者死于该病。Uno 等[32]在 22 例不可切除的胆囊腺癌患者中应用外照射。只有 5 例最后进行了根治性手术,另外 5 例进行了短路手术,还有 12 例患者仍然无法切除或出现转移。对放疗有反应的患者比无反应的患者生存期明显延长(P=0.0008)。1 年和 2 年总生存率分别为 36% 和 14%。

Czito 等在 I 期研究中应用放疗和同步二氢嘧啶脱氢酶灭活剂(eniluracil)治疗胆囊癌、胆管癌和胰腺癌。照射 45Gy 后,缩小照射野并行 5.4Gy 推量放疗。口服 eniluracil/5-Fu 类似于通过一种安全的口服制剂连续输注 5-Fu。Eniluracil 使 DPD 失活,能够维持 5-Fu 的血清水平。放化疗后 4 周行手术切除。术中总共有 13 例出现了令人鼓舞的降期,其中 1 例完全治愈。作者认为,这种方法安全并且有效,但最大耐受剂量仍未达到。

姑息治疗

关于无手术机会的胆囊癌患者通过活检证实后行放和(或)化疗的报道对于患者的选择偏差较高,而且数量小,病例积累的时间长。多数研究报道,单纯活检的患者生存期只是大于 2 个月[24],而姑息性短路手术者则可达 6 个月[34]。多系列研究[21,23,24,26,35-38]证实,单纯活检后行姑息放/化疗可使平均生存期接近 4 个月(范围在 1~20 个月)。短路手术后适合姑息放疗的平均生存时间大于 8 个月(范围在 1~15 个月)[23,36]。

除了可以稍微延长生存时间外,对晚期胆囊癌放疗可以不同程度的缓解疼痛、瘙痒、黄疸、早期厌油腻和其他局部区域症状。有报道称,放疗可改善 50%~90% 的症状。同时治疗时间、花费及潜在的并发症也不得不考虑。幸运的是,虽然诸如恶心、呕吐、体重减轻和腹泻等放疗的副作用会出现,但单纯放疗的剂量小于 54Gy 并发症的报道仍然很少。

用于胆囊癌姑息治疗的主要细胞毒药物仍是 5-Fu。最近几年,基于 5-Fu 治疗的几种方法已供使用或正在研制。其中最显著的是口服配方的研制,如卡培他滨(capecitabine)。这些治疗可减少出诊次数,更好地维持生活质量。考虑到对这种不常见肿瘤进行 III 期试验的复杂性,这种治疗是否能等效于肿瘤抑制剂作为母体化合物也许永远也不为人知晓。

对胆囊癌有一些效果的其他药物有顺铂和阿霉

素。有关这些药物的文献有限而且可信度较低。这些药物联合应用增加了毒性，从而限制了它们的广泛应用。而且联合应用并没有显著提高临床反应。

一种新型的顺铂类似物奥沙利铂，具有较宽的抗肿瘤活性，在其他胃肠恶性肿瘤中证实有效，包括顺铂无效的结肠癌。另外，它的神经毒性较小，因此应用广泛。它可以与以 5-Fu 为主的化疗保持高水平的协同作用。一些实验研究报道，奥沙利铂与 5-Fu 和卡陪他滨联用均有效。

一些新药已进入胆道癌的临床试验中。其中一个就是吉西他滨。美国食品药品监督局首次批准该药用于治疗胰腺癌，因为它较以 5-Fu 为主的化疗对胰腺癌不仅有一定临床效果，还可以改善患者的生活质量。基于胰腺癌和胆道癌的共性，胆道癌的 Ⅱ 期试验中研究单药吉西他滨和联用卡陪他滨对胆道癌的效果。一个较小的试验结果发现，单药吉西他滨的反应率可达 36%[40]。在更新的实验中，吉西他滨和卡陪他滨联用，在 45 例患者中反应率为 31%，中位无疾病进展时间为 2 个月，因此研究者认为该药以显示足够的效果保证 Ⅲ 实验的进行[41]。靶向药物已开始在胆道癌实验中应用。上皮生长因子受体（EGFR）络氨酸激酶抑制剂 erlotinib 正在 42 例胆道癌患者中应用。免疫组化发现在 36 例患者中，有 29 例表达 EGFR。40 例中可评估的肿瘤中有 3 例出现反应[42]。

胆管癌

胆管癌是一种少见的肿瘤，它来源于胆管上皮，其发病率随地域不同变化较大，在美国和西欧发病率为 2/100 000，约占胃肠道恶性肿瘤的 3%[43]。胆管癌可发生在胆道的任何地方，最实用的分类方法是基于外科手术切除的解剖学分法，即肝内、肝门和远端胆管癌。据调查，胆管癌主要是肝门胆管癌（40%~60%），其次是远端胆管癌（30%~40%），最少见的是肝内胆管癌（10% 左右）[44,45]。肝门胆管癌的治疗是切除肝外胆管，然后扩大切除右半肝或有时扩大切除左半肝。远端胆管癌即行胰十二指肠切除术，而肝内胆管癌行部分肝切除术。

临床表现

胆管癌的临床表现主要依赖于肿瘤的位置。绝大多数患者的年龄在 50~80 岁，男性略多。大多数胆管癌患者都认为具有正常的肝脏[46]。然而，有近 10% 的病例，胆管癌来源于胆道慢性炎症，最终导致胆管上皮癌变形成胆管癌。与胆管癌关系密切的有胆管硬化、麝猫后睾吸虫病感染、胶质二氧化钍、胆总管囊肿、肝石病和肝硬化。与胆管癌可能有关系的有病毒性肝炎（乙肝或丙肝）和酗酒[43]。

肝门或远端胆管癌典型的临床表现是无痛性梗阻性黄疸同时伴瘙痒、乏力、厌食和体重减轻。胆管炎在这些患者中不常见，除非治疗时造成细菌进入梗阻的胆道。如果胆管梗阻的位置低于胆囊管，胆囊会增大并能触到（Courvoisier 症）。肝内胆管癌在肿瘤足够大出现不适之前往往没有明显的症状和体征。但这些患者也可以出现乏力、厌食和体重减轻。肝内胆管癌患者也可以在影像学检查中偶然发现，起初很可能被认为是转移瘤而开始寻找原发灶，当找不到原发灶时，通过排除法而确定为肝内胆管癌。查体时大多数患者正常，除非在肝门或远端胆管癌患者中出现黄疸，或偶尔在肝内胆管癌患者中触到肿块。

诊断

就诊时，大多数肝门或远端胆管癌患者会出现胆红素升高伴血清碱性磷酸酶明显升高和转氨酶中度升高。病程长的患者可出现低蛋白血症，表明营养不良或肝脏合成功能受抑，或二者都有。当维生素 K 吸收不足时会出现凝血酶原时间延长。血清 CEA 或 CA19-9 水平可以升高，但 AFP 通常正常[47]。

梗阻性黄疸的评估通常开始于无创影像学检查，如 B 超或 CT。这些检查的表现依赖于肿瘤的位置。肝内胆管癌成像可能只会发现肝内肿块或有时肿瘤上端的肝内胆管扩张（图 37.6A）。肝门胆管癌成像典型地表现出肝内胆道扩张和远端胆道、胆囊塌陷（图 37.6B）。远端胆管癌成像通常出现肝内和肝外胆道扩张，而这与其他壶腹周围癌有时难以区分。远端胆管癌通常难以发现肿块（不像胰腺癌）。在最近的 10~15 年中，MRCP 在胆道成像中经常用到（图 37.7）。该项技术由于无创的特点，在诊断胆道解剖和肿瘤的范围时占有非常重要的地位。全面的扫查肝脏、腹腔及血管成像也可以判定有无转移和大血管受累。

虽然 MRCP 质量很高，但有创的胆道造影技术也经常用到。内镜逆行胆胰造影（ERCP）（图 37.8）和 PTC（图 37.9）对于胆道肿瘤的诊断都很有用。在应用

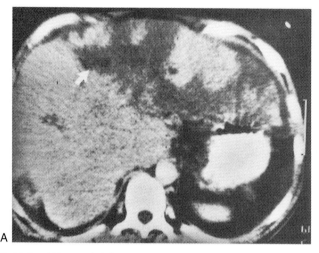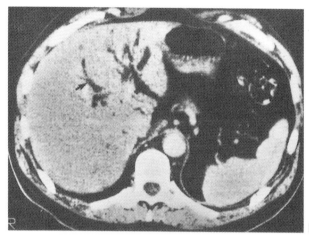

图 37.6　(A) CT 可见广泛的肝内胆管癌(箭头),主要在肝左叶。(B) CT 可见肝门胆管癌引起的肝内胆管扩张(箭头)。(From Pitt HA, Dooley WC, Yeo CJ, et al. Malignancies of the biliary tree. *Curr Probl Surg*.1995;32:1–100,with permission.)

这两项技术的同时,还可以放置支架进行引流。对于肝门胆管癌来讲,PTC 可以更好地观察肿瘤情况和放置支架,而远端胆管癌二者均可。一些中心,特别是在日本,在术前选择性的通过经皮肝穿引流多次活检以确定肿瘤范围。

治疗

　　胆管癌的治疗,与胆囊癌一样,依赖于肿瘤的范围。手术切除需要肿瘤没有转移,没有主要血管侵犯,以及存在切缘阴性的可能。术前是否需要胆道减压和引流,不同的中心观点不同。主张术前引流的学者认为这样可以通过胆道造影更好的评估胆管的解剖,可以进行腔内活检,可以缓解黄疸,并在胆管重建后的愈合过程中起到协同作用。反对者认为术前引流可以造成感染并发症,有文献报道引流后出现胆道细菌种植,不常见的还有出血、胆瘘和胰腺炎[48,49]。但双方都赞成无创的影像学检查, 如 MRI 和高分辨率三维CT。术前支架引流对手术切除的操作影响不大。然而,由于支架造成胆道炎症,也许会使胆管癌的边界难以清楚地触及和判断。

　　胆管癌的切除步骤变化很大,主要依赖于肿瘤的位置和侵犯周围结构的程度。局限于胆道的接近于肝管汇合处的肝内胆管癌,应行标准的肝切除。远端胆

图 37.7　MRCP 显像可见肝管汇合处梗阻的肝门胆管癌。

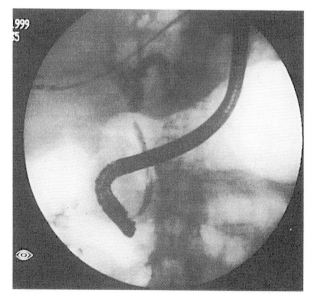

图 37.8　内镜逆行胆胰管成像可见肝管汇合处以下梗阻的肝门胆管癌影像。

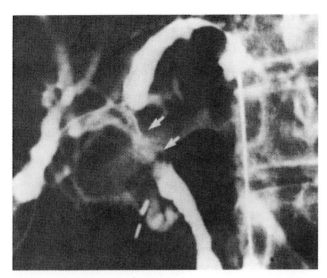

图 37.9　经皮肝穿胆道成像显示了一个长期原发硬化性胆管炎的患者最后发展成肝总管处胆管癌的影像（箭头）。(From Pitt HA, Dooley WC, Yeo CJ, et al. Malignancies of the biliary tree. *Curr Probl Surg.* 1995; 32:1–100, with permission.)

管癌，如果能切除，则应行胰十二指肠切除术。侵犯肝门周围结构的肝门胆管癌的治疗则依据精确的胆管解剖，肿瘤远、近胆管的受累程度，血管解剖、受累情况以及切除后残肝剩余量。这些问题将会在下文进行详细论述。

一些学者认为，为寻找术前影像学未发现的转移，应行腹腔镜再次评估。总体而言，这种做法虽然可以减少不必要的开腹探查，但只有部分高危因素的患者从中受益[50-52]。腹腔镜只能通过发现癌扩散或肝转移而提示无法手术，难以发现血管侵犯。另一种方法

就是腹腔小切口，评估腹膜腔后如果发现转移，只做胆囊切除。

肝内胆管癌

肝内胆管癌的发病率在胆管癌中最小。肝内胆管癌的外科治疗主要是部分肝切除，其范围主要取决于肿瘤的位置和肝脏受累的程度。如果肿瘤接近肝门，其做法可能与肝门胆管癌一样。肝内胆管癌的典型表现为巨大占位，但没有肝门或远端胆管癌的黄疸表现。然而，积极的手术只是提供了长期生存的希望。表37.3 总结了最近肝内胆管癌的治疗情况[44,53-59]。5 年生存率从 17%~40%，大多数高于 30%。切缘阴性的患者5 年生存率从 44%~63%。手术死亡率也基本可以接受，范围在 0~7%。

肝门胆管癌

肝门胆管癌是胆管癌最常见的肿瘤。它对外科切除挑战最大，因为它不仅邻近主要血管、肝脏，还邻近左右胆管的树状分支。多数中心的切除方法是扩大右半肝切除，有时也有扩大左半肝切除和肝中叶切除。许多中心能将正确的肝切除与获得切缘阴性和长期生存的能力（至少间接有关）联系起来。

经典的肝门胆管癌的治疗步骤如下。远端胆总管在胰头处游离并切断，将近端向头侧掀起。术中冰冻可以确保切缘阴性。切除胆囊，结扎胆囊动脉。将离断的胆总管进一步与门静脉和肝动脉分离，同时

表 37.3

肝内胆管癌手术切除的结果

作者,年份(参考文献)	例数	5 年生存率 R0 切除	5 年生存率 总体	手术死亡率
Pichlmayr 等,1995[53]	32	NR	17%	6%
Jan 等,1996[54]	41	44%	27%	0
Casavilla 等,1997[55]	34	NR	31%	7%
Madariaga 等,1998[56]	34	51%	35%	6%
Valverde 等,1999[57]	30	NR	22%	3%
Inoue 等,2000[58]	52	55%	36%	2%
Weber 等,2001[59]	33	NR	31%	3%
De Oliviera 等,2007[44]	34	63%	40%	2%

NR：未报道。

将淋巴结与胆总管整块切除。拉低肝板,分离肝门(图37.10A),然后切除肝门胆管癌和胆管分叉。离断圆韧带,充分暴露廉状韧带根部。左肝管可在廉状韧带根部分离出来,然后术中冰冻可以确保切缘阴性(37.10B)。如果左肝管切缘阴性,主要的门静脉和肝动脉及其分叉处未被侵犯,则行扩大右半肝切除,即分离肝右动、静脉,门静脉右支,离断肝实质。如果左胆管切缘阳性,则应尝试扩大左半肝切除。从肝脏、血管及胆管的解剖上不利于扩大左半肝切除,因为①右

肝管主干短且位于肝内;②肝右动脉自肝固有动脉分出后正好走行于胆管分叉处,经常受累;③左半肝切除后的肝脏创面要比右半肝切除的创面大。然而,有时肿瘤侵犯左肝管比右肝管严重,扩大左半肝切除则更加适宜。有时位于胆管分叉以下而且并未向上侵犯,两边肝管具有足够的切缘,为尽量保留肝实质,可行肝中叶切除。胆道重建可行结肠后 Roux-en-Y 吻合。胆管吻合应用 4-0 可吸收线单层缝合(图 37.10C)。胆管变异较大,无论左边胆管还是右边胆管,吻合都可能

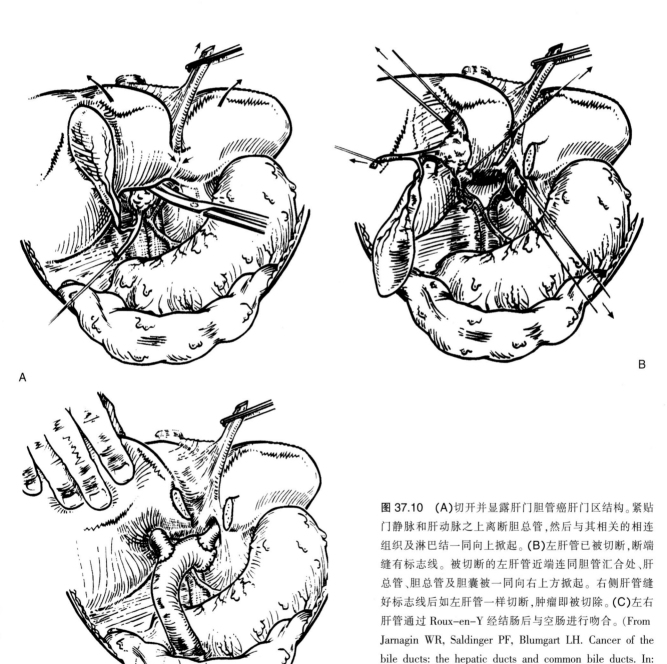

A

B

C

图 37.10　(A)切开并显露肝门胆管癌肝门区结构。紧贴门静脉和肝动脉之上离断胆总管,然后与其相关的相连组织及淋巴结一同向上掀起。(B)左肝管已被切断,断端缝有标志线。被切断的左肝管近端连同胆管汇合处、肝总管、胆总管及胆囊被一同向右上方掀起。右侧肝管缝好标志线后如左肝管一样切断,肿瘤即被切除。(C)左右肝管通过 Roux-en-Y 经结肠后与空肠进行吻合。(From Jarnagin WR, Saldinger PF, Blumgart LH. Cancer of the bile ducts: the hepatic ducts and common bile ducts. In: Blumgart LH, Fong Y, eds. *Surgery of the Liver and Biliary Tract*, 3rd ed. London: WB Saunders, 2000:1017-1058, with permission.)

表 37.4

肝门胆管癌外科治疗情况

作者,年份(参考文献)	例数	5 年生存率 R0 切除	5 年生存率 总体	手术死亡率
Sugiura 等,1994[60]	83	33%	20%	8%
Su 等,1996[61]	49	34%	15%	10%
Nagino 等,1998[62]	138	26%	NR	10%
Miyazaki 等,1998[63]	76	40%	26%	15%
Madariaga 等,1999[56]	28	25%	9%	14%
Kosuge 等,1999[64]	65	52%	35%	9%
Neuhaus 等,1999[65]	95	37%	22%	6%
Jarnagin 等,2001[66]	80	30%	NR	10%
Rea 等,2004[67]	46	30%	26%	9%
Nishio 等,2005[68]	301	27%	22%	8%
Dianant 等,2006[69]	99	33%	27%	15%
Wahab 等,2006[70]	73	NR	13%	11%
de Oliveira 等,2007[44]	173	30%	10%	5%

NR：未报道。

超过 1 个。

表 37.4 总结了近年胆管癌外科治疗情况[44,57,60-70]。病例多的中心大多数常规行部分肝切除。切缘阴性的患者 5 年生存率从 25%~52%。总体 5 年生存率从 9%~35%。手术死亡率从 5%~15%。

肝门胆管癌切除后局部复发是肝门胆管癌一个重要问题。为减少局部复发,一些学者主张切除尾叶。尾叶和尾突与肝脏相连的地方正好位于胆管和门静脉分叉处,通常尾叶有数条小胆管在胆管分叉附近汇入主胆管[71]。一项研究证实在 46 例患者中,有 44 例患者尾叶胆管受累[69]。部分肝切除及尾叶整块切除认为有助于切缘阴性。这个观点被 Neuhaus 等[65]进一步发展,他们常规将门静脉和尾叶连同标本整块切除,然后将门静脉主干与左支门静脉进行重建,这种方法理论上将胆管周围所有危险结构完全切除。

远端胆管癌

远端胆管癌在胆管癌发病率中居第二,手术方法与其他壶腹周围癌一样,行胰十二指肠切除术。胰十二指肠切除术的操作技术在其他章节会作详细介绍。Johns Hopkins 医院最近报道了 239 例远端胆管癌行胰十二指肠切除术的经验[44]。并发症发生率尚可接受,

其中胰漏发生率为 13%,伤口感染为 11%,胃排空延迟为 10%。手术死亡率为为 3%。切缘阴性率为 78%,淋巴结阳性率为 60%,切除者的总体 5 年生存率为 23%(其中切缘阴性者为 27%)。

肝移植

异体肝移植已经用于治疗可切除及不可切除的肝门胆管癌患者中,但是淋巴转移和远处转移的高发生率限制了肝移植成功率。Abdel Pichlmayr 等[70]报道了 249 例肝门胆管癌患者,其中 125 例行切除术,25 例行肝移植术,结果切除术无论在病程的哪个期别都相同于或好于肝移植术。因此作者认为,对于肝门胆管癌来说,除了特殊患者外手术切除是最佳选择。但一些中心对可能从肝移植中获得更大益处的患者尝试采用新辅助治疗以提高疗效[74]。尽管对肝门胆管癌目前有一定的肝移植经验,但并不推荐将肝移植作为该病的标准治疗方案。

辅助治疗

胆管癌手术切除后局部复发是该病面临的一大问题。更不幸的是,由于切缘小,即使病理证实切缘阴

性，实际上也很难达到完整切除，因此，对切缘进行辅助性的放疗是合理的。许多研究[21,25,36,75-88]包含完整切除者，部分切除者和无法切除者的混合患者（表37.5）。到目前为止，尚无胆管癌单纯手术和结合放化疗的前瞻研究，但许多中心的治疗原则是切缘阳性的患者术后进行体外放疗。

Johns Hopkins 医院[78,80,81]对胆管癌放疗的研究结果是，虽然放疗对生存期的影响没有统计学差异，但全部3个活过5年的患者均接受了放疗。虽然中位生存期无明显优势，但这是一个条件不一致的组，14例患者中有8例除体外放疗外还接受了推强放疗[80]。Kamada 等报道了59例切缘阳性的患者接受体外放疗加近距离放疗，平均生存21.5个月[76]。他们认为，体外放疗加近距离放疗比单纯体外放疗要明显延长患者生存期。这些结果表明，足够剂量的放疗可以抑制阳性的切缘的发展并延长生存期。Kraybill 等[21]研究发现，治愈性切除后给予放疗的患者其5年生存率为10%，而不进行切除的相似患者5年生存率为0。相反，至少有一个文献报道体外放疗加近距离放疗剂量过高时，会导致生存期缩短。Gonzalez 等[85]报道了71例治愈性切除后给予40~45Gy体外放疗加10Gy近距离放疗，当总剂量大于55Gy时生存期反而缩短。Thomas Jefferson University 医院报道了24例体外放疗、近距离放疗同时以5-Fu化疗或联合5-Fu、多索鲁比辛、丝裂霉素C化疗的结果。生存期明显延长（2年生存率为48%），接受66~70Gy的平均生存期为25个月，而小于55Gy的只有6个月。24例中有19例不可切除的胆管癌，显示了放化疗联合有改善生存期的趋势。其他一些研究认为，胆管癌的放疗效果具有剂量依赖性，但这些研究并没有联合5-Fu化疗[21,90-93]。

Foo 等[94]报道了 Mayo Clinic 最新的体外放疗联合5-Fu团注，同时近距离放疗的研究结果。结果显示了放疗结合5-Fu延长患者生存期的趋势，9例患者中有2例获得5年无病生存。联合治疗的5年生存率为22%，而单纯放疗者为9%。有关5-Fu的最佳剂量东方肿瘤协作组[79]研究结果是250mg/m²，平均生存期为12个月，1年和2年的生存率分别为48%和14%。

Serefini 等[95]回顾性研究了自1988~1999年间的192例肝胆肿瘤患者，其中胆管癌90例。胆管癌中有50例行单纯手术，38例接受了辅助放化疗。前者的平均生存为29±24.5个月，后者为42±37.0个月（P=0.07）。无辅助性放化疗的远端胆管癌平均生存期为25±20.1个月，辅助性放化疗的远端胆管癌平均生存期为41±21.8个月（P=0.04）。因此，作者认为辅助性放化疗可改善胆管癌的生存期，尤其是远端胆管癌（P=0.04）。

新辅助治疗

为达到胆管癌降期的目的，一些中心进行了一系列新辅助治疗。Urego 等[96]报道例数最多，他们将放化疗作为单纯完整切除或异体肝移植前的新辅助治疗。据他们报道，用放疗和同时5-Fu持续滴注的完全反应率达38%，平均生存期和5年生存率令人印象深刻：平均生存期为20个月，切缘阴性的5年生存率为53%。即使是切缘阳性者5年生存率也达24%。另外，一些新辅助治疗前被认为无法切除者，经过新辅助治疗后成功降期，其存活期较单纯放疗、短路和外科减瘤明显延长。有趣的是，如果放化疗和手术的顺序相反，其结果也会大不相同[35]。放化疗在手术之前比在手术之后患者的平均生存期由12个月增加到20个月。

McMaster 等[97]报道了9例通过术前放化疗降期的肝外胆管癌，其完全反应率为33%，中位生存期为22.2个月。5年生存率为30%。Gunderson 等[75]报道了Mayo Clinic胆管癌的治疗情况，通过切除前或肝移植前体外照射联合5-Fu化疗加近距离放疗，9例患者的平均生存期超过60个月，5年存活率为100%。

Heimbach 等[74]对不可切除的Ⅰ、Ⅱ期肝门胆管癌在肝移植前进行体外照射联合近距离放疗加5-Fu化疗或口服卡培他滨。自1993年至2003年共56例患者接受治疗，48例达到了可手术的期别，但其中14例证实无法移植。最后28例进行了肝移植，3例患者死于围术期并发症，4例在移植后22~63个月出现复发。56例患者的总的5年生存率为54%，48例达到了可手术的期别的患者5年生存率为64%。移植后1年和5年生存率分别为88%和82%。

姑息治疗

开腹后或术前发现肿瘤局部晚期或明显肝外转移时，应该只以缓解胆道梗阻及其相关症状（如瘙痒和胆管炎）等进行治疗。缓解胆道梗阻的方法很多，其中经皮肝穿置管是最常用的方法。手术时发现肿瘤无法切除，姑息治疗的方法可以肝穿引流或胆肠内引流。

当经皮肝穿引流管放置后，即可将胆汁内引到小肠，又可外引到引流袋。而放置记忆金属支架后则可

胆管癌的辅助放疗

研究	治疗方式	例数	E(Gy)	B(Gy)	MS(月)	实际存活率(%) 1年	2年	3年	5年	注释
Pitt 等,1995(80)	手术	31	无	无	20	–	–	–	–	生存期无明显差别
	手术+XRT	14	46	13	14	–	–	–	–	
Cameron 等,1990(81)	手术	15	无	无	无	60.0	43.0	21.0	–	87%对71%切像阴性 3例患者活过5年,均在XRT组
Kamada 等,1996(76)	手术+XRT	38	50~60	20	NS	70.0	31.0	21.0	–	
	手术+XRT	59	30~50	30~50	21.5	73.0	31.0	18.0	–	
Kraybill 等,1994(21)	手术(切缘阴性)+XRT	12	48	NS	11	–	–	–	10	
Verbeek 等,1991(82)	单纯XRT	31	48	NS	NS	–	–	–	0	
	手术	22	–	–	8	–	–	–	–	P=0.001
	手术+XRT	29	45	10	27	–	–	–	–	P=0.001
Gonzalez 等,(EORTC),1990(83)	手术	17	–	–	8.3	–	–	–	–	P=0.0005
	手术+XRT	38	42~55	10~40	19	–	–	–	–	P=0.0005
Mahe 等(Lyon),1991(36) 所有患者	手术+XRT	26	–	–	22	–	48.0	32.0	–	
存在微转移	手术+XRT	14	45	10~15	27.5	86.0	62.0	55.0	–	P=0.045
存在肉眼转移	手术+XRT	12	45	10~15	13	57.0	30.0	10.0	–	P=0.045
Veeze-Kuijper 等,1989(84) 存在微转移	手术+XRT	11	30~40+	15	15	65.0	36.0	36.0	–	P=0.06
不可切除	单纯XRT	31	40	25	8	40.0	18.0	6.0	–	
Gonzalez 等,1999(85)	手术+XRT	71	40~45	10	24	84.0	–	37.0	24.0	
Schoenthaler 等,1994(86)	手术	15	无	无	16	–	–	–	–	
	手术+XRT	35	54	NS	16	–	–	–	–	
	手术+CTX	18	60	NS	23	–	–	–	–	
Serefini 等,2001(95) 可治愈性病例	手术	50			29	–	–	–	–	
	手术 + XRT+CTX	38			42	–	–	–	–	

CTX:化疗;E:体外照射;EORTC:欧洲癌症研究和治疗组织;NS:未说明;XRT:放疗;B:近距离放疗;MS:中位生存期。

以拔除之前的肝穿引流管。记忆金属支架的优点是无需进行引流管的护理，患者有相对较好的引流过程。充分引流后，黄疸及其相关症状会迅速缓解。如果没有胆管炎，则不必全肝引流。充分胆汁引流后黄疸并不缓解往往预示着肝脏血管受累。

有些中心提倡用肝脏Ⅲ段肝管作肝肠吻合短路手术。一项 20 例患者的肝肠吻合短路手术的研究[98]结果表明，手术死亡率为 0，1 年的改善率为 80%。因此作者认为，该手术的效果很好并且避免了放支架后频繁的更换支架。

初期放疗

早期不可切除的胆管癌的放疗应用有限，主要因为当时没有现代这样的影像学仪器和设备，放疗剂量不足导致治疗深度不够，体外放疗和近距离放疗的计划制定的能力有限。即使有这么多限制，剂量在 20~60Gy 的体外放疗的平均生存期仍为 10~15 个月[79,99]。即使是在早期研究中就已经发现反应率的剂量依赖性，他们发现当放射剂量大于 40Gy 时，患者的生存期会延长，而这些患者大多数是在放疗后接受了 5-Fu 化疗。

对于那些不符合体外放疗要求的患者不可切除的胆管癌的姑息放疗也具有挑战性。这些患者通常伴有黄疸和疼痛。胆道炎症和感染可以通过静脉抗生素和胆汁引流得到缓解。有数据表明，近距离放疗要比单纯引流更能改善姑息效果和生存期。很明显，患者的选择是一个主要的因素，而到目前为止尚无前瞻性的研究，但所有目前的文献均认为放疗会有一些好处[99-101]。

这些患者的总体目标就是尽快和持久的改善症状，提高生活质量。据一些研究报道，剂量在 40~50Gy 的放疗比单纯支架引流可明显延长生存期，提高支架使用时间，缓解症状。在一项回顾性分析中，Chakravarti 等[101]报道了在 18 例胆管癌患者中应用支架引流和近距离放疗获得 100% 的缓解率。对不适合外照射放疗的患者给予 30~50Gy 铱照射 14 例患者的结果，与其年龄和性别相似的手术切除组进行比较。正如所料，支架引流联合近距离放疗组的长期生存率较手术组低，但不是在在每个时间点差距都很大。前者 13 个月的中位生存期与后者 14 个月的中位生存期无明显统计学差异，但二者的实际生存率还是有差异的。1 年生存率前者为 53%，后者为 70%；2 年生存率前者为 20%，后者为 31%。

Golfieri 等[102]报道了肝门胆管癌多种姑息治疗手段的单中心经验。对于不可切除的 26 例肝门胆管癌进行手术姑息切除、胆道支架或单纯近距离放疗。16 例患者入组多方式结合治疗（双侧胆道引流，碘-192 近距离放疗，支架引流+外放疗+全身化疗），5 例患者姑息切除，5 例单纯经皮胆道减压。9 例完成了多方式结合治疗，7 例胆道支架放置后进行了近距离放疗。多方式结合治疗组的平均生存期（10 个月）与手术组相似，高于近距离放疗组和胆道支架组（分别为 6 个月和 2.75 个月）。平均住院时间（15 天）比手术组短（20 天）。

Schleicher 等[103]对于不可切除的的近端胆管癌进行体外放疗和腔内近距离放疗联合治疗。30 例患者接受体外放疗（中位剂量为 30Gy）和高剂量近距离放疗（中位剂量 40Gy）；15 例患者接受单纯近距离放疗；9 例接受体外放疗联合 5-Fu。结果高剂量的近距离放疗平均生存期为 9.1 个月，体外放疗只有 3.9 个月。剂量明显大于 30Gy 而且放疗时没有黄疸的患者有效果（$P<0.05$）。

总之，胆道癌是预后差的少见肿瘤，该肿瘤表现的特异性使前瞻性研究受到限制。完全切除是目前唯一一个为患者提供长期生存希望的治疗手段。联合治疗也许可以适当改善治疗效果。

（崔云龙　译）

参考文献

1. Jermal A, Siegel R, Ward E, et al. Cancer statistics. *CA Cancer J Clin.* 2007;57:43–66.
2. Shinka H, Kimura W, Muto T. Surgical indications for small polypoid lesions of the gallbladder. *Am J Surg.* 1998;175:114–117.
3. Sugiyama M, Xie XY, Atomi Y, Saito M. Differential diagnosis of small polypoid lesions of the gallbladder: the value of endoscopic ultrasonography. *Ann Surg.* 1999;229:498–507.
4. Koh T, Taniguchi H, Yamaguchi A, et al. Differential diagnosis of gallbladder cancer using positron emission tomography with fluorine-18-labeled fluorodeoxyglucose (FDG-PET). *J Surg Oncol.* 2003;84:74–81.
5. Blalock AA. A statistical analysis of 888 cases of biliary tract disease. *Johns Hopkins Hosp Bull* 1924;35:391–409.
6. Lundberg O, Kristoffersson A. Port site metastases from gallbladder cancer after laparoscopic cholecystectomy. Results of a Swedish survey and review of published reports. *Eur J Surg.* 1999;165:215–222.
7. Duchi K, Mikuni J, Kakagawa Y. Laparoscopic cholecystectomy for gallbladder carcinoma: results of a Japanese surgery of 498 patients. *J Hepatobiliary Pancreat Surg.* 2002;9:256–260.
8. Shirai Y, Yoshida K, Tsukuda K, et al. Early carcinoma of the gallbladder. *Eur J Surg.* 1992;158:545–548.
9. Yamaguchi K, Tsuneyoshi M. Subclinical gallbladder carcinoma. *Am J Surg.* 1992;163:382–386.
10. Donohue JH, Nagorney DM, Grant CS, et al. Carcinoma of the gallbladder. *Arch Surg.* 1990;125:237–241.
11. De Aretxabala X, Roa IS, Burgos LA, et al. Curative resection in potentially resectable tumors of the gallbladder. *Eur J Surg.* 1997;163:419–426.
12. Yoshida T, Matsumoto T, Sasaki A, et al. Laparoscopic cholecystectomy in the treatment of patients with gallbladder cancer. *J Am Coll Surg.* 2000;191:158–163.

13. Matsumoto Y, Fujii H, Aoyama H, et al. Surgical treatment of primary carcinoma of the gallbladder based on the histologic analysis of 48 surgical specimens. *Am J Surg.* 1992;163:239–245.

14. Fong Y, Jarnagin W, Blumgart L. Gallbladder cancer: comparison of patients presenting initially for definitive operation with those presenting after prior noncurative intervention. *Ann Surg.* 2000;232:557–569.

15. Shirai Y, Yoshida K, Tsukada K, et al. Inapparent carcinoma of the gallbladder: an appraisal of a radical second operation after simple cholecystectomy. *Ann Surg.* 1992;215:326–331.

16. Dixon E, Vollmer C, Sahajpal U, et al. An aggressive surgical approach leads to improved survival in patients with gallbladder cancer. *Ann Surg.* 2005;241:385–394.

17. Shih SP, Schulick RD, Cameron JL, et al. Gallbladder cancer: the role of laparoscopy and radical resection. *Ann Surg.* 2007;245:893–901.

18. Bartlett DL, Fong Y, Fortner JG, et al. Long-term results after resection for gallbladder cancer. *Ann Surg.* 1996;224:639–646.

19. Shirai Y, Yoshida K, Tsukada K, et al. Radical surgery for gallbladder carcinoma. Long-term results. *Ann Surg.* 1992;216:565–568.

20. Chijiiwa K, Tanaka M. Carcinoma of the gallbladder: an appraisal of surgical resection. *Surgery.* 1994;115:751–756.

21. Kraybill WG, Lee H, Picus J, et al. Multidisciplinary treatment of biliary tract cancers. *J Surg Oncol.* 1994;55:239–245.

22. Fields JN, Emami B. Carcinoma of the extrahepatic biliary system–results of primary and adjuvant radiotherapy. *Int J Radiat Oncology Biol Phys.* 1987;13:331–338.

23. Houry S, Schlienger M, Huguier M, et al. Gallbladder carcinoma: role of radiation therapy. *Br J Surg.* 1989;76:448–450.

24. Houry S, Haccart V, Huguier M, et al. Gallbladder cancer: role of radiation therapy. *Hepatogastroenterology.* 1999;46:1578–1584.

25. Todoroki T, Iwasaki Y, Okamura T, et al. Intraoperative radiotherapy for advanced carcinoma of the biliary system. *Cancer.* 1980;46:2179–2184.

26. Todoroki T, Kawamoto T, Otsuka M, et al. Benefits of combining radiotherapy with aggressive resection for stage IV gallbladder cancer. *Hepatogastroenterology.* 1999;46:1585–1591.

27. Kurisu K, Hishikawa Y, Taniguchi M, et al. High dose rate intraluminal brachytherapy for post-operative residual tumor of gallbladder carcinoma: a case report. *Radiat Med.* 1991;9:241–243.

28. Czito BG, Hurwitz HI, Clough RW, et al. Adjuvant external-beam radiotherapy with concurrent chemotherapy after resection of primary gallbladder carcinoma: a 23-year experience. *Int J Radiat Oncol Biol Phys.* 2005;62:1030–1034.

29. Houry S, Barrier A, Huguier M. Irradiation therapy for gallbladder carcinoma: recent advances. *J Hepatobiliary Pancreat Surg.* 2001;8:518–524.

30. Itoh H, Nishijima K, Kurosaka Y, et al. Magnitude of combination therapy of radical resection and external beam radiotherapy for patient with carcinomas of the extrahepatic bile duct and gallbladder. *Dig Dis Sci.* 2005;50:2231–2242.

31. Aretxabala XD, Roa I, Burgos L, et al. Preoperative chemoradiotherapy in the treatment of gallbladder cancer. *Am Surg.* 1999;65:241–246.

32. Uno T, Itami J, Aruga M, et al. Primary carcinoma of the gallbladder: role of external beam radiation therapy in patients with locally advanced tumor. *Strahlenther Onkol.* 1996;172:496–500.

33. Czito BG, Hong TJ, Cohen DP, et al. A phase I study of enilaracil/5-FU in combination with radiation therapy for potentially resectable and/or unresectable cancer of the pancreas and biliary tract. *Cancer Invest.* 2006;24: 9–17.

34. Douglass HO, Tepper J, Leichman L. Neoplasms of the gallbladder. In: Holland JF, Frei E, Bast RC, et al., eds. *Cancer Medicine*, 3rd ed. Philadelphia: Lea & Febiger; 1993:1448–1454.

35. Flickenger JC, Epstein AH, Iwatsuki S, et al. Radiation therapy for primary carcinoma of the extrahepatic biliary system. *Cancer.* 1991;68:289–294.

36. Mahe M, Romestaing P, Talon B, et al. Radiation therapy in extrahepatic bile duct carcinoma. *Radiother Oncol.* 1991;21:121–127.

37. Silk YN, Douglass HO, Nava HR, et al. Carcinoma of the gallbladder. The Roswell Park experience. *Ann Surg.* 1989;210:751–757.

38. Okamoto A, Tsuruta K, Ishiwata J, et al. Treatment of T3 and T4 carcinomas of the gallbladder. *Int Surg.* 1996;81:130–135.

39. Burris HA, Moore MJ, Andersen J, et al. Improvements in survival and clinical benefit with gemcitabine as first-line therapy for patients with advanced pancreatic cancer: a randomized trial. *J Clin Oncol.* 1997;15:2403–2413.

40. Gallardo JO, Rubio B, Fodor M, et al. A phase II study of gemcitabine in gallbladder carcinoma. *Ann Oncol.* 2001;12:1403–1406.

41. Knox JJ, Hedley D, Oza A, et al. Combining gemcitabine and capecitabine in patients with advanced biliary cancer: a phase II trial. *J Clin Oncol.* 2005;23:2332–2338.

42. Phillip PA, Mahoney MR, Allmer C, et al. Phase II study of erlotinib in patients with advanced biliary cancer. *J Clin Oncol.* 2006;24:3069–3074.

43. Shaib Y, El-Serag HB. The epidemiology of cholangiocarcinoma. *Semin Liver Dis.* 2004;24:115–125.

44. deOliveira ML, Cunningham SC, Cameron JL, et al. Cholangiocarcinoma: 31-year experience with 564 patients at a single institution. *Ann Surg.* 2007;245:755–762.

45. D'Angelica MI, Jarnagin WR, Blumgart LH. Resectable hilar cholangiocarcinoma: surgical treatment and long-term outcome. *Surg Today.* 2004;34:885–890.

46. Nakanuma Y, Mashiso H, Tadashi T. Clinical and pathologic features of cholangiocarcinoma. In: Okuda K, Tabor E, eds. *Liver Cancer.* New York: Churchill Livingstone; 1997:279–290.

47. Qin XL, Wang ZR, Shi JS, et al. Utility of serum CA19-9 in diagnosis of cholangiocarcinoma: in comparison with CEA. *World J Gastroenterol.* 2004;10:427–432.

48. Hochwald SN, Burke EC, Jarnagin WR, Fong Y, Blumgart LH. Association of preoperative biliary stenting with increased postoperative infectious complications in proximal cholangiocarcinoma. *Arch Surg.* 1999;134:261–266.

49. Howard TJ, Yu J, Greene RB, et al. Influence of bactibilia after preoperative biliary stenting on postoperative infectious complications. *J Gastrointest Surg.* 2006;10:523–531.

50. Goere D, Wagholikar GD, Pessaux P, et al. Utility of staging laparoscopy in subsets of biliary cancers : laparoscopy is a powerful diagnostic tool in patients with intrahepatic and gallbladder carcinoma. *Surg Endosc.* 2006;20:721–725.

51. Connor S, Barron E, Wigmore SJ, et al. The utility of laparoscopic assessment in the preoperative staging of suspected hilar cholangiocarcinoma. *J Gastrointest Surg.* 2005;9:476–480.

52. Corvera CU, Weber SM, Jarnagin WR. Role of laparoscopy in the evaluation of biliary tract cancer. *Surg Oncol Clin N Am.* 2002;11:877–891.

53. Pichlmayr R, Lamesch P, Weimann A, et al. Surgical treatment of cholangiocellular carcinoma. *World J Surg.* 1995;19:83–88.

54. Jan YY, Jeng LB, Hwang TL, et al. Factors influencing survival after hepatectomy for peripheral cholangiocarcinoma. *Hepatogastroenterology.* 1996;43:614–619.

55. Casavilla FA, Marsh JW, Iwatsuki S, et al. Hepatic resection and transplantation for peripheral cholangiocarcinoma. *J Am Coll Surg.* 1997;185:429–436.

56. Madariaga JR, Iwatsuki S, Todo S, et al. Liver resection for hilar and peripheral cholangiocarcinomas: a study of 62 cases. *Ann Surg.* 1998;227:70–79.

57. Valverde A, Bonhomme N, Farges O, et al. Resection of intrahepatic cholangiocarcinoma: a Western experience. *J Hepatobiliary Pancreat Surg.* 1999;6:122–127.

58. Inoue K, Makuuchi M, Takayama T, et al. Long-term survival and prognostic factors in the surgical treatment of mass-forming type cholangiocarcinoma. *Surgery.* 2000;127:498–505.

59. Weber SM, Jarnagin WR, Klimstra D, et al. Intrahepatic cholangiocarcinoma: resectability, recurrence pattern, and outcomes. *J Am Coll Surg.* 2001;193:384–391.

60. Sugiura Y, Nakamura S, Iida S, et al. Extensive resection of the bile ducts combined with liver resection for cancer of the main hepatic duct junction: a cooperative study of the Keio Bile Duct Cancer Study Group. *Surgery.* 1994;115:445–451.

61. Su CH, Tsay SH, Wu CC, et al. Factors influencing postoperative morbidity, mortality, and survival after resection for hilar cholangiocarcinoma. *Ann Surg.* 1996;223:384–394.

62. Nagino M, Nimura Y, Kamiya J, et al. Segmental liver resections for hilar cholangiocarcinoma. *Hepatogastroenterology.* 1998;45:7–13.

63. Miyazaki M, Ito H, Nakagawa K, et al. Aggressive surgical approaches to hilar cholangiocarcinoma: hepatic or local resection? *Surgery.* 1998;123:131–136.

64. Kosuge T, Yamamoto J, Shimada K, et al. Improved surgical results for hilar cholangiocarcinoma with procedures including major hepatic resection. *Ann Surg.* 1999;230:663–671.

65. Neuhaus P, Jonas S, Bechstein WO, et al. Extended resections for hilar cholangiocarcinoma. *Ann Surg.* 1999;230:808–818.

66. Jarnagin WR, Fong Y, DeMatteo RP, et al. Staging, resectability, and outcome in 225 patients with hilar cholangiocarcinoma. *Ann Surg.* 2001;234:507–517.

67. Rea DJ, Munoz-Juarez M, Farnell MB, et al. Major hepatic resection for hilar cholangiocarcinoma: analysis of 46 patients. *Arch Surg.* 2004;139:514–523.

68. Nishio H, Nagino M, Nimura Y. Surgical management of hilar cholangiocarcinoma: the Nagoya experience. *HPB.* 2006;7:259–262.

69. Dinant S, Gerhards MF, Rauws EA, et al. Improved outcome of resection of hilar cholangiocarcinoma (Klatskin tumor). *Ann Surg Oncol.* 2006;13:872–880.

70. Abdel Wahab M, Fathy O, Elghwalby N, et al. Resectability and prognostic factors after resection of hilar cholangiocarcinoma. *Hepatogastroenterology.* 2006;53:5–10.

71. Mizumoto R, Suzuki H. Surgical anatomy of the hepatic hilum with special reference to the caudate lobe. *World J Surg.* 1988;12:2–10.

72. Nimura Y, Hayakawa N, Kamiya J, et al. Hepatic segmentectomy with caudate lobe resection for bile duct carcinoma of the hepatic hilus. *World J Surg.* 1990;14:535–543.

73. Pichlmayr R, Weimann A, Klempnauer J, et al. Surgical treatment in proximal bile duct cancer. A single-center experience. *Ann Surg.* 1996;224:628–638.

74. Heimbach JK, Gores GJ, Nagorney DM, Rosen CB. Liver transplantation for perihilar cholangiocarcinoma after aggressive neoadjuvant therapy: a new paradigm for liver and biliary malignancies? *Surgery.* 2006;140:331–334.

75. Gunderson LL, Haddock MG, Foo ML, et al. Conformal irradiation for

hepatobiliary malignancies. *Ann Oncol.* 1999;10:S221–S225.
76. Kamada T, Saitou H, Takamura A, et al. The role of radiotherapy in the management of extrahepatic bile duct cancer: an analysis of 145 consecutive patients treated with intraluminal and/or external beam radiotherapy. *Int J Radiat Oncol Biol Phys.* 1996;34:767–774.
77. Abrams RA, Grochow LB, Chakravarth A, et al. Intensified adjuvant therapy for pancreatic and periampullary adenocarcinoma: survival results and observations regarding patterns of failure, radiotherapy dose and CA19-9 levels. *Int J Radiat Oncol Biol Phys.* 1999;44:1039–1046.
78. Gunderson LL, Haddock MG, Burch P, et al. Future role of radiotherapy as a component of treatment in biliopancreatic cancers. *Ann Oncol.* 1999;10:S291–S295.
79. Whittington R, Neuberg D, Tester WJ, et al. Protracted intravenous fluorouracil infusion with radiation therapy in the management of localized pancreaticobiliary carcinoma: a phase I Eastern Cooperative Oncology Group trial. *J Clin Oncol.* 1995;13:227–232.
80. Pitt HA, Nakeeb A, Abrams RA, et al. Perihilar cholangiocarcinoma. *Ann Surg.* 1995;221:788–798.
81. Cameron JL, Pitt HA, Zinner MJ, et al. Management of proximal cholangiocarcinomas by surgical resection and radiotherapy. *Am J Surg.* 1990;159:91–98.
82. Verbeek PCM, van Leeuwen DJ, van Der Heyde MN, et al. Does additive radiotherapy after hilar resection improve survival of cholangiocarcinoma? *Ann Chir.* 1991;45:350–354.
83. Gonzalez DG, Gerard JP, Maners AW, et al. Results of radiation therapy in carcinoma of the proximal bile duct (Klatskin tumor). *Semin Liver Dis.* 1990;10:131–140.
84. Veeze-Kuijpers B, Meerwaldt JH, Lameris JS, et al. The role of radiotherapy in the treatment of bile duct carcinoma. *Int J Radiat Oncol Biol Phys.* 1989;18:63–67.
85. Gonzalez DG, Gouma DJ, Rauws EAJ, et al. Role of radiotherapy, in particular intraluminal brachytherapy, in the treatment of proximal bile duct carcinoma. *Ann Oncol.* 1999;18:S215–S220.
86. Schoenthaler R, Phillips TL, Castro J, et al. Carcinoma of the extrahepatic bile ducts. The University of California at San Francisco experience. *Ann Surg.* 1994;219:267–274.
87. Kopelson G, Galdabini J, Warshaw AL, et al. Patterns of failure after curative surgery for extra-hepatic biliary tract carcinoma: implications for adjuvant therapy. *Int J Radiat Oncol Biol Phys.* 1981;7:413–417.
88. Kopelson G, Gunderson LL. Primary and adjuvant radiation therapy in gallbladder and extrahepatic biliary tract carcinoma. *J Clin Gastroenterol.*

1983;5:43–50.
89. Alden ME, Mohiuddin M. The impact of radiation dose in combined external beam and intraluminal IR-192 brachytherapy for bile duct cancer. *Int J Radiat Oncol Biol Phys.* 1994;28:945–951.
90. Mittal B, Deutsch M, Iwatsuki S. Primary cancers of extrahepatic biliary passages. *Int J Radiat Oncol Biol Phys.* 1985;11:849–854.
91. Milella M, Salvett M, Cerrotta A, et al. Interventional radiology and radiotherapy for inoperable cholangiocarcinoma of the extrahepatic bile ducts. *Tumori.* 1998;84:467–471.
92. Hayes JK, Sapozink MD, Miller FJ. Definitive radiation therapy in bile duct carcinoma. *Int J Radiat Oncol Biol Phys.* 1988;15:735–744.
93. Meyers WC, Jones RS. Internal radiation for bile duct cancer. *World J Surg.* 1988;12:99–104.
94. Foo ML, Gunderson LL, Bender CE, et al. External radiation therapy and transcatheter iridium in the treatment of extrahepatic bile duct carcinoma. *Int J Radiat Oncol Biol Phys.* 1997;39:929–935.
95. Serefini FM, Sachs D, Bloomston M, et al. Location, not staging, of cholangiocarcinoma determines the role for adjuvant chemoradiation therapy. *Am Surg.* 2001;67:839–843.
96. Urego M, Flickinger JC, Carr BI. Radiotherapy and multimodality management of cholangiocarcinoma. *Int J Radiat Oncol Biol Phys.* 1999;44:121–126.
97. McMaster KM, Tuttle TM, Leach SD, et al. Neoadjuvant chemoradiation for extrahepatic cholangiocarcinoma. *Am J Surg.* 1997;174:605–609.
98. Jarnigan WR, Burke E, Power C, et al. Intrahepatic biliary enteric bypass provides effective palliation in selected patients with malignant obstruction at the hepatic duct confluence. *Am J Surg.* 1998;175:453–460.
99. Leung JG, Kuan R. Intraluminal brachytherapy in the treatment of bile duct carcinomas. *Australas Radiol.* 1997;41:151–154.
100. Grove MK, Hermann RE, Vogt DP, et al. Role of radiation after operative palliation in cancer of the proximal bile ducts. *Am J Surg.* 1991;161:454–458.
101. Chakravarti A, Madre-Bell R, Constable WC, et al. Ir-192 brachytherapy vs. radical surgery in the management of primary extrahepatic bile duct adenocarcinoma. *Appl Radiol.* 1999;28:22–26.
102. GolfieriGR, Giampalma E, Renzulli M, et al. Unresectable hilar cholangiocarcinoma: multimodality approach with percutaneous treatment associated with radiotherapy and chemotherapy. *In Vivo.* 2006;20:757–760.
103. Schleicher UM, Staatz G, Alzen G, et al. Combined external beam and intraluminal radiotherapy for irresectable Klatskin tumors. *Strahlenther Onkol.* 2002;178:682–687.

第 7 篇

结 直 肠 癌

第 **38** 章

环境与生活习惯在结直肠癌中的影响

Elizabeth T. Jacobs, Patricia A. Thompson, Maria Elena Martinez

引　言

在 2002 年，世界各国结直肠癌新发病例为 100 万人，死亡病例为 50 万人[1]。恶性程度根据国家地区间不同而不同。尽管在发展中国家结直肠癌是很少见的，但是在发达国家结直肠癌在癌症中占居第 2 位。结直肠癌的发病率和死亡率在地区上的差异被认为与生活习惯/生活环境等因素有关。在 Migrant 的诸多试验中，他比较了来自发病率低的国家的个体和来自发病率高的国家的个体，结果表明了生活习惯/生活环境等因素影响着恶性肿瘤的发生与发展。此外，过去结直肠癌发病率低的国家的发病率越来越高也进一步表明了生活习惯或生活环境等因素是结直肠癌的病因之一。

此文先回顾了描述性流行病学，然后总结分析性流行病学研究的结果。在讨论这篇已出版的综述之前，我们提供一篇研究设计综述让读者熟悉这些概念。这篇摘要要进一步强调了关于肥胖、体力活动、激素替代治疗(HRT)、吸烟、非甾体抗炎药(NSAID)和饮食等流行病学的研究。

描述性流行病学

世界范围内的发病率和死亡率

一般来说，除结直肠癌的发病率在有些地方未见上升外，世界各地的发病率越来越高。然而结直肠癌的死亡率并没有像结直肠癌的发病率那样迅速地增加，而且在加拿大、美国和一些欧洲国家的结直肠癌的死亡率反而下降，究其原因很可能与生存率的提高有关。

在亚洲与大洋洲的国家中，结直肠癌的发病率表现为 10 倍范围的变动。在这些国家中，发病率增加幅度最高的是日本，我们可以看到日本这个国家从 1970~1985 年间每 5 年结直肠癌的发病率增加幅度都在 20%~30%[2]。有趣的是，生活在夏威夷的日本人的结直肠癌的发病率也增加。总的说来，在亚洲和大洋洲的大多数国家中，结直肠癌在日本人和中国人的发病率有所增加，然而在印度低风险人口中未见显著性改变和降低。在澳大利亚，虽然结直肠癌的死亡率未见增加，但是每 5 年的发病率增长了 12%~14%[2]。

图 38.1 示出各国间由于地理环境的不同造成了结直肠癌的死亡率也各不相同。在日本，自从 1965 年起这种恶性肿瘤(结直肠癌)发病率大约增加了 25%。在一些东部国家，如捷克斯洛伐克、匈牙利、波兰和南斯拉夫，结直肠癌的死亡率稳步增长。图 38.1 也显示出在结直肠癌发病率高的地区的男女比例比结直肠癌发病率低的地区的男女比例要高。另外一个引人注目的发现是，在结直肠癌中由于地区的不同造成了结肠癌与直肠癌发生率的不同。在结直肠癌发病率高的地区，其结肠癌与直肠癌的比率为 2:1 或者更高，而在结直肠癌发病率低的地区,结肠癌与直肠癌的比例接近于 1:1。

在美洲及美国结直肠癌的发病率和死亡率

结直肠癌发病率在美洲的中部和南部地区一直稳步增长[2]。然而，在美国自从 20 世纪 80 年代中期

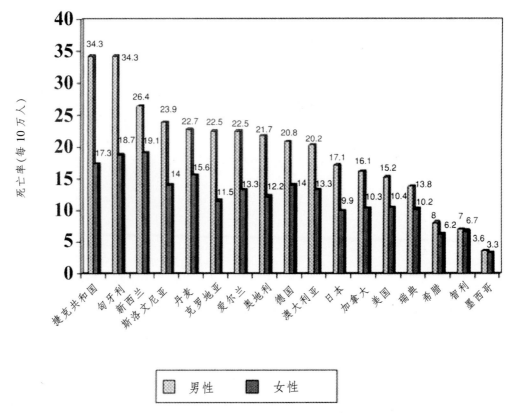

图 38.1 全球范围内部分国家结直肠癌死亡率(1/10 万)(数据根据世界卫生组织的标准人口进行年龄校正)。

结直肠癌的发病率开始下降,不论男性还是女性。在 1998 至 2002 年间结直肠癌发病率每年平均下降 1.8%[3]。1998 至 2002 年间的统计数据表明,在美国每 100 000 人中就会有 65.9 人患有结肠恶性肿瘤,每 100 000 人中就会有 47.9 人患有直肠恶性肿瘤。

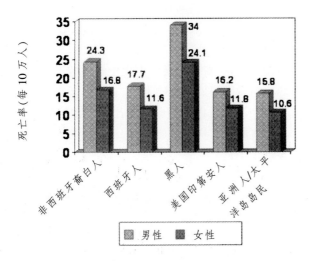

图 38.2 1998 至 2002 年美国不同年龄、种族的结直肠癌死亡率(1/10 万)(数据根据 2000 年美国标准人口进行年龄校正)。

到 2006 年, 美国估计将会有 148 610 结直肠癌新发病例,55 170 人将会死于这种疾病[3]。结直肠癌随着年龄的增长其发病率有所增加,约有 86% 的结直肠癌患者年龄在 55 岁或以上。在美洲北部地区,结直肠癌的死亡率一直显著下降。在美国,结直肠癌的每年年龄标准化的死亡率曲线表明,20 世纪 40 年代结直肠癌的死亡率出现高峰,自从 20 世纪 50 年代以后结直肠癌的死亡率稳步下降[3]。在 1998 至 2002 年间年龄标准化的死亡率曲线表明,每 100 000 人口死于结肠恶性肿瘤的为 24.7 人,每 100 000 人口死于直肠恶性肿瘤的为 17.4 人[3]。

在美国,不同种族或族裔人群中结直肠癌的发病率和死亡率的不同是显著的[3]。在黑人中结直肠癌的发病率最高(在男性中为 72.5/100 000 人,在女性中为 56.0/100 000 人),非西班牙裔白人(NHW)结直肠癌的发病率居中(在男性中为 61.7/100 000 人,在女性中为 45.3/100 000 人),西班牙裔白人(在男性中为 48.3/100 000 人,在女性中为 32.3/100 000 人)和土著美国人或阿拉斯加原住民 (在男性中为 36.7/100 000 人,在女性中为 32.2/100 000 人)结直肠癌的发病率最低。图 38.2 示出在黑人中结直肠癌的死亡率最高。对于黑人男性来说，从 1998 到 2002 年年龄标准化的死亡率为 34.0/100 000；对于黑人女性来说从 1998 到 2002 年年龄标准化的死亡率为 24.1/100 000。此外，当与其他非白人比较时发现，男性和女性黑人患者死于结直肠癌很可能高于其他非白色人口的 2 倍。这些数据清晰地表明在黑人中种族或族裔的差别显著影响到结直肠癌的死亡率。尽管亚洲或太平洋岛民、西班牙裔美国人和土著美国人或阿拉斯加原住民结直肠癌的发病率和死亡率很低，但是观察这些地区的结直肠癌未来的发展趋势具有很重要的意义，因为有人在文献中指出这些地区的结直肠癌在这些种族或族裔的发病率正在上升。从墨西哥新的肿瘤登记册数据显示，西班牙裔美国人在 1969 到 1994 年间结肠恶性肿瘤的发病率每年平均上升约 3.6%[4]。此外，虽然在加利福尼亚州的西班牙裔美国人的结直肠癌发病率下降[5]，但是，这种下降没有非西班牙裔白人或其他种族/族裔群体下降地明显。

生存率

在美国对于非西班牙裔白人来说，在 20 世纪 70 年代到 20 世纪 90 年代，结直肠癌的 5 年生存期的生存率从 50% 升高到 63%[6]，目前的 5 年生存率为 64%[3]。然而，全球的情形清晰地表明，除了美国以外的其他国家的生存率较低：欧洲为 41%，印度为 42%；而中国为 32%[7]。在美国生存率的数据表明，存在着种族/族裔的显著差异，与非西班牙裔白人相比，其他种族的生存率并没有表现出显著增加[8]。例如，将 1975~1987 年间与 1988~1997 年间的生存率进行比较可以发现，非西班牙裔白人男性增加了 10%，黑人男性的生存率增加了 9%，然而这种改变对于西班牙裔美国人来说仅仅为 7.4%，对于夏威夷土著人增加了 6.4%。对于女性来说，1975~1987 年间与 1988~1997 年间相比，非西班牙裔白人女性生存率增加了 9.2%，西班牙裔美国人女性生存率增加了 6.5%，黑人女性增加了 5.9%，美国土著人或阿拉斯加原住民女性生存率增加了 4.6%，夏威夷土著人女性的生存率实际下降了 1.3%。

在美国，种族或族裔群体能够产生的另外一个差异为疾病得到正确的诊断时所处的阶段不同，疾病的不同阶段能够很清晰地影响患者的生存率。例如，在非西班牙裔白人中，16% 的结直肠癌在得到诊断时伴有远处转移，然而对于西班牙裔美国人来说得到诊断时 20% 伴有远处转移，此结果类似于非裔美国人[9]。而且，正像 Clegg 等人[8]提到的，尽管对于西班牙裔美国人和非裔美国人来说，结直肠癌得到诊断时发生远处转移的比例增加，但是实际上西班牙裔美国人和土著美国人或阿拉斯加原住民结直肠癌得到诊断时发生远处转移的比例也增加，这些数据表明了西班牙裔美国人在 1975~1987 年间与 1988~1997 年间相比，结直肠癌确诊时发生远处转移的比例由 19.8% 上升到 20.3%；在美国土著人或阿拉斯加原住民中，结直肠癌得到诊断时发生远处转移的比例更明显由 19.8% 上升到 24.4%，最近的研究结果表明类似的情况。Chien 等人[10]使用 11 项监测、流行病学和最终结果癌症登记等方法，表明种族/族裔的差异是结直肠癌晚期阶段的危险因素。这一试验的诸多优点之一是研究人员把特殊种族或族裔人群再次划分为不同的亚群，比如把西班牙裔美国人分为各种各样的亚群。例如，与非西班牙裔白人相比，墨西哥裔的男性和女性很可能会处于此病的 III 期和 IV 期。

移民研究

结直肠癌的发病率在地理上存在很大差异，人们认为一部分是由于环境的因素，即饮食因素。移民学的研究已经证实了这些假说，比如把结直肠癌发病率低的地区的人口转移到发病率高的地区，其发病率将会增加到类似于东道主国家的发病率水平[2,11-15]，但是，偶尔也有些例外[16,17]。在一些调查研究中，发现本来发病率低的地区的人口移入发病率高的国家后其发病率会超过东道主国家的发病率[11,12,14]。例如，结肠恶性肿瘤发病率高的日本人迁居美国后其发病率会高于当地的美国白人。可以看到起源于欧洲北部的美国白人结直肠癌发病率高，移居于此的迁移人口也表现为高的发病率。相反，发病率低的欧洲南部地区、亚洲和非洲地区的居民移居发病率高的地区时其发病率也会增高。最近的研究也表明，考虑停留在东道主国家的时间也被认为是重要的发病因素[13,18]。移民学研究表明了结直肠癌的发病率的高低受到生活方式/环境的影响，移民一两代后结直肠的恶性肿瘤的发病率会接近东道主国家的结直肠癌的发病率，有时甚至在移居者当代就会出现，表明是环境的因素影响了发病率而非基因的改变。

结直肠腺瘤

大多数结直肠癌起源于腺瘤[19]。由于腺瘤常常无症状，它们直到发病率数年后才能被发现；因此它们频率的准确度量是发病率（即内镜或尸检时的发病率）。腺瘤随着年龄的增加发病率增加，而且男性比女性的尸检研究和筛查研究结果多发[20]。对平均危险人群普查发现，腺的发病率为 20%~60%[20]，腺瘤发病率最低的地区为芬兰、菲律宾、墨西哥、哥伦比亚、伊朗和南非[21]。与将结直肠癌作为终结点进行流行病学研究相比，将腺瘤作为一个终结点进行研究相对较少。某些生活方式是否在不同程度上影响着腺瘤和腺癌发生并没有完全弄清楚，然而由于疾病的复杂性，在疾病的早期阶段一些因素可能起到重要作用，而在疾病的后期另外一些因素可能起到重要影响。

流行病学试验设计

生态或相关性研究

通过检验生活方式或生活环境与发病率或死亡率的相关性，利用生态积累可以对结直肠癌和环境因素(比如饮食)的相关性进行评估。这种相关性的研究，可以根据比较各国之间或一个国家的各行政单位之间膳食的人均消费量的进行饮食病因相关性的研究。基于这些研究的结直肠癌的病因难以得到充足的结论；不同的结直肠癌的发病率的国家间除了各种各样的饮食不同外，还存在着非饮食因素的生活环境的不同。例如，结肠恶性肿瘤发病率与一个国家平均的食用脂肪和肉量呈现强的相关性，相关系数在 0.8~0.9[22,23]。然而很难将其归因于与某一种或几种食物之间的高度确定性。这些相关性研究的主要问题是，除了饮食因素被考虑以外，可能在发病率高与低的地区之间还存在一些潜在确定的恶性肿瘤危险因素，其不同程度影响着发病率。事实上，结肠恶性肿瘤与生态的相关因素超过了被研究的国家的个数。这些相关性之间互相混淆。这些混淆因素包括遗传易感性、其他饮食因素和其他的生活方式与环境因素。基于此，传统上认为生态学研究是最弱的流行病学研究。

分析性流行病学研究

病例对照研究指的是，在发病之前对恶性肿瘤患者和对照组获得其生活方式和其他因素的信息。与生态学研究相比，病例对照研究的结果可能提供更充足的证据，因为病例对照研究考虑了混淆因素。病例对照研究的一个主要优点是，研究时间短从而减少了成本。病例对照研究的一个重要缺陷是，存在潜在的选择性偏差或记忆性偏差。如果对照组选择不恰当或有意义的病例组或对照组成员拒绝参加，则会发生选择性偏差。如果病例组对于自己的癌症具有特别的记忆，那么他们会称饮食与对照组不同，这时会发生记忆性混淆。调查者可能在调查过程中出现诱导性偏差，特别在非盲法研究的情况下。病例对照研究的另外一个局限性在于饮食因素仅仅是癌症疾病诊断之前特异的进行研究时间相对短暂，原因在于大多数研究中饮食只在 1 年或几年前可被评估。对于一种疾病（比如结直肠癌），很长时间以前的一些危险因素可能与之有关，在疾病得到诊断数年前的饮食因素可能与其发生有关。然而，必须考虑测量和提供证据方面的困难，如确认饮食摄入因素。

队列研究包含鉴别一种研究样本，监测暴露于潜在危险因素一段时间后疾病的发生率和（或）死亡率。在这些研究中，在疾病发生之前应该得到对暴露因素的评估。因此，影响病例对照研究的回忆性偏差被消除。然而，队列研究的潜在缺陷是回访偏差，造成受试者随访资料的丢失。如果疾病发生率或具体的暴露危险因素与丢失随访相关，那么危险因素的评价会发生阳性偏倚或阴性偏倚。没有发现显著的相关性。队列研究通常花费昂贵，然而，因为在队列研究中疾病发生的结局和疾病的中间发展过程能够被确定，所以这些研究的花费是很值得的。当评价各种恶性肿瘤的多因素特征时，在同一数据中评价各种不同的病因因素和结果研究是很有价值的。例如，护士健康研究（NHS）和专业人员健康的随访研究（HPFS）证实，危险因素周期性地贯穿于整个随访期。随访期间可以对任何感兴趣的危险因素进行研究。前瞻性研究的另外一个优点就是能够利用生物化学标志物，从而可以在疾病发生之前收集样本。在病例对照研究中，在诊断前就确定标记物是否反应了真实的改变或是与恶性肿瘤相关的改变是不可能的。

生活方式和生活环境因素

虽然基因影响作用很重要,但是一些证据支持生活方式或环境因素对结直肠癌病因有巨大作用。不像其他的恶性肿瘤,结直肠癌的危险因素似乎受到多种可变因素的影响,从相对容易被量化(如吸烟因素)到评估非常困难和复杂(如饮食摄入、体力活动和环境或职业因素)。这一部分展示了生活方式和环境危险因素,它们目前被认为在结直肠肿瘤的形成的发展中起到重要作用。

肥胖

大多数的流行病学研究支持肥胖作为结直肠腺瘤[24-27]、结直肠癌[25,28-33]和结肠癌死亡率[29,34]的危险因素。这些调查中发现,在腺瘤转变为癌症的过程中肥胖起到重要作用。一般来说,肥胖对于结直肠癌发生危险的效力强于结肠恶性肿瘤,特别是近段结肠[30,33]和男性患者[30,35-40]。在医师健康研究(PHS)中发现,一个大的男性卫生人员队列发现,体重指数(BMI)高的与体重指数(BMI)低的结肠恶性肿瘤相对危险性系数(RR)为 1.48 (P=0.02)[25]。在医师健康研究中发现女性卫生人员的队列中体重指数(BMI)大于 $29kg/m^2$ 与体重指数小于 $21kg/m^2$ 相比,结肠癌的发生率的相对危险系数为 1.45(95%可信区间为 1.02~2.07)[41]。最近在弗雷明前瞻性的队列研究中进一步发现,腰围和腰臀比率(WHR)的测量应该应用到研究之中,因为测量中心型肥胖比体重指数在结肠癌的发生中更有意义[30]。在弗雷明研究中发现,腰围大的中年人结肠癌的相对危险系数为 4.4,久坐的老年人的危险系数为 3.0[30]。从 HPFS 报道的早期数据可见类似的结果,进一步说明了腰围(RR,2.6)和腰臀比率(RR,3.5)的测量比体重指数[25]在说明肥胖与癌症之间的相关性上更有说服力。

对于女性的研究结果很少一致,大多数研究报道结肠恶性肿瘤风险与 BMI 之间存在弱相关性或无相关性,受到更年期影响较大[39]。应用腰围作为中心型肥胖的指标会提高在女性中评估结肠恶性肿瘤危险因素的准确性[30,41-43]。绝经前与绝经后妇女高体重指数显著影响结直肠癌的发生[39,44],导致改变更年期状态成为有效的措施。一致性的建议是绝经期之后利用激素替代治疗,在年龄更大、体重更重的老年女性可见结直肠癌的危险性有所衰减,意味着随着女性年龄增长,肥胖将由大肠癌的危险增强因素转变为危险削弱因素。虽然暴露于高水平的具有促进生长作用效应的胰岛素样生长因子 1 被认为是作为更年期肥胖女性的结直肠癌危险因素的特异效应因子[39],但进一步的研究需要去确定在体重更重、年龄更大的女性结直肠癌发生风险降低的机制。

体力活动

前瞻性[41,45-55]和回顾性研究[56-77]结果表明,体力活动与结肠癌的发生而不是直肠癌有着负相关性[46,50,51,53,56,69,78,79]。这些结果不论在评价活动与非活动,还是静坐与活动者之间都是一样的。在女性护士前瞻性研究中发现[41],业余时间体力活动和体形被认为在结直肠癌的后续发展上有相关性。体力活动多的女性与不活动女性相比发生结肠恶性肿瘤的危险降低接近一半(RR 为 0.54;95%的可信区间为 0.33~0.90)。这些表现得到其他报告文献的支持,包括在 HPFS 的研究中[25]。当体力活动与体重指数被一起评估时,结肠恶性肿瘤发生的最大风险发生在不活动和体重指数高的人群中[25,30,80]。肥胖与静坐在男性和女性中被认为是负效应[30]。

尽管在研究中体力评估的方法存在很大不同,包括体力活动的类型(业余还是专业)和评估的方法,但是它们之间的结果具有很大的一致性。据 Coldit 等人报道,体力活动对结肠恶性肿瘤有保护作用,体力活动量大的人群大约会降低结肠恶性肿瘤发生率的 50%。此外,最近对 19 个队列研究的荟萃分析[82]表明,在体力活动的男性和女性中结肠恶性肿瘤发生的风险将降低约 30%,对于直肠恶性肿瘤患者体力活动没有保护性作用。

人们提出许多结肠癌形成的体力活动效应的生物学机制,而且彼此之间没有相互排斥。阿司匹林和其他非甾体抗炎药在结肠中的保护性作用表明,前炎症介质前列腺素在结肠恶性肿瘤发展过程中起到重要作用[83-86]。Martinez 等人[87]发现,体力活动和直肠黏膜上的前列腺素 E2(PGE2)的浓度之间存在很强大的负相关性。这些结果表明,一个潜在的生物学机制,通过这一机制体力活动直接影响局部 PGE2 和其他前列腺素类的合成,从而改变结肠恶性肿瘤的风险。

体力活动在结肠中的保护性作用的其他机制包

括：减少肠蠕动时间从而减少与饮食致癌物质接触时间，低胆汁酸分泌，以及保持胰岛素敏感性和调节糖的功能[88]。慢性胰岛素暴露或高胰岛素血症伴随对胰岛敏感性的破坏或许是对这些机制最有力的支持，并且提出了结肠恶性肿瘤危险因素如年龄、炎症、体力活动与中心型肥胖之间存在很强的相关性[89]。

激素替代治疗

尽管生殖因素和结直肠癌风险的研究产生了互相矛盾的结果，但是在大多数的病例对照研究和队列研究中发现，激素替代治疗的应用一直与减少结肠恶性肿瘤的风险有关，对于降低直肠恶性肿瘤风险作用较弱，甚至无作用[45,90-104]。在 NHS 研究中[105]，绝经后正在使用雌激素与降低结直肠癌风险有关，过去使用过雌激素对降低结直肠癌的作用会减弱，停用雌激素 5 年它们之间的这种关系将消失。这些发现以及另外两项大型前瞻性研究支持绝经后妇女使用雌激素与结肠恶性肿瘤呈负相关[106,107]。一项大型多中心的病例对照研究[108]也表明，曾经使用过雌激素的女性具有较低的结肠恶性肿瘤风险（OR，0.82；95%的可信区间为 0.67~0.99），近期应用雌激素结肠恶性肿瘤的风险大约下降 30%（OR,0.71；95%的可信区间为 0.56~0.89）。另外一项大型病例对照研究[109]也发现了应用雌激素，特别是近期应用雌激素，能够降低结直肠癌的风险（RR，0.54；95%的可信区间为 0.36~0.81）。总的来说，最近研究的结果表明，应用雌激素负的相关性范围为 0.5~0.8。对 18 项调查研究的荟萃分析以评估激素替代治疗作用，发现对每一位应用激素替代治疗的结直肠癌患者[91]结肠恶性肿瘤风险总体下降 20%（RR, 0.80; 95%的可信区间为 0.74~0.86）。这些结果对于直肠癌来说并不略微不同（RR,0.81；95%的可信区间 0.72~0.92）。此外，正在应用雌激素者与结直肠癌的关系最强（RR,0.66; 95%的可信区间为 0.59~0.74）。

最近，通过女性健康倡议（WHI）绝经后妇女利用激素替代治疗的大型随机对照临床试验公布的调查结果支持原先病例对照研究和队列研究的结论，即激素替代治疗在结肠恶性肿瘤的发生上起到保护性作用。在女性中联合应用激素替代治疗（雌激素与孕激素结合）WHI 报道在治疗组中有 43 例浸润性结直肠癌患者，安慰剂组 72 例。（HR, 0.56; 95%的可信区间为 0.38~0.81）[110]。相比之下，单独应用雌激素的使用者与应用安慰剂的使用者的结直肠癌的在早期没有公示的报道中表明发生率没有差异。值得注意的是，对于进展性结直肠癌的女性利用激素替代治疗，与安慰剂组相比结直肠癌很可能存在淋巴结转移或局限性/远处转移，导致不良结果[110]。在疾病诊断时，疾病为晚期结合激素替代治疗没有进行研究，但是对试验的早期观察表明，具有促进存在的恶性肿瘤生长效应或者掩盖了疾病的早期症状从而延误了诊断。利用雌激素作为预防结肠癌证据是非常令人信服的，另外对应用者进行谨慎的积极监测，两者结合是必要的[110,112]。鉴于 WHI 随机试验研究潜在的局限性，对于年老者初始应用激素替代治疗有显著作用，此外对于绝经后较年轻的女性患者应用激素替代治疗的好处的研究得到了证实。

吸烟

尽管吸烟没有被明确作为结直肠癌的病因，但在大量的研究中发现吸烟在腺瘤性息肉的形成过程中是高危因素[113]。基于两项大的队列研究的结果，我们假设在吸烟和形成结直肠癌危险需要一段很长的诱导阶段[114,115]。随后，虽然一些研究不支持吸烟将促进结直肠癌的发生[126-129]，但是大多数的研究发现，吸烟对结直肠癌的发生起着促进作用[45,116-125]。值得注意的是，在瑞典[127,128]的一些不支持此观点的研究中表明一些因素，很可能是基因因素受到吸烟的影响。在早期的研究结果中，Giovannucci 和 Martinez[113]指出早在十年前的证据往往不支持这一假说，即吸烟影响着结直肠癌的发生，因为吸烟与结直肠癌的发生风险需要更长的时间。假设从开始吸烟后 40 年结直肠癌发生风险增加，那么此后研究发现吸烟与结直肠癌的发生上起到促进作用。总是发现吸烟在结直肠癌的发生上起到促进作用，很可能是由于腺瘤的形成需要的诱导时间较短。基于早期的文献综述，Giovannucci 和 Martinez[113]得出，所有的证据支持吸烟是结直肠癌形成的启动因素，而且很可能需要更长的时间，甚至长达 40 年的诱导时间这一假设。

在 Giovannucci[130]最近的一篇文献中指出，自从 20 世纪 90 年代以来一些研究数据表明吸烟是结直肠癌的促进因素。对于结直肠腺瘤，通过研究报告指出吸烟与其发生率具有很高的一致性，危险评估在 2~5。1970 年以后的结直肠癌的文献中发现，需要很长的暴露时间，美国所有的 10 项研究支持吸烟与结直肠癌具有相关性。考虑到美国的女性开始吸烟的时间晚于美国男性,1990 年之后研究具有充足的诱导时间。因此,1990 年之后的调查研究的文章中发现所有(5个)结果均支持吸烟是结直肠癌的促进作用;最近美国以外其他地区研究也表明吸烟对结直肠癌具有促进作用。在 Giovannucci 的综述中,他支持与吸烟有关的恶性肿瘤中应包含结直肠癌。由于这一假说潜在的因果联系,文献中已提及人口构成危险因素的评估,范围为在女性结肠恶性肿瘤的 11%[118] 到男性直肠恶性肿瘤的风险为 22%[131]。这意味着,如果吸烟与结直肠癌的发生具有因果联系,那么结直肠癌 11%~22%应归因于吸烟因素。

非甾体抗炎药

正如 Thun 等人报道 [132],非甾体抗炎药和 COX-2 抑制剂在结直肠肿瘤的形成中起到保护性作用。应用非甾体抗炎药(如阿斯匹林、消炎痛、布洛芬、吡罗昔康)和结直肠癌之间的负相关性起源于具有家族腺瘤性息肉的结直肠癌流行病学[133-137]、动物试验[138-141]和干扰性研究[142-144]表明具有负的相关性。此外,类风湿性关节炎患者通常应用高剂量非甾体抗炎药,因此其患有胃肠恶性肿瘤的发生率低和死亡率低[145,146]。支持的证据也来源于对非甾体抗炎药和结直肠腺瘤观察性研究[127,137-139]。

尽管有一项研究观察到阳性相关性,但是流行病学研究的结果表明应用阿斯匹林或其他非甾体抗炎药能够一致性地减少 50% 的结直肠癌的风险 [147]。在 NHS 中发现,在女性中一直应用阿司匹林 20 年后(每周两板或两板以上)统计学数据显著表明减少结直肠癌发生率(RR, 0.56; 95% 的置信区间为 0.36~0.90; P=0.008)[137]。类似地,在卫生行业的男性中的前瞻性研究中报道类似的相对危险系数。或许,Baron 等人[148]进行的零星的、随机的、双盲的临床试验是非甾体抗炎药起到保护性作用最强大的证据。这项研究的结果表明,随机的试验组每天接受 81mg/kg 阿司匹林比对照组显著的减少了结直肠癌形成的风险,不过每天接受 325 mg 阿司匹林没有发现这种影响[148]。

尽管产生这么多令人鼓舞的结果,但是在人群中应用 COX-2 抑制剂进行结直肠肿瘤的化学性预防在最近还不大可能实现。Vioxx 胃肠研究试验用于测试罗非昔布对胃肠道影响,报道了应用罗非昔布显著增加了心血管不利事件[149]。这导致 COX-2 抑制剂与结直肠肿瘤关系的试验的中止。因此,尽管大量的证据表明 COX-2 抑制剂对结直肠腺瘤和癌的形成起到抑制作用,但是应用非甾体抗炎药去预防零星的结直肠腺瘤和癌的形成仍不确定。

饮食

据报道,大约有 90% 的癌症与环境因素有关[150,151]。饮食是构成不同人口间的最明显的参数之一,原因在于它是反应对一个新的环境较高适应性的每日暴露因素。流行病学和试验性研究引起注目的结果就是证明了饮食模式是结直肠癌重要的确定性病因。然而,关于具体营养元素、食物或者是它们的结合物与结直肠癌的发生的关系仍然存在争议。特别是 10 年或 20 年前存在的假说尽管已经进行了大量的调查研究,但目前仍存在争议。

长期的饮食习惯往往是恶性肿瘤流行病学研究的暴露因素。要选择一种适当的评估方法需要考虑每天不同的饮食摄入,这是进行评估的基础。因此,测量 1 天或数天饮食的设备会在测量个人长期的真正的饮食摄入中产生大量的错误分类。如果不能减少这种错误就会导致相对危险度的衰减,那就是说,降低了它们之间的相关强度[152,153]。假如在某些食物中,营养含量有很大的不同就会造成不同微量营养摄入在个体间的不同变化[154]。在同样的情况下,一年之中,只有一段时间内才有充足的水果和蔬菜供应,这又导致了其他的差异。文化和社会经济的影响在饮食摄入的改变上可能也产生影响。鉴于这些复杂的情况,应该注意到很重要的一点就是所有的饮食评估方式都很容易产生测量错误,原因可以来自很多方面。结果导致了一些人会被错误的分组。这种错误反过来就消弱了研究因素间的相关性。

正像以往提到的那样,在流行病学研究中发现长期某种饮食摄入与恶性肿瘤存在相关性。因此,食品调查问卷的方法(FFQ)被证明是最受欢迎的评估方式。虽然这种方法收集的资料不是很精确,也可能不能代表短期饮食摄入的评估,但是食物调查问卷可以用来测量平均的、长期的饮食摄入。大多数食物调查问卷强调于数年前(或是病例对照研究中已经诊断为恶性肿瘤之前的数年)作为这一时期的暴露因素。食物调查问卷的基本组成包括食物菜单和反馈的频率。其他的一些调查问卷也包含相关的使用量大小。由于食物调查问卷实施相对容易,人们认为这种方法在流行病学研究中是实用的。不像其他的饮食说明书(比如饮食记录),食物调查问卷可以统计大量的数据,实施的可行性大并且相当便宜。

然而,食物调查问卷用于研究饮食和恶性肿瘤之间的关系也是有缺点的。对于这种方法的主要批判包括受试者不能对长期的食物摄入模式进行回忆,文本的可靠性差,不能像生物标记或食物记录[155]那样发现饮食与恶性肿瘤之间的关系。完善食物调查研究的建议包括测量饮食行为和食物摄入,以及通过计算机收集实时信息[155]。

能量摄入

要评估能量摄入和结肠癌之间的关系是很困难的,因为总能源与营养成分高和低的食物 (如叶酸、钙、红肉)以及非营养成分因素(如体力活动、肥胖)有关, 这些因素本身在结肠恶性肿瘤中的风险中已经被阐释。在人群中,个人之间能量摄入的不同很大程度上受到体力活动、代谢效率和体形大小[156]的影响。因此, 当研究饮食因素在结直肠癌发展的风险中的作用时, 这些因素在总的能量摄入中的混合影响应当考虑。

大多数公布的病例对照研究的结果表明:总能量摄入与结肠恶性肿瘤发生的风险间具有正相关性[56,59,65,157-166]。Howe 等人[167]对 13 个病例对照研究进行了汇总性分析,表明不论能量来源是脂肪、蛋白质或糖类,总的高能量摄入与结肠恶性肿瘤的发生的高风险有关。Slattery 等人[80]基于 3 个病例对照研究报告了类似的结果,表明总的高能量摄入造成的高风险比单一物质能量来源造成的风险要大。队列研究的结果与病例对照研究的结果恰好相反,队列研究发现总能量摄入和结肠恶性肿瘤的发生风险没有或只具有轻微负相关性[168-173]。在其中一项研究中[173]发现,高能量摄入与结直肠癌之间的一个统计学意义的相对危险度(RR)为 0.62。

近期饮食摄入的研究已经调查高胰岛素作为结直肠癌的危险因素,这与高胰岛素血症作为结直肠癌发病风险的能量假说是一致的[174]。利用血糖指数(作为评估某种食物对餐后血糖的影响)[175]、碳水化合物含量及摄入频率,升血糖饮食在一些研究但不是在所有研究中[178,179]与结直肠癌的发病危险性增加存在阳性相关[80,176,177]。例如,在女性健康研究的分析中发现,女性最高的五分位能量调整血糖负荷(GL)与最低的 GL 五分位组相比[177],结直肠癌发生风险的相对危险度的值为 2.58(95%的可信区间为 1.4~5.80)。这种相关性在适宜的体重指数(BMI)和体力活动条件下依然存在。相反,另外一个对于女性的大型的前瞻性研究中发现, 高血糖负荷与结直肠癌发生风险上没有相关性[178]。Michaud 等人最近在男性和女性中研究糖的质量和数量与结直肠癌发生风险的关系, 研究在 NHS 和 HPFS 组碳水化合物[179]、蔗糖、果糖、GI(血糖指数)和 GL(血糖负荷)之间的关系。在女性中,GL 或 GI 与结直肠癌发生风险上无相关性, 对于男性最高的 GL 饮食与结直肠癌之间仅有弱的相关性(RR, 1.35; 95%的可信区间为 0.98~1.79); 而且, 对于 BMI 数值明显超标的男性其发生结直肠癌的风险最大($25kg/m^2$)。

关于能量摄入、高胰岛素饮食和结肠恶性肿瘤关系的队列研究与病例对照研究的结果不一致,其原因尚不清楚。方法论的偏倚,例如记忆的不同或报道过去饮食的不同,选择性参与以及病例对照研究中的生存率,还包括对混杂因素难于解释和缺乏对暴露因素的直接测量等,都有可能导致对评估危险因素的不稳定性。总之,现有的证据大多数支持保持长期的营养平衡状态,而忽视了营养过剩作为结直肠癌危险因子的作用, 从而使 30%~40%的人长期暴露于过量的营养供应中。

红肉(尤指猪、牛和羊肉)及烹饪方法

结直肠癌的发病率与全民平均性动物脂肪和肉类的减少有很强的相关性, 相关系数为 0.8~0.9[22,23]。日本在第二次世界大战以后的 10 年里, 结直肠癌的发病率迅速升高,与此同时,脂肪和肉类的摄入量也相应地增加了[180,181]。然而,已经有人指出了不一致的表现[182],例如,在希腊虽然肉类摄入量高但结直肠癌发病率低,而在澳大利亚和(大不列颠)联合王国肉类的摄入量虽然少但结直肠癌发病率却高,不过至少最近在澳大利亚的一项关于肉类摄入量与结直肠癌发病率的相关性研究中已检测到了阳性结果[183]。

分析流行病学的结果也支持动物脂肪的摄入与直肠癌的发病率相关。除了一些例外的研究结果[166,191-193],大多数病例对照研究都表明动物性脂肪、饱和脂肪[56,157-160,162-164,184]或红肉[62,185-190]的摄入与结直肠癌的发病率有关。对 13 项病例对照研究的综合分析几乎没有找到脂肪是结直肠癌危险因子的证据[194]。虽然其他一些队列研究表明或提示了明显的统计学相关性,即随着肉类摄入的增加,结直肠癌的发病危险

也增加[171-173,183,201]，但是有关结直肠癌的前瞻性队列研究已表明脂肪和红肉的消耗量与结肠癌的发病率是不一致的[52,168,169,183,195-202]。尽管存在矛盾[205,206]，但在一些研究中已表明，经常食用完全煮熟的或油炸的肉类可增加结直肠癌发病的危险性[60,185,203,204]。在 2002 年发表的一篇综述中阐述：30 项病例对照研究中有 10 项揭示了红肉与结直肠癌有关，不过作用的结果存在性别和癌灶部位的不同，然而 15 项队列研究有 3 项检测到随着红肉的消耗结直肠癌的危险性增加了[207]。自从这篇综述发表以来，大宗的前瞻性研究的结果也已经表明红肉与直肠癌[183,201]及远端的结直肠癌[198]存在阳性相关。

红肉（包括所含的饱和脂肪酸、致癌物或铁）对结直肠的致癌性的作用机制还不确定，其中铁可作为一种抗氧化的催化剂。另外的一些研究结果表明，结直肠癌或腺瘤的发病危险性在食用外表深褐色肉类的人群中可能增加，但在食用外表颜色适中或浅褐色肉类的人群中不增加[185,190,199,204,208]。早在 20 几年前，Sugimura 等人[209]就发现烤肉烧焦的部分存在能诱导机体突变的物质。当肉被烹饪时，尤其在长时间的高温下，就形成了致突变的杂环芳香族胺类（HAA）[210-212]。自从 20 世纪 90 年代，数种致突变的杂环芳香族胺类已从被烹饪的肉类中分离出来[210]。然而，先前的研究因没有完善的饮食调查问卷，并不能直接评估这些化合物在人类中的致癌作用。尽管杂环芳香族胺类被认为既有致突变性也有致癌性，但是对几种杂环芳香族胺类的混合物的潜在致癌性却知之甚少。烹饪食物中的杂环芳香族胺类的联合可能产生的增效作用尤其值得关注[213]。另外，因为杂环芳香族胺类的生物活化和解毒作用似乎已经确定，所以现在应该思考的就是杂环芳香族胺类与结直肠癌的发病危险性是否相关。已经表明，个体中杂环芳香族胺类的代谢不同取决于基因的多型性，包括使杂环芳香族胺类转换成亲电子体或者转换成有活性的代谢物而解毒。尤其需要指出的是：已经知道 N-乙酰基转移酶（NAT）与几种芳香族胺类及杂环芳香族胺类的代谢有关。芳香族胺类通过 N-乙酰基转移酶-1 和 N-乙酰基转移酶-2 代谢的多样性似乎与之致突变性和致癌性有关联。因此，仅仅在那些食用富含杂环芳香族胺类的高肉类膳食的个体中，快速的乙酰化作用才可能起重要的作用，因此表明了基因与环境的相互作用的重要性。总的来说，研究已证实，在高肉类消费的阶层中，快速的 N-乙酰基转移酶-2 的激活

增加了患结肠癌的危险性[214-216]；然而，也存在不一致的研究结果[200]。肉类摄入后经由 I 期酶的途径使杂环芳香族胺类活化，吸烟也可能作用于该途径而影响其致病危险性[217]。

硒

微量元素硒作为一种可能的抗癌物质现日益得到关注。在美国硒的主要饮食来源于肉类和谷类[218]。然而，考虑到土壤中硒浓度的差异性，很难对摄入量进行评估，造成流行病学研究难以实施。硒和结直肠癌的相关性，从来自于生态学的数据看，似乎是合理的，这些数据显示：与高硒地区相比，低硒地区的癌症死亡率较高。或许硒的化学性保护作用的最有利的支持是来自于一宗大规模的、随机化的、双盲的、有安慰剂对照的流行病学实验，该实验给予硒 20μg/d 来预防除了恶性黑色素瘤以外的皮肤癌[200]。尽管该实验中，补硒组与安慰剂组相比并没有减少皮肤癌的发病危险，但是数据的二次分析显示：在随机分入给药组（硒 20μg/d）的受试者中，结直肠癌的发病率减少了 58%，有明显的统计学意义[220]，不过在以后的随访中结果及统计学意义有所减弱[221]。此外，有证据表明，只有那些血液中硒的基线水平很低的参与者才会从补硒的实验中受益[221]。其他的一些关于硒与结肠和（或）直肠新生物的关系的流行病学调查却显示了相反的结果[222-229]，不过有人报道该结果没有价值[230,231]。硒的几种抗癌作用机制已经被提出，包括可以减少氧化性损伤[232]，增强免疫系统的功能[233]，以及诱导细胞凋亡[234]。

硒的摄入与结直肠新生物关系的进一步临床试验调查正在进行当中。在这些研究中总结出了与硒的新陈代谢有关的几种基因的功能，这将有助于澄清硒的作用方式，并且有利于证实补硒可以使人们获益。

维生素 D 和钙

有关维生素 D 和钙可以降低结直肠癌发病危险的调查研究已经进行了数十年，最近维生素 D 获得了大量的关注。本章同一节中不但涉及了有关维生素 D 抑制结直肠癌发生的可能的生物学途径，而且涉及维生素 D 与结直肠癌二者密切相关性（图 38.3）。

维生素 D　维生素 D 是一种开环甾体类激素，可以从饮食中获得，例如，富含脂肪的鱼类或强化维生素 D 的食品，或者是当皮肤暴露于来自太阳的紫外

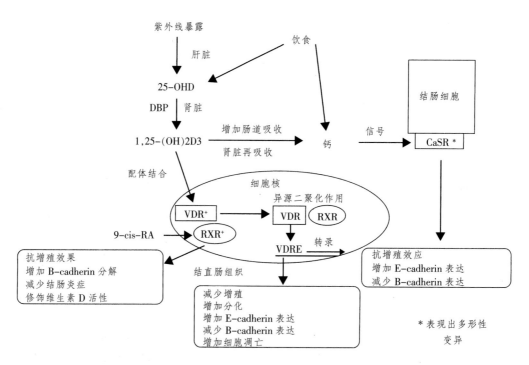

图 38.3 维生素 D、钙和 9-cis 维甲酸(9-cis-RA)在结直肠癌组织中的复杂关系。
UV:紫外线;25-OHD:25-羟维生素 D;DBP:人维生素 D 结合蛋白;1,25-(OH)2D3:1,25-二羟维生素 D3;VDR:人维生素 D 受体;
RXR:视网酸 X 受体;VDRE:维生素 D 反应元件;CaSR:钙敏感受体。

线照射时,皮肤内的 7-脱氢胆固醇就通过内源性途径合成了维生素 D。血液循环中含量最丰富的维生素 D 的代谢产物是 25-羟胆钙化醇(25-OHD),它可以作为维生素 D 的可靠的标志物[235]。在肾脏,25-羟胆钙化醇的一号碳原子通过羟基化作用形成 1,25-二羟维生素 D3[235]。1,25-二羟维生素 D3 是维生素 D 的活性代谢产物,它与细胞核里的维生素 D 的受体结合后使目的基因发生转录作用,是核内固醇类激素受体的家族成员之一[236]。尽管经典的维生素 D 的作用是调节肾脏和小肠的钙吸收平衡,但是最近令人们极其感兴趣的是研究维生素 D 作为化学性预防和(或)治疗性药物的作用。生态学研究提示:结直肠癌与原发性佝偻病存在相同的地域性分布[237]。在美国居住的白人中,东北部地区的结肠癌的死亡率明显高于南部地区,东北部地区每年有 5 个月很少有阳光照射,因此限制了内源性维生素 D 的形成,这段时间被称为"维生素 D 的冬日"[237]。流行病学家和临床研究者对维生素 D 和结直肠新生物发生的危险性二者之间的潜在联系进行了深入的调查。在两项队列研究中发现,血清中 25-羟胆钙化醇的水平降低,不仅与结直肠腺瘤[238]有关,而且与结直肠癌[239]的发病危险性存在明显的相关性。前瞻性研究已经发现,结直肠腺瘤和

结直肠癌的发生与饮食中维生素 D 的摄入量没有明显相关性[240-242],而一些病例对照研究却发现二者之间无相关性[243,244]。虽然前瞻性研究对研究与实验设计相关的偏差敏感性较低,但是这些研究结果的一致性是很明显的。病例对照研究与前瞻性研究之间的明显不一致性可能也是维生素 D 结果评估的一部分。由于维生素 D 可以内源性合成,在流行病学研究中除了要统计饮食中维生素 D 含量的数据外,血液循环中维生素 D 的水平也是很重要的暴露测量因素[245],不管维生素 D 的代谢产物的测定相当困难并且费用很高[245]。与结直肠新生物形成相关的可能的维生素 D 的作用机制包括它的促分化和抗增殖作用[246,247],可能是使细胞终止在细胞周期的 G0/G1 期,并诱导细胞凋亡[250,251]。

钙 无机物钙在人类机体中有很多代谢性作用,包括维持骨骼和牙齿的结构、信号传导、肌肉收缩、神经冲动的传递和参与血液凝固的作用等。在美国,钙的主要食物来源是奶制品和谷物[252]。钙的摄入量可通过饮食调查问卷来统计,但是钙摄入量的测量应该包含能够考虑到的各种可获得的钙源,如各种不同的食物及补钙产品[245]。钙被摄入人体以后,通过主动转运(细胞转运)或被动扩散(胞旁转运)途径

吸收，前者要求维生素 D 转化成有活性的 1,25-二羟维生素 D3，而后者却是一个依赖维生素 D 的过程。机体内大部分的钙(77%~92%)都通过代谢转化成有活性的 1,25-二羟维生素 D3 而依靠主动转运途径吸收。因此单独分析这两种营养物质在疾病和健康中的作用是很困难的，但是清楚的是同时评估这些营养物质在致病危险中的作用是相当重要的。如前文所述，最近正在研究维生素 D 与致癌危险性的相关性，而钙在结直肠新生物形成中的作用已经被研究。钙在抑制结直肠新生物形成过程中有几种可能的作用机制，包括与胆汁酸结合[254,255]、促进排便以减少细胞毒性[256]，抑制细胞增殖[256,257]或诱导细胞凋亡。

临床研究和流行病研究表明，不仅饮食摄入钙而且补钙也与降低结直肠新生物的发病危险有关系。在由 Baron 等人进行的一项临床试验中[258]，每日补充碳酸钙的受试对象与每日给予安慰剂组相比，其腺瘤的发生危险显著降低了。此外，该试验暗示通过补充钙剂可使发生大的腺瘤的风险降低[258]。对临床试验的进一步分析揭示，尽管安慰剂组[259]没有表现减少结直肠癌的发生风险，但是钙剂补充组高的血清 25-OHD 水平对预防结直肠癌发生起到保护性作用，进一步支持了钙剂与 25-OHD 复杂的生物活性在结直肠肿瘤的形成中的重要性[260]。已经出版了许多关于钙剂和结直肠肿瘤流行病学之间潜在联系的文献。Martinez 和 Willett[261]对一定时期的的流行病学数据进行综述得出，虽然钙剂在不能显著减少结直肠肿瘤发生风险，但是钙剂的轻微保护作用不容忽视，需要具有重复数据测量的更大的研究去阐述它们之间的关系。此外，从 1998 年起前瞻性研究的文献表明通过增加钙的摄入显著减少腺瘤复发[241,258]或结直肠癌[262-264]。因为钙剂的效应在远端结肠比近端结肠更显著[262]，进一步分清结肠部位是必要的，此外阐述钙剂的剂量反应关系。总的说来，钙剂看起来确实起到保护性作用，但是钙剂和结直肠癌关系的重要性和特异效应不清楚，需要进一步研究。

最近钙剂/维生素 D 和结直肠肿瘤形成之间的关系文献结果来自于 WHI[265]。在随机双盲安慰剂对照试验的 36 282 例女性试验中，参与者被指定补充 500mg 的钙剂加上 1 日 2 次 200IU 的维生素 D3 的试验组或安慰剂对照组。试验结果表明，这种干预在结直肠癌中没有看到效果 (OR,1.08;95%的可信区间为 0.86~1.34)。然而，WHI 中的参与者有一平均的钙剂日

摄入量 1151mg 和 367IU 的维生素 D[265]。假如钙剂对结直肠癌保护效应的最高剂量为每日 700mg[262]，那么即使增加钙剂的量也不会增加额外的保护效应。因此，WHI 没有测试欠适量钙剂摄入情况下的影响，虽然此种试验可以解释缺乏后产生的效应。而且，最近的资料表明在 WHI 人群中，每日摄入维生素 D 超过 400IU 对身体最佳健康是必需的[266]。值得指出的是，巢式病例对照研究调查了在 WHI 人群中维生素 25-OHD 水平表明低的血清 25-OHD 增加结直肠癌的发生风险[265]。因此，尽管维生素 D 在结直肠肿瘤的形成发展过程中起作用，但是在较高水平的补给可能是必需的。正在开展进一步研究以决定用于化学性预防结直肠腺瘤和恶性肿瘤钙剂和维生素 D 的最适剂量。

叶酸和一氧化碳代谢物

叶酸是一种水溶性维生素 B，在核酸和氨基酸代谢作为一氧化碳转移的辅酶。在饮食或血液中缺乏这种营养成分发生结直肠癌的风险增加。最近基于队列研究的流行病学的荟萃分析表明，在饮食中含有叶酸最高组与最低组相比，发生结直肠癌的风险显著性降低了 25%[267]。虽然一直建议增加叶酸的补充来源可能会比增加高的生物利用度的合成形式的叶酸在预防结直肠癌优越[268]，但是荟萃分析性研究不支持这一假设。血液中的叶酸与结直肠癌的形成之间也表现为负相关[269-271]。在进一步的研究中表明，叶酸在结直肠癌中起到保护性作用，对于腺瘤切除的患者叶酸在减少腺瘤的复发起着积极作用 [271,272]。有意思的是，在 Martinezet 等人[272]的研究中表明，血浆中高水平的叶酸与腺瘤复发率低有关，主要存在于没有使用多种维生素但具有丰富的叶酸水平的人群[272]。研究者进一步假设认为多种维生素的补充或补充叶酸主要有益于血浆中叶酸水平低的人。这些结论用于解释最近完成的叶酸应用于结直肠腺瘤复发试验，有着强大的关联。此外，在此篇报道中也指出[272]，由于在美国及其他国家中已经产生强化食品供应，因此将来的干预性研究可能会在无强化食品供应的国家进行。

叶酸在结直肠癌发生风险上起到保护性作用的机制还没有被完全理解，可能涉及干扰 DNA 合成、甲基化和修复[273-275]。因为在细胞的代谢中，叶酸是主要的甲基受体[276]，标记叶酸状态在病因 DNA 合成中是重要因素[277]，可能增加自发的突变率[278]，DNA 甲基化和 DNA 损伤修复[279-281]，以及染色体畸变[281,282]。同样也有人假设[283]，低叶酸水平与细胞内甲基化的缺

陷有关。动物试验表明,饮食中缺乏叶酸会导致结肠恶性肿瘤的形成同样也支持叶酸作用[284];但是,这些试验中通常利用饮食中叶酸高度不足来进行研究。

在叶酸代谢性通路中所涉及的酶的基因多态性在叶酸和结直肠肿瘤形成过程中也被认为具有因果联系。特别地,在公布的数据中结直肠癌与甲基四氢叶酸还原酶基因遗传多态性存在高度一致性[285,286],甲基四氢叶酸还原酶是生产形式的叶酸用于供应甲基化蛋氨酸合成机制的一种关键酶[287]。甲基四氢叶酸还原酶把5,10-甲基四氢叶酸不可逆性的转化为5-甲基四氢叶酸,在血液循环中5-MTHFR是叶酸最大量存在的形式。在碱基对677位C到T的转变导致了低水平甲基四氢叶酸还原酶活化。此外,具有TT基因型与野生型(CC)基因型相比,血浆中叶酸的含量较低[288]。研究评估甲基四氢叶酸还原酶和叶酸状态有效改变表现结直肠癌的高风险在低水平的叶酸摄入和甲基四氢叶酸还原酶TT基因型改变。此外,甲基四氢叶酸还原酶TT基因型改变[289-294]和饮酒相互作用,叶酸拮抗剂与结直肠腺瘤的相关性已经得到证实[295]。根据这些结果,作者建议具有纯合子的TT改变似乎对叶酸和酒精特别敏感,具有高叶酸水平和饮酒量低会降低结直肠癌形成风险,具有低叶酸水平和嗜酒者会增加结直肠癌的发生风险。

额外的饮食因素涉及一碳单位代谢和叶酸有关的结直肠肿瘤形成途径,包括蛋氨酸和其他B族维生素。此外,如前所述,因为酒精是一种叶酸拮抗剂[296],其作用在通路也至关重要。公布的数据支持叶酸和蛋氨酸修饰对酒精和结直肠肿瘤形成关系[283,285,286,297]。在结直肠肿瘤的形成中一碳单位代谢途径起到关键作用,这个途径在核苷酸的合成及DNA甲基化起着重要的作用。蛋氨酸,可直接转换为S-腺苷甲硫氨酸[298],已被证明在结直肠癌或腺瘤发生风险成负相关性[63,171-173,196,283,299-303]。

维生素B_6和B_{12}及结直肠肿瘤形成风险相关性数据是稀少和不一致的[244,286,304,305]。然而,两个最近研究结果支持维生素B_6与结直肠癌和腺瘤之间的负相关性[271,306]。维生素B_6涉及5,10-MTHF再生,5,10-MTHF涉及尿嘧啶向胸腺嘧啶之间的转化;5,10-MTHF缺陷会导致在DNA中错误参入尿嘧啶而不是胸腺嘧啶,最终导致染色体的不稳定[307]。在这些研究中[306]有一个试验表明,具有较高的血浆水平吡哆醛5-磷酸盐(维生素B_6的血液循环形式)

的个体与较低水平吡哆醛5-磷酸盐能够显著降低发生结直肠癌和腺瘤的风险。第二项研究[271]表明较高的摄入维生素B_6可降低结直肠腺瘤的复发。

叶酸和涉及一碳单位代谢的其他因素的作用在结直肠肿瘤形成的病因毫无疑问将会被继续调查研究。目前现有的文献强调,当评价恶性肿瘤的风险时应考虑复杂的相互作用及生物路径的重要性。此外,最近完成的叶酸在腺瘤的复发的影响试验结果有助于进一步阐述研究的积极领域。然而,这些将不得不对用于测验假设研究设计的背景加以解释,并且执行叶酸强化食品供应。

纤维素和纤维来源

1971年,Burkitt提出高的纤维素摄入在结肠恶性肿瘤的发生上起到保护性作用,这一观点的提出是根据非洲地区结肠恶性肿瘤的发病率极低,而此地区纤维素摄入量很高[308]。此后,人们对纤维素在结直肠癌的潜在保护作用进行了大量研究,并且提出关于纤维素与结直肠癌的一些相关机制。这些机制包括亚硝胺形成的抑制,抗肿瘤物质的产生,稀释和结合抗癌物质,改变激素代谢,抗氧化作用,以及十字花科蔬菜诱导产生解毒酶的产生[309]。

早期流行病学研究发现,高水平摄入水果和蔬菜与结直肠癌的发生呈负相关[162-164,184,186,188-191,195,310-315]。然而,这一结论主要依据病例对照研究的结果。Trock等人[316]对6个病例对照研究进行了汇总分析,发现较高的蔬菜摄入与结肠恶性肿瘤相关性的OR值为0.48(95%的可信区间,0.41~0.57),摄入纤维素与结直肠癌的发生具有更弱的负相关性(高摄入组与低摄入组相比OR为0.58)。最近出版的流行病学研究结果表明,水果、蔬菜和结直肠肿瘤的形成具有很高的不确定性,一些前瞻性和临床研究显示出保护作用[317,318],但是一些研究则发现不能起到保护性作用[319-325]。

在大多数研究中[56,59,62,65,162,166,184,191,312,326]而不是所有的研究中[157,160,164,170,193]发现,食物中含有高的纤维素在结肠恶性肿瘤的发生上呈负的相关性。对汇总的13个病例对照研究分析[327]发现,高纤维素摄入在结肠恶性肿瘤的发生上具有更低的风险(高纤维素和低纤维素摄入组的OR为0.53)。相反,大量前瞻性研究发现,纤维素在结肠恶性肿瘤的发生上有着弱甚至未发现保护性作用。进一步来说,两个大的随机的临床试验没有发现增加饮食中纤维素摄入和(或)减少饮食中脂肪摄入在腺瘤的复发上起到保护性作用[328,329]。在息肉预防试验中(PPT),饮食中低的脂肪食物摄入,高纤维素食物摄入在结直肠腺瘤的复发上没有起到保护性作用[329]。在麦麸纤维素试验(WBF)中也发现高的纤维素摄入组与低摄入组在腺瘤状的息肉复发上没有区别。而且在对 13 项前瞻性研究汇总结果也没有发现纤维素的保护性作用[330]。相反地,最近的两个大宗前瞻性调查的结果发现,增加纤维素的食物摄入在降低结直肠腺瘤[318]和癌症[317]上起到作用。因此,纤维素与结直肠肿瘤在形成上的真正关系很难搞清楚,但对于在这些调查研究中明显的冲突可能有一些解释。这些解释包括:暴露因素处理上的错误,混有不可处理的混杂因素,以及测量结果的方式不同。此外,在息肉预防试验中(PPT)和麦麸纤维素试验(WBF)试验相结合来评估纤维素在结直肠腺瘤复发上作用发现,性别差异对纤维素反应不同 [331]。在人口普查中发现,对于男性来说,高的纤维素食物摄入会减少腺瘤的复发(OR 为 0.81;95%的可信区间为 0.67~0.98),而女性未发现此保护作用 (OR 为 1.13;95%的可信区间为 0.87~1.48)[331]。总的说来,虽然一些大宗研究已经完成,但是结直肠肿瘤与高的纤维素的摄入关系仍然是不确定。然而,由于纤维素看起来是一种安全且有效的化学预防制剂,在饮食中添加高纤维素似乎没有危险性。

展　望

通过大量的流行病学和实验室研究,涉及结直肠瘤形成的过程中环境和生活方式因素仍有进展。对此病潜在的分子机制的理解的发展继续保持快的节奏。随着对此病分子生物机制的充分理解以及对其可修改因素的认识不断发展,这些可变因素在理解肿瘤重要发生机制中可能是其影响因素。

通常来说,流行病学主要强调癌症相关的病因的研究,主要针对一级预防工作,在此领域的工作已经开展。对于二级预防,主要针对对疾病的早期发现,因此在肿块形成的早期阶段即可阻止肿瘤的发展。目前,对结直肠癌的预防主要针对二级预防:通过应用结肠镜检查对腺瘤性息肉进行鉴别和切除。然而,假如仅仅大约33%的 50 岁或 50 岁以上的美国人能通过乙状结肠镜进行筛选[332],那么一级预防在减少恶

性肿瘤的公共健康负担仍继续保持重要作用。三级预防的目的在于降低不良的临床风险, 如复发或死亡。在二级预防和三级预防研究中,对生活方式和环境的评估对于疾病的发展过程的理解具有重要作用。对生活方式和环境因素的分析以及完全化学预防和治疗试验对这种努力将发挥极为重要的作用。

目前,运动量少被认为是结肠恶性肿瘤的危险因素。此外,叶酸的低摄入,结合过量饮酒及年龄较小时吸烟很可能增加危险因素。此外,饮食和营养因素,例如能量摄入,红肉摄入,以及钙、维生素 D 和硒的吸收可能有重要的保护作用。大量的临床和前瞻性队列研究发现,纤维素在结直肠瘤形成中的相作用仍无法确定。

将来的研究会继续把某些生活方式与特异性的基因改变相联系,流行病学的研究潜在地增强了我们达成共识的能力:一种或更多的饮食和生活方式因素很可能在结直肠癌起到重要作用。然而,尽管一些技术如基因组学和蛋白组学的发展, 但是辨别环境影响基因改变导致结直肠癌仍然是摆在我们面前的难题。利用一定方式研究有效的多基因和与之相关的生活方式可能会有助于搞清楚它们之间的关系;然而,可靠的统计学方法用于分析这些通路仍在发展阶段。

(刘凯 译)

参考文献

1. Parkin DM, Bray F, Ferlay J, Pisani P. Global cancer statistics, 2002. *CA Cancer J Clin* 2005;55:74–108.
2. World Health Organization, International Agency for Research on Cancer. *Trends in Cancer Incidence and Mortality.* IARC Scientific Publication No. 121. Lyon, France: 1993.
3. Jemal A, Siegel R, Ward E, et al. Cancer statistics, 2006. *CA Cancer J Clin* 2006;56:106–130.
4. Chao A, Gilliland FD, Hunt WC, Bulterys M, Becker TM, Key CR. Increasing incidence of colon and rectal cancer among Hispanics and American Indians in New Mexico (United States), 1969–94. *Cancer Causes Control* 1998;9:137–144.
5. Cress RD, Morris CR, Wolfe BM. Cancer of the colon and rectum in California: trends in incidence by race/ethnicity, stage, and subsite. *Prev Med* 2000;31:447–453.
6. Greenlee RT, Murray T, Bolden S, Wingo PA. Cancer statistics, 2000. *CA Cancer J Clin* 2000;50:7–33.
7. Parkin DM, Pisani P, Ferlay J. Global cancer statistics. *CA Cancer J Clin* 1999;49:33–64.
8. Clegg LX, Li FP, Hankey BF, Chu K, Edwards BK. Cancer survival among US whites and minorities: a SEER (Surveillance, Epidemiology, and End Results) program population-based study. *Arch Intern Med* 2002;162:1985–1993.
9. American Cancer Society. *Arizona Cancer Facts and Figures 2004–2005: A Sourcebook for Planning and Implementing Programs for Cancer Prevention and Control.* Phoenix, Ariz.: American Cancer Society, Great West Division, Inc.; 2005. Available at: http://www.cancer.org/downloads/COM/AZ%20Facts%20and%20Figuresletter.pdf.Accessed May 8, 2007.
10. Chien C, Morimoto LM, Tom J, Li CI. Differences in colorectal carcinoma stage and survival by race and ethnicity. *Cancer* 2005;104:629–639.

11. Mallin K, Anderson K. Cancer mortality in Illinois Mexican and Puerto Rican immigrants, 1979–1984. *Int J Cancer* 1988;41:670–676.

12. Stemmermann GN, Nomura AMY, Chyou P-H, Kato I, Kuroishi T. Cancer incidence in Hawaiian Japanese: migrants from Okinawa compared with those from other prefectures. *Jpn J Cancer Res* 1991;82:1366–1370.

13. Tyczynski J, Tarkowski W, Parkin DM, Zatonski W. Cancer mortality among Polish migrants to Australia. *Eur J Cancer* 1994;30A:478–484.

14. Nilsson B, Gustavson-Kadaka E, Totstein S, Hakulinen T, Rahu M, Aareleid T. Cancer incidence in Estonian migrants to Sweden. *Int J Cancer* 1993;55:190–195.

15. Grulich AE, McCredie M, Coates M. Cancer incidence in Asian migrants to New South Wales, Australia. *Br J Cancer* 1995;71:400–408.

16. Khlat M. Cancer in Mediterranean migrants—based on studies in France and Australia. *Cancer Causes Control* 1995;6:525–531.

17. Swerdlow AJ, Marmot MG, Grulich AE, Head J. Cancer mortality in Indian and British ethnic immigrants from the Indian subcontinent to England and Wales. *Br J Cancer* 1995;72:1312–1319.

18. Iscovich J, Howe GR. Cancer incidence patterns (1972–91). *Cancer Causes Control* 1998;9:29–36.

19. Morson BC. Evolution of cancer of the colon and rectum. *Cancer* 1974; 34(suppl):845–849.

20. Markowitz AJ, Winawer SJ. Management of colorectal polyps. *CA Cancer J Clin* 1997;47:93–112.

21. Peipins LA, Sandler RS. Epidemiology of colorectal adenomas. *Epidemiol Rev* 1994;16:273–297.

22. Armstrong B, Doll R. Environmental factors and cancer incidence and mortality in different countries, with special reference to dietary practices. *Int J Cancer* 1975;15:617–631.

23. Rose DP, Boyar AP, Wynder EL. International comparisons of mortality rates for cancer of the breast, ovary, prostate, and colon, and per capita food consumption. *Cancer* 1986;58:2263–2271.

24. Shinchi K, Kono S, Honjo S, et al. Obesity and adenomatous polyps of the sigmoid colon. *Jpn J Cancer Res* 1994;85:479–484.

25. Giovannucci E, Ascherio A, Rimm EB, Colditz GA, Stampfer MJ, Willett WC. Physical activity, obesity, and risk of colon cancer and adenoma in men. *Ann Intern Med* 1995;122:327–334.

26. Kono S, Handa K, Hayabuchi H, et al. Obesity, weight gain and risk of colon adenomas in Japanese men. *Jpn J Cancer Res* 1999;90:805–811.

27. Terry MB, Neugut AI, Bostick RM, et al. Risk factors for advanced colorectal adenomas: a pooled analysis. *Cancer Epidemiol Biomarkers Prev* 2002;11:622–629.

28. Moller H, Mellemgaard A, Lindvig K, Olsen JH. Obesity and cancer risk: a Danish record-linkage study. *Eur J Cancer* 1994;30A:344–350.

29. Murphy TK, Calle EE, Rodriguez C, Kahn HS, Thun MJ. Body mass index and colon cancer mortality in a large prospective study. *Am J Epidemiol* 2000;152:847–854.

30. Moore LL, Bradlee ML, Singer MR, et al. BMI and waist circumference as predictors of lifetime colon cancer risk in Framingham Study adults. *Int J Obes Relat Metab Disord* 2004;28:559–567.

31. Rapp K, Schroeder J, Klenk J, et al. Obesity and incidence of cancer: a large cohort study of over 145,000 adults in Austria. *Br J Cancer* 2005;93:1062–1067.

32. Giovannucci E, Colditz GA, Stampfer MJ, Willett WC. Physical activity, obesity, and risk of colorectal adenoma in women (United States). *Cancer Causes Control* 1996;7:253–263.

33. Lin J, Zhang SM, Cook NR, Rexrode KM, Lee IM, Buring JE. Body mass index and risk of colorectal cancer in women (United States). *Cancer Causes Control* 2004;15:581–589.

34. Lew EA, Garfinkel L. Variations in mortality by weight among 750,000 men and women. *J Chronic Dis* 1979;32:563–576.

35. Phillips RL, Snowdon DA. Dietary relationships with fatal colorectal cancer among Seventh–Day Adventists. *J Natl Cancer Inst* 1985;74:307–317.

36. Shike M. Body weight and colon cancer. *Am J Clin Nutr* 1996;63:442S–444S.

37. Russo A, Franceschi S, La Vecchia C, et al. Body size and colorectal–cancer risk. *Int J Cancer* 1998;78:161–165.

38. Terry P, Giovannucci E, Bergkvist L, Holmberg L, Wolk A. Body weight and colorectal cancer risk in a cohort of Swedish women: relation varies by age and cancer site. *Br J Cancer* 2001;85:346–349.

39. Terry PD, Miller AB, Rohan TE. Obesity and colorectal cancer risk in women. *Gut* 2001;51:191–194.

40. Slattery ML, Ballard-Barbash R, Edwards S, Caan BJ, Potter JD. Body mass index and colon cancer: an evaluation of the modifying effects of estrogen (United States). *Cancer Causes Control* 2003;14:75–84.

41. Martinez ME, Giovannucci E, Spiegelman D, Hunter DJ, Willett WC, Colditz GA. Leisure–time physical activity, body size, and colon cancer in women. Nurses' Health Study Research Group. *J Natl Cancer Inst* 1997;89:948–955.

42. Macinnis RJ, English DR, Hopper JL, Gertig DM, Haydon AM, Giles GG. Body size and composition and colon cancer risk in women. *Int J Cancer* 2006;118:1496–1500.

43. Caan BJ, Coates AO, Slattery ML, Potter JD, Quesenberry CP, Jr., Edwards SM. Body size and the risk of colon cancer in a large case-control study. *Int J Obes Relat Metab Disord* 1998;22:178–184.

44. Hou L, Ji BT, Blair A, et al. Body mass index and colon cancer risk in

Chinese people: menopause as an effect modifier. *Eur J Cancer* 2006;42:84–90.

45. Wu AH, Paganini-Hill A, Ross RK, Henderson BE. Alcohol, physical activity and other risk factors for colorectal cancer: a prospective study. *Br J Cancer* 1987;55:687–694.

46. Lee I, Paffenbarger R, Hsieh C. Physical activity and risk of developing colorectal cancer among college alumni. *J Natl Cancer Inst* 1991;83:1324–1329.

47. Thun MJ, Calle EE, Namboodiri MM, et al. Risk factors for fatal colon cancer in a large prospective study. *J Natl Cancer Inst* 1992;84:1491–1500.

48. Ballard–Barbash R, Schatzkin A, Albanes D, et al. Physical activity and risk of large bowel cancer in the Framingham Study. *Cancer Res* 1990;50:3610–3613.

49. Albanes D, Blair A, Taylor PR. Physical activity and risk of cancer in the NHANES I population. *Am J Public Health* 1989;79:744–750.

50. Severson RK, Nomura AMY, Grove JS, Stemmerman GN. A prospective analysis of physical activity and cancer. *Am J Epidemiol* 1989;130:522–529.

51. Lynge E, Thygesen L. Use of surveillance system for occupational cancer: data from the Danish national system. *Int J Epidemiol* 1988;17:493–500.

52. Gerhardsson M, Floderus B, Norell SE. Physical activity and colon cancer risk. *Int J Epidemiol* 1988;17:743–746.

53. Paffenbarger RSJ, Hyde RT, Wing AL. Physical activity and incidence of cancer in diverse populations: a preliminary report. *Am J Clin Nutr* 1987;45(suppl):312–317.

54. Gerhardsson l, Norell S, Kiviranta H, Pedersen N, Ahlbom A. Sedentary jobs and colon cancer. *Am J Epidemiol* 1986;123:775–780.

55. Thune I, Lung E. Physical activity and risk of colorectal cancer in men and women. *Br J Cancer* 1996;73:1134–1140.

56. Whittemore AS, Wu-Williams AH, Lee M, et al. Diet, physical activity and colorectal cancer among Chinese in North America and China. *J Natl Cancer Inst* 1990;82:915–926.

57. Kune G, Kune S, Wason L. Body weight and physical activity as predictors of colorectal cancer. *Nutr Cancer* 1990;13:9–17.

58. Markowitz S, Morabia A, Garibaldi K, Wynder E. Effect of occupational and recreational activity on the risk of colorectal cancer among males: a case-control study. *Int J Epidemiol* 1992;21:1057–1062.

59. Slattery ML, Schumacher MC, Smith KR, West DW, Abd–Elghany N. Physical activity, diet, and risk of colon cancer in Utah. *Am J Epidemiol* 1988;128:989–999.

60. Peters RK, Garabrandt DH, Yu MC, Mack TM. A case-control study of occupational and dietary factors in colorectal cancer in young men by subsite. *Cancer Res* 1989;49:5459–5468.

61. Brownson RC, Zahm SH, Chang JC, Blair A. Occupational risk of colon cancer: an analysis of anatomic subsite. *Am J Epidemiol* 1989;130:675–687.

62. Benito E, Obrador A, Stiggelbout A, et al. A population-based case-control study of colorectal cancer in Majorca. I. Dietary factors. *Int J Cancer* 1990; 45:69–76.

63. Kato I, Tominaga S, Matsuura A, Yoshii Y, Shirarai M, Kobayashi S. A comparative case-control study of colorectal cancer and adenoma. *Jpn J Cancer* 1990;82:915–926.

64. Kato I, Tominaga S, Ikari A. A case-control study of male colorectal cancer in Aichi Prefecture, Japan: with special reference to occupational activity level, drinking habits and family history. *Jpn J Cancer Res* 1990;81:115–121.

65. Gerhardsson de Verdier M, Hagman U, Steineck G, et al. Diet, body mass and colorectal cancer: a case-referent study. *Int J Cancer* 1990;46:832–838.

66. Fredriksson M, Bengtsson NO, Hardell L, Axelson O. Colon cancer, physical activity, and occupational exposure. *Cancer* 1989;63:1838–1842.

67. Fraser G, Pearce N. Occupational physical activity and risk of cancer of the colon and rectum in New Zealand males. *Cancer Causes Control* 1993;4:45–50.

68. Slattery M, Abd-Elghany N, Kerber R, Schumacher M. Physical activity and colon cancer: a comparison of various indicators of physical activity to evaluate the association. *Epidemiology* 1990;1:481–485.

69. Longnecker M, Gerhardsson de Verdier M, Frumkin H, Carpenter C. A case-control study of physical activity in relation to risk of cancer of the right colon and rectum. *Int J Epidemiol* 1995;24:42–50.

70. Chow WH, Dosemeci M, Zheng W, et al. Physical activity and occupational risk of colon cancer in Shanghai, China. *Int J Epidemiol* 1993;22:23–29.

71. Arbman G, Axelson O, Fredriksson M, Nilsson E, Sjodahl R. Do occupational factors influence the risk of colon and rectal cancer in different ways? *Cancer* 1993;72:22543–22549.

72. Gerhardsson de Verdier M, Steineck G, Hagman U, Rieger A, Norrell S. Physical activity and colon cancer: a case–referent study in Stockholm. *Int J Cancer* 1990;46:985–999.

73. Vineis P, Ciccone G, Magnino A. Asbestos exposure, physical activity, and colon cancer: a case–control study. *Tumori* 1993;79:301–303.

74. Vlajinac H, Jarebinski M, Adanja B. Relationship of some biosocial factors to colon cancer in Belgrade. *Neoplasma* 1987;34:503–507.

75. Dosemeci M, Hayes R, Vetter R, et al. Occupational physical activity, socioeconomic status, and risk of 15 cancer sites in Turkey. *Cancer Causes Control* 1993;4:313–321.

76. Marcus P, Newcomb P, Storer B. Early adulthood physical activity and

colon cancer risk among Wisconsin women. *Cancer Epidemiol Biomarkers Prev* 1994;3:641–644.

77. White E, Jacobs EJ, Daling JR. Physical activity in relation to colon cancer in middle–aged men and women. *Am J Epidemiol* 1996;144:42–50.

78. Vena JE, Graham S, Zielezny M, Swanson MK, Barnes RE, Nolan J. Lifetime occupational exercise and colon cancer. *Am J Epidemiol* 1985;122:357–365.

79. Garabrant DH, Peters JM, Mack TM, Berstein L. Job activity and colon cancer risk. *Am J Epidemiol* 1984;119:1005–1014.

80. Slattery M, Potter J, Caan B, et al. Energy balance and colon cancer—beyond physical activity. *Cancer Res* 1997;57:75–80.

81. Colditz GA, Cannuscio CC, Frazier AL. Physical activity and reduced risk of colon cancer: implications for prevention. *Cancer Causes Control* 1997;8:649–667.

82. Samad AK, Taylor RS, Marshall T, Chapman MA. A meta-analysis of the association of physical activity with reduced risk of colorectal cancer. *Colorectal Dis* 2005;7:204–213.

83. Karmali RA. Prostaglandins and cancer. *CA Cancer J Clin* 1983;33:322–332.

84. Bennett A, Del Tacca M. Prostaglandins in human colonic carcinoma. *Gut* 1975;16:409.

85. Bennett A, Del Tacca M, Stamford IF, Zebro T. Prostaglandins from tumours of human large bowel. *Br J Cancer* 1977;35:881–884.

86. Jaffe BM, Parker CW, Philpott GW. Immunochemical measurement of prostaglandin or prostaglandin-like activity from normal and neoplastic cultured tissue. *Surg Forum* 1971;22:90–92.

87. Martinez ME, Heddens D, Earnest DL, et al. Physical activity, body mass index, and PGE2 levels in rectal mucosa. *J Natl Cancer Inst* 1999;91:950–953.

88. Bartram HP, Wynder EL. Physical activity and colon cancer risk? Physiological considerations. *Am J Gastroenterol* 1989;84:109–112.

89. Frezza EE, Wachtel MS, Chiriva-Internati M. Influence of obesity on the risk of developing colon cancer. *Gut* 2006;55:285–291.

90. Chute CG, Willett WC, Colditz GA, Stampfer MJ, Rosner B, Speizer FE. A prospective study of reproductive history and exogenous estrogens on the risk of colorectal cancer in women. *Epidemiology* 1991;2:201–207.

91. Davis FG, Furner SE, Persky V, Koch M. The influence of parity and exogenous female hormones on the risk of colorectal cancer. *Int J Cancer* 1989;43:587–590.

92. Furner SE, Davis GD, Nelson RL, Haenszel W. A case-control study of large bowel cancer and hormone exposure in women. *Cancer Res* 1989;49:4936–4940.

93. Gerhardsson de Verdier M, London S. Reproductive factors, exogenous female hormones, and colorectal cancer by subsite. *Cancer Causes Control* 1992;3:355–360.

94. Jacobs EJ, White E, Weiss NS. Exogenous hormones, reproductive history, and colon cancer. *Cancer Causes Control* 1995;5:359–366.

95. Calle EE, Miracle-McMahill HL, Thun MJ, Heath CW. Estrogen replacement therapy and risk of fatal colon cancer in a prospective cohort of postmenopausal women. *J Natl Cancer Inst* 1995;87:517–523.

96. Dietz AT, Newcomb PA, Marcus PM, Strer BE. The association of body size and large bowel cancer risk in Wisconsin (United States) women. *Cancer Causes Control* 1995;6:30–36.

97. Newcomb PA, Storer BE. Postmenopausal hormone use and risk of large bowel cancer. *J Natl Cancer Inst* 1995;87:1967–1071.

98. Folsom AR, Mink PJ, Sellers TA, Hong CP, Zheng W, Potter JD. Hormone replacement therapy and morbidity and mortality in a prospective study of postmenopausal women. *Am J Public Health* 1995;1995:1128–1132.

99. Fernandez E, La Vecchia C, A'Avanzo B, Franceschi S, Negri E, Parazzini F. Oral contraceptives, hormone replacement therapy and the risk of colorectal cancer. *Br J Cancer* 1996;73:1431–1436.

100. Weiss NS, Daling JR, Chow WH. Incidence of cancer of the large bowel in women in relation to reproductive and hormonal factors. *J Natl Cancer Inst* 1981;67:57–60.

101. Risch HA, Howe GR. Menopausal hormone use and colorectal cancer in Saskatchewan: a record linkage cohort study. *Cancer Epidemiol Biomarkers Prev* 1995;4:21–28.

102. Peters RK, Pike MC, Chang WWL, Mack MT. Reproductive factors and colon cancer. *Br J Cancer* 1990;61:741–748.

103. Troisi R, Schairer C, Chow W-H, Schatzkin A, Brinton LA, Fraumeni JF. A prospective study of menopausal hormones and risk of colorectal cancer. *Cancer Causes Control* 1997;8:130–138.

104. Kampman E, Potter JD, Slattery ML, Caan BJ, Edwards S. Hormone replacement therapy, reproductive history, and colon cancer: a multicenter, case–control study in the United States. *Cancer Causes Control* 1997;8:146–158.

105. Grodstein F, Martinez ME, Platz EA, et al. Postmenopausal hormone use and risk of colorectal cancer and adenoma. *Ann Intern Med* 1998;128:705–712.

106. Howell M. The association between colorectal cancer and breast cancer. *J Chronic Dis* 1976;29:243–261.

107. Boyle P, Robertson C. Breast cancer and colon cancer incidence in females in Scotland, 1960–1984. *J Natl Cancer Inst* 1987;79:1175–1179.

108. La Vecchia C, Decarli A. Correlations between cancer mortality rates from various Italian regions. *Tumori* 1985;71:441–448.

109. Issa JP, Ottaviano YL, Celano P, Hamilton SR, Davidson NE, Baylin SB. Methylation of the estrogen receptor CpG island links aging and neoplasia in human colon. *Nat Genet* 1994;7:536–540.

110. Chlebowski RT, Wactawski-Wende J, Ritenbaugh C, et al. Estrogen plus progestin and colorectal cancer in postmenopausal women. *N Engl J Med* 2004;350:991–1004.

111. Hulley SB, Grady D. The WHI estrogen-alone trial—do things look any better? *JAMA* 2004;291:1769–1771.

112. Nelson HD, Humphrey LL, Nygren P, Teutsch SM, Allan JD. Postmenopausal hormone replacement therapy: scientific review. *JAMA* 2002;288:872–881.

113. Giovannucci E, Martz ME. Tobacco, colorectal cancer, and adenomas: a review of the evidence. *J Natl Cancer Inst* 1996;88:1717–1730.

114. Giovannucci E, Rimm EB, Stampfer MJ, et al. A prospective study of cigarette smoking and risk of colorectal adenoma and colorectal cancer in U.S. men. *J Natl Cancer Inst* 1994;86:183–191.

115. Giovannucci E, Colditz GA, Stampfer MJ, et al. A prospective study of cigarette smoking and risk of colorectal adenoma and colorectal cancer in U.S. women. *J Natl Cancer Inst* 1994;86:192–199.

116. Slattery ML, West DW, Robison LM, et al. Tobacco, alcohol, coffee, and caffeine as risk factors for colon cancer in a low–risk population. *Epidemiology* 1990;1:141–145.

117. Heineman EF, Zahm SH, McLaughlin JK, Vaught JB. Increased risk of colorectal cancer among smokers: results of a 26-year follow-up of US veterans and a review. *Int J Cancer* 1995;59:728–738.

118. Newcomb PA, Storer BE, Marcus PM. Cigarette smoking in relation to risk of large bowel cancer in women. *Cancer Res* 1995;55:4906–4909

119. Slattery ML, Potter JD, Friedman GD, Ma K-N, Edwards S. Tobacco use and colon cancer. *Int J Cancer* 1997;70:259–264.

120. Hsing AW, McLaughlin JK, Chow W-H, et al. Risk factors for colorectal cancer in a prospective study among U.S. white men. *Int J Cancer* 1998;77:549–553.

121. Knekt P, Hakama M, Jrvinen R, Pukkala E, Helivaara M. Smoking and risk of colorectal cancer. *Br J Cancer* 1998;78:136–139.

122. Le Marchand L, Wilkens LR, Kolonel LN, Hankin JH, Lyu L-C. Associations of sedentary lifestyle, obesity, smoking, alcohol use, and diabetes with the risk of colorectal cancer. *Cancer Res* 1997;57:4787–4794.

123. Yamada K, Araki S, Tamura M, et al. Case-control study of colorectal carcinoma in situ and cancer in relation to cigarette smoking and alcohol use (Japan). *Cancer Causes Control* 1997;8:780–785.

124. Chyou P-H, Nomura AMY, Stemmermann GN. A prospective study of colon and rectal cancer among Hawaii Japanese men. *Ann Epidemiol* 1996;6:276–282.

125. Freedman AN, Michalek AM, Marshall JR, et al. The relationship between smoking exposure and p53 overexpression in colorectal cancer. *Genet Epidemiol* 1995;12:333.

126. Baron JA, Gerhardsson de Verdier M, Ekbom A. Coffee, tea, tobacco, and cancer of the large bowel. *Cancer Epidemiol Biomarkers Prev* 1994;3:565–570.

127. Nordlund LA, Carstensen JM, Pershagen G. Cancer incidence in female smokers: a 26-year follow-up. *Int J Cancer* 1997;73:625–628.

128. Nyrén O, Bergström R, Nyström L, et al. Smoking and colorectal cancer: a 20-year follow-up study of Swedish construction workers. *J Natl Cancer Inst* 1996;88:1302–1307.

129. Tavani A, Pregnolato A, La Vecchia C, Negri E, Talamini R, Franceschi S. Coffee and tea intake and risk of cancers of the colon and rectum: a study of 3,530 cases and 7,057 controls. *Int J Cancer* 1997;73:193–197.

130. Giovannucci E. An updated review of the epidemiological evidence that cigarette smoking increases risk of colorectal cancer. *Cancer Epidemiol Biomarkers Prev* 2001;10:725–731.

131. Heineman EF, Zahm SH, McLaughlin JK, Vaught JB. Increased risk of colorectal cancer among smokers: results of a 26-year follow-up of US veterans and a review. *Int J Cancer* 1994;59:728–738.

132. Thun MJ, Henley SJ, Patrono C. Nonsteroidal anti-inflammatory drugs as anticancer agents: mechanistic, pharmacologic, and clinical issues. *J Natl Cancer Inst* 2002;94:252–266.

133. Kune GA, Kune S, Watson LF. Colorectal cancer risk, chronic illnesses, operations, and medications: case control results from the Melbourne Colorectal Cancer Study. *Cancer Res* 1988;48:4399–4404.

134. Rosenberg L, Palmer JR, Zauber AG, Warshauer ME, Stolley PD, Shapiro SA. A hypothesis: nonsteroidal anti-inflammatory drugs reduce the incidence of large-bowel cancer. *J Natl Cancer Inst* 1991;83:355–358.

135. Thun MJ, Namboodiri MM, Heath CW. Aspirin use and reduced risk of fatal colon cancer. *N Engl J Med* 1991;325:1593–1596.

136. Giovannucci E, Rimm EB, Stampfer MJ, Colditz GA, Ascherio A, Willett WC. Aspirin use and the risk of colorectal cancer and adenoma in male health professionals. *Ann Intern Med* 1994;121:241–246.

137. Giovannucci E, Egan KM, Hunter DJ, et al. Aspirin use and risk of colorectal cancer in women. *N Engl J Med* 1995;333:609–614.

138. Narisawa T, Sato M, Tani M, Kudo T, Takahashi T, Goto A. Inhibition of development of methylnitrosourea-induced rat colon tumors by indomethacin. *Cancer Res* 1981;41:1954–1957.

139. Pollard M, Luckert PH. Effect of piroxicam in primary intestinal tumors induced in rats by N-methylnitrosourea. *Cancer Lett* 1984;25:117–121.

140. Reddy BS, Maruyama H, Kelloff G. Dose related inhibition of colon

Carcinogenesis by dietary piroxicam, a nonsteroidal antiinflammatory drug, during different stages of rat colon tumor development. *Cancer Res* 1987;47:534–536.

141. Moorghen M, Ince P, Finney KJ, Sunter JP, Appleton DR, Watson AJ. A protective effect of sulindac against chemically-induced primary colonic tumors in mice. *J Pathol* 1988;156:341–347.

142. Rigau J, Pique JM, Rubio E, Planas R, Tarrech JM, Bordas JM. Effect of long-term sulindac therapy on colonic polyposis. *Ann Intern Med* 1991; 115:952–954.

143. Labayle D, Fischer D, Vielh P, et al. Sulindac causes regression of rectal polyps in familial adenomatous polyposis. *Gastroenterology* 1991;101: 635–639.

144. Giardiello FM, Hamilton SR, Krush AJ, et al. Treatment of colonic and rectal adenomas with sulindac in familial adenomatous polyposis. *N Engl J Med* 1993;328:1313–1316.

145. Laasko M, Mutru O, Isomaki H, Koota K. Cancer mortality in patients with rheumatoid arthritis. *J Rheumatol* 1986;13:522–526.

146. Gridley G, McLaughlin JK, Ekbom A, et al. Incidence of cancer among patients with rheumatoid arthritis. *J Natl Cancer Inst* 1993;85:307–311.

147. Paganini-Hill A, Chao A, Ross RK, Henderson BE. Aspirin use and chronic diseases: a cohort study of the elderly. *Br Med J* 1989;299:1247–1250.

148. Baron JA, Cole B, Sander RS, et al. A randomized trial of aspirin as a chemopreventive agent against colorectal adenomas. *N Engl J Med* 2003;348: 891–899.

149. Fitzgerald GA. Coxibs and cardiovascular disease. *N Engl J Med* 2004; 351:1709–1711.

150. Wynder EL, Gori GB. Contribution of the environment to cancer incidence: an epidemiologic exercise. *J Natl Cancer Inst* 1977;58:825–832.

151. Doll R, Peto R. The causes of cancer: quantitative estimates of avoidable risks of cancer in the United States today. *J Natl Cancer Inst* 1981;66:1191–1308.

152. Marshall JR, Hastrup JL. Mismeasurement and resonance of strong confounders: uncorrelated errors. *Am J Epidemiol* 1996;143:1069–1078.

153. Marshall JR, Hastrup JL, Ross JS. Mismeasurement and the resonance of strong confounders: correlated errors. *Am J Epidemiol* 1999;150:88–96.

154. Willett WC, Sampson L, Stampfer MJ, et al. Reproducibility and validity of a semiquantitative food frequency questionnaire. *Am J Epidemiol* 1985; 122:51–65.

155. Kristal AR, Peters U, Potter JD. Is it time to abandon the food frequency questionnaire? *Cancer Epidemiol Biomarkers Prev* 2005;14:2826–2828.

156. Willett WC, Stampfer MJ. Total energy intake: implications for epidemiologic analyses. *Am J Epidemiol* 1986;124:17–27.

157. Jain M, Cook GM, Davis FG, Grace MG, Howe GR, Miller AB. A case-control study of diet and colorectal cancer. *Int J Cancer* 1980;26:757–768.

158. Bristol JB, Emmett PM, Heaton KW, Williamson RC. Sugar, fat, and the risk of colorectal cancer. *Br Med J (Clin Res Ed)* 1985;291:1467–1470.

159. Potter JD, McMichael AJ. Diet and cancer of the colon and rectum: a case-control study. *J Natl Cancer Inst* 1986;76:557–569.

160. Lyon JL, Mahoney AW, West DW, et al. Energy intake: its relationship to colon cancer risk. *J Natl Cancer Inst* 1987;78:853–861.

161. Kune S, Kune GA, Watson LF. Case-control study of dietary etiologic factors: the Melbourne Colorectal Cancer Study. *Nutr Cancer* 1987;9:21–42.

162. Graham S, Marshall J, Haughey B, et al. Dietary epidemiology of cancer of the colon in western New York. *Am J Epidemiol* 1988;128:490–503.

163. West DW, Slattery ML, Robison LM, et al. Dietary intake and colon cancer: sex and anatomic site-specific associations. *Am J Epidemiol* 1989;130:883–94.

164. Peters RK, Pike MC, Garabrandt D, Mack TM. Diet and colon cancer in Los Angeles County, California. *Cancer Causes Control* 1992;3:457–473.

165. Iscovich JM, L'Abbe KA, Caastellerto R, et al. Colon cancer in Argentina. II. Risk from fiber, fat and nutrients. *Int J Cancer* 1992;51:858–861.

166. Meyer F, White E. Alcohol and nutrients in relation to colon cancer in middle-aged adults. *Am J Epidemiol* 1993;138:225–236.

167. Howe GR. Meeting Presentation. Advances in the biology and therapy of colorectal cancer. Presented at: Thirty-Seventh Annual Clinical Conference and Twenty-Sixth Annual Special Pathology Program; 1993; Houston, Tex.

168. Stemmermann GN, Nomura AM, Heilbrun LK. Dietary fat and the risk of colorectal cancer. *Cancer Res* 1984;44:4633–4637.

169. Garland C, Shekelle RB, Barrett-Conner E, Criqui MH, Rossof AH, Paul O. Dietary vitamin D and calcium and risk of colorectal cancer: a 19-year prospective study in men. *Lancet* 1985;i:307–309.

170. Willett WC, Stampfer MJ, Colditz GA, Rosner BA, Speizer FE. Relation of meat, fat, and fiber intake to the risk of colon cancer in a prospective study among women. *N Engl J Med* 1990;323:1664–1672.

171. Giovannucci E, Rimm EB, Stampfer MJ, Colditz GA, Ascherio A, Willett WC. Intake of fat, meat, and fiber in relation to risk of colon cancer in men. *Cancer Res* 1994;54:2390–2397.

172. Goldbohm RA, van den Brandt PA, van't Veer P, et al. A prospective cohort study on the relation between meat consumption and the risk of colon cancer. *Cancer Res* 1994;54:718–723.

173. Bostick RM, Potter JD, Kushi LH, et al. Sugar, meat, and fat intake, and non-dietary risk factors for colon cancer incidence in Iowa women (United States). *Cancer Causes Control* 1994;5:38–52.

174. Kaaks R, Lukanova A. Energy balance and cancer: the role of insulin and insulin-like growth factor-I. *Proc Nutr Soc* 2001;60:91–106.

175. Foster-Powell K, Holt SH, Brand-Miller JC. International table of glycemic index and glycemic load values: 2002. *Am J Clin Nutr* 2002;76:5–56.

176. Franceschi S, Dal Maso L, Augustin L, et al. Dietary glycemic load and colorectal cancer risk. *Ann Oncol* 2001;12:173–178.

177. Higginbotham S, Zhang ZF, Lee IM, et al. Dietary glycemic load and risk of colorectal cancer in the Women's Health Study. *J Natl Cancer Inst* 2004; 96:229–233.

178. Terry PD, Jain M, Miller AB, Howe GR, Rohan TE. Glycemic load, carbohydrate intake, and risk of colorectal cancer in women: a prospective cohort study. *J Natl Cancer Inst* 2003;95:914–916.

179. Michaud DS, Fuchs CS, Liu S, Willett WC, Colditz GA, Giovannucci E. Dietary glycemic load, carbohydrate, sugar, and colorectal cancer risk in men and women. *Cancer Epidemiol Biomarkers Prev* 2005;14:138–147.

180. Aoki K, Hayakawa N, Kurihara M, Suzuki S. *Death Rates for Malignant Neoplasms for Selected Sites by Sex and Five-Year Age Group in 33 Countries, 1953–57 to 1983–87*. International Union Against Cancer. Nagoya, Japan: University of Nagoya Coop Press; 1992.

181. Kono S. Secular trend of colon cancer incidence and mortality in relation to fat and meat intake in Japan. *Eur J Cancer Prev* 2004;13:127–132.

182. Truswell AS. Report of an expert workshop on meat intake and colorectal cancer risk convened in December 1998 in Adelaide, South Australia. *Eur J Cancer Prev* 1999;8:175–178.

183. English DR, MacInnis RJ, Hodge AM, Hopper JL, Haydon AM, Giles GG. Red meat, chicken, and fish consumption and risk of colorectal cancer. *Cancer Epidemiol Biomarkers Prev* 2004;13:1509–1514.

184. Kune GA, Kune S, Watson LF. The nutritional causes of colorectal cancer: an introduction to the Melbourne study. *Nutr Cancer* 1987;9:5–56.

185. Gerhardsson de Verdier M, Hagman U, Peters RK, Steineck G. Meat, cooking methods and colorectal cancer: a case-referent study in Stockholm. *Int J Cancer* 1991;49:520–525.

186. Manousos O, Day NE, Trichopoulos D, Gerovassilis F, Tzonou A, Polychronopoulou A. Diet and colorectal cancer: a case-control study in Greece. *Int J Cancer* 1983;32:1–5.

187. La Vecchia C, Negri E, Decarli A, et al. A case-control study of diet and colorectal cancer in northern Italy. *Int J Cancer* 1988;41:492–498.

188. Miller AB, Howe GR, Jain M, Craib KJ, Harrison L. Food items and food groups as risk factors in a case-control study of diet and colo-rectal cancer. *Int J Cancer* 1983;32:155–161.

189. Young TB, Wolf TB. Case-control study of proximal and distal colon cancer and diet in Wisconsin. *Int J Cancer* 1988;42:167–175.

190. Lee HP, Gourley L, Duffy SW, Esteve J, Lee J, Day NE. Colorectal cancer and diet in an Asian population—a case-control study among Singapore Chinese. *Int J Cancer* 1989;43:1007–1016.

191. Macquart-Moulin G, Riboli E, Cornee J, Charnay B, Berthezene P, Day N. Case-control study on colorectal cancer and diet in Marseilles. *Int J Cancer* 1986;38:183–191.

192. Berta JL, Coste T, Rautureau J, Guilloud-Bataille M, Pequignot G. Diet and rectocolonic cancers: results of a case-control study. *Gastroenterol Clin Biol* 1985;9:348–353.

193. Tuyns AJ, Haelterman M, Kaaks R. Colorectal cancer and the intake of nutrients: oligosaccharides are a risk factor, fats are not: a case-control study in Belgium. *Nutr Cancer* 1987;10:181–196.

194. Howe GR, Aronson KJ, Beito E, et al. The relationship between dietary fat intake and risk of colorectal cancer: evidence from the combined analysis of 13 case control studies. *Cancer Causes Control* 1997;8:215–228.

195. Bjelke E. Epidemiology of colorectal cancer, with emphasis on diet. In: Davis W, Harrup KR, Stathopoulos G, eds. *Human Cancer: Its Characterization and Treatment*. Congress Series No. 484. Amsterdam: Excerpta Medica; 1980: 158–174.

196. Hirayama T. A large-scale study on cancer risks by diet—with special reference to the risk reducing effects of green-yellow vegetable consumption. In: Hayashi Y, Magao M, Sugimura T, et al, eds. *Diet, Nutrition, and Cancer*. Tokyo: Japan Scientific Societies Press; 1986:41–53.

197. Phillips RL, Snowdon DA. Association of meat and coffee use with cancers of the large bowel, breast, and prostate among Seventh-Day Adventists: preliminary results. *Cancer Res* 1983;43(suppl):2403S–2408S.

198. Larsson SC, Rafter J, Holmberg L, Bergkvist L, Wolk A. Red meat consumption and risk of cancers of the proximal colon, distal colon and rectum: the Swedish Mammography Cohort. *Int J Cancer* 2005;113:829–834.

199. Sinha R, Peters U, Cross AJ, et al. Meat, meat cooking methods and preservation, and risk for colorectal adenoma. *Cancer Res* 2005;65:8034–8041.

200. Kampman E, Slattery ML, Bigler J, et al. Meat consumption, genetic susceptibility, and colon cancer risk: a large multi-center case-control study. *Cancer Epidemiol Biomarkers Prev* 1999;8:15–24.

201. Chao A, Thun MJ, Connell CJ, et al. Meat consumption and risk of colorectal cancer. *JAMA* 2005;293:172–182.

202. Nowell S, Coles B, Sinha R, et al. Analysis of total meat intake and exposure to individual heterocyclic amines in a case-control study of colorectal cancer: contribution of metabolic variation to risk. *Mutat Res* 2002;506–507:175–185.

203. Schiffman MH, Felton JS. Re: "Fried foods and risk of colon cancer." *Am J Epidemiol* 1990;131:376–378.

204. Murtaugh MA, Ma KN, Sweeney C, Caan BJ, Slattery ML. Meat con-

sumption patterns and preparation, genetic variants of metabolic enzymes, and their association with rectal cancer in men and women. *J Nutr* 2004;134:776–784.

205. Lyon JL, Mahoney AW. Fried foods and risk of colon cancer. *Am J Epidemiol* 1988;128:1000–1006.

206. Muscat JE, Wynder EL. The consumption of well-done meat and the risk of colorectal cancer. *Am J Public Health* 1994;84:856–858.

207. Truswell AS. Meat consumption and cancer of the large bowel. *Eur J Clin Nutr* 2002;56(suppl 1):S19–S24.

208. Sinha R, Chow WH, Kulldorf M, et al. Well-done, grilled red meat increases the risk of colorectal adenoma. *Cancer Res* 1999;59:4320–4324.

209. Sugimura T, Nagao M, Kawachi T, et al. Mutagen-carcinogens in food, with special reference to highly mutagenic pyrolytic products in broiled foods. In: Hiatt HH, Watson JD, Winsten JA, eds. *Origins of Human Cancer*. New York, NY: Cold Spring Harbor Laboratory; 1977: 11561–11577.

210. Wakabayashi K, Nagao M, Esumi H, Sugimura T. Food-derived mutagens and carcinogens. *Cancer Res* 1992;52:2092s–2098s.

211. Sugimura T, Sato S. Mutagens-carcinogens in foods. *Cancer Res* 1983; 43:2415S–2421S.

212. Sugimura T, Sato S. Past, present, and future of mutagens in cooked foods [review]. *Environ Health Perspect* 1986;67:5–10.

213. Hasegawa R, Miyata E, Futakuchi M, et al. Synergistic enhancement of hepatic foci development by combined treatment of rats with 10 heterocyclic amines at low doses. *Carcinogenesis* 1994;15:1037–1041.

214. Lang NP, Butler MA, Massengill J, et al. Rapid metabolic phenotypes for acetyltransferase and cytochrome P450A2 and putative exposure to foodborne heterocyclic amines increase the risk for colorectal cancer or polyps. *Cancer Epidemiol Biomarkers Prev* 1994;3:675–682.

215. Wohlleb JC, Hunter CF, Blass B, Kadlubar FF, Chu DZ, Lang NP. Aromatic amine acetyltransferase as a marker for colorectal cancer: environmental and demographic associations. *Int J Cancer* 1990;46:22–30.

216. Welfare MR, Cooper J, Bassendine MF, Daly AK. Relationship between acetylator status, smoking, diet and colorectal cancer risk in the north-east of England. *Carcinogenesis* 1994;15:1351–1354.

217. Le Marchand L, Hankin JH, Pierce LM, et al. Well-done red meat, metabolic phenotypes and colorectal cancer in Hawaii. *Mutat Res* 2002; 506–507:205–214.

218. Pennington JA, Young BE. Total diet study nutritional elements, 1982–1989. *J Am Diet Assoc* 1991;91:179–183.

219. Nelson RL. Dietary minerals and colon *Carcinogenesis* [review]. *AntiCancer Res* 1987;7:259.

220. Clark L, Combs G, et al. Effects of selenium supplementation for cancer prevention for cancer prevention in patients with carcinoma of the skin: a randomized controlled trial. *JAMA* 1996;276:1957–1963.

221. Duffield-Lillico AJ, Reid ME, Turnbull BW, et al. Baseline characteristics and the effect of selenium supplementation on cancer incidence in a randomized clinical trial: a summary report of the Nutrition Prevention of Cancer Trial. *Cancer Epidemiol Biomarkers Prev* 2002;11:630–639.

222. Willett WC, Polk BF, Morris JS, et al. Prediagnostic serum selenium and risk of cancer. *Lancet* 1983;2:130–134.

223. Clark LC, Hixson LJ, Combs GF, Jr. , Reid ME, Turnbull BW, Sampliner RE. Plasma selenium concentration predicts the prevalence of colorectal adenomatous polyps. *Cancer Epidemiol Biomarkers Prev* 1993;2: 41–46.

224. Dworkin BM, Rosenthal WS, Mittelman A, Weiss L, Applebee-Brady L, Arlin Z. Selenium status and the polyp-cancer sequence: a colonoscopically controlled study. *Am J Gastroenterol* 1988;83:748–751.

225. Russo MW, Murray SC, Wurzelmann JI, Woosley JT, Sandler RS. Plasma selenium levels and the risk of colorectal adenomas. *Nutr Cancer* 1997;28:125–129.

226. Psathakis D, Wedemeyer N, Oevermann E, Krug F, Siegers CP, Bruch HP. Blood selenium and glutathione peroxidase status in patients with colorectal cancer. *Dis Colon Rectum* 1998;41:328–335.

227. Fernandez-Banares F, Cabre E, Esteve M, et al. Serum selenium and risk of large size colorectal adenomas in a geographical area with a low selenium status. *Am J Gastroenterol* 2002;97:2013–2108.

228. Ghadirian P, Maisonneuve P, Perret C, et al. A case-control study of toenail selenium and cancer of the breast, colon, and prostate. *Cancer Detect Prev* 2000;24:305–313.

229. Jacobs ET, Jiang R, Alberts DS, et al. Selenium and colorectal adenoma: results of a pooled analysis. *J Natl Cancer Inst* 2004;96:1669–1675.

230. Early DS, Hill K, Burk R, Palmer I. Selenoprotein levels in patients with colorectal adenomas and cancer. *Am J Gastroenterol* 2002;97:745–748.

231. Nelson RL, Davis FG, Sutter E, et al. Serum selenium and colonic neoplastic risk. *Dis Colon Rectum* 1995;38:1306–1310.

232. Combs GF, Jr. , Gray WP. Chemopreventive agents: selenium. *Pharmacol Ther* 1998;79:179–192.

233. McKenzie RC, Rafferty TS, Beckett GJ. Selenium: an essential element for immune function. *Immunol Today* 1998;19:342–345.

234. Samaha HS, Hamid R, el-Bayoumy K, Rao CV, Reddy BS. The role of apoptosis in the modulation of colon *Carcinogenesis* by dietary fat and by the organoselenium compound 1,4-phenylenebis(methylene)selenocyanate. *Cancer Epidemiol Biomarkers Prev* 1997;6:699–704.

235. Holick M.Vitamin D. In: Shils ME, Shike M, Ross AC, eds. *Modern Nu-*

236. Haussler MR, Whitfield GK, Haussler CA, et al. The nuclear vitamin D receptor: biological and molecular regulatory properties revealed. *J Bone Miner Res* 1998;13:325–349.

237. Garland CF, Garland FC, Gorham ED. Calcium and vitamin D: their potential roles in colon and breast cancer prevention. *Ann N Y Acad Sci* 1999;889:107–119.

238. Peters U, McGlynn KA, Chatterjee N, et al. Vitamin D, calcium, and vitamin D receptor polymorphism in colorectal adenomas. *Cancer Epidemiol Biomarkers Prev* 2001;10:1267–1274.

239. Tangrea J, Helzlsouer K, Pietinen P, et al. Serum levels of vitamin D metabolites and the subsequent risk of colon and rectal cancer in Finnish men. *Cancer Causes Control* 1997;8:615–625.

240. Martinez ME, Marshall JR, Sampliner R, Wilkinson J, Alberts DS. Calcium, vitamin D, and risk of adenoma recurrence (United States). *Cancer Causes Control* 2002;13:213–220.

241. Martinez ME, Giovannucci EL, Colditz GA, et al. Calcium, vitamin D, and the occurrence of colorectal cancer among women. *J Natl Cancer Inst* 1996;88:1375–1382.

242. Bostick RM, Potter JD, Sellers TA, McKenszie DR, Kushi H, Folsom AR. Relation of calcium, vitamin D, and dairy food intake to incidence of colon cancer in older women. *Am J Epidemiol* 1993;137:1302–1317.

243. Kampman E, Giovannucci E, van't Veer P, et al. Calcium, vitamin D, dairy foods, and the occurrence of colorectal adenomas among men and women in two prospective studies. *Am J Epidemiol* 1994;139:16–29.

244. Ferraroni M, La Vecchia C, D'Avanzo B, Negri E, Franceschi S, Decarli A. Selected micronutrient intake and the risk of colorectal cancer. *Br J Cancer* 1994;70:1150–1155.

245. Heaney RP. *Nutrition and Risk for Osteoporosis*. New York, NY: Academic Press; 1996.

246. Giuliano AR, Franceschi RT, Wood RJ. Characterization of the vitamin D receptor from the Caco-2 human colon carcinoma cell line: effect of cellular differentiation. *Arch Biochem Biophys* 1991;285:261–269.

247. Shabahang M, Buras RR, Davoodi F, Schumaker LM, Nauta RJ, Evans SR. 1,25-Dihydroxyvitamin D3 receptor as a marker of human colon carcinoma cell line differentiation and growth inhibition. *Cancer Res* 1993;53:3712–3718.

248. Wang QM, Jones JB, Studzinski GP. Cyclin-dependent kinase inhibitor p27 as a mediator of the G1-S phase block induced by 1,25-dihydroxyvitamin D3 in HL60 cells. *Cancer Res* 1996;56:264–267.

249. Sheikh MS, Rochefort H, Garcia M. Overexpression of p21WAF1/CIP1 induces growth arrest, giant cell formation and apoptosis in human breast carcinoma cell lines. *Oncogene* 1995;11:1899–1905.

250. Elstner E, Linker-Israeli M, Umiel T, et al. Combination of a potent 20-epi-vitamin D3 analogue (KH 1060) with 9-cis-retinoic acid irreversibly inhibits clonal growth, decreases bcl-2 expression, and induces apoptosis in HL-60 leukemic cells. *Cancer Res* 1996;56:3570–3576.

251. Donohue MM, Demay MB. Rickets in VDR null mice is secondary to decreased apoptosis of hypertrophic chondrocytes. *Endocrinology* 2002; 143:3691–3694.

252. Weaver CM. Calcium. In: Shils ME, Shike M, Ross AC, eds. *Modern Nutrition in Health and Disease*. Baltimore, Md.: Williams & Wilkins; 1999: 141–167.

253. McCormick CC. Passive diffusion does not play a major role in the absorption of dietary calcium in normal adults. *J Nutr* 2002;132:3428–3430.

254. Newmark HL, Wargovich MJ, Bruce WR. Colon cancer and dietary fat, phosphate, and calcium: a hypothesis. *J Natl Cancer Inst* 1984;72:1323–1325.

255. Nagengast FM, Grubben MJ, van Munster IP. Role of bile acids in colorectal carcinogenesis. *Eur J Cancer* 1995;31A:1067–1070.

256. Lipkin M, Newmark H. Effect of added dietary calcium on colonic epithelial-cell proliferation in subjects at high risk for familial colonic cancer. *N Engl J Med* 1985;313:1381–1384.

257. Pence BC. Role of calcium in colon cancer prevention: experimental and clinical studies. *Mutat Res* 1993;290:87–95.

258. Baron JA, Beach M, Mandel JS, et al. Calcium supplements for the prevention of colorectal adenomas. *N Engl J Med* 1999;340:101–107.

259. Grau MV, Baron JA, Sandler RS, et al. Vitamin D, calcium supplementation, and colorectal adenomas: results of a randomized trial. *J Natl Cancer Inst* 2003;95:1765–1771.

260. Jacobs ET, Martinez ME, Alberts DS. Research and public health implications of the intricate relationship between calcium and vitamin D in the prevention of colorectal neoplasia. *J Natl Cancer Inst* 2003;95:1736–1737.

261. Martz ME, Willett WC. Calcium, vitamin D, and colorectal cancer: a review of the epidemiologic evidence. *Cancer Epidemiol Biomarkers Prev* 1998;7:163–168.

262. Wu K, Willett WC, Fuchs CS, Colditz GA, Giovannucci EL. Calcium intake and risk of colon cancer in women and men. *J Natl Cancer Inst* 2002;94:437–446.

263. Marcus PM, Newcomb PA. The association of calcium and vitamin D, and colon and rectal cancer in Wisconsin women. *Int J Epidemiol* 1998;27:788–793.

264. Kampman E, Slattery ML, Caan B, Potter JD. Calcium, vitamin D, sunshine

exposure, dairy products and colon cancer risk (United States). *Cancer Causes Control* 2000;11:459–466.

265. Wactawski-Wende J, Kotchen JM, Anderson GL, et al. Calcium plus vitamin D supplementation and the risk of colorectal cancer. *N Engl J Med* 2006;354:684–696.

266. Hollis BW. Circulating 25-hydroxyvitamin D levels indicative of vitamin D sufficiency: implications for establishing a new effective dietary intake recommendation for vitamin D. *J Nutr* 2005;135:317–322.

267. Sanjoaquin MA, Allen N, Couto E, Roddam AW, Key TJ. Folate intake and colorectal cancer risk: a meta-analytical approach. *Int J Cancer* 2005;113:825–828.

268. Gregory JF. The bioavailability of folate. In: Bailey LB, ed. *Folate in Health and Disease*. New York, NY: Marcel Dekker; 1995: 195–235.

269. Glynn SA, Albanes D, Pietinen P, et al. Colorectal cancer and folate status: a nested case-control study among male smokers. *Cancer Epidemiol Biomarkers Prev* 1996;5:487–494.

270. Kato I, Dnistrian AM, Schwartz M, et al. Serum folate, homocysteine and colorectal cancer risk in women: a nested case-control study. *Br J Cancer* 1999;79:1917–1921.

271. Martínez ME, Henning SM, Alberts DS. Folate and colorectal neoplasia: relationship between plasma and dietary markers of folate and adenoma recurrence. *Am J Clin Nutr* 2004;79:691–697

272. Martínez ME, Jiang R, Henning SM, et al. Folate fortification of the US food supply, plasma folate, homocysteine, and colorectal adenoma recurrence. *Int J Cancer* 2006; 119(6)1440–1446.

273. Choi SW, Mason JB. Folate status: effects on pathways of colorectal carcinogenesis. *J Nutr* 2002;132:2413S–2418S.

274. Kim YI. Folate and carcinogenesis: evidence, mechanisms, and implications. *J Nutr Biochem* 1999;10:66–88.

275. Duthie SJ. Folic acid deficiency and cancer: mechanisms of DNA instability. *Br Med Bull* 1999;55:578–592.

276. Hoffman RM. Altered methionine metabolism and transmethylation in cancer. *Anticancer Res* 1985;5:1–30.

277. Wickramasinghe S, Fida S. Bone marrow cells from vitamin B12- and folate-deficient patients misincorporate uracil into DNA. *Blood* 1994;83: 1656–1661.

278. Weinberg G, Ullman B, Martin D, Jr. Mutator phenotypes in mammalian cell mutants with distinct biochemical defects and abnormal deoxyribonucleoside triphosphate pools. *Proc Natl Acad Sci U S A* 1981;78:2447–2451.

279. Hunting D, Dresler S. Dependence of UV-induced DNA excision repair in deoxyribonucleoside triphosphate concentrations in permeable human fibroblasts: a model for the inhibition of repair by hydroxyurea. *Carcinogenesis (Lond)* 1985;6:1525–1528.

280. James S, Basnakian A, Miller B. In vitro folate deficiency induces deoxynucleotide pool imbalance, apoptosis, and mutagenesis in Chinese hamster ovary cells. *Cancer Res* 1994;54:5075–5080.

281. Fenech M, Rinaldi J. The relationship between micronuclei in human lymphocytes and plasma levels of vitamin C, vitamin E, vitamin B_{12} and folic acid. *Carcinogenesis* 1994;15:1405–1411.

282. Sutherland G. The role of nucleotides in human fragile site expression. *Mutat Res* 1988;200:207–213.

283. Giovannucci E, Stampfer MJ, Colditz GA, et al. Folate, methionine, and alcohol intake and risk of colorectal adenoma. *J Natl Cancer Inst* 1993;85:875–884.

284. Cravo ML, Mason JB, Dayal Y, et al. Folate deficiency enhances the development of colonic neoplasia in dimethylhydrazine-treated rats. *Cancer Res* 1992;52:5002–5006.

285. Chen J, Giovannucci E, Kelsey K, et al. A methylenetetrahydrofolate reductase polymorphism and the risk of colorectal cancer. *Cancer Res* 1996; 56:4862–4864.

286. Ma J, Stampfer MJ, Giovannucci E, et al. Methylenetetrahydrofolate reductase polymorphism, dietary interactions and risk of colorectal cancer. *Cancer Res* 1997;57:1098–1102.

287. Kutzbach C, Stokstad E. Mammalian methylenetetrahydrofolate reductase: partial purification, properties, and inhibition by S-adenosylmethionine. *Biochem Biophys Acta* 1971;250:459–477.

288. Jacques PF, Bostom AG, Williams RR, et al. Relation between folate status, a common mutation in methylenetetrahydrofolate reductase, and plasma homocysteine concentrations. *Circulation* 1996;93:7–9.

289. Chen J, Giovannucci E, Kelsey K, et al. A methylenetetrahydrofolate reductase polymorphism and the risk of colorectal cancer. *Cancer Res* 1996;56: 4862–4864.

290. Ma J, Stampfer MJ, Giovannucci E, et al. Methylenetetrahydrofolate reductase polymorphism, dietary interactions, and risk of colorectal cancer. *Cancer Res* 1997;57:1098–1102.

291. Slattery ML, Potter JD, Samowitz W, Schaffer D, Leppert M. Methylenetetrahydrofolate reductase, diet, and risk of colon cancer. *Cancer Epidemiol Biomarkers Prev* 1999;8:513–518.

292. Le Marchand L, Donlon T, Hankin JH, Kolonel LN, Wilkens LR, Seidenfeld J. B-vitamin intake, metabolic genes, and colorectal cancer risk (United States). *Cancer Causes Control* 2002;13:239–248.

293. Ulrich CM, Kampman E, Bigler J, et al. Colorectal adenomas and the C677T MTHFR polymorphism: evidence for gene-environment interaction? *Cancer Epidemiol Biomarkers Prev* 1999;8:659–668.

294. Levine AJ, Siegmund KD, Ervin CM, et al. The methylenetetrahydrofo-

late reductase 677C→T polymorphism and distal colorectal adenoma risk. *Cancer Epidemiol Biomarkers Prev* 2000;9:657–663.

295. Giovannucci E, Chen J, Smith-Warner SA, et al. Methylenetetrahydrofolate reductase, alcohol dehydrogenase, diet, and risk of colorectal adenomas. *Cancer Epidemiol Biomarkers Prev* 2003;12:970–979.

296. Hillman RS, Steinberg SE. The effects of alcohol on folate metabolism. *Annu Rev Med* 1982;33:345–354.

297. Giovannucci E, Rimm EB, Ascherio A, Stampfer MJ, Colditz GA, Willett WC. Alcohol, low-methionine-low-folate diets, and risk of colon cancer in men. *J Natl Cancer Inst* 1995;87:265–273.

298. Finkelstein J, Cello J, Kyle W. Ethanol-induced changes in methionine metabolism in rat livers. *Biochem Biophys Res Commun* 1974;61:525–531.

299. Willett WC, Stampfer MJ, Colditz GA, Rosner BA, Speizer FE. Relation of meat, fat and fiber intake to colon cancer risk in a prospective study among women [abstract]. *Am J Epidemiol* 1989;130:820.

300. Giovannucci E, Stampfer MJ, Colditz GA, Rimm EB, Willett WC. Relationship of diet to risk of colorectal adenoma in men. *J Natl Cancer Inst* 1992;84:91–98.

301. Benito E, Cabeza E, Moreno V, Obrador A, Bosch F. Diet and colorectal adenomas: a case-control study in Majorca. *Int J Cancer* 1993;55:213–219.

302. Neugut A, Garbowski G, Lee W, et al. Dietary risk factors for the incidence and recurrence of colorectal adenomatous polyps: a case-control study. *Ann Int Med* 1993;118:91–95.

303. Sandler R, Lyles C, Peipins L, McAuliffe C, Woosley J, Kupper L. Diet and risk of colorectal adenomas: macronutrients, cholesterol and fiber. *J Natl Cancer Inst* 1993;85:884–891.

304. Wainfan E, Dizik M, Stender M, Christman JK. Rapid appearance of hypomethylated DNA in livers of rats fed cancer-promoting, methyl-deficient diets. *Cancer Res* 1989;49:4094–4097.

305. Konings EJM, Goldbohm RA, Brants HAM, Saris WHM, van den Brandt PA. Intake of dietary folate vitamers and risk of colorectal carcinoma: results from The Netherlands Cohort Study. *Cancer* 2002;95:1421–1433.

306. Wei EK, Giovannucci E, Selhub J, Fuchs CS, Hankinson SE, Ma J. Plasma vitamin B6 and the risk of colorectal cancer and adenoma in women. *J Natl Cancer Inst* 2005;97:684–692.

307. Wickramasinghe SN, Fida S. Misincorporation of uracil into the DNA of folate- and B12-deficient HL60 cells. *Eur J Haematol* 1993;50:127–132.

308. Burkitt DP. Epidemiology of cancer of the colon and rectum. *Cancer* 1971; 28:3–13.

309. Steinmetz KA, Potter JD. A review of vegetables, fruit and cancer. I. Epidemiology. *Cancer Causes Control* 1991;2:325–357.

310. Phillips RL. Role of life-style and dietary habits in risk of cancer among Seventh-Day Adventists. *Cancer Res* 1975;35:3513–3522.

311. Mayne ST, Janerich DT, Greenwald P, et al. Dietary beta carotene and lung cancer risk in U.S. nonsmokers. *J Natl Cancer Inst* 1994;86:33–38.

312. Modan B, Barell V, Lubin F, Modan M, Greenberg RA. Low-fiber intake as an etiologic factor in cancer of the colon. *J Natl Cancer Inst* 1975;55:15–18.

313. Tuyns AJ, Kaaks R, Haelterman M. Colorectal cancer and the consumption of foods: a case-control study of Belgium. *Nutr Cancer* 1988;11:189–204.

314. Steinmetz KA, Kushi LH, Bostick RM, Folsom AR, Potter JD. Vegetables, fruit, and colon cancer in the Iowa Women's Health Study. *Am J Epidemiol* 1994;139:1–15.

315. Benito E, Stiggelbout A, Bosch FX, et al. Nutritional factors in colorectal cancer risk: a case-control study in Majorca. *Int J Cancer* 1991;49:161–167.

316. Trock B, Lanza E, Greenwald P. Dietary fiber, vegetables, and colon cancer: critical review and meta-analyses of the epidemiologic evidence. *J Natl Cancer Inst* 1990;82:650–661.

317. Bingham SA, Day NE, Luben R, et al. Dietary fibre in food and protection against colorectal cancer in the European Prospective Investigation into Cancer and Nutrition (EPIC): an observational study. *Lancet* 2003;361:1496–1501.

318. Peters U, Sinha R, Chatterjee N, et al. Dietary fibre and colorectal adenoma in a colorectal cancer early detection programme. *Lancet* 2003;361:1491–1495.

319. Mai V, Flood A, Peters U, Lacey JV, Jr. , Schairer C, Schatzkin A. Dietary fibre and risk of colorectal cancer in the Breast Cancer Detection Demonstration Project (BCDDP) follow-up cohort. *Int J Epidemiol* 2003;32:234–239.

320. Jacobs ET, Giuliano AR, Roe DJ, Guillen-Rodriguez JM, Alberts DS, Martinez ME. Baseline dietary fiber intake and colorectal adenoma recurrence in the wheat bran fiber randomized trial. *J Natl Cancer Inst* 2002; 94:1620–1625.

321. Terry P, Giovannucci E, Michels KB, et al. Fruit, vegetables, dietary fiber, and risk of colorectal cancer. *J Natl Cancer Inst* 2001;93:525–533.

322. Fuchs CS, Giovannucci EL, Colditz GA, et al. Dietary fiber and the risk of colorectal cancer and adenoma in women. *N Engl J Med* 1999;340:169–176.

323. Pietinen P, Malila N, Virtanen M, et al. Diet and risk of colorectal cancer in a cohort of Finnish men. *Cancer Causes Control* 1999;10:387–396.

324. Lin J, Zhang SM, Cook NR, et al. Dietary intakes of fruit, vegetables, and fiber, and risk of colorectal cancer in a prospective cohort of women (United States). *Cancer Causes Control* 2005;16:225–233.

325. Robertson DJ, Sandler RS, Haile R, et al. Fat, fiber, meat and the risk of

colorectal adenomas. *Am J Gastroenterol* 2005;100:2789–2795.

326. Zaridze D, Filipchenko V, Kustov V, et al. Diet and colorectal cancer: results of two case-control studies in Russia. *Eur J Cancer* 1993;29A:112–115.

327. Howe GR, Benito E, Castelleto R, et al. Dietary intake of fiber and decreased risk of cancers of the colon and rectum: evidence from the combined analysis of 13 case-control studies. *J Natl Cancer Inst* 1992;84:1887–1896.

328. Alberts DS, Martinez ME, Roe DJ, et al. Lack of effect of a high-fiber cereal supplement on the recurrence of colorectal adenomas. Phoenix Colon Cancer Prevention Physicians' Network. *N Engl J Med* 2000;342:1156–1162.

329. Schatzkin A, Lanza E, Corle D, et al. Lack of effect of a low-fat, high-fiber diet on the recurrence of colorectal adenomas. Polyp Prevention Trial Study Group. *N Engl J Med* 2000;342:1149–1155.

330. Park Y, Hunter DJ, Spiegelman D, et al. Dietary fiber intake and risk of colorectal cancer: a pooled analysis of prospective cohort studies. *JAMA* 2005;294:2849–2857.

331. Jacobs ET, Lanza E, Alberts DS, et al. Fiber, sex, and colorectal adenoma: results of a pooled analysis. *Am J Clin Nutr* 2006;83:343–349.

332. Vernon SW. Participation in colorectal cancer screening: a review. *J Natl Cancer Inst* 1997;89:1406–1422.

333. Jacobs ET, Haussler MR, Martinez ME. Vitamin D activity and colorectal neoplasia: a pathway approach to epidemiologic studies. *Cancer Epidemiol Biomarkers Prev* 2005;14:2061–2063.

第 39 章

结直肠癌：筛查与监测

Bernard Levin

在美国，结直肠癌在恶性肿瘤中的发病率位居第二，在癌症死因中位居第二[1]。女性新发恶性肿瘤中有大约11%的病例是结直肠癌，其死亡率约11%；而男性新发恶性肿瘤中有大约10%的病例是结直肠癌，其死亡率亦约10%。2006年，据美国癌症协会估计，约诊断出153 000新发结直肠癌病例，其中约53 000例死亡[1]。

与其他特性相比年龄和更高级别的信号风险如表39.1所示[2]。约从1985年以来，结直肠癌的发病率和死亡率已呈下降之势(表39.1)，但是美国黑人比美国白人的发病率和死亡率更高。此外，总体人群中发病率的降低与美国黑人并不相同(表39.2)。美国总体死亡率的降低主要归功于对高危人群更密切的检测，诊断技术的提高，更有效辅助治疗的应用，以及对于转移性病变更有效的治疗措施[2]。根据1997~2003年美国国家癌症研究所的"监测、流行病学和最终结果"(SEER)的统计数据，研究人员发现，自1992年以来，不同种族的结直肠癌的5年生存率均已取得有统计学意义的提高[2]。

就全球而言，结直肠在日本、澳大利亚和新西兰，以及西欧和北欧的发病率最高，这提示这种疾病在发达国家可能更常见[3]。生存估计平均高于那些在不常见部位生长的癌症，北欧和西欧患者的生存估计分别是65%和54%，而东欧和印度患者的生存估计分别为34%和30%[3]。亚洲国家结直肠癌发病率的上升，日本是一个典型的例子[4]，这主要是他们采纳了西方的生活方式，尤其是在饮食方面，不过也无法排除其他一些尚未明确的因素。

在美国，总体发病率和死亡率的降低以及结直肠癌5年生存率的提高，这些都是好的迹象。在政府和专业组织的支持下，通过媒体的教育活动可以进一步提高早期诊断率，增进所有人的健康[5]。分子遗传学方面的进展对于具有结直肠癌高危因素的家庭已成为有力

的救生工具，来加强筛查，早期发现和癌症预防[6,7]。

在未来10年，结直肠肿瘤各种检查手段的广泛应用可能会导致结直肠癌的年死亡率下降50%[8,9]。以下章节将分析结直肠癌的筛查过程，并推荐筛查的检测方法，讨论对相应的平均水平以及中、高危人群采用适当的筛查方法，并考虑综合应用目前的筛查方法及如何可以改善。

筛　查

结直肠癌筛查起到降低结直肠癌发病率和死亡率的作用。按风险度可分两类：①平均高危人群是指那些年龄50岁或以上，在西方生活或"生活方式西化"的人群；②较高危险人群是指那些具有家族史或者有结直肠肿瘤、慢性炎症性肠道疾病的个人史的人群。后者更需要加强筛查。筛查过程中应包含的特点如表39.2所示。

结直肠癌筛查长期公认的标准检查方法包括直肠指检、大便潜血试验(粪便潜血试验)、乙状结肠镜检查、双对比钡灌肠和结肠镜检查。在这5种结直肠癌筛查方法中，直肠指检一般不再推荐，因为单独采用直肠指检检查并不是都有效的。通过直肠指检检测距肛缘7~8cm范围之内的病变至多只占结直肠癌的10%。然而，直肠指检仍然是乙状结肠镜检查、结肠镜检查和钡灌肠检查的一部分，并可能被认为是全面的预防保健中的一种检查方法[10]。

便潜血试验

便潜血试验的两种类型：愈创树脂试验和免疫组化检测

便潜血试验是基于两项主要技术：化学检测和免

表 39.1

特定人群的结直肠癌发病率和死亡率

发病率和 死亡率	男性 (每 10 万人)	女性 (每 10 万人)
按年龄分类统计的发病率(岁)	纳入所有人种	纳入所有人种
各年龄组总计	60.4	44.2
30~34	4.5	4.1
35~39	8.2	7.7
40~44	16.1	15.0
45~49	30.3	26.2
50~54	62.0	47.2
55~59	96.0	66.9
60~64	149.7	98.6
65~69	225.7	153.3
70~74	290.7	201.0
75~79	386.5	264.8
80~84	428.4	315.5
按年龄分类统计的死亡率(岁)		
30~34	0.9	0.9
35~39	2.1	1.9
40~44	4.1	3.3
45~49	8.8	6.7
50~54	16.5	11.8
55~59	27.6	18.4
60~64	46.9	30.4
65~69	75.1	45.5
70~74	103.4	67.0
75~79	143.4	97.8
80~84	197.2	135.7
按种族分类统计的发病率		
各人种总计	60.8	44.8
白种人	60.4	44.0
黑种人	72.8	55.0
美洲印第安人	42.1	32.9
西班牙裔	47.5	32.9
按人种分类的死亡率		
各人种总计	23.5	16.4
白种人	22.9	15.9
黑种人	32.7	22.9
美洲印第安人	20.6	14.3
西班牙裔	17.0	11.1

数据来源于美国国家癌症研究所的监测、流行病学和最终结果。

疫组化检测。这些检测方法的主要特点如表 39.3 所示。两种不同便潜血试验的使用要点和表现如表 39.4 和表 39.5 所示。

有效性

便潜血试验是最严格和广泛的研究方法,它用于检测无症状患者的结直肠癌[11]。出血可以发生于癌症和大腺瘤,但不会发生于小腺瘤,因此,对这些病损进行检测时检验的灵敏度有限。研究人员已经证实,无论是每年还是每两年进行便潜血试验,都能降低结直肠癌的死亡率[12,13]。这些试验用的都是 6 个样本为基础的家庭便潜血试验,而不是数字办公的检测。后者已被证明检测结果显著降低[14]。根据明尼苏达洲研究,采用愈创树脂(隐血试剂)的方法进行每年的便潜血检测,死亡率降低了 33%[15]。Hewitson 等人[12] 采用荟萃分析方法进行的随机对照试验发现,死亡率减少为 16%,而调整筛查次数后,整体死亡率减少为 23%[相对危险度(RR),0.84;置信区间(CI),0.77~0.92][11](图 39.3)。

便潜血试验成功地降低了结直肠癌的死亡率,同时还带来了其他好处,例如,由于腺瘤型息肉的发现和切除,发病率下降[15],并且疾病的早期发现使一部分患者避免了潜在需要外科手术治疗的可能。通过美国和其他国家进行试验的长期记录已证明,便潜血试验兼具有效性和经济性,并得到政府、专业组织和患者宣传小组的一致推荐。

便潜血试验的主要缺点是它的假阳性率高,但一些人认为这也是它的优点,因为随后的一系列严格检查会排除假阳性而检测出真正病例[11,16]。当然,其他一些人认为让那些必须进行结肠镜检查以排除假阳性的患者承受不必要的风险和压力是无法容忍的[12]。反之,阴性的粪便潜血试验结果可能误导患者,从而延迟结直肠癌的发现,使病情发展[17]。

近来,粪便免疫组化检测试验(FIT)引起了人们的极大兴趣。粪便免疫组化检测试验使用的是针对人类的球蛋白抗体,因此不受饮食血红蛋白和过氧化物酶的影响。已开发各种粪便取样方法,其中包括用木铲、探针或刷。

使用预先确定的血红蛋白标准范围即可以表示一个阳性的结果,而定量方法的研发要优于定性的方法。因为检测的结果是一个变量,因此要求选择相应的标准范围以适应目标。美国食品和药物管理局在 2001 年批准了粪便免疫组化检测试验的使用。随后,美国癌症协会建议使用粪便免疫组化检测试验取代以愈创树脂(隐血试剂)方法为基础的粪便潜血试验,因为前者使用方便,而且有更高的灵敏性和特

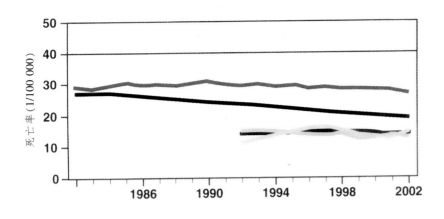

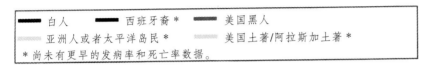

图 39.1　美国结直肠癌的死亡率。(*Source*：Adapted from Surveillance, Epidemiology, and End Results (SEER) Program and NCHS, 2006.)（见彩图）

异性[18]。史密斯等人对一例纳入 2351 人的筛查组和一例纳入 161 人的有症状诊断组同时进行以愈创树脂(隐血试剂)方法为基础的粪便潜血试验检测和粪便刷片的免疫组化检测。结合两组的结果发现,粪便免疫组化检测相比以愈创树脂方法为基础的粪便潜血试验检测所见的真阳性结果的概率更高,两者发现 24 例癌症中的 87.5% 和 54.2%,61 例腺瘤中的 23.0% 与 42.6%。在筛查组中,粪便免疫组化检测在发现良恶性肿瘤的假阳性率略高于以愈创树脂为基础的粪便潜血试验(3.4% 和 2.5%,95% 可信区间),而两者阳性预测值分别为 41.9% 和 40.4%[19]。Levi 等[19]在 1000 例患者中对比结肠镜检查与 3 次排便的血红蛋白含量检测,对那些无症状但有患结直肠癌高危因素的患

者和那些具有症状的患者使用粪便免疫组化检测[19]。结肠镜检查发现有临床意义的 91 例肿瘤(其中 17 例癌和 74 例晚期腺瘤)。使用 3 次粪便免疫组化检测癌症时(血红蛋白阈值为 75 mg/mL),敏感性和特异性分别为 94.1%(95% 可信区间为 82.9%~100%)和 87.5%(95% 可信区间为 85.4%~89.6%),检测有临床意义的肿瘤时敏感性和特异性分别为 67%(可信区间 57.4%~76.7%)和 91.4%(可信区间 89.6%~93.2%)[20]。这些数据可能不完全适用于平均风险的筛查人群,但

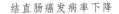

结直肠癌发病率下降

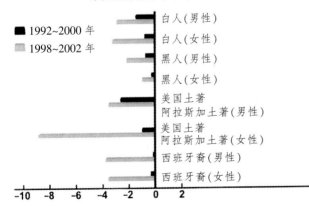

图 39.2　自 1992~2000 年与自 1998~2002 年在监测、流行病学和最终结果方面结肠癌和直肠癌发病率的年度百分比变化。(Adapted from Surveillonce, Epidemionlogy, and End Results(SEER) Program, 2005.)

表 39.2
筛查过程

- 邀请参加一个筛选程序,针对结直肠癌风险的人:
  - 使用在卫生保健环境个性化的方法。
  - 使用人口覆盖面广的大众化办法。
- 对于高风险因素(结直肠癌的症状、家族病史或有关结直肠癌患者的个人历史),提供使用个性化预防战略。
- 提供一种安全、有效、可接受和负担得起的筛选试验,在两种主要方式选择其一。
  - 两步法:采用一个简单的测试方法(如大便潜血试验)来确定风险并选择适当人群进行结肠镜检查。
  - 一步法:行结肠镜检查。
- 为任何必要的诊断和治疗随访提供方便。
- 在适当的时间间隔提供筛选,使鉴别出的风险状况更加准确。
- 监测足够多的参与者、试验的质量和临床程序,以及程序的最终结果。

来自参考文献 80。

该方法可能更有效地提高了我们目前策略的效果[20]。

软式乙状结肠镜

软式乙状结肠镜检查(FSIG)较粪便潜血试验更可靠,并具有可视化和能够消除潜在威胁生命的腺瘤性息肉的优点,不过它的作用仅限于左侧结肠和直肠及乙状结肠。对于小息肉软式乙状结肠镜检查的敏感性为 73.3%, 对于癌症及大息肉其敏感性为 96.7%;两者的特异性分别为 92%和 94%(见表 39.3)。

在筛查中, 病例对照试验以及表明腺瘤性息肉的摘除能降低患结直肠癌风险的研究最初巩固了乙状结肠镜检查的地位[21,22]。研究人员发现,在病灶可以检测阶段通过乙状结肠镜检查这一方法能将结直肠癌的死亡率降低 70%~80%。一项发表于 1999 年的前瞻性对照研究表明, 发现息肉后立即行结肠镜下息肉切除(FSIG)可以显著降低筛查组的结直肠癌的发生率($P = 0.02$), 在 13 年的观察期中,对照组有 10 例发生结直肠癌, 而筛查组仅有 2 例发生结直肠癌(RR,0.2;95%CI,0.03~0.95)。有趣的是,人们发现由于各种原因造成的整体死亡率筛查组(14%)较非筛查组(9%)高,这促使研究人员进行更多的关于筛检中总体死亡率的研究[23]。美国国立癌症研究所及英国都希望解决关于如何在筛检中适当使用软式乙状结肠镜进行前瞻性研究的问题。美国国立癌症研究所的前列腺癌、肺癌、结直肠癌和卵巢癌筛检试验正在寻求通过筛检这些癌症为死亡率的降低提供证据,包括使用软式乙状结肠镜对全美 74 个中心进行的约 15 万例随机对照研究。关于基线筛查检验, 一项源自 PLCO 试验报道纳入了 64 658 例患者 (83.5%的人随机入选)。每千人的筛检结果如下:结直肠癌,女性为 1.1~2.5, 而男性为 2.4~5.6;晚期腺瘤,女性为 18.0~30.4,而男性为 36.1~49.1;结直肠癌或任何腺瘤,女性为 50.6~79.6, 而男性为 101.9~128.6。据估计,77%(130/169)的结直肠癌是在Ⅰ期或Ⅱ期被确诊[24]。

在英国,研究人员正在评估超过 15 年的一个有 12 万余人参与的软式乙状结肠镜检查的疗效[25,26]。在英国, 一项多中心试验的基线调查结果显示,约 40 000 例患者接受了检查,发现远端腺瘤占 12%,和远在癌症检测占 0.3%[27]。

制约软式乙状结肠镜更广泛使用的因素是缺乏培训和低偿还率。非内科医师的培训可能有助于这一技术更广泛地使用,尤其是在较大的医疗中心[28]。对软式乙状结肠镜的限制在于它可以观察的长度有限,它能够检测到大约 65%~75%的腺瘤性息肉和 40%~65%的结直肠癌[29,30,31]。此外,发生于右半结肠和结肠脾曲的结直肠癌的比例似乎越来越多,但原因尚不明确[32]。可能伴随的风险有肠穿孔,发生率约为 1/5000,并发症主要与活检及息肉切除有关。从事这项检查所需要的人员的预计增加也推动了在此检查环节中内科医生以外的医务人员的扩充[33]。

如果想看到更大范围的结肠,就必须改用双对比钡灌肠成像、计算机断层扫描(CT)或结肠镜检查。

双对比钡灌肠成像

类似乙状结肠镜检查,双对比钡灌肠检查最初确立在结直肠癌筛查中的地位并不是由于明确的前瞻性研究证明了其有效性,而是由于人们认识到早期发现腺瘤并及时清除可避免进一步癌变。

双对比钡灌肠成像的灵敏度和特异度比便潜血试验和软式乙状结肠镜有所提高(见表 39.3),但最新

表 39.3

4 种结直肠癌筛查方法的敏感性和特异性比较

方法	敏感性			特异性		
	小腺瘤	大腺瘤	癌	小腺瘤	大腺瘤	癌
便潜血试验	–	–	40.00~80.00	–	–	90.00~94.00
软式乙状结肠镜	73.30~88.00	88.00~98.00	88.00~98.00	92.00~92.00	92.00~94.00	92.00~96.00
双对比钡灌肠成像	52.00~82.00	73.00~91.00	78.00~90.00	60.00~83.30	69.70~91.80	97.50~99.80
结肠镜	73.00~84.00	85.00~90.00	90.00~96.70	96.00~98.00	96.00~98.00	96.00~100.00

数据见参考文献 11。

表 39.4

不同类型粪便潜血试验(FOBT)的用途及性能

粪便潜血试验类型	饮食限制	药物干预	可检测的隐匿性出血的位置	肿瘤检测的特异度	肿瘤检测的敏感度
化学法(零陵香)	要求:红肉,尽量植物性饮食[a]	维生素 C,可能的非甾体抗炎药[b]	直肠>结肠 >胃 (敏感性递减的顺序)	90%~98%,根据测试品牌、敏感度和用途	单次检测为高35%~80%,重复检测超过90%
免疫化学法(粪便免疫组化检测)	无特殊要求	无	结肠和直肠	大约95%,依赖于可接受的敏感度[c]	70%~90%,但数据有限

来自参考文献 79。

[a] 延期72 小时可减少植物性食物的干扰,而且不必对其加以限制。在采用高能感性愈创术脂大便潜血试验时必须限制红肉。

[b] 可用低剂量阿司匹林,但需限制风湿病的治疗剂量。

[c] 一般试验结果是定性的,但免疫染色试验是定量的。

的数据显示钡剂灌肠检查并不如我们以前所认为的那样可信[34]。

因为症状或其他检查的结果均能提示疾病,人们依靠就诊的患者开展了许多关于双对比钡灌肠成像的研究。因此,指定人群与机敏的放射科医师相结合,可能会引起检查敏感度的提高。在这些研究中对息肉发现的敏感度介于 85%~95%。这些检验检出的特异度较低,对于息肉和癌症其特异度分别从 90%~98%[35]。一项前瞻性、随机、双盲试验表明,双对比造影成像可以作为结肠镜息肉切除后一项长期的检测方法[34]。在整个试验中尽量努力坚持实践和协议的一致性。研究人员使用唯一达成一致的清洁肠道的治疗方案,而且影像学及内镜检查人员的经验水平相似。这项研究的调查结果是,在检测腺瘤时结肠镜检查优于钡灌肠成像,并且钡灌肠成像检测率与腺瘤的大小有关。在 242 对通过结肠镜检查发现腺瘤的检验中,钡剂灌肠成像仅在 94 例中检测到一个或多个息肉(39%)。钡剂灌肠成像检测到的腺瘤的比例与腺瘤的大小有统计学意义(P=0.009)。在通过结肠镜发现的 155 例大小≤0.5cm 的息肉患者中,钡剂灌肠成像仅检测出 49 例(32%);而 64 例大小为 0.6~1cm 的息肉患者中,钡剂灌肠成像检测出 34 例(53%);23 例大小>1cm 的息肉患者中,钡剂灌肠成像检测出 11 例(48%)。由于他们研究结果支持优选检查,研究人员得出结论,临床应转向结肠镜检查。

在病理评估方面,双对比钡灌肠检查也无法比拟结肠镜检查,来切除息肉。这使得双对比钡灌肠检查

比乙状结肠镜检查和结肠镜检查的相关风险更低,但相比之下,这也限制了它的多功能性和收益。

随着 CT 结肠成像的采用,钡灌肠检查在未来 5 年内消失的是可能的。

结肠镜

结肠镜检查提供了全结肠和直肠的可视化,是一种有效的筛查、诊断和治疗工具。尽管一些研究已经评估了结肠镜能降低那些平均风险的结直肠癌的发生率和死亡率,但其作用在粪便潜血试验中已显示,在那些相关采用结肠镜筛查的患者出现与之相关的死亡率降低。与其他检查相比,新的研究进一步证实结肠镜检查更准确。如前文所述,国家息肉研究工作小组,在一项 862 例受试者的配对检验的研究中,发现通过钡灌肠检查发现的腺瘤型息肉的比例与腺瘤的大小有明显的相关性(P=0.009)。结肠镜检查中发现最大直径≤0.5cm 的腺瘤的比例是 32%,发现最大直径在 0.6~1.0cm 的腺瘤的比例是 53%,而发现最大直径超过 1.0cm 的腺瘤的比例是 48%[34]。其他研究也表明结肠镜检测具备其他检测手段无法比拟的优点。Lieberman 等对 3121 例无症状患者进行全面彻底的结肠检查,发现在 128 例患有晚期近端恶性肿瘤的患者中,52%不存在远端腺瘤。如果这些患者只接受乙状结肠镜检查,那么这些腺瘤仍不会被发现[36]。同时发布的另一项类似的研究结果是,约有 1/3 的患者存在远端腺瘤[37]。研究人员报道,即使对无症状者进行更大比例

表 39.5

年龄≥50 岁平均危险人群结直肠癌推荐筛查方法的比较

检查项目	美国癌症学会	美国胃肠病学学院	多学科特别委员会	美国预防服务特别委员会
便潜血试验(FOBT)	每年 1 次或每 5 年 1 次软式乙状结肠镜 或者	可以改用结肠镜:每年 1 次或每 5 年 1 次软式乙状结肠镜	每年 1 次	每年 1 次
乙状结肠镜	每年 1 次便潜血试验或每 5 年 1 次软式乙状结肠镜 或者	可以改用结肠镜:每年 1 次便潜血试验或每 5 年 1 次软式乙状结肠镜	每 5 年 1 次软式乙状结肠镜	建议软式乙状结肠镜或硬式乙状结肠镜检查,但证据不足
联合使用便潜血试验和乙状结肠镜	每年 1 次便潜血试验或每 5 年 1 次软式乙状结肠镜	可以改用结肠镜:每年 1 次便潜血试验加每 5 年 1 次软式乙状结肠镜	便潜血试验加每 5 年 1 次软式乙状结肠镜	有效但并不充分的证据可以决定采取哪种办法更好,是否联合检查优于单独检查
双对比钡灌肠成像 a	或者 每5~10 年	"放射科医生对双对比钡灌肠成像有浓厚的兴趣,并建立了一套高质量的双对比钡灌肠成像模式",双对比钡灌肠成像可以替代软式乙状结肠镜	每 5 年	没有充分的证据推荐或反对常规的筛查
结肠镜	或者 每 10 年	每 10 年	每 10 年	没有充分的证据推荐或反对常规的筛查

见表 39.3 脚注,参考 Winawer 和全国息肉研究工作组的研究成果[16]。

Data from American Cancer Sociey. *Cancer Facts & Figures* –2007. Atlanta, Ga.: American Cancer Society; 2007; Smith RA, Cokkinides V, Eyre HJ. American Cancer Society guidelines for early detection of cancer, 2006. *CA Cancer J Clin* 2006;56:11–25; Winawer SJ, Fletcher RH, Rex DK, et al. Colorectal cancer screening and surveillance; cliincal guidelines and rationale–update based on new evidence. *Gastroenterology* 2003;124:544–560; U.S. Preventive Task Force. *Guide to Clinical Preventive Services*. 2nd ed. Baltinore, Md.: Williams & Willkins; 2002.

的筛查(62%),发现晚期近端病变但无任何远端病变或增生性息肉的比例根据现行准则也不会进一步提高。这些研究证实,乙状结肠镜并不能检测到超出它所能探查到的范围之外的病变,并且提示我们每种筛查手段都有其局限性,不仅应根据检测能力的知识选择,还应该根据对腺瘤类型的深入了解去选择。

直接的客观证据表明,类似于乙状结肠镜,结肠镜作为一种筛查工具能降低结直肠癌的死亡率。结肠镜检查的敏感性从 78.5%~96.7%,对于癌症及大型和小型息肉,其特异性为 98%[38](表 39.3)。

尽管人们普遍认为,结肠镜息肉切除术降低了 50%~90%的随后的息肉癌变,但这一观点已经面临近期数据的挑战。一项有关退伍军人管理系统的病例对照研究显示,采用结肠镜检查相关的发病率减少

50%[39-42],这表明结肠镜检查和结肠镜息肉切除并不能对随后的结直肠癌变提供完全彻底的保护。一项对 35 000 名在马尼托巴省的患者的研究表明,结肠镜检查阴性的患者在第一个 5 年内其结直肠癌发病率降低至小于 50%[43]。然而,对超过 10 年的结肠镜检查正常的患者,其进展期结直肠癌危险性仍然在下降。

在结肠镜检查中使用的技术也是腺瘤检测中的重要因素。在一个由 12 位胃肠道专家组成的小组中,腺瘤的数目变动范围最高和最低可以存在 10 倍的差距。平均退镜时间小于 6 分钟组发现肿瘤比例为 11.8%,而平均退镜时间≥6 分钟组发现肿瘤比例更高,为 28.3%(P<0.001);前者发现晚期肿瘤比例为 2.6%,而后者发现晚期肿瘤比例为 6.4%(P=0.005)[44]。研究表明,同步结肠镜检查约 15%~27%腺瘤可能被错过而未发

综述:结直肠癌筛查使用粪便潜血试验,潜血检验试纸
对比:01 所有放入潜血试验筛查组与对照组相比
结果:01 结直肠癌死亡率(固定值)

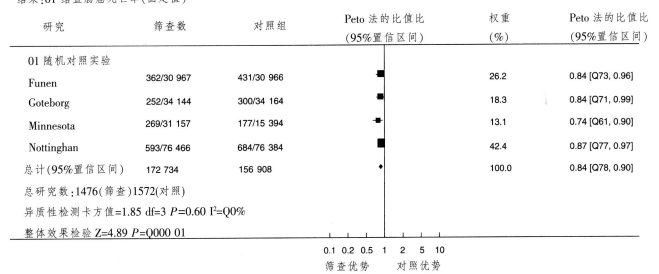

研究	筛查数	对照组	Peto 法的比值比 (95%置信区间)	权重 (%)	Peto 法的比值比 (95%置信区间)
01 随机对照实验					
Funen	362/30 967	431/30 966		26.2	0.84 [Q73, 0.96]
Goteborg	252/34 144	300/34 164		18.3	0.84 [Q71, 0.99]
Minnesota	269/31 157	177/15 394		13.1	0.74 [Q61, 0.90]
Nottinghan	593/76 466	684/76 384		42.4	0.87 [Q77, 0.97]
总计(95%置信区间)	172 734	156 908		100.0	0.84 [Q78, 0.90]

总研究数:1476(筛查)1572(对照)
异质性检测卡方值=1.85 df=3 P=0.60 I²=Q0%
整体效果检验 Z=4.89 P=Q000 01

0.1 0.2 0.5 1 2 5 10
筛查优势　　　对照优势

图 39.3　结直肠癌筛查中使用粪便潜血试验。

现,单人结肠镜检查有 6% 的直径 1cm 或更大的腺瘤被错过了而未发现[45]。

最近,一系列研究试图改进结肠镜插入轴,以便使结肠镜检查更简易和安全。举两个例子进一步说明。艾尔林格斯 O 型肠镜是一种能自行推进,自行导航的内镜,它采用的是能推动自身的低压技术[46]。而新指南系统(Neo Guide System)则使用一台计算机,由一个采用实时算法通过结肠的连续实时跟踪系统,以尽量减少在结肠内走形的路径[47]。这些和其他方法可增强结肠镜检查的有效性,以及在非内科医生的监督下使用的可能性。

除了考虑结肠镜检查的优点外,也必须考虑穿孔和与检查相关过程的死亡的风险。心血管病变包括心律不齐,也被列为并发症,耐受性低以及有临床意义的呼吸抑制也可能作为并发症出现于老年患者。一项于 1994~2002 年在 40 岁及以上年龄组共 16 318 人进行结肠镜检查的研究,结肠镜检查严重并发症的发生率为 5.0/1000(95%CI,4.0~6.2/1000 例结肠镜检查)。结肠镜检查中不进行活检或息肉切除组的严重并发症发生率为 0.8/1000,而进行活检或息肉切除组的严重并发症发生率为 7/1000。结肠镜检查中穿孔发生率 0.9/1000(CI,0.5~1.5/1000 例结肠镜检查),无活检或息肉切除组穿孔发生率为 0.6/1000,进行活检或息肉切除组穿孔发生率为 1.1/1000。其中有 10 例死亡发生(1 例由于结肠镜检查)于行结肠镜检查 30 天内[48]。

虚拟肠镜(CT 结肠成像)

虚拟肠镜亦称为 CT 结肠成像,是指经腹部 CT 检查获得的数据由计算机处理后构建产生的结肠图像。这些图像模拟光镜检查的效果。检查前需要肠道准备以清洁肠道,并通过插入的肛管灌入二氧化碳。

虚拟结肠镜的性能在很大程度上取决于目标病灶的大小。检测的准确性依靠放射科医生的经验和培训,以及他或她对平面和三维空间的重建技术。

Pickhardt 等人的研究显示出,一项高质量的检查必须通过对检查的所有细节的密切关注来获得[49]。无症状的 1 233 名成年人(平均年龄为 57.8 岁)同一天进行 CT 检查和光学结肠镜检查。放射科医生通过 CT 结肠成像使用 3D 腔内显示技术来初步检测息肉。对于结肠各个节段的初步检查,该结肠镜医生并不知道虚拟结肠镜检查的结果,在任何随后的复查结果出来之前,结果是不会透露给他们的。虚拟结肠镜的敏感性和特异性与光学结肠镜的敏感性,是通过以最后的混合的光学结肠镜作为参考标准的使用来计算的。虚拟结肠镜检查对于直径 10mm 及以上腺瘤性息肉的敏感性为 93.8%,对直径 8mm 及以上腺瘤性息肉的敏感性为 93.9%,对直径 6mm 及以上腺瘤性息肉的敏感性为 88.7%。光学结肠镜检查对于直径 10mm 及以上、8mm 及以上、6mm 及以上三种腺瘤性息肉检测

的敏感性分别为 87.5%、91.5% 和 92.3%。光学结肠镜检查对于直径 10mm 及以上、8mm 及以上、6mm 及以上三种腺瘤性息肉检测的特异度分别为 96%、92.2% 和 79.6%。这些数据表明，良好的虚拟结肠镜检查并不比光学结肠镜检查逊色。使用虚拟结肠镜检查的方法很快地流行起来，而一个关于虚拟结肠镜检查与光学结肠镜比较的全国性的实验试验结果将在 2007 年出版[美国放射影像网络（ACRIN）研究 6664]。如计算机辅助诊断、三维成像、特定的肠道准备方法以及遍布世界的正在发展的各个中心，都促进技术不断提高。

对于病灶 ≤9mm 的息肉是否需要进行虚拟结肠镜检查，仍在争论中。目前，至少在美国，内镜医生更倾向于对于大多数通过虚拟结肠镜检查发现的息肉样病变，不论息肉的大小都进行结肠镜检查。结肠外异常病变通常可以通过 CT 结肠成像检查发现。在一些研究中发现大约 15%~63% 的无症状患者可以存在结肠外病变[50]。这些伴随的发现带给临床的好处或缺点的程度尚未知晓[51]。

粪便的分子学筛查

致癌基因和肿瘤抑制基因的突变，已经确定与从正常黏膜进展为腺瘤性息肉，再演变成结直肠癌有关。肿瘤上皮细胞含有的这些遗传学异常。聚合酶链反应技术能够把人的 DNA 与粪便细菌的 DNA 分离。

因为结直肠肿瘤的分子改变具有遗传多态性，多种 DNA 的改变采用靶向的方法以提高灵敏度。此外，在一个标志物面板的每个检测对于保持高特异性避免假阳性结果很重要。最近的一项研究在 4404 例平均风险的无症状个体中使用结肠镜检查，作为一个标准参考在未来的筛查试验中来评估一组 21 个 DNA 靶。结直肠癌的敏感性为 52%，而结直肠癌或晚期腺瘤的敏感性为 18%[52]。特异性为 95%[52]。粪便 DNA 分析技术正在逐步开展，例如，一项新近的研究使用两个标志物相结合。DIA（DNA 完整性的标志物）和波形蛋白甲基化的标志物，在结直肠癌的敏感性为 87.5%，特异性为 82.0%[53]。

在晚期腺瘤和早期结直肠癌的早期检查中，研制出一种精确的、易于使用的，而且经济上承担的起的分子学检测，吸引了大量的科学方面和经济学方面的关注。因为腺瘤的诊断和切除引起与之相应癌的发生率的降低，腺瘤应该是这些努力的主要目标[54]。

风险级别的评定

适当地使用这些筛检试验需要识别相应的特点，这可能增加患肠癌的风险，以及风险程度相匹配的整体测试性能。结合试验，调整测试间隔，加快启动测试是确保有效地针对特定人群的筛选治疗方案的方法。结直肠癌的风险取决于年龄、家族史，以及个人或家庭成员是否有与患结肠直肠癌的风险增加有关遗传性疾病。风险等级可以划分为一般水平、中等水平或高等水平，70%~80% 的总人口被认为是在一般危险，15%~20% 的总人口为中等危险，5%~10% 的总人口为结直肠癌的高危险。

一般危险人群

所有 50 岁无症状的人被认为是一般危险人群，只要他们没有相关家族史或个人史中没有结直肠癌、卵巢癌、子宫癌或其他已知能增加患结直肠癌风险的疾病。在这一群体中，与风险相关的唯一的因素是年龄。个人的医疗状况，社会的筛查资源以及可提供服务质量都对选择产生影响。对于一般危险人群需要筛选项目已经确定。美国癌症协会、美国胃肠病学学院、多学科特别委员会和美国预防服务工作组的推荐意见如表 39.3 所示。

中等危险人群

那些被认为结直肠癌中等危险的人群通常也无症状，但他们曾有腺瘤性息肉、结直肠癌、卵巢癌或子宫癌的病史。另一些人将具有腺瘤性息肉或结直肠癌家族史者也归于中等危险人群。腺瘤或结直肠癌的诊断或发现疾病必须是确诊时年龄小于 60 岁的一个一级亲属，或不论确诊年龄的两个一级亲属。这类人群需要更早开始，进行加强的、次数更多的筛查，并采用更加可靠和彻底的检查方法。表 39.6 列举了中等危险人群和高危人群，合理确定初步筛查程序，并建议以后的检查方法和检查的时间间隔。它是由美国癌症协会[55,56]发表的相关文章改编的图表。

高险人群

高危人群通常指那些患有炎性肠病个人史或具有家族性腺瘤性息肉病、遗传性非息肉性结肠癌

表 39.6

有结肠癌家族性或遗传性高危人群的筛查指南

家族风险因素分类	筛查建议
一级亲属患结直肠癌或 60 岁及以上患腺瘤性息肉,或者 2 个二级亲属患结直肠癌	与平均风险相同,但在 40 岁时开始定期筛查
两个或以上的一级亲属 ª 患结肠癌,或者一个一级亲属患结肠癌或在 60 岁前确诊其患腺瘤性息肉	每 5 年 1 次结肠镜检查,40 岁开始或者比家族中最年轻患者确诊时小 10 岁开始,以先到年龄为准
一个二级或者任何三级亲属 b,c 患有结直肠癌	与平均风险相同
基因携带者或具有家族性腺瘤性息肉病风险者 d	每年 1 次乙状结肠镜,在 10~12 岁 e 开始筛查
基因携带者或具有遗传性非息肉性结肠癌	每 1~2 年 1 次结肠镜,20~25 岁开始或者比家族中最年轻患者确诊时小 10 岁开始,以先到年龄为准

ª 一级亲属包括父母、兄弟姐妹和子女。
b 二级亲属包括祖父母、姨姑和叔叔舅舅。
c 三级亲属包括曾祖父和表兄弟。
d 包括家族性腺瘤性息肉病的子类别,Gardner 综合征,某些 Turcot 综合征家族和轻表型家族性腺瘤性息肉病。
e 对轻表型家族性腺瘤性息肉病患者,由于近端结肠腺瘤优势应使用结肠镜取代乙状结肠镜。结肠镜检查对轻表型家族性腺瘤性息肉病患者可能应该开始于青少年晚期或刚满 20 岁。

(HNPCC)家族史的人群(表 39.6)。炎性肠病(克罗恩病和溃疡性结肠炎)的病因仍然不明,但文献的回顾表明,大多数研究一直将炎性肠病与增加患结直肠癌的风险相关联[57]。筛查推荐间隔与结肠炎发生位置有关,全结肠炎对比左侧结肠炎需要更早地开始进行每年一次或两年一次的结肠镜检查。

家族性腺瘤性息肉病的特点是全结肠或直肠存在超过 100 枚或以上的腺瘤样息肉,几乎不可避免地出现癌变,典型的癌变年龄是 40 岁以后。诊断时患者通常在十几岁接近二十岁,但有些家族性腺瘤性息肉病也可发现于 10 岁前或 60 岁以后。与临床表型相关的分子学检测之后,可以制定控制决策及早期检测[58]。

遗传性非息肉性结肠癌的早期诊断很重要,因为这些家族成员通常较早发生结直肠癌,其发生时间通常比典型的结直肠癌要早 5~10 年。过去,HNPCC 家族成员被定义为在两个或更多代确诊 3 例结直肠癌患者,1 例发生于 1 级亲属,其他 2 例发生于 2 级亲属,并且至少 1 例在 50 岁以前没有发现胃肠道息肉。分子遗传学现在用于识别与 HNPCC 突变相关的逐渐增加的各种 DNA 错配修复基因[59]。包括癌症综合征自然史和遗传学、DNA 检测的风险和好处、公开讨论、在高危人群中更早更密切地进行筛查等遗传学咨询已开展。积极参与可导致结直肠癌发病率和死亡率的显著降低,主要归因于筛查期间腺瘤的切除[60]。

成本效益分析

成本效益分析必须根据需要,并就敏感性和特异性,腺瘤到癌进展率,筛查间隔,单纯筛查的费用,以及治疗费用进行估算,而且必须在一个折扣率系数(通常为每年 5%)分析,以得出整个病程的最佳的成本估计并避免偏差。除了粪便潜血试验外,大多数的敏感性和特异性方面的测试数据是来自于平均危险之上的人群,因此必须对它们的适用性提出置疑。费用估计差异很大。结肠镜检查需要花费 285 美元至 1000 美元[36]。此外,估计患者需要选择什么检查项目,间隔多长时间进行检查,以及如何联合检查,这些综合考虑其估算的花费就不同。对从腺瘤进展到癌所需要经历的时间段的必要推测使估算变得更加复杂。

尽管有上述多种因素的存在,相当充分的关于筛查花费的有效性的证据使美国国会认为进行筛查对于医疗保险和国民健康保险是有益且适当的。这意味着同意支付给筛查的医疗保险受益人在预防癌症或早期可能治愈癌症时花费的费用,比那些不接受筛查而发病产生的一系列相关费用更低。1998 年 1 月,美国卫生保健财政管理局医疗保险覆盖范围扩大到包括例行的结肠直肠癌筛检。包括对于一般危险人群进行每年 1 次的粪便潜血试验，每 4 年 1 次的乙状结肠镜检查。 对那些高危人群可以行每 2 年 1 次结肠镜检查，如果患者递交书面申请也可以改为双对比钡灌肠检查。

一项基于医疗保险报销数据统计的研究表明[61]，各种单项检查的费用如下：便潜血试验 10 美元、软式乙状结肠镜 80 美元、双对比钡灌肠成像 131 美元，结肠镜 285 美元；但实际的花费可能是这些给定数值的 2 倍。Kaiser 健康保健计划的研究表明，结肠镜的平均检查费用在北加利福利亚是 834 美元。结肠镜诊断及息肉切除的费用更高 (医疗保险需 434 美元；Kaiser 健康保健计划需 1048 美元)。粪便潜血试验虽然费用最低，但需要检查的频率最高，在英国进行的研究发现，要每两年进行一次检查才有效[62]。研究人员发现，与在英国进行的乳腺癌检查计划相比，结直肠癌的筛查具有同等或更好的成本效益。

Theuer 等[63]研究发现了 16 项筛查策略，包括：

- 每年 1 次便潜血试验。
- 每 3 年、5 年或 10 年 1 次软式乙状结肠镜检查。
- 每 3 年、5 年或 10 年 1 次结肠镜检查。
- 每年 1 次便潜血试验以及每 3 年、5 年或 10 年 1 次软式乙状结肠镜检查。
- 每年 1 次便潜血试验以及每 3 年、5 年或 10 年 1 次双对比钡灌肠检查。

他们的结论是，筛查低于为每增加一年的生存期需花费 40 000 美元的基准线。人们认为，年度乳腺癌 X 线检查成本是每增加一年的生存期需花费约 34 500 美元[64]。

即使检查费用最高的结肠镜检查，与其他筛查程序相比，仍被认为有成本效益[61]。我们必须牢记，结肠镜检查兼具安全性、可行性及广泛接受认可度。与结肠镜检查过程中相关的冠状动脉事件的推测越来越受关注，对两个结直肠癌筛检人群的研究结果发现，检查中因心血管意外引发的死亡率的增加可以和通过结直肠癌筛检所致死亡率的降低相抵消[65]。这些调查结果认为，在初次和随后筛检选择中要谨慎，尤其对那些已发现腺瘤需要定期复查结肠镜，而对其发生心血管意外后果无法量化评估的患者。

当必须重复且一直持续进行结肠镜检查时，筛查成本上升的主要原因是由于同时进行的粪便潜血试验和软式乙状结肠镜筛查。Atkin 和 Whynes[66]认为，过度治疗注定是某种治疗方法的结果，这种治疗方法的目的是通过筛查腺瘤来预防癌症。近期出版的基于不同风险的指南为随访筛查提供了一个合理的基础[67]。

尽管成本分析相当复杂，许多机构和团体发现，提供有意义的检查计划如果在成本有效性方面合适，是可以被政府和一些保险公司接受的；但是，如果患者无法接受检查，无论检查方案是多么敏感或方案所证明的成本效益性如何都无从提起。目前如此多的基础工作已经完成，所有人都希望看到死亡率和发病率的降低以及由于在结直肠癌方面消耗费用的降低，这是适当的筛选检查的预期成果。

筛选对象的改进

尽管提高结直肠癌推荐筛检对象的依从性一直很重要，但是这项工作将越来越关键，因为 50 岁及以上人群所占的比例升高，这部分人被认为最有可能从筛查中获益，而且寿命不断提高。在结直肠癌筛检中，意想不到的发现是令人吃惊、引人注目的人口统计称之为"婴儿潮"的事件，即每天增加 1 万多个 50 岁的美国人。老龄化是全球性的趋势，65 岁及以上的老年人口在 1997 年约为 3.9 亿，占 6.6%，而预计到 2025 年将为 8 亿，占 10%[68]。这些人将活得更长：全球的预期平均寿命由 1955 年的 48 岁增加到 1995 年的 65 岁，在 2025 年平均寿命将达到 73 岁[68]。

行为危险因素监测系统(BRFSS)是一个以人口为基础的随机电话调查，在全美国 50 个州、哥伦比亚特区和波多黎各进行。我们将 2004 年的 BRFSS 调查结果与 2002 年结果进行比较。据报道，在 2004 年，57.3% 的 50 岁以上的人在调查前的 1 年内曾进行 1 次便潜血试验和(或)在调查前的 10 年内检查过下消化道内镜。50 岁及以上年龄组人群在调查前的 1 年内进行便潜血试验的比例由 2002 年的 21.8% 降至 2004 年的 18.7%。然而，在调查前的 10 年内检查过的下消化道内镜检查的比例由 2002 年的 45.2% 升至 2004 年的 50.6%。在美国，有 60% 及以上人口参加结直肠癌筛检的州的数量，由 2002 年的 8 个增加到 2004 年的 15 个，几乎翻了一番。尽管关于结直肠癌的相关检查的使用增加的结果令人鼓舞，但与乳腺癌相关的乳腺抹片检查及子宫颈癌相关的巴氏(Pap) 抹片检查的使用相比，还远远落后[60]。白人比黑人更易接受检查。非西班牙裔人比西班牙裔人更有可能接受筛查。高等教育者和收入较高者依从性更强。

阻碍患者遵守筛查指南的因素主要包括：对推荐筛查项目的无知或混乱，获得医疗保健的相关问题，费用，面对不适和尴尬的恐惧或担心[11,60,69]。提供筛检者可能会面临的障碍包括：缺乏技能，对患者咨询时间不足，缺乏最新的研究结果和筛检准则的相关知识[70-72]。

医疗费用肯定会影响医疗保健服务，而且可能是一个重要的障碍，不但指其中最昂贵的检查（如结肠镜），而且指当需要与便潜血试验联合筛检时那些相对较便宜的检查项目，如软式乙状结肠镜[11,69]。在仅仅收到粪便潜血试验和乙状结肠镜检查的描述性结果后，最流行的筛检策略是仅进行粪便潜血试验（45%）或两种检查都进行（38%）。越来越少的患者选择软式乙状结肠镜（13%）。在收到检查项目测试性能的结果后，更多科目选择同时进行两项检测（47%），较少科目选择只进行粪便潜血试验（36%）（$P=0.12$）。但由于检查带来的假设的非预算的费用，仅选择粪便潜血试验检查的比例上升到53%，而那些选择同时检测两项的比例下降至31%（$P<0.001$）。据一些后来改变想法的人称，他们之所以改变想法并不是出于费用的考虑，而是因为粪便潜血试验比较容易完成，且可以单独完成。患者、保险公司和医生更喜欢比结肠镜检查费用更便宜一些的其他检查[11,69]。

建议吸引更多的人参加结直肠癌的筛检，检查应包括那些不太可能参加的人群，其中包括那些认为结直肠癌是一种男性的疾病的妇女，以及低收入的妇女[71,72]。医生的建议可增加这一群体的依从性[60,72]。医生咨询，对变更检查项目起到催化的作用，可将其融入初级保健日常实践，并填入日后的随访进度报告中。Burke等[73]建议，妇女应该接受结直肠癌的预防咨询，因为：

● 她们可能会更容易配合结直肠癌筛查，因为她们熟悉结直肠子宫颈抹片检查和乳房 X 线照相。

● 她们在家庭中往往是促进健康的领导者。

● 她们在特定的人群中拥有变革的力量，例如：医疗服务水平低下、老年人及那些社会经济地位较低的群体。

公众和医生教育课程可以有所帮助。研究通过评估大众传媒对健康服务的作用[74]及公共关系成功案例调查，证实大众传媒对卫生服务可以产生重要影响，无论是计划活动，还是日常的活动。各种代表非营利性组织的团体、联盟和个人在过去几年一直在试图通过大众媒体更好地开展结直肠癌筛检活动。一项教育计划包含：一个为期多年的认识结肠癌的运动，在这项运动中有数百万人获得了患者小册子；名人在电视上作节目（如 Katie Couric）；以及与流行的女性杂志合作出版等。Couric，全国公认的电视节目主持人，与娱乐工业基金会一同加入到全国结直肠癌研究联盟，以促进筛检和研究。依托名人效应，以吸引人们关注筛检信息和资金，美国结直肠癌研究联盟向公众发布信息，并资助尖端研究。另一个联盟，美国结直肠癌圆桌会议，由美国癌症协会和美国疾病控制和预防中心创立，致力于促进全国性和区域性的结直肠癌筛检，从而降低疾病的发病率和死亡率。

据 Pignone 等[69]报道，患者并不强烈依赖于一个单一的检查。其他调查人员[61]还建议，鼓励筛检参与对象完善一系列的检查是有利的，面临不同选择时，患者的选择也不同[75]。其他研究，例如 Schoen 等人[76]关于患者对软式乙状结肠镜满意度的研究，将使医生和患者暂不考虑假设，而借助于研究结果提出的建议进行筛检。

最后，正如没有接受筛检的患者可以采取后续的医疗措施，但不提供筛检可能给医生[77]带来法律后果。由于一些因素通常被用作一种不当行为的风险评估，例如，范围或发生的问题，潜在的严重后果，后果的可预防性，以及有关保健标准在结直肠癌筛查中是很明确的，不当行为的危险性可能很大。降低风险的建议包括提供筛检或用适用的程序来筛选患者，确保对患者进行合理地教育。让患者履行义务，以及在记录患者反应时可能改善其依从性的方法，包括使用带有建议的信息表，写一份关于检查重要性的公告，提供复选框显示出要求或减少的检查项目，并留出填写签名（患者和医生或护士）和日期的空白。一份副本放在病历里；另一份交给患者。其他有效性稍差一些的办法包括每年的惯例信和图表的进展说明。

结　论

许多研究、筛检、合作计划和组织活动的进展可能成为降低结直肠癌的发病率和死亡率的新的机会。5 年生存率的增加，提供更多的一致性与更多的选择的筛查准则的发布，政府在其国家医疗保健项目内资助筛查的意愿，以及有专业性、有教育性的努力和赞同筛检的患者宣传小组，都将有助于筛查

的进一步发展。这些举措,联合结直肠癌新的分子
基础的发现和新进展,以及更多可以接受筛查的方
法,将进一步激发医生和公众对与结直肠癌持续斗
争的热情。

（庄严　译）

参考文献

1. Jemal A, Siegel R, Ward E, et al. Cancer statistics, 2007. *CA Cancer J Clin* 2007;57:43–66.
2. Ries LAG, Harkins D, Krapcho M, et al., eds. *SEER Cancer Statistics Review, 1975–2003.* Bethesda, Md.: National Cancer Institute; 2006. Available at: http://seer.cancer.gov/csr/1975_2003. Accessed May 7, 2007.
3. Parkin DM. International variation. *Oncogene* 2004;23:6329–6340.
4. Minami Y, Nishino Y, Tsubono Y, et al. Increase of colon and rectal cancer incidence rates in Japan: trends in incidence rates in Miyagi Prefecture, 1959–1997. *J Epidemiol* 2006;16:240–248.
5. Gross CP, Anderson MS, Krumholz HM, et al. Relation between Medicare screening reimbursement and stage at diagnosis for older patients with colon cancer. *JAMA* 2006;296:2815–2822.
6. Ricciardiello L, Boland CR. Lynch syndrome (hereditary non-polyposis colorectal cancer): current concepts and approaches to management. *Curr Gastroenterol Rep* 2005;7:412–420.
7. Moshkowitz M, Arber N. Emerging technologies in colorectal cancer screening. *Surg Oncol Clin N Am* 2005;13:723–746.
8. Nicholson FB, Barro JL, Atkin W, et al. Population screening for colorectal cancer. *Aliment Pharmacol Ther* 2005;22:1069–1077.
9. National Cancer Institute. Conquering colorectal cancer: a blueprint for the future. Report of the Colorectal Cancer Progress Review Group. Available at: http://planning.cancer.gov/cprgreport/execsumm.htm. Accessed July 17, 2001.
10. Winawer SJ. Surveillance overview. In: Cohen AM, Winawer SJ, eds. *Cancer of the Colon, Rectum, and Anus.* New York, NY: McGraw-Hill; 1995:279–290.
11. Winawer SJ, Fletcher RH, Miller L, et al. Colorectal cancer screening: clinical guidelines and rationale. *Gastroenterology* 1997;12:594–642.
12. Hewitson P, Glasziou P, Irwig L, et al. Screening for colorectal cancer using the faecal occult blood test, Hemoccult. In: *The Cochrane Database of Systematic Reviews.* Issue 1. Oxford: UK: Cochrane Database; 2006.
13. Mandel JS, Bond JH, Church TR, et al. Reducing mortality from colorectal cancer by screening for fecal occult blood. Minnesota Colon Cancer Control Study. *N Engl J Med* 1993;328:1365–1371.
14. Collins JF, Lieberman DA, Durbin TE, et al. Accuracy of screening for fecal occult blood on a single stool sample obtained by digital rectal examination: a comparison with recommended sampling practice. *Ann Intern Med* 2005;142:81–85.
15. Mandel JS, Church TR, Bond JH, et al. The effect of fecal occult-blood screening on the incidence of colorectal cancer. *N Engl J Med* 2000;343:1603–1607.
16. Young GP, Macrae FA, St. John DJB. Clinical methods for early detection: basis, use, and evaluation. In: Young GP, Rozen P, Levin B, eds. *Prevention and Early Detection of Colorectal Cancer.* Philadelphia, Pa.: WB Saunders; 1996:241–270.
17. Smith RA, Cokkinides V, Eyre HJ. American Cancer Society guidelines for early detection of cancer, 2003. *CA Cancer J Clin* 2003;53:27–43.
18. Smith A, Young GP, Cole SR, et al. Comparison of a brush-sampling fecal immunochemical test for hemoglobin with a sensitive guaiac-based fecal occult blood test in detection of colorectal neoplasia. *Cancer* 2006;107:2152–2159.
19. Levi Z, Rozen P, Harari R, et al. A quantitative immunochemical fecal occult blood best for colorectal neoplasia. *Ann Intern Med* 2007;146:244–255.
20. Imperiale TF. Quantitative immunochemical fecal occult blood tests: is it time to go back to the future? *Ann Intern Med* 2007;146:309–311.
21. Selby JV, Friedman GD, Quesenberry CP, Jr., et al. A case-control study of screening sigmoidoscopy and mortality from colorectal cancer. *N Engl J Med* 1992;326:653–657.
22. Newcomb PA, Norfleet RG, Storer BE. Screening sigmoidoscopy and colorectal cancer mortality. *J Natl Cancer Inst* 1992;84:1572–1575.
23. Thiis-Evensen E, Hoff GS, Sauar J, et al. Population-based surveillance by colonoscopy: effect on the incidence of colorectal cancer. Telemark Polyp Study I. *Scand J Gastroenterol* 1999;34:414–420.
24. Weissfeld JL, Schoen RE, Pinsky PF, et al. Flexible sigmoidoscopy in the PLCO Cancer Screening Trial: results from the baseline screening examination of a randomized trial. *J Natl Cancer Inst* 2005;97:989–997.
25. Atkin W, Edwards R, Wardle J, et al. UK randomised trial of "once only" flexible sigmoidoscopy screening: baseline results. *Endoscopy* 1999;31(suppl 1):E1.
26. Whynes DK, Frew EJ, Edwards R, Atkin WS. Costs of flexible sigmoidoscopy screening for colorectal cancer in the United Kingdom. *Int J Technol Assess Health Care* 2003;19(2):384–395.
27. UK Flexible Sigmoidoscopy Screening Trial Investigators. Single flexible sigmoidoscopy screening to prevent colorectal cancer: baseline findings of a U.K. multicenter randomized trial. *Lancet* 2002;359:1291.
28. Wong RC. Screening flexible sigmoidoscopy by nonphysician endoscopists: it's here to stay, but is it the right test to do? *Gastrointest Endosc* 1999;49:262–264.
29. Muller AD, Sonnenberg A. Prevention of colorectal cancer by flexible endoscopy and polypectomy: a case control study of 32,702 veterans. *Ann Intern Med* 1995;123:904–910.
30. Tedesco JP, Wave JD, Avella JR, et al. Diagnostic implications of the spatial distribution of colonic mass lesions (polyps and cancers): a prospective colonoscopic study. *Gastrointest Endosc* 1980;26:95–97.
31. Shinya H, Wolff WI. Morphology, anatomic distribution and cancer potential of colonic polyps: an analysis of 7000 polyps endoscopically removed. *Ann Surg* 1979;190:679–683.
32. Beart RW, Jr., Steele GD, Jr., Menck HR, et al. Management and survival of patients with adenocarcinoma of the colon and rectum: a national survey of the Commission on Cancer. *J Am Coll Surg* 1995;181:225–236.
33. Schoenfeld P, Piorkowski M, Allaire J, et al. Flexible sigmoidoscopy by nurses: state of the art 1999. *Gastroenterol Nurs* 1999;22:254–261.
34. Winawer SJ, Stewart ET, Zauber AG, et al., for the National Polyp Study Work Group. A comparison of colonoscopy and double-contrast barium enema for surveillance after polypectomy. *N Engl J Med* 2000;342:1766–1772.
35. Glick S, Wagner JL, Johnson CD. Cost-effectiveness of double-contrast barium enema in screening for colorectal cancer. *Am J Radiol* 1998;170:629–636.
36. Lieberman DA, Weiss DG, Bond JH, et al., for Veterans Affairs Cooperative Study Group 380. Use of colonoscopy to screen asymptomatic adults for colorectal cancer. *N Engl J Med* 2000;343:162–168.
37. Imperiale TF, Wagner DR, Lin CY, et al. Risk of advanced proximal neoplasms in asymptomatic adults according to the distal colorectal findings. *N Engl J Med* 2000;343(3):169–174.
38. Markowitz AJ, Winawer SJ. Screening and surveillance for colorectal cancer. *Semin Oncol* 1999;26:485–498.
39. Muller AD, Sonneby A. Prevention of colorectal cancer by flexible endoscopy and polypectomy: a case-control study of 32,702 veterans. *Ann Intern Med* 1995;123:904–910.
40. Alberts DS, Martinez ME, Doe DJ, et al. Lack of effect of a high fiber cereal on the recurrence of colorectal adenomas. *N Engl J Med* 2000;342:1156–1162.
41. Schatzkin A, Lanza F, Corle DJ, et al. Lack of effect of a low-fat, high fiber diet on the recurrence of colorectal adenomas. *N Engl J Med* 2000;342:1149–1155.
42. Robertson DJ, Greenbey FR, Bead M, et al. Colorectal cancer in patients under close colonoscopic surveillance. *Gastroenterology* 2005;129:34–41.
43. Singh H, Turner D, Xue L, et al. Risk of developing colorectal cancer following a negative colonoscopy examination: evidence for a 10-year interval between colonoscopies. *JAMA* 2006;295:2366–2373.
44. Barclay RL, Vicari JJ, Doughty AS, Johanson JF, Greenlaw RL. Colonoscopic withdrawal times and adenoma detection during screening colonoscopy. *N Engl J Med* 2006;355:2533–2541.
45. Hixson LJ, Fennerty MB, Sampliner RI, et al. Prospective blinded trial of the colonoscopic miss-rate of large colorectal polyps. *Gastrointest Endosc* 1991;37:125–127.
46. Vucelic B, Rex D, Pulanic R, et al. The Aer-O-Scope: proof of concept of a pneumatic, skill-independent, self-propelling, self-navigating colonoscope. *Gastroenterology* 2006;130:672–677.
47. Eickhoff A, Van Dam J, Jakobs R, et al. Computer-associated colonoscopy (The NeoGuide Endoscopy System): results of the first human clinical trial. *Am J Gastroenterol* 2007;102:261–266.
48. Levin TR, Zhau W, Conell C, et al. Complications of colonoscopy in an integrated health care delivery system. *Ann Intern Med* 2006;145:880–886.
49. Pickhardt PJ, Choi JR, Hwang I, et al. Computed tomographic virtual colonoscopy to screen for colorectal neoplasia in asymptomatic adults. *N Engl J Med* 2003;349:2191–2200.
50. Gluecker TM, Johnson CD, Wilson LA, et al. Extracolonic findings at CT colonography: evaluation of prevalence and cost in a screening population. *Gastroenterology* 2003;124:911–916.
51. Hur C, Chung DC, Schoen RE, Gazelle GS. The management of small polyps found by virtual colonoscopy: results of a decision analysis. *Clin Gastroenterol Hepatol* 2007;5:237–244.
52. Imperiale TF, Ransohoff DF, Itzkowitz SH, et al. Fecal DNA versus fecal occult blood for colorectal cancer screening in an average risk population. *N Engl J Med* 2004;351:2704–2714.
53. Itzkowitz S, Jandof L, Brand R, et al. Improved performance of a non-invasive fecal DNA test to screen for colorectal cancer. *Gastroenterology* 2006;130:51862A.
54. Levin B. Molecular screening testing for colorectal cancer. *Clin Cancer Res* 2006;17:5014–5017.
55. Smith RA, Cokkinides V, Eyre HJ. American Cancer Society guidelines for

early detection of cancer, 2006. *CA Cancer J Clin* 2006;56:11–25.

56. Levin B. Colorectal prevention and early detection. In: *The American Cancer Society Atlas of Clinical Oncology: Colon, Rectal, Anal*. Hamilton, Ontario, Canada: BC Decker; 2001.
57. Bernstein CN. Neoplasia in inflammatory bowel diseases: surveillance and management strategies. *Curr Gastroenterol Rep* 2006;8:513–518.
58. Guillem JG, Wood WC, Moley JF, et al. ASCO/SSO review of current role of risk-reducing surgery in common hereditary cancer syndromes. *J Clin Oncol* 2006;24:4642–4660.
59. Lindor NM, Peterson GM, Hadley DW, et al. Recommendations for the care of individuals with an inherited predisposition to Lynch syndrome: a systematic review. *JAMA* 2006;296:1507–1517.
60. Increased use of colorectal cancer tests—United States 2002 and 2004. *MMWR Morb Mortal Wkly Rep* 2006;55:308–311.
61. Maciosek MV, Solberg LI, Coffield AB, et al. Colorectal cancer screening: health impact and cost effectiveness. *Am J Prev Med* 2006;55:308–311.
62. Whynes DK, Nielson AR, Walker AR, et al. Faecal occult blood screening for colorectal cancer: is it cost-effective? *Health Econ* 1998;7:21–29.
63. Theuer CP, Wagner JL, Taylor TH, et al. Racial and ethnic colorectal cancer patterns affect the cost-effectiveness of colorectal cancer screening in the United States. *Gastroenterology* 2001;120:1043–1046.
64. Levin B. Colorectal cancer: population screening and surveillance. In: McDonald JWD, Burroughs AK, Feagan BG, eds. *Evidence Based Gastroenterology and Hepatology*. London: BMJ Publishing Group; 2004:255–263.
65. Atkin WS. Screening for colorectal cancer: the heart of the matter. *Gut* 1999;45:480–481.
66. Atkin WS, Whynes DK. Improving the cost-effectiveness of colorectal cancer screening. *J Natl Cancer Inst* 2000;92:513–514.
67. Winawer SJ, Zauber AG, Fletcher RH, et al. Guidelines for colonoscopy surveillance after polypectomy: a consensus update by the American Cancer Society and the US Multi-Society Task Force on Colorectal Cancer. *Gastroenterology* 2006;130:1872–1885.
68. World Health Organization (WHO). *The World Health Report: 1998: Life in the 21st Century—A Vision for All: Executive Summary*. Geneva: WHO; 1998. Available at: http://whqlibdoc.who.int/hq/1998/WHO_WHR_98.1.pdf. Accessed May 7, 2007.
69. Pignone M, Bucholtz D, Harris R. Patient preferences for colon cancer screening. *J Gen Intern Med* 1999;14:432–437.
70. Donovan JM, Syngal S. Colorectal cancer in women: an underappreciated but preventable risk. *J Womens Health* 1998;7:45–48.
71. Woolf SH. Overcoming the barriers to change: screening for colorectal cancer. *Am Fam Physician* 2000;61:1621–1622, 1628.
72. Paskett ED, Tatum C, Rushing J, et al. Racial differences in knowledge, attitudes, and cancer screening practices among a triracial rural population. *Cancer* 2004;101:2650–2659.
73. Burke W, Beeker C, Kraft JM, et al. Engaging women's interest in colorectal cancer screening: a public health strategy. *J Womens Health Gend Based Med* 2000;9:363–371.
74. Grilli R, Freemantle N, Minozzi S, et al. Mass media interventions: effects on health services utilisation (Cochrane Review). In: *The Cochrane Library*. Issue 1. Oxford: Update Software; 2000.
75. Leard L, Savides T, Ganiats T. Patient preferences for colorectal cancer screening. *J Fam Pract* 1997;45:211–218.
76. Schoen RE, Weissfeld JL, Bowen NJ, et al. Patient satisfaction with screening flexible sigmoidoscopy. *Arch Intern Med* 2000;160:1790–1796.
77. Feld AD. Medicolegal implications of colon cancer screening. *Gastrointest Endosc Clin N Am* 2002;12:171–179.
78. Levin B, Ades TB, Brooks D, et al. *American Cancer Society's Complete Guide to Colorectal Cancer*. Atlanta, GA: American Cancer Society; 2005.
79. Winawer SJ, Fletcher RH, Rex DK, et al. Colorectal cancer screening and surveillance: clinical guidelines and rationale—update based on new evidence. *Gastroenterology* 2003;124:544–560.
80. Rozen P, Blanchard J, Campbell D, et al. Implementing colorectal cancer screening: group 2 report. ESGE/UEGF Colorectal Cancer-Public Awareness Campaign. The Public/Professional Interface Workshop: Oslo, Norway, June 20–22, 2003. *Endoscopy* 2004;36:354–358 .

第 **40** 章

结直肠癌：分子生物学和遗传学

Willam M. Grady

引 言

由于遗传学和表观遗传学的变化逐步积累，结直肠癌(CRC)的发展导致正常大肠上皮细胞转化为结直肠腺癌。在这一过程中，基因组稳定性的缺失是一个关键的分子病理生理步骤，它可以创设一种允许抑癌基因和癌基因发生转化的环境。这些基因的改变，包括 APC、CTNNB1、KRAS、BRAF、SMAD4、TP53、PIK3CA 和 TGFBR2，似乎可以干扰信号传导通路的功能来加速结直肠癌的发生，例如转化生长因子β(TGF-β)和磷脂酰肌醇 3 激酶(PI3K)信号传导通路，或影响调节基因组稳定性的基因，如错配修复基因(MMR)。

结直肠癌的癌变过程，这被称为息肉–癌序列过程，被认为是通常发生在 10~15 年，包括同时发生的组织学和分子学改变。伴随这些发生在细胞遗传学和表观遗传学的变化及癌细胞的分子生物学变化的结果是在此过程中关键的生物学表型，即恶性表型的获得[1]。从结直肠癌的分子遗传学分析，结直肠癌的形成过程是一个基于基因组不稳定性(即丢失了保持野生型的 DNA 编码序列及修复 DNA 突变的能力)的多阶段的过程，这已经很明确。在基因组不稳定性的背景下，遗传学和表观遗传学的变化积累并且相互作用，以促进结直肠癌的发生和进展[2-4]。

结直肠癌似乎最常见的触发原因是 Wingless/Wnt 信号传导通路的改变。结直肠癌的发生及进展是一系列遗传学和表观遗传学事件积累的结果，此过程涉及其他信号传导通路的癌基因的激活及肿瘤抑制基因的失活，例如 RAS-RAF-MAPK 通路、转化生长因子β通路和 PI3K-AKT 通路[5,6]。有些改变已经令人信服地表明，KRAS、TP53、p53 基因及转化生长因子β信号传导通路(如 TGFBR2 和 SMAD4)能影响结直肠癌发生(图40.1)。在从正常上皮进展到癌的全过程中，这些改变的鉴定已经为预防大肠肿瘤新疗法和(或)治疗方法的发展提供了潜在靶标。

息肉 – 癌序列

正常上皮细胞演变为癌细胞通常要伴随一个可预测从组织学改变及伴行的遗传学和表观遗传学改变的进展过程。这些基因突变和表观遗传学变化提供了一种生长优势，并导致了改变细胞的克隆性增殖。这个过程通过一系列遗传学和表观遗传学的变化产生在细胞学水平遵从达尔文进化论的克隆遗传异质性，导致腺瘤进展为腺癌。直到最近，有人认为，只有传统的管状腺瘤和管状绒毛型腺瘤性息肉具有恶性转化的潜能；但是，现在似乎一部分结直肠癌是由广基的锯齿状腺瘤发展而来[7]。此外，一部分增生性息肉似乎仅仅是一些锯齿状息肉的前期病变，而这种增生性息肉的一部分，似乎有可能通过增生性息肉到锯齿状腺瘤再进展为腺瘤[7-9]。通过从增生性息肉到锯齿状腺瘤再进展为腺癌这一过程发生的结直肠癌，似乎有一个独特的分子学和组织学途径[9]。锯齿状息肉通常显示一种基因组的不稳定性，被称为微卫星不稳定(MSI)，并且常常携带 BRAF 基因的突变(这两种情况将在下文详细讨论)[9]。

基因组不稳定性

基因组不稳定性，是指细胞丧失了维持 DNA 保

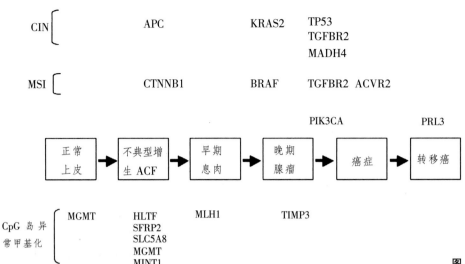

图 40.1　从息肉到癌的进展示意图。

真度的能力,其是肿瘤发生过程的基本表现。早期肿瘤性病变,例如大肠腺瘤,证实 ATR-ATM DNA 损伤关卡系统的活化(如磷酸化的 ATM-Thr68、A-TR-Ser1981 和 H2AX),这一系统的活化可以作为转化的障碍,其损失通过促进基因组不稳定性,增加细胞增殖和细胞存活而有助于腺瘤进展到腺癌[10]。基因组不稳定性的损失也可能有助于增加克隆多样性,这已被证明与癌症的进展有关,这种关联可能通过促进细胞内和细胞外环境变化的达尔文适应产生的[11-13]。

已经确定在结直肠癌至少有三种形式的基因组不稳定性:①微卫星不稳定性;②染色体不稳定性(CIN)(即异倍性,染色体区域的获得或损失);③染色体易位[14]。结直肠癌染色体不稳定性的病因至今只查明了一小部分;然而,众所周知,微卫星不稳定性是突变的失活或 DNA-MMR 家族中基因的异常甲基化的结果,其修复发生于 DNA 复制过程中产生的 DNA 碱基对错配。在结直肠癌发生和进展过程中,基因组稳定性的丧失(无论是染色体不稳定性或微卫星不稳定性)时机,似乎是在腺瘤形成之后而在进展为平坦型恶性肿瘤之前。事实上,在结直肠腺瘤中可以同时发现染色体不稳定性和微卫星不稳定性[15-21]。Shih 等人研究表明,90% 以上的早期腺瘤(1~3mm 大小)在 4 次染色体测试中至少出现 1 次等位基因不平衡[15]。使用比较基因组杂交技术观察到的平均拷贝数目从低级别异型性增生到高级别异型性增生再到腺癌的过程逐渐增加[20,22]。伴有黏膜内癌的腺瘤与管状腺瘤比较承载了将近两倍的染色体获得和缺失(10.5 对 4.6

异常),8p21-pter、15q11-q21、17p12-13 和 18q12-21 的缺失与 8q23-qter、13q14-31 和 20q13 的获得,关联的伴有黏膜内癌的腺瘤和腺癌有关[22]。尽管积累的数据显示出在早期大肠肿瘤的基因组不稳定性的存在,但在癌症患者中基因组不稳定的致病缘由仍然存在相当大的争议[3,14]。然而,基因组不稳定性对于抗肿瘤治疗是个很有吸引力的靶标,因为在结直肠癌中它几乎无处不在,而且癌细胞的一个独有的特征是不存在正常的上皮细胞。在体外试验已证实了针对基因组不稳定性的靶向抗肿瘤治疗的可行性[23]。

染色体不稳定性

在结直肠癌中,染色体不稳定性是最常见的一种基因组不稳定性。它发生在大约 85% 的结直肠肿瘤。然而,尽管在结直肠癌中染色体不稳定性出现频率很高,而且事实上非整倍体一直被认为是癌的标志,但是对这种染色体混乱状态的基础的理解还处在初级阶段。在肿瘤形成过程中,非整倍体是否只是一种非特异性状态,其中肿瘤细胞因能独立于正常机制而控制细胞的生长和死亡,从而具有耐受性;亦或非整倍体反映了染色体不稳定的激活过程本身就是肿瘤发展的一个重要因素,对此尚有争议。对结直肠癌显示经常性和肿瘤特异性染色体异常的认知提示着这个过程不是随机或简单的附属品,很可能意味着在肿瘤中按照达尔文的进化论中增加机会的理论,通过促进肿瘤进展的克隆多样性增加,染色体不稳定性在肿瘤进展中发挥作用[12,14,22]。

染色体不稳定性的机制

这一研究领域的主要挑战是调整染色体稳定性的复杂的机制，以及目前对维持基因组稳定性所涉及的过程的肤浅认识。在酿酒酵母中，已经证实 100 多个基因在突变时会出现染色体不稳定性表型[24,25]。这些基因调节各种细胞过程，包括染色体凝集、姐妹染色单体的凝聚力、动粒结构、着丝点的功能、微管的形成以及细胞周期检查点调控。然而，尽管它如此复杂，但还是在结直肠癌亚群中对非整倍体的遗传学病因的识别以及推测染色体不稳定性方面取得了进展。自从 20 世纪 90 年代后期以来，我们知道在试验中基因的突变或扩增引起的染色体不稳定性在癌症中已经确定，包括 BUB1、ATM、ATR、BRCA1、BRCA2、STK15、PLK1 和 CDC4[26-32]。最近，Wang 等通过计算机分析，超过 1000 多个可能的基因可能会导致基因组不稳定性，这种不稳定性基于酵母和果蝇的基因的同源性。他们识别了这些基因在癌症时发生的体细胞突变，但这些基因对引起染色体不稳定性的作用仍有待确定[33]。

结直肠癌亚群中，其他调节染色体不稳定性的潜在的候选基因已经确定。在 hCDC4 的体细胞突变，这被称为 Fbw7 或者 Archipelago，在 11.5%(N = 22/190)的结直肠癌患者中发现，而在 58 例腺瘤中有 4 例出现[34]。CDC4 是一个进化上保守的 E3 泛素连接酶，能通过由 SCF 蛋白质复合体介导的负责拆卸作用的靶蛋白来调节 G1-S 期调控点。在一部分结直肠癌患者中确定 CDC4 突变之后，通过同源重组的等位基因和核型稳定的结直肠癌细胞系 HCT116 和 DLD1 的破坏显示出 CDC4 的功能性序列失激活。灭活的 CDC4 导致核异型性、纺锤体的多极化和染色体不稳定性逐渐增多。值得注意的是，这种效果依赖于 CDC4 的一种底物细胞周期素 E 的增加。CDC4 细胞周期素 E 信号传导通路下调的意义在其他系统已得到证实，并且已经表明，在小鼠细胞周期蛋白 E 的下调受到抑制时发生显示基因组不稳定性的肿瘤；而 Fbxw7/hCDC4 与 p53 相互协作抑制肿瘤的形成[36,37]。看来，Cdc4 受 p53 调控并且是一种 p53 介导调控的基因组稳定性的下游效应，尤其是在基因组的应力环境下。值得注意的是，Cdc4 可能不仅通过调节细胞周期蛋白 E 影响基因组稳定性，而且还通过 Notch 和（或）JUN 来调节基因组

的稳定性[37]。总的来说，这些数据进一步支持了一个潜在的染色体不稳定性的遗传基础和假设的能够调节 DNA 保真度的下调机制，从而产生复杂的后果，最终引发染色体不稳定性。

DNA 的错配修复途径/错配修复基因失活

基因组不稳定性的产生是因为细胞用来维持其 DNA 保真度的正常机制的失活或抑制。错配修复基因系统和碱基切除修复系统（BER）这两个调节基因保真度系统的缺乏已在结直肠癌独立的子集中确定。DNA 错配修复基因由复杂的蛋白质构成，具有识别和修复在 DNA 复制过程中发生的错配的碱基对。DNA 错配修复基因的失活发生于 1%~2% 结直肠癌，是由错配修复基因成员中 MLH1、MSH2、PMS2 和 MSH6 等的种系突变引起的，并且是结直肠癌家族综合征和遗传性非息肉病性结直肠癌（HNPCC）的原因[38,39]。除了遗传性非息肉病性结直肠癌相关的结肠癌，有 15% 的散发性结直肠癌由于 MLH1 的异常甲基化可以发现失活的错配修复基因[40]。微卫星不稳定性是错配修复基因失活的结果，通过位于遍布整个基因组的微卫星重复的移码突变来识别。由于许多结直肠癌在一小部分比例的微卫星重复中显示移码突变，结直肠腺癌的命名正如微卫星不稳定性所示，取决于从美国国家癌症研究所选择的一组 5~10 个位点中选出大于 30% 的不稳定性位点进行的检测[41]。

错配修复基因蛋白的生物化学研究显示碱基–碱基错配以及插入或删除环是通过 MSH2 和 MSH6 或 MSH2 和 MSH3 的异二聚体来识别的。MSH2-MSH3 的异二聚体优先识别插入或删除环，因而不能补偿 MSH6 损失。因此，伴随 MSH6 功能丧失产生的癌症仅在单核苷酸重复片段显示微卫星不稳定性，并且可能显示出一种微卫星不稳定性表达减少的方式（称为低微卫星不稳定性），这通过如前所述的从美国国家癌症研究所选择的一组 5~10 个位点中所发现的 10%~29% 的不稳定位点的检测而在临床上被认知[42]。MLH1、PMS2 和 PMS1 蛋白似乎主要完成碱基错配的修复和插入/缺失环。异二倍体 MLH1-PMS2 作为"分子匹配标志物"参与执行在 DNA 聚合酶和复制因子增殖细胞核抗原、复制蛋白 A 和复制因子 C，以及 5'→3'外/内切酶 EXO1 和 FEN1 和其他尚待确定的 3'→5'外切酶及解旋酶的连接过程中的错配修复[42,43]。

由于错配修复基因的活性丧失而引起的微卫星不稳定性主要影响单核苷酸、二核苷酸和三核苷酸的大片。不过,这些肿瘤细胞株在表达基因序列方面也可显示增加高达 1000 倍的突变率,特别是显示用表达序列重复的短序列的不稳定性[44]。拥有这种"微卫星样"的基因在其编码区重复似乎是肿瘤发生的相关靶区。这种肿瘤的形成途径似乎与结直肠癌中微卫星稳定性(MSS)有明显的区别[45]。这一途径中突变的靶基因包括转化生长因子-β 受体 Ⅱ 型肿瘤抑制基因(TGFBR2),激活素受体 Ⅱ 型基因(ACVR2)和 BAX[46,47]。重要的是,微卫星不稳定性和随后的靶基因突变似乎发生在整个腺瘤到癌的进展过程。在肿瘤的形成过程中,这些事件的发生时间还有待确定,但初步研究表明它们在肿瘤的发展的不同阶段发生[17]。因此,微卫星不稳定性似乎为在那些促进肿瘤发生的脆弱的基因中积累突变创造适宜的环境,这些变化最终导致结直肠癌的发生。

人们仅部分了解微卫星不稳定性途径与经常在结直肠癌中发现的其他基因变化的关系。最明显的联系是在 BRAF V600E 与散发的微卫星不稳定性的结直肠癌之间[48]。突变的 BRAF V600E 与散发的微卫星不稳定性肿瘤携带异常的甲基化的 MLH1,而在遗传性非息肉病性结直肠癌中发生的是不具备微卫星不稳定性的结直肠癌[48,49]。Wnt/Wingless 途径的改变可以在肿瘤中发现,而不论微卫星是否稳定性[50]。APC 和 CTNNB1 的突变分别出现在 21% 和 43% 的微卫星不稳定性肿瘤[51,52]。此外,KRAS 突变的发生率似乎高达 22%~31%,这类似于观察到的微卫星稳定性结直肠癌[53,54]。微卫星不稳定性肿瘤中 TP53 的突变发生少于微卫星稳定性肿瘤。在微卫星不稳定性结直肠癌,突变发生率介于 0~40%,而在微卫星稳定性结直肠癌的突变发生率介于 31%~67%[51,53,55,56]。令人感兴趣的是,单等位基因和双等位基因 BAX 突变和 p14^ARF 的异常甲基化在微卫星不稳定性结直肠癌中经常发现,可以成为取代在结直肠癌发生中突变的 TP53 的作用[57,58]。因此,微卫星突变途径似乎通过 Wnt/Wingless 途径的改变而启动,并分享在微卫星稳定性结直肠癌途径中的一些改变。然而,其他事件,如 TP53 和 TGFBR2 的突变,在微卫星不稳定性途径与微卫星稳定性途径的发生频率不同。

基因组不稳定性,尤其是微卫星不稳定性,对结直肠癌临床行为的影响一直处于积极的研究之中,但直到今天仍然只是部分理解。几个回顾性研究显示,微卫星不稳定性对预后的影响的结果好坏参半。Watanabe 等发现在 Ⅲ 期结直肠癌患者 18q 染色体长

臂杂合性缺失 (LOH) 与 5 年生存率从 74% 降低到 50% 相关,TGFBR2 BAT-RII 的突变与有微卫星不稳定性的肿瘤的 5 年生存率从 46% 提高到 74% 相关[59]。此外,一项微卫星不稳定性的系统性回顾研究显示,具有微卫星不稳定性相关的整体生存率的联合的危险比估计是 0.65(95%CI,0.59~0.71)[60]。

碱基切除修复缺陷

在一部分结直肠癌细胞株中人们发现了第二个"DNA 看守者"机制的失活,碱基切除修复系统,并且是一种常染色体隐性的腺瘤性息肉形成的原因,称为 MYH 腺瘤性息肉(MAP)综合征[61]。在 MYH 的生殖细胞突变,编码参与碱基切除修复,是引起腺瘤性息肉病的原因,约有高达 5%~10% 的人患有腺瘤性息肉综合征。人们发现,MYH 胚系突变可作为腺瘤性息肉病的原因,当调查人员证实一个过多的体细胞编号 G:C→A:T 突变在腺瘤性息肉病患者中出现,但没有人接受过 APC 的胚系突变的检测[62-64]。这种突变类型通常是 DNA 氧化损伤的结果,产生 8-oxo-7,8-dihydro 2' 脱氧鸟苷,这是 DNA 氧化损伤最稳定的毒性产物之一[61,65]。碱基切除修复系统负责修复这种 DNA 损伤,促使这些调查者评估参与在这一过程中的替补基因,如 OGG1,MTHF1 和 MYH。这一评估表明,双等位基因胚系突变发生在一部分 APC 基因胚系没发生突变的腺瘤性息肉患者。最常见的基因突变是 Tyr165Cys 和 Gly382Asp,占迄今所发现的突变等位基因的 82%[64]。尽管 MYH 生殖系突变是结直肠癌家族综合征的起因之一,但体细胞 MYH 突变在散发性结直肠癌并不常见。芬兰的一项关于 1042 例未切除的结直肠癌患者的研究中表明没有发现体细胞 MYH 突变[61,66]。令人感兴趣的是,具有双等位基因 MYH 种系突变的肿瘤并不显示 TP53、SMAD4 或 TGFBR2 的突变频率差异,但是却显示微卫星不稳定性或染色体不稳定性,这提示与散发的结直肠癌相比它们遵循独特的分子发病机制[67]。在遗传性结直肠癌综合征人群中发现的 MYH 种系突变为基因组不稳定性在癌症形成中的重要性提供了更多的证据。

端粒与端粒酶

端粒是一种特殊的染色质结构,出现于线性染

色体的末端，人们认为在保护这些区域不被降解和重组中发挥一种根本性的重要作用。端粒的调控与衰老的调节紧密相关。在脊椎动物中，端粒由 TTAGGG 序列串联重复序列组成，并由特殊蛋白质固定[68]。传统的 DNA 聚合酶不能完全合成染色体末端，导致在连续的细胞分裂中端粒逐渐缩短，直至达成一个关键的短长度，从而引起细胞调控点的激活，这类似于 DNA 损伤发生的激活过程[69]。在人体细胞中，这种端粒缩短的高潮发生于 Hayflick 限制片段的激活和细胞分裂的停止。但是，如果 p53 或 Rb 失活，那么这些细胞能继续分裂并将度过本应有大量细胞死亡的"细胞危机"期。细胞的生存危机似乎可以激活维持端粒的机制，常常是通过增加端粒酶的表达，其中端粒酶是一个专门的核蛋白复合体，由一个催化端粒酶逆转录酶(TERT)和由催化端粒酶逆转录酶编码的 RNA 亚单位构成。大部分人类癌症表达端粒酶，似乎出在正常细胞向癌细胞的演变期间，在重新获得维持端粒长度机制之前细胞要度过一段端粒功能紊乱期[70]。现在，来自 Ter -/-小鼠实验的数据表明，端粒功能紊乱期由促进癌细胞形成的染色体不稳定性引起[69]。与此模型相一致的是，人类结肠癌在后期桥指数(即包含后期桥的中期染色体的数目的一种测量方法)和早期高级别典型增生病灶显示一个峰值，在肿瘤的更恶化阶段表达变少[71]。然而，在早期结肠腺瘤中染色体异常的识别，即在端粒功能紊乱之前的阶段，表明端粒功能障碍并不是诱导结肠癌基因组不稳定性唯一的潜在机制，其在肿瘤形成中的作用可能依赖于肿瘤细胞中与基因变异同时发生的性质改变。在这一模型的支持下,mTerc-/-和 Min(Apc-/+)的小鼠与野生型 mTerc 小鼠相比形成的腺瘤更少,但 mTerc-/-和 Tp53-/-的小鼠显示出高水平基因组不稳定性,类似于在人类癌症发现的和在后代小鼠中发现的肿瘤的延迟[69,72,73]。因此,这似乎表明,端粒功能障碍也可能有助于癌症中基因组不稳定性,不过在人类癌症中其作用的更多的明确证据仍然有待证实。

表观遗传学改变

　　DNA 甲基化的表达遍布于大多数的基因组,并在发展过程中建立的相对稳定的模式下维持[74]。在人类,大约 70%的 CpG 二核苷酸携带这种表观遗传修饰。然而,有些区域被称为 CpG 岛(即富含 CpG 的二核苷酸),它们表达于大约 50%~60%基因的 5'区,通常维持在非甲基化状态。在癌症,许多 CpG 岛出现异常的甲基化,这种异常的甲基化常常伴随转录抑制[75,76]。

　　在癌症的发病机制中这些表观遗传学变化的意义一直是重要的争议点[77,78]。然而,现在有足够的数据表明,在癌症的病理遗传学发病中至少出现诸如 MLH1 这些基因异常的甲基化[40,79,80]。MLH1 的异常甲基化发生于大约 80%的散发性微卫星不稳定性结直肠癌,通过在散发性微卫星不稳定性结直肠癌细胞系中 MLH1 促进子的甲基化使 MLH1 表达和功能的恢复有力地表明,甲基化是一个起因,而不是结直肠癌发生的一个后果[40,79,80]。此外,5'CpG 二核苷酸的异常甲基化,很可能表明在结直肠癌中能使各种肿瘤抑制基因沉默,包括 CDKN2A/p16、MGMT、p14ARF 和 HLTF,可能同样会引发结直肠癌[75,79-83]。具体而言,一个规范的肿瘤抑制基因 CDKN2A/p16 的甲基化,在 40%的结直肠癌中可以检测到[82],并且不仅仅是在结直肠癌,在结直肠腺瘤也发现其他异常的甲基化基因[84,85]。这一发现及检测到的异常甲基化的基因(如 HLTF SLC5A8、MGMT、MINT1 和 MINT31)在异常的隐窝病灶,表明启动子的异常甲基化的发生在腺瘤发展的早期,不过还没有证实在肿瘤发生过程中的异常甲基化是原发的而不是继发的事件[86-88]。更广泛地说,早期的研究表明,甲基化的 MLH1 和(或)CDKN2A/p16 的结直肠癌可能属于一类独特的结直肠癌,称为 CpG 岛甲基化表型(CIMP),这表明全基因组的基因启动子的异常甲基化,可能由明显和独特的机制引起[82,83,89]。

　　另外值得一提的是,我们最近了解的机制是这些 DNA 的甲基化可能影响转录。DNA 甲基化,可能会通过在甲基化的促进子和转录因子之间直接抑制损害转录,如 AP-2、CREB、E2F、CBF 和 NF-KB[74,90]。CpG 岛甲基化也可以通过吸收甲基-结合蛋白(MeCP2、MBD2 和 MBD3)调解转录沉默,识别甲基化的序列和吸收组蛋白去乙酰化酶(HDAC)。组蛋白去乙酰化酶(HDAC)诱导染色质结构的变化,妨碍了转录因子靠近促进子[75,90]。事实上,组蛋白翻译后的修饰状态,包括修饰如组蛋白 3 (H3) 在赖氨酸 9 (K9) 和 18(K18) 的乙酰化,组蛋白 4 在赖氨酸 12 (K12) 的乙酰化,组蛋白 4 在精氨酸 3 的二甲基化 (二聚 R3),组蛋白 3 在赖氨酸 4 的二甲基化,在其中,似乎通过"组蛋白编码"调节常染色质的状态为转录活性状态(常染色质)或转录抑制状态(异染色质）[91]。这种"组蛋白编码"在癌症时是从正常状态发生改变的，并与异常的甲基化合作以改变癌症时肿瘤抑制基因的表达[92,93]。值得注意的是，DNA 甲基化与组蛋白翻译后修饰的关系是复杂的，目前我们对比只了解一部分。研究已经证实，DNA 甲基化引起组蛋白的构象改变，然而新近研究发现，组蛋白 H3 在赖氨酸 9 和赖氨酸 4 位点处的甲基化过程先于 DNA 的甲基化，这些结果表明，组氨酸的翻译后修饰和染色质结构变化引起 DNA 的甲基化。

遗传变异

Wingless/Wnt 信号通路

APC

遗传变异在结直肠癌发生时的作用最初是在研究家族性腺瘤性息肉病（FAP）的过程中发现的。FAP 是一种遗传性结直肠癌前病变，主要表现为在肠道中存在数百个腺瘤样息肉。我们在一名 FAP 患者中发现了染色体 5q 的中间缺失，并且通过对 FAP 家族的连锁分析，发现了与 FAP 有关的 APC 基因（adenomatous polyposis coli）[94-96]。APC 基因含有 15 个外显子，编码一种大分子蛋白（分子量为 310 kDa，含 2843 个氨基酸），蛋白中含有多个功能结构域，可以介导寡聚反应，并能与下列细胞内蛋白相结合：β-catenin、γ-catenin、糖原合成酶激酶（GSK）-3β、axin 蛋白、微管蛋白、末端结合蛋白等。APC 种系突变可以引起 FAP、Gardner 综合征（与 FAP 相似，但症状较轻的息肉病）以及 Turcott 综合征[97-99]。

多达 70% 的散发性结直肠腺瘤中可以检测到 APC 突变，这些突变在结直肠癌发生的最早期阶段发挥作用，在此过程中伴有其他类型的遗传变异（表 40.1)[52,100-103]。事实上，一种假设的结直肠癌前趋病变——畸变隐窝灶中存在 APC 突变[104,105]，在散发性结直肠癌中，APC 突变常发生在 5' 末端、第 1280~1500 位氨基酸之间的外显子 15 上[106]。这一区域的基因突变往往累及第 1020~1169 和第 1324~2075 位氨基酸所对应的结构域功能，此两个结构域与 β-catenin 的生物学作用有关。上述突变亦可以影响定位在第 1324~2075 位氨基酸残基上的 SMAP（Ser-Ala-Met-Pro）结构域，进而影响 APC 与 axin 蛋白的结合[107-109]。大多数 APC 突变（>90%）导致提前出现终止密码子并

产生截短的基因产物[110]。如前文所述，这些突变常伴有野生型等位基因的缺失，但在二次体细胞突变（可能与异常甲基化有关）时，另一个等位基因位点亦缺失，因此导致 APC 双等位基因失活[111,112]。

以上突变导致 Wingless/Wnt 信号通路及其下游与细胞生长有关基因的过度激活，以促进肿瘤发生（图 40.2）。APC 与 β-catenin 结合作用的紊乱导致 Wnt 信号通路的过度激活，引起诸如 MYC 或 MMP7 等与肿瘤形成有关基因的转录[100,113]。正常情况下，GSK-3β 可以与 APC、β-catenin 和 axin 等蛋白组成复合体，并使这几种蛋白磷酸化，其中 GSK-3β 对 β-catenin 的磷酸化属于泛素介导的蛋白酶体降解作用，截短的 APC 突变可以阻断这一降解过程，引起细胞浆内 β-catenin 浓度升高进而转位入核，并与 T 细胞因子/淋巴样增强因子（Tcf/Lef）等转录因子相互作用。TCF-4 是表达于结肠上皮细胞的、TCF 家族的重要成员。在 APC 突变导致肿瘤发生的过程中，Wnt-β-catenin 信号通路的持续激活是其中的关键环节，在一些结直肠癌组织中可以检测到 β-catenin 基因的突变以及 SFRP2 和 SFRP4 的甲基化（后两者是分泌型 Frizzled 相关蛋白家族成员）[114-116]。

APC 突变在家族性腺瘤性息肉病（FAP）的发病过程中起到重要作用，并且突变位点与表现型的严重程度有关，此外，APC 突变亦与硬纤维瘤等肠外肿瘤相关[54,117-119]。APC 基因的多态性，如 I1307K 和 E1317Q，会增加多种结直肠疾病的发病风险。APC I1307K 只见于中欧犹太人群中，与其相关的结直肠腺瘤/腺癌的发病风险是普通人群的两倍[120,121]。I1307K 多态性主要是由于 APC 基因第 3920 个核苷酸由 T 转变为 A 所致，此位点是一个突变热点。

β-catenin（CTNNB1）

β-catenin 是 APC/β-catenin/Tcf/Lef 信号通路中的分子，与结直肠癌的一个亚型有关，它是 armadillo 蛋白的同系物，在 Wnt 信号通路激活时表达增加[122-124]，APC 与 β-catenin 相互作用并与 GSK-3β 等组成大分子复合物，随后由于 GSK-3β 的磷酸化作用导致 β-catenin 降解[125-127]，CTNNB1 或 APC 基因的突变常导致 APC/β-catenin/GSK-3β 对 β-catenin 降解作用的减弱[128,129]。β-catenin 的功能之一就是结合 Tcf 家族中的转录因子，从而激活靶基因的转录。因此，发生 APC 或 CTNNB1 突变的癌症中 β-catenin/Tcf 介导的转录作用增强，这会引起 CCND1（与周期素 D1 相关的基

因)和 MYC 的异常表达[130,131],以上突变大部分发生在与 GSK-3β 磷酸化作用有关的外显子 3 上。APC、CTNNB1 突变常常为高度保守的第 32 位天冬氨酸的错义突变,最终影响了 GSK-3β 对 β-catenin 磷酸化的降解作用[132]。Caca 等人发现 β-catenin 氨基末端的磷酸化位点存在 CTNNB1 突变,并且与此突变相关的 Tcf/Lef 转录活性亦明显增强[133]。有研究亦发现,基因突变会导致 β-catenin 与 E- 钙黏蛋白的结合受阻,进而影响细胞间的黏附作用[134,135]。与 APC 突变相似,CTNNB1 突变在早期结直肠腺癌的发生过程中起到重要作用。在小鼠模型中发现 Ctnnb1 条件等位基因可导致消化道中的 β-catenin 处于稳定状态,此种表现型与发生 APC 种系突变的小鼠表现型类似,提示 CTNNB1 突变可引起腺瘤形成[136]。有趣的是,CTNNB1 在良性腺瘤中的突变率为 12.5%,而在侵袭性腺癌中突变率仅为 1.4%,提示 CTNNB1 在由腺瘤向腺癌进展的过程中所起作用是有限的[137]。

KRAS、BRAF 和 RAS–RAF–MAPK 信号途径

在结直肠癌中较为常见的一种原癌基因是 RAS 家族中的 KRAS 基因。RAS 原癌基因包括 HRAS、NRAS 和 KRAS 三类,最初是在 Harvey 和 Kirsten 肉瘤病毒(Ha–MSV,Ki–MSV)中作为转录基因被发现[138,139]。虽然在一小部分结直肠癌中观察到 NRAS 突变现象,但结直肠癌中最常见的突变是 KRAS 基因突变[140]。

RAS 基因家族编码一种与信号转导有关的高度保守的分子量为 21kDa 的蛋白。RAS 蛋白超家族的一项主要功能是将生长因子与 Raf- 丝裂原活化蛋白(MAP)激酶激酶 -MAP 激酶信号通路相耦联,从而引起早期反应基因在细胞核中的表达增加[141]。KRAS 由 4 个外显子构成,编码一个 188/189 个氨基酸组成的多肽,氨基酸的个数主要取决于第 4 个外显子的亚型[142]。KRAS 编码的蛋白包含 3 个结构域,分别行使下列功能:

- 结合三磷酸鸟嘌呤核苷酸(GTP)或二磷酸鸟嘌呤核苷酸(GDP)。

- 经过羧基末端翻译后修饰,蛋白结合于细胞膜的内表面。

- 与细胞内靶蛋白相结合。

无活性的 KRAS 结合 GDP,而处于活性状态的 GDP 被 GTP 代替,进而活化的 KRAS 蛋白与下游的信号分子相结合,促进细胞增殖。在正常情况下,由于

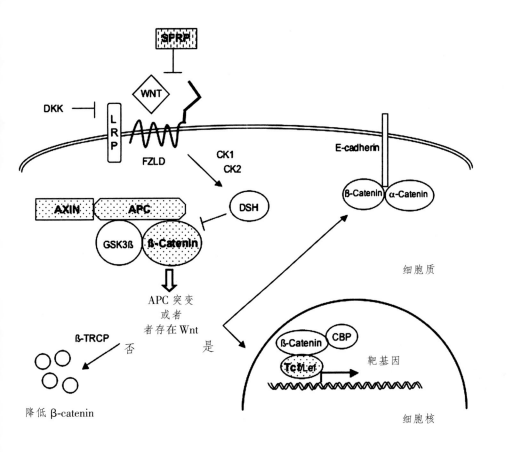

图 40.2　图示为由于 APC 突变所导致的 Wnt 信号通路的持续激活过程。在结直肠癌中常可检测到 Axin、APC、β-Catenin、TCF₄ 的突变,以及 SFRP 和 DDK 的异常甲基化。

表 40.1

结直肠癌中的遗传变异

基因	受累信号 通路/功能	遗传变 异类型	在结直肠癌中的 发生率(近似值)	种系 突变	备注/相关 参考文献
APC	Wingless/Wnt	突变	70%	有	
CTNNB1	Wingless/Wnt	突变	2%	无	突变在微卫星不稳定性(MSI) 结直肠癌中更为常见
AXIN2	Wingless/Wnt	突变	少见	有	[238,239]
SFRP1	Wingless/Wnt	甲基化	90%	无	[114]
SFRP2	Wingless/Wnt	甲基化	85%	无	[114]
KRAS	Ras-Raf 通路	突变	40%	无	
BRAF	Ras-Raf 通路	突变	在 MSI 结直肠癌中为 30%, 在微卫星稳定性(MSS) 结直肠癌中为 5%	无	V600E 是 BRAF 基因中的突 变热点
PIK3CA	PI3K 信号通路	突变	30%	无	
PIK3R1	PI3K 信号通路	突变	5%	无	
PTEN	PI3K 信号通路	突变	少见	有	种系突变引起 Cowden 综合征
TP53		突变	>50%	有	种系突变引起 Li-Fraumeni 综合征,后 者是一些早期结直肠癌病例的原因[12]
P14ARF		甲基化	20%	无	
TGFBR2	TGF-β 信号通路	突变	25%~30%	有 a	突变在 MSI 结直肠癌中更为常见
TGFBR1	TGF-β 信号通路	多态性	体细胞突变很少见	有 b	TGFBR1*6A^b 多态性与肿瘤发生风险 具有相关性[240]
SMAD4	TGF-β 与骨形态形成 蛋白(BMP)信号通路	突变	16%	有	种系突变引起幼年型息肉综合征
SMAD2	TGF-β 信号通路	突变	2%	无	
ACVR2	Activin/TGF-β 信号通路	突变	在 MSI 结直肠癌中发生率 为 60%~90%	无	突变在 MSI 结直肠癌中更为常见
BMPR1A	BMP 信号通路	突变	–	有	突变在散发性结直肠癌中少见
MYH	碱基切除修复	突变	在散发性结直肠癌中少见	有	5%~10% 腺瘤性息肉中检测到突变
MLH1	错配修复(MMR)	甲基化	在散发性结直肠癌中发生 率为 10%	有	在遗传性非息肉性结肠癌(HNPCC) 中最为常见
MSH2	MMR	突变	少见	有	引起 HNPCC
MSH6	MMR	突变	在散发性结直肠癌中少见	有	引起 HNPCC
PMS2	MMR	突变	在散发性结直肠癌中少见	有	引起 HNPCC

a TGFBR2 种系突变引起 Marfan 样综合征,而不引起癌症家族综合征[241]。

b TGFBR1*6A 是 TGFBR1 常见的变异,TGFBR1(TGFBR1*9A)外显子中有 9 个丙氨酸重复序列,当编码丙氨酸的 3 组 GCG 密码子缺失后,仅剩余 6 个丙氨酸重复序列,此即为 TGFBR1*6A。TGFBR1*6A 介导 TGF-β 生长抑制的效应较弱。

内在的 GTP 水解作用,活化的 KRAS 蛋白随即失去活性,KRAS 基因突变干扰了正常的 GTP 酶活性,从而使 KRAS 蛋白持续处于活化状态[142]。人类肿瘤中,KRAS 突变最常见于第 12、13 和 61 位密码子,其所对应的是 KRAS 蛋白与 GTP/GDP 相结合的结构域,上述突变引起大约 30%KRAS 蛋白的 GTP 结合结构域发生构象变化,而这种变化在野生型 KRAS 中发生率<0.3%[143],持续活化的 KRAS 引起 RAS-RAF-MAPK

信号通路激活,进而产生细胞增殖、生存等促肿瘤发生的生物学效应[144,145](图 40.3)。

在包括结直肠癌在内的许多胃肠道肿瘤中我们可以检测到 KRAS 的突变、扩增。与其他肿瘤一样,结直肠癌中的 KRAS 突变常发生在第 12、13 和 61 位密码子,KRAS 在结直肠癌中的突变率约为 37%~41%,其中第 12 位密码子是最常见的突变位点,且常为错义突变[103,146-148]。人们认为在由息肉向癌肿进展的过程中,KRAS 突变常常发生在 APC 突变之后,并且与晚期腺瘤样病变关系密切[103]。在大约 20% 的小腺瘤中 APC 突变常伴有 KRAS 突变,而大约 50% 的晚期腺瘤存在 KRAS 突变[101,149]。因此 KRAS 通过调节腺瘤生长从而在腺瘤向癌转化的早期阶段中起到了促进结直肠癌发生的作用。然而另有研究发现,KRAS 在由腺瘤向腺癌恶性转化的过程中并不起决定性的作用。

最近 BRAF(可以由 KRAS 激活的一种酶)突变逐渐被研究者重视。BRAF 突变可以在 27%~31% 的微卫星不稳定性(MSI)结直肠癌,5% 的微卫星稳定性(MSS)结直肠癌,以及 ACF、腺瘤和腺癌中检测到[32,150,151]。此类突变有 80% 为 V600E 突变,且只见于微卫星不稳定

性肿瘤中,并可进而激活 ERK 和 NFκB 信号通路[152]。BRAF 突变主要由 KRAS 突变所致,提示此两种突变中任意一种均可激活 RAS-RAF-MAPK 信号通路从而促使肿瘤发生。在遗传性非息肉性结直肠癌(HNPCC)类型中,MSI 结直肠癌 BRAF 的突变很罕见,而 BRAF 突变与 CIMP 结直肠癌密切相关,提示在散发性 MSI 结直肠癌中存在两种不同的分子信号传导机制[48,49,89,153]。

p53(TP53)

最初,人们认为 p53 蛋白能够与 SV40 大 T 抗原结合成稳定的复合物[154],并且怀疑它是一种致癌基因。后来研究发现,TP53 定位在染色体 17p31.1 上,大约有 50% 的原发性人类肿瘤(包括胃肠道肿瘤)中,p53 存在突变现象[155]。当存在外界不良刺激时,p53 可以控制细胞周期、诱导凋亡,因此目前 p53 被认为是能够维持基因组稳定性的一种转录因子[155]。p53 编码的蛋白具有以下 4 个结构域:

- 与转录活性相关的氨基末端结构域(相应密码子为 1~43)。
- 蛋白核心的序列特异性 DNA 结合结构域(相

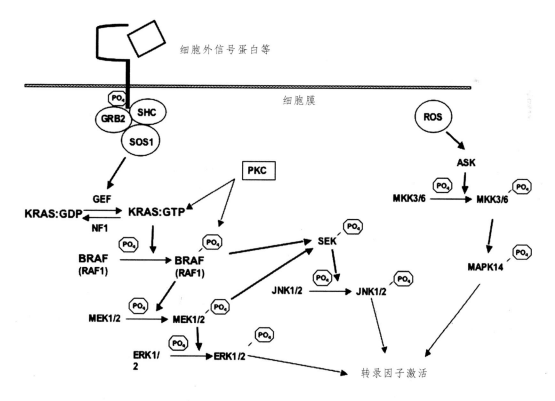

图 40.3　图示为 Ras-Raf-MAPK 信号传导通路,此通路中的 Ras、Raf 在结直肠癌的信号级联放大途径中是最常见的突变分子。ROS(reactive oxygen species):活性氧簇;ASK(apoptosis signaling-regulating kinase):凋亡信号调节激酶;MKK:MAPK 激酶;PKC:蛋白激酶 C;SOS:son of sevenless。

应密码子为 100~300)。

• 四聚体结构域(相应密码子为 324~355)。

• 富含碱性氨基酸的羧基末端结构域 (相应密码子为 363~393),被认为与核心的 DNA 结合结构域功能的调节有关[155]。

结直肠癌 TP53 突变位点与其他肿瘤中 TP53 的突变位点相似,主要集中在高度保守区域的 4 个突变热点上(结构域 Ⅱ-Ⅴ)。TP53 在结直肠腺癌中的突变率>50%,并且突变常发生在外显子 5~8 上[103,156]。结直肠癌中最常见的突变发生在 CpG 岛上二核苷酸重复序列由 G:C 转变为 A:T,并通常影响到蛋白的 DNA 结合活性[157,158]。结直肠癌中 TP53 突变常常伴有染色体 17p 上等位基因的缺失,此种现象与 TP53 作为抑癌基因的功能相符[159]。研究发现,在结直肠腺瘤向癌转化的晚期阶段可检测到 TP53 的突变,提示其在腺瘤转化为腺癌的过程中起作用[103]。此外,在腺瘤转化为癌的过程中可以检测到 TP53 突变伴随有野生型等位基因的杂合性缺失,此种现象证明了 TP53 突变在腺瘤恶性转化中起到了重要作用[159-162]。

p53 主要是在基因毒应激作用时调节细胞生长与分化,正常情况下 p53 表达量极低,而在 γ 射线辐射、紫外线照射以及化疗药物作用导致 DNA 受损的情况下,p53 被激活[163]。p53 激活可以引起与细胞周期调控、凋亡相关的基因进行转录,此类基因包括 p21^WAF1/CIP1、GADD45、MDM2、14-3-3-σ、BAX、B99、TSP1、KILLER/DR5、FAS/APO1、CYCLIN G 等基因[155],上述某些基因可以有效地阻止 DNA 复制并诱导 DNA 修复[164-167]。由于 p53 具有识别 DNA 损伤、诱导细胞周期捕获、DNA 修复及凋亡的作用,故被称为"基因卫士"[163]。在正常情况下,TP53 作为肿瘤抑制基因可以引起与细胞周期捕获、细胞凋亡有关的基因转录,并且通过诱导 TSP1 转录最终抑制血管形成[168,169]。突变的 p53 与野生型 p53 结合为寡聚体而阻断上述效应,引起 DNA 结合特异性的丧失[170]。此外,大多数 p53 突变发生在序列特异性 DNA 结合区域,并且干扰 DNA 与共同序列 5'-PuPuPuC(A/T)-3'的结合[171]。

对于 TP53 突变在结直肠癌治疗中是一项重要的预测预后因素,这一观点文献中存在有争议的结果。TP53 突变在结直肠癌中较为常见,并且被认为在启动细胞周期、抑制凋亡过程中发挥重要作用。突变的 p53 蛋白半衰期延长,因此可通过免疫组化方法检测过表达的 p53 蛋白。利用免疫组化方法或 DNA 突变分析可以确定是否存在 TP53 突变,最终表明突变的 p53 蛋白在结直肠癌中无预测预后的作用[172,173]。只有当与临床转归相关的特定 TP53 突变存在时,TP53 才具有预测预后的价值。

PI3K 信号通路

PI3K 是一类脂类激酶家族,能够调节 AKT、p70S6K 等激酶活性,这些激酶与细胞增殖、凋亡、细胞运动性等肿瘤相关生物学效应有关[174]。在哺乳动物细胞系中可检测到多种 PI3K 的异构体,主要分为三大类,其中研究较为深入的是 PI3K Ⅰ,它包含有 p110 催化亚基和调节亚基。PI3K Ⅰ各成员间具有相同的结构域,包括:激酶结构域、螺旋状结构域、C2 结构域、Ras 结合结构域以及与调节亚基结合的氨基末端结构域[175]。最近,针对 PI3K 信号通路各成员的大量突变分析研究证实在结直肠癌中存在 PI3K 通路上的基因突变,导致此信号途径的持续激活[5,176]。PIK3CA(PI3K 的 p110 催化亚基) 功能获得性突变可以在 32% 的结直肠癌中检测到,PI3K 蛋白中的螺旋状结构域、激酶结构域是高度保守的序列[176]。75% 的 PIK3CA 突变发生在编码上述结构域基因的两个位点上,较为常见的突变为 H1074R,在体外实验中,H1074R 可以增强脂类激酶活性,并且有助于筛检结直肠癌中其他的突变热点 (包括 E542K、E454K 以及其他 5 种 PIK3CA 突变),提示上述突变可以增强 PIK3CA 的脂类激酶活性[176,177]。通过分析 76 例结直肠腺瘤与 199 例结直肠癌,发现 PIK3CA 突变仅可在晚期腺瘤与结直肠癌中检测到,提示这些突变影响腺瘤到腺癌的转化[176]。除了 PIK3CA 突变外,在 180 例结直肠癌中可以检测到 PI3K 信号通路中其他分子的突变,突变分子包括:丝裂原活化的蛋白激酶 4(MKK4/JNKK1)、肌球蛋白轻链激酶 2 (MYLK2)、磷酸肌醇依赖的蛋白激酶 1 (PDK1)、p21 激酶 4(PAK4)、v-akt 小鼠胸腺瘤病毒癌基因同系物 2 激酶(AKT2)、MAP/微管亲和性调节激酶 3(MAPK3)、细胞分裂周期 7 激酶(CDC7)、酪氨酸激酶 (PDIK1L)、胰岛素相关受体 (INSRR) 以及 v-Erb-B 红白血病病毒癌基因同系物 ERBB4[5]。在结直肠癌的一个亚型中可以检测到胰岛素受体底物 IRS2 的扩增。此外,PTEN(一种脂质双特异性磷酸酶) 的无活性突变及 PIK3R1(PI3K 的 p85α 调节亚基) 变分别可以在 5% 和 2% 的结直肠癌中检测到[174,178]。在将近 40% 的结直肠癌中可以检测到与 PI3K 信号通路有关的突变,这些突变均可以独立发挥作用,提示这些突变通过 PI3K 信号通路产生成瘤效应，并且提示 PI3K 信号通路可以成为肿瘤治疗的靶点[5]。

TGF-β 超家族以及相应的信号传导通路

TGF-β 是一种多功能的细胞因子，对肠道上皮细胞有生长抑制、凋亡和分化等作用[179,180]。在早期研究中发现，结直肠癌细胞系中 TGF-β 正常的生长抑制效应消失，因此证实了 TGF-β 在结直肠癌中的作用[181]。此外，在大约75%的结直肠癌细胞系中可以检测到 TGF-β 信号通路相关蛋白的表达下调，提示其在结直肠癌中是一个肿瘤抑制通路[182]。TGF-β 主要是通过 TGF-β I 型受体 (TGFBR1) 和 TGF-β II 型受体 (TGFBR2)等异源寡聚体介导对肠上皮细胞的生物学作用(图 40.4)。TGFBR1 和 TGFBR2 具有丝氨酸/苏氨酸激酶活性，可以使下游通路中的蛋白磷酸化从而激活[183]。TGF-β 首先与 TGFBR2 结合，而后形成 R1-R2 寡聚体，最终使受体复合物具有活性。在 TGFBR1 中存在一个富含丝氨酸和甘氨酸的结构域，称为 GS 结构域，可以被 TGFBR2 激酶磷酸化，进而 TGFBR1 活化，引起下游通路蛋白的磷酸化，这些蛋白包括 Smad 蛋白(Smad2、Smad3)和非 Smad 蛋白(PI3K、p38MAPK 和 RhoA)[179,184]。Smad 通路是继 TGF-β 受体后，通路中研究最为透彻的一条，而 TGF-β 受体活化后是否可以直接或间接激活非 Smad 通路尚不明确。关于 Smad 通路，一旦活化的 TGFBR1 可以使 Smad2 磷酸化，Smad2 与 Smad3 就会形成复合物(Smad4 亦可参与其中)转位入细胞核[183,185]。在细胞核中，复合物通过顺式调控 Smad 结合序列或与其他转录因子(p300/CBP、TFE3、Ski 和 JUN)相结合调节靶基因的转录[100,186,187]。

TGF-β 信号通路下游的效应因子与多种细胞功能的调节有关，如细胞增殖、细胞外基质的产生及免疫监视等。这些功能不仅能够维持正常组织内的稳态，并且相应因子的功能紊乱与结直肠癌的发生密切相关。由 TGF-β 控制的、与细胞生长调节有关的蛋白包括周期相关蛋白 D1、cdk4、p21、p27、p15 和 Rb[188-193]。MYC 也是 TGF-β 信号通路的下游因子，在 MvLu1 细胞系中可以观察到，TGF-β1 作用后 MYC 的转录受到抑制[192,194]。TGF-β 除了调节周期相关蛋白，也可以调控细胞外基质蛋白，细胞外基质蛋白调节剂如纤维连接蛋白、肌糖蛋白，以及纤溶酶原激活物抑制剂 1[195,196]。

细胞外基质的合成紊乱在肿瘤侵袭中可能起到重要作用。为了证实这种观点，研究人员针对 MSI 结直肠腺瘤进行突变分析，发现仅在高度不典型增生或伴有灶性癌变的腺瘤中检测到 TGFBR2 突变，提示 TGFBR2 的失活能够促使结直肠腺瘤向癌的转化[17]。此外，在体外实验中，若敲除小鼠结直肠中的 Tgfbr2 基因(Fabp⁴ˣᵃᵗ⁻¹³²Cre；Tgfbr2ᶠˡˣ/ᶠˡˣ)，通常并不引起自发性结直肠肿瘤，但与对照组相比，经鼠类结直肠癌致癌物氧化偶氮甲烷作用后腺癌的发病率增加[197]。

TGFBR2

结直肠癌组织中 TGF-β 表达缺失最常见的机制是由于 TGFBR2 基因出现遗传变异，大于30%的结直肠癌中可以检测到 TGFBR2 的功能出现显著变化，并且 TGFBR2 因突变失去活性是 TGF-β 信号通路相关蛋白失去活性最主要的机制[46,182]。在 TGF-β 表达缺失的结直肠癌细胞系中没有检测到 TGFBR1 或 TGFBR III 型受体(TCFBR3)发生突变，因此人们认为，TGFBR2 突变失活在肿瘤形成的过程中起重要作用。Markowitz 等人发现，TGFBR2 突变失活在 MSI 结直肠癌中更为常见，这主要是因为 TGFBR2 在外显子 3 上有一个含 10 个碱基对的多聚腺嘌呤碱基序列，导致在 MSI 中更易发生突变[46,198,199]。这个易突变区域被命名为 BAT-R II (big adenine tract in TGF-β receptor type II)，其中的 709 和 718 位核苷酸常插入或缺失 1~2 个腺嘌呤导致移码突变，该突变产生一个截短型的 TGFBR2 蛋白，此蛋白缺乏丝氨酸/苏氨酸激酶结构域[46]。在一项针对 110 例 MSI 结直肠癌患者的研究中发现，有 100 例存在 BAT-R II 区域的突变，在几乎所有病例中都可检测到与 TGFBR2 肿瘤抑制功能有关的突变[198]。TGFBR2 在结直肠癌中作为肿瘤抑制因子的功能在小鼠实验中被再次证实。经致癌物氧化偶氮甲烷作用的小鼠模型中可以观察到在结直肠上皮细胞中，存在 Tgfbr2 等位基因的缺失最终导致结直肠腺癌的发生[197]。在结直肠癌细胞系中，TGFBR2 突变属于 MSS，再一次证明了 TGFBR2 在结直肠癌中属于肿瘤抑制基因。在 TGF-β 抑制的 MSS 结直肠癌细胞系中 TGFBR2 的突变率为15%(n=3/14)。这些突变并不是 BAT-R II 区域的框移突变，而是 TGFBR2 上的激酶结构域或结合结构域发生的错义突变[182]。总的来说，在 MSS 和 MSI 结直肠癌中，TGFBR2 总的突变率约为30%[182]。在一项针对结直肠癌细胞系的研究中发现，即使存在野生型 TGFBR1 和 TGFBR2，TGF-β

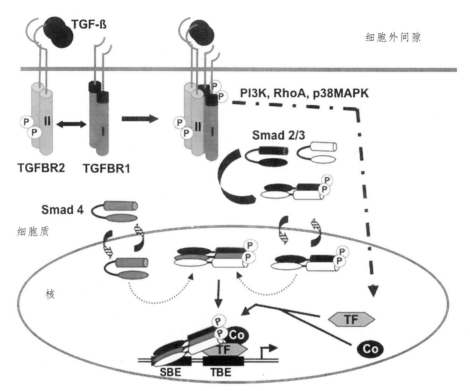

图 40.4　图示为 TGF-β 信号传导通路。由于 Smad 途径研究较为透彻，因此在图中详细描述。非 Smad 信号通路包括 p38MAPK、PI3K、RhoA、JNK 及其他因子。在图中未显示由于蛋白之间相互作用介导的 TGF-β 信号传导通路的活化。TF：转录因子；Co：共活化物；P：磷酸基。

抑制的发生率亦可达到 55%[182]，在这类肿瘤中由于先天性和后天性的突变，TGF-β 信号通路失去正常功能，再一次证实了 TGF-β 信号通路在结直肠癌形成过程中起到了重要作用。

SMAD2 和 SMAD4

在结直肠癌中常存在染色体 5q、18q 和 17p 的杂合性缺失，提示这些位点中存在肿瘤抑制基因。大约 70% 的结直肠腺癌中存在染色体 18q 的杂合性缺失，在结直肠腺瘤的早期阶段，18q 的杂合性缺失发生率仅为 10%，而在晚期阶段及较大的腺瘤中发生率为 30%，显示在由腺瘤向癌转变的过程中，染色体 18q 的杂合性缺失发生率升高[103,156]。结直肠癌细胞中存在染色体 18q 某一区段的缺失表明某些等位基因丧失功能，进一步研究发现这一区段存在着一些与结直肠癌发生有关的肿瘤抑制基因，如 DCC、SMAD2 和 SMAD4。这些基因在结直肠癌中可检测到突变现象[200-202]，其他定位在 18q21 染色体长臂末端的候选肿瘤抑制基因有 BCL-2、胃泌素释放肽以及 YES-1 的细胞同系物等所对应的基因，然而这些基因未在结直肠癌检测中证实存在突变[203]。

与染色体 18q 杂合性缺失有关的肿瘤抑制基因主要为 SMAD4、SMAD2 和 DCC。Smad 蛋白家族是一类能够调节 TGF-β 超家族信号传导的细胞内介质，在线虫、果蝇、爪蟾及人类中均发现 Smad 蛋白家族构成了高度进化、保守的信号通路。这类蛋白均含有两个与果蝇 Mad 蛋白同源的结构域，分别定位在蛋白的氨基端和羧基端，这两个结构域分别被称为 Mad 同源结构域 MH1 和 MH2，两个结构域之间为高度可变的富含脯氨酸的铰链区。大量研究发现 Smad 蛋白可以分为以下三类：

• 受体调节型 Smad（R-Smad），这类 Smad 直接被 TGF-β 受体家族的 I 型激酶激活，此类包括 Smad1、2、3 和 5。

• 共同介质型 Smad（Co-Smad；Smad4），与受体调节型 Smad 形成杂/异聚体，参与 TGF-β 超家族成员的信号传导。

• 抑制型 TGF-β（I-Smad；Smad6 和 Smad7），通过阻断 Smad 通路干扰 TGF-β 信号传导。

首先，配体结合于 TGF-β 受体复合物，然后引起 TGF-β I 型受体介导的定位于 R-Smad 羧基末端上高度保守 -SS（M/V）S 模序中两个丝氨酸残基的磷酸化[204,205]，这些丝氨酸残基的磷酸化在下游信号传导途径活化过程中非常重要[206,207]。

鉴于 TGF-β 信号传导通路具有肿瘤抑制效应，并且 Smad 蛋白在这一通路中发挥重要作用，因此不难理解在结直肠癌中存在某些 Smad 基因的突变。Smad2 和 Smad4 在胰腺癌中突变失活的发生率较高，而在结直肠癌中发生率为 5%~16%[202,208-210]。结直肠癌中 Smad4 的突变率可达到 16%[209]，上述突变在结直肠癌发病过程中的作用被一系列动物实验所证实。一种复合杂合子为 Smad4-/-/Apc△716 的小鼠最终可罹患结直肠癌，这不同于 Apc△716 的小鼠，后者仅表现为小肠腺瘤[211]。这一动物实验表明，Smad4 的失活在结直肠癌的进展过程中发挥重要作用。然而另有文献报道，Smad4 在肿瘤形成中也具有启动作用，存在 Smad4-/- 的小鼠最终会罹患幼年型胃肠息肉病及侵袭性胃癌，而并不患结直肠癌[212,213]。幼年型息肉综合症(JPS)是一种常染色体显性遗传的综合征，表现为胃肠道的错构瘤样息肉，能够增加胃肠道肿瘤的患病风险，在大约 1/3 的幼年型息肉综合征的患者中可以检测到 Smad4 突变，这再次证明了 Smad4 单倍体在肿瘤发生阶段的启动作用[214-216]。Smad4-/- 小鼠 JPS 和侵袭性肿瘤组织中可以检测到 Smad4 等位基因的缺失，提示 Smad4 双等位基因失活在肿瘤形成中发挥作用[213,217]。以上实验结果表明，SMAD4 是结直肠癌中的肿瘤抑制基因，它在染色体 18q 杂合性缺失时发生突变。然而经过对比染色体 18q 杂合性缺失的概率与 SMAD4 突变或缺失的概率，我们可以发现在 18q21 处可能存在其他的肿瘤抑制基因。

虽然 SMAD2 亦定位于染色体 18q21，并且在结直肠癌发病中失去活性，但 SMAD2 突变在结直肠癌中较为少见，发生率仅为 0%~5%[202,210,218]。除了定位在易发生等位基因缺失的染色体 15q21-22 上的 SMAD3 和 SMAD6 以外，其他 SMAD 基因突变在结直肠癌中并不常见[210,219,220]。Graff 等人发现，与人类结直肠癌不同，在 Smad3-/- 小鼠中侵袭性结直肠癌的发病率较高[221]。总的来说，SMAD 突变在某些亚型的结直肠癌形成过程中发挥作用，但并不比 TGFBR2 突变普遍。以上结果表明，非 Smad TGF-β 信号通路在 TGFBR2 肿瘤抑制效应过程中发挥重要作用。

在结直肠癌中，染色体 18q 杂合性缺失以及此位点上肿瘤抑制基因的失活与肿瘤临床生物学行为的关系并无定论。一些研究机构利用微卫星标记物检测 Ⅱ 期结直肠癌中 18q 的杂合性缺失，他们未发现 18q 杂合性缺失与肿瘤临床生物学行为以及侵袭性强的生物学行为存在相关性[203,222-225]，造成这种差异的原因可能与每项研究所检测的 18q 上的微卫星位点不同有关。此外，研究人员还发现存在 SMAD4 二倍体和 TGFBR2 BAT-R Ⅱ 区域突变的患者经过辅助化疗可以显著延长生存时间[59,226]。

TGF-β 超家族受体：ACVR2 和 BMPR1A

TGF-β 超家族不仅包括 TGF-β1、TGF-β2 和 TGF-β3，而且还包括骨形态形成蛋白(BMP)、激活素、nodal、生长分化因子和抑制素等。在幼年型肠息肉病中可观察到 BMP 信号途径相关因子的种系突变，在结直肠癌中可以观察到激活素基因的体细胞突变，这些都表明在结直肠癌发病中，TGF-β 超家族成员的表达存在下调。在幼年型息肉综合征中，存在 SMAD4 和 BMPR1A(BMP Ⅰ 型受体)的种系突变，提示在这一遗传性结直肠癌亚型中存在 BMP 信号通路的失活。在幼年型息肉综合征患者中可以检测到 BMPR1A 的无义和错义突变，包括：第 44~47 位 TGTT 碱基缺失，第 715 位 C 被 T 取代，第 812 位 G 被 A 取代，第 961 位 C 缺失，这些突变分别影响外显子 1、7、7 和 8 的功能[227]。SMAD4 突变可在 5%~62% 的病例中检测到，文献报道的突变包括外显子 5、6、8、9、10 和 11 上的缺失(第 1244~1247 位 AGAC 缺失)、错义突变及框移突变[228]。这些突变常产生截短蛋白，并且常发生在 Smad 蛋白高度保守的 MH2 结构域[228]。在多种家族性肿瘤性病变中可检测到第 1244~1247 位 AGAC 碱基缺失，这被认为可能是基因突变的热点[229]。

BMP 是内部含有二硫键的二聚体蛋白，家族中含有至少 15 个成员，其中包括 BMP-2、BMP-4 和 BMP-7(OP-1)，它们具有多种生物学活性，如调节生长过程中多种器官组织的形态，以及调节单核细胞、上皮细胞、间充质细胞和神经细胞的生长、分化、迁移和凋亡[230]。BMP 主要通过一种包含 Ⅰ 型和 Ⅱ 型受体的异二聚体受体向下游传导信号，BMPR1A 是两种不同的 BMP Ⅰ 型受体之一 (BMPR1A 和 BM-PR1B)，它主要结合 BMP-4、BMP-2 和其他 BMP 蛋白，与 BMP Ⅱ 型受体产生协同作用向下游传导信号。BMP 受体后通路中研究最为透彻的是 Smad 信号通路，受体调节型 Smad，即 Smad1 和 Smad5，与 Smad4 (共同介质型 Smad)协同作用将 BMP 携带的信号经相应受体向下游传导[230]，因此，在幼年型息肉综合征家系中常可检测到 BMPR1A 和 Smad4 的种系突变，提示在此综合征的发病过程中，存在 BMP 信号通路功能的紊乱。此外，在过表达 Noggin（一种可溶性 BMP 拮抗剂）或肠上皮细胞存在显性负性 Bmpr1a 的小鼠中可以发现有异位陷窝形成[231,232]。

激活素是一种分泌型二聚体配体，包括 Activin βA 和（或）Activin βB，激活素可通过 I 型受体（ACVRL1、ActRIA 或 ActRIB）和 II 型受体（ACVR2 或 ACVR2B）组成的异二聚体激活细胞内的信号传导通路（如 SMAD2/3-SMAD4 通路）[233]。ACVR2 的突变可以在 58%~90% 的 MSI 结直肠癌中被检测到，突变主要发生在一段包含多聚腺嘌呤序列的基因编码区域[58,234]。在结直肠癌中，激活素、TGF-β、BMP 的突变现象表明，TGF-β 家族至少有 3 个成员属于肿瘤抑制基因。

与结直肠癌转移有关的基因

在肿瘤生物学的研究中，一项重要的课题是筛选出与肿瘤转移、致死有关的基因。大量研究发现，一些与结直肠癌转移有关的候选基因，其中磷酸酶 PRL3 在 12 例结直肠癌肝转移患者中均发现有过度表达，而在相同患者原发病灶中未检出 PRL3 的表达[235]。此外，在 12 例患者中，有 3 例伴有 PRL3 基因的扩增，提示 PRL3 过表达在结直肠癌转移过程中是一项重要的遗传现象。骨桥蛋白是另一种能够预测结直肠癌发生转移的可能性蛋白，利用表达阵列的分析方法，可以检测：在原发性结直肠癌中骨桥蛋白的表达水平是正常组织中的 15 倍，而在肝转移灶中，其是正常组织中的 27 倍[236]。骨桥蛋白是一种磷糖蛋白，可以与多种整合素及 CD44 相结合，并且在乳腺癌中发现其是一种恶性表型[236,237]。迄今为止，PRL3 和骨桥蛋白在结直肠癌转移中的作用均未经前瞻性临床研究证实。

结　论

通过对结直肠癌分子发病机制的研究，人们对于肿瘤形成的机制以及潜在的治疗靶点有了新的认识。从分子遗传学和表观遗传学的角度来研究结直肠癌给人们带来了重要启示，这些启示包括：肿瘤发生过程中的多阶段性，肿瘤抑制因子信号通路的核心作用，DNA 修复基因的功能，肿瘤形成过程中的基因组稳定性，以及 TGF-β 信号通路在肿瘤抑制过程中的作用。然而一些课题有待于进一步研究，例如：与肿瘤

致死性相关的转移表型的分子遗传学机制尚不明确；染色体不稳定性、染色体非整倍体以及肿瘤基因组的异常甲基化的机制未得到系统诠释。另外，如何将分子遗传学方面的结论应用到新的诊断、治疗、预测预后模式中，这是与结直肠癌临床治疗相关的重要课题，希望将来上述问题能够得到圆满解释和系统说明。

（刘翔宇　译）

参考文献

1. Hanahan D, Weinberg RA. The hallmarks of cancer. *Cell* 2000;100:57–70.
2. Fearon E, Vogelstein B. A genetic model for colorectal tumorigenesis. *Cell* 1990;61:759–767.
3. Lengauer C, Kinzler K, Vogelstein B. Genetic instabilities in human cancers. *Nature* 1998;396:643–649.
4. Kinzler K, Vogelstein B. Lessons from hereditary colorectal cancer. *Cell* 1996;87:159–170.
5. Parsons DW, Wang TL, Samuels Y, et al. Colorectal cancer: mutations in a signalling pathway. *Nature* 2005;436:792.
6. Bardelli A, Parsons DW, Silliman N, et al. Mutational analysis of the tyrosine kinome in colorectal cancers. *Science* 2003;300:949.
7. Goldstein NS. Serrated pathway and APC (conventional)-type colorectal polyps: molecular-morphologic correlations, genetic pathways, and implications for classification. *Am J Clin Pathol* 2006;125:146–153.
8. Kambara T, Simms LA, Whitehall VL, et al. BRAF mutation is associated with DNA methylation in serrated polyps and cancers of the colorectum. *Gut* 2004;53:1137–1144.
9. Jass JR. Hyperplastic polyps and colorectal cancer: is there a link? *Clin Gastroenterol Hepatol* 2004;2:1–8.
10. Bartkova J, Horejsi Z, Koed K, et al. DNA damage response as a candidate anti-cancer barrier in early human tumorigenesis. *Nature* 2005;434:864–870.
11. Maley CC, Galipeau PC, Li X, et al. The combination of genetic instability and clonal expansion predicts progression to esophageal adenocarcinoma. *Cancer Res* 2004;64:7629–7633.
12. Maley CC, Galipeau PC, Finley JC, et al. Genetic clonal diversity predicts progression to esophageal adenocarcinoma. *Nat Genet* 2006;38:468–473.
13. Kops GJ, Foltz DR, Cleveland DW. Lethality to human cancer cells through massive chromosome loss by inhibition of the mitotic checkpoint. *Proc Natl Acad Sci U S A* 2004;101:8699–8704.
14. Grady WM. Genomic instability and colon cancer. *Cancer Metastasis Rev* 2004;23:11–27.
15. Shih IM, Zhou W, Goodman SN, et al. Evidence that genetic instability occurs at an early stage of colorectal tumorigenesis. *Cancer Res* 2001;61:818–822.
16. Aaltonen L, Peltomaki P, Mecklin J-P, et al. Replication errors in benign and malignant tumors from hereditary nonpolyposis colorectal cancer patients. *Cancer Res* 1994;54:1645–1648.
17. Grady W, Rajput A, Myeroff L, et al. Mutation of the type II transforming growth factor-ß receptor is coincident with the transformation of human colon adenomas to malignant carcinomas. *Cancer Res* 1998;58:3101–3104.
18. Jacoby R, Marshall D, Kailas S, et al. Genetic instability associated with adenoma to carcinoma progression in hereditary nonpolyposis colon cancer. *Gastroenterology* 1995;109:73–82.
19. Bomme L, Bardi G, Pandis N, et al. Cytogenetic analysis of colorectal adenomas: karyotypic comparisons of synchronous tumors. *Cancer Genet Cytogenet* 1998;106:66–71.
20. Ried T, Heselmeyer-Haddad K, Blegen H, et al. Genomic changes defining the genesis, progression, and malignancy potential in solid human tumors: a phenotype/genotype correlation. *Genes Chromosomes Cancer* 1999;25:195–204.
21. Rooney P, Murray G, Steven son D, et al. Comparative genomic hybridization and chromosomal instability in solid tumors. *Br J Cancer* 1999;80:862–873.
22. Hermsen M, Postma C, Baak J, et al. Colorectal adenoma to carcinoma progression follows multiple pathways of chromosomal instability. *Gastroenterology* 2002;123:1109–1119.
23. Chen WD, Eshleman JR, Aminoshariae MR, et al. Cytotoxicity and mutagenicity of frameshift-inducing agent ICR191 in mismatch repair-deficient colon cancer cells. *J Natl Cancer Inst* 2000;92:480–485.
24. Kolodner RD, Putnam CD, Myung K. Maintenance of genome stability in

Saccharomyces cerevisiae. Science 2002;297:552–557.

25. Jin D, Spencer F, Jeang K. Human T cell leukemia virus type 1 oncoprotein Tax targets the human mitotic checkpoint protein MAD1. *Cell* 1998;93:81–91.

26. Cahill D, Lengauer C, Yu J, et al. Mutations of mitotic checkpoint genes in human cancers. *Nature* 1998;392:300–303.

27. Rotman G, Shiloh Y. ATM: from gene to function. *Hum Mol Genet* 1998;7:1555–1563.

28. Smith L. Duplication of ATR inhibits MyoD, induces aneuploidy and eliminates radiation-induced G1 arrest. *Nat Genet* 1998;19:39–46.

29. Zhang H, Tombline G, Weber B. BRCA1, BRCA2, and DNA damage response: collision or collusion? *Cell* 1998;92:433–436.

30. Zhou H, Kuang J, Zhong L, et al. Tumour amplified kinase STK15/BTAK induces centrosome amplification, aneuploidy and transformation. *Nature Genet* 1998;20:189–193.

31. Bischoff JR, Anderson L, Zhu Y, et al. A homologue of *Drosophila aurora* kinase is oncogenic and amplified in human colorectal cancers. *EMBO J* 1998;17:3052–3065.

32. Rajagopalan H, Bardelli A, Lengauer C, et al. Tumorigenesis: RAF/RAS oncogenes and mismatch-repair status. *Nature* 2002;418:934.

33. Wang Z, Cummins JM, Shen D, et al. Three classes of genes mutated in colorectal cancers with chromosomal instability. *Cancer Res* 2004;64:2998–3001.

34. Rajagopalan H, Jallepalli PV, Rago C, et al. Inactivation of hCDC4 can cause chromosomal instability. *Nature* 2004;428:77–81.

35. Rajagopalan H, Lengauer C. hCDC4 and genetic instability in cancer. *Cell Cycle* 2004;3:693–694.

36. Loeb KR, Kostner H, Firpo E, et al. A mouse model for cyclin E-dependent genetic instability and tumorigenesis. *Cancer Cell* 2005;8:35–47.

37. Perez-Losada J, Mao JH, Balmain A. Control of genomic instability and epithelial tumor development by the p53-Fbxw7/Cdc4 pathway. *Cancer Res* 2005;65:6488–6492.

38. Lynch HT, de la Chapelle A. Genetic susceptibility to non-polyposis colorectal cancer. *J Med Genet* 1999;36:801–818.

39. Hampel H, Frankel WL, Martin E, et al. Screening for the Lynch syndrome (hereditary nonpolyposis colorectal cancer). *N Engl J Med* 2005;352:1851–1860.

40. Kane M, Loda M, Gaida G, et al. Methylation of the *hMLH1* promoter correlates with lack of expression of hMLH1 in sporadic colon tumors and mismatch repair-defective human tumor cell lines. *Cancer Res* 1997;57:808–811.

41. Boland C, Thibodeau S, Hamilton S, et al. National Cancer Institute workshop on microsatellite instability for cancer detection and familial predisposition: development of international criteria for the determination of microsatellite instability in colorectal cancer. *Cancer Res* 1998;58:5248–5257.

42. Jiricny J. Replication errors: cha(lle)nging the genome. *EMBO J* 1998;17:6427–6436.

43. Kolodner RD, Marsischky GT. Eukaryotic DNA mismatch repair. *Curr Opin Genet Dev* 1999;9:89–96.

44. Eshleman J, Lang E, Bowerfind G, et al. Increased mutation rate at the *hprt* locus accompanies microsatellite instability in colon cancer. *Oncogene* 1995;10:33–37.

45. Yamamoto H, Sawai H, Weber T, et al. Somatic frameshift mutations in DNA mismatch repair and proapoptosis genes in hereditary nonpolyposis colorectal cancer. *Cancer Res* 1998;58:997–1003.

46. Markowitz S, Wang J, Myeroff L, et al. Inactivation of the type II TGF-ß receptor in colon cancer cells with microsatellite instability. *Science* 1995;268:1336–1338.

47. Hempen PM, Zhang L, Bansal RK, et al. Evidence of selection for clones having genetic inactivation of the activin A type II receptor (ACVR2) gene in gastrointestinal cancers. *Cancer Res* 2003;63:994–999.

48. Deng G, Bell I, Crawley S, et al. BRAF mutation is frequently present in sporadic colorectal cancer with methylated hMLH1, but not in hereditary nonpolyposis colorectal cancer. *Clin Cancer Res* 2004;10:191–195.

49. Domingo E, Laiho P, Ollikainen M, et al. BRAF screening as a low-cost effective strategy for simplifying HNPCC genetic testing. *J Med Genet* 2004;41:664–668.

50. Huang J, Papadopoulos N, McKinley A, et al. APC mutations in colorectal tumors with mismatch repair deficiency. *Proc Natl Acad Sci U S A* 1996;93:9049–9054.

51. Konishi M, Kikuchi-Yanoshita R, Tanaka K, et al. Molecular nature of colon tumors in hereditary nonpolyposis colon cancer, familial polyposis, and sporadic colon cancer. *Gastroenterology* 1996;111:307–317.

52. Miyaki M, Iijima T, Kimura J, et al. Frequent mutation of beta-catenin and APC genes in primary colorectal tumors from patients with hereditary nonpolyposis colorectal cancer. *Cancer Res* 1999;59:4506–4509.

53. Fujiwara T, Stolker JM, Watanabe T, et al. Accumulated clonal genetic alterations in familial and sporadic colorectal carcinomas with widespread instability in microsatellite sequences. *Am J Pathol* 1998;153:1063–1078.

54. Olschwang S, Tiret A, Laurent-Puig P, et al. Restriction of ocular fundus lesions to a specific subgroup of APC mutations in adenomatous polyposis coli patients. *Cell* 1993;75:959–968.

55. Eshleman J, Casey G, Kochera M, et al. Chromosome number and structure both are markedly stable in RER colorectal cancers and are not destabilized

56. Olschwang S, Hamelin R, Laurent-Puig P, et al. Alternative genetic pathways in colorectal carcinogenesis. *Proc Natl Acad Sci U S A* 1997;94:12122–12127.

57. Shen L, Kondo Y, Hamilton SR, et al. P14 methylation in human colon cancer is associated with microsatellite instability and wild-type p53. *Gastroenterology* 2003;124:626–633.

58. Mori Y, Yin J, Rashid A, et al. Instabilotyping: comprehensive identification of frameshift mutations caused by coding region microsatellite instability. *Cancer Res* 2001;61:6046–6049.

59. Watanabe T, Wu TT, Catalano PJ, et al. Molecular predictors of survival after adjuvant chemotherapy for colon cancer. *N Engl J Med* 2001;344:1196–1206.

60. Popat S, Hubner R, Houlston RS. Systematic review of microsatellite instability and colorectal cancer prognosis. *J Clin Oncol* 2005;23:609–618.

61. Chow E, Thirlwell C, Macrae F, et al. Colorectal cancer and inherited mutations in base-excision repair. *Lancet Oncol* 2004;5:600–606.

62. Al-Tassan N, Chmiel NH, Maynard J, et al. Inherited variants of MYH associated with somatic G:C→T:A mutations in colorectal tumors. *Nat Genet* 2002;30:227–232.

63. Sampson JR, Dolwani S, Jones S, et al. Autosomal recessive colorectal adenomatous polyposis due to inherited mutations of MYH. *Lancet* 2003;362:39–41.

64. Sieber OM, Lipton L, Crabtree M, et al. Multiple colorectal adenomas, classic adenomatous polyposis, and germ-line mutations in MYH. *N Engl J Med* 2003;348:791–799.

65. Olinski R, Zastawny T, Budzbon J, et al. DNA base modifications in chromatin of human cancerous tissues. *FEBS Lett* 1992;309:193–198.

66. Halford SE, Rowan AJ, Lipton L, et al. Germline mutations but not somatic changes at the MYH locus contribute to the pathogenesis of unselected colorectal cancers. *Am J Pathol* 2003;162:1545–1548.

67. Lipton L, Halford SE, Johnson V, et al. Carcinogenesis in MYH-associated polyposis follows a distinct genetic pathway. *Cancer Res* 2003;63:7595–7599.

68. Blasco MA. Telomeres and human disease: ageing, cancer and beyond. *Nat Rev Genet* 2005;6:611–622.

69. Maser RS, DePinho RA. Connecting chromosomes, crisis, and cancer. *Science* 2002;297:565–569.

70. Kim NW, Piatyszek MA, Prowse KR, et al. Specific association of human telomerase activity with immortal cells and cancer. *Science* 1994;266:2011–2015.

71. Rudolph KL, Millard M, Bosenberg MW, et al. Telomere dysfunction and evolution of intestinal carcinoma in mice and humans. *Nat Genet* 2001;28:155–159.

72. O'Hagan RC, Chang S, Maser RS, et al. Telomere dysfunction provokes regional amplification and deletion in cancer genomes. *Cancer Cell* 2002;2:149–155.

73. Artandi SE, Chang S, Lee SL, et al. Telomere dysfunction promotes non-reciprocal translocations and epithelial cancers in mice. *Nature* 2000;406:641–645.

74. Kondo Y, Issa JP. Epigenetic changes in colorectal cancer. *Cancer Metastasis Rev* 2004;23:29–39.

75. Baylin SB, Herman JG. DNA hypermethylation in tumorigenesis: epigenetics joins genetics. *Trends Genet* 2000;16:168–174.

76. Jones P, Laird P. Cancer epigenetics comes of age. *Nature Genet* 1999;21:163–167.

77. Jubb AM, Bell SM, Quirke P. Methylation and colorectal cancer. *J Pathol* 2001;195:111–134.

78. Baylin SB, Bestor TH. Altered methylation patterns in cancer cell genomes: cause or consequence. *Cancer Cell* 2002;1:299–305.

79. Herman J, Umar A, Polyak K, et al. Incidence and functional consequences of *hMLH1* promoter hypermethylation in colorectal carcinoma. *Proc Natl Acad Sci U S A* 1998;95:6870–6875.

80. Veigl M, Kasturi L, Olechnowicz J, et al. Biallelic inactivation of *hMLH1* by epigenetic gene silencing, a novel mechanism causing human MSI cancers. *Proc Natl Acad Sci U S A* 1998;95:8698–8702.

81. Herman JG, Merlo A, Mao L, et al. Inactivation of the CDKN2/p16/MTS1 gene is frequently associated with aberrant DNA methylation in all common human cancers. *Cancer Res* 1995;55:4525–4530.

82. Toyota M, Ho C, Ahuja N, et al. Identification of differentially methylated sequences in colorectal cancer by methylated CpG island amplification. *Cancer Res* 1999;59:2307–2312.

83. Toyota M, Ahuja N, Ohe-Toyota M, et al. CpG island methylator phenotype in colorectal cancer. *Proc Natl Acad Sci U S A* 1999;96:8681–8686.

84. Rashid A, Shen L, Morris JS, et al. CpG island methylation in colorectal adenomas. *Am J Pathol* 2001;159:1129–1135.

85. Petko Z, Ghiassi M, Shuber A, et al. Aberrantly methylated CDKN2A, MGMT, and MLH1 in colon polyps and in fecal DNA from patients with colorectal polyps. *Clin Cancer Res* 2005;11:1203–1209.

86. Li H, Myeroff L, Smiraglia D, et al. SLC5A8, a sodium transporter, is a tumor suppressor gene silenced by methylation in human colon aberrant crypt foci and cancers. *Proc Natl Acad Sci U S A* 2003;100:8412–8417.

87. Chan AO, Broaddus RR, Houlihan PS, et al. CpG island methylation in aberrant crypt foci of the colorectum. *Am J Pathol* 2002;160:1823–

by mutation of p53. *Oncogene* 1998;17:719–725.

1830.

88. Moinova HR, Chen WD, Shen L, et al. HLTF gene silencing in human colon cancer. *Proc Natl Acad Sci U S A* 2002;99:4562–4567.

89. Samowitz WS, Albertsen H, Herrick J, et al. Evaluation of a large, population-based sample supports a CpG island methylator phenotype in colon cancer. *Gastroenterology* 2005;129:837–845.

90. Deng G, Chen A, Pong E, et al. Methylation in hMLH1 promoter interferes with its binding to transcription factor CBF and inhibits gene expression. *Oncogene* 2001;20:7120–7127.

91. Jenuwein T, Allis CD. Translating the histone code. *Science* 2001;293:1074–1080.

92. Seligson DB, Horvath S, Shi T, et al. Global histone modification patterns predict risk of prostate cancer recurrence. *Nature* 2005;435:1262–1266.

93. Fraga MF, Esteller M. Towards the human cancer epigenome: a first draft of histone modifications. *Cell Cycle* 2005;4:1377–1381.

94. Herrera L, Kakati S, Gibas L, et al. Gardner syndrome in a man with an interstitial deletion of 5q. *Am J Med Genet* 1986;25:473–476.

95. Groden J, Thliveris A, Samowitz W, et al. Identification and characterization of the familial adenomatous polyposis coli gene. *Cell* 1991;66:589–600.

96. Nishisho I, Nakamura Y, Miyoshi Y, et al. Mutations of chromosome 5q21 genes in FAP and colorectal cancer patients. *Science* 1991;253:665–669.

97. Spirio L, Otterud B, Stauffer D, et al. Linkage of a variant or attenuated form of adenomatous polyposis coli to the adenomatous polyposis coli (APC) locus. *Am J Hum Genet* 1992;51:92–100.

98. Soravia C, Berk T, Madlensky L, et al. Genotype-phenotype correlations in attenuated adenomatous polyposis coli. *Am J Hum Genet* 1998;62:1290–1301.

99. Foulkes WD. A tale of four syndromes: familial adenomatous polyposis, Gardner syndrome, attenuated APC and Turcot syndrome. *Q J Med* 1995;88:853–863.

100. Chung D. The genetic basis of colorectal cancer: insights into critical pathways of tumorigenesis. *Gastroenterology* 2000;119:854–865.

101. Powell SM, Zilz N, Beazer-Barclay Y, et al. APC mutations occur early during colorectal tumorigenesis. *Nature* 1992;359:235–237.

102. Miyoshi Y, Nagase H, Ando H, et al. Somatic mutations of the APC gene in colorectal tumors: mutation cluster region in the APC gene. *Hum Mol Genet* 1992;1:229–233.

103. Vogelstein B, Fearon ER, Hamilton SR, et al. Genetic alterations during colorectal-tumor development. *N Engl J Med* 1988;319:525–532.

104. Jen J, Powell SM, Papadopoulos N, et al. Molecular determinants of dysplasia in colorectal lesions. *Cancer Res* 1994;54:5523–5526.

105. Smith AJ, Stern HS, Penner M, et al. Somatic APC and K-ras codon 12 mutations in aberrant crypt foci from human colons. *Cancer Res* 1994;54:5527–5530.

106. Miyaki M, Konishi M, Kikuchi-Yanoshita R, et al. Characteristics of somatic mutation of the adenomatous polyposis coli gene in colorectal tumors. *Cancer Res* 1994;54:3011–3020.

107. Su LK, Vogelstein B, Kinzler KW. Association of the APC tumor suppressor protein with catenins. *Science* 1993;262:1734–1737.

108. Rubinfeld B, Souza B, Albert I, et al. Association of the APC gene product with beta-catenin. *Science* 1993;262:1731–1734.

109. Behrens J, Jerchow BA, Wurtele M, et al. Functional interaction of an axin homolog, conductin, with beta-catenin, APC, and GSK3beta. *Science* 1998;280:596–599.

110. Powell SM, Petersen GM, Krush AJ, et al. Molecular diagnosis of familial adenomatous polyposis [see comments]. *N Engl J Med* 1993;329:1982–1987.

111. Sakamoto Y, Kitazawa R, Maeda S, et al. Methylation of CpG loci in 5'-flanking region alters steady-state expression of adenomatous polyposis coli gene in colon cancer cell lines. *J Cell Biochem* 2001;80:415–423.

112. Spirio LN, Samowitz W, Robertson J, et al. Alleles of APC modulate the frequency and classes of mutations that lead to colon polyps. *Nat Genet* 1998;20:385–388.

113. Crawford HC, Fingleton BM, Rudolph-Owen LA, et al. The metalloproteinase matrilysin is a target of beta-catenin transactivation in intestinal tumors. *Oncogene* 1999;18:2883–2891.

114. Suzuki H, Watkins DN, Jair KW, et al. Epigenetic inactivation of SFRP genes allows constitutive WNT signaling in colorectal cancer. *Nat Genet* 2004;36:417–422.

115. Sparks AB, Morin PJ, Vogelstein B, et al. Mutational analysis of the APC/beta-catenin/Tcf pathway in colorectal cancer. *Cancer Res* 1998;58:1130–1134.

116. Kitaeva M, Grogan L, Williams J, et al. Mutations in β-catenin are uncommon in colorectal cancer occurring in occasional replication error-positive tumors. *Cancer Res* 1997;57:4478–4481.

117. Caspari R, Olschwang S, Friedl W, et al. Familial adenomatous polyposis: desmoid tumours and lack of ophthalmic lesions (CHRPE) associated with APC mutations beyond codon 1444. *Hum Mol Genet* 1995;4:337–340.

118. Spirio L, Olschwang S, Groden J, et al. Alleles of the APC gene: an attenuated form of familial polyposis. *Cell* 1993;75:951–957.

119. Gardner RJ, Kool D, Edkins E, et al. The clinical correlates of a 3' truncating mutation (codons 1982–1983) in the adenomatous polyposis coli gene. *Gastroenterology* 1997;113:326–331.

120. Laken SJ, Petersen GM, Gruber SB, et al. Familial colorectal cancer in

121. Lothe RA, Hektoen M, Johnsen H, et al. The APC gene I1307K variant is rare in Norwegian patients with familial and sporadic colorectal or breast cancer. *Cancer Res* 1998;58:2923–2924.

122. Hulsken J, Birchmeier W, Behrens J. E-cadherin and APC compete for the interaction with beta-catenin and the cytoskeleton. *J Cell Biol* 1994;127:2061–2069.

123. Aberle H, Butz S, Stappert J, et al. Assembly of the cadherin-catenin complex in vitro with recombinant proteins. *J Cell Sci* 1994;107:3655–3663.

124. Moon RT, Brown JD, Yang-Snyder JA, et al. Structurally related receptors and antagonists compete for secreted Wnt ligands. *Cell* 1997;88:725–728.

125. Rubinfeld B, Albert I, Porfiri E, et al. Loss of beta-catenin regulation by the APC tumor suppressor protein correlates with loss of structure due to common somatic mutations of the gene. *Cancer Res* 1997;57:4624–4630.

126. Munemitsu S, Albert I, Souza B, et al. Regulation of intracellular beta-catenin levels by the adenomatous polyposis coli (APC) tumor-suppressor protein. *Proc Natl Acad Sci U S A* 1995;92:3046–3050.

127. Munemitsu S, Albert I, Rubinfeld B, et al. Deletion of an amino-terminal sequence beta-catenin in vivo and promotes hyperphosphorylation of the adenomatous polyposis coli tumor suppressor protein. *Mol Cell Biol* 1996;16:4088–4094.

128. Morin PJ, Sparks AB, Korinek V, et al. Activation of beta-catenin-Tcf signaling in colon cancer by mutations in beta-catenin or APC [see comments]. *Science* 1997;275:1787–1790.

129. Rubinfeld B, Robbins P, El-Gamil M, et al. Stabilization of beta-catenin by genetic defects in melanoma cell lines [see comments]. *Science* 1997;275:1790–1792.

130. Shtutman M, Zhurinsky J, Simcha I, et al. The cyclin D1 gene is a target of the beta-catenin/LEF-1 pathway. *Proc Natl Acad Sci U S A* 1999;96:5522–5527.

131. He TC, Sparks AB, Rago C, et al. Identification of c-MYC as a target of the APC pathway [see comments]. *Science* 1998;281:1509–1512.

132. Park WS, Oh RR, Park JY, et al. Frequent somatic mutations of the beta-catenin gene in intestinal-type gastric cancer. *Cancer Res* 1999;59:4257–4260.

133. Caca K, Kolligs FT, Ji X, et al. Beta- and gamma-catenin mutations, but not E-cadherin inactivation, underlie T-cell factor/lymphoid enhancer factor transcriptional deregulation in gastric and pancreatic cancer. *Cell Growth Differ* 1999;10:369–376.

134. Kawanishi J, Kato J, Sasaki K, et al. Loss of E-cadherin-dependent cell-cell adhesion due to mutation of the beta-catenin gene in a human cancer cell line, HSC-39. *Mol Cell Biol* 1995;15:1175–1181.

135. Luber B, Candidus S, Handschuh G, et al. Tumor-derived mutated E-cadherin influences beta-catenin localization and increases susceptibility to actin cytoskeletal changes induced by pervanadate. *Cell Adhes Commun* 2000;7:391–408.

136. Harada N, Tamai Y, Ishikawa T, et al. Intestinal polyposis in mice with a dominant stable mutation of the beta-catenin gene. *EMBO J* 1999;18:5931–5942.

137. Samowitz WS, Powers MD, Spirio LN, et al. Beta-catenin mutations are more frequent in small colorectal adenomas than in larger adenomas and invasive carcinomas. *Cancer Res* 1999;59:1442–1444.

138. Harvey J. An unidentified virus which causes the rapid production of tumors in mice. *Nature* 1964;204:1104–1105.

139. Kirsten W, Mayer L. Morphologic responses to a murine erythroblastosis virus. *J Natl Cancer Inst* 1967;39:311–335.

140. Fearon ER. Molecular abnormalities in colon and rectal cancer. In: Mendelsohn J, Howley P, Israel M, Liotta L, eds. *The Molecular Basis of Cancer.* Philadelphia, Pa.: WB Saunders; 1995:340–357.

141. Bokoch GM, Der CJ. Emerging concepts in the Ras superfamily of GTP-binding proteins. *FASEB J* 1993;7:750–759.

142. Barbacid M. ras Genes. *Annu Rev Biochem* 1987;56:779–827.

143. Scheele JS, Rhee JM, Boss GR. Determination of absolute amounts of GDP and GTP bound to Ras in mammalian cells: comparison of parental and Ras-overproducing NIH 3T3 fibroblasts. *Proc Natl Acad Sci U S A* 1995;92:1097–1100.

144. Janda E, Lehmann K, Killisch I, et al. Ras and TGF[beta] cooperatively regulate epithelial cell plasticity and metastasis: dissection of Ras signaling pathways. *J Cell Biol* 2002;156:299–313.

145. Fang JY, Richardson BC. The MAPK signalling pathways and colorectal cancer. *Lancet Oncol* 2005;6:322–327.

146. Forrester K, Almoguera C, Han K, et al. Detection of high incidence of K-ras *Oncogenes* during human colon tumorigenesis. *Nature* 1987;327:298–303.

147. Bos JL, Fearon ER, Hamilton SR, et al. Prevalence of ras gene mutations in human colorectal cancers. *Nature* 1987;327:293–297.

148. Arber N, Shapira I, Ratan J, et al. Activation of c-K-ras mutations in human gastrointestinal tumors. *Gastroenterology* 2000;118:1045–1050.

149. Tsao J, Shibata D. Further evidence that one of the earliest alterations in colorectal carcinogenesis involves APC. *Am J Pathol* 1994;145:531–534.

150. Lubomierski N, Plotz G, Wormek M, et al. BRAF mutations in colorectal carcinoma suggest two entities of microsatellite-unstable tumors. *Cancer* 2005;104:952–961.

151. Beach R, Chan AO, Wu TT, et al. BRAF mutations in aberrant crypt foci and hyperplastic polyposis. *Am J Pathol* 2005;166:1069–1075.

Ashkenazim due to a hypermutable tract in APC. *Nat Genet* 1997;17:79–83.

152. Ikenoue T, Hikiba Y, Kanai F, et al. Different effects of point mutations within the B-Raf glycine-rich loop in colorectal tumors on mitogen-activated protein/extracellular signal-regulated kinase kinase/extracellular signal-regulated kinase and nuclear factor kappaB pathway and cellular transformation. *Cancer Res* 2004;64:3428–3435.

153. Wang L, Cunningham JM, Winters JL, et al. BRAF mutations in colon cancer are not likely attributable to defective DNA mismatch repair. *Cancer Res* 2003;63:5209–5212.

154. Ochiai A, Hirohashi S. Multiple genetic alterations in gastric cancer. In: Sugimura T, Sasako M, eds. *Gastric Cancer*. New York, NY: Oxford University Press; 1997:87–99.

155. Somasundaram K. Tumor suppressor p53: regulation and function. *Front Biosci* 2000;5:D424-D437.

156. Vogelstein B, Fearon ER, Kern SE, et al. Allelotype of colorectal carcinomas. *Science* 1989;244:207–211.

157. Hollstein M, Sidransky D, Vogelstein B, et al. p53 Mutations in human cancers. *Science* 1991;253:49–53.

158. Ko LJ, Prives C. p53: Puzzle and paradigm. *Genes Dev* 1996;10:1054–1072.

159. Baker SJ, Preisinger AC, Jessup JM, et al. p53 gene mutations occur in combination with 17p allelic deletions as late events in colorectal tumorigenesis. *Cancer Res* 1990;50:7717–7722.

160. Kikuchi-Yanoshita R, Konishi M, Ito S, et al. Genetic changes of both p53 alleles associated with the conversion from colorectal adenoma to early carcinoma in familial adenomatous polyposis and non-familial adenomatous polyposis patients. *Cancer Res* 1992;52:3965–3971.

161. Boland CR, Sato J, Appelman HD, et al. Microallelotyping defines the sequence and tempo of allelic losses at tumour suppressor gene loci during colorectal cancer progression. *Nat Med* 1995;1:902–909.

162. Ohue M, Tomita N, Monden T, et al. A frequent alteration of p53 gene in carcinoma in adenoma of colon. *Cancer Res* 1994;54:4798–4804.

163. Lane DP. Cancer: a death in the life of p53 [news; comment]. *Nature* 1993;362:786–787.

164. el-Deiry WS, Harper JW, O'Connor PM, et al. WAF1/CIP1 is induced in p53-mediated G1 arrest and apoptosis. *Cancer Res* 1994;54:1169–1174.

165. el-Deiry WS, Tokino T, Velculescu VE, et al. WAF1, a potential mediator of p53 tumor suppression. *Cell* 1993;75:817–825.

166. Smith ML, Chen IT, Zhan Q, et al. Interaction of the p53-regulated protein Gadd45 with proliferating cell nuclear antigen [see comments]. *Science* 1994;266:1376–1380.

167. Lin D, Shields MT, Ullrich SJ, et al. Growth arrest induced by wild-type p53 protein blocks cells prior to or near the restriction point in late G1 phase. *Proc Natl Acad Sci U S A* 1992;89:9210–9214.

168. Levine AJ. p53, The cellular gatekeeper for growth and division. *Cell* 1997;88:323–331.

169. Dameron KM, Volpert OV, Tainsky MA, et al. Control of angiogenesis in fibroblasts by p53 regulation of thrombospondin-1. *Science* 1994;265:1582–1584.

170. Howe JR, Guillem JG. The genetics of colorectal cancer. *Surg Clin North Am* 1997;77:175–195.

171. el-Deiry WS, Kern SE, Pietenpol JA, et al. Definition of a consensus binding site for p53. *Nat Genet* 1992;1:45–49.

172. Allegra CJ, Parr AL, Wold LE, et al. Investigation of the prognostic and predictive value of thymidylate synthase, p53, and Ki-67 in patients with locally advanced colon cancer. *J Clin Oncol* 2002;20:1735–1743.

173. Grem JL. Intratumoral molecular or genetic markers as predictors of clinical outcome with chemotherapy in colorectal cancer. *Semin Oncol* 2005;32:120–127.

174. Vivanco I, Sawyers CL. The phosphatidylinositol 3-Kinase AKT pathway in human cancer. *Nat Rev Cancer* 2002;2:489–501.

175. Djordjevic S, Driscoll PC. Structural insight into substrate specificity and regulatory mechanisms of phosphoinositide 3-kinases. *Trends Biochem Sci* 2002;27:426–432.

176. Samuels Y, Wang Z, Bardelli A, et al. High frequency of mutations of the PIK3CA gene in human cancers. *Science* 2004;304:554.

177. Ikenoue T, Kanai F, Hikiba Y, et al. Functional analysis of PIK3CA gene mutations in human colorectal cancer. *Cancer Res* 2005;65:4562–4567.

178. Philp AJ, Campbell IG, Leet C, et al. The phosphatidylinositol 3′-kinase p85alpha gene is an oncogene in human ovarian and colon tumors. *Cancer Res* 2001;61:7426–7429.

179. Markowitz S, Roberts A. Tumor suppressor activity of the TGF-ß pathway in human cancers. *Cytokine Growth Factor Rev* 1996;7:93–102.

180. Fynan TM, Reiss M. Resistance to inhibition of cell growth by transforming growth factor-beta and its role in oncogenesis. *Crit Rev Oncog* 1993;4:493–540.

181. Hoosein N, McKnight M, Levine A, et al. Differential sensitivity of subclasses of human colon carcinoma cell lines to the growth inhibitory effects of transforming growth factor-ß 1. *Exp Cell Res* 1989;181:442–453.

182. Grady W, Myeroff L, Swinler S, et al. Mutational inactivation of transforming growth factor β receptor type II in microsatellite stable colon cancers. *Cancer Res* 1999;59:320–324.

183. Massague J. TGF-ß signaling: receptors, transducers, and mad proteins. *Cell* 1996;85:947–950.

184. Wakefield LM, Roberts AB. TGF-beta signaling: positive and negative effects on tumorigenesis. *Curr Opin Genet Dev* 2002;12:22–29.

185. Wrana J, Pawson T. Signal transduction. Mad about SMADs [news; comment]. *Nature* 1997;388:28–29.

186. Luo K, Stroschein SL, Wang W, et al. The Ski oncoprotein interacts with the Smad proteins to repress TGFbeta signaling. *Genes Dev* 1999;13:2196–2206.

187. Hua X, Liu X, Ansari DO, et al. Synergistic cooperation of TFE3 and Smad proteins in TGF-beta-induced transcription of the plasminogen activator inhibitor-1 gene. *Genes Dev* 1998;12:3084–3095.

188. Grady WM, Willis JE, Trobridge P, et al. Proliferation and Cdk4 expression in microsatellite unstable colon cancers with TGFBR2 mutations. *Int J Cancer* 2006; 118:600–608.

189. Geng Y, Weinberg RA. Transforming growth factor beta effects on expression of G1 cyclins and cyclin-dependent protein kinases. *Proc Natl Acad Sci U S A* 1993;90:10315–10319.

190. Howe PH, Draetta G, Leof EB. Transforming growth factor beta 1 inhibition of p34cdc2 phosphorylation and histone H1 kinase activity is associated with G1/S-phase growth arrest. *Mol Cell Biol* 1991;11:1185–1194.

191. Ewen ME, Sluss HK, Whitehouse LL, et al. TGF beta inhibition of Cdk4 synthesis is linked to *Cell Cycle* arrest. *Cell* 1993;74:1009–1020.

192. Alexandrow M, Moses H. Transforming growth factor ß and *Cell Cycle* regulation. *Cancer Res* 1995;55:1452–1457.

193. Hannon G, Beach D. p15^{INK4B} is a potential effector of TGF-ß-induced *Cell Cycle* arrest. *Nature* 1994;371:257–261.

194. Moses H, Yang E, Pietenpol J. TGF-ß stimulation and inhibition of cell proliferation: new mechanistic insights. *Cell* 1990;63:245–247.

195. Keeton MR, Curriden SA, van Zonneveld AJ, et al. Identification of regulatory sequences in the type 1 plasminogen activator inhibitor gene responsive to transforming growth factor beta. *J Biol Chem* 1991;266:23048–23052.

196. Zhao Y. Transforming growth factor-beta (TGF-beta) type I and type II receptors are both required for TGF-beta-mediated extracellular matrix production in lung fibroblasts. *Mol Cell Endocrinol* 1999;150:91–97.

197. Biswas S, Chytil A, Washington K, et al. Transforming growth factor {beta} receptor type II inactivation promotes the establishment and progression of colon cancer. *Cancer Res* 2004;64:4687–4692.

198. Parsons R, Myeroff L, Liu B, et al. Microsatellite instability and mutations of the transforming growth factor ß type II receptor gene in colorectal cancer. *Cancer Res* 1995;55:5548–5550.

199. Myeroff L, Parsons R, Kim S-J, et al. A transforming growth factor ß receptor type II gene mutation common in colon and gastric but rare in endometrial cancers with microsatellite instability. *Cancer Res* 1995;55:5545–5547.

200. Fearon ER, Cho KR, Nigro JM, et al. Identification of a chromosome 18q gene that is altered in colorectal cancers. *Science* 1990;247:49–56.

201. Nagatake M, Takagi Y, Osada H, et al. Somatic in vivo alterations of the DPC4 gene at 18q21 in human lung cancers. *Cancer Res* 1996;56:2718–2720.

202. Eppert K, Scherer S, Ozcelik H, et al. MADR2 maps to 18q21 and encodes a TGFß -regulated MAD-related protein that is functionally mutated in colorectal cancer. *Cell* 1996;86:543–552.

203. Martinez-Lopez E, Abad A, Font A, et al. Allelic loss on chromosome 18q as a prognostic marker in stage II colorectal cancer [see comments]. *Gastroenterology* 1998;114:1180–1187.

204. Kretzschmar M, Liu F, Hata A, et al. The TGF-beta family mediator Smad1 is phosphorylated directly and activated functionally by the BMP receptor kinase. *Genes Dev* 1997;11:984–995.

205. Zhang Y, Feng X-H, Wu R-Y, et al. Receptor-associated Mad homologues synergize as effectors of the TGF-ß response. *Nature* 1996;383:168–172.

206. Souchelnytskyi S, Tamaki K, Engstrom U, et al. Phosphorylation of Ser465 and Ser467 in the C terminus of Smad2 mediates interaction with Smad4 and is required for transforming growth factor-beta signaling. *J Biol Chem* 1997;272:28107–28115.

207. Abdollah S, Macias-Silva M, Tsukazaki T, et al. TbetaRI phosphorylation of Smad2 on Ser465 and Ser467 is required for Smad2-Smad4 complex formation and signaling. *J Biol Chem* 1997;272:27678–27685.

208. Hahn S, Schutte M, Shamsul Hoque A, et al. DPC4, a candidate tumor suppressor gene at human chromosome 18q21.1. *Science* 1996;271:350–353.

209. Takagi Y, Kohmura H, Futamura M, et al. Somatic alterations of the DPC4 gene in human colorectal cancers in vivo. *Gastroenterology* 1996;111:1369–1372.

210. Riggins G, Thiagalingam S, Rozenblum E, et al. *Mad*-related genes in the human. *Nat Genet* 1996;13:347–349.

211. Takaku K, Oshima M, Miyoshi H, et al. Intestinal tumorigenesis in compound mutant mice of both *Dpc4* (*Smad4*) and *Apc* genes. *Cell* 1998;92:645–656.

212. Takaku K, Miyoshi H, Matsunaga A, et al. Gastric and duodenal polyps in Smad4 (Dpc4) knockout mice. *Cancer Res* 1999;59:6113–6117.

213. Xu X, Brodie SG, Yang X, et al. Haploid loss of the tumor suppressor Smad4/Dpc4 initiates gastric polyposis and cancer in mice. *Oncogene* 2000;19:1868–1874.

214. Howe JR, Roth S, Ringold JC, et al. Mutations in the SMAD4/DPC4 gene in juvenile polyposis [see comments]. *Science* 1998;280:1086–1088.

215. Friedl W, Kruse R, Uhlhaas S, et al. Frequent 4-bp deletion in exon 9 of the SMAD4/MADH4 gene in familial juvenile polyposis patients. *Genes*

Chromosomes Cancer 1999;25:403–406.

216. Roth S, Sistonen P, Salovaara R, et al. SMAD genes in juvenile polyposis. *Genes Chromosomes Cancer* 1999;26:54–61.

217. Woodford-Richens K, Williamson J, Bevan S, et al. Allelic loss at SMAD4 in polyps from juvenile polyposis patients and use of fluorescence in situ hybridization to demonstrate clonal origin of the epithelium. *Cancer Res* 2000;60:2477–2482.

218. Takenoshita S, Tani M, Mogi A, et al. Mutation analysis of the Smad2 gene in human colon cancers using genomic DNA and intron primers. *Carcinogenesis* 1998;19:803–807.

219. Park WS, Park JY, Oh RR, et al. A distinct tumor suppressor gene locus on chromosome 15q21.1 in sporadic form of colorectal cancer. *Cancer Res* 2000;60:70–73.

220. Arai T, Akiyama Y, Okabe S, et al. Genomic structure of the human Smad3 gene and its infrequent alterations in colorectal cancers. *Cancer Lett* 1998;122:157–163.

221. Zhu Y, Richardson JA, Parada LF, et al. Smad3 mutant mice develop metastatic colorectal cancer. *Cell* 1998;94:703–714.

222. Carethers JM, Hawn MT, Greenson JK, et al. Prognostic significance of allelic lost at chromosome 18q21 for stage II colorectal cancer. *Gastroenterology* 1998;114:1188–1195.

223. Jen J, Kim H, Piantadosi S, et al. Allelic loss of chromosome 18q and prognosis in colorectal cancer. *N Engl J Med* 1994;331:213–221.

224. Laurent-Puig P, Olschwang S, Delattre O, et al. Survival and acquired genetic alterations in colorectal cancer. *Gastroenterology* 1992;102:1136–1141.

225. Zhou W, Goodman SN, Galizia G, et al. Counting alleles to predict recurrence of early-stage colorectal cancers. *Lancet* 2002;359:219–225.

226. Boulay JL, Mild G, Lowy A, et al. SMAD4 is a predictive marker for 5-fluorouracil-based chemotherapy in patients with colorectal cancer. *Br J Cancer* 2002;87:630–634.

227. Howe JR, Bair JL, Sayed MG, et al. Germline mutations of the gene encoding bone morphogenetic protein receptor 1A in juvenile polyposis. *Nat Genet* 2001;28:184–187.

228. Friedl W, Uhlhaas S, Schulmann K, et al. Juvenile polyposis: massive gastric polyposis is more common in MADH4 mutation carriers than in BMPR1A mutation carriers. *Hum Genet* 2002;111:108–111.

229. Howe JR, Shellnut J, Wagner B, et al. Common deletion of SMAD4 in juvenile polyposis is a mutational hotspot. *Am J Hum Genet* 2002;70:1357–1362.

230. Kawabata M, Imamura T, Miyazono K. Signal transduction by bone morphogenetic proteins. *Cytokine Growth Factor Rev* 1998;9:49–61.

231. He XC, Zhang J, Tong WG, et al. BMP signaling inhibits intestinal stem cell self-renewal through suppression of Wnt-beta-catenin signaling. *Nat Genet* 2004;36:1117–1121.

232. Haramis AP, Begthel H, van den Born M, et al. De novo crypt formation and juvenile polyposis on BMP inhibition in mouse intestine. *Science* 2004;303:1684–1686.

233. de Caestecker M. The transforming growth factor-beta superfamily of receptors. *Cytokine Growth Factor Rev* 2004;15:1–11.

234. Deacu E, Mori Y, Sato F, et al. Activin type II receptor restoration in ACVR2-deficient colon cancer cells induces transforming growth factor-beta response pathway genes. *Cancer Res* 2004;64:7690–7696.

235. Saha S, Bardelli A, Buckhaults P, et al. A phosphatase associated with metastasis of colorectal cancer. *Science* 2001;294:1343–1346.

236. Yeatman TJ, Chambers AF. Osteopontin and colon cancer progression. *Clin Exp Metastasis* 2003;20:85–90.

237. Furger KA, Menon RK, Tuckl AB, et al. The functional and clinical roles of osteopontin in cancer and metastasis. *Curr Mol Med* 2001;1:621–632.

238. Liu W, Dong X, Mai M, et al. Mutations in AXIN2 cause colorectal cancer with defective mismatch repair by activating beta-catenin/TCF signalling. *Nat Genet* 2000;26:146–147.

239. Lammi L, Arte S, Somer M, et al. Mutations in AXIN2 cause familial tooth agenesis and predispose to colorectal cancer. *Am J Hum Genet* 2004;74:1043–1050.

240. Pasche B, Knobloch TJ, Bian Y, et al. Somatic acquisition and signaling of TGFBR1*6A in cancer. *JAMA* 2005;294:1634–1646.

241. Mizuguchi T, Collod-Beroud G, Akiyama T, et al. Heterozygous TGFBR2 mutations in Marfan syndrome. *Nat Genet* 2004;36:855–860.

第 41 章

结直肠癌:病理学

Thomas C. Smyrk

目前认为结直肠癌的发生与多个分子通路相关,它很可能是一种较复杂的疾病,而并非我们原来所想像的那样简单。在这一章里,我们将通过对结直肠癌组织学的描述以及讨论同某一分子亚型(例如:高度微卫星不稳定性)相关联的结直肠癌的具体特征来回顾上述所提及的前驱病变。

前驱病变

畸形隐窝灶是早期结直肠腺癌明显可见的前驱病变[1]。这些异常病灶可以通过扩大内镜检查和亚甲蓝染色来定位[2]。结合内镜表现和组织学特征,我们可以发现三种畸形隐窝灶:①非增生型非不典型增生畸形隐窝灶;②增生型非不典型增生畸形隐窝灶;③不典型增生畸形隐窝灶。在内镜下,这三种类型的病变有着不同的特点:非增生型病变的管腔呈圆形或是椭圆形,增生型病变的管腔呈裂隙状,而不典型增生病变通常伴有上皮层的增厚,而其管腔也经常受压或是形状不定。然而,无论是正常组织还是增生型病变还是不典型增生病变,它们的组织学表现和大体病变是相吻合的。越来越多的不典型增生畸形隐窝灶出现在正常对照组、腺瘤患者以及结直肠癌患者身上,这表明它有可能是结直肠腺癌的前驱病变[2]。此时,畸形隐窝灶带给我们最重要的启示可能是可以将其作为化疗预防研究的终极目标[3]。

结直肠腺瘤在肉眼下可分为隆起型、扁平型和凹陷型三种。隆起型腺瘤可见于带蒂息肉或无蒂病变,扁平型或是凹陷型腺瘤的肠黏膜发红或是纹路出现变化。此外,结直肠腺瘤的定义依赖于上皮内瘤变的出现、胞核深染以及不同程度的核分层,而不取决于总体形态学的特点(图 41.1)。根据结构的复杂程度、核分层和多形性程度、极性消失的程度,上皮内瘤变

分可以为低级别瘤变和高级别瘤变两种。如果这些发育异常的腺体结构在管腔内占据至少 80% 的话,就可以称之为管状腺瘤。要是超过 80% 的表面覆盖着绒毛状到脊状的结构,便称之为绒毛状腺瘤。绒毛管状腺瘤是指上述两种腺瘤的混合结构。腺瘤的大小、绒毛情况和高度不典型增生情况同浸润型结直肠癌之间有着广泛的联系。在绒毛状腺瘤中最常见的就是高度不典型增生的增多伴随着腺瘤体积的增大[4]。

锯齿状腺瘤(SA)的隐窝呈锯齿状,与增生性息肉中所见的类似,但这些隐窝在不典型增生上皮上是呈线状排列的[5] (图 41.2)。按照上面的规定,只要出现上述表现的损伤, 我们就将其归入锯齿状腺瘤的范畴。目前认为,锯齿状腺瘤是存在着变异性的腺瘤,目前将其归入锯齿状息肉的范畴(表 41.1) [6]。

无蒂锯齿状腺瘤与拥有锯齿状隐窝的增生型息肉相类似,但同时两者也存在着细微的结构差别[7]。隐窝基底部在早期就可出现扩张的横向分支;同时,还会出现隐窝基底部的过成熟表现:锯齿状的隐窝基底部、核聚集同时表层上皮隐窝壁结构出现假复层的微小病灶、上皮细胞胞浆出现局灶性的嗜酸性改变(图41.3)。然而在无茎锯齿状腺瘤定义的方面还存在着争议,持反对意见的观点认为这种损伤从总体来看并没有明显的细胞学异常改变,此外,他们提出异议的概念还包括无茎锯齿状息肉以及无茎锯齿状损伤。然而,锯齿状腺瘤概念的拥护者们认为细胞学的发育异常对于其诊断并非是必不可少的(例如肝腺瘤和肾上腺皮质腺瘤),虽然这种损伤的结构存在着发育异常。当无茎锯齿状腺瘤的细胞学发育异常出现进展时,通常缺乏错配修复基因 MLH1 的表达(图 41.4),当其发展成为浸润性肿瘤时,通常处于高度微卫星不稳定状态。事实上,无茎锯齿状腺瘤可以说是几乎所有高度微卫星不稳定结直肠癌的癌前病变[6]。

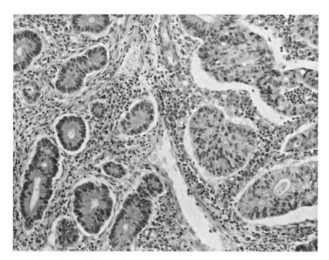

图 41.1　结直肠腺瘤,核密集并且狭长。拥有筛状小孔的结构,核极消失,核的体积和形状出现较多变异,这些均表明其处于向高级别瘤变的过渡阶段。

无茎锯齿状腺瘤好发于右侧结肠,大多数直径在 0.5cm 之上,超过 2~3cm 的也不少见。对于不能切除的病变,目前专家的初步建议是完整的内镜下切除或是规范的内镜监视下取活检。假如无茎锯齿状腺瘤出现明显进展,就可以考虑手术切除。而对于即使进行了完整切除的无茎锯齿状腺瘤患者而言,他们仍然需

表 41.1
结直肠癌的锯齿状息肉
增生性息肉
无茎锯齿状腺瘤
锯齿状腺瘤
混合型锯齿状息肉(例如:混合性无茎锯齿状腺瘤–管状腺瘤)

要像结直肠腺瘤患者那样进行再次镜检[6]。

结直肠癌

结直肠癌的宏观特征

结直肠癌的宏观特征表现取决于疾病进展的程度,但是从总体上来讲,肿瘤的表面结构可分为外生

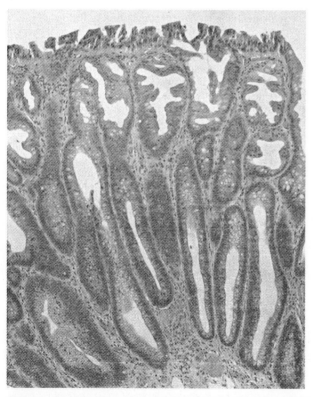

图 41.2　锯齿状腺瘤。被不典型增生细胞所界定的隐窝有着锯齿状的轮廓。

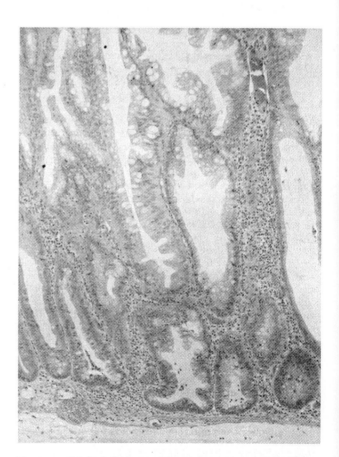

图 41.3　无茎锯齿状腺瘤。锯齿状的隐窝有着异常的结构特征,但并没有明显的瘤变。隐窝基底部的横向扩张有助于我们的诊断。

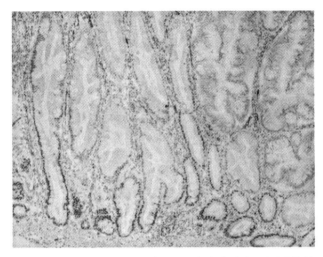

图 41.4 处于向瘤变过渡状态的无茎锯齿状腺瘤,可见胞核缺乏 MLH1 的表达。MLH1 采用免疫组化染色,苏木素复染。

型和平坦型。其中,平坦型肿瘤又分为溃疡平坦型和浸润平坦型。相对于左侧结直肠肿瘤而言,右侧结直肠肿瘤倾向于形成外生型肿块,而浸润型生长方式是印戒细胞癌的典型特征。外生型结直肠肿瘤分级较低[8]并且血源性转移的可能性也较低[9]。Grinnell 在 1939 年报道了肿瘤突入肠腔的患者有 83% 的生存率,相比之下,浸润型结直肠癌患者的生存率为 38%,而处于中间状态的生存率为 45%[10]。近来,越来越多的研究表明,外生型的生长方式是一个重要的显著性预后特征[11,12]。无论是外生型还是浸润型的生长方式,只要肿瘤环绕肠腔 3/4 以上,那么其预后便不容乐观[13],同时,肠腔梗阻也是临床预后较差的一个标志[14-17]。然而,事实上,重叠性的生长方式以及不同观察者对于宏观表面结构解释的易变性,也使得该评估方法的实用性大打折扣。针对该问题,美国病理学会提出了一个统一性的观点,他们列举了目前存在的困难,但并没有就所报道的肿瘤表面结构方面提出相关建议[18]。然而,有研究仍然认为息肉状的结直肠癌预后较好[19]。对此,一个合理的建议就是对于环状肿瘤,病理学家可以就表面结构特征将其分为外生型(息肉型)、溃疡型或是平坦型,用以预计肠腔受侵的程度。

组织学亚型

目前,世界卫生组织建议进行如下组织学分类:腺癌,黏液性腺癌,印戒细胞癌,鳞癌和腺鳞癌,小细胞癌,髓样癌,未分化癌[20]。

大多数的结直肠癌(85%~90%)属于没有特异性形态学表现的腺癌,它们是由不同大小且形态各异的腺体所形成的肿瘤。在分化较好的肿瘤中可见高柱状的内层细胞,并且随着分化程度的增加,这些细胞越来越接近立方形。与此同时,胞核的形态学也发生了相应的改变,由椭圆形变成圆形,由十分规则的形态变成不规则的多形型。无论是原发的还是转移性的病变,管腔中经常出现的坏死性碎片无疑有助于我们的诊断。

结直肠癌的鉴别诊断包括其他的结直肠原发肿瘤(如类癌、恶性淋巴瘤、间质瘤等),肿瘤侵犯结直肠的方式有直接扩散(如来源于前列腺、子宫内膜、卵巢的肿瘤)和从远处转移而来。如果腺体形成区域的黏液素染色阳性,则基本可以排除类癌、淋巴瘤和间质瘤的可能性,但是也要注意,未分化的结直肠髓样癌也会出现上述表现。当然,临床上的信息也会有助于我们判断某些直接扩散或是远处转移而来的非结直肠肿瘤。不过要注意,当肠壁的生长速度大于黏膜的生长速度时,便要引起我们的怀疑了。

尽管在结直肠癌的确诊方面,免疫组化并非必不可少,但也要注意到的确存在着一些特征性的免疫组化反应。至少 95% 的结直肠癌呈 CDX2(+),CDX2 蛋白是由其同源基因产生的,该基因编码着一种内在特异性转录因子[21]。然而,CDX2 并非是结直肠癌特异性蛋白,来源于肠道系统和胃肠道起源的神经内分泌肿瘤有 25% 到 70% 的表达率。大多数的结直肠癌呈 CK20(+)和 CK7(−),但是当需要特异性的诊断时我们便要小心了。对于低分化或是未分化的结直肠癌而言,CK20 和 CK7 均为阴性表达(占总体病例的 5%),CK7 免疫检测阳性的结果其实对我们的参考价值并不大,尤其对于直肠癌而言[22]。

黏液性腺癌占结直肠癌的 10%。如果粘蛋白超过了肿瘤体积一半的话就可以归类于黏液癌 (图 41.5)。关于结直肠黏液腺癌的组织学类型同预后的关系有着不同的观点。在 20 世纪 90 年代有七项这方面的研究,其中四项研究认为它的组织学类型同预后没有显著性联系[16,23-25],有两项研究得出了两者之间呈负相关的结论,但这项研究仅仅是采用了单变量分析而并没有采用多变量分析[26,27],最后一项研究表明对于 45 岁以下的患者而言,黏液腺癌的组织学类型是肿瘤复发的一个预测因素[28]。目前,研究者在这一点上已经达成了共识,即黏液癌的分化程度与组织学分级之间不存在显著的统计学意义[18]。事实上,粘蛋白也正是肿瘤微卫星不稳定性的一个特征性产物;黏液腺癌的

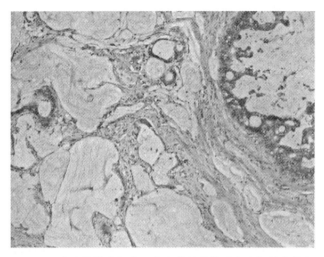

图 41.5 黏液性结直肠癌，当胞外的黏液蛋白占据肿瘤体积的 50% 以上时便可诊断。

高度微卫星不稳定性是通常腺癌的 2 倍(30% 对 15%)[29]。由于高度微卫星不稳定性黏液腺癌要比微卫星稳定性黏液腺癌的预后好些[29]，所以不必根据黏液腺癌的微卫星不稳定性状态来对其进行再分类。

印戒细胞癌占结直肠癌的比例接近 2%，这种特征性细胞的胞浆黏液蛋白含有空泡，将胞核推挤至边缘(图 41.6)。在肿瘤组织中，只要超过一半的细胞是这种印戒状细胞，便可以诊断为印戒细胞癌[20]。尽管分子学研究表明，含有少量印戒细胞成分的肿瘤和富含印戒细胞成分的肿瘤存在差异，但他们在 BRAF 基因突变、高度微卫星不稳定性以及其他相关分子标记等方面有着类似之处[30]。虽然印戒细胞癌(通常伴随着典型的浸润性肿瘤成分)出现的几率很小，但是对于从胃癌或是乳腺小叶癌转移过来的肿瘤，应该引起我

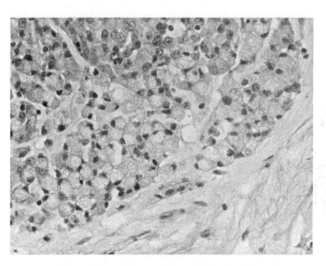

图 41.6 印戒细胞癌，胞浆内空泡将胞核推向一边。

们的重视。对于原发的印戒细胞癌，大多强调其不良预后[31,32]，但也有不同的观点表达，Giacchero 等人的一个小样本研究(选取了 9 例印戒细胞癌)表明其对患者的生存期并无影响[33]。大约 30% 的印戒细胞癌属于高度微卫星不稳定性，当这种不稳定因素尚不确定时，便会对印戒细胞癌的生存资料产生干扰。但也有一项研究证实微卫星不稳定状态并不影响印戒细胞癌的结果[34]。该研究发现，30% 的印戒细胞癌患者患有溃疡型结肠炎[35]，这两种病变在分子发病机理和疾病自然进程方面存在诸多差异，这也同样会干扰其研究结果。

结直肠鳞癌十分少见，角蛋白和胞质内间桥以及缺乏腺体区域对于其诊断必不可少。鳞癌通常见于肛管部位，在肿瘤和肛管之间可不连续。此外，尚无证据支持原发性鳞癌可能是结直肠癌的转移来源。Williams 等人在 1979 年回顾了将近 30 例的病例，这些病例都符合上述标准[36]。最近，一个独立的研究机构回顾了 4561 例结直肠癌病例，仅发现了 2 例符合上述标准的结直肠鳞癌[37]。

腺鳞癌的诊断是依据在肿瘤的腺体形成区域出现鳞状化生，而到底多少鳞状上皮分化才能够诊断为腺鳞癌还未达成共识，但是世界卫生组织的建议是只要比很小的病灶稍微大些的鳞状化生就可以诊断为腺鳞癌[20]。Cerezo 等人报道了两例腺鳞癌，这两例腺鳞癌均具有侵袭性的生物学行为，他们是从鳞状器官远处转移而来的[38]，遗憾的是，研究者并未对其组织学类型的自然病程做最终的描述。

小细胞癌在结直肠癌中的比例不到 1%，与其在肺中的原发病灶相类似，具有恶性形态，主要表现为核大而圆、深染、胞浆很少或不可见(图 41.7)。Wick 认为任何器官的小细胞癌都应该称之为 III 级组织学的神经内分泌癌[39]，他还用有说服力的事实来证明自己的观点。然而，不管以何种名称来命名这种肿瘤，也改变不了它早期就会发生血行播散侵犯性的特征，而这一点也正是被我们所诟病的。Armed Forces 病理研究所报道了 38 例结直肠小细胞癌，其中 71% 发生了肝脏转移，64% 的患者在 5 个月内死亡[40]。小细胞癌的一个显著特征就是通常覆盖在腺瘤的表面，在从无侵袭性腺瘤到侵袭性腺癌过渡过程中发生了剧变[41]。

髓样癌的细胞胞核较圆，核仁明显[42,43] (图 41.8)。核的体积和形状会发生一些小的变化。很多淋巴细胞紧密贴附在肿瘤细胞(肿瘤浸润性淋巴细胞)周围[44]。尽管髓样癌的预后不佳，但有描述性的研究表明这类

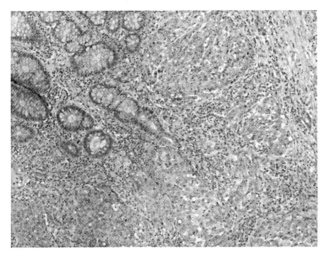

图 41.7 小细胞癌。在本例中,未分化细胞出现在管状腺瘤的底部降侧,位于右侧方向。

肿瘤具有相对的惰性[42,43,45]。髓样癌几乎都处于高度微卫星不稳定状态,这种组织学类型在结直肠癌的遗传背景(遗传性非息肉性结直肠癌)[46]和散发性高度微卫星不稳定结直肠癌中都曾有描述[47]。

对于没有腺体结构或是其他分化特征的恶性上皮肿瘤,我们可以将其视为未分化肿瘤。小细胞癌不在此类之内,尽管它经常与小细胞未分化癌相混淆。

肿瘤分期

肿瘤分期在结直肠癌的预后方面起着最重要的指导作用。精确的分期需要对肿瘤浸润深度做出正确的评估以及对淋巴结进行仔细探查。由于新鲜结直肠

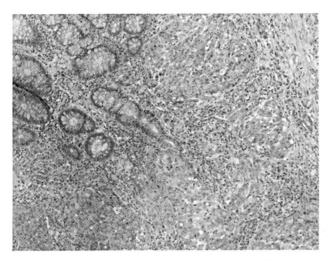

图 41.8 髓样癌,细胞成片状出现,每个细胞都有呈圆形、空泡状并且明显的胞核。

癌标本质脆易碎而难于连续切片,因此,可以将切除的带瘤肠管剖开,放入福尔马林中浸泡数小时,然后切片(如果新鲜肿瘤标本需要做相关研究的话,通常可将一小片组织切除,但要注意不要破坏相关的解剖学联系)。经过固定以后, 以 0.5cm 的间隔行连续切片,对于能够显示肿瘤浸润深度的样本区域,需要用显微镜来观察。

伦敦圣马克医院的外科医生 Lockhart-Mummery,提出了第一个直肠癌的分期系统[48]。著名的 Dukes 分期就是根据 Lockhart-Mummery 系统[49]和此后的各种调整而做出的修整版[50-52]。Dukes 分期系统便于应用,但会与其他一些分类方式产生混淆[53,54]。美国癌症联合会提出的 TNM 分期系统较为标准并被使用下来[55]。

T 分类是指未经处理的原发肿瘤局限范围,在表41.2 中有详细的描述。当 T 分期的状态经病理评估后,则将其定义为 pT。Tis 分类有时存在一些混淆。原位癌和上皮内癌是同义词,都指恶性细胞尚未脱离腺体基底膜(高级别瘤变在此时也是一个同义词)。黏膜内癌是指恶性细胞侵入黏膜固有层或扩展至黏膜肌层,但尚未到达黏膜下层。尽管原位癌可能是上皮内癌或是黏膜内癌,但这两种病变均没有淋巴转移的潜能,完整的手术切除可以达到治愈的效果,因此可以将其单独归为一类。pT1 是指肿瘤穿透黏膜肌层并且侵犯黏膜下层。

通常来讲,评价肿瘤侵犯深度对于保存完好的肿瘤样本并不是一件难事,但是当病变处于 T2 和 T3 期之间时便要小心了:只要在肿瘤和肌周软组织之间出现一条肌纤维,就将其定位 T2 期。典型的侵袭性肿瘤常伴随着成纤维反应(促结缔织增生的间质组织),这种反应能使解剖学标志变得模糊不清,但有一种特异

表 41.2
TNM(原发肿瘤,淋巴浸润,远处转移)分期系统对肿瘤的鉴定

TX	原发肿瘤不可测量
T0	原发肿瘤无证据
Tis	原位癌或是肿瘤侵犯黏膜固有层
T1	肿瘤侵犯黏膜下层
T2	肿瘤侵犯固有肌层
T3	肿瘤穿透固有肌层,达到浆膜下层或侵犯腹膜外结肠或直肠周围组织
T4	肿瘤直接浸润其他器官(T4a)或穿透脏层腹膜(T4b)。

性的染色(三色)有助于在一些难以鉴别的病例中分清肌肉和胶原。当不确定浸润深度的时候,总的原则是选取恶性程度较高的进行分类[56]。

T3 期是指肿瘤侵犯了固有肌层,但尚未到达浆膜或是穿透邻近结构。该分类方式建议(非必须)测量壁外软组织受侵深度。当受侵较深,尤其当超过 5mm 时,不论是否存在淋巴转移,其预后通常不佳[56]。从肿瘤本身转移至壁外的不连续的瘤结节,如果有着不规则的轮廓的话,可以认为发生了浸润,而如果轮廓规则的话,则归类于淋巴结而不是转移瘤。肿瘤若发生了壁外的淋巴血管浸润而非原发于壁外,则属于 T3 期。美国癌症分期联合委员会提出不规则的壁外瘤结节可能代表了静脉受侵,建议将其归入pV1 期,以便更好的符合 T 分期。(不规则的壁外瘤结节可能预示着不良的预后[57,58],关于这一点已经有证据支持,这些证据表明有些壁外结节其实就是静脉受侵病灶。)

T4 期十分重要,需要仔细的切除加上恰当的评估。穿透浆膜(T4b)对于预后有着重要的意义[16,59,60]。Shepherd 等人在一项缜密的前瞻性研究中描述了三种类型的腹膜受侵:①肿瘤间皮细胞增生接近浆膜表面,但不累计浆膜;②肿瘤位于浆膜表明并伴随炎症反应;③浆膜表面缺乏肿瘤细胞[59]。在 412 例患者中检测到有 59% 的患者发生了某种形式的腹膜受侵,此外,这三种形式的腹膜受侵均对患者的生存率产生不利影响,其中浆膜表面缺乏肿瘤细胞型的预后最差。

淋巴结切除可以在新鲜手术标本或是固定标本上进行。如果淋巴结显著阴性的话,需要进行完整的组织学检查;如果淋巴结呈显著性阳性的话,可以确定有部分受侵情况出现。多数研究认为应该检查 12 到 18 个淋巴结,只有这样才能确定淋巴结阴性的状态[60-64]。如果第一次取材不足 12 个淋巴结并且全部阴性的话,需要病理学家再次取材以寻找更多的淋巴结。在这种情况下,向福尔马林中加入乙酸被证明有助于提高检出淋巴结的数量。

在多数时候,取自标本中的淋巴结可以被看作区域淋巴结,但是任何来源于肿瘤之外的解剖区域的淋巴结都需要单独的进行分离。区域淋巴转移属于 pN病变,然而所有其他的结节转移都归类为 pM1 期病变。尖淋巴结的重要性看起来似乎没有过去强调的那么重要了。Dukes 分期的一个早期调整是将 C 期(淋巴结转移阳性)分成 C1 期和 C2 期。其中,C1 期的转移局限于区域性淋巴结,C2 期的转移播散到血管结扎处[58]。在一些后续的研究中发现尖淋巴结受侵多提示预后欠佳。Malassagne 等报道了患者转移到尖淋巴结和未转移到尖淋巴结的 5 年生存率分别为 17% 和 45%[65],但在最新版的 AJCC 分期手册中并未明确提出尖淋巴结[55]。

目前对于样本淋巴结的处理是采用苏木素和伊红染色后切片,每隔 5μm 切一张,每张切片的厚度是 5~8mm,然后置于显微镜下观察。事实上,这种方式很容易漏掉微转移灶,额外的取材和切片,往往能够发现更多的阳性淋巴结[66],取材后可以使用免疫组化来标明上皮细胞[67],或是采用分子技术鉴定淋巴结中的肿瘤 RNA 或是 DNA[68]。尽管一项研究表明,经免疫组化证实发生转移的患者有着不良预后[69],但目前来讲,这些资料不足以充分表明免疫组化检查的重要性[18]。孤立的淋巴结内的肿瘤细胞(肿瘤细胞集簇<0.2mm 或是只能通过特殊技术才能检测出来)属于pN0 期。肿瘤细胞集簇大小在 0.2mm 到 2mm 之间的定义为微转移灶,将其归类于 pN1 期。

病理学的任务就是报告受检淋巴结的总数以及阳性淋巴结的数目。TNM 分期系统将 1 到 3 个淋巴结转移定为 pN1 期,4 个或 4 个以上的淋巴结转移属于 pN2 期。

M1 期是指非区域性淋巴结转移,即任何远处器官或是任何腹部结构的腹膜发生转移。骨髓中出现肿瘤细胞或是邻近肠管的黏膜或是黏膜下层出现肿瘤细胞集簇的不属于 M1 期病变。

外科手术切除边缘

手术切除边缘的确定需要仔细地对肿瘤进行整体检查,并且对肠管和腹膜的解剖关系有着深入的理解。所以结直肠的切除肠段都有近浆膜端和远浆膜端(或是在腹会阴联合切除术中只有一个肛周皮肤的远端)。在所有的手术中,均应测量并报告肿瘤与浆膜缘的距离。结直肠癌倾向于环肠管生长,很少波及黏膜下层,越过肿瘤边界[70]。这表明对肿瘤边缘 5cm 之外的部位进行显微镜检可能没有多大必要。取材应遵循取肿瘤边缘 5cm 之内的部分,同时应报告肿瘤和手术缘之间的距离。

有些结直肠癌有一个放射状的手术切除缘,它的产生是由于手术切除了无腹膜覆盖区的肿瘤所造成的。升结肠和降结肠仅在前方有腹膜覆盖,直肠的上 1/3 和两侧有腹膜覆盖,中 1/3 只在前方有腹膜,下 1/3 没有腹膜覆盖。如果肿瘤在肠系膜端浸润到固有肌层的话,即使进行了完整的有腹膜覆盖的肠管(例如横结肠)切除,仍会形成放射状边缘。对于所有存在肿瘤浸润的无腹膜覆盖组织的放射状手术缘都要进行评估。评估的方法包括软组织边缘的墨水染色,区域性的解剖,以及选取合适的组织进行显微镜检查。

直肠癌术后的放射状边缘若呈阳性的话多预示存在局部复发可能[71]。而事实上,多变量分析也提示肿瘤累及放射状边缘是局部复发最关键的一个因素。Adam 等人曾统计过放射状边缘受侵患者局部复发的风险比达到了 12.23%(95%的置信区间,4.32~34.6),而淋巴结阳性患者局部复发的风险比则仅为 3.31%(95%的置信区间,1.15~4.56)[72]。遗憾的是,病理报告中通常忽略了放射状边缘的存在情况,尤其对于非直肠癌。而此时,作为外科医生应认识到这种情况的存在,并记得要正确记录,同时在相关区域做出标记。

对于直肠癌局部切除术后的外科边缘必须要进行评估。对于较大的无茎腺瘤和早期直肠癌可以采取经肛门内镜显微手术治疗,该术式可以进行病变部位和肠壁的全层切除,术后行缺损部位的修复。手术标本会由于固定而发生收缩,应尽可能在其发生最小收缩之前将标本用大头针固定,用墨水对其手术边缘标记。在固定以后,所有组织均要进行显微镜检。为了更好的评估手术边缘,病理报告应描述肿瘤的大体结构、肿瘤级别、浸润深度以及是否发生了血管淋巴管的侵犯[73]。

对于有腺癌侵犯的结直肠腺瘤,其手术边缘的评估也相当关键。此外,在进行内镜下息肉切除术时,病理学家通过对其组织学的评估将有助于预后判断以及指导临床治疗。如果能确定息肉基底部,可以用墨水染色(若是不用墨水的话,常存在于息肉切除边缘的热现象有助于我们进行显微镜下的评估)。在切片时,需要垂直于手术边缘进行连续切片,并且要将整体置于显微镜下检查。有重要意义的组织学因素是指肿瘤级别,手术切除边缘的状态以及是否存在淋巴管血管浸润。如果侵袭性肿瘤是低分化或是扩散入手术切除边缘小于 1mm 的范围或是有淋巴血管浸润,就需要进行手术切除[74]。带蒂息肉的治疗原则是充分的内镜下切除,而侵袭性的无蒂息肉则是外科手术切除的指征。

结直肠癌的组织学分级

组织学分级可以用来指导预后,但是仍存在一些有争论的问题,例如:分级是基于管型还是核的形态特征抑或是两者均需考虑?是根据病变最严重的区域分级还是根据病变较轻的部分来分级?在浸润性肿瘤中,管型特征是应该忽略不计,还是仅作为参考或是要放在最重要的地位进行考虑?到底应该分几级?是二级、三级还是四级?

由于缺乏统一的分级标准,这也解释了为何在某些研究中会出现观察者对肿瘤的分级划定会大相径庭。Blenkinsopp 等人[75]从 22 个不同的研究机构中选取了 2046 例患者,对他们的组织病理学进行了综述,他们将级别进行了总体上的细分 (26%的高分化、58%的中分化和 16%的低分化)。这一点与 Dukes 和 Bussey 的经典论著中所提及的 20%、60%、20%的比例基本一致[76]。但是在同一级别中,不同的观察者所得出的比例是千差万别的。这种差别体现在对于高分化所占比例从 3%一跃为 93%,中分化的比例从 8%到 82%不等,低分化的比例从 5%到 30%不等。

关于组织学分级的重要性,不同的文献有着不同的观点。有研究者通过多变量分析发现了其对预后的重要作用[25,77,78],另外一些研究者则是通过单变量分析得到这一结论的[79,80],也有其他一些研究者根本没有发现其对指导预后有何意义[17]。可能最能达成一致观点的就是大家都认为低分化是预后不良的一个指标[60,81]。这项观察活动(他们聚集在一起是为了提高观察者内部的一致性)也形成了美国病理学会的前身,他们建议的两级分级系统现在已经被采用[18]。

尽管在某些分级系统中,胞核的形态学也是分级标准[83],但是基于管型的分级方式逐渐被采纳。

在分级时,到底是依据病变最严重的区域还是优势区域的问题目前仍无定论。美国病理学会建议使用大体观察的方式,若肿瘤中管型成分小于 50%则认为是高级别。然而,对于病变最为严重区域的评分方式还在继续研究中,并且已经发现了一些有价值的东西[82,84]。

结直肠癌的组织学生长模式

依据肿瘤表面是界限分明还是不规则,可以将肿瘤的进展边界分为推进型和浸润型。关于这一点在病理报告中很少提及,即便有不少研究发现浸润生长方式有着不良的结局[25,79,85,86]。当肿瘤的边界很难界定时,对于浸润型生长方式的判定就要慎重了。从微管角度来看,浸润型生长方式的特征是小的腺体和不规则的细胞簇分割宿主的解剖学结构。有接近 30% 的结直肠癌呈浸润型生长,但是在观察者内部也存在分歧,这也是为何该标准没有推广开来的部分原因。

肿瘤芽殖

描述肿瘤边缘侵袭性特征的另一种方式被称为"肿瘤芽殖"。肿瘤芽在肿瘤边缘分离为单个细胞或小群细胞,被定义为侵袭性行为的预示[87,88](图 41.9)。最近的一篇综述报道了在 638 例直肠癌患者中高级别芽殖的比例占到 30%,该组患者的 5 年生存率是 41%,而对照组,也就是低级别芽殖组的 5 年生存率是 84%(P<0.0001)[89]。这篇综述的作者还发现肿瘤芽殖是一个高度可重复的参数(kappa 系数为 0.84),同时,多变量分析也表明其是一个重要的独立变量[89]。

血管和淋巴管侵犯

我们之所以将血管和淋巴管侵犯放在一起讨论是因为若需从淋巴管中鉴别出小静脉的话需要用到弹力染色,但通常来讲,这种特殊的染色方式用处并不大[18]。在病理报告中,含有肿瘤的小血管可以被当成血管淋巴管。

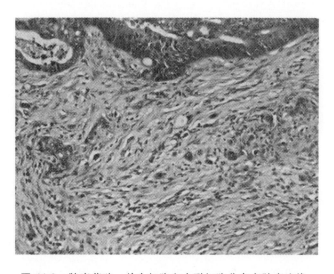

图 41.9　肿瘤芽殖。单个细胞和小群细胞分布在肿瘤边缘。

血管淋巴管受侵意味着有较高的血运播散的风险,同时也是一个不良预后因素(一项研究表明,出现血管淋巴管受侵的患者其 3 年生存率为 30%,而没有血管淋巴管受侵患者的 3 年生存率可达 62%)[91]。壁外静脉受侵是一个特别不利的预后因素[92,93]。

结直肠癌的神经受侵

在所有的结直肠癌病例中都应该记录并报告是否存在神经受侵。通常,随着肿瘤级别和分期的提高,神经受侵的机率也发生增长。Spratt 和 Spjut 报道了存在神经受侵的患者其生存率较低的情况[94],该结果在其他一些研究中同样得到了证实[92]。在多变量分析中,直肠癌的神经受侵是一个独立的预后因素[95]。

结直肠癌的间质结缔组织反应

在很多的浸润性肿瘤中都能见到特征性的结缔组织增生。同样,在几乎所有的结直肠癌中都可见不同程度的结缔组织增生。激活的成纤维细胞产生胶原基质,而肿瘤细胞分泌胶原降解酶,这便导致了持续的重塑过程。有人提出,一定密度的胶原间质可以作为肿瘤播散的屏障,虽然间质的成分看起来像是有助于肿瘤浸润或是至少在其他一些胃肠肿瘤中是肿瘤浸润的一个标志[96,97]。有不止一项研究提出结直肠癌若伴随结缔组织增生,其生存率相对不伴有结缔组织增生的有所提高(伴有结缔组织增生的 5 年生存率是 60%,不伴结缔组织增生的 5 年生存率是 35%)[98]。Ueno 等人的研究发现有着完好或是宽广胶原带的直肠癌患者,由于有这些黏液胶原的保护,其生存率较高[99]。

结直肠癌的宿主免疫应答

Spratt 和 Spjut 对肿瘤的宿主免疫应答很感兴趣,他们发现若是肿瘤患者缺乏外周炎症反应的话,其生存率较低[94]。最近他们又兴奋的发现了微卫星不稳定性肿瘤有着过度的宿主淋巴反应。

宿主免疫反应可以分成三类。第一类是外周淋巴反应,该反应在瘤岛边缘有一致密的淋巴带(图 41.10A)。许多研究表明这是预后较好的信号[100-103]。

最近,Graham 和 Appelman 注意到在肿瘤外周出

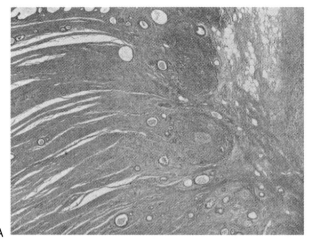
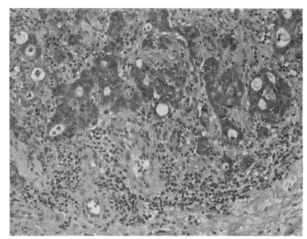
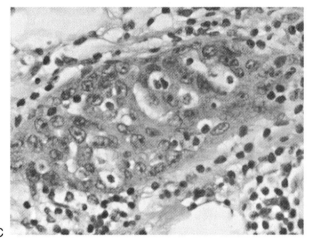

图 41.10 肿瘤的宿主淋巴反应。(A)外周淋巴结。(B)集合淋巴结(克伦克反应)。(C)肿瘤浸润性淋巴细胞。

现的集合淋巴结与患者预后有着一定的联系[104] (图41.10B)。他们将这种反应定义为"克伦克反应"。肿瘤周围没有克伦克反应的患者, 其 10 年生存率为 9%, 肿瘤周围伴随明显克伦克反应的患者, 其 10 年生存率为 39%。该结论也被 Harrison 等人验证过,Harrison 等人利用多变量分析的方式对 344 例右侧结肠癌患者进行了研究,发现克伦克反应是预后较好的一个独立因素[105]。

第三类宿主淋巴反应类型是肿瘤细胞和淋巴细胞紧密混合在一起。此时的淋巴细胞应称之为肿瘤浸润性淋巴细胞(TILs) (图 41.10C)。肿瘤浸润性淋巴细胞在恶性黑色素瘤中是较好的预后因素[106],在结直肠癌中也是如此[107]。事实上,当数量足够多的时候(每个高倍镜视野下大于 4 个浸润性淋巴细胞), 肿瘤浸润性淋巴细胞几乎 100%的具有特异性的微卫星不稳定性[47]。美国病理学会一个统一的观点是认为肿瘤浸润性淋巴细胞应该独立于其他类型的宿主淋巴反应,应该计数其阳性或是阴性(每个高倍镜视野下大于 4 个肿瘤浸润性淋巴细胞)的个数[18]。

高度微卫星不稳定性结直肠癌

有 10%到 15%的结直肠癌显示高度微卫星不稳定性表型[108-110]。这种表型反应了 DNA 错配修复的缺失, 它能导致种系突变或是体细胞失活。携带种系突变的患者会发生遗传性非息肉型结直肠癌(HNPCC)。这些遗传性的基因包括 MLH1 (反应为遗传性非息肉型结直肠癌为 45%~50%),MSH2(35%~40%),MSH6(10%)以及 PMS2(很少)[111]。由于超甲基化使得 hMLH1 启动子区域失活,从而导致体细胞错配修复功能的紊乱,一个比较普遍的现象是这种情况多发生于女性以及老年患者[112]。

高度微卫星不稳定性结直肠癌有着特征性的临床病理表现。肿瘤好发于脾曲,通常可见黏液癌、印戒细胞癌和髓样癌的背景,此外在形态学上常见宿主淋巴反应[43,45,113]。虽然肿瘤的组织学看起来像是具有侵犯性,高度微卫星不稳定性结直肠癌与同期的其他肿瘤相比,有着较好的预后[114-121]。此外,有证据表明高度微卫星不稳定性结直肠癌与微卫星稳定性结直肠癌相比,在对化疗的反应上有所不同。基于 5-FU 的辅助化疗可能对其无效[121,122]。

　　因此,我们可以从三个方面来理解高度微卫星不稳定性结直肠癌为何会引起众多关注:首先它有助于鉴定遗传性非息肉性结直肠癌(HNPCC);其次,可以预测预后;再者可以指导治疗。微卫星不稳定性检测是其诊断的金标准。我们可以采取石蜡包埋组织进行检测,但是需要进行显微解剖以扩增肿瘤细胞和正常细胞的数量,然后扩增其 DNA 标记。这种实验目前很多临床实验室都可以进行,但它的劳动强度很大并且费用很高(500~1000 美金)。

　　现在有商品化的 MLH1, MSH2, MSH6, 以及 PMS2 的抗体可以购买,他们用在石蜡包埋组织上的效果还不错。其异常结果是蛋白表达缺失 (图 41.4)。由于正常细胞(淋巴细胞、间质细胞和良性黏液细胞)总是出现,所以需要用免疫组化来进行内部控制。在蛋白表达缺失和特异性的微卫星不稳定性之间存在着完全的必然联系,也就是说,蛋白缺失是 100% 的微卫星不稳定性特异性表现。(这里需要说明错配修复过程和异二聚体的联系,这种关系意味着 MLH1 功能的缺失多伴随着 PMS2 的丢失,MSH2 的丢失则伴随着 MSH6 的丢失[123]。因此,这里有四种可能的结果:①MLH1 和 PMS2 的免疫阴性结果伴随着 MLH1 的基因缺陷或是功能异常;②MSH2 和 MSH6 的双重缺失伴随着MSH2 的基因缺陷;③MSH6 的单独缺失,伴随着 MSH6 的基因缺陷;④PMS2 的单独缺失伴随着其本身的基因缺陷)。关于其检测敏感度的问题较为复杂。在散发的背景下,MLH1 表达的缺失对于高度微卫星不稳定性是100%敏感的, 因为这种表型来源于 MLH1 的失活,而其失活又是由启动子区域的超甲基化所造成的。接近3%的遗传性非息肉性结直肠癌相关肿瘤的微卫星不稳定性检测表现为高度微卫星不稳定,然而免疫组化则表现为完整的蛋白表达[124]。这也反应了很可能有其他的错配基因,抑或是 MLH1 或 MSH2 发生了某些突变,使得他们产生了能检测到的蛋白,尽管在生物学上它们是无功能的[125]。

　　在临床上,免疫组化能够作为微卫星不稳定性检测的补充或是替代。如果想知道一个没有遗传性非息肉性结直肠癌家族史的老年患者微卫星不稳定性的状态,仅仅利用免疫组化检测 MLH1 便足以回答上述问题。然而,临床上更多见的情况是年老或有家族史

的结肠癌与遗传性非息肉性结直肠癌的关系越来越密切。此时,免疫组化检测能够作为有价值的一线筛查[126,127],但是仅对于蛋白表达不完整以及临床高度怀疑的患者需要进行微卫星不稳定性的检测。要注意的是,微卫星分析和免疫组化都不是用来直接对患者的种系进行评估的。但是免疫组化的一个优点就是即使表达缺失也可以允许对特异的基因进行基因检测。不仅如此,由于散发性的超甲基化仅影响 MLH1, MSH2, MSH6, 或是 PMS2 的表达缺失,这强烈预示着种系突变的可能。MLH1 的表达缺失与种系的状态无关,有许多研究者建议将 MLH1 启动子的甲基化分析作为二线检测,其甲基化的缺失预示着种系突变可能[128]。

（胡均 译）

参考文献

1. Bird RP. Observation and qualification of aberrant crypts in the murine colon treated with a colon carcinogen: preliminary findings. *Cancer Lett* 1987;37:147–151.
2. Takayama T, Katsuki S, Takahashi Y, et al. Aberrant crypt foci of the colon as precursors of adenoma and cancer. *N Engl J Med* 1998;339:1277–1284.
3. Takayama T, Miyanishi K, Hayashi T, et al. Aberrant crypt foci: detection, gene abnormalities, and clinical usefulness. *Clin Gastroenterol Hepatol* 2005;3:542–545.
4. Muto T, Bussey HJR, Morson BC. The evolution of cancer of the colon and rectum. *Cancer* 1975;36:2251–2258.
5. Longacre TA, Fenoglio-Preiser CF. Mixed hyperplastic adenomatous polyps/serrated adenomas: a distinct form of colorectal neoplasia. *Am J Surg Pathol* 1990;14:524–537.
6. Snover DC, Jass JR, Fenoglio-Preiser C, Batts KP. Serrated polyps of the large intestine: a morphologic and molecular review of an evolving concept. *Am J Clin Pathol* 2005;124:380–391.
7. Torlakovic E, Snover DC. Serrated adenomatous polyposis in humans. *Gastroenterology* 1996;110:748–755.
8. Cohen AM, Wood WC, Gunderson LL, et al. Pathological studies in rectal cancer. *Cancer* 1980;45:2965–2968.
9. Sontag SJ, Durczak C, Aranha GV, et al. Fecal occult blood screening for colorectal cancer in a Veterans Administration hospital. *Am J Surg* 1983;145:89–94.
10. Grinnell RS. The grading and prognosis of carcinoma of the colon and rectum. *Ann Surg* 1939;109:500–503.
11. Steinberg SM, Barkin JS, Kaplan RS, et al. Prognostic indicators of colon tumors: the Gastrointestinal Tumor Group experience. *Cancer* 1986;57:1866–1870.
12. George SMC, Makinen MJ, Jernvall P, Makela J, Vihko P, Karttunen TJ. Classification of advanced colorectal carcinomas by tumor edge morphology. *Cancer* 2000;89:1901–1909.
13. Whittaker M, Goligher JC. The prognosis after surgical treatment for carcinoma of the rectum. *Br J Surg* 1976;63:384–388.
14. Griffin MR, Bergstralh EJ, Coffey RJ, et al. Predictors of survival after curative resection of carcinoma of the colon and rectum. *Cancer* 1987;60:2318–2324.
15. Wolmark N, Wieand HS, Rockette HE, et al. The prognostic significance of tumor location and bowel obstruction in Dukes B and C colorectal cancer: findings from the NSABP clinical trials. *Ann Surg* 1983;198:743–752.
16. Chapuis PH, Dent OF, Fisher R, et al. A multivariate analysis of clinical and pathological variables in prognosis after resection of large bowel cancer. *Br J Surg* 1985;72:698–702.
17. Crucitti F, Sofo L, Doglietto GB, et al. Prognostic factors in colorectal cancer: current status and new trends. *J Surg Oncol Suppl* 1991;2:76–82.
18. Compton CC, Fielding LP, Burgart LJ, et al. Prognostic factors in colorectal cancer. College of American Pathologists consensus statement 1999. *Arch Pathol Lab Med* 2000;124:979–994.
19. Nasir A, Boulware D, Kaiser HE, et al. Flat and polypoid adenocarcinomas of the colorectum: a comparative histomorphologic analysis of 47 cases. *Hum Pathol* 2004;35:604–611.
20. Hamilton SR, Aaltonen LA. *Tumours of the Digestive System. Pathology and Genetics. World Health Organization Classification of Tumours.* Lyons, France: IARC Press; 2000.

21. Werling RW, Yaziji H, Bacchi CE, Gown AM. CDX2, a highly sensitive and specific marker of adenocarcinomas of intestinal origin: an immunohistochemical survey of 476 primary and metastatic carcinomas. *Am J Surg Pathol* 2003;27:303–310.

22. Zhang PJ, Shah M, Spiegel GW, Brooks JJ. Cytokeratin 7 immunoreactivity in rectal adenocarcinomas. *Appl Immunohistochem Mol Morphol* 2003;11:306–310.

23. Cohen AM, Tremiterra S, Candela F, et al. Prognosis of node-positive colon cancer. *Cancer* 1991;67:1859–1861.

24. Green J, Timmcke A, Mitchell W, et al. Mucinous carcinoma–just another colon cancer? *Dis Colon Rectum* 1993;36:49–54.

25. Roncucci L, Fante R, Losi L, et al. Survival for colon and rectal cancer in a population-based cancer registry. *Eur J Cancer* 1996;32:295–302.

26. Harrison JC, Dean PJ, El-Zeky F, et al. From Dukes through Jass: pathological prognostic indicators in rectal cancer. *Hum Pathol* 1994;25:498–505.

27. Secco G, Fardelli R, Campora E, et al. Primary mucinous adenocarcinomas and signet-ring carcinomas of colon and rectum. *Oncology* 1994;51:30–34.

28. Heys SD, Scherif A, Bagley JS, et al. Prognostic factors in survival of patients aged less than forty-five years with colorectal cancer. *Br J Surg* 1994;81:685–688.

29. Kakar S, Aksoy S, Burgart LJ, Smyrk TC. Mucinous carcinoma of the colon: correlation of loss of mismatch repair enzymes with clinicopathologic features and survival. *Mod Pathol* 2004;17:696–700.

30. Ogino S, Brahmandam M, Cantor M, et al. Distinct molecular features of colorectal carcinoma with signet ring cell component and colorectal carcinoma with mucinous component. *Mod Pathol* 2006;19:59–68.

31. Almagro UA. Primary signet-ring carcinoma of the colon. *Cancer* 1983;52:1453–1457.

32. Lui IO, Kung IM, Lee JM, et al. Primary colorectal signet-ring carcinoma in young patients. *Pathology* 1985;17:31–35.

33. Giacchero A, Aste H, Baracchini P, et al. Primary signet-ring carcinoma of the large bowel. *Cancer* 1985;56:2723–2726.

34. Kakar S, Smyrk TC. Signet ring cell carcinoma of the colorectum: correlations between microsatellite instability: clinicopathologic features and survival. *Mod Pathol* 2005;18:244–249.

35. Ojeda VJ, Mitchell KM, Walters MN, et al. Primary colorectal linitis plastica type of carcinoma. *Pathology* 1982;14:181–189.

36. Williams GT, Blackshaw AJ, Morson BC. Squamous carcinoma of the colorectum and its genesis. *J Pathol* 1979;129:139–147.

37. Juturi JV, Francis B, Koontz PW, et al. Squamous-cell carcinoma of the colon responsive to combination chemotherapy: report of two cases and review of the literature. *Dis Colon Rectum* 1999;42:102–109.

38. Cerezo L, Alvarez M, Edwards O, et al. Adenosquamous carcinoma of the colon. *Dis Colon Rectum* 1985;28:597–603.

39. Wick MR. Neuroendocrine neoplasia: current concepts [editorial]. *Am J Clin Pathol* 2000;113:331–335.

40. Burke AB, Shekita KM, Sobin LH. Small cell carcinomas of the large intestine. *Am J Clin Pathol* 1991;95:315–321.

41. Mills SE, Allen MS, Jr., Cohen AR. Small-cell undifferentiated carcinoma of the colon: a clinicopathological study of five cases and their association with colonic adenomas. *Am J Surg Pathol* 1983;7:643–651.

42. Ruschoff J, Dietmaier W, Luttger J, et al. Poorly differentiated colonic adenocarcinoma, medullary type: clinical, phenotypic and molecular characteristics. *Am J Pathol* 1997;150:1815–1825.

43. Lanza G, Fafa R, Matteuzzi M, et al. Medullary-type poorly differentiated adenocarcinoma of the large bowel: a distinct clinicopathologic entity characterized by microsatellite instability and improved survival. *J Clin Oncol* 1999;17:2429–2438.

44. Smyrk TC, Watson P, Kaul K, Lynch HT. Tumor-infiltrating lymphocytes are a marker for microsatellite instability in colorectal carcinoma. *Cancer* 2001;91:2417–2422.

45. Wick MR, Vitsky JL, Ritter JH, Swanson PE, Mills SE. Sporadic medullary carcinoma of the colon: a clinicopathologic comparison with nonhereditary poorly differentiated enteric type adenocarcinoma and neuroendocrine colorectal carcinoma. *Am J Clin Pathol* 2005;123:56–65.

46. Jass J, Smyrk TC, Stewart SM, et al. Pathology of hereditary nonpolyposis colon cancer. *Anticancer Res* 1994;14:1631–1634.

47. Jass JR, Do K-A, Simms LA, et al. Morphology of sporadic colorectal cancer with DNA replication errors. *Gut* 1998;42:673–679.

48. Lockhart-Mummery JP. Two hundred cases of cancer of the rectum treated by perineal excision. *Br J Surg* 1927;14:110–124.

49. Dukes CE. The classification of cancer of the rectum. *J Pathol* 1932;35:323–332.

50. Simpson WC, Mayo CW. The mural penetration of the carcinoma cell in the colon: anatomic and clinical study. *Surg Gynecol Obstet* 1939;68:872–877.

51. Astler VB, Coller FA. The prognostic significance of direct extension of carcinoma of the colon and rectum. *Ann Surg* 1954;139:846–851.

52. Turnbull RB, Jr., Kyle K, Watson FR, et al. Cancer of the colon: the influence of the no-touch isolation technique on survival rates. *Ann Surg* 1967;166:420–427.

53. Kyriakos M. The president's cancer, the Dukes classification, and confusion. *Arch Pathol Lab Med* 1985;109:1063–1066.

54. Hutter RVP, Sobin LH. A universal staging system for cancer of the colon and rectum: let there be light. *Arch Pathol Lab Med* 1986;110:367–368.

55. Greene FL, Page DL, Fleming ID, et al., eds. *AJCC Cancer Staging Manual.* 6th ed. New York, NY: Springer; 2002.

56. Wittekind C, Greene FL, Henson DE, eds. *TMN Supplement: A Commentary on Uniform Use.* 3rd ed. New York, NY: Wiley-Liss; 2003.

57. Goldstein NS, Turner JR. Pericolonic tumor deposits in patients with T3N + M0 colon adenocarcinoma: markers of reduced disease free survival and intra-abdominal metastases and their implications for TNM classification. *Cancer* 2000;88:2228–2238.

58. Gabriel WB, Dukes C, Bussey HJR. Lymphatic spread in cancer of the rectum. *Br J Surg* 1935;23:395–413.

59. Shepherd NA, Baxter KJ, Love SB. The prognostic importance of peritoneal involvement in colon cancer: a prospective evaluation. *Gastroenterology* 1997;112:1096–1102.

60. Newland RC, Dent OF, Lyttle MN, et al. Pathologic determinants of survival associated with colorectal cancer with lymph node metastases: a multivariate analysis of 579 patients. *Cancer* 1994;73:2076–2082.

61. Ratto C, Sofo L, Ippoliti M, et al. Accurate lymph-node detection in colorectal specimens resected for cancer is of prognostic significance. *Dis Colon Rectum* 1999;42:143–158.

62. Goldstein NS. Lymph node recoveries from 2427 pT3 colorectal resection specimens spanning 45 years: recommendations for a minimum number of recovered lymph nodes based on predictive probabilities. *Am J Surg Pathol* 2002;26:179–189.

63. Tepper JE, O'Connell MJ, Niedzwiecki D, et al. Impact of number of nodes retrieved on outcome in patients with rectal cancer. *J Clin Oncol* 2001;19:157–163.

64. Swanson RS, Compton CC, Stewart AK, Bland KI. The prognosis of T3N0 colon cancer is dependent upon the number of lymph nodes examined. *Ann Surg Oncol* 2003;10:65–71.

65. Malassagne B, Valeur P, Serra J, et al. Relationship of apical lymph node involvement to survival in resected colon carcinoma. *Dis Colon Rectum* 1993;36:645–653.

66. Wilkinson EJ, Hause L. Probability in lymph node sectioning. *Cancer* 1974;33:1269–1274.

67. Cutait R, Alves VA, Lopes LC, et al. Restaging of colorectal cancer based on the identification of lymph node micrometastases through immunoperoxidase staining of CEA and cytokeratins. *Dis Colon Rectum* 1991;34:917–920.

68. Sanchez-Cespedes M, Esteller M, Hibi K, et al. Molecular detection of neoplastic cells in lymph nodes of metastatic colorectal cancer patients predicts recurrence. *Clin Cancer Res* 1999;5:2450–2454.

69. Greenson JK, Isenhart CE, Rice R, et al. Identification of occult micrometastases in pericolic lymph nodes of Dukes' B colorectal cancer patients using monoclonal antibodies against cytokeratin and CC49: correlation with long-term survival. *Cancer* 1994;73:563–569.

70. Williams NS, Dixon MF, Johnston D. Reappraisal of the 5 centimetre rule of distal excision for carcinoma of the rectum: a study of distal intramural spread and of patient's survival. *Br J Surg* 1983;70:150–154.

71. Quirke P, Durdy P, Dixon MF, et al. Local recurrence of rectal adenocarcinoma due to inadequate surgical resection. *Lancet* 1986;2:996–999.

72. Adam IJ, Mohamdee MO, Martin IG, et al. Role of the circumferential margin involvement in the local recurrence of rectal cancer. *Lancet* 1994;344:707–711.

73. Tanaka S, Yokota T, Saito D, et al. Clinicopathologic features of early rectal carcinoma and indications for endoscopic treatment. *Dis Colon Rectum* 1995;38:959–963.

74. Haggitt RC, Glotzbach RE, Soffer EE, et al. Prognostic factors in colorectal carcinomas arising in adenomas: implications for lesions removed by endoscopic polypectomy. *Gastroenterology* 1985;89:328–336.

75. Blenkinsopp WK, Stewart-Brown S, Blesovsky L, et al. Histopathology reporting in large bowel cancer. *J Clin Pathol* 1981;34:509–513.

76. Dukes CE, Bussey HJR. The spread of rectal cancer and its effect on prognosis. *Br J Cancer* 1958;12:309–312.

77. Wiggers T, Arends JW, Volovics A. Regression analysis of prognostic factors in colorectal cancer after curative resections. *Dis Colon Rectum* 1988;31:33–41.

78. Jessup JM, McGinnis LS, Steele GD, Jr., et al. The National Cancer Data Base report on colon cancer. *Cancer* 1996;78:918–926.

79. Jass JR, Atkin WS, Cuzick J, et al. The grading of rectal cancer: historical perspectives in a multivariate analysis of 447 cases. *Histopathology* 1986;10:437–439.

80. Ropponen K, Eskelinen M, Kosma VM, et al. Comparison of classic and quantitative prognostic factors in colorectal cancer. *Anticancer Res* 1996;16:3875–3882.

81. Fisher ER, Sass R, Palekar A, et al. Dukes' classification revisited: findings from the National Surgical Adjuvant Breast and Bowel Projects (protocol R-01). *Cancer* 1989;64:2354–2360.

82. Purdie CA, Piris J. Histopathological grade, mucinous differentiation and DNA ploidy in relation to prognosis in colorectal carcinoma. *Histopathology* 2000;36:121–126.

83. Association of Directors of Anatomic and Surgical Pathology. Recommendations for the reporting of resected large intestinal carcinomas. *Am J Clin Pathol* 1996;106:12–15.

84. Goldstein NS, Hart J. Histologic features associated with lymph node metastasis in stage T1 and superficial T2 rectal adenocarcinomas in abdominoperineal resection specimens: identifying a subset of patients for

whom treatment with adjuvant therapy or completion abdominoperineal resection should be considered after local excision. *Am J Clin Pathol* 1999;111:51–58.

85. Jass JR, Love SB, Northover JMA. A new prognostic classification of rectal cancer. *Lancet* 1987;1:1303–1306.

86. Shepherd NA, Saraga EP, Love SB, et al. Prognostic factors in colonic cancer. *Histopathology* 1989;14:613–620.

87. Morodomi T, Isomoto H, Shirouzu K, Kakegawa K, Irie K, Morimatsu M. An index for estimating the probability of lymph node metastasis in rectal cancers. *Cancer* 1989;63:539–543.

88. Hase K, Shatney C, Johnson D, Trollope M, Vierra M. Prognostic value of tumor budding in patients with colorectal cancer. *Dis Colon Rectum* 1993;36:627–635.

89. Ueno H, Murphy J, Jass JR, Mochizuki H, Talbot IC. Tumour budding as an index to estimate the potential of aggressiveness in rectal cancer. *Histopathology* 2002;40:127–132.

90. Inoue T, Mori M, Shimono R, et al. Vascular invasion of colorectal carcinoma readily visible with certain stains. *Dis Colon Rectum* 1992;35:34–39.

91. Krasna MJ, Flanobaum L, Cody RP, et al. Vascular and neural invasion in colorectal cancer. *Cancer* 1988;61:1018–1023.

92. Talbot IC, Ritchie S, Leighton MH, et al. The clinical significance of invasion of veins by rectal cancer. *Br J Surg* 1980;67:439–442.

93. Minsky BD, Mies C, Recht A, et al. Resectable adenocarcinoma of the rectosigmoid and rectum: II. The influence of blood vessel invasion. *Cancer* 1988;61:1417–1424.

94. Spratt JS, Jr., Spjut HJ. Prevalence and prognosis of individual clinical and pathologic variables associated with colorectal carcinoma. *Cancer* 1967;20:1976–1985.

95. Knudsen JB, Nilsson T, Sprechler M, et al. Venous and nerve invasion as prognostic factors in postoperative survival of patients with resectable cancer of the rectum. *Dis Colon Rectum* 1983;26:613–617.

96. Iacobuzio-Donahue CA, Ryu B, Hruban RH, et al. Exploring the host desmoplastic response to pancreatic carcinoma: gene expression of stromal and neoplastic cells at the site of primary invasion. *Am J Pathol* 2002;160:91–99.

97. Koliopanos A, Friess H, di Mola FF, et al. Connective tissue growth factor gene expression alters tumor progression in esophageal cancer. *World J Surg* 2002;26:420–427.

98. Caporale A, Vestri AR, Benvenuto E, et al. Is desmoplasia a protective factor for survival in patients with colorectal carcinoma? *Clin Gastroenterol Hepatol* 2005;3:370–375.

99. Ueno H, Jones A, Jass JR, Talbot IC. Clinicopathological significance of the 'keloid-like' collagen and myxoid stroma in advanced rectal cancer. *Histopathology* 2002;40(4):327–334.

100. Murray D, Hreno A, Dutton J, et al. Prognosis in colon cancer: a pathologic reassessment. *Arch Surg* 1975;110:908–913.

101. Pihl E, Malahy MA, Khankhanian N, et al. Immunomorphological features of prognostic significance in Dukes' class B colorectal carcinoma. *Cancer Res* 1977;37:4145–4149.

102. Jass JR, Morson BC. Reporting colorectal cancer. *J Clin Pathol* 1987;40:1016–1023.

103. Halvorsen TB, Seim E. Association between invasiveness, inflammatory reaction, desmoplasia and survival in colorectal cancer. *J Clin Pathol* 1989;42:162–166.

104. Graham DM, Appelman HD. Crohn's-like lymphoid reaction and colorectal carcinoma: a potential histologic prognosticator. *Mod Pathol* 1990;3:332–335.

105. Harrison JC, Dean PJ, el-Zeky F, et al. Impact of the Crohn's-like lymphoid reaction on staging of right-sided colon cancer: results of multivariate analysis. *Hum Pathol* 1995;26:31–38.

106. Clemente CG, Mihm MC, Bufalino R, et al. Prognostic value of tumor infiltrating lymphocytes in the vertical growth phase of primary cutaneous melanoma. *Cancer* 1996;77:1303–1310.

107. Naito Y, Saito K, Shiiba K, et al. CD8 + T cells infiltrated within cancer cell nests as a prognostic factor in human colorectal cancer. *Cancer Res* 1998;58:3491–3494.

108. Ionov Y, Peinado MA, Malkhosyan S, et al. Ubiquitous somatic mutations in simple repeated sequences reveal a new mechanism for colonic carcinogenesis. *Nature* 1993;363:558–561.

109. Salovaara R, Loukola A, Kristo P, et al. Population-based molecular detection of hereditary nonpolyposis colorectal cancer. *J Clin Oncol* 2000;18:2193–2200.

110. Slattery ML, Curtin K, Anderson K, et al. Associations between cigarette smoking, lifestyle factors and microsatellite instability in colon tumors. *J Natl Cancer Inst* 2000;92:1831–1836.

111. Peltomaki P. Deficient DNA mismatch repair: a common etiologic factor for colon cancer. *Hum Mol Genet* 2001;10:735–740.

112. Kaker S, Burgart LJ, Thibodeau SN, et al. Frequency of loss of hMLH1 expression in colorectal carcinoma increases with advancing age. *Cancer* 2003;97:1421–1427.

113. Kim H, Jen J, Vogelstein B, et al. Clinical and pathological characteristics of sporadic colon carcinomas with DNA replication errors in microsatellite sequences. *Am J Pathol* 1994;145:148–156.

114. Jernvall P, Makinen MJ, Karttunen TJ, et al. Microsatellite instability: impact on cancer progression in proximal and distal colorectal cancers. *Eur J Cancer* 1999;35:197–201.

115. Senba S, Konishi F, Okamoto T, et al. Clinicopathologic and genetic features of nonfamilial colorectal carcinomas with DNA replication errors. *Cancer* 1998;82:279–285.

116. Salahshor S, Kressner U, Fischer H, et al. Microsatellite instability in sporadic colorectal cancer is not an independent prognostic factor. *Br J Cancer* 1999;81:190–193.

117. Liang JT, Chang KJ, Chen JC, et al. Clinicopathologic and carcinogenetic appraisal for DNA replication errors in sporadic T3N0M0 stage colorectal cancer after curative resection. *Hepatogastroenterology* 1999;46:883–890.

118. Cawkwell L, Gray S, Murgatroyd H, et al. Choice of management strategy for colorectal cancer based on a diagnostic immunohistochemical test for defective mismatch repair. *Gut* 1999;45:409–415.

119. Gryfe R, Kim H, Hsieh ETK, et al. Tumor microsatellite instability and clinical outcome in young patients with colorectal cancer. *N Engl J Med* 2000;342:69–77.

120. Elsaleh H, Joseph D, Grieu F, et al. Association of tumour site and sex with survival benefit from adjuvant chemotherapy in colorectal cancer. *Lancet* 2000;355:1745–1750.

121. Ribic CM, Sargent DJ, Moore MJ, et al. Tumor microsatellite instability status as a predictor of benefit from fluorouracil-based adjuvant chemotherapy for colon cancer. *N Engl J Med* 2003;349:247–257.

122. Carethers JM, Chauhan DP, Fink D, et al. Mismatch repair proficiency and in vitro response to 5-fluorouracil. *Gastroenterology* 1999;117:123–131.

123. Gruber SB. New developments in Lynch syndrome (hereditary nonpolyposis colorectal cancer) and mismatch repair gene testing. *Gastroenterology* 2006;130:577–587.

124. Gill S, Lindor N, Burgart LJ, et al. Isolated loss of PMS2 expression in colorectal cancers: frequency, patient age and familial aggregation. *Clin Cancer Res* 2005;11:6466–6471.

125. Wahlberg S, Schmeits J, Thomas G, et al. Evaluation of microsatellite instability and immunohistochemistry for the prediction of germ-line MSH2 and MLH1 mutations in hereditary nonpolyposis colon cancer families. *Cancer Res* 2002;62:3485–3492.

126. Jover R, Paya A, Alenda C, et al. Defective mismatch-repair colorectal cancer: clinicopathologic characteristics and usefulness of immunohistochemical analysis for diagnosis. *Am J Clin Pathol* 2004;122:389–394.

127. Chai SM, Zeps N, Shearwood AM, et al. Screening for defective DNA mismatch repair in stage II and III colorectal cancer patients. *Clin Gastroenterol Hepatol* 2004;2:1017–1025.

128. Bouzourene H, Taminelli L, Chauber P, et al. A cost-effective algorithm for hereditary nonpolyposis colorectal cancer detection. *Am J Clin Pathol* 2006;125:823–831.

第 42 章

结直肠癌：解剖结构及分期

Ian D. Chin, Bogdan C. Paun

为了更好地治疗结直肠癌，必须了解一些基础知识。详细地了解结直肠的解剖结构、胚胎起源以及组织病理能够使外科医生和肿瘤科医生更有效地治疗病患及研究新的治疗方法。采用最新的技术要求临床医师能够精确地对结直肠癌病患进行分期并给予恰当的治疗以提高生存减少复发。分期系统可以有效地帮助研究者们比较多个不同的实验，最终给出概括性的分析。

结直肠的胚胎学、解剖学和组织学的相关知识

结直肠的解剖知识是相当重要的，不仅仅是出于外科手术技术的考虑，同样对于更好地理解肿瘤的行为及扩散方式也是必不可少的。因此，在本章节里我们对结直肠的解剖结构给予了简要的概述，并且建议读者参考更广泛的文献[1-3]。此外也用简短的篇幅介绍了胚胎学和组织学的相关内容。

胚胎学

在生长发育到第三周时，初期的肠道已经由卵黄囊的内胚层发育形成了。可以划分为前肠、中肠和后肠。第四周以后，中肠扩展速度快于腹腔，故而中肠被推入到脐带，形成突出部分，它包括十二直肠的远端 1/3 到横结肠的近端 1/3 [4]。整个部分的血供来源于肠系膜上动脉，并且其初始段形成一个 90°逆时针旋转轴。在发育过程的第十周，中肠回到腹腔，近段首先弯曲，进一步逆时针旋转 180°。这一近端弯曲穿过远端肠曲（位于横结肠）的肠系膜。在肠突出腹腔的阶段，盲肠开始发育，在远端肠曲到肠系膜上动脉处局部扩展。远端结肠（即横结肠的远端 1/3 段、降结肠、乙状结肠以及直肠）起源于后肠，因而它的血供来源于肠系膜下动脉。

近端肛管同直肠一样起源于内胚层，由后肠发育而来。远端肛管由肛门窝向内生长形成，起源于外胚层。从解剖的角度来说，齿状线是肛门与直肠的边界；而从外科角度来说，肛管肌的顶端（肛门直肠环）是肛门与直肠的分界[1]。

大肠的解剖结构

大肠从回肠末端延伸至肛管的齿状线，其长度因人而异，有报道在 1.3m 到 1.8m 之间[1]。随着延伸肠腔直径可由盲肠的 7.5cm 逐渐缩小至乙状结肠的 2.5cm，而后在直肠壶腹部再次膨大。结肠有内层的环行肌层和外层的纵行肌层纤维，其中部分纵行肌层聚集在一起形成三条带称为结肠带，三条结肠带沿肠管将其分为 3 个 120°角。结肠带虽然厚实，但却比结肠壁短，这导致了小囊的形成称为结肠袋，它被结肠的套入部分即结肠半月襞分隔，结构半月襞沿着结肠环周生长，形成了其特征性的放射状外形。结肠在其浆膜层外有小的脂肪附着物叫做肠脂肪垂。

大肠可以分为盲肠、升结肠、横结肠、降结肠、乙状结肠和直肠几个部分。盲肠的肠腔直径最大，但肠壁最薄，其完全被腹膜覆盖并移行入盆腔，或被固定于后腹壁或髂窝内。阑尾是一条长的憩室，起源于盲肠的后内侧壁，位于三条结肠带的汇合处。在盲肠和结肠的连接处，回盲瓣是回肠的突出部分，位于大肠的内侧壁，并有环形肌层使其形成乳突状外观。升结肠通常位于腹膜后（其前壁及侧壁表面有腹膜覆盖，后壁则没有腹膜覆盖），一直延伸到肝曲。肝曲位于肝右叶、胆囊前壁、右侧肾脏及十二指肠的后壁之间。横

结肠从肝曲延伸到脾曲,此段相对固定。其被腹膜包裹,可悬挂成 V 字形达到脐下。前壁表面附着于大网膜。降结肠从脾曲开始,是腹膜后器官,一直延伸至盆腔边缘。乙状结肠是大肠腹膜内游离的一段,被肠系膜附着于左侧盆壁,向下延续为直肠,同时于结肠带汇合。

关于直肠乙状结肠结合位点的定位尚有争议,但这对肿瘤治疗的重要性可能不及肿瘤距肛管的距离那么显著。直肠的上 1/3 段完全被腹膜包裹,较多的脂肪组织填充于其与腹膜之间,在盆腔内下行。中段 1/3 只有前壁表面被腹膜覆盖。直肠的最下段完全在腹膜之外。直肠本身没有肠系膜,直肠后壁较厚,周围被一层盆筋膜脏层包围。位于前面的直肠系膜有一固有筋膜,是从覆盖于前列腺的后表面、精囊及膀胱颈的 Denonvillie 筋膜分离出来的,固有筋膜与骶前筋膜之间是直肠系膜切除的解剖分离平面[5]。在直肠后方,直肠系膜同样被一层固有筋膜覆盖,两者紧密相邻,

但与骶前筋膜分开[6]。向外,直肠系膜筋膜与盆腔侧壁相连。旧的教科书认为此处有包含着直肠中血管的外侧韧带存在。全直肠系膜切除术显示该韧带实际上就是一些疏松的结缔组织,而且那些直肠中血管通常很小且接近盆底[7]。事实上,直肠系膜被环绕的封闭在固有筋膜形成的鞘套里。当沿此层面分离切割时,盆腔里的神经和血管可以得到很好的保护[8]。

血供及淋巴走行

肠系膜上动脉通过回结肠动脉对盲肠持续血供。结肠右动脉因人而异,甚至 30% 的人缺乏此动脉[9]。横结肠的血供来源于结肠中动脉的分支(图 42.1)。肠系膜下动脉的第一个分支,即结肠左动脉,为降结肠提供血供,在脾曲处可与肠系膜上动脉的那些通常归名于 Riolan 弓的分支交联形成一些弓形动脉网。肠系膜下动脉也发出为乙状结肠供血的乙状结肠动脉及为近端直肠供血的直肠上动脉[10]。直肠也接受来自直肠

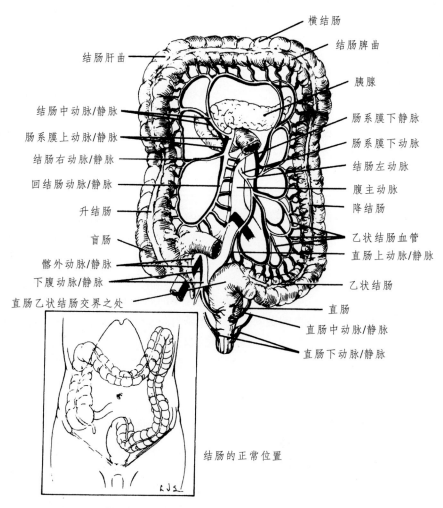

图 42.1　大肠的血供。横结肠向上翻起。图片显示了结肠在腹腔内的正常位置。*Source*:From ref 13.

中动脉的血供,是小而不稳定的血管[11],它还接受直肠下动脉的血供,是阴部动脉的一些分支。结肠的供血动脉交联形成血管网,并发出结肠缘动脉。静脉引流与动脉伴行,例如:右侧(盲肠、升结肠及横结肠)静脉汇入肠系膜上静脉进一步汇入门静脉;左侧(降结肠、乙状结肠及直肠上段)静脉汇入肠系膜下静脉进一步汇入肠系膜上静脉或者脾静脉。直肠下段静脉回流至髂内静脉。

淋巴结分为结肠上淋巴结(浆膜下)、结肠旁淋巴结(靠近结肠缘动脉)、中间淋巴结(沿着各主要动脉)和主结肠淋巴结(位于肠系膜及动脉干的根部)。它们通常与其动脉伴行,但并不形成额外的交通支。对于好的肿瘤切除术重要的是要包括所有可能被肿瘤侵犯的淋巴系统,所以手术原则是切除由同一大动脉供血的整段大肠及其系膜[9]。由于肛管直肠部有三个血供来源,因而其淋巴回流也较复杂[12]。直肠上段淋巴结汇集了大部分的直肠近端的淋巴后汇入直肠上动脉分支点处的中间组淋巴结,最后引流至动脉干周围的淋巴结。中段直肠淋巴结汇入髂内链,部分下段淋巴结通过肛提肌引流到阴部内淋巴结。齿状线以下的肛管淋巴完全回流至腹股沟淋巴结,因此肛管的淋巴回流有两条路径,一是腹股沟淋巴结,一是髂内淋巴结。

组织学

大肠与其他肠管一样具有以下几层:浆膜层、固有肌层、黏膜下层以及黏膜层[14]。脏层腹膜就是大肠的浆膜层,它覆盖着不位于腹膜后的肠管。浆膜层与固有肌层之间填充着一些疏松的结缔组织和脂肪组织。固有肌层包括外纵(由结肠带形成)和内环两个肌层。黏膜下层是另一富有疏松结缔组织的层面,它包括静脉、淋巴系统及小动脉。黏膜层含有一个由外纵和内环两个薄弱肌层组成的黏膜肌层及黏膜上皮,黏膜上皮主要包括单层柱状上皮及散在的杯状细胞。与小肠管不同的是,大肠并没有绒毛,但有柱状细胞组成的内皮铺于隐窝表面。

结直肠癌的分期

目前结直肠癌分期的初步判定是根据对切除标本的病理评估[15]。对肿瘤分期可以提供肿瘤可能的行为模式的有关信息,从而进一步指导治疗。分期同样也为肿瘤研究提供了公共交流的平台,对肿瘤学的发展是十分必要的。许多结直肠癌的预测因子已经被发现了,包括肿瘤局部的行为、手术的合适度及肿瘤的分子特征,但这些并没有被纳入主流的分期系统,也没有被用于治疗干预的标准指南。若干影像技术被用于结直肠癌的术前病理分期的评估,包括计算机断层扫描(CT)、磁共振(MRI)以及直肠内超声显像(ERUS)。多种新辅助治疗的发展,特别是针对于直肠癌的新辅助治疗的发展,对这些显影技术的广泛应用给予了巨大的推动[16]。采用新型的成像技术,例如正电子发射断层显像(PET),或新型结果预测因子的采用,例如分子标志物,可能会改革结肠癌的治疗模式及改善治疗结果。

病理分期

第一个分期系统是 1962 年 Lockhart-Mummery 报道的,其依据是肿瘤侵犯的深度。Lockhart-Mummery 连续追踪了 200 例直肠癌患者的生存数据,并分为 A、B、C 三个等级[17]。在 Mayo 诊所,Rankin 和 Broders 认为,对于未发生转移的疾病的结果评价,局部浸润程度没有肿瘤细胞的微观行为重要,他们在此基础上将肿瘤分级[1-4]并提出了分期系统[18]。1932 年,在伦敦 St.Mark 医院工作的 Cuthbert Dukes 进一步发展了 Lockhart-Mummery 的分期系统[19],将直肠癌按以下方法分期:Dukes A 指肿瘤局限于直肠壁;Dukes B 指肿瘤直接侵犯直肠外组织;Dukes C 指局部淋巴结受侵。同时他报道了 Dukes A、Dukes B、Dukes C 三期的 3 年生存率分别为 97%、73% 和 80%。Dukes 同样也关注了 Broder 的分级方法,而且确实发现较高的分级意味着更低的生存期。他的绝大多数患者被归为中间级别的 2 级,肿瘤的分期和分级两者存在联系,因此,Dukes 得出结论认为仅仅依靠分级是一种用处不大的分期方法。随后,Mayo 研究小组承认了 Dukes 分期系统的原则,但同时也坚持认为为了提高预测的准确性,肿瘤的分级也应被加以应用[20]。

随后 Dukes 分期进行了几次修改,其中包括 Dukes 本人在对肿瘤淋巴扩散方面进行了更细致的研究后于 1935 年做出的修改[21]。他们报告了 100 例病例,其中 62 例为 Dukes C 期,而且还包括 24 幅经腹会阴联合切除标本的淋巴扩散的优美绘图。他们发现肿瘤向淋巴结扩散是按次序的并且也是可预见的。第一站即为直肠周围淋巴结,然后向上至直肠上动脉淋巴结,而并不向下及向外扩散,除非所有的淋巴通路被堵塞。因而提出将靠近肠壁的淋巴结被侵犯的病例列为 C1 期;向上侵犯直肠动脉淋巴结的列为 C2 期。1949 年,Kirklin、Dockerty 及 Waugh[22]将 Dukes 分期修改为如下所示:

A　肿瘤局限于黏膜层

B1　肿瘤侵入固有肌层,但未穿透

B2　肿瘤侵犯穿透固有肌层

C　任意侵犯深度伴有淋巴结侵犯,穿透腹膜反折并不影响分期

　　Astler 和 Coller 进一步提出了另一改良 Dukes 分期的方法,这一改良迄今仍广泛应用,而且进一步将 C 期分为 C1、C2 两个亚期,C1 期肿瘤局限于肠壁并伴有淋巴结阳性;C2 肿瘤穿透固有肌层并伴有淋巴结阳性[23]。此外,他们将这一分期系统用于结肠癌和直肠癌,发现分期从 A 期到 C2 期,患者 5 年生存率从 100% 分别逐渐下降至 22%。

　　1967 年一篇主张不接触结肠癌隔离切除技术的文章提出了一个临床病理分期系统(A 期肿瘤局限于肠壁;B 期肿瘤浸润结肠周围的脂肪组织;C 期淋巴结受侵犯;D 期转移至肝、肺、骨,腹膜转移,腔壁受侵或临近器官受侵而不能切除)[24]。这一系统与旧的 Dukes 分期系统及 Astler-Coller 改良系统相比,与生存的关系更为密切[25]。

TNM 分期

　　为数众多的 ABC 分期系统及它的改良系统变得很混乱,逐渐被原发肿瘤、淋巴浸润、远处转移(即 TNM)分期系统所替代。这一系统相当复杂而且不断更新,这构成了它最大的优势也是其最大的弱点所在。最初 TNM 系统是 1940 年 Pierre Denoix 医生建立的,随后在 Contra La Cancrum 国际联盟的资助下得到发展[26]。美国癌症协会(AJCC)成立于 1959 年并开始出版对 TNM 分级给予的不同定义。这两个组织于 1987 年合并,最近的对分期系统的重述发表于 2002 年[15]。

　　TNM 系统可用于临床及病理分期,但在后者需特定的加上前缀 p。这一系统依据了肿瘤局部浸润、淋巴结侵犯及远处转移的不同,虽然有提到其他可变因素,如分级、手术切缘、淋巴脉管浸润及分子标记物,但这些并没有被列入这一分期系统(表 42.1)。

手术切缘

　　外科手术切除结直肠癌的完全性对于治愈的影响是极其重要的。它通过对手术标本切缘的检测做出评估,分为 R0 切缘干净;R1 切缘镜下残留肿瘤细胞;R2 切缘肉眼残留肿瘤。近端切缘在结直肠癌的手术切除中都几乎不被考虑。远端切缘在结肠癌的手术切除中也有较多的切除余地,但在处理直肠癌时为了达到保肛这一重要目的,远端切缘就需要特别关注。

　　最初,经腹会阴联合切除术(APR)被广泛应用,随着外科技术的进步,更多的采用了保肛手术,并且距远端 5cm 切缘的告诫也被采用[27]。研究和技术的进步使更低位的吻合成为可能,且靠近肛门<5cm 的直肠癌也能够行保肛切除。这使人们重新关注 Dukes[21]的最初发现——直肠癌几乎不发生远处转移[28],晚期肿瘤是由于周围淋巴脉管的堵塞导致了淋巴的远处扩散。这一观点已通过对 APR 切除标本的检测及对癌细胞远处组织扩散的检测得到了证实。肿瘤的生存率似乎并没有因为远端切距是 2 cm[29]甚至是 1 cm[30]而受到不利的影响。但是,远端切距<0.8 cm 将降低生存期及增加复发率。进行过术前放化疗的晚期直肠癌患者似乎也并不能因远端切距>1 cm 而获益[31]。这些结论在一组有 270 名患者的研究中得到了证实,在这些患者中切距<1 cm 并不构成不良预后因素[32]。一些研究组对肿瘤和内括约肌的整块切除,甚至更接近肛管[33,34]。然而,这些观点并未得到统一,有研究建议更远一些的肠壁和肠系膜的远端切距为 3cm[35]或 4 cm[36]。

　　在历史上,只有肿瘤近端和远端切距的报道。面对局部较高的复发率,一些研究开始致力于周围切缘[37-39]。周围切缘阳性的定义为在切面的 1mm 内发现肿瘤,这意味着局部较高的复发率和较低的生存率。并非所有局部复发的患者都伴有周围切缘阳性,关于肿瘤在直肠系膜上不连续播散的报道可以给一定的解释[40]。基于此项发现,Heald 和 Ryall 两人针对直肠癌提出了全直肠系膜切除术(TME)这一概念(即在完整筋膜的包裹下切除全部直肠系膜),显示了非常低的局部 5 年复发率,为 3.7%[41]。采用 TME,所有直肠周围的淋巴组织都被切除了,并且只有最晚期的肿瘤才会有周围切缘的残留。因此,切缘阳性是总体预后较差的指标,而并非预示着局部复发[42]。

表 42.1

结直肠腺癌的 TNM 分期

	描述
原发肿瘤(T)	
Tx	原发肿瘤不可评估
T0	没有原发肿瘤的证据
Tis	原位癌:上皮内或侵犯黏膜固有层
T1	肿瘤侵犯黏膜下层
T2	肿瘤侵犯固有肌层
T3	肿瘤穿透固有肌层达浆膜下,或达没有腹膜覆盖的结肠或直肠的周围组织
T4	肿瘤直接侵犯其他器官或结构,伴或不伴穿透脏腹膜
淋巴结(N)	
Nx	区域淋巴结无法评价
N0	无区域淋巴结转移
N1	1~3 个区域淋巴结转移
N2	≥4 个区域淋巴结转移
远处转移(M)	
Mx	远处转移无法评价
M0	无远处转移
M1	远处转移

分期分组					
分期	T	N	M	Dukes	MAC[a]
0	Tis	N0	M0	—	—
I	T1	N0	M0	A	A
	T2	N0	M0	A	B1
ⅡA	T3	N0	M0	B	B2
ⅡB	T4	N0	M0	B	B3
ⅢA	T1–T2	N1	M0	C	C1
ⅢB	T3–T4	N1	M0	C	C2/C3
ⅢC	Any T	N2	M0	C	C1/C2/C3
Ⅳ	Any T	Any N	M1	—	D

MAC:改良的 Astler-Coller 分级。Adapted from ref. 15.

对于接受术后放疗[43]或者术前放化疗[44]的患者,周围切缘连续受侵预示着很差的预后。

淋巴结转移

TNM 分期中已经认识到结直肠癌出现淋巴结转移是一个重要的预后因素。淋巴结受侵的数目与 5 年生存率呈反相关。最佳的一分为二的方法是将患者分为≤3 个淋巴结组和≥4 个淋巴结组[45]。另外,病理标本中有淋巴结转移是术后需行化疗的主要决定因素。

从标本中获得的淋巴结数目是非常不确定的,因为这取决于外科技术以及处理标本的方法。它影响着发现转移的灵敏性。通过仔细的病理分离,更多的淋巴结可被获得,从而提高了肿瘤的分期级别,进而从化疗中获益,改善了预后[46]。在较大的实验室采用的传统分离,结合肉眼和触诊两种手段,是最简单、价格最为低廉和最常用的方法。尽管通常在临床实践中这一方法的结果并不理想[48],但也有一些研究小组取得了好的结果[47]。更多复杂的获取淋巴结的技术,例如脂肪清除,昂贵且费时,但都毫不例外地可以获得更多的淋巴结,进而可能将肿瘤划为更高的期别[49]。绝大多数实验室不能经常开展这些技术。为了精确进行肿瘤分期,需要规定淋巴结检测的最少数目,最新出版的A-JCC肿瘤分期手册建议检测7到14个淋巴结,对以前发表的12个淋巴结做了改动。

已发展了两种新技术以提高转移淋巴结的检出率:ultrastaging染色技术和前哨淋巴结(SLN)示踪定位技术。通常淋巴结获取后包埋,然后通过多个步骤进行苏木苏伊红染色(HE染色)。采用更专业的染色技术(ultrastaging),能够检测出HE染色不能检测出来的小的癌巢(微转移灶)。这些微转移灶的重要意义还难以确定,因为这一领域的研究还不成熟。一些研究采用ultrastaging方法对HE染色阴性的淋巴结进行检测,可以将肿瘤再细分为不同生存率的组别。对癌胚抗原(CEA)[50]及抗细胞角蛋白[51]进行免疫组化染色没有显示出差异。然而,采用CEA特定的巢式RT-PCR技术(逆转录聚合酶链反应)显示了40%的5年生存率差异[52]。另一项研究采用CEA及CK20免疫组化染色,同样显示了3年生存率的差异[53]。

另一项技术用于减少淋巴结检验的抽样误差,即SLN示踪定位,它借鉴于黑色素瘤和乳腺癌的经验[54]。这一技术采用异硫蓝染料,体内肿瘤周围注射,观察10~15分钟内最先被瘤床引流的淋巴结。这些淋巴结数量少,多数藏有癌细胞,能够通过连续切片(每20~40μm)及HE染色、免疫组化染色或者RT-PCR技术以提高诊断的准确性。SLN示踪定位技术方便易行,并不会增加手术的时间及死亡率[55],但是这一技术的缺陷在于无法确定阳性的淋巴结(必须依赖于HE染色或ultrastaging方法),并且有4%~5%的假阴性率(ultrastaging方法)[56]。SLN示踪定位也得到了一些好的结果,32%的结肠癌及17%的直肠癌因而被划入了更高的期别[57]。但辅助化疗的依据是根据ultra-staging的结果或SLN示踪定位,还是将两者结合起来,这一点还不能确定。

其他预后因素

前文已提到,肿瘤的分期能够作为预示将来转移和生存情况的一项指标[18,58]。虽然可能存在观察者内在差异的问题,但低级和高级的分期方式可能会代替Broders的四个分期方式,以此来减少报告的差异性。直肠癌的分期可用于判断局部切除范围是否合适(例如:高期别的肿瘤需要更广泛的切除)[59,60],因为它预示着淋巴结转移的可能性。

神经、淋巴脉管及血管的侵犯与较差的预后相关。神经的侵入似乎会增加局部的复发[61,62]和降低生存期[63]。通常很难区分淋巴脉管和静脉管,因为它们被癌细胞侵犯后,癌细胞都会出现在内皮下间隙。因而,它们被统一称为淋巴血管侵犯[64]。淋巴血管的侵犯会增加局部复发[59,62]、淋巴结转移[65]以及远处转移[61]并降低生存期[63,66]。与多数淋巴结阳性的直肠癌的生存期相比,淋巴血管的侵犯降低了淋巴结阴性的直肠癌的生存期。

分子标志物

许多肿瘤标志物已被广泛地研究,致力于提高我们的预测能力和更好地给予靶向治疗。尽管许多是很有研究前景的,但目前还没有一个真正被日常临床实践证实或在任何辅助治疗实验中被证实是有效的。尽管如此,了解有关分子标志物进展的常识还是很重要的。

P53是一种抑癌基因,位于17号染色体,通常在结直肠癌发生突变(50%)。P53功能丧失干扰了DNA修复和细胞凋亡,导致细胞过度增殖和基因不稳定。这一突变性基因半衰期延长,并可被免疫组化法识别。核过度表达p53实际表明基因已经发生了突变。一些研究表明p53过度表达导致了生存期下降[67-70],而另一些则没有显示这样的效果[71,72]。P53过度表达可能与肿瘤的放疗敏感性有关[73],但效果并不恒定[74],而且其可作为Ⅱ期结直肠癌化疗的指征[75]。K-ras是一种癌基因,它编码的小分子蛋白质物质参与了胞外有丝分裂信号的传导。这一基因在结直肠癌中的突变普遍比p53少见(25%~30%)。检测K-ras基因突变可以提高检测p53基因突变预测预后的准确度[69,76]。血管内皮生长因子(VEGF)与血管生成有关,而且其在Ⅱ期结直肠癌的出现意味着复发的增加[77]。事实上,抗VEGF的多克隆抗体——贝伐单抗,已被证实对转移性结肠癌是有效的[78]。胸腺嘧啶核苷合成酶(TS)是催化dUMP甲基化成dTMP的酶,是5-FU的一个至关重要的靶点。当结直肠癌过表达该酶时,显示了对含有5-FU的化疗的抵抗[79]。对于Ⅲ期结直肠癌的患者,TS基因多态性的增加意味着生存很差[80]。同样,伴有淋巴结转移的患者,若TS高水平过表达,即使接受化疗生存期也很差[81]。很多其他的分子标志物,包括环氧化酶-2[82]及细胞周期素A[83],都也已被证实与结直肠癌的生存期降低有关。

微卫星不稳定性（MSI）是指重复 DNA 序列（微卫星）的多个错误，表明 DNA 错配修复系统的缺陷和基因组的不稳定。MSI 的存在与绝大多数伴有 Lynch 综合征的肿瘤病例有关，可以用于鉴定该综合征[84]。MSI 仅存在于 15% 的散在的结直肠癌患者中[85]。事实上，MSI 仅仅是结直肠癌发生途径之一，另一个途径是染色体的不稳定性，以等位基因的缺失、扩增、易位为特征。MSI 的存在可以提高结直肠癌的生存期并降低其转移的趋势[86,87]。Ⅲ期结直肠癌，低 MSI 肿瘤显示了与微卫星稳定性相关的生存期下降[88]。相反，低 MSI 或者微卫星稳定的结肠癌病患能从氟尿嘧啶为基础的化疗中获益，而 MSI 的癌症病患却不能在生存期方面获得进一步的益处[89,90]。

为了获得可用的信息，我们在这里简要地概述了结直肠癌分子标志物的研究。尽管这些标志物尚无一个被证实是有效地，但是在不久的将来，它们可能与经典的病理分期联合起来，以期更好地预测预后及指导结直肠癌的化疗方案。

术前分期

有史以来，结直肠癌首选手术治疗，进而获得病理信息用于指导进一步治疗。这是一种有效的治疗方案，尤其对于结肠癌。然而，越来越多的情况下需要关于结直肠癌的术前信息，这一点甚至能够改变治疗方案的选择。已证实对直肠癌行短程的术前放疗能降低局部复发，尤其是晚期浸润[91]。此外术前放化疗能够降低分期，可以提高局部控制及提高生存期也获得了证实[92]。同时，对于晚期浸润(T3/T4)的术前放化疗可以提高保肛手术的实施率、提高局部控制率及降低毒副作用[93]。由于这些新的研究已经从根本上改变了治疗，详细地了解直肠癌的分期对于给出恰当治疗的最好方案是十分必要的。一旦给予了新辅助治疗，病理分期就变得很不可靠，因而精确的术前分期可能是提供预测的唯一可靠信息。关于需要确定术前分期的争论，结肠癌没有直肠癌那么明确，但是当出现远处转移或局部晚期时可能会导致治疗方案的改变。如果有广泛的转移而预计生存期短和/或合并其他疾病，改良的治疗方案可能比广泛切除更能获益。近来引入的结直肠癌腹腔镜切除术是局部晚期病例的禁忌[94]，因而此时了解术前局部分期是十分重要的。

结直肠癌

通常在医学上，病例中的完整病史是相当重要的，因为它将提供疾病自身发展的线索以及患者一般健康状况的细节，这都将影响治疗方案的选择。疼痛的症状在结直肠癌并不常见，通常代表着局部晚期疾病入侵周围结构、神经受侵犯或受刺激。前腹壁、臀部或腿部疼痛分别表示腹壁、闭孔神经、坐骨神经受累。梗阻症状例如腹胀、呕吐，疼痛伴或不伴顽固性便秘可能暗示着完全或进行性肠梗阻，同时败血症或反复尿路感染可能表明穿孔或瘘管形成。

虽然体格检查没有病史有用，但它可提供有关患者一般情况及结直肠癌分期的一些信息。结直肠癌是很少可触及腹部肿块的，若能触及，通常表明存在一个巨大的肿瘤，然而这并不是分期的可靠依据。当肝脏增大或呈结节状、或有淋巴结疾病的证据时往往可以找到远处转移。直肠指检(DRE)在直肠癌的重要性是不容忽视的，是体格检查的一个重要部分。

完成结肠的内镜检查对结直肠癌的术前检查是必须的，因为它可以提供原发灶、组织判定及发现同步病变的重要信息。同步病变(发现结直肠癌 12 个月内发现的大肠病变) 占结直肠全部肿瘤性病变的 33%，占结肠癌的 6%[95]。尽管研究所得的数据不尽相同，但是从内镜得到的信息可能会使 11% 的患者改变手术计划[96]。实验室的化验通常是常规有序的，但运用却受到限制。血液学和生化检验多为了一般的医疗评估而并非为了分期的需要，肝酶及功能的检验用处不大。对于淋巴结阴性的病患，血清中高 CEA 水平意味着较差的预后[97]，而对于复发的结直肠癌，CEA 水平升高说明生存期较短[98]。尽管存有争议，一些研究证实结直肠癌术后定期密切关注一些指标包括 CEA 水平，可以早发现复发，可获得更高的再次手术的几率及更高的生存率[99]。其他因子例如上升的乳酸脱氢酶或白细胞计数与较差的预后相关[100]。术前须行检查以寻找转移灶。肝脏是直肠癌最容易发生转移的部位，肺也是通常需要检查的部位。其他部位，比如脑和骨，除非出现症状否则不列为常规检查。腹部超声(US)是发现肝脏转移的一种低廉、无创的手段，但它有执行者的依赖性、受患者体型的限制、成像局限于肝脏且缺乏特异性等不足之处[101]。CT 扫描是检测肝转移的一种有效手段并且可准确地提供局部浸润的信息，它对肝转移灶检测的敏感性为 51%~73%，特异性为 94%~99%。由于造影剂的使用及现在新的 CT 设备可以获得更好的效果。CT 最大的优势在于其相对低廉、便捷、用途较广而且不仅仅局限于肝转移,还可以提供丰富的信息。对结直肠癌患者术前给予 CT 扫描可为 37% 的病例提供有益的补充资料,可以改变 19% 病例的治疗措施[104],是一种性价比高的检查手段[105]。CT 扫面可能错过浆膜的微病灶、被肿瘤替代了的正常大小的淋巴结、小的腹膜种植及小的肝转移灶[106]。

对于检测肝脏转移,全身 MRI 可能比 CT 更为敏感[103],但对腹膜上的病灶不及 CT 敏感,且较贵,运用受限。常规 CT 显像的肝脏病灶,可以采用超声以明确是实性还是囊性,而 MRI 及肝脏定向 CT 则可区分血管瘤和转移灶。尽管如此,术前检测转移灶的多种方法,并不能完全可靠地检查出肿瘤负荷:比如肝脏定向 CT,只有 65% 的伴有肝脏孤立转移结节的患者可被 CT 识别而给出准确的诊断,大多数其他病患可在术中采用术中超声评估以发现更广泛的病灶[107]。

肺转移不如肝转移常见(发生在约为 10% 的结直肠癌患者),且仅有 2%~4% 的病患转移局限于肺[108]。结直肠癌患者伴有孤立肺转移灶的预后要比肝转移的好[100],并且约一半的患者可行转移灶切除术。并没有足够的证据证实哪种显像技术是发现结直肠癌肺转移的最好方法,但采用胸部普通放射造影是合理的,而 CT 扫描仅用于更好地确定胸部放射造影发现的病灶[109]。胸部 X 线造影用作术后密切监测的指标之一,以发现远处复发,但似乎对患者并无益处[110]。

结肠癌

结肠癌的术前分期并不需要比前文探讨的给予更多的干预。但对于预行腹腔镜切除或普通 CT 提示临近器官可能有侵犯的患者,获得较好的局部分期对于决定术前计划是必须的。可与结肠镜配合的超声微探头的发展使内镜技术可以更准确地评估肿瘤侵犯的深度。初步研究显示这一技术对肠壁浸润深度判断的准确率达 87%~94%,对淋巴结侵犯的判断可达 82%~84%[111-113],但该技术使用局限且花费较高。腹腔镜在结直肠癌的应用地位及经内镜切除的设想都还有待于进一步观察。

直肠癌

直肠癌的治疗和分期是处理结直肠癌里的一个特殊领域,可采用多种特定的方式。从外科角度来看,直肠癌不易定位,虽然有多种探测器可以定位,但是最为简单可行的方法是指检。DRE 简单低廉,可以发现所有离肛门约 10cm 的肿瘤,并可提供丰富的信息。它可以揭示肿瘤局部情况(距肛门的距离,位于肠周的方位)、大小及与肛门括约肌的关系,也可提供肿瘤浸润深度的初步印象:自由活动的肿瘤可能为 T1/T2 期,半固定的病变可能为 T3,而固定的病变可能已侵犯了周围结构。Mason 在两篇文章里总结了这种对直肠癌分期的方法[114,115],尽管较难掌握而且也不是完全可靠的最佳方法,但是在今天依旧有用。DER 并不能判断淋巴结侵犯,但推测肿瘤浸润深度的准确率达 68%[116],当肿瘤大于 2cm 时准确率可能更高。

所有的直肠癌都须行直肠内镜以准确测量病灶到肛门的距离。直肠内镜联合 DRE 获得的信息,可以判断能否行保肛手术而不是经腹会阴联合切除术。

ERUS 是直肠癌术前检查的最佳方法,它能够准确地探测出肿瘤浸润的深度,也能够探测出转移的淋巴结,它比 DRE 更加准确[116,117]。不过 ERUS 也有许多缺点,包括较高的操作者依赖性且应用局限,尽管如此其仍为直肠癌的主要检查手段。直肠内线圈 MRI 及多层螺旋 CT 在直肠癌的分期中也会起一定的作用。

直肠内超声

ERUS 采用标准的 US 机器并带有专门的探头。该直肠内探头有一个传感器,能接收和发送超声波。传感器的表面覆有一个装满水的气囊,通过直肠镜插入直肠内。探头插入直肠后使与之密切接触的结构可视化,从而带来了更清晰的分辨率。不同的直肠壁层有不同的声阻抗,可作为同心圆被清楚地识别。ERUS 的频率范围通常在 5~10MHz,通过改变频率来变换焦距,从而显示不同深度的结构。一些探头可以探测 120° 角弧度,而有的探头可以 360° 全方位探测而更受欢迎。图像为两维图像,而较新的设备有三维重建功能[118]。

ERUS 通过一系列五个可变的高回声(白)到低回声(黑)的同心圆识别直肠壁的解剖层次(图 42.2)。这五个不同的超声层从肠腔开始,对应于水囊与黏膜的接触面,包括黏膜及黏膜肌层、黏膜下层(黏膜和肌

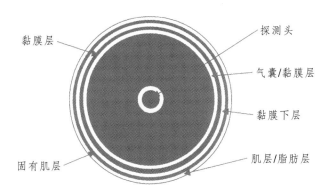

黏膜层　探测头
气囊/黏膜层
黏膜下层
固有肌层　肌层/脂肪层

图 42.2 正常直肠内超声图像。图示没有分层,因为大肠壁的各层通常较薄而且实际位置较近。白线代表各相邻层的过渡,是超声能量的反应而不是真实存在的结构。直肠周围的脂肪组织并没有示出,它通常表现为不均匀的信号强度。

层的中间层)、固有肌层、固有肌层和肠周脂肪间的中间层。由于肿瘤的侵犯破坏了后面的层面,直肠癌呈现出低回声肿块。

Hildebrandt 和 Feifel 介绍了一种超声下的肿瘤分级系统,它依据 TNM 系统且目前应用广泛(1)。前缀 u 表示超声分期,相对的 p 前缀表示病理分期(表 42.2)。

uT0 病变没有浸润且局限于直肠黏膜,绒毛腺瘤是最好的例子。超声下,黏膜层(第一条黑线)被破坏,而黏膜下层(中间的白线)仍然完整。由于抽样误差,绒毛肿瘤内镜活检可能错过恶性病灶。然而,ERUS 能够通过呈现黏膜下层浸润(破坏结构)而发现绒毛腺瘤里的恶性病灶,然而初步报道的灵敏性并不高[120]。新近,meta 分析关于 ERUS 检测的绒毛腺瘤的活检报告表明接近 1/4 的腺瘤实际上是癌症,也就是说 ERUS 能够对该病变给出 81% 的术前正确诊断[121]。然而,ERUS 可使 12% 的良性病变的分期错误提高,可能导致扩大的外科手术。假阳性多可能是病变已行了息肉套圈切除术(残留的疤痕覆盖于组织表面)及腺瘤靠近肛管。因此建议 ERUS 需在任何息肉切除术前进行,并且采用较高频率的探头。依据息肉套圈切除的病理意外地发现患者为腺癌,ERUS 对余下肿瘤的检测准确性也只有 50%[122],这也再次说明息肉切除术后很难再行超声检查。

uT1 病变是早期浸润癌,病变还未穿入固有肌层。ERUS 特征性的表现为黏膜黑线变厚且黏膜下层不规则(中间的白线)。可能观察到黏膜下层点状突起或变厚,但没有明显的破坏意味着固有肌层的侵犯(uT2)。经肛局部切除 T1 病变是可被接受的治疗

方式,因为如果其他有利条件也存在的话(肿瘤分化良好或中度分化,不伴有淋巴血管浸润),发生淋巴结转移的几率很低。T1 期且伴有有利预后因素的病变发生淋巴结转移的风险低至 7%[123],而其考虑到根治术的发病率和死亡率,局部切除是完全合理的。T2 期肿瘤淋巴结转移的发生率为 15%~20%,因此值得对所有的患者行更广泛的切除,除了相当虚弱的患者及拒绝结肠造瘘术的患者。因此,对于 ERUS 准确地确定 T1 期病变并与 T2 期病变区分是十分重要的。ERUS 较易区分 T1/T2 病变,而非 T3/T4 病变,uT1 期的阳性预测值为 82%,而 T2 期阳性预测值只有 63%[124]。

uT3 期癌症穿透整个直肠壁进入肠周脂肪组织,超声上显示最外层高回声环的破坏。通常在肿瘤和邻近器官之间存在一些肠周脂肪的保护层,显像为肿瘤之外的一些低回声组织。当失去了这一层并失去了肿瘤与邻近器官间的高回声层,则肿瘤被划分为 uT4。uT3 和 uT4 期病变通常给予术前放化疗继而手术。这两期病变的区分可使一些治疗中心采用短程放疗治疗 uT3 期病变。ERUS 准确划分 T4 期病变的阳性预测值为 93%,阴性预测值为 99%;T3 期的数值略差[124]。

ERUS 也可以评估直肠系膜内的淋巴结并给出肿瘤淋巴结情况[125]。正常的无肿大的淋巴结通常不能被超声检测出来。ERUS 下患者无可见的淋巴结时发生淋巴结转移的可能性很低[126]。增大的淋巴结可能是炎症引起的,这种情况下淋巴结显示为高回声且边界不清;另一种情况就是转移,表现为低回声、边缘清晰且回声模式与原发病灶相似[127]。淋巴结回声模式混杂应考虑为转移[126]。恶性淋巴结趋向为更加圆润而非椭圆形,而且比通常情况下更接近原发肿瘤或位于原发

表 42.2

直肠内超声下直肠癌分级系统

	侵犯深度
*u*T0	良性病变局限于黏膜
*u*T1	肿瘤侵犯局限于黏膜层和黏膜下层
*u*T2	病变穿透固有肌层但局限于直肠壁
*u*T3	肿瘤穿透整个直肠壁且侵犯直肠周围脂肪组织
*u*T4	病变穿透一个临近器官或盆腔侧壁
*u*N0	不能测得或呈良性改变的淋巴结
*u*N1	恶性变现的淋巴结

肿瘤临近的直肠系膜内。并没有明确大小的阈值来判定淋巴结是否为转移性的,但越大的淋巴结越可能隐藏有肿瘤病灶。>5mm 且为低回声的病灶含有癌组织的可能性为 88%[128]。脂肪清除研究证实很多转移发生在直径<5mm 的淋巴结内[129],而不幸的是,ERUS 同其他显影技术一样,有一个确定它们的困难时期。假阴性结果通常是由于小淋巴结含有转移,而假阳性则由于反应性增大的淋巴结[130]。血管发出分支或改变方向时可能会与淋巴结混淆,但是多普勒超声能够区分两者。从原发灶发出的卫星灶可能表现为淋巴结,但只要仔细检查就可明确。

ERUS 的准确性很难评估,因为大量的报道提供的结果都不相同。这可能是由于被研究的群体及超声医师的经验不同。关于 ERUS 较早的报道显示其判断肠壁侵犯深度的准确率达 81%~94%,过度分期及分期不足的比率均在 5%~10% 之间,同时发现淋巴结转移的准确率为 58%~80%[131-133]。来自 Minnesota 的一篇最近研究包括了大量的直肠癌患者,提示 ERUS 的准确率低于先前的报道:检测直肠壁侵犯的准确性为 69%,18% 的过度分期率,13% 的分期不足比率[134];淋巴结检测的准确率为 64%。一篇近期的系统综述评估了 ERUS 的准确度[135]:对固有肌层侵犯的敏感性为 94%、特异性为 86%,对肠周组织侵犯敏感性为 90%、特异性为 75%,淋巴结侵犯的敏感性为 67%、特异性为 78%。这篇系统的综述涵盖了自 1985 年到文章发表时仅有的 50 个病患的所有研究。

ERUS 是一项高度依赖操作者的技术且有一个重要的学习过程。可靠性和可重复性依赖于超声医师的经验和专业技术,而准确性则随经验的增加而提高[136]。术前给予放疗或放化疗[138-140] 可降低肿瘤的分期且使 ERUS 变得不可靠。放疗使 10%~20% 的病患达到病理治愈而导致缺乏最终的肿瘤病理证据。肿瘤被大量的粘蛋白、纤维及炎症组织所替代,因而用肿瘤超声难以区分。放疗或放化疗后采用 ERUS、CT 或 MRI 重新评估肿瘤是不可靠、不准确而不被推荐的。

直肠癌的其他显影方式

早期报道[142,143],与 ERUS 相比,通过普通 CT 检测直肠癌可使分期的准确率更高,但是后来的研究并不支持这一观点[144-146]。这可能是由于早期的研究纳入的群体为相对晚期的病患,而 CT 擅长于所有期别。CT不能区分直肠壁的各层因而难以评估直肠壁的浸润深度。不仅如此,CT 还难以区分炎性的淋巴结和癌性的淋巴结。因而无论是从局部分期还是从评估淋巴结情况出发,ERUS 都先于 CT 被考虑[135]。多排探头 CT (MDCT)将多探头更高的分辨率重排以期为直肠癌检测带来更大的益处。许多关于 MDCT 的初步报道认为其对直肠癌局部分期的检测准确性约为 90%,高于以前关于普通 CT 的报道[147,148]。

普通 MRI 同 CT 一样在盆腔里没有足够的分辨率来用于直肠癌的局部分期[149],但特定的直肠内线圈的使用使 MRI 有足够的空间分辨率来提高解剖结构的细节。直肠内线圈 MRI 可以使直肠壁的五层可视化并可确定直肠癌浸润的深度[150],因而在直肠癌局部分期中得到应用。MRI 特别是直肠内线圈应用并不普遍。由于线圈无法置入,直肠狭窄的患者不能纳入研究。尽管初步报道直肠线圈 MRI 是有前景的[151-154],但仍然不清楚其是否优于 ERUS。一些研究倾向于MRI[155,156],而其他研究却倾向于 ERUS[157]。此章节中关于 ERUS 的部分提到的 meta 分析[135]提示:检测距肛门较近的肿瘤肠壁浸润深度时 ERUS 优于直肠内线圈 MRI,但在检测淋巴结情况方面两者可能相似。文章中所指的鉴定方式的不同很可能代表了掌握这两种不同技术专家之间的分歧。直肠内线圈 MRI 或相位阵列线圈 MRI 通常不能区别 T2 和 T3 期病变,因为直肠周围脂肪所发生的炎性或是纤维性变化与恶性浸润往往难于区分[158]。基于有效性,直肠内线圈 MRI 可以代替 ERUS 用于直肠癌的局部分期,但是它的效果会稍次于 ERUS 并且价格较贵。

近来,越来越多关于 MRI 和 CT 在直肠癌应用方面的研究将注意力放在了直肠系膜周围边缘。直肠癌可以分为两类,分别采取不同的治疗方式:能够充分经全直肠系膜切除的肿瘤采取小剂量的或是不行新辅助治疗(T1、T2、早期 T3);局限的进展期直肠癌在全直肠系膜切除前需行化、放疗 (进展期 T3 和 T4)。ERUS 擅长分辨 T1 和 T2/T3 期肿瘤,但是它不能分辨进展期 T3 肿瘤,因为 ERUS 不能探测到直肠系膜筋膜。如果直肠系膜筋膜和邻近肿瘤边界的关系能分辨出来的话,那么术前治疗的指征便容易确定了。相控阵线圈 MRI 在术中能够高精度地预测肿瘤浸润边界[159],但有过高估计的倾向,尤其在评估低位直肠病变的时候[160]。对于直肠系膜受侵的探测,MRI 有 80% 的敏感性和 84% 的特异性[161]。虽然如此,但 MRI 图像的应用仍需要深入的研究，因为用 MRI 并不能恰当地进行治疗。

正电子发射断层扫描术

正电子发射断层扫描术(PET) 作为一项新的技术在肿瘤方面得到了广泛的应用，并在大肠癌的检测方面发现了更多的用处。PET 是一种核医学技术，它使用放射性标记的葡萄糖类似物——18 氟脱氧葡萄糖，来探测组织中增多的葡萄糖摄取以及升高的代谢水平，而这也代表了肿瘤的恶性特性。氟脱氧葡萄糖缺少一个羟基团，使得其在细胞内部不能正常代谢，此外，氟脱氧葡萄糖不具备膜渗透性，这也使得其不会在胞内聚集。先进的技术可以在很短的时间内获得整体的扫描图像，但是高昂的价格还是限制了 PET 的应用[162]。PET 其实是一种生理学检测，其分辨率有限，需要与常规成像 （比如 CT） 进行关联来进行解剖学定位。PET-CT 是最新的一种创新，它能够同时获取 PET 图像和 CT 图像，这也使得它们可以精确的融合[163]，但必须承认的是过高的价格还是限制了它的应用。

PET 最能被接受的就是作为复发疾病的早期检测，不论是局部的还是转移性的复发。复发患者的再次手术能提高其生存率，当然，也只有非转移性病变才适合做这种治疗。患者 CEA 水平升高[164]或是怀疑复发的 [162,165]，做 PET 检查并结合常规影像，有助于提供额外的有用信息。PET 有助于发现肝脏转移病变[166]。增强对比 MRI 在检测小于 1cm 病变的时候较有优势，同时，其在先前照射野方面也保持着有用性[167]。PET-CT 比单纯的 PET 具有更高的敏感度性和特异性，尽管他们的差别并不是那么的明显[163,168]。若要量化 PET 的益处和精确度的话则比较困难，因为我们可以获得的研究都是预先选择好的。PET 所提供的额外信息有可能会改变治疗策略，关于这一点是毋庸置疑的。在美国，医保政策已经批准了对于 CEA 升高，同时不确定是否采取放疗的复发大肠癌患者使用 PET 进行检查和定位[169]。但是 PET 是否可以提高怀疑复发的大肠癌患者的生存率这一点尚未证实。

PET 的另外一个用途就是对直肠癌术前治疗的反应进行评估，这有助于判断患者的预后情况，并且有可能会根据情况来调整治疗策略。其原理为对治疗有反应的肿瘤组织，其肿瘤体积会减少，代谢会降低，PET 上的摄取值也会降低。PET 的应用使得对术前和术后治疗的疗效评估变得简单，这是通过对比半定量的摄取值以及最终病理标本上 PET 信号的降低来实现的。PET 似乎能够精确地分辨局限性进展期直肠癌对化放疗的反应[170,171]，尽管在所有期别的直肠癌中调查后发现这种精确度可能并没有想像得那么高[172,173]。PET 对化放疗疗效的评估兴许能预测长期预后[170]并且它还有特别的长处，就是可以很偶然的检测到明确的肝转移，这可以使得我们去及时更改治疗手段[174]。PET 用于直肠癌的预后判断似乎很有新意，但如此昂贵技术的使用来判断预后似乎又有些奇怪之处，因为毕竟同用病理学来预测预后相比，两者是不可同日而语的。此外，尽管在 PET 的有限应用和发现完整的病理反应之间存在某些联系，但几乎不会有谁愿意放弃外科手术而仅仅依靠 PET 的检测结果。

小　结

术前分期可用于评估肿瘤及其扩散情况，进而依据分期确定治疗计划。我们主张术前对结肠癌患者的评估包括病史、体检、胸部 X 线照影、腹部 CT 及结肠内镜并活检。若结肠内镜检查不能完成或结果不满意，可行对比灌肠。确定结肠的同步病变是十分重要的，因为在手术及确定病理性质之前应该弄清所有可被内镜切除的息肉。不仅如此，任何同步的癌变都需要明确以确定切除的范围。

建议行腹部 CT 以评估远处转移及连续器官的受侵情况。腹部超声、肝脏定向螺旋 CT 以及 MRI 被应用于有选择性的针对疑似肝转移的病例。尽管出现肝脏的转移通常并不会改变手术作为初治的方法，但这些病例有特定的手术方式。例如，在极少数的患者术前 CT 确定肝左外叶存在孤立的转移灶，需要讨论、同意并实施肝结肠联合切除术；至少也需要一名肝胆外科医生在手术时对将来转移灶切除的可能性进行评估。X 线发现的胸部任何可疑病灶都需进一步行胸部 CT。

对于直肠癌，治疗计划很大程度上依据于术前肿瘤的分期。建议直肠癌患者术前评估均应包括以下的工作：用专业的设备和知识，和患者共同探讨直肠癌及行 ERUS 或 MRI 的重要性。术前行 ERUS 是评估直肠癌局部分期的最好方法并对选择术前治疗方案提供最好的指导。另一用于确定治疗计划重要的因素是肿瘤的位置与肛管括约肌复合体的关系。

术后病理分期是根据病理标本采用 TNM 分期。

对接受了新辅助治疗的直肠癌,术前的影像学检查是极其重要的。TNM 分期可以预测手术的结果并指导肿瘤的治疗。

(胡均　译)

参考文献

1. Skandalakis JE, Kingsnorth AN, Colborn GL, et al. Large intestine and anorectum. In: Skandalakis JE, Colborn GL, Weidman TA, et al., eds. *Skandalakis' Surgical Anatomy: The Embryologic and Anatomic Basis of Modern Surgery*. Athens, Greece: Paschalidis Medical Publications; 2004;861–918.
2. Wexner SD, Jorge JMN. Anatomy and embryology of the anus rectum and colon. In: Corman ML, ed. *Colon and Rectal Surgery*. 5th ed. Philadelphia, Pa.: Lippincott Williams & Wilkins; 2005;1–30.
3. Netter FH. *Atlas of Human Anatomy*. Summit, NJ: CIBA-GEIGY Corporation; 1989;231–384.
4. Skandalakis JE, Gray SW, Ricketts R. The colon and rectum. In: Skandalakis JE, Gray SW, eds. *Embryology for Surgeons: The Embryologic Basis for the Treatment of Congenital Anomalies*. Baltimore, Md.: Williams & Wilkins; 1994;187-216.
5. Lindsey I, Warren BF, Mortensen NJ. Denonvillier's fascia lies anterior to the fascia propria and rectal dissection plane in total mesorectal excision. *Dis Colon Rectum* 2005;48:37–42.
6. Heald RJ, Moran BJ. Embryology and anatomy of the rectum. *Semin Surg Oncol* 1998;15:66–71.
7. Jones OM, Smeulders N, Wiseman O, Miller R. Lateral ligaments of the rectum: an anatomical study. *Br J Surg* 1999;86:487–489.
8. Chapuis P, Bokey L, Fahrer M, et al. Mobilization of the rectum: anatomic concepts and the bookshelf revisited. *Dis Colon Rectum* 2002;45:1–9.
9. Yada H, Sawai K, Taniguchi H, et al. Analysis of vascular anatomy and lymph node metastases warrants segmental bowel resection for colon cancer. *World J Surg* 1997;21:109–115.
10. VanDamme JPJ. Behavioral anatomy of the abdominal arteries. *Surg Clin North Am* 1993;73:699–725.
11. DiDio LJ, Diaz-Franco C, Schemainda R, et al. Morphology of the middle rectal arteries: a study of 30 cadaveric dissections. *Surg Radiol Anat* 1986;8:229–236.
12. Godlewski G. Prudhomme M. Embryology and anatomy of the anorectum: basis of surgery. *Surg Clin North Am* 2000;80:319–343.
13. Way LW, Doherty GM, eds. *Current Surgical Diagnosis and Treatment*. 11th ed. New York, NY: McGraw-Hill; 2003.
14. Williams PL, Warwick R, Dyson M, Bannister LH, eds. *Gray's Anatomy*. 37th ed. New York, NY: Churchill Livingstone; 1989.
15. Greene FL, Page DL, Fleming ID, et al., eds. *AJCC Cancer Staging Manual*. 6th ed. New York, NY: Springer; 2002.
16. Mayer A, Fuchsjäger M. Preoperative staging of rectal cancer. *Eur J Radiol* 2003;47:89–97.
17. Lockhart-Mummery JP. Two hundred cases of cancer of the rectum treated by perineal excision. *Br J Surg* 1926;14:110–124.
18. Rankin FW, Broders AC. Factors influencing prognosis in carcinoma of the rectum. *Surg Gynecol Obstet* 1928;46:660–667.
19. Dukes CE. The classification of cancer of the rectum. *J Pathol* 1932;35:395–413.
20. Simpson WC, Mayo CW. The mural penetration of the carcinoma cell in the colon: anatomic and clinical study. *Surg Gynecol Obstet* 1939;68:872–877.
21. Gabriel WB, Dukes C, Bussey HJR. Lymphatic spread in cancer of the rectum. *Br J Surg* 1935;23:395–413.
22. Kirklin JW, Dockerty MB, Waugh JM. The role of the peritoneal reflection in the prognosis of carcinoma of the rectum and sigmoid colon. *Surg Gynecol Obstet* 1939;88:326–331.
23. Astler VB, Coller FA. The prognostic significance of direct extension of carcinoma of the colon and rectum. *Ann Surg* 1954;139:846–851.
24. Turnbull RB, Kyle K, Watson FR, Spratt J. Cancer of the colon: the influence of the no-touch isolation technic on survival rates. *Ann Surg* 1967;166:420–427.
25. Chapuis PH, Fisher R, Dent OF, Newland RC, Pheils MT. The relationship between different staging methods and survival in colorectal carcinoma. *Dis Colon Rectum* 1985;28:158–161.
26. Sobin LH. TNM: principles, history and relation to other prognostic factors. *Cancer* 2001;91:1589–1592.
27. Whittaker M, Goligher JC. The prognosis after surgical treatment for carcinoma of the rectum. *Br J Surg* 1976;63:384–388.
28. Madsen M, Christiansen J. Distal intramural spread of rectal carcinomas. *Dis Colon Rectum* 1986;29:279–282.
29. Pollett WG, Nicholls RJ. The relationship between the extent of distal clear-ance and survival and local recurrence rates after curative anterior resection for carcinoma of the rectum. *Ann Surg* 1983;198:159–163.
30. Vernava AM, Moran M. A prospective evaluation of distal margins in carcinoma of the rectum. *Surg Gynecol Obstet* 1992;175:333–336.
31. Moore HG, Riedel E, Minsky BD, et al. Adequacy of 1-cm distal margin after restorative rectal cancer resection with sharp mesorectal excision and preoperative combined-modality therapy. *Ann Surg Oncol* 2003;10:80–85.
32. Law WL, Chu KW. Local recurrence following total mesorectal excision with double-stapling anastomosis for rectal cancers: analysis of risk factors. *World J Surg* 2002;26:1272–1276.
33. Rullier E, Laurent C, Bretagnol F, et al. Sphincter-saving resection for all rectal carcinomas: the end of the 2-cm distal rule. *Ann Surg* 2005;241:465–469.
34. Tiret E, Poupardin B, McNamara D, et al. Ultralow anterior resection with intersphincteric dissection—what is the limit of safe sphincter preservation? *Colorectal Dis* 2003;5:454–457.
35. Ono C, Yoshinaga K, Enomoto M, Sugihara K. Discontinuous rectal cancer spread in the mesorectum and the optimal distal clearance margin in situ. *Dis Colon Rectum* 2002;45:744–749.
36. Zhao G, Zhou Z, Lei W, et al. Pathological study of distal mesorectal cancer spread to determine a proper distal resection margin. *World J Gastroenterol* 2005;11:319–322.
37. Quirke P, Durdey P, Dixon MF, Williams NS. Local recurrence of rectal adenocarcinoma due to inadequate surgical resection: histopathological study of lateral tumor spread and surgical excision. *Lancet* 1986;2:996–999.
38. Adam IJ, Mohamdee MO, Martin IG, et al. Role of circumferential margin involvement in the local recurrence of rectal cancer. *Lancet* 1994;344:707–711.
39. De Haas-Kock DFM, Baeten CGMI, Jager JJ, et al. Prognostic significance of radial margins of clearance in rectal cancer. *Br J Surg* 1996;83:781–785.
40. Heald RJ, Husband EM, Ryall RDH. The mesorectum in rectal cancer surgery—the clue to pelvic recurrence? *Br J Surg* 1982;69:613–616.
41. Heald RJ, Ryall RDH. Recurrence and survival after total mesorectal excision for rectal cancer. *Lancet* 1986;1:1479–1482.
42. Hall NR, Finan PJ, Al-Jaberi T, et al. Circumferential margin involvement after mesorectal excision of rectal cancer with curative intent: predictor of survival but not local recurrence? *Dis Colon Rectum* 1998;41:979–983.
43. Marijnen CAM, Nagtegaal ID, Kapiteijn E, et al. Radiotherapy does not compensate for positive resection margins in rectal cancer patients: report of a multicenter randomized trial. *Int J Radiat Oncol Biol Phys* 2003;55:1311–1320.
44. Luna-Pérez P, Bustos-Cholico E, Alvadado I, et al. Prognostic significance of circumferential margin involvement in rectal adenocarcinoma treated with preoperative chemoradiation and low anterior resection. *J Surg Oncol* 2005;90:20–25.
45. Cohen AM, Tremiterra S, Candela F, et al. Prognosis of node-positive colon cancer. *Cancer* 1991;67:1859–1861.
46. Ratto C, Sofo L, Ippoliti M, et al. Accurate lymph-node detection in colorectal specimens resected for cancer is of prognostic significance. *Dis Colon Rectum* 1999;42:143–158.
47. Mainprize KS, Hewavisinthe J, Savage A, et al. How many lymph nodes to stage colorectal carcinoma?. *J Clin Pathol* 1998;51:165–166.
48. Maurel J, Launoy G, Grosclaude P, et al. Lymph node harvest reporting in patients with carcinoma of the large bowel: a French population-based study. *Cancer* 1998;82:1482–1486.
49. Scott KWM, Grace RH. Detection of lymph node metastasis in colorectal carcinoma before and after fat clearance. *Br J Surg* 1989;76:1165–1167.
50. Cutait R, Alves VAF, Lopes LC, et al. Restaging of colorectal cancer based on the identification of lymph node micrometastases through immunoperoxidase staining of CEA and cytokeratins. *Dis Colon Rectum* 1991;34:917–920.
51. Choi H, Choi Y, Hong S. Incidence and prognostic implication of isolated tumor cells in lymph nodes from patients with Dukes B colorectal carcinoma. *Dis Colon Rectum* 2002;45:750–756.
52. Liefers G, Cleton-Jansen A, Van de Velde C, et al. Micrometastases and survival in stage II colorectal cancer. *N Engl J Med* 1998;339:223–228.
53. Rosenberg R, Friedrich J, Gertler R. Prognostic evaluation and review of immunohistochemically detected disseminated tumor cells in peritumoral lymph nodes of patients with pN0 colorectal cancer. *Int J Colorectal Dis* 2004;19:430–437.
54. Saha S, Wiese D, Badin J, Beutler T. Technical details of sentinel lymph node mapping in colorectal cancer and its impact on staging. *Ann Surg Oncol* 2000;7:120–124.
55. Mulsow J, Winter DC, O'Keane JC, O'Connell PR. Sentinel lymph node mapping in colorectal cancer. *Br J Surg* 2003;90:659–667.
56. Stojadinovic A, Allen PJ, Protic M, et al. Colon sentinel lymph node mapping: practical surgical applications. *J Am Coll Surg* 2005;201:297–313.
57. Saha S, Dan AG, Viehl CT, et al. Sentinel lymph node mapping in colon and rectal cancer: its impact on staging, limitations, and pitfalls. *Cancer Treat Res* 2005;127:105–122.
58. Broders AC. The grading of carcinoma. *Minn Med* 1925;8:726–730.
59. Blumberg D, Paty PB, Picon AI, et al. Stage I rectal cancer: identification of high-risk patients. *J Am Coll Surg* 1998;186:574–580.
60. Minsky BD, Rich T, Recht A, et al. Selection criteria for local exci-

sion with or without adjuvant radiation therapy for rectal cancer. *Cancer* 1989;63:1421–1429.

61. Horn A, Dahl O, Morild I. Venous and neural invasion as predictors of recurrence in rectal adenocarcinoma. *Dis Colon Rectum* 1991;34:798–804.

62. Ross A, Rusnak C, Weinerman B, et al. Recurrence and survival after surgical management of rectal cancer. *Am J Surg* 1999;177:392–395.

63. Moreira LF, Kenmotsu M, Gochi A, et al. Lymphovascular and neural invasion in low-lying rectal carcinoma. *Cancer Detect Prev* 1999;23:123–128.

64. Minsky B, Mies C. The clinical significance of vascular invasion in colorectal cancer. *Dis Colon Rectum* 1989;32:794–803.

65. Brodsky JT, Richard GK, Cohen AM, Minsky BD. Variables correlated with risk of lymph node metastasis in early rectal cancer. *Cancer* 1992;69:322–326.

66. Meguerditchian A, Bairati I, Lagacé R, et al. Prognostic significance of lymphovascular invasion in surgically cured rectal carcinoma. *Am J Surg* 2005;189:707–713.

67. Zeng Z, Sarkis A, Zhang Z. p53 overexpression: an independent predictor of survival in lymph-node positive colorectal cancer patients. *J Clin Oncol* 1994;12:2043–2050.

68. Kressner U, Inganäs M, Byding S, et al. Prognostic value of p53 genetic changes in colorectal cancer. *J Clin Oncol* 1999;17:593–599.

69. Tortola S, Marcuello E, Gonzalez I, et al. p53 and K-ras gene mutations correlate with tumor aggressiveness but are not of routine prognostic value in colorectal cancer. *J Clin Oncol* 1999;12:1375–1381.

70. Westra JL, Schaapveld M, Hollema H, de Boer JP. Determination of TP53 mutation is more relevant that microsatellite instability status for the prediction of disease-free survival in adjuvant-treated stage III colon cancer patients. *J Clin Oncol* 2005;23:5635–5643.

71. Børresen-Dale A, Lothe RA, Meling GI, et al. TP53 and long-tern prognosis in colorectal cancer: mutations in the L3 zinc-binding domain predict poor survival. *Clin Cancer Res* 1998;4:203–210.

72. Samowitz WS, Curtin K, Ma K, et al. Prognostic significance of p53 mutations in colon cancer at the population level. *Int J Cancer* 2002;99:597–602.

73. Adell G, Sun X, St†l O, et al. p53 status: an indicator for the effect of preoperative radiotherapy of rectal cancer. *Radiother Oncol* 1999;51:169–174.

74. Nehls O, Klump B, Holzman K, Lammering G. Influence of p53 status on prognosis in preoperatively irradiated rectal carcinoma. *Cancer* 1999;85:2541–2548.

75. Tang R, Wang J, Fan C, Tsao K. p53 is an independent pre-treatment markers for long-term survival in stage II and III colorectal cancers: an analysis of interaction between genetic markers and fluorouracil-based adjuvant therapy. *Cancer Lett* 2004;210:101–109.

76. Bell SM, Scott N, Cross D, Sagar P. Prognostic value of p53 overexpression and c-Ki-ras gene mutations in colorectal cancer. *Gastroenterology* 1993;107:57–64.

77. Cascinu S, Staccioli MP, Gasparini G, Giordani P. Expression of vascular endothelial growth factor can predict event-free survival in stage II colon cancer. *Clin Cancer Res* 2000;6:2803–2807.

78. Hurwitz H, Fehrenbacher L, Novotny W, Cartwright T. Bevacizumab plus irinotecan, fluorouracil, and leucovorin for metastatic colorectal cancer. *N Engl J Med* 2004;350:2335–2342.

79. Johnston PG, Lenz H, Leichman CG, et al. Thymidylate synthase gene and protein expression correlate and are associated with response to 5-fluorouracil in human colorectal and gastric tumors. *Cancer Res* 1995;44:1407–1412.

80. Suh KW, Kim JH, Kim YB, et al. Thymidylate synthase gene polymorphism as a prognostic factor for colon cancer. *J Gastrointest Surg* 2005;9:336–342.

81. Öhrling K, Edler D, Hallström M, et al. Detection of thymidylate synthase expression in lymph node metastases of colorectal cancer can improve the prognostic information. *J Clin Oncol* 2005;23:5628–5634.

82. Soumaoro LT, Uetake H, Higuchi T, et al. Cyclooxygenase-2 expression: a significant prognostic indicator for patients with colorectal cancer. *Clin Cancer Res* 2004;10:8465–8471.

83. Bahnassy AA, Zekri AN, El-Houssini, El-Shehaby AMR. Cyclin A and cyclin D1 as significant prognostic markers in colorectal cancer patients. *BMC Gastroenterol* 2004;4:22.

84. Hampel H, Frankel WL, Martin E, Arnold M. Screening for the Lynch syndrome. *N Engl J Med* 2005;352:1851–1860.

85. Niv Y. Biologic behavior of microsatellite-unstable colorectal cancer and treatment with 5-fluorouracil. *Israel Medical Association Journal* 2005;7:520–524.

86. Gryfe R, Kim H, Hsieh ETK, Aronson MD. Tumor microsatellite instability and clinical outcome in young patients with colorectal cancer. *N Engl J Med* 2000;342:69–77.

87. Watanabe T, Wu T, Catalano PJ, Ueki T. Molecular predictors of survival after adjuvant chemotherapy for colon cancer. *N Engl J Med* 2001;344:1196–1206.

88. Kohonen-Corish MRJ, Daniel JJ, Chan C, Lin BPC. Low microsatellite instability is associated with poor prognosis in stage C colon cancer. *J Clin Oncol* 2005;23:2318–2324.

89. Carethers JM, Smith EJ, Behling CA, Nguyen L. Use of 5-fluorouracil and survival in patients with microsatellite-unstable colorectal cancer. *Gastroenterology* 2004;126:394–401.

90. Ribic C, Sargent DJ, Moore MJ, Thibodeau SN. Tumor microsatellite-instability status as a predictor of benefit from fluorouracil-based adjuvant chemotherapy for colon cancer. *N Engl J Med* 2003;349:247–257.

91. Kapiteijn E, Marijnen CAM, Nagtegaal ID, et al. Preoperative radiotherapy combined with total mesorectal excision for resectable rectal cancer. *N Engl J Med* 2001;345:638–646.

92. Bosset JF, Calais G, Mineur L, Maingon P. Enhanced tumoricidal effect of chemotherapy with preoperative radiotherapy for rectal cancer: preliminary results—EORTC 22921. *J Clin Oncol* 2005;23:5620–5627.

93. Sauer R, Becker H, Hohenberger W, Rödel C. Preoperative versus postoperative chemoradiotherapy for rectal cancer. *N Engl J Med* 2004;351:1731–1740.

94. Nelson H, Sargent DJ, Wieand S, et al. A comparison of laparoscopically assisted and open colectomy for colon cancer. *N Engl J Med* 2004;350:2050–2059.

95. Pinol V, Andreu M, Castells A, et al. Synchronous colorectal neoplasms in patients with colorectal cancer: predisposing individual and familial factors. *Dis Colon Rectum* 2004;47:1192–1200.

96. Arenas RB, Fichera A, Mhoon D, et al. Incidence and therapeutic implications of synchronous colonic pathology in colorectal adenocarcinoma. *Surgery* 1997;122:706–710.

97. Harrison LE, Gillem JG, Paty P, et al. Preoperative carcinoembryonic antigen predicts outcomes in node-negative colon cancer patients: a multivariate analysis of 572 patients. *J Am Coll Surg* 1997;185:59–64.

98. Korenaga D, Saeki H, Mawatari K, et al. Serum carcinoembryonic antigen concentration doubling time correlates with tumor biology and life expectancy in patients with recurrent gastrointestinal carcinoma. *Arch Surg* 1997;132:188–194.

99. Pietra N, Sarli L, Costi R, et al. Role of follow-up in management of local recurrences of colorectal cancer: a prospective, randomized study. *Dis Colon Rectum* 1998;41:1127–1133.

100. Kemeny N, Braun DW. Prognostic factors in advanced colorectal carcinoma: importance of lactic dehydrogenase level, performance status, and white blood cell count. *Am J Med* 1983;74:786–794.

101. Heriot AG, Grundy A, Kumar D. Preoperative staging of rectal carcinoma. *Br J Surg* 1999;86:17–28.

102. Freeny PC, Marks WM, Ryan JA, Bolen JW. Colorectal carcinoma evaluation with CT: preoperative staging and detection of postoperative recurrence. *Radiology* 1986;158:347–353.

103. Stark DD, Wittenberg J, Butch RJ, Ferrucci JT. Hepatic metastases: randomized, controlled comparison of detection with MRI imaging and CT. *Radiology* 1987;165:399–406.

104. Barton JB, Langdale LA, Cummins JS, Stelzner M. The utility of routine preoperative computed tomography scanning in the management of veterans with colon cancer. *Am J Surg* 2002;183:499–503.

105. Mauchley DC, Lynge DC, Langdale LA, Stelzner MG. Clinical utility and cost-effectiveness of routine preoperative computed tomography scanning in patients with colon cancer. *Am J Surg* 2005;189:512–517.

106. Balthazar EJ, Megibow AJ, Hilnick D, Naidich DP. Carcinoma of the colon: detection and preoperative staging by CT. *AJR Am J Roentgenol* 1988;150:301–306.

107. Wallace JR, Christians KK, Quiroz FA, et al. Ablation of liver metastasis: is preoperative imaging sufficiently accurate? *J Gastrointest Surg* 2001;5:98–107

108. Moore KH, McCaughan BC. Surgical resection for pulmonary metastases from colorectal cancer. *ANZ J Surg* 2001;71:143–146.

109. Griffiths EA, Browell DA, Cunliffe WJ. Evaluation of a pre-operative staging protocol in the management of colorectal carcinoma. *Colorectal Dis* 2005;7:35–42.

110. Schoemaker D, Black R, Giles L, et al. Yearly colonoscopy, liver CT, and chest radiography do not influence 5-year survival of colorectal patients. *Gastroenterology* 1998;114:7–14.

111. Saitoh Y, Obara T, Einami K, Nomura M. Efficacy of high-frequency ultrasound probes for the preoperative staging of invasion depth in flat and depressed colorectal tumors. *Gastrointest Endosc* 1996;44:34–39.

112. Hnerhein M, Handke T, Ulmer C, Schlag PM. Impact of miniprobe ultrasonography on planning of minimally invasive surgery for gastric and colonic tumors. *Surg Endosc* 2004;18:601–605.

113. Stergiou N, Haji-Kermani N, Schneider C, et al. Staging of colonic neoplasms by colonoscopic miniprobe ultrasonography. *Int J Colorectal Dis* 2003;18:445–449.

114. Mason AY. Rectal cancer: the spectrum of selective surgery. *Proc Roy Soc Med* 1976;69:237–244.

115. Mason AY. Role of local surgery in carcinoma of the rectum. *Proc Roy Soc Med* 1976;69:869–872.

116. Beynon J, Mortesen NJM, Foy DMA, et al. Pre-operative assessment of local invasion in rectal cancer: digital examination, endoluminal sonography or computed tomography? *Br J Surg* 1986;73:1015–1017.

117. Rafaelsen SR, Kronborg O, Fenger C. Digital rectal examination and transrectal ultrasonography in staging rectal cancer. *Acta Radiol* 1994;35:300–304.

118. Rieger N, Tjandra J, Solomon M. Endoanal and endorectal ultrasound: applications in colorectal surgery. *ANZ J Surg* 2004;74:671–675.

119. Hildebrandt U, Feifel G. Preoperative staging of rectal cancer by intrarectal ultrasound. *Dis Colon Rectum* 1985;28:42–46.

120. Adams WJ, Wong WD. Endorectal ultrasonic detection of malignancy within the rectal villous lesions. *Dis Colon Rectum* 1995;38:1093–1096.

121. Worrell S, Horvath K, Blakemore T, et al. Endorectal ultrasound detection of focal carcinoma within rectal adenomas. *Am J Surg* 2004;187:625–629.

122. Garcia-Aguilar J, Hernández de Anda E, Rothenberger DA, et al. Endorectal ultrasound in the management of patients with malignant rectal polyps. *Dis Colon Rectum* 2005;48:910–917.

123. Blumberg D, Paty PB, Guillem JG, et al. All patients with small intramural rectal cancers are at risk for lymph node metastasis. *Dis Colon Rectum* 1999;42:881–885.

124. Mackay SG, Pager CK, Joseph D, et al. Assessment of the accuracy of transrectal ultrasonography in anorectal neoplasia. *Br J Surg* 2003;90:346–350.

125. Beynon J, Mortensen NJM, Foy DMA, et al. Preoperative assessment of mesorectal lymph node involvement in rectal cancer. *Br J Surg* 1989;76:276–279.

126. Hildebrandt U, Klein T, Feifel G, et al. Endosonography of pararectal lymph nodes: in vitro and in vivo evaluation. *Dis Colon Rectum* 1990;33:863–868.

127. Tio TL, Tytgat GNJ. Endoscopic ultrasonography in analyzing perintestinal lymph node abnormality. *Scand J Gastroenterol* 1986;21:158–163.

128. Sunouchi K, Sakaguchi M, Higuchi Y, et al. Limitations of endorectal ultrasonography: what does a low echoic lesion more than 5 mm in size correspond to histologically? *Dis Colon Rectum* 1998;41:761–764.

129. Herrera-Ornelas L, Justiniano J, Castillo N, et al. Metastases in small lymph nodes from colon cancer. *Arch Surg* 1987;122:1253–1256.

130. Akasu T, Sugihara K, Moriya K, et al. Limitations and pitfalls of transrectal ultrasonography for staging of rectal cancer. *Dis Colon Rectum* 1997;40:S10–S15.

131. Phang PT, Wong WD. The use of endoluminal ultrasound for malignant and benign anorectal diseases. *Curr Opin Gastroenterol* 1997;13:47–53.

132. Glaser F, Schlag P, Herfarth C. Endorectal ultrasonography for the assessment of invasion of rectal tumors and lymph node involvement. *Br J Surg* 1990;77:883–887.

133. Katsura Y, Yamada K, Ishizawa T, et al. Endorectal ultrasonography for the assessment of wall invasion and lymph node metastasis in rectal cancer. *Dis Colon Rectum* 1992;35:362–368.

134. Garcia-Aguilar J, Pollack J, Lee SH, et al. Accuracy of endorectal ultrasonography in preoperative staging of rectal tumors. *Dis Colon Rectum* 2002;45:10–15.

135. Bipat S, Glas AS, Slors FJM, et al. Rectal cancer: local staging and assessment of lymph node involvement with endoluminal US, CT and MR imaging—a meta-analysis. *Radiology* 2004;232:773–783.

136. Orrom WJ, Wong WD, Rothenberger DA, et al. Endorectal ultrasound in the preoperative staging of rectal tumors: a learning experience. *Dis Colon Rectum* 1990;33:654–659.

137. Fleshman JW, Myerson RJ, Fry RD, et al. Accuracy of transrectal ultrasound in predicting pathologic stage of rectal cancer before and after preoperative radiation therapy. *Dis Colon Rectum* 1992;35:823–829.

138. Bernini A, Deen KI, Madoff RD, et al. Preoperative adjuvant radiation with chemotherapy for rectal cancer: its impact on stage of disease and the role of endorectal ultrasound. *Ann Surg Oncol* 1996;3:131–135.

139. Meade PG, Blatchford GJ, Thorson AG, et al. Preoperative chemoradiation downstages locally advanced ultrasound-staged rectal cancer. *Am J Surg* 1995;170:609–613.

140. Williamson PR, Hellinger MD, Larach SW, et al. Endorectal ultrasound of T3 and T4 rectal cancers after preoperative chemoradiation. *Dis Colon Rectum* 1996;39:45–49.

141. Kahn H, Alexander A, Rakinic J, et al. Preoperative staging of irradiated rectal cancers using digital rectal examination, computed tomography, endorectal ultrasound, and magnetic resonance imaging does not accurately predict T0, N0 pathology. *Dis Colon Rectum* 1997;40:140–144.

142. Holdsworth PJ, Johnston D, Chalmers AG, Chennells P. Endoluminal ultrasound and computed tomography in the staging of rectal cancer. *Br J Surg* 1988;75:1019–1022.

143. Thoeni RF, Moss AA, Schnyder P, et al. Detection and staging of primary rectal and rectosigmoid cancer by computed tomography. *Radiology* 1981;141:135–138.

144. Waizer A, Zitron S, Ben-Baruch D, et al. Comparative study for preoperative staging of rectal cancer. *Dis Colon Rectum* 1989;32:53–56.

145. Rifkin MD, Ehrlich SM, Marks G. Staging of rectal carcinoma: prospective comparison of endorectal US and CT. *Radiology* 1989;170:319–322.

146. Goldman S, Arvidsson H, Norming U, et al. Transrectal ultrasound and computed tomography in preoperative staging of lower rectal adenocarcinoma. *Gastrointest Radiol* 1991;16:259–263.

147. Kulinna C, Eibel R, Matzek W, Bonel H. Staging of rectal cancer: diagnostic potential of multiplanar reconstructions with MDCT. *AJR Am J Roentgenol* 2004;183:421–427.

148. Kulinna C, Scheidler J, Strauss T, Bonel H. Local staging of rectal cancer: assessment with double-contrast multislice computed tomography and transrectal ultrasound. *J Comput Assist Tomogr* 2004;28:123–130.

149. Starck M, Bohe M, Fork FT, et al. Endoluminal ultrasound and low-field magnetic resonance imaging are superior to clinical examination in the preoperative staging of rectal cancer. *Eur J Surg* 1995;161:841–845.

150. Chan T, Kressel HY, Milestone B, et al. Rectal carcinoma: staging at MR imaging with endorectal surface coil: work in progress. *Radiology* 1991;181:461–467.

151. Schnall MD, Furth EE, Rosato EF, et al. Rectal tumor stage: correlation of endorectal MR imaging and pathologic findings. *Radiology* 1994;190:709–714.

152. McNicholas MMJ, Joyce WP, Dolan J, et al. Magnetic resonance imaging of rectal carcinoma: a prospective study. *Br J Surg* 1994;81:911–914.

153. Joosten FBM, Jansen JBMJ, Joosten HJM, et al. Staging of rectal carcinoma using MR double surface coil, MR endorectal coil, and intrarectal ultrasound: correlation with histopathologic findings. *J Comput Assist Tomogr* 1995;19:752–758.

154. Blomqvist L, Holm T, Rubio C, et al. Rectal tumors—MR imaging with endorectal and/or phased-array coils, and histopathological staging of giant sections. *Acta Radiol* 1997;38:437–444.

155. Zagoria RJ, Schlarb CA, Ott DJ, Bechtold RE. Assessment of rectal tumor infiltration utilizing endorectal MR imaging and comparison with endoscopic rectal sonography. *J Surg Oncol* 1997;64:312–317.

156. Brown G, Davies S, Williams GT, Bourne MW. Effectiveness of preoperative staging in rectal cancer: digital rectal examination, endoluminal ultrasound or magnetic resonance imaging? *Br J Cancer* 2004;91:23–29.

157. Meyenberger C, Huch Böni RA, Bertschinger P, et al. Endoscopic ultrasound and endorectal magnetic resonance imaging: a prospective, comparative study for preoperative staging and follow-up of rectal cancer. *Endoscopy* 1995;27:469–479.

158. Beets-Tan RGH. MRI in rectal cancer: the T stage and circumferential resection margin. *Colorectal Dis* 2003;5:392–395.

159. Beets-Tan RGH, Beets GL, Vliegen RFA, Kessels AGH. Accuracy of magnetic resonance imaging in prediction of tumour-free resection margin in rectal cancer surgery. *Lancet* 2001;357:497–504.

160. Peschaud F, Cuenod CA, Benoist S, Juli C. Accuracy of magnetic resonance imaging in rectal cancer depends on location of the tumor. *Dis Colon Rectum* 2005;48:1603–1609.

161. Mathur P, Smith JJ, Ramsey C, Owen M. Comparison of CT and MRI in the pre-operative staging of rectal adenocarcinoma and prediction of circumferential resection margin involvement by MRI. *Colorectal Dis* 2003;5:396–401.

162. Flamen P, Stroobants S, Cutsem EV, Dupont P. Additional value of whole-body positron emission tomography with fluorine-18-2-fluoro-2-deoxy-D-glucose in recurrent colorectal cancer. *J Clin Oncol* 1999;17:894–901.

163. Even-Sapir E, Parag Y, Lerman H, Gutman M. Detection of recurrence in patients with rectal cancer: PET/CT after abdominoperineal or anterior resection. *Radiology* 2004;232:815–822.

164. Flanaga FL, Dehdashti F, Ogunbiyi OA, et al. Utility of FDG-PET for investigating unexplained plasma CEA elevation in patients with colorectal cancer. *Ann Surg* 1998;227:319–323.

165. Staib L, Schirrmeister H, Reske SN, et al. Is 18F-fluorodeoxyglucose positron emission tomography in recurrent colorectal cancer a contribution to surgical decision making? *Am J Surg* 2000;180:1–5.

166. Sahani DV, Kalva SP, Fischman AJ, et al. Detection of liver metastases from adenocarcinoma of the colon and pancreas: comparison of mangafodipir trisodium-enhanced liver MRI and whole-body PDG PET. *AJR. Am J Roentgenol* 2004;185:239–246.

167. Moore HG, Akhurst T, Larson SM, et al. A case-controlled study of 18-fluorodeoxyglucose positron emission tomography in the detection of pelvic recurrence in previously irradiated rectal cancer patients. *J Am Coll Surg* 2003;197:22–28.

168. Fukunaga H, Sekimoto M, Ikeda M, Higuchi I. Fusion image of positron emission tomography and computed tomography for the diagnosis of local recurrence of rectal cancer. *Ann Surg Oncol* 2005;12:1–9.

169. Dobos N, Rubesin SE. Radiologic imaging modalities in the diagnosis and management of colorectal cancer. *Hematol Oncol Clin North Am* 2002;16:875–895.

170. Guillem JG, Puig-La Calle J, Akhurst T, et al. Prospective assessment of primary rectal cancer response to preoperative radiation and chemotherapy using 18-fluorodeoxyglucose positron emission tomography. *Dis Colon Rectum* 2000;43:18–24.

171. Amthauer H, Denecke T, Rau B, Hildebrandt B. Response prediction by FDG-PET after neoadjuvant radiochemotherapy and combined regional hyperthermia of rectal cancer: correlation with endorectal ultrasound and histopathology. *Eur J Nucl Med Mol Imaging* 2004;31:811–819.

172. Carpici C, Rubello D, Chierichetti F, Crepaldi G. Restaging after neoadjuvant chemoradiotherapy for rectal adenocarcinoma: role of F18-FDG PET. *Biomed Pharmacother* 2004;58:451–457.

173. Calvo FA, Domper M, Matute R, Martínez-Lázaro R. 18F-FDG positron emission tomography staging and restaging in rectal cancer treated with preoperative chemoradiation. *Int J Radiat Oncol Biol Phys* 2004;58:528–535.

174. Heriot AG, Hicks RJ, Drummond EGP, Keck J. Does positron emission tomography change management in primary rectal cancer? A prospective assessment. *Dis Colon Rectum* 2004;47:451–458.

第 43 章
结肠癌：局部病灶的治疗

Eric Van Cutsem,Ander D′Hoore, Caroline de Vleeschouwer, Jochen Decaestecker, Freddy Penninckx

结肠癌是西方社会死亡率较高的疾病之一，每年大约有 100 万新发结肠癌病例，全世界每年约有 40 万到 50 万患者死于结肠癌。

70%~75%的结肠癌表现为局部病灶，这些患者往往可以通过手术得到根治，但根治术后肿瘤复发的病例死亡率较高。结肠癌治疗失败往往是由于全身转移引起，转移部位常见于肝脏、腹膜、肺及其他较少见部位。局部复发较全身转移少见，但可见于肿瘤侵犯周围组织(T4 期肿瘤)、合并肿瘤穿孔或存在梗阻的病例。因此术后辅助治疗的重点在于如何防止原发肿瘤切除后的肿瘤转移。

结肠癌预后程度不一，病期不同其生存率各不相同。病理分期是目前评判预后最好的指标，已经在第 42 章详细论述。Dukes 分期已经不能满足现代肿瘤分期的需求，因为此分期方式没有考虑到远处转移、转移淋巴结个数及肿瘤局限于浆膜下等因素。目前较常用的是美国肿瘤联合会(AJCC)的 TNM 分期系统，在最新的第六版中，根据 T 分期和 N 分期分别对 Ⅱ 期和 Ⅲ 期做了更详细的分类(表 43.1)[1,2]。

最近美国国立癌症登记处收集了 1991 年 1 月 1 日至 2000 年 12 月 31 日的 119 663 位患者的资料,根据 AJCC 的分期系统对其进行观察及流行病学分析其生存率[3],总的来说,结肠癌年生存率为65.2%[3]。 结肠癌 5 年生存率 Ⅰ 期为 93.2%, Ⅱa 期为 84.7%, Ⅱb 为 72.2%, Ⅲa 期 83.4%, Ⅲb 期 64.1%, Ⅲc 期为 44.3%, Ⅳ 期为 8.1%。另外的一个研究, 它分析了美国国立癌症数据库中从 1987 年到 1993 年的 50 042 位患者, 结果表明 Ⅲa 期的 5 年生存率为 59.8%, Ⅲb 为 42.0%, Ⅲc 期 27.3%[4]。

结肠癌的初次诊断往往依靠结肠镜检查及病理活组织检查,结肠癌的诊断及分期已在第 42 章中详细论述。

结肠癌的手术治疗

手术是结肠癌治疗的重要手段而且可以对局部肿瘤达到根治效果。手术的目的在于广泛切除原发肿瘤,根据结肠的动脉血供清扫淋巴结。手术医生在治疗中占主导地位, 如果没有标准化的外科手术方案, 将大大降低肿瘤治疗的效果。大多数患者为择期手术,肠道准备一直是术前准备的重要组成部分,但近年来的研究对此提出了质疑[5],认为肠管清洁对于肠吻合口愈合并非不可或缺。存在结肠梗阻的患者需急症手术,对于因梗阻导致盲肠重度扩张的患者,可行术中结肠灌洗或行结肠次全切除术。对于重症患者,可行哈德曼术。

临床上 T4 的肿瘤直接侵犯其他的组织器官,需对肿瘤行完全性整块切除以达到安全的手术切缘。结肠肿瘤局部不能切除较少见,除非侵犯胰腺或广泛的淋巴结转移至小肠系膜。术前的新辅助化疗或放化疗可以增加手术中安全切缘的范围, 或可保留受累器官。在此期间可行暂时的回肠结肠短路术。

很少患者不需要外科手术干预治疗。

结肠腺癌的根治性切除应包括足够的近端及远端肠管和区域淋巴结。为了降低遗留肠周淋巴结的风险,需要切除肿瘤两端约10cm的肠管。如果肿瘤为较小的早期病例,可于术前经结肠镜行镜下染色定位,以便术中定位肿瘤及确定切除范围。区域淋巴结清扫应基于结肠特定部位的血供,术中应遵循无触摸及高位结扎肿瘤血管的外科基本原则。应在松解肿瘤之前遵循这些原则。右结肠的肿瘤需切断回结肠、右结肠动脉及结肠中动脉的右支;横结肠肿瘤需切断结肠中动脉,对于晚期病例,淋巴结可转移至

表 43.1

AJCC 制定的分期及相关生存率

分期	T	N	M	5 年生存率
I	T1 或 T2	N0	M0	93.2[a]
IIa	T3	N0	M0	84.7[a]
IIb	T4	N0	M0	72.2[a]
IIIa	T1 或 T2	N1	M0	83.4[a]–59.8[b]
IIIb	T3 或 T4	N1	M0	64.1[a]–62.0[b]
IIIc	Any T	N2	M0	44.3[a]–47.3[b]
IV	Any T	Any N	M1	8.1[a]

T1:肿瘤侵犯黏膜下层;T2:肿瘤侵犯固有肌层;N0:无区域淋巴结转移;M0:无远处转移;T3:侵犯固有肌层至黏膜下层或侵犯无腹膜结构的结肠旁组织;T4:肿瘤直接侵犯其他组织器官或/和穿透壁层腹膜;N1:有 1~3 个淋巴结转移;N2:4 个及以上转移淋巴结;M1:远处转移。
[a] 参考随访、流行病和最终结果数据库。
[b] 参考美国国家肿瘤数据库。

胃网膜血管周围,需行根治性网膜切除术;降结肠肿瘤应切除左结肠动脉、结肠中动脉左支及其网膜;乙状结肠肿瘤需切断直肠上动脉和乙状结肠动脉分支,行结肠直肠吻合术(前切除术)。位于血供交界部位(如结肠肝区、脾曲)的肿瘤应行更广泛的切除。目前认为完整切除结肠系膜对于预防局部复发尤其重要 (和直肠癌全系膜切除术的理念相同)(图 43.1 至图 43.4)。

结肠多原发癌或结肠多发腺瘤往往不能通过肠镜切除, 如果有证据证实为遗传性非息肉性结直肠癌,应行全结肠或次全结肠切除,回肠直肠吻合术。预防性卵巢切除对预后无益,只有肿瘤侵犯卵巢或其有明显异常时切除卵巢。

适当程度的结肠切除和淋巴结清扫存在争议,广泛淋巴结清扫的原理在于切除更多的可能存在转移灶的淋巴结来增加治愈的机会。虽然随机的对照试验

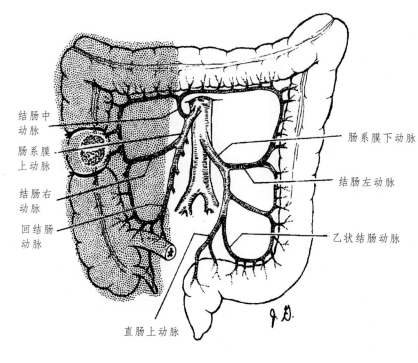

图 43.1　右半结肠。Reprinted with permission from Sharma S, Saltz LB, Ota DM, Chawla AK, Haller DG, and Willett CG, Colon cancer: management of locoregional disease. In: Kelsen DP, Daly JM, Kern SE, Levin B, and Tepper JE, eds. *Gastrointestinal oncology: principles and practice*. Philadelphia: Lippincott Williams & Wilkins, 2002;755–780.

（图中标注：结肠中动脉、肠系膜上动脉、结肠右动脉、回结肠动脉、直肠上动脉、肠系膜下动脉、结肠左动脉、乙状结肠动脉）

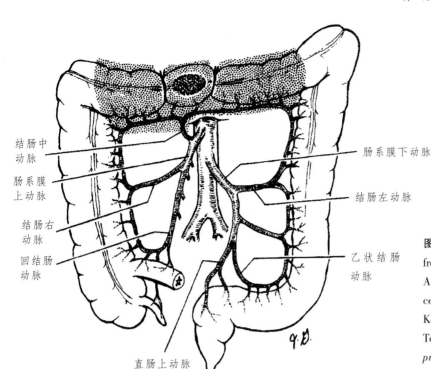

图 43.2 横结肠。Reprinted with permission from Sharma S, Saltz LB, Ota DM, Chawla AK, Haller DG, and Willett CG, Colon cancer: management of locoregional disease. In: Kelsen DP, Daly JM, Kern SE, Levin B, and Tepper JE, eds. *Gastrointestinal oncology: principles and practice*. Philadelphia: Lippincott Williams & Wilkins, 2002;755–780.

并没有得出扩大清扫在预后上优于局部清扫,但一般认为应切除足够数量的淋巴结。结肠应至少切除 12 枚淋巴结,INT-0089 实验是对于高危险因素的 Ⅱ 期和 Ⅲ 期患者行辅助化疗,其分层分析表明:无论检出淋巴结转移与否,淋巴结转移个数与肿瘤预后相关。[6]在这一研究中,淋巴结的平均检出个数为 11 枚(范围为

1~87),这与结肠开腹与腔镜比较切除术后结肠标本淋巴结检出率相似:11.1–11.1[7],12.1–11.1[18],12–12[9] 和 10–10[10]。然而从 INT-0089 实验建立起来的数学模型得出结论:早期结肠癌(T1/T2)应检出多于 40 枚淋巴结,其中 85% 为阴性。当检出 18 枚淋巴结时,可能只有 25% 为真阴性。对于 T3 和 T4 肿瘤,为了达到

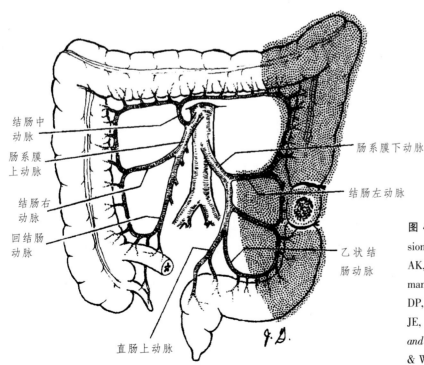

图 43.3 左半结肠。Reprinted with permission from Sharma S, Saltz LB, Ota DM, Chawla AK, Haller DG, and Willett CG, Colon cancer: management of locoregional disease. In: Kelsen DP, Daly JM, Kern SE, Levin B, and Tepper JE, eds. *Gastrointestinal oncology: principles and practice*. Philadelphia: Lippincott Williams & Wilkins, 2002;755–780.

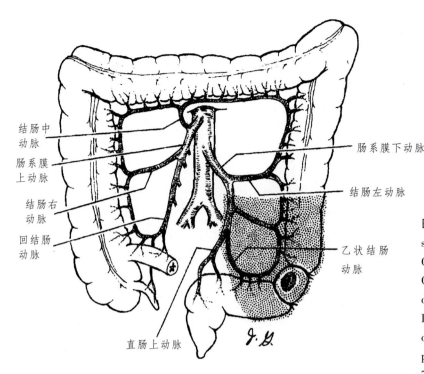

结肠中动脉
肠系膜上动脉
结肠右动脉
回结肠动脉
肠系膜下动脉
结肠左动脉
乙状结肠动脉
直肠上动脉

图43.4 乙状结肠。Reprinted with permission from Sharma S, Saltz LB, Ota DM, Chawla AK, Haller DG, and Willett CG, Colon cancer: management of locoregional disease. In: Kelsen DP, Daly JM, Kern SE, Levin B, and Tepper JE, eds. Gastrointestinal oncology: principles and practice. Philadelphia: Lippincott Williams & Wilkins, 2002; 755-780

85%的淋巴结为阴性,检出淋巴结的个数应分别为40枚和30枚。当检出18枚淋巴结时,T3肿瘤淋巴结为真阴性可能大于25%,T4大于50%。基于这一研究结果,必须努力提高外科技术及病理学检查方法[11]。应用诸如脂肪清除和整个系膜的检查等技术,这些技术增加了工作量,不会使HE染色淋巴结阴性的患者分期过高[12]。此外前哨淋巴结映射经过训练后已应用于结肠癌中,并发现是安全可行的[13,14]。它的优点是更加集中,通过免疫组化和聚合酶连锁反应来检查淋巴结的病理切片,从而确定前哨淋巴结。前哨淋巴结检出转移病灶使得18%到25%的患者从Ⅱ期转为Ⅲ期[15,16]。

在淋巴结阴性的患者中约有25%复发,这说明目前的分期存在不足。足够的手术技术可导致分期不足。所以在血中、骨髓和淋巴结中可以发现微转移灶和游离肿瘤细胞。淋巴结中的微转移在0.2mm到2mm之间,游离肿瘤细胞小于0.2 mm。在一些医院,往往不行花费不菲且费时费工的免疫组化及PCR检查,对所有存在微转移灶和游离肿瘤细胞的患者都行辅助化疗。前哨淋巴结检测日益受到重视,前哨淋巴结是指原发肿瘤通过淋巴转移的第一个淋巴结。通过在肿瘤附近注射蓝色染料显示。经过一定的训练即可检出前哨淋巴结[13]。然而此种方法不能替代局部淋巴结的标准病理检查。

前哨淋巴结的概念目的在于使得病理医生更仔细地分析以发现转移病灶[14]。前哨淋巴结已经应用于结肠癌并且提高了淋巴结的检出及病理分期的精确。但是由于缺乏一致性的相关操作(体内或体外),还没有足够证据推荐此项技术。

术中应使失血最小化,密切关注止血以防止由于输血造成的免疫抑制状态,增加复发的风险。

腹腔镜结肠癌切除的位置

微创手术已经从胃肠道的良性肿瘤运用延伸至结肠癌的治疗。由于穿刺部位肿瘤的转移,最初的热情有所缓和,据1994年的数据统计,穿刺种植转移达21%,由此几乎全面禁止了正在进行的腹腔镜结肠癌切除术的前瞻性随机试验。更多的基础研究开始阐明这个问题,因为存在着潜在的危险,CO_2气腹可作为脱落肿瘤细胞的一个潜在载体。

2002年Barcelona Trial试验对219例结肠癌患者进行前瞻性随机试验,结果显示在Ⅲ期肿瘤患者中腹腔镜手术相比开腹手术降低了局部复发率,提高了无病生存率(DFS)[7]。这些结果经实验数据证实,腹腔镜手术对患者免疫状态影响较小,延缓了肿瘤的扩散。2004年COST Trial纳入了来自全美多中心的842名结肠癌患者,3年的临床观察结果显示在肿瘤各期腹腔镜手术与开腹手术有相似的局部复发率和无病生存率(DFS)[9]。此外一项香港的 403 例直肠及乙状结肠的实验也得出相同结果[8]。腹腔镜手术的中转开腹率介于 11% 到 23% 之间，主要取决于肿瘤的特性。腹腔镜组术后死亡率较低，这与较低的伤口并发症、患者的状况较好有关。腹腔镜结肠切除比较于开腹手术患者术后疼痛少、肠道功能恢复快、住院时间短、腹部伤疤较小。两组死亡率相近，腹腔镜组住院时间较短，所以腹腔镜手术是开腹手术之外结肠癌患者的又一选择[17]。前面提到的试验受到了批评，因为手术快车道的循证原则是不能描述或实现的，从而在早期预后结果中导致了潜在的偏移[17]。腹腔镜手术的缺点在于需要术者有娴熟的腹腔镜技术，更多的手术时间和手术耗材。做腹腔镜手术的外科医生应富有经验以确保手术成功。虽然有诸多不足，但它带给患者术后较快的恢复可以抵消手术成本，提高患者的生存率。

辅助治疗

结肠癌的基本辅助治疗包括化疗。虽然结肠癌患者有较高的局部复发风险，但是术后放疗或放化疗还没有随机的、系统的研究。已发表的报告指出术后放疗或放化疗有益，但它是一个非随机的单中心的术后分析。

虽然 Ⅱ 和 Ⅲ 期结肠癌有明显不同的复发率和生存率，但目前许多随机实验将两期患者都纳入实验，经常预先计划做分组分析来评价化疗的效果。Ⅰ 期结肠癌患者预后较好，无需行化疗。

Ⅲ 期结肠癌的辅助化疗

90 年代中期以来，一般对于 Ⅲ 期或淋巴结阴性结肠癌患者行辅助性化疗。确实也有证据表明化疗可以降低复发率，提高 Ⅲ 期结肠癌患者的生存率。据报道，美国结肠癌癌患者接受辅助化疗的比例由 1991 年的 39% 提高到 2002 年的 64%[18]。这一分析也显示，患者接受辅助化疗的结果并不尽相同，至少在第一个观察期是这样[18]。年龄超过 80 岁的患者较少接受辅助化疗，肿瘤侵袭性强和淋巴结阳性率高的患者化疗较多，接受辅助治疗的女性人数往往比男性少。因为老年患者接受化疗的并发症较多，恶性程度较高的患者接受化疗有明显的益处，可以用来解释前两个结果，但性别的差异很难解释[19]。核心问题就辅助化疗是难

以评估其针对某一患者是否有益。一般推荐对于高复发风险的患者行辅助化疗，决策过程中始终是复杂的。诸多因素可以影响到医生的抉择，比如医生对于化疗的认识及患者的情绪。其他不行化疗的因素包括：存在并发症、社会经济状况和较低的治疗依从性等。正在进行中的实验正在寻找相关分子标志来预测哪些患者能从化疗中获益。

目前在选择辅助化疗和患者受益上，我们已经掌握了大量知识。

5-Fu/Lv 持续 1 年

INT-0035 多中心实验是第一个大型描述 Ⅲ 期结肠癌患者术后接受辅助治疗有明显效果的实验。该实验纳入了 1296 例 Ⅱ 期和 Ⅲ 期的结肠癌患者（其中 Ⅲ 期患者为 929 例），并将其分为三组：

1. 单纯手术组；
2. 手术加 12 月的 Lv；
3. 手术加 12 月的 5-Fu/Lv。

实验结果表明 Ⅲ 期结肠癌患者术后加 5-Fu/Lv 化疗后，患者复发风险约有 15% 的完全降低，40% 的相对降低；死亡率约有 16% 的完全降低，33% 的相对降低[20,21]。荷兰结直肠癌辅助治疗计划(NACCP)也进行了相关研究，在一组随机试验的患者中，比较了 5-Fu/Lv 和未加辅助治疗的功效[22]。结果表明术后加入辅助化疗后 5 年生存率由 58% 提高到 68%。

5-FU/Folinic Acid 持续 6 个月

90 年代的多项实验都证实术后加 5-FU/FA 可以提高疗效。加拿大和欧洲联合实验[国际多中心联合结直肠癌实验(IMPACT)]将三项实验联合研究对比高剂量 5-FU/FA 和不加治疗间的效果，实验一共纳入近 1500 名患者。实验表明 Dukes C 期患者 3 年死亡率相对下降了 22%[23]。意大利的一项实验与此相似，但人数较少，结果显示应用了 5-FU/FA 的患者死亡率相对下降了 39%[24]。北方中心肿瘤治疗组(NCCTG)的实验表明 6 个月的 5-FU 联合低剂量 FA 的辅助治疗相比较于手术组 5 年生存率分别为 74% 和 63%[25]。国立乳腺及结直肠外科辅助治疗计划 (NSABP) C-03 实验表明：对 Dukes B 期和 C 期的结肠癌患者分别行 5-FU/FA 和 MOF（氮芥+长春新碱+ 5-FU）化疗，其 DFS 分别为 73% 和 64%，总生存率分别为 84% 和 77%[26]。MOF 作为对照组已经在先前的实验中证实相比较于单纯手术，有部分疗效。

随后有三项美国的纳入几千患者的临床试验陆续发表。一项由 NCCTG 和加拿大国立癌症研究所的随机对照试验表明:术后化疗 1 年相比较于 6 个月没有明显益处[27]。实验还发现,在给予 6 个月的化疗后,5-FU/Lv 的疗效并不次于 5-FU+Lv+FA[27]。INT 0089 实验发现 6 到 8 个月的 5-FU/FA 与 12 个月的 5-FU/Lv 比较,结果发现 5-FU/FA 加入 Lv 后并无益处[28]。NS-ABP C-04 实验发现 5-FU/Lv, 5-FU/FA 和 5-FU/FA/Lv 一年的治疗效果相似[29]。而德国的数据发现 Dukes C 期患者 12 个月的化疗 5-FU/FA 效果好于 5-FU/Lv,生存期分别为 88.9 个月和 78.6 个月[30]。

因为三药联合的药物毒性,在 90 年代中期基本形成了术后治疗的通用标准:6 到 8 个月的 5-FU/FA[31,32]。

5-FU 的输入方案:静脉灌注或推注

许多 90 年代开始的关于 5-FU/FA 推注的实验已经结束,Roswell Park 方案为 6 周的 FA (500 mg/m²)加 5-FU (500 mg/m²),每周重复,休息两周,共 4 周期。NCCTG/Mayo Clinic 方案为 1~5 天的 FA (20 mg/m²)加 5-FU (425 mg/m²),每 4~5 周重复,持续 6~7 个月。在一个大型的随机实验中(Quasar 1 实验),该实验由英国的 Quick and Simple and Reliable (Quasar) Collaborative Group 主持,结果显示联合 5-FU 时高剂量 FA 与低剂量 FA 疗效无差异,而且在 5-FU/FA 加入左旋咪唑不能提高疗效[33]。

法国 Gercor 协作组研究了 5-FU/FA 的输入方案,称为 LV5FU2 或 de Gramont 方案[34]。该方案为 FA 200 mg/m² 输入 2 小时,随后推注 5-FU 400 mg/m² 然后 5-FU 600 mg/m² 持续滴入 22 小时,输两天,每两周重复。在 2–2 的双因子设计中,905 例 Ⅱ/Ⅲ期结肠癌患者随机分为 LV5FU2 组和 5-FU/FA 推注组 (5-FU 400 mg/m² + FA 200 mg/m² 1~5 天,每 28 天重复)。此外,患者随机接受总量 24 或 36 个月的化疗。结果显示两者的 DFS 和总体生存率无差异。与 5-FU/FA 推注组相比,LV5FU2 组发生 3~4 级腹泻、白细胞降低和黏膜炎的比例明显下降[34,35]。基于这些实验数据,以及转移性结肠癌对于 LV5FU2 有较好的耐受性,很多医生更倾向于选择 LV5FU2 作为结肠癌的辅助治疗。

全欧洲的辅助结肠癌试验 (PETACC)–2 实验在 Ⅲ 期患者对此问题进行了更详细的研究。1603 例患者随机分为静脉推注组和灌注组,两者疗效无明显差异,但推注方案毒性更大[36]。

一个英国的实验对 801 例 Dukes B 期 和 C 期结直肠癌患者比较了延长的 5-FU 输入方案(12 周的每日输入 5-FU 300 mg/m²)与推注方案(6 个月的 Mayo Clinic 方案),结果显示在无复发生存率(RFS)上无差异。但 5-FU 输入方案有提高 5 年生存率的趋势:75.7% 对 71.5% (P= 0.08)[37]。但这一实验没有改变治疗的持续时间,因为实验包括结肠癌及直肠癌,小样本排除了最后的结论。

新药

口服氟尿嘧啶 有几项临床试验研究了口服氟尿嘧啶在结肠癌辅助治疗中的作用,一项 meta 分析纳入了三个日本的随机实验,包括 5233 例 Ⅰ 期、Ⅱ 期或 Ⅲ 期结直肠癌患者行口服辅助化疗,分别口服 5-FU、优福定或卡莫氟,还有部分口服丝裂霉素 C。口服氟尿嘧啶的患者 DFS 较好,相对风险度 (HR)(为 0.85 (P=0.001)。口服氟尿嘧啶的患者的总体生存率也更优秀,HR 为 0.89(P=0.04)[38]。

X-Act 实验抽取了 1987 例 Ⅲ 期切除后结肠癌患者,分别在 1~14 天连续使用卡培他滨 2500 mg/m²,每 21 天重复和推注 5-FU/FA,连续持续 6 个月,比较了两者之间的疗效,结果发现卡培他滨组与 5-FU/FA 组 3 年 DFS 相似(P <0.001),卡培他滨提高了 RFS(HR, 0.86; 95% CI, 0.74~0.99; P=0.04),且副作用较小(表 43.2)[39]。3 年生存率分别为 81.3% 和 77.6%(HR, 0.84; 95% CI, 0.69~0.01; P=0.07)。

NSABP C-06 实验比较了 1608 例 Ⅱ 期或 Ⅲ 期结肠癌患者,分别行 5-FU/FA 静脉输入(Roswell Park 方案 3 周期)和 UFT/FA (优福定 300 mg/(m²·d)+亚叶酸 90 mg/d,在 1~28 天使用,每 35 天重复,共 5 周期)。结果发现 5 年 DFS(78.7%对 78.7%)和五年生存率(78.7%对 78.7%)无差异(表 43.2)。两方案的毒性类似[40]。

这些实验都支持在 Ⅲ 期结肠癌辅助化疗中,口服氟尿嘧啶可以达到与静脉滴注 5-FU/FA 相类似的效果。由相关数据来看:卡培他滨的整体有效性越强,其辅助治疗的试验设计越优化,并且与 5-FU/FA 相比,其有更强的耐受性,目前卡培他滨的使用越来越广泛。

奥沙利铂 有两项较大的临床试验研究了对于 Ⅱ 期和 Ⅲ 期结肠癌患者在 5-FU/FA 加入奥沙利铂的效果。

MOSAIC 实验把 2246 例 Ⅱ 期和 Ⅲ 期结肠癌患者随机分为两组:LV5FU2 组(de Gramont 方案) 和 FOL-FOX-4 (5-FU/FA 相同 +每周期第 1 天应用奥沙利铂

85 mg/m²)。患者 40%为Ⅱ期,60%为Ⅲ期。主要的观察终点为 3 年 DFS,其定义为复发或死亡的时间,再发结直肠癌视为复发,非结直肠癌肿瘤不在考虑范围。在 56.2 月的中期随访中,FOLFOX-4 的 DFS 较 LV5FU2 明显提高 (分别为 76.4%和 69.8%;HR,0.77;95% CI, 0.65~0.90; $P<0.001$))。Ⅲ期结肠癌患者的分组分析发现复发率明显降低 (HR, 0.75;95% CI, 0.62~0.89),两者相差 8.6%。这一结果在Ⅱ期患者中却没有相同发现,HR, 0.82 (95% CI, 0.60~1.13),两者相差 3.5%。(表 43.3)。总人群(Ⅱ期和Ⅲ期患者)的 4 年生存率无差异 (84.9%对 82.8%;HR, 0.91; 95% CI, 0.75~0.11)[41,42]。经过 6 年的随访结果发现 FOLFOX-4 组总的生存率为 78.6%,LV5FU2 组为 76.0%(HR 0.85; 95% CI 0.72~1.01; $P= 0.057$),生存率的差异在于:Ⅲ期行 FOLFOX-4 有较大获益 (73.0%对 68.6%; HR, 0.80; 95% CI, 0.66~0.98; $P= 0.029$)。但在Ⅱ期生存率没有差别 (86.9 对 86.8%)。(来自 ASCO2007 A De Gramont 的报告)。总之,FOLFOX-4 耐受良好,所有原因造成的死亡率为 0.5%,FOLFOX-4 组发生 3 到 4 级的白细胞降低的比例为 41%,LV5FU2 为 5%。约 92%的接受奥沙利铂化疗的患者发生周围神经病变,12%有 3 级神经病变,其中 1.2%的病变持续 12 月,0.5%的病变持续 24 月。2 级神经病变 4%的病变持续 12 月,3%的病变持续 24 月。1 级神经病变 22%的病变持续 12 月,24%的病变持续 24 月。提示存在神经毒性的患者随着时间的延长可以有所缓解[42]。

NSABP C-07 实验将 2492 例患者随机分为 5-FU/FA 组 (Roswell Park 方案 3 周期) 和 5-FU/FA+oxaliplatin 组(FLOX 方案;5-FU/FA+oxaliplatin 85 mg/m² 每周期第 1、15、和 29 天)[43]。患者中 29%为Ⅱ期、71%为Ⅲ期,主要的终点为 3 年 DFS,定义为肿瘤复发,再发结直肠癌,新发的任何肿瘤或任何原因导致的死亡。FLOX 组 3 年的 DFS 较 5-FU/FA 组提高 (76.5%对 71.6%;HR, 0.79;95% CI, 0.67~0.93; $P=0.004$)。但生存率的数据还没有得出。总的来说,约 85.4%的接受 FLOX 化疗的患者存在神经毒性,29.4%在停止治疗后 12 月仍然存在。约 8%的患者存在 3 级神经毒性,0.5% 在停止治疗后 12 月仍然存在。两组患者出现胃肠道毒性相当,总的来说,约 1.2%的患者在接受 FLOX 化疗时死亡,5-FU/FA 为 1.1%[43](表 43.3)。

NSABP 实验意义重大,因为它证实 5-FU/FA 加入奥沙利铂后可以提高结肠癌辅助治疗的疗效。但它

没能改变 5-FU/FA 方案的概念,总的来说,5-FU/FA 持续滴注较推注效果更好,法国的 Gercor 相关实验证实了这一说法。

XELOXA 实验将 1886 例患者随机分为推注 5-FU/FA 组 (Mayo Clinic 方案或 Roswell Park 方案) 和卡培他滨+奥沙利铂组。相关结果已在 2007 年底发表。结果还显示卡培他滨+奥沙利铂的毒性可以安全地控制[44]。

伊立替康 有三项实验研究了 5-FU/FA±伊立替康在结肠癌辅助化疗中的作用。

美国的 CALGB 89803 实验将Ⅲ期结肠癌患者随机分为 5-FU/FA 组(Roswell Park 方案)和 5-FU/FA + 伊立替康组(IFL=5-FU 500 mg/m², FA 20 mg/m², + 伊立替康 125 mg/m², 每周重复, 化疗 4 周, 休息 2 周, 共 30 周)[45]。由于 IFL 导致的治疗相关死亡较多,该实验提前结束[46]。共有 1264 例患者加入实验,在 4.8 年的中期随访发现,DFS 和 5 年生存率无差别[45](表 43.3)。所以 IFL 不作为Ⅲ期结肠癌辅助化疗的考虑方案。

法国的 ACCORD 2 实验对高风险Ⅲ期结肠癌患者比较了 LV5FU2 和 LV5FU2 +伊立替康 180 mg/m² (每周期第 1 天给予,共 6 月)。高风险Ⅲ期结肠癌是指 N2 或 N1/N2 伴随梗阻或穿孔。加入伊立替康后 DFS 没有提高,LV5FV2 为 60%(95%CI,52.7~66.5),另一组为 51%(95%CI,43.6~57.7)。HR 为 1.19 (95%CI, 0.9~1.59),但副作用却较大[47](表 43.3)。

PETACC-3 将 3005 例Ⅱ期和Ⅲ期结肠癌患者随机分为 5-FU/FA 组和联合伊立替康组,其中 894 例为Ⅱ期,2111 例为Ⅲ期结肠癌患者。主要的观察终点是 3 年 DFS,其定义为复发、任何原因导致的死亡、再原发结肠癌或再发的其他肿瘤。第二观察终点为Ⅱ期和Ⅲ期结肠癌患者混合的 DFS,Ⅲ期结肠癌患者的 RFS(DFS 除去再发的其他肿瘤)、生存率和安全性。但两组之间不均衡,IF 组中有 17%为 T4 肿瘤,而 LV5FU2 组为 13%($P= 0.006$),这是因为没有对 T 分期进行分层分析。在相对较短的 38 月随访后,主要的观察终点没有达到,Ⅲ期结肠癌患者 IF 组的 3 年 DFS 为 63.3%,LV5FU2 组为 60.3% (HR, 0.89; 95% CI, 0.77~0.11;$P=0.091$)。第二观察终点Ⅱ期和Ⅲ期患者混合的 DFS 有临界的差异 (69.6%对 66.8%. HR, 0.88;95% CI, 0.77~1.00; $P= 0.05$)(表 43.3)。Ⅲ期结肠癌患者的 RFS 为 66% 对 62.2%(HR, 0.86; 95% CI, 0.75~1.00; $P= 0.045$)[48]。IF 组的毒性较 LV5FU2 组稍微增高但可以控制。两组 60 天内死亡

表 43.2

结肠癌口服氟尿嘧啶行辅助治疗

		方案	无病生存率			无复发生存率			生存率		
			3 年	HR	P	3 年	HR	P	3 年	HR	P
X-Act[39]	Ⅲ 期	5-FU/FA	60.6	0.87	0.05	61.9	0.86	0.04	77.6	0.84	0.07
	N = 1987	希罗达	64.2	(0.75~1.00)		65.5	(0.74~0.99)		81.	(0.69~1.01)	
			5 年			5 年			5 年		
NSABP	Stage Ⅱ/Ⅲ	5-FU/FA	68.3		0.79	76.4		0.52	78.7		0.88
C-6[40]	N = 1,608	UFT/FA	66.9			74.5			78.7		

HR:危险度; 5-FU:5-氟尿嘧啶; FA:亚叶酸; UFT:优氟啶。

率均低于 0.5%,两者最后治疗后 30 天死亡率小于 1%[48]。基于这些研究,不推荐结肠癌术后辅助治疗选择伊立替康。

单克隆抗体

依决洛单抗是鼠的 IgG2 的单克隆抗体,是糖蛋

表 43.3

结肠癌联合化疗行辅助治疗

实验	分期	例数	方案	无病生存率 a(%)		HR/P 值
				3 年	5 年	
奥沙利铂						
MOSAIC [41,42]	Ⅱ/Ⅲ	2246	LV5FU2	72.9	67.4	0.77; P<0.001c
			FOLFOX-4	78.2	73.3	
	Ⅲb	1347	LV5FU2	65.3	58.9	0.76; P<0.005c
			FOLFOX-4	72.2	66.4	
NSABP C-07 [43]	Ⅱ/Ⅲ	2492	Bolus 5-FU/FA	71.6		0.79; P= 0.004
			FLOX	76.5		
	Ⅲb	1774	Bolus 5-FU/FA	65.5		0.77; NA
			FLOX	72.2		
伊立替康						
CALGB-C89803 [45]	Ⅲ	1264	Bolus 5-FU/FA	69	61	NA; p = 0.85
			IFL	66	59	
ACCORD 2 [47]	高风险Ⅲ	400	LV5FU2	60		1.19; NS
			IF	51		
PETACC 3 [48]	Ⅲ	2111	LV5FU2	60.3		0.89; 0.091
			IF	63.3		
	Ⅱ/Ⅲb	3005	LV5FU2	66.8		0.88; 0.050
			IF	69.6		

HR:危险率; LV5FU2:de Gramont 方案; FOLFOX-4:oxaliplatin + de Gramont 方案; 5-FU/FA:5-fluorouracil/folinic acid; FLOX: oxaliplatin + bolus 5-FU/FA; NA:不可用; IFL, irinotecan + bolus 5-FU/FA; NS:不明显; IF, irinotecan + de Gramont 方案。

a 无病生存率(DFS)不同实验的定义及随访时间各异。

b 第二终点。

c 3 年时无病生存率的危险率。

表 43.4

Ⅲ期结肠癌正在进行中的 5-FU/FA/oxaliplatin ±cetuximab 实验

实验	例数	肿瘤	治疗方案
PETACC-8	2000	Ⅲ期结肠癌	FOLFOX-4 ±bevacizumab
组间 0147	2300	Ⅲ期结肠癌	FOLFOX-6 ± bevacizumab

白抗原 17-1A (表皮细胞粘附分子)。一个刚开始的小型的实验发现在Ⅲ期结直肠癌患者中较单纯手术可降低复发[49]。但一项 2761 个Ⅲ期结肠癌病例的大型随机实验结果显示 5-FU/FA 加依决洛单抗并不能提高疗效,3 年生存率分别为 74.7% 和 76.1%(HR, 0.94; 95% CI, 0.71~1.15; P=0.53)。单用依决洛单抗与 5-FU/FA 相比 DFS 较低,分别为 53% 和 65.5% (HR, 0.62; 95% CI, 0.53~0.73; P<0.0001)[50]。

西妥昔单抗是嵌合单克隆抗体,其靶点为表皮生长因子受体(EGFR),对伊立替康耐药、EGFR 表达阳性的转移性结直肠癌患者可单独或联合伊立替康治疗。在转移性结直肠癌的一线治疗中,非随机的 2 期临床试验显示 EGFR 表达的患者在 FOLFOX 或 FOLFIRI 加西妥昔单抗可以提高疗效,3 期的大型随机对照临床试验显示 FOLFIRI 加西妥昔单抗可以提高疗效。所以美国和欧洲正在实验研究 FOLFOX 联合西妥昔单抗的疗效 (N0147 和 PETACC 8 方案)(表 43.4)奥沙利铂。

贝伐单抗是一种人单克隆抗体,靶点为肿瘤生成的重要因子——血管内皮生长因子(VEGF)。随机实验表明在转移性结直肠癌的一线治疗中,伊立替康/5-FU/FA,奥沙利铂/5-FU/FA,和 5-FU/FA 联合贝伐单抗可以提高疗效,二线治疗中奥沙利铂/5-FU/FA 联合贝伐单抗可以提高疗效。目前正在进行的有三个大型实验,The NSABP C-08 实验计划将 2500 病例随机分为 5-FU/FA/奥沙利铂组和联合贝伐单抗组,A-vant 组计划将 3450 位高风险Ⅱ期和Ⅲ期的患者分为三组:5-FU/FA/奥沙利铂组、5-FU/FA/o 奥沙利铂+贝伐单抗组和卡培他滨/奥沙利铂+贝伐单抗组,Quasar 2 实验计划将 2240 位高风险Ⅱ期和Ⅲ期的患者分为两组:卡培他滨 6 月组和卡培他滨 6 月加贝伐单抗 12 月组(表 43.5)。

研究提示贝伐单抗和西妥昔单抗可以显著提高Ⅱ期和Ⅲ期结肠癌患者的 3 年无病生存率。

门静脉或腹腔化疗

一些研究调查了术后立即行术后门静脉或腹腔化疗的作用,结果显示只有少数研究发现了很小的受益,大型实验的结果表明以 5-FU 为基础的化疗联合门静脉或腹腔化疗并不能提高疗效[51]。

Ⅱ期结肠癌的辅助化疗

由于缺乏大样本的随机对照试验,Ⅱ期结肠癌的治疗仍存在许多争议。许多数据来自大型实验前瞻性的特定亚组,包括Ⅱ期和Ⅲ期结肠癌患者。综合分析

表 43.5

高危Ⅱ/Ⅲ期结肠癌正在进行中的 fluoropyrimidine/oxaliplatin 为基础±Bevacizumab 的实验

实验	例数	肿瘤	治疗方案
AVANT	3450	高危的Ⅱ/Ⅲ期结肠癌	FOLFOX-4
			FOLFOX-4 + bevacizumab
			XELOX + bevacizumab
NSABP C-08	2700	Ⅱ/Ⅲ期结肠癌	FOLFOX-6 ± bevacizumab
QUASAR 2	2240	高危的Ⅱ/Ⅲ期结肠癌	Capecitabine ± bevacizumab

5 个随机实验(IMPACT)的结果没有显示出Ⅱ期结肠癌术后加 5-FU/FA 辅助化疗可以提高疗效。两者 5 年生存率无差异[52]。NSABP 实验在对 Dukes B 期和 C 期的患者进行综合分析后认为,Ⅱ期结肠癌与Ⅲ期结肠癌一样,能从术后辅助化疗中获益[53]。该实验一共纳入 1565 例 Dukes B 期结肠癌患者（约占实验人数的41%）,但原始实验中患者接受的辅助治疗有很大不同[53]。

目前最权威、系统的综述包括了 37 个临床试验和 11 个 meta 分析来比较观察辅助化疗在Ⅱ期结肠癌中的作用。在 meta 分析中纳入了 4187 例Ⅱ期结肠癌患者,结果显示接受 5-FU 为基础的化疗组较观察对照组死亡率下降(HR, 0.87; 95% CI, 0.75~1.01; P= 0.07)[54]。

Buyse 和 Piedbois 由实验统计证实了Ⅱ期患者可以从辅助化疗中获益[55]。在原来实验的报道中,由于患者数量较少,不能显示出化疗可以提高生存期,改善预后,降低肿瘤相关死亡率。后来他们采取了一些措施来评价辅助治疗的作用。第一个方法为只统计总的疗效,而不管其分期,这是因为目前还不清楚Ⅱ期和Ⅲ期区别的生物学原因,也不知道为什么对化疗的反应不同。第二个方法是在 meta 分析中只评估Ⅱ期患者的获益。这一方法的问题在于实验中缺乏一致的信息提供给Ⅱ期亚组,而且,每个实验中Ⅱ期患者比例都较小。第三个方法是在治疗效果和分期之间交互式实验,虽然这是最敏感的方法,但它需要足够的信息和患者。总之,虽然看起来Ⅱ期和Ⅲ期结肠癌患者都能从辅助化疗中获益,但多数实验由于人数较少,不能确切Ⅱ期结肠癌可以从化疗中获益。

所以,美国临床肿瘤学会 2004 年推出了以下结论:随机实验不支持对Ⅱ期结肠癌常规行辅助化疗。医生和患者像Ⅲ期一样接受化疗并认为可以获益,部分因为这些患者存在高危因素。最后治疗方案的确定还要考虑到支持治疗、预期发病率的治疗、是否存在高危因素、个人的预后和患者的表现[55]。

最近的两个临床试验报道了 Dukes'B 期结肠癌术后辅助治疗的确切作用,荷兰的 NACPP 实验报道术后行 1 年 5-FU/左旋米唑的化疗,Ⅱ期结肠癌与Ⅲ期一样可以提高预后。在这个实验中,1029 例Ⅱ或Ⅲ期结肠癌患者(45%为Ⅱ期)随机分为观察组及 5-FU/levamisole 化疗组,结果发现Ⅱ期结肠癌 5 年生存率由 70%提高到 78%[22]。

最近 Quasar 2 实验的结果也报道显示对于术后不确定行辅助治疗的的病例,行化疗后(主要是 5-FU/

FA)生存率有较小但显著的提高。在这一实验中 3228 例患者随机分为醛氢叶酸高剂量组、醛氢叶酸低剂量组和不用醛氢叶酸组,其中 91%的患者为Ⅱ期结直肠癌患者,71%为结肠肿瘤[57]。化疗可以降低复发率(HR, 0.78; 95% CI, 0.67~0.91; P=0.001),提高 5 年生存率(HR, 0.83; 95% CI, 0.71-0.97; P=0.02)[57]。Mosaic 研究经分组分析还显示对Ⅱ期结肠癌患者行 FOL-FOX 化疗的 DFS 要高于 LV5FU2 方案。但实验结果无明显统计学意义[41,42,58]。

最佳的选择是选择那些可以从化疗中获益的病例进行辅助治疗[31]。但怎样选择患者还不得而知。所以有了高风险Ⅱ期结肠癌这一概念:T4 肿瘤、肿瘤血管侵犯、淋巴管侵犯、腹膜侵犯、肿瘤低分化、存在梗阻或穿孔、术前 CEA 较高等都是复发的高危因素[31,56]。所以越来越多的研究集中在Ⅱ期结肠癌预测预后的相关分子标记物上[31,59]。

分子标记物

TNM 分期可以作为复发风险评估,指导结肠癌术后辅助治疗。结肠癌术后淋巴结检出数目与预后相关,尤其是Ⅱ期结肠癌患者[6]。肿瘤的分级及组织学亚型也是预后相关因素,分化较低的肿瘤(低分化或未分化)和印戒细胞癌较其他分化较好的肿瘤预后差[3]。

为了更好地判断预后及判断哪些患者能从辅助治疗中受益,需要寻找更好的相关分子标志物。目前应经发现一些相关分子:杂合子丢失(LOH)、微卫星不稳定性 (MSI)、TGFβRⅡ突变和胸苷酸合酶(TS)。但直到现在,预测化疗获益的机制仍然不明。这些因子及其他分子标记物仍需经大量临床试验来评估期作用。虽然本章节所讨论的多个大型临床实验(如 PETACC 3 实验对 1500 个肿瘤组织块进行的关于 TS, p53, DPD, 端粒酶, MSI, LOH 和其他分子标记物)也研究了相关分子标记物,但结果不令人满意。

终点

很多新方案实验多使用 DFS 作为实验终点。一个大型的关于结肠癌辅助治疗实验研究了 3 年 DFS 和 5 年生存率之间的关系[6]。在这个一共包括 18 项实验纳入 20 000 名患者的实验分析指出 3 年 DFS

和 5 年生存率之间的关系密切相关。在这些参数中只有较小的生存期收益减低。在几乎所有的实验中,术后辅助治疗的 DFS 从 3 年持续至 5 年都观察到增高。但这些实验都没有纳入奥沙利铂或伊立替康。所以在加入这些新药后,这些数据是否依然如此不得而知。

另外一个重要的问题是实验缺乏 DFS 和 RFS 统一定义,同时缺乏统一纳入人群的异质性(如是只纳入Ⅲ期患者还是同时纳入Ⅱ期和Ⅲ期患者)[60],在一些新的临床试验中关于 DFS 的定义也不尽相同。但这是否会影响到实验结果还不清楚[61]。所以在应在实验中统一实验终点,DFS 和 RFS 的定义。

结肠癌辅助化疗的挑战

结肠癌辅助治疗仍存在许多挑战和问题:

• Ⅱ期结肠癌患者行奥沙利铂/5-FU/FA 化疗可以提高生存率。

• 伊立替康在结肠癌辅助化疗中的结果令人失望,但它在转移性结直肠癌中作用明显。

• 联合化疗中卡培他滨的作用。

• 分子靶向药物如贝伐单抗、西妥昔单抗的作用。

• 辅助治疗试验设计是否统一标准及实验终点。

• 分子标志在判断预后及治疗策略上的作用。

• 哪些患者能从辅助化疗中获益。

• 如何减少奥沙利铂带来的药物毒性。

• Ⅱ期结肠癌治疗的巨大影响。

• 如何更好地分类Ⅱ期结肠癌高危组及低危组。

结 论

结肠癌术后辅助治疗已经取得了明显的进步。目前的共识是Ⅲ期结肠癌患者如果适合行辅助治疗应行术后辅助化疗。辅助化疗在临床及实验统计中均证实可以降低复发率,提高生存。多年来,6 月的 5-FU/FA 被应用为标准治疗方案。近年的研究表明卡培他滨与 5-FU/FA 有相同疗效,且药物毒性较小,可以用来替代 5-FU/FA。5-FU/FA 加上奥沙利铂可以提高Ⅱ期和Ⅲ期结肠癌的无病生存期,提高Ⅲ期结肠癌的生存率。但长期的生存率的结果还没有得出。基于 MOSAIC 实验和 NSABP C-07 实验对于可以耐受化疗的Ⅲ期结肠癌患者应行 6 周期的 FOLFOX。Ⅱ期结肠

癌术后化疗收益有限,是否化疗仍有争议。只有有高危因素的Ⅱ期结肠癌患者需要接受化疗。

(王俊峰 译)

参考文献

1. American Joint Committee on Cancer (AJCC). Missions and objectives. Available at: http://www.cancerstaging.org. Accessed May 15, 2007.
2. American Joint Committee on Cancer (AJCC). AJCC Cancer Staging Manual. 6th ed. New York, NY: Springer; 2002.
3. O'Connell J, Maggard M, Ko C. Colon cancer survival rates with the new American Joint Committee on Cancer sixth edition staging. J Natl Cancer Inst 2004;96:1420–1425.
4. Greene F, Stewart A, Norton H. A new TNM staging strategy for node-positive (stage III) colon cancer: an analysis of 50,042 patients. Ann Surg 2002;236:416–421.
5. Zmora O, Mahajna A, Bar-Zakai B, Rosin D. Colon and rectal surgery without mechanical bowel preparation: a randomised prospective trial. Ann Surg 2003;237:363–367.
6. Le Voyer T, Sigurdson E, Hanlon A, et al. Colon cancer survival is associated with increasing number of lymph nodes analyzed: a secondary survey of intergroup trial INT-0089. J Clin Oncol 2003;21:2912–2919.
7. Lacy A, Garcia-Valdecasas J, Delgado S, et al. Laparoscopy-assisted colectomy versus open colectomy for treatment of non-metastatic colon cancer: a randomised trial. Lancet 2002;359:2224–2229.
8. Leung KL, Kwok SP, Lam SC, Lee JF. Laparoscopic resection of rectosigmoid carcinoma: prospective randomised trial. Lancet 2004;363:1187–1192.
9. Clinical Outcomes of Surgical Therapy Study Group. A comparison of laparoscopically assisted and open colectomy for colon cancer. N Engl J Med 2004;350:2050–2059.
10. Veldkamp R, Kuhry E, Hop WC, Jeekel J. COlon cancer Laparoscopic or Open Resection Study Group (COLOR). Laparoscopic surgery versus open surgery for colon cancer: short-term outcomes of a randomised trial. Lancet Oncol 2005;6(7):477–484.
11. Joseph NE, Sigurdson ER, Hanlon AL, Wang H. Accuracy of determining nodal negativity in colorectal cancer on the basis of the number of nodes retrieved on resection. Ann Surg Oncol 2003;10(3):213–218.
12. Kim YM, Suh JH, Cha HJ, Jang SJ. Additional lymph node examination from entire submission of residual mesenteric tissue in colorectal cancer specimens may not add clinical and pathologic relevance. Hum Pathol 2007;Feb 14 [Epub ahead of print].
13. Bilchik AJ, DiNome M, Saha S, Turner RR. Prospective multicenter trial of staging adequacy in colon cancer: preliminary results. Arch Surg 2006;141(6):527–533; discussion 533–534.
14. Saha S, Dan A, Beutler T, et al. Sentinel lymph node mapping technique in colon cancer. Semin Oncol 2004;31:374–381.
15. Bendavid Y, Latulippe JF, Younan RJ, et al. Phase I study on sentinel lymph node mapping in colon cancer: a preliminary report. J Surg Oncol 2002;79:81–84.
16. Tsioulias GJ, Wood TF, Morton DL, et al. Lymphatic mapping and focused analysis of sentinel lymph nodes upstage gastrointestinal neoplasms. Arch Surg 2000;135:926–932.
17. Kehlet H, Kennedy RH. Laparoscopic colonic surgery—mission accomplished or work in progress? Colorectal Dis 2006;8:514–517.
18. Jessup J, Stewart A, Greene FL, et al. Adjuvant chemotherapy for stage III colon cancer: implications of race/ethnicity, age, and differentiation. JAMA 2005;294(21):2703–2711.
19. Van Cutsem E, Costa F. Progress in the adjuvant treatment of colon cancer: has it influenced clinical practice? JAMA 2005;294(21):2758–2760.
20. Moertel CG, Fleming TR, Macdonald JS, et al. Levamisole and fluorouracil for adjuvant therapy of resected colon carcinoma. N Engl J Med 1990;322:352–358.
21. Moertel CG, Fleming TR, Macdonald JS, et al. Intergroup study of fluorouracil plus levamisole as adjuvant therapy for stage II/Dukes' B2 colon cancer. J Clin Oncol 1995;13:2936–2943.
22. Taal B, Van Tinteren G, Zoetmulder F on behalf of the NCAPP. Adjuvant 5FU plus levamisole in colonic or rectal cancer: improved survival in stage II and III. Br J Cancer 2001;85:1437–1443.
23. International Multicentre Pooled Analysis of Colorectal Cancer Trials (IMPACT). Efficacy of adjuvant fluorouracil and folinic acid in colon cancer. Lancet 1995;345:939–944.
24. Francini G, Petrioli R, Lorenzini L, et al. Folinic acid and 5-fluorouracil as adjuvant chemotherapy in colon cancer. Gastroenterology 1994;106:899–906.
25. O'Connell M, Maillaird J, Kahn M, et al. Controlled trial of fluorouracil and low dose leucovorin given for 6 months as postoperative adjuvant therapy for colon cancer. J Clin Oncol 1997;15:246–250.
26. Wolmark N, Rockette H, Fisher B, et al. The benefit of leucovorin-modulated

for colon cancer. *J Clin Oncol* 1997;15:246–250.

26. Wolmark N, Rockette H, Fisher B, et al. The benefit of leucovorin-modulated fluorouracil as postoperative adjuvant therapy for primary colon cancer: results from National Surgical Adjuvant Breast and Bowel Project Protocol C-03. *J Clin Oncol* 1993;11:1879–1887.

27. O'Connell MJ, Laurie JA, Kahn M, et al. Prospectively randomized trial of postoperative adjuvant chemotherapy in patients with high-risk colon cancer. *J Clin Oncol* 1998;16:295–300.

28. Haller D, Catalano P, MacDonald J, et al. Phase III study of fluorouracil, leucovorin and levamisole in high-risk stage II and III colon cancer: final report of Intergroup 0089. *J Clin Oncol* 2005;23:8671–8678.

29. Wolmark N, Rockette H, Mamounas E, et al. Clinical trial to assess the relative efficacy of fluorouracil and leucovorin, fluorouracil and levamisole, and fluorouracil, leucovorin and levamisole in patients with Dukes' B and C carcinoma of the colon: results from National Surgical Adjuvant Breast and Bowel Project C-04. *J Clin Oncol* 1999;17:3553–3559.

30. Porschen R, Bermann A, Loffler T, et al. Fluorouracil plus leucovorin as effective adjuvant chemotherapy in curatively resected stage III colon cancer: results of the trial adjCCA-01. *J Clin Oncol* 2001;19:1787–1794.

31. Van Cutsem E, Dicato M, Wils J, et al. Adjuvant treatment of colorectal cancer (current expert opinion derived from the Third International Conference: Perspectives in Colorectal Cancer, Dublin, 2001). *Eur J Cancer* 2002;38:1429–1436.

32. Van Cutsem E, Katja V. ESMO minimum clinical recommendations for diagnosis, adjuvant treatment and follow-up of colon cancer. *Ann Oncol* 2005;16(suppl 1):i16–i17.

33. Quasar Collaborative Group. Comparison of fluorouracil with additional levamisole, higher dose folinic acid, or both, as adjuvant chemotherapy for colorectal cancer: a randomized trial. *Lancet* 2000;355:1588–1596.

34. Andre T, Colin P, Louvet C, et al. Semimonthly versus monthly regimen of fluorouracil and leucovorin administered for 24 or 36 weeks as adjuvant therapy in stage II and III colon cancer: results of a randomized trial. *J Clin Oncol* 2003;21:2896–2903.

35. Andre T, Quinaux E, Louvet C, et al. Updated results at 6 years for the GERCOR C96.1 phase III study comparing LV5FU2 to monthly 5FU-leucovorin (mFufol) as adjuvant treatment for Dukes B2 and C colon cancer patients. *J Clin Oncol* 2005;23: abstract 3522.

36. Carrato A, Köhne C, Bedenne L, et al. Folinic acid modulated bolus 5-FU or infusional 5-FU for adjuvant treatment of patients of UICC stage III colon cancer: preliminary analysis of the PETACC-2 study. *J Clin Oncol* 2006;24:161S (abstract 3563).

37. Saini A, Norman A, Cunningham D, et al. Twelve weeks of protracted venous infusion of fluorouracil (5-FU) is as effective as 6 months of bolus 5-FU and folinic acid as adjuvant treatment in colorectal cancer. *Br J Cancer* 2003;88:1859–1865.

38. Sakamoto J, Ohashi Y, Hamada C, et al. Efficacy of oral adjuvant therapy after resection of colorectal cancer: 5-year results from three randomised trials. *J Clin Oncol* 2004;22:484–492.

39. Twelves C, Wong A, Nowacki M, et al. Capecitabine as adjuvant treatment for stage III colon cancer. *N Engl J Med* 2005;352(26):2696–2704.

40. Lembersky B, Wieand H, Petrelli N, et al. Oral uracil and tegafur plus leucovorin compared with intravenous fluorouracil and leucovorin in stage II and III carcinoma of the colon: results from National Surgical Adjuvant Breast and Bowel Project Protocol C-06. *J Clin Oncol* 2006;24(13):2059–2064.

41. Andre T, Boni C, Mounedji-Boudiaf L, et al. Oxaliplatin, fluorouracil and leucovorin as adjuvant treatment for colon cancer. *N Engl J Med* 2004;350:2343–2351.

42. De Gramont A, Boni C, Navarro M, et al. Oxaliplatin/5FU/LV in the adjuvant treatment of stage II and stage III colon cancer: efficacy results with a median follow-up of 4 years. *J Clin Oncol* 2005;23:16S.

43. Kuebler J, Wieand H, O'Connell M, et al. Oxaliplatin combined with weekly bolus fluorouracil and leucovorin as surgical adjuvant chemotherapy for stage II and III colon cancer: results from NSABP C-07. *J Clin Oncol* 2007;25:2156–2158.

44. Schmoll HJ, Cartwright T, Tabernero J, et al. Phase III trial of capecitabine plus oxaliplatin ad adjuvant therapy for stage III colon cancer: a planned safety analysis in 1,864 patients. *J Clin Oncol* 2007;25:102–109.

45. Saltz L, Niedzwiecki D, Hollis D, et al. Irinotecan fluorouracil plus leucovorin is not superior to fluorouracil plus leucovorin alone as adjuvant treatment for stage III colon cancer: results of CALGB 89803. *J Clin Oncol* 2007;25:3456–3461.

46. Rothenberg M, Meropol N, Poplin E, et al. Mortality associated with irinotecan plus bolus fluorouracil/leucovorin: summary findings of an independent panel. *J Clin Oncol* 2001;19:3801–3807.

47. Ychou M, Raoul JL, Douillard JY, et al. A phase III randomized trial of LV5FU2 + CPT-11 vs. LV5FU2 alone in adjuvant high risk colon cancer (FNCLCC Accord02/FFCD9802). *J Clin Oncol* 2005;23. abstract 3502.

48. Van Cutsem E, Labianca D, Hossfeld D, et al. Randomized phase III trial comparing infused irinotecan/5-fluorouracil (5-FU)/folinic acid (IF) versus 5-FU/FA (F) in stage III colon cancer patients (Petacc3). *J Clin Oncol* 2005;23:16S (abstract 8).

49. Riethmuller G, Schneider-Gadicke E, Schlimok G, et al. Randomised trial of monoclonal antibody for adjuvant therapy of resected Dukes' C colorectal carcinoma. German Cancer Aid 17-1A Study Group. *Lancet* 1994;343:1177–1183.

50. Punt C, Nagy A, Douillard JY, et al. Edrecolomab alone or in combination with fluorouracil and folinic acid in the adjuvant treatment of stage III colon cancer: a randomised study. *Lancet* 2002;360:671–677.

51. Nordlinger B, Rougier P, Arnaud JC, et al. Adjuvant regional chemotherapy and systemic chemotherapy versus systemic chemotherapy alone in patients with stage II–III colorectal cancer: a multicentre randomised controlled phase III trial. *Lancet Oncol* 2005;6(7):459–468.

52. International Multicentre Pooled Analysis of B2 Colon Cancer Trials (IMPACT B2) investigators: efficacy of adjuvant fluorouracil and folinic acid in B2 colon cancer. *J Clin Oncol* 1999;17:1356–1363.

53. Mamounas E, Wieand S, Wolmark N, et al. Comparative efficacy of adjuvant chemotherapy in patients with Dukes' B versus Dukes' C colon cancer: results from four National Surgical Adjuvant Breast and Bowel Project adjuvant studies (C-01, C-02, C-03, and C-04). *J Clin Oncol* 1999;17(5):1349–1355.

54. Figueredo A, Charette M, Maroun J, et al. Adjuvant therapy for stage II colon cancer: a systematic review from the Cancer Care Ontario Program in evidence-based care's gastrointestinal cancer disease site group. *J Clin Oncol* 2004;22:3395–3407.

55. Buyse M, Piedbois P. Should Dukes' B patients receive adjuvant therapy? A statistical perspective. *Semin Oncol* 2001;28:20–24.

56. Benson A, Schrag D, Somerfield M, et al. American Society of Clinical Oncology recommendations on adjuvant chemotherapy for stage II colon cancer. *J Clin Oncol* 2004;22(16):3408–3419.

57. Gray R, Barnwell J, Hills R, et al., for the Quasar Collaborative Group. QUASAR: a randomized study of adjuvant chemotherapy vs observation including 3238 patients. *J Clin Oncol* 2004;22: abstract 3501.

58. Grothey A, Sargent D. FOLFOX for stage II colon cancer? A commentary on the recent FDA approval of oxaliplatin for adjuvant therapy of stage III colon cancer. *J Clin Oncol* 2005;23:3311–3313.

59. Gill S, Loprinzi CL, Sargent DJ, et al. Pooled analysis of fluorouracil-based adjuvant therapy for stage II and III colon cancer: who benefits and by how much? *J Clin Oncol* 2004;22(10):1797–1806.

60. Sargent D, Wieand S, Benedetti J, et al. Disease-free survival vs overall survival as a primary endpoint for adjuvant colon cancer studies: individual patient data from 20898 patients on 18 randomised trials. *J Clin Oncol* 2005;23:8664–8670.

61. Chua Y, Sargent D, Cunningham D. Definition of disease-free survival: this is my truth—show me yours. *Ann Oncol* 2005;16:1719–1721.

第 44 章

直肠癌：局部病灶的治疗

Morton S. Kahlenberg, Dennis L. Rousseau, Jr., Jon Strasser, Adam Raben, Nicholas Petrelli

直肠癌多学科治疗大大提高了患者局部控制率、总生存率和生存质量。外科手术是直肠癌多学科治疗方式的焦点，一些解剖学的因素改变了完整切除直肠的方式，由于直肠缺乏系膜屏障，并且与盆腔重要器官组织相连，所以早期肿瘤即可蔓延至直肠周围组织及相邻器官。直肠系膜是指盆腔筋膜的皱褶，完整切除直肠系膜内淋巴结可以有效预防局部复发。低位直肠癌行保留括约肌的功能性外科手术是直肠癌外科的新挑战。随着外科技术的发展及放化疗的开展，使得直肠的综合治疗越加复杂化。本章节旨在讨论直肠局部病灶的治疗。根治性手术包括保留括约肌的根治术、经肛门肿瘤切除及经肛门微创手术。此外我们还将讨论全系膜切除术（TME）、外科切缘、整块切除和全盆腔根治术。手术径路的选择应建立在治疗前精准的分期和术前及术后放化疗基础上，本章节将就这一问题详细论述。

治疗前评估及分期

治疗前对患者进行评估及分期十分重要，它决定了直肠手术的选择及首选的治疗方式（放疗、化疗还是手术）。直肠局部病变的扩散程度及有无全身疾病十分关键。局部病变的临床检查（T 和 N 分期）依赖于包括直肠数字检查的物理检查。对于经验丰富的医生，直肠镜检可以比较精确地评价直肠浸润的深度，Waizer 等[1]报道这一比例可达到 82.8%。此外 CT 也是术前分期的重要手段，其优势在于评价局部进展肿瘤对临近肿瘤的侵犯程度，但对于精确评价肿瘤 T 分期及淋巴结情况略显不足。一些研究表明对于 T 分期的评估精确程度为 33%~77%，淋巴结为 22%~73%[2-7]。

经直肠超声（EUS）是术前直肠癌分期最准确的检查。一些研究表明其对于 T 分期和 N 分期的准确率分别为 67%~93% 和 61%~88%[8-20]。Garcia-Aguilar 等人[21]分析了 1184 位接收直肠超声的检查，病理相关对于 T 分期为 545 位患者，N 分期为 238 位患者，T 分期的准确度为 69%。18% 的患者分期过度，13% 的患者分期不足。对于淋巴结的评估准确度为 64%，32% 的超声下 N0 的患者分期不足，48% 的超声下 N1 的患者分期过度。Marusch 等[22]分析了 422 位接收直肠癌切除的患者术前直肠超声的分期准确性，结果现实 T1 肿瘤的准确率仅为 58%，T2 肿瘤为 58.6%。各期肿瘤总的分期不足发生率为 12.8%（T1-T4）。分期过度的原因包括肿瘤周围炎症血管过度生成，分期不足的原因包括微转移、肿瘤过大造成技术上困难或者接近肛管或直肠横襞的肿瘤 [16,20,23,24]。淋巴结的过度分期的原因包括淋巴结反应性增生，分期不足的原因包括淋巴结的大小与是否存在转移并非一定相关[20,25,26]。

结合直肠腔内线圈的 MRI 在术前 T 分期及 N 分期上可以与直肠腔内超声媲美。Bianchi 等[27]报道结合直肠腔内线圈的 MRI 与直肠腔内超声在分期上相似，Kim 等人[28]的报道令人印象深刻，其结果表明结合直肠腔内线圈的 MRI 对于 T1 的肿瘤准确性为 97%、T2 为 89%、T3 为 91%，淋巴结转移为 95%。

此外为了排除其他部位可能存在的转移病灶，应行胸片检查以明确有无肺转移，如胸片有异常发现，应行胸部 CT 检查。腹部 CT 检查可以排除肝脏、盆腔外和腹膜的转移病灶。如果腹盆部 CT 有异常发现，可行强化 CT 或 MR 以排除肝转移。如果经过 CT 或 MR 后仍不能确定，可以行 PET-CT 检查。

直肠癌局部病灶的处理

直肠癌局部治疗的目标在于，完整切除局部肿瘤，最大限度增加患者生存率，降低肿瘤局部复发，并保留肠管通畅性、括约肌、膀胱和性器官。由于盆腔解剖的限制，一般很难达到以上目的，最佳的治疗方案应包括多学科的治疗。包括联合放化疗、手术和辅助化疗。术前准确的分期是选择何种治疗措施的关键因素。治疗方案的制定应考虑到一些相关并发症的风险，如肠功能受损、永久性造口、泌尿及性功能异常和由此带来的生活方式的改变。

以前，直肠癌多由手术治疗，缺乏足够的解剖学知识及局部扩散的模型。其手术后局部复发率为30%，5 年生存率为27%~42%[29-32]。在过去的 20 年，局部复发的机制已被阐明，强调直肠癌手术中切除直肠系膜的重要性。随着直肠癌全系膜切除术(TME)在直肠癌手术中的广泛应用，直肠癌局部复发率降低至 10%以下，5 年生存率提高至 70%以上[33,34]。随着外科手术新技术及术前术后辅助治疗的应用，使得直肠癌治疗成为多学科治疗，这些治疗措施都将有所讨论。

直肠系膜

直肠系膜的胚胎学起源为胚胎发生时直肠薄层外膜中充满脂肪组织的间充质细胞。直肠外膜的外层形成直肠系膜的脏层，脏层筋膜包裹直肠及其系膜[35,36]，盆筋膜壁层位于盆壁，覆盖梨状肌、尾骨肌、肛提肌、骶前神经丛、骶骨及尾骨的前面和肛尾韧带。后方的脏层及壁层筋膜被一层无血管的疏松结缔组织分开，这一平面向下达肛门括约肌。直肠骶骨筋膜(韧带)起始于S4 水平，它是盆筋膜脏壁两层的融合形成的，在手术时必须锐行分离，以避免破坏直肠系膜和骶前静脉丛。前方 Denonvilliers 筋膜将直肠及其系膜与前列腺精囊腺(男性)、阴道后壁(女性)分开。Denonvilliers 筋膜的后方为直肠系膜的脏层。手术时沿 Denonvilliers 筋膜的前方或后方取决于直肠肿瘤的位置[37,38]。侧方脏层筋膜融合成为侧韧带，它连接侧壁筋膜，内含直肠中动脉和直肠的自主神经。手术时侧方应掌握解剖平面，以避免损伤盆腔植物神经(PANP)。

盆腔交感及副交感神经

Havenga 等人描述了盆腔植物神经系统的解剖[39]。植物神经由左右腹下神经进入盆腔，它来源于位于腹主动脉分叉处的上腹下神经丛，神经行走于直肠系膜脏壁筋膜之间的疏松结缔组织中。Havenga 等[39]描述腹下神经在盆壁附近时穿行脏层筋膜一小段，其他的报道认为腹下神经行走并紧贴于脏层筋膜的后方[40-42]。因为在这一位置两者关系密切，手术分离时应仔细分离这些神经。

盆腔副交感神经(勃起神经)起源于 S2-S4 神经根，位于壁层筋膜下，沿梨状肌到达盆侧壁。在这里副交感神经纤维与腹下神经来的交感神经纤维汇合形成下腹下神经丛或 PANP。由 PANP 发出支配直肠的神经由侧韧带到达直肠及其系膜。PANP 的生殖泌尿分支继续沿壁层筋膜下行到达膀胱、前列腺精囊腺或子宫阴道[39]。侧方切除过多时可能损伤到 PANP 影响术后排尿或性功能。

在全面地理解直肠及其系膜脏壁两层及盆腔植物神经之间的关系之后，才可以用保留植物神经(ANP)的 TME 进行直肠及其系膜的切除。在正确地解剖平面锐行分离下至肛提肌，可以最大限度地游离直肠，保留括约肌，达到足够的切缘，降低局部复发及植物神经损伤。

全直肠系膜切除和完全游离直肠的技巧

现代直肠癌的切除方法基于解剖平面的直肠及其系膜的切除，同时最大可能地保留盆腔植物神经。只有充分游离直肠，才可以达到理想的切缘，最大限度保护括约肌，降低局部复发风险。

采取腹正中切口下至耻骨，打开腹腔，探查有无术前没有估计到的转移性病灶，排查小肠暴露乙状结肠，自外侧游离降结肠及乙状结肠，预计吻合部位较低时应游离脾区。辨认腹膜后左侧输尿管及生殖腺血管，乙状结肠游离至中线后，盆腔腹膜即被打开，以电刀环周打开直肠系膜，在中线部位，腹膜游离应沿直肠上动静脉达到肠系膜下动脉(IMA)水平。如果 IMA 附近未发现肿大淋巴结，可将血管分离保留左结肠分支，并在近端乙状结肠离断肠管。如果有肿大淋巴结，应在 IMA 发自主动脉根部离断，此时应在降结肠远端离断肠管，如需吻合则常常要游离脾区，并需在胰腺下缘水平结扎肠系膜下静脉以游离足够结肠行肠道吻合。在离断肠管和系膜血管后,包裹结肠放置于左上腹,接下来开始盆腔操作。

完全地游离直肠及其系膜由后方游离开始,提起乙状结肠,在骨盆边缘水平直肠上血管后方进入直肠后间隙,以电刀锐行分离直肠系膜脏壁两层之间的间隙。左右两侧腹下神经在盆壁后侧方行走到达直肠系膜的筋膜,应仔细辨认该神经并将其与盆筋膜脏层游离,沿此平面由两侧向中间游离。游离后方一直到 S4 水平,直至直肠骶骨韧带,以电刀或剪刀切断该韧带,以游离直肠远端 5cm 的肠壁。此部位钝性分离可能导致前方直肠系膜的撕裂,增加局部复发机率,也可能导致骶前静脉丛撕裂导致难以控制的出血。完全游离肛提肌后完成后方游离。

女性患者前方的切除开始于打开 Douglas 陷窝处的腹膜,牵拉子宫暴露阴道后壁。对于子宫切除的患者,可以借助自阴道置两个手指或扁平牵开器来辨认阴道后壁。前方以电刀或剪刀顺阴道后壁锐性分离直到肛提肌水平。男性患者直肠前方为一盲端,以拉钩牵拉前方膀胱辨认。打开这一盲端后可以显露精囊腺及 Denonvilliers 筋膜的前面。对于直肠前壁的肿瘤,以电刀或剪刀锐性切除 Denonvilliers 筋膜直达肛提肌水平。对于其他部位的肿瘤应在筋膜后方操作。

在前方及后方游离完成后,接下来游离侧方,辨认并结扎侧韧带,这里应尽量辨认保留 PANP,达到安全切缘后紧靠脏层筋膜切断直肠侧韧带,以尽量避免损伤 PANP,切除可以使用电刀、剪刀或切割闭合器进行,侧方游离完成后,整段直肠及其系膜就被游离了。此时如果行保肛术,可切除手术标本。如果需行 APR 术,会阴部联合切除后移除标本。

扩大淋巴结清扫术

为了提高局部控制率及生存率,在 TME 的基础上,可行淋巴结清扫加 IMA 起始部位的高位结扎,及盆腔扩大肿大淋巴清扫及侧方清扫,以提高局部控制率及生存率。IMA 的高位结扎指的是血管蒂分叉处,传统的高位结扎指的是左结肠动脉起始上的结扎,但解剖学的研究表明约有 10 个左右淋巴结可以在左结肠动脉发自肠系膜下动脉处发现[43]。而且病理学的研究表明约有 11%~22% 的患者存在该部位淋巴结的转移[44,45]。所以高位结扎 IMA 可以作为提高切除和生存率的重要手段。但后来的研究没有能够证实高位结扎

的优越性,由于肿瘤学的原因,没有常规地开展[46-48]。

据报道约有 9%~14% 的患者存在侧方淋巴结转移[49-51]。日本的几项研究表明侧方淋巴结清扫可以提高局部控制率及生存率[52],但报道的局部控制率各不相同,且总生存率与单纯 TME 相似。而且扩大淋巴结清扫也造成泌尿及性功能的异常[53-55],随着新药在术前及术后辅助治疗中的运用,在现代直肠癌治疗中扩大淋巴结清扫已经毫无意义。

直肠癌切除

直肠癌切除的目的是完整切除原发肿瘤,达到周围及远端切缘阴性,必要时整块切除肿瘤及累及的盆腔器官。用以上介绍的方法游离直肠系膜至肛提肌,可以降低局部复发率。直肠癌切除的第二目的包括保留括约肌、重建肠道的通畅性、保留排尿及性功能和恢复直肠的储便功能。要达到这些目的,必须要找对间隙,对直肠及其系膜完全游离。

保留括约肌的步骤

当肿瘤直接侵犯外括约肌/肛提肌复合体或保留括约肌不能达到安全切缘时,肛门括约肌复合体不能被保留。在所有其他的病例中可考虑保留括约肌恢复肠道的连续性。但最终的决断只能在手术中直肠及系膜被游离之后做出。这时才能明确远端切缘的安全性及评估重建肠道的可能性。

低位前切除术

直肠癌的低位前切除术应包括直肠及其系膜的完整切除及腹膜外盆腔的吻合。直肠中上段的癌适用于该术式,低位直肠癌视其肿瘤大小及部位、肿瘤游离程度及断端是否可以达到阴性切缘等因素,选择行低位前切除术。

对于直肠中上段癌,手术中先以 TME 原则将直肠与盆壁游离,游离后直肠被闭合器切断下缘,肿瘤上缘夹肠钳(图 44.1)。上段直肠癌远端切除的长度存在争议,在这些病例中远端切缘很易达到。Heald[33] 提倡所有部位的直肠癌都应行全直肠系膜切除直至盆底。一些学者则认为应游离直肠周围系膜并切除肿瘤远端至少 5cm[34,56,57]。虽然这可导致上段直肠癌行全直肠系膜切除,但这并不能提高疗效,因为有实验表

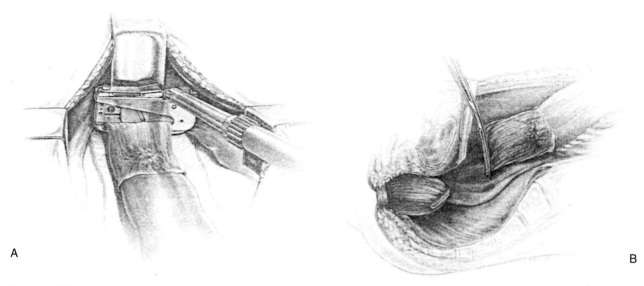

图 44.1   低位前切除(LAR)步骤。(A)直肠及肿瘤充分游离后,以闭合器闭合切断直肠远端。(B)近端肠管以肠钳夹闭。Reprinted with permission from Corman ML, *Colon and Rectal Surgery*, 5th ed. Philadelphia: Lippincott Williams & Wilkins; 2005.

明远端直肠系膜扩散不会超过 5cm[50,57]。影响肿瘤治疗效果的一个重要因素是要求切除直肠癌远端 5cm 的直肠系膜时,必须是与直肠垂直切除,有一种趋势是直肠远端切除时,呈圆锥样,这样不能保证远端没有肿瘤残余。如果有必要,可行术中冰冻分析。在足够的远端切缘后,以端侧吻和重建肠管,可以选择手缝或吻合器(图 44.2),或用端端吻合器(EEA)行端端吻合(图 44.3)。对于直肠中上段癌远端可以保留足够的直肠可以储存大便,所以诸如 J 型储袋或其他结肠成形

术没有必要实施,近段回肠造瘘也不必常规实施,但对于术前行新辅助放化疗着应考虑行预防性造瘘术。

低位直肠癌可行低位前切除术和低位吻合,游离直肠肿瘤与盆壁分离,远端切缘大于 2cm,直肠在盆腔底层上以闭合期切断,远端保留肛管上的直肠残端小囊。切除标本后纵行剖开肠管,评估远端切缘,如果切缘小于 2cm,应行冰冻以证实远端切缘阴性。如果切缘阳性,应切除残余直肠,行直肠肛管吻合术。在切除足够的肠管后用吻合器行端端吻合术。对于低位的

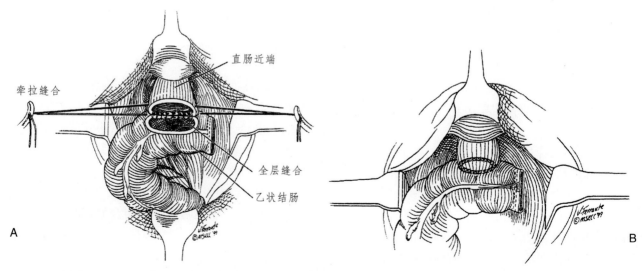

图 44.2   低位前切除术后侧端吻合。(A)低位前切除术后手缝侧端吻合。(B)吻合器侧端吻合,端端吻合器(EEA)的钉座放置于结肠远端近侧 2cm 以上,放置后以闭合器闭合结肠残端,直肠以端端吻合器完成吻合。Reprinted with permission from Cohen, AM, Operations for colorectal cancer: low anterior resection. In: Zuidema GD, Yeo CJ, eds. Surgery of the Alimentary Tract, Vol IV. 5th ed. Philadelphia: W.B. Saunders; 2002;245–60.

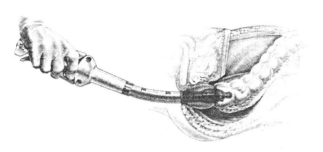

图 44.3　前切除术后端端吻合。Reprinted with permission from Corman ML, *Colon and Rectal Surgery*, 5th ed. Philadelphia: Lippincott Williams & Wilkins; 2005.

吻合,直肠储便功能较差,应行 J 型储袋或结肠成形术以提高术后排便功能,低位直肠吻合时应尽量行近段造瘘,尤其对于行术前放化疗或行 J 型储袋或结肠成形术的患者。

直肠切除后结肛吻合

对于直肠下段病变,肿瘤没有累犯肛提肌,远端可以经腹切除达到阴性切缘,可以选择性行保留括约肌的直肠切除术加结肛吻合术。以 TME 原则将直肠与盆壁游离,并评估远端切缘。如果没有足够的空间离断直肠远端,达到阴性切缘,可以结合经肛管操作。在这一方法中,先以缝线牵引暴露肛管,烧灼齿状线之上直肠直肠黏膜,切除时须在括约肌之间进行,彻底游离直肠,标本送病理检查,两切断行冰冻检查,如果切缘阳性,改行 APR 术。如果切缘阴性,行结肛管齿状线水平手工吻合(图 44.4)。肠道重建可行结肛直接吻合或 J 型储袋及其他结肠成形术完成吻合,吻合术后行预防性回肠造瘘术。

储袋重建

超低位直肠吻合和结肛吻合术后患者排便功能受影响较大,大便频率、紧迫感、失禁都可增加[58]。大便频率高、紧迫感是由于切除直肠后储便功能的缺失[59],大便频率与保留剩余直肠长度相关,所剩直肠越短大便频率约高[61]。控便也受低位切除及结肛吻合的影响,结肛吻合后括约肌静压明显降低[62],控便也可受经肛吻合器影响[63,64]。随着时间的过去,上述排便异常可以逐步改善,原因在于吻合口上方结肠扩张,有较好储便功能[65,66]。

低位前切除术后改善排便的主要手段是在手术吻合口近段结肠行储袋,两种方法包括 J 型储袋和结肠成形术。两者均需要游离结肠脾区,在起始部位结扎肠系膜下动脉,胰腺下方水平切断肠系膜下静脉,这样才有足够的长度进行吻合。做 J 型储袋在结肠末端 5 cm 到 7 cm 反折,结肠成形术在吻合部位前壁行折叠术。胃肠吻合器置入折叠肠管内,激发后形成 5 cm 到 7cm 的储袋[67]。以手工或吻合器最终完成吻合(图 44.5)。结肠成型术的储袋以 Heinecke-Mikulicz 成形术的方法制作,在结肠末端近端的 4~6 cm,纵行切开肠管约 8~10 cm,再行横向缝合,完成储袋(图 44.6)。远端肠管以手工或吻合器完成吻合。

Lazorthes[68] 和 Parc[69]于 1986 年首次报道结肠 J 型储袋,结果发现可以改善患者术后排便功能。一些临床试验比较了 J 型储袋和直接吻合的效果,结果发现可以提高患者术后排便功能。Ortiz 等[70]、Ho 和 Seow-Choen[71]发现 J 型储袋可以改善患者术后排便频率。Seow-Choen and Goh[72]发现术后 12 月后患者排便功能有明显改善,Hallbook 等[73]认为行 J 型储袋术后 12 月时排便功能更好, 对两种吻合重建方式行较长时间的随访,结果发现在术后 24 月和 60 月排便次数 J 型储袋较好[74,75],但控便及性功能在术后 24 月没有明显差别[74-76]。此外 J 型储袋在技术上发生吻合口瘘的机率较低,这是因为提高了吻合口部位的灌注。

对于由于一些原因不能行 J 型储袋的患者,比如结肠脂肪较多、合并憩室、骨盆狭小,或结肠长度不够行储袋时,可行结肠成形术代替[79,80]。结肠成形术的效果与 J 型储袋相似,一项随机的前瞻的实验表明两者在随访期效果良好[58]。

腹会阴联合切除术 APR

对于直接侵犯提肛肌的低位直肠癌患者或者在保留肛门括约肌后手术不能达到阴性切缘的直肠癌患者,应行腹会阴联合切除术结肠永久造瘘。在比较相同分期、病理类型和距肛缘距离的直肠癌患者时发现行 APR 术和保留括约肌的术式,其治疗效果相似[81-85]。经腹操作步骤同低位前切除术,以 TME 原则游离直肠,之后确认切除括约肌的必要性,行会阴部手术操作。患者体位为截石位,在尾骨前肛门周围 2~3cm 行椭圆形切口(图 44.7)。女性低位肿瘤患者,肿瘤位于直肠前壁, 必要时可行联合阴道后壁切除 (图 44.8)。以电刀切开后方及侧方组织到达盆底水平。在

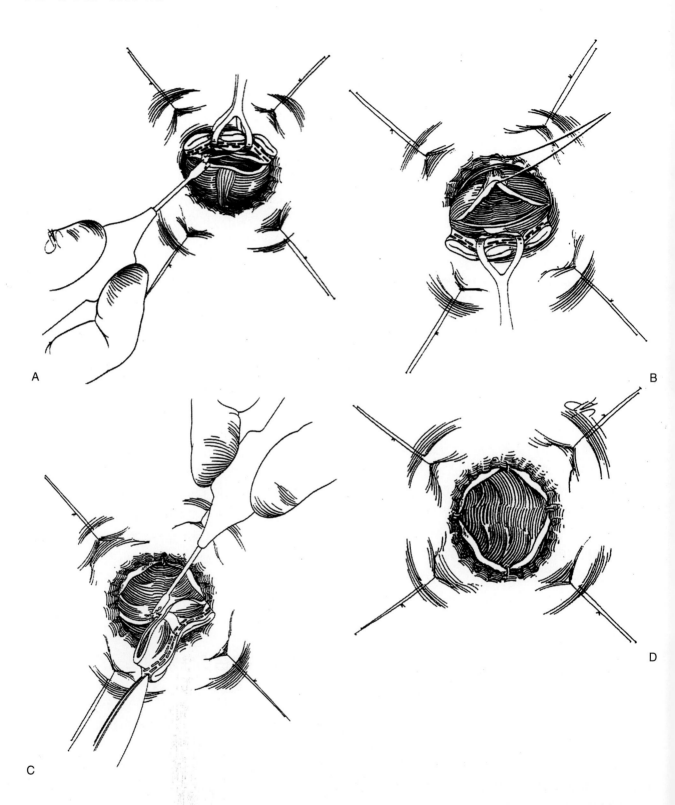

A

B

C

D

图44.4　手缝行结肛吻合重建。(A)以 Babcock 钳将结肠末端自肛管轻轻送出，在转送过程避免扭转肠管，电刀打开肠管前壁。(B)将肛周皮肤、内括约肌及肠管全层于前壁缝合。(C)钉和线自结肠两侧切除，缝合两侧端；移除钉和线端后完成四个方向的缝合。(D)在四个方向缝合完成后，在每两象限之间加缝 2 到 3 针，完成缝合。Reprinted with permission from Milsom JW, Ludwig KA, Surgical management for rectal cancer. In: Wanebo HJ, ed. Surgery for Gastrointestinal Cancer: A Multidisciplinary Approach. Philadelphia: Lippincott-Raven; 1997;639–65.

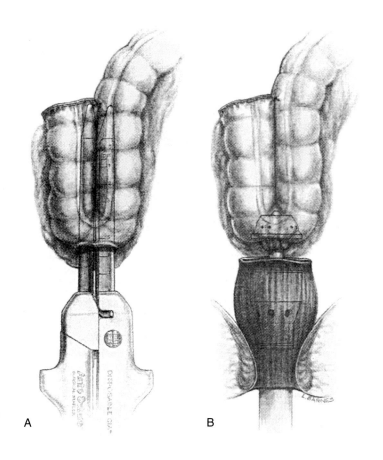

图 44.5 结肠 J 型储袋的结构。(A)折叠结肠断端制作储袋,以缝合固定,在结肠的远端前壁打开肠管,自开口处放置直线切割闭合器，激发后形成 5~7cm 的储袋。(B)在前壁自开口处置荷包钳,放入吻合器钉座,自直肠以端端吻合器完成吻合。Reprinted with permission from Corman ML, *Colon and Rectal Surgery*, 5th ed. Philadelphia: Lippincott Williams & Wilkins; 2005.

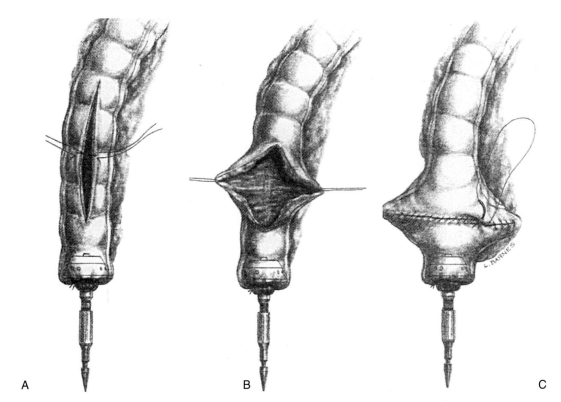

图 44.6 以结肠成形术方法满足结肠储便。(A)在结肠断端近侧 4~6cm 纵行切开约 8~10cm 的肠管。(B)向两侧牵拉切开线,行横行缝合。(C)分两层缝合肠管,以手缝或吻合器完成肠管重建。Reprinted with permission from Corman ML. *Colon and Rectal Surgery*, 5th ed. Philadelphia: Lippincott Williams & Wilkins; 2005.

坐骨直肠窝内有直肠下动脉,应予结扎。此时可触及尾骨,切开肛尾韧带,到达尾骨尖的前方,沿此间隙向上直到盆底后方打开, 此时可由腹组手术医生经腹引导,接下来用从后向前的方法切开肛提肌(图 44.9)。标本可从会阴部切口拉出,切断前方后移除标本。男性患者应在正确的手术平面内切除,以免损伤前列腺及尿道(图 44.10)。对于女性患者合适的手术平面应在阴道后方, 这一平面可能会因为产后形成瘢痕,必要时可在阴道入口处切除部分阴道壁。对于直肠前壁或环周的肿瘤,必要时切除阴道后壁。切除时以钳夹切除,切缘富含血管,在移除标本后行缝扎止血。确认切缘阴性后行冲洗,盆底置引流管,缝合切口。对于切除阴道后壁的患者,如果会阴部缺损较小,可与会阴部切口一并缝合。

APR 术后会阴部切口处易发并发症, 约 20%到 60%的患者出现会阴部切口并发症[85-87],尤其是对于术后会阴部缺损较大、术前行放疗、联合阴道切除或行肌皮瓣会阴重建的患者更易出现伤口并发症。腹直肌皮瓣(RAM)可用于该位置重建,必要时修补阴道,减少会阴部并发症[85-89]。早期的外科整形重建队在手术中优先行腹会阴联合切除术,从而使会阴更好地闭合,改善效果。

TME 术后泌尿及性功能下降

TME 术中注意保护自主神经丛, 术后发生泌尿功能下降的机率较常规手术降低。直肠癌常规手术后发生泌尿功能下降的几率在 8%到 70%之间[90-93]。如在 TME 术中注意保护自主神经丛, 术后发生泌尿功能下降的几率在 0%到 6.6%之间[39,93,94]。术后即发生的泌尿功能下降,随着时间往往可以慢慢恢复[39,93]。

直肠癌常规手术术后发生性功能异常也较常见,据报道发生率在 37%到 68%之间[95-98]。行保留自主神经的 TME 术可降低术后发生性功能异常的机率,在 60 岁以下患者中有 86%可保留性功能,60 岁以上这一比例为 67%, 性高潮在 87%的男性患者和 91%的女性患者可以达到[39]。在一项较小的前瞻性研究中,保留自主神经的 TME 术不会导致术后性功能异常[99]。Masui 等[100]报道 134 例男性患者术后出现性功能异常取决于 TME 术中保留自主神经的程度。患者分为三组:两侧保留组、单侧保留组和单纯盆腔神经保留组。对于两侧保留组勃起功能保留率为 93%,可以插入阴道为 90%,完成射精为 83%,性高潮为 94%。对

于单侧保留组数据分别为 82%, 53%, 47%, 和 65%。单纯盆腔神经保留组数据分别为 61%, 26%, 0%, 和 22%。虽然保留性功能非常重要,但不能以牺牲肿瘤根治性为代价。在很多情况下,由于肿瘤大小、位置和盆腔解剖参数决定了行完整保留植物神经是不可能的。在所有的盆腔手术中,应向患者交代存在术后发生泌尿及性功能异常的可能性,术后应对患者的性功能进行评估和随访,因为直肠癌术后患者很少讨论或治疗性功能的异常[101]。

经肛门局部切除术 TAE

虽然以 TME 原则经腹切除仍是直肠癌手术的标准式式,但这一式式也发生相关并发症,如泌尿性功能下降、排便功能改变、吻合口瘘、有时需永久造口等。经腹切除生理应激较大,对于有较多合并症的患者往往难以承受。为了减少手术相关并发症,对于那些合并较重疾病及不愿接受经腹手术的患者可以选择经肛门行局部切除术。对于可以获得较好局部控制的患者可以选择行局部切除。对于特定患者选择性进行局部切除, 其肿瘤治疗效果与经腹 TME 切除有无差别还在观察中。

要使局部切除效果良好,需要对患者严格挑选。因为局部切除不能确认淋巴结转移, 所以应选择无淋巴结转移的患者。术前评估淋巴结情况的诊断已经讨论过,另外直肠癌的临床病理特征也与淋巴结转移相关,肿瘤侵犯的深度是预测淋巴结情况的重要因素,T1 的患者发生淋巴结转移的概率是 0%~13%,T2 为 12%~28%, T3 为 33%~66%, T4 为 53%~79%[102-106]。其他的预测因素包括肿瘤分化和有无淋巴血管的侵犯、黏膜特征及肿瘤溃疡等[107]。因为 T1 病灶淋巴结转移概率较低,可考虑行局部切除术,目前的研究集中在辨别发病率和预测淋巴结转移。Kikuchi 等[108]将 T1 期病灶根据侵犯深度又分为侵犯黏膜肌层(sm1)、侵犯中间层(sm2)和侵犯固有基层的内层(sm3)。sm1 无淋巴结转移而 sm3 有 25%的病例有淋巴结转移。Nascimbeni 等[109]回顾了 359 例 T1 期的结直肠癌病例,结果发现总的淋巴结转移率为 13%,侵犯深至黏膜下层为 23%,存在淋巴血管侵犯时为 32%, 肿瘤位于直肠远端 1/3 时为 34%。在多因素分析中,肿瘤分化程度影响并不明显。如上所述,即使是 T1 期的肿瘤,其淋巴结转移的机率也很不相同,所以应该综合多因素分析判断。

其他重要的因素还包括肿瘤的大小, 肿瘤大于

3cm 到 4cm 淋巴结转移的几率较大[110-112],经肛门局部切除不适用于肿瘤占据肠管大于 40% 和肿瘤在距肛缘 10cm 以上的病例。基于肿瘤淋巴结转移的评估和局部切除的技术局限,目前 TAE 的手术指征为 TNM 分期为 T1 或 T2、N0 患者、肿瘤分化较好、无淋巴血管侵犯、肿瘤直径小于 4cm、侵犯肠管环周小于 40%、肿瘤位于肛缘上 10cm 内的病例。

　　TAE 的技术现状较直接简单,患者术前行肠道准备,并预防用抗生素,应用局部或全身麻醉使肛门括约肌完全松弛,直肠后壁的肿瘤采取截石位,直肠前壁肿瘤采取折刀位,牵拉肛管,暴露肿瘤,在肿瘤周围 1~2cm 以电刀标记,以电刀行直肠全层切除,切除直肠前壁的肿瘤时应避免损伤其前方的前列腺或阴道壁。在送病理科行检察时肿瘤标本应仔细标记方向,边缘过于靠近肿瘤时应行术中冰冻检查,如可能应保证肿瘤周围 1cm 切缘。获得安全且切缘后,缺损的直肠用可吸收缝线缝合。患者一般在术后 24~48 小时排便,据报告并发症的发生率为 0%~22%,包括出血、局部感染、尿路感染或尿潴留、大便失禁和最常见的直肠阴道瘘[106,107]。

　　因为缺乏随机对照试验的数据,各个医疗机构的关于 TAE 效果的数据各不相同。2001 年 Sengupta 和 Tjandra 对运用 TAE 的早期经验做了回顾[107],在这项研究中回顾了 22 项研究的 958 例患者,基于 T 分期的局部复发率做了报道,总复发率为 14%,T1 病灶局部复发率为 10%(0%~24% 之间),T2 为 25%(0%~50% 之间),T3 为 38%(0%~100% 之间)[106]。这一局部复发率高于经腹的 TME 切除。Mellgren 等[104]比较了局部切除和经腹切除的疗效(术后都没有接受辅助放化疗),实验对 108 例局部切除进行了 4.4 年随访,和 153 例经腹切除的病例 4.8 年的随访。两组在肿瘤距肛缘距离(局部切除组的位置更低)、肿瘤大小(局部切除组肿瘤较小)和 T 分期(局部切除组 T2 占 36%,经腹切除组 T2 占 78%)上有明显差别。结果还表明局部切除术后局部复发率较经腹切除要高 (T1=18% 对 0%,T2 = 47% 对 6%),总复发率也较高 (T1=21% 对 9%,T2 = 47% 对 16%),虽然两组在 5 年肿瘤导致死亡率无差别,但在 T2 期肿瘤行局部切除和经腹切除其 5 年总生存率却有差别(65% 对 81%),结果表明 T2 期肿瘤行单纯局部切除,疗效次于经腹的根治性切除。但对于 T1 肿瘤结果还不甚清楚。

　　对于 T1 期病灶的研究表示单纯局部切除疗效较差,Nascimbeni 等[113]比较了 70 例行局部切除和 74 例行经腹切除的 T1 例病例,平均随访时间为 8.1 年,其局部复发及远处转移率无明显差别。但经腹切除组的总生存率和无瘤生存率较高。Bentrem 等[114]纳入了 319 例局部切除(TAE)和经腹切除(RAD)患者(TAE 151 例,RAD 168 例),局部切除组中约有 11% 的患者行辅助性放疗(包括切缘据肿瘤较近,存在淋巴血管侵犯等),该组未行系统性化疗。经腹切除组约有 10% 接受术后放疗,17% 的患者淋巴结为阳性者行术后辅助化疗。结果显示疾病相关生存率和总生存率无差别,但在总复发率(23% TAE 对 6% RAD)、局部复发率(15% TAE 对 3% RAD)和远处复发率(12% TAE 对 3% RAD)上经腹切除结果较好。作者也描述了最佳的挽救治疗,不到一半的 TAE 术后患者可以再次获得根治。总之,以上数据表明 T1 病灶单纯行局部切除效果不如经腹切除[114]。

　　多中心的研究发现局部切除后行辅助性放化疗,可以提高生存率,降低局部复发率[106]。要根据具体病情选择相应的外科操作和辅助治疗,多中心的 II 期实验证实局部切除术后行术后辅助放化疗,可以提高预后。癌症和白血病组 B 研究评价了 59 例 T1 单纯局部切除和 51 例 T2 局部切除联合辅助放化疗,平均随访 4 年,T1 组估计 6 年总生存率为 87%,无病生存率为 83%;T2 组分别为 85% 和 71%[115]。放疗肿瘤组 892 报告了 65 例局部切除术后根据肿瘤的危险因素行辅助性放化疗,在这一研究中,有 14 例患者由于不存在危险因素被指定为观察组,18 例患者由于存在诸如 T2 或 T3 肿瘤、低分化、淋巴血管侵犯、肿瘤直径大于 3cm、CEA 增高等危险因素者接受术后辅助性放化疗。33 例患者(组 1)较组 2 接受更大剂量的放疗,因为两者都存在危险因素,切缘小于 3mm。平均随访 6.1 年,两组的总生存率和无病生存率无差别[116]。

　　单一的机构已经对局部进展期直肠癌局部切除中新辅助放化疗的作用有所研究。患者在接受术前新辅助放化疗后临床反应敏感,明显降期后,局部切除与经腹切除的局部复发率和总生存率相似[117-122]。甚至认为如果临床完全反应,手术也可以不做[123]。但该研究病例数较少且缺乏长时间随访结果。而且这些结果也必须在术后证实淋巴结为阳性的患者中出现。局部进展疾病降期为 pT2-T0,约 14% 到 17% 系膜内残余有转移淋巴结[124,125]。在降期至 PT0 的病例中,有 2% 到 12% 的病例发现了淋巴结残留[124-130]。虽然初始的报告新辅助放化疗降期后行局部切除是有希望的,但其长期的效果和残留淋巴结如何处理尚不清楚。在缺乏大型的临床随机对照试验之前,对局部进展期直肠癌性局部切除必须慎之又慎。

由于缺乏局部切除和经腹 TME 切除的随机对照试验,应谨慎选择 TAE 作为治疗直肠癌的手段。虽然很多报告指出对于严格选择的特定患者,两种术式的效果是相同的,但这一结果是不肯定的。局部切除后有约 50% 的患者需行补救性手术,很多患者在局部切除后失去了根治切除的机会[131]。而且补救性手术要比直接行根治术切除的范围更大[132]。对于适合行经腹切除转而选择经肛门局部切除的患者,应向其告知相关风险。将来随着对肿瘤生物学、分子标志物、患者选择和随机临床试验的数据越来越多,将会在保证肿瘤治疗效果的前提下选择更合适的患者接受 TAE 手术。

TEMS

TAE 直肠癌手术要求直肠肿瘤位于距肛缘 8cm 到 10cm 以下,人们于是努力提高手术技术,使经肛门切除的范围延伸至直肠中上段病灶,TEMS 便可以成功地达到这一目的。该技术最早报道于 19 世纪 80 年代,它运用直径 4cm 的直肠镜,上安置有立体的放大镜,以 CO_2 注入直肠腔,内镜下器械的使用改善了病灶的暴露,使得可切除的病灶部位更高,甚至达到

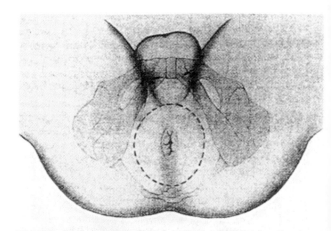

图 44.7 男性直肠腹会阴联合切除的会阴部切口。Reprinted with permission from Enker WE, Martz J, Abdominoperineal resection of the rectum for cancer. In: Zuidema GD, Yeo CJ, eds. *Surgery of the Alimentary Tract*, Vol IV. 5th ed. Philadelphia: W.B. Saunders;2002;261–68.

距肛缘 24cm[133–135]。对于熟练的操作者,这一技术也可应用直肠较高位置的肿瘤的全层切除,这有导致肠道穿孔的风险[136]。有人对 TEMS 应用于直肠良恶性肿瘤的效果做了回顾,发现其效果较其他经肛门切除的方法效果好[137]。一项小型的随机临床试验比较了 TEMS 结合开腹手术和 TEMS 结合腹腔镜切除的效果,结果发现结合 TEMS 可以降低并发症[138,139],术后患者功能

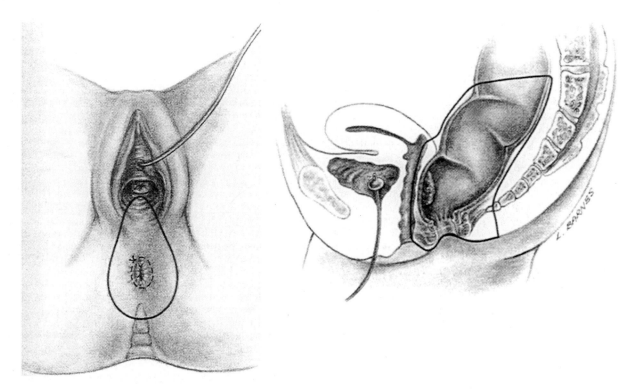

图 44.8 女性前壁直肠癌患者腹会阴联合切除的会阴部切口。(A) 会阴部切口应包括阴道后壁。(B) 除范围的矢状面视图。Reprinted with permission from Corman ML. *Colon and Rectal Surgery*, 5th ed. Philadelphia: Lippincott Williams & Wilkins; 2005.

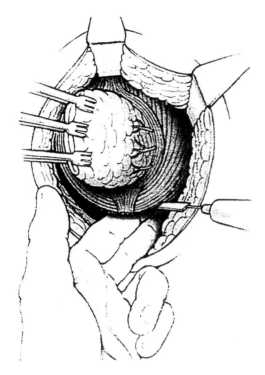

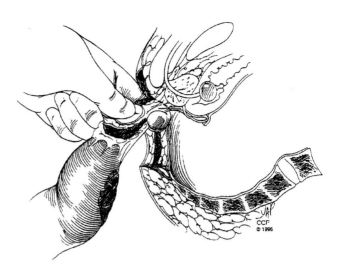

图 44.10　在标本拉出至会阴部后，完成肛提肌前的切除。Reprinted with permission from Milsom JW, Ludwig KA. Surgical management for rectal cancer. In: Wanebo HJ, ed. *Surgery for Gastrointestinal Cancer: A Multidisciplinary Approach.* Philadelphia: Lippincott–Raven; 1997;639–665.

图 44.9　以手指放入盆腔作为引导，自后而前切除肛提肌,肌肉应尽量广泛切除 。Reprinted with permission from Enker WE, Martz J. Abdominoperineal resection of the rectum for cancer. In: Zuidema GD, Yeo CJ, eds. *Surgery of the Alimentary Tract*, Vol IV. 5th ed. Philadelphia: W.B. Saunders; 2002;261–68.

恢复也较好[140-143]。TEMS 目前在直肠癌治疗中的地位类似于 TAE,因为它可以到达 8cm 到 10cm 以上的病灶部位,所以其适用人群较 TAE 更多。

腹腔镜切除和直肠癌

很多研究报道了遵循 TME 原则行腹腔镜直肠癌切除的病例,Bärlehner 等[144]综述了大多数的报道,在世界范围检索到了 1818 例腹腔镜直肠癌切除手术病例。其中前切除占 68%,其死亡率较低,据报道手术后死亡率为 0。中转开腹率为 0%~50%,但在大型的研究中中转率为 1%~23%,这好像与术者的学习曲线有关。并发症发生率由 0% 到 55% 不等,大型实验的结果为 7%~38%,吻合口瘘的发生率为 0%~27%,大型实验的结果为 1%~17%,经过将近 53 个月的随访,肿瘤治疗的效果与标准切除术相当。所以作者认为腹腔镜并发症及死亡率较低，且没有降低肿瘤根治效果,虽然许多数据还不确切[144]。

短期的结果已由两项随机对照的实验得出,英国医学研究学会(MRC)的结直肠癌腹腔镜与开腹手术切除(CLASICC)的研究报道了 374 例结直肠癌患者(132 例开腹,242 例腹腔镜)[145],中转开腹率为 34%,与学习曲线相关,在第一年时为 38%,第六年降为 16%,10% 以上的腹腔镜手术遵循了 TME 原则。开腹手术的手术时间较短,腹腔镜手术的住院时间较短,两者术后并发症无差异,术后进食时间及肠道功能恢复时间相似,在肿瘤方面,两者在环周切缘阳性率上无明显差别(开腹 14% 对腹腔镜 16%),但在行前切除的患者,作者注意到腹腔镜组环周切缘阳性率较开腹组高(12% 对 6%),但无统计学意义,原因尚不清楚,肿瘤学的结果数据尚不清晰。

Zhou 等人[146]报道了 171 例随机对照的临床试验,其中 82 例行腹腔镜切除,89 例行开腹肛门括约肌保留的 TME 术, 两组的死亡率均为 0, 无中转开腹病例,开腹组并发症发生率较腹腔镜组明显增高(12.4% open 对 6.1% laparoscopic),如术中失血量、术后首次排便时间、住院时间等。两组切缘均为阴性,随访的结果对肿瘤治疗的效果还不明确。

文献中对于两种术式术后功能如排便功能的研究还不甚清晰,有报道指出腔镜术后泌尿及性功能异常发生率较高[147],CLASICC 研究结果表明二者术后发生泌尿及性功能异常相似,但对于男性患者,腔镜组功能异常更常见[148]。必然将有更多的研究集中于手术后功能的比较。

从目前的数据来看,包括临床的统计和随机的实验,可得出以下结论:第一,对于熟练操作者,直肠癌腹腔镜手术在术后短期内并发症发生率与开腹手术相当,死亡率也相当。第二,腹腔镜组住院时间较短且术后肠道功能恢复较快。第三,术后并发症如排便、排尿及性功能等有无差异还需进一步实验证实,虽然现阶段的数据表明无明显差异。

放化疗的作用

直肠癌的辅助治疗

几乎所有的直肠癌患者都必须接受手术切除治疗,对于术后存在局部或全身复发的病例,应行术后辅助治疗。几项回顾行研究帮助我们辨别哪些患者适合行术后辅助性放化疗[1-7,49-155],单行手术盆腔局部复发率较高。对于 T1-2N0 的直肠癌,局部治疗的失败率小于 10%,T3N0 的局部复发率增加为 15%~35%,对于非转移性淋巴结阳性的病例,复发率高达 45%~65%,一半以上为局部复发[149]。生存率与复发率成反比,T1-2N0 直肠癌单纯手术 5 年生存率为 80%,T3N0 或淋巴结阴性的病例 5 年生存率小于 25%[156]。这些术后复发的数据促使术后加辅助治疗以改善疗效,局部复发率超过 20% 时建议行辅助治疗。

直肠癌术后辅助治疗起始于 70 年代末到 80 年代初,在 90 年代被国立卫生研究院确定为治疗常规[150,151,157]。Meta 分析表明辅助放疗(术前或术后)对总生存率无益但可以使局部复发率由 46% 减少至 37%[158]。由于国立卫生研究院的推荐,辅助化疗(与放疗同步或放疗后)已经开展并不断完善[159,160]。直肠癌治疗上的巨大进展很大程度上得益于放化疗的结合和辅助化疗的进展。

新辅助治疗与辅助治疗的比较

直肠癌同步放化疗的时机几经争议,仅在最近有限的数据表明术前新辅助治疗优于辅助治疗。主要的理论基础基于对病例精确的评估,在术后辅助治疗组,对肿瘤侵犯深度、盆腔淋巴结情况等仔细评估,确定 I 期病例,不行辅助治疗。对于术前辅助治疗组,这些信息主要来自内镜超声(EUS)和 CT,EUS 对于 T 和 N 分期评估约有 70%~80% 的准确性,约有 10% 到 20% 分期过度[161-163]。在德国直肠癌组的实验中,将 EUS 分期为 T3、T4 或淋巴结阳性的病例随机进行新辅助或术后辅助治疗,结果发现 18% 的辅助治疗组患者被分期过度[164]。辅助治疗的第二个原因是已发表的各种各样的优势数据,尤其是来自美国的报道。

在过去的 10 年里,很多研究中心(尤其是来自欧洲的)报道了术前新辅助治疗相较于辅助治疗取得了良好的结果。这也导致一些实验比较了两者的效果,新辅助治疗的运用产生了很多益处。其中一项便是其可以提高括约肌保存率,对于治疗有效的病例由于肿瘤的缩小也有利于手术切除,另一个益处是减少了药物的毒性。一般在低位前切除或腹会阴联合切除术后,小肠下降至盆腔,位于放疗野内,增减了辅助治疗的副作用,而在术前,不会有这种情况。而且对于行 APR 术的患者,由于需同时治疗会阴部疤痕,放疗的区域也相应增大,增加了肠道和皮肤的放疗毒性。最后从放射生物学的角度,新辅助治疗时组织的氧供丰富,而术后,由于肿瘤床的血供被切断,局部乏氧,降低放疗敏感性。

辅助性放疗

一些临床试验已经显示单用放疗在可接受的副作用范围内对局部治疗有益处[165-167]。一项丹麦的实验表明辅助放疗提高了生存率,在 Dukes B 期和 C 期的患者没有局部复发。但这一实验由于较重的放疗副作用,不得不提前结束[168]。国立外科辅助性乳腺及肠道计划 (NSABP) R-01 实验在 1977 年到 1986 年间纳入了 555 位 Dukes B 期和 C 期的直肠癌患者,术后辅助化疗方案为 5-FU+司莫司汀+长春新碱(MOF)或术后分 26 次到 27 次行 46Gy 到 47Gy 的放疗[167]。没有患者行同步性放化疗,实验结果表明加放疗后降低了局部复发率(25% 对 16%),但总生存率和无病生存率无明显改善。接受化疗的患者局部复发率没有改善(24%),但无病生存率(42% 对 30%,P=0.006)和总生存率(P=0.05)有明显改善。

一项来自荷兰的研究前瞻性评估了直肠癌术后放疗的疗效[166],172 例手术切除后直肠癌患者随机分为观察组和术后放疗组(5 周 50Gy),术后接受放疗的患者局部复发率下降,但这一发现并不显著。总生存率和无病生存率无明显改善。

MRC 也评估了 Dukes B 期或 C 期术后辅助化疗的效果[165],1984 年到 1989 年间的 469 例患者随机分为观察组和辅助放疗组(4 周以上，20 次 40Gy)，放疗组局部复发率较低(34%对 21%，P=0.001)，但 5 年生存率无变化(41%对 39%，P=0.18)。

NSABP、Netherlands 和 MRC 的结果都表明术后放疗提高局部控制率，但单独作为辅助治疗时，不能提高总生存率。NSABP 显示化疗有益处，但结论还需等待胃肠肿瘤研究组(GITSG)的 7175 实验联合治疗的结果[169,170]。为了评价同步放化疗的效果，227 例 Dukes B2 期或 C 期接受根治术患者随机分为观察组、术后放疗组(4~5 周内行 40Gy~48Gy)、术后化疗组(5-FU + 司莫司汀)、术后同步放化疗组。平均随访 80 月，未接受辅助治疗的总复发率为 55%，术后化疗组为 46%，术后放疗组为 48%，联合治疗组为 33%。同步放化疗也可以明显延长术后复发时间，虽然总生存率的提高还不明显，但实验结束后 6 年的观察显示同步放化疗相较于单纯手术提高了无病生存率(70%对 46%，P=0.009)和总生存率(58%对 45%，P=0.005)。同步放化疗与单纯术后放疗或术后化疗组相比较，生存率无明显差异。联合放化疗的优势在于放疗可以控制局部复发，同时化疗可以控制远处转移[169]。

第二项实验由 Mayo Clinic 和北部中心癌症治疗组(NCCTG)共同完成，进一步比较术后放化疗和术后放疗的效果[159]。这一实验的策略是采用最佳的化疗方案来降低局部复发率提高生存率。207 例 T3-T4 或 N1-N2 的直肠癌患者随机分为术后单纯放疗组(5 周内行 45Gy~50Gy)或放疗加 5-FU。患者在放化疗前或后接受 1 周期的 5-FU + 甲基环己亚硝脲化疗，在同步治疗期间，患者在放疗的开始和结束时接受 3 天 5-FU 推注。平均随访 7 年，同步放化疗可以使总生存率下降至 34%，局部复发率降低为 46%(25%对 14%，P=0.0016)。远处转移率下降至 37%(P=0.011)，死亡下降 29%。主要的副作用包括腹泻和皮疹，接受化疗的患者主要发生恶心和骨髓抑制，每组约有 7%的患者存在较重的迟发性毒性，这一实验证实了 GITSG 实验的结果[170]。

挪威放射医院进行了一项双臂实验，比较了单纯手术和手术加术后放化疗的结果[171]。144 例 Dukes B 期和 C 期直肠癌患者随机分为单纯手术组和手术加术后放化疗组(5 周内行 46Gy 的放疗，在第六次放疗之前推注 5-FU)，辅助治疗将局部复发率减少了 60%(30%对 12%，P=0.01)，5 年生存率和总生存率分别提高了 39%(46%对 64%，P=0.01)和 28%(50%对 64%，P=0.05)。副作用也比较明显，在实验中无明显差异。

在以上实验证实同步放化疗取得较好临床效果后，接下来的重点放在改善术后化疗的方案来提高生存率[159,169,170]。由于体外实验表明 5-FU 联合放疗时增加细胞毒性，NCCTG 比较了放疗期间行标准注射 5-FU 和持续滴注 5-FU 的差别[172,173]。先前的针对转移性直肠癌组的结果显示两者在生存率上无差别[174]。理论上讲，持续滴注 5-FU 时在放疗期间化疗均起作用，这可能增加细胞毒性，可能影响到局部控制率和生存率。O'Connell 等人[173]报道了他们在放疗期间实施化疗的方案，这一实验用 2×2 的随机法来评价相比较与放疗后推注 5-FU，持续静脉滴注 5-FU 是否可以提高疗效，而且还评估在不使用司莫司汀的情况下，是否效果不变但毒性降低。660 例 TNM II 期或 III 期的直肠癌患者随机分为持续静滴 5-FU 组(225 mg/m^2，每 24 小时)和推注 5-FU 组(在放疗的头第三天和最后三天 500 mg/m^2)。患者也在放化疗前或后接受司莫司汀+5-FU 或单用 5-FU。平均随访 46 月，持续滴注组 4 年生存率明显提高(70%对 60%，P=0.005)，复发风险下降(37%对 47%，P=0.01)，放疗同步持续滴注 5-FU 也可将远处转移率由 40%减少至 31%(P=0.03)，可能是由于持续静滴时化疗的剂量较大，加入司莫司汀对治疗无明显效果提高。

在美国过去的 10 年间，以上实验已经确立了辅助治疗的标准，关于放疗及化疗在 TNM II 期和 III 期治疗的作用。持续静滴 5-FU 同步放化疗后附加化疗证实疗效好于单纯放疗和单纯化疗。

新辅助放疗

美国早期的关于术前放疗的实验结果为阴性，导致多采用术后放疗[175-179]。这些实验使用较低的放疗剂量和陈旧的放疗技术，有两项较早期的实验得出了阳性的结论，一项英国的实验将患者随机分为单纯手术组及术前行 3~5 天 5Gy 的放疗后行手术[180]。该实验没有显示出对生存有益，但结果显示在低剂量大分割放疗后局部复发率降低。Kligerman 等人[181]将患者随机分为单纯手术组和术前行 5 周 45Gy 的放疗组，虽然结果显示加术前放疗后生存率有提高，但是单纯行手术组在手术中发现肝转移的比例较大。

来自欧洲的几项实验的成功推动了术前放疗的推广[164,182-188]。这些实验挑战了美国的治疗标准，欧洲癌症研究治疗组织(EORTC)实施了一项实验，实验比较了 T2-4Nx 直肠癌患者单纯手术和术前行放疗(分 15 次共 34.5Gy)的结果,术前放疗组显示可以降低局部复发率(30%对 15%, P=0.003),但生存率无差异。

瑞典的研究者也进行了几项实验来评价术前放疗,在一项较早的实验中,849 例可手术切除的直肠癌患者随机分为单纯手术组和术前放疗组(术前行 5~7 天 25Gy 的放疗)[183]。放疗野包括盆腔和主动脉旁淋巴结(至 L2 水平),平均随访 53 月,术前放疗组局部复发率明显降低(25%对 11%, P=0.001),出现局部复发及远处转移的时间延长。在美国的实验中,术前加放疗对总生存率无影响。但该组术前行放疗患者术后出现并发症及死亡率较高(8%对 2%, P<0.01),这一放疗副作用增加最开始认为是分期放疗的计划造成的,但与美国的实验对比后提示包括了主动脉周围淋巴结区较大的放疗野是副作用增加的主要原因。瑞典人最终修正了放疗的区域只限于盆腔,随访的结果显示放疗组在并发症及死亡率与单纯手术组无明显差别。

另一项瑞典的实验比较了 471 例可切除的直肠癌患者(Dukes B 期或 C 期)行术前新辅助放疗(5 天 25.5 Gy)和辅助性放疗(常规的 8 周共 60Gy)的效果[185-187],术前放疗组的局部复发率明显低于术后放疗组(12%对 21%; P=0.02),但生存率无明显差别。实验最初的结果显示放疗毒性增加了并发症,包括术后放疗后出现的小肠梗阻。术后放疗更容易发生肠梗阻的原因在于术后有更多的小肠位于盆腔放疗区域内。但是长期的随访结果发现术后并发症无差异。虽然该实验没有使用化疗,但是与使用长程同期放化疗的 GITSG 7175 和 Mayo Clinic/NCCTG 实验相比,局部复发率相似[159,169,170]。

基于以上实验的成功数据,瑞典最初使用较小的放疗剂量来减少并发症,瑞典人重复了最初的随机实验[183-185,187],他们将 1168 例可切除的直肠癌患者随机分为单纯手术组和术前放疗组(5 次共 25Gy),均不行化疗。在以前的实验中,放疗使局部复发率由 27%降低到 11%(P<0.001),复发率与术后辅助治疗组相平行。而且术前放疗在无病生存率(65%对 74%, P= 0.002)和总生存率(48%对 58%, P= 0.004)上明显提高。分组分析发现,这一改善在肿瘤更期均有发现,包括 I 期病例,这引起术后放疗是否必要的质疑。这一实验很好解释了这一质疑,在行术后放疗时对于早期病例应避免治疗过度。

Dukes A 期、B 期和 C 期的直肠癌患者在手术中

引入 TME 概念后局部复发率大大下降[186,189-193]。Heald 和 Ryall[190]报道 5 年总生存率为 87%,无病生存率按 Dukes 分期分别为 A 期 94%、B 期 87%,印象深刻的是在这一报道中 4 年局部复发率为 2.6%。其他的迹象实验报道复发率在 5%~10%之间。这一数据与未行 TME 而行辅助放化疗的相似,例如 GITSG 或 Mayo Clinic/NCCTG 的结果[189,191-193]。荷兰的研究者观察了在 TME 手术前加放疗的效果[186],他们假设两者都可以降低局部复发率,联合后更能降低复发率。在一项多中心的随机对照试验中 1861 例可切除的直肠癌患者随机分为两组:TME 组和 TME 加术前放疗组(术前 1 周行 5 天 25 Gy 放疗)。两组 2 年生存率相似(82%对 81.8%),但局部复发率明显由 8.2%降至 2.4%。虽然随访时间还较短,但结果还是显示其较低的局部复发率,而且也再次证明了辅助治疗如术前放疗及术后放化疗的作用。

用放化疗的临床试验比较辅助和新辅助治疗

自 90 年代以来,关于术前治疗还是术后治疗哪个疗效更好还不明确。美国直到现在还偏向于术后治疗,而在欧洲很多机构已经采用了多种术前的治疗方案,包括大分割放疗和标准分割的同步放化疗。NSABP 尝试在 R-03 实验中比较这些治疗的效果[194,195],这一实验纳入了 900 例患者,随机进行术前或术后的化疗和放疗(5.5 周行 50.4 Gy 放疗),由于效果较差,该实验于 1999 年停止(在治疗 237 例患者后)。在术前治疗组,23%的患者有临床反应,10%的患者有完全的病例反应。术前治疗相较于术后治疗可以提高括约肌的保留率(44%对 34%),但 1 年的无病生存率相近(83%对 78%)。两组术后并发症发生率相近(术前 25%对术后 22%),但 4~5 级的细胞毒性术前组较高(34 对 23%; P= 0.07),4 级的腹泻差别最大 (24%对 12%),放疗期间尤其严重。

一项关于术前治疗与术后治疗效果对比的实验由德国人完成[164,188]。这一实验比较了在 TME 手术后相等数量的术前和术后放疗的效果。实验纳入 823 例局部进展的可切除的直肠癌患者(内镜超声诊断为 T3、T4 或淋巴结阳性),随机分为术前放化疗组和术后放化疗组。患者在 5.5 周内接受 50.4Gy 的放疗,在放疗的第 1 周和第 5 周同时持续静滴 5-FU[1000 mg/(m²·d)],加 4 周期推注 5-FU。两组放化疗距手术的时间均为

4~6 周,5 年生存率术前组为 76%,术后组 74%(P= 0.8),局部复发的 5 年累积风险术前组为 6%,术后组 13%(P= 0.006),括约肌保留率术前组(39%)几乎是术后组(20%)的两倍,严重的 3 级或 4 级毒性术前组较低(27%对 40%, P=0.001), 长期的毒性术前组也较低(14%对 24%,P=0.01),这些包括吻合口瘘、瘘管形成、伤口延迟愈合和术后出血。这一实验比较重要,因为术前及术后治疗相同,显示术前治疗效果较好。这一实验是唯一的一项关于手术和放疗的实验,虽然随访的时间较短,但实验还是显示术前放化疗可以降低约一半的局部复发率,且近期及远期副作用也较低。术后治疗副作用增加的原因在于小肠所受照射增加,术后小肠解剖变化造成。虽然生存率获益还没有发现,但其可以改善局部控制率和增加括约肌保存率使得美国转而改为术前放化疗。但须注意的是术前治疗可能导致一部分分期过度的患者过度治疗,在德国的实验中,这一比例为 18%。

放疗技术

放疗不论用于术前或术后治疗,其放疗计划及剂量除 APR 术患者有所修订外,大多雷同。放疗计划在肠道造影的 X 线透视或 3 维 CT 计划系统指导下进行。患者在计划前 30~45 分钟前口服造影剂,以显示小肠,在肛缘放置标志,一般用直肠导管或焊接线。这使得更容易行仿真 X 线检查。在行 APR 术的患者,会阴部疤痕应以焊接线标记。基本的外线束照射野包括原发肿瘤和区域淋巴结,以四野放疗(前后位、后前位和对侧位)。患者可以俯卧位行放疗而使小肠在盆腔放疗野之外。

放疗野

放疗野的计划需在计划台或多页矫正台上完成,对于术前放疗的患者,前界距肿瘤 3~5cm(由数字触诊,可视化和结肠镜定位),对于术后放疗患者,前界应距吻合口 3~5cm(由术中手术记录或 CT 重建成像定位),通常下界位于闭孔,如果侵犯肛管,还可以更低。如果可能应尽可能少照射括约肌以避免迟发肛管副作用。对于行 APR 术的患者放疗野还应包括会阴部疤痕。对于所有患者放疗上界位于骶骨岬和 L4-5之间。后界应包括全部骶骨(为了包括骶丛淋巴结),一般包括 1cm 的边缘。很多放疗医生会在侧野的后上方遮盖以保护臀沟和会阴部,但对于行 APR 术的患者,会阴部疤痕必须包括在内。前界一般位于耻骨联合的后方,但应使放疗野包括整段直肠和肠周软组织。对于 T4 侵犯阴道、宫颈、前列腺或膀胱的患者,前界应位于耻骨联合的前方,包括髂外淋巴结,因为存在该区域淋巴结转移的风险。对于肛管或下段阴道受累的患者,放疗野应包括腹股沟淋巴结。后前或前后位的侧缘应充分包括盆腔淋巴结,一般应在盆腔侧壁外 1.5~2cm 左右,以遮盖物保护股骨头。

一般以 PA 位和相对侧方位的三野照射或单独侧方位来提高盆腔照射剂量。放疗野应包括所有直肠肿瘤或吻合口处,上缘位于骶髂关节中部偏下位置,下缘也可适当升高,但应距肿瘤或吻合口下缘至少 2~3cm。后界一般与最初治疗相同,前界应距肿瘤或吻合口部位 2~3cm,并遮盖保护小肠。PA 野的侧方边界一般位于盆腔边缘的内缘。

放疗剂量

对于肿瘤床及淋巴结放疗的剂量,无论术前或术后放疗,都为 5~6 周 50Gy 的量,分次 1.8Gy~2.0Gy 并与化疗同步进行。这一剂量为美国的基本治疗剂量,但在欧洲一些机构采用术前 5 天共 25Gy 剂量的放疗。在我们的研究中,我们一般采用盆腔总量 45Gy 的放疗, 也可以缩野增强放疗使总剂量达到 50.4Gy~54Gy,每日 1.8Gy 同步行持续静滴 5-FU。当计划剂量大于 50.4Gy 时,保护小肠。如果由于小肠的部位不可能被遮盖(如术后放疗时),我们控制总剂量在 50.4Gy 之内。

未来的展望

包括手术、放疗、化疗的多学科治疗显示了对直肠癌治疗的显著效果, 在放疗方面需要进一步改进的是采取方法减少正常组织的放疗副作用,增加治疗部位的放疗剂量。放疗可以增加股骨颈骨折的风险[196],增强放疗(IMRT)可以通过各种放射影响增强束形,保护对放疗敏感的组织,如小肠和股骨头。虽然该放疗技术的长期效果还不明确,但已经开始用于直肠癌的临床治疗[169,197-199]。放疗保护药物如氨磷汀的使用已经显示可以有效保护正常组织, 而不必以减少肿瘤部位的放疗剂量为代价[169,200-204]。放疗肿瘤组(RTOG) 0315实验正在评价生长抑素在减少小肠放疗并发症方面的作用。随着治疗剂量的不断增强，增强局部剂量及较少周围正常组织的措施不断涌现。放疗后肛管的副作用也很重要，三野放疗后引起的长期肠功能的异常比较常见，应采取相关措施来减少此类并发症。

在化疗方面，新型的靶向治疗药物已经开始使用。相关药物包括西妥昔单抗和贝伐单抗在历史的对照研究中发现对转移性结直肠癌有良好效果[205,206]。这些药物提供全新的肿瘤治疗的方法，是靶向治疗的开始。靶向治疗结合手术、放疗及化疗将会大大提高肿瘤治疗的效果。

特别讨论

TME：对疗效的影响

全系膜切除术(TME)是降低直肠癌局部复发率的重要手段。TME 的重要性在于直肠淋巴结及微小转移灶大多局限于直肠周围系膜内，TME 的目的在于切除直肠及其血供和淋巴结，完整切除直肠系膜并达到安全切缘是降低局部复发率的关键，但直肠下段由于盆腔狭窄造成暴露困难是手术的主要挑战。

对手术切除的标本进行病理分析也支持 TME，在 1982 年发现直肠癌远端直肠系膜无转移结节存在[207]。Reynolds 等人对 50 例 TME 手术标本进行连续组织切片[209]，发现肿瘤远端直肠系膜 5cm 内有肿瘤留存[208]。虽然在 6 例 T2N0 的标本系膜内没有淋巴结转移，44 例 T3 患者中的 28 例 (64%) 有系膜内肿瘤留存。21 例 T3N0 病例中的 5 例(24%)无系膜内转移淋巴结留存。27% (12/44)病例原发肿瘤远端肿瘤残余，其中 11%(5/44)在 2cm 以上。Tocchi 等人[210]做了相似的研究，在检测 53 例 TME 手术标本后发现原发肿瘤远端 33%存在淋巴结转移，44%无淋巴结留存。Ratto 等人[211]报道了 77 例行 TME 术存在直肠系膜内肿瘤，44%的患者存在微小非结节肿瘤的不连续。这些发现提示盆腔的复发是由于直肠系膜切除的不完整，存在隐匿性的转移病灶。

TME 由英国的 Heald 于 1979 年首次提出，本章已经作讨论[33]。1986 年，Heald 和 Ryall[190]报道了 112 例 TME 切除病例，结果发现 5 年局部复发率为 2.7%，5 年无肿瘤生存率为 82%、5 年总生存率为 88%。这一结果大大好于以往直肠癌外科治疗手段，成为直肠癌外科治疗的重要手段。

以往常规手术的局部复发率平均为 30%,5 年生存率 27%~43%。已经有几项实验已经显示了其较低的局部复发率。在如今直肠癌多学科综合治疗的模式下，应特别注意的是为了完全冲击 TME，相关研究可以不对一大部分人行放化疗。

Heald 最初的报道受到了很多人的质疑，认为存在选择性偏倚和患者的混杂。Heald[212]改进了最初的实验并报道了 519 例直肠切除病例，平均随访 8.3 年，所有患者肿瘤均位于距肛缘 15cm 以内。只有 9% 的患者接受了放疗，6%的患者接受了术后化疗。保留括约肌手术后 5 年局部复发率为 5%,5 年肿瘤相关生存率为 80%。

随着 Heald 的结果的发表，有很多的报道推荐单独行 TME 切除即可取得较好的局部控制和生存率。这些独立的或多中心的研究比较了单纯 TME 手术和传统常规手术的差别。1996 年，Arbman 等人[213]比较了 1984 年到 1986 年的 211 例接受传统非 TME 手术和 1990 年到 1992 年 230 例接受 TME 手术的效果，两组在病理分期、并发症、手术死亡率和接受辅助放化疗的例数上无差别。TME 手术组局部复发率为 6%，明显低于传统手术组的 14%。Bokey 等人[81]总结了自 1971 年到 1991 年 596 例直肠癌患者，所有患者都接受了根治性手术,标准的手术技巧自 1979 年运用,TME 自 1984 年常规开展。局部复发率由 1971~1985 年的 13%下降至 1985~1991 年的 7%(P=0.03)。多元分析发现非 TME 手术与局部复发的风险率为 2[81]。Kockerling 等人[214]回顾了德国 1985~1991 年的 1 581 例行 TME 根治性手术患者，拿这些病例与 1974~1984 年的传统手术比较。患者均未接受辅助性治疗，结果发现 TME 组局部复发率明显降低(从39.4%下降至 9.8%)，总生存率明显提高 (从 50%上升到 71%)[214]。

Havenga 等人[215]通过回顾性分析多个国家的实验比较了 TME 手术和传统手术的差别。包括 254 例 *Memorial Sloan Kettering Cancer Center* （MSKCC) TME 病例，204 例 Basingstoke TME 病例,233 例东京国立癌症中心的行 D3 淋巴结清扫病例。传统手术组包括 366 例来自挪威的病例,354 例荷兰西部综合肿瘤中心的 TME 分期为 Ⅱ 或 Ⅲ 期的可能治愈的直肠癌患者。结果发现局部复发率下降(从 32%下降到 35% 对从 4%下降到 9%),5 年肿瘤相关生存率升高 (从

75%上升到 80%对 52%），生存率升高（从 62%上升到 75%对从 42%上升到 44%）[215]。

以上结果在单一机构的有 TME 丰富手术经验年的外科医生也有报道，但即使是这些医生进行的手术，也存在一定的 TME 相关死亡率。虽然死亡率为可以接受的小于 3%，但吻 TME 术后合口瘘的发生率在 3%到 13%之间[207,213,216,217]。所以一般推荐暂时性近段造瘘。

欧洲两项较大的前瞻性实验评估了 TME 手术在较大外科机构中的接受情况。1993 年，因为局部复发率高到 25%，挪威开始实施挪威直肠癌计划来提高疗效。一个国家性直肠癌登记处成立，并组织外科医生进行 TME 手术技巧的相关培训。2002 年，Wibe 等人[218]报道了自 1993 年至 1997 年的 1794 例接受根治性手术切除的直肠癌患者，手术医生来自 55 所不同的医院，TME 的使用从 78%增加到 92%（1 395 TME 患者，229 非 TME 患者）。平均随访 30 个月，局部复发率分别为 6%和 12%，5 年生存率分别为 73%和 60%。手术死亡率为 3%，吻合口瘘发生率为 10%，两组之间无差异。这表明 TME 术较易掌握，并有较少的并发症。为了响应支持 TME 的实验数据，且欧洲的实验提示术前放疗有生存率改善。荷兰结直肠癌组在 1996 年进行了一项前瞻性随机研究，比较了术前放疗联合 TME 和单纯 TME 手术的差别[219]。所有的手术医生都经过 TME 技巧的培训，放疗为 5 天以上每天 5Gy 的大分割放疗。在 1996 年到 1990 年间共纳入 1861 例患者，其中有 1805 例患者为可分析病例（897 例 RT 联合 TME，908 例单纯 TME），术后病理证实 89 例患者行根治性切除。两组在年龄、性别、肿瘤部位、切除类型和 TNM 分期上无差别。2 年局部复发率 RT 联合 TME 组为 2.4%，单纯手术组为 8.2%(P<0.001)。两组 2 年总生存率无差异(82%对 81.8%)，远处转移两组之间也无明显差异(14.8%对 16.8%)。

一个荷兰的类似的报道比较了两组的并发症及急性副作用的差别[220]。两组在手术死亡率 (3.5%对 2.6%)、总死亡率(48%对 41%)、出血量(两组均为 13%)和吻合口瘘发生率(11%对 12%)上无差别。RT + TME 组行 APR 术后会阴部伤口并发症率较高 (29%对 18%，P=0.008)。荷兰的实验结果证实 TME 手术的有明显的效果了较少的并发症。

总之，TME 可以大大降低局部复发率，提高总生存率，且手术并发症较低。

切　缘

远端切缘

手术中取得远端阴性切缘很重要。为了保留括约肌和吻合技术的进步，究竟远端至少切除多少才能达到肿瘤根治效果。Goligher 等人开始认为远端至少应切除 5 cm[221]，他们的研究纳入了 1500 例直肠癌患者，远端扩散超过 5 cm 占 2%，所以认为 5cm 为远端安全切缘。Dukes[222]和 Grinnell[223]认为远端扩散很少有大于 2 cm，Pollett 和 Nicholls[224]报道远端切除 2cm 时对生存率和局部复发率无明显影响。在他们的前瞻性研究中，对 334 例直肠患者行康复性手术切除，并以远端切缘将其分为 3 组：小于 2 cm(55 例)，2~5 cm (177 例)，大于 5 cm (102 例)。各组 5 年总生存率(69.1%,68.4%, 69.6%)、肿瘤导致死亡率 (25.5%, 23.2%, 21.6%)、局部复发率(7.3%, 6.2%, 7.8%)无差别[224]。NSABP 实验提示远端边缘小于2cm时，局部复发率为 22%；远端切缘大于 3cm 时，局部复发率为 12%。重要的是，当远端切缘小于 2cm，在 2~2.9cm 之间，或大于 3cm，总的生存率并无明显差别[225]。远端扩散可能与肿瘤的分化程度和其他肿瘤相关预后因素相关，提示单一的标准可能不适用于所有患者。Dukes[223]和 Grinnell[224]的研究中最初只有对低分化肿瘤远端切除大于 2cm。Williams 等人 [226]、Shirouzu 等人[227]、Andreola 等人[228]和 Ueno 等人[229]共分析了 50 例 APR 手术后标本，发现 12 例标本远端扩散大于 1cm，且均为低分化肿瘤。几项其他的解剖学研究表明远端扩散极少超过 1cm，低分化肿瘤偶可出现。基于以上研究，远端切除 2cm 已足够。

术前放化疗对于肿瘤远端壁内扩散的影响还需进一步研究，但由于原发肿瘤在治疗后缩小，远端扩散也应有所下降，允许缩短远端切缘。Mezhir 等人[230]检测了 20 例接受术前新辅助放化疗联合 TME 手术的病例，11 例患者存在远端扩散，平均距离为 0.5cm，只有 1 例患者远端扩散大于 1cm。这些发现提示在术前接受辅助性放化疗的患者，切缘也可小于 2cm[230]。对于术前行放化疗的患者小于 2cm 的阴性切缘不会影响患者的预后[230,231,232]。

基于这些结果，可以对直肠癌远端切缘有一般的推荐，对于直肠上段的肿瘤，远端切除 5cm 以上（包括 5cm)足够,对于直肠中下段肿瘤,TME 术加远端切除 2cm 足够,虽然小于 2cm 但为阴性切缘也足够。对于低位的局部进展、分化较低的肿瘤,2cm 切缘不够的情况下,应在术前行新辅助放化疗。

环周切缘

TME 可以降低局部复发率, 但容易被忽略的的是在直肠癌切除时应达到阴性的环周切缘(CRM)。TME 直肠切除时可以达到足够的远端安全切缘, 但直肠环周切缘也较重要。Adam[233]等分析了在利兹总医院完成的 141 例直肠癌根治手术,约有 25%的患者环周切缘为阳性。平均随访 5.3 年,总的局部复发为 23%(32/141),环周切缘阴性的患者 5 年局部复发率为 10%。这比环周切缘阳性组局部复发率下降 78% ($P<0.001$)。

Hall 等人[234]检测了 152 例接受治愈性 TME 术患者的患者切缘,环周切缘(定义为边缘小于 1mm)的阳性率为 13%, 虽然边缘的情况与局部复发无关,但与远处复发转移风险相关 (阴性为 24%, 阳性为 50%)。Wibe 等人[218]分析了 686 例挪威直肠研究组的接受治愈性 TME 术患者, 均未接受放疗, 平均随访 29 月,局部复发率为 7%,环周切缘阴性时为 5%,阳性时 22%(<1mm)。在多元统计分析中,环周切缘阳性可增加局部复发率、远处转移率和死亡率。

Nagtegaal 等人[235]研究了荷兰实验的 656 例未行辅助治疗的 TME 切除患者来评价环周切缘与复发率和生存率的关系。约有 18.3%的患者存在阳性切缘 (≤1mm)。肿瘤 TNM 分期较晚,位于肛缘 5cm 之内,需要行 APR 术的病例切缘阳性率较高。在平均随访 3 年后,环周切缘阳性的患者总的局部和远处复发率明显增高。切缘阳性时 2 年生存率为 68%,明显低于切缘阴性时的 90%($P<0.001$)。Marr 等人[236]回顾性分析了 608 例 1986~1997 年在利兹医院行直肠癌切除的患者,TME 对 CRM 的影响通过比较行 APR 术在 1994 年前后 TME 被引入治疗后的差别。1994 年以前行 APR 术环周阳性为 28%, 1994 年后行 TME 环周阳性率为 31%。所以环周切缘阳性没有因为 TME 而降低。提示需要对 TME 切除的全程进行环周切缘切除。

盆腔廓清术

对于局部进展的直肠癌存在临近组织器官的受累,如果没有远处转移,身体状况允许行较大手术的患者可以考虑行盆腔廓清术。本章节已经讨论了放化疗在局部进展肿瘤治疗的重要性,在整块切除肿瘤和盆腔廓清术后也必须行放化疗。术前应行包括 CT、MRI 和 PET 的检查行分期,MRI 相较于 CT 可以更详细的显示解剖细节、肿瘤及其相邻组织[237]。盆腔廓清术包括 4 种:前方、后方、肛提肌上和全盆腔廓清术。前、后盆腔廓清术只适用于女性患者。这是因为女性患者内生殖器成为肿瘤进一步进展的屏障。

盆腔廓清术包括整块切除直肠、前列腺、膀胱、阴道、子宫、卵巢,手术并发症较多。距最近的报道,并发症发生率在 50%~70%之间[238,239],主要有原发性败血症、肠瘘、肠梗阻和切口并发症等。

很多关于直肠癌行盆腔廓清术的文献由于患者受累器官的不同、淋巴结转移情况、辅助治疗、手术根治性(R0, R1, 或 R2)和是第一次手术还是复发手术的情况,造成人群的非齐性总体。在这一人群中,接受 R0 切除的 5 年生存率为 38%,而 R1 和 R2 切除则为 5%[239-242]。所以为了达到较好的疗效,必须在术前对患者行详细的分期。

未来的展望

直肠癌多学科治疗模式的运用已经使得直肠癌局部控制及生存率大大改善,括约肌保留率的提高和生活质量的改善也较明显。未来的挑战在于通过多学科综合治疗来提高终点,分子靶向药物如贝伐单抗和西妥昔单抗现在和将来将成为治疗的规范。新的放疗技术(如 IMRT)和手术技术的应用也可以提高直肠癌治疗的效果。

(王俊峰 译)

参考文献

1. Waizer A, Zitron S, Ben-Baruch D. Comparative study for preoperative staging of rectal cancer. *Dis Colon Rectum*. 1989;32:53–56.
2. Rifkin MD, Ehrlich SM, Marks G. Staging of rectal carcinoma: prospective comparison of endorectal US and CT. *Radiology*. 1989;170:319–322.
3. Balthazar EJ, Megibow AJ, Hulnick D. Carcinoma of the colon: detection and preoperative staging by CT. *AJR Am J Roentgenol*. 1988;150:301–306.
4. Thompson WM, Halvorsen RA, Foster WL. Preoperative and postoperative CT staging of rectosigmoid carcinoma. *AJR Am J Roentgenol*. 1986;146:703–710.
5. Holdsworth PJ, Johnston D, Chalmers AG. Endoluminal ultrasound and computed tomography in the staging of rectal cancer. *Br J S*. 1988;75:1019–1022.
6. Guinet C, Buy JN, Ghossain MA. Comparison of magnetic resonance imag-

ing and computed tomography in the preoperative staging of rectal cancer. *Arch Surg.* 1990;125:385–388.

7. Shank B, Dershaw DD, Caravelli J. A prospective study of the accuracy of preoperative computed tomographic staging of patients with biopsy-proven rectal carcinoma. *Dis Colon Rectum.* 1990;33:285–290.

8. Beynon J. An evaluation of the role of rectal endosonography in rectal cancer. *Ann R Coll Surg Engl.* 1989;71:131–139.

9. Feifel G, Hildebrandt U, Dhom G. Assessment of depth of invasion in rectal cancer by endosonography. *Endoscopy.* 1987;19:64–67.

10. Yamashita Y, Machi J, Shirouzu K. Evaluation of endorectal ultrasound for the assessment of wall invasion of rectal cancer: report of a case. *Dis Colon Rectum.* 1988;31:617–623.

11. Waizer A, Zitron S, Ben-Baruch D. Comparative study for preoperative staging of rectal cancer. *Dis Colon Rectum.* 1989;32:53–56.

12. Glaser F, Schlag P, Herfarth C. Endorectal ultrasonography for the assessment of invasion of rectal tumours and lymph node involvement. *Br J Surg.* 1990;77:883–887.

13. Hildebrandt U, Klein T, Feifel G. Endosonography of pararectal lymph nodes: in vitro and in vivo evaluation. *Dis Colon Rectum.* 1990;33:863–868.

14. Orrom WJ, Wong WD, Rothenberger DA. Endorectal ultrasound in the preoperative staging of rectal tumors: a learning experience. *Dis Colon Rectum.* 1990;33:654–659.

15. Tio TL, Coene PP, van Delden OM. Colorectal carcinoma: preoperative TNM classification with endosonography. *Radiology.* 1991;179:165–170.

16. Katsura Y, Yamada K, Ishizawa T. Endorectal ultrasonography for the assessment of wall invasion and lymph node metastasis in rectal cancer. *Dis Colon Rectum.* 1992;35:362–368.

17. Herzog U, von Flue M, Tondelli P. How accurate is endorectal ultrasound in the preoperative staging of rectal cancer? *Dis Colon Rectum.* 1993;36:127–134.

18. Cho E, Nakajima M, Yasuda K. Endoscopic ultrasonography in the diagnosis of colorectal cancer invasion. *Gastrointest Endosc.* 1993;39:521–527.

19. Sailer M, Leppert R, Bussen D. Influence of tumor position on accuracy of endorectal ultrasound staging. *Dis Colon Rectum.* 1997;40:1180–1186.

20. Akasu T, Sugihara K, Moriya Y. Limitations and pitfalls of transrectal ultrasonography for staging of rectal cancer. *Dis Colon Rectum.* 1997;40(Suppl 10):S10–S15.

21. Garcia-Aguilar J, Pollack J, Lee S. Accuracy of endorectal ultrasonography in preoperative staging of rectal tumors. *Dis Colon Rectum.* 2002;45:10–15.

22. Marusch F, Koch A, Schmidt U. Routine use of transrectal ultrasound in rectal carcinoma: results of a prospective multicenter study. *Endoscopy.* 2002;34:385–390.

23. Hawes RH. New staging techniques: endoscopic ultrasound. *Cancer.* 1993;71(Suppl 12):4207–4213.

24. Hulsmans FJ, Tio TL, Fockens P. Assessment of tumor infiltration depth in rectal cancer with transrectal sonography: caution is necessary. *Radiology.* 1994;190:715–720.

25. Kruskal JB, Kane RA, Sentovich SM. Pitfalls and sources of error in staging rectal cancer with endorectal ultrasound. *Radiographics.* 1997;17:609–626.

26. Dworak O. Number and size of lymph nodes and node metastases in rectal carcinomas. *Surg Endosc.* 1989;3:96–99.

27. Bianchi PP, Ceriani C, Rottoli M, et al. Endoscopic ultrasonography and magnetic resonance in preoperative staging of rectal cancer; comparison with histologic findings. *J Gastrointest Surg.* 2005;9:1222–1228.

28. Kim CK, Kim SH, Chun HK, et al. Preoperative staging of rectal cancer: accuracy of 3-Tesla magnetic resonance imaging. *Eur Radiol.* 2006;17:1–9.

29. Glimelius B, Isacsson U, Jung B, et al. Radiotherapy in addition to radical surgery in rectal cancer. *Acta Oncol.* 1995;34:565–570.

30. Fisher B, Wolmark N, Rockette H, et al. Postoperative adjuvant chemotherapy or radiation therapy for rectal cancer: results from the NSABP protocol R-01. *J Natl Cancer Inst.* 1988;80:21–29.

31. Gastrointestinal Tumor Study Group (GITSG). Adjuvant therapy of colon cancer; results of a prospectively randomized trial. *N Engl J Med.* 1984;310:737–743.

32. Minsky BD. The role of adjuvant radiation therapy in the treatment of colorectal cancer. *Hematol Oncol Clin North Am.* 1997;11:679–697.

33. Heald RJ. A new approach to rectal cancer. *Br J Hosp Med.* 1979;22:277–281.

34. Enker WE, Martz J, Tepper JE, et al. Rectal cancer: management of locoregional disease. In: Kelson DP, Daly JM, Kern SE, et al., eds. *Gastrointestinal Oncology: Principles and Practice*, 1st ed. Philadelphia: Lippincott Williams & Wilkins; 2002:781–824.

35. Fritsch H. Development of the rectal fascia. *Anat Anz.* 1990;170:273–280.

36. Church JM, Raudkivi PJ, Hill GL. The surgical anatomy of the rectum—a review with particular relevance to the hazards of rectal mobilization. *Int J Colorectal Dis.* 1987;2:158–166.

37. Lindsey I, Guy RJ, Warren BF, et al. Anatomy of Denonvilliers' fascia and pelvic nerves, impotence, and implications for the colorectal surgeon. *Br J Surg.* 2000;87:1288–1299.

38. van Ophoven A, Roth S. The anatomy and embryological origins of the fascia of Denonvilliers; a medico-historical debate. *J Urol.* 1997;157:3–9.

39. Havenga K, Deruiter MC, Enker WE, et al. Anatomical basis of autonomic nerve-preserving total mesorectal excision in the management of rectal cancer. *Br J Surg.* 1996;83:384–388.

40. Bisset IP, Chau KY, Hill GL. Extrafascial excision of the rectum: surgical anatomy of the fascia propria. *Dis Colon Rectum.* 2000;43:903–910.

41. Takahashi T, Ueno M, Azekura K. Lateral ligament: its anatomy and clinical importance. *Semin Surg Oncol.* 2000;19:386–395.

42. Barabouti DG, Wong WD. Current management of rectal cancer: total mesorectal excision (nerve sparing) technique and clinical outcome. *Surg Oncol Clin N Am.* 2005;14:137–155.

43. Goligher JC. The blood-supply to the sigmoid colon and rectum with reference to the technique of rectal resection with restoration of continuity. *Br J Surg.* 1949;37:157–162.

44. Bacon HF, Dirbas F, Myers TB, et al. Extensive lymphadenectomy and high ligation of the inferior mesenteric artery for carcinoma of the left colon and rectum. *Dis Colon Rectum.* 1958;1:457–464.

45. Sugarbaker PH, Corlew S. Influence of surgical techniques on survival in patients with colorectal cancer: a review. *Dis Colon Rectum.* 1982;25:545–557.

46. Grinnel RS. Results of ligation of inferior mesenteric artery at the aorta in resections of carcinoma of the descending and sigmoid colon and rectum. *Surg Gynecol Obstet.* 1965;120:1031–1036.

47. Pezim ME, Nicholls RJ. Survival after high or low ligation of the inferior mesenteric artery during curative surgery for rectal cancer. *Ann Surg.* 1984;200:729–733.

48. Surtees P, Ritchie JK, Philips RKS. High versus low ligation of the inferior mesenteric artery in rectal cancer. *Br J Surg.* 1990;77:618–621.

49. Morikawa E, Yasutomi M, Shindou K. Distribution of metastatic lymph nodes in colorectal cancer by the modified clearing method. *Dis Colon Rectum.* 1994;37:219–233.

50. Hida JI, Yasutomi M, Fujimoto K, et al. Does lateral lymph node dissection improve survival in rectal carcinoma? Examination of node metastases by the clearing method. *J Am Coll Surg.* 1997;184:475–480.

51. Yamakoshi H, Ike H, Oki S, et al. Metastasis of rectal cancer to lymph nodes and tissues around the autonomic nerves spared for urinary and sexual function. *Dis Colon Rectum.* 1997;40:1079–1084.

52. Akasu T, Moriya Y. Abdominopelvic lymphadenectomy with autonomic nerve preservation for carcinoma of the rectum: Japanese experience. In: Wanebo HJ, ed. *Surgery for Gastrointestinal Cancer: A Multidisciplinary Approach*, 1st ed. Philadelphia: Lippincott-Raven; 1997:667–668.

53. Moriya Y, Sugihara K, Akasu T, et al. Importance of extended lymphadenectomy with lateral node dissection for advanced lower rectal cancer. *World J Surg.* 1997;21:728–732.

54. Masui H, Ike H, Yamaguchi S, et al. Male sexual function after autonomic nerve-preserving operation for rectal cancer. *Dis Colon Rectum.* 1996;39:1140–1145.

55. Sugihara K, Moriya Y, Akasu T, et al. Pelvic autonomic nerve preservation for rectal cancer: oncological and functional outcome. *Cancer.* 1996;78:1871–1880.

56. Enker WE. Potency, cure, and local control in the operative treatment of rectal cancer. *Arch Surg.* 1992;127:1396–1402.

57. Bissett I, Hill G. Extrafascial excision of the rectum for cancer: a technique for the avoidance of complications of rectal mobilization. *Semin Surg Oncol.* 2000;18:207–215.

58. Fazio V, Heriot A. Proctectomy with coloanal anastomosis. *Surg Oncol Clin N Am.* 2005;14:157–181.

59. Lane R, Parks A. Function of the anal sphincter following coloanal anastomosis. *Br J Surg.* 1977;64:596–599.

60. Williams N, Price R, Johnston D. The long term effect of sphincter preserving operations for rectal carcinoma on function of the anal sphincter in man. *Br J Surg.* 1980;67:203–208.

61. Matzel K, Stadelmaier U, Muehldorfer S, et al. Continence after colorectal reconstruction following resection: impact of level of anastomosis. *Int J Colorectal Dis.* 1997;12:82–87.

62. Molloy R, Moran K, Coulter J, et al. Mechanism of sphincter impairment following low anterior resection. *Dis Colon Rectum.* 1992;35:462–464.

63. Farouk R, Duthie G, Lee P, et al. Endosonographic evidence of injury to the internal anal sphincter after low anterior resection: long-term follow-up. *Dis Colon Rectum.* 1998;41:888–891.

64. Otto I, Ito K, Ye C, et al. Causes of rectal incontinence after sphincter-preserving operations for rectal cancer. *Dis Colon Rectum.* 1996;39:1423–1427.

65. Lewis W, Holdsworth P, Stephenson B, et al. Role of the rectum in the physiological and clinical results of coloanal and colorectal anastomosis after anterior resection for rectal cancer. *Br J Surg.* 1992;79:1082–1086.

66. McAnena O, Heald R, Lockhart-Mummery H. Operative and functional results of total mesorectal excision with ultralow anterior resection in the management of carcinoma of the lower one third of the rectum. *Surg Gynecol Obstet.* 1990;170:517–521.

67. Williams N, Seow-Choen F. Physiological and functional outcome following ultra-low anterior resection with colon pouch-anal anastomosis. *Br J Surg.* 1998;85:1029–1035.

68. Lazorthes F, Fages P, Chiotasso P, et al. Resection of the rectum with construction of a colonic reservoir and colo-anal anastomosis for carcinoma of the rectum. *Br J Surg.* 1986;73:136–138.

69. Parc R, Tiret E, Frileux P, et al. Resection and colo-anal anastomosis with

colonic reservoir for rectal cancer. *Br J Surg.* 1986;73:139–141.
70. Ortiz H, De Miguel M, Armendariz P, et al. Coloanal anastomosis: are functional results better with a pouch? *Dis Colon Rectum.* 1995;38:375–377.
71. Ho YH, Seow-Choen F. Prospective randomized controlled study of clinical function and anorectal physiology after low anterior resection: comparison of straight and colonic J pouch anastomosis. *Br J Surg.* 1996;83:978–980.
72. Seow-Choen F, Goh H. Prospective randomized trial comparing J colonic pouch anal anastomosis and straight coloanal anastomosis. *Br J Surg.* 1995;82:608–610.
73. Hallbook O, Pahlman L, Krog M, et al. Randomized comparison of straight and colonic J pouch anastomosis after low anterior resection. *Ann Surg.* 1996;224:58–65.
74. Lazorthes F, Chiotasso P, Gamagami R, et al. Late clinical outcome in a randomized prospective comparison of colonic J pouch and straight coloanal anastomosis. *Br J Surg.* 1997;84:1449–1451.
75. Dehni N, Tiret E, Singland J, et al. Long-term functional outcome after low anterior resection: comparison of low colorectal anastomosis and colonic J-pouch-anal anastomosis. *Dis Colon Rectum.* 1998;41:817–823.
76. Joo J, Latulippe J, Alabaz O, et al. Long-term functional evaluation of straight coloanal anastomosis and colonic J-pouch. *Dis Colon Rectum.* 1998;41:740–746.
77. Berger A, Tiret E, Parc R, et al. Excision of the rectum with colonic J pouch-anal anastomosis for adenocarcinoma of the low and mid rectum. *World J Surg.* 1992;16:470–477.
78. Hallbook O, Johansson K, Sjodahl R. Laser Doppler blood flow measurement in rectal resection for carcinoma: comparison between the straight and colonic J pouch reconstruction. *Br J Surg.* 1996;83:389–392.
79. Fazio V, Mantyh C, Hull T. Colonic coloplasty: novel technique to enhance low colorectal or coloanal anastomosis. *Dis Colon Rectum.* 1000;43:1448–1450.
80. Harris G, Lavery I, Fazio V. Reasons for failure to construct the colonic J-pouch: what can be done to improve the size of the neorectal reservoir should it occur? *Dis Colon Rectum.* 2002;45:1304–1308.
81. Bokey E, Chapuis P, Dent O, et al. Factors affecting survival after excision of the rectum for cancer: a multivariate analysis. *Dis Colon Rectum.* 1997;40:3–10.
82. Jatzko G, Jagoditsch M, Lisborg P, et al. Long-term results of radical surgery for rectal cancer: multivariate analysis of prognostic factors influencing survival and local recurrence. *Eur J Surg Oncol.* 1999;25:284–291.
83. Dehni N, McFadden N, McNamara D, et al. Oncologic results following abdominoperineal resection for adenocarcinoma of the low rectum. *Dis Colon Rectum.* 2003;46:867–874.
84. Wibe A, Syse A, Andersen E, et al. Oncologic outcomes after total mesorectal excision for cure for cancer of the lower rectum: anterior vs abdominoperineal resection. *Dis Colon Rectum.* 2004;47:48–58.
85. Chessin D, Hartley J, Cohen A, et al. Rectus flap reconstruction decreases perineal wound complications after pelvic chemoradiation and surgery: a cohort study. *Ann Surg Oncol.* 2005;12:104–110.
86. Butler C, Rodriquez-Bigas M. Pelvic reconstruction after abdominoperineal resection: is it worthwhile? *Ann Surg Oncol.* 2005;12:91–94.
87. Bell S, Dehni N, Chaouat M, et al. Primary rectus abdominis myocutaneous flap for repair of perineal and vaginal defects after extended abdominoperineal resection. *Br J Surg.* 2005;92:482–486.
88. Kroll S, Pollock R, Jessup J, Ota D. Transpelvic rectus abdominis flap reconstruction of defects following abdominal-perineal resection. *Am Surg.* 1989;55:632–637.
89. Giampapa V, Keller A, Shaw W, Colen S. Pelvic floor reconstruction using the rectus abdominis muscle flap. *Ann Plast Surg.* 1984;13:56–59.
90. Gerstenberg T, Nielsen M, Clausen S, et al. Bladder function after abdominoperineal resection of the rectum for anorectal cancer. *Ann Surg.* 1979;191:81–86.
91. Neal D, Williams N, Johnston D. A prospective study of bladder function before and after sphincter-saving resections for low carcinoma of the rectum. *Br J Urol.* 1981;53:558–564.
92. Janu N, Bokey E, Chapuis P, et al. Bladder dysfunction following anterior resection for carcinoma of the rectum. *Dis Colon Rectum.* 1986;29:182–183.
93. Del Rio C, Sanchez-Santos R, Oreja V, et al. Long-term urinary dysfunction after rectal cancer surgery. *Colorectal Dis.* 2004;6:198–202.
94. Kneist W, Heintz A, Junginger T. Major urinary dysfunction after mesorectal excision for rectal carcinoma. *Br J Surg.* 2005;92:230–234.
95. Weinstein M, Roberts M. Sexual potency following surgery for rectal carcinoma: a follow-up of 44 patients. *Ann Surg.* 1977;185:295–300.
96. Balslev I, Harling H. Sexual dysfunction following operation for carcinoma of the rectum. *Dis Colon Rectum.* 1983;26:788.
97. Danzi M, Ferulano G, Abate S, et al. Male sexual function after abdominoperineal resection for rectal cancer. *Dis Colon Rectum.* 1983;26:665–668.
98. LaMonica G, Audisio R, Tamburini M, et al. Incidence of sexual dysfunction in male patients treated surgically for rectal malignancy. *Dis Colon Rectum.* 1985;28:937–940.
99. Pocard M, Zinzindohoue F, Haab F, et al. A prospective study of sexual and urinary function before and after total mesorectal excision with autonomic nerve preservation for rectal cancer. *Surgery.* 2002;131:368–372.
100. Masui H, Ike H, Yamaguchi S, et al. Male sexual function after autonomic nerve-preservation operation for rectal cancer. *Dis Colon Rectum.*

1996;39:1140–1145.
101. Hendren S, O'Conner B, Liu M, et al. Prevalence of male and female sexual dysfunction is high following surgery for rectal cancer. *Ann Surg.* 2005;242:212–223.
102. Brodsky J, Richard G, Cohen A, Minsky B. Variables correlated with the risk of lymph node metastases in early rectal cancer. *Cancer.* 1992;69:322–326.
103. Zenni G, Abraham K, Harford F, et al. Characteristics of rectal carcinoma that predict the presence of lymph node metastases: implications for patient selection for local therapy. *J Surg Oncol.* 1998;67:99–103.
104. Mellgren A, Sirivongs P, Rothenberger D, et al. Is local excision adequate therapy for early rectal cancer? *Dis Colon Rectum.* 2000;43:1064–1071.
105. Blumberg D, Paty PB, Guillem JG. All patients with small intramural rectal cancers are at risk for lymph node metastasis. *Dis Colon Rectum.* 1999;42:881–885.
106. Nastro P, Beral D, Hartley J, Monson J. Local excision of rectal cancer: review of the literature. *Dig Surg.* 2005;22:6–15.
107. Sengupta S, Tjandra J. Local excision of rectal cancer: what is the evidence? *Dis Colon Rectum.* 2001;44:1345–1361.
108. Kikuchi R, Takano M, Takagi K, et al. Management of early invasive rectal cancer. Risk of recurrence and clinical guidelines. *Dis Colon Rectum.* 1995;38:1286–1295.
109. Nascimbeni R, Burgart L, Nivatvongs S. Risk of lymph node metastasis in T1 carcinoma of the colon and rectum. *Dis Colon Rectum.* 2002;45:200–206.
110. Blair S, Ellenhorn J. Transanal excision for low rectal cancers is curative in early-stage disease with favorable histology. *Am Surg.* 2000;66:817–820.
111. Chorost MI, Petrelli NJ, McKenna M. Local excision of rectal carcinoma. *Am Surg.* 2001;67:774–779.
112. Willet C, Compton C, Shellito P, Efird J. Selection factors for local excision or abdominoperineal resection of early stage rectal cancer. *Cancer.* 1994;73:2716–2720.
113. Nascimbeni R, Nivatvongs S, Larson D, et al. Long-term survival after local excision of T1 carcinoma of the rectum. *Dis Colon Rectum.* 2004;47:1773–1779.
114. Bentrem D, Okabe S, Wong D, et al. T1 adenocarcinoma of the rectum: transanal excision or radical surgery? *Ann Surg.* 2005;242:472–479.
115. Steele G, Herndon J, Bleday R, et al. Sphincter-sparing treatment for distal rectal adenocarcinoma. *Ann Surg Oncol.* 1999;6:433–441.
116. Russell A, Harris J, Rosenberg P, et al. Anal sphincter conservation for patients with adenocarcinoma of the distal rectum: long-term results of Radiation Therapy Oncology Group protocol 89-02. *Int J Radiat Oncol Biol Phys.* 2000;46:313–322.
117. Kim C, Yeatmen T, Coppola D, et al. Local excision of T2 and T3 rectal cancers after downstaging chemoradiation. *Ann Surg.* 2001;234:352–358.
118. Mohiuddin M, Marks G, Bannon J. High-dose preoperative radiation and full thickness local excision: a new option for selected T3 distal rectal cancers. *Int J Radiat Oncol Biol Phys.* 1994;30:845–849.
119. Mohiuddin M, Regine W, Marks G, Marks J. High-dose preoperative radiation and the challenge of sphincter-preserving surgery for cancer of the distal 2 cm of the rectum. *Int J Radiat Oncol Biol Phys.* 1998;40:569–574.
120. Schell S, Zlotecki R, Mendenhall W, et al. Transanal excision of locally advanced rectal cancers downstaged using neoadjuvant chemoradiotherapy. *J Am Coll Surg.* 2002;194:584–590.
121. Bonnen M, Crane C, Vauthey J, et al. Long-term results using local excision after preoperative chemoradiation among selected T3 rectal cancer patients. *Int J Radiat Oncol Biol Phys.* 2004;60:1098–1105.
122. Bannon J, Marks G, Mohiuddin M, et al. Radical and local excisional methods of sphincter-sparing surgery after high-dose radiation for cancer of the distal 3 cm of the rectum. *Ann Surg Oncol.* 1995;2:221–227.
123. Habr-Gama A, Perez R, Nadalin W, et al. Operative versus nonoperative treatment for stage 0 distal rectal cancer following chemoradiation therapy: long-term results. *Ann Surg.* 2004;240:711–718.
124. Bedrosian I, Rodriguez-Bigas M, Feig B, et al. Predicting the node-negative mesorectum after preoperative chemoradiation for locally advanced rectal carcinoma. *J Gastrointest Surg.* 2004;8:56–63.
125. Stipa F, Zernecke A, Moore H, et al. Residual mesorectal lymph node involvement following neoadjuvant combined-modality therapy: rationale for radical resection? *Ann Surg Oncol.* 2004;11:187–191.
126. Read T, Andujar J, Caushaj P, et al. Neoadjuvant therapy for rectal cancer: histologic response of the primary tumor predicts nodal status. *Dis Colon Rectum.* 2004;47:825–831.
127. Tulchinsky H, Rabau M, Shacham-Shemueli E, et al. Can rectal cancers with pathologic T0 after neoadjuvant chemoradiation (ypT0) be treated by transanal excision alone? *Ann Surg Oncol.* 2006;13:1–6.
128. Onaitis M, Noone R, Fields R, et al. Complete response to neoadjuvant chemoradiation for rectal cancer does not influence survival. *Ann Surg Oncol.* 2001;8:801–806.
129. Zmora O, Dasilva G, Gurland B, et al. Does rectal wall tumor eradication with preoperative chemoradiation permit a change in the operative strategy? *Dis Colon Rectum.* 2004;47:1607–1612.
130. Bujko K, Nowacki M, Nasierowska-Guttmejer A, et al. Prediction of mesorectal nodal metastases after chemoradiation for rectal cancer: results of a randomized trial: implication for subsequent local excision. *Radiother Oncol.* 2005;76:234–240.
131. Kane JM, Petrelli NJ. Controversies in the surgical management of rectal

cancer. *Semin Radiat Oncol.* 2003;13:403–418.

132. Weiser M, Landmann R, Wong W, et al. Surgical salvage of recurrent rectal cancer after transanal excision. *Dis Colon Rectum.* 2005;48:1169–1175.

133. Buess G, Theiss R, Gunther M, et al. Endoscopic operative procedure for the removal of rectal polyps. *Coloproctology.* 1984;184:254–261.

134. Buess G, Kipfmuller K, Ibald R, et al. Clinical results of transanal endoscopic microsurgery. *Surg Endosc.* 1988;2:245–250.

135. Buess G, Mentges B, Manncke K, et al. Technique and results of transanal endoscopic microsurgery in early rectal cancer. *Am J Surg.* 1992;163:63–70.

136. Gavagan J, Whiteford M, Swanstrom L. Full-thickness intraperitoneal excision by transanal endoscopic microsurgery does not increase short-term complications. *Am J Surg.* 2004;187:630–634.

137. Middleton PF, Sutherland LM, Maddern GJ. Transanal endoscopic microsurgery: a systematic review. *Dis Colon Rectum.* 2005;48:270–284.

138. Winde G, Nottberg H, Keller R, et al. Surgical cure for early rectal carcinomas (T1). Transanal endoscopic microsurgery vs. anterior resection. *Dis Colon Rectum.* 1996;39:969–976.

139. Lezoche E, Guerrieri M, Paganini A, et al. Transanal endoscopic vs total mesorectal laparoscopic resections of T2-N0 low rectal cancers after neoadjuvant treatment. *Surg Endosc.* 2005;19:751–756.

140. Kreis M, Jehle E, Huag V, et al. Functional results after transanal endoscopic microsurgery. *Dis Colon Rectum.* 1996;39:1116–1121.

141. Kennedy M, Lobowski D, King D, et al. Transanal endoscopic microsurgery excision: is anorectal function compromised? *Dis Colon Rectum.* 2002;45:601–604.

142. Herman R, Richter P, Walega P, et al. Anorectal sphincter function and rectal barostat study in patients following transanal endoscopic microsurgery. *Int J Colorectal Dis.* 2001;6:370–376.

143. Cataldo P, O'Brien S, Osler T. Transanal endoscopic microsurgery: a prospective evaluation of functional results. *Dis Colon Rectum.* 2005;48:1366–1371.

144. Bärlehner E, Benhidjeb T, Anders S, Schicke B. Laparoscopic resection for rectal cancer: outcomes in 194 patients and review of the literature. *Surg Endosc.* 2005;19:757–766.

145. Guillou P, Quirke P, Thorpe H, et al. Short-term endpoints of conventional versus laparoscopic-assisted surgery in patients with colorectal cancer (MRC CLASICC trial): multicentre, randomized controlled trial. *Lancet.* 2005;365:1718–1726.

146. Zhou Z, Hu M, Li Y, et al. Laparoscopic vs open total mesorectal excision with anal sphincter preservation for low rectal cancer. *Surg Endosc.* 2004;18:1211–1215.

147. Quah H, Janye D, Eu K, Seow-Choen F. Bladder and sexual dysfunction following laparoscopically assisted and conventional open mesorectal resection for cancer. *Br J Surg.* 2003;89:1551–1556.

148. Jayne D, Brown J, Thorpe H, et al. Bladder and sexual function following resection for rectal cancer in a randomized clinical trial of laparoscopic versus open technique. *Br J Surg.* 2005;92:1124–1132.

149. Cass AW, Million RR, Pfaff WW. Patterns of recurrence following surgery alone for adenocarcinoma of the colon and rectum. *Cancer.* 1976;37:2861–2865.

150. Gunderson LL, Martenson JA. Postoperative adjuvant irradiation with or without chemotherapy for rectal carcinoma. *Semin Radiat Oncol.* 1993;3:55–63.

151. Gunderson LL, Sosin H. Areas of failure found at reoperation (second or symptomatic look) following "curative surgery" for adenocarcinoma of the rectum. Clinicopathologic correlation and implications for adjuvant therapy. *Cancer.* 1974;34:1278–1292.

152. Mendenhall WM, Million RR, Pfaff WW. Patterns of recurrence in adenocarcinoma of the rectum and rectosigmoid treated with surgery alone: implications in treatment planning with adjuvant radiation therapy. *Int J Radiat Oncol Biol Phys.* 1983;9:977–985.

153. Rich T, Gunderson LL, Lew R, Galdibini JJ, Cohen AM, Donaldson G. Patterns of recurrence of rectal cancer after potentially curative surgery. *Cancer.* 1983;52:1317–1329.

154. Walz BJ, Green MR, Lindstrom ER, Butcher HR Jr. Anatomical prognostic factors after abdominal perineal resection. *Int J Radiat Oncol Biol Phys.* 1981;7:477–484.

155. Minsky BD, Mies C, Recht A, Rich TA, Chaffey JT. Resectable adenocarcinoma of the rectosigmoid and rectum. I. Patterns of failure and survival. *Cancer.* 1988;61:1408–1416.

156. Thomas WH, Larson RA, Wright HK, Cleveland JC. Analysis of 830 patients with rectal adenocarcinoma. *Surg Gynecol Obstet.* 1969;129:10–14.

157. Gunderson LL. Indications for and results of combined modality treatment of colorectal cancer. *Acta Oncol.* 1999;38:7–21.

158. Adjuvant radiotherapy for rectal cancer: a systematic overview of 8,507 patients from 22 randomised trials. *Lancet.* 2001;358:1291–1304.

159. Krook JE, Moertel CG, Gunderson LL, et al. Effective surgical adjuvant therapy for high-risk rectal carcinoma. *N Engl J Med.* 1991;324:709–715.

160. Thomas PR, Lindblad AS. Adjuvant postoperative radiotherapy and chemotherapy in rectal carcinoma: a review of the Gastrointestinal Tumor Study Group experience. *Radiother Oncol.* 1988;13:245–252.

161. Knaebel HP, Koch M, Feise T, Benner A, Kienle P. Diagnostics of rectal cancer: endorectal ultrasound. *Recent Results Cancer Res.* 2005;165:46–57.

162. Bali C, Nousias V, Fatouros M, Stefanou D, Kappas AM. Assessment of local stage in rectal cancer using endorectal ultrasonography (EUS). *Tech Coloproctol.* 2004;8 Suppl 1:s170–s173.

163. Manger T, Stroh C. Accuracy of endorectal ultrasonography in the preoperative staging of rectal cancer. *Tech Coloproctol.* 2004;8 Suppl 1:s14–s15.

164. Sauer R, Becker H, Hohenberger W, et al. Preoperative versus postoperative chemoradiotherapy for rectal cancer. *N Engl J Med.* 2004;351:1731–1740.

165. Randomised trial of surgery alone versus surgery followed by radiotherapy for mobile cancer of the rectum. Medical Research Council Rectal Cancer Working Party. *Lancet.* 1996;348:1610–1614.

166. Treurniet-Donker AD, van Putten WL, Wereldsma JC, et al. Postoperative radiation therapy for rectal cancer. An interim analysis of a prospective, randomized multicenter trial in The Netherlands. *Cancer.* 1991;67:2042–2048.

167. Fisher B, Wolmark N, Rockette H, et al. Postoperative adjuvant chemotherapy or radiation therapy for rectal cancer: results from NSABP protocol R-01. *J Natl Cancer Inst.* 1988;80:21–29.

168. Balslev I, Pedersen M, Teglbjaerg PS, et al. Postoperative radiotherapy in Dukes' B and C carcinoma of the rectum and rectosigmoid. A randomized multicenter study. *Cancer.* 1986;58:22–28.

169. Prolongation of the disease-free interval in surgically treated rectal carcinoma. Gastrointestinal Tumor Study Group. *N Engl J Med.* 1985;312:1465–1472.

170. Douglass HO Jr, Moertel CG, Mayer RJ, et al. Survival after postoperative combination treatment of rectal cancer. *N Engl J Med.* 1986;315:1294–1295.

171. Tveit KM, Guldvog I, Hagen S, et al. Randomized controlled trial of postoperative radiotherapy and short-term time-scheduled 5-fluorouracil against surgery alone in the treatment of Dukes B and C rectal cancer. Norwegian Adjuvant Rectal Cancer Project Group. *Br J Surg.* 1997;84:1130–1135.

172. McGinn CJ, Kinsella TJ. The clinical rationale for S-phase radiosensitization in human tumors. *Curr Probl Cancer.* 1993;17:273–321.

173. O'Connell MJ, Martenson JA, Wieand HS, et al. Improving adjuvant therapy for rectal cancer by combining protracted-infusion fluorouracil with radiation therapy after curative surgery. *N Engl J Med.* 1994;331:502–507.

174. Budd GT, Fleming TR, Bukowski RM, et al. 5-Fluorouracil and folinic acid in the treatment of metastatic colorectal cancer: a randomized comparison. A Southwest Oncology Group Study. *J Clin Oncol.* 1987;5:272–277.

175. The evaluation of low dose pre-operative x-ray therapy in the management of operable rectal cancer; results of a randomly controlled trial. *Br J Surg.* 1984;71:21–25.

176. Duncan W. Adjuvant radiotherapy in rectal cancer: the MRC trials. *Br J Surg.* 1985;72 Suppl:S59–S62.

177. Higgins GA, Humphrey EW, Dwight RW, Roswit B, Lee LE Jr, Keehn RJ. Preoperative radiation and surgery for cancer of the rectum. Veterans Administration Surgical Oncology Group Trial II. *Cancer.* 1986;58:352–359.

178. Rider WD, Palmer JA, Mahoney LJ, Robertson CT. Preoperative irradiation in operable cancer of the rectum: report of the Toronto trial. *Can J Surg.* 1977;20:335–338.

179. Roswit B, Higgins GA, Keehn RJ. Preoperative irradiation for carcinoma of the rectum and rectosigmoid colon: report of a National Veterans Administration randomized study. *Cancer.* 1975;35:1597–1602.

180. Goldberg PA, Nicholls RJ, Porter NH, Love S, Grimsey JE. Long-term results of a randomised trial of short-course low-dose adjuvant pre-operative radiotherapy for rectal cancer: reduction in local treatment failure. *Eur J Cancer.* 1994;30A:1602–1606.

181. Kligerman MM, Urdaneta N, Knowlton A, Vidone R, Hartman PV, Vera R. Preoperative irradiation of rectosigmoid carcinoma including its regional lymph nodes. *Am J Roentgenol Radium Ther Nucl Med.* 1972;114:498–503.

182. Gerard A, Buyse M, Nordlinger B, et al. Preoperative radiotherapy as adjuvant treatment in rectal cancer. Final results of a randomized study of the European Organization for Research and Treatment of Cancer (EORTC). *Ann Surg.* 1988;208:606–614.

183. Preoperative short-term radiation therapy in operable rectal carcinoma. A prospective randomized trial. Stockholm Rectal Cancer Study Group. *Cancer.* 1990;66:49–55.

184. Improved survival with preoperative radiotherapy in resectable rectal cancer. Swedish Rectal Cancer Trial. *N Engl J Med.* 1997;336:980–987.

185. Frykholm GJ, Glimelius B, Pahlman L. Preoperative or postoperative irradiation in adenocarcinoma of the rectum: final treatment results of a randomized trial and an evaluation of late secondary effects. *Dis Colon Rectum.* 1993;36:564–572.

186. Kapiteijn E, Marijnen CA, Nagtegaal ID, et al. Preoperative radiotherapy combined with total mesorectal excision for resectable rectal cancer. *N Engl J Med.* 2001;345:638–646.

187. Pahlman L, Glimelius B. Pre- or postoperative radiotherapy in rectal and rectosigmoid carcinoma. Report from a randomized multicenter trial. *Ann Surg.* 1990;211:187–195.

188. Sauer R, Fietkau R, Wittekind C, et al. Adjuvant versus neoadjuvant radiochemotherapy for locally advanced rectal cancer. A progress report of a phase-III randomized trial (protocol CAO/ARO/AIO-94). *Strahlenther Onkol.* 2001;177:173–181.

189. Arbman G, Nilsson E, Hallbook O, Sjodahl R. Local recurrence following total mesorectal excision for rectal cancer. *Br J Surg.* 1996;83:375–379.

190. Heald RJ, Ryall RD. Recurrence and survival after total mesorectal excision for rectal cancer. *Lancet.* 1986;1:1479–1482.

191. Law WL, Chu KW. Local recurrence following total mesorectal excision with double-stapling anastomosis for rectal cancers: analysis of risk factors. *World J Surg.* 2002;26:1272–1276.

192. Scott N, Jackson P, al-Jaberi T, Dixon MF, Quirke P, Finan PJ. Total mesorectal excision and local recurrence: a study of tumour spread in the mesorectum distal to rectal cancer. *Br J Surg.* 1995;82:1031–1033.

193. van Lingen CP, Zeebregts CJ, Gerritsen JJ, Mulder HJ, Mastboom WJ, Klaase JM. Local recurrence of rectal cancer after total mesorectal excision without preoperative radiotherapy. *Int J Gastrointest Cancer.* 2003;34:129–134.

194. Hyams DM, Mamounas EP, Petrelli N, et al. A clinical trial to evaluate the worth of preoperative multimodality therapy in patients with operable carcinoma of the rectum: a progress report of National Surgical Breast and Bowel Project Protocol R-03. *Dis Colon Rectum.* 1997;40:131–139.

195. Roh MS, Petrelli N, Wieand S, et al. A Phase III Randomized Trial of Preoperative Versus Postoperative Multimodality Therapy in Patients with Carcinoma of the Rectum (NSABP R-03). *ASCO Abstract #490.* 2001.

196. Baxter NN, Habermann EB, Tepper JE, Durham SB, Virnig BA. Risk of pelvic fractures in older women following pelvic irradiation. *JAMA.* 2005;294:2587–2593.

197. Chen YJ, Liu A, Tsai PT, et al. Organ sparing by conformal avoidance intensity-modulated radiation therapy for anal cancer: dosimetric evaluation of coverage of pelvis and inguinal/femoral nodes. *Int J Radiat Oncol Biol Phys.* 2005;63:274–281.

198. Duthoy W, De Gersem W, Vergote K, et al. Clinical implementation of intensity-modulated arc therapy (IMAT) for rectal cancer. *Int J Radiat Oncol Biol Phys.* 2004;60:794–806.

199. Milano MT, Jani AB, Farrey KJ, Rash C, Heimann R, Chmura SJ. Intensity-modulated radiation therapy (IMRT) in the treatment of anal cancer: toxicity and clinical outcome. *Int J Radiat Oncol Biol Phys.* 2005;63:354–361.

200. Kligerman MM, Liu T, Liu Y, Scheffler B, He S, Zhang Z. Interim analysis of a randomized trial of radiation therapy of rectal cancer with/without WR-2721. *Int J Radiat Oncol Biol Phys.* 1992;22:799–802.

201. Liu T, Liu Y, He S, Zhang Z, Kligerman MM. Use of radiation with or without WR-2721 in advanced rectal cancer. *Cancer.* 1992;69:2820–2825.

202. Myerson R. Rationale for a phase I/II radiation dose-escalation study with concurrent amifostine (Ethyol) and infusional 5-FU chemotherapy for preoperative treatment of unresectable or locally recurrent rectal carcinoma. *Semin Radiat Oncol.* 2002;12(1 Suppl 1):86–90.

203. Myerson R, Zobeiri I, Birnbaum E, et al. Early results from a phase I/II radiation dose-escalation study with concurrent amifostine and infusional 5-fluorouracil chemotherapy for preoperative treatment of unresectable or locally recurrent rectal carcinoma. *Semin Oncol.* 2002;29(6 Suppl 19):29–33.

204. Dunst J, Semlin S, Pigorsch S, Muller AC, Reese T. Intermittent use of amifostine during postoperative radiochemotherapy and acute toxicity in rectal cancer patients. *Strahlenther Onkol.* 2000;176:416–421.

205. Emmanouilides C, Pegram M, Robinson R, Hecht R, Kabbinavar F, Isacoff W. Anti-VEGF antibody bevacizumab (Avastin) with 5FU/LV as third line treatment for colorectal cancer. *Tech Coloproctol.* 2004;8 Suppl 1:s50–s52.

206. Prewett MC, Hooper AT, Bassi R, Ellis LM, Waksal HW, Hicklin DJ. Enhanced antitumor activity of anti-epidermal growth factor receptor monoclonal antibody IMC-C225 in combination with irinotecan (CPT-11) against human colorectal tumor xenografts. *Clin Cancer Res.* 2002;8:994–1003.

207. Heald RJ, Husband EM, Ryall RD. The mesorectum in rectal cancer surgery—the clue to pelvic recurrence? *Br J Surg.* 1982;69:613–616.

208. Reynolds JV, Joyce WP, Dolan J, Sheahan K, et al. Pathologic evidence in support of total mesorectal excision in the management of rectal cancer. *Br J Surg.* 1996;83:384–388.

209. Reynolds JV, Joyce WP, Dolan J. Pathologic evidence in support of total mesorectal excision in the management of rectal cancer. *Br J Surg.* 1996;83:1112–1115.

210. Tocchi A, Mazzoni G, Lepre L. Total mesorectal excision and low rectal anastomosis for the treatment of rectal cancer and prevention of pelvic recurrences. *Arch Surg.* 2001;136:216–220.

211. Ratto C, Ricci R, Rossi C. Mesorectal microfoci adversely affect the prognosis of patients with rectal cancer. *Dis Colon Rectum.* 2002;45:733–742, discussion 742–743.

212. Heald RJ, Moran BJ, Ryall RD, et al. Rectal cancer-the Basingstoke experience of total mesorectal excision, 1978–1997. *Arch Surg.* 1998;133:894–899.

213. Arbman G, Nilsson E, Hallbook O, et al. Local recurrence following total mesorectal excision for rectal cancer. *Br J Surg.* 1996;83:375–379.

214. Kockerling F, Reymond M, Altendor-Hofmann A, et al. Influence of surgery on metachronous distant metastases and survival in rectal cancer. *J Clin Oncol.* 1998;16:324–329.

215. Havenga K, Enker WE, Norstein J, et al. Improved survival and local control after total mesorectal excision or D3 lymphadenectomy in the treatment of primary rectal cancer: an international analysis of 1411 patients. *Eur J Surg Oncol.* 1999;25:368–374.

216. Arenas RB, Fichera A, Mhoon D. Total mesenteric excision in the surgical

217. Leong AF. Selective total mesorectal excision for rectal cancer. *Dis Colon Rectum.* 2000;43:1237–1240.

218. Wibe A, Moller B, Norstein J. A national strategic change in treatment policy for rectal cancer–implementation of total mesorectal excision as routine treatment in Norway: a national audit. *Dis Colon Rectum.* 2002;45:857–866.

219. Kapiteijn E, Marijnen CA, Nagtegaal ID. Preoperative radiotherapy combined with total mesorectal excision for resectable rectal cancer. *N Engl J Med.* 2001;345:638–646.

220. Marijnen CA, Kapiteijn E, van de Velde CJ. Acute side effects and complications after short-term preoperative radiotherapy combined with total mesorectal excision in primary rectal cancer: report of a multicenter randomized trial. *J Clin Oncol.* 2002;20:817–825.

221. Goligher J, Dukes C, Bussey H. Local recurrences after sphincter saving excisions for carcinoma of the rectum and rectosigmoid. *Br J Surg.* 1951;39:199–211.

222. Dukes C. The classification of cancer of the rectum. *J Pathol Bacteriol.* 1932;35:323–332.

223. Grinnell R. Distal intramural spread of carcinoma of the rectum and rectosigmoid. *Br J Surg.* 1951;39:199–211.

224. Pollett W, Nicholls R. The relationship between the extent of distal clearance and survival and local recurrence rates after curative anterior resection for carcinoma of the rectum. *Ann Surg.* 1983;198:159–163.

225. Wolmark N, Fischer B. An analysis of survival and treatment failure following abdominoperineal and sphincter saving resection in Dukes B and C rectal carcinoma. *Ann Surg.* 1986;204:480–487.

226. Williams N, Dixon M, Johnston D. Reappraisal of the 5 centimetre rule of distal excision for carcinoma of the rectum: a study of distal intramural spread and of patients' survival. *Br J Surg.* 1983;70:150–154.

227. Shirouzu K, Isomoto H, Kakegawa T. Distal spread of rectal cancer and optimal distal margin of resection for sphincter preserving surgery. *Cancer.* 1995;76:388–392.

228. Andreola S, Leo E, Belli F, et al. Distal intramural spread in adenocarcinoma of the lower third of the rectum treated with total rectal resection and coloanal anastomosis. *Dis Colon Rectum.* 1997;40:25–29.

229. Ueno H, Mochizuki H, Hashiguchi Y, et al. Preoperative parameters expanding the indication of sphincter preserving surgery in patients with advanced low rectal cancer. *Ann Surg.* 2004;239:34–42.

230. Mezhir J, Smith K, Fichera A, et al. Presence of distal intramural spread after preoperative combined-modality therapy for adenocarcinoma of the rectum: what is now the appropriate distal resection margin? *Surgery.* 2005;138:658–663.

231. Kuvshinoff B, Maghfoor I, Miedema B, et al. Distal margin requirements after preoperative chemoradiotherapy for distal rectal carcinomas: are ≤1 cm distal margins sufficient? *Ann Surg Oncol.* 2001;8:163–169.

232. Moore H, Riedel M, Minsky B, et al. Adequacy of 1-cm distal margin after restorative rectal cancer resection with sharp mesorectal excision and preoperative combined-modality therapy. *Ann Surg Oncol.* 2003;10:80–85.

233. Adam IJ, Mohamdee MO, Martin IG. Role of circumferential margin involvement in the local recurrence of rectal cancer. *Lancet.* 1994;344:707–711.

234. Hall NR, Finan PJ, Al-Jaberi T. Circumferential margin involvement after mesorectal excision of rectal cancer with curative intent: predictor of survival but not local recurrence? *Dis Colon Rectum.* 1998;41:979–983.

235. Nagtegaal ID, Marijnen CA, Kranenbarg EK. Circumferential margin involvement is still an important predictor of local recurrence in rectal carcinoma: not one millimeter but two millimeters is the limit. *Am J Surg Pathol.* 2002;26:350–357.

236. Marr R, Birbeck K, Garvican J, et al. The modern abdominoperineal excision: the next challenge after total mesorectal excision. *Ann Surg.* 2005;242:74–82.

237. Moore HG, Shoup M, Riedel E, et al. Colorectal cancer pelvic recurrences: determinants of respectability. *Dis Colon Rectum.* 2004;47:1599–1606.

238. Lopez MJ, Luna-Perez P. Composite pelvic exenteration: is it worthwhile? *Ann Surg Oncol.* 2004;11:27–33.

239. Oliveira Poletto AH, Lopes A, Carvalho AL, et al. Pelvic exenteration and sphincter preservation: an analysis of 96 cases. *J Surg Oncol.* 2004;86:122–127.

240. Ike H, Shimada H, Yamaguchi S, et al. Outcome of total pelvic exenteration for primary rectal cancer. *Dis Colon Rectum.* 2003;46:474–480.

241. Wiig JN, Poulsen JP, Larsen S, et al. Total pelvic exenteration with preoperative irradiation for advanced primary and recurrent rectal cancer. *Eur J Surg.* 2002;168:42–48.

242. Yamada K, Ishizawa T, Niwa K, et al. Pelvic exenteration and sacral resection for locally advanced primary and recurrent rectal cancer. *Dis Colon Rectum.* 2002;45:1078–1084.

第 45 章

转移性结直肠癌的全身性治疗

Leonard B. Saltz

引 言

自上世纪 90 年代,转移性结直肠癌(CRC)患者的化疗已发展到引人注目的地位。然而,对于转移性患者的治疗仍喜忧参半。具有良好的功能状态、骨髓储备、肝功能、肾功能的患者有可能受益于治疗。然而,一般状态差,或有严重并发症的患者,应避免侵袭性治疗,或仅仅支持对症治疗。在本章对转移性结直肠癌患者的治疗进行综述,并且给出一般的治疗推荐。读者应注意,这是一个迅速发展的领域,许多在实践中的改变在不久的将来将被提到。

细胞毒类药物化疗

5-氟尿嘧啶

5-氟尿嘧啶(5-FU)是将近 50 年前被发现的[1]。尽管这种药物应用已有很长时间,但仍然是结直肠癌化疗的中心用药。5-FU 是一种前体药物,必须经过代谢转变成有生物活性的药物。这个化学活化过程已被很好描述,读者可从其他地方读到详细的描述[2-5]。

5-FU 生物调节的两个关键——亚叶酸钙(LV)和静脉慢滴(PVI)。亚叶酸钙是亚叶酸盐,5-甲酰四氢叶酸。在亚叶酸盐存在时,5-FU 与胸腺嘧啶核苷酸合酶(TS)的结合更紧密。胸腺嘧啶核苷酸合酶是 5-FU 的最主要的靶向酶[6,7]。尽管临床前研究推断亚叶酸钙可作为 5-FU 的生物调节剂,但在临床中是否提高 5-FU 的治疗指数仍然没能解决。

最初的 5-FU 加上亚叶酸钙随机试验与历史对照 5-FU 单独应用显示高反应率(RRs)。然而,也进行了亚组毒性分析[8-11]。不同的 5-FU 及亚叶酸钙剂量组成不同的治疗方案,并不广泛应用于临床,可在其他方面详细了解[12-14]。晚期结直肠癌荟萃分析项目分析了 9 项随机试验,比较了 5-FU/LV 与 5-FU 单独应用的疗效[15]。最近对荟萃分析有了进一步的更新,随访的时间更长,又包括了 10 项试验[16]。这项分析现在包括 19 项试验,共包含 3300 例患者,其中一部分是多参数分析, 所以总共含有 21 个配对比较项。在其中的 10 个比较项中,5-FU 的剂量在两组之间相同,其中一组加入亚叶酸钙,另一组不加。在这些比较项中,在 5-FU/LV 组,尽管毒性增加,但可见明显的反应及生存优势。在一项对 11 个试验的分析未能显示 5-FU/LV 相对于单独应用大剂量 5-FU 存在优势。总之,证据显示,LV 在增加 5-FU 的治疗指数方面帮助很小,大剂量 5-FU 不加 LV 是一个不错的选择。LV 被大家广泛接受,所以以 5-FU 为基础的治疗不加 LV 不一定被广泛认同。

许多试验正试图定义 LV 的最佳给药方法。在已有的数据中可以看到低剂量的 LV 存在一些优势,因为它可以减少腹泻的发生,每周方案较 5 天方案较少引起粒细胞减少及口腔炎[17-19]。注明的是,LV 在不同的方案中都须静脉滴注 3 小时。目前没有临床数据支持延长或将 LV 静脉滴注的时间缩短到 15~30 分钟在临床上是合理的。

临床前证据指出, 延长低剂量 5-FU 滴注的时间可增加药效[20]。因为 5-FU 的血浆半衰期为 8~20 分钟,所以推荐 5-FU 静脉慢滴。剂量为 300mg/(m²·d)的 5-FU 静脉慢滴是相对于快速滴注来说的[21]。5-FU 静脉慢滴的缓解率为 30%,而快速滴注的缓解率仅为 7%。然而两组之间的生存率没有差别。东方肿瘤合作组(ECOG)进行了一项相似的试验,也得出相似的结果[22]。

一项对 6 个试验,包括 1219 例患者的荟萃分析,比较了 5-FU 静脉慢滴与快速滴注的缓解率 (22%对 14%, $P=0.0002$)[23]。静脉慢滴 5-FU 的生存优势小于 1 个月。

大剂量间断输入不同于静脉慢滴,静脉慢滴的患者每周或隔周接受 5-FU 超过 24~48 小时。在一项试验中,患者每周接受 5-FU2600mg/m² 超过 24 小时,并合用 LV500mg/m²,结果为在 12 例试验患者中显示 7 例有效,10 例患者中有 3 例治愈[24]。Kohne 等报道的一项大型随机试验表明在 91 例患者中的缓解率为44%[25]。在这项试验中还包括干扰素 α 的使用,研究表明,不增加益处,仅增加毒性。一项 III 期临床试验比较了 5-FU2 600mg/m² 合用或不合用 LV500mg/m² 每周 24 静脉滴注与 5-FU 间断快速滴注 5 天方案,结果表明前者并不乐观,两者之间的总生存期没有差别,后者的缓解率为 12%,前者单用 5-FU 的缓解率为10%,5-FU/LV 的缓解率为 17%($P=NS$)前者中 5-FU/LV 的无进展生存时间延长($P=0.029$),但腹泻的不良反应增加[26]。

Gramont 等同时应用 5-FU 快滴和慢滴,探索细胞毒作用的不同机制。5-FU/LV 隔周的第 2 天使用。患者接受 LV200mg/m² 超过 2 小时,接着快滴 5-FU400mg/m²,然后慢滴 5-FU600mg/m² 连续 22 小时,所有的药物在第 1、2 天给予,每 14 天重复。在一项随机对照试验比较了这种 5-FU/LV 方案与间断 5-FU 快滴方案前者的缓解率相对于后者高(33%对 14%,$P=0.0004$),同样,无进展生存时间长($P=0.0012$)[27]。前者的总生存时间较后者延长 5 周,但仅显示了不同的趋势,几乎没有统计学差异($P=0.067$)。前者的毒性较后者低。

其他生物调节的关键包括氨甲喋呤[13,28-33]、曲美沙特[34-41]及干扰素 α[42-49]未能被证实。这些目前在结直肠癌的控制中不起作用,读者若感兴趣,可在其他相关地方得到进一步的信息。

卡培他滨

5-FU 肠道吸收不可靠,口服吸收的 5-FU 在肝脏的首关效应中被二氢嘧啶脱氢酶的作用下被灭活,而且在不同个体间差异很大。卡培他滨是口服吸收的 5-FU 的前体,可经肠道完整吸收,然后被一系列转化酶活化,最后由胸苷磷酸化酶(TP)转化为 5-FU。有证据证实,在肿瘤组织中胸苷磷酸化酶的活性较正常组织中高,所以卡培他滨在肿瘤组织中的活性更高[50]。一项 II 期临床试验证实了卡培他滨在结直肠癌中的

活性[51]。再合用 LV 不仅不增加益处,反而增加毒性。口服卡培他滨的效用至少相当于 IV5-FU,而副作用较快滴 5-FU 高[52-54]。

卡培他滨的主要副作用是手足综合征和腹泻。手足综合征是最主要的剂量限制性毒性[55]。尽管在美国证实初始剂量为 1250mg/m² 每天两次,但临床医师尤其在北美,选择更低剂量的初始剂量即使没有看见毒性反应也极少增大剂量。对两个大型试验的回顾性综述的结果表明须降低剂量的患者的药效并没有降低[56]。当患者预期或常规减少卡培他滨的剂量,药效是否能维持仍未明确。尽管有报道长期口服卡培他滨的药代动力学大致相当于 PVI5-FU 方案,但随机比较卡培他滨与 IV5-FU/LV 的药效试验尚没有报道。是否卡培他滨与静脉 5-FU 等效,还是作用较差,目前还不能给出明确的回答。尽管临床医师倾向于应用卡培他滨作为 5-FU 治疗失败后的补救治疗,但目前还没有证据支持此种治疗方法[57]。

优福定+亚叶酸钙

尿嘧啶是氟哌酸的完全抑制剂,是 5-FU 代谢反应中的限速酶。优福定是 5-FU 的前体替加氟与尿嘧啶按 4:1 的比例混合的复方制剂。替加氟口服吸收,并转化为 5-FU。在早期发现替加氟具有抗结直肠癌的活性,然而这种药物的一种代谢产物引起神经毒性,限制了替加氟的发展。通过抑制氟哌酸,尿嘧啶允许在血循环中小剂量的替加氟产生 5-FU,所以减少神经毒性代谢产物的产生。而且通过对氟哌酸的抑制,减少了病人间氟哌酸活性水平的不同,更容易推算药物的剂量[58]。

优福定与亚叶酸钙同时口服,一天 3 次。II 期临床试验显示了良好的耐受性并且可达到静脉5-FU 的活性[59,60]。两个大型随机试验比较了口服优福定和亚叶酸钙与静脉 5-FU,两个试验都显示了相等的缓解率、肿瘤进展时间及总生存时间[61,62]。但由于试验没有通过 U.S. 控制的对优福定与亚叶酸钙同时应用的需求,及将尿嘧啶混合尚未能得到充分的赞同,所以这种方案在美国还没有得到认可。

雷替曲塞

雷替曲塞是一种与氟嘧啶无关的靶酶抑制剂。随机试验证实雷替曲塞 3mg/m² 每 3 周给药的疗效与静

脉 5-FU/LV 相似[63-65]。在一项试验中,前者的生存期明显较后者短(9.7 对 12.7 个月,*P*=0.01)。靶酶的水平可提示对这种治疗的反应[66]。雷替曲塞在美国没有使用,但在很多其他国家得到应用。

伊立替康

喜树碱早在 1966 年就被证实具有临床前抗肿瘤作用。它的不溶解性防碍了它早期的临床发展,直到喜树碱反应机制(抑制拓扑异构酶 I)的阐明,导致重新开发它的可溶性衍生物。伊立替康或 CPT-11(CPT是喜树碱的一种缩写),是一种可溶性衍生物。CPT-11在喜树碱的分子上具有大量的侧链,通过羧基连接。这种侧链增加可溶性,减少细胞毒性。羧酸酯酶,大部分存在于肝脏,打开羧基连接,形成更多的活性代谢产物,7-乙基-10 羟基喜树碱(SN-38)[67]。SN-38 抑制拓扑异构酶 I 的效能是 CPT-11 的 1000 倍,是药物的主要活性形式。

CPT-11 和 SN-38 的功能通过抑制拓扑异构酶 I完成。拓扑异构酶 I 促进 DNA 复制和转录的解螺旋。通过与 DNA 结合,扑异构酶 I 使 DNA 单链可逆性断裂。扑异构酶 I 与 DNA 的复合物允许完整链通过断裂,在螺旋盘曲间释放扭转应力。CPT-11 和 SN-38 稳定这种单链断裂。这些稳定的断裂是可逆的,但是开放式单链突变的复制叉间的碰撞导致双链突变,最终导致不可逆转的 DNA 分裂。

CPT-11 的 I 期试验中,在一些转移性结直肠癌患者[68-72]体内观察到有抗肿瘤的活动。因此,在之前被诊断为转移性结直肠癌的患者中有 22%的被认为是RR[73]。一个经过证实的试验报道:在 43 例 5-FU 耐药的转移性结直肠癌患者中,23%的患者 RR,31%病情稳定[74]。一项相似的试验结果表明,在 5-FU 耐药的转移性结直肠癌患者,每 6 周中 4 周使用每周方案治疗,有 13%的患者达到 RR。在 21 天方案中,CPT-11以 350mg/m² 的量,18%达到 RR,他们同时也包含在48 例化疗敏感的患者中及 165 例曾经连续接受过5-FU 治疗的患者中[76]。在一线治疗的试验中分别达到32%和 26%RR[77,78]。

为了确定 CPT-11 效果的第一个随机试验是一项III 期对比试验,CPT-11350 mg/m² 每三周给一次(对于70 以上的老年人给予 300 mg/m²),对比与只给与 5-FU对症支持治疗的转移性直肠癌患者[79]。接受 CPT-11 的患者生存期提高 1 年,是对比组的 2.5 倍。CPT-11 治疗的患者的生活质量系数通过 EORTC QLQ-C30 问卷测得,在所有的测量指标中和受控组一样好或者更好。另一项比较 CPT-11 和 5-FU 一线治疗失败的 5-FU 灌注的 III 期试验中发现,CPT-11 有 1 年的获益生存期,是对比组的 1.4 倍。

在早期的试验中,腹泻是主要的限量的毒性反应。两个不同的毒性反应分别表明是早期发作和晚期发作。早期发作的腹泻发生在 CPT-11 使用过程中或使用后即刻,是一种类胆碱效应,可以通过使用阿托品有效控制[80]。在有过这种症状的患者中(和没有阿托品使用禁忌症的患者中),立即给与 0.5~1mg 阿托品,顺序给予的 CPT-11,可以伴随作为术前用药的阿托品一起给予患者。晚期发作的腹泻是一种更为重要的临床问题,可以通过给大剂量洛哌丁胺控制。

一项随机比较 CPT-11 单周方案和三周方案的试验中表明了相同的功效,但是在这个试验中,三周方案显示了较小的腹泻发生率[81]。后期的研究表明,将单周方案改为两周方案能够立即降低毒性的危险度[82]。然而对于两周方案的功效和安全性还没有直接的对比试验。

喜树碱/5-FU/亚叶酸钙联合

建立在 4 周化疗、2 周休息的 CPT-11 方案,加上每周低剂量的亚叶酸钙(20 mg/m²)已经在北美等地得到发展,这种方案是为了降低亚叶酸钙加剧的腹泻的可能性。这种方案的一期试验表明足量给予 CPT-11应该配合给予 500 mg/m² 的 5-FU 和 20 mg/m² 的亚叶酸钙[83]。

在一个大范围的 III 期随机试验中,将伊立替康、氟脲嘧啶和亚叶酸钙(IFL)联合与梅奥临床指南中的5-FU 联合亚叶酸钙的治疗方案相比较[84]。对于常规的治疗,第三组一线单药 CPT-11 也包含在其中,这项试验表明,IFL 在有效率、肿瘤进展期和总生存率上优于梅奥的 5-氟联合亚叶酸钙的组。CPT-11 单药组在有效率上和 5-氟联合亚叶酸钙组相当。在这项实验中,所有组的毒性发生率相似。在 IFL 中可见大量 3、4 级的腹泻和呕吐,而在 5-氟联合亚叶酸钙组,嗜中性粒细胞减少症、嗜中性发热、口腔炎是主要的限制药物用量的反应。在这项试验中的每一个组,治疗相关性死亡的发生率为 1%。

其他的调查者将 CPT-11 和 5-FU 灌注联合起来。在法国,连续 2 天使用 5-FU 灌注治疗,隔周方案被应用;而在德国,调查者发现使用 24 小时大剂量 5-FU 灌注,每周实施方案,联合 CPT-11,每周实施方案。Ⅲ 期随机试验中,患者随即使用 5-氟联合亚叶酸钙或者联合 CPT-11。有效率、无疾病进展生存时间和总生存率优于这项试验中单用 CPT-11.

最近的研究表明,LV5FU2 联合伊立替康的隔周方案已经进展为 LV5FU2 灌注方案,这个方案被称之为 FORFIRI [86]。这个方案作为受欢迎的伊立替康/5-FU/亚叶酸钙方案的进化已经被广泛接受。

奥沙利铂

DACH 复合物由一组证实是在某些抗顺铂细胞和异种移植物的潜伏元素[87,88]。DACH 复合物中的一个重要成分是奥沙利铂,它被认为是对抗转移性直肠癌的潜在因素[89]。DACH 载体配体导致产生了比铂类更大量的铂类 DNA 加和物。这种推测使得其修复机制面临更大的阻力[90-92]。

Ⅰ期研究表明了在可耐受剂量内抗肿瘤活性的证据,反胃、呕吐和白血球减少症是主要限制剂量的毒性反应。目前还没有肾毒性的发现。比较严重的神经毒性也已被报道,包括咽喉部血纤维蛋白异常(一种无呼吸道堵塞的窒息感)[93,94]。Ⅱ期试验中,在前期没有经过治疗的转移性结直肠癌患者中,经过单一的奥沙利铂治疗,有效率达 12%[95]。在另一个相似的人群中有效率达 24%,其中包括 13% 的三级神经毒性。在单药二线治疗的试验中有效率可达 10%[97]。

虽然单药方案研究还在进行中,但是奥沙利铂联合 5-FU 和亚叶酸钙的方案似乎更有应用前景。基于 Levi 等[98,99]的一系列Ⅱ期试验,同一个研究组的 Giachetti 等人报道了关于 5-FU 和亚叶酸钙单药或者联合奥沙利铂的一项Ⅲ期试验结果[100],奥沙利铂组有更好的有效率(53% 对 16%,P<0.001),无疾病进展生存时间也较长,有统计学意义(8.7 月对 7.4 月,P=0.048),在中期总生存率没有明显差异(各自为 19.4 和 19.9 月)。

FOLFOX 是一种联合方案的首字母缩写,表示一系列隔周使用而且属于非缓慢调整用药的药物联合方案,包括亚叶酸钙、5-FU 和奥沙利铂(FOL-叶酸 [LV];F-氟尿嘧啶;OX-奥沙利铂)[27]。这种药物联合有多种变换的方案(也就是 FOLFOX1 和 FOLFOX2),在用量和使用顺序上都有所改进,已经开始对效果进行评价。在 420 名没有经过治疗的转移性结直肠癌患者

中,将 LV5FU2 和 FOLFOX4 这两种方案进行随机对比,FOLFOX4 组有显著较高的有效率(51% 对 22%,P=0.001)和无疾病进展生存时间(9.0 月对 6.2 月,P=0.0003)。总生存率趋势上,FOLFOX 较优,但是这种差异没有显著的统计学意义(16.2 月对 14.7 月,P=0.12)。经历过 3~4 级嗜中性白血球减少症的患者的数目,FOLFOX4 比 LV5FU2 高(分别为 42% 的患者和 5% 的患者)。3~4 级的腹泻在 FOLFOX4 组也是较高(分别为 12% 和 5%)。实质上在 LV5FU2 组也存在的神经毒性,在 FOLFOX4 组更频繁,18% 的患者都有 3 级的感觉神经毒性。

同样Ⅱ线[102]也在研究 FOLFOX4 方案。患者被随机分到 FOLFOX4 组、LV5FU2 组和单药奥沙利铂组,三组有效率分别为:10%、0%、1%(P<0.0001FOL-FOX4& LV5FU2)。在肿瘤进展时间上,FOLFOX4(4.6 个月)优于 LV5FU2(2.7 个月)和奥沙利铂(1.6 个月),然而总生存率也存在上升趋势,但没有统计学意义。(P=0.07)[103]。

在 FOLFOX5 方案中,奥沙利铂剂量由 85 mg/m² 增加到 100 mg/m²,但是 FOLFOX5 在临床上证实之前,FOLFOX6 产生了。这个方案包括奥沙利铂 100 mg/m² 但用一种简化的 5-FU/CF 方案[104]。奥沙利铂 100 mg/m² 输注 2 个小时以上,同时经由 "T" 连接器输入亚叶酸钙 400mg/m²,紧接着快速推注 5-FU 400 mg/m² 然后是 46 小时灌注 5-FU 2400~3000 mg/m²。最近更多地报道 FOLFOX7,用奥沙利铂 130 mg/m2 每 14 天。在 FOL-FOX6 中,舍弃了快速推注 5-FU 的简化亚叶酸钙和 5-FU 得以保留。在 FOLFOX7 方案中,三月后停奥沙利铂,如果出现临床进展,12 周后或更早计划再引入。虽然再引入奥沙利铂的频次低于原方案,试验的结果表明早期停止奥沙利铂的可行性,在两个组中有效指标是相似的[105]。在阻滞神经毒性进展之前,使得以后有机会再引入奥沙利铂,在早期特定时间合理停用奥沙利铂,已成为标准方案,而不考虑用哪个 FOLFOX 方案。

另一个方案已经用于简化的 LV5FU2 中 5-FU 灌注超过整两天(48 小时),与初始 46 小时比较。现行的癌症国立机构(NGI)协作方案要求药物输入超过 46 到 48 小时,原因之一为药物安全。48 小时灌注有优势在于可以写成两个连续的 24 小时灌注,因而这就降低了由于疏忽在后续的循环中把两天的剂量写成一天的剂量导致的高剂量危险性。为了减低这种潜在的灾难性错误,一个普通可行的办法是避免在治疗单中按一贯的方式写超过 24 小时的化疗剂量。诸如,

46~48 小时灌注 2400 mg/m² 比 1200 mg/m²×2 天更安全。在灌注时间上,4%差异是轻微的,但潜在提高的安全性是可观的。

弹丸式注入 5-FU、奥沙利铂、亚叶酸钙方案(bFOL)也已经在 II 期试验中研究[106]。但是,II 期随机试验同 FOLFOX 和卡陪他宾联合奥沙利铂比较,结果不支持转移的病例中常规应用 bFOL[107]。

奥沙利铂与伊立替康在一线方案中比较

伊立替康一线方案的发展同奥沙利铂的出现是平行的。直到每个确立了一线方案的地位后,正面的比较才实施。一个更重要的试验发表了这两组的比较结果是 NGI 团体间研究 N9741。虽然经历了很多反复,最终的形式是三组的研究用周方案的弹丸式 IFL 作为控制组,同 FOLFOX4 和奥沙利铂联合伊立替康(IROX)比较。

N9741 结果表明了随机对照 FOLFOX4 的优越结果同随机对照 IFL 或 IROX 在有效率至肿瘤进展的时间,总生存率(表 45.1)(表 45.2)[108]。FOLFOX4 的毒性也优于实际的所有参数,特别是神经毒性。IROX 组同 IFL 组在毒性,反应至肿瘤进展时间结果并无显著不同;但是,IROX 组生存的界限明显优于 IFL(P=0.04)。

虽然 FOLFOX4 在有效率和至肿瘤进展时间优于 IFL,但生存率结果的解释由于大量的问题变得复杂。首先,两个治疗组由于有效二线方案的利用不同存在主要的不平衡。奥沙利铂在 N9741 期间,在美国没有商业性的应用,仅仅少数的患者在接受 IFL 方案时二线应用奥沙利铂。而且,不知道多少比例的患者在接受 FOLFOX 治疗时应用奥沙利铂作为方案的一部分与作为单独的方案比较。实验后的细节没有记录,并不知道单独应用 FOLFOX 和非单一应用奥沙利铂在补救时有效的时间[102]。展现出生存获益的二线伊立替康准备应用到所有接受 FOLFOX4 后的患者。在多大程度上,二线治疗的不平衡会影响生存的结果还不知道。另一点是 IFL 应用弹丸式 5-FU,然而 FOL-FOX4 包括灌注 LV5FU2。因此不可能孤立伊立替康与奥沙利铂比较 5-FU 的弹丸式与灌注在方案中的相对有效性。

因此,总的来说,可获得的文献资料表明伊立替康和奥沙利铂在一线用药方面的活性是等效的,而 5-FU 在快速注射方案中则表现出了优势。现有资料既不支持 IFL 快速注射的常规方案,也不支持奥沙利铂联合 5-FU/LV 快速注射的方案。现有的可获得的文献资料同时也不支持 IROX 常规应用方案。一般状况良好的患者选择一线联合治疗方案时,是选择以伊立替康为基础的(如 FOLFIRI)治疗方案还是选择以奥沙利铂为基础(如 FOLFOX)治疗方案,这可以被认为是患者的偏好因素。同时探讨不同方案的毒性作用有利于帮助患者制定个体化治疗方案。能够拥有一种更精细的个体化治疗方案,诸如应用分子预测指示剂和/或药效基因指示剂;然而,由于现阶段没有类似这样确实有效的手段,因而,(它们)也不能成为标准治疗措施的一部分。

大量研究者正在做伊立替康、奥沙利铂和 5-FU 联合用药的评估工作。I、II 期试验表明这种联合具有高效性,但同时又具有高毒性[113,114]。一项小随机试验展示了在一线治疗时"FOLFOXRI"与 FOLFIRI 方案对比时的优越性。这项结果很有意思值得更进一步研究探讨[115]。

联合治疗中的口服氟嘧啶类药物

正如先前所讨论过的,有证据表明 5-FU 灌注疗法比快速注射疗法更适于联合治疗。尽管如此,由于灌注疗法对于一些病例而言其后续工作还有疑问,即:在联合治疗方案中口服氟嘧啶类药物是否能够取代灌注疗法还有待进一步探究。氟嘧啶类药物长期口服给药与灌注疗法相比是否会被证明有疗效,以及与流态灌注的用药方式相比能否被大多数患者认可仍有待进一步的证实。有关上述联合治疗的资料表明以 5-FU 为基础的联合关注疗法有效[116-118];尽管如此,正在进行中的随机实验有必要证实在一线治疗中这些以口服氟嘧啶类药物为基础的联合治疗与注射疗法交替进行是否被认可。第一组随机试验关于卡培他滨/奥沙利铂联合用药与高剂量每周用药 5-FU 加奥沙利铂(FUFOX)灌注用药的比较已经以摘要形式报道了,同时以有效率和无疾病进展生存时间作为结果评价具有比较功效[119]。一项有 1600 例患者的 FOLFOX4 与 2005 年春季已完成的卡培他滨/奥沙利铂的对比试验被期待着可以尽快获得结果。

在联合治疗方案中,关于患者对口服与一线氟嘧啶类药物用药方式对比的依从性和满意度,目前还没有资料对此进行过很好的研究。当前不是患者选择倾

表 45.1

伊立替康联合氟尿嘧啶,奥沙利铂联合氟尿嘧啶的方案

方案	引用文献	顺序(所有药物都是静脉用)
IFL	Saltz 等[84]	伊利替康 125mg/m²,90 分钟持续静脉注入;接着亚叶酸钙 20 mg/m²,短期静脉注入;再接着 5-FU500 mg/m²,静注,所有药物 4 周内每周使用一次,每六周为一个周期。
FOLFIRI	Douillard 等[85]	伊利替康 180mg/m²,2 小时内持续静注;接着亚叶酸钙 200mg/m² 同时加入伊利替康(通过 Y 连接器同时注入);再接着 5-FU400 mg/m²,接着 5-FU600 mg/m² 22 小时持续静脉注入。伊利替康只给一天,其他药物第一天和第二天给,14 天一个周期。
FOLFOX4	de Gramont 等[101]	奥沙利铂 85mg/m²,2 小时持续静脉注入;接着亚叶酸钙 200mg/m² 同时加入奥沙利铂(通过 Y 连接器同时注入);再接着 5-FU400 mg/m²,接着 5-FU600 mg/m² 22 小时持续静脉注入。奥沙利铂只给一天,其他药物第一天和第二天给,14 天一个周期。
FOLFIRI(简化)	Andre 等[86]	伊利替康 180mg/m²,2 小时内持续静注;接着亚叶酸钙 400mg/m² 同时加入伊利替康(通过 Y 连接器同时注入);再接着 5-FU400 mg/m²,接着 5-FU2 400~3000ᵃ mg/m²46~48 小时持续静脉注入。14 天一个周期。
FOLFOX6	Tournigand 等[109]	奥沙利铂 100mg/m²,2 小时持续静脉注入;接着亚叶酸钙 400mg/m² 同时加入伊利替康(通过 Y 连接器同时注入);再接着 5-FU400 mg/m²,接着 5-FU2400~3000ᵃ mg/m²46~48 小时持续静脉注入。14 天一个周期。
改进的 FOLFOX 6(m FOLFOX6)	在目前的实践中广泛应用,但是还在Ⅲ期试验还没有公布	奥沙利铂 85mg/m²,2 小时持续静脉注入;接着亚叶酸钙 400mg/m² 同时加入伊利替康(通过 Y 连接器同时注入);再接着 5-FU400 mg/m²,接着 5-FU2400 mg/m²46~48 小时持续静脉注入。14 天一个周期。
FOLFOX7	de Gramont 等[105]	奥沙利铂 130mg/m²,2 小时持续静脉注入;接着亚叶酸钙 400mg/m² 同时加入伊利替康(通过 Y 连接器同时注入);再接着 5-FU2 400mg/m²46~48 小时持续静脉注入。14 天一个周期。奥沙利铂 12 周后停止应用,在另一个 12 周之后或者疾病进展时可以再次使用。
FUFIRI	Douillard 等[85]	伊利替康 80mg/m²;接着亚叶酸钙 500mg/m²;再接着 5-FU2300mg/m²。6 周每周一次,持续 7 周。
FUFOX	Grothey 等[169]	奥沙利铂 50mg/m²,2 小时持续静脉注入;接着亚叶酸钙 500mg/m²;再接着 5-FU2000mg/m²。5 周每周一次,持续 6 周。

这其中需要调整剂量。表格中所列出的剂量是针对肾功能,肝功能,骨髓功能正常和身体状态良好的患者。

ᵃ 每 46~48 小时 2400 mg/m² 持续静脉注入的扩大用量很罕见。

向于以口服还是静脉方式进行化疗;而是无论如何都将要每 14~21 天服用四种药物。鉴于患者对于由一线化疗方案产生的恶心副反应会影响到口服化疗药物的药效,上述方案是否会比持续灌注 5-FU46~48 小时然后暂停化疗 12 天的治疗方案,或者每天多重用药 14 天然后暂停用药 7 天的治疗方案产生更好的效果?必须强调的是,口服化疗药物要求患者具有高度的治疗需求、信赖感和依从性,因为药物剂量与剂量调整在不同个体变化显著。

同步治疗与序惯治疗

现有仅以摘要形式报道的资料中,绝大多数研究表明联合治疗在一线治疗方案中的作用是序惯给药会是一个较好的选择[120]。氟尿嘧啶、奥沙利铂、CP-11 同步和序惯应用(FOCUS)这项研究将 2135 例结直肠癌(CRC)患者随机化分组,给予以下五项之一的治疗计划:

表 45.2

N9741 组试验:伊利替康联合 5-FU 和亚叶酸钙(IFL)、奥沙利铂联合注入 5-FU 和亚叶酸钙(FOLFOX4),伊利替康联合奥沙利铂在一线治疗转移性结直肠癌的患者中的对比

	IFL (N=264)	FOLFOX4 (N=267)	IROX (N=264)	P 值 (IFL 对比 FOLFOX4)
有效率	31%	45%	35%	0.03
肿瘤进展时间	6.9 月	8.7 月	6.5 月	0.001
总生存率	15.0 月	19.5 月	17.4 月	0.0001
接受二线治疗的潜在活性	24%(奥沙利铂)	60%(伊利替康)	50%(氟尿嘧啶)	未提供

From ref.108.

1.隔周行 5-FU/LV(5FULV2)快速注射加灌注方式用药,紧接着给予伊立替康单药用药。

2.5FULV2,在病情进展之后加用伊立替康(如改成用 FOLFIRI 方案)。

3.5FULV2,之后加用奥沙利铂(如改成用 FOL-FOX 方案)。

4.FOLFIRI 一线用药方案。

5.FOLFOX 一线用药方案。

尽管在一线联合治疗方案组 (FOLFIRI 和 FOL-FOX)中虽然已经展现了较高的有效率和无疾病进展生存时间,而且 5FULV2 紧接着给予伊立替康单药用药的方案在与其他四组比较式显现出了优越势头,但是这五组之间的生存率差异却不具有显著性。

贝伐单抗

贝伐单抗 (bev) 是一种与血管内皮生长因子(VEGF)相结合的人单克隆抗体,可以相当程度的降低 VEDF 的作用,进而抑制受体的激活[121,122]。关于贝伐单抗在结直肠癌治疗方面的最初试验是贝伐单抗在与每周 5-FU/LV 的 Roswell Park 方案联合用药时两种不同剂量的研究[123]。此次小试验将 104 例患者随即划分成三组:贝伐单抗 5mg/kg 加每周 5-FU/LV 组,贝伐单抗 10mg/kg 加每周 5-FU/LV 组以及单用 5-FU/LV 组。其中 5-FU/LV+贝伐单抗 5mg/kg 组在有效率、肿瘤无进展时间以及总生存率方面取得了三

表 45.3

一线用药伊立替康(FOLFIRI 方案)与奥沙利铂(FOLFOX 方案)在联合相同隔周灌注用药 5-FU/亚叶酸钙(甲酰四氢叶酸,LV)方案的比较

	Tournigand 等[109]			Coluci 等[110]		
	FOLFIRI (n=109)	FOLFOX6 (n=111)	P 值	FOLFIRI (n=164)	FOLFOX4 (n=172)	P 值
反应率	56%	54%	0.68	31%	34%	0.6
肿瘤进展时间 (一线方案时)	8.5 个月	8.1 个月	0.65	7 个月	7 个月	NS
肿瘤进展时间 (一线和二线方案后)	14.4 个月	11.5 个月	0.65			
总生存时间 (从随机化实验之初)	20.4 个月	21.5 个月	0.9	14 个月	15 个月	NS

5-FU:5-氟尿嘧啶;NS:差异无显著性。

组中的最好结果，因而此组用药方案被选中进一步行Ⅲ期试验。

关于对Ⅲ期试验的有重要影响的试验，其最初计划是进行 5-FU/LV 联合安慰剂与 5-FU/LV 联合贝伐单抗 5mg/kg 的对比研究。但是在此项试验即将启动的时候，来自一项Ⅲ期试验的随机研究的资料表明 IFL 方案（伊立替康加每周 5-FU/LV 快速注射方案）较 5-FU/LV 单药用药方案在提高患者生存率方面具有虽然小却有统计学意义的优势[84]。因此，IFL 方案被公认为是Ⅲ期试验后续试验的最佳对照方案组。由于那时还没有关于贝伐单抗和 IFL 联合用药安全性的资料，所以试验设计成包含了三组的试验[124]：IFL 加安慰剂作为对照组，与 IFL 加贝伐单抗组及 5-FU/LV 联合贝伐单抗组进行比较。对于每项研究计划，当每个实验组的入组患者达到 100 例时都要实施安全性分析。由于 IFL 加贝伐单抗组已经被证实其安全性在可接受的范围之内，所以对于 5-FU/LV 组进一步的入组在那时也就暂时中止了。在 IFL/安慰剂对照组中允许接受没有经过贝伐单抗二线交叉治疗患者入组。在此次研究中 IFL/贝伐单抗组与 IFL/安慰剂对照组结果相比以下方面具有优势：有效率（45% 对 35%，$P<0.003$），无疾病进展生存期（10.6 对 6.2 个月，$P<0.00001$）以及总生存率（20.3 对 15.6 个月，$P=0.00003$）（见表 45.4）。

一项紧接着先前报道的后续研究报道，此次研究中三个试验组的每组前 100 例患者的研究结果肯定了 5-FU/LV 联合贝伐单抗组的效果。尽管每组 100 例患者的样本量太小不足以得出让人十分满意的明确结论，然而 5-FU/LV 联合贝伐单抗组的效果的确优于 5-FU/LV 单药用药组和 IFL 加安慰剂对照组，不足的是其毒性反应也高于其他两组。在另一项为那些治疗者认为不适合用以伊立替康为基础的治疗方案的患者设计的Ⅱ期试验中，随即分组后给予这些患者的是 5-FU/LV 一线治疗方案（Roswell Park 方案），5-FU/LV 加安慰剂，以及 5-FU/LV 加隔周 5mg/kg 贝伐单抗。尽管这一研究在证明生存优势方面同样缺乏足够的力量，然而在 5-FU/LV 加贝伐单抗组在有效率和肿瘤进展时间方面显示有所进步[125]。

一份关于上述三项独立试验的联合分析对 5-FU/LV 组与 5-FU/LV 加贝伐单抗组进行比较，结果表明 5-FU/LV 加贝伐单抗组在生存优势方面具有显著的统计学意义[126]。假设在以前报道过 FOCUS 方案[120]中隔周灌注 5-FU，这个 5-FU 方案将会在很大程度上适合于与贝伐单抗联合用药，尤其在那些将要接受 5-FU/LV 加贝伐单抗治疗的患者中。

在 IFL 加贝伐单抗与 IFL 相比较的Ⅲ期试验结果公布之前，ECOG（东方肿瘤合作组织）引导实施了一项关于 IFL 加 10mg/kg 贝伐单抗的Ⅱ期试验（E2200 试验），在该试验中 92 例患者事先未予处理[127,128]。在中位随访时间为 16.7 个月的随访中，有效率为 42%。来自 87 例患者的初步安全性资料中发生了 4 例二级以上出血事件，也报道了 11 例血栓形成事件。与 5mg/kg 剂量方案的Ⅱ期试验关键试验 45% 的有效率相比，这个 42% 的有效率似乎没有什么本质上的差异，而且也绝对不优于前面那个 45%。目前，关于转移性结直肠癌治疗方案的资料不支持在一线治疗中用 10mg/kg 的剂量。

ECOG（东方肿瘤合作组织）3200 试验对贝伐单抗的在二线治疗中的用法进行了评估[129]。需要注意的是，这个试验仅在那些还没有接受贝伐单抗二线治疗的患者中予以实施。那些使用伊立替康和氟尿嘧啶方案失败却未接受过贝伐单抗治疗的患者被随机分成三组：FOLFOX 加 10mg/kg 贝伐单抗组、FOLFOX 单药用药组以及 10mg/kg 贝伐单抗单药用药组。FOLFOX

表 45.4

IFL+安慰剂、IFL+bev 及 FL+bev 在转移性结直肠癌一线治疗中的对比

治疗方案	患者例数	有效率(%)	无疾病进展生存时间(月)	总生存率(月)
IFL	411	35%	6.2	15.6
IFL+bev	402	45%	10.6	20.3

I：伊立替康；F：氟尿嘧啶；L：亚叶酸钙；bev：贝伐单抗。
From ref.124.

加贝伐单抗组在与 FOLFOX 单药用药组比较,在生存优势上具有虽然小却有统计学意义的优势（12.5 对 10.7 个月, $P=0.0024$ ）,而且 3/4 级毒性反应也没有增加。贝伐单抗单药用药组在无疾病进展生存期方面则明显显得相形见绌,而且一项研究者自行评估的有效率仅为 3%,这表明贝伐单抗单独作用对结直肠癌患者没有意义,不应单药用药。

贝伐单抗在与以奥沙利铂为基础的方案联合用药时的安全性发表在 TREE-2 研究上,这个研究是一项对比一线治疗剂量设定时奥沙利铂/氟尿嘧啶三种不同剂量的随机 II 期试验[107]。在这项研究中显示,贝伐单抗加到 FOLFOX 方案、bFOL(奥沙利铂加快速注射 5-FU/LV)方案或者卡培他滨/奥沙利铂(卡培他滨加奥沙利铂)方案,可以提高对于不良反应控制的总有效率(不良反应控制源于一项没有严重毒副反应的早期试验——TREE-1)。

贝伐单抗的毒性

在一项 IFL 加或者不加用贝伐单抗的 III 期试验中,3 级高血压发生率高于 IFL 加安慰剂组（11% 对 2%）。这两组静脉血栓形成事件以及蛋白尿发生率都没有显著差异。然而,两种罕见并且极其严重的毒性反应发生率在加用贝伐单抗组发生了,这两种反应是:胃肠道(GI)穿孔和动脉血栓形成事件(ATEs)。

胃肠道穿孔为一组多种事件综合表现,其中包括胃溃疡穿孔、小肠穿孔以及无确切来源的膈下游离气体。在 IFL 的 III 期试验中,包含贝伐单抗的组有 6 例这样的事件发生,而在 IFL 单药组无 1 例发生。没有发现特殊的危险因素。有趣的是,在贝伐单抗治疗乳腺癌和肺癌的大型合作组试验中,包含贝伐单抗组的 GI 穿孔没有明显增加。然而,最近在卵巢癌中发现了比较高的穿孔率。卵巢癌患者的穿孔显示出在原发结直肠肿瘤和穿孔之间并没有联系。一些临床医生提高了警惕要把无症状的原发结直肠肿瘤和 IV 期患者在使用贝伐单抗前去除,担心患者会有穿孔的危险。资料并不支持这种担忧,对于无症状的 IV 期原发肿瘤行姑息性手术是不提倡的,尽管计划使用含贝伐单抗的化疗方案。

ATE 是另一种使用贝伐单抗比较罕见但是非常严重的事件。尽管这种增加的危险没有在 III 期试验中发现,但是一个包括 1700 名患者的几个试验的联合分析表明在接受贝伐单抗联合化疗的人群中比起单纯化疗来有一个微小但是有统计学意义的 ATE 的增加。(这里定义为心肌梗塞、中风、局部缺血或者心绞痛)。过去有 ATE 病史的患者有更高的贝伐单抗相关的动脉栓塞并发症的危险性。这些事件的进一步分析表明这种危险性随时间的推移会减小,表明在贝伐单抗的治疗中一个新的 ATEs 在早期和晚期是一样的[130]。

西妥昔单抗

表皮生长因子受体(EGFR)是一种 HER 家族的跨膜糖蛋白受体。当配体和受体结合,或者同株异核生殖和另一种表皮生长因子受体或者异二聚体和另一种 HER 家族成员就会发生[131-133]。这刺激胞内酪氨酸激酶磷酸化,导致最终调节像迁移黏附和分化的细胞增殖和生存的信号级联的发生。西妥昔单抗,先前熟知的 C225,是一种嵌合体的单克隆免疫球蛋白 G1 抗体,它和表皮生长因子的细胞外位点结合,阻断结合位点抑制受体活性[134]。

临床前研究表明单药西妥昔单抗在大多数模型中有活性,但是和化疗或放疗联合有更强的活性。一

表 45.5

西妥昔单抗联合伊立替康和西妥昔单抗在伊立替康耐药的结直肠癌中的对比

	患者人数	缓解率(95%置信区间)	中位进展时间(月)	中位总生存(95%置信区间)
西妥昔单抗联合伊立替康	218	23% (18%~29%)	4.1[b]	8.6 个月(7.6~9.6)
西妥昔单抗	111	11%(6%~18%)	1.5	6.9 个月(5.6~9.1)

CI:置信区间。
[a]$P=0.0074$。
[b]$P<0.001$。
From ref. 143.

个多中心的 II 期临床试验在已经证实的进展的患者中进行,西妥昔单抗的初始剂量是第 1 周 400mg/m²,输注 2 个小时,以后每周的剂量是 250mg/m²,输注 1 小时。伊立替康用相同的剂量,计划也一样,伊立替康减量维持[135]。

在伊立替康之前失败的 120 名患者的缓解率是 22.5%,这是独立的缓解率评估委员会确定的。副作用归于西妥昔单抗,3% 的患者由于未持续应用西妥昔单抗治疗出现了过敏或类似过敏的反应。75% 的患者出现痤疮样皮疹(12%3 级),皮疹被认为是表皮生长因子特征性的对抗物。显微镜下看,尽管皮疹临床上看像粉刺,但实际上不是粉刺,而是以中性粒细胞浸润为特征的非致粉刺的过程。传统的治疗粉刺的药物无效,因为这种皮疹特征是干燥、不含油,干性药物和类视黄醇能使皮疹变得更糟糕。这个实验的一个重要发现就是皮疹的出现与严重程度和临床疗效相关,这一点在很多试验中被证实。

西妥昔单抗联合伊立替康试验的结果提出了这样一个问题:单药西妥昔单抗在伊立替康耐药的结直肠癌中的疗效如何。一个小型的 II 期临床试验中,57 个患者中有 5 个患者(9%)获得部分缓解,结果和他人综述的一致[136]。

一个随机 II 期验证性临床试验在 329 个伊立替康耐药的结直肠癌患者中进行,也就是大家熟悉的 BOND 研究,比较西妥昔单抗联合伊立替康和单药西妥昔单抗的疗效[137](表 45.5)。西妥昔单抗联合伊立替康的缓解率是 22.9%,单药西妥昔单抗的缓解率是 10.8%,这个结果和之前美国两个主要的 II 期临床试验报道的结果实际上是一样的,证实了单药西妥昔单抗在结直肠癌中的疗效。在 BOND 研究中,肿瘤进展时间在联合用药组是 4.1 个月,单药组是 1.5 个月。两个组的生存没有明显差别,然而这个研究没有设计也没有提出西妥昔单抗生存优势的问题,在这个研究中,两组所有的患者都应用了西妥昔单抗。

加拿大国家癌症机构比较西妥昔单抗单药和最好的支持治疗在化疗耐药的结直肠癌患者中的疗效的 III 期临床试验正在进行中。

关于西妥昔单抗的一线资料目前非常稀少,目前仅报道了 II 期临床试验的资料。西妥昔单抗联合每周的 IFL,每周静脉滴注的 FUFIRI 方案和每周两次的 FOLFIRI 方案的 II 期实验结果已经报道。包括 1200 名患者的 FUFIRI 联合或不联合西妥昔单抗的一线化疗的随机临床试验在 2005 年 11 月完成,数据资料在逐步完善。

一线以奥沙利铂为基础的联合 FOLFOX 的方案在以前经常被研究,FOLFOX4 联合西妥昔单抗的一线治疗的 II 期临床试验的主要结果显示出巨大的活性[141]。43 名患者纳入研究,放射学综述证实了有 79% 的客观缓解率,此外,有 9 名研究患者继续进行转移性疾病的 R0 部分研究。一个西妥昔单抗联合 5-FU/LV 和每周奥沙利铂 50 mg/m² 的一线治疗的 I/II 期临床试验已报道了最初的结果,结果来自入组的 49 个患者中的 38[142]个患者,报道的总体缓解率是 55%。

FOLFOX 和 FUFIRI 联合或不联合西妥昔单抗的对比设计实验已经由 CALGB 在 2003 年实施。然而这个试验只局限在受益上,一线治疗贝伐单抗的应用使得单纯化疗对照组的收益不准确。将近 300 个患者受益,而这仅局限在 II 期临床试验,这个试验已在 2006 年 6 月出研究结果。这个研究没有足够的精力去评估生存,但是它是关于一线治疗中西妥昔单抗疗效的第一手随机一线资料。

西妥昔单抗临床研究初始就做了这样的假设,表皮生长因子的表达率和疗效有关,肿瘤组织 EGFR 的表达缺失可能意味着对西妥昔单抗不敏感。基于这样未经证实的假设,早期关于西妥昔单抗的试验只局限在 IHC 方法证实的肿瘤组织表皮生长因子阳性的患者中进行。然而,尽管有这些临床前的资料,实际上,所有的临床经验显示表皮生长因子的表达没有预见性价值。到目前为止报道的试验中没有一个显示出表皮生长因子的表达率和临床活性有任何的相关性[135,136,143]。Lenz 等人首先报道了在用免疫组化方法证实表皮生长因子受体阴性的患者治疗有反应[144]。在 9 个表皮生长因子受体阴性的接受治疗的患者中,观察者报道了有两例获得主要的客观缓解。第三方的综述认为其中一个人肯定是主要缓解,另一个则没有。

基于现有资料,纽约 Memorial Sloan-Kettering 癌症中心并没有把表皮生长因子受体的水平作为正在治疗的患者的排除标准。接下来,对在这个中心接受标准的西妥昔单抗最初的 3 个月中接受过非研究性质的以西妥昔单抗为基础的治疗的所有患者的情况进行了回顾性研究。电脑记录的用药记录减少了回忆偏差。16 个一直接受治疗的伊立替康耐药和表皮生长因子阴性的结直肠癌患者得到了认定。这些患者中有 14 人接受过西妥昔单抗联合伊立替康治疗,2 个仅接受单药西妥昔单抗治疗。16 个患者中有 4 个人获得主要的客观缓解(缓解率是 25%,95% 置信区间,4%~46%)[145],因此推翻了那种表皮生长因子受体阴性的患者不可能对西妥昔单抗治疗有反应的假设。有这些集合的临床资料,现在被广泛接受的是表皮生长因子受体的检测,正如目前所进行的,对于西妥昔单抗的应用没有临床意义,这种检测也不应该常规进行。

贝伐单抗联合西妥昔单抗

表皮生长因子受体阻断已经被证明能下调血管内皮生长因子受体表达,提示抗表皮生长因子受体和血管内皮生长因子受体联合的方法是非常合理的。在摘要表中报道了一个关于伊立替康耐药的结直肠癌患者随机Ⅱ期临床试验的结果[146]。这些临床前的资料显示出这两种单抗分别有 20% 的缓解率和 5.6 个月的中位肿瘤进展时间。而这两种单抗联合伊立替康有 37% 的缓解率和 7.9 个月的肿瘤进展时间。这些结果都显示出要比北美和 BOND 研究的结果要好。(11% 和 23% 的缓解率及 1.5 个月和 4 个月的肿瘤进展时间)[143,146]。然而,值得注意的是,这分别是一个 41 人和 40 人的小型试验, 这个研究中有 90% 的患者之前应用过奥沙利铂,使得这两种抗体的联合在这个特殊的人群研究中成为一个有效的补救方案。这个研究是在对于西妥昔单抗和贝伐单抗一无所知的患者中进行的。由于大多数的患者目前接受贝伐单抗作为他们一线治疗方案的一部分,在目前的临床实践中,抗表皮生长因子受体和抗血管内皮生长因子受体的联合治疗的作用应该及其受局限,只有正在进行的试验得出进一步的安全性和有效性的结果。

帕尼单抗

帕尼单抗(ABX-EGF)是一种完全人源化的单克隆抗体,和西妥昔单抗一样,作用靶点是表皮生长因子受体。和单药西妥昔单抗观察到的结果类似,Pan帕尼单抗在结直肠癌患者中的Ⅱ期试验评估的结果是 10% 的缓解率,几乎所有的患者都有某种程度的痤疮样皮疹[147]。由于帕尼单抗这种单抗的完全人源化的性质,它能减少过敏反应的发生。148 个患者中,只有一个患者出现剂量限制性过敏反应。最近报道了一个关于帕尼单抗和最好的支持治疗对比的随机试验的结果。有 8% 的缓解率,和单纯的支持治疗相比有无疾病生存的优势[148]。这个研究已经被批准作为用于申

请这个药物在结直肠癌中应用的基础。一个大型的 FOLFOX/贝伐单抗联合或不联合帕尼单抗作为一线治疗的随机实验能使患者极大的受益。不幸的是,没有做过在伊立替康耐药的患者中应用帕尼单抗和伊立替康联合的试验,也没有对比过帕尼单抗和西妥昔单抗。因此临床医生面临挑战,在没有直接的可比性资料的情况下决定什么情况下帕尼单抗应该取代西妥昔单抗。可以肯定的事,没有理由相信在西妥昔单抗无效时帕尼单抗会有活性,反之亦然。

其他抗表皮生长因子受体的药物

几种其他的抗表皮生长因子受体的抗体正处于临床研究中。在它们中有完全人源化的单克隆抗体 matuzumab(EMD72000)和尼妥珠单抗。在 matuzumab 的Ⅰ期临床试验中, 包括 11 个之前治疗过多次的结直肠癌患者[149],其中有 2 个获得主要的缓解,没有 3 级毒性的相关报道。这些结果还需要在将来的Ⅱ期和Ⅲ期试验中进一步探索。尼妥珠单抗显示出联合放射治疗在儿童神经胶质瘤和头颈部肿瘤中有临床活性。关于结直肠癌的研究还在继续。

由于原因还不是完全清楚,表皮生长因子受体酪氨酸激酶抑制剂吉非替尼(ZD1839)和厄洛替尼(OSI-774)在结直肠癌中的应用很令人失望[150,151]。不止一个的关于厄洛替尼的单药试验显示其在结直肠癌中有很强的单药活性[152]。这些结果和早期结果的不一致性至今未清楚。一个单中心的关于 FOLFOX 联合吉非替尼的Ⅱ期试验, 报道在 30 个可评价的患者中有 77% 的客观缓解率[153],毒性是可以控制的,54% 有 3~4 级的腹泻和 52% 有 3~4 级的中性粒细胞减少。

环氧化酶-2 抑制剂

环氧化酶-2(COX-2)是炎症反应中前列腺素合成的催化酶而且在恶变或恶变前组织中含量都会提高。COX-2 的高表达与高侵袭性、凋亡的抵抗、血管生成有关[154]。研究证明非甾体类抗炎药和 COX-2 的抑制剂能减少恶变息肉的形成。然而两者在治疗 CRC 方面证据还比较缺乏。评价化疗联合 COX-2 的抑制剂的随机试验已经开展。药物的心脏毒性和药物在市场上的撤销已经降低调查的意义。常规联合化疗应用 COX-2 的抑制剂至今还未推荐。

基因治疗

由于 CRC 多为局部转移，比如腹腔和实质器官肝脏，CRC 较适合基因治疗[155]，因为局部给药是可行的。许多基因治疗的实验都已启动，包括针对病毒酶的前体药物治疗、免疫基因治疗、基因修复、病毒治疗。这些方式目前正在研究中。

预测性分子标记物

随着活性制剂的应用，这在寻找具有提高药效和降低毒性的特殊药物和化合物方面有很大益处。我们正越来越向这方面靠拢。

一种方法就是在对 fluorouracil 代谢了解的基础上，找出对其抗拒的标记物。研究表明：在肿瘤样品中通过反转录的聚合酶链反应测量 TS[156]，DPD [157]，TP[158]的水平，高水平可以预测肿瘤对 5-FU 不敏感。在应用于实践之前，这项观测结果还需要大宗前瞻性研究的证实。至今还没有充分的证据支持这些标记物在实践中的应用。

另有学者研究基因分析在肿瘤反应和毒性方面的预测作用。尽管 Innocenti 等证明 UGT1A1 的基因多态性可以预测伊立替康的毒性[159]，这项技术的常规适用范围认为完全清楚[160]。尽管以分子选择方法为基础的个体化治疗概念有望实现[161,162]，但是很多方法还没有被证实而且还未成为标准化治疗的一部分。

治疗的持续

延迟转移的最好的化疗延续期还未制定。自 90 年代后期，在化疗方案改进之前，治疗持续的问题是很明显的；有限治疗是有必要的，因为只有一种药可以应用并且作用很温和，现在随着 6 种药物或更多药物的出现及中位生存期超过两年，持续用药至不可接受的毒性，临床损害，疾病进展需要重新考虑。在一个有 354 名患者的实验中，分别给予以 fluorouracil 和雷替曲赛为基础的化疗 12 周后未见疾病进展，这些人被随机的分到持续化疗到进展组或停止化疗组在进展时给予重新给予同样的化疗方案，两组的 OS 无明显差异。因此没有支持中断治疗的趋势[163]。未中断治疗组疾病进展时间以 4.9 个对 3.7 个月较另外组略占优势（P=0.1）。在治疗中断的患者中有 63%的人没有

按计划在疾病进展时给予同样的化疗方案。在两组中有二线方案化疗的相同用法。严重的不良反应在计划中断组中较轻（16 对 17）。

影响计划性治疗中断生存率的一个因素是在治疗中断后重新用药是否会重新导致应答。对 613 名患者进行瀑布分析，涉及到三个以 5-FU 为基础的一线治疗的随机试验[164]。所有患者都有一个最大剂量的长达 6 个月的治疗。敏感和疾病稳定期患者直至这段时间末期仍被观测，在进展期给予重新治疗。充新给药中位期为 11.7 个月。17%的患者对重新化疗有反应。中位生存期为 14.8 个月。

计划性中断治疗也在以伊立替康为二线治疗的患者中进行评价[165]。患者首先进行 24 周的伊立替康治疗。没有进展的患者被随机分到持续和非持续治疗组。进入实验的 333 名患者，大部分在前 24 周前未间断治疗，由于进展或毒性。55 名病情稳定的患者，在 PFS 或 OS 和生活质量评分方面两组较相似。

原发联同转移性肿瘤的治疗

由于化疗在 CRC 中作用的局限性，手术者支持对存在难以治愈的转移患者延缓切除肿瘤。当前数据和对当前化疗作用的评价建议这种做法在很多病例中不再恰当。这种观点认为手术是为化疗做准备，这也提出一个问题：需要做何种准备。如果患者没有活动性出血或明显的肠梗阻，延缓切除无任何作用，并且延缓系统化疗。在有必要评价一线化疗方案的有效性期间，那些可能有梗阻高风险的患者应该在内窥镜下给予金属支架[166]。

延缓肠道手术的并发症率并非太小。Temple 等利用监督、流行病学和与医疗保险有关的数据来决定是否在确定转移的 90 天内进行手术[167]。在Ⅳ期有医疗保险 9011 名患者中，72%的人在诊断后的四个月中进行手术，手术期间的死亡率为 10%，在年龄超过 80 岁的患者中会提高到 15%。在进行结肠癌手术的患者中，14%的患者切除术后进行了造瘘。直肠癌患者，69%要行造瘘术。28%的患者没有进行原发肿瘤的切除，32%进行肠管切除术。因此，原发肿瘤的切除具有较高的发病率和死亡率。

更多的数据表明，原发中未被切除的结直肠癌患者和有转移的患者化疗后肠管并发症的发生率很

低。对英国一家皇家医院诊治的 10 年患者进行分析,82 名患者进行单独化疗,280 名患者术后进行了化疗。在这项非随机、回顾性复习中,腹膜炎、瘘管形成肠道出血的发生率在切除与不切除的患者中没有明显区别[168]。在两组中 13% 的患者发生肠道梗阻。接受切除的患者多次接受输血的治疗发生率较低(7.5 对 14.6%,P=0.048),延缓腹部放疗的概率较低(9.6% 对 18.3%,P=0.03)。

另外单机构回顾过去 12 年治疗经验,发现 66 名患者进行切除术,23 名患者则没有。后者中的 2 名患者(8.7%)接受最初手术最后在原发灶部位形成肠梗阻和转移灶。所有的患者未出现肿瘤相关的肠出血。所有关于延缓切除的数据单药 fluorouraci 治疗期间的患者。当前。可用的化疗方案越来越多并且能提供更大的肿瘤局控率。

最近,胃肠穿孔风险问题被当作在转移灶治疗前进行原发肿瘤延缓切除的证据被提出。这种观点并未并未证实,因为原发的结直肠癌很少被当作穿孔部位指出,而多数穿孔发生在小肠和大肠却缺乏原发灶。卵巢癌患者具有较高的胃肠穿孔率,结直肠癌没有原发肿瘤。因此,贝伐单抗引起的肠道穿孔与原发病的延缓切除没有相关性。

(刘凯 译)

参考文献

1. Heidelberger C, Chaudhuri NK, Danneberg P, et al. Fluorinated pyrimidines: a new class of tumor inhibitory compounds. Nature 1957;179:663–666.
2. Bosch L, Habers E, Heidleberger C. Studies on fluorinated pyrimidines V. Effects on nucleic acid metabolism in vitro. Cancer Res 1958;18:335–343.
3. Sobrero A, Aschele C, Bertino JR. Fluorouracil in colorectal cancer—a tale of two drugs: implications for biochemical modulation. J Clin Oncol 1997;15:368–381.
4. Tanaka M, Kimura K, Yoshida S. Enhancement of the incorporation of 5-fluorodeoxyruidylate into DNA of HL-60 cells by metabolic modulations. Cancer Res 1983;43:5145–5150.
5. Grem JL. 5-Fluorouracil and its biomodulation in the management of colorectal cancer. In: Saltz LB, ed. Colorectal Cancer: Multimodality Management. Totowa, NJ: Humana Press; 2002:457–488.
6. Santi D, McHenry C, Sommer H. Mechanism of interaction of thymidylate synthetase with 5-fluorodeoxyuridylate. Biochemistry 1974;13:471–481.
7. Lockshin A, Danenberg PV. Biochemical factors affecting the tightness of 5-fluorodeoxyuridylate binding of human thymidylate synthetase. Biochem Pharm 1981;30:247–257.
8. Madajewicz S, et al. Phase I-II trial of high dose calcium leucovorin and 5-fluorouracil in advanced colorectal cancer. Cancer Res 1984;44:4667–4669.
9. Cunningham J, et al. 5-Fluorouracil and folinic acid: a phase I–II trial in gastrointestinal malignancy. Invest New Drugs 1984;2:391–395.
10. Bertrand M, et al. High dose continuous infusion folinic acid and bolus 5-fluorouracil in patients with advanced colorectal cancer: a phase II study. J Clin Oncol 1986;4:1058–1061.
11. Machover D, et al. Treatment of advanced colorectal and gastric carcinoma with 5-fluorouracil and high dose folinic acid. J Clin Oncol 1986;4:685–696.
12. Poon MA, et al. Biochemical modulation of fluorouracil: evidence of significant improvement of survival and quality of life in patients with advanced colorectal carcinoma. J Clin Oncol 1989;7:1407–1471.
13. Poon MA, et al. Biochemical modulation of fluorouracil with leucovorin: confirmatory evidence of improved therapeutic efficacy in advanced colorectal cancer. J Clin Oncol 1991;9:1967–1972.
14. Laufman L, et al. A randomized, double-blind trial of fluorouracil plus placebo versus fluorouracil plus oral leucovorin in patients with metastatic colorectal cancer. J Clin Oncol 1993;11(10):1888–1893.
15. Anonymous, A.C.C.M. Project. Modulation of fluorouracil by leucovorin in patients with advanced colorectal cancer: evidence in terms of response rate. Advanced Colorectal Cancer Meta-Analysis Project. J Clin Oncol 1992;10:896–903.
16. The Meta-Analysis Group in Cancer. Modulation of fluorouracil by leucovorin in patients with advanced colorectal cancer: an updated meta-analysis. J Clin Oncol 2004;22(18):3766–3775.
17. Buroker TR, et al. Randomized comparison of two schedules of fluorouracil and leucovorin in the treatment of advanced colorectal cancer. J Clin Oncol 1994;12:14–20.
18. Jager E, et al. Weekly high-dose leucovorin versus low-dose leucovorin combined with fluorouracil in advanced colorectal cancer: results of a randomized multicenter trial. J Clin Oncol 1996;14(8):2274–2279.
19. Leichman CG, et al. Phase II study of fluorouracil and its modulation in advanced colorectal cancer: a Southwest Oncology Group study. J Clin Oncol 1995;13:1303–1311.
20. Calbro-Jones PM, Byfield JE, Ward JF, Time-dose relationships for 5-fluorouracil cytotoxicity against human epithelial cancer cells in vitro. Cancer Res 1982;42:4413–4420.
21. Lokich JJ, et al. A prospective randomized comparison of continuous infusion fluorouracil with a conventional bolus schedule in metastatic colorectal carcinoma: a Mid-Atlantic Oncology Program Study. J Clin Oncol 1989;7:425–432.
22. O'Dwyer PJ, et al. Phase III trial of biochemical modulation of 5-fluorouracil by IV or oral leucovorin or by interferon in advanced colorectal cancer: an ECOG/CALGB phase III trial. Proc Am Soc Clin Oncol 1996;15:469.
23. Anonymous. Efficacy of intravenous continuous infusion of fluorouracil compared with bolus administration in advanced colorectal cancer. Meta-analysis Group in Cancer. J Clin Oncol 1998;16:301–308.
24. Ardalan B, et al. A phase II study of weekly 24-hour infusion with high dose fluorouracil with leucovorin in colorectal carcinoma. J Clin Oncol 1991;9:625–630.
25. Kohne CH, et al. Effective biomodulation by leucovorin of high-dose infusion fluorouracil given as a weekly 24-hour infusion: results of a randomized trial in patients with advanced colorectal cancer. J Clin Oncol 1998;16:418–426.
26. Kohne CH, et al. Randomized phase III study of high-dose fluorouracil given as a weekly 24-hour infusion with or without leucovorin versus bolus fluorouracil plus leucovorin in advanced colorectal cancer: European Organization of Research and Treatment of Cancer Gastrointestinal Group Study 40952. J Clin Oncol 2003;21(20):3711–3712.
27. de Gramont A, et al. Randomized trial comparing monthly low-dose leucovorin and fluorouracil bolus with bimonthly high-dose leucovorin and fluorouracil bolus plus continuous infusion for advanced colorectal cancer: a French Intergroup study. J Clin Oncol 1997;15:808–815.
28. Browman GB. Clinical application of the concept of methotrexate plus 5-FU sequence dependent "synergy": how good is the evidence? Cancer Treat Rep 1984;68:465–469.
29. Cadman E, Davis L, Heimer R. Enhanced 5-fluorouracil nucleotide formation following methotrexate: biochemical explanation for drug synergism. Science 1979;205:1135–1137.
30. Bertino JR, et al. Schedule-dependent antitumor effects of methotrexate and 5-fluorouracil. Cancer Res 1977;37:327–328.
31. Fernandes DJ, Bertino JR. Enhancement of 5-fluorodeoxyuridylate binding to thymidylate synthase by dihydropteroylpolyglutamates. Proc Natl Acad Sci U S A 1980;77:5663–5667.
32. Anonymous. Meta-analysis of randomized trials testing the biochemical modulation of fluorouracil by methotrexate in metastatic colorectal cancer. J Clin Oncol 1994;12:960–969.
33. Grimelius B. Biochemical modulation of 5-fluorouracil: a randomized comparison of sequential methotrexate, 5-fluorouracil and leucovorin in patients with advanced symptomatic colorectal cancer. Ann Oncol 1993;4:235–240.
34. Romanini A, et al. Leucovorin enhances cytotoxicity of trimetrexate/fluorouracil, but not methotrexate/fluorouracil, in CCRF-CEM cells. J Natl Cancer Inst 2000;84:1033–1038.
35. Lin JT, Bertino JR. Update on trimetrexate, a folate antagonist with antineoplastic and antiprotozoal properties. Cancer Invest 1991;9:159–172.
36. Ajani JA, et al. A phase II study of trimetrexate therapy for metastatic colorectal carcinoma. Cancer Invest 1990;8:619–621.
37. Conti JA, et al. Trial of sequential trimetrexate, fluorouracil, and high-dose leucovorin in previously treated patients with gastrointestinal carcinoma. J Clin Oncol 1994;12:695–700.
38. Blanke CD, et al. Phase II study of trimetrexate, fluorouracil, and leucovorin

for advanced colorectal cancer. *J Clin Oncol* 1997;15:915–920.

39. Blanke C, et al. A phase II trial of trimetrexate (TMTX), 5-fluorouracil (5-FU), and leucovorin (LCV) in patients (PTS) with previously treated unresectable or metastatic colorectal cancer (CRC) [abstract]. *Proc Am Soc Clin Oncol* 1999;18:246a.

40. Blanke CD, et al. A double-blind placebo-controlled randomized phase III trial of 5-fluorouracil and leucovorin, plus or minus trimetrexate, in previously untreated patients with advanced colorectal cancer. *Ann Oncol* 2002;13:87–91.

41. Punt CJ, et al. Integrated analysis of overall survival in two randomised studies comparing 5-fluorouracil/leucovorin with or without trimetrexate in advanced colorectal cancer. *Ann Oncol* 2002;13:92–94.

42. Wadler S, et al. Phase II trial of fluorouracil and recombinant interferon alfa-2a in patients with advanced colorectal carcinoma: an Eastern Cooperative Oncology Group Study. *J Clin Oncol* 1991;9:1806–1810.

43. Wadler S, et al. Fluorouracil and recombinant alfa-2a-interferon: An active regimen against advanced colorectal carcinoma. *J Clin Oncol* 1989;7:1769–1775.

44. Kemeny N, et al. Combination 5-fluorouracil and recombinant alpha interferon in advanced colorectal cancer: activity but significant toxicity. *Proc Am Soc Clin Oncol* 2000;9:109–114.

45. Hill M, et al. Royal Marsden phase III trial of fluorouracil with or without interferon alfa-2b in advanced colorectal cancer. *J Clin Oncol* 1995;13:1297–1302.

46. Greco FA, Figlin R, York M. Phase II randomized study to compare interferon alfa-2a in combination with fluorouracil versus fluorouracil alone in patients with advanced colorectal cancer. *J Clin Oncol* 1996;14:2674–2681.

47. Dufour P, Husseini F, Dreyfus B. 5-Fluorouracil versus 5-fluorouracil plus alpha interferon as treatment of metastatic colorectal cancer: a randomized study. *Ann Oncol* 1996;7:575–579.

48. Corfu-A SG. Phase III randomized study of two fluorouracil combinations with either interferon alfa-2a or leucovorin for advanced colorectal cancer. *J Clin Oncol* 1995;13:921–928.

49. Thirion P, et al. Alpha-interferon does not increase the efficacy of 5-fluorouracil in advanced colorectal cancer. *Br J Cancer* 2001;84:611–620.

50. Schuller J, et al. Preferential activation of capecitabine in tumor following oral administration to colorectal cancer patients. *Cancer Chemother Pharmacol* 2000;45:291–297.

51. Van Cutsem E, et al. Capecitabine, an oral fluoropyrimidine carbamate with substantial activity in advanced colorectal cancer: results of a randomized phase II study. *J Clin Oncol* 2000;18:1337–1345.

52. Van Cutsem E, et al. Oral capecitabine compared with intravenous fluorouracil plus leucovorin in patients with metastatic colorectal cancer: results of a large phase III study. *J Clin Oncol* 2001;19:4097–4106.

53. Hoff PM, et al. Comparison of oral capecitabine versus intravenous fluorouracil plus leucovorin as first-line treatment in 605 patients with metastatic colorectal cancer: results of a randomized phase III study. *J Clin Oncol* 2001;19:2282–2292.

54. Van Cutsem E, et al. Oral capecitabine vs intravenous 5-fluorouracil and leucovorin: integrated efficacy data and novel analyses from two large, randomised, phase III trials. *Br J Cancer* 2004;90:1190–1197.

55. Lassere Y, Hoff P. Management of hand–foot syndrome in patients treated with capecitabine (Xeloda). *Eur J Oncol Nurs* 2004;8(suppl 1):S31-S40.

56. Cassidy J, et al. First-line oral capecitabine therapy in metastatic colorectal cancer: a favorable safety profile compared with intravenous 5-fluorouracil/leucovorin. *Ann Oncol,* 2002;13:566–575.

57. Hoff PM, et al. Phase II study of capecitabine in patients with fluorouracil-resistant metastatic colorectal carcinoma. *J Clin Oncol,* 2004;22:2078–2083.

58. Lu Z, Zhang RG, Diasio R. Dihydropyrimidine dehydrogenase activity in human liver: population characteristics and clinical implications in 5FU chemotherapy. *Clin Pharmacol* 1995;58:512–522.

59. Saltz LB, et al. A fixed-ratio combination of uracil and ftorafur (UFT) with low dose leucovorin: an active oral regimen for advanced colorectal cancer. *Cancer* 1995;75(3):782–785.

60. Pazdur R, et al. Phase II trials of uracil and tegafur plus oral leucovorin: an effective oral regimen in the treatment of metastatic colorectal cancer. *J Clin Oncol* 1994;12:2296–2300.

61. Douillard JY, et al. Multicenter phase III study of uracil/tegafur and oral leucovorin versus fluorouracil and leucovorin in patients with previously untreated metastatic colorectal cancer. *J Clin Oncol* 2002;20(17):3605–3616.

62. Carmichael J, et al. Randomized comparative study of tegafur/uracil and oral leucovorin versus parenteral fluorouracil and leucovorin in patients with previously untreated metastatic colorectal cancer. *J Clin Oncol* 2002;20(17):3617–3627.

63. Cocconi G, et al. Open, randomized, multicenter trial of raltitrexed versus fluorouracil plus high-dose leucovorin in patients with advanced colorectal cancer. Tomudex Colorectal Cancer Study Group. *J Clin Oncol* 1998;16(9):2943–2952.

64. Cunningham D, et al. Final results of a randomised trial comparing 'Tomudex' (raltitrexed) with 5-fluorouracil plus leucovorin in advanced colorectal cancer. "Tomudex" Colorectal Cancer Study Group. *Ann Oncol* 1996;7(9):961–965.

65. Cunningham D. Mature results from three large controlled studies with raltitrexed ('Tomudex'). *Br J Cancer* 1998;77(suppl 2):15–21.

66. Farrugia DC, et al. Thymidylate synthase expression in advanced colorectal cancer predicts for response to raltitrexed. *Clin Cancer Res* 2003;9(2):792–801.

67. Kawato Y, et al. Intracellular roles of SN-38, a metabolite of the camptothecin derivative CPT-11, in the antitumor effect of CPT-11. *Cancer Res* 1991;51(16):4187–4191.

68. Negoro S, et al. Phase I study of weekly intravenous infusions of CPT-11, a new derivative of camptothecin, in the treatment of advanced non-small-cell lung cancer. *J Natl Cancer Inst* 1991;83:1164–1168.

69. Ohe Y, et al. Phase I study and pharmacokinetics of CPT-11 with 5-day continuous infusion. *J Natl Cancer Inst* 1992;84(12):972–974.

70. Rothenberg ML, et al. Phase I and pharmacokinetic trial of weekly CPT-11. *J Clin Oncol* 1993;11:2194–2204.

71. Rowinsky EK, et al. Phase I and pharmacological study of the novel topoisomerase inhibitor 7-ethyl-10-[4-(1-piperidino)-1-piperidino]carbonyloxycamptothecin (CPT-11) administered as a ninety minute infusion every three weeks. *Cancer Res* 1994;54:427–436.

72. Abigerges D, et al. Phase I and pharmacologic studies of the camptothecin analogue irinotecan administered every three weeks in cancer patients. *J Clin Oncol* 1995;13:210–221.

73. Shimada Y, et al. Phase II study of CPT-11, a new camptothecin derivative, in metastatic colorectal cancer. *J Clin Oncol* 1993;11:909–913.

74. Rothenberg ML, et al. Phase II trial of Irinotecan in patients with progressive or rapidly recurrent colorectal cancer. *J Clin Oncol* 1996;14:1128–1135.

75. Von Hoff DD, et al. Irinotecan therapy for patients with previously treated metastatic colorectal cancer: overall results of FDA-reviewed pivotal U.S. clinical trials. *Proc Am Soc Clin Oncol* 1997;16:a803–a803.

76. Rougier P, et al. A phase II study of CPT-11 (irinotecan) in the treatment of advanced colorectal cancer in chemotherapy-naive patients and patients pretreated with 5-FU-based chemotherapy. *J Clin Oncol* 1997;15(2):808–815.

77. Conti JA, et al. Irinotecan is an active agent in untreated patients with metastatic colorectal cancer. *J Clin Oncol* 1996;14:709–715.

78. Pitot HC, Wender MJ, O'Connell M. A phase II trial of CPT-11 (irinotecan) in patients with metastatic colorectal carcinoma: a North Central Cancer Treatment Group (NCCTG) study. *Proc Am Soc Clin Oncol* 1994;13:a573-a573.

79. Cunningham D, et al., Randomised trial of irinotecan plus supportive care versus supportive care alone after fluorouracil failure for patients with metastatic colorectal cancer. *Lancet* 1998;352(9138):1413–1418.

80. Gandia D, et al. CPT-11 induced cholinergic effects in cancer patients. *J Clin Oncol* 1993;11:196–197.

81. Fuchs CS, et al. Phase III comparison of two irinotecan dosing regimens in second-line therapy of metastatic colorectal cancer. *J Clin Oncol* 2003;21(5):807–814.

82. Knight R, et al. Evaluation of age, gender, performance status (PS), and organ dysfunction as predictors of toxicity with first-line irinotecan (C), fluorouracil (F), leucovorin (L) therapy of metastatic colorectal cancer (MCRC). *Proc Am Soc Clin Oncol* 2001;19: abstract 534 (poster).

83. Saltz L, et al. A phase I clinical and pharmacologic trial of irinotecan, 5-fluorouracil, and leucovorin in patients with advanced solid tumors. *J Clin Oncol* 1996;14:2959–2967.

84. Saltz LB, et al. Irinotecan plus fluorouracil and leucovorin for metastatic colorectal cancer. Irinotecan Study Group. *N Engl J Med* 2000;343(13):905–914.

85. Douillard JY, et al. Irinotecan combined with fluorouracil compared with fluorouracil alone as first-line treatment for metastatic colorectal cancer: a multicentre randomised trial. *Lancet* 2000;355(9209):1041–1047.

86. Andre T, et al. CPT-11 (irinotecan) addition to bimonthly, high-dose leucovorin and bolus and continuous-infusion 5-fluorouracil (FOLFIRI) for pretreated metastatic colorectal cancer. GERCOR. *Eur J Cancer* 1999;35(9):1343–1347.

87. Burchenal JH, et al. Lack of cross-resistance between certain platinum coordination compounds in mouse leukemia. *Cancer Res* 1977;37(9):3455–3457.

88. Mathe G, et al. Antitumor activity of l-OHP in mice. *Cancer Lett* 1985;27(2):135–143.

89. Raymond E, et al. Activity of oxaliplatin against human tumor colony-forming units. *Clin Cancer Res* 1998;4(4):1021–1029.

90. Gibbons GR, et al. Role of carrier ligand in platinum resistance in L1210 cells. *Cancer Res* 1990;50(20):6497–6501.

91. Schmidt W, Chaney SG. Role of carrier ligand in platinum resistance of human carcinoma cell lines. *Cancer Res* 1993;53(4):799–805.

92. Scheeff ED, Briggs JM, Howell SB. Molecular modeling of the intrastrand guanine-guanine DNA adducts produced by cisplatin and oxaliplatin. *Mol Pharmacol,* 1999;56(3):633–643.

93. Extra JM. Phase I study of oxaliplatin in patients with advanced cancer. *Cancer Chemother Pharmacol* 1990;25(4):299–303.

94. Raymond E, et al. Oxaliplatin: a review of preclinical and clinical studies. *Ann Oncol* 1998;9(10):1053–1071.

95. Diaz-Rubio E, et al. Oxaliplatin as single agent in previously untreated

colorectal carcinoma patients: a phase II multicentric study. *Ann Oncol* 1998;9(1):105–108.

96. Becouarn Y, et al. Phase II trial of oxaliplatin as first-line chemotherapy in metastatic colorectal cancer patients. Digestive Group of French Federation of Cancer Centers. *J Clin Oncol* 1998;16(8):2739–2744.

97. Machover D, et al. Two consecutive phase II studies of oxaliplatin (L-OHP) for treatment of patients with advanced colorectal carcinoma who were resistant to previous treatment with fluoropyrimidines. *Ann Oncol* 1996;7(1):95–98.

98. Levi F, Zidani R, Misset JL. Randomised multicentre trial of chronotherapy with oxaliplatin, fluorouracil, and folinic acid in metastatic colorectal cancer. International Organization for Cancer Chronotherapy. *Lancet* 1997;350(9079):681–686.

99. Bertheault-Cvitkovic F, et al. Biweekly intensified ambulatory chronomodulated chemotherapy with oxaliplatin, fluorouracil, and leucovorin in patients with metastatic colorectal cancer. *J Clin Oncol* 1996;14(11):2950–2958.

100. Giacchetti S, et al. Phase III multicenter randomized trial of oxaliplatin added to chronomodulated fluorouracil-leucovorin as first-line treatment of metastatic colorectal cancer. *J Clin Oncol* 2000;18(1):136–147.

101. de Gramont A, et al. Leucovorin and fluorouracil with or without oxaliplatin as first-line treatment in advanced colorectal cancer. *J Clin Oncol* 2000;18(16):2938–2947.

102. Rothenberg ML, et al. Superiority of oxaliplatin and fluorouracil-leucovorin compared with either therapy alone in patients with progressive colorectal cancer after irinotecan and fluorouracil-leucovorin: interim results of a phase III trial. *J Clin Oncol* 2003;21(11):2059–2069.

103. Rothenberg ML, et al. Final results of a phase III trial of 5-FU/leucovorin versus oxaliplatin versus the combination in patients with metastatic colorectal cancer following irinotecan, 5-FU, and leucovorin [abstract]. *Proc Am Soc Clin Oncol* 2003;22:1011. Presentation in virtual meeting at http://www.asco.org/ac/1,1003,_12-002511-00_18-0023-00_19-002112,00.asphttp://www.asco.org/ac/1,1003,_12-002511-00_18-0023-00_19-002112,00.asp.

104. Maindrault-Goebel F, et al. Oxaliplatin added to the simplified bimonthly leucovorin and 5- fluorouracil regimen as second-line therapy for metastatic colorectal cancer (FOLFOX6). GERCOR 4. *Eur J Cancer* 1999;35(9):1338–1342.

105. de Gramont A, et al. OPTIMOX study: FOLFOX 7/LV5FU2 compared to FOLFOX 4 in patients with advanced colorectal cancer [abstract]. *Proc Am Soc Clin Oncol* 2004;22:3525. Virtual meeting at http://www.asco.org/ac/1,1003,_12-002511-00_18-0026-00_19-0010171,00.asphttp://www.asco.org/ac/1,1003,_12-002511-00_18-0026-00_19-0010171,00.asp.

106. Hochster H, et al. Oxaliplatin with weekly bolus fluorouracil and low-dose leucovorin as first-line therapy for patients with colorectal cancer. *J Clin Oncol* 2003;21(14):2703–2707.

107. Hochster H, et al. Safety and efficacy of bevacizumab (Bev) when added to oxaliplatin/fluoropyrimidine (O/F) regimens as first-line treatment of metastatic colorectal cancer (mCRC): TREE 1 & 2 studies [abstract]. *Proc Am Soc Clin Oncol* 2005;23:3515. Presentation at http://www.asco.org/ac/1,1003,_12-002511-00_18-0034-00_19-003814,00.asphttp://www.asco.org/ac/1,1003,_12-002511-00_18-0034-00_19-003814,00.asp.

108. Goldberg RM, et al. A randomized controlled trial of fluorouracil plus leucovorin, irinotecan, and oxaliplatin combinations in patients with previously untreated metastatic colorectal cancer. *J Clin Oncol* 2004;22(1):23–30.

109. Tournigand C, et al. FOLFIRI followed by FOLFOX6 or the reverse sequence in advanced colorectal cancer: a randomized GERCOR study. *J Clin Oncol* 2004;22(2):229–237.

110. Colucci G, et al. Phase III randomized trial of FOLFIRI vs FOLFOX4 in the treatment of advanced colorectal cancer: a multicenter study of the Grupo Oncologico Italia Meridionale. *J Clin Oncol* 2005;23(22):4866–4875.

111. Kalofonos HP, et al. Irinotecan or oxaliplatin combined with leucovorin and 5-flourouracil as first-line treatment in advanced colorectal cancer: a multicenter, randomized, phase II study. *Ann Oncol* 2005;16:869–877.

112. Comella P, et al. Oxaliplatin plus high-dose folinic acid and 5-fluorouracil i.v. bolus (OXAFAFU) versus irinotecan plus high dose folinic acid and 5-fluorouracil i.v. bolus (IRIFAFU) in patients with metastatic colorectal carcinoma: a Southern Italy Cooperative Oncology Group Trial. *Ann Oncol* 2005;16:878–886.

113. Souglakos J, et al. Triplet combination with irinotecan plus oxaliplatin plus continuous-infusion fluorouracil and leucovorin as first-line treatment in metastatic colorectal cancer: a multicenter phase II trial. *J Clin Oncol* 2002;20(11):2651–2657.

114. Falcone A, et al. Biweekly chemotherapy with oxaliplatin, irinotecan, infusional Fluorouracil, and leucovorin: a pilot study in patients with metastatic colorectal cancer. *J Clin Oncol* 2002;20(19):4006–4014.

115. Falcone A, Masi G, Murr R, et al. Biweekly irinotecan, oxaliplatin, and infusional 5FU/LV (FOLFOXIRI) versus FOLFIRI as first-line treatment of metastatic colorectal cancer (MCRC): results of a randomized, phase III trial by the Gruppo Oncologico Nord Ovest (GONO). 2006 Gastrointestinal Cancers Symposium; 2006; San Francisco, Calif.

116. Borner MM, et al. Phase II study of capecitabine and oxaliplatin in first- and second-line treatment of advanced or metastatic colorectal cancer. *J Clin Oncol* 2002;20(7):1759–1766.

117. Cassidy J, et al. XELOX (capecitabine plus oxaliplatin): active first-line therapy for patients with metastatic colorectal cancer. *J Clin Oncol* 2004;22(11):2084–2091.

118. Scheithauer W, et al. Randomized multicenter phase II trial of two different schedules of capecitabine plus oxaliplatin as first-line treatment in advanced colorectal cancer. *J Clin Oncol* 2003;21(7):1307–1312.

119. Arkenau H, et al. Infusional 5-fluorouracil/folinic acid plus oxaliplatin (FU-FOX) versus capecitabine plus oxaliplatin (CAPOX) as first line treatment of metastatic colorectal cancer (MCRC): results of the safety and efficacy analysis [abstract]. *Proc Am Soc Clin Oncol* 2005;23:3507. Virtual meeting presentation at http://www.asco.org/ac/1,1003,_12-002511-00_18-0034-00_19-002233-00_28-004,00.asphttp://www.asco.org/ac/1,1003,_12-002511-00_18-0034-00_19-002233-00_28-004,00.asp.

120. Seymour MT. Fluorouracil, oxaliplatin and CPT-11 (irinotecan), use and sequencing (MRC FOCUS): a 2135-patient randomized trial in advanced colorectal cancer (ACRC) [abstract]. *Proc Am Soc Clin Oncol* 2005;23:3518. Virtual meeting presentation at http://www.asco.org/ac/1,1003,_12-002511-00_18-0034-00_19-001999,00.asphttp://www.asco.org/ac/1,1003,_12-002511-00_18-0034-00_19-001999,00.asp.

121. Ferrara N, et al. Discovery and development of bevacizumab, an anti-VEGF antibody for treating cancer. *Nat Rev Drug Discov* 2004;3(5):391–400.

122. Ferrara N. Vascular endothelial growth factor: basic science and clinical progress. *Endocr Rev* 2004;25(4):581–611.

123. Kabbinavar F, et al. Phase II, randomized trial comparing bevacizumab plus fluorouracil (FU)/leucovorin (LV) with FU/LV alone in patients with metastatic colorectal cancer. *J Clin Oncol* 2003;21(1):60–65.

124. Hurwitz H, et al. Bevacizumab plus irinotecan, fluorouracil, and leucovorin for metastatic colorectal cancer. *N Engl J Med* 2004;350(23):2335–2342.

125. Kabbinavar FF, et al. Addition of bevacizumab to bolus fluorouracil and leucovorin in first-line metastatic colorectal cancer: results of a randomized phase II trial. *J Clin Oncol* 2005;23(16):3697–3705.

126. Kabbinavar FF, et al. Combined analysis of efficacy: the addition of bevacizumab to fluorouracil/leucovorin improves survival for patients with metastatic colorectal cancer. *J Clin Oncol* 2005;23(16):3706–3712.

127. Giantonio B, Levy DE, O'Dwyer P. Bevacizumab (anti-VEGF) plus IFL (irinotecan, fluorouracil, leucovorin) as front-line therapy for advanced colorectal cancer (advCRC): updated results from the Eastern Cooperative Oncology Group (ECOG) Study E2200. ASCO GI Symposium; 2004; San Francisco, Calif.

128. Sparano JA, et al. Evaluating antiangiogenesis agents in the clinic: the Eastern Cooperative Oncology Group Portfolio of Clinical Trials. *Clin Cancer Res* 2004;10(4):1206–1211.

129. Giantonio BJ, et al. High-dose bevacizumab improves survival when combined with FOLFOX4 in previously treated advanced colorectal cancer: Results from the Eastern Cooperative Oncology Group (ECOG) study E3200 [abstract]. *Proc Am Soc Clin Oncol* 2005;23:1s Abstract 2. Virtual meeting at http://www.asco.org/ac/1,1003,_12-002511-00_18-0034-00_19-004925,00.asphttp://www.asco.org/ac/1,1003,_12-002511-00_18-0034-00_19-004925,00.asp.

130. Skillings JA, et al. Arterial thromboembolic events (ATEs) in a pooled analysis of 5 randomized, controlled trials (RCTs) of bevacizumab (BV) with chemotherapy. *Proc Am Soc Clin Oncol* 2005.

131. Carpenter G, Cohen S. Epidermal growth factor. *J Biol Chem* 1990;265(14):7709–7712.

132. Real FX, et al. Expression of epidermal growth factor receptor in human cultured cells and tissues: relationship to cell lineage and stage of differentiation. *Cancer Res* 1986;46(9):4726–4731.

133. Ciardiello F, Tortora G. A novel approach in the treatment of cancer: targeting the epidermal growth factor receptor. *Clin Cancer Res* 2001;7(10):2958–2970.

134. Thomas SM, Grandis JR. Pharmacokinetic and pharmacodynamic properties of EGFR inhibitors under clinical investigation. *Cancer Treat Rev* 2004;30(3):255–268.

135. Saltz L, et al. Cetuximab (IMC-C225) plus irinotecan (CPT-11) is active in CPT-11-refractory colorectal cancer (CRC) that expresses epidermal growth factor receptor (EGFR) [abstract]. *Proc Am Soc Clin Oncol* 2001;20:abstract 7.

136. Saltz LB, et al. Phase II trial of cetuximab in patients with refractory colorectal cancer that expresses the epidermal growth factor receptor. *J Clin Oncol* 2004;22(7):1201–1208.

137. Cunningham D, et al. Cetuximab monotherapy and cetuximab plus irinotecan in irinotecan-refractory metastatic colorectal cancer. *N Engl J Med* 2004;351(4):337–345.

138. Rosenberg AH, et al. Erbitux (IMC-C225) plus weekly irinotecan (CPT-11), fluorouracil (5FU) and leucovorin (LV) in colorectal cancer (CRC) that expresses the epidermal growth factor receptor (EGFr). Presented at the American Society of Clinical Oncology; 2002; Orlando, Fla.

139. Van Laethem JL., et al., Cetuximab (C225) in combination with bi-weekly irinotecan (CPT-11), infusional 5-fluorouracil (5-FU) and folinic acid (FA) in patients (pts) with metastatic colorectal cancer (CRC) expressing the epidermal growth factor receptor (EGFR): preliminary safety and efficacy

results. *Proc Am Soc Clin Oncol* 2003;22.

140. Rougier P, Mayer RJ, Van Laethem J. Cetuximab + FOLFIRI as first-line treatment for metastatic colorectal CA. Presented at ASCO; 2004; Orlando, Fla.

141. Cervantes A, et al. Cetuximab plus oxaliplatin/5-fluorouracil (5-FU)/folinic acid (FA) (FOLFOX-4) for the epidermal growth factor receptor (EGFR)-expressing metastatic colorectal cancer (mCRC) in the first-line setting: a phase II study [abstract 642]. *Eur J Cancer Suppl* 2005;3(2):81.

142. Hohler T. Phase I/II study of cetuximab combined with 5-fluorouracil/leucovorin plus weekly oxaliplatin in first-line treatment of epidermal growth factor receptor-expressing metastatic colorectal cancer. Presented at European Society of Medical Oncology Congress; 2004; Vienna, Austria.

143. Cunningham D, HY, Siena S, et al. Cetuximab monotherapy and cetuximab plus irinotecan in irinotecan-refractory metastatic colorectal cancer. *N Engl J Med* 2004;351(4):337–345.

144. Lenz HJ, M.R., Gold PJ, et al. Activity of cetuximab in patients with colorectal cancer refractory to both irinotecan and oxaliplatin. Proceedings of the American Society of Clinical Oncology; 2004; New Orleans, La.

145. Chung KY, Shia J, Kemeny NE, et al. Cetuximab shows activity in colorectal cancer patients with tumors that do not express the epidermal growth factor receptor by immunohistochemistry. *J Clin Oncol* 2005;23:1803–1810.

146. Saltz LL, Kindler H. Interim report of randomized phase II trial of cetuximab/bevacizumab/irinotecan (CBI) versus cetuximab/irinotecan (CB) in irinotecan-refractory colorectal cancer. Presented at the ASCO GI Symposium; 2005; Hollywood, Fla.

147. Hecht J, Patnaik A, Malik I. ABX-EGF monotherapy in patients (pts) with metastatic colorectal cancer (mCRC): an updated analysis. *J Clin Oncol* 2004;22(14S):3511.

148. Peeters M, Van Cutsem E, Siena S, et al. A phase 3, multicenter, randomized controlled trial (RCT) of panitumumab plus best supportive care (BSC) vs BSC alone in patients (pts) with metastatic colorectal cancer (mCRC). Presented at American Association of Cancer Research; 2006; Washington, DC.

149. Vanhoefer U, et al. Phase I study of the humanized antiepidermal growth factor receptor monoclonal antibody EMD72000 in patients with advanced solid tumors that express the epidermal growth factor receptor. *J Clin Oncol* 2004;22(1):175–184.

150. Dorligschaw O, KT, Jordan K. ZD1839 (Iressa)-based treatment as last-line therapy in patients with advanced colorectal cancer (ACRC). Presented at ASCO; 2003.

151. Oza A, Townsley CA, Siu L. Phase II study of erlotinib (OSI-774) in patients with metastatic colorectal cancer. Presented at ASCO; 2003.

152. Keilholz U, et al. Erlotinib as 2nd and 3rd line monotherapy in patients with metastatic colorectal cancer: results of a multicenter two-cohort phase II trial [abstract]. *Proc Am Soc Clin Oncol* 2005;23:3575. Virtual meeting presentation at http://www.asco.org/ac/1,1003,_12-002511-00_18-0034-00_19-004880-00_28-002,00.asphttp://www.asco.org/ac/1,1003,_12-002511-00_18-0034-00_19-004880-00_28-002,00.asp.

153. Cho C, Fisher GA, Halsey J. A phase II study of gefitinib in combination with FOLFOX-4 (IFOX) in patients with unresectable or metastatic colorectal cancer. Presented at ASCO; 2003.

154. Blanke CD. Celecoxib with chemotherapy in colorectal cancer. *Oncology (Huntingt)* 2002;16(4 suppl 3):17–21.

155. Menon AG, et al. Gene therapy strategies for colorectal cancer. In: Saltz LB, ed. *Colorectal Cancer: Multimodality Management*. Totowa, NJ: Humana Press; 2002:811–836.

156. Leichman CG, et al. Quantitation of intratumoral thymidylate synthase expression predicted for disseminated colorectal Cancer Response and resistance to protracted infusion 5-fluorouracil and weekly leucovorin. *J Clin Oncol* 1997;15:3223–3229.

157. Salonga D, et al. Colorectal tumors responding to 5-fluorouracil have low gene expression levels of dihydropyrimidine dehydrogenase, thymidylate synthase, and thymidine phosphorylase. *Clin Cancer Res* 2000;6(4):1322–1327.

158. Metzger R, et al. High basal level gene expression of thymidine phosphorylase (platelet-derived endothelial cell growth factor) in colorectal tumors is associated with nonresponse to 5-fluorouracil. *Clin Cancer Res* 1998;4(10):2371–2376.

159. Innocenti F, et al. Genetic variants in the UDP-glucuronosyltransferase 1A1 gene predict the risk of severe neutropenia of irinotecan. *J Clin Oncol* 2004;22(8):1382–1388.

160. McLeod HL, Watters J. Irinotecan pharmacogenetics: is it time to intervene? *J Clin Oncol* 2004;22(8):1356–1359.

161. McLeod HL. Individualized cancer therapy: molecular approaches to the prediction of tumor response. *Expert Rev Anticancer Ther* 2002;2(1):113–119.

162. Iqbal S, Lenz HJ. Targeted therapy and pharmacogenomic programs. *Cancer* 2003;97(8 suppl):2076–2082.

163. Maughan TS, et al. Comparison of intermittent and continuous palliative chemotherapy for advanced colorectal cancer: a multicentre randomised trial. *Lancet* 2003;361(9356):457–464.

164. Yeoh C, et al. Impact of 5-fluorouracil rechallenge on subsequent response and survival in advanced colorectal cancer: pooled analysis from three consecutive randomized controlled trials. *Clin Colorectal Cancer* 2003;3(2):102–107.

165. Lal R, et al. A randomized trial comparing defined-duration with continuous irinotecan until disease progression in fluoropyrimidine and thymidylate synthase inhibitor—resistant advanced colorectal cancer. *J Clin Oncol* 2004;22:3023–3031.

166. Baron TH. Expandable metal stents for the treatment of cancerous obstruction of the gastrointestinal tract. *N Engl J Med* 2001;344(22):1681–1687.

167. Temple LKF, et al. Use of surgery among elderly patients with stage IV colorectal cancer. *J Clin Oncol* 2004;22:3475–3484.

168. Tebbutt NC, et al. Intestinal complications after chemotherapy for patients with unresected primary colorectal cancer and synchronous metastases. *Gut* 2003;52(4):568–573.

169. Grothey A, et al. Phase III study of bolus 5-fluorouracil (5-FU)/folinic acid (FA) (Mayo) vs weekly high-dose 24h 5-FU infusion/FA + oxaliplatin (OXA) (FUFOX) in advanced colorectal cancer (ACRC). Presented at the American Society of Clinical Oncology Annual Meeting; 2002; Orlando, Fla.

第 46 章

结直肠癌肝转移灶的手术及局部切除

Philippe Taleb, Bernard Nordlinger

简 介

肝转移是结直肠患者最常见的死亡原因，其在 Ⅱ 期和 Ⅲ 期结肠癌患者的死因中分别占 20% 和 50%。但肝或肺转移的存在并不意味着无法进行根治性治疗。尽管只有一小部分肝转移患者能够耐受手术，但迄今为止手术切除仍然是能够保证患者长期存活甚至治愈的唯一手段。最新的治疗进展，包括新的化疗药物，切除技术及组织间放疗，增加了有治愈希望患者的数量。不幸的是，大多数肝转移灶切除后的患者仍然出现了复发。为了减少这种危险，正在测试应用辅助静脉和（或）动脉内化疗的新治疗方法，或者当出现复发时进行诸如手术或局部切除的根治性治疗。

肝转移切除的治疗进展

如果不接受治疗，很少有结直肠癌肝转移患者的中位生存期能够超过 1 年。在一项 1980 年至 1990 年间进行的。包含 484 名未接受治疗的结直肠癌肝转移患者的大规模前瞻性研究中，1 年的中位生存率为 31%，2 年为 7.9%，3 年为 2.6%，4 年为 0.9%。受累肝脏的体积、是否存在肝外疾病、肠系膜淋巴结转移、CEA 的水平及患者的年龄均对生存率有影响。根据以上指标的有无，中位生存期从 3.8 个月到 21 个月不等[1]。由于没有随机试验，仅有极少回顾性研究对存在未治疗的潜在可切除转移灶患者的生存期和结直肠癌转移灶切除后的患者的生存期进行过比较[1,2]。未治疗者无人存活 5 年，而 25% 至 30% 的转移灶完全切除者则存活 5 年以上。肝转移外科切除的益处已被充分认识，以治愈为目的的根治性切除是至今唯一可以保证长期存活的治疗手段。由于有证据表明在所有类型患者中肿瘤复发都与免疫抑制有关，肝移植已经被摒弃了[4]。

术前评估

是否采取肝转移根治术及切除的范围取决于患者的状况、肿瘤波及范围和肝功能情况。只有当肝转移灶可以被完全切除，切缘为阴性且术后有足够残留肝脏以避免肝功能衰竭时，才能考虑根治手术。患者必须不伴不可切除的肝外病灶。术前评估的目的是判断患者的状况是否能够难受肝切除术（例如：全麻、嵌夹操作都要求心血管功能正常）。术前评估应该排除肝外转移的存在并描述转移灶的解剖位置。如果残留肝组织正常，肝脏体积的 70% 都可以切除。然而许多患者接受过术前化疗，其可能会使肝组织改变。这时，可以通过 Child-Pugh 分级、血液肝生化检验及一些病例中用吲哚菁绿固定试验来评估肝功能。肝切除后，原位残留肝组织的体积应当通过 CT 扫描来评估。

外科治疗

术中评估

如果肝脏手术中腹腔镜的准确位置尚未明确[5]。那么，手术开始时要详细探查腹腔，以排除腹膜多发转移或预期之外的肝脏双叶转移，这是因为二者皆为肝切除的禁忌证。肝门和腹腔的淋巴结转移提示预后不良，但如果可被完全切除，就不能认定为肝切除的绝对禁忌证，因为有报道此类患者中有 5 年未复发者[6]。应常规应用术中超声,因为其可准确的描绘出转移灶和实质内的大血管蒂之间的解剖学关系,从而有助于选择手术方式[7]。术中超声可以检测出小的实质性病灶,依此来调整原手术方案,其还可以用来引导可疑病灶的细针穿刺,或评估经射频消融治疗后转移灶的破坏程度[8,9]。

肝切除的类型

如果残留肝组织正常,那么可以切除 8 个解剖学分区中的 6 个而不会导致术后肝功能衰竭。肝切除可以分成两种：①切除一或多个区段的解剖学切除；②切除肝部病灶周围部分肝组织的非典型或周围切除。切除三个及以上连续区段的切除术被定义为肝大部切除术：右半肝切除(Ⅴ,Ⅵ,Ⅶ,Ⅷ段),左半肝切除(Ⅱ,Ⅲ,Ⅳ段),扩大右半肝切除,也叫做肝右叶切除术(Ⅳ,Ⅴ,Ⅵ,Ⅶ,Ⅷ段)。

手术策略

肝转移肿瘤外科切除的目的是同消融方法合用,来清除或破坏所有转移灶,并得到阴性切缘。肝切除术的方式取决于转移灶的大小、数量、位置,与大血管和胆囊的关系,以及手术后原位残留的肝组织体积。浅表的小转移灶可以通过周围切除术去除。较大的病灶常常需要进行大部切除。值得注意的是,大面积的肝切除时,可能会因发生肝内转移而无法进一步手术。

如果在发现原发灶的同时发现了转移,通常倾向于先进行肠道切除。这是因为,在肝切除为大部切除时,若原发灶和肝转移灶联合切除则会增加死亡率和患病率(腹水感染、血管的嵌夹都损伤了缝合愈合的活力)。肝转移的外科切除术一般延迟到肠道切除后的 2~4 个月,以观察肝转移灶对系统化疗的反应(系

统化疗通常在间歇期进行),其构成了一项重要的预后因素。

结直肠癌肝转移切除的疗效

术后并发症

在大多数近期研究中,可见院内死亡率从 0%到 5%不等,其很大程度上受术中出血量、术前肝功能状况及肝切除程度等的影响。在 25%到 40%的患者中观察到可逆的术后并发症。肝切除术后,通常由于一过性肝功能衰竭、出血、被膜下脓肿或胆囊瘘等而再次发病。如果不伴术后并发症,肝切除术后的平均住院时间为 10 到 15 天。

远期效果

结直肠癌肝转移切除分别与 40%和 30%的 3 年和 5 年存活率相关。切除术后,有 2/3 的患者观察到复发,其中 50%的病例复发于肝脏。在一项大规模的回顾性研究中,1568 名接受单独直结肠癌肝转移切除的患者的 5 年生存率为 28%;250 名有肝外转移的肝切除后患者 5 年生存率为 15%;77 名接受姑息切除的患者无人存活 5 年[18]。

许多研究就影响生存率的因素进行了评估,性别和原发肿瘤的部位似乎并未影响疗效。原发肿瘤的分期与 70%的Ⅰ期、Ⅱ期和 33%的Ⅲ期结直肠癌患者的 5 年生存率有关。异时转移和少于 4 个的微小病灶的患者预后较好,而 1 还是 2 肝叶受累则无影响。CEA 的水平与无复发生存率强相关。大于 1cm 的阴性切缘能更好地避免复发,但一些研究表明稍小的切

表 46.1　结直肠癌转移肝切除术后死亡率和并发症发生率

结直肠癌肝转移肝切除术后死亡率和并发症发生率

参考文献	年代	例数	死亡率(%)	并发症发生率(%)
Nordlinger 等[10]	1987	80	5	13
Doci 等[11]	1991	100	5	39
AFCª [12]	1997	1818	2	24
Sheele 等[13]	1995	469	4	—
Jamison 等[14]	1997	280	4	—
Fong et 等[15]	1999	1001	3	—
Minagawa 等[16]	2000	235	0	—

AFC: 法国外科协会。

表 46.2

结直肠癌肝转移术后患者总生存率

参考文献	年代	例数	生存率 3 年（%）	生存率 5 年（%）
Nordlinger 等[10]	1987	80	40	25
AFC[a][12]	1991	1818	41	26
Gayowski 等[17]	1994	204	—	32
Sheele et 等[13]	1995	469	41	33
Nordlinger 等[18]	1996	1569	41	26
Jamison 等[14]	1997	280	—	27
Fong 等[15]	1999	1001	57	27
Minagawa 等[16]	2000	235	51	38

AFC：法国外科协会。

缘并不影响生存率[19]。如果是切缘阴性，手术方式似乎也对预后无影响。血行转移可与不良预后相关，也反映出病灶大、数目多时，手术切除的困难。一项包含1568名结直肠癌肝转移切除后患者的回顾性研究中，多因素分析表明：年龄、转移灶大小、CEA 水平、原发肿瘤的分期、无瘤间隔时间、肝脏结节的数目、切缘距肿瘤大于 1cm 或小于 1cm 都是影响预后的独立因素[18]。

肝外转移灶的控制

术前进行胸片和 CT 扫描来检测肺转移。在可以被完全切除的情况下，同时性肝肺转移不应被当做肝切除的禁忌证。肺转移的肿瘤切除术原则同肝转移的相似。在没有证据显示有复发或其他不可切除的转移灶时，原发肿瘤应当完全切除。在一项研究中，239 名有结直肠癌肺转移的患者接受了手术，其中 43 人（18%）曾行同时性肝转移切除，7 人（16%）接受了肺部复发灶切除，肺切除术后的中位生存期为19 个月[20]。日本肺部转移瘤研究小组报道了相似的结果：47 名接受了肺部和肝部切除的患者，其 3 年、5 年、8 年的生存率分别为 36%、31%、23%[21]。肺转移的外科切除可以显著的延长生存期，其预后影响因素和肝转移切除术相似。年龄、性别、手术方式对生存率无影响。肺转移切除后，50%至 70%的病例中肺都是首要复发部位，其次是原转移灶的局部复发和脑及肝转移。在一些病例中可以考虑再次肺切除，因为有报道其5 年精算生存率可达 30%[22]，只有出现可疑临床症状时，才通过如脑部 CT 或骨显像等来检测是否有其他部位的转移，出现其他部位转移是肝或肺切除的禁忌证，因为预后取决于这些不可切除转移灶的进展情况。

肝转移复发的再次切除

25%~50%的患者在首次肝切除后会发生肝内复发并能够耐受再次切除。再次切除的术后死亡率和发病率与首次切除后的无差别，平均生存期接近 2 年。一项包含 146 名肝切除后发生肝内转移并接受了再次肝切除的患者的试验中，术后 1 年的生存率是 78%，3 年的生存率是 30%，5 年和 10 年的生存率为 16%，同首次肝切除后的观察结果相似[23]。因此，如果技术条件允许的话，那么，肝内复发应当及时切除。

肝转移外科手术的进展

只有 10%~20%肝切除患者满足直接切除的选择标准。当今的趋势是更加积极的治疗手段并不断增加外科手术的适应证。肝门静脉栓塞、消融技术和化疗可以应用于数年前被认为无法行切除术的患者。

肝门静脉栓塞

如果肝切除术后残留肝组织的体积太小不足以提供足够的术后肝功能，则建议术前进行选择性肝门静脉栓塞，来诱导病灶同侧组织萎缩对侧组织肥大以预防术后肝功能衰竭[25]。没有肝硬化的患者，术前肝门静脉栓塞可期诱导未栓塞区体积增大 40%~60%。然而，如果在肝脏的未栓塞区出现转移灶，诱导的再生或肥大则与转移灶体积的加速增长有关。得益于栓塞技术,60%因为残留肝组织体积过少在过去被认为无法进行肝切除的病例都可以行肝切除,其死亡率和发病率都和肝切除前没有进行肝门静脉栓塞的患者相当[26]。在一项最新研究中,伴和不伴肝门静脉栓赛的肝切除后的准确生存率相似,1 年、3 年、5 年的生存率分别为 81%、67%、40% 和 88%、61%、38%[25]。

化疗

当肝转移无法通过外科切除时,可以应用系统化疗。临床试验表明,如果在症状出现之前就开始姑息化疗,比单纯的对症治疗能更好地改善生活质量。5-FU 和亚叶酸钙合用的有效率接近 20%,当和奥沙利铂及依立替康等新药合用时有效率近 50%[27]。单独应用积极的化疗方案（依立替康或奥沙利铂+5-FU）的 5 年生存率小于 5%。

一项Ⅲ期随机实验评价了一种抗血管生成药(贝伐单抗)和化疗药物依立替康合用的受益情况,结果表明联合用药组的总生存率、无进展生存期及有效率都有提高。加用抗血管生成药已经成为一个新的对无法切除的结直肠癌转移的治疗标准[28]。

新辅助化疗

新辅助化疗使原来无法切除的转移灶降期,使较大的病灶也能通过消融技术或切除术去除。众所周知消融技术只能安全的破坏直径为 3~5cm 的肝脏的病灶。在一项研究中,系统化疗使 16% 原因为病灶位置、大小、肝脏转移灶的数量及合并肝脏疾病而被认为无法行切除术的患者可以进行外科切除。其 3 年和 5 年生存率同可切除灶切除后的患者的生存率相当[29]。

新的研究指出了新辅助化疗的重要性[30]。其对使用和没有使用新辅助化疗的有同步直结肠癌肝转移切除的患者的预后进行了比较。两组的患者及肿瘤相关情况相近,两组的 5 年生存率近似(43% 和 35%,P=0.4),但肿瘤稳定或对化疗敏感亚组的患者较未接受化疗的患者的生存率高(85% 和 35%,P=0.03)。

有一回顾性分析,评价了肝切除术前接受和未接受新辅助化疗的有多发胆道和肝脏转移的结直肠癌患者的预后,结果显示,接受了新辅助化疗的患者 3 年和 5 年生存率较高,为 67%、38.9% 和 51.8%、20.7%[31]。

最后该回顾性分析指出,化疗期间肿瘤进展应该被认为是因多发转移而进行的肝切除的禁忌证。全部

131 名患者接受了系统新辅助化疗(5-FU,奥沙利铂或依立替康)。因有多发转移而行肝切除的患者根据对化疗的反应不同被分成三组:显效组、肿瘤稳定组及肿瘤进展组。所有的患者都接受了根治性肝切除。肿瘤进展组的患者比显效组及肿瘤稳定组的患者的 5 年生存率低(8%、37% 和 30%)[32]。对新辅助化疗敏感是结直肠癌肝转移切除患者的一项重要预后因素。

随着新型患者(转移灶在化疗后变为可切除病灶的患者)的出现,可切除和不可切除肝转移的分界已经变得越来越模糊。化疗期间出现疾病进展的患者不应进行肝切除。

辅助化疗

尽管外科技术和技能有了很大改善,不幸的是许多肝转移切除后的患者仍然出现了复发。一种减少复发危险的方法是加强对手术患者的筛选。在此背景下,改进了简易的预后评分系统来评估肝转移切除患者的治愈机会[15,18]。

如果这些预后评分系统有助于对随机实验中的患者进行分层,它们就不应被用来排除等待外科切除的患者。事实上甚至对于有极大复发风险的患者,手术也是现存唯一能够保证长期存活的治疗方法,当今的趋势倾向于更加积极的治疗和扩大肝转移切除术的适应证。

结直肠癌转移切除术后的辅助化疗的好处尚未得到明确证实。一些发表的研究主要检测了肝动脉灌注化疗(HAI)。HAI 将高浓度细胞毒药物直接灌注到肿瘤所在部位。这项技术基于以下原理:转移病灶主要从肝动脉获得血液供给,而正常肝细胞则主要由肝门静脉供血。动脉内治疗可使肿瘤更好的暴露于化疗药物中而减少了全身副作用。HAI 也存在局限性,包括:肝外疾病进展的危险、胆道毒性等的数种副作用和避免应用肝内导管的技术问题。有三个随机试验评估了 HAI 作为结直肠癌肝转移切除术后辅助治疗潜在获益。一个德国多中心试验没有显示出不伴化疗而只用 5-FU 和亚叶酸钙进行肝动脉灌注较单纯手术在生存率上有任何优势,而接受化疗的患者出现严重毒副反应并且死亡危险增加[33]。Memorial Sloan-Kettering 癌症中心的一项研究对比了 HAI 与 5-FU 及亚叶酸钙系统化疗合用以及单用 5-FU 及亚叶酸钙系统化疗,结果为联合治疗的肝内复发率降低,2 年的总生存率提高（86% 与 72%,P=0.03）。东方联合癌症小组的另一项研究对应用氟达拉滨进

行肝动脉灌注联合应用 5-FU 进行持续的静脉灌注作了评估，结论为 HAI 联合 5-FU 静脉灌注和单纯手术比较降低了复发的危险(46%与 25%，P=0.03)，但总生存率并无优势[35]。从这些研究中我们可以推断 HAI 不足以单独用作肝转移辅助化疗。尽管副作用增加，但 HAI 联合系统化疗可以减少手术后复发的危险。这些研究还不足以使医生们相信术后进行肝动脉灌注化疗应当作为标准，但是其的确向手术联合化疗治疗结直肠癌肝转移的原则的可靠性将迈出了重要的一步。

两项Ⅲ期随机试验对肝切除后的系统辅助化疗进行了评价。一项法国的由法语国家消化系统肿瘤学联盟的研究和一项欧洲-加拿大的研究，手术后应用 5-FU 和亚叶酸钙[39,45]进行 6 个月的系统化疗及单纯手术对比，尽管两者之间没有统计学差异，但这些研究显示出倾向于辅助化疗收益的趋势。这两项研究的meta 分析正在筹备当中[36,37]。在大约四分之一的患者中，这些化疗方案导致 3/4 度的毒副反应(中性粒细胞减少、血小板减少、口腔炎、呕吐、腹泻)。Ⅲ期随机试验正在对完全肝转移切除后应用的化疗方案，特别是依立替康与 5-FU/FA 的合用进行研究。

结直肠癌转移完全切除后化疗的好处还未被正式阐明，还有一些问题尚待解决。例如：化疗药物应当通过静脉还是肝动脉给予？应在术前还是术后给予，或者前后都用？最好的化疗方案是否应当包括奥沙利铂、依立替康或是生物制剂？因此急需医学肿瘤学家和外科医生参与到评估新化疗方案和治疗措施的大型前瞻性实验中来，其在大多数机构中是可行的。因为组织难度大，似乎只有可能进行国际合作的多中心研究才有助于解决这些问题。一欧洲癌症研究与治疗机构的国际组织研究对比了接受奥沙利铂，5-FU 及亚叶酸钙进行新辅助和辅助化疗和未接受化疗的肝转移切除术后的患者的预后。全部 364名患者参与了此大规模研究，结果以摘要的形式发布。随机抽取的接受术前 FOLFOX 化疗的患者的疾病无进展成存期显著延长[37a]。

局部破坏

近来肝转移的新的消融方法，如冰冻、射频消融、微波和激光高温消融都有所发展。这些技术中，射频消融已经成为应用最广泛的结直肠癌肝转移的消融技术[38-44]。

射频消融的背景和基础

技术特征　应用射频能量时，一高频交流电(350~500kHz)从一个电极的尖端移到电极周围的组织中。射频电流诱导离子激发从而产热。当组织中的温度升高超过 60℃时，细胞开始死亡，在电极周围形成坏死区[45]。电极有多种不同设计，有一试验模型对比了不同种类电极的设计，结果表明在诱导的坏死体积方面没有明显差异[46]。

因为肿瘤的热损伤同肿瘤内的血液供应地冲出效应呈负相关，所以组织灌注对可诱导的坏死体积有直接影响[39,45]。肝血管栓塞包括肝门静脉、肝动脉或两者皆有，已经被证实可增加坏死体积，需要剖腹手术[39,47]。带瘤区段肝动脉栓塞，也可通过应用血管造影气囊，或肝门静脉气囊的经皮方法进行[48]。

射频消融诱导的坏死面积应较肿瘤大 1cm 以上，同切除术后的手术切缘相同。最大直径小于 3cm 的肿瘤只需安放一个细针电极就可破坏，当电极位于肿瘤中心位置时，其作用直径为 3.5~4cm[43,49]。当肿瘤较大时，需要分散的安放多个电极以完全破坏肿瘤[43,50]。然而对于这些较大的肿瘤，更加难以确定肿瘤是否被完全破坏[57]。

射频消融方式　肝脏肿瘤的射频消融可通过经皮、腹腔镜或开腹手术进行,如今,尚没有研究对这三种径路进行过比较。这些方式的适应证各不相同,需要根据患者的个体情况进行选择。经皮方式比开腹手术性小,在门诊过程中在全麻或局麻下都可进行,患病率及并发症率都较低,且价格较便宜[38,42,43,45]。然而,位于肝脏顶部接近横膈或接近胃和直肠的病灶常常因为有造成邻近器官损伤的危险,而无法通过经皮的方式消除。

腹腔镜方式要求有高水平的技术。在腹部超声的引导下,其可很好的评估肝脏肿瘤的数量和位置,并且可通过探查腹腔来排除肝外转移,这些在经皮方式中是不可能的[52]。当肿瘤位于肝脏中央邻近肝内大血管时,腹腔镜方式有助于射频针更加准确的定位。腹腔镜方式也可用于当肿瘤粘连在如直肠、胃、十二指肠这些可能在热疗中损伤的结构的情况下[35,45]。

开腹手术侵犯性较大但可以探查腹腔以排除肝外疾病。如果在术中将其与超声合用,就可以检测出术前影像学检查中可能忽略的小的肝部病灶。射频消融可以和肝切除术合用,例如切除一叶上的较大肿瘤时可同时应用射频消融去除另一叶上的小病灶[38,43,53]。

检测疗程有效性及随访 超声可以用来评价疗程的完成情况,但热疗中的超声影像并不与凝固性损伤严格相关,这些影像在几分钟之内就会变得不均匀。出于这种考虑 CT 扫描和 MRI 似乎更加实用[38]。

增强 CT 扫描是较好的随访方法。 周围晕圈代表发生了热疗细胞损伤的炎症反应,其必定在一个月内消散。这种延迟之后,持续的或者新出现的病灶周围增强都考虑是耐药或复发的肿瘤,特别当随访的扫描中发现体积变大时。MRI 也得到了同样的影像。近期有研究对 FDG-PET 用作局部消融治疗后随访手段进行了评估,FDG-PET 检测局部复发的阳性和阴性预测值分别为 80% 和 100%[54]。

射频消融的死亡率和患病率

总体上肝脏肿瘤的射频消融耐受较好。常见治疗后的副作用有轻微的右上腹不适、一过性发热和恶心,以及无症状的右侧胸膜渗出[42]。肝功能恶化较常见,但可在一周内完全恢复。患病率为 2%~10%。死亡率小于 1.5%[40,44,47,55-57]。一项近期包括 3670 名接受经皮、腹腔镜或开腹手术的射频消融的有肝脏恶性肿瘤的患者的 meta 分析中,死亡率和患病率分别为 0.5% 和 9%[55]。三种消融技术的并发症发生率及死亡率相当。死亡原因主要为肝脓肿、肝功能衰竭、心脏并发症和腹腔出血,而肠穿孔引发的死亡也有报道。更常遇到并发症为肝脓肿、腹部出血、胆道损伤、肝功能衰竭和呼吸系统并发症。数种并发症的危险因素已经明确[56,58]。有肝硬化的患者较没有肝硬化者更易发生门静脉血栓,特别是在合并血流栓塞的病例中。有胆道吻合的患者比其他患者更易发生肝脓肿。背膜下肿瘤发生腹腔出血的危险性更高,尤其是采用经皮路径的情况下。对电极路径仔细烧灼可以避免此并发症。中心型肿瘤易造成胆道和中央血管的损伤,认为肿瘤位置距主胆管小于 1cm 为射频消融的禁忌证已达成一致。经皮路径中临近器官的热损害尤为突出。对并发症危险的充分了解应用来帮助降低射频消融的并发症发生率。在许多研究中心射频消融因其较低的并发症发生率已取代了冷冻消融技术。

肝转移的射频消融

适应证 在 25%~30% 的患者中只有手术切除才能使其长期存活,只有 10%~20% 的肝转移患者完全满足切除术的标准并且能耐受手术。当今的趋势倾向于更加积极的治疗和扩大肝转移切除术的适应证,使更多的患者能够进行手术。在这种背景下,近年来射频消融已经发展成为治疗肝转移的手段。因为没有随机试验检验过它的疗效,所以,当今射频消融的应用仍被限制在治疗不可切除的肝脏病灶中。基本的是将其应用于因为肝内位置而无法全部切除的有限个肝内病灶的患者。原发肿瘤的消融可以单独应用或者与肝切除术合用,部分转移灶可以切除其他的则通过消融去除。然而所有转移灶都要治疗。肝切除后肝内复发是另一射频消融的潜在适应证[59]。

结果 很难评价射频消融对结直肠癌肝转移的治疗效果。众多研究中包含多种不同类型的肿瘤,有些患者接受过化疗,有些则没有,这都会干扰射频消融治疗的最初效果。而且肿瘤局部复发的结果经常通过不同的方法报道,或是以原疾病基础上失败的数目的形式,或是以出现局部复发的患者数量和全部接受治疗的患者数量的关系的形式。对于小于 3cm 的病灶,射频消融是有效的且使 90% 以上的患者肿瘤得到局部控制。对于大于 3cm 的病灶,原位的局部复发率一般大于 30%[50,60-63]。病灶复发的危险与消融病灶的数目或者射频消融的方式无关。新的肝脏肿瘤或者肝外疾病的进展是射频消融的主要问题,在 30%~60% 的患者中出现 [40,47,49,61,62]。因此单用射频消融还是不够的,需要和化疗合用。

如果射频消融能安全有效的诱导最大径至 3cm 的肝脏转移灶的坏死,现在需要证明这种局部疗效和患者的生存获益有关。需要有临床试验对射频消融和手术切除进行对比,而手术切除被认为是治疗的金标准。理论上来说可以考虑两种研究方法:①将射频消融和可切除的转移灶的手术切除进行对比;②关注姑息化疗为标准治疗有不可切除肝转移的患者。由欧洲癌症研究和治疗机构组织的一项试验对比了单纯化疗和化疗联合全部转移灶射频消融。在不久的将来,大多数有肝转移的患者都可能接受多方案治疗,包括手术切除、射频消融和系统化疗。

对肝脏恶性肿瘤的射频消融有了更多了解之后,现在已清楚证实这种局部消融新方法可以安全有效的破坏小的肝脏病灶,其已在肝脏恶性肿瘤的治疗中占有一席之地。但是,它对患者生存率的影响仍待完善设计的临床试验来证实,这也就亟须外科医生和医学肿瘤学家将他们的患者加入到试验当中。

结　论

可切除的肝转移的标准治疗方法是警醒完全性的手术切除。但只有 10%~20% 的患者可以手术。化疗的好处越来越得到认识，特别是使原无法切除的肝转移变得可以切除。事实上，近来化疗的进步以及消融技术的发展都增加了可进行根治手术的患者的数量。不久的将来手术联合化疗的方法很可能得到认可。

（刘凯　译）

参考文献

1. Stangl R, Altendorf-Hofmann A, Charnley RM, Scheele J. Factors influencing the natural history of colorectal liver metastases. *Lancet* 1994;343:1405–1410.
2. Wilson SM, Adson MA. Surgical treatment of hepatic metastases from colorectal cancer. *Arch Surg* 1976;111:330–333.
3. Wanebo HJ, Semoglou C, Attiyeh F, et al. Surgical management of patients with primary operable colorectal cancer and synchronous liver metastases. *Am J Surg* 1978;135:81–85.
4. Pichlmayr R. Is there a place for liver grafting for malignancy? *Transpl Proc* 1988;20:478–482.
5. Timothy GJ, Greig JD, Crosbie JL, Miles WFA, Garden OJ. Superior staging of liver tumors with laparoscopy and laparoscopic ultrasound. *Ann Surg* 1994;6:711–719.
6. Nordlinger B, Jaeck D, Guiguet M, Vaillant JC, Balladur P, Schaal JC. Surgical resection of hepatic metastases: multicentric retrospective study by the French Association of Surgery. In: Nordlinger B, Jaeck D, eds. *Treatment of Hepatic Metastases of Colorectal Cancer*. Paris: Springer-Verlag; 1992;129–146.
7. Zacherl J, Scheuba C, Imhof N, et al. Current value of intraoperative sonography during surgery for hepatic neoplasms. *World J Surg* 2002;26:550–554.
8. Bismuth H, Houssin D, Castaing D. Major and minor segmentectomies "réglées" in liver surgery. *World J Surg* 1982;6:10–24.
9. Starzl TE, Bell RH, Beart RW, Putnam CW. Hepatic trisegmentectomy and other liver resections. *Surg Gynecol Obstet* 1975;141:429–437.
10. Nordlinger B, Quilichini MA, Parc R, et al. Hepatic resection for colorectal liver metastases: influence on survival of preoperative factors and surgery for recurrences in 80 patients. *Ann Surg* 1987;205(3):256–263.
11. Doci R, Gennari L, Bignami P, et al. One hundred patients with hepatic metastases from colorectal cancer treated by resection: analysis of prognostic determinants. *Br J Surg* 1997;78(7):797–801.
12. Jaeck D, Bachellier P, Guiguet M, et al. Long-term survival following resection of colorectal hepatic metastases. Association Française de Chirurgie. *Br J Surg* 1997;84(7):977–980.
13. Scheele J, Stang R, Altendorf-Hofmann A, et al. Resection of colorectal metastases. *World J Surg* 1995;19(1):59–71.
14. Jamison RL, Donohue JH, Nagorney DM, et al. Hepatic resection for metastatic colorectal cancer results in cure for some patients. *Arch Surg* 1997;132(5):505–510; discussion 511.
15. Fong Y, Fortner J, Sun RL, Brennan MF, Blumgart LH. Clinical score for predicting recurrence after hepatic resection for metastatic colorectal cancer: analysis of 1001 consecutive cases. *Ann Surg* 1999;230:309–318.
16. Minagawa M, Makuuchi M, Torzilli G, et al. Extension of the frontiers of surgical indications in the treatment of liver metastases from colorectal cancer: long-term results. *Ann Surg* 2000;231(4):487–489.
17. Gayowski TJ, Iwatsuki S, Madariaga JR, et al. Experience in hepatic resection for metastatic colorectal cancer: analysis of clinical and pathological risk factors. *Surgery* 1994;116(4):703–710.
18. Nordlinger B, Guiguet M, Vaillant J-C, et al. Surgical resection of colorectal carcinoma metastases to the liver: a prognostic scoring system to improve case selection, based on 1568 patients. *Cancer* 1996;77:1254–1262.
19. Cady B, Jenkins RL, Steele GD, Jr, et al. Surgical margin in hepatic resection for colorectal metastasis: a critical and improvable determinant of outcome. *Ann Surg* 1998;227:566–571.
20. Regnard JF, Grunenwald D, Spaggiari L, et al. Surgical treatment of hepatic and pulmonary metastases from colorectal cancers. *Ann Thorac Surg* 1998;66(1):214–218.
21. Kobayashi K, Kawamura M, Ishihara T. Surgical treatment for both pulmonary and hepatic metastases from colorectal cancer. *J Thorac Cardiovasc Surg* 1999;118:1090–1096.
22. McAfee MK, Allen MS, Trastek F, et al. Colorectal lung metastases: results of surgical excision. *Ann Thorac Surg* 1992;53:780–786.
23. Lange JF, Leese T, Castaing D, Bismuth H. Repeat hepatectomy for recurrent malignant tumors of the liver. *Surg Gynecol Obstet* 1989;169:119–126.
24. Nordlinger B, Vaillant JC, Guiguet P, et al. Repeat liver resections for recurrent colorectal metastases: prolonged survivals. *J Clin Oncol* 1994;12:1491–1496.
25. Azoulay D, Castaing D, Smail A, et al. Resection of nonresectable liver metastases from colorectal cancer after percutaneous portal vein embolization. *Ann Surg* 2000;231:480–486.
26. Elias D, De Baere T, Roche A, Ducreux M, Leclere J, Lasser P. During liver regeneration following right portal embolization the growth rate of liver metastases is more rapid than that of the liver parenchyma. *Br J Surg* 1999;86:784–788.
27. Douillard JY, Cunningham D, Roth AD, et al. Irinotecan combined with fluorouracil compared with fluorouracil alone as first-line treatment for metastatic colorectal cancer: a multicentre randomized trial. *Lancet* 2000;355:1041–1047.
28. Hurwitz H, Fehrenbacher L, Novotny W, et al. Bevacizumab plus irinotecan, fluorouracil, and leucovorin for metastatic colorectal cancer. *N Engl J Med* 2004;350:2335–2342.
29. Bismuth H, Adam R, L,vi F, et al. Resection of nonresectable liver metastases from colorectal cancer after neoadjuvant chemotherapy. *Ann Surg* 1996;224:509–520.
30. Allen PJ, Kemeny N, Jarnagin W, et al. Importance of response to neoajuvant chemotherapy in patients undergoing resection of synchronous colorectal liver metastases. *J Gastrointest Surg* 2003;7:109–115.
31. Tanaka K, Adam R, Shimada H, et al. Role of neoadjuvant chemotherapy in the treatment of multiple colorectal metastases to the liver. *Br J Surg* 2003;90:963–969.
32. Adam R, Pascal G, Castaing D, et al. Tumor progression while on chemotherapy: a contraindication to liver resection for multiple colorectal metastases? *Ann Surg* 2004;240(6):1061–1064.
33. Lorenz M, Muller HH, Shramm H, et al. Randomized trial of surgery versus surgery followed by adjuvant hepatic arterial infusion with 5-fluorouracil and folinic acid for liver metastases of colorectal cancer. German Cooperative on Liver Metastases. *Ann Surg* 1998;228:756–762.
34. Kemeny N, Huang Y, Cohen A, et al. Hepatic arterial infusion of chemotherapy after resection of hepatic metastases from colorectal cancer. *N Engl J Med* 1999;341:2039–2048.
35. Kemeny MM, Sudeshna A, Gray B, et al. Combined modality treatment for resectable metastatic colorectal carcinoma to the liver: surgical resection of hepatic metastases in combination with continuous infusion of chemotherapy—an intergroup study. *J Clin Oncol* 2002;20:1499–1505.
36. Portier G, Rougier P, Milan C, et al. Adjuvant systemic chemotherapy (CT) using 5-fluorouracil (FU) and folinic acid (FA) after resection of liver metastases (LM) from colorectal (CRC) origin: results of an intergroup phase III study (trial FFCD-ACHBTH-AURC 9002). *J Clin Oncol* 2002, Proc. ASCO:#528
37. Langer B, Bleiberg H, Labianca R, et al. Fluorouracil (FU) plus l-leucovorin (l-LV) versus observation after potentially curative resection of liver or lung metastases from colorectal cancer (CRC): results of the ENG (EORTC/NCIC CTG/GIVIO) randomized trial. *J Clin Oncol* 2002, Proc. ASCO:#592.
37a. Nordlinger B, Sorbye H, Collette L, et al. Final results of the EORTC Intergroup randomized phase III study 40983 (EPOC) evaluating the benefit of perioperative FOLFOX4 chemotherapy for patients with potentially resectable colorectal cancer metastases. *J Clin Oncol* 2007, LBA5.
38. Ruers TJM. Tumour ablative procedures for colorectal livers metastases. *Eur J Cancer* 2003;1:189–199.
39. Erce C, Parks W. Interstitial ablative techniques for hepatic tumours. *Br J Surg* 2003;90:272–289.
40. Pawlik TM, Izzo F, Cohen DS, et al. Combined resection and radiofrequency ablation for advanced hepatic malignancies: results in 172 patients. *Ann Surg Oncol* 2003;10:1059–1069.
41. Mutsaerts EL, Van Coevorden F, Krause R, et al. Initial experience with radiofrequency ablation for hepatic tumours in the Netherlands. *Eur J Surg Oncol* 2003;29:731–734.
42. Garcea G, Lloyd TD, Aylott C, et al. The emergent role of focal liver ablation techniques in the treatment of primary and secondary liver tumours. *Eur J Cancer* 2003;39:2150–2164.
43. Curley SA. Radiofrequency ablation of malignant liver tumors. *Ann Surg Oncol* 2003;10:338–347.
44. Bleicher RJ, Allegra DP, Nora DT, et al. Radiofrequency ablation in 447 complex unresectable liver tumors: lessons learned. *Ann Surg Oncol* 2003;10:52–58.
45. Gillams AR. Radiofrequency ablation in the management of liver tumours. *Eur J Surg Oncol* 2003;29:9–16.
46. Denys AL, De Baere T, Kuoch V, et al. Radio-frequency tissue ablation of the liver: in vivo and ex vivo experiments with four different systems. *Eur Radiol* 2003;13:2346–2352.
47. Curley SA, Izzo F, Delrio P, et al. Radiofrequency ablation of unresectable

primary and metastatic hepatic malignancies: results in 123 patients. *Ann Surg* 1999;230:1–8.

48. de Baere T, Bessoud B, Dromain C, et al. Percutaneous radiofrequency ablation of hepatic tumors during temporary venous occlusion. *AJR Am J Roentgenol* 2002;178:53–59.

49. Solbiati L, Livraghi T, Goldberg SN, et al. Percutaneous radio-frequency ablation of hepatic metastases from colorectal cancer: long-term results in 117 patients. *Radiology* 2001;221:159–166.

50. Livraghi T, Goldberg SN, Lazzaroni S, et al. Hepatocellular carcinoma: radio-frequency ablation of medium and large lesions. *Radiology* 2000;214:761–768.

51. Dodd GD III, Frank MS, Aribandi M, et al. Radiofrequency thermal ablation: computer analysis of the size of the thermal injury created by overlapping ablations. *AJR Am J Roentgenol* 2001;177:777–782.

52. Santambrogio R, Podda M, Zuin M, et al. Safety and efficacy of laparoscopic radiofrequency of hepatocellular carcinoma in patients with liver cirrhosis. *Surg Endosc* 2003;17:1826–1832.

53. Oshowo A, Gillams AR, Lees WR, Taylor I. Radiofrequency ablation extends the scope of surgery in colorectal liver metastases. *Eur J Surg Oncol* 2003;29:244–247.

54. Ruers TJ, Langenhoff BS, Neeleman N, et al. Value of positron emission tomography with [F-18] fluorodeoxyglucose in patients with colorectal liver metastases: a prospective study. *J Clin Oncol* 2002;20:388–395.

55. Mulier S, Mulier P, Ni Y, et al. Complications of radiofrequency coagulation of liver tumours. *Br J Surg* 2002;89:1206–1222.

56. de Baere T, Risse O, Kuoch V, et al. Adverse events during radiofrequency treatment of 582 hepatic tumors. *AJR Am J Roentgenol* 2003;181:695–700.

57. Qian J, Feng GS, Vogl T. Combined interventional therapies of hepatocellular carcinoma. *World J Gastroenterol* 2003;9:1885–1891.

58. Livraghi T, Solbiati L, Meloni MF, et al. Treatment of focal liver tumors with percutaneous radio-frequency ablation: complications encountered in a multicenter study. *Radiology* 2003;226:441–451.

59. Elias D, De Baere T, Smayra T, et al. Percutaneous radiofrequency thermoablation as an alternative to surgery for treatment of liver tumour recurrence after hepatectomy. *Br J Surg* 2002;89:752–756.

60. Wood TF, Rose DM, Chung M, et al. Radiofrequency ablation of 231 unresectable hepatic tumors: indications, limitations, and complications. *Ann Surg Oncol* 2000;7:593–600.

61. de Baere T, Elias D, Dromain C, et al. Radiofrequency ablation of 100 hepatic metastases with a mean follow-up of more than 1 year. *AJR Am J Roentgenol* 2000;175:1619–1625.

62. Gillams AR, Lees WR. Survival after percutaneous, image-guided, thermal ablation of hepatic metastases from colorectal cancer. *Dis Colon Rectum* 2000;43:656–661.

63. Bowles BJ, Machi J, Limm WM, et al. Safety and efficacy of radiofrequency thermal ablation in advanced liver tumors. *Arch Surg* 2001;136:864–869.

第 8 篇

胃肠道其他非常见肿瘤

第 47 章

肛管癌

Cathy Eng, Jaffer Ajani

与胃肠道的其他恶性肿瘤不同,肛管癌的主要治疗手段为联合放化疗,而手术只是作为放化疗后肿瘤残留或复发的挽救性治疗措施。最初,是在对 3 例肛管癌的患者行术前辅助放化疗的过程中,发现联合放化疗就可以达到治愈的效果[1]。此后,不断有研究证实了联合放化疗对于肛管癌的治愈性效果,从而确立了联合放化疗为肛管癌的标准治疗模式。这种治疗模式始于上世纪 70 年代,不仅可对肿瘤达到根治效果,还让患者保留了肛门,大大改善了患者的生活质量。然而,目前对于化疗和放疗如何在时间上进行安排,使用何种化疗药物还存在在一些争议(尤其是对于体积较大和转移性的肛管癌)。

解　剖

解剖学上的肛管是指肛缘以上 3~4cm 的终末消化道(图 47.1),后壁较前壁长约 1cm,下界为肛缘,上界为肛门直肠环(肛门直肠环是由耻骨直肠肌的肛提肌部分和肛门外括约肌组成)的上缘[2],指诊很容易触及。肛周是指肛缘周围 5cm 以内的皮肤。肛缘的定义目前存在争议,有学者将肛缘以及整个的肛周皮肤统称为终末肛缘。

肛周皮肤在组织学上与其他部位有毛发覆盖的皮肤类似。在肛缘处,有色素沉着的皮肤与光滑的、苍白色的、缺乏毛发和腺体的肛管上皮移行,这部分就是通常被称为肛梳的结构。

肛管的淋巴回流主要有 3 条途径。肛管上段的淋巴主要回流至直肠周围淋巴结和肠系膜下动脉系统的直肠上动脉周围。齿状线周围的淋巴主要回流至阴部内动脉及闭孔神经周围等腹股沟淋巴结深组。肛缘以及肛周皮肤的淋巴主要回流至腹股沟淋巴结的浅表组。

肛管和远端直肠的血供主要来自起源于肠系膜下动脉、髂内动脉以及阴部内动脉的直肠上、中、下动脉。静脉回流主要经由上述动脉伴行的静脉回流至门静脉和腔静脉系统。

肛门外括约肌是随意肌,主要由 S2、S3、S4 发出的直肠内神经支配。除此之外,直肠内神经还负责传导齿状线以下的肛管和肛周皮肤的痛觉、触觉以及其他感觉。肛门内括约肌是自主肌,主要由 S2、S3、S4 发出的副交感神经和腹下神经丛发出的交感纤维支配。

流行病学

肛管癌是少见的消化道恶性肿瘤,发病率小于 1/10 万[3],2007 年全美新发患者数为 4650,死亡约 690 人[4]。这些患者诊断时,多数属于局部进展期,主要的治疗手段为联合放化疗。异性恋人群中的年发病率为 1/10 万,而存在肛交行为的男同性恋人群中年发病率为 35/10 万[5]。1973~2000 年的 SEER 数据显示,肛管癌的发病率在逐年增高,和其他种族相比,黑人男性的发病率最高,预后最差[6]。

危险因素

现有的文献提示人乳头瘤病毒感染(HPV)和肛管癌之间存在明显的关系。在美国,大约 2000 万 15~59 岁人群存在 HPV 感染,即每 13 个美国人当中就有 1 人存在 HPV 感染,而且新诊断的感染人数在以每年 550 万的速度增加。其中一半是 15~24 岁的处于性行为活跃期的青年人[7]。HPV 感染除了可以引起宫颈以及肛管的上皮内瘤变外,还可以导致生殖器的尖

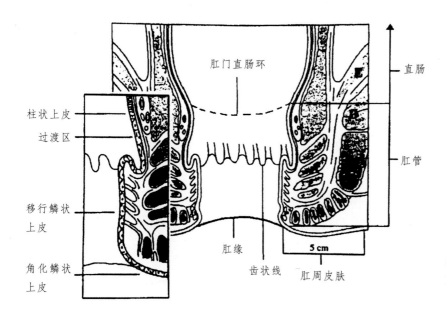

图 47.1　肛管解剖。Source：Adapted from Skarin AT，ed. *Atlas of Diagnostic Oncology.* New York，NY：Gower Medical Publishing；1991；3；43.

锐湿疣，而部分肛管尖锐湿疣的患者经过长期的发展，可以发展成肛管癌(5~40 年)[8~9]。HPV 感染有两个高发年龄段，分别为 25 岁之前和 55 岁之后[10]。

HPV 感染在年轻女性中十分常见，但多数都能被机体的免疫系统清除。而持续性的 HPV 感染是重要的致癌因素。HPV 有 100 多个亚型，其中 16、18、31、33、35、39、45、51、51、56、58、59、68 和 82 亚型的致癌性最强。而 16 和 18 亚型与肛管癌的关系最为密切，进展期肛管癌中超过 70% 的患者呈 16 亚型 HPV 血清学阳性反应[11]。而对于多重亚型 HPV 感染是否会增加肛管癌的风险还存在争议[12]。虽然 HPV 在肛管癌的发生中起了重要作用，但是否有 HPV 感染对于预测预后并没有明显的价值[13~15]。HPV 感染还和阴茎、女性外阴、阴道以及口咽的鳞癌存在明显的相关性[16]。

肛管癌的发生还与单纯疱疹病毒感染、衣原体感染以及淋病等性传播疾病有关[17]。此外，在 30 岁之前有肛交行为、性伴侣数目超过 10 个、慢性免疫抑制以及有外阴癌、阴道癌和宫颈癌病史的人群都是肛管癌的高危人群[18]。

在 HPV 感染人群中，如果合并 HIV 感染的话，肛管癌的发病率会增加 2~6 倍。因为 HIV 感染者容易持续感染 HPV，这些患者从低度恶性上皮内瘤变进展为高度恶性上皮内瘤变的概率要比 HIV 阴性者高 2 倍。有研究发现，从低级别瘤变进展为高级别瘤变的机会与 CD4 淋巴细胞计数存在负相关[19]。

一些研究也提示了 HIV 感染和肛管癌之间存在明显的相关性。1979~1985 年间，纽约市 20~49 岁男性的肛管癌发病率增加了 10 倍，与 AIDS 发病率的增加一致[20]；据估计 25~44 岁男性肛管癌患者中，HIV 感染者的死亡率比 HIV 阴性者高 60 倍[21]。Melbye 等发现患有 AIDS 的患者，肛管癌的发病率比一般人群要高 64 倍[22,23]。然而在这之前的研究并没有发现二者之间的相关性，上个世纪 80 年代旧金山地区的肛管癌发病率虽然增加，但新增的患者大多数并不是 HIV 感染者[24]。但是，可以明确的一点是，HPV 感染者处于免疫抑制状态，更容易有 HPV 的持续感染和肛管上皮内瘤变，也就更容易发展成为肛管癌。因此肛管癌被认为是 AIDS 相关性疾病。但是出乎意料的是，虽然高效抗病毒治疗延长了 AIDS 患者的生存时间，但是并没有降低存在肛交行为的男同性恋人群中肛管上皮内瘤变的发生率，因此肛交行为被认为是发生肛管癌的独立危险因素[25]。

和 HIV 感染者一样，处于慢性免疫抑制状态的人群(如器官移植患者)也是 HPV 感染和肛管上皮内瘤变的高危人群[26]。有报道发现器官移植患者的肛管癌发生危险较一般人群高 10 倍[27]。此外，吸烟也是肛管癌发生的一项独立危险因素，可以使发病率增加 2~5 倍，这一点在绝经前女性尤为明显[28]。

组织病理

原发性肛管恶性肿瘤 90% 为鳞状细胞癌，又可分为大细胞角化癌、大细胞非角化癌以及基底细胞样癌[29]，但各型之间的预后没有明显差异。因此，通常它们都被归到鳞状细胞这一大类。其余的病理类型包括起源于肛腺的腺鳞癌、小细胞及大细胞癌和恶性黑色素瘤。

而肛周皮肤和肛缘的恶性肿瘤的病理类型与其他部位的皮肤一样,主要为鳞状细胞癌,偶见基底细胞癌和恶性黑色素瘤。

临床表现和诊断

多数患者都表现为非特异性症状,约半数患者可以有出血、肛门失禁、痒感以及疼痛等症状;大约 25% 的患者自己可以发现肿块,而部分患者则以腹股沟淋巴结肿大为首发症状[30]。肛管癌多数以扁平状或溃疡性生长,罕见有蒂生长的方式,因此早期容易与痔、纤维皮赘、黏膜脱垂以及肛裂等良性病变相混淆。而在一些良性病变切除的标本中,偶尔可以见到浅表癌或高度恶性上皮内瘤变。不到 5% 的患者会出现瘘以及肛门括约肌受侵而导致的大便失禁,同样不到 5% 的患者在诊断时有肝、肺、骨等盆腔外转移。超过 2/3 的患者在明确诊断时处于早期,没有淋巴结的转移和邻近脏器的受侵[31]。

诊断流程和分期

除非特别声明,本章所提到的肛管癌就是指肛管鳞癌(SCCA)。一般影响无病生存期的最主要的 3 个因素分别是肿瘤的大小、有无淋巴结的转移以及有无盆腔外的转移。能否保留肛门的功能主要取决于就诊时肛门括约肌的功能和肿瘤的大小。大约 15% 的患者在就诊时已经有腹股沟淋巴结的转移。在接受手术治疗的患者中,术后病理证实,将近有 30% 的盆腔淋巴结转移率,髂内动脉淋巴结转移概率与直肠周围和直肠上动脉周围淋巴结相同[32,33]。

首先,应对原发肿瘤和腹股沟肿大淋巴结进行活检以明确诊断和病理组织类型。其次,还应行直肠镜、乙状结肠镜或全结肠镜检查,来了解肿瘤以及其余肠管的情况。CT、MRI 可以用来诊断淋巴结转移和肝转移,但对于直径较小的转移性淋巴结,其诊断可靠性就较低。胸片或胸部 CT 检查以除外肺转移。PET-CT 不作为常规检查[34-36]。术前检查还包括血常规、肝肾功能以及 HIV 抗体测定。同其他胃肠道肿瘤不同,肛管癌并没有明确的肿瘤标志物。

目前肛管癌的 AJCC[37]和 UICC 分期系统[38]主要基于原发肿瘤的大小(T),区域淋巴结转移情况(N)和远处转移情况(M)(表 47.1)。需要指出的是,和胃肠道其他恶性肿瘤不同,肛管癌的 T 分期是根据肿瘤的大小而不是浸润深度。

肛管癌的外科治疗

在联合放化疗作为肛管癌的标准治疗手段之前,腹会阴联合切除术(APR)是最好的治疗方法。单纯手术治疗的 5 年生存率为 40%~70%[32]。APR 切除范围包括整个的直肠、直肠系膜、肛管以及肛门括约肌和盆底肌肉。切除的标本中应该包括完整的直肠肛管、直肠系膜、盆底肌肉以及肛周皮肤。有时需联合切术阴道后壁、输尿管、卵巢、前列腺以及膀胱等受累脏器,甚至全盆腔脏器切除。但该手术造成的永久性结肠造瘘给患者带来很大的生理以及心理上的困扰,部分患者由于对造瘘的恐惧而延误手术,导致肿瘤进展。

随着联合放化疗作为肛管癌的标准初始治疗手段,手术在肛管癌治疗中的角色也发生了很大的改变。由于直径<2cms(T_1)的分化良好的肛管癌的淋巴结转移率不超过 10%,且一般不侵犯肛门括约肌,因此可以对此类病变行局部切除。对于在良性病变手术发现的微小癌,也可行局部切除。无法行局部切除的患者可以行联合放化疗。

目前 APR 主要是作为放化疗后肿瘤残余和复发后的补救性治疗措施。而对于有放化疗禁忌证的患者,APR 也是主要的治疗手段。但是需要注意的是,对于怀疑放化疗后,又经过一段完整 XRT 治疗之后,仍有肿瘤残余或复发的患者,应先行组织活检,明确肿瘤的存在之后再行补救性手术。一些研究报道,补救性手术的疾病控制率为 50%~60%[39,40]。

单纯放射治疗

单纯放疗不仅可以达到长期生存,还保留了患者的肛门。有研究报道,单纯放疗可以达到和 APR 同等的总体生存率,完全缓解率可以达到 75%[41,42]。De-niaud-Alexander 等报道了一项单纯放疗治疗 305 例肛管癌患者的回顾性研究[43],先给予 45Gy 的中位放射剂量,其中 279 例患者 37 天后追加 20Gy(总的中

表 47.1

TNM 分期

分类	原发灶(T)	淋巴结(N)	远处转移(M)
X	无法评估	无法评估	无法评估
1	直径<2cm	累及直肠周围淋巴结	远处转移
2	直径:2cm-5cm	累及单侧髂内和(或)腹股沟淋巴结	不适用
3	直径>5cm	累及直肠周围淋巴结+腹股沟淋巴结	不适用
		和(或)累及双侧髂内淋巴结和(或)腹股沟淋巴结	

疾病分期			
0	Tis	N0	M0
I	T1	N0	M0
II	T2	N0	M0
II	T3	N0	M0
IIIA	T1	N1	M0
	T2	N1	M0
	T3	N1	M0
	T4	N0	M0
IIIB	T4	N1	M0
	Any T	N2-3	M0
IV	Any T	Any N	M1

Adapted from refs.37and 38.

位放射剂量为 63Gy)。所有可触及的肿大淋巴结再给予 10~15Gy 的照射。中位随访时间为 103 个月,T_1~T_3 的患者 CR 率为 79%~96%,而 T_4 患者的 CR 率只有 44%。总体来说,单纯放疗的局部控制率只有 68%(T_{1-2} 为 78%~81%,T_3 为 63%,T_4 为 33%)。肿瘤>4cm 以及追加剂量间隔时间超过 38 天是预后不良因素。

4 周内 50Gy 或 6 周内 60~65Gy 的不间断高剂量放疗,对于<4cm 的肿瘤的控制率可以达到 80%,超过 4cm 的肿瘤的控制率为 50%。Papillon 等[44]报道到 16 天 42Gy 分割成 10 次放疗,8 周后会阴追加 20Gy 的照射也达到了相同的效果。

对于 T_1(<2cm)类肿瘤,放疗可以达到治愈的效果[45]。虽然单纯放疗避免了化疗的副作用,但是更高剂量的照射可以导致正常组织的损伤[46]。一些外科医师对较小的肿瘤,使用局部切术加辅助放疗的治疗模式[47]。

肛管癌的联合放化疗:经典的治疗模式

尽管单纯的放射治疗对于肛管癌可以取得较好

的疗效,但临床医生们一直在探索是否有方法可以进一步增加放疗的疗效。1974 年 Nigro 等采用放疗联合 5-FU 加丝裂霉素(MMC)化疗,使肛管癌达到了完全缓解[1]。此后得到了很多临床研究的证实,从而使同步放化疗取代了放疗和手术,成为大多数肛管癌患者的标准首选治疗手段。有 3 项主要的临床随机试验证明了 5-FU 加 MMC 联合同步放疗不仅优于单纯放疗[48,49],而且优于 5-FU 单药联合同步放疗[50]。

UKCCCR 的一项临床研究共纳入了 577 例肛管(75%)以及肛缘的鳞癌(23%)患者[48],其中 20% 有淋巴结转移、2.5% 有盆腔外转移。这些患者被随机分为放疗和放化疗组,两组的放疗剂量均为 45Gy/20~25 次,4~5 周。放化疗组在放疗的最初和最后一周 5-FU 每天 1000mg/m² 持续 4 天或每天 750mg/m² 持续 5 天静脉泵入,MMC 12mg/m² 在第一次使用 5-FU 的第一天静脉推注。对于那些合并其他疾病和年龄>80 岁的患者,化疗减量至 5-FU 750mg/m²,第 1 天到第 4 天施行,MMC 10mg/m²,第 1 天施行。对于单纯放疗组,治疗后 6 周会阴追加15Gy/6 次或 ¹⁹²Ir

组织间插植照射 25Gy,2~3 天。治疗后 6 周肿瘤退缩没有达到 50%的患者接受了后续的手术治疗。局部失败定义为肿瘤残留或复发、淋巴结转移、需要手术治疗的并发症和开始治疗前的结肠造瘘无法回纳。两组均有 10 例患者接受了手术治疗并做了结肠造瘘(3.5%),放化疗组和放疗组分别有 6 例(2%)和 2 例(0.7%)患者死于治疗相关的并发症。联合放化疗组的肿瘤局部控制率及疾病相关生存率明显高于单纯放疗组,需要接受结肠造瘘的比率明显降低 (表 47.2)。总体生存率略高,但没有达到统计学上的显著性差异。

EORTC 的研究纳入了 103 例局部晚期肛管癌患者[49],存在盆腔外转移以及年龄>76 岁的作为排除标准。其中 85%为 T_3~T_4 患者,51%有淋巴结肿大。患者被随机分为放疗组(45Gy/25 次,5 周)和联合放化疗组(5-FU 每天 750mg/m^2 持续 5 天,放疗的第 1 周和第五周,MMC 15mg/m^2 在化疗的第一天静脉推注),治疗结束后 6 周给予外照射或组织间插植追加放疗,剂量根据第一阶段的治疗反应而定。完全缓解者为 15Gy,部分缓解者为 20Gy。单纯放疗组有 5 例患者因为疗效欠佳而接受了手术治疗。放化疗组只有 1 例患者(2%)死于治疗相关的毒性反应。放化疗组的局部控制率和无造瘘生存率明显高于放疗组,但和 UKCCCR 的研究相同,总体生存率没有达到统计学上的差异(表 47.2)。

RTOG 和 ECOG 联合进行的一项临床研究,证明了 5-FU 加 MMC 联合同步放疗优于 5-FU 单药联合同步放疗[50]。291 例无盆腔外转移的肛管癌患者被随机分入这两组,两组的放疗方案均为 45~50.4Gy/25~28 次,5 周。化疗方案分别为在放疗的最初和最后一周 5-FU 每天 1000mg/m^2 持续 4 天静脉泵入,MMC 10 mg/m^2 在化疗第一天静脉推注。放疗结束后 4~6 周对肿瘤行活检,5-FU 加 MMC 和单用 5-FU 组的活检阳性率分别为 15%和 8%(P=0.14)。活检阳性的患者追加 9Gy/5 次,1 周的放疗以及 5-FU 每天 1000mg/m^2 持续 4 天静脉泵入、化疗第 2 天顺铂 100mg/m^2,6 小时静脉输注的化疗。急性血液学毒性在 MMC 组更为常见,但其他急性和迟发性毒性反应两组之间并没有差异。5-FU 加 MMC 组和 5-FU 单药组死于严重毒性反应的分别为 2.7%(4/146)和 0.7%(1/145)。5-FU 加 MMC 组的局部控制率,无造瘘生存率以无病生存率明显占优,但 4 年总体生存率相似表(表 47.3)。

一些非随机的临床研究表明,5-FU 加 MMC 化疗联合同步放疗可以使肛管癌的 5 年生存率达到 65%~75%,T_1、T_2、T_{3-4} 肿瘤的 5 年生存率分别为 80%、70%、45%~55%。总体局部控制率为 60%(不包括补救性治疗措施),T_1、T_2、T_{3-4} 肿瘤的局部控制率分别为 90%~100%、65%~75%和 40%~55%(表 47.4)。

联合放化疗的毒性反应

5-FU 加 MMC 化疗联合同步放疗的毒性反应包括白细胞减少、血小板减少、放射性直肠炎及会阴部的放射性皮炎。尽管溶血性尿毒症综合征是 MMC 相关的罕见的而且又是严重的毒性反应,但是提高局部控制率可以使更多患者获得保留肛门功能的机会。虽然放化疗可以导致部分患者肛门括约肌功能慢性损伤[51,52],但极少有患者因大便失禁而需要接受手术治疗。而轻度的放射性直肠炎、肛周放射性皮炎以及其他盆腔脏器的并发症,通常只需要保守治疗即可。

表 47.2

单纯放疗与放疗联合 5-FU+MMC 的随机对照试验的 3 年随访结果

	UKCCR[48]			EORTC[49]		
	XRT(%)	ChemoXRT(%)	*P*	XRT(%)	ChemoXRT(%)	*P*
LRC	39	61	<0.001	55	65	0.02
CPS	61	72	0.02	NS	NS	NS
OS	58	65	0.25	65	70	0.17

UKCCR:英国癌症研究合作委员会;EORTC:欧洲癌症治疗研究组织;XRT:放射治疗;ChemoXRT:放化疗;LRC:局部控制;CPS:病因特异性生存率;NS:无意义;OS:总生存率。

表 47.3

放疗联合 5-FU 加或不加 MMC 的随机对照研究的 4 年随访结果

	5-FU/XRT(%)	5-FU/MMC/XRT(%)	P
LRC	66	84	<0.001
CFS	59	71	0.02
DFS	51	73	<0.001
OS	67	76	0.31

XRT:放射治疗;LRC:局部控制;CFS:无结肠造瘘术患者生存率;DFS:无病生存;OS:总生存率。来自参考文献 50。

放疗技术

目前,对于放射野的设定和剂量的分割还存在一些争议。但是有些治疗上的失败以及并发症是由不合理的放射野设定和剂量分割造成的。放射野的设定主要取决于原发肿瘤及淋巴引流区,因此即使一些淋巴结引流区无肿大淋巴结,也需要包括在放射野内。不同的中心对于放射野上界的设定是不一样,这些上界有 L5~S1 关节、骶髂关节下缘以及髂动脉分叉处。有的甚至将髂总动脉旁淋巴结、直肠上段周围淋巴结以及低位的乙状结肠淋巴结都包括在内。但是,根据 AJCC/UICC 的分期系统,髂总动脉旁淋巴结被归为远处转移[37,38]。放疗实施的具体方法包括前后两野照射、三野甚至四野照射。前后野照射的缺点是股骨头、股骨颈、膀胱、小肠以及其他盆腔脏器均受到了全量照射。有的中心为了减少对正常组织的损伤,将前后野照射的宽度仅限于骨盆,而腹股沟淋巴结则采用前野电子线放疗。但是该方法的缺点在于腹股沟中线附近的皮肤及组织受到过多的照射。因此许多放射肿瘤学家对大野进行 3~4 周,总剂量 30~35Gy 的照射后,将放射野缩至肛门区域。当放射剂量<2Gy/d,急性和慢性毒性反应的发生均会减少。但是不管采用何种放疗技术(包括适形放疗),肛周皮肤及皮下组织的损伤是不可避免的。这些损伤包括皮肤红斑、纤维化、干燥、反复发作的溃疡以及皮肤坏死。肛门、肛周软组织以及皮肤的毒性反应是限制放疗剂量的重要因素。

缩野后加量的方法可以采用外照射或组织间插植。由于很多肿瘤位于肛管上段以及放疗医生对组织间插植技术的不熟悉,外照射的方法被使用得很多。缩野后加量外照射的通常方法为 15~20Gy,1~2 周。

新的一些技术如调强放疗是否能够使肿瘤接受更大剂量的照射,而肠道组织和皮肤受照射的剂量减少,目前正在试验当中[53,54]。RTOG 目前正在进行一项 II 期临床试验对该方法进行评估,主要目的为治疗开始治疗 90 天内的 II 度及以上的胃肠道及生殖腺毒性反应,并与最近完成的 RTOG98-II 临床试验使用 RT,5-FU 和 MMC 治疗患者做出比较[55]。

剂量和时间因素

为了提高局部控制率,可以采用增加放疗剂量、缩短治疗时间和减少治疗的间隔(分割)的方法。当联合 5-FU 加 MMC 化疗时,总量 15Gy/15 次,3 周的放疗可以使 90%的<3cm 的肿瘤得到根治。而更高的剂量,如 45Gy/45 次,5 周或 54Gy/30 次,6 周的放疗,6~8 周后再追加剂量,使总剂量增至 60~65Gy,可以使 65%~75%的肿瘤得到根治。有一项回顾性非随机的研究证实放疗的总剂量和肿瘤控制率之间有着正相

表 47.4

5-FU,MMC 联合放疗的临床研究

作者	病例数	5-FU[mg/(m²·d)]	MMC[mg/(m²·d)]	XRT(Gy)	LRC	5 年生存率
Leichman 等[98]	45	1000,D1-4 和 D29-32	15,D1	30	84%	80%
Sischy 等[99]	79	1000,D2-5 和 D28-31	10,D2	40.8	84%(< 3cm)	3 年:73%
Cummings 等[45]	192	1000,D1-4 和 D43-46	10,D1	50	86%	特殊原因:76%
Ferrigno 等[100]	43	1000,D1-4 和 D27-30	10,D1±D30	45-55	79%	68%

LRC: 局部控制;OS:总生存率;D:天。

关的关系[56]。

有时在治疗的过程中，因为一些急性毒性反应（如放射性皮炎和直肠炎），必须暂时中断治疗。然而，整个治疗的时间过长，会使肿瘤细胞有增殖的机会，从而导致局部控制率的降低（>38 天对 ≤38 天，$P=0.0025$）[43,57]。但是对于肛管癌来说，总治疗时间应该控制在多长并没有明确的答案，不过有数据提示肛管癌细胞的倍增时间是 5 天[58]。然而有研究认为治疗的间隔时间只要不超过 8 天就不会降低局部控制率[59]。如果采用三维适形放疗，可以使肛周皮肤受到的照射大大减少，从而减少急性毒性反应造成的治疗中断。

MMC 在同步放化疗中的地位

除了 5-FU 和 MMC，有关顺铂在同步放化疗的作用的研究也很多（表 47.5）。博来霉素是最早用于肛管癌的同步放化疗的化疗药物之一，一般是在前 15 或 30 次放疗开始前 1 小时 5mg 肌肉注射，但研究的结果证实并没有明显疗效。同时，为了提高疗效，如增加化疗剂量，同步放疗前给予诱导化疗等手段也被用于肛管癌的治疗。从理论上说，诱导化疗可以提高局部控制率、减少盆腔外转移出现的机会。

CALGB 协作组最近公布了对于预后较差的 T_3~T_4 或 N_2~N_3 的肛管癌患者使用 5-FU 加 MMC 诱导化疗的最新结果[60]。该研究共纳入 45 例患者，具体治疗方案为 5-FU（每天 1000mg/m² IV ×5 天）加顺铂（100mg/m² IV ×1 天）诱导化疗（第 1 周，第 5 周），第 9~17 周行总剂量为 45Gy 的放疗（剂量达到 30.6Gy 后休息 19 天），同步给予 5-FU（每天 1000mg/m² IV ×4 天）加 MMC（10mg/m² IV ×1 天）化疗（第 9 周，第 15 周）。III~IV 度的毒性反应包括白细胞减少、食欲减退、恶心、口腔炎以及感染。该研究的结果令人振奋，CR

达到 82%，经过 44 个月的中位随访时间，61% 的患者没有出现复发，而且 50% 的患者是无造瘘状态。

在 CALGB 之后，RTOG 开展了一项 III 期随机临床研究[55]。RTOG 98-11 研究在 1998~2005 年间共纳入了 650 例肛管癌患者，排除标准为 T1N0 或有盆腔外转移，患者被随机分为两组。一组为 5-FU 加 MMC 联合同步放疗，一组为 5-FU 加顺铂诱导化疗，再续贯 5-FU 加顺铂联合同步放疗。但研究的结果显示两组之间 DFS（$P=0.33$）以及 OS 没有差异（$P=0.13$），但是 MMC 组无造瘘生存率（CFS）略高（44% 与 27%，HR=1.63，$P=0.04$）。MMC 组的 III~IV 度血液学毒性更高（$P=0.0013$）但总体的 III~IV 度毒性反应没有差别（$P=0.12$）。

ECOG 目前正在进行一项临床研究，入选的是 T_2~T_4 或淋巴结阳性的患者，目的是比较 5-FU/MMC 和顺铂/MMC 联合同步放疗。

EXTRA 是一项研究卡培他滨加 MMC 联合同步放疗的 II 期临床研究，具体方案为卡培他滨 [825mg/m² 一天两次（BID），1~5,8~12,15~19,22~26,29~33,36~40 天]，MMC（12mg/m²，第 1 天）。该研究目前已完成 30 例患者的入组。

MD Aderson 癌症中心目前正在进行一项 II 期临床研究，目的是卡培他滨以及奥沙利铂在同步放化疗的作用，期望在不降低疗效的情况下，减轻毒性反应[61]。

淋巴结转移的治疗

如同原发灶一样，区域淋巴结转移也可以通过同步放化疗得到消退。前面已经提到，大约 30% 的肛管癌患者在确诊时有直肠周围、闭孔神经以及下腹部的淋巴结转移，大约 5%~10% 的患者有腹股沟淋巴结转移[62,63]。由于直肠周围淋巴结包含在原发肿瘤的照射野内，因此并不影响照射野的设定。但如果腹股沟有

表 47.5

5-氟尿嘧啶,顺铂联合放疗的几项研究

作者	病例数	5-FU[mg/(m²·d)]	顺铂[mg/(m²·d)]	XRT(Gy)	CR	5 年生存率
Doci 等[101]	35	750,D1-4	100,D1	36~38	94%	37 个月:94%
Martrnson 等[41]	19	1000,D1-4,D43-46	75,D1 和 D43	59.4(分次剂量)	68%	NS
Hung 等[102]	92	250,放疗期间周一到周五	4,放疗期间周一到周五	55	NS	85%

CR:完全缓解;OS:总生存率;D:天;NS:无意义。

肿大淋巴结≥1cm,通常需要追加照射。一项大型回顾性研究显示同时性淋巴结转移比异时性转移的预后要好(5 年 OS,54.4%和 41.4%)[64]。

前哨淋巴结活检可以用来明确有无淋巴结受累,据报道前哨淋巴结的检出率为 66%~100%。不主张在高剂量放疗前或放疗后行腹股沟淋巴结清扫,因为会带来一系列的并发症,如切口愈合不良、下肢慢性水肿以及淋巴囊肿等[65]。有淋巴结转移的患者的 5 年生存率较无淋巴结转移的患者低 20%[66]。对于无腹股沟淋巴结肿大的患者行预防性照射,可以将复发率降至5%以下,相关的并发症很少。

疗效的临床评价

在早期的 III 期临床试验中,通常在放化疗结束后 6 周行组织活检以评价疗效[49,50]。但是有证据显示肛管癌的完全消退需要 8~12 周。因此不宜过早进行评价,以免患者接受不必要的 APR 手术。有人主张如果肿瘤消退缓慢,应在初次评价后至少 4 周再次进行评价以确认[67]。而且早期的活检可以引发放射性坏死。因此,目前多数专家主张只对那些临床怀疑肿瘤残留或复发,需要行补救性 APR 手术的患者术前行组织活检。

复发和残留肿瘤的补救性手术

如前所述,目前 APR 只是作为同步放化疗后肿瘤残余或复发的补救性手术。但是这种补救性手术术后的 5 年生存率只有 30%~55%[40,65,68,69]。

盆腔内外转移的治疗

肛管癌患者约有 10%~20%的患者会出现盆腔外转移。在 2 项比较单纯放疗和联合放化疗的随机临床研究中,盆腔外转移的几率在联合放化疗组并没有明显降低。在 EORTC 的研究中,单纯放疗和联合放化疗两组的盆腔外转移率分别为 21%和 17%[49]。在UKCCCR 的研究中,相应的盆腔外转移率分别为 17%和 10%[48]。目前对于合并盆腔外转移的肛管癌的研究文献较少,且多为病例数较少的单中心结果。文献报道合并盆腔外转移的肛管癌患者的中位生存时间只有 8 个月[70]。化疗目前是这部分患者的主要治疗手段,化疗后的中位生存时间为 12~36 个月。

5-FU 加顺铂

5-FU 加顺铂是在转移性肛管癌治疗中应用最多的化疗方案,该方案的 PR 为 50%,但 CR 率只有15%[3]。Ajani 等报道分别使用 5-FU 加顺铂肝动脉灌注化疗和静脉化疗治疗 2 例肛管癌的患者,疗效达到PR[71]。Faivre 等报道 5-FU 加顺铂治疗转移性肛管癌的反应率为 66%,中位生存时间达 34.5 个月[72],而 Tanum等报道该方案的中位生存时间只有 12 个月[73]。Mahjoubi 等报道了一组 20 例患者的结果[74],其中 2 例达到 CR,9 例达到 PR,总有效率达 55%。该研究的最终结果尚未发表,但其中 1 例患者的 CR 维持了 3 年[75]。

其他用于治疗转移性肛管癌的药物

Wilking 等使用博来霉素、长春新碱以及大剂量的甲氨蝶呤的三药联合方案治疗了 15 例转移性肛管癌患者[76]。12 例患者中的 3 例达到 PR,但维持时间却不到 3 个月。ECOG 最近报道一项病例数为 20 的 II期临床试验的结果[77],该研究使用 MMC、阿霉素和顺铂(MAP 方案)续贯博来霉素加 CCNU 治疗转移性肛管癌。PR 率为 60%,没有达到 CR 的患者,中位生存时间为 15 个月,但其中超过 1/3 的患者出现 III 级以上的血液学毒性。其他用于治疗转移性肛管癌的药物还有卡铂、伊立替康和紫杉醇。分子靶向药物(如西妥昔单抗)在肛管癌治疗的应用还有待研究。

盆腔外转移灶的手术治疗

有报道对于孤立的肝转移灶行手术切除,可以取得较好的效果[78]。但是多中心的分析显示,23 例肛管癌孤立肝转移行手术切除的患者,其术后中位生存时间只有 9.2 个月,5 年 DFS 为 24.5%[79]。

随　访

患者的随访应持续最长 5 年,每 3~6 个月行体格检查(包括腹股沟淋巴结的检查)以及直肠镜检查。对

于 T_3~T_4 以及淋巴结阳性的这些高危患者，随访的前 3 年还应行腹部、盆腔以及胸部的 CT 检查。对于补救性手术后的患者，每 3~6 个月行完整的临床检查，包括腹股沟淋巴结评估以及腹部、盆腔和胸部的 CT 检查，持续 5 年。

肛管癌治疗的发展方向

诱导化疗

如前所述，根据 CALGB 研究的结果[60]，RTOG98-11 研究在顺铂组开始同步放化疗之前给予了 2 个周期的诱导化疗[55]。但是两组的 DFS 和 OS 并没有区别。但是在 RTOG98-11 之前启动的 2 项评价同步放化疗之前给予诱导化疗的 II 期临床研究（ECOG3205 和 AMC-045）目前正在进行中。AMC-045 不仅是第一个针对 HIV 阳性肛管癌患者的研究，也是第一个在 HIV 阳性人群中使用西妥昔单抗的研究。西妥昔单抗在局部晚期头颈部鳞癌中是一个放疗增敏剂[80]。

辅助化疗

英国目前正在进行一项辅助化疗在肛管癌治疗中的意义的研究。而 ACT II 研究是目前正在进行的一个 III 期研究，患者被随机分为四组：5-FU/MMC/XRT、5-Fu/MMC/XRT 加 2 个周期的 5-FU/MMC 化疗、5-FU/顺铂/XRT、5-FU/顺铂/XRT 加 2 个周期的 5-FU/顺铂化疗，主要研究目的是反应率。该研究设计入组 784 例患者，目前已经完成了入组人数的 94%。

肛管癌的筛查

HIV 携带者容易有 HPV 的持续感染[13]，因此这些人群是肛管上皮内瘤变和肛管癌的高危人群。虽然宫颈刮片已经被广泛应用于宫颈癌的筛查，但目前并不建议该方法对肛管癌进行筛查，即便对于 HIV 携带者这样的肛管癌高危人群也是如此。肛管细胞刮片的敏感性达 95.7%，刮片阳性的人群中 55.9% 存在高级别上皮内瘤变[82]。

HPV 疫苗

目前已经获批上市的 HPV 疫苗—Gardasil（商品名）有望在肛管癌的预防中发挥作用。Gardasil 通常可以被用于 9~29 岁的女性免受 HPV6、11、16 和 18 的感染，一般建议在 11~12 岁时接种。根据先前的 2 项大型 III 期临床试验随访 5 年的结果，Gardasil 可以对 HPV 持续性感染的保护率可达 100%，可以使上皮内瘤变的发生减少 2/3[83,84]。Gardasil 一般是在 6 个月内注射 3 次，常见的不良反应包括注射部位的疼痛、红肿、瘙痒和红斑，全身反应包括发热、恶心及头晕，目前尚未有相关死亡报道。目前关于 Gardasil 的保护时间有多长并不清楚，由于疫苗的远期影响尚不明确，有人主张不对未成年人进行接种[85]。目前正在进行一项包括 4000 人（其中包括存在肛交行为的 500 名男同性恋）的试验，以了解 HPV 疫苗是否对肛管癌有预防作用，初步结果将在 2008 年发布[86]。目前虽然 FDA 尚未批准 Gardasil 用于肛管癌的预防，在对于很多 HIV 阳性人群，医生仍为他们使用 HPV 疫苗以预防[86]。

少见的肛管恶性肿瘤

肛缘癌

不管组织学类型如何，肛缘癌的处理都是按照皮肤的恶性肿瘤进行处理。一般认为，肛缘癌的预后好于肛管癌[87]。多数学者主张对 T1N0M0 肛缘癌行广泛的局部切除[67]。在不牺牲肛门的自控能力的前提下，保证切缘大于 1cm。当肛门受累超过环周的 50%，应该行 APR 手术。有些学者主张对于 T_2~T_4 及淋巴结阳性的患者行放疗[88,89]或同步放化疗[90]。

对于局部复发的患者，可再次行局部切除。如果肿瘤累及深层的肌肉、神经、血管以及淋巴系统，应行根治性手术。若没有放疗禁忌，建议行新辅助放化疗，以降低手术难度，提高 R0 切除率。总体来说，浅表的肛缘癌的生存率超过 80%。

肛管腺癌

肛管腺癌较为罕见，大部分是直肠腺癌侵犯肛管的结果。治疗上应按照直肠癌来进行处理。同步放化疗对于肛管癌可以达到治愈效果,而对于直肠癌来说,同步放化疗则是新辅助治疗或辅助治疗的手段。相对于肛管癌,肛管腺癌的预后较差,局部复发率(P=0.004)和远处转移率更高(P<0.001)[91]。发病率男性(0.37/100 000)高于女性(0.25/100 000)[6]。主要的治疗手段为腹会阴联合切除术和结肠造瘘。5年生存率<50%,局部复发率约为25%[92]。Beal报道的手术联合新辅助或辅助同步放化疗治疗肛管腺癌,中位生存时间为26个月,局部复发率为37%,2年生存率为62%[93]。该肿瘤的侵袭性强,应该密切监测有无远处转移的出现。肛管腺癌的5年生存率明显低于鳞癌,男性(51%对62%)、女性(48%对67%)[6]。

肛管恶性黑色素瘤

原发性恶性黑色素瘤只占肛管恶性肿瘤的1%。由于其十分罕见,易被误诊为痔或息肉,从而延误病情。该肿瘤好发于肛管中上段,通常表现为齿状线附近的有色息肉[94]。组织学上,肿瘤细胞呈多角形或纺锤形,排列成蜂窝状,免疫组化可见HMB-453阳性。

手术在肛管恶性黑色素瘤的治疗上尚有争议。主要包括局部切除和腹会阴联合切术(APR)。局部广泛切除要求切缘>2cm,但若要保留肛门功能,有时不能达到切缘>2cm。纽约肿瘤中心在过去64年中共对71例可切除的肛管以及直肠的恶性黑色素瘤行APR手术,5年DFS在淋巴结阴性及阳性的患者分别为40%和11%。对于肿瘤造成的出血和疼痛,可以使用放疗作为姑息性治疗[95]。

由于大部分肛管恶性黑色素瘤患者诊断时已处于晚期,尽管使用各种治疗手段,其5年生存率仍然<20%[94]。同其他部位的恶性黑色素瘤一样,可以考虑行前哨淋巴结活检以帮助准确分期[96]。对于转移性肛管恶性黑色素瘤的患者,治疗上按照转移性皮肤恶性黑色素瘤处理,但治疗的有效率及预后很差。

肛管神经内分泌肿瘤

这类罕见的肛管小细胞神经内分泌肿瘤的生物学行为与肺的神经内分泌肿瘤类似,早期即可出现远处转移,预后极差,中位生存时间只有10.4个月[97]。该肿瘤侵袭性极强,往往在诊断时已有淋巴结、肝脏、肺等处的转移[29]。肿瘤细胞体积小于淋巴细胞,常呈片状、巢状或玫瑰花环样排列。免疫组化染色通常NSE、CgA、Syn、CD56或CD57阳性。

相对于肛管小细胞神经内分泌肿瘤,大细胞神经内分泌肿瘤更为罕见。肿瘤细胞胞浆丰富,核仁明显,呈多角形。至少有10%的肿瘤细胞为NSE、CgA、Syn三者之一阳性,才能诊断为大细胞神经内分泌肿瘤[97]。主要的治疗手段为手术和放疗,化疗方案可以参照小细胞神经内分泌肿瘤的方案,但疗效并不确切。Bernick报道最大一宗肛管神经内分泌肿瘤的病例,共16例患者,发现小细胞和大细胞神经内分泌肿瘤在总体生存上没有明显差异[97]。

(唐亮 译)

参考文献

1. Nigro ND, Vaitkevicius VK, Considine B, Jr. Combined therapy for cancer of the anal canal: a preliminary report. *Dis Colon Rectum* 1974;17(3):354–356.
2. Fenger C. Histology of the anal canal. *Am J Surg Pathol* 1988;12(1):41–55.
3. Cummings BJ. Metastatic anal cancer: the search for cure. *Onkologie* 2006;29(1–2):5–6.
4. Jemal A, Siegel R, Ward E, Murray T, Xu J, Thun MJ. Cancer statistics, 2007. *CA Cancer J Clin* 2007;57(1):43–66.
5. Clark MA, Hartley A, Geh JI. Cancer of the anal canal. *Lancet Oncol* 2004;5(3):149–157.
6. Johnson LG, Madeleine MM, Newcomer LM, Schwartz SM, Daling JR. Anal cancer incidence and survival: the surveillance, epidemiology, and end results experience, 1973–2000. *Cancer* 2004;101(2):281–288.
7. Centers for Disease Control and Prevention (CDC). *Human Papillomavirus: HPV Information for Clinicians* [brochure]. Atlanta, Ga: CDC; April 2007. Available at: http://www.cdc.gov/std/hpv/common-infection/CDC_HPV_ClinicianBro_HR.pdf. Accessed June 19, 2007.
8. Kagawa R, Yamaguchi T, Furuta R. Histological features of human papilloma virus 16 and its association with the development and progression of anal squamous cell carcinoma. *Surg Today* 2006;36(10):885–891.
9. Steenbergen RD, de Wilde J, Wilting SM, Brink AA, Snijders PJ, Meijer CJ. HPV-mediated transformation of the anogenital tract. *J Clin Virol* 2005;32(suppl 1):S25–S33.
10. Herrero R, Hildesheim A, Bratti C, et al. Population-based study of human papillomavirus infection and cervical neoplasia in rural Costa Rica. *J Natl Cancer Inst* 2000;92(6):464–474.
11. Tilston P. Anal human papillomavirus and anal cancer. *J Clin Pathol* 1997;50(8):625–634.
12. Woodman CB, Collins S, Winter H, et al. Natural history of cervical human papillomavirus infection in young women: a longitudinal cohort study. *Lancet* 2001;357(9271):1831–1836.
13. Hagensee ME, Cameron JE, Leigh JE, Clark RA. Human papillomavirus infection and disease in HIV-infected individuals. *Am J Med Sci* 2004;328(1):57–63.
14. Rihet S, Bellaich P, Lorenzato M, et al. Human papillomaviruses and DNA ploidy in anal condylomata acuminata. *Histol Histopathol* 2000;15(1):79–84.
15. Gervaz P, Hirschel B, Morel P. Molecular biology of squamous cell carcinoma of the anus. *Br J Surg* 2006;93(5):531–538.
16. Tran N, Rose BR, O'Brien CJ. Role of human papillomavirus in the etiology of head and neck cancer. *Head Neck* 2007;29(1):64–70.
17. Halperin DT. Heterosexual anal intercourse: prevalence, cultural factors, and HIV infection and other health risks, part I. *AIDS Patient Care STDS* 1999;13(12):717–730.
18. Eng C. Anal cancer: current and future methodology. *Cancer Invest* 2006;24(5):535–544.
19. Palefsky JM, Holly EA, Ralston ML, Jay N, Berry JM, Darragh TM. High incidence of anal high-grade squamous intra-epithelial lesions among HIV-positive and HIV-negative homosexual and bisexual men. *AIDS*

1998;12(5):495–503.

20. Biggar RJ, Burnett W, Mikl J, Nasca P. Cancer among New York men at risk of acquired immunodeficiency syndrome. *Int J Cancer* 1989;43(6):979–985.

21. Selik RM, Rabkin CS. Cancer death rates associated with human immunodeficiency virus infection in the United States. *J Natl Cancer Inst* 1998;90(17):1300–1302.

22. Melbye M, Cote TR, Kessler L, Gail M, Biggar RJ. High incidence of anal cancer among AIDS patients. The AIDS/Cancer Working Group. *Lancet* 1994;343(8898):636–639.

23. Frisch M, Biggar RJ, Engels EA, Goedert JJ. Association of cancer with AIDS-related immunosuppression in adults. *JAMA* 2001;285(13):1736–1745.

24. Koblin BA, Hessol NA, Zauber AG, et al. Increased incidence of cancer among homosexual men, New York City and San Francisco, 1978–1990. *Am J Epidemiol* 1996;144(10):916–923.

25. Palefsky JM, Holly EA, Efirdc JT, et al. Anal intraepithelial neoplasia in the highly active antiretroviral therapy era among HIV-positive men who have sex with men. *AIDS* 2005;19(13):1407–1414.

26. Busnach G, Piselli P, Arbustini E, et al. Immunosuppression and cancer: a comparison of risks in recipients of organ transplants and in HIV-positive individuals. *Transplant Proc* 2006;38(10):3533–3535.

27. Roka S, Rasoul-Rockenschaub S, Roka J, Kirnbauer R, Muhlbacher F, Salat A. Prevalence of anal HPV infection in solid-organ transplant patients prior to immunosuppression. *Transpl Int* 2004;17(7):366–369.

28. Frisch M, Glimelius B, Wohlfahrt J, Adami HO, Melbye M. Tobacco smoking as a risk factor in anal carcinoma: an antiestrogenic mechanism? *J Natl Cancer Inst* 1999;91(8):708–715.

29. Balachandra B, Marcus V, Jass JR. Poorly differentiated tumours of the anal canal: a diagnostic strategy for the surgical pathologist. *Histopathology* 2007;50(1):163–174.

30. Khatri VP, Chopra S. Clinical presentation, imaging, and staging of anal cancer. *Surg Oncol Clin N Am* 2004;13(2):295–308.

31. Maggard MA, Beanes SR, Ko CY. Anal canal cancer: a population-based reappraisal. *Dis Colon Rectum* 2003;46(11):1517–1523; discussion 23–24; author reply 24.

32. Boman BM, Moertel CG, O'Connell MJ, et al. Carcinoma of the anal canal: a clinical and pathologic study of 188 cases. *Cancer* 1984;54(1):114–125.

33. Golden GT, Horsley JS, III. Surgical management of epidermoid carcinoma of the anus. *Am J Surg* 1976;131(3):275–280.

34. Cotter SE, Grigsby PW, Siegel BA, et al. FDG-PET/CT in the evaluation of anal carcinoma. *Int J Radiat Oncol Biol Phys* 2006;65(3):720–725.

35. Nguyen BD, Ram PC, Roarke MC. F-18 FDG PET/CT imaging of anal canal squamous cell carcinoma. *Clin Nucl Med* 2007;32(3):234–236.

36. Nagle D, Henry D, Mastoris J, Chmielewski L, Rosenstock J. The utility of PET scanning in the clinical management of squamous cell carcinoma of the anal canal. Presented at: American Society of Clinical Oncology 2006; Orlando, Fla; 2006; Abstract #4152.

37. Greene F, Page D, Fleming I. *AJCC Cancer Staging Manual.* 6th ed. New York, NY: Springer; 2002.

38. Sobin L, Wittekind C. *UICC: TNM Classification of Malignant Tumors—Digestive System Tumors.* 6th ed. Hoboken, NJ: John Wiley & Sons; 2002.

39. Mullen JT, Rodriguez-Bigas MA, Chang GJ, et al. Results of surgical salvage after failed chemoradiation therapy for epidermoid carcinoma of the anal canal. *Ann Surg Oncol* 2007;14(2):478–483.

40. Papaconstantinou HT, Bullard KM, Rothenberger DA, Madoff RD. Salvage abdominoperineal resection after failed Nigro protocol: modest success, major morbidity. *Colorectal Dis* 2006;8(2):124–129.

41. Martenson JA, Lipsitz SR, Wagner H, Jr, et al. Initial results of a phase II trial of high dose radiation therapy, 5-fluorouracil, and cisplatin for patients with anal cancer (E4292): an Eastern Cooperative Oncology Group study. *Int J Radiat Oncol Biol Phys* 1996;35(4):745–749.

42. Svensson C, Goldman S, Friberg B. Radiation treatment of epidermoid cancer of the anus. *Int J Radiat Oncol Biol Phys* 1993;27(1):67–73.

43. Deniaud-Alexandre E, Touboul E, Tiret E, et al. Results of definitive irradiation in a series of 305 epidermoid carcinomas of the anal canal. *Int J Radiat Oncol Biol Phys* 2003;56(5):1259–1273.

44. Papillon J, Mayer M, Montbarbon JF, Gerard JP, Chassard JL, Bailly C. A new approach to the management of epidermoid cancer of the anal canal. *Cancer* 1983;51(10):1830–1837.

45. Cummings BJ, Keane TJ, O'Sullivan B, Wong CS, Catton CN. Epidermoid anal cancer: treatment by radiation alone or by radiation and 5-fluorouracil with and without mitomycin C. *Int J Radiat Oncol Biol Phys* 1991;21(5):1115–1125.

46. Newman G, Calverley DC, Acker BD, Manji M, Hay J, Flores AD. The management of carcinoma of the anal canal by external beam radiotherapy, experience in Vancouver 1971–1988. *Radiother Oncol* 1992;25(3):196–202.

47. Gerard JP, Chapet O, Romestaing P, Favrel V, Barbet N, Mornex F. [Local excision and adjuvant radiotherapy for rectal adenocarcinoma T1–2 N0.] *Gastroenterol Clin Biol* 2000;24(4):430–435.

48. Epidermoid anal cancer: results from the UKCCCR randomised trial of radiotherapy alone versus radiotherapy, 5-fluorouracil, and mitomycin. UKCCCR Anal Cancer Trial Working Party. UK Co-ordinating Committee on Cancer Research. *Lancet* 1996;348(9034):1049–1054.

49. Bartelink H, Roelofsen F, Eschwege F, et al. Concomitant radiotherapy and chemotherapy is superior to radiotherapy alone in the treatment of locally advanced anal cancer: results of a phase III randomized trial of the European Organization for Research and Treatment of Cancer Radiotherapy and Gastrointestinal Cooperative Groups. *J Clin Oncol* 1997;15(5):2040–2049.

50. Flam M, John M, Pajak TF, et al. Role of mitomycin in combination with fluorouracil and radiotherapy, and of salvage chemoradiation in the definitive nonsurgical treatment of epidermoid carcinoma of the anal canal: results of a phase III randomized intergroup study. *J Clin Oncol* 1996;14(9):2527–2539.

51. Vordermark D, Sailer M, Flentje M, Thiede A, Kolbl O. Curative-intent radiation therapy in anal carcinoma: quality of life and sphincter function. *Radiother Oncol* 1999;52(3):239–243.

52. Vordermark D, Sailer M, Flentje M, Thiede A, Kolbl O. Impaired sphincter function and good quality of life in anal carcinoma patients after radiotherapy: a paradox? *Front Radiat Ther Oncol* 2002;37:132–139.

53. Meyer J, Czito B, Yin FF, Willett C. Advanced radiation therapy technologies in the treatment of rectal and anal cancer: intensity-modulated photon therapy and proton therapy. *Clin Colorectal Cancer* 2007;6(5):348–356.

54. Milano MT, Jani AB, Farrey KJ, Rash C, Heimann R, Chmura SJ. Intensity-modulated radiation therapy (IMRT) in the treatment of anal cancer: toxicity and clinical outcome. *Int J Radiat Oncol Biol Phys* 2005;63(2):354–361.

55. Ajani J, Winter K, Gunderson L, et al. A phase III randomized study of 5-fluorouracil (5-FU), mitomycin, and radiotherapy versus 5-fluorouracil, cisplatin and radiotherapy in carcinoma of the anal canal. Presented at: American Society of Clinical Oncology 2006; Atlanta, Ga; 2006; Abstract #4009.

56. Rich TA, Ajani JA, Morrison WH, Ota D, Levin B. Chemoradiation therapy for anal cancer: radiation plus continuous infusion of 5-fluorouracil with or without cisplatin. *Radiother Oncol* 1993;27(3):209–215.

57. Graf R, Wust P, Hildebrandt B, et al. Impact of overall treatment time on local control of anal cancer treated with radiochemotherapy. *Oncology* 2003;65(1):14–22.

58. Wong CS, Tsang RW, Cummings BJ, et al. Proliferation parameters in epidermoid carcinomas of the anal canal. *Radiother Oncol* 2000;56(3):349–353.

59. Meyer A, Meier Zu Eissen J, Karstens JH, Bremer M. Chemoradiotherapy in patients with anal cancer: impact of length of unplanned treatment interruption on outcome. *Acta Oncol* 2006;45(6):728–35.

60. Meropol N, Niedzwiecki D, Shank B. Combined-modality therapy of poor prognosis anal canal carcinoma: a phase II study of the Cancer and Leukemia Group B (CALGB). Presented at: ASCO GI 2005; San Francisco, Calif; 2005; Abstract #238.

61. Eng C, Crane C, Rosner G, et al. A phase II study of capecitabine plus oxaliplatin and radiation therapy, XELOX-XRT, in locally advanced squamous cell carcinoma of the anal canal: a preliminary toxicity analysis. Presented at: Gastrointestinal Cancer Symposium 2005; Hollywood, Fla; 2005; Abstract #216.

62. Damin DC, Rosito MA, Schwartsmann G. Sentinel lymph node in carcinoma of the anal canal: a review. *Eur J Surg Oncol* 2006;32(3):247–252.

63. Perera D, Pathma-Nathan N, Rabbitt P, Hewett P, Rieger N. Sentinel node biopsy for squamous-cell carcinoma of the anus and anal margin. *Dis Colon Rectum* 2003;46(8):1027–1029; discussion 30–31.

64. Gerard JP, Chapet O, Samiei F, et al. Management of inguinal lymph node metastases in patients with carcinoma of the anal canal: experience in a series of 270 treated in Lyon and review of the literature. *Cancer* 2001;92(1):77–84.

65. Akbari RP, Paty PB, Guillem JG, et al. Oncologic outcomes of salvage surgery for epidermoid carcinoma of the anus initially managed with combined modality therapy. *Dis Colon Rectum* 2004;47(7):1136–1144.

66. Swan MC, Furniss D, Cassell OC. Surgical management of metastatic inguinal lymphadenopathy. *BMJ* 2004;329(7477):1272–1276.

67. National Comprehensive Cancer Network (NCCN). *NCCN: Clinical Practice Guidelines in Oncology.* Jenkintown, Pa: NCCN; 2007. Available at: http://www.nccn.org/professionals/physician_gls/f_guidelines.asp?button=I + Agree#site. Accessed June 19, 2007.

68. Ferenschild FT, Vermaas M, Hofer SO, Verhoef C, Eggermont AM, de Wilt JH. Salvage abdominoperineal resection and perineal wound healing in local recurrent or persistent anal cancer. *World J Surg* 2005;29(11):1452–1457.

69. Renehan AG, Saunders MP, Schofield PF, O'Dwyer ST. Patterns of local disease failure and outcome after salvage surgery in patients with anal cancer. *Br J Surg* 2005;92(5):605–614.

70. Greenall MJ, Magill GB, Quan SH, DeCosse JJ. Recurrent epidermoid cancer of the anus. *Cancer* 1986;57(7):1437–1441.

71. Ajani JA, Carrasco CH, Jackson DE, Wallace S. Combination of cisplatin plus fluoropyrimidine chemotherapy effective against liver metastases from carcinoma of the anal canal. *Am J Med* 1989;87(2):221–224.

72. Faivre C, Rougier P, Ducreux M, et al. [5-Fluorouracil and cisplatinum combination chemotherapy for metastatic squamous-cell anal cancer.] *Bull Cancer* 1999;86(10):861–865.

73. Tanum G. Treatment of relapsing anal carcinoma. *Acta Oncol* 1993;32(1):33–35.

74. Mahjoubi M, Sadek H, Francois E. Epidermoid anal canal carcinoma: activity of cisplatinum and continuous 5-fluorouracil in metastatic and/or local recurrent disease [abstract #114]. *Proc Am Soc Clin Oncol* 1990;9.

75. Jaiyesimi IA, Pazdur R. Cisplatin and 5-fluorouracil as salvage therapy for recurrent metastatic squamous cell carcinoma of the anal canal. *Am J Clin Oncol* 1993;16(6):536–540.

76. Wilking N, Petrelli N, Herrera L, Mittelman A. Phase II study of combination bleomycin, vincristine and high-dose methotrexate (BOM) with leucovorin rescue in advanced squamous cell carcinoma of the anal canal. *Cancer Chemother Pharmacol* 1985;15(3):300–302.

77. Jhawer M, Mani S, Lefkopoulou M, et al. Phase II study of mitomycin-C, Adriamycin, cisplatin (MAP) and bleomycin-CCNU in patients with advanced cancer of the anal canal: an Eastern Cooperative Oncology Group study E7282. *Invest New Drugs* 2006.

78. Tokar M, Bobilev D, Zalmanov S, Geffen DB, Walfisch S. Combined multimodal approach to the treatment of metastatic anal carcinoma: report of a case and review of the literature. *Onkologie* 2006;29(1–2):30–32.

79. Pawlik TM, Bauer TW, Reddy SK, et al. Hepatic resection for metastatic squamous cell carcinoma to the liver: a multi-center analysis. Presented at: 2007 Gastrointestinal Cancers Symposium 2007; Orlando, Fla; 2007; Abstract #192. Available at: http://www.asco.org/portal/site/ASCO/menuitem.34d60f5624ba07fd506fe310ee37a01dd/?vgnextoid=76f8201eb61a7010VgnVCM100000ed730ad1RCRD&vmview=abst_detail_view&confID=45&abstractID

80. Bonner JA, Harari PM, Giralt J, et al. Radiotherapy plus cetuximab for squamous-cell carcinoma of the head and neck. *N Engl J Med* 2006; 354(6):567–578.

81. UK Clinical Research Network. Study: ACT II: a second UK phase III anal cancer trial: a trial of chemoradiation and maintenance therapy for patients with anal cancer. 2007. Available at: http://pfsearch.ukcrn.org.uk/StudyDetail.aspx?TopicID=1&StudyID=691. Accessed June 19, 2007.

82. Cranston RD, Hart SD, Gornbein JA, Hirschowitz SL, Cortina G, Moe AA. The prevalence, and predictive value, of abnormal anal cytology to diagnose anal dysplasia in a population of HIV-positive men who have sex with men. *Int J STD AIDS* 2007;18(2):77–80.

83. Ferris DG. An update of clinical trial results with preventative HPV vaccines. Presented at: "Facing the Future: The Impact on HPV Vaccination on Adolescent Health" Symposium; Boston, Mass; March 24, 2006. Available at: http://www.medscape.com/viewarticle/533550_5. Accessed June 19, 2007.

84. Saslow D, Castle PE, Cox JT, et al. American Cancer Society guideline for human papillomavirus (HPV) vaccine use to prevent cervical cancer and its precursors. *CA Cancer J Clin* 2007;57(1):7–28.

85. Tanne JH. Texas governor is criticised for decision to vaccinate all girls against HPV. *BMJ* 2007;334(7589):332–333.

86. Tuller D. HPV vaccine may help prevent anal cancer. *International Herald Tribune* 2007. http://www.iht.com/articles/2007/01/31/healthscience/sncancer.php

87. Chawla AK, Willett CG. Squamous cell carcinoma of the anal canal and anal margin. *Hematol Oncol Clin North Am* 2001;15(2): 321–344, vi.

88. Chapet O, Gerard JP, Mornex F, et al. Prognostic factors of squamous cell carcinoma of the anal margin treated by radiotherapy: the Lyon experience. *Int J Colorectal Dis* 2007;22(2):191–199.

89. Peiffert D, Bey P, Pernot M, et al. Conservative treatment by irradiation of epidermoid carcinomas of the anal margin. *Int J Radiat Oncol Biol Phys* 1997;39(1):57–66.

90. Dwyer MK, Gebski VJ, Jayamohan J. The bottom line: outcomes after conservation treatment in anal cancer. *Australas Radiol* 2006;50(1): 46–51.

91. Papagikos M, Crane CH, Skibber J, et al. Chemoradiation for adenocarcinoma of the anus. *Int J Radiat Oncol Biol Phys* 2003;55(3):669–678.

92. Tarazi R, Nelson RL. Anal adenocarcinoma: a comprehensive review. *Semin Surg Oncol* 1994;10(3):235–240.

93. Beal KP, Wong D, Guillem JG, et al. Primary adenocarcinoma of the anus treated with combined modality therapy. *Dis Colon Rectum* 2003;46(10):1320–1324.

94. Rodrigues G, Kudva A, Kudva R. Primary anal malignant melanoma. *Internet J Surg* 2003;4:(1). Available at: http://www.ispub.com/ostia/index.php?xmlFilePath=journals/ijs/vol4n1/anal.xml. Accessed June 19, 2007.

95. Brady MS, Kavolius JP, Quan SH. Anorectal melanoma: a 64-year experience at Memorial Sloan-Kettering Cancer Center. *Dis Colon Rectum* 1995;38(2):146–151.

96. Sanli Y, Turkmen C, Kurul S, Tas F, Mudun A, Cantez S. Sentinel lymph node biopsy for the staging of anal melanoma: report of two cases. *Ann Nucl Med* 2006;20(9):629–631.

97. Bernick PE, Klimstra DS, Shia J, et al. Neuroendocrine carcinomas of the colon and rectum. *Dis Colon Rectum* 2004;47(2):163–169.

98. Leichman L, Nigro N, Vaitkevicius VK, et al. Cancer of the anal canal: model for preoperative adjuvant combined modality therapy. *Am J Med* 1985;78(2):211–215.

99. Sischy B, Doggett RL, Krall JM, et al. Definitive irradiation and chemotherapy for radiosensitization in management of anal carcinoma: interim report on Radiation Therapy Oncology Group study no. 8314. *J Natl Cancer Inst* 1989;81(11):850–856.

100. Ferrigno R, Nakamura RA, Dos Santos Novaes PE, et al. Radiochemotherapy in the conservative treatment of anal canal carcinoma: retrospective analysis of results and radiation dose effectiveness. *Int J Radiat Oncol Biol Phys* 2005;61(4):1136–1142.

101. Doci R, Zucali R, La Monica G, et al. Primary chemoradiation therapy with fluorouracil and cisplatin for cancer of the anus: results in 35 consecutive patients. *J Clin Oncol* 1996;14(12):3121–3125.

102. Hung A, Crane C, Delclos M, et al. Cisplatin-based combined modality therapy for anal carcinoma: a wider therapeutic index. *Cancer* 2003;97(5): 1195–1202.

第48章

胃肠道神经内分泌肿瘤

Matthew H. Kulke, Chandrajit P. Raut

引　言

神经内分泌肿瘤通常被归类为类癌或胰腺内分泌肿瘤。此类肿瘤特征多变,多数具有惰性生物学特性和组织学分化好的特征。典型的神经内分泌肿瘤由含规则、圆形细胞核的小细胞组成,其组织学特征是对银染色及神经内分泌标志物呈阳性反应。神经内分泌标志物包括神经特异性烯醇酶、突触囊泡蛋白、嗜铬粒蛋白[1]。这些细胞的细胞质含大量的膜包裹神经分泌颗粒,它们含有各种各样的激素和生物源胺。神经内分泌肿瘤中的 5-羟色胺、促胃酸激素、高血糖素及胰岛素释放入血可产生特征性的全身症状。

单纯的外科手术切除可以治愈未转移的局限性病变,然而对于已有转移患者的治疗仍是一个挑战。尽管生长抑素对激素分泌所造成的症状有很好的控制作用,但鲜对肿瘤的消退起作用。外科姑息切除、介入栓塞及其他局部治疗对某些肝转移的患者有作用。α 干扰素或细胞毒性化疗的临床疗效尚未明确,广泛应用受到其低效高毒的限制。应用多种方法对神经内分泌肿瘤治疗的临床结果说明,对进展期患者的治疗,人们期待新型治疗方法的产生。

胰腺内分泌肿瘤

发病率和病因学

胰腺内分泌肿瘤极其少见,发病率低于 1/100 000[2]。肿瘤偶发或伴Ⅰ型多发内分泌肿瘤 (MEN1)。MEN1是常染色体主导的综合征,同 MEN1 肿瘤抑制基因突变有关。其特征是多发的神经内分泌肿瘤累及甲状旁腺、垂体及胰腺[3,4]。MEN1 编码蛋白被证明存在于细胞核,调节基因转录[5]。MEN1 位于染色体 11q13, 11q13缺失存在于 MEN1 相关胰腺神经内分泌肿瘤及 50%以上偶发胰腺神经内分泌肿瘤[6]。当发生 DPC4/Smad4基因点突变时,在染色体 22q、9p、6q 和 1 部位的杂合性缺失也见于胰腺神经内分泌肿瘤[7-11]。在极少数病例,胰腺内分泌肿瘤可能与希普尔病有关[12]。

临床表现

胰腺内分泌肿瘤的临床表现多样,常与激素高分泌综合征有关(见表 48.1)。最具特点的综合征是胰岛素瘤、胰高血糖素瘤、舒血管肠肽瘤和胃泌素瘤。其他的胰腺神经内分泌肿瘤包括生长抑素瘤及所谓的无功能胰腺神经内分泌肿瘤,它们常常与血清高水平胰腺多肽相关。

胰岛素瘤

胰岛素瘤的年发病率为 1~4/1 000 000[13]。此类肿瘤从出生至 90 岁均可发病, 以 40~50 岁最多见[14]。8%~10%的胰岛素瘤患者同时患 MEN1[13]。

临床上常常因低血糖症状而确诊胰岛素瘤。患者第一主诉是发病时好像酒醉后驾车、跳舞, 斜眼、皱眉,明显的幻视、幻听,且很难控制。这些症状是典型的低血糖表现,低血糖可引起自主症状和中枢神经系统失调。低血糖综合征分为两类:肾上腺素性与神经低糖性。肾上腺素性症状包括神经过敏、发抖、心悸焦虑、易激惹发汗、饥饿和苍白。神经低糖性症状包括:意识模糊、头痛、性格改变、虚弱、视力模糊、头晕、记忆缺失、构语障碍、惊厥,更严重病例表现为意识丧失。胰岛素瘤的早期症状无特异性,常常延误诊断。出

表 48.1

胰腺神经内分泌肿瘤临床表现

肿瘤	症状或体征	细胞类型	转移发生率	胰外部位
胰岛素瘤	低血糖导致的间断性意识模糊、出汗、虚弱、恶心，严重者意识丧失	β 细胞	<15%	罕见
胰高血糖素瘤	皮疹、恶病质、深静脉血栓	α 细胞	大多转移	罕见
舒血管肠肽瘤	严重分泌性腹泻，电解质紊乱	非 β 细胞	大多转移	10%
胃泌素瘤	酸分泌过多导致的难治性消化性溃疡、腹痛、腹泻	非 β 细胞	<50%	常见于十二指肠
生长抑素瘤 胰多肽瘤	糖尿病、腹泻、胆结石腹部肿块	δ 细胞	大多转移	罕见

现症状到确诊的时间为 2 周至 30 年不等[13]。大约有一半的病例直至出现低血糖昏迷方确诊[16]。

低血糖症状、胰岛素水平异常增高及血糖低于 50mg/dL，给糖后症状缓解构成了 Whipple 三联症。1935 年首次描述，在胰岛素瘤的诊断上至今应用。胰岛素瘤的确诊有赖于血浆胰岛素及 C 肽水平测定和甲苯磺丁脲试验[14,18]。

因为低血糖表现，胰岛素瘤常常很小，发现时多小于 2.5cm。80% 病例发现时无转移。因为肿瘤太小，常规影像学检查如：CT、MRI 及血管造影常常无法发现[19,20]。几乎所有胰岛素瘤位于胰腺，进一步检查应将其为重点。据报道，超声内镜对胰岛素瘤的术前定位很有帮助[21,23]。术中胰腺触诊及超声检查是最有效的胰岛素瘤定位方法[19]。

饮食调节加上应用二氮嗪治疗对胰岛素瘤所致的低血糖症状有效[24]。孤立的胰岛素瘤手术摘除效果较好，90% 病例可获长期生存[13]。外科手术切除对伴 MEN1 者的治疗尚有争论，因为存在术后胰腺及其他部位残余肿瘤的风险。对这些患者，为防止因肿瘤多发而复发，可考虑行胰腺次全切除术[25,26]。

胃泌素瘤

胃泌素瘤的特征是胃酸高分泌，由 Zollinger 和 Ellison 首先描述[27]。胃泌素通常是由胃窦的 G 细胞分泌，它不仅刺激壁细胞分泌胃酸，也可作为营养因子刺激壁细胞化生增加胃酸分泌。胃泌素瘤所致的大量胃酸分泌引起消化性溃疡（可导致腹痛）、腹泻和反流性食道炎[28]。

胃泌素瘤较多见于男性，中位发病年龄 40 至 50 岁[28,30]。因为大多数患者首先被诊断为良性消化性溃疡，所以胃泌素瘤常常被延误诊断[28,29]。当消化性溃疡经久不愈及空腹促胃泌素水平大于 100pg/mL 时[31]，应考虑胃泌素瘤的诊断。其他几种情况也可导致血清胃泌素水平适度增高，最常见的情况为患者同时应用质子泵抑制剂治疗时。在可疑的病例中，基础胃酸增加及分泌素激发试验阳性可进一步明确诊断[31-33]。

质子泵抑制剂对胃酸高分泌所造成的症状有效[34,35]。对胃泌素瘤的定位和手术切除是一个大的挑战。绝大多数的胃泌素瘤位于"胃泌素瘤三角"，此区域的边界是：胆囊及胆总管、十二指肠、胰腺[36]。在此三角内，肿瘤最多见于十二指肠及周围淋巴结，低于半数者位于胰腺[29,30,37]。典型的十二指肠胃泌素瘤小于 1cm，因此常规术前影像学检查很难发现。尽管超声内镜和生长抑素闪烁显像在胃泌素瘤的术前评估有些作用，术中触诊和十二指肠切开仍然需要[29,30,38]。

50% 以上的未转移、单发胃泌素瘤病例外科手术切除可获治愈[29]。多数胃泌素瘤伴发 MEN1 病例，肿瘤位于十二指肠，大多数病例肿瘤术前影像学检查无法确定[30,39]。因此，需要外科手术探查定位[40]。大约 25% 卓-艾综合征及 MEN1 病例，外科手术治疗仍有分歧[41]。对这部分患者，因为肿瘤的复杂多样性，外科治愈性切除很困难。术前影像学检查已证实为单发的病例,切除前仍需仔细探查[32,42,43]。即使进行了广泛的十二指肠探查,手术切除对合并 MEN1 病例仍是不可行的[44]。对于无法切除和已转移病例,应用生长抑素同型物治疗可控制血清胃泌素水平,在某些病例肿瘤稳定或消退[45]。

胰高血糖素瘤

胰高血糖素瘤属胰腺内分泌肿瘤中最少见者之一,常见于70岁左右的老年人。大约80%病例单发,20%合并 MEN1[46,47]。虽然胰高血糖素瘤可合并糖尿病,但临床上这样患者血糖严重升高者只有半数。胰高血糖素瘤患者表现为坏死松解性游走性红斑,所以常常首先由皮肤科医师确诊(图48.1)。这种皮疹的特点是隆起的红色斑块,从会阴部开始,然后累及躯干及四肢,2/3以上的患者出现这种皮疹。皮疹的病因尚不清楚,可能与氨基酸和锌缺乏有关[48,49]。

正常人血浆高血糖素低于50pg/mL,胰高血糖素瘤患者常高于1000pg/mL[50]。生长抑素类似物对于伴胰高血糖综合征的患者的早期治疗有效[51,52]。生长抑素类似物治疗无效者,静脉输注氨基酸常常有效。多数患者一开始就表现为可见的转移性病,CT检查对胰高血糖素瘤患者的定位诊断是必需的。少数未转移的患者,手术切除有治愈希望[46,47,53]。对于已有转移的多数患者,手术治疗只能减轻症状。因为容易发生深

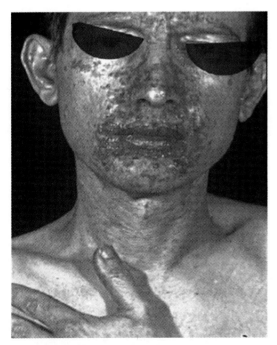

图48.1 胰高血糖素瘤综合征相关的坏死松解性游走性红斑。(见彩图)

静脉血栓,围术期应重视抗凝治疗。

舒血管肠肽瘤

1958年 Verner 和 Morrison 首次描述胰腺内分泌肿瘤合并严重腹泻、低钾血症、胃酸缺乏[54]。这种综合征后来发现是由于异位分泌血管活性肠肽(VIP)所致,被贴切地命名为"胰腺霍乱"[55,56]。像霍乱毒素一样,VIP导致细胞内循环AMP水平增高,从而引起肠道平滑肌松弛、抑制电解质吸收和严重的分泌性腹泻。

舒血管肠肽瘤的好发年龄为50岁,男女发病率接近[57]。其诊断通常基于血清VIP水平升高、腹泻及恶性表现。生长抑素类似物对于抑制激素分泌和控制腹泻有效[58,59]。舒血管肠肽瘤常常大于1cm,在大多数病例,CT及MRI能发现病灶[60,61]。超声内镜和生长抑素闪烁显像对小肿瘤的定位有帮助。未转移的患者,手术治疗可获痊愈,已有转移的患者,外科减量手术对治疗亦有帮助[59]。

生长抑素瘤和胰多肽瘤

两种其他类型的胰腺内分泌肿瘤在某种程度上特征性较少。其中的生长抑素瘤可伴有糖尿病、低胃酸和腹泻。胰多肽瘤是伴血清高水平胰多肽的胰腺神经内分泌肿瘤。胰多肽的分泌和任何临床综合征无关,因此这些肿瘤通常被归为无功能性胰腺内分泌瘤[62]。它们常常当肿瘤很大并造成压迫症状时才获诊断。早期病例,外科手术切除可治愈。但因为此类肿瘤早期无症状,诊断时大多数病例已有转移[63]。

类　癌

发病率和病因学

类癌的发病率约为1~2/100 000[64]。类癌较胰腺神经内分泌肿瘤常见,类癌的发病率是胰岛素瘤的8~11倍,是胃泌素瘤的7~26倍[65-67]。美国早先(1950~1971)2837例的调查分析发现,类癌的最常发部位是阑尾,其次是直肠、回肠、肺和胃(表48.2)。美国更近期的一项5486例(1973~1991)调查分析发现,肺类癌及胃类癌的比例相对上升,而阑尾类癌的比例相对下降[68]。这些相对发病率的变化很可能与类癌的检出和报告有关。因为神经内分泌肿瘤常常

表 48.2

胰腺神经内分泌肿瘤临床表现

类癌部位	最终结果研究组 (1950~1960) N=1,867	第三次全国癌症调查组 (1969~1970) N=970	SEER 计划组 (1973~1999) N=10,878
肺、支气管	10.2	14.1	27.9
胃	2.2	1.9	4.6
十二指肠	1.8	2.3	2.8
空肠	1.0	2.0	1.8
回肠	10.8	13.8	14.9
阑尾	43.9	35.5	4.8
盲肠	2.7	3.0	4.1
结肠	4.7	3.9	8.6
直肠	15.4	12.3	13.6

SEER:流行病监督及最终结果。

Adapted from ref.103.

无症状,它们的真实的发病率应该高一些。例如,类癌尸检发病率高达 8/100 000,据此推测相当一部分类癌患者死于非肿瘤疾病[69]。

环境因素和遗传因素与类癌的关系尚不明确。在类癌观察到一些基因变异,这些变异因肿瘤的部位不同而不同。虽然类癌不是 MEN1 综合征的一部分,但是 MEN1 基因的突变和缺失可能与某些单发类癌的肿瘤发生有关。例如,发现大约 1/3 的肺和胃类癌存在 11q 染色体缺失[70–72]。11q 染色体缺失和 MEN1 基因的突变在其他部位类癌少见。一项近期研究应用比较基因组杂交绘制 11 号染色体上的杂合性缺失,表明只有 1/9 中肠 NET 在 11q13 有杂合性缺失,3/9 在 11q23 有杂合性缺失[71]。

50% 以上的小肠类癌证实存在 18 号染色体缺失[73,74]。Smad4/DPCr 是位于 18 染色体上的基因,结肠癌和胰腺癌时突变,然而在中肠类癌没有观察到突变。中肠类癌染色体缺失的其他主要部位包括:9p(15%)、11q(13%)和 16q(12%)[10,73,75–77]。

类癌的临床表现和治疗

根据推测的组织胚胎学来源,类癌常分为:前肠(支气管和胃)、中肠(小肠和阑尾)、后肠(直肠)。依据发生部位, 这些肿瘤的临床表现与治疗不同 (表48.3)。

支气管类癌

支气管类癌约占原发性肺肿瘤的 2%, 典型的类癌(也被定义为分化良好的肺神经内分泌肿瘤)好发年龄为 50 岁[78,79]。支气管类癌好发于中央支气管,引起咳嗽、喘鸣、咯血及反复发作的阻塞性肺炎[79,81]。典型的肺类癌很少表现类癌综合征, 而是表现异位

表 48.3

类癌分类与症状

肿瘤	症状
前肠	
支气管类癌	咳嗽、咯血、阻塞性肺炎、库欣综合征、类癌综合征少见
胃类癌	常常无症状,偶然发现
中肠	
小肠类癌	间断性肠梗阻或肠系膜缺血,转移发生时类癌综合征常见
阑尾类癌	偶然发现,转移发生时类癌综合征常见
后肠	
直肠类癌	偶然发现或因便血、疼痛、便秘发现,很少引起类癌综合征

ACTH 分泌,导致 Cushing 综合征[81,81-85]。

大约 1/3 支气管类癌表现非典型的组织学特征[78,82,84,86]。非典型的类癌的特征为有丝分裂加快和坏死区,好发年龄 60 岁,和典型的类癌不同,吸烟者更常见,较典型类癌肿瘤大,且位于边缘[87,88]。

典型的类癌通常无症状,转移发生率低于 15%。非典型类癌呈侵袭性临床病程,纵隔淋巴结转移率为 30%~50%[80,81,84,85]。典型类癌手术治疗的长期生存率常常超过 85%,非典型类癌者疗效较差[78,82-86,88-91]。病理组织学也影响术式的选择,保守性切除(包括楔形和区段切除) 是治疗未转移支气管类癌的首选术式,对于非典型类癌常选择更大范围切除术式[85,88]。类癌辅助治疗尚存争论,其方案和小细胞癌相似,非典型类癌术后可考虑应用。

胃类癌

胃类癌在所有胃肿瘤中占比例不足 1%[68,92]。胃类癌可再分为三种不同的类型:1 型,和慢性萎缩性胃炎有关;2 型,和卓-艾综合征有关;3 型,单发胃类癌(表48.4)。1 及 2 型胃类癌和高胃泌素血症有关。高浓度水平的胃泌素可造成胃的肠嗜铬细胞增生,最终导致增生性病变和小的且常多发的类癌[92]。这些肿瘤常常无症状,可在内镜下切除,但应定期随访。病变大或复发的病例需要更广泛的外科手术切除[93,94]。对合并慢性萎缩性胃炎病例,胃窦切除术可消除胃酸的来源,有报道可造成肿瘤消退[95]。

15%~25%的胃类癌是单发的, 和 1、2 型类癌相比,这类肿瘤不伴有高胃泌素血症,常大于 1cm,临床上并有恶性倾向。单发胃类癌表现为非典型类癌综合征,主要为皮肤潮红(组织胺介导)。多数单发胃类癌患者就医时已发生转移,死于此病者多见。因为这类病变的侵袭性特性,多数病例需行全胃切除术[96,97]。

小肠类癌

小肠类癌大约占小肠肿瘤的 1/3。好发年龄为60~70 岁,最常表现为腹痛或小肠梗阻,这些症状常被误诊为应激性小肠综合征[98-100]。大约 5%~7%伴有类癌综合征,其时通常已有肝转移发生[101,102]。因为标准的影像学技术如:CT 和小肠钡剂对比造影很少确定原发肿瘤,所以小肠类癌的诊断很困难。当检测到和手术切除时,肿瘤多位于远端回肠且呈多中心性,偶然表现为大量病灶衬排在小肠上(图 48.2)[101]。肿瘤大小与是否转移关系不大,小于 0.5cm 的肿瘤亦有发生转移的报道。局限病变的患者 5 年生存率为60%,只有局部转移的患者 5 年生存率为 70%,已有远处转移者 5 年生存率为 21%[103]。

小肠类癌常常表现为特征性促结缔组织增生反应所造成的肠系膜纤维变性与缺血。因广泛的肠系膜受累,这些肿瘤常常表现为小肠圈合、屈曲变形[101,104]。手术切除小肠原发肿瘤及相关的系膜转移灶能解除梗阻及肿瘤相关的疼痛症状,即使已有转移,如病情许可,仍推荐手术治疗[100]。

阑尾类癌

类癌是阑尾最常见的肿瘤,占全部阑尾恶性肿瘤的 50%以上,每千例阑尾切除标本类癌的发现率接近 7%[105-107]。在过去的报告中,阑尾类癌常常在因其他原因切除阑尾时偶然发现。1968 例阑尾切除术中发现了 137 例阑尾类癌,其中最常见的阑尾切除术的指征为良性盆腔疾病(43%)和胆囊疾病(35%)[103]。然而最近的报道发现,大多数阑尾类癌因急性阑尾炎行阑尾切除而发现,只有少数病例被认为类癌本身导致阑尾炎[108]。大约 2/3 的阑尾类癌发生于阑尾末端,不会造成阑尾梗阻症状。只有不到 10%的病例发生在基底,

表 48.4

胃类癌类型

	高胃泌素血症	胃酸分泌	肿瘤大小	肿瘤数目	临床特征
Ⅰ 型	是	低	<1cm	多灶	侵犯少见,常可内镜下切除
Ⅱ 型	是	高	<1cm	多灶	侵犯少见,生长抑素类似物治疗有效
散发型	不是	正常	>1cm	单发	经常发生侵犯和转移

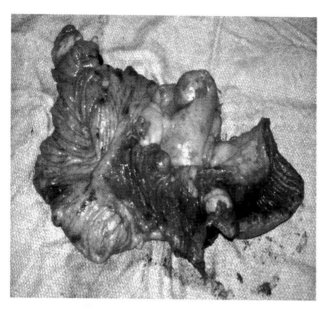

图 48.2　小肠多中心类癌。(见彩图)

导致急性阑尾炎[107]。

阑尾类癌发病年龄相对较轻，最近的统计表明，平均年龄为 49 岁，而在较早的报道中，发病年龄则更年轻[103,107]。部分原因是阑尾切除术的患者年轻。有研究者推测，阑尾类癌的类型与其起源的上皮下神经内分泌细胞的生物学行为相一致，这些细胞的密度在 30 岁时达到峰值，其后因年龄增加下降[109-111]。

阑尾类癌多见于女性，男女之比为 0.82[103]。女性阑尾类癌发病率高的原因部分和阑尾切除术的类型有关，妇女更多见因妇科手术而行机遇性阑尾切除术。然而，女童阑尾类癌的发生率高于男童，此现象无法用阑尾切除术几率的差异来解释[112-114]。

阑尾类癌的临床表现因其大小而不同。超过 95% 的阑尾类癌小于 2cm[115,116]，尽管少数有发生转移的报道，这类患者发生转移的几率极低[116-121]。相比较而言，大约 1/3 的肿瘤直径大于 2cm 患者发生局部和远处转移[115]。其他如：阑尾系膜受侵、腹膜受侵、肿瘤位置和组织学类型和转移常常无关。

外科治疗方案依病史资料及肿瘤大小而定。直径小于 2cm 的肿瘤，可行简单的阑尾切除术。直径大于 2cm 的肿瘤，因其转移几率高，推荐行右半结肠切除术。Moertel[115]等报道，122 例肿瘤小于 2cm 患者行单纯阑尾切除术，未见肿瘤复发，12 例肿瘤大于 2cm 者行阑尾切除术，其中 1 例局部复发。右半结肠切除术能否降低远处转移尚无报道，单纯阑尾切除术对于肿瘤较大的老年患者和合并其他疾病的患者也是合适的选择。

直肠类癌

直肠类癌占所有直肠肿瘤的 1%~2%，好发年龄为 60 岁。约 50% 患者无症状，在常规镜检时发现[122]。有症状的患者表现为：便血、疼痛或便秘[122,123]。原发肿瘤的大小与肿瘤转移密切相关，肿瘤小于 1cm 发生转移者不足 5%，但直肠类癌大于 2cm 时大多发生转移[123,124]。

2/3 的直肠类癌肿瘤直径小于 1cm，局部切除疗效满意。肿瘤直径 1~2cm 者治疗方法尚存争议，绝大部分患者可采用局部切除术治疗，但一些作者认为，如果肿瘤侵及肌层、诊断时有症状、呈溃疡型均为预后不良的因素，应行广泛外科切除[122-124]。超声内镜对确保黏膜下肿瘤的完整切除尤其是施行内镜下切除者有帮助。

肿瘤大于 2cm 者，传统上应行低位前切除或腹会阴联合切除术。然而，在一些回顾性研究中表明，上述治疗方法并未体现出生存优势，因此传统治疗方法在直肠类癌治疗价值受到疑问[125-127]。对于大的直肠类癌，应采取结合患者年龄和并存疾病的个体化治疗。

转移性神经内分泌肿瘤的治疗

转移性疾病的临床表现

转移性类癌和胰腺神经内分泌肿瘤的临床病程多种多样。患无痛肿瘤者甚至没有任何治疗便可数年无症状，其他有症状者其症状可来源于肿瘤膨胀挤压或激素高分泌，常需要治疗。有功能的转移性胰腺神经内分泌肿瘤症状与其分泌的激素种类有关。转移性类癌患者分泌血清素和其他血管活性物质引起类癌综合征，后者表现：发作性潮红、哮鸣、腹泻及最后致右心瓣膜疾病[128]。类癌综合征主要与中肠类癌有关，几乎所有的转移性肿瘤均有发生，未转移者很少发生类癌综合征。卵巢类癌则是一个例外，因其静脉回流直接入体循环，所以未转移者也发生类癌综合征。

类癌综合征相关症状是由于从原发肿瘤或转移性肿瘤释放的物质直接进入体循环和进入肝脏旁路代谢所致。类癌综合征的症状一般认为是 5 羟色胺水平增高导致[129]。在一组 748 例类癌综合征患者的研究中，92% 病例血清中 5 羟色胺水平增高[130]。另有一些研究报道,12%~26%的患者血清中 5 羟色胺水平增高,但不表现类癌综合征,表明其他的血管活性物质可能也参与其中[129]。典型的类癌综合征包括:上半身潮红、水性腹泻、面部水肿、出汗、哮鸣、呼吸困难、腹痛,更严重者表现循环不稳定。病程长的患者常表现为鼻面部毛细血管扩张和永久性皮肤变色。

类癌综合征的发作常呈间断性,持续数分钟至数天[131]。常见的诱发因素包括:应激和饮酒。5%严重的类癌综合征患者出现糙皮病,有规律应用多种维生素和烟酸可预防。

转移性神经内分泌肿瘤的影像检查

胃肠道神经内分泌肿瘤常见的转移部位是肝脏(图 48.3),怀疑病变发生转移者应行腹部 CT 扫描排除肝转移。肝功能检查不是肿瘤累犯的可靠指标,即使类癌肝脏广泛转移血清碱性磷酸酶检查也常是正常的。类癌肝转移灶的血供常丰富,强化后和肝组织呈等密度,因此应行强化 CT 扫描检查[132,33]。

对神经内分泌肿瘤转移病变的诊断生长抑素受体闪烁显像是位居第二的检查方法。除胰岛素瘤外,90%以上的神经内分泌肿瘤(包括无功能胰腺肿瘤和类癌)含高浓度的生长抑素受体,应用生长抑素类似物奥曲肽的放射标记物检查显像[134-136]。放射标记奥曲肽的摄取情况也能预测生产抑素治疗的临床反应。

因为正常肝脏摄取不同的奥曲肽,所以喷曲肽扫描对检查神经内分泌肿瘤肝外转移灶的效果优于肝内病灶[137,138]。一组报道发现:奥曲肽闪烁显像检查对 12 个已知肝外病灶均探知,而对肝内的 24 个病灶只探明 12 个[137]。单光子发射 CT 扫描可增加敏感性[139,140]。

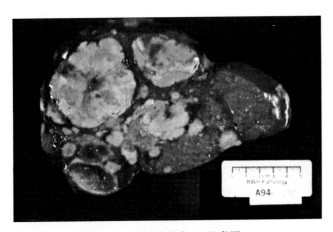

图 48.3　肝转移类癌。(见彩图)

转移性神经内分泌肿瘤的生化监测

通常转移性类癌患者的监测是连续检测 24 小时尿 5 羟色胺代谢产物 HIAA 水平。尽管尿 5-HIAA 水平升高对类癌有高度特异性,但敏感性不高。一项研究表明, 只有 73%的转移性类癌患者 5-HIAA 升高[141]。此外,5-HIAA 水平在原发性中肠类癌患者升高,对前肠和后肠类癌意义不大,因为后两者极少分泌 5 羟色胺。

尿 5-HIAA 水平检测的假阳性也限制了其临床应用。正常 5-HIAA 排泄率为 2~8mg/d,在吸收不良综合征如乳糜和 Whipple 疾病以及大量进食富含色胺酸食物以后,5-HIAA 排泄率可达 30mg/d。虽然有些类癌综合征的患者 5-HIAA 排泄率中度升高,但大多数患者尿 5-HIAA 排泄率超过 100mg/d。在一项研究中, 类癌综合征患者的 5-HIAA 排泄率为 99mg/d 至 2070mg/d[142]。轻度升高可见于不表现类癌综合征的转移性类癌患者。

对类癌患者血浆嗜铬粒蛋白 A(CGA)是较尿 5-HIAA 更敏感的标志物, 也被用作胰腺功能性和非功能性内分泌肿瘤的标志物[143-146]。CGA 也可被谨慎地用作生长抑素治疗患者观察疗效的标志物, 因为生长抑素显著地降低血浆 CGA 水平,后者的变化较肿瘤大小的变化更能反映肿瘤细胞内激素的合成与释放情况。用恒定剂量生长抑素类似物治疗的患者,其血浆 CGA 水平在一定时间内持续升高说明对激素分泌的失控或肿瘤进展[146]。血浆 CGA 水平也具有判断预后的价值,在一项有 71 例转移性类癌的研究报道中,CGA 水平大于 5000μg/mL 是一个独立的预后不良的指标[147]。

转移性疾病的外科治疗

肝切除与肝移植

在某些肝转移病例,肝切除术后患者可获得长时间的症状缓解期并延长生存时间[148-151]。然而,总的来说,只有肝脏转移灶少的情况下才能进行手术,尤其是对有根治意愿的患者施行手术才会获得好的疗效[152]。Que 等报道几乎所有肝转移的神经内分泌肿瘤患者接受肝切除术会改善症状,术后 4 年生存率为 73%[150]。

肝移植治疗一般的肝转移性恶性肿瘤常常导致术后早期复发。一批接受肝移植的肝孤立转移灶的神经内分泌肿瘤患者,目前只有少数患者存活,此类患者接受肝移植的作用尚不清楚[151,153,154]。早期报道了围术期高死亡率及术后高肿瘤复发率。最近来自法国的多中心研究的结果令人鼓舞,其术后 5 年生存率为 69%[151]。然而,因为此类患者属缓慢进展病程,所以移植术对神经内分泌肿瘤患者的自然病程的影响很难评价。此外,尽管术后长期生存率令人鼓舞,但作为转移性类癌有效的治疗方法,其应用受到供体匮乏的限制。

类癌心脏疾病的治疗

大约 2/3 的类癌综合征患者发生心脏疾病[155]。类癌心脏损害的特点是心脏内膜斑块状、纤维化增厚并典型地累及右半心,从而引起三尖瓣和肺动脉瓣小叶的收缩和固定(图 48.4)。可见三尖瓣反流、三尖瓣狭窄、肺动脉瓣反流和狭窄[156]。只有不到 10% 的患者发生左半心脏疾患[157,158]。

右半心脏损害高发表明,类癌心脏损害和肝转移瘤产生的有害因子直接进入肝静脉有关。类癌综合征的患者中间, 并发心脏疾病者血清 5-羟色胺和尿 5-HIAA 水平明显高于未并发心脏损害者[155,157-160]。另有研究者认为高的心房钠尿肽也与心脏损害的病理发生有关。然而这些因素是否和心脏损害直接有关尚不明朗。生长抑素类似物治疗不会预防心脏疾病的发展,也不会减轻心脏损害[158,159,161]。

转移性类癌病程进展缓慢,再加上可有效地控制类癌综合征, 这都为对某些患者施行瓣膜置换术提供了条件。此类患者右心功能衰竭有很高的死亡率和并发症发生率。在早期阶段,对有症状的类癌心脏

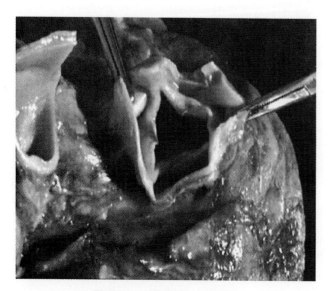

图 48.4 心脏类癌。(见彩图)

疾病患者施行瓣膜置换存在相当高的围术期并发症率[162,163],然而,存活病例的症状显著改善。将来更加先进的技术可促进类癌患者瓣膜置换术施行[164]。

类癌危象的预防和治疗

类癌危象是类癌综合征危及生命的一种形式,由特殊事件触发,如:麻醉、手术或化疗,刺激导致了大量生物活性化合物如儿茶酚胺释放入血。特异症状包括:潮红、腹泻、心动过速、心率失常、高血压或低血压、支气管痉挛及意识改变[165]。 输液和升压药物治疗不能缓解症状。

麻醉可使类癌危象突然发生,据报道类癌综合征患者术中并发症发生率为 11%[166]。围术期 300mcg 奥曲肽皮下注射可降低类癌危象的发生率,术中应常备这种药物[167]。发生类癌危象时,静脉注射 300mcg 奥曲肽,后用奥曲肽 50~150mcg/h 维持静脉点滴[168]。

非手术肝脏局部疗法

肝动脉栓塞疗法

肝动脉栓塞疗法是常用的无法切除肝转移瘤的姑息治疗技术。肝动脉栓塞疗法依据的原理是:肝肿瘤的血供主要来自肝动脉, 而正常肝组织的血供主要来自门静脉。肝动脉栓塞疗法可联合或不联合应用同步注射化疗。通过测定激素分泌水平或放射显像衰退可评价肝动脉栓塞疗法的疗效, 缓解率一般大于 50%[169-178]。然而在疗效差的病例,缓解期较短,为 4~24 月[170,173]。在有一组 81 例患者的报道中,类癌的肝动脉栓塞疗法或肝动脉化学栓塞疗法中位缓解期为 17 个月,1、2、3 年的无病生存率为 75%、35% 和 11%[173]。早期研究报道了较高的栓塞术后并发症发生率,包括:肾衰竭、肝坏死和脓肿。最近几年,随着技术的进步,介入治疗的并发症大大降低并已成为神经内分泌肿瘤重要和安全的治疗手段[173]。

射频销蚀和冷冻消融术

肝转移的其他治疗方法包括射频销蚀和冷冻消融术,单独或联合手术切除应用。这些方法可经皮途径或经腹腔镜途径进行。虽然射频销蚀和冷冻消融术的副作用较手术或肝动脉栓塞轻, 但其疗效尤其是对体积大的肝肿瘤仍需进一步研究。大多数已发表的病例报告少于 40 例[179-182]。在一项最长随访期的临床研究报告

中表明,31 例有症状患者, 其中转移性类癌为 20 例,胰岛细胞瘤为 10 例,甲状腺髓样癌为 1 例,行手术切除、冷冻和(或)射频销蚀治疗[182],症状消失者为 27 例占 87%,中位随访 26 个月后 16 例疾病进展或复发。

转移瘤的全身治疗

生长抑素类似物和干扰素-α

生长抑素类似物常能很好地控制与神经内分泌肿瘤相关的类癌综合征及其他激素综合征(表 48.5)。生长抑素是 14-氨基酸肽,通过与生长抑素受体结合,它能抑制多种激素的分泌,生长抑素受体在大多数神经内分泌肿瘤都有表达[183]。在一项最初的研究中,生长抑素类似物奥曲肽皮下注射,150ucg,3 次/日,88%的类癌综合征的患者症状改善[184]。最近,奥曲肽长效制剂问世,它可以每月用药一次,避免了患者每日自己注射用药。长效奥曲肽开始的经典用法为在短效制剂短期试验应用后,开始剂量为 20mg、肌肉注射,然后逐步增加剂量至症状满意控制为止[185]。另外,患者可能需应用短效制剂应付突发症状。兰瑞肽是另外一种生长抑素类似物,其临床疗效与奥曲肽相似[186-190]。一项包含 33 例类癌综合征患者应用兰瑞肽和奥曲肽的随机研究

表 48.5

生长抑素类似物和干扰素治疗晚期神经内分泌肿瘤的疗效

药物	患者数	生化缓解率(%)	肿瘤缓解率(%)	参考文献
生长抑素类似物				
奥曲肽	25	72	0	(184)
	22	63	0	(242)
	23	50	28	(243)
	34	NA	0	(196)
	55	37	2	(191)
	103	NA	0	(244)
兰瑞肽	19	58	5	(245)
	39	42	0	(246)
兰瑞肽 SR	18	NA	0	(247)
干扰素α				
	27	39	20	(248)
	12	40	10	(249)
	20	55	0	(250)
	15	7	0	(251)
	111	42	15	(194)
	26	66	15	(252)
	14	50	0	(253)
	24	60	8	(254)
	12	8	16	(255)
	34	24	12	(256)
	22	58	18	(257)
	7	71	0	(258)
生长抑素类似物联合干扰素 α				
	19	72	0	(191)
	21	69	5	(192)
随机研究				
兰瑞肽	27	NA	4	(190)
干扰素	28	NA	3.7	
兰瑞肽+干扰素 α	29	NA	7.1	

NA:不适用。

表明,二者在症状控制率和生化指标减低方面无显著差异[188]。

单独应用奥曲肽耐药的类癌综合征患者加用干扰素-α 治疗对控制症状有效[191,192]。干扰素-α 具有刺激 T 细胞功能和肿瘤分泌,导致其开始应用于类癌综合征患者[193]。接下来有报道低剂量干扰素-α 治疗转移性神经内分泌肿瘤,生化缓解率为 40%,并偶有肿瘤消退[194]。临床试验中干扰素-α 的用量为 3 至 9MU,皮下注射,3 至 7 次/周。干扰素-α 具有一定的骨髓抑制作用,其剂量依不同个体逐步增加,保持白细胞计数大于 3000/μL。干扰素-α 的疗效和潜在的副作用限制了其在转移性神经内分泌肿瘤治疗上的广泛应用,干扰素-α 的副作用包括:骨髓抑制、疲劳、抑郁症及甲状腺功能的改变[195]。

生长抑素类似物联合或不联合 IFN 治疗的直接抗肿瘤作用尚不明了,对于不表现激素高分泌症状的患者是否应用此类药物有争议[196]。应用此类药物治疗后,鲜有肿瘤缩小的影像学证据。一项包括 21 例胃肠、胰腺神经内分泌肿瘤的研究发现,应用生长抑素类似物和干扰素-α 联合治疗方案显著地控制了疾病的进展,随访有效率为 67%[192]。在一项前瞻性研究中,68 例患者随机分别接受奥曲肽单独治疗和奥曲肽联合干扰素-α 治疗,两组总生存期无显著差别,但联合治疗组肿瘤进展的风险降低,加用干扰素-α 具有细胞生长抑制作用[197]。一项对比兰瑞肽、干扰素-α 及联合用药有效性的前瞻性随机临床试验包括了 80 例初治已确诊的转移性神经内分泌肿瘤[190],客观部分缓解率低,分别为:4%、4%、7%,疾病稳定无进展率较高,分别为:28%、26%、18%。

化疗

5-FU、链佐星及阿霉素单药化疗治疗转移性类癌只获得适度的缓解率(表 48.6)。多药联合化疗较单药疗效无提高,但毒性大大增高[198]。ECOG 一项随机临床试验,118 例患者接受链佐星联合 5-FU 或链佐星联合环磷酰胺治疗,缓解率分别为 33% 及 26%,两组生存期无差异[199]。为降低链佐星联合 5-FU 治疗的副作用,ECOG 接下来的临床试验延长了给药间隔,并与阿霉素单药化疗对比发现,联合化疗的缓解率降为 22%,单药组为 21%,两组生存期比较无差异。最近的一项临床试验包括了 249 例患者[200],随机分别接受链佐星联合 5-FU 和 5-FU 联合阿霉素治疗,两组的缓解率相似,链佐星联合 5-FU 组的生存期略有延长,但超过 1/3 的接受链佐星治疗的患者出现肾衰竭。因此,目前此方案仍很少在临床转移性类癌治疗中应用。另一项包括 56 例患者的 4 药联合(5-FU、阿霉素、环磷酰胺及链佐星)方案,其缓解率为 31%,和链佐星联合 5-FU 方案比无优势[201]。

一些研究表明,化疗对胰腺内分泌肿瘤的疗效好于类癌(表 48.7)。在最早的临床试验中,Moertel 等报道链佐星联合阿霉素方案的缓解率为 69%,中位生存时间为 2.2 年[202]。接下来的两篇回顾性研究报告对此高缓解率提出了质疑,应用相同方案治疗的患者用客观影像学评价的缓解率只有不到 10%[203,204]。一组包括 84 例患者的回顾性研究分析结果,患者为局部晚期或转移性胰腺内分泌肿瘤,接受三药联合方案(5-FU、阿霉素及链佐星),总的缓解率为 39%,中位生存期为 37 个月。此方案虽较 Moertel 等报道低,但也表明确实有效[205]。

达卡巴嗪(DTIC)是治疗类癌和胰腺内分泌肿瘤的另一种选择。ECOG 的一项 II 期临床试验是应用 DTIC 治疗 50 例进展期胰岛细胞癌患者,结果是客观缓解率为 34%[206]。SWOG 的一项研究也表明,DTIC 治疗 56 例转移性类癌取得了客观影像学上缓解率为 16% 的成绩[207]。两组都报告了 DTIC 的毒性反应,SWOG 组 88% 的患者有恶心和(或)呕吐,ECOG 组有两例致死性毒性反应。DTIC 作为类癌患者联合化疗后的二线治疗其总的缓解率为 8%[200]。

替莫唑胺是一种细胞毒烷化剂,它较 DTIC 毒性低,可口服,因此被寄希望于治疗神经内分泌肿瘤[208]。一项 II 期临床试验包括 30 例转移性神经内分泌肿瘤患者,治疗方案为:替莫唑胺 150mg/m²,7 天,然后休息 7 天;沙利度胺 50 至 400mg,1 次/天,共 14 天。结果总的客观影像学缓解率在替莫唑胺和沙利度胺组为 25%。同以前的 DTIC 及链佐星为基础化疗治疗神经内分泌肿瘤疗效相近似。

先前报道分化差的神经内分泌肿瘤对化疗的反应好于分化好的。一项最初的研究报告应用小细胞肺癌常用联合化疗方案:顺铂加依托泊苷,治疗 18 例间变性的神经内分泌肿瘤(分化差),总的缓解率为 67%,同样方案对分化好的肿瘤类型几乎无效[209]。接下来的一项包括 36 例患者的临床研究报告,应用顺铂加依托泊苷方案治疗总的影像学缓解率为 36%,中位生存期为 19 个月,该研究中所有的患者均为病情发展迅速、分化差的进展期神经内分泌肿瘤,不包括典型的、发展缓慢的类癌和胰腺内分泌肿瘤[210]。

表 48.6

不同化疗方案治疗进展期类癌的效果

方案	患者数	肿瘤缓解率(%)	参考文献
单药试验			
达卡巴嗪	15	13	(259)
	15	13	(260)
	56	16	(207)
	61	8.2	(200)
链佐星	6	17	(260)
阿霉素	33	21	(260)
氟尿嘧啶	19	26	(262)
卡铂	20	0	(263)
放线菌素 D	17	6	(259)
紫杉醇	24	8	(211)
多西他赛	21	0	(212)
吉西他滨 α	10	0	(213)
联合化疗 II 期临床实验			
链佐星/5-FU/阿霉素/环磷酰胺	56	31	(201)
阿霉素/5-FU/顺铂	15	14	(264)
达卡巴/5-FU/亚叶酸钙	9	11	(265)
链佐星/阿霉素/干扰素 α	11	0	(255)
5-FU/干扰素 α	14	7	(266)

随机实验	患者数	肿瘤缓解率(%)	中位生存期(月)	参考文献
链佐星/环磷酰胺	47	26	12.5	(198)
链佐星/5-FU	42	33	11.2	
阿霉素	81	21	11	(199)
链佐星/5-FU	80	22	14.7	
5-FU/阿霉素	88	15.9	15.7	(200)
链佐星/5-FU	88	16	24.3	

α 包括类癌和胰腺内分泌肿瘤患者。

目前，新的化疗药物并未表现出对神经内分泌肿瘤相对有效。大剂量紫杉醇配合粒系集落刺激因子治疗 24 例转移性类癌和胰岛细胞瘤，结果为客观影像学缓解率只有 8%，但同时观察到显著的血液学毒性[211]。一项包括 21 例类癌的 II 期临床试验证明，多西他赛治疗后肿瘤生化指标有所下降，但未见影像学改变[212]。吉西他滨治疗 19 例神经内分泌肿瘤未见明显效果[213]。

转移性神经内分泌肿瘤的新型治疗手段

现有的全身治疗方法对晚期神经内分泌肿瘤的有效率较低，促使人们有兴趣寻找新的有效方法。这些方法包括：靶向放疗、血管生成抑制剂和酪氨酸激

酶抑制剂。

靶向放射治疗

传统的外照射治疗对神经内分泌肿瘤骨转移有效，对更常见的内脏转移无效。更广泛应用的是放射性标记的生长抑素类似物(表 48.8)[214-221]。111In 标记奥曲肽闪烁显像已经被普遍用于以前未检测到的原发和转移性神经内分泌肿瘤的定位。较高剂量的 111In 标记奥曲肽作为一种新方法用于治疗，但有效率较低[222]。90Y结合的奥曲肽用于治疗已取得令人鼓舞的结果，在早期的一项 II 期临床试验中，对转移性神经内分泌肿瘤的治疗取得了接近 23% 的客观影像学缓解率，但其肾

表 48.7

全身化疗治疗进展期胰腺神经内分泌肿瘤的疗效

方案	患者数	肿瘤缓解率(%)	中位生存期(月)	参考文献
前瞻性研究				
吡葡亚硝脲	33	30	18.0	(202)
链佐星/5-FU	33	45	16.8	
链佐星/阿霉素	36	69	26.4	
达卡巴嗪	50	34	19.3	(206)
回顾性研究				
链佐星/阿霉素	16	8	–	(203)
	16	8	20.2	(204)
链佐星/5-FU/阿霉素	84	39	37.0	(205)

毒性和血液毒性限制了其长期应用[218,223]。最近,[177]Lu 标记的奥曲肽的 I 期临床试验亦取得了令人鼓舞的结果[224]。在一项研究中,131 例生长抑素受体阳性进展期神经内分泌肿瘤患者接受 [177]Lu 标记的奥曲肽治疗,6 至 10 周一次,最终预期剂量为 600 至 800mCi[221]。35 例客观缓解(27%),3 例完全缓解。

局部肿瘤的 [131]I-间碘苄胍 (MIBG) 照射亦有效[225,226]。MIBG 是一种化合物,像蓄积在神经内分泌细胞里的去甲肾上腺素。因为并不是所有类癌都具有吸收 MIBG 的特性,所以限制了这种疗法的应用。在一项回顾性研究中,应用 MIBG 治疗类癌患者的生化缓解率为 37%,影响学缓解率为 15%[226]。然而,影像学缓解和生存期改善不相关。

靶向治疗:抑制细胞信号传导通路

一些研究检测了神经内分泌肿瘤细胞生长因子的表达和它们的受体。生长因子如:碱性成纤维细胞生长因子(bFGF)、转化生长因子 α、转化生长因子 β、血小板源性生长因子和生长因子受体如:血小板源生长因子受体、表皮生长因子受体、c-Kit 均被证明在消化道和肺类癌中表达[76,227-233]。

在临床前模型中,破坏这些信号通路可抑制神经

表 48.8

神经内分泌肿瘤放射标记物治疗效果

标记物	患者数	肿瘤缓解率(%)	参考文献
放射标记生长抑素类似物			
[111]In 标记奥曲肽	9	0	(267)
[90]Y 标记奥曲肽	30	23	(219)
	29	7	(268)
	41	24	(218)
	32	9	(222)
[177]Lu 标记奥曲肽	125	28	(221)
放射标记 MIBG			
[131]I-间碘苄胍	98	15	(226)
[131]I-间碘苄胍	30	0	(269)
间碘苄胍	20	0	

内分泌细胞生长,由此导致近期开展了应用酪氨酸激酶抑制剂和针对信号通路的单克隆抗体治疗晚期神经内分泌肿瘤的一些临床试验。伊马替尼抑制酪氨酸激酶受体,神经内分泌肿瘤细胞和伊马替尼共同培养,可出现细胞生长抑制[233]。然而,在一项最初的研究中,应用伊马替尼治疗 15 例进展期神经内分泌肿瘤未取得疗效。同样,尽管吉非替尼可抑制神经内分泌细胞系生长,在一项 II 期临床试验中应用其治疗神经内分泌肿瘤患者却未取得治疗效果[234,235]。

神经内分泌肿瘤血管丰富,在中肠类癌和胰腺内分泌肿瘤都观察到血管内皮生长因子的过表达[76]。同样,血管内皮生长因子受体 1 和 2 也存在于大多数类癌和胰腺内分泌肿瘤,推测血管内皮生长因子和这些受体的结合参与了神经内分泌肿瘤发生[236,237]。在小鼠胰岛细胞癌发生模型中用功能阻断抗体抑制血管内皮生长因子受体阻断肿瘤生长,还需要进一步的临床前期验证此假设[238]。

应用血管内皮生长因子通路抑制剂治疗晚期神经内分泌肿瘤的初步临床试验结果令人鼓舞,抑制血管内皮生长因子或血管内皮生长因子受体可抑制肿瘤生长,在某些病例还发现肿瘤消退。在一项贝伐单抗的 II 期临床试验中,44 例晚期或转移性类癌患者被随机的分入接受贝伐单抗治疗,或聚乙二醇干扰素 α-2b 治疗[239]。一项最近的报道中,35 例完成 18 周治疗,18 例接受贝伐单抗治疗者中的 3 例患者取得影像学部分缓解。18 周后,95%接受贝伐单抗治疗的患者疾病无进展,而接受 IFN 治疗者只有 67%。

舒尼替尼具有多靶点酪氨酸激酶活性,可对抗 VEGFR、PDGFR、RET 和 c-Kit,它也被证明对治疗晚期神经内分泌肿瘤有效。舒尼替尼 I 期临床试验包括 4 名神经内分泌肿瘤患者:1 例取得客观影像学缓解,1 例轻度缓解并保持肿瘤较长时间稳定[240]。II 期临床试验包括 102 例进展期神经内分泌肿瘤患者,舒尼替尼,50mg,1 次/天,连续 4 周,间断两周后再重复[241]。初步分析结果:9/61 胰腺神经内分泌肿瘤和 1/14 类癌患者部分缓解,93%的类癌患者和 74%的胰腺神经内分泌肿瘤患者保持疾病稳定。疾病缓解者包括:1 例前肠类癌、1 例胃泌素瘤和 8 例无功能胰腺神经内分泌肿瘤。疾病稳定至进展中位时间:类癌者 42 周、胰腺神经内分泌肿瘤者 33 周,全部患者为 40 周。

未来的神经内分泌肿瘤临床试验很可能建立在这些临床观察基础上,传统化疗联合新的靶向治疗是趋势,这些靶向药物不仅作用于 VEGF 通路还要作用于和神经内分泌肿瘤生长、发展相关的其他分子通路。

(张汝鹏 译)

参考文献

1. Rindi G, Kloppel G. Endocrine tumors of the gut and pancreas tumor biology and classification. *Neuroendocrinology* 2004;80(suppl 1):12–15.
2. Oberg K, Eriksson B. Medical treatment of neuroendocrine gut and pancreatic tumors. *Acta Oncol* 1989;28:425–431.
3. Jensen RT. Management of the Zollinger-Ellison syndrome in patients with multiple endocrine neoplasia type 1. *J Intern Med* 1998;243:477–488.
4. Gibril F, Schumann M, Pace A, et al. Multiple endocrine neoplasia type 1 and Zollinger-Ellison syndrome: a prospective study of 107 cases and comparison with 1009 cases from the literature. *Medicine (Baltimore)* 2004;83:43–83.
5. Agarwal SK, Lee Burns A, Sukhodolets KE, et al. Molecular pathology of the MEN1 gene. *Ann N Y Acad Sci* 2004;1014:189–198.
6. Hessman O, Lindberg D, Skogseid B, et al. Mutation of the multiple endocrine neoplasia type 1 gene in nonfamilial, malignant tumors of the endocrine pancreas. *Cancer Res* 1998;58:377–379.
7. Ebrahimi SA, Wang EH, Wu A, et al. Deletion of chromosome 1 predicts prognosis in pancreatic endocrine tumors. *Cancer Res* 1999;59:311–315.
8. Rigaud G, Missiaglia E, Moore PS, et al. High resolution allelotype of nonfunctional pancreatic endocrine tumors: identification of two molecular subgroups with clinical implications. *Cancer Res* 2001;61:285–292.
9. Bartsch D, Hahn SA, Danichevski KD, et al. Mutations of the DPC4/Smad4 gene in neuroendocrine pancreatic tumors. *Oncogene* 1999;18:2367–2371.
10. Lubomierski N, Kersting M, Bert T, et al. Tumor suppressor genes in the 9p21 gene cluster are selective targets of inactivation in neuroendocrine gastroenteropancreatic tumors. *Cancer Res* 2001;61:5905–5910.
11. Wild A, Langer P, Celik I, et al. Chromosome 22q in pancreatic endocrine tumors: identification of a homozygous deletion and potential prognostic associations of allelic deletions. *Eur J Endocrinol* 2002;147:507–513.
12. Marcos HB, Libutti SK, Alexander HR, et al. Neuroendocrine tumors of the pancreas in von Hippel-Lindau disease: spectrum of appearances at CT and MR imaging with histopathologic comparison. *Radiology* 2002;225:751–758.
13. Service F, McMahon M, O'Brien P, et al. Functioning insulinoma—incidence, recurrence, and long-term survival of patients: a 60-year study. *Mayo Clin Proc* 1991;66:711–719.
14. Hoff A, Gilbert J, Gagel R. Management of neuroendocrine cancers of the gastrointestinal tract: islet cell carcinoima of the pancreas and other neuroendocrine carcinomas. In: Abbruzzese J, Evans D, Willett C, et al., eds. *Gastrointestinal Oncology*. New York, NY: Oxford University Press; 2004:780–802.
15. Grant CS. Gastrointestinal endocrine tumours: insulinoma. *Baillieres Clin Gastroenterol* 1996;10:645–671.
16. Dizon A, Kowakyk S, Hoogwerf B. Neuroglycopenic and other symptoms in patients with insulinomas. *Am J Med* 1999;106:307–310.
17. Whipple A, Franz V. Adenoma of islet cells with hyperinsulinism. *Am Surg* 1935;101:1299–1335.
18. Service F. Hypoglycemic disorders. *N Engl J Med* 1995;332:1144–1152.
19. Grant CS, van Heerden J, Charboneau JW, et al. Insulinoma: the value of intraoperative ultrasonography. *Arch Surg* 1988;123:843–848.
20. Pasieka J, McLeod M, Thompson N, et al. Surgical approach to insulinomas: assessing the need for preoperative localization. *Arch Surg* 1992;127:442–447.
21. Anderson M, Carpenter S, Thompson N, et al. Endoscopic ultrasound is highly accurate and directs management in patients with neuroendocrine tumors of the pancreas. *Am J Gastroenterol* 2000;95:2271–2277.
22. Menegaux F, Schmitt G, Mercadier M, et al. Pancreatic insulinomas. *Am J Surg* 1993;165:243–248.
23. Rosch T, Lightdale C, Botet J, et al. Localization of pancreatic endocrine tumors by endoscopic ultrasonography. *N Engl J Med* 1992;326:1721–1726.
24. Goode P, Farndon J, Anderson J, et al. Diazoxide in the management of patients with insulinoma. *World J Surg* 1986;10:586–592.
25. O'Riordain D, O'Brien T, van Heerden J, et al. Surgical management of insulinoma associated with multiple endocrine neoplasia type I. *World J Surg* 1994;18:488–493; discussion 493–494.
26. Demeure M, Klonoff D, Karam J, et al. Insulinomas associated with multiple endocrine neoplasia type I: the need for a different surgical approach. *Surgery* 1991;110:998–1004; discussion 1004–1005.
27. Zollinger R, Ellison E. Primary peptic ulcerations of the jejunum associates with islet cell tumors of pancreas. *Ann Surg* 1955;142:709–728.
28. Roy P, Venzon D, Shojamanesh H, et al. Zollinger-Ellison syndrome:

clinical presentation in 261 patients. *Medicine (Baltimore)* 2000;79:379–411.

29. Norton J, Jensen R. Unresolved surgical issues in the management of patients with Zollinger-Ellison syndrome. *World J Surg* 1991;15:151–159.

30. Sugg S, Norton J, Fraker D, et al. A prospective study of intraoperative methods to diagnose and resect duodenal gastrinomas. *Ann Surg* 1993;218:138–144.

31. Jensen R. Gastrointestinal endocrine tumours: gastrinoma. *Baillieres Clin Gastroenterol* 1996;10:603–643.

32. Wolfe M, Jensen R. Zollinger-Ellison syndrome: current concepts in diagnosis and management. *N Engl J Med* 1987;317:1200–1209.

33. Frucht H, Howard J, Slaff J, et al. Secretin and calcium provocative tests in the Zollinger-Ellison syndrome: a prospective study. *Ann Intern Med* 1989;111:713–722.

34. Lambers C, Lind T, Moberg S, et al. Omeprazole in Zollinger-Ellison syndrome: effects of a single dose and of long-term treatment in patients resistant to histamine H_2-receptor antagonists. *N Engl J Med* 1984;310:758–761.

35. Frucht H, Maton P, Jensen R. Use of omeprazole in patients with Zollinger-Ellison syndrome. *Dig Dis Sci* 1991;36:394–404.

36. Stabile B, Morrow D, E Passaro J. The gastrinoma triangle: operative implications. *Am J Surg* 1984;147:25–31.

37. Fraker DL, Norton JA, Alexander HR, et al. Surgery in Zollinger-Ellison syndrome alters the natural history of gastrinoma. *Ann Surg* 1994;220:320–328; discussion 328–330.

38. deKerviler E, Cadiot G, Lebtahi R, et al. Somatostatin receptor scintigraphy in forty-eight patients with the Zollinger-Ellison syndrome. GRESZE: Groupe d'Etude du Syndrome de Zollinger-Ellison. *Eur J Nucl Med* 1994;21:1191–1197.

39. Norton J, Doppman J, Jensen R. Curative resection in Zollinger-Ellison syndrome: results of a 10-year prospective study. *Ann Surg* 1992;215:8–18.

40. Mignon M, Cadiot G. Diagnostic and therapeutic criteria in patients with Zollinger-Ellison syndrome and multiple endocrine neoplasia type 1. *J Intern Med* 1998;243:489–494.

41. MacFarlane M, Fraker D, Alexander H, et al. Prospective study of surgical resection of duodenal and pancreatic gastrinomas in multiple endocrine neoplasia type 1. *Surgery* 1995;118:973–979; discussion 979–980.

42. Sheppard B, Norton J, Doppman J, et al. Management of islet cell tumors in patients with multiple endocrine neoplasia: a prospective study. *Surgery* 1989;106:1108–1117; discussion 1117–1118.

43. Bartsch DK, Langer P, Wild A, et al. Pancreaticoduodenal endocrine tumors in multiple endocrine neoplasia type 1: surgery or surveillance? *Surgery* 2000;128:958–966.

44. Norton JA, Fraker DL, Alexander HR, et al. Surgery to cure the Zollinger-Ellison syndrome. *N Engl J Med* 1999;341:635–644.

45. Shojamanesh H, Gibril F, Louie A, et al. Prospective study of the antitumor efficacy of long-term octreotide treatment in patients with progressive metastatic gastrinoma. *Cancer* 2002;94:331–343.

46. Frankton S, Bloom SR. Gastrointestinal endocrine tumours: glucagonomas. *Baillieres Clin Gastroenterol* 1996;10:697–705.

47. Wermers R, Fatourechi V, Wynne A, et al. The glucagonoma syndrome: clinical and pathologic features in 21 patients. *Medicine (Baltimore)* 1996;75:53–63.

48. Horrobin D, Cunnane S. Interactions between zinc, essential fatty acids and prostaglandins: relevance to acrodermatitis enteropathica, total parenteral nutrition, the glucagonoma syndrome, diabetes, anorexia nervosa and sickle cell anaemia. *Med Hypotheses* 1980;6:277–296.

49. Roth E, Muhlbacher F, Karner J, et al. Free amino acid levels in muscle and liver of a patient with glucagonoma syndrome. *Metabolism* 1987;36:7–13.

50. Boden G. Insulinoma and glucagonoma. *Semin Oncol* 1987;14:253–262.

51. El Rassi Z, Partensky C, Valette PJ, et al. Necrolytic migratory erythema, first symptom of a malignant glucagonoma: treatment by long-acting somatostatin and surgical resection: report of three cases. *Eur J Surg Oncol* 1998;24:562–567.

52. Jockenhovel F, Lederbogen S, Olbricht T, et al. The long-acting somatostatin analogue octreotide alleviates symptoms by reducing posttranslational conversion of prepro-glucagon to glucagon in a patient with malignant glucagonoma, but does not prevent tumor growth. *Clin Investig* 1994;72:127–133.

53. Edney JA, Hofmann S, Thompson JS, et al. Glucagonoma syndrome is an underdiagnosed clinical entity. *Am J Surg* 1990;160:625–628; discussion 628–629.

54. Verner J, Morrison A. Islet cell tumor and a syndrome of refractory watery diarrhea and hypokalemia. *Am J Med* 1958;25:374–380.

55. Kane M, O'Dorisio T, Krejs G. Production of secretory diarrhea by intravenous infusion of vasoactive intestinal polypeptide. *N Engl J Med* 1983;309:1482–1485.

56. Said S, Faloona G. Elevated plasma and tissue levels of vasoactive intestinal polypeptide in the watery-diarrhea syndrome due to pancreatic, bronchogenic and other tumors. *N Engl J Med* 1975;293:155–160.

57. Long R, Bryant M, Mitchell S, et al. Clinicopathological study of pancreatic and ganglioneuroblastoma tumors secreting vasoactive intestinal polypeptide (VIPomas). *Br Med J (Clin Res Ed)* 1981;282:1767–1771.

58. Kraenzlin M, Ch'ng J, Wood S, et al. Long-term treatment of a VIPoma with somatostatin analogue resulting in remission of symptoms and possible shrinkage of metastases. *Gastroenterology* 1985;88:185–187.

59. Debas H, Mulvihill S. Neuroendocrine gut neoplasms: important lessons from uncommon tumors. *Arch Surg* 1994;129:965–971; discussion 971–972.

60. Rothmund M, Stinner B, Arnold R. Endocrine pancreatic carcinoma. *Eur J Surg Oncol* 1991;17:191–199.

61. Park S, O'Dorisio M, O'Dorisio T. Vasoactive intestinal polypeptide-secreting tumours: biology and therapy. *Baillieres Clin Gastroenterol* 1996;10:673–696.

62. Cheslyn-Curtis S, Sitaram V, Williamson R. Management of nonfunctioning neuroendocrine tumours of the pancreas. *Br J Surg* 1993;80:625–627.

63. Matthews B, Heniford B, Reardon P, et al. Surgical experience with nonfunctioning neuroendocrine tumors of the pancreas. *Am Surg* 2000;66:1116–1122.

64. Modlin I, Sandor A. An analysis of 8305 cases of carcinoid tumors. *Cancer* 1997;79:813–829.

65. Watson RG, Johnston CF, O'Hare MM, et al. The frequency of gastrointestinal endocrine tumours in a well-defined population—Northern Ireland 1970–1985. *Q J Med* 1989;72:647–657.

66. Norheim I, Oberg K, Theodorsson-Norheim E, et al. Malignant carcinoid tumors: an analysis of 103 patients with regard to tumor localization, hormone production, and survival. *Ann Surg* 1987;206:115–125.

67. Eriksson B, Oberg K, Skogseid B. Neuroendorcrine pancreatic tumors: clinical findings in a prospective study of 84 patients. *Acta Oncol* 1989;28:373–377.

68. Godwin J. Carcinoid tumors: an analysis of 2837 cases. *Cancer* 1975;36:560–569.

69. Berge T, Linnell F. Carcinoid tumors: frequency in a defined population during a 12-year period. *Acta Pathol Microbiol Scand [A]* 1976;84:322–330.

70. Petzmann S, Ullmann R, Klemen H, et al. Loss of heterozygosity on chromosome arm 11q in lung carcinoids. *Hum Pathol* 2001;32:333–338.

71. Petzmann S, Ullmann R, Halbwedl I, et al. Analysis of chromosome-11 aberrations in pulmonary and gastrointestinal carcinoids: an array comparative genomic hybridization-based study. *Virchows Arch* 2004;445:151–159.

72. Ullmann R, Petzmann S, Klemen H, et al. The position of pulmonary carcinoids within the spectrum of neuroendocrine tumors of the lung and other tissues. *Genes Chromosomes Cancer* 2002;34:78–85.

73. Lollgen RM, Hessman O, Szabo E, et al. Chromosome 18 deletions are common events in classical midgut carcinoid tumors. *Int J Cancer* 2001;92:812–815.

74. Wang GG, Yao JC, Worah S, et al. Comparison of genetic alterations in neuroendocrine tumors: frequent loss of chromosome 18 in ileal carcinoid tumors. *Mod Pathol* 2005;18:1079–1087.

75. Kytola S, Nord B, Elder EE, et al. Alterations of the SDHD gene locus in midgut carcinoids, Merkel cell carcinomas, pheochromocytomas, and abdominal paragangliomas. *Genes Chromosomes Cancer* 2002;34:325–332.

76. Terris B, Scoazec J, Rubbia L. Expression of vascular endothelial growth factor in digestive neuroendocrine tumors. *Histopathology* 1998;32:133–138.

77. Tonnies H, Toliat MR, Ramel C, et al. Analysis of sporadic neuroendocrine tumours of the enteropancreatic system by comparative genomic hybridisation. *Gut* 2001;48:536–541.

78. Harpole D, Feldman J, Buchanan S, et al. Bronchial carcinoid tumors: a retrospective analysis of 126 patients. *Ann Thorac Surg* 1992;54:50–55.

79. Vadasz P, Palffy G, Egervary M, et al. Diagnosis and treatment of bronchial carcinoid tumors: clinical and pathological review of 120 operated patients. *Eur J Cardiothorac Surg* 1993;7:8–11.

80. Torre M, Barberis M, Barbieri B, et al. Typical and atypical bronchial carcinoids. *Resp Med* 1989;83:305–308.

81. Okike N, Bernatz P, Woolner L. Carcinoid tumors of the lung. *Ann Thorac Surg* 1976;22:270–277.

82. Fink G, Krelbaum T, Yellin A, et al. Pulmonary carcinoid: presentation, diagnosis, and outcome in 142 cases in Israel and review of 640 cases from literature. *Chest* 2001;119:1647–1651.

83. Rea F, Binda R, Spreafico G, et al. Bronchial carcinoids: a review of 60 patients. *Ann Thorac Surg* 1989;47:412–414.

84. McCaughan B, Martini N, Bains M. Bronchial carcinoids: review of 124 cases. *J Thorac Cardiovasc Surg* 1985;89:8–17.

85. Chughtai T, Morin J, Sheiner N, et al. Bronchial carcinoid-twenty years' experience defines a selective surgical approach. *Surgery* 1997;122:801–808.

86. Skuladottir H, Hirsch F, Hansen H, et al. Pulmonary neuroendocrine tumors: incidence and prognosis of hislogical subtypes: a population-based study in Denmark. *Lung Cancer* 2002;37:127–135.

87. Smolle-Juttner F, Popper H, Klemen H, et al. Clinical features and therapy of "typical" and "atypical" bronchial carcinoid tumors (grade 1 and grade 2 neuroendocrine carcinoma). *Eur J Cardiothorac Surg* 1993;7:121–125.

88. Marty-Ane C, Costes V, Pujol J, et al. Carcinoid tumors of the lung: do atypical features require aggressive management? *Ann Thorac Surg* 1995;59:78–83.

89. Mezzetti M, Raveglia F, Panigalli T, et al. Assessment of outcomes in typical and atypical carcinoids according to latest WHO classification. *Ann Thorac Surg* 2003;76:1838–1842.

90. Fiala P, Petraskova K, Cernohorsky S, et al. Bronchial carcinoid tumors: long-term outcome after surgery. *Neoplasma* 2003;50:60–65.

91. Schrevens L, Vansteenkiste J, Deneffe G, et al. Clinical-*Radiological* presentation and outcome of surgically treated pulmonary carcinoid tumours: a long-term single institution expierence. *Lung Cancer* 2004;43:39–45.

92. Modlin I, Gilligan C, Lawton G, et al. Gastric carcinoids: the Yale experience. *Arch Surg* 1995;130:250–256.

93. Eckhauser F, Lloyd R, Thompson N, et al. Antrectomy for multicentric, argyrophil gastric carcinoids: a preliminary report. *Surgery* 1988;104:1046–1053.

94. Hirschowitz BI, Griffith J, Pellegrin D, et al. Rapid regression of enterochromaffinlike cell gastric carcinoids in pernicious anemia after antrectomy. *Gastroenterology* 1992;102:1409–1418.

95. Tomassetti P, Migliori M, Caletti G, et al. Treatment of type II gastric carcinoid tumors with somatostatin analogs. *N Engl J Med* 2000;343:551–554.

96. Rindi G, Luinetti O, Cornaggia M, et al. Three subtypes of gastric argyrophil carcinoid and the gastric neuroendocrine carcinoma: a clinicopathologic study. *Gastroenterology* 1993;104:994–1006.

97. Rindi G, Bordi C, Rappel S, et al. Gastric carcinoids and neurodocrine carcinomas: pathogenesis, pathology, and behavior. *World J Surg* 1996;20:168–172.

98. Barclay T, Schapira D. Malignant tumors of the small intestine. *Cancer* 1983;51:878–881.

99. Makridis C, Oberg K, Juhlin C, et al. Surgical treatment of mid-gut carcinoid tumors. *World J Surg* 1990;14:377–385.

100. Hellman P, Lundstrom T, Ohrvall U, et al. Effect of surgery on the outcome of midgut carcinoid disease with lymph node and liver metastases. *World J Surg* 2002;26:991–997.

101. Moertel C, Sauer W, Dockerty M, et al. Life history of the carcinoid tumor of the small intestine. *Cancer* 1961;14:901–912.

102. Burke A, Thomas R, Elsayed A, et al. Carcinoids of the jejunum and ileum: an immunohistochemical and clinicopathologic study of 167 cases. *Cancer* 1997;79:1086–1093.

103. Modlin I, Lye K, Kidd M. A 5-decade analysis of 13,715 carcinoid tumors. *Cancer* 2003;97:934–959.

104. Eckhauser F, Argenta L, Strodel W, et al. Mesenteric angiopathy, intestinal gangrene, and midgut carcinoids. *Surgery* 1981;90:720–728.

105. Lyss A. Appendiceal malignancies. *Semin Oncol* 1988;15:129–137.

106. Collins D. 71,000 Appendectomy specimens: a final report summarizing 40 years of study. *Am J Proctol* 1963;14:365–381.

107. Moertel C, Dockerty M, Judd E. Carcinoid tumors of the vermiform appendix. *Cancer* 1968;21:270–278.

108. Roggo A, Wood W, Ottinger L. Carcinoid tumors of the appendix. *Ann Surg* 1993;217:385–390.

109. Lundqvist M, Wilander E. Subepithelial neuroendocrine cells and carcinoid tumors of the human small intestine and appendix: a comparative immunohistochemical study with regard to serotonin, neuron-specific enolase and S-100 protein reactivity. *J Pathol* 1986;148:141–147.

110. Lundqvist M, Wilander E. A study of the histopathogenesis of carcinoid tumors of the small intestine and appendix. *Cancer* 1987;60:201–206.

111. Shaw P. The topographical and age distribution of neuroendocrine cells in the normal human appendix. *J Pathol* 1991;164:235–239.

112. Moertel C, Weiland L, Telander R. Carcinoid tumor of the appendix in the first two decades of life. *J Pediatr Surg* 1990;25:1073–1075.

113. Jonsson T, Johannsson J, Hallgrimsson J. Carcinoid tumors of the appendix in children younger than 16 years. *Acta Chir Scand* 1989;155:113–116.

114. Parks S, Muir K, Alsheyyab M. Carcinoid tumors of the appendix in children: 1957–1985. *Br J Surg* 1993;80:502–504.

115. Moertel C, Weiland L, Nagorney D, et al. Carcinoid tumors of the appendix: treatment and prognosis. *N Engl J Med* 1987;317:1699–1701.

116. Anderson J, Wilson B. Carcinoid tumors of the appendix. *Br J Surg* 1985;72:545–546.

117. Syracuse D, Perzin K, Weidel P, et al. Carcinoid tumors of the appendix: mesoappendiceal extension and nodal metastases. *Ann Surg* 1979;190:58–63.

118. Bowman G, Rosenthal D. Carcinoid tumors of the appendix. *Am J Surg* 1983;146:700–703.

119. Thirlby R, Kasper C, Jones R. Metastatic carcinoid tumor of the appendix: report of a case and review of the literature. *Dis Colon Rectum* 1984;27:42–46.

120. MacGillivray D, Heaton R, Rushin J, et al. Distant metastases from a carcinoid tumor of the appendix less than one centimeter in size. *Surgery* 1992;111:466–471.

121. Pearlman D, Srinivasan K. Malignant carcinoid of the appendix: metastases from a small primary tumor which appeared as appendiceal intussusception. *N Y State J Med* 1971;71:1529–1531.

122. Jetmore A, Ray J, Gathright J, et al. Rectal carcinoids: the most frequent carcinoid tumor. *Dis Colon Rectum* 1992;35:717–725.

123. Soga J. Carcinoids of the rectum: tumors of the carcinoid family-urgut endocrinomas. *Acta Med Biol (Niigata)* 1982;29:157–201.

124. Naunheim K, Zeitels J, Kaplan E, et al. Rectal carcinoid tumors-treatment and prognosis. *Surgery* 1983;94:670–676.

125. Sauven P, Ridge J, Quan S, et al. Anorectal carcinoid tumors: is aggressive surgery warranted? *Ann Surg* 1990;211:67–71.

126. Burke M, Shepherd N, Mann C. Carcinoid tumors of the rectum and anus. *Br J Surg* 1987;74:358–361.

127. Koura A, Giacco G, Curley S, et al. Carcinoid tumors of the rectum: effect of size, histopathology, and surgical treatment on metastasis free survival. *Cancer* 1997;79:1294–1298.

128. Thorson A, Biorck G, Bjorkman G, et al. Malignant carcinoid of the small intestine with metastases to the liver, valvular disease on the right side of the heart (pulmonary stenosis and tricuspid regurgitation without septal defects), peripheral vasomotor symptoms, bronchoconstriction, and an unusual type of cyanosis. *Am Heart J* 1954;47:795–817.

129. Pernow B, Waldenstrom J. Determination of 5-hydroxytryptamine, 5-hydroxyindoleacetic acid, and histamine in 33 cases of carcinoid tumor. *Am J Med* 1957;23:16–25.

130. Soga J, Yakuwa Y. Somatostatinoma/inhibitory syndrome: a statistical evaluation of 173 reported cases as compared to other pancreatic endocrinomas. *J Exp Clin Cancer Res* 1999;18:13–22.

131. Schnirer I, Yao J, Ajani J. Carcinoid: a comprehensive review. *Acta Oncol* 2003;42:672–692.

132. Woodard P, Feldman J, Paine S, et al. Midgut carcinoid tumors: CT findings and biochemical profiles. *J Comput Assist Tomogr* 1995;19:400–405.

133. Sugimoto E, Lorelius L, Eriksson B, et al. Midgut carcinoid tumors: CT appearance. *Radiologica* 1995;36:367–371.

134. Lamberts S, Bakker W, Reubi J, et al. Somatostatin receptor imaging in the localization of endocrine tumors. *N Engl J Med* 1990;323:1246–1249.

135. Kvols LK, Brown ML, O'Connor MK, et al. Evaluation of a radiolabeled somatostatin analog (I-123 octreotide) in the detection and localization of carcinoid and islet cell tumors. *Radiology* 1993;187(1):129–133.

136. Kaltsas G, Korbonits M, Heintz E, et al. Comparison of somatostatin analog and meta-iodobenzylguanidine radionuclites in the diagnosis and localization of advanced neuroendocrine tumors. *J Clin Endocrinol Metab* 2001;86:895–902.

137. Krenning E, Kwekkeboom D, Bakker W, et al. Somatostatin receptory scintigraphy with [111In-DTPA-D-Phe1] - and [123-Tyr3]-octreotide: the Rotterdam experience with more than 1000 patients. *Eur J Nucl Med* 1993;20.

138. Schillaci O, Scopinaro F, Danieli R, et al. Single photon emission computerized tomography increases the sensitivity of indium-111-pentetreotide scintigraphy in detecting abdominal carcinoids. *Anticancer Res* 1997;17(3B):1753–1756.

139. Schillaci O, Corleto V, Annibale B. Single photon emission computed tomography procedure improves accuracy of somatostatin receptor scintigraphy in gasto-entero pancreatic tumours. *Ital J Gastroenterol Hepatol* 1999;31:(suppl 2).

140. Gibril F, Reynolds J, Doppman J, et al. Somatostatin receptor scintigraphy: its sensitivity compared to that of other imaging methods in detection of primary and metastatic gastrinomas: a prospective study. *Ann Intern Med* 1996;125:26–34.

141. Feldman J, O'Dirisio T. Role of neuropeptides and serotonin in the diagnosis of carcinoid tumors. *Am J Med* 1986;81(suppl 6B):41–48.

142. Meko JB, Norton JA. Management of patients with Zollinger-Ellison syndrome. *Ann Rev Med* 1995;46:395–411.

143. Seregni E, Ferrari L, Bajetta E, et al. Clinical significance of blood chromogranin A measurement in neuroendocrine tumours. *Ann Oncol* 2001; 12(suppl 2): S69–S72.

144. Tomassetti P, Migliori M, Simoni P, et al. Diagnostic value of plasma chromogranin A in neuroendocrine tumours. *Eur J Gastroenterol Hepatol* 2001; 13(1):55–58.

145. Stivanello M, Berruti A, Torta M, et al. Circulating chromogranin A in the assessment of patients with neuroendocrine tumours. A single institution experience. *Ann Oncol* 2001;12 suppl 2:S73–S77.

146. Oberg K, Kvols L, Caplin M, et al. Consensus report on the use of somatostatin analogs for the management of neuroendocrine tumors of the gastroenteropancreatic system. *Ann Oncol* 2004;15(6):966–973.

147. Janson ET, Holmberg L, Stridsberg M, et al. Carcinoid tumors: analysis of prognostic factors and survival in 301 patients from a referral center. *Ann Oncol* 1997;8(7):685–690.

148. Dousset B, Saint-Marc O, Pitre J, et al. Metastatic neuroendocrine tumors: medical treatment, surgical resection, or liver transplantation. *World J Surg* 1996;20:908–915.

149. McEntee G, Nagorney D, Kvols L, et al. Cytoreductive hepatic surgery for neuroendocrine tumors. *Surgery* 1990;108:1091–1096.

150. Que F, Nagorney D, Batts K, et al. Hepatic resection for metastatic neuroendocrine carcinomas. *Am J Surg* 1995;169:36–43.

151. LeTreut YP, Delpero JR, Dousset B, et al. Results of liver transplantation in the treatment of metastatic neuroendocrine tumors: A 31-case French multicentric report. *Ann Surg* 1997;225(4):355–364.

152. Cherner JA, Sawyers JL. Benefit of resection of metastatic gastrinoma in multiple endocrine neoplasia type I. *Gastroenterology* 1992;102(3):1049–1053.

153. Alsina AE, Bartus S, Hull D, et al. Liver transplant for metastatic neuroendocrine tumor. *J Clin Gastroenterol* 1990;12(5):533–537.

154. Lang H, Oldhafer K, Weimann A, et al. Liver transplantation for metastatic neuroendocrine tumors. *Ann Surg* 1997;225:347–354.

155. Lundin L, Norheim I, Landelius J, et al. Carcinoid heart disease: relationship of circulating vasoactive substances to ultrasound-detectable cardiac abnormalities. *Circulation* 1988;7:264–269.

156. Simula D, Edwards W, Tazelaar H, et al. Surgical pathology of carcinoid heart disease: a study of 139 valves from 75 patients spanning 20 years. *Mayo Clin Proc* 2002;77:139–147.

157. Robiolio P, Rigolin V, Wilson J, et al. Carcinoid heart disease: correlation of high serotonin levels with valvular abnormalities deteted by cardiac catherterization and echocardiography. *Circulation* 1995;77:264–269.

158. Pellikka P, Tajik A, Khandheria B, et al. Carcinoid heart disease: clinical and echocardiographic spectrum in 74 patients. *Circulation* 1993;87:1188–1196.

159. Moller J, Connolly H, Rubin J, et al. Factors associated with progression of carcinoid heart disease. *N Engl J Med* 2003;348:1005–1015.

160. Zuetenhorst J, Bonfrer J, Korse C, et al. Carcinoid heart disease: the role of urinary 5-hydroxyindoleacetic acid excretion and plasma levels of atrial antriuretic peptide, transforming growth factor beta and fibroblast growth factor. *Cancer* 2003;97:1609–1615.

161. Denney WD, Kemp WE, Jr., Anthony LB, et al. Echocardiographic and biochemical evaluation of the development and progression of carcinoid heart disease. *J Am Coll Cardiol* 1998;32:1017–1022.

162. Robiolio P, Rigolin V, Harrison J, et al. Predictors of outcome of tricuspid valve replacement in carcinoid heart disease. *Am J Cardiol* 1995;75:485–488.

163. Connolly H, Nishimura R, Smith H, et al. Outcome of cardiac surgery for carcinoid heart disease. *J Am Coll Cardiol* 1995;25:410–416.

164. Voigt P, Braun J, Teng O, et al. Double bioprosthetic valve replacement in right sided carcinoid heart disease. *Ann Thorac Surg* 2005;79:2147–2149.

165. Basson MD, Ahlman H, Wangberg B, et al. Biology and management of the midgut carcinoid. *Am J Surg* 1993;165:288–297.

166. Woodside KJ, Townsend CM, Jr, Mark Evers B. Current management of gastrointestinal carcinoid tumors. *J Gastrointest Surg* 2004;8:742–756.

167. Dery R. Theoretical and clinical considerations in anaesthesia for secreting carcinoid tumors. *Can Anaesth Soc J* 1971;18:245–263.

168. Memon MA, Nelson H. Gastrointestinal carcinoid tumors: current management strategies. *Dis Colon Rectum* 1997;40:1101–1118.

169. Ajani JA, Carrasco CH, Charnsangavej C, et al. Islet cell tumors metastatic to the liver: effective palliation by sequential hepatic artery embolization. *Ann Intern Med* 1988;108(3):340–344.

170. Moertel C, Johnson C, McKusick M, et al. The management of patients with advanced carcinoid tumors and islet cell carcinoma. *Ann Intern Med* 1994;120:302–309.

171. Ruszniewski P, Rougier P, Roche A, et al. Hepatic arterial chemoembolization in patients with liver metastases of endocrine tumors. *Cancer* 1993;71:2624–2630.

172. Eriksson BK, Larsson EG, Skogseid BM, et al. Liver embolizations of patients with malignant neuroendocrine gastrointestinal tumors. *Cancer* 1998;83(11):2293–2301.

173. Gupta S, Yao J, Ahrar K, et al. Hepatic artery embolization and chemoembolization for treatment of patients with metastatic carcinoid tumors: the MD Anderson experience. *Cancer J* 2003;9:261–267.

174. Dominguez S, Denys A, Madeira I, et al. Hepatic arterial chemoembolization with streptozotocin in patients with metastatic digestive endocrine tumours. *Eur J Gastroenterol Hepatol* 2000;12(2):151–157.

175. Drougas JG, Anthony LB, Blair TK, et al. Hepatic artery chemoembolization for management of patients with advanced metastatic carcinoid tumors. *Am J Surg* 1998;175(5):408–412.

176. Diamandidou E, Ajani JA, Yang DJ, et al. Two-phase study of hepatic artery vascular occlusion with microencapsulated cisplatin in patients with liver metastases from neuroendocrine tumors. *AJR Am J Roentgenol* 1998;170(2):339–344.

177. Loewe C, Schindl M, Cejna M, et al. Permanent transarterial embolization of neuroendocrine metastases of the liver using cyanoacrylate and lipiodol: assessment of mid- and long-term results. *AJR Am J Roentgenol* 2003;180(5):1379–1384.

178. Brown K, Koh B, Brody L, et al. Particle embolization of hepatic neuroendocrine metastases for control of pain and hormonal symptoms. *J Vasc Interv Radiol* 1999;10.

179. Gulec SA, Mountcastle TS, Frey D, et al. Cytoreductive surgery in patients with advanced-stage carcinoid tumors. *Am Surg* 2002;68(8):667–671; discussion 71–72.

180. Hellman P, Ladjevardi S, Skogseid B, et al. Radiofrequency tissue ablation using cooled tip for liver metastases of endocrine tumors. *World J Surg* 2002;26(8):1052–1056.

181. Berber E, Flesher N, Siperstein AE. Laparoscopic radiofrequency ablation of neuroendocrine liver metastases. *World J Surg* 2002;26(8):985–990.

182. Chung MH, Pisegna J, Spirt M, et al. Hepatic cytoreduction followed by a novel long-acting somatostatin analog: a paradigm for intractable neuroendocrine tumors metastatic to the liver. *Surgery* 2001;130(6):954–962.

183. Reubi J, Kvols L, Waser B, et al. Detection of somatostatin receptors in surgical and percutaneous needle biopsy samples of carcinoids and islet cell carcinomas. *Cancer Res* 1990;50:5969–5977.

184. Kvols L, Moertel C, O'Connell M, et al. Treatment of the malignant carcinoid syndrome: evaluation of a long-acting somatostatin analog. *N Engl J Med* 1986;315:663–666.

185. Rubin J, Ajani J, Schirmer W, et al. Octreotide acetate long-acting formulation versus open-label subcutaneous octreotide acetate in malignant carcinoid syndrome. *J Clin Oncol* 1999;17:600–606.

186. Faiss S, Rath U, Mansmann U, et al. Ultra-high-dose lanreotide treatment in patients with metastatic neuroendocribe gastroenteropancreatic tumors. *Digestion* 1999;60.

187. Wymenga A, Eriksson B, Salmela P, et al. Efficacy and safety of prolonged-release lanreotide in patients with gastrointestinal neuroendocrine tumors and hormone-related symptoms. *J Clin Oncol* 1999;17.

188. O'Toole D, Ducreux M, Bommelaer G, et al. Treatment of carcinoid syndrome: A prospective crossover evaluation of lanreotide versus octreotide in terms of efficacy, patient acceptability, and tolerance. *Cancer* 2000;88.

189. Ducreux M, Ruszniewski P, Chayvialle J, et al. The antitumoral effect of the long-acting somatostatin analog lanreotide, interferon alpha, and their combination for therapy of metastatic neuroendocrine gastroenteropancreatic tumors—the International Laureodtide and Interferon Alfa Study Group. *Am J Gastroenterol* 2000;95.

190. Faiss S, Pape U, Bohmig M, et al. Prospective, randomized multicenter trial on the antiproliferative effect of lanreotide, interferon alpha, and their combination for therapy of metastatic neuroendocrine gastroenteropancreatic tumors—the International Lanreotide and Interferon Alpha Study Group. *J Clin Oncol* 2003;21:2689–2696.

191. Janson E, Oberg K. Long term management of the carcinoid syndrome: treatment with octreotide alone and in combination with alpha-interferon. *Acta Oncol* 1993;32:225–229.

192. Frank M, Klose K, Wied M, et al. Combination therapy with octreotide and alpha-interferon: effect on tumor growth in metastatic endocrine gastroenteropancreatic tumors. *Am J Gastroenterol* 1999;94.

193. Oberg K, Funa K, Alm G. Effects of leukocyte interferon on clinical symptoms and hormone levels in patients with mid-gut carcinoid tumors and carcinoid syndrome. *N Engl J Med* 1983;309:129–133.

194. Oberg K, Eriksson B. The role of interferons in the management of carcinoid tumors. *Acta Oncol* 1991;30:519–522.

195. Valimaki M, Jarvinen H, Salmela P, et al. Is the treatment of metastatic carcinoid tumor with interferon not as successful as suggested? *Cancer* 1991;67:547–549.

196. Saltz L, Trochanowski B, Buckley M, et al. Octreotide as an antineoplastic agent in the treatment of functional and nonfunctional neuroendocrine tumors. *Cancer* 1993;72.

197. Kolby L, Persson G, Franzen S, et al. Randomized clinical trial of the effect of interferon alpha on survival in patients with disseminated midgut carcinoid tumours. *Br J Surg* 2003;90.

198. Moertel CG, Hanley JA. Combination chemotherapy trials in metastatic carcinoid tumor and the malignant carcinoid syndrome. *Cancer Clin Trials* 1979;2:327–334.

199. Engstrom P, Lavin P, Moertel C, et al. Streptozocin plus fluorouracil versus doxorubicin therapy for metastatic carcinoid tumor. *J Clin Oncol* 1984;2:1255–1259.

200. Sun W, Lipsitz S, Catalano P, et al. Phase II/III study of doxorubicin with fluorouracil compared with streptozocin with fluorouracil or dacarbazine in the treatment of advanced carcinoid tumors: Eastern Cooperative Oncology Group study E1281. *J Clin Oncol* 2005;23.

201. Bukowski R, Johnson K, Peterson R, et al. A phase II trial of combination chemotherapy in patients with metastatic carcinoid tumors. *Cancer* 1987;60:2891–2895.

202. Moertel C, Lefkopoulo M, Lipsitz S, et al. Streptozocin-doxorubicin, strepozocin-fluorouracil, or chlorozotocin in the treatment of advanced islet-cell carcinoma. *N Engl J Med* 1992;326:519–523.

203. Cheng P, Saltz L. Failure to confirm major objective antitumor activity for streptozocin and doxorubicin in the treatment of patients with advanced islet cell carcinoma. *Cancer* 1999;86:944–948.

204. McCollum AD, Kulke MH, Ryan DP, et al. Lack of efficacy of streptozocin and doxorubicin in patients with advanced pancreatic endocrine tumors. *Am J Clin Oncol* 2004;27:485–488.

205. Kouvaraki M, Ajani J, Hoff P, et al. Fluorouracil, doxorubicin, and streptozocin in the treatment of patients with locally advanced and metastatic pancreatic endocrine carcinomas. *J Clin Oncol* 2004;22:4762–4771.

206. Ramanathan RK, Cnaan A, Hahn RG, et al. Phase II trial of dacarbazine (DTIC) in advanced pancreatic islet cell carcinoma: study of the Eastern Cooperative Oncology Group-E6282. *Ann Oncol* 2001;12:1139–1143.

207. Bukowski R, Tangen C, Peterson R, et al. Phase II trial of dimethyltriazenoimidazole carboxamide in patients with metastatic carcinoid: a Southwest Oncology Group study. *Cancer* 1994;73:1505–1508.

208. Stevens MF, Hickman JA, Langdon SP, et al. Antitumor activity and pharmacokinetics in mice of 8-carbamoyl-3-methyl-imidazo[5,1-d]-1,2,3,5-tetrazin-4(3H)-one (CCRG 81045; M & B 39831), a novel drug with potential as an alternative to dacarbazine. *Cancer Res* 1987;47:5846–5852.

209. Moertel C, Kvols L, O'Connell M, et al. Treatment of neuroendocrine carcinomas with combined etoposide and cisplatin: evidence of major

therapeutic activity in the anaplastic variants of these neoplasms. *Cancer* 1991;68:227–232.

210. Fjallskog ML, Granberg DP, Welin SL, et al. Treatment with cisplatin and etoposide in patients with neuroendocrine tumors. *Cancer* 2001;92(5):1101–1107.

211. Ansell S, Pitot H, Burch P, et al. A phase II study of high-dose paclitaxel in patients with advanced neuroendocrine tumors. *Cancer* 2001;91:1543–1548.

212. Kulke M, Fuchs C, Stuart K, et al. Phase II study of docetaxel in patients with metastatic carcinoid tumors. *Cancer Invest* 2004;22:353–359.

213. Kulke MH, Kim H, Clark JW, et al. A Phase II trial of gemcitabine for metastatic neuroendocrine tumors. *Cancer* 2004;101(5):934–939.

214. McCarthy K, Woltering E, Espenen G, et al. In situ radiotherapy with 111In-Pentreotide: initial observations and future directions. *Cancer J Sci Am* 1998;4:94–102.

215. Buscombe JR, Caplin ME, Hilson AJ. Long-term efficacy of high-activity 111in-pentetreotide therapy in patients with disseminated neuroendocrine tumors. *J Nucl Med* 2003;44(1):1–6.

216. Anthony LB, Woltering EA, Espenan GD, et al. Indium-111-pentetreotide prolongs survival in gastroenteropancreatic malignancies. *Semin Nucl Med* 2002;32(2):123–132.

217. Meyers MO, Anthony LB, McCarthy KE, et al. High-dose indium 111In pentetreotide radiotherapy for metastatic atypical carcinoid tumor. *South Med J* 2000;93(8):809–811.

218. Waldherr C, Pless M, Maecke H, et al. Tumor response and clinical benefit in neuroendocrine tumors after 7.4 GBq 90Y-DOTATOC. *J Nucl Med* 2002;43:610–616.

219. Paganelli G, Bodei L, Handkiewicz Junak D, et al. 90Y-DOTA-D-Phe1-Try3-octreotide in therapy of neuroendocrine malignancies. *Biopolymers* 2002;66(6):393–398.

220. Kwekkeboom DJ, Bakker WH, Kam BL, et al. Treatment of patients with gastro-entero-pancreatic (GEP) tumours with the novel radiolabelled somatostatin analogue [177Lu-DOTA(0),Tyr3]octreotate. *Eur J Nucl Med Mol Imaging* 2003;30(3):417–422.

221. Kwekkeboom DJ, Teunissen JJ, Bakker WH, et al. Radiolabeled somatostatin analog [177Lu-DOTA0,Tyr3]octreotate in patients with endocrine gastroenteropancreatic tumors. *J Clin Oncol* 2005;23(12):2754–2762.

222. DeJong M, Valkema R, Jamar F, et al. Somatostatin-receptor targeted radionucleotide therapy of tumors: preclinical and clinical findings. *Semin Nucl Med* 2002;32:133–140.

223. Virgolini I, Traub T, Novotny C, et al. Experience with indium-111 and yttrium-90-labeled somatostatin analogs. *Curr Pharm Des* 2002;8:1781–1807.

224. Jamar F, Barone R, Mathieu I, et al. 86Y-DOTA0-D-Phe1-Tyr3-octreotide (SMT487)—a phase I clinical study: pharmacokinetics, biodistribution, and renal protective effect of different regimens of amino acid co-infusion. *Eur J Nucl Med Mol Imaging* 2003;30:510–518.

225. Sywak M, Pasieka J, McEwan A, et al. 131I-meta-iodobenzylguanidine in the management of metastatic midgut carcinoid tumors. *World J Surg* 2004;28:1157–1162.

226. Safford SD, Coleman RE, Gockerman JP, et al. Iodine-131 metaiodobenzylguanidine treatment for metastatic carcinoid: Results in 98 patients. *Cancer* 2004;101(9):1987–1993.

227. Chaudhry A, Papanicolaou V, Oberg K, et al. Expression of platelet-derived growth factor and its receptors in neuroendocrine tumors of the digestive system. *Cancer Res* 1992;52:1006–1012.

228. Chaudhry A, Oberg K, Gobl A, et al. Expression of transforming growth factors beta 1, beta 2, beta 3 in neuroendocrine tumors of the digestive system. *AntiCancer Res* 1994;14:2085–2091.

229. Chaudhry A, Funa K, Oberg K. Expression of growth factor peptides and their receptors in neuroendocrine tumors of the digestive system. *Acta Oncol* 1993;32:107–114.

230. Ambs S, Bennett WP, Merriam WG, et al. Vascular endothelial growth factor and nitric oxide synthase expression in human lung cancer and the relation to p53. *Br J Cancer* 1998;78:233–239.

231. Nilsson O, Wangberg B, Kolby L, et al. Expression of transforming growth factor alpha and its receptor in human neuroendocrine tumours. *Int J Cancer* 1995;60:645–651.

232. Krishnamurthy S, Dayal Y. Immunohistochemical expression of transforming growth factor alpha and epidermal growth factor receptor in gastrointestinal carcinoids. *Am J Surg Pathol* 1997;21:327–333.

233. Lankat-Buttgereit B, Horsch D, Barth P, et al. Effects of the tyrosine kinase inhibitor imatinib on neuroendocrine tumor cell growth. *Digestion* 2005;71:131–140.

234. Hopfner M, Sutter AP, Gerst B, et al. A novel approach in the treatment of neuroendocrine gastrointestinal tumours: targeting the epidermal growth factor receptor by gefitinib (ZD1839). *Br J Cancer* 2003;89:1766–1775.

235. Hobday TJ, Mahoney M, Erlichman C, et al. Preliminary results of a phase II trial of gefitinib in progressive metastatic neuroendocrine tumors (NET): a Phase II Consortium (P2C) study. 2005.

236. La Rosa S, Uccella S, Finzi G, et al. Localization of vascular endothelial growth factor and its receptors in digestive endocrine tumors: correlation with microvessel density and clinicopathologic features. *Hum Pathol* 2003;34:18–27.

237. Christofori G, Naik P, Hanahan D. Vascular endothelial growth factor and its receptors, flt-1 and flk-1, are expressed in normal pancreatic islets and throughout islet cell tumorigenesis. *Mol Endocrinol* 1995;9:1760–1770.

238. Casanovas O, Hicklin DJ, Bergers G, et al. Drug resistance by evasion of antiangiogenic targeting of VEGF signaling in late-stage pancreatic islet tumors. *Cancer Cell* 2005;8:299–309.

239. Yao J, Ng C, Hoff P, et al. Improved progression-free survival and rapid, sustained decrease in tumor perfusion among patients with advanced carcinoid treated with bevacizumab. *J Clin Oncol* 2005;23(No. 16S).

240. Faivre S, Delbaldo C, Vera K, et al. Safety, pharmacokinetic, and antitumor activity of SU11248, a novel oral multitarget tyrosine kinase inhibitor, in patients with cancer. *J Clin Oncol* 2006;24:25–35.

241. Kulke M, Lenz H, Meropol N, et al. A phase 2 study to evaluate the efficacy and safety of SU11248 in patients with unresectable neuroendocrine tumors. *Proc ASCO* 2005;A4008.

242. Kvols LK, Buck M, Moertel CG, et al. Treatment of metastatic islet cell carcinoma with a somatostatin analogue (SMS 201-995). *Ann Intern Med* 1987;107:162–168.

243. Oberg K, Norheim I, Theodorsson E. Treatment of malignant midgut carcinoid tumours with a long-acting somatostatin analogue octreotide. *Acta Oncol* 1991;30:503–507.

244. Arnold R, Trautmann ME, Creutzfeldt W, et al. Somatostatin analogue octreotide and inhibition of tumour growth in metastatic endocrine gastroenteropancreatic tumours. *Gut* 1996;38:430–438.

245. Eriksson B, Renstrup J, Imam H, et al. High-dose treatment with lanreotide of patients with advanced neuroendocrine gastrointestinal tumors: clinical and biological effects. *Ann Oncol* 1997;8:1041–1044.

246. Ruszniewski P, Ducreux M, Chayvialle J, et al. Treatment of the carcinoid syndrome with the long-acting somatostatin analogue lanreotide: a prospective study in 39 patients. *Gut* 1996;39:279–283.

247. Tomassetti P, Migliori M, Gullo L. Slow-release lanreotide treatment in endocrine gastrointestinal tumors. *Am J Gastroenterol* 1998;93:1468–1471.

248. Moertel CG, Rubin J, Kvols LK. Therapy of metastatic carcinoid tumor and the malignant carcinoid syndrome with recombinant leukocyte A interferon. *J Clin Oncol* 1989;7:865–868.

249. Hanssen LE, Schrumpf E, Kolbenstvedt AN, et al. Treatment of malignant metastatic midgut carcinoid tumours with recombinant human alpha2b interferon with or without prior hepatic artery embolization. *Scand J Gastroenterol* 1989;24:787–795.

250. Oberg K, Alm G, Magnusson A, et al. Treatment of malignant carcinoid tumors with recombinant interferon alfa-2b: development of neutralizing interferon antibodies and possible loss of antitumor activity. *J Natl Cancer Inst* 1989;81:531–535.

251. Creutzfeldt W, Bartsch HH, Jacubaschke U, et al. Treatment of gastrointestinal endocrine tumours with interferon-alpha and octreotide. *Acta Oncol* 1991;30:529–535.

252. Schober C, Schmoll E, Schmoll HJ, et al. Antitumour effect and symptomatic control with interferon alpha 2b in patients with endocrine active tumours. *Eur J Cancer* 1992;28A(10):1664–1666.

253. Joensuu H, Kumpulainen E, Grohn P. Treatment of metastatic carcinoid tumour with recombinant interferon alfa. *Eur J Cancer* 1992;28A:1650–1653.

254. Biesma B, Willemse PH, Mulder NH, et al. Recombinant interferon alpha-2b in patients with metastatic apudomas: effect on tumours and tumour markers. *Br J Cancer* 1992;66:850–855.

255. Janson ET, Ronnblom L, Ahlstrom H, et al. Treatment with alpha-interferon versus alpha-interferon in combination with streptozocin and doxorubicin in patients with malignant carcinoid tumors: a randomized trial. *Ann Oncol* 1992;3:635–638.

256. Bajetta E, Zilembo N, Di Bartolomeo M, et al. Treatment of metastatic carcinoids and other neuroendocrine tumors with recombinant interferon-alpha-2a. A study by the Italian Trials in Medical Oncology Group. *Cancer* 1993;72(10):3099–3105.

257. DiBartolomeo M, Bajetta E, Zilembo N, et al. Treatment of carcinoid syndrome with recombinant interferon alpha-2a. *Acta Oncol* 1993;32:235–238.

258. Doberauer C, Niederle N, Kloke O, et al. [Treatment of metastasized carcinoid tumor of the ileum and cecum with recombinant alpha-2b interferon.] *Onkologie* 1987;10:340–344.

259. vanHazel G, Rubin J, Moertel C. Treatment of metastatic carcinoid tumor with dactinomycin or dacarbazine. *Cancer Treat Rep* 1983;67:583–585.

260. Moertel CG. Treatment of the carcinoid tumor and the malignant carcinoid syndrome. *J Clin Oncol* 1983;1(11):727–740.

261. Moertel CG, Rubin J, O'Connell MJ. Phase II study of cisplatin therapy in patients with metastatic carcinoid tumor and the malignant carcinoid syndrome. *Cancer Treat Rep* 1986;70:1459–1460.

262. Kelsen DP, Buckner J, Einzig A, et al. Phase II trial of cisplatin and etoposide in adenocarcinomas of the upper gastrointestinal tract. *Cancer Treat Rep* 1987;71:329–330.

263. Saltz L, Lauwers G, Wiseberg J, et al. A phase II trial of carboplatin in patients with advanced APUD tumors. *Cancer* 1993;72:619–622.

264. Rougier P, Oliveria J, Ducreux M, et al. Metastatic carcinoid and islet cell tumours of the pancreas: a phase II trial of the efficacy of combination chemotherapy with 5-fluorouracil, doxorubicin and cisplatin. *Eur J Cancer*

1991;27:1380–1382.

265. Ollivier S, Fonck M, Becouarn Y, et al. Darcarbazine, fluorouracil, and leucovorin in patients with advanced neuroendocrine tumors: a phase II trial. *Am J Clin Oncol* 1998;21:237–240.

266. Saltz L, Kemeny N, Schwartz G, et al. A phase II trial of alpha-interferon and 5-fluorouracil in patients with advanced carcinoid and islet cell tumors. *Cancer* 1994;74:958–961.

267. Modlin I, Cornelius E, Zoghbi S, et al. Phase I-II Trial of Radiolabeled Pentetreotide Therapy (abstract). In: *Proc Am Soc Clin Oncol*; 1999; 1999. p. 716.

268. Otte A, Herrmann R, Heppeler A, et al. Yttrium-90 DOTATOC: first clinical results. *Eur J Nucl Med* 1999;26:1439–1447.

269. Taal BG, Hoefnagel C, Boot H, et al. Improved effect of 131I-MIBG treatment by predosing with non-radiolabeled MIBG in carcinoid patients, and studies in xenografted mice. *Ann Oncol* 2000;11:1437–1443.

第 49 章

胃肠道淋巴瘤

Andrew D. Zelenetz

非霍奇金淋巴瘤(NHL)是一类广义的淋巴类恶性肿瘤,起源 B 细胞、T 细胞和自然杀伤(NK)细胞,如表 49.1 所示[1]。胃肠道(GIT)有关的 NHL 可见于全身疾病的一部分[例如,弥漫大 B 细胞淋巴瘤[DLB-CL],膜套细胞淋巴瘤(MCL),滤泡淋巴瘤(FL),或伯基特淋巴瘤(BL)],或原发于胃肠道的实体瘤[例如胃或小肠黏膜相关性淋巴样组织(MALT)淋巴瘤,免疫增生性小肠疾病(IPSID),或肠病相关性 T 细胞淋巴瘤(EATL)]。在过去的 10 ~15 年间,对常见的胃肠道受累的全身性淋巴瘤的治疗有了显著变化,尤其是对累犯胃的 NHL 采取外科切除治疗的方法。对累犯胃的 DLBCL 和 MALT 的随机研究显示,胃切除术(包括全胃或次全胃的切除)并不能改善预后。本章将综述原发累犯 GIT 淋巴瘤的生物学和治疗方法以及讨论与常见 GIT 受累的全身性淋巴瘤有关的治疗问题。

胃 MALT 淋巴瘤

MALT 淋巴瘤是典型的局限性惰性 B 细胞淋巴瘤。MALT 淋巴瘤可以涉及多种黏膜部位,包括胃、小肠和结肠;当然,侵犯常限制于器官内。MALT 淋巴瘤可以起源于多种 GIT 外的部位,包括涎腺、呼吸道、眼附器、甲状腺、肝脏、乳腺或生殖泌尿道;但非 GIT MALT 淋巴瘤不在本章的讨论范围之内。

病理学

MALT 淋巴瘤起源部位通常缺乏淋巴样组织,但可因慢性炎症、感染或自身免疫反应致使淋巴样细胞移地发育[2]。对于胃 MALT 淋巴瘤来说,肿瘤常为多中心,大体表现从慢性胃炎到明显肿物存在的都有。MALT 淋巴瘤的组织学特征已经有详细描述[3-5]。形态学上,肿瘤细胞可以有中心细胞或小淋巴样细胞表现,或者它们可以是单核细胞样的。体细胞(壁细胞)在重排免疫球蛋白重链(IgH)基因超突变的存在提示一个后胚中心 B 细胞起源[6]。在胃 MALT 淋巴瘤中体细胞突变模式的存在提示抗原刺激存在于肿瘤发展中[6,7]。标本需仔细检查转化的大细胞。当时可发现转化到侵袭性淋巴瘤,而且,在活检中如存在>10%大细胞与缩短预后相关[8]。有报道称内镜下活检的标本类型相对胃切除的标本会影响组织学分类[8]。由内镜活检取得的标本相对胃切除标本几乎无法诊断成分中有高组织分级大细胞的(淋巴瘤)。一个重要的组织学发现就是存在淋巴上皮损害(LEL),是由聚集的淋巴细胞侵犯个别腺体形成的[2]。LEL 的存在相对肿瘤具有>10%高分级细胞与较长预后有关[8]。MALT 淋巴瘤的免疫表型没有高度特异性,与边缘带 B 细胞一样:CD20+,CD21+,CD35+,IgD-,CD5-,cyclinD1-[9]。考虑到与边缘带免疫表型一样,因此,MALT 淋巴瘤在世界卫生组织(WHO)淋巴瘤分类中被作为边缘带淋巴瘤的一个亚类[1]。

治疗后活检可以作为评价需要。慢性淋巴样浸润普遍存在,即使在肿瘤已经消除后。一些设定的标准已经被建议加入治疗后评价中(表 49.3 至表 49.5)。组织学评分已经出版。加入胃 MALT 淋巴瘤的诊断和区分治疗效果中的活动性疾病[10];该评分系统因为应用的困难而很难推广。另有两项标准已被提出[11,12]。在表 49.5 中,淋巴瘤侵袭性研究组(GELA)标准已证实在研究者之间高度协调合作下是可重复的。对残存疾病的分子学鉴定,无论是克隆型聚合酶链反应(PCR)或 PCR 技术对 IgH 基因重组(IgH PCR)鉴定对鉴别临床明显疾病没有用处;这两

表 49.1

WHO 非霍奇金淋巴瘤分类

B 细胞肿瘤
前体 B 细胞肿瘤
前体 B 淋巴母细胞白血病/淋巴瘤(前体 B 细胞急性淋巴母细胞白血病)
成熟(外周)B 细胞肿瘤 *
慢性淋巴细胞白血病/小淋巴细胞瘤
B 细胞幼淋巴细胞白血病
淋巴浆细胞瘤
脾边缘带 B 细胞淋巴瘤(±绒毛状淋巴细胞)
毛细胞白血病
浆细胞瘤/浆细胞骨髓瘤
MALT 型结外边缘带 B 细胞淋巴瘤,包括:胃、小肠、大肠
淋巴结边缘带 B 细胞淋巴瘤(±单核细胞样 B 细胞)
滤泡淋巴瘤
套细胞淋巴瘤
弥漫大 B 细胞淋巴瘤
纵隔大 B 细胞淋巴瘤
原发渗出性淋巴瘤
伯基特淋巴瘤/伯基特细胞白血病

T 细胞/NK 细胞肿瘤
前体 T 细胞肿瘤
前体 T 淋巴母细胞淋巴瘤/白血病(前体 T 细胞急性淋巴母细胞白血病)
成熟(外周)T 细胞/NK 细胞肿瘤
T 细胞幼淋巴细胞白血病
T 细胞颗粒淋巴细胞白血病
侵袭性 NK 细胞白血病
成人 T 细胞淋巴瘤/白血病(HTLV1+)
结外 NK/T 细胞淋巴瘤,鼻型

肠病型 T 细胞淋巴瘤
肝脾 γ-δT 细胞淋巴瘤
皮下脂膜炎性 T 细胞淋巴瘤
蕈样霉菌病/Sezary 综合征
间变性大细胞淋巴瘤,T/裸细胞,原发皮肤型
外周 T 细胞淋巴瘤,非特指性
血管免疫母细胞 T 细胞淋巴瘤
间变大细胞淋巴瘤,T/裸细胞,原发系统型

WHO:世界卫生组织;HTLV1+:人T 细胞白血病病毒;MALT:黏膜相关性淋巴样组织;NK:自然杀伤。
*B 细胞和 T 细胞/NK 细胞肿瘤根据主要的临床表现(大部分是弥散/白血病的,原发结外的,大部分在淋巴结的)分组。

种可以鉴定出明确证实有部分克隆性 B 细胞存在,尽管缺乏组织学和临床疾病证据[13,14]。

与幽门螺杆菌(HP)的联系

胃 MALT 淋巴瘤与 HP 感染强相关,受感染患者通过慢性抗原刺激而使感染具有病因学作用。体外研究已证实浸润性 T 细胞对 HP 的应答为抗原特异性方式。这些 HP 激活的 T 细胞提供一个刺激使 B 细胞增殖。随着肿瘤的进展,B 细胞淋巴瘤增殖可独立于 T 细胞辅助[2,15]。以抗生素治疗去除 HP 感染,可以使

约 70%临床分期为 I E 的胃 MALT 淋巴瘤患者临床上消退。大的深部浸润的肿瘤以及那些典型的经过高组织分级转化的肿瘤对抗菌素治疗无效[2,10,16]。尽管许多研究表明,大多数局限性病例通过抗菌素治疗可达到临床消退,但分子学试验显示至少 50%病例仍存在疾病[17]。随后会有复发出现,有些是自限性的,所以仔细的临床监测是必需的。一些患者对抗菌治疗无效或治疗后复发,这尤其见于有线粒体易位的患者(图 49.1)。这些易位中最常见的是 t(11;18)易位,形成一个独特的融合蛋白,包含 API2 和 MALT1[18-20]。对抗菌素耐药疾病的患者行包含区域放射治疗(IFRT)

是很有效的治疗方法，可有非常好的长期疾病控制[21]。采用肿瘤特异性克隆型 PCR 的分子学研究证实，在放疗后，即使没有临床复发，肿瘤 B 细胞仍存在于盲法胃活检组织中。这些发现提示放射线可以在一定方式上改变微环境，从而不利于淋巴瘤生长[14]。

MALT 淋巴瘤的临床评价

胃 MALT 淋巴瘤大多数通常是作为器官限制性疾病存在。虽然它通常是多中心发生。胃切除标本的分子学评价显示病变分布于整个胃黏膜[22]。这一发现可以解释部分胃切除治疗患者随后又较高风险复发。而且，对胃 MALT 淋巴瘤患者的回顾性研究报道超过 1/3 的胃 MALT 淋巴瘤患者在诊断时已存在播散性疾病[23,24]。因此，仔细的分期以排除播散到其他MALT 部位是很重要的。一项关于 MALT 淋巴瘤广泛分期的前瞻性研究已经完成[25]。分期的评估包括眼科学检查、耳鼻喉科检查、胃镜多处咬检、上消化道(GIT)内镜超声检查、灌肠检查、结肠镜检查、胸部、腹部和盆腔计算机体层摄影检查和骨髓活检。35 例患者中有 8 例(23%)同时存在两处 MALT 受累部位；在 11 例低分化胃 MALT 淋巴瘤中，2 例被证实有胃外受侵(1 例为肺受侵)。在随后的一系列研究中，同一作者报道 61 例胃 MALT 淋巴瘤患者中的 15 例(25%)患者具有多个器官受侵[26]。在胃 MALT 淋巴瘤患者中肺和结肠是最常见的继发部位。在非胃 MALT淋巴瘤中，多器官受累的风险为 46%(37/79)，在 37例中有 9 例侵犯胃作为第二部位。当确认多器官受累时，明确受累的首发部位几乎是不可能的；起始部位的判定依赖于临床表现。然而，在一些胃和小肠同时发生病变的病例中，重组 IgH 变异基因的 DNA 序列测定可以提示胃和小肠疾病的一般克隆起源，体细胞突变方式的发现提示原发疾病起源于胃[7]。骨髓受侵不常见，在 140 例 MALT 淋巴瘤中仅发现 3 例；在61 例胃 MALT 淋巴瘤中有 2 例。t(11;18)易位的存在与胃 MALT 淋巴瘤患者发生播散的风险显著相关；18三体与非胃 MALT 淋巴瘤的播散密切相关。有趣的是，局限性和多发病灶患者的生存并无不同。通过局部治疗后，在远处部分有克隆型相同疾病复发的患者也提示了，MALT 淋巴瘤同时发生于多个部分。有关胃淋巴瘤后期复发的两篇报道已描述了伴侵犯肺、小肠和胆囊[27,28]。这些数据支持需要对 MALT 淋巴瘤做一个详尽的分期评价(表 49.2)。

分期和内镜下超声

在胃 MALT 淋巴瘤中,疾病局部范围的评价要靠胃镜来实现。当然,内镜下超声相对传统,胃镜可证实更广泛的疾病。使用超声内镜有四种胃受累的模式已被辨认:表浅弥漫型;浸润型;肿块型和混合型[29,30]。表浅弥漫型和浸润型与低度恶性 MALT 淋巴瘤强相关,肿块型与高度恶性 MALT 或 DLBCL 相关。

Ann Arbor 分期系统[31,32]已经对原发性淋巴瘤进行了重新的修订[33]。这些调整见表 49.6,包括将 CS I E 再分为 I E1[侵犯黏膜和(或)黏膜下]、I E2(病变侵犯超过黏膜下)。CS II E 疾病亚型也分为 II E1(侵犯胃周淋巴结)、II E2(侵犯淋巴结超过区域淋巴结)。修订后的Ann Arbor 分期系统不能把表浅弥漫型从浸润型胃淋巴瘤中区分出来。

肿瘤-淋巴结-转移(TNM)分级对胃癌的分期已被胃淋巴瘤分期所采纳(表 49.7)[34,35]。T1 病变描述为胃黏膜和黏膜下受侵并且进一步再分为 T1m (仅侵犯黏膜)、T1sm(侵犯黏膜下)、T2(侵犯固有肌层)和T3(病变侵至浆膜层)。区域淋巴结病变被描述为 N,无区域淋巴结转移为 N0。传统的放射状 EUS 评定 T分期的精确度和敏感性为 85%到 90%,N 分期的敏感性为 40%到 90%, 微探子相对传统放射状 EUS 探子来说, 发现对 T 分期和 N 分期具有相同的判定效果(微探子对传统探子,T1 53%对 60%,T2 33%对 20%,N1 53%对 60%)[36]。

不过,EUS 的使用在一定程度上因观察者的不同而有局限性[37]。在一项多中心研究中由其他观察者对

表 49.2

MALT 分期的研究

眼科学检查
耳鼻喉科检查
　—涎腺和泪腺的超声检查或磁共振检查
胃镜检查
　—多处活检
　—上消化道的内镜超声检查(确定 TNM 分期)
灌肠造影法
结肠镜检查
胸腔和腹腔的计算机体层扫描
骨髓活检

MALT:黏膜相关性淋巴样组织;GIT:胃肠道;TNM:肿瘤-淋巴结-转移。

表 49.3

Wotherspoon 等提出的胃 MALT 淋巴瘤诊断和治疗后评价的组织学评分

评分	说明
0	健康:LP 内散在浆细胞
1	慢性活动性胃炎:LP 内小淋巴样细胞成簇;无 LELs
2	慢性活动性胃炎伴淋巴样滤泡:明显的淋巴样滤泡环绕外套层和浆细胞,无 LELs
3	可疑的淋巴样浸润,可能是反应性的:被小淋巴细胞包绕的淋巴样滤泡弥漫性浸润 LP;可能累及上皮
4	可疑的淋巴样浸润,可能是淋巴瘤:被 CCL 细胞包绕的淋巴样滤泡弥漫性浸润 LP 和上皮
5	低度恶性的 MALT 淋巴瘤:LP 内 CCL 细胞密集弥漫性浸润伴明显的 LELs

MALT:黏膜相关性淋巴样组织;LP:固有层;LEL:淋巴上皮性损害;CCL:中央细胞样。

Adapted from Wotherspoon AC, et al.Regression of primary low-grade B-cell gastric lymphoma of mucosa-associatred lymphoid tissue type after eradication of *Helicobacter pylori. Lancet.* 1993;342:575–577 (Ref.10)and Bertoni F, Zucca E. Stare-of-the-art therapeutics: marginal-zone lymphoma. *J Clin Oncol.* 2005;23:6415–6420(Ref.227).

表 49.4

Neubauer 等提出的胃 MALT 淋巴瘤诊断和治疗后评价的标准

诊断	说明
胃 MALT 淋巴瘤	明确的淋巴上皮受损证据和胃腺体被均匀的中央细胞样细胞取代
完全消退	无残存的淋巴瘤细胞,"空白的"固有层具有小的淋巴细胞基底簇和散在的浆细胞
部分消退	来自固有层的不典型淋巴细胞部分消失,或局灶性淋巴上皮受损

MALT:黏膜相关性淋巴样组织;LP:固有层;LEL:淋巴上皮性损害;CCL:中央细胞样。

Adapted from Neubauer A, Thiede C, Morgner A, et al. Cure of *Helicobacter pylori* infection and duration of remission of low-grade gastric mucosa-associated lymphoid tissue lymphoma. *J Natl Cancer Inst.*1997;89:1350–1355(Ref.12).

表 49.5

胃 MALT 淋巴瘤治疗后评价的 GELA 组织学分级系统

评分	组织学表现
CR(完全缓解)	LP 基质是正常或空白的虽然可能有纤维化存在;LP 缺乏淋巴样细胞或有散在的浆细胞和小淋巴样细胞;LELs 不存在
pMRD(可能微小的残存病灶)	LP 基质是正常或空白的虽然可能有纤维化存在;淋巴样细胞聚集在 LP/MM 和/或 SM;LELs 不存在
rRD(有反应的残存病灶)	LP 基质局灶性空白,纤维化可能存在;在 LP 内既有弥漫型也有结节型密集的淋巴样细胞;LELs 为局灶性或不存在
NC(无变化)	LP 基质和诊断时的标本表现一致,存在密集的、弥漫性,或结节性淋巴样浸润;LELs 通常存在,虽然可能不存在

GELA:侵袭性淋巴瘤研究组;MM:黏膜肌层;LP:固有层;SM:黏膜下;LEL:淋巴上皮性损害。

Adapted from Copie-Bergman C, Gaulard P, Lavergne-Slove A, et al. Proposal for a new histolgical grading system for post-treatment evaluation of gastric MALT lymphoma. Gut. 2003;52:1656(Ref.11).

黑和白热图像进行评价，以便对 T 和 N 分期进行判定。在诊断时,观察者之间对确诊 T1m 疾病的认同度中等,仅对 T1sm 和 T2 疾病患者有一致的认同度。在诊断中,观察者之间一致认同对 N 分期的描述。观察者之间这种高度差异性可能影响重要的临床结果,因为 T 分期与治疗效果有关。

幽门螺杆菌感染的诊断

幽门螺杆菌是一种独特的生物,寄生于全球人口的半数以上[38]。当然,这种生物已与许多疾病状态强相关,包括胃炎、胃和十二指肠溃疡、胃腺癌和胃 MALT 淋巴瘤。对幽门螺杆菌(HP)感染的根治可促成 MALT 淋巴瘤临床缓解（参见 HP 根治对胃

MALT 淋巴瘤的疗效）。这就提示准确的诊断 HP 是绝对必要的。而且,一些研究者支持所有局限性的胃 MALT 淋巴瘤患者应当按针对 HP 根治经验过程来进行治疗,这是因为对部分患者建立一个感染的确切诊断是困难的。经验治疗是一个合理的策略,然而, 对 HP 的 Clarithromycin 耐受株出现使结果的解释变得复杂。治疗失败可能是根治感染失败或因为对治疗固有耐药的克隆分子进化的结果（见图 49.1）。在第 1 例病例中,适当的针对 HP 的治疗作为替代疗法,而在第二例中,可采用放疗或全身治疗的抗肿瘤治疗。因此,应当努力获得 HP 感染的准确诊断。

HP 可以通过非侵入性和侵入性方法检测出来。侵入性方法包括内镜、受累区域活检、病理检查、快速

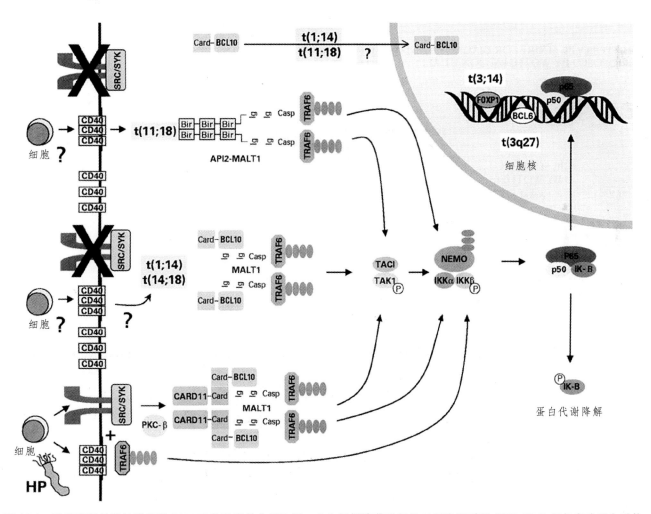

图 49.1　胃黏膜相关淋巴样组织(MALT)淋巴瘤的分子途径。由幽门螺旋菌引起的 T 细胞识别后,通过 CD40 和免疫球蛋白受体(IGR)发信号给 B 细胞,BCL10 与 CARD11 和 MALT1 激活的肿瘤坏死因子(TNF)受体活化受体 6(TRAF6)相互作用,促进 IκB 磷酸化,然后激活 NF-κB,需要 IGR 或 CD40 活化,其缺失（或明显减少）由于 t(1,14)易位导致 BCL10 过表达或 t(14,18)易位导致 MALT1 过表达。同样的,新型的融合蛋白 API2-MALT1 的产生作为 t(11,18)易位的结果,可以信号需要旁路通过 IGR 和 CD40 的信号,可以与 TRAF6 相互作用以激活 NH-κB。（见彩图）

尿素检验、活检 PCR 和细菌培养。上消化道内采用活检、病理检查是诊断 HP 感染的金标准,但其费用较高并且有创性检查。粪便和唾液标本可以通过使用免疫测定酶或 PCR 来评估 HP 抗原,不过粪便检测比唾液检测可靠性高。PCR 的效用可能受标本中抑制 PCR 的药物所限制,这些药物可能是 PCR 治疗前摄入的,以带来高特异性和敏感性[39-41]。粪便抗原检查在世界不同地方也可获得高特异性(83%~100%)和敏感性(91%~98%)[41]。

而非侵入诊断方法中的金标准则是尿素呼吸试验(UBT),即给予患者一定剂量的 ^{13}C-尿素,HP 表达的尿素代谢产物为 $^{13}CO_2$,经患者呼吸呼出后测定[42]。还有采用活检作为金标准的,其报道 UBT 的敏感性和特异性分别为 91.8%~98.9% 和 98.4~100%[43-45]。然而,这项检验的临床应用由于费用高和需要特殊设备而受到限制。

最近,大量研究采用 UBT 来评价粪便抗原的精确性,表明许多粪抗原免疫测定是有效的,这些报道测定的敏感性为 73.4%~100%,特异性为 92.5%~100%[43-46]。由于许多研究已得出结论,即 UBT 和粪抗原检测产生相同的结果,所以在这两种方式之间的选择上,应考虑费用和现有设备。

克拉霉素(clarithromycin)是一类大环内酯物,已成为 HP 标准治疗的一部分[47]。但是,克拉霉素耐药的 HP 已出现[48,49],相比美国(5%~10%)和欧洲(10%)来说,在发展中国家有较高的耐药率(25%~50%)。对大环内酯类耐药的出现导致方法上的发展,其快速诊断大环内酯耐药的 HP 在石蜡包埋或新鲜标本中[49-51]。这一方法采用荧光原位杂交(FISH)方法来检测。由于

表 49.6

原发性淋巴瘤的修订 Ann Arbor 分期系统

分期	说明
I_E	局限病变无淋巴结受累
I_{E1}	I 期限于黏膜和黏膜下
I_{E2}	I 期延伸超过黏膜下(进入固有肌层)
II_E	局限病变伴淋巴结受累
II_{E1}	区域淋巴结受累
II_{E2}	淋巴结受侵犯超过局部区域
III_E	局限病变伴横膈两侧淋巴结受累
IV_E	非胃肠道的弥漫或播散侵犯

GIT:胃肠道。

表 49.7

胃癌的 TNM 分期

T 分期	
1	黏膜和黏膜下侵犯
−1m	病变局限于粘膜
−1sm	侵犯粘膜下
2	固有肌层受侵
3	侵至浆膜层
4	侵犯邻近脏器
N 分期	
0	无腺病
1	区域性腺病
M 分期 *	
0	无远处转移病变
1	远处转移病变

TNM:肿瘤-淋巴结-转移。

*M 分期一般不用于胃黏膜相关淋巴样组织(MALT)淋巴瘤的分期。

23S 核糖体 RNA(rRNA)基因 2143 和 2144 位点突变导致的克拉霉素耐药。这项检测可用于大环内酯耐药的高风险人群的治疗前,已明确这些患者有感染存在且经过标准治疗后治疗失败的原因[51]。

HP 根治对胃 MALT 淋巴瘤的疗效

大量研究已经证实了 Wotherspoon 等的原始观察[10],即 HP 感染根治后可获得组织学肿瘤消失。然而,这些数据还有局限性,因为患者数量相对较少以及对一个长期自然过程的疾病的随访时间较短。多种方案已被用于 HP 根治,包括两联和三联治疗。最常见的方案包括一种质子泵抑制剂(PPI),与阿莫西林 1g 每日口服两次和克拉霉素 500mg 口服每日两次或甲硝唑 250mg 每日口服 4 次,持续 14 天(虽然有些方案治疗仅持续 7 天)。二线治疗通常包括持续 14 天的 PPI 治疗,附加蚀态铋剂 120mg、四环素 500mg 和甲硝唑 250mg,全部为口服每日 4 次。表 49.8 总结了一些大宗研究组伴扩大随访的结果。在大部分研究组中,包括消化不良及恶心、呕吐在内的已存在症状可以迅速消除。完全缓解率范围从 50% 到 95%,而在限制于 CSIE 的试验中,缓解率更高。包括二线治疗在内时,超过 94% 的患者 HP 成功根治,虽然有 4% 到 16% 的病例需要两个疗程治疗。延迟肿瘤反应是抗菌治疗

的一个普遍特征，反应发生的中位时间为 3 到 4.6 月，范围是 1 到 45 个月。

EUS 被用于帮助预测胃 MALT 淋巴瘤患者的抗菌治疗的反应。基于累犯治疗前模式的 EUS 已在有限随访的一些小量研究中被评价[52-56]。由 EUS 决定的胃累犯的初始模式，与病理学淋巴瘤伴 HP 感染根治后的反应相关(表 49.9)。组织学上高消退率仅见于 T1m 期疾病患者；T1sm 或更大的瘤变与低完全缓解率有关。还不能证实 EUS 在决定缓解率方面与活检具有相同的精确性，因此，胃镜下活检对胃淋巴瘤常规随访是足够的[57,58]。

考虑到目前的数据，选择与 HP 感染相关的胃 MALT 淋巴瘤患者首先进行抗菌治疗是可能的。全部分期患者中 CS IE1 最有可能获得缓解。EUS 确定病变局限于黏膜，T1m 应当采用抗菌治疗。然而，由于一部分 T1sm 患者病变缓解，那么对这些患者采用抗菌治疗则是较适宜的。患者应当采用上消化道内镜并活检，时间为每 3 到 6 个月直至病变消退，然后每 6 到 12 个月监测。考虑到长时间的治疗反应，在无症状或已有明确病变进展的证据时采取持续的胃镜和活检监测疾病是适宜的。对有自然免疫疾病或肿瘤具有 t(11;14)易位的患者是有低缓解率，而且二者应当接受替代治疗或在 HP 根治治疗后进行非常密切检测。认为抗菌治疗可保证这些患者治愈，需要提起注意。基于一个 86

例患者的大宗病例报告在采用 HP 根治后尽管都达到完全缓解，但是其中 37% 患者在 14 到 307 个月内复发，如此高的复发率表明其需要终生监测[59]。

通过抗 HP 治疗根治 MALT

在一个对非选择性人群的大宗研究中可见，对存在溃疡样症状的采取胃切除术，在 151 例有 HP 感染的患者中有 70 例为胃 MALT，而在无 HP 感染的 49 例患者中只有 5 例发现胃 MALT[60]。对 38 例 MALT 并 HP 阳性的患者采取抗菌治疗，待 6 个月后再次行胃切除术，其中 21 例患者达到 HP 和 MALT 根治，12 例 HP 和 MALT 都仍存在。另外 4 例患者尽管感染根治，也存在 MALT，还有 1 例 MALT 消失但感染存在。在 20 例未治疗 HP 的对照组患者中 MALT 仍存在。因此，治疗 HP 感染存在伴 MALT 同时发生，可预防胃 MALT 淋巴瘤的进展。

与自身免疫疾病相关的胃 MALT

回顾性分析显示自身免疫性疾病的存在预示了 HP 根治对早期胃 MALT 淋巴瘤疗效不佳[61,62]。自身免疫疾病的影响在一项包括 22 例患胃 MALT 淋巴

表 49.8

胃 MALT 淋巴瘤对幽门螺旋杆菌根治的反应

N	分期 IE	分期 IIE	幽门螺杆菌治疗持续天数	幽门螺杆菌根治 1/2	肿瘤 CR(%)	CR@ 12个月	到达 CR 的中位时间	范围	失败*	参考文献
26	26	0	14	21/4	15(58)	NR	NR	3 到 >9	2/15	228
28	23	5	14	27/1	14(50)	NR	NR	4 到 45	NR	73
19	19	0	14	NR	18(95)	NR	4.6	2 到 19	1/17[+]	229
90	90	0	7	881	56(62)	56(62)[+]	NR	NR	4/54	230
120	120	0	14	116/4	96(80)	84(88)	<3	1 到 28	3/96[§]	231
90	72	13	14	78/7	85(94)	79(92)	3	1 到 24	8/77	232
100	73	27	NR	NR	55(75)	NR	NR	NR	NR	76
38	38	0	7	34/4	29(76)	NR	NR	NR	2/29	75

本分析只包括幽门螺杆菌阳性的患者。原发或继发的幽门螺杆菌治疗未区分。CR：完全报告；NR：未报告。

*CR 或可评价患者(不同于全部 CR 反映患者失访)复发的报告。

[+]患者死于胃腺癌。

[+]CR 定义为所用病变消退达 12 月。

[§]16 例患者具有复发的组织学证据，在随后的随访中被自发清除。

表 49.9

T 分期和胃 MALT 淋巴瘤幽门螺旋杆菌根治后疗效的关系

T1m	CR(%)	T1sm	CR(%)	T2	CR(%)	T3	CR(%)	参考文献
14*	12(85.7)*			6	0(0)	3	0(0)	52
28	26(92.9)	13 +	3(23)+				54	
7	7(100)	6	0(0)	0	NA	0	NA	55
9	7(77.8)	8	1(12.5)	4	0(0)	1	0(0)	56

T1m,CR,完全报告;T1sm,T2,T3,NA,不适用的;MALT:黏膜相关淋巴样组织。

*Ann Arbor(CS IE1)是 T1m 和 T1sm 的合并。

+≥T1sm.

瘤,CS Ⅰ E1 伴 HP 感染的患者的研究中被检查,其中包括 6 例患者有自身免疫疾病:Sjögren(斯耶格伦)综合征(3)、风湿性多肌痛(1)、自身免疫性甲状腺炎伴银屑病(1)和自身免疫性甲状腺炎(1)[61]。所有患者都成功根治 HP 感染;6 例伴自身免疫疾病患者无一有肿瘤缓解,而 16 例患者对照组中的 15 例达到完全缓解。在一项随访研究中,研究者检查 26 例患者同时伴发 Sjögren 综合征和 MALT 淋巴瘤(腮腺 14 例,眼眶 2 例,下颌下的 1 例,胃的 9 例)的 MALT 基因易位[62]。9 例胃 MALT1 淋巴瘤中 6 例有 t(11;18)易位,1 例 t(14;18)重排,包含 MALT 基因,t(14;18)的发生率高于来自同一机构的非选择性研究(30%)[62]。MALT1 基因的更替与抗生素效果的降低有关,可能解释在同时伴发自身免疫疾病和胃 MALT 淋巴瘤患者中缺乏效果的现象。虽然这些数据作为回顾性研究结果,可能受到选择性偏差的影响,但是这些数据提示在伴自身免疫病患者中有生物学改变,前瞻性研究评价自身免疫性对胃 MALT 淋巴瘤预后的影响是必需的。

高度恶性胃 MALT 淋巴瘤

上述系列综述关于包括的患者诊断为低度恶性胃 MALT 淋巴瘤,其特征是小或中等大小淋巴样细胞弥漫性浸润。一些胃 MALT 淋巴瘤病例存在成簇或成片的大型变型细胞,经常被成为高度恶性胃 MALT 淋巴瘤,它与 DLBCL 的区别是通常存在 LEL 和低分级形态细胞。早期研究基于有限数量病例提示它们是 HP 非依赖性并对抗菌治疗无效[2,10,16]。然而,抗菌治疗已被前瞻性地在治疗 16 例伴 HP 相关 CS IE 期高度恶性胃 MALT 淋巴瘤的治疗进行了评价[63]。在 15 例患者

中,HP 感染成功根治,63%患者并获得临床完全消退(10/16,63%)。其中位时间为 3.9 月(1.5 到 17.7 月)。中位随访 44 月,发现所有缓解患者均无病存活。肿瘤侵犯固有肌层的患者相比黏膜或黏膜下疾病的患者(4/4,100%)具有较差缓解率(2/7,29%)。对高度恶性 MALT 淋巴瘤患者长期随访的报道,表明在 HP 根治后具有持续的高完全消除率(14/24,58%)。而在完全缓解病例中,在随后平均 5 年随访中也未见复发[64]。同样的结果也见诸另外的报道,在 4 例伴高度恶性胃 MALT 淋巴瘤患者中 2 例得到缓解[65]。在第三组研究中有 8 例伴高度恶性胃 MALT 淋巴瘤患者,其中 7 例患者在抗菌治疗后获得完全消退,然而,3 例患者接受了缓解后治疗,如外科治疗(1)和化疗(2)。在 5 例仅接受抗菌治疗患者中,有 4 例从 6 到 66 月就(中位 13.5 月)达到完全缓解。基于这些有限的数据,伴有表浅的高度恶性胃 MALT 淋巴瘤与 HP 感染相关的患者,可以进行根治治疗,患者需要密切监测,如果证实病变进展,患者需要接受化疗或放疗。

HP 根治治疗后对区域淋巴结疗效的影响

在预测胃 MALT 淋巴瘤预后上,淋巴结受累而不是浸润深度被发现是主要的因素[66,67]。在 34 例伴 HP 相关局限性胃 MALT 淋巴瘤(CS Ⅰ E 和 Ⅱ E)患者的完全缓解率与淋巴结受累有关。在 56%(19/34)患者有淋巴结受累,并且 79%患者无胃周淋巴结受累。虽然侵犯深度也与预后相关,但在多变量分析中仅是淋巴结受累的存在与否就可预测预后。在另一个含 48 例患者研究中,抗生素的疗效被发现与胃周淋巴结受累

有关，它采用 EUS 而不是采用肿瘤侵犯胃的模式或组织学分级评估[67]。76%的无胃周淋巴结受累患者获得完全缓解，而当 EUS 证实再淋巴结受累的有 33%(P=0.025)。因此，采用 EUS 界定淋巴结受侵是仅进行 HP 根治后预后较差的指示剂。

特异性易位对疗效的预测作用

细胞遗传学异常在 MALT 淋巴瘤中相对常见[68]。一项包含 252 例原发性 MALT 淋巴瘤研究对 t[11,18](q21;q21),t(14;18)(q32;q21) 和 t(1;14)(q22;q32) 易位及 3 和 18 三体进行分析，这些细胞遗传学异常是相互排斥的，出现频率分别为 14%、11% 和 1.6%。包括了和（或)18 三体的数异常的发生率为 42%细胞遗传学异常因 MALT 淋巴瘤原发部位不同而异：t(11;18)(q21;q21,) 主要见于肺和胃淋巴瘤；t(14;18)(q32;q21) 最常见于眼的附器/眶，皮肤和涎腺淋巴瘤。3 和 18 三体最常发生于小肠和涎腺 MALT 淋巴瘤[68]。

如表 49.10 所示，抗生素治疗对 6% 至 50%HP 相关胃 MALT 淋巴瘤病例无效，这一发现可能表明一项可替代的病因学，或演化为抗原非依赖性。t(11;18)(q21;q21)易位编码一种新的融合蛋白在 API2-MALT1 之间，其常见于胃 MALT 淋巴瘤(见幽门螺杆菌部分和表 49.1)。API2-MALT1 转录子的存在和对抗菌治疗耐药二者之间强相关[18,19]。一项研究包括 111 例患者伴 HP 相关胃 MALT 淋巴瘤对 t(11;18)易位进行分析,其结果与分期和疗效相关[19]。43%病例获得完全缓解，这些患者中 97%有 CS IE 病变,API2-MALT1 融合转录不常见于缓解病例中(4%)，而其可见于 67%无缓解病

例,包括 60%CS IE 病变但对 HP 根治无效的患者。

易位可通过 FISH 检测[69]。这项测定使用两个彩色探子，一个来源于 API2 基因位于 11 号染色体，而第二个来自位于 18 号染色体上的 MALT1 基因，可被应用于核分裂间期及细胞分裂中期。这项测定可被用于新鲜的和已存档保存的组织。作为替代，在 API2 和 MALT1 基因之间的独特的融合转录可以用过反转录 PCR(RT-PCR)检测[70]。这项测定采用内在的 API2 和 MALT1 引物，其扩增导致不同长度的产物，因为 18 号染色体的断裂点发生在三处位置而 11 号染色体的断裂点始终发生于外显子 7 和 8 之间，这项检测需要新鲜组织，但相比 FISH 技术对少见的转录子更敏感。

一项小样本研究来自日本报道,3 号三倍体也预示对抗菌治疗的较差疗效，但是，患者数量太少，进一步证实需要大样本研究[55]。

无 HP 的胃 MALT 淋巴瘤

HP 阴性的胃 MALT 淋巴瘤的发病率因地域不同而异,范围从意大利的 ≤10% 到日本的 39%[71,72]。抗菌治疗对 HP 阴性的胃 MALT 淋巴瘤的作用还不完全清楚，一系列研究报道一疗程抗菌治疗的效果对 HP 阴性与 HP 阳性相当(表 49.10)[20,64,66,73-75]。"HP 阴性"的标示通常包括组织学，在不同的研究中也包括 UBT、粪抗原试验、血清学和培养。仅一个小规模研究报道 6 个病例 HP 阴性患者有明显的缓解率，有 4 例患者获得完全缓解[26]。然而，其他一些研究中无 HP 感染证据患者一致显示抗菌治疗没有或很小的疗效，提示在这些

表 49.10

幽门螺杆菌阴性胃 MALT 淋巴瘤抗菌治疗的预后

地域	幽门螺杆菌+	淋巴瘤 CR(%)	幽门螺杆菌-	淋巴瘤 CR(%)	参考文献
美国	28	14(50)	6	0(0)	73
法国	34	19(56)	10	0(0)	66
英国	NR	NR	5	0(0)	20
台湾	32	24(75)	2	0(0)	64
奥地利	NR	NR	6	4(67)	74
日本	73	55(75)*	7	2(29)	76
日本	38	29(76)	9	1(11)	75

MALT:黏膜相关淋巴样组织;CR:完全缓解;PR:部分缓解。
* 在这项研究中淋巴瘤的缓解以 CR/PR 报告。

病例中隐匿性感染并不是基本的流行病学。横向比较多个研究,报道称 HP 感染对抗生素治疗的反应发生在 16% 的病例中 (7/45)。t (11;18) 易位的存在和 BCL10 表达已被报道通常发生在 HP 阴性病例中[20,76]。另外,无 HP 胃 MALT 淋巴瘤更强相关于病变浸透或累犯区域淋巴结,侵犯深度和淋巴结受累都与抗菌治疗的较差疗效相关[20,64,66,73,75,76]。因此,从目前数据来看,对缺乏 HP 感染的抗菌治疗应仅用于高度选择的病例,即 T1mN0 病变且无 BCL10 核表达或 t(11;18)存在。然而,需要提出注意的是单独抗生素治疗的疗效是不标准的,对患者应该进行密切胃镜监测联合或不联合 EUS。

IFRT 对胃(受累野外治疗)MALT 淋巴瘤

大约 20%~35% 胃 MALT 淋巴瘤病例对 HP 根治无反应,没有 HP 感染或复发,对这些患者更换治疗是必需的。尽管对治疗耐药或复发,这些患者的大部分仍为局部(CS IE)或区域(CS IIE1)疾病,导致许多研究组去评价 IFRT 对治疗这些淋巴瘤的作用[21,77-81]。靶容积包括全胃和胃周及腹腔的淋巴结。许多中心采用 1.5~1.8Gy 分段,全部剂量为 30~36Gy,患者被在仰卧位和空腹时模拟定位和治疗,口服钡剂被采用在定位时决定胃的位置,经血管强化可以确定肾脏的轮廓。目标是限制肾脏总剂量<20 Gy 和肝脏<25 Gy,不同的技术可以成功满足这些需要,包括相对前–后和后–前(AP-PA)野以及调强放射治疗(IMRT)。通常放射治疗有很好的耐受性(虽然有 1 级到 2 级恶心,抗吐治疗普通是有效的),如表 49.11 总结 IFRT 对胃 MALT 淋巴瘤高度有效。所有患者都获得完全消退,

73 例患者中仅 1 例报道复发。

与胃放射治疗有关的潜在风险包括穿孔或出血,以及损伤临近器官,尤其是肾脏。穿孔的风险非常低,在以往回顾研究中,没有关于胃 MALT 淋巴瘤放疗后穿孔后出血病例(表 49.11),急性或迟发肾毒性在这些研究中未被提到。Prince Margaret 研究组报道在 13 例患者中,在放疗后 1 例放射野中发生胰腺癌,和 1 例放射野外发现肺癌。然而,放疗后胃活检的组织学表现始终显示慢性胃炎在一些病例中存在数年。考虑到患者数量有限,在这些研究中随访也有限,而且已知胃 MALT 淋巴瘤患者有发展为胃癌的风险,因此每年胃镜检查是必需的。

在胃淋巴瘤中外科治疗的作用在减少

胃 MALT 淋巴瘤多中心发生特性限制了部分胃切除术在治疗胃 MALT 淋巴瘤中的应用,因此,根治性切除是全胃切除术,采用手术治疗(全切除或部分切除)或非手术治疗胃淋巴瘤患者生活质量已有研究[82]。接受全胃切除术的患者,比之经其他方法治疗的患者具有较差的情绪功能,以及更多腹泻和更多食物相关问题。这一发现促成了在外科学界对总的胃淋巴瘤和特殊的胃 MALT 淋巴瘤治疗上使用外科手术的作用的重新评估。不幸的是几乎没有前瞻性临床试验数据,而许多有用的数据因来自回顾性研究,它们本身又有局限性,存在选择手术治疗和非手术治疗未知的偏差。一项前瞻性随机试验检验了手术联合化疗(n=52)对照单独化疗(n=49)在高度恶性 MALT 淋巴瘤的治疗作用[83]。化疗采取 CEOP-B 方案(包括环磷酰胺、阿霉素、长春新碱、泼尼松和博来霉素)。两组在完全缓解率

表 49.11

胃 MALT 淋巴瘤涉及区域的放射治疗

N	CS		Perf	Hem	剂量(Gy) 均值(范围)	CR(%)	EFS(%)	随访(月) 均值(范围)	参考文献
	I$_E$	II$_E$							
51	51*		0	0	30(22.5~43.5)	100	94	63(19~117)	14,21
13	13*		0	0	25(20~35)	100	100	55(26~126)	78,233
6	6	0	0	0	30.6(30~39)	100	100	12(5~65)	79
3	3	0	0	0	39(36~49)	100	100	42(24~72)	81

CS:临床分期;CR:完全缓解;EFS:无瘤生存;MALT:黏膜相关淋巴样组织。
*CS I$_E$ 和 II$_E$ 没有区分。

（94% 和 96%），5 年无病生存（EFS）（70% 和 67%）和总生存率(OS)（78% 和 76%）上无差异。对 79 例 GIT 淋巴瘤回顾性研究已被报道[84]，这项研究包括 26 例以手术作为淋巴瘤治疗部分的患者，和 53 例完全用非手术治疗的病例。在手术附加全身治疗患者与单独进行全身治疗的患者相比无差异。15 例患者需要紧急手术治疗。另一项回顾性研究来自 Royal Marsden 医院，报道 37 例胃淋巴瘤患者的预后（MALT15 例；DLBCL20 例；其他组织类型 2 例），24 例单独采用化疗，13 例手术后采用化疗[85]。在长期随访中，手术后化疗与单独化疗相比无差异。在化疗组，4 例发生出血（1 例患者因再次出血行选择性胃切除术），而在联合治疗组则没有出现出血。在 Lyon 经验的综述中，对局限的胃 MALT 淋巴瘤对 HP 根治耐药（或 1993 年之前治疗）的患者预后进行评价[86]。采用外科治疗的患者（n=21）、化疗（n=19）、联合方式治疗（n=9）具有同样的 OS，总体上这些数据显示在大多数病例，相对于全身治疗外科切除(尤其是胃淋巴瘤病例)是多余的。在没有与 IFRT、免疫治疗和化疗相关的穿孔或出血的显著风险时，外科切除治疗胃 MALT 淋巴瘤已减少，并且主要用于治疗极少见的急症情况。然而，在其他肠道的 MALT 淋巴瘤——包括小肠、结肠和直肠——区段切除受累区域仍是治疗中的重要部分[87]，并且可以治愈 CS ⅠE 病变。

对胃 MALT 淋巴瘤的全身治疗

由于上文中提到全身治疗的改进，外科治疗在胃淋巴瘤中的作用已减少，通常胃 MALT 淋巴瘤的化疗方案与惰性低度恶性淋巴瘤方案相似。对惰性淋巴瘤的治疗指南已经出版[88,89]；关于这些问题的赘述已超过本章的讨论范围，因此，这部分将重点研究胃 MALT 淋巴瘤的治疗。

利妥昔单抗免疫治疗

利妥昔单抗是一个小鼠变异区（靶向结合人 CD20)和人 IgG1 区的嵌合性单克隆抗体[90]。这个抗体活化后依赖性细胞介导毒反应（ADCC），完全整合，可以直接诱导凋亡[90-92]。关于利妥昔单抗对复发和难治的惰性淋巴瘤的关键性的试验显示总体有效率（完全和部分缓解）为 48%，并且治疗后失败出现约 12 个月[93]。然而，这项关键性试验的接受者主要是 FL 患者。一些研究已显示利妥昔单抗单药活性在 MALT 淋巴瘤中的作用。由于 MALT 淋巴瘤强表达 CD20 并且这一疾病的惰性性质和 FL 相似，所以有理论强烈支持使用该药。然而淋巴结外部位经常受累仍是重要的因素来独立的证实，利妥昔单抗这一药物在 MALT 淋巴瘤中的活性。

三项研究检验了利妥昔单抗在 MALT 淋巴瘤中的活性[94-96]。这些结果在表 49.12 中被总结。作为一个单一药物，利妥昔单抗给药剂量为 375mg/m²，每周一次持续 4 周，输液反应为特别的寒战、发热、低血压、血管性水肿和皮肤潮红，通常多见于首剂，之后严重程度会减弱。在暂停停止输注时，症状通常会消退。在这三项研究中，仅一例出血被报道在一例患者患大块的胃淋巴瘤中[94]。其总体有效率从 55% 到 77%，完全缓解率是 33% 到 46%。在一项前瞻性研究中治疗失败时间为 14.2 个月，其他回顾性研究中的

表 49.12

利妥昔单抗在 MALT 淋巴瘤中的活性

胃 *(N)	非胃 *(N)	ORR(N%)	CR(N%)	PR(N%)	TTTF 均值(月)	参考文献	注释
6	3	5(55)	3(33)	2(22)	NA	95	回顾性,不同民族的人群
15	20	25(73)	15(44)	10(29)	14.2	94	ORR 在胃和非胃 MALT 淋巴瘤无差异；首次化疗的患者拥有价高的 CR 和长 TTTF
27	0	20(77)	12(46)	8(31)	NR@33M	96	t(11;18)存在不影响 ORR

MALT:黏膜相关淋巴样组织;ORR:总体缓解率;CR:完全缓解;PR:部分缓解;TTTF:至治疗失败时间;NA:不适合的;NR:未达到中位随访时间 33 月。

* 一些患者具有多部位病变;是按照他们的病变先发现部位记录的。

中位随访时间也未达到 33 个月。初次化疗患者对曾经化疗治疗的患者具有统计学差异,有较高的缓解率(CR)(48%对 36%;P=0.03)和较长的治疗失败时间(22 月对 12 月);而且,疾病原发部位并不影响疗效,因为总体有效率(ORR)和治疗失败时间与胃和非胃MALT 淋巴瘤相同[94]。在一项关于胃 MALT 淋巴瘤患者的回顾性研究中报道,存在 MALT1 基因重组与利妥昔单抗缓解无关,相反它预期对 HP 根治有反应[96]。在一个非常小的研究(N=3)中已对有 t(11;180)易位患者最小残存疾病(MRD)进行了 PCR 检测;对理解MRD 来说,长期细致的监测是必要的[97]。

胃 MALT 淋巴瘤的化疗

很少有针对胃 MALT 淋巴瘤的特别性化疗方案的研究,对 HP 根治耐药疾病的患者根治后复发或全身疾病通常的治疗类似于惰性淋巴瘤患者[88]。利妥昔单抗联合环磷酰胺、表柔比星、长春新碱和泼尼松(R-CHOP)或它的变型[以米托蒽醌(mitoxantrone)替代表柔比星 R-CNOP]是用于治疗惰性淋巴瘤普遍的治疗方案,这些方案的效果已经被一项回顾性研究所评价,该研究包括 26 例复发的 MALT 淋巴瘤患者[98],15 例患者采取 R-CHOP 治疗,11 例采用 R-CNOP。26 例患者中 7 例为胃 MALT 淋巴瘤。患者已经经历一系列前期治疗,包括手术[6]、放疗[12]、HP 根治[6]和各种不同的化疗方案[15],有些患者应用了多种前期治疗方案;缓解率为 100%,20 例(77%)完全缓解,这其中包括 5 例(71%)胃淋巴瘤,平均随访时间为 19个月(范围 10 到 45 个月),仅 4 例患者在治疗后 12到 19 个月后复发。这一研究的随访较短,但它显示R-CHOP 和 R-CNOP 均对治疗复发性胃 MALT 淋巴瘤是有效方案,疗效并未显示受到 MALT1 基因重组存在的影响。

嘌呤类似物——氟达拉滨(fludarabine)、戊米二氮唑(Pentostatin)和克拉利宾(cladribine)——已经文献证实在惰性淋巴瘤中的单药性。在 26 例结外边缘带淋巴瘤患者(19 例胃和 7 例非胃)以克拉利宾作为单药治疗[99]一项 II 期研究中,其包括仅仅是初次化疗的患者,那些患有 HP 相关性胃 MALT淋巴瘤的患者,必须证实经 HP 根治治疗无效。总体有效率为 84%,并且胃 MALT 淋巴瘤相对非胃MALT 淋巴瘤有较高的完全缓解趋势,中位随访时间 32 月。4 例患者在治疗后的 13 到 22 月出现疾病进展,随后对胃 MALT 淋巴瘤患者的分析,发现克

拉利宾的疗效发生与 MALT1 基因重组无关[100]。

口服烷化剂成为惰性淋巴瘤的主要治疗已持续几十年,一项回顾性分析关于 chlorambucil 治疗 21例胃 MALT 淋巴瘤报道[101],总体有效率为 72%,t(11;18)易位的存在与较差预后(42%对 89%)和高治疗失败率(92%对 11%)强相关。因此,不推荐对伴有 t(11;18)易位的胃 MALT 淋巴瘤单独使用 chlorambucil 作为姑息治疗;克拉利宾或利妥昔单抗看起来是更有效的单药治疗方法。

胃 MALT 淋巴瘤分子疗效的临床重要性

有许多高敏感性 PCR 碱基序列技术通过监测肿瘤细胞内的克隆性标志物,适用于监测胃 MALT 淋巴瘤疗效。在 B 细胞个体发育期间 Ig 重链和轻链发生重排产生一个克隆性标记,IgH 变异的链基因可从新鲜或石蜡包埋组织的 DNA 中检测出来[102];这一技术可以检测主要的 B 细胞克隆,但没有较高的敏感性(约 1:1000)。这一方法可以用于诊断时检测克隆性 B 细胞增殖,同时也可用于监测治疗效果。这一技术的敏感性可通过使用来自克隆性独特序列的前体来增强,这一序列来自 IgH 位点重排过程中,将 DNA的变异基因(V),多样性(D)和结合(J)片段放在一起,命名为克隆性典型 PCR 或等位基因特异性寡核苷酸-PCR(ASO-PCR)[103,104];这一测定分析可增加敏感性到约 1:100 000。克隆性典型 PCR 需要测序克隆性重排 IgH VDJ 片段,限制了这一测定的应用在监测治疗效果上而非诊断上。在一些病例中,在胃MALT 淋巴瘤中其他的克隆性标志物可被鉴别出来,最常见的是 t(11;18)易位(见 HP 相关部分)。这一易位可在 API2 和 MALT1 基因之间产生独特的融合转录子,其可被 RRT-PCR 检测[70]。在诊断评估期间,这项分析对预测 HP 根治敏感性有重要的作用(见上),如果肿瘤表达 AIP2-MALT1 融合转录子,RT-PCR 技术可用于监测治疗效果。

建立一个明确的诊断对胃 MALT 淋巴瘤并且将它与良性胃炎或溃疡性疾病进行区分的困难已在上面讨论。IgH PCR 已经被用于在诊断时提供补充的信息,以改善诊断精确性[105,106]。IgH PCR 在组织学分级为 4 或 5 的病例中有 54%~69%为阳性,在组织学分级为 0 到 3 的病例中 3%到 4%为阳性(表 49.3)。这些数据显示 IgH PCR 可以辅助淋巴瘤诊断,但诊断工

具的联合使用优于单一检验。

分子检验的一个重要应用是监测治疗完成后的 MRD，了解肿瘤克隆是否被清除。然而，分子监测需要能预测临床行为来获得显著的临床效用。一些研究人员还检验了治疗后肿瘤活检去判断通过分子方法检测 MRD 是否对临床过程有指示的。在一项大宗研究中，德国 MALT 淋巴瘤研究组检查了在胃 MALT 淋巴瘤 HP 根治后进行了 IgH PCR 检测，79%(77/97)患者获得 CR，中位观察时间为 33 个月(范围 0~65 个月)，69 例患者保持缓解，64%(49/77)CR 患者由 IgH PCR 检测出具有单克隆疾病，因此对随访样本有益。44 例这样患者都具有足够的随访样本去评价 MRD，而 44 例患者中的 20 例 MRD 被检测，中位时间 20.5 月(0~50 个月)；仅 4 例伴 MRD 发展为临床复发。克隆性细胞存在于基底淋巴样聚集由显微解剖测定。另一项研究虽然样本量小，但有延长的随访，24 患者中 2 例在抗菌治疗后，有组织学消退，22 患者中 18 例在基线上具有 IgH PCR，并且 16 例有长期随访样本。IgH PCR 在 12 例患者中持续地或间断尽管存在克隆，中位时间 66 个月(由 20~113 个月)识别出原始克隆，但仅 1 例患者临床复发。MALT1 易位在这些病例中未被检测到。综合起来，这些数据证实尽管持久的临床或组织学缓解，但 B 细胞克隆在 HP 根治后存在很长一段时间，并不能预测临床复发。

如前所述，HP 根治后仍存在病灶的患者可以采用 IFRT 治疗，采用 IFRT 治疗后病理学 CR 的 24 例患者经克隆型 PCR 评价[14]。仅 1 例患者有临床复发，中位随访时间为 63 月(范围从 19~117 个月)。71%(17/24)患者有资料的克隆型底物准备，仅 1 例患者存在阴性克隆型 PCR，8 例患者为阳性(包括仅有的 1 例复发患者)，而剩余的患者的克隆型 PCR 则间或为阳性和阴性。这些数据说明 IFRT 治疗后克隆存在可被观察到，但不能预测早期复发。

考虑到胃 MALT 淋巴瘤的天然器官界限，许多研究者通过一系列的胃活检研究残存病灶。然而，在其他类型的 NHL 通过 IgH 或克隆型 PCR 监测 MRD 通常采用外周血评价。一项研究检验来自局灶性胃淋巴瘤(6 例 MALT、1 例 DLBCL 伴 MALT、1 例 BL)的 B 细胞克隆是否能通过实时 ASO-PCR 或融合转录的 RT-PCR 在外周血中被检测出来[107]。外周血中的肿瘤细胞可以对 4 例胃 MALT 淋巴瘤中的 2 例和 BL 患者上通过实时 ASO-PCR 被检测出来。5 例胃 MALT 淋巴瘤中的 4 例在诊断检验时在外周血中检测到融合转录。需要额外的数据来证实这些发现，并决定外周血中的肿瘤细胞在局灶性胃 MALT 淋巴瘤中普遍存在或是仅限制于具有 t(11；18)易位的患者。分子学评价 API2-MALT，融合转录提供了一项重要的生物学选择，结论为对有 t(11；18)的患者可以应用，但不是必需的对胃 MALT 淋巴瘤的患者应用。

对胃 MALT 淋巴瘤治疗建议的总结

大量证据强烈支持使用 HP 根治作为有感染胃 MALT 淋巴瘤患者的一线治疗。然而对根治治疗耐药的胃 MALT 淋巴瘤患者，根治治疗后失败的患者(未见 HP 感染复发)或与 HP 感染无关的患者建立一个治疗标准是十分困难的，因为我们缺乏足够的前瞻性试验。数据显示相对以前流行的观点胃切除术(包括部分或全胃)在治疗这些患者中的作用已很有限了。局部复发的患者推荐 IFRT 治疗可以预期延长无病生存时间。对伴有全身病变的患者，在治疗上，有许多不同的观点存在，包括单药治疗(如克拉利宾或利妥昔单抗)和多药治疗(如 R-CHOPR 或 C-NOP)等。治疗的最佳选择需要考虑许多影响因素，包含患者的年龄、病变范围、前期治疗和伴发疾病条件。这是一个长期慢性疾病，但许多临床试验随访时间较短，另外，长期随访信息也是必需的。随着抗菌治疗、放疗和化疗之后，考虑到 MRD 临床特征，通过敏感性 PCR 技术检测 MRD，它对决定是否存在克隆细胞可能促成以后复发的潜在风险是十分重要的。最后，MALT1 重排在生物学和化疗效果中的作用需要更充分的评价，尤其在前瞻性研究中。

结肠和直肠 MALT 淋巴瘤

结直肠 MALT 淋巴瘤的表现和发病机制

与胃不同，小肠和结肠具有派伊尔氏集合淋巴结，这是淋巴样组织在肠黏膜上的生理性孤立区域。肠道的 MALT 淋巴瘤起源于这种集合淋巴结。结直肠的 MALT 淋巴瘤仅占 MALT 淋巴瘤病例中的一小部分[108-110]。结肠 MALT 淋巴瘤可以有很广范围的表现：弥漫性息肉伴有显著的淋巴瘤的息肉瘤(LP)[111]；黏膜不着色[112];和溃疡及结节样肿物病变[108,113,114]。结肠 MALT 淋巴瘤可以通过存在腹痛和(或)GI 出血,以及在常规结肠镜检查时偶然发现而被鉴别出来[87]。

结直肠 MALT 淋巴瘤的发病机制仍不清楚,虽然无法证明与感染有关,但已经有无对照的临床试验报道,经适当的 HP 治疗后,结直肠 MALT 淋巴瘤消退[115-117]。然而,还未在大量研究中证实对非胃 MALT 行 HP 根治后肿瘤消退[118]。77 例非胃 MALT 淋巴瘤患者中,35 例发现 HP,并且采取三联治疗(克拉霉素、甲硝唑、质子泵抑制剂)的根治性治疗;16 例以这种治疗作为治疗的主要方式。1 例患者同时有结肠和腮腺病变,治疗在结肠有疗效(腮腺在诊断时已切除),这个患者在随后 5 个月在下颌下腺复发。尽管 HP 感染根治,但其他 15 例患者无一在三联治疗后非胃 MALT 消退。这一发现提示 HP 感染不是这些病例的病因学因素[118]。然而,无对照研究在一些病例中使用抗菌疗法的疗效时提出了可能性,即可能有未知的病原体或多种病原体在这些结肠、直肠病例中发挥作用。

结直肠 MALT 淋巴瘤的治疗方法

相对于胃 MALT 淋巴瘤,外科切除位于肠道的病灶仍是主要的治疗方法[84]。区段切除伴区域淋巴结切除是最常见的方法。腹腔镜检查辅助操作也被用于一些病例[119],一例结肠 MALT 淋巴瘤自发性穿孔被报道,采用了急症外科手术[120];然而,穿孔的风险非常小,因未见与其相关的其他研究报道。直肠局限淋巴瘤也通常采用手术或内镜切除治疗达到治愈效果[114]。

另一项与外科治疗相当的治疗是使用全身治疗,然而,几乎没有研究评估化疗在非胃 MALT 淋巴瘤的效果。一项来自意大利的回顾性研究显示,31 例非胃 MALT 淋巴瘤患者预后接受氟达拉滨和米托蒽醌或环磷酰胺、长春新碱和泼尼松治疗[121]。两种方案均有活性,不过氟达拉滨和米托蒽醌方案有较好的无复发生存。但更大量的研究来证实这个结论是必需的。这些数据的局限性在于在这一研究中没有一例非胃 MALT 淋巴瘤在 GIT 的其他部位,因此,将这些结果用于肠道 MALT 淋巴瘤是通过外推法得出的。

很小比例的结肠 MALT 淋巴瘤病例存在多器官累犯,包括胃、小肠、甲状腺和(或)淋巴结[113],直肠受累是不常见的。然而,已观察到在 20%的病例中存在多部位或多器官受累[114]。因此,对结肠或直肠 MALT 淋巴瘤患者进行详细分期是必要的(表 49.2)。伴多器官受累的患者是 CS Ⅳ 病变,治疗应等同于全身疾病患者[88]。

小肠 MALT 和免疫增殖性小肠疾病

起源于小肠的 MALT 淋巴瘤通常形成免疫增值性小肠疾病(IPSID),因为特征性表达单型截断的 Ig α 链无相关轻链表达也称为 α 链病变[122,123]。最近研究显示其与空肠弯曲菌感染相关,这可以解释长期观察到在一些 IPSID 病例中对抗菌治疗有反应[123]。

IPSID 的流行病学和临床表现

IPSID 具有显著的地理学分布,多数病例报道来自中东和北非,虽然也在印度存在,且在印度有误诊的可能[124,125]。IPSID 发生在儿童和青年人中(年龄 10 到 35 岁,平均年龄 25 到 30 岁),男、女分布比例相等;它累犯近端小肠导致吸收障碍,在 70% 到 100% 患者引起周期性腹泻、腹绞痛和体重下降[122,126-128]。其他少见的症状包括恶心和呕吐。在检查中,腺病不常见,腹部包块相对早期病变更常见于晚期病变(10% 对 30%),杵状(趾)可见于 20% 到 60% 的病例[122]。普通的试验结果包括 α 重链蛋白(在 40% 到 100% 病例),低血清 Igs 和白蛋白,碱性磷酸酶(肠异构酶)升高,糖和脂肪吸收障碍(在 60% 到 80% 病例),低钙和低镁血症,中等程度贫血和寄生物感染[122]。早期病变的影像学特征包括十二指肠壁水肿和“邮票”样表现;通过计算机断层扫描显示在晚期疾病有多处充盈缺损、溃疡性狭窄和肠系膜的淋巴结[122]。

病理学和分子特征

肿瘤以小肠黏膜受侵犯为特征,为小中心细胞样和浆细胞伴 LEL 形成,所见与胃 MALT 淋巴瘤相同[129]。由 B 细胞起源的细胞伴 CD20 表达和单型轻链表达证实疾病的单克隆性质。在一些病例中可见进展为更具侵袭性的瘤变伴随大细胞浸润的增加;转化与 BCL6 和 P53 表达增加有关[130],向侵袭性淋巴瘤的转化率还未见报道。

IPSID 的标志是截断的 α 重链蛋白的表达,它非常敏感,可通过在包含抗 Fabα 血清明胶上进行免疫电泳检测出来,这个单体为 29 到 35kd[131]。蛋白序列分析已证实变异的链序列和第一个锚定区域已从 α 链上被剔除[132]。有两个非相邻的缺失,包括重链变异基因(V_H)和结合片段(J_H),以及第二个包含转换和 C_H1 基因片段[133,134]。IPSID 个别的病例已经发现具有克隆性细胞遗传学异常,虽然 t(11;18)易位通常是不存在的[135]。

发病机制

IPSID 病例的地域和种族的聚集性提示,可能基因和(或)环境因素对疾病的发展有影响。基因因素与特殊的人细胞抗原:AW19、A9 和 B12 强相关[136,137],因此可能与疾病有关。进一步证实基因因素的影响性的证据来自 IPSID 发生于家族成员分离居住[136]。然而,环境因素的作用在这些观察中还不能排除。

观察显示抗菌治疗对早期病变的患者有效,提示在 IPSID 有感染的病原学[138]。尽管有这个观察,但多种试图确定一个病原都未成功。采用 PCR 分子筛查方法去扩增来自细菌总界的大多数门的 16S 核糖体 DNA(rDNA)基因,确定空肠弯曲菌存在于所列病例中。通过 FISH 序列发展去检测小肠黏膜的有机体,证实空肠弯曲菌存在于所列病例中。通过使用 FISH 技术来鉴别 6 例档案病例中 3 例的有机体,研究人员认识了空肠弯曲菌在 IPSID 中的一般行为机制。这一有机体在另外一例采用空肠弯曲菌特异性抗体的免疫组化治疗的患者中被鉴别出来。这项观察需要在大量研究中被证实,并且不能排除其他感染源作为一些个体的疾病原因。

诊断学评价

采用钡剂造影是对小肠进行放射影像评价的标准,特征性表现可支持小肠 MALT 淋巴瘤包括未受累的肠道口炎性腹泻样放射学的模型的诊断。受累的肠道具有小肠淋巴瘤其他形式的表现[139,140]。

应用超声灌肠法诊断小肠病变是一项有希望的技术,这一技术包括对肠壁、内容物、肠张力和肠蠕动行超声检查,再灌注一种等渗的不同吸收的电解质溶液,包含聚乙二醇。45 例疑似小肠病理学病变患者接受超声灌肠对照钡灌肠[141]。10 例患者同时进行了正常小肠检查和超声检查。在 35 例有小肠病变的患者中,虽然在这两项技术上都得到了较好认同,但是超声灌肠可以判定结节的存在,并对肠壁厚度的改变及肠壁各层之间的分层变化更敏感。超声技术的优势在于减少放射线暴露,改善肠壁影像和价格低廉。

IPSID 的治疗

推荐的治疗已被总结[122](表 49.13)。治疗取决于疾病的范围,病变局限于小肠肠壁内可采用抗生素治疗,预期有效率较高,CR30% 到 70%,5 年无病生存(DFS)为 43%[126,142-144]。对于晚期疾病有可见肿物伴或不伴肠系膜淋巴结受累,应采用以蒽环类抗生素为基础的联合化疗方案(如 CHOP),3 年 DFS 为 60% 到 70%[138,145,146]。利妥昔单抗在 IPSID 中的作用还未见报道。对于晚期期疾病伴肠道机械性梗阻的患者可通过

表 49.13

IPSID 的治疗观点和疗效

疾病分期	治疗	全部缓解	参考文献
1.早期肠壁受累,无可见肿瘤	1.四环素 1g/d×6 月 2.甲硝唑+氨苄西林/四环素	CR 30% 到 70%,持续数月至数年	126,142~144
2.进展期疾病有肠壁肿瘤形成伴或不伴系膜淋巴结受累	蒽环类抗生素为基础的联合化疗±四环素	5 年 DFS 43%CR 50% 到 60%; 3 年 DFS 60% 到 70%	138,145,146
3.进展期巨块型肿瘤伴有机械性并发症	外科矫正,姑息性放疗,联合化疗	缓解持续时间<1 年	126,142,143

IPSID:免疫增殖性小肠疾病;CR:完全缓解;DFS:无病生存。

手术切除或放疗来缓解,基于蒽环类抗生素的化疗也可产生姑息作用[126,142,143]。

非 IPSID 小肠 MALT

侵犯小肠的 MALT 淋巴瘤发生没有临床特征和感染相关的 IPSID,这些病例与结肠病变一样,患者需仔细分期,排除多病灶或多脏器病变。病变局限的 CS IE 患者推荐术处切除手术,而那些更晚期疾病的患者应与其他惰性淋巴瘤患者的治疗相同[88]。

EATL

与肠病相关的肠淋巴瘤于 1962 年被首次描述[147],一些病例的研究证实其与腹腔疾病或谷蛋白过敏性肠病有关[148-153]。与肠病有关的最常见的恶性肿瘤是 T 细胞淋巴瘤累犯小肠,尤其是空肠。这是极少见的疾病,只占 NHL 的不到 1%[154]。

病理学

在大体检查上,有小肠或极少有结肠溃疡,肿块样病变的存在是多样的[155-157]。肿瘤可存在溃疡斑、狭窄,一些病例还有穿孔。肿瘤细胞浸润肠管,细胞学范围从小到大均有,在周围的肠管有绒毛萎缩,与腹腔疾病的组织学表现一致[155]。肿瘤细胞表达 T 细胞抗原 CD3 和 CD7 以及黏膜固有的受体 CD103;这一模式提示起源于上皮内的 T 细胞[158]。另外,这些细胞具有细胞毒显型,在大部分细胞可普遍表达 T 细胞限制的细胞内抗原(TIA-1),在一部分肿瘤细胞内谷酶表达[159]。虽然爱泼斯坦-巴尔病毒(EBV)通常与 EATL 无关[160],但超过 36%病例 EBV 基因组可被检测到[161-163]。

免疫显型的变型已被描述,表达 NK 抗原 CD56;这些变异体并不显示与先存在腹腔病变有关,但可以在周围肠管中呈肠病的组织学表现[164-166]。这些 NK 淋巴瘤与更常见的 EATL 之间的病原学的联系还不清楚,缺乏与先存在腹腔病变很强的相关性提示明确的发病机制。

EATL 的发病机制

在 EATL 传统的细胞遗传学很大程度是未知的,然而,比较基因组杂交(CGH),已揭示了在 87%的病例中存在异常[167]。复发的异常包括 58%病例中有染色体 9q 增加,以及较少的 7q(24%)、5q(18%)和 1q(16%)增长。复发缺失被报道在染色体 8p(24%)、13q(24%)和 9p(18%)。EATL 进一步利用一组微卫星标记物检查[168]。这项研究证实 40%病例 9q34 频繁增长,其他的扩增包括 5q33.3-34 和 7q31,以及 6p24,7p21 和 17q23-25 缺失。异常的描述包括 2 个互斥的小组:一个特征是 9q34 扩增,第二个组特征是已在 3q27 等位基因失衡。在 36%EATL 病例中进一步的特征是在 9p21 杂合性缺失(LOH);这一区域包括许多潜在的肿瘤抑制基因包括 p14/ARF、p15/INK4b 和 p16/INK4a[169],所有伴 9q21 LOH 的病例免疫组化均不表达 p16。

EATL 患者的人白细胞抗原(HLA)分型证实 93%患者具有 DQA1*501,DQB1*201 基因型,它是腹腔疾病的特征[170]。然而,比起腹腔疾病不伴淋巴瘤的患者(3/151,2%,$p<10^{-6}$),DRB1*03,04 杂合体更常见于 EATL 患者(16/40,40%)。这些数据证实腹腔疾病和 EATL 的联系,而且和假设相一致,即由腹腔疾病的一小部分亚组患者有患 EATL 的风险。

考虑到 EATL 的较差预后,应当开展预防措施。腹腔疾病的治疗中心点是依赖于无谷蛋白饮食。然而,对 158 例腹腔疾病的连续组织学检查证实特征性组织病理学发现是缓慢的消退[171]。组织学分级依据 Marsh 分类[172]。组织学消退可见于 2 年后的 65%患者和 5 年后的 89.9%的患者。伴有更晚期疾病的患者,Marsh IIIC 伴全部绒毛萎缩,拥有最慢的复原(2 年时 50%,5 年后 90%)。7%的这些患者有难治的腹腔疾病和 5 例(3.2%)发展为 EATL;在组织学消退的患者中注意到 EATL 不再进展。这些数据提示难治的腹腔疾病对发展为淋巴瘤是主要的危险因素[171]。异常的克隆型上皮内 T 细胞(IEL)已被证实发现在 84%复发性腹腔疾病患者中[173-175],异常的 IEL 是克隆性的可被判定通过 T 细胞受体 γ 重排在 76%患者中,和 10%发展为 EATL;难治性腹腔疾病显示在起源自异常 IES EATL 发病机制中的一个步骤。

临床表现和治疗

腹腔疾病的诊断在 2/3 病例中限于淋巴瘤的诊断,1/3 病例同时发生,伴有 EATL 患者常见的症状有腹痛、体重下降和吸收障碍。对于长期顽固性腹腔疾病,营养不良是普遍的。

EATL 的发展作为顽固性腹腔疾病的一个并发症,具有较差的预后,几乎没有患者获得长期 DFS,关于化疗治疗这一疾病没有前瞻性研究。一项回顾性文献研究了自 1979 年到 1996 年接受治疗的 31 例患者的情况[176],其中 24 例患者采用化疗治疗,7 例采取手术治疗,由于与营养不良有关的较差表现状态,全程化疗受到限制。治疗的并发症包括 GI 出血、肠穿孔和发展为小肠结肠瘘。总的化疗缓解率为 58% [CR42%,部分缓解(PR)17%],1 年和 5 年的精确生存率为 38.7% 和 19.7%;在 1 年和 5 年的 EFS 为 19.4% 和 3.2%。另一个单中心的回顾性研究调查了 10 例 EATL 患者[177],预后和并发症的范围与大量早期的研究相似。因此,还没有治疗 EATL 的标准方法,化疗的使用受到患者较差营养状态的限制,而且治疗的并发症可能会影响深远,然而,仍有个别的患者获得长期 DFS。

与肠病相关的非 T 细胞淋巴瘤

与肠病有关的 T 细胞淋巴瘤已经有很好的描述。瑞典的研究者对 11,650 例腹腔疾病患者进行基于人群的队列研究,对比在这一人群中及在普通人群中淋巴瘤的发病率[178]。正如预期,T 细胞淋巴瘤的标准发病率(SIR)是 51。然而在 B 细胞(淋巴瘤)有增加的风险,其 SIR 为 2.2[95% 可信区间(CI),1.2~3.6]。事实上,与肠病相关的 B 细胞淋巴瘤的发病率高于 T 细胞淋巴瘤,B 细胞淋巴瘤更可能发生在女性和患有自身免疫疾病的患者。这些风险因素并未见于 EATL 患者。因此,腹腔疾病与 B 细胞和 T 细胞淋巴瘤基因形成的风险增加相关。虽然慢性炎症和与免疫缺陷相互作用可能促成了发病机制,但是 B 细胞淋巴瘤的病因学还不清楚。

经常侵犯胃肠道的淋巴瘤

MCL

MCL 是一个全身性疾病,在 20 世纪 90 年代中期 MCL 作为因特征性 t(11;14)染色体易位导致的 cyclinD 过表达的结果而被广泛认识和诊断。早期研究显示常规化疗造成短期的 DFS 和中位生存期为 3 年到 5 年。MCL 有独特的倾向侵犯 GIT。

病理学

MCL 形态学上由小到中等大小的淋巴样细胞组成,可以排列成小结或弥漫生长。在未成熟原始细胞样变异体中,细胞是较大的并有更原始的表现。这些肿瘤表达 CD20,CD5 和 FMC7 并且通常不表达 CD23;后两种标志物可从慢性淋巴细胞白血病(CLL)型的小淋巴细胞淋巴瘤中鉴别 MCL[179,180]。特征性的 cyclinD1 过表达作为 t[11,14]易位的结果,它可导致位于 11 号染色体上 BCL1/PRAD1/CYCLIND1 和位于 14 号染色体上的 IgH 基因对合[181-184]。随着能够识别石蜡切片组织中的 cyclinD1 的免疫组化试剂的发展,可靠地或反复地诊断 MCL 成为可能[185]。

cyclinD1 表达在明确诊断 MCL 中的作用还有争议。有一些淋巴瘤病例表明通过流式细胞计数(CD20+,CD5+,CD23-)具有典型的显型,但不表达 cyclinD1。一项来自日本的研究显示这些肿瘤与其他一些小淋巴瘤有相同的自然病程,而另一研究显示预后没有差异[188]。然而,在许多临床试验中,cyclinD1 表达已被证实必须包括在对 MCL 的临床试验中。

MCL 的临床表现

我们有关 MCL 的自然病程的许多知识来自回顾性研究。这一疾病具有显著的男性优势,原因不明。虽然大部分患者具有侵袭性的临床过程,一小部分患者具有一个惰性病程[189],但是这些患者很难预先判定。早期疾病(CSI 或 II)的表现非常少见,有关治疗的信息是回顾性或无对照的,骨髓、外用血和 GIT 受累常见。

MCL 在 GIT 表现

MCL 的一个最主要临床特征是常侵犯 GIT,LP 已经成为一个良好定义实体,描述以无数息肉结构存在的 NHL 结肠受累[190]。LP 的病理学研究显示大部分病例体现 MCL,虽然一些病例是 FL 和一些是 MALT 淋巴瘤。这些息肉可以存在于全部肠道,包括:胃、十二指肠、小肠、回盲肠和乙状结肠[191,192]。在日本研究中,FL 是 LP 最普通的原因[191],虽然这一发现与大部分研究结论相反。然而,这一表现仅出现在一小部分伴肠道 MCL 病例中。

早期的报告低估了肠道受累的频率,因为 GIT 评价通常需要患者有症状时进行[193]。一项前瞻性在上、下消化道使用内镜来评价 CIT 的试验在 71 例新诊断的 MCL 患者中进行。在这项研究中,仅 26% 的患者表现出与 GIT 有关的症状,而 88% 患者有结肠受累的组织学证据,并且 43% 有上消化道受累,31 例患者可见正常的结肠镜,然而 84% 患者具有显微镜下患病证据,肉眼检查结肠病变有异常可见于 49% 病例,事实上几乎所有患者有显微镜下有病变证据(93%)。在上消化道方面,22 例患者检查正常,虽然 45% 有镜下肠受累。肉眼上消化道异常可见于 62% 患者,而 33% 这些患者活检后未发现 MCL。同样的结果在一项在上和下消化道内镜检查评价 MCL 的小型前瞻性临床试验中也有报道;镜下病变可以确定在 77% 患者的胃部和 77% 患者的结肠 [194]。在这些研究中,2/3 病例内镜下是正常黏膜而镜下受累。因此,上、下消化道的评价应当在 MCL 分中期常规实行,对正常黏膜(肉眼阴性病例)和不正常区域(肉眼良性发现对活动的淋巴瘤)采用活检。

治疗

胃肠道表现不影响治疗的选择,因为 MCL 总是一个全身性疾病,不像其他侵犯胃肠道的淋巴瘤,CSIE 或 IIE 病变不常见。早期回顾性研究显示化疗对 MCL 有效,但消退的持续时间很短且中位 OS 大约为 3 年[195-200]。最近,前瞻性研究尝试判断是否其自然病史可被强化治疗和额外免疫治疗所改变。

单药美罗华显示对 MCL 有中等活性,在新诊断和复发病例中,ORR 为 33% 到 38%。疗效并不受前期治疗的影响[201,202]。中位缓解时间为 0.7 到 1.2 年。一项随机试验比较过量美罗华和标准剂量,在延长治疗组和观察组之间[203]比较并未显示对预后[EFS,缓解持续时间(RDI),OS]有益。

在 M.D 安德森癌症中心强化化疗已被检验:采用轮流方案 CVAD(分为环磷酰胺、长春新碱、表柔比星、地塞米松)伴 MA(甲氨蝶呤、阿糖胞苷),随后采用高剂量治疗和自身干细胞移植(HDT/ASCT)[204]。33 例患者的 5 年 EFS 和 OS 分别为 43% 和 77%[205],在 97 例患者中,高 CVAD/MA 方案中加上美罗华导致在 6 周期后 CR/CRU 率为 87%,预计 3 年 EFS 和 OS 分别为 67% 和 81%[206]。尽管这些结果令人鼓舞,但生存曲线没有平台期,且随着时间推移有稳定的复发率,提示单独 R-高 CVAD/R-MA 方案并不能治愈。在研究中的 5 例死亡(5%)和 4 例随后发展为骨髓增生异常综合征伴(MDS)中 3 例死亡可表明,这方案的毒性很显著。

美罗华和 CHOP 方案在新诊断的 MCL 中也有评价[207,208]。这些试验(其中之一是随机性的),并没有显示改善了无瘤生存或 OS,不过额外使用美罗华可使部分和完全缓解率较高。

HDT/ASCT 对治疗复发和顽固性疾病患者结果是令人失望的[209]。然而,一项回顾性分析了对 MCL 用 HDT/ASCT 治疗的数据[提取自欧洲血和骨髓移植小组(EBMT)和自体血和骨髓移植登记处(ABMTR)]证实首次消退(CR1)接受治疗的患者比那些二次或更多次消退后接受治疗的患者有更好的预后[210]。欧洲 MCL 网络进行一项 III 期随机研究来评价首次消退后以 HDT/ASCT 巩固治疗的作用[211],122 例患者被随机分为:60 例为 HDT/ASCT 和 62 例采用干扰素 α。患者接受联合 HDT/ASCT 与联合干扰素 α 相比有较高的中位无病生存 (PFS)(36 月对 17 月,$p > 0.0108$),尽管有 OS 得到改善的趋势,但这个结果没有统计学显著性,然而,通过交互设计的生存分析很复杂,尽管对首次缓解伴 HDT/ASCT 患者在 PFS 上获得改善,但在生存曲线上没有平台期提示一组患者可采取此方法治愈。

GI MCL 疗效的评价

由于肠道受累在 MCL 很普遍[193],应当在治疗后特别考虑评价 GIT。最常用的技术是重复的上和下内镜检查。评价必须包括盲法活检,尤其是对治疗前仅有镜下肠道受累的病例。^{18}F-荧光脱氧葡萄糖正电子发射体层扫描(FDG PET)在评价淋巴瘤上已形成一个有用的工具[212]。一项来自宾夕法尼亚大学的报道显示 FDG PET 能够在 2 例没有临床可疑疾病病例中证实 MCL 导致的小肠受累[213]。同样的研究者评估了在判断 GIT 受累的淋巴瘤的缓解中 PDC PET 的作用,其中包括 4 例 MCL 病例。治疗后的 PDG PET 残存阳性与较差预后相关;6 例患者中有 6 例残存 FDG 亲和性有疾病进展;相反地,13 例患者在阴性扫描中仅 1 例疾病复发。这一检查明显受限于可以被检测的肿瘤,其典型相关损害为大约 10^8 个细胞,因此,这对镜下疾病评价没有作用。

总结

对复发和难治性疾病的治疗的详细讨论超出了本章的范围。MCL 的治疗仍未解决,可接受的长期毒性的根治性方法还没出现。虽然胃肠受累很普遍,但侵犯并不影响治疗方案的决定。一项广泛的研究方法正在研究,MCL 患者在适当时应当进入适宜的临床试验中进行治疗。

FL

FL 是典型的惰性淋巴瘤，大约占北美和欧洲诊断为 NHL 中的 20%，虽然它在世界其他地方并不普遍[214]。首发出现在一半以上的患者为 60 岁以上。出现几率男、女比例相近，相对黑人来说更常见于白种人。肿瘤有特征性的组织学表现，大约 90% 病例具有染色体 t(14;18) 易位，导致 BCL2 抗凋亡蛋白过表达，大多数患者存在 Ann Arbor 分期 III、IV 期病变，虽然有 20% 可能存在局限性分期疾病。局限期患者随着化疗伴放射治疗后可能获得延长 DFS，然而，进展期疾病患者通常以传统的化疗却不能治愈，因此，进展期疾病经常是一个慢性疾病，特征为治疗后的复发和缓解过程，进展期疾病的中位 OS 大约是 10 年。

病理学

FL 的特征是正常淋巴结结构消失，代之以肿瘤细胞结节和滤泡间区域包含大的和非肿瘤细胞。滤泡可由小的和大的细胞组成，肿瘤分级基于存在于滤泡内的大细胞相对数量。WHO 对 FL 的分类采纳了由 Mann 和 Berard[215] 提出的技术方法即分级基于每高倍视野 (HPF) 中心母细胞 (CB) 的数量：1 级为 0 到 5CB/HPF；2 级为 6 到 15CB/HPF；3 级为 >15CB/HPF。一个 HPF 定义为 0.159mm²，其结果来自一个目镜为 18mm² 可视区域，在 10 倍和 40 倍物镜下，10 个视野被计数并计算平均值。要使眼在不同的视野下保持观察正确：在一个 10mm 可视视野，10 个视野被计数，结果除以 12；在 22mm 可视视野目镜下，10 个视野被计数，结果除以 15[1,123]。

90% 的 FL 病例具有 t(14;18)[1] 易位，在 18 号染色体上的 BCL2 基因与 14 号染色体上 IgH 对合导致抗凋亡蛋白 BCL2 过表达[216]，典型的免疫显型是表达 CD20、CD20、BCL2，而 CD5 和 cyclinD1 为阴性。

GI 受侵

胃肠道的原发性 FL 并不常见，大约占 GI 淋巴瘤的 4%[217]。Memorial Sloan Kettering 癌症中心的研究者报道了 26 例原发性 GI FL 的临床和病理特征[218]。16 例 (62%) 患者 Ann Arbor 分期为 CSIE，10 例 (38%) 患者分期为 CSIIE，并且男、女数目相同。中位年龄为 54.5 岁 (范围从 26 到 81 岁)。最常见的表现病症为腹痛。但也会出现其他症状如眩晕、呕吐、CI 出血以及上腹部疼痛等。最常见的内镜表现为黏膜表面结节可见于 71% 患者。大部分病例 (22/26，85%) 累犯小肠，4 例仅累犯结直肠，和 2 例累犯回盲瓣。在小肠里，十二指肠是最普遍的受累部位 (10 例)。FL 累犯穿透肠壁可在 16 例接受外科切除患者中的 11 例得到证实，5 例患者显示仅侵犯黏膜和黏膜下。FL 分级包括：1 级 13 例，2 级 10 例，3 级 3 例。初始的治疗方式包括手术切除联合化疗 (9 例)，单纯手术 (7 例)，单独化疗 (4 例)，仅观察 (4 例) 和化疗及腹部放疗 (1 例)。1 例患者存在直肠息肉并行息肉切除术，22 例采取治疗的 15 例完全缓解，在这 15 例中在初诊后的 27 到 60 月有 5 例复发。1 例患者复发和进展与组织学转化为弥漫大细胞淋巴瘤相关。26 例患者中无一死于淋巴瘤，1 例患者死于伴发的胰腺癌，在剩余 25 例患者中 14 例无病和 11 例带病生存 (在平均随访 43 月)，预计 5 年 DFS 为 62%，中位 DFS 为 69 月，预计 5 年无复发生存为 54%，中位无复发生存期为 63 月。

另一项来自日本的研究也注意到发生在十二指肠的 FL 侵犯 GIT 倾向，从 222 例 GI 淋巴瘤中证实 8 例为 FL，5 例侵犯十二指肠。在中位随访时间 27 月 (2 到 50 月)，患者都存活。

上面已提到 LP 不是恒定的与 MCL 有关，在两项研究中，有相当数量的病例为 FL[191,192]。因此，在评价 LP、FL、MALT 淋巴瘤和 FL，都应当用特定的诊断。

治疗

广泛的治疗方法对这一疾病都有效，包括免疫治疗、化疗、放疗、放射免疫治疗和这些不同方法的联合治疗。最佳治疗方法通常是根据患者情况量身定制的，以适于患者的疾病、伴发疾病和治疗历史，主要注重 GIT CSIE 和 IIE FL 的不常见表现。对原发性 GIT 淋巴瘤的治疗方法与全身病变患者一样。没有临床试验针对 GI FL 的治疗。之前的回顾性研究已指出 FL 侵犯 GIT 具有一个非常惰性的过程，因此观察可能最适合那些病变可以轻易监测的选择性病例。观察尤其适合十二指肠 FL 病例，CS IE，由于它们有非常惰性的过程。详细讨论全身 FL 的治疗已超出本章的范围，但读者可参考美国国立综合癌症 (NCCN) 指南[188]。

DLBCL

DLBCL 是世界范围内淋巴瘤最常见的类型[154]。

DLBCL 通常是在 MALT 淋巴瘤之后侵犯 GIT，表现在 40% 胃淋巴瘤和 69% 小肠和大肠淋巴瘤中[219,220]。GIT DLBCL 的治疗在过去 10 到 15 年已进展为非外科治疗为主。外科手术已成为治疗并发症的一种手段。

外科作用的减少

一项研究检查了接受化疗作为胃淋巴瘤初始治疗后外科并发症在 DLBCL 的患者的发病率[221]。73 例病例被回顾性鉴别，18 例（25%）发展为"外科"并发症。外科并发症定义为出血、胃出口梗阻或胃穿孔。出血可见于 8 例患者（11%），但仅 1 例患者需要胃切除。胃出口梗阻可见于 8 例患者（11%），这 8 例中 3 例需要手术，没有见到穿孔病例。仅 6 例（8%）患者接受手术，4 例表现为外科并发症和 2 例因为耐药或难治疾病，中位生存期是 90 月，无患者因外科并发症无死亡。这些结果说明胃切除作为淋巴瘤初始治疗的作用在减弱。另有一项大量研究，对接受化疗的胃淋巴瘤患者统一给予 PPI[222]。在这项研究中，不可能评价 PPI 作用，但在 82 例患者中（51 例伴 DLBCL）的并发症发生率明显低：1 例穿孔，无出血。

有一项单独化疗与手术后化疗的对照研究，其中有 58 例单独接受化疗和 48 例患者手术后化疗[223]。在 48 例手术患者中，全胃切除的 27 例，剩余的患者行部分胃切除术，中位随访时间 59 月（3 到 128 月），单独化疗和连续治疗组的 5 年 EFS 和 OS 相比分别为 90.5% 对 91.1% 和 85.9% 对 91.6%。这项研究的解释是有限的，这是由于两个治疗组是非随机对照且缺乏化疗给药的一致性。然而，其合理的结论是既然化疗方法提供了与连续治疗方法一样的预后，手术治疗并不能使这些患者长期淋巴瘤控制。

一项随机试验比较手术、手术和放疗、手术和化疗或单独化疗对原发性胃 DLBCL 的有效性和毒性研究[224]。599 例随机组，放疗剂量为 40Gy，化疗方案为 CHOP。10 年 EFS，外科为 28%，手术+放疗为 23%，手术+化疗为 82% 和单独化疗为 92%。晚期毒性在接受手术的患者中更频繁，这一研究也支持这个结论，即手术不必加入单独化疗的全程中。

单独 CHOP 方案化疗 CR 率为 86%，并且中位随访时间 39 月，37 例患者中 34 例无病存活[225]。相同研究者以美罗华+CHOP 治疗一个队列含 15 例患者，CR 率为 87%。在治疗中位时间 15 月后（4 到 42 月），14 例患者仍然存活并无病。虽然联合 R-CHOP 给药是安全的，但仅一项随机试验显示出这一方法的益处。考虑到 CHOP 的良好结果，证实 R-CHOP 的优势还需要一项巨大的临床试验。

另一种常见的方法治疗 DLBCL 是采用联合形式治疗，先使用化疗随后使用 IFRT[226]。胃 DLBCL 患者以 CHOP 治疗四个周期，随后 IFRT，剂量为 40Gy。CHOP 后的 ORR 为 94%、CR 为 82%。在完成放射治疗后 CR 率增加到 92%。中位随访 30 个月，2 年的 PFS 和 OS 为 92% 和 92%。在这项试验中，放疗剂量相对高可能会增加长期毒性的风险，治疗剂量为 30 到 36Gy 是有效并可能降低毒性。

存在于其他肠道部位的 DLBCL 通常仅用化疗治疗，有穿孔和出血出现的风险。无对照的病例提示在开始全身治疗前，手术在某些病例可能有效，然而，无对照的数据可得到。

总结

位于肠道的 DLBCL 单独化疗可得到有效治疗。虽然在美国最常见的方案是 R-CHOP，最佳的治疗并没有确定。全程单独化疗的优异效果可使其成为一个可信服的治疗方法，但在一些病例中限制减少化疗可能有益（例如对患者伴发心脏疾病），联合方法治疗是适宜的。

结　论

GIT 的淋巴瘤侵犯是最常见的结外侵犯部位。在 GI 器官中，最常见的受累部位是胃。许多淋巴瘤实质原发存在于 GIT，包括胃 MALT 淋巴瘤和肠 MALT 淋巴瘤、IPSID 和 EATL。在 MCL 中 GI 受累最常见，但患者有全身疾病表现，FL 和 DLBCL 患者可能存在 CS IE 和 CS IIE 疾病。在过去，MALT 淋巴瘤、FL 和 DLBCL 侵犯胃经常以手术治疗。在首先接受化疗和（或）放疗的患者中需要手术治疗的并发症的发生风险较低，因此治疗手段也从手术为主发生了很大的转变。外科治疗方法的减少很明显地减少了全胃切除术后相关的长期发病率，然而，在一些在胃外 CS IE 病变病例，对某些病例手术仍是具有潜在的重要性和治愈方法，尤其对 CS IE 肠 MALT 淋巴瘤。

（刘勇　译）

参考文献

1. Jaffe ES, Harris NL, Diebold J, et al. World Health Organization Classification of lymphomas: a work in progress. *Ann Oncol.* 1998;9 Suppl 5:S25–S30.
2. Isaacson PG. Mucosa-associated lymphoid tissue lymphoma. *Semin Hematol.* 1999;36:139–147.
3. Isaacson PG, Spencer J. Malignant lymphoma of mucosa-associated lymphoid tissue. *Histopathology.* 1987;11:445–462.
4. Isaacson P, Wright DH. Malignant lymphoma of mucosa-associated lymphoid tissue. A distinctive type of B-cell lymphoma. *Cancer.* 1983;52:1410–1416.
5. Isaacson PG. Gastric MALT lymphoma: from concept to cure. *Ann Oncol.* 1999;10:637–645.
6. Qin Y, Greiner A, Trunk MJ, et al. Somatic hypermutation in low-grade mucosa-associated lymphoid tissue-type B-cell lymphoma. *Blood.* 1995;86:3528–3534.
7. Du MQ, Xu CF, Diss TC, et al. Intestinal dissemination of gastric mucosa-associated lymphoid tissue lymphoma. *Blood.* 1996;88:4445–4451.
8. Ferreri AJ, Freschi M, Dell'Oro S, et al. Prognostic significance of the histopathologic recognition of low- and high-grade components in stage I-II B-cell gastric lymphomas. *Am J Surg Pathol.* 2001;25:95–102.
9. Spencer J, Finn T, Pulford KA, et al. The human gut contains a novel population of B lymphocytes which resemble marginal zone cells. *Clin Exp Immunol.* 1985;62:607–612.
10. Wotherspoon AC, Doglioni C, Diss TC et al., Regression of primary low-grade B-cell gastric lymphoma of mucosa-associated lymphoid tissue type after eradication of *Helicobacter pylori*. *Lancet.* 1993;342:575–577.
11. Copie-Bergman C, Gaulard P, Lavergne-Slove A, et al. Proposal for a new histological grading system for post-treatment evaluation of gastric MALT lymphoma. *Gut.* 2003;52:1656.
12. Neubauer A, Thiede C, Morgner A, et al. Cure of *Helicobacter pylori* infection and duration of remission of low-grade gastric mucosa-associated lymphoid tissue lymphoma. *J Natl Cancer Inst.* 1997;89:1350–1355.
13. Bertoni F, Conconi A, Capella C, et al. Molecular follow-up in gastric mucosa-associated lymphoid tissue lymphomas: early analysis of the LY03 cooperative trial. *Blood.* 2002;99:2541–2544.
14. Noy A, Yahalom J, Zaretsky L, et al. Gastric mucosa-associated lymphoid tissue lymphoma detected by clonotypic polymerase chain reaction despite continuous pathologic remission induced by involved-field radiotherapy. *J Clin Oncol.* 2005;23:3768–3772.
15. Hussell T, Isaacson PG, Crabtree JE, et al. The response of cells from low-grade B-cell gastric lymphomas of mucosa-associated lymphoid tissue to *Helicobacter pylori*. *Lancet.* 1993;342:571–574.
16. Wotherspoon AC, Doglioni C, de Boni M, et al. Antibiotic treatment for low-grade gastric MALT lymphoma. *Lancet.* 1994;343:1503.
17. Zucca E, Cavalli F. Are antibiotics the treatment of choice for gastric lymphoma? *Curr Hematol Rep.* 2004;3:11–66.
18. Liu H, Ruskon-Fourmestraux A, Lavergne-Slove A, et al. Resistance of t(11;18) positive gastric mucosa-associated lymphoid tissue lymphoma to *Helicobacter pylori* eradication therapy. *Lancet.* 2001;357:39–40.
19. Liu H, Ye H, Ruskone-Fourmestraux A, et al. T(11;18) is a marker for all stage gastric MALT lymphomas that will not respond to *H. pylori* eradication. *Gastroenterology.* 2002;122:1286–1294.
20. Ye H, Liu H, Raderer M, et al. High incidence of t(11;18)(q21;q21) in *Helicobacter pylori*-negative gastric MALT lymphoma. *Blood.* 2003;101:2547–2550.
21. Schechter NR, Portlock CS, Yahalom J. Treatment of mucosa-associated lymphoid tissue lymphoma of the stomach with radiation alone. *J Clin Oncol.* 1998;16:1916–1921.
22. Wotherspoon AC, Doglioni C, Isaacson PG. Low-grade gastric B-cell lymphoma of mucosa-associated lymphoid tissue (MALT): a multifocal disease. *Histopathology.* 1992;20:29–34.
23. Thieblemont C, Berger F, Dumontet C, et al. Mucosa-associated lymphoid tissue lymphoma is a disseminated disease in one third of 158 patients analyzed. *Blood.* 2000;95:802–806.
24. Zucca E, Bertoni F, Roggero E, et al. The gastric marginal zone B-cell lymphoma of MALT type. *Blood.* 2000;96:410–419.
25. Raderer M, Vorbeck F, Formanek M, et al. Importance of extensive staging in patients with mucosa-associated lymphoid tissue (MALT)-type lymphoma. *Br J Cancer.* 2000;83:454–457.
26. Raderer M, Wohrer S, Streubel B, et al. Assessment of disease dissemination in gastric compared with extragastric mucosa-associated lymphoid tissue lymphoma using extensive staging: a single-center experience. *J Clin Oncol.* 2006;24:3136–3141.
27. Kawamata N, Miki T, Fukuda T, et al. Determination of a common clonal origin of gastric and pulmonary mucosa-associated lymphoid tissue lymphomas presenting five years apart. *Intern Med.* 1995;34:220–223.
28. Stephen MR, Farquharson MA, Sharp RA, et al. Sequential malt lymphomas of the stomach, small intestine, and gall bladder. *J Clin Pathol.* 1998;51:77–79.
29. Suekane H, Iida M, Yao T, et al. Endoscopic ultrasonography in primary gastric lymphoma: correlation with endoscopic and histologic findings. *Gastrointest Endosc.* 1993;39:139–145.
30. Palazzo L, Roseau G, Ruskone-Fourmestraux A, et al. Endoscopic ultrasonography in the local staging of primary gastric lymphoma. *Endoscopy.* 1993;25:502–508.
31. Lister TA, Crowther D, Sutcliffe SB, et al. Report of a committee convened to discuss the evaluation and staging of patients with Hodgkin's disease: Cotswolds meeting. *J Clin Oncol.* 1989;7:1630–1636.
32. Musshoff K. Clinical staging classification of non-Hodgkin's lymphomas [in German]. *Strahlentherapie.* 1977;153:218–221.
33. Radaszkiewicz T, Dragosics B, Bauer P. Gastrointestinal malignant lymphomas of the mucosa-associated lymphoid tissue: factors relevant to prognosis. *Gastroenterology.* 1992;102:1628–1638.
34. The new TNM classification in gastroenterology (1997). *Endoscopy.* 1998;30:643–649.
35. Varas MJ, Fabra R, Abad R, et al. Endoscopic staging of low-grade gastric MALT lymphoma. *Rev Esp Enferm Dig.* 2006;98:189–195.
36. Lugering N, Menzel J, Kucharzik T, et al. Impact of miniprobes compared to conventional endosonography in the staging of low-grade gastric malt lymphoma. *Endoscopy.* 2001;33:832–837.
37. Fusaroli P, Buscarini E, Peyre S, et al. Interobserver agreement in staging gastric malt lymphoma by EUS. *Gastrointest Endosc.* 2002;55:662–668.
38. Algood HM, Cover TL. *Helicobacter pylori* persistence: an overview of interactions between *H. pylori* and host immune defenses. *Clin Microbiol Rev.* 2006;19:597–613.
39. Kabir S. Detection of *Helicobacter pylori* DNA in feces and saliva by polymerase chain reaction: a review. *Helicobacter.* 2004;9:115–123.
40. Kabir S. Clinic-based testing for *Helicobacter pylori* infection by enzyme immunoassay of faeces, urine and saliva. *Aliment Pharmacol Ther.* 2003;17:1345–1354.
41. Kabir S. Detection of *Helicobacter pylori* in faeces by culture, PCR and enzyme immunoassay. *J Med Microbiol.* 2001;50:1021–1029.
42. Thijs JC, van Zwet AA, Thijs WJ, et al. Diagnostic tests for *Helicobacter pylori*: a prospective evaluation of their accuracy, without selecting a single test as the gold standard. *Am J Gastroenterol.* 1996;91:2125–2129.
43. Kato S, Nakayama K, Minoura T, et al. Comparison between the 13C-urea breath test and stool antigen test for the diagnosis of childhood *Helicobacter pylori* infection. *J Gastroenterol.* 2004;39:1045–1050.
44. Manes G, Zanetti MV, Piccirillo MM, et al. Accuracy of a new monoclonal stool antigen test in post-eradication assessment of *Helicobacter pylori* infection: comparison with the polyclonal stool antigen test and urea breath test. *Dig Liver Dis.* 2005;37:751–755.
45. Perri F, Quitadamo M, Ricciardi R, et al. Comparison of a monoclonal antigen stool test (Hp StAR) with the 13C-urea breath test in monitoring *Helicobacter pylori* eradication therapy. *World J Gastroenterol.* 2005;11:5878–5881.
46. Hooton C, Keohane J, Clair J, et al. Comparison of three stool antigen assays with the 13C-urea breath test for the primary diagnosis of *Helicobacter pylori* infection and monitoring treatment outcome. *Eur J Gastroenterol Hepatol.* 2006;18:595–599.
47. Graham DY. Clarithromycin for treatment of *Helicobacter pylori* infections. *Eur J Gastroenterol Hepatol.* 1995;7 Suppl 1:S55–S58.
48. Graham DY, Qureshi WA. Antibiotic-resistant *H. pylori* infection and its treatment. *Curr Pharm Des.* 2000;6:1537–1544.
49. Juttner S, Vieth M, Miehlke S, et al. Reliable detection of macrolide-resistant *Helicobacter pylori* via fluorescence in situ hybridization in formalin-fixed tissue. *Mod Pathol.* 2004;17:684–689.
50. Can F, Yilmaz Z, Demirbilek M, et al. Diagnosis of *Helicobacter pylori* infection and determination of clarithromycin resistance by fluorescence in situ hybridization from formalin-fixed, paraffin-embedded gastric biopsy specimens. *Can J Microbiol.* 2005;51:569–573.
51. Yilmaz O, Demiray E. Clinical role and importance of fluorescence in situ hybridization method in diagnosis of *H. pylori* infection and determination of clarithromycin resistance in *H. pylori* eradication therapy. *World J Gastroenterol.* 2007;13:671–675.
52. Sackmann M, Morgner A, Rudolph B, et al. Regression of gastric MALT lymphoma after eradication of *Helicobacter pylori* is predicted by endosonographic staging. MALT Lymphoma Study Group. *Gastroenterology.* 1997;113:1087–1090.
53. Pavlick AC, Gerdes H, Portlock CS. Endoscopic ultrasound in the evaluation of gastric small lymphocytic mucosa-associated lymphoid tumors. *J Clin Oncol.* 1997;15:1761–1766.
54. Nakamura S, Matsumoto T, Suekane H, et al. Predictive value of endoscopic ultrasonography for regression of gastric low grade and high grade MALT lymphomas after eradication of *Helicobacter pylori*. *Gut.* 2001;48:454–460.
55. Taji S, Nomura K, Matsumoto Y, et al. Trisomy 3 may predict a poor response of gastric MALT lymphoma to *Helicobacter pylori* eradication therapy. *World J Gastroenterol.* 2005;11:89–93.
56. El-Zahabi LM, Jamali FR, El H, II, et al. The value of EUS in predicting the response of gastric mucosa-associated lymphoid tissue lymphoma to *Helicobacter pylori* eradication. *Gastrointest Endosc.* 2007;65:89–96.
57. Puspok A, Raderer M, Chott A, et al. Endoscopic ultrasound in the follow up and response assessment of patients with primary gastric lymphoma.

Gut. 2002;51:691–694.

58. Di Raimondo F, Caruso L, Bonanno G, et al. Is endoscopic ultrasound clinically useful for follow-up of gastric lymphoma? *Ann Oncol.* 2007;18:351–356.

59. Raderer M, Streubel B, Woehrer S, et al. High relapse rate in patients with MALT lymphoma warrants lifelong follow-up. *Clin Cancer Res.* 2005;11:3349–3352.

60. Cammarota G, Tursi A, Montalto M, et al. Prevention and treatment of low-grade B-cell primary gastric lymphoma by anti-*H. pylori* therapy. *J Clin Gastroenterol.* 1995;21:118–122.

61. Raderer M, Osterreicher C, Machold K, et al. Impaired response of gastric MALT-lymphoma to *Helicobacter pylori* eradication in patients with autoimmune disease. *Ann Oncol.* 2001;12:937–939.

62. Streubel B, Huber D, Wohrer S, et al. Frequency of chromosomal aberrations involving MALT1 in mucosa-associated lymphoid tissue lymphoma in patients with Sjögren's syndrome. *Clin Cancer Res.* 2004;10:476–480.

63. Chen LT, Lin JT, Shyu RY, et al. Prospective study of *Helicobacter pylori* eradication therapy in stage I(E) high-grade mucosa-associated lymphoid tissue lymphoma of the stomach. *J Clin Oncol.* 2001;19:4245–4251.

64. Chen LT, Lin JT, Tai JJ, et al. Long-term results of anti-*Helicobacter pylori* therapy in early-stage gastric high-grade transformed MALT lymphoma. *J Natl Cancer Inst.* 2005;97:1345–1353.

65. Hiyama T, Haruma K, Kitadai Y, et al. *Helicobacter pylori* eradication therapy for high-grade mucosa-associated lymphoid tissue lymphomas of the stomach with analysis of p53 and K-ras alteration and microsatellite instability. *Int J Oncol.* 2001;18:1207–1212.

66. Ruskone-Fourmestraux A, Lavergne A, Aegerter PH, et al. Predictive factors for regression of gastric MALT lymphoma after anti-*Helicobacter pylori* treatment. *Gut.* 2001;48:297–303.

67. Levy M, Copie-Bergman C, Traulle C, et al. Conservative treatment of primary gastric low-grade B-cell lymphoma of mucosa-associated lymphoid tissue: predictive factors of response and outcome. *Am J Gastroenterol.* 2002;97:292–297.

68. Streubel B, Simonitsch-Klupp I, Mullauer L, et al. Variable frequencies of MALT lymphoma-associated genetic aberrations in MALT lymphomas of different sites. *Leukemia.* 2004;18:1722–1726.

69. Dierlamm J, Baens M, Stefanova-Ouzounova M, et al. Detection of t(11;18)(q21;q21) by interphase fluorescence in situ hybridization using API2 and MLT specific probes. *Blood.* 2000;96:2215–2218.

70. Baens M, Maes B, Steyls A, et al. The product of the t(11;18), an API2-MLT fusion, marks nearly half of gastric MALT type lymphomas without large cell proliferation. *Am J Pathol.* 2000;156:1433–1439.

71. Doglioni C, Wotherspoon AC, Moschini A, et al. High incidence of primary gastric lymphoma in northeastern Italy. *Lancet.* 1992;339:834–835.

72. Nakamura S, Yao T, Aoyagi K, et al. *Helicobacter pylori* and primary gastric lymphoma. A histopathologic and immunohistochemical analysis of 237 patients. *Cancer.* 1997;79:3–11.

73. Steinbach G, Ford R, Glober G, et al. Antibiotic treatment of gastric lymphoma of mucosa-associated lymphoid tissue. An uncontrolled trial. *Ann Intern Med.* 1999;131:88–95.

74. Raderer M, Streubel B, Wohrer S, et al. Successful antibiotic treatment of *Helicobacter pylori* negative gastric mucosa associated lymphoid tissue lymphomas. *Gut.* 2006;55:616–618.

75. Akamatsu T, Mochizuki T, Okiyama Y, et al. Comparison of localized gastric mucosa-associated lymphoid tissue (MALT) lymphoma with and without *Helicobacter pylori* infection. *Helicobacter.* 2006;11:86–95.

76. Nakamura S, Matsumoto T, Ye H, et al. *Helicobacter pylori*-negative gastric mucosa-associated lymphoid tissue lymphoma: a clinicopathologic and molecular study with reference to antibiotic treatment. *Cancer.* 2006;107:2770–2778.

77. Schechter NR, Yahalom J. Low-grade MALT lymphoma of the stomach: a review of treatment options. *Int J Radiat Oncol Biol Phys.* 2000;46:1093–1103.

78. Tsang RW, Gospodarowicz MK, Pintilie M, et al. Stage I and II MALT lymphoma: results of treatment with radiotherapy. *Int J Radiat Oncol Biol Phys.* 2001;50:1258–1264.

79. Park HC, Park W, Hahn JS, et al. Low grade MALT lymphoma of the stomach: treatment outcome with radiotherapy alone. *Yonsei Med J.* 2002;43:601–606.

80. Tsang RW, Gospodarowicz MK, Pintilie M, et al. Localized mucosa-associated lymphoid tissue lymphoma treated with radiation therapy has excellent clinical outcome. *J Clin Oncol.* 2003;21:4157–4164.

81. Sugimoto M, Kajimura M, Shirai N, et al. Outcome of radiotherapy for gastric mucosa-associated lymphoid tissue lymphoma refractory to *Helicobacter pylori* eradication therapy. *Intern Med.* 2006;45:405–409.

82. Hjermstad MJ, Hollender A, Warloe T, et al. Quality of life after total or partial gastrectomy for primary gastric lymphoma. *Acta Oncol.* 2006;45:202–209.

83. Aviles A, Neri N, Nambo MJ, et al. Surgery and chemotherapy versus chemotherapy as treatment of high-grade MALT gastric lymphoma. *Med Oncol.* 2006;23:295–300.

84. Radman I, Kovacevic-Metelko J, Aurer I, et al. Surgical resection in the treatment of primary gastrointestinal non-Hodgkin's lymphoma: retrospective study. *Croat Med J.* 2002;43:555–560.

85. Popescu RA, Wotherspoon AC, Cunningham D, et al. Surgery plus chemotherapy or chemotherapy alone for primary intermediate- and high-grade gastric non-Hodgkin's lymphoma: the Royal Marsden Hospital experience. *Eur J Cancer.* 1999;35:928–934.

86. Thieblemont C, Dumontet C, Bouafia F, et al. Outcome in relation to treatment modalities in 48 patients with localized gastric MALT lymphoma: a retrospective study of patients treated during 1976–2001. *Leuk Lymphoma.* 2003;44:257–262.

87. Zinzani PL, Magagnoli M, Pagliani G, et al. Primary intestinal lymphoma: clinical and therapeutic features of 32 patients. *Haematologica.* 1997;82:305–308.

88. Zelenetz AD, Advani RH, Buadi F, et al. Non-Hodgkin's lymphoma. Clinical practice guidelines in oncology. *J Natl Compr Canc Netw.* 2006;4:258–310.

89. Zelenetz AD, Hoppe RT. NCCN: non-Hodgkin's lymphoma. *Cancer Control.* 2001;8(6 Suppl 2):102–113.

90. Reff ME, Carner K, Chambers KS, et al. Depletion of B cells in vivo by a chimeric mouse human monoclonal antibody to CD20. *Blood.* 1994;83:435–445.

91. Maloney DG, Liles TM, Czerwinski DK, et al. Phase I clinical trial using escalating single-dose infusion of chimeric anti-CD20 monoclonal antibody (IDEC-C2B8) in patients with recurrent B-cell lymphoma. *Blood.* 1994;84:2457–2466.

92. Shan D, Ledbetter JA, Press OW. Signaling events involved in anti-CD20-induced apoptosis of malignant human B cells. *Cancer Immunol Immunother.* 2000;48:673–683.

93. McLaughlin P, Grillo-Lopez AJ, Link BK, et al. Rituximab chimeric anti-CD20 monoclonal antibody therapy for relapsed indolent lymphoma: half of patients respond to a four-dose treatment program. *J Clin Oncol.* 1998;16:2825–2833.

94. Conconi A, Martinelli G, Thieblemont C, et al. Clinical activity of rituximab in extranodal marginal zone B-cell lymphoma of MALT type. *Blood.* 2003;102:2741–2745.

95. Raderer M, Jager G, Brugger S, et al. Rituximab for treatment of advanced extranodal marginal zone B cell lymphoma of the mucosa-associated lymphoid tissue lymphoma. *Oncology.* 2003;65:306–310.

96. Martinelli G, Laszlo D, Ferreri AJ, et al. Clinical activity of rituximab in gastric marginal zone non-Hodgkin's lymphoma resistant to or not eligible for anti-*Helicobacter pylori* therapy. *J Clin Oncol.* 2005;23:1979–1983.

97. Salar A, Bellosillo B, Serrano S, et al. Persistent residual disease in t(11;18)(q21;q21) positive gastric mucosa-associated lymphoid tissue lymphoma treated with chemotherapy or rituximab. *J Clin Oncol.* 2005;23:7361–7362, author reply 7362–7363.

98. Raderer M, Wohrer S, Streubel B, et al. Activity of rituximab plus cyclophosphamide, doxorubicin/mitoxantrone, vincristine and prednisone in patients with relapsed MALT lymphoma. *Oncology.* 2006;70:411–417.

99. Jager G, Neumeister P, Brezinschek R, et al. Treatment of extranodal marginal zone B-cell lymphoma of mucosa-associated lymphoid tissue type with cladribine: a phase II study. *J Clin Oncol.* 2002;20:3872–3877.

100. Streubel B, Ye H, Du MQ, et al. Translocation t(11;18)(q21;q21) is not predictive of response to chemotherapy with 2CdA in patients with gastric MALT lymphoma. *Oncology.* 2004;66:476–480.

101. Levy M, Copie-Bergman C, Gameiro C, et al. Prognostic value of translocation t(11;18) in tumoral response of low-grade gastric lymphoma of mucosa-associated lymphoid tissue type to oral chemotherapy. *J Clin Oncol.* 2005;23:5061–5066.

102. Wan JH, Trainor KJ, Brisco MJ, et al. Monoclonality in B cell lymphoma detected in paraffin wax embedded sections using the polymerase chain reaction. *J Clin Pathol.* 1990;43:888–890.

103. Billadeau D, Quam L, Thomas W, et al. Detection and quantitation of malignant cells in the peripheral blood of multiple myeloma patients. *Blood.* 1992;80:1818–1824.

104. Noy A, Verma R, Glenn M, et al. Clonotypic polymerase chain reaction confirms minimal residual disease in CLL nodular PR: results from a sequential treatment CLL protocol. *Blood.* 2001;97:1929–1936.

105. Savio A, Franzin G, Wotherspoon AC, et al. Diagnosis and posttreatment follow-up of *Helicobacter pylori*-positive gastric lymphoma of mucosa-associated lymphoid tissue: histology, polymerase chain reaction, or both? *Blood.* 1996;87:1255–1260.

106. Aiello A, Giardini R, Tondini C, et al. PCR-based clonality analysis: a reliable method for the diagnosis and follow-up monitoring of conservatively treated gastric B-cell MALT lymphomas? *Histopathology.* 1999;34:326–330.

107. Schreuder MI, Hoeve MA, Groothuis L, et al. Monitoring gastric lymphoma in peripheral blood by quantitative IgH allele-specific oligonucleotide real-time PCR and API2-MALT1 PCR. *Br J Haematol.* 2005;131:619–623.

108. Isaacson PG. Gastrointestinal lymphomas of T- and B-cell types. *Mod Pathol.* 1999;12:151–158.

109. Harris NL, Jaffe ES, Diebold J, et al. World Health Organization classification of neoplastic diseases of the hematopoietic and lymphoid tissues: report of the Clinical Advisory Committee meeting-Airlie House, Virginia, November 1997. *J Clin Oncol.* 1999;17:3835–3849.

110. Nathwani BN, Anderson JR, Armitage JO, et al. Marginal zone B-cell lymphoma: a clinical comparison of nodal and mucosa-associated lymphoid tissue types. Non-Hodgkin's Lymphoma Classification Project. *J Clin Oncol.* 1999;17:2486–2492.

111. Chim CS, Shek TW, Chung LP, et al. Unusual abdominal tumors: case 3.

Multiple lymphomatous polyposis in lymphoma of colon. *J Clin Oncol.* 2003;21:953–955.

112. Lee YG, Lee S, Han SW, et al. A case of multiple mucosa-associated lymphoid tissue (MALT) lymphoma of the colon identified as simple mucosal discoloration. *J Korean Med Sci.* 2005;20:325–328.

113. Yoshino T, Ichimura K, Mannami T, et al. Multiple organ mucosa-associated lymphoid tissue lymphomas often involve the intestine. *Cancer.* 2001;91:346–353.

114. Ahlawat S, Kanber Y, Charabaty-Pishvaian A, et al. Primary mucosa-associated lymphoid tissue (MALT) lymphoma occurring in the rectum: a case report and review of the literature. *South Med J.* 2006;99:1378–1384.

115. Inoue F, Chiba T. Regression of MALT lymphoma of the rectum after anti-*H. pylori* therapy in a patient negative for *H. pylori*. *Gastroenterology.* 1999;117:514–515.

116. Raderer M, Pfeffel F, Pohl G, et al. Regression of colonic low grade B cell lymphoma of the mucosa associated lymphoid tissue type after eradication of *Helicobacter pylori*. *Gut.* 2000;46:133–135.

117. Nakase H, Okazaki K, Ohana M, et al. The possible involvement of micro-organisms other than *Helicobacter pylori* in the development of rectal MALT lymphoma in *H. pylori*-negative patients. *Endoscopy.* 2002;34:343–346.

118. Grunberger B, Wohrer S, Streubel B, et al. Antibiotic treatment is not effective in patients infected with *Helicobacter pylori* suffering from extragastric MALT lymphoma. *J Clin Oncol.* 2006;24:1370–1375.

119. Takada M, Ichihara T, Fukumoto S, et al. Laparoscopy-assisted colon resection for mucosa-associated lymphoid tissue (MALT) lymphoma in the cecum. *Hepatogastroenterology.* 2003;50:1003–1005.

120. Chim CS, Shek TW, Chung LP, et al. Gut perforation in MALT lymphoma of colon. *Haematologica.* 2002;87:EIM15.

121. Zinzani PL, Stefoni V, Musuraca G, et al. Fludarabine-containing chemotherapy as frontline treatment of nongastrointestinal mucosa-associated lymphoid tissue lymphoma. *Cancer.* 2004;100:2190–2194.

122. Salem PA, Estephan FF. Immunoproliferative small intestinal disease: current concepts. *Cancer J.* 2005;11:374–382.

123. Lecuit M, Abachin E, Martin A, et al. Immunoproliferative small intestinal disease associated with *Campylobacter jejuni*. *N Engl J Med.* 2004;350:239–248.

124. Azar HA. Cancer in Lebanon and the Near East. *Cancer.* 1962;15:66–78.

125. Ghoshal UC, Chetri K, Banerjee PK, et al. Is immunoproliferative small intestinal disease uncommon in India? *Trop Gastroenterol.* 2001;22:14–17.

126. Al-Bahrani ZR, Al-Mondhiry H, Bakir F, et al. Clinical and pathologic subtypes of primary intestinal lymphoma. Experience with 132 patients over a 14-year period. *Cancer.* 1983;52:1666–1672.

127. Rambaud JC. Small intestinal lymphomas and alpha-chain disease. *Clin Gastroenterol.* 1983;12:743–766.

128. Gilinsky NH, Novis BH, Wright JP, et al. Immunoproliferative small-intestinal disease: clinical features and outcome in 30 cases. *Medicine (Baltimore).* 1987;66:438–446.

129. Isaacson PG, Dogan A, Price SK, et al. Immunoproliferative small-intestinal disease. An immunohistochemical study. *Am J Surg Pathol.* 1989;13:1023–1033.

130. Vaiphei K, Kumari N, Sinha SK, et al. Roles of syndecan-1, bcl6 and p53 in diagnosis and prognostication of immunoproliferative small intestinal disease. *World J Gastroenterol.* 2006;12:3602–3608.

131. Rambaud JC, Halphen M, Galian A, et al. Immunoproliferative small intestinal disease (IPSID): relationships with alpha-chain disease and "Mediterranean" lymphomas. *Springer Semin Immunopathol.* 1990;12:239–250.

132. Seligmann M, Mihaesco E, Preud'homme JL, et al. Heavy chain diseases: current findings and concepts. *Immunol Rev.* 1979;48:145–167.

133. Bentaboulet M, Mihaesco E, Gendron MC, et al. Genomic alterations in a case of alpha heavy chain disease leading to the generation of composite exons from the JH region. *Eur J Immunol.* 1989;19:2093–2098.

134. Cogne M, Preud'homme JL. Gene deletions force nonsecretory alpha-chain disease plasma cells to produce membrane-form alpha-chain only. *J Immunol.* 1990;145:2455–2458.

135. Ye H, Liu H, Attygalle A, et al. Variable frequencies of t(11;18)(q21;q21) in MALT lymphomas of different sites: significant association with CagA strains of *H. pylori* in gastric MALT lymphoma. *Blood.* 2003;102:1012–1018.

136. Banihashemi A, Nasr K, Hedayatee H, et al. Familial lymphoma including a report of familial primary upper small intestinal lymphoma. *Blut.* 1973;26:363–368.

137. Nikbin B, Banisadre M, Ala F, et al. HLA AW19, B12 in immunoproliferative small intestinal disease. *Gut.* 1979;20:226–228.

138. Ben-Ayed F, Halphen M, Najjar l, et al. Treatment of alpha chain disease. Results of a prospective study in 21 Tunisian patients by the Tunisian-French Intestinal Lymphoma Study Group. *Cancer.* 1989;63:1251–1256.

139. Ramos L, Marcos J, Illanas M, et al. Radiological characteristics of primary intestinal lymphoma of the "Mediterranean" type: observations on twelve cases. *Radiology.* 1978;126:379–385.

140. Vessal K, Dutz W, Kohout E, et al. Immunoproliferative small intestinal disease with duodenojejunal lymphoma: radiologic changes. *AJR Am J Roentgenol.* 1980;135:491–497.

141. Nagi B, Rana SS, Kochhar R, et al. Sonoenteroclysis: a new technique for the diagnosis of small bowel diseases. *Abdom Imaging.* 2006;31:417–424.

142. Al-Mondhiry H. Primary lymphomas of the small intestine: east-west contrast. *Am J Hematol.* 1986;22:89–105.

143. Khojasteh A, Haghighi P. Immunoproliferative small intestinal disease: portrait of a potentially preventable cancer from the Third World. *Am J Med.* 1990;89:483–490.

144. Akbulut H, Soykan I, Yakaryilmaz F, et al. Five-year results of the treatment of 23 patients with immunoproliferative small intestinal disease: a Turkish experience. *Cancer.* 1997;80:8–14.

145. Salimi M, Spinelli JJ. Chemotherapy of Mediterranean abdominal lymphoma. Retrospective comparison of chemotherapy protocols in Iranian patients. *Am J Clin Oncol.* 1996;19:18–22.

146. Celik AF, Pamuk GE, Pamuk ON, et al. Should we suppress the antigenic stimulus in IPSID for lifelong? *Am J Gastroenterol.* 2000;95:3318–3320.

147. Gough KR, Read AE, Naish JM. Intestinal reticulosis as a complication of idiopathic steatorrhoea. *Gut.* 1962;3:232–239.

148. Egan LJ, Walsh SV, Stevens FM, et al. Celiac-associated lymphoma. A single institution experience of 30 cases in the combination chemotherapy era. *J Clin Gastroenterol.* 1995;21:123–129.

149. Holmes GK, Stokes PL, Sorahan TM, et al. Coeliac disease, gluten-free diet, and malignancy. *Gut.* 1976;17:612–619.

150. Isaacson P, Wright DH. Intestinal lymphoma associated with malabsorption. *Lancet.* 1978;1:67–70.

151. Mathus-Vliegen EM, Van Halteren H, Tytgat GN. Malignant lymphoma in coeliac disease: various manifestations with distinct symptomatology and prognosis? *J Intern Med.* 1994;236:43–49.

152. Pricolo VE, Mangi AA, Aswad B, et al. Gastrointestinal malignancies in patients with celiac sprue. *Am J Surg.* 1998;176:344–347.

153. Swinson CM, Slavin G, Coles EC, et al. Coeliac disease and malignancy. *Lancet.* 1983;1:111–115.

154. A clinical evaluation of the International Lymphoma Study Group classification of non-Hodgkin's lymphoma. The Non-Hodgkin's Lymphoma Classification Project. *Blood.* 1997;89:3909–3918.

155. Chott A, Dragosics B, Radaszkiewicz T. Peripheral T-cell lymphomas of the intestine. *Am J Pathol.* 1992;141:1361–1371.

156. Domizio P, Owen RA, Shepherd NA, et al. Primary lymphoma of the small intestine. A clinicopathological study of 119 cases. *Am J Surg Pathol.* 1993;17:429–442.

157. Hsiao CH, Kao HL, Lin MC, et al. Ulcerative colon T-cell lymphoma: an unusual entity mimicking Crohn's disease and may be associated with fulminant hemophagocytosis. *Hepatogastroenterology.* 2002;49:950–954.

158. Spencer J, Cerf-Bensussan N, Jarry A, et al. Enteropathy-associated T cell lymphoma (malignant histiocytosis of the intestine) is recognized by a monoclonal antibody (HML-1) that defines a membrane molecule on human mucosal lymphocytes. *Am J Pathol.* 1988;132:1–5.

159. de Bruin PC, Connolly CE, Oudejans JJ, et al. Enteropathy-associated T-cell lymphomas have a cytotoxic T-cell phenotype. *Histopathology.* 1997;31:313–317.

160. Ilyas M, Niedobitek G, Agathanggelou A, et al. Non-Hodgkin's lymphoma, coeliac disease, and Epstein-Barr virus: a study of 13 cases of enteropathy-associated T- and B-cell lymphoma. *J Pathol.* 1995;177:115–122.

161. Pan L, Diss TC, Peng H, et al. Epstein-Barr virus (EBV) in enteropathy-associated T-cell lymphoma (EATL). *J Pathol.* 1993;170:137–143.

162. de Bruin PC, Jiwa NM, Oudejans JJ, et al. Epstein-Barr virus in primary gastrointestinal T cell lymphomas. Association with gluten-sensitive enteropathy, pathological features, and immunophenotype. *Am J Pathol.* 1995;146:861–867.

163. Quintanilla-Martinez L, Lome-Maldonado C, Ott G, et al. Primary intestinal non-Hodgkin's lymphoma and Epstein-Barr virus: high frequency of EBV-infection in T-cell lymphomas of Mexican origin. *Leuk Lymphoma.* 1998;30:111–121.

164. Chim CS, Au WY, Shek TW, et al. Primary CD56 positive lymphomas of the gastrointestinal tract. *Cancer.* 2001;91:525–533.

165. Chuang SS, Jung YC. Natural killer cell lymphoma of small intestine with features of enteropathy but lack of association with celiac disease. *Hum Pathol.* 2004;35:639–642.

166. Inagaki N, Asaoka D, Mori KL, et al. Enteropathy-type T-cell lymphoma expressing NK-cell intraepithelial lymphocyte (NK-IEL) phenotype. *Leuk Lymphoma.* 2004;45:1471–1474.

167. Zettl A, Ott G, Makulik A, et al. Chromosomal gains at 9q characterize enteropathy-type T-cell lymphoma. *Am J Pathol.* 2002;161:1635–1645.

168. Baumgartner AK, Zettl A, Chott A, et al. High frequency of genetic aberrations in enteropathy-type T-cell lymphoma. *Lab Invest.* 2003;83:1509–1516.

169. Obermann EC, Diss TC, Hamoudi RA, et al. Loss of heterozygosity at chromosome 9p21 is a frequent finding in enteropathy-type T-cell lymphoma. *J Pathol.* 2004;202:252–262.

170. Howell WM, Leung ST, Jones DB, et al. HLA-DRB, -DQA, and -DQB polymorphism in celiac disease and enteropathy-associated T-cell lymphoma. Common features and additional risk factors for malignancy. *Hum Immunol.* 1995;43:29–37.

171. Wahab PJ, Meijer JW, Mulder CJ. Histologic follow-up of people with celiac disease on a gluten-free diet: slow and incomplete recovery. *Am J*

Clin Pathol. 2002;118:459–463.

172. Marsh MN. The immunopathology of the small intestinal reaction in gluten-sensitivity. *Immunol Invest.* 1989;18:509–531.

173. Cellier C, Delabesse E, Helmer C, et al. Refractory sprue, coeliac disease, and enteropathy-associated T-cell lymphoma. French Coeliac Disease Study Group. *Lancet.* 2000;356:203–208.

174. Daum S, Hummel M, Weiss D, et al. Refractory sprue syndrome with clonal intraepithelial lymphocytes evolving into overt enteropathy-type intestinal T-cell lymphoma. *Digestion.* 2000;62:60–65.

175. Daum S, Weiss D, Hummel M, et al. Frequency of clonal intraepithelial T lymphocyte proliferations in enteropathy-type intestinal T cell lymphoma, coeliac disease, and refractory sprue. *Gut.* 2001;49:804–812.

176. Gale J, Simmonds PD, Mead GM, et al. Enteropathy-type intestinal T-cell lymphoma: clinical features and treatment of 31 patients in a single center. *J Clin Oncol.* 2000;18:795–803.

177. Novakovic BJ, Novakovic S, Frkovic-Grazio S. A single-center report on clinical features and treatment response in patients with intestinal T cell non-Hodgkin's lymphomas. *Oncol Rep.* 2006;16:191–195.

178. Smedby KE, Akerman M, Hildebrand H, et al. Malignant lymphomas in coeliac disease: evidence of increased risks for lymphoma types other than enteropathy-type T cell lymphoma. *Gut.* 2005;54:54–59.

179. Banks PM, Chan J, Cleary ML, et al. Mantle cell lymphoma. A proposal for unification of morphologic, immunologic, and molecular data. *Am J Surg Pathol.* 1992;16:637–640.

180. Plank L, Hansmann ML, Lennert K. Centrocytic lymphoma. *Am J Surg Pathol.* 1993;17:638–639, author reply 641.

181. Tsujimoto Y, Yunis J, Onorato-Showe L, et al. Molecular cloning of the chromosomal breakpoint of B-cell lymphomas and leukemias with the t(11;14) chromosome translocation. *Science.* 1984;224:1403–1406.

182. Motokura T, Bloom T, Kim HG, et al. A novel cyclin encoded by a bcl1-linked candidate oncogene. *Nature.* 1991;350:512–515.

183. Williams ME, Meeker TC, Swerdlow SH. Rearrangement of the chromosome 11 bcl-1 locus in centrocytic lymphoma: analysis with multiple breakpoint probes. *Blood.* 1991;78:493–498.

184. Coignet LJ, Schuuring E, Kibbelaar RE, et al. Detection of 11q13 rearrangements in hematologic neoplasias by double-color fluorescence in situ hybridization. *Blood.* 1996;87:1512–1519.

185. Yang WI, Zukerberg LR, Motokura T, et al. Cyclin D1 (Bcl-1, PRAD1) protein expression in low-grade B-cell lymphomas and reactive hyperplasia. *Am J Pathol.* 1994;145:86–96.

186. Yatabe Y, Nakamura S, Seto M, et al. Clinicopathologic study of PRAD1/cyclin D1 overexpressing lymphoma with special reference to mantle cell lymphoma. A distinct molecular pathologic entity. *Am J Surg Pathol.* 1996;20:1110–1122.

187. Yatabe Y, Suzuki R, Tobinai K, et al. Significance of cyclin D1 overexpression for the diagnosis of mantle cell lymphoma: a clinicopathologic comparison of cyclin D1-positive MCL and cyclin D1-negative MCL-like B-cell lymphoma. *Blood.* 2000;95:2253–2261.

188. Rosenwald A, Wright G, Wiestner A, et al. The proliferation gene expression signature is a quantitative integrator of oncogenic events that predicts survival in mantle cell lymphoma. *Cancer Cell.* 2003;3:185–197.

189. Bookman MA, Lardelli P, Jaffe ES, et al. Lymphocytic lymphoma of intermediate differentiation: morphologic, immunophenotypic, and prognostic factors. *J Natl Cancer Inst.* 1990;82:742–748.

190. Cornes JS. Multiple lymphomatous polyposis of the gastrointestinal tract. *Cancer.* 1961;14:249–257.

191. Moynihan MJ, Bast MA, Chan WC, et al. Lymphomatous polyposis. A neoplasm of either follicular mantle or germinal center cell origin. *Am J Surg Pathol.* 1996;20:442–452.

192. Kodama T, Ohshima K, Nomura K, et al. Lymphomatous polyposis of the gastrointestinal tract, including mantle cell lymphoma, follicular lymphoma and mucosa-associated lymphoid tissue lymphoma. *Histopathology.* 2005;47:467–478.

193. Romaguera JE, Medeiros LJ, Hagemeister FB, et al. Frequency of gastrointestinal involvement and its clinical significance in mantle cell lymphoma. *Cancer.* 2003;97:586–591.

194. Salar A, Juanpere N, Bellosillo B, et al. Gastrointestinal involvement in mantle cell lymphoma: a prospective clinic, endoscopic, and pathologic study. *Am J Surg Pathol.* 2006;30:1274–1280.

195. Teodorovic I, Pittaluga S, Kluin-Nelemans JC, et al. Efficacy of four different regimens in 64 mantle-cell lymphoma cases: clinicopathologic comparison with 498 other non-Hodgkin's lymphoma subtypes. European Organization for the Research and Treatment of Cancer Lymphoma Cooperative Group. *J Clin Oncol.* 1995;13:2819–2826.

196. Pittaluga S, Bijnens L, Teodorovic I, et al. Clinical analysis of 670 cases in two trials of the European Organization for the Research and Treatment of Cancer Lymphoma Cooperative Group subtyped according to the Revised European-American Classification of Lymphoid Neoplasms: a comparison with the Working Formulation. *Blood.* 1996;87:4358–4367.

197. Argatoff LH, Connors JM, Klasa RJ, et al. Mantle cell lymphoma: a clinicopathologic study of 80 cases. *Blood.* 1997;89:2067–2078.

198. Bosch F, Lopez-Guillermo A, Campo E, et al. Mantle cell lymphoma: presenting features, response to therapy, and prognostic factors. *Cancer.* 1998;82:567–575.

199. Hiddemann W, Unterhalt M, Herrmann R, et al. Mantle-cell lymphomas have more widespread disease and a slower response to chemotherapy compared with follicle-center lymphomas: results of a prospective comparative analysis of the German Low-Grade Lymphoma Study Group. *J Clin Oncol.* 1998;16:1922–1930.

200. Oinonen R, Franssila K, Teerenhovi L, et al. Mantle cell lymphoma: clinical features, treatment and prognosis of 94 patients. *Eur J Cancer.* 1998;34:329–336.

201. Coiffier B, Haioun C, Ketterer N, et al. Rituximab (anti-CD20 monoclonal antibody) for the treatment of patients with relapsing or refractory aggressive lymphoma: a multicenter phase II study. *Blood.* 1998;92:1927–1932.

202. Foran JM, Rohatiner AZ, Cunningham D, et al. European phase II study of rituximab (chimeric anti-CD20 monoclonal antibody) for patients with newly diagnosed mantle-cell lymphoma and previously treated mantle-cell lymphoma, immunocytoma, and small B-cell lymphocytic lymphoma. *J Clin Oncol.* 2000;18:317–324.

203. Ghielmini M, Schmitz SF, Cogliatti S, et al. Effect of single-agent rituximab given at the standard schedule or as prolonged treatment in patients with mantle cell lymphoma: a study of the Swiss Group for Clinical Cancer Research (SAKK). *J Clin Oncol.* 2005;23:705–711.

204. Khouri IF, Romaguera J, Kantarjian H, et al. Hyper-CVAD and high-dose methotrexate/cytarabine followed by stem-cell transplantation: an active regimen for aggressive mantle-cell lymphoma. *J Clin Oncol.* 1998;16:3803–3809.

205. Khouri IF, Lee MS, Saliba RM, et al. Nonablative allogeneic stem-cell transplantation for advanced/recurrent mantle-cell lymphoma. *J Clin Oncol.* 2003;21:4407–4412.

206. Romaguera JE, Fayad L, Rodriguez MA, et al. High rate of durable remissions after treatment of newly diagnosed aggressive mantle-cell lymphoma with rituximab plus hyper-CVAD alternating with rituximab plus high-dose methotrexate and cytarabine. *J Clin Oncol.* 2005;23:7013–7023.

207. Howard OM, Gribben JG, Neuberg DS, et al. Rituximab and CHOP induction therapy for newly diagnosed mantle-cell lymphoma: molecular complete responses are not predictive of progression-free survival. *J Clin Oncol.* 2002;20:1288–1294.

208. Lenz G, Dreyling M, Hoster E, et al. Immunochemotherapy with rituximab and cyclophosphamide, doxorubicin, vincristine, and prednisone significantly improves response and time to treatment failure, but not long-term outcome in patients with previously untreated mantle cell lymphoma: results of a prospective randomized trial of the German Low Grade Lymphoma Study Group (GLSG). *J Clin Oncol.* 2005;23:1984–1992.

209. Freedman AS, Neuberg D, Gribben JG, et al. High-dose chemoradiotherapy and anti-B-cell monoclonal antibody-purged autologous bone marrow transplantation in mantle-cell lymphoma: no evidence for long-term remission. *J Clin Oncol.* 1998;16:13–18.

210. Vandenberghe E, Ruiz de Elvira C, Loberiza FR, et al. Outcome of autologous transplantation for mantle cell lymphoma: a study by the European Blood and Bone Marrow Transplant and Autologous Blood and Marrow Transplant Registries. *Br J Haematol.* 2003;120:793–800.

211. Dreyling M, Lenz G, Hoster E, et al. Early consolidation by myeloablative radiochemotherapy followed by autologous stem cell transplantation in first remission significantly prolongs progression-free survival in mantle-cell lymphoma: results of a prospective randomized trial of the European MCL Network. *Blood.* 2005;105:2677–2684.

212. Schoder H, Meta J, Yap C, et al. Effect of whole-body (18)F-FDG PET imaging on clinical staging and management of patients with malignant lymphoma. *J Nucl Med.* 2001;42:1139–1143.

213. Sam JW, Levine MS, Farner MC, et al. Detection of small bowel involvement by mantle cell lymphoma on F-18 FDG positron emission tomography. *Clin Nucl Med.* 2002;27:330–333.

214. Armitage JO, Weisenburger DD. New approach to classifying non-Hodgkin's lymphomas: clinical features of the major histologic subtypes. Non-Hodgkin's Lymphoma Classification Project. *J Clin Oncol.* 1998;16:2780–2795.

215. Mann RB, Berard CW. Criteria for the cytologic subclassification of follicular lymphomas: a proposed alternative method. *Hematol Oncol.* 1983;1:187–192.

216. Zelenetz AD, Chu G, Galili N, et al. Enhanced detection of the t(14;18) translocation in malignant lymphoma using pulsed-field gel electrophoresis. *Blood.* 1991;78:1552–1560.

217. Yoshino T, Miyake K, Ichimura K, et al. Increased incidence of follicular lymphoma in the duodenum. *Am J Surg Pathol.* 2000;24:688–693.

218. Shia J, Teruya-Feldstein J, Pan D, et al. Primary follicular lymphoma of the gastrointestinal tract: a clinical and pathologic study of 26 cases. *Am J Surg Pathol.* 2002;26:216–224.

219. Hatano B, Ohshima K, Tsuchiya T, et al. Clinicopathological features of gastric B-cell lymphoma: a series of 317 cases. *Pathol Int.* 2002;52:677–682.

220. Kohno S, Ohshima K, Yoneda S, et al. Clinicopathological analysis of 143 primary malignant lymphomas in the small and large intestines based on the new WHO classification. *Histopathology.* 2003;43:135–143.

221. Spectre G, Libster D, Grisariu S, et al. Bleeding, obstruction, and perforation in a series of patients with aggressive gastric lymphoma treated with primary chemotherapy. *Ann Surg Oncol.* 2006;13:1372–1378.

222. Wohrer S, Bartsch R, Hejna M, et al. Routine application of the proton-pump inhibitor pantoprazole in patients with gastric lymphoma undergoing

chemotherapy. *Scand J Gastroenterol.* 2005;40:1222–1225.

223. Binn M, Ruskone-Fourmestraux A, Lepage E, et al. Surgical resection plus chemotherapy versus chemotherapy alone: comparison of two strategies to treat diffuse large B-cell gastric lymphoma. *Ann Oncol.* 2003;14:1751–1757.

224. Aviles A, Nambo MJ, Neri N, et al. The role of surgery in primary gastric lymphoma: results of a controlled clinical trial. *Ann Surg.* 2004;240:44–50.

225. Raderer M, Chott A, Drach J, et al. Chemotherapy for management of localised high-grade gastric B-cell lymphoma: how much is necessary? *Ann Oncol.* 2002;13:1094–1098.

226. Park YH, Lee SH, Kim WS, et al. CHOP followed by involved field radiotherapy for localized primary gastric diffuse large B-cell lymphoma: results of a multi center phase II study and quality of life evaluation. *Leuk Lymphoma.* 2006;47:1253–1259.

227. Bertoni F, Zucca E. State-of-the-art therapeutics: marginal-zone lymphoma. *J Clin Oncol.* 2005;23:6415–6420.

228. Roggero E, Zucca E, Pinotti G, et al. Eradication of *Helicobacter pylori* infection in primary low-grade gastric lymphoma of mucosa-associated lymphoid tissue. *Ann Intern Med.* 1995;122:767–769.

229. Montalban C, Santon A, Boixeda D, et al. Treatment of low grade gastric mucosa-associated lymphoid tissue lymphoma in stage I with *Helicobacter pylori* eradication. Long-term results after sequential histologic and molecular follow-up. *Haematologica.* 2001;86:609–617.

230. Fischbach W, Goebeler-Kolve ME, Dragosics B, et al. Long term outcome of patients with gastric marginal zone B cell lymphoma of mucosa associated lymphoid tissue (MALT) following exclusive *Helicobacter pylori* eradication therapy: experience from a large prospective series. *Gut.* 2004;53:34–37.

231. Wundisch T, Thiede C, Morgner A, et al. Long-term follow-up of gastric MALT lymphoma after *Helicobacter pylori* eradication. *J Clin Oncol.* 2005;23:8018–8024.

232. Hong SS, Jung HY, Choi KD, et al. A prospective analysis of low-grade gastric malt lymphoma after Helicobacter pylori eradication. *Helicobacter.* 2006;11:569–573.

233. Tsang RW, Gospodarowicz MK. Radiation therapy for localized low-grade non-Hodgkin's lymphomas. *Hematol Oncol.* 2005;23:10–17.

234. Al-Saleem T, Al-Mondhiry H. Immunoproliferative small intestinal disease (IPSID): a model for mature B-cell neoplasms. *Blood.* 2005;105:2274–2280.

第 50 章

胃肠道间质瘤

George D. Demetri, Brian P. Rubin

胃肠道的间叶源性肿瘤是一类范围广泛的、变化多样的肿瘤的总称，完全不同于癌和神经内分泌肿瘤。这类肿瘤的组织病理亚型种类较多，包括：平滑肌肉瘤、平滑肌瘤、神经纤维瘤、雪旺瘤、硬纤维瘤、良性和恶性血管源性的肿瘤、血管球瘤，和其他的一些罕见的肉瘤的亚型，它们可以发生在胃肠道以外；但是，重要的是最常见的间叶源性肿瘤亚型是发生于腹腔、腹膜后和盆腔的胃肠道间质瘤（gastrointestinal stromal tumor，GIST）[1]。在应用分子靶向治疗此病之前，已经出现大量的关于胃肠道间质瘤的报道，但直到最近才将这些肿瘤进行准确的组织学分类。目前，对预后的判断仍然很困难。胃肠道间质瘤的分子发病机理的最新进展，进一步揭示了其组织发生和分子缺陷。它们决定了胃肠道间质瘤的生物学特性和临床行为。基于这些令人兴奋的分子生物学进展，产生了针对胃肠道间质瘤分子突变的靶向治疗。这种疾病进一步证实了智能药物的应用，可切断选择性激活肿瘤细胞的特异性靶向通路。本章主要关注胃肠道间质瘤的病理和临床特征，以及治疗的最新进展。

临床特征

胃肠道间质瘤可以发生在任何年龄段，以成人为主，50~60岁为高发年龄段[2-5]。尽管不同的研究之间存在差别，但男女的总体发病率相当[2,3,5]。目前并不知道此病的准确发病率。瑞典的一项以人口为基础的回顾性研究显示的发病率为百万分之 14.5[6]。在美国，每年的新增病历至少在 5000 例以上。直到 2000 年以后，出现的新的诊断方法（KIT 蛋白抗原的免疫组织化学染色，cd117），更准确的表现出 GIST 的特征，GIST 才被明确诊断。鉴于通常报道的美国每

年新增的肉瘤病历将近 10000 例，GIST 的发病率就显得尤为重要。一旦 GIST 的数据被记录其中，每年肉瘤新增病例的数量肯定会大幅上升。应该注意到，GIST 并没有被单独监控，没有进入类似 NCI 的 SEER 等大型数据库中。许多胃肠病学家，甚至病理学家经常在治疗中偶然发现一些微小病变但实际上是 GIST[7]。这些微小的 GIST 表现出和大的、侵略性的 GIST 相同的基因突变[8]，只是直径小于 1cm 的 GIST 的呈现恶性的概率很低。

GIST 可以发生在整个消化道，但在不同的解剖部位表现出不同的发病率（表 50.1）[9]。重要的是，不同部位的 GIST 表现出不同的分子机制的亚型，也就是说，不同原发部位的 GIST 有特异的激活途径（通过特异的突变激活原癌基因，如 KIT 原癌基因）[10]。GIST 在食管极其罕见。大多数食管的间叶源性肿瘤为平滑肌瘤，但 GIST 在胃镜检查时也偶有发现[11-13]。GIST 主要发生于胃，其次为小肠，结肠、直肠少见。罕见于网膜、肠系膜和腹膜，此类统称为胃肠道外间质瘤。

大多数小的 GIST 没有症状。如出现大的病变或肿瘤侵犯血管神经，最初症状常表现为：腹部胀满、疼痛、恶心、食欲不佳；穿孔时有急腹症的表现；或者消化道出血的表现：呕血、黑便、贫血[14,15]。大的肿瘤可以触及，尤其是来自胃的 GIST。小的 GIST 常在术中偶然发现，并多表现为良性病程[8,16]。

目前除了一些罕见的基因突变，并不清楚 GIST 确切的病因。神经纤维瘤患者中 GIST 的发病率较高[17]，在以后的章节中会涉及[18]。另外，GIST 常与 Carney's triad 有关，这是一种常见于儿童的散发肿瘤，其特征包括：上皮样平滑肌母细胞瘤、功能性肾上腺外嗜铬细胞瘤（神经节细胞瘤）、肺软骨瘤病样错构瘤[19]。罕见的家族性 GIST 综合征同样有较高的疾病渗透性和 KIT、PDGRFA 原癌基因的外显率[20-24]。

表 50.1

胃肠道不同位置的 GIST 的发病率

食管	罕见(多数为平滑肌瘤)
胃	最常见的部位
小肠	常见部位,仅少于胃
结肠	不常见
直肠	不常见
网膜/肠系膜	罕见

病理学和组织学

大体观,GIST 多为边界清楚(尽管未被压缩),生长于消化道壁的结节状肿物，或者少有的来自于网膜、肠系膜和腹膜表面。肿瘤的大小差别明显,从因其他原因进行的尸检或术中偶然发现的病灶到最大直径可达 30 厘米的肿块都有[7,8,25-27]。GIST 的组织病理学分级可能有所误导,因为大多数这类肿瘤是单一梭形细胞有着一程不变的"低度恶性"表现(表 50.1),约 1/3~1/2 的 GIST 中含有上皮样细胞,或上皮样细胞与梭形细胞混合。有证据显示,即使微小的 GIST 病变也有导致 GIST 突变的基因,提示任何 GIST 都具有潜在的恶性倾向;在临床认为是一种可能和恶性的风险[8]。以前称为"良性 GIST",现在用更为准确的极低度风险和低度风险 GIST 代替,这些病变通常较小,任何位置的恶性病变直径通常大于 5 厘米。位于黏膜的溃疡较常见,大的病灶可见囊性变性和坏死[27]。许多 GIST 在最初发现时已经转移,表现为多发的结节、腹腔播散或肝转移。恶性程度高的 GIST 亚型的肉眼观常有

周围脏器的侵犯[27]。腹腔以外的软组织转移尽管十分罕见但也有发生。尤其要指出,GIST 的转移方式与其他软组织肉瘤不同,其肺转移风险明显低于其他类型的软组织肉瘤。造成这些 GIST 与其他间叶源性恶性肿瘤转移方式上的差异的生物学因素目前尚不清楚。

在现代的病理学技术应用之前，绝大多数的 GIST 被认为是平滑肌类肿瘤。这些消化道的非上皮类肿瘤多种多样,包括平滑肌瘤、奇怪的平滑肌瘤、平滑肌母细胞瘤、平滑肌肉瘤[4,15,28-30]。支持来源于平滑肌的证据是因为肿瘤多来源于消化道肌层,具有杂乱的结构,还有纤维素样的胞浆。但是 GIST 具有显著区别于其他平滑肌类肿瘤的特征。通常肿瘤的中心表现为栅栏状,如雪旺氏瘤。另外,一类 GIST 具有上皮样细胞,这是与平滑肌类肿瘤的不同点。这些不常见的组织学变化常被误认为是变性。

当应用电镜研究 GIST 的超微结构时,没有发现支持 GIST 平滑肌来源的证据。与平滑肌瘤和平滑肌母胞瘤相反,多数 GIST 肌动纤维呈灶性,而非束状,表现为局灶性的腔状,另外 GIST 的超微结构与平滑肌类肿瘤不同。多数肿瘤被描述为"不完全的平滑肌分化"或者"不分化"。一些 GIST 表现为具有神经束结构,同时伴有密度芯管(图 50.2)和突触样结构;这些肿瘤通常称为为自主神经瘤(GANs),或称为 plexosarcomas[32,35,36,38,39]。

随着免疫组织化学技术广泛应用,GIST 的免疫组化分型进一步证实了电镜的发现[2,3,35,37,40-49]。另外,研究结果之间差别很大,动蛋白阳性率为 25%~100%[2,40,41,44-49],平滑肌动蛋白为 31%~74%[3,45,47,49],结蛋白为 0%~50%[2,3,35,37,40,44-47,49]。另外一些表现为 S-

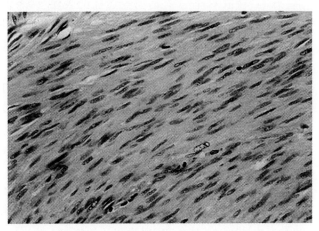

图 50.1　HE 染色　GIST 典型的低级别的梭形细胞。(见彩图)

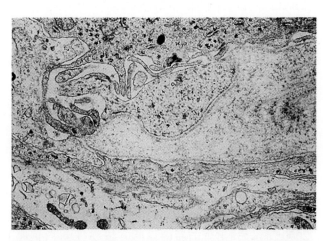

图 50.2　GIST 球根状的，突触样的结构富含密度核心管。*Source*：Courtesy of Dr Christopher Fletcher, Brigham & Women's Hospital,Boston,MA.(见彩图)

$100^{[2,3,35,37,40,41,44-47,49]}$，$NSE^{[3,40]}$阳性。少数表现为神经和平滑肌分化。一些 GIST 只表现 vimentin 阳性[3,40]。

由于间质瘤的组织学结构、超微结构、免疫组织化学结构仍然不清楚，目前，GIST 通常被人们认为是来源于间叶组织的肿瘤。目前被广泛接受的 GIST 的概念是一些来源于胃肠道的，非上皮肿瘤的松散的肿瘤的集合。由于不同的组织病理学表现和缺乏明确的诊断标准造成了不同的组织来源的肿瘤被归结成 GIST，从而形成了一个生物学特征不同的，临床上独立的一个病种(表50.2)。一旦确诊 GIST，不仅包括真正的 GIST，也包括一些具有不同生物学行为的，少见的亚型，例如：真正的平滑肌肿瘤(平滑肌瘤、平滑肌肉瘤)、神经来源的肿瘤(神经纤维瘤、雪旺瘤、恶性外周神经鞘瘤)、硬纤维瘤病等。更重要的是，不常见的，具有间叶组织表现的非上皮样肿瘤，例如肉瘤样癌，偶尔被错误的归类为 GIST。这种情况一直持续到最近，直到目前进行的一些研究结果，彻底改变了对 GIST 的认识(见 GIST 分子生物学)。

表现，预后因素，GIST 的分级

过去的经验，以及病理学家、胃肠病学家、肿瘤学家的文献中仍有令人困惑的地方。在许多胃肠病学家看来，GIST 具有相对惰性的病程，还具有局部复发的倾向，少数不常见类型发生远处转移。由于胃肠病学家治疗的多为低度恶性的、较小的病变，所以其结果带有选择性偏倚。在肿瘤学文献中，GIST 被认为是具有侵袭性的恶性肿瘤，多数患者死于复发、转移[50,51]。由于缺乏确切的分级和诊断标准，很难获得可靠的数据，不过大约有 50%的低度恶性肿瘤会复发。复发

的肿瘤中约 60%发生转移(通常指腹腔其他部位，肝脏，或两者同时)[52]。事实上，全部高度恶性肿瘤都会复发，80%以上的复发肿瘤会发生转移[52]。生存期看起来与位置相关，在一项大型研究中，10 年生存率为48%，与部位相关的 10 年生存率中，胃 GIST 为 74%，小肠为 17%。另一项独立研究中，低度恶性肿瘤的中位生存期为 25 个月，高的可能则为 98 个月。

大多数 GIST 为度恶性肿瘤，全部 GIST 都具有转化为侵袭性的生物学特性、转移的病程的可能，但是很难确定哪些 GIST 族的肿瘤会转变为侵袭性的低度恶性肿瘤[15]。特别指出的是，少数病理学家注意到一些缺乏恶性指征的 GIST 也会发生转移。少数 GIST 具有明显的恶性特征，表现出侵袭性的行为(以后的章节会提到)。2000 年以前的病理学文献常令人困惑地报道所谓的良性 GIST。但现在，专家们达成共识，组织学上低级的 GIST[除外偶然发现和非常小的(最大直径小于 1 厘米]是确实的低度恶性，应该被治疗，并且统计临床生存率[53,54]。文献中，长期生存的随访(20~30 年)报道很少，但可以作为肿瘤被视为良性的依据[55]。判断预后常依靠各种临床及组织病理学特征，本章后面将进行介绍(表 50.3)[53,54]。

肿瘤的位置是一个重要的因素。在一项 1004 例GIST 的大型研究中，来源于胃的 GIST 的预后要好于小肠、结直肠、腹膜、网膜或者系膜。实际上，来自结肠、腹膜、网膜或者系膜的 GIST 表现相对较差的预后[9]。食管肿瘤的预后最好，但这些肿瘤通常更像食管的平滑肌瘤，而不是真正的 GIST。原发于食管的 GIST罕见，而且无法区分 GIST 和平滑肌肿瘤。在几项小型的研究的结果也支持了这些数据，即一般来说，胃外

表 50.2
GIST 的鉴别诊断
平滑肌瘤
平滑肌肉瘤
雪旺瘤
神经纤维瘤
恶性周围神经鞘瘤
孤立的纤维瘤
子宫内膜间质肉瘤
硬纤维瘤病
去分化的脂肪肉瘤

表 50.3		
GIST 恶性行为的风险评估指南		
	大小	MI
极低度恶性	<2cm	<5/50HPFs
低度恶性	2~5cm	<5/50HPFs
中度恶性	<5cm	6~10/50HPFs
	5~10cm	<5/50HPFs
高度恶性	>5cm	>5/50HPFs
	>10cm	任何 MI
	任何大小	〉10/50HPFs
HFP：高倍视野。		

GIST 的预后较胃 GIST 预后要差[5,42,44,56,59]。

肿瘤的分期是另一个影响预后的重要因素。与胃肠道的癌相比,GIST 的分期有所不同(例:GIST 没有局部淋巴结转移, 所以淋巴结转移不是预后分期的组成部分)。另外,邻近脏器的侵犯是不利的因素,等同于远处的转移,二者的预后都很差[14,27,56]。如前所述,GIST 的远处转移是特征性的,不同于其他的软组织肉瘤。转移通常发生于肝脏和腹腔,肺转移罕见[25-27,29,46,52,60,61]。个别的 GIST 转移至全身脏器和软组织, 不过这些转移较为特殊,没有规律[25,27,52]。GIST 通常没有淋巴结转移,依据作者的经验,主张是 GIST 的淋巴结转移时,应该对诊断结果进行重新评估[26,27,29,46]。作者经常观察到网膜、肠系膜组织,其大体观与淋巴结转移相似,容易误诊。应该更密切地观察残留的淋巴结组织,以确定肿瘤是否转移到淋巴结。另外,跳跃转移更好地解释了淋巴结受累,而非淋巴结转移,其不是 GIST 的特征。不像其他胃肠道恶性肿瘤,在 GIST 中未发现与此特殊扩散模式相关的分子学机制。

年龄对预后的影响已经被证实,年龄较大者的预后通常较差[9,46]。儿童或青年人通常伴有 Carney's triad,预后相对较好[62]。观察到 Carney's triad 的患者的生存期较长,即使已经发生转移[63,64]。它的生物学基础并不清楚, 但是它支持了一个假说,Carney's triad 中的 GIST 是一个基本独立的,与成人散发的 GIST 不相关的表现,也表明了这样一个事实,即在儿童的 GIST 中缺乏 KIT 和 PDGFRA 的基因突变,而 KIT 信号在这些细胞中无法控制地激活[65]。进一步的研究,包括据此临床病理综合征的进一步有关信号通路的分子生物学的相关研究,对进一步阐明儿童 GIST 与成人散发 GIST 的不同十分必要。

总之,GIST 相对于其他肉瘤,核分裂并不活跃,但是,核分裂计数作为评估预后的最佳指标,已经被广泛接受[1,5,9,14,25,27,29,46,52,56,58,59,66-69]。核分裂象在 1~5 个/10 个高倍视野,其复发转移率较高[9,26,29,46,47,56,70]。Emory 等的研究显示:利用 MI 判断预后,具有部位相关性,在胃的 GIST 较为可靠,而对小肠来源的 GIST 判断无效[9]。另外,突变不活跃的肿瘤也发生复发、转移,或两者兼而有之[9,26]。不典型的突变表现在判断预后时十分有用[5,6]。依照我们的经验,不典型突变和显著突变(>10/10HPF)在 GIST 并不常见,它们的发现应该促使医生重新评估是否患有 GIST 的诊断。

肿瘤的大小也与肿瘤的侵袭行为有关[16,26,27,52,54,56,58,59,66]。小于 5cm 的肿瘤通常是惰性的,但也有一些具侵袭性。由于其他原因手术, 术中偶然发现的 GIST 的预后通常较好。一项研究中,19 例偶然发现的肿瘤,无 1 例表现出侵袭性[16]。

尽管明确的轻微的坏死并不常见,一旦表现,通常与恶性行为相关[7]。由于许多 GIST 有变性的改变或者囊性变,应注意与真正的坏死相鉴别。伴有中性粒细胞浸润的坏死的 GIST 的预后常好于不伴有中性粒细胞浸润的缺血性坏死。但并不是所有的坏死预示侵袭性行为,因为在一些报道中,有明确坏死的 GIST 临床表现不活跃[5]。

不典型增生、细胞的数量多、核的多形性变性,或者三者同时出现。在不同的文献报道中,预后均较差。但许多具有明显的侵袭性行为的 GIST 表现出单一的细胞学特征,不具有细胞的不典型增生,大量的细胞以及核的多形性变[5,16,29,30,52,59,66,72]。同时,一些临床表现不活跃的 GIST 可以出现局部的核异型。另外,这些特征并不客观,并且很难测量,因此可靠程度不如某些客观指标,如肿瘤的大小。

其他一些影响预后的组织学参数, 如上皮样细胞,肿瘤侵犯胃肠道黏膜。目前对上皮样细胞的作用还存在争议, 最新的研究显示, 具有上皮样细胞的 GIST 的侵袭能力小于梭形细胞型[3,26,58,59,73]。许多 GIST 没有累及胃肠道黏膜,一旦出现黏膜浸润,和侵犯邻近器官一样,是侵袭性强的表现。

许多研究试图揭示细胞核的特征与预后的联系[70,71,74-76]。通过流式或影像细胞计数获得的倍体,揭示了不同的结果。多数研究显示非整倍体预示较差的预后, 但当有丝分裂计数以及确诊时有无转移等因素也被考虑时,倍体就失去了多因素分析中的预测价值。也说明 G_2M 期非整倍体,与 $G0G_1$ 期非整倍体相比,可能会提供 MI 预测之外的预测价值。更进一步说明,少数良性肿瘤表现有非整倍体或四倍体峰值,而一些恶性肿瘤显露出二倍体或者亚二倍体形式。形态测定的研究对判断 GIST 的预后没有价值。相似的情况是分化细胞核抗原(PCNA)和分裂间期核仁组织区域的免疫组化对判断预后并不能提供帮助。一些研究显示 PCNA 与预后明显相关[57,70,72,77]。但在多因素分析中,PCNA 不如分裂象计数更有价值。Ki-67 也具有一定的意义, 尽管关于 Ki-67 和 Mib-1 的文献较少。一项研究中[72],Ki-67 指数大于 10% 对生存期有指导意义, 另一独立研究中,Ki-67 指数大于 22%,预后很差[71]。但是 Emory 等发现分裂技术较 Ki-67 对预后更有指导意义[79]。以上的不同结果可能与研究方法不同有关[80]。

由于相对缺少可靠的单一预后因子, 故采用多参数的方式来阐明 GIST 的治疗和预后[3,81]。不幸的是,由于 GIST 相对较少,没有一种方式被合理的实验证实。当前, 在没有证实转移是 GIST 为恶性的可靠指标的情况下,已发表的共识,依据大小和分裂计数将肿瘤分为四个危险级别(极低、低、中度、高度)(表 50.3)。在以前的讨论中,在一些病例中,已有的实践经验不能很好地证实其生物学行为。需要进一步的研究来提高预测早期 GIST 的非转移的临床危险因素的能力。

GIST 的分子生物学

随着分子生物学技术时代的到来,研究者和临床病理学家开始确定 GIST 的分子遗传学特征,希望通过对疾病的基础结构的了解,推动诊断、治疗、预后的发展(表 50.4)。对一些相对较少的 GIST 的细胞遗传学分析,显示是独特的,不同于其他间叶组织肿瘤[82-86]。GIST 的特征性表现时有一个相对简单的核型, 通常有染色体 14,1p 和 22 的缺失, 基因杂交显示染色体 14q[87,88]缺少,尽管研究已经证实有 1p12 至 13,1p36 和 9p 缺少[89]。这些基因的缺少在 GIST 的发生中的作用到现在并不明确,但是染色体的缺失基本说明肿瘤抑制基因的缺失。需要进一步的研究来判断哪些肿瘤基因参与 GIST 的病理发生。但是正如其他恶性肿瘤一样,GIST 中的恶性结构也是分成多个步骤活动的。侵袭性越强的肿瘤基因缺少越多,这些突变与疾病行为间的联系为理解肿瘤转变机制提供了广阔空间。

1998 年以来,已经认识到,编码 KIT 酪氨酸激酶受体的原癌基因 KIT 的突变与 GIST 的病理发生有关[90]。这一重要发现源于数十年来两个明显不相关的研究[1],即

Cajal 空隙细胞的解剖、生理作用和发生[2];和 KIT 在正常细胞和癌发生中的作用。这些重要的发现将被分别讲述。

Cajal 空隙细胞(ICC)

ICC 作为一种不常见的联络细胞存在于整个胃肠道[9,92](图 50.3)。ICC 位于消化道壁的 Auerbach's 神经丛与平滑肌细胞间。ICC 的光镜下及超微结构特征不同寻常。除了有与平滑肌细胞相似的小凹和细丝,还拥有长节律,类似神经细胞传导的电活动[93-98]。ICC 的独特镜下结构特征和解剖龛影,显示出功能的多样性,已经被以前的实验证实。

ICC 作为节律细胞控制消化道的肌肉的自主运动。在超微结构上,它与心肌的节律细胞相似,几乎没有收缩纤维,但胞浆中有丰富的、参与形成自发动作电位的细胞器[93]。如果消化道的环形、纵形肌层被剥离开,ICC 附着于纵形肌层,纵形肌层保持着点节律,环形肌层没有电活动[99]。将 ICC 分离培养发现,它具有自发的节律性和激动性,具有节律细胞的特征[100,101]。在 ICC 与平滑肌细胞间有连接沟,据信其传导耦和电活动导致肌纤维收缩[93,98,102]。另外,ICC 与肠和神经元的轴突相联系,对各种神经递质产生反应[103-106]。

有数种 ICC 存在,镜下、超微结构,分布于消化道的位置等特征不同[107]。例如:胃底环状平滑肌层的 ICC 较长,有卵圆形的核,细胞器少,其他位置的 ICC 是梭形或者星形,有丰富的细胞器[93,94]。不同的 ICC 在不同时间发育,并有不同的功能[108]。

进化生物学证实了胚胎时的 KIT 基因表达对 ICC 的形成起了重要作用。KIT 基因、鼠 W locus 等位基因,

表 50.4
GIST 的分子异常
平滑肌瘤
平滑肌肉瘤
雪旺瘤
神经纤维瘤
恶性周围神经鞘瘤
孤立的纤维瘤
子宫内膜间质肉瘤
硬纤维瘤病
去分化的脂肪肉瘤

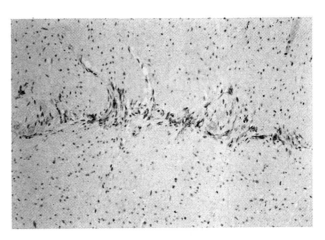

图 50.3　小肠 Cajal 间质细胞 CD117 染色。(见彩图)

编码 KIT 跨膜蛋白(属于 RTK 家族的第 3 型)[109-112]。RTK 家族的结构中有许多共同的模序,包括五个类似免疫球蛋白区和一个激酶区域[113],RTK 家族中还包括血小板衍生生长因子受体及巨噬细胞集落刺激因子受体(M-CSF 受体,亦称为 FMS 或 CSF1 受体)。KIT 的配体是 steel 因子,后者被称为干细胞因子(SCF)。编码 SCF 的基因与小鼠中的 steel 在染色体上处于相同位点[114-117]。KIT 与其配体 SCF 结合后引起核内酪氨酸残基的自身磷酸化,KIT 不仅与 ICC 的形成有关,在黑色素生成、配体形成及造血细胞发生发展过程中也起重要作用[118-123]。

在发育过程中 KIT 蛋白的完全缺失是致命的,然而,有些 KIT 突变不会使酪氨酸激酶彻底失去活性,不会致死[118,124]。其中一个例子是 Wv 突变,其效应是使子代细胞中的 ICC 数量显著减少[122,125]。经历 Wv 突变的小鼠,其小肠电生理活性变得异常,并且小肠平滑肌正常的慢波蠕动亦不可见[122,125]。ICC 表达的 KIT 可用免疫组化的方法检测出[106,108,122,126,127]。在新生小鼠中,应用中和抗体直接拮抗 KIT 蛋白,可以减少 ICC 的数量,这会导致受试小鼠小肠平滑肌异常收缩[121,122]。

编码 SCF 的基因突变也会影响 ICC 的生成[125],虽然 steel 位点缺失所致 SCF 的完全失表达是致命的,但尚能保留活性的 steel 突变者能够生存[128-130]。一般来说 SCF 以膜结合蛋白的形式存在,一种 Sld 突变,由于其产物 steel 因子缺失了膜内与跨膜的部分,因此是可溶性的[130-132]。Sld 突变产物有异常的 ICC 网络构造,并且导致小肠电生理活性异常[125]。

KIT 在肿瘤形成中的作用

KIT 除在生长发育中起重要作用外,还在肿瘤发生中发挥作用,与 KIT 相应的病毒癌基因称为 v-KIT,v-KIT 被认为是猫科动物 Hardy-Zuckerman-4 肉瘤中的转化病毒[109]。在急慢性白血病、小细胞肺癌中,KIT 的表达量也增加,提示 KIT 在上述肿瘤形成过程中起到了作用[133-140]。重要的是,仅有 KIT 的表达并不能引起肿瘤,因为在 Ewing 肉瘤中,与 KIT 有关的信号活性没有检测到异常(J.A.Fletcher,personal communication,2007 年 2 月),也没有显示出酪氨酸激酶抑制剂,如伊马替尼的活性[141,142]。

与已知的 GIST 分子病理学模型相比,造血系统肿瘤的发病机制有明显不同:有直接证据显示 KIT 与肥大细胞肿瘤有关,涉及人类肥大细胞白血病(HMC-

1)的实验揭示,即使没有额外的 SCF 配体存在,KIT 依然能够启动磷酸化过程[143]。更进一步的研究显示:KIT 的活性并不是由于 HMC-1 细胞产生自身的 SCF 的自分泌机制,而是由于 KIT 基因存在活化突变引起的。人们发现了两种突变:第 560 号密码子缬氨酸被甘氨酸所取代,另一个突变是与磷酸转移酶有关的第 816 号密码子天冬氨酸被缬氨酸所取代。在人类胚胎肾细胞发育过程中,KIT 基因导致一个或两个上述突变之后会产生独立于配体的活化 KIT 蛋白。因为第 816 号密码子突变会引起相对较多的磷酸化过程,因此可以推知 816 号密码子突变在 HMC-1 细胞产生活化 KIT 蛋白的过程中起主要作用,而第 560 号密码子突变起次要作用。后续研究亦显示这两种突变通过不同的机制表现独立于配体的活性。野生型 KIT 通过结合与 SCF,来激活 KIT 酪氨酸激酶,缬氨酸被甘氨酸所取代的 560 号密码子突变产生独立于配体的二聚化作用,而天冬氨酸被缬氨酸所取代的 816 号密码子在缺乏二聚化作用时被激活[144]。人们还发现,将同时具有上述两种 KIT 基因突变的 Ba/F3 细胞皮下注射入裸鼠,会导致在注射部位产生较大的肿瘤[144]。近来的研究还表明 816 号密码子突变也可能经历二聚化作用,然而这种机制使用了一种以前没有定义的新联合方式,并不涉及细胞外 SCF 结合域[145]。另外还有一些研究报道了在啮齿目动物和人类肥大细胞肿瘤中存在另外一些 KIT 基因突变[143,146-150]。在少数精原细胞瘤、无性细胞瘤中也检测到有 KIT 的突变[151]。

KIT 在 GIST 发病机制中的作用

胃肠道肿瘤与 ICC 有关联的合理假说的提出,使得人们对于 GIST 的组织发生和发病机制的认识有所突破。Hirota 等为了了解 GIST 的发病机制做了很多工作,他们阐述了 KIT 突变与肥大细胞肿瘤的关系,通过免疫组化的方法来了解一小部分胃肠道平滑肌瘤、一个胃肠道神经鞘瘤以及一些 GIST 中的 KIT 蛋白表达情况[90]。结果在平滑肌瘤及神经鞘瘤中没有检测到免疫活性,而在 GIST 中有 94% 表达 KIT。Hirota 等推测如果 GIST 表达 KIT 蛋白,那么 GIST 患者中 KIT 基因很可能也经历了活化突变(这与肥大细胞肿瘤的机制相似)。人们已经确定了六种 GIST 的完整 cDNA 序列,并且六种肿瘤中的五种在膜旁区域发现有 KIT 突变。有趣的是,突变(框架缺失和点突变)在膜旁区域的 11 个氨基酸中聚集（第 550 位的半胱氨酸到第 560 位的缬氨酸）。当一些结构包含在人类胚胎肾细胞系中有多种 KIT 突变表达时，它们与 KIT 酪氨酸激酶不依赖于配体的活化有关（这与肥大细胞肿瘤中的发现相同），另外，突变可通过测定依赖于白介素–3（IL–3）的 Ba/F3 鼠淋巴细胞系的增殖活性来检测到。突变结构涉及 Ba/F3 细胞中不依赖 IL–3 与 SCF 的增殖活性。当包含突变结构的 Ba/F3 细胞系皮下注射到裸鼠时，在注射部位则会生长出肿瘤。这些研究显示在 GIST 的发病机制中，KIT 基因的突变激活起到作用。在 GIST 发病机制中，另外一项能够证明 KIT 突变起作用的证据是：在一个 KIT 基因种系突变的患者家族中，KIT 基因突变的家族成员罹患 GIST[152]，与家族性 GIST 种系突变（第 559 或 560 位缬氨酸缺失）假说一致的是，散发性 GIST 患者的跨膜区域也存在种系突变，而那些未患 GIST 的家族成员不存在 KIT 突变。

　　人们意识到 GIST 与 ICC 有关，这有助于理解从前 GIST 令人困惑的结构[31-36,126,127,153]（图 50.4 和图 50.5）。即使在单一病例中，GIST 的超微结构也表现了多种细胞分化特征。GIST 典型的超微结构包括显著的交联、丝状假足样细胞质隆起、质膜肌动蛋白丝束不完全肌样分化并且有时凝集、数量较多的大线粒体、大量的滑面内质网、隆起的高尔基复合体、微管、细胞膜穴样内陷、不完整的细胞膜、细胞间桥粒的紧密连接及较少的缝隙连接以及突触连接。正如 Kindblom 等所指出的：这些超微结构均可见于 ICC[126]。

　　利用免疫组织化学方法，可在约 90% 的 GIST 患者中检测到针对 KIT（CD117）和 Vimentin 的免疫活性抗体阳性。GIST 表达多种免疫活性抗体，这些抗体分别针对 CD34、P–糖蛋白 9.5（PGP9.5）、α–平滑肌蛋白以及平滑肌肌球蛋白重链（Smemb）的初级形式。真正的 GIST 针对 desmin、肌特异性肌动蛋白、S–100 蛋白、神经微丝、嗜铬粒蛋白的抗体阴性。确定 ICC 免疫表型的实验也表明有关 KIT、波形蛋白的抗体常常阳性，有时 CD34、Smemb 抗体也阳性[126,127,154,155]。而对于肌特异性肌动蛋白、desmin、PGP9.5、神经元特异性烯醇化酶、S–100 蛋白等没有检测到其抗体的免疫活性[126,127,155]。虽然稍存异议尚需探讨，比如说在一些 GIST 中发现 PGP9.5 染色阳性，而在 ICC 中并未发现，但是上述的免疫组化结果支持了 GIST 与 ICC 之间存在联系的观点。在正常肠壁的 ICC 中 CD34 染色可表现出多种免疫表型，这可能反映出多种 ICC 之间存在差异[126]。因此，可在 GIST 中观察到多种免疫组化染色及多种形

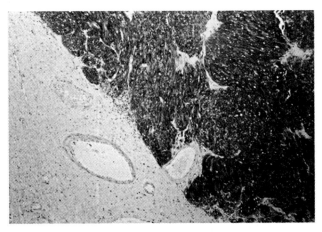

图 50.4　胃肠间质瘤中 KIT 强的、弥漫性免疫活性表达。（见彩图）

式超微结构之间的不同，这能反映出不同 ICC 细胞的正常差异。上诉发现也有助于为了解 GANTs 提供了一个合理的框架（GANT 为 GIST 中具有神经元分化的一种特殊类型肿瘤）。GANT 的超微结构特点包括：突触样结构和中心致密颗粒，由于上述发现，并且没有令人信服的证据显示 GANT 的生物学行为与其他 GIST 存在差异，所以 GANT 现今被认为是 GIST 的一个变异，而不被单独分列出来。虽然一些研究者建议 GIST 的名称应更改为胃肠节律细胞或 ICC 肿瘤以表明 GIST 与 ICC 的关系，然而针对这些建议还未达成一致意见[126,127]，现在 GIST 是被广泛认可的名称。

　　重要的是，其他间叶性肿瘤，包括真正的平滑肌肿瘤（平滑肌瘤、平滑肌肉瘤）、神经肿瘤（神经鞘瘤、恶性外周神经鞘瘤）、纤维瘤病以及其他的肿瘤同样可能发生于消化道。上述的肿瘤并不表现抗–CD117（KIT）的抗体免疫活性，并且显示出与其肿瘤类型相

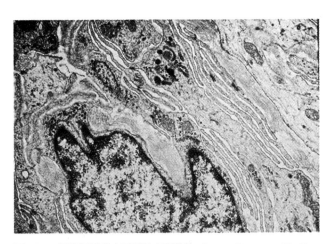

图 50.5　胃肠间质瘤中不同的交联结构。*Source:*Courtesy of Dr Drs. Christopher Fletcher, Brigham&Women´s Hospital, MA.（见彩图）

关的超微结构[126,154]。然而,依赖于各自实验室技术、组织固定、免疫染色技术的免疫组织化学方法具有误诊的可能性[156]。KIT 免疫活性只在一定组织中表达[157],所以这是一项非常实用的诊断标志物。现在诊断性病理方法在很大程度上使得可以根据分化程度将消化道间叶性肿瘤进行分类。不同类肿瘤表现出不同的生物学行为,并且对分子靶向治疗有不同的敏感性,因此对间叶性肿瘤进行分类显得格外重要。

由于发现一些 GIST 中存在 KIT 基因的活化突变,因此一些研究团队探讨除了激酶抑制疗法外,是否 KIT 突变具有重要预后价值[158-160]。在早期研究中,有关 GIST 的四篇文献报道外显子 11 的突变率如下:9/46 (21%)[161]、13/35(37%)[159]、13/43(30%)[158]、71/124(57%)[160],其中三项研究的结论为外显子 11-KIT 突变提示预后较差,并且在一项研究中,经过多变量分析可知外显子 11-KIT 突变对于总体及病因特异性生存率来说是一项独立的预后因素[156-160]。然而,外显子 11-KIT 突变也可见于低度恶性(所谓的"良性")GIST 中,并且并不是所有的恶性 GIST 都表现外显子 11-KIT[158-160]。上述研究将研究重点放在外显子 11、17 处的 KIT 突变,而在 Brigham 女子医院和 Dana-farber 肿瘤研究所的早期研究中发现,绝大部分的 GIST 在 KIT 基因处存在突变。GIST 中广泛存在 KIT 突变现今也被一些大样本研究证实[163]。早期检测 KIT 突变存在变异的原因有两个:一是检测技术的差异,二是用来检测除外显子 11、17 热点区域之外的突变时所采用方法的敏感性存在差异。Boston 研究最早发现了 KIT 突变可能发生在先前研究中未检测到的外显子上,支持了所有 GIST 均存在活化突变的观点。这些活化突变涉及 KIT 基因或其他 RTK 通路「比如说类似激酶血小板衍生生长因子受体 (PDGFRA)[164]。即使在 GIST 中未检测到 KIT 或 PDGFRA 的突变,KIT 信号通路的结构性活化也可以检测到,这提示在 GIST 的发病机制中 KIT-RTK 信号通路的激活是中心环节[165]。重要的是,每位 GIST 患者体内只有一种形式的 GIST 或 PDGFRA 的突变所致的肿瘤。外显子 9 突变者预后较差,并且常与原发于小肠的 GIST 有关[166]。独立于激酶抑制疗法干预的其他具有预后价值的因素尚需进一步的研究。

以前提到的其他基因突变(包括染色体 1p、14、22 的缺失等)基本均源于肿瘤进展所致的继发改变。有趣的是,一项最近的研究提示染色体 1p36 的 LOH 亦具有预后价值[89]。即使经多变量分析亦可知具 1p36 的 LOH 的肿瘤患者比其他肿瘤患者生存期短。

GIST 现今的分子靶向系统治疗

在 2000 年之前,外科手术切除是 GIST 治疗中唯一验证有效的疗法。由熟知 GIST 临床生物学特点的经验丰富的肉瘤手术医师实施手术,以及对每位患者疾病的生物学认知,是与临床预后有关的重要决定因素。由于此类肿瘤淋巴结转移不常见因此并不推荐行淋巴结清扫。经适宜处理的肿瘤标本应由病理人员仔细观察标本切缘,以保证肿瘤被尽可能的完整切除,另外,肿瘤局部浸润至黏膜或邻近组织常提供重要的预后信息,因此病理人员应对经适宜处理的标本进行细致观察以正确判断局部浸润情况。应用于其他类型肿瘤的传统细胞毒性化疗药物(如阿霉素、异环磷酰胺)针对 GIST 患者均未表现出理想的抗肿瘤效应。在 2000 年以前,针对软组织肉瘤疗法的研究较少,使得 GIST 患者没有被单独分析。近来一些回顾性研究也证实了 GIST 具有显著的化疗耐药性—化疗的期望反应率小于 5%[162,167]。这种内在的化疗耐药性的生理机制依然未知,但这可能与由 KIT 或 PDGFRA 所致失控的激酶信号有关,这种失控的信号提供了一个强大的抗凋亡信号,使得 GIST 细胞即使在强烈的细胞毒性侵害下依然保持活性。由于传统的细胞毒性化疗药物没有效果,因此在 GIST 切除后的辅助治疗中不实行系统的细胞毒性化学治疗。与此相似,GIST 治疗方案中亦没有具说服力的资料支持放疗的实施。因此对于 GIST 来说,新的治疗方案急需实施,并且分子靶向疗法在很大程度上展示了其光明前景,在随后的研究中被广泛讨论。

为了改善 GIST 患者治疗措施有限的局面,人们在 GIST 发病机制中有了新的分子学发现,这也导致了基于选择性、多靶点小分子酪氨酸激酶抑制药物的新型治疗方案的问世。正如上面所提到的,在 1999 年有资料证实:在大多数 GIST 的发病机制中突变的 KIT-RTK 所致信号结构性活化起到了很大的作用。由上述发现可推知对于 GIST 患者抑制上述失调的酪氨酸激酶信号有可能起到治疗效果。1998 年学者主要研究如何最有效的阻断此异常信号,一些针对 KIT (或 c-abl 及 PDGFR,但不包括其他 RTK)的小分子选择性抑制剂被初步证实对 GIST 有效。这种药物一开始被称为 STI-571,现在的通用名称为甲基化伊马替尼 (在北美亦称为 Gleevec,其他国家亦有称为 Glivec),Oregan 肿瘤中心的 Drs.Brain Druker [168]和

Drs.Michael Heinrich[169]、哈佛医学院的 Drs.David Tu-veson 和 Jonathan Fletcher[170]、瑞士的 Novartis 药厂人员[170]都深入地研究了此种药物。BCR-ABL 融合蛋白可使酪氨酸激酶持续保持活性,这可导致慢性髓细胞白血病,1999 年伊马替尼在临床上被认为能够有效治疗此种进展性的慢性髓细胞白血病[172]。针对表达 KIT 的造血细胞的临床前期实验显示:伊马替尼能够抑制 KIT 有关的信号[173]。另外一些临床前期研究中对人类 GIST 细胞使用伊马替尼,结果显示 KIT-RTR 的磷酸化过程受到抑制,同时能够显著减少 GIST 肿瘤细胞的增殖[170]。基于上述研究的理论原理以及具有说服力的临床前期资料,针对一位晚期、无法手术切除的 GIST 患者实施了一项有关伊马替尼的初步研究。这位芬兰的患者实行伊马替尼这项分子靶向治疗后病情得到了十分有效且持续的缓解,并且疗效得到了传统 MRI、PET 扫描及一系列活检的证实[174]。另外一位存在转移的 GIST 患者,使用伊马替尼后观察到了明显的代谢反应,用药前后经 18FDG-PET 扫描的对比图片见图 50.6、图 50.7。鉴于上述令人鼓舞的数据,一项大样本多中心临床试验被设计、实施以检测伊马替尼对存在转移的 GIST 患者的疗效[175]。这项实验及长期随访的结果均提示从病理生理学角度考虑伊马替尼可使 GIST 患者在临床上获益:总体看,大约 2/3 晚期转移的 GIST 患者得到了很明显的缓解,20%的患者 GIST 病变长期没有进展。长期随访也证实入组的患者生存期延长:中位生存期近 5 年(58 个月),而早期试验中转移性 GIST 的中位生存期小于 6 个月[176]。伊马替尼的效应是重要的,并且相关科学研究发现:针对 GIST 不同分子突变类型伊马替尼效应存在重大差异。外显子 11KIT 突变的 GIST 患者从伊马替尼中获益最大——较高的客观缓解率、疾病控制率、生存率。而外显子 9KIT 突变、未检出 KIT 突变的患者预后远远不如前者[163]。

欧洲一项 II 期研究[177]、一项测定不同剂量伊马替尼效应的研究同样证实了伊马替尼针对进展期 GIST 的治疗效果[178,179]。一些研究显示较大剂量的伊马替尼可能对特定分子亚型的 GIST 来说更有益处,而这尚需更大样本的研究分析证实[180]。

伊马替尼耐药性

选择性激酶抑制剂伊马替尼最初的效应是非常

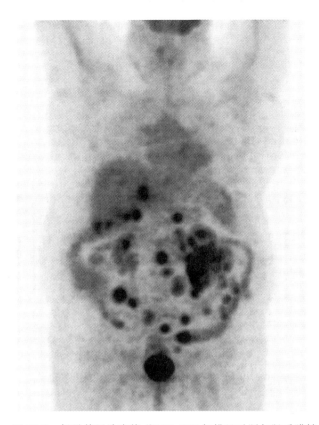

图 50.6　伊马替尼治疗前,18FDG-PET 扫描显示肝与肠系膜转移灶活性较强。Source:Cartesy of Dr.Annick Van den Abbeele and Leonid Syrkin,Dana-Farber Cancer Institute,Boston,MA.

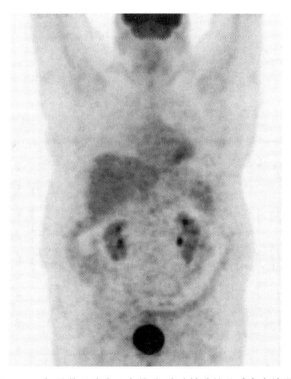

图 50.7　伊马替尼治疗 6 个月后,腹腔转移灶几乎完全消退。Source:Cartesy of Dr.Annick Van den Abbeele and Leonid Syrkin,Dana-Farber Cancer Institute,Boston,MA.

乐观的,然而在随访及治疗过程中,大多数患者对单用伊马替尼都产生了耐药性。为获得满意疗效,需要跨学科研究组致力于伊马替尼耐药 GIST 患者的治疗。在伊马替尼疗法中,与 GIST 相关联的新兴放射学方法可应用于同源细胞耐药疾病,这就为如何识别耐药性提出了挑战[181]。一些患者服药依从性差,因此对于这些患者进行督导和鼓励可延长生存期。有大约20%的患者服用常规 400mg/d 的剂量不能控制病情进展,而增加剂量(800mg/d)可以使病情稳定甚至缓解[182]。对于局部耐药的患者来说,持续应用激酶抑制剂已经控制了大部分的敏感克隆,此时外科切除在治疗疾病时可能起到了很大作用[183]。然而对于一些患者来说,尽管采取了所有措施,对伊马替尼耐药的 GIST 肿瘤仍在进展。世界上许多实验室及研究团队均证实对伊马替尼耐药的分子机制为出现了与激酶有关的继发耐药突变[184]。举例来说,一个外显子11KIT首先突变的 GIST 患者,虽然依然持续使用适宜剂量的伊马替尼,但在两年后病情开始进展。如果分析出现耐药的患者基因型就会发现:除了原来的外显子11KIT 突变外,还发现了外显子 17KIT 亦出现了突变(外显子 17KIT 突变对伊马替尼耐药)。因为双重突变的 KIT 激酶有关的异常信号通路在 GIST 患病中依然存在作用,所以需用新的激酶抑制剂来控制耐药的GIST 肿瘤。实验研究发现多靶点激酶抑制剂 sunitinib malate(Sugen 一开始称为 SU11248,现在称 Sutent 为 Pfizer)能够抑制对伊马替尼耐药的双重 KIT突变株 (J.Fletcher,personal communication,2001 年 9月)。这就为伊马替尼治疗失败的 GIST 患者进行SU11248 激酶抑制剂 Ⅰ/Ⅱ 期实验提供了充分的理论依据。初期资料显示此疗法前景光明[185],一项大样本国际三期实验也提供了充分的证据表明:伊马替尼治疗失败的进展期 GIST 患者经 Sunitinib 治疗后在临床上获益[186]。

前景展望及未来研究

病理学家现在能够更加准确的定义 GIST:特别是当肿瘤起源异于 ICC 的肿瘤,并表现出 KIT(CD117)的免疫活性时,并且现在的分子基因技术可根据激酶突变位点将 GIST 划分为许多特定的亚型。由于有了上述新的分类方法,因此综合评价 GIST 不同的临床、病理参数对于预后的重要性很有必要。从

KIT (或 PDGFRA)-RTK 通路的下游效应靶点开始对KIT/PDGFRA-RTK 通路进行仔细分析和理解也非常重要,这些通路几乎肯定会包含许多新的靶点,因此可进行治疗干预。KIT 下游通路涉及的多种蛋白逐渐被探知,并且出现了许多新的靶点[187]。RAS-GAP 通路中的蛋白可直接或间接作用于 KIT,因此在 GIST 肿瘤形成过程中发挥作用,一些生物学方面的证据支持了上述观点。Ⅰ型神经纤维瘤(NF-1)的患者其 NF-1(GAP)基因经历了灭活突变,因此突变的蛋白产物并不能拮抗 RAS 活化,这就导致了 RAS 的功能性活化。NF-1 患者比正常人更易罹患 GIST(发病率是后者的200 倍)[17,158-160],并且神经纤维瘤患者的 GIST 病变中并不能检测到 KIT 或 PDGFRA 的突变[188]。这显示出NF-1 与 KIT 相互作用,因为这两种基因的突变在GIST 的形成过程中都可发挥作用。然而在散发性、与NF-1 无关的 GIST 的发病机制中,NF-1 是否发挥作用尚未可知。尽管已知有些蛋白也与 KIT 有关,但没有直接证据显示这些蛋白与 GIST 发生有关。在 KIT没有发生突变的 GIST 患者中,可以检测到在 KIT 通路下游的一些环节发生了活化突变。

虽然在一些病例中发现无配体存在时突变 KIT蛋白也可形成二聚体或低聚体,但是由 KIT 突变所致、不依赖配体的 KIT 活化的详细机制依然不甚明了[144,145]。不同的基因突变会导致不同程度的活化,最终表现为肿瘤浸润生物学行为的差异。这一分子机制也有助于理解不同药物作用于 GIST 患者的多种KIT/PDGFRA 癌蛋白时所表现的效应存在差异。

由于 KIT 活化突变在 GIST 发病机制中发挥作用,因此对于不能切除或转移的 GIST 患者来说,KIT-RTK 通路的拮抗药是非常有效的治疗方法。KIT 信号传导通路调节造血干细胞、肥大细胞、黑色素细胞及生殖细胞的增殖、分化、迁移、存活,故一开始人们认为这种抗 KIT 疗法对正常细胞尤其是骨髓细胞存在毒性[118-120,123]。然而造血细胞中的 KIT 功能可被其他信号通路所代偿,所以抑制突变 KIT 的异常 RTK 活性的选择性、多靶点药物可以被人体很好的耐受。因此,透彻理解 KIT 的致癌机制有助于研发针对特定 KIT致癌信号通路的高效特异性疗法,并且可以减小与KIT 代偿有关的非肿瘤细胞系的毒性作用。

然而患者中出现的多种 KIT 耐药突变令人担忧。因为患者中出现多种耐药株,单用针对活化 KIT的药物治疗对耐药 KIT 亚型可能最终会失去效用。针对所有 KIT 和 PDGFRA 突变株的全新药物机制有

可能解决这一临床难题。突变的激酶不能折叠为正常构象，因此基因转录出的激酶更加依赖 chaperone 蛋白（如热休克蛋白-90，HSP-90）的保护，从而帮助激酶到达细胞膜进行定位并开始信号传导。已有研究显示：抑制 HSP-90 可以选择性的降低突变 KIT 的水平，因此，对小分子激酶抑制剂抗药的 GIST 患者，此疗法是一项前景不错的方法[189]。这项疗法的特点已经在一项水溶性 HSP-90 抑制剂 IPI-504 的 I 期临床试验中得到证实[190]。

总结

自从几十年前首次报道 GIST 以来，它为病理学家设置了一个极具挑战性的组织学难题，并且在有效的分子靶向疗法应用于临床之前，GIST 使肿瘤学家、外科医生、胃肠病医生在制订治疗方案使一筹莫展。最近有关 GIST 患者中 KIT/PDGFRA 活化激酶致癌作用的研究揭示出在 ICC 与 GIST 之间存在组织学联系。这些发现使得在 GIST 的诊断与分类过程中，抗 KIT（CD117）抗体可以常规应用，因此可以有效区别其他发生于胃肠道的间叶性肿瘤和神经嵴肿瘤。人们希望 GIST 队列研究中，针对激酶驱动的 GIST 致癌机制进行进一步分析，可以提供更可信的 GIST 临床特点。另外，GIST 发病机制、分子生物学方面更进一步的认识将有助于高选择性、在临床有效的治疗方案的制定。

（丁学伟 译）

参考文献

1. Rubin BP, Fletcher JA, Fletcher CD. Molecular insights into the histogenesis and pathogenesis of gastrointestinal stromal tumors. *Int J Surg Pathol* 2000;8(1):5–10.
2. Ueyama T, Guo KJ, Hashimoto H, et al. A clinicopathologic and immunohistochemical study of gastrointestinal stromal tumors. *Cancer* 1992;69:947–955.
3. Newman PL, Wadden C, Fletcher CD. Gastrointestinal stromal tumours: correlation of immunophenotype with clinicopathological features. *J Pathol* 1991;164:107–117.
4. Stout AP. Bizarre smooth muscle tumors of the stomach. *Cancer* 1962; 15:400–409.
5. Brainard JA, Goldblum JR. Stromal tumors of the jejunum and ileum: a clinicopathologic study of 39 cases. *Am J Surg Pathol* 1997;21:407–416.
6. Nilsson B, Bumming P, Meis-Kindblom JM, et al. Gastrointestinal stromal tumors: the incidence, prevalence, clinical course, and prognostication in the preimatinib mesylate era—a population-based study in western Sweden. *Cancer* 2005;15;103(4):821–829.
7. Kawanowa K, Sakuma Y, Sakurai S, et al. High incidence of microscopic gastrointestinal stromal tumors in the stomach. *Hum Pathol* 2006;37(12):1527–1535.
8. Corless CL, McGreevey L, Haley A, Town A, Heinrich MC. *KIT* mutations are common in incidental gastrointestinal stromal tumors one centimeter or less in size. *Am J Pathol* 2002;160:1567–1572.
9. Emory TS, Sobin LH, Lukes L, et al. Prognosis of gastrointestinal smooth-muscle (stromal) tumors: dependence on anatomic site. *Am J Surg Pathol* 1999;23:82–87.
10. Penzel R, Aulmann S, Moock M, Schwarzbach M, Rieker RJ, Mechtersheimer G. The location of KIT and PDGFRA gene mutations in gastrointestinal stromal tumours is site and phenotype associated. *J Clin Pathol* 2005;58:634–639.
11. Seremetis MG, Lyons WS, DeGuzman VC. Leiomyomata of the esophagus: an analysis of 838 cases. *Cancer* 1976;38:2166–2177.
12. Lewin KJ, Appelman HD. Mesenchymal tumors and tumor-like proliferations of the esophagus. In: Lewin KJ, Appelman HD, eds. *Tumors of the Esophagus and Stomach.* Vol 18. Washington, DC: Armed Forces Institute of Pathology; 1996:154–155.
13. Appelman HD. Stromal tumors of the esophagus, stomach and duodenum. In: Appelman HD, ed. *Pathology of the Esophagus, Stomach and Duodenum: Contemporary Issues in Surgical Pathology.* New York, NY: Churchill Livingstone; 1984.
14. Akwari OE, Dozois RR, Weiland LH, et al. Leiomyosarcoma of the small and large bowel. *Cancer* 1978;42:1375–1384.
15. Appelman H, Helwig EB. Cellular leiomyomas of the stomach in 49 patients. *Arch Pathol Lab Med* 1977;101:373–377.
16. Cooper PN, Quirke P, Hardy GJ, et al. A flow cytometric, clinical, and histological study of stromal neoplasms of the gastrointestinal tract. *Am J Surg Pathol* 1992;16:163–170.
17. Kindblom LG, Remotti HE, Angervall L, et al. Gastrointestinal pacemaker cell tumor—a manifestation of neurofibromatosis type I (NFI). *Mod Pathol* 1999;12:77A.
18. Tuveson DA, Fletcher JA. Signal transduction pathways in sarcoma as targets for therapeutic intervention. *Curr Opin Oncol* 2001;13(4):249–255.
19. Carney JA, Sheps SG, Go VLW, et al. The triad of gastric leiomyosarcoma, functioning extra-adrenal paraganglioma and pulmonary chondroma. *N Engl J Med* 1977;296:1517–1518.
20. Nishida T, Hirota S, Taniguchi M, et al. Familial gastrointestinal stromal tumours with germline mutation of the KIT gene. *Nat Genet* 1998;19:323–324.
21. Hirota S, Nishida T, Isozaki K, et al. Familial gastrointestinal stromal tumors associated with dysphagia and novel type germline mutation of KIT gene. *Gastroenterology* 2002;122:1493–1499.
22. Antonescu C, Viale A, Sarran L, et al. Gene expression in gastrointestinal stromal tumors is distinguished by *KIT* genotype and anatomic site. *Clin Cancer Res* 2004;10:3282–3290.
23. Li FP, Fletcher JA, Heinrich MC, et al. Familial gastrointestinal stromal tumor syndrome: phenotypic and molecular features in a kindred. *J Clin Oncol* 2005;23(12):2735–2743.
24. Tarn C, Merkel E, Canutescu AA, et al. Analysis of KIT mutations in sporadic and familial gastrointestinal stromal tumors: therapeutic implications through protein modeling. *Clin Cancer Res* 2005;11(10):3668–3677.
25. Lavin P, Hajdu SI, Foote FWJ. Gastric and extragastric leiomyoblastomas. *Cancer* 1972;29:305–311.
26. Appelman HD, Helwig EB. Gastric epithelioid leiomyoma and leiomyosarcoma (leiomyoblastoma). *Cancer* 1976;38:708–728.
27. Shiu MH, Farr GH, Papachristou DN, et al. Myosarcomas of the stomach: natural history, prognostic factors and management. *Cancer* 1982;49:177–187.
28. Martin JF, Bazin P, Feroldi J, et al. Tumeurs myoides intra-murales de l'estomac—considerations microscopiques a propos de 6 cas. *Ann Anat Pathol* 1960;5:484–497.
29. Ranchod M, Kempson RL. Smooth muscle tumors of the gastrointestinal tract and retroperitoneum: a pathologic analysis of 100 cases. *Cancer* 1977;39:255–262.
30. Golden T, Stout AP. Smooth muscle tumors of the gastrointestinal tract and retroperitoneal tissues. *Surg Gynecol Obstet* 1941;73:784–810.
31. Welsh RA, Meyer AT. Ultrastructure of gastric leiomyoma. *Arch Pathol* 1969;87:71–81.
32. Mackay B, Ro J, Floyd C, et al. Ultrastructural observations on smooth muscle tumors. *Ultrastruct Pathol* 1987;11:593–607.
33. Knapp RH, Wick MR, Goellner JR. Leiomyoblastomas and their relationship to other smooth-muscle tumors of the gastrointestinal tract: an electron-microscopic study. *Am J Surg Pathol* 1984;8:449–461.
34. Kay S, Still WJ. A comparative electron microscopic study of a leiomyosarcoma and bizarre leiomyoma (leiomyoblastoma) of the stomach. *Am J Clin Pathol* 1969;52:403–413.
35. Mazur MT, Clark HB. Gastric stromal tumors: reappraisal of histogenesis. *Am J Surg Pathol* 1983;7:507–519.
36. Weiss RA, Mackay B. Malignant smooth muscle tumors of the gastrointestinal tract: an ultrastructural study of 20 cases. *Ultrastruct Pathol* 1981;2:231–240.
37. Hjermstad BM, Sobin LH, Helwig EB. Stromal tumors of the gastrointestinal tract: myogenic or neurogenic? *Am J Surg Pathol* 1987;11:383–386.
38. Herrera GA, Pinto de Moraes H, Grizzle WE, et al. Malignant small bowel neoplasm of enteric plexus derivation (plexosarcoma): light and electron microscopic study confirming the origin of the neoplasm. *Dig Dis Sci* 1984;29:275–284.
39. Herrera GA, Cerezo L, Jones JE, et al. Gastrointestinal autonomic nerve tumors: "plexosarcomas." *Arch Pathol Lab Med* 1989;113:846–853.

40. Hurlimann J, Gardiol D. Gastrointestinal stromal tumours: an immunohistochemical study of 165 cases. *Histopathology* 1991;19:311–320.
41. Miettinen M. Gastrointestinal stromal tumors: an immunohistochemical study of cellular differentiation. *Am J Clin Pathol* 1988;89:601–610.
42. Ricci A Jr, Ciccarelli O, Cartun RW, et al. A clinicopathologic and immunohistochemical study of 16 patients with small intestinal leiomyosarcoma: limited utility of immunophenotyping. *Cancer* 1987;60:1790–1799.
43. Saul SH, Rast ML, Brooks JJ. The immunohistochemistry of gastrointestinal stromal tumors: evidence supporting an origin from smooth muscle. *Am J Surg Pathol* 1987;11:464–473.
44. Pike AM, Lloyd RV, Appelman HD. Cell markers in gastrointestinal stromal tumors. *Hum Pathol* 1988;19:830–834.
45. Franquemont DW, Frierson HF Jr. Muscle differentiation and clinicopathologic features of gastrointestinal stromal tumors. *Am J Surg Pathol* 1992;16:947–954.
46. Lee JS, Nascimento AG, Farnell MB, et al. Epithelioid gastric stromal tumors (leiomyoblastomas): a study of fifty-five cases. *Surgery* 1995;118:653–660; discussion 660–661.
47. Ma CK, Amin MB, Kintanar E, et al. Immunohistologic characterization of gastrointestinal stromal tumors: a study of 82 cases compared with 11 cases of leiomyomas. *Mod Pathol* 1993;6:139–144.
48. Mikhael AI, Bacchi CE, Zarbo RJ, et al. CD34 expression in stromal tumors of the gastrointestinal tract. *Appl Immunohistochem* 1994;2:89–93.
49. Monihan JM, Carr NJ, Sobin LH. CD34 immunoexpression in stromal tumours of the gastrointestinal tract and in mesenteric fibromatoses. *Histopathology* 1994;25:469–473.
50. DeMatteo RP, Lewis JJ, Leung D, Mudan SS, Woodruff JM, Brennan MF. Two hundred gastrointestinal stromal tumors: recurrence patterns and prognostic factors for survival. *Ann Surg* 2000;231(1):51–58.
51. Singer S, Rubin BP, Lux ML, et al. Prognostic value of KIT mutation type, mitotic activity, and histologic subtype in gastrointestinal stromal tumors. *J Clin Oncol* 2002;20(18):3898–3905.
52. Evans HL. Smooth muscle tumors of the gastrointestinal tract: a study of 56 cases followed for a minimum of 10 years. *Cancer* 1985;56:2242–2250.
53. Fletcher CD, Berman JJ, Corless C, et al. Diagnosis of gastrointestinal stromal tumors: a consensus approach. *Hum Pathol* 2002;33(5):459–465.
54. Fletcher CD. Clinicopathologic correlations in gastrointestinal stromal tumors. *Hum Pathol* 2002;33(5):455.
55. Van Steenbergen W, Kojima T, Geboes K, et al. Gastric leiomyoblastoma with metastases to the liver: a 36-year follow-up study. *Gastroenterology* 1985;89:875–881.
56. Cunningham RE, Federspiel BH, McCarthy WF, et al. Predicting prognosis of gastrointestinal smooth muscle tumors: role of clinical and histologic evaluation, flow cytometry, and image cytometry. *Am J Surg Pathol* 1993;17:588–594.
57. Franquemont DW, Frierson HF Jr. Proliferating cell nuclear antigen immunoreactivity and prognosis of gastrointestinal stromal tumors. *Mod Pathol* 1995;8:473–477.
58. Goldblum JR, Appelman HD. Stromal tumors of the duodenum: a histologic and immunohistochemical study of 20 cases. *Am J Surg Pathol* 1995;19:71–80.
59. Tworek JA, Appelman HD, Singleton TP, et al. Stromal tumors of the jejunum and ileum. *Mod Pathol* 1997;10:200–209.
60. Tworek JA, Goldblum JR, Weiss SW, et al. Stromal tumors of the anorectum: a clinicopathologic study of 22 cases. *Am J Surg Pathol* 1999;23:946–954.
61. Tworek JA, Goldblum JR, Weiss SW, et al. Stromal tumors of the abdominal colon: a clinicopathologic study of 20 cases. *Am J Surg Pathol* 1999;23:937–945.
62. de Saint Aubain Somerhausen N, Fletcher CDM. Gastrointestinal stromal tumours: an update. *Sarcoma* 1998;2:133–141.
63. Carney JA. The triad of gastric epithelioid leiomyosarcoma, pulmonary chondroma, and functioning extra-adrenal paraganglioma: a five-year review. *Medicine (Baltimore)* 1983;62:159–169.
64. Persson S, Kindblom LG, Angervall L, et al. Metastasizing gastric epithelioid leiomyosarcomas (leiomyoblastomas) in young individuals with long-term survival. *Cancer* 1992;70:721–732.
65. Knop S, Schupp M, Wardelmann E, et al. A new case of Carney triad: gastrointestinal stromal tumours and leiomyoma of the oesophagus do not show activating mutations of KIT and platelet-derived growth factor receptor. *J Clin Pathol* 2006;59:1097–1099.
66. Appelman HD, Helwig EB. Sarcomas of the stomach. *Am J Clin Pathol* 1977;67:2–10.
67. el-Naggar AK, Ro JY, McLemore D, et al. Gastrointestinal stromal tumors: DNA flow-cytometric study of 58 patients with at least five years of follow-up. *Mod Pathol* 1989;2:511–515.
68. Franquemont DW. Differentiation and risk assessment of gastrointestinal stromal tumors. *Am J Clin Pathol* 1995;103:41–47.
69. Ng EH, Pollock RE, Munsell MF, et al. Prognostic factors influencing survival in gastrointestinal leiomyosarcomas: implications for surgical management and staging. *Ann Surg* 1992;215:68–77.
70. Amin MB, Ma CK, Linden MD, et al. Prognostic value of proliferating cell nuclear antigen index in gastric stromal tumors: correlation with mitotic count and clinical outcome. *Am J Clin Pathol* 1993;100:428–432.
71. Carillo R, Candia A, Rodriguez-Peralto JL. Prognostic significance of DNA ploidy and proliferative index (MIB-1 index) in gastrointestinal stromal tumors. *Hum Pathol* 1997;28:160–165.
72. Rudolph P, Gloeckner K, Parwaresch R, et al. Immunophenotype, proliferation, DNA ploidy, and biological behavior of gastrointestinal stromal tumors: a multivariate clinicopathologic study. *Hum Pathol* 1998;29:791–800.
73. Lasota J, Stachura J, Miettinen M. GISTs with PDGFRA exon 14 mutations represented a subset of clinically favorable gastric tumors with epithelioid morphology. *Lab Invest* 2006;86:94–100.
74. Lerma E, Oliva E, Tugues D, et al. Stromal tumours of the gastrointestinal tract: a clinicopathological and ploidy analysis of 33 cases. *Virchows Arch* 1994;424:19–24.
75. Federspiel BH, Sobin LH, Helwig EB, et al. Morphometry and cytophotometric assessment of DNA in smooth-muscle tumors (leiomyomas and leiomyosarcomas) of the gastrointestinal tract. *Anal Quant Cytol Histol* 1987;9:105–114.
76. Flint A, Appelman HD, Beckwith AL. DNA analysis of gastric stromal neoplasms: correlation with pathologic features. *Surg Pathol* 1989;2:117–124.
77. Yu CC, Fletcher CD, Newman PL, et al. A comparison of proliferating cell nuclear antigen (PCNA) immunostaining, nucleolar organizer region (AgNOR) staining, and histological grading in gastrointestinal stromal tumours. *J Pathol* 1992;166:147–152.
78. Sbaschnig RJ, Cunningham RE, Sobin LH, et al. Proliferating-cell nuclear antigen immunocytochemistry in the evaluation of gastrointestinal smooth-muscle tumors. *Mod Pathol* 1994;7:780–783.
79. Emory TS, Derringer GA, Sobin LH, et al. Ki-67 (MIB-1) immunohistochemistry as a prognostic factor in gastrointestinal smooth-muscle tumors. *J Surg Pathol* 1997;2:239–242.
80. Emory TS, O'Leary TJ. Prognosis and surveillance of gastrointestinal stromal/smooth muscle tumors. *Ann Chir Gynaecol* 1998;87:306–310.
81. Suster S. Gastrointestinal stromal tumors. *Semin Diagn Pathol* 1996;13:297–313.
82. Bergmann I, Gunawan B, Hermanns B, et al. Cytogenetic and morphologic characteristics of gastrointestinal stromal tumors: recurrent rearrangement of chromosome 1 and losses of chromosomes 14 and 22 as common anomalies. *Verh Dtsch Ges Pathol* 1998;82:275–278.
83. Boghosian L, Dal Cin P, Turc-Carel C, et al. Three possible cytogenetic subgroups of leiomyosarcoma. *Cancer Genet Cytogenet* 1989;43:39–49.
84. Dal Cin P, Boghosian L, Sandberg AA. Cytogenetic findings in leiomyosarcoma of the small bowel. *Cancer Genet Cytogenet* 1988;30:285–288.
85. Marci V, Casorzo L, Sarotto I, et al. Gastrointestinal stromal tumor, uncommitted type, with monosomies 14 and 22 as the only chromosomal abnormalities. *Cancer Genet Cytogenet* 1998;102:135–138.
86. Mark J, Wedell B, Dahlenfors R, et al. Cytogenetic observations in a human gastric leiomyosarcoma. *Cancer Genet Cytogenet* 1989;37:215–220.
87. el-Rifai W, Sarlomo-Rikala M, Andersson LC, et al. DNA copy number changes in gastrointestinal stromal tumors—a distinct genetic entity. *Ann Chir Gynaecol* 1998;87:287–290.
88. el-Rifai W, Sarlomo-Rikala M, Miettinen M, et al. DNA copy number losses in chromosome 14: an early change in gastrointestinal stromal tumors. *Cancer Res* 1996;56:3230–3233.
89. O'Leary T, Ernst S, Przygodzki R, et al. Loss of heterozygosity at 1p36 predicts poor prognosis in gastrointestinal stromal/smooth muscle tumors. *Lab Invest* 1999;79:1461–1467.
90. Hirota S, Isozaki K, Moriyama Y, et al. Gain-of-function mutations of c-kit in human gastrointestinal stromal tumors. *Science* 1998;279:577–580.
91. Thuneberg L. Interstitial cells of Cajal. In: Wood JD, ed. *Handbook of Physiology: The Gastrointestinal System*. Bethesda, Md: American Physiological Society; 1989:349–386.
92. Cajal SR. Sur les ganglions et plexus nerveux de l'intestin. *CR Soc Biol (Paris)* 1893;45:217–223.
93. Faussone-Pellegrini M-S, Cortesini C, Romagnoli P. Sull'ultra-strutta della tunica muscolare della prozione cardiale dell'esofago e dello stomaco umano con particolara riferimento alle cossiddette cellule inerstiziali di Cajal. *Arch Ital Anat Embriol* 1977;82:157–177.
94. Faussone-Pellegrini M-S, Pantalone D, Cortesini C. An ultrastructural study of the interstitial cells of Cajal of the human stomach. *J Submicrosc Cytol Pathol* 1989;21:439–460.
95. Rumessen JJ, Mikkelsen HB, Qvortup K, et al. Ultrastructure of interstitial cells of Cajal associated with deep muscular plexus of human small intestine. *Gastroenterology* 1992;102:56–68.
96. Rumessen JJ, Peters S, Thuneberg L. Light and electron microscopical studies of interstitial cells of Cajal and muscle cells at the submucosal border of human colon. *Lab Invest* 1993;68:481–495.
97. Rumessen JJ, Mikkelsen HB, Qvortrup K, et al. Ultrastructure of interstitial cells of Cajal in circular muscle of human small intestine. *Gastroenterology* 1993;104:343–350.
98. Thuneberg L. Interstitial cells of Cajal: intestinal pacemaker cells? In: Beck F, Hild W, van Limborgh J, et al., eds. *Advances in Anatomy: Embryology and Cell Biology*. New York, NY: Springler-Verlag; 1982:1–130.
99. Bortoff A. Myogenic control of intestinal motility. *Physiol Rev* 1976;56:418–434.

100. Don Koh S, Sanders KM, Ward SM. Spontaneous electrical rhythmicity in cultured interstitial cells of Cajal from the murine small intestine. *J Physiol* 1998;513:203–213.
101. Langton P, Ward SM, Carl A, et al. Spontaneous electrical activity of interstitial cells of Cajal isolated from canine proximal colon. *Proc Natl Acad Sci U S A* 1989;86:7280–7284.
102. Imaizumi M, Hama K. An electron microscopic study on the interstitial cells of the gizzard in the love bird (*Uronloncha domestica*). *Z Zellforsch Mikrosk Anat* 1969;97:351–357.
103. Publicover NG, Hammond EM, Sanders KM. Amplification of nitric oxide signaling by interstitial cells isolated from canine colon. *Proc Natl Acad Sci U S A* 1993;90:2087–2091.
104. Publicover NG, Hammond EM, Sanders KM. Calcium oscillations in freshly dispersed and cultured interstitial cells from canine colon. *Am J Physiol* 1992;262:C589–C597.
105. Daniel EE, Posey-Daniel V. Neuromuscular structures in opossum esophagus: role of interstitial cells of Cajal. *Am J Physiol* 1984;246:G305–G315.
106. Burns AJ, Lomax AEJ, Torihashi S, et al. Interstitial cells of Cajal mediate inhibitory neurotransmission in the stomach. *Proc Natl Acad Sci U S A* 1996;93:12008–12013.
107. Burns AJ, Herbert TM, Ward SM, et al. Interstitial cells of Cajal in the guinea-pig gastrointestinal tract as revealed by c-Kit immunohistochemistry. *Cell Tissue Res* 1997;290:11–20.
108. Torihashi S, Ward SM, Sanders KM. Development of c-Kit-positive cells and the onset of electrical rhythmicity in murine small intestine. *Gastroenterology* 1997;112:144–155.
109. Besmer P, Murphy JE, George PC, et al. A new acute transforming feline retrovirus and relationship of its oncogene v-*kit* with the protein kinase gene family. *Nature* 1986;320:415–421.
110. Chabot B, Stephenson DA, Chapman VM, et al. The proto-oncogene c-kit encoding a transmembrane tyrosine kinase receptor maps to the mouse W locus. *Nature* 1988;335:88–89.
111. Geissler EN, Ryan MA, Housman DE. The dominant-white spotting (W) locus of the mouse encodes the c-kit proto-oncogene. *Cell* 1988;55:185–192.
112. Yarden Y, Kuang W, Yang-Feng T, et al. Human proto-oncogene c-*kit*: a new cell surface receptor tyrosine kinase for an unidentified ligand. *EMBO J* 1987;6:3341–3351.
113. Yarden Y, Ullrich A. Growth factor receptor tyrosine kinases. *Ann Rev Biochem* 1988;57:443–448.
114. Williams DE, Eisenman J, Baird A, et al. Identification of a ligand for the c-*kit* proto-oncogene. *Cell* 1990;63:167–174.
115. Zsebo KM, Williams DA, Geissler EN, et al. Stem cell factor is encoded at the *Sl* locus of the mouse and is the ligand for the c-*kit* tyrosine kinase receptor. *Cell* 1990;63:213–224.
116. Flanagan JG, Leder P. The kit ligand: a cell surface molecule altered in steel mutant fibroblasts. *Cell* 1990;63:185–194.
117. Huang E, Nocka K, Beier DR, et al. The hematopoietic growth factor KL is encoded by the *Sl* locus and is the ligand of the c-*kit* receptor, the gene product of the W locus. *Cell* 1990;63:225–233.
118. Russell ES. Hereditary anemia of the mouse: a review for geneticists. *Adv Genet* 1979;20:357–459.
119. Kitamura Y, Go S, Hatanaka K. Decrease of mast cells in W/Wv mice and their increase by bone marrow transplantation. *Blood* 1978;52:447–452.
120. Kitamura Y, Go S. Decreased production of mast cells in S1/S1d anemic mice. *Blood* 1979;53:492–497.
121. Maeda H, Yamagata A, Nishikawa S, et al. Requirement of c-*kit* for development of intestinal pacemaker system. *Development* 1992;116:369–375.
122. Huizinga JD, Thuneberg L, Kluppel M, et al. W/*kit* gene required for interstitial cells of Cajal and for intestinal pacemaker activity. *Nature* 1995;373:347–349.
123. Isozaki K, Hirota S, Nakama A, et al. Disturbed intestinal movement, bile reflux to the stomach, and deficiency of c-kit-expressing cells in Ws/Ws mutant rats. *Gastroenterology* 1995;109:456–464.
124. Nocka K, Tan JC, Chiu E, et al. Molecular bases of dominant negative and loss of function mutations at the murine c-kit/white spotting locus: W37, Wv, W41 and W. *EMBO J* 1990;9:1805–1813.
125. Ward SM, Burns AJ, Torihashi S, et al. Impaired development of interstitial cells and intestinal electrical rhythmicity in steel mutants. *Am J Physiol* 1995;269:C1577–C1585.
126. Kindblom LG, Remotti HE, Aldenborg F, et al. Gastrointestinal pacemaker cell tumor (GIPACT): gastrointestinal stromal tumors show phenotypic characteristics of the interstitial cells of Cajal [see comments]. *Am J Pathol* 1998;152:1259–1269.
127. Sircar K, Hewlett BR, Huizinga JD, et al. Interstitial cells of Cajal as precursors of gastrointestinal stromal tumors. *Am J Surg Pathol* 1999;23:377–389.
128. Zsebo KM, Williams DA, Geissler EN, et al. Stem cell factor is encoded at the S1 locus of the mouse and is the ligand for the c-kit tyrosine kinase receptor. *Cell* 1990;63(1):185–194.
129. Flanagan JG, Leder P. The kit ligand: a cell surface molecule altered in steel mutant fibroblasts. *Cell* 1990;63(1):185–194.
130. Brannan CI, Lyman SD, Williams DE, et al. Steel-Dickie mutation encodes a c-kit ligand lacking transmembrane and cytoplasmic domains. *Proc Natl Acad Sci U S A* 1991;88(11):4671–4674.
131. Broudy VC. Stem cell factor and hematopoiesis. *Blood* 1997;90:1345–1364.
132. Flanagan JG, Chan DC, Leder P. Transmembrane form of the kit ligand growth factor is determined by alternative splicing and is missing in the S1^d mutant. *Cell* 1991;64(5):1025–1035.
133. Sekido Y, Obata Y, Ueda R, et al. Preferential expression of c-*kit* protooncogene transcripts in small cell lung cancer. *Cancer Res* 1991;51:2416–2419.
134. Krystal GW, DeBerry CS, Linnekin D, et al. Lck associates with and is activated by Kit in a small cell lung cancer cell line: inhibition of SCF-mediated growth by the Src family kinase inhibitor PP1. *Cancer Res* 1998;58:4660–4666.
135. Krystal GW, Hines SJ, Organ CP. Autocrine growth of small cell lung cancer mediated by coexpression of c-kit and stem cell factor. *Cancer Res* 1996;56:370–376.
136. Hibi K, Takahashi T, Sekido Y, et al. Coexpression of the stem cell factor and the c-kit genes in small-cell lung cancer. *Oncogene* 1991;6:2291–2296.
137. Buhring HJ, Herbst R, Kostka G, et al. Modulation of p145c-kit function in cells of patients with acute myeloblastic leukemia. *Cancer Res* 1993;53:4424–4431.
138. Wang C, Curtis JE, Geissler EN, et al. The expression of the proto-oncogene C-kit in the blast cells of acute myeloblastic leukemia. *Leukemia* 1989;3:699–702.
139. Ratajczak MZ, Luger SM, Gewirtz AM. The c-kit proto-oncogene in normal and malignant human hematopoiesis. *Int J Cell Cloning* 1992;10:205–214.
140. Ratajczak MZ, Luger SM, DeRiel K, et al. Role of the KIT protooncogene in normal and malignant human hematopoiesis. *Proc Natl Acad Sci U S A* 1992;89:1710–1714.
141. Te Kronnie G, Timeus F, Rinaldi A, et al. Imatinib mesylate (STI571) interference with growth of neuroectodermal tumour cell lines does not critically involve c-Kit inhibition. *Int J Mol Med* 2004;14(3):373–382.
142. Hotfilder M, Lanvers C, Jurgens H, Boos J, Vormoor J. c-KIT-expressing Ewing tumour cells are insensitive to imatinib mesylate (STI571). *Cancer Chemother Pharmacol* 2002;50(2):167–169.
143. Furitsu T, Tsujimura T, Tono T, et al. Identification of mutations in the coding sequence of the proto-oncogene c-*kit* in a human mast cell leukemia cell line causing ligand-independent activation of c-kit product. *J Clin Invest* 1993;92:1736–1744.
144. Kitayama H, Kanakura Y, Furitsu T, et al. Constitutively activating mutations of c-kit receptor tyrosine kinase confer factor-independent growth and tumorigenicity of factor-dependent hematopoietic cell lines. *Blood* 1995;85:790–798.
145. Tsujimura T, Hashimoto K, Kitayama H, et al. Activating mutation in the catalytic domain of c-*kit* elicits hematopoietic transformation by receptor self-association not at the ligand-induced dimerization site. *Blood* 1999;93:1319–1329.
146. Tsujimura T, Furitsu T, Morimoto M, et al. Ligand-independent activation of c-*kit* receptor tyrosine kinase in a murine mastocytoma cell line P-815 generated by a point mutation. *Blood* 1994;83:2619–2626.
147. Tsujimura T, Furitsu T, Morimoto M, et al. Substitution of an aspartic acid results in constitutive activation of c-*kit* receptor tyrosine kinase in a rat tumor mast cell line RBL-2H3. *Int Arch Allergy Immunol* 1995;106:377–385.
148. Tsujimura T, Morimoto M, Hashimoto K, et al. Constitutive activation of c-*kit* in FMA3 murine mastocytoma cells caused by deletion of seven amino acids at the juxtamembrane domain. *Blood* 1996;87:273–283.
149. Longley BJ, Tyrrell L, Lu SZ, et al. Somatic c-KIT activating mutation in urticaria pigmentosa and aggressive mastocytosis: establishment of clonality in a human mast cell neoplasm. *Nat Genet* 1996;12:312–314.
150. Nagata H, Worobec AS, Oh CK, et al. Identification of a point mutation in the catalytic domain of the protooncogene c-*kit* in peripheral blood mononuclear cells of patients who have mastocytosis with an associated hematologic disorder. *Proc Natl Acad Sci U S A* 1995;92:10560–10564.
151. Tian Q, Frierson HF Jr, Krystal GW, et al. Activating c-*kit* gene mutations in human germ cell tumors. *Am J Pathol* 1994;154:1643–1647.
152. Nishida T, Hirota S, Taniguchi M, et al. Familial gastrointestinal stromal tumours with germline mutation of the KIT gene [letter]. *Nat Genet* 1998;19:323–324.
153. Yagihashi S, Kimura M, Kurotaki H, et al. Gastric submucosal tumours of neurogenic origin with neuroaxonal and Schwann cell elements. *J Pathol* 1987;153:41–50.
154. Sarlomo-Rikala M, Kovatich AJ, Barusevicius A, et al. CD117: a sensitive marker for gastrointestinal stromal tumors that is more specific than CD34. *Mod Pathol* 1998;11:728–734.
155. Sakurai S, Fukasawa T, Chong J-M, et al. Embryonic form of smooth muscle myosin heavy chain (SMemb/MHC-B) in gastrointestinal stromal tumor and interstitial cells of Cajal. *Am J Pathol* 1999;154:23–28.
156. Fletcher CDM, Fletcher JA. Testing for KIT (CD117) in gastrointestinal stromal tumors: another HercepTest? *Am J Clin Pathol* 2002;118:163–164.
157. Hornick JL, Fletcher CDM. Immunohistochemical staining for KIT (CD117) in soft tissue sarcomas is very limited in distribution. *Am J Clin Pathol* 2002;117(2):188–193.
158. Lasota J, Jasinski M, Sarlomo-Rikala M, Miettinen M. Mutations in exon 11 of c-Kit occur preferentially in malignant *versus* benign gastrointestinal stromal tumors and do not occur in leiomyomas or leiomyosarcomas. *Am J Pathol* 1999;154:53–60.

159. Ernst SI, Hubbs AE, Przygodzki RM, et al. KIT mutation portends poor prognosis in gastrointestinal stromal/smooth muscle tumors. *Lab Invest* 1998;78:1633–1636.

160. Taniguchi M, Nishida T, Hirota S, et al. Effect of c-*kit* mutation on prognosis of gastrointestinal stromal tumors. *Cancer Res* 1999;59:4297–4300.

161. Moskaluk CA, Tian Q, Marshall CR, et al. Mutations of c-kit JM domain are found in a minority of human gastrointestinal stromal tumors. *Oncogene* 1999;18:1897–1902.

162. Goss GA, Merriam P, Manola J, et al. Clinical and pathological characteristics of gastrointestinal stromal tumors (GIST). *Proc Am Soc Clin Oncol* 2000;19:559a.

163. Heinrich MC, Corless CL, Demetri GD, et al. Kinase mutations and imatinib response in patients with metastatic gastrointestinal stromal tumor. *J Clin Oncol* 2003;21(23):4342–4349.

164. Heinrich MC, Corless CL, Duensing A, et al. *PDGFRA* activating mutations in gastrointestinal stromal tumors. *Science* 2003;299(5607):708–710.

165. Rubin BP, Singer S, Tsao C, et al. KIT activation is a ubiquitous feature of gastrointestinal stromal tumors. *Clin Cancer Res* 2001;61(22):8118–8121.

166. Corless CL, Fletcher JA, Heinrich MC. Biology of gastrointestinal stromal tumors. *J Clin Oncol* 2004;22(18):3813–3825.

167. Edmonson J, Marks R, Bucker J, et al. Contrast of response to d-map + sargramostim between patients with advanced malignant gastrointestinal stromal tumors and patients with other advanced leiomyosarcomas. *Proc Am Soc Clin Oncol* 1999;18:2088.

168. Druker BJ, Tamura S, Buchdunger E, et al. Effects of a selective inhibitor of the Abl tyrosine kinase on the growth of Bcr-Abl positive cells. *Nat Med* 1996;2(5):561–566.

169. Heinrich MC, Griffith DJ, Druker BJ, et al. Inhibition of c-kit receptor tyrosine kinase activity by STI571, a selective tyrosine kinase inhibitor. *Blood* 2000;96:925–932.

170. Tuveson DA, Willis NA, Jacks T, et al. STI571 inactivation of the gastrointestinal stromal tumor c-KIT oncoprotein: biological and clinical implications. *Oncogene* 2001;20(36):5054–5058.

171. Buchdunger E, Cioffi CL, Law N, et al. Abl protein-tyrosine kinase inhibitor STI571 inhibits in vitro signal transduction mediated by c-Kit and platelet-derived growth factor receptors. *J Pharm Exp Ther* 2000;295:139–145.

172. Druker BJ, Talpaz M, Resta D, et al. Clinical efficacy and safety of an abl specific tyrosine kinase inhibitor as targeted therapy for chronic myelogenous leukemia. *Blood* 1999;94(suppl 1):368a (abstract 1639).

173. Heinrich M, Zigler A, Griffith D, et al. Selective pharmacological inhibition of wild type and mutant c-kit receptor tyrosine kinase activity in hematopoietic cells. *Blood* 1999;94(suppl 1):62a (abstract 265).

174. Joensuu H, Roberts PJ, Sarlomo-Rikala M, et al. Effect of the tyrosine kinase inhibitor STI571 in a patient with a metastatic gastrointestinal stromal tumor. *N Engl J Med* 2001;344:1052–1056.

175. Demetri GD, Von Mehren M, Blanke CD, et al. Efficacy and safety of imatinib mesylate in advanced gastrointestinal stromal tumors. *N Engl J Med* 2002;347(7):472–480.

176. Blanke CD, Demetri GD, Von Mehren M, et al. Long-term follow-up of a phase II randomized trial in advanced gastrointestinal stromal tumor (GIST) patients (pts) treated with imatinib mesylate. *Proc ASCO* 2006;24(18S):9528.

177. Verweij J, van Oosterom A, Blay JY, et al. Imatinib mesylate (STI-571 Glivec, Gleevec) is an active agent for gastrointestinal stromal tumours, but does not yield responses in other soft-tissue sarcomas that are unselected for a molecular target: results from an EORTC Soft Tissue and Bone Sarcoma Group phase II study. *Eur J Cancer* 2003;39(14):2006–2011.

178. Verweij J, Casali PG, Zalcberg J, et al. Progression-free survival in gastrointestinal stromal tumours with high-dose imatinib: randomised trial. *Lancet* 2004;364(9440):1127–1134.

179. Rankin C, Von Mehren M, Blanke C, et al. Dose effect of imatinib (IM) in patients (pts) with metastatic GIST3/4Phase III Sarcoma Group Study S0033. *Proc ASCO* 2004;23:9005.

180. Debiec-Rychter M, Sciot R, Le Cesne A, et al. KIT mutations and dose selection for imatinib in patients with advanced gastrointestinal stromal tumours. *Eur J Cancer* 2006;42(8):1093–1103.

181. Desai J, Shankar S, Heinrich MC, et al. Clonal evolution of resistance to imatinib (IM) in patients (pts) with gastrointestinal stromal tumor (GIST): molecular and radiologic evaluation of new lesions. *Clin Cancer Res* In press.

182. Zalcberg JR, Verweij J, Casali PG, et al. Outcome of patients with advanced gastro-intestinal stromal tumours crossing over to a daily imatinib dose of 800 mg after progression on 400 mg. *Eur J Cancer* 2005;41(12):1751–1757.

183. Raut CP, Posner M, Desai J, et al. Surgical management of advanced gastrointestinal stromal tumors after treatment with targeted systemic therapy using kinase inhibitors. *J Clin Oncol* 2006;24(15):2325–2331.

184. Heinrich MC, Corless CL, Blanke CD, et al. Molecular correlates of imatinib resistance in gastrointestinal stromal tumors. *J Clin Oncol* 2006;24(29):4764–4774.

185. Demetri GD, Desai J, Fletcher JA, et al. SU11248, a multi-targeted tyrosine kinase inhibitor, can overcome imatinib (IM) resistance caused by diverse genomic mechanisms in patients (pts) with metastatic gastrointestinal stromal tumor (GIST). *Proc ASCO* 2004;23:3001.

186. Demetri GD, van Oosterom AT, Garrett CR, et al. Efficacy and safety of sunitinib in patients with advanced gastrointestinal stromal tumour after failure of imatinib: a randomised controlled trial. *Lancet* 2006;368(9544):1329–1338.

187. Duensing A, Medeiros F, McConarty B, et al. Mechanisms of oncogenic KIT signal transduction in primary gastrointestinal stromal tumors (GISTs). *Oncogene* 2004;23(22):3999–4006.

188. Miettinen M, Fetsch JF, Sobin LH, Lasota J. Gastrointestinal stromal tumors in patients with neurofibromatosis 1: a clinicopathologic and molecular genetic study of 45 cases. *Am J Surg Pathol* 2006;30(1):90–96.

189. Bauer S, Yu LK, Demetri GD, Fletcher JA. Heat shock protein 90 inhibition in imatinib-resistant gastrointestinal stromal tumor. *Cancer Res* 2006;66(18):9153–9161.

190. Demetri GD, George S, Van Den Abbeele A, et al. Inhibition of heat shock protein 90 (Hsp90) with the novel agent IPI-504 to overcome resistance to tyrosine kinase inhibitors (TKIs) in metastatic GIST: results of a phase I trial. Proceedings of the 2007 ASCO/ASTRO/SSO GI Cancer Symposium; abstract 12.

第 **51** 章
小肠癌

Kimberly Moore Dalal, Yuman Fong

概　述

　　小肠肿瘤相对较为少见,只占全部胃肠道恶性肿瘤的2%。大部分肿瘤都是无症状的,其中一些只有在转移之后才表现出临床症状和体征。小肠肿瘤这种稀少和隐匿的特性使它们难于早期发现和诊断,从而导致不良后果。

流行病学和病因学特征

　　约40%~50%的小肠肿瘤是腺癌,其中75%到80%的肿瘤位于十二指肠和近端空肠。在美国,小肠腺癌的男女患病率分别是0.46/10万人和0.33/10万人。小肠肿瘤的第二常见类型是类癌,占全部肠道肿瘤的35%,其中90%位于回肠。通过检测肠色素细胞发出的信号,美国类癌的男女年平均患病率分别为0.33/10万人和0.26/10万人。淋巴瘤是构成小肠肿瘤的第三个主要类型,它可能起源于小肠组织,也可能预示着弥散性疾病。在工业化国家,15%到30%的小肠肿瘤的病理类型属于非霍奇金淋巴瘤(NHL)。B细胞淋巴瘤在中东的阿拉伯人和犹太人(也被称为地中海淋巴瘤)、北非以及南非黑人中较为常见。小肠肉瘤占全部小肠肿瘤的10%左右。

　　虽然在西方国家,小肠肿瘤的患病率仅为结直肠肿瘤的1/50,但其危险因素明确地与结直肠肿瘤相关。这些危险因素可归因于动物蛋白和脂肪的高摄入。

　　息肉性腺瘤常发生在壶腹周围及近端空肠,靠近胆总管和胰管的共同开口。与结肠癌类型相似的腺癌在小肠肿瘤中同样可见[1]。其恶性程度随息肉的大小、是否呈绒毛状以及上皮细胞发育不良的范围而不同。

　　一些报道称,小肠占胃肠道总长度的75%以及黏膜总面积的90%,但小肠肿瘤的发病率在全部胃肠道中所占比例却相对较低。其主要原因包括肠壁内淋巴组织可以分泌免疫球蛋白、肠内容物快速通过小肠黏膜限制了致癌物与肠黏膜接触的时间、肠内高胆汁和胰液浓度以及与结肠相比的低细菌浓度。

临床表现

　　由于缺乏特异性症状和体征,对小肠肿瘤的诊断可能会晚6到8个月[2]。对于恶性小肠肿瘤患者来说,晚诊和误诊造成了50%的患者在确诊时已发生转移[3,4]。

　　小肠肿瘤的临床表现包括体重减轻、营养不良、食欲减退、腹部疼痛、恶心、呕吐、出血以及黄疸等。超过50%的患者会突发梗阻或出血。10%的患者会出现穿孔,特别是对于淋巴瘤患者来说。壶腹周围肿瘤患者及进展期肝转移患者容易出现黄疸。

　　在一个完整病程之后,25%的患者可发现腹部肿物。肛门指诊有助于发现隐蔽性便血。

诊断方法

试验室检查

　　试验室检查包括血常规、血清电解质及肝功能等。虽然尚未有研究证明血清中癌胚抗原(CEA)与小肠肿瘤发生有关,但大部分小肠腺癌的免疫组化实验均显示 CEA 高表达[5]。怀疑小肠类癌的患者应该检测 24 小时尿中 5-羟基吲哚乙酸(5-HIAA)的含量,它是 5-羟色胺(5-HT)的最终代谢产物。这项检查敏感度 达 75%,特异性达 100%[6]。大部分类癌综合征的患者 所测值大于 100mg/d(523mg/d);在无类癌综合征的转移性类癌患者,则多见低水平(50~260mg/d)。5-HIAA 的水平与肿瘤密切相关[7]。如果 5-HIAA 的水平难于 检测,则可选择尿中 5-羟色胺、血清 5-羟色胺、血清 嗜铬蛋白 A、神经元烯醇化酶、P 物质、神经肽 K 进行 检测(详见第 48 章)。

影像学检查

腹部平片能够发现肠内气液平面和扩张的肠袢 等肠梗阻的征象,以及表现穿孔的游离气体,但总体 来说,腹部平片诊断价值有限。

口服造影剂的上消化道造影小肠延迟显像是传统 的检查方法,其对小肠肿瘤的敏感度达 50%。在影像上 可以表现为肿物(图 51.1)、黏膜缺损或肠套叠(图 51.2)。

双重对比造影灌肠法是经鼻腔将导管送入怀疑 有病变的小肠区段上部进行造影检查。以这种方法 检查小肠肿瘤优于上消化道造影,其敏感度达 90%[8]。 除了浸润性肿瘤,它是诊断小肠肿瘤的首选方法。灌 肠造影法可与 CT 联合使用[9],综合了横断面显像和 对比造影的优点,则效果更佳(图 51.3)。使用灌肠造 影或上消化道造影只能检查出 50% 到 60% 的小肠肿 瘤[4,10,11]。虽然灌肠造影并不能显示出一些小的类癌, 但是,肠系膜转移所造成的肠袢构型改变等征象可以 被发现,从而有助于类癌的诊断。

当有腹部症状时,患者通常会接受腹部和盆腔 CT。CT 的敏感度达 80% 到 97%[4,10,11],造影检查中不 易显像的近端结肠病变可以被 CT 检测到。通过肿瘤 的异形性和坏死程度,CT 还可以对胃肠道间质瘤 (GIST)作出诊断。而且,CT 还可以显示出肿瘤的腔外 侵袭范围,是否有淋巴转移或腹腔转移。核磁共振显 像较 CT 昂贵,但对小肠肿瘤的诊断价值却并不优于 CT。除此之外,静脉或口服造影剂 CT 显像是对类癌 进行分类的首选检查,其在诊断原发肿瘤、系膜韧带

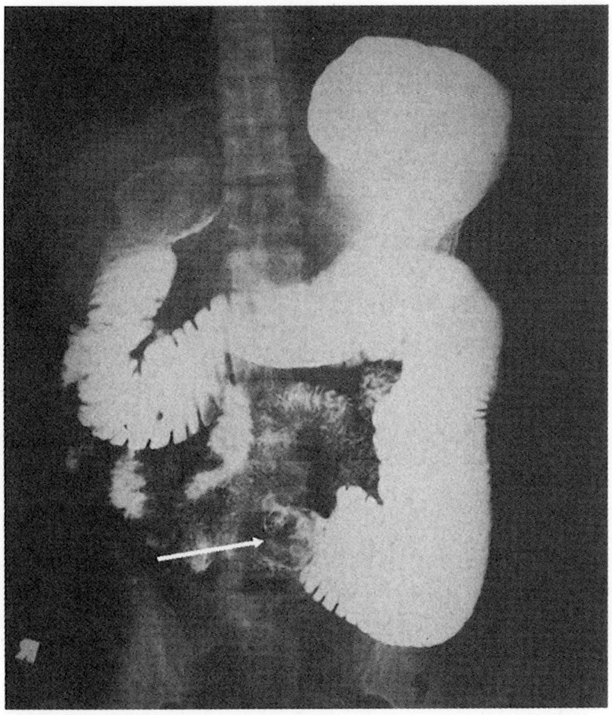

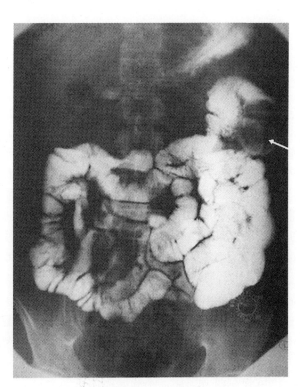

图 51.1 图为上消化道造影(UGI)及延迟小肠造影(SBFT)成像图。 患者女,37 岁,有家族性息肉腺瘤病史,以"呕吐"为主诉入院,入院 后行结肠切除术。UGI/SBFT 显示空肠肿物(箭头所指处)。术后病 理示:原发空肠腺癌。*Source*:Courtesy of Marc Gollub,MD,Director of CT and Gastrointestinal Radiology,Memorial Sloan-Kettering Cancer Center,New York,NY.

图 51.2 图为上消化道造影(UGI)及延迟小肠造影(SBFT)成像 图。患者男,41 岁,有黑色素瘤病史,以"腹部绞痛"为主诉入院。 UGI/SBFT 显示黑色素转移灶引发的肠套叠 (箭头所指处)。 *Source*:Courtesy of Marc Gollub,MD,Director of CT and Gastrointestinal Radiology,Memorial Sloan-Kettering Cancer Center, New York,NY.

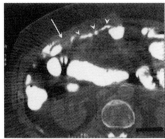
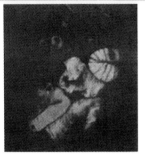
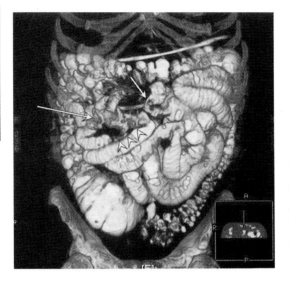

图 51.3　胰腺癌腹膜转移患者的钡餐灌肠 CT 检查成像图，可见多发性小肠梗阻（箭头）。本图可进行三维成像处理。*Source*：Courtesy of Marc Gollub，MD，Director of CT and Gastrointestinal Radiology，Memorial Sloan-Kettering Cancer Center，New York，NY.

侵犯、肝转移及系膜淋巴结转移的敏感度达 87%[11]（图 51.4）。

上消化道内镜检查及小肠镜检查对十二指肠和近端空肠病变有较高的应用价值，特别是当一些其他影像学检查较为困难时。通过内镜活检，还可以取得组织诊判结果，进一步为治疗方案选择提供依据[12]。小肠镜检是使用另一种小儿结肠镜对近 60cm 的近端空肠进行检查，它可以对 50% 的疑似小肠肿瘤患者确诊[13]。而且，120°视角的内镜镜头以及 2560mm 球囊头的应用，可以使 70% 的小肠黏膜可见。口服胶囊型内镜是一项新发展的技术，它可以使几乎全部小肠黏膜显像，对小肠出血等病变具有很高的诊断价值[14]。然而，完全性肠梗阻是这项检查的绝对禁忌证。因此，在实施这项检查之前，医生都会先给患者行上消化道造影，以确定是否有梗阻及梗阻范围大小。在对出血性病变的远期评价中，压缩红细胞计数可以检测出出血速度大于 0.1mL/min 的病变，但不能准确检测出出血部位。动脉造影可对血流速度为 0.5mL/min 以上的部位显像，而且可以对出血部位进行定位，从而对血流丰富的肿瘤如类癌、平滑肌肉瘤作出诊断。

由于类癌肿瘤细胞含有生长抑素受体，可以应用放射性核素 111In 联合奥曲肽来定位类癌。这种方法对伴有类癌综合征的患者敏感度大于 90%，效果优于间碘苯甲胺（MIBG）闪烁显像[15]。通过 131I 或 121 MIBG 扫描，可以对 50% 到 60% 的原发或转移类癌患者确诊[16]。也有一小部分患者，在其他方法检查无效时，可以选择静脉取血检测。

腹腔镜检查或剖腹探查术是诊断小肠肿瘤最为敏感的方法。对于有隐蔽性消化道出血、不明原因的体重减轻、不明原因腹痛等的患者，应该考虑使用腹腔镜检查。腹腔镜检查还可同时取活检以确诊。

腺　癌

腺癌是小肠恶性肿瘤中最常见的类型。其中 40% 发生于十二指肠而作为小肠病变末端的一个过程的发生率下降了。在美国，非裔的小肠腺癌发生率有所

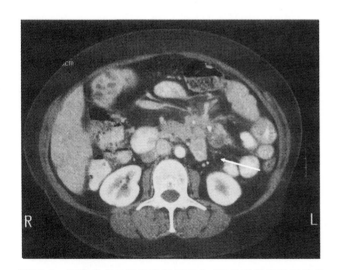

图 51.4　经静脉或口服造影剂后强化 CT 是对类癌进行确诊和分期的主要检查，可以准确发现原发灶、肠系膜转移、淋巴结转移（箭头）及肝转移。图中可见受累淋巴结钙化。*Source*：Courtesy of Marc Gollub，MD，Director of CT and Gastrointestinal Radiology，Memorial Sloan-Kettering Cancer Center，New York，NY.

上升[17,18]。小肠腺癌的危险因素包括息肉、家族性息肉腺瘤病、遗传性无息肉结肠癌以及 crohn 病[19]。最常用的肿瘤分期方法是美国癌症联合会制定的 TNM 方法，即原发肿瘤情况、淋巴结转移情况和远处转移情况[20]（表51.1）。治疗方法的选择由肿瘤位置决定。在肿瘤切除之前，必须排除肝转移、腹膜转移、广泛周围组织浸润等阻碍完全切除的情况。而淋巴结的转移并不妨碍切除术的实施。对不少于15个淋巴结的检查会促进切除的预后。

壶腹和十二指肠肿瘤

壶腹部腺癌在恶性肿瘤中并不常见，只占壶腹周围肿瘤的6%[22]，其发病率为5.7/百万人[23]。与胰腺癌和胆管癌相比，壶腹部肿瘤的预后较好，切除术后中位生存期从30个月到50个月不等[29,30]，术后5年生存率从30%到50%不等。在1963年，Whipple 认为，因为壶腹部肿瘤分化较好、侵袭血管淋巴管的趋势减少以及本身情况较好，所以预后比较乐观[33]。

壶腹部的主要结构是胰管和胆总管的结合部分，它们共同组成了一个约3mm长的通道。半数的患者具有解剖变异。浸润性肿瘤使原发部位及区域的解剖层次更加难以区分（图51.5）。一些肿瘤状赘生物、十二指肠黏膜或胆管系统的异形性变均可能临近肿瘤。与胰腺癌相比，壶腹周围癌较早引起黄疸的出现，因此发现较早。

壶腹十二指肠周围腺癌代表着一类具有共同特征的肠道起源的肿瘤的肿瘤。壶腹周围癌在组织学上更接近于小肠起源而非胰腺起源的肿瘤。一项研究显示，70%的病例在形态学上属于小肠病变[34]。而且，越来越多对于家族性遗传息肉腺瘤病患者的研究表明，壶腹周围癌与大肠癌的变异基因及作用机制几乎相同。另外，十二指肠腺癌可能以 APC/钙紧张素通路的变异为特征[35]。K-ras 基因变异在十二指肠发生较早，其出现率为37%，与结肠癌相似。DPC4抑癌基因在多于半数的胰腺癌患者失活，但在十二指肠腺癌患者中仅有34%的患者完全缺失 DPC4[37]。

十二指肠腺癌的进展与结肠癌相似。肠壁浸润、淋巴结转移、远处转移以及周围神经浸润均预示着预后不良[5,38,39]。70%到80%的小肠肿瘤在被确诊时可被切除，35%已有局部淋巴结转移，20%到25%已有远处转移[40]。

对壶腹部肿瘤的外科标准切除术式是胰十二指肠切除术[34]。壶腹部肿瘤的首个标准术式是 Halsted 在1898年创立的。他采取了十二指肠局部切除，并将胆总管和胰管与十二指肠残端吻合的方法[41]。然而围术期的死亡率接近50%[42]。Roggin 等[43]通过对单中心的140例非家族性壶腹部肿瘤的资料进行研究，发现术前活检和术中冰冻病理的诊断准确率分别为79%和84%[43]。与胰腺十二指肠切除术相比，壶腹部切除术术后无复发生存率及疾病相关生存率较低。虽然壶腹部切除术的并发症发生率高达66%，但对于治疗并发良性疾病或高度异形性变的壶周肿瘤仍可考虑使用，不过需使用术中冰冻病理排除腺癌。如果患者耐受性好，应实施胰腺十二指肠切除术。如果最终病理确定是腺癌，则必须行胰腺十二指肠切除术。

如果十二指肠腺癌定位于肠系膜对侧或十二指肠降部，则可行十二指肠空肠阶段性切除。而如果肿瘤位于十二指肠水平部或升部，距离肠系膜动脉较近，则十二指肠空肠阶段性切除与胰腺十二指肠切除的危险性和死亡率相当[38]，都较低。对于不能切除的肿瘤，手术的主要目的是缓解症状，幽门梗阻可行胃空肠吻合术，胆道梗阻可行旁路开通术，腹痛可行腹腔神经丛阻滞术等。

壶腹十二指肠腺癌的五年无病生存率（DFS）要高于胰腺癌；术后远期生存率为50%到60%，与结肠癌相似[3,4,38,44-47]。Howe 等对斯罗恩-凯特林癌症中心（MSKCC）收治的123名壶腹部肿瘤患者的单中心临床资料进行了研究，检验了对生存率有预测价值的因素。在这些患者中，有101名（82%）接受了外科切除。生存率是否有所改进的因素包括肿瘤切除的彻底性（$P<0.01$），以及在切除的肿瘤中有无淋巴结转移（$P=0.04$）及局部浸润（$P=0.02$）。在所有被研究的 MSKCC 壶腹周围癌患者中，行切除术的壶腹癌患者总生存率和切除率最高。而在行切除术的患者中，十二指肠癌的生存率最高，其次是壶腹癌（图51.6）。在对一组含有67个患者的单纯十二指肠癌患者的研究中发现，其5年生存率为54%，各期的生存率分别为：I 期，100%；II 期，52%；III 期，45%；IV 期，0%[46]。在一项对胃窦腺癌患者的研究中发现，如果切除的淋巴结多于15个，患者生存率与上述十二指肠癌相似[21]。

空回肠肿瘤

空回肠肿瘤常见的临床表现有肠梗阻、腹痛及体重减轻等。在上消化道造影或内镜检查中，这类腺癌表现

表 51.1

2002 年小肠肿瘤 TNM 分期

原发肿瘤(T)

TX	原发肿瘤不能评价
T0	无原发肿瘤证据
Tis	原位癌
T1	肿瘤仅侵犯黏膜下层
T2	肿瘤侵及黏膜肌层
T3	肿瘤穿透黏膜肌层侵及浆膜下层或无膜的肌肉周围组织(侵及肠系膜或脏腹膜)侵犯范围<2cm[a]
T4	肿瘤穿透肌膜或直接侵犯相邻脏器及器官(包括其他肠袢、肠系膜、2cm 以外的腹膜及腹壁。对十二指肠肿瘤而言,还包括侵犯胰腺)

注:对于十二指肠缺少浆膜的部分,T3 期指侵及腹膜。

局部淋巴结转移(N)

NX	局部淋巴结情况不能评价
N0	无局部淋巴结转移
N1	有局部淋巴结转移

远处转移(M)

MX	远处转移情况不能评价
M0	无远处转移
M1	有远处转移

分期

0 期	Tis	N0	M0
I 期	T1	N0	M0
	T2	N0	M0
II 期	T3	N0	M0
	T4	N0	M0
III 期	任何 T	N1	M0
IV 期	任何 T	任何 N	M1

[a] 不包括淋巴瘤、类癌和内脏肉瘤。

(由美国肿瘤联合会(AJCC)授权。资料来源于 AJCC 肿瘤分期年会,第六版(2002),由纽约 Springer 公司出版。

www.springeronline.com

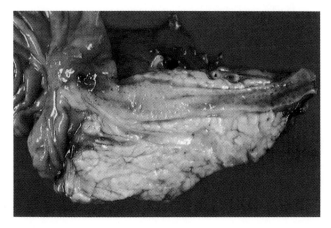

图 51.5 图为壶腹腺癌的横截面成像。可见胰管末端被肿瘤阻塞。*Source*:Courtesy of Jinru Shia,MD,Gastrointestinal Pathology, Memorial Sloan-Kettering Cancer Center,New York,NY(见彩图)

为果核样占位以及黏膜溃疡(图 51.7)。在术中,常可见肿瘤侵出浆膜,侵犯临近组织,同时伴有淋巴结转移。

对空回肠腺癌最为有效的方法是根治性切除,切缘应距肿瘤边缘至少 15cm。因为局部淋巴结转移多发,所以切除术应当包括被侵犯的肠系膜、供应肿瘤的动脉、临近有扩散风险的组织及局部淋巴结。而且,广泛切除可以使病灶清除更为彻底,所取标本也有助于分期。但是,如果进展期小肠腺癌伴有广泛的淋巴结转移,则不应实施所有淋巴结的清除。因为广泛清除会对小肠的血供造成影响,并且会使患者远期生存率降低。对于某些患者,还可以通过端-端或端-侧吻合进行胃肠道重建。如果肿瘤长在末端回肠,则应该切除部分结肠,行回结肠吻合术。甚至对于晚期肿瘤患者,行切除术后同样可以实施吻合术,以缓解出血或梗阻症状。

　　由于空回肠肿瘤一般到晚期才表现出症状,所以其预后比壶腹周围肿瘤要差。只有不到50%的肿瘤在发现时被局限在肠壁内,有25%的患者发现时已是IV期。对于没有淋巴结转移的空回肠腺癌,完全切除后5年生存率可达60%~70%。而如果有淋巴结转移者,仅为12%~14%[47]。

辅助治疗

　　总体来看,辅助性放化疗对小肠腺癌疗效并不确切。但大多数临床医生仍主张在胰十二指肠切除术及结肠切除术后进行辅助性放化疗。已有证据显示这种方法对胰腺癌和结肠癌有较好的效果,对胃癌也有一定的疗效。实际上,近年来对结肠癌的治疗有所进展(详见45章),但对胃癌的治疗进展甚微(详见23章)。本章主要以早先资料为依据叙述小肠腺癌的化疗。最近,肿瘤学家制定了一些新的、更为有效的化疗方案来治疗结肠癌,其中一些方法对胃癌也有效。这些方法对小肠腺癌的治疗也有指导意义。然而,迄今为止,尚未有关于新方案,如FOLFOX或FOLFIRI,联合或不联合使用由生物制剂如贝伐单抗介导的(或不由其介导)多烯紫杉醇+顺铂+氟尿嘧啶方案或表柔比星+顺铂+氟尿嘧啶方案,应用于小肠肿瘤的研究报道。不过这些方案仍然被许多肿瘤科医生推荐为进展期小肠肿瘤的治疗方法。下面叙述传统化疗方案对小肠肿瘤的治疗。

　　在一项包含217例小肠腺癌患者的大型研究(其中59例接受了辅助化疗)中,通过多变量分析并未发现辅助化疗有提高生存率的作用[40],但在美国的辅助化疗例数仍旧提高了20%[48]。通过对伴有广泛淋巴结转移的小肠腺癌的病例研究发现,在连续治疗10个月后,肿瘤表现出对甲氨蝶呤和5-氟尿嘧啶的敏感。如果肿瘤复发,则联合使用放疗、热疗以及顺铂有减少淋巴结转移肿胀的作用,可以提高患者生存质量[49]。以5-氟尿嘧啶为基础用药的持续静脉化疗有效率为37.5%,在研究中8名进展期小肠腺癌患者的平均中位生存期为13个月[50]。一项多中心的肿瘤研究协作组研究表明,36名已确诊的转移型小肠腺癌患者经5-氟尿嘧啶+阿霉素+丝裂霉素方案化疗后有效率为18.4%,中位生存期为8个月[51]。Fishman等通过研究发现,与传统的以5-氟尿嘧啶为基础用药的化疗方

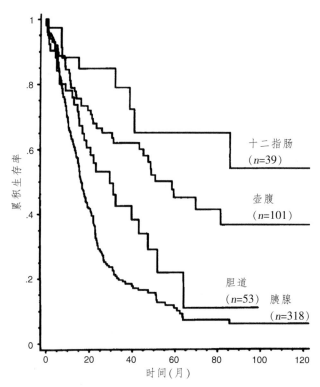

图51.6 壶腹周围癌切除术后患者生存率曲线图。所有壶腹周围癌患者中,十二指肠癌术后生存率最高,其次是壶腹部癌($P<0.01$)。*Source*:Reprinted with permission from Lippincott-Raven Publishers.Howe JR,Klimstra DS,Moccia RD,Conlon KC,Brennan MF.Factors predictive of survival in ampullary carcinoma.Ann Surg1998;228(1):87~94,Figure 5.

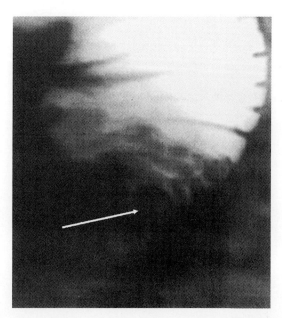

图51.7 上消化道造影(UGI)及延迟小肠造影(SBFT)成像图。图中示空肠原发腺癌(箭头所指处)。*Source*:Courtesy of Marc Gollub,MD,Director of CT and Gastrointestinal Radiology,Memorial Sloan-Kettering Cancer Center,New York,NY.

案相比,吉西他滨+伊立替康方案有效率更高,前者为 13%,后者可达 30%~40%[52]。

在另一项研究中,4 名无远处转移的十二指肠腺癌患者接受了术前放化疗,包括 5040cGy 的照射,同时进行 5-氟尿嘧啶或丝裂霉素 C 化疗 4~6 周,然后实施胰腺十二指肠切除术。所有 4 名患者的手术效果均好于未进行术前放化疗者,术后生存期从 12 个月到 90 个月不等,无一复发[53]。

类癌(详见第 48 章)

小肠类癌的年平均患病率为 0.28/10 万人,美国每年有 600 例新发病例。大部分类癌无临床症状,只是偶然发现或死后尸检才发现。类癌起源于一种肠色素细胞,称为 Kulchitsky 细胞。小肠是类癌最常发生的部位,常发生于黏膜下,呈橙黄色。肠色素细胞也分布于阑尾和回肠末端,因此这些部位也是类癌的高发部位。

Moertel 等对 183 名术后确诊为小肠腺癌的患者进行了研究[54]。通过长期随访(中位期为 15 个月),研究发现男性患病率高于女性,其中位确诊年龄为 60 岁。虽然患者在确诊时大部分已有局部淋巴结转移,但切除术仍为一种有效的治疗方法。小肠类癌的发生频率随十二指肠由近及远而依次升高,在距回盲瓣 5cm 之内可达 40%。发生于小肠的类癌要比在阑尾和直肠的大,但直径一般小于 2cm。35% 的类癌为多中心的。直径很大的肿瘤一般都伴随着转移,研究发现直径大于 2cm 的肿瘤几乎都伴有转移。

患者可能以周期性腹痛或持续性肠梗阻为临床表现。但这些表现常常不明显。只有 20% 的患者可触及腹部肿物。这使诊断作出的较晚,有一半左右的患者得出诊断时已出现了转移。对于有临床表现的患者,多表现为肠梗阻或类癌综合征。肿瘤造成的临近肠系膜增生可引起剧烈的肠扭转,导致肠梗阻。这一过程又引起了局部 5-羟色胺的释放,使小肠缺血甚至引起坏疽。肠套叠同样可以引起肠梗阻。

由于病变累及肠系膜及腹腔淋巴结,肠系膜动脉会被新生组织包绕。随之而来出现的局部血管壁异常增厚,可进一步导致小肠缺血、梗死。转移癌的主要发生器官是肝脏,腹膜也可发生种植转移。一般认为,有巨大肝转移癌的患者肝功能检查会发现肝脏增大。另一个转移癌常累及的部位是骨,但常无临床症状,放射学检查也可能见不到病变。有趣的是,在男性,骨转移较易发生,而在女性则是乳腺和子宫转移较易发生。

治疗的最佳选择是手术切除,能否切除依肿瘤的位置、大小、肠系膜淋巴结的转移情况而定。70%左右的患者有淋巴结转移。较小的十二指肠病变可以局部摘除,但> 2cm 的类癌或有恶性表现的肿瘤需做胰头十二指肠切除术。空回肠肿瘤可以连同肠系膜整体切除,并保证受累淋巴结的清除。不过由于相关肠系膜的纤维化和缩短,手术切除可能较有难度。为防止肠系膜纤维化,推荐使用广泛切除术,即使有远处转移时也是如此。由于 40% 的中段小肠腺癌还合并有其他部位肠道病变,因此行切除术前应全面检查小肠和结肠。

小肠类癌的局部浸润和转移速度较慢。总体的 5 年生存率为 60%。如果没有淋巴结转移,5 年生存率则接近 100%。对于将术中可见病灶全部清除的患者,出现转移的中位时间为 16 年[54]。50%无法切除的患者也有 5 年或更长的生存期。对于肝转移的患者,5 年生存率近 30%[54]。

类癌综合征

类癌综合征是 1955 年提出的概念,主要出现在 10% 的类癌患者,是肿瘤晚期的表现。小肠类癌可以引起 5-羟色胺的释放,而 5-羟色胺可以通过测定尿中的 5-羟吲哚乙酸而测得[55]。当肿瘤释放的 5-羟吲哚乙酸通过肝门静脉时,会被肝脏灭活。因此,只有发生肝转移或其他可以绕开肝门静脉的转移时,才会出现类癌综合征(如:发生于卵巢或睾丸的畸胎瘤)。类癌综合征的发生与否以及严重程度直接取决于肝脏肿瘤灶的大小。三分之二的患者有肝脏增大或腹部肿物的征象。

类癌综合征的表现包括腹泻、持续数秒到数分不等的面部和上半躯干潮红。在美国黑人中,结膜注射也可能引起面色潮红等症状。其他表现还包括支气管痉挛、血压升高、心动过速、晕厥甚至死亡。同时,色素性皮炎、黏膜炎和烟酸缺乏引起的中枢神经系统表现(糙皮病)也见于报道。这些症状是由于优先使用色氨酸合成 5-羟色胺而引起的,及时给予烟酰胺可以缓解症状。随着时间的发展,类癌综合征还可引起心内膜和瓣膜的纤维化,进一步导致三尖瓣关闭不全、肺动脉瓣狭窄以及继发的右心衰竭。在类癌引发的心功能障碍中,5-羟色胺、P 物质等许多药物都起着重要作用。

对肝转移的治疗现在仍存在争议，但一些患者可以通过外科治疗缓解。对于无手术禁忌证的患者，应积极尝试手术切除，以缓解症状，延长生存期[56,57]。据记载，大部分麻醉药可以引起类癌综合征危象，危及患者生命。此时血流动力学极不稳定。通过术中或术后静注生长抑素可以降低类癌综合征的发生率。

多柔比星+5-氟尿嘧啶+链佐星化疗方案对类癌的有效率为20%到30%。放疗效果不好。转移灶被切除的患者中位生存期可达15年，而表现出类癌综合征的转移灶未被切除的患者，中位生存期仅为3年。

淋巴瘤

淋巴瘤占全部小肠恶性肿瘤的15%，其中15%的患者呈多病灶。淋巴瘤主要发生于50至60岁的人群，男性略高于女性。此病变主要起源于肠壁内淋巴组织。回肠壁富含淋巴组织，因此为淋巴瘤好发部位。大部分原发性肿瘤为B细胞非霍奇金淋巴瘤，一般为中到高度恶性。患者患淋巴瘤的危险因素有长期腹部炎症（如：炎性腹泻、Crohn病等）、免疫抑制状态（如：器官移植后、AIDS、系统性红斑狼疮、丙种球蛋白缺乏症等）。

在美国，原发性滤泡淋巴瘤是非霍奇金淋巴瘤最常见的类型[59]，而胃肠道是其最常见的发生部位。其细胞遗传学标志是t(14;18)(q32;21)，大于90%的病例可见基因BCL2的重排[60]。少见的实体性滤泡淋巴瘤占全部胃肠道淋巴瘤的1%到3.6%。Shia等[61]报道了对单中心的26例胃肠道滤泡淋巴瘤的研究结果。被研究的患者中位数年龄为55岁，腹痛为最常见的症状，其原因可能是肠壁增厚以及肠梗阻。大部分病变（85%）位于小肠，其中以十二指肠为甚。组织学分期中1期常见。在这项研究中，所有病例均有DC20和BCL2的高表达，以及CD3、CD5、CD23、CD43和细胞周期蛋白D1的低表达；大部分有CD10的高表达。其中4例表现出基因t(14;18)的重排。22例患者接受了治疗（手术伴或不伴化疗，其中1例接受放疗），其中15例效果良好。随着癌组织的进一步分化障碍，肿瘤可发展为弥漫大细胞淋巴瘤。此项研究中患者无死亡。5年生存率为62%，中位无病生存期为69个月。

小肠淋巴瘤患者的临床表现有腹痛、体重减轻、乏力以及抑郁等。但是发热、盗汗、淋巴结病等却不常见。三分之一的患者有腹部肿块；四分之一的患者可以出现肠套叠、肠梗阻、出血及肠穿孔的严重症状。

地中海型淋巴瘤是一种小肠淋巴瘤的变异型，主要见于不发达国家。主要表现为腹泻、脂肪泻、疝气痛等，全部小肠受累。由于其易转变为弥散性、浸润性疾病，而且易引起严重营养不良，因此预后较差。

小肠淋巴瘤的确诊主要依靠上消化道造影、内镜检查以及腹部和盆腔CT。对比造影检查可以发现黏膜增厚、溃疡、黏膜下节结等病变，而CT可以发现肠壁增厚、肠系膜淋巴结转移、肿物等多种病变，优于前者（图51.8）。

局限于小肠的淋巴瘤（Ⅰ期或Ⅱ期）可行小肠阶段性切除，为了避免发生淋巴结转移的高风险，可将相关肠系膜一并切除。准确的分期还应做肝活检以及主动脉周和肠系膜的淋巴结活检。由于淋巴瘤有广泛的黏膜下浸润，术中应做冰冻病理以确定切缘是否阴性。只有30%左右的患者可以手术治愈。只要保证营养吸收不受损害，也可行切除术治疗已扩散的疾病。

化疗也是常用的治疗手段之一，因为淋巴瘤属于全身性疾病。对于术后复发风险高的患者，特别是有局部淋巴结转移或恶性程度高的患者，更有必要进行术后化疗。对于晚期肿瘤（Ⅲ期或Ⅳ期），治疗还包括综合化疗和放疗。

小肠淋巴瘤的5年生存率从Ⅰ期的45%到Ⅱ期的19%不等[62]。术后5到10年是再发的高峰期，特别是对于有淋巴结转移者、病理检查恶性程度高者、肿瘤侵出肠壁者更是如此。弥散型肿瘤的生存期小于1年。

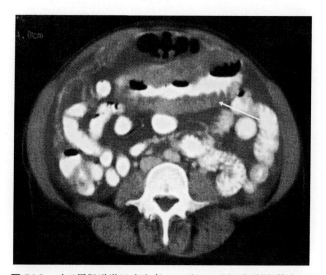

图51.8　对于胃肠道淋巴瘤患者，CT可以显示肠壁增厚（箭头）、肠系膜淋巴结肿大或腹腔肿物。本病例由美国纽约州斯罗恩-凯特林癌症中心CT与胃肠道放射科主任Marc Gollub博士提供。*Source*：Courtesy of Marc Gollub, MD, Director of CT and Gastrointestinal Radiology, Memorial Sloan-Kettering Cancer Center, New York, NY.

胃肠道间质瘤(详见第 49 章)

胃肠道间质瘤占全部小肠恶性肿瘤的 10% 到 20%。其组织来源可能为 Cajal 细胞、小肠节律细胞或普通原始细胞。对其确诊的金标准是跨膜酪氨酸激酶受体(KIT)的表达,这种表达可以通过免疫组化的方法测定单克隆抗体 CD117 而间接测得。在胃肠道间质瘤中,已经发现编码 KIT 的原癌基因 c-kit 发生了功能性变异,它直接导致了酪氨酸激酶的活化,从而造成恶性肿瘤的发生。

胃肠道间质瘤可以发生于小肠任何部位,但以空回肠发生最多,发生部位为黏膜下,形态学检查可见类圆形、平滑的节结。一般病变生长到一定大小时才出现临床症状,50% 的患者表现为腹部肿块。常见临床症状有肠梗阻、腹痛、体重减轻,由于间质瘤富含血管,出血也较为常见。

小肠对比造影检查可以发现腔外肿物。CT 可以发现较大的腔外肿物,而且还可发现其中的坏死灶和钙化点。存在转变为恶性的可能。较大(>5cm)且伴有较高的有丝分裂率(>5/50 高倍视野)的肿物,其恶变可能远高

于小且有丝分裂率低的肿物,应高度警惕[63](表 51.2)。

对于无转移的胃肠道间质瘤,最佳治疗选择为手术切除原发灶并行无瘤边缘吻合。由于其较少累及周围淋巴结,故一般不行广泛肠系膜切除。完全切除术后的患者 5 年无瘤生存率为 54%,中位随访期为 24 个月[64]。

对于已有广泛转移的病例,局部切除术可以缓解梗阻症状,制止出血。已转移无法切除的胃肠道间质瘤的治疗因药物伊马替尼的出现而取得了进展。伊马替尼是一种活化的 c-kit 酪氨酸激酶抑制剂[65]。作为第一种作用于实体肿瘤的靶向药物,伊马替尼已成为治疗转移胃肠道间质瘤的一线用药。临床试验显示,其部分有效率为 60%,毒副反应极低。目前由美国肿瘤外科协作组实施的,应用高剂量进行辅助化疗的试验项目正在进行当中。

肉　瘤

其他小肠肉瘤的 5 年无瘤生存率为 39%,中位生存期为 34 个月[66]。肿瘤的分期对生存率至关重要。低度恶性(<10 个有丝分裂/50 高倍视野)的肿瘤患者 8 年的无病生存率为 80%,而生存率同为 80% 的高度

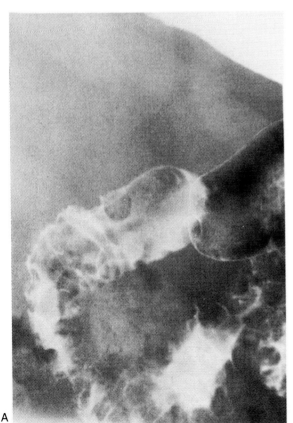

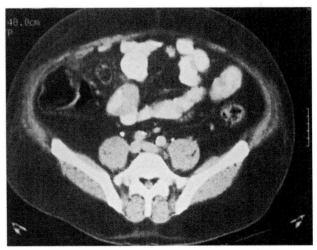

图 51.9　图为上消化道造影(UGI)及延迟小肠造影(SBFT)成像图 (A)和 CT 成像图(B)。图中可见多发的小肠黑色素转移瘤。*Source*: Courtesy of Marc Gollub, MD, Director of CT and Gastrointestinal Radiology, Memorial Sloan-Kettering Cancer Center, New York, NY.

表 51.2

胃肠道间质瘤的恶性程度

	肿瘤大小	有丝分裂计数
极低恶性	<2cm	<5/50HPF
低度恶性	2~5cm	<5/20HPF
中度恶性	<5cm	6~10/50HPF
	5~10cm	<5/50HPF
高度恶性	>5cm	>5/50HPF
	>10cm	任何计数
	任何大小	>10/50HPF

HPF，高倍视野。

From：Fletcher CD，Berman JJ，CorlessC，Gorstain F.Diagnosis of gastrointestinal stromal tumors:a consensus approach.*Int J Surg Pathol* 2002;10 (2):87.Reprinted by permission of Saga Publications，Inc.

恶性患者中位生存期仅为不到 18 个月[67]。通过多变量分析，肿瘤直径小于 5cm，病变不侵出平滑肌层，局部病变未转移等，均是预后良好的因素[66]。

转移性肿瘤

通过直接转移或血行转移，小肠可以成为黑色素瘤（图 51.2，图 51.9）、乳腺癌、肺癌、胃癌、结肠癌、肾癌、肉瘤、胰腺癌（图 51.3）等多种恶性肿瘤的转移部位。由于手术治疗仅起姑息作用，所以常做局部切除或短路手术。但对于转移性黑色素瘤患者，广泛切除可以改善生活质量，延长无病生存期[68]。

（丁学伟　译）

参考文献

1. Park S, Kim SW, Kim SH, et al. Loss of heterozygosity in ampulla of Vater neoplasms during adenoma-carcinoma sequence. *Anticancer Res* 2003;23(3C):2955–2959.
2. Ciresi DL, Scholten SD. The continuing clinical dilemma of primary tumors of the small intestine. *Am Surg* 1995;61:698–702.
3. Cunningham JD, Aleali R, Aleali M, et al. Malignant small bowel neoplasms: histopathologic determinants of recurrence and survival. *Ann Surg* 1997;225:300–306.
4. North JH, Pack M. Malignant tumors of the small intestine: a review of 144 cases. *Am Surg* 2000;66:46–51.
5. Talamonti MS, Goetz LH, Rao S, et al. Primary cancers of the small bowel: analysis of prognostic factors and results of surgical management. *Arch Surg* 2002;137:564–571.
6. Feldman JM. Urinary serotonin in the diagnosis of carcinoid syndrome. *Clin Chem* 1986;32:840–844.
7. Kema IP, de Vriese EG, Slooff MJ, et al. Serotonin, catecholamines, histamine, and their metabolites in urine, platelets, and tumor tissue of patients with carcinoid tumors. *Clin Chem* 1994;40:86–95.
8. Bessette JR, Maglinte DD, Kelvin FM, et al. Primary malignant tumors of the small bowel: a comparison of the small-bowel enema and conventional follow-through examination. *AJR Am J Roentgenol* 1989;153:741–744.
9. Boudiaf M, Jaff A, Soyer P, et al. Small-bowel diseases: prospective evaluation of multi-detector row helical CT enteroclysis in 107 consecutive patients. *Radiology* 2004;233:338–344.
10. Minardi AJ Jr, Zibari GB, Aultman DF, et al. Small-bowel tumors. *J Am Coll Surg* 1998;186:664–688.
11. Dudiak KM, Johnson CD, Stephens DH. Primary tumors of the small intestine: CT evaluation. *AJR Am J Roentgenol* 1989;152:995–998.
12. Ashley SW, Wells SA Jr. Tumors of the small intestine. *Semin Oncol* 1988;15:116–128.
13. Lewis BS, Kornbluth A, Waye JD. Small bowel tumors: yield of enteroscopy. *Gut* 1991;32:763–765.
14. Schwartz GD, Barkin JS. Small bowel tumors. *Gastrointest Endosc Clin N Am* 2006;16(2):267–275.
15. Lamberts SW, Bakker WH, Reubi JC, et al. Somatostatin-receptor imaging in the localization of endocrine tumors. *N Engl J Med* 1990;323:1246–1249.
16. Bomanji J, Mather S, Moyes J, Ellison D. A scintigraphic comparison of iodine-123-metaiodobenzylguandicine and an iodine-labeled somatostatin analog (Tyr-3-octreotide) in metastatic carcinoid tumors. *J Nucl Med* 1992;33:1121–1124.
17. Haselkorn T, Whittemore AS, Lilienfeld DE. Incidence of small bowel cancer in the United States and worldwide: geographic, temporal, and racial differences. *Cancer Causes Control* 2005;16(7):781–787.
18. Verma D, Stroehlein JR. Adenocarcinoma of the small bowel: a 60-yr perspective derived from M.D. Anderson Cancer Center Tumor Registry. *Am J Gastroenterol* 2006;101(7):1647–1654.
19. Canavan C, Abrams KR, Mayberry J. Meta-analysis: colorectal and small bowel cancer risk in patients with Crohn's disease. *Aliment Pharmacol Ther* 2006;23(8):1097–1104.
20. Evans DB, et al. Small intestine. In: Greene FL, Page DL, Fleming ID, et al., eds. *AJCC Cancer Staging Manual*. 6th ed. New York, NY: Springer; 2002:108.
21. Sarela AI, Brennan MF, Karpeh MS, et al. Adenocarcinoma of the duodenum: importance of accurate lymph node staging and similarity in outcome to gastric cancer. *Ann Surg Oncol* 2004;11(4):380–386.
22. Brennan MF. Surgical management of peripancreatic cancer. In: Karakousis CP, Copeland EM, III, Bland KI, ed. *Atlas of Surgical Oncology*. Philadelphia, Pa: WB Saunders; 1995:473–485.
23. Neoptolemus JP, Talbot IC, Carr-Locke DL, Shaw DE. Treatment and outcome in 52 consecutive cases of ampullary carcinoma. *Br J Surg* 1987;74:957–961.
24. Warren KW, Choe DS, Plaza J, et al. Results of radical resection for periampullary cancer. *Ann Surg* 1975;181:534–540.
25. Cohen JR, Kutcha N, Geller N, et al. Pancreaticoduodenectomy: a 40 year experience. *Ann Surg* 1982;195:608–617.
26. Lerut JP, Gianello PR, Otte JB, et al. Pancreaticoduodenal resection: surgical experience and evaluation of risk factors in 103 patients. *Ann Surg* 1984;199:432–437.
27. Michelassi F, Erroi F, Dawson PJ, Pietrabissa A. Experience with 647 consecutive tumors of the duodenum, ampulla, head of the pancreas, and distal common bile duct. *Ann Surg* 1989;210:544–556.
28. Chan C, Herrera MF, de la Garza L, Quintanilla-Martinez L. Clinical behavior and prognostic factors of periampullary adenocarcinoma. *Ann Surg* 1995;211:447–458.
29. Monson JR, Donohue JH, McEntee GP, McIlrath DC. Radical resection for carcinoma of the ampulla of Vater. *Arch Surg* 1991;126:353–357.
30. Talamini MA, Moesinger RC, Pitt HA, et al. Adenocarcinoma of the ampullar of Vater: a 28-year experience. *Ann Surg* 1997;1997:590–600.
31. Allema JH, Reinders ME, van Gulik TM, van Leeuwen DJ. Results of pancreaticoduodenectomy for ampullary carcinoma and analysis of prognostic factors for survival. *Surgery* 1995;117:247–253.
32. Cameron JL, Crist DW, Sitzmann JV, Hruban RH. Factors influencing survival after pancreaticoduodenectomy for pancreatic cancer. *Am J Surg* 1991;161:120–124.
33. Whipple AO. A reminiscence: pancreaticoduodenectomy. *Rev Surg* 1963;20:221–225.
34. Howe JR, Klimstra DS, Moccia RD, et al. Factors predictive of survival in ampullary carcinoma. *Ann Surg* 1998;228(1):87–94.
35. Wheeler JM, Warren BF, Mortensen NJ, Kim HC. An insight into the genetic pathway of adenocarcinoma of the small intestine. *Gut* 2002;50:218–223.
36. Howe JR, Klimstra DS, Cordon-Cardo C, et al. K-ras mutations in adenomas and carcinomas of the ampulla of Vater. *Clin Cancer Res* 1997;3:129–134.
37. McCarthy DM, Hruban RH, Argani P, Howe JR. Role of the DPC4 tumor suppressor gene in adenocarcinoma of the ampulla of Vater: analysis of 140 cases. *Mod Pathol* 2003;16(3):272–278.
38. Lowell JA, Rossi RL, Munson JL, et al. Primary adenocarcinoma of third and fourth portions of the duodenum: favorable prognosis after resection. *Arch Surg* 1992;127:557–560.
39. Abrahams NA, Halverson A, Fazio VW, et al. Adenocarcinoma of the small bowel: a study of 37 cases with emphasis on histologic prognostic factors. *Dis Colon Rectum* 2002;45:1496–1502.
40. Dabaja BS, Suki D, Pro B, et al. Adenocarcinoma of the small bowel: pre-

sentation, prognostic factors, and outcome of 217 patients. *Cancer* 2004; 101:518–526.

41. Halsted WS. Contributions to the surgery of the bile duct passages, especially of the common bile duct. *Boston Med Surg J* 1899;141:645–654.

42. Sohn TA, Yeo CJ, Cameron JL, Koniaris L. Resected adenocarcinoma of the pancreas—6161 patients: results, outcomes, and prognostic indicators. *J Gastrointest Surg* 2000;4:567–579.

43. Roggin KK, Yeh JJ, Ferrone CR, Riedel E. Limitations of ampullectomy in the treatment of nonfamilial ampullary neoplasms. *Ann Surg Oncol* 2005; 14(12):971–980.

44. Rose DM, Hochwald SN, Klimstra DS, et al. Primary duodenal adenocarcinoma: a ten-year experience with 79 patients. *J Am Coll Surg* 1996;183: 89–96.

45. Sohn TA, Lillemoe KD, Cameron JL, Pitt HA. Adenocarcinoma of the duodenum: factors influencing long-term survival. *J Gastrointest Surg* 1998;2: 79–87.

46. Barnes G Jr, Romero L, Hess KR, et al. Primary adenocarcinoma of the duodenum: management and survival in 67 patients. *Ann Surg Oncol* 1994;1: 73–78.

47. Ouriel K, Adams JT. Adenocarcinoma of the small intestine. *Am J Surg* 1984; 147:66–71.

48. Howe JR, Karnell LH, Menck HR, et al. Adenocarcinoma of the small bowel: review of the National Cancer Data Base 1985–1995. *Cancer* 1999; 86:2693–2706.

49. Onoder H, Nishitai R, Shimizu K, et al. Small intestinal cancer with extensive lymph node metastases showing complete remission by methotrexate/ 5-fluorouracil sequential therapy: report of a case. *Surg Today* 1997;27(1): 60–63.

50. Crawley C, Ross P, Norman A, et al. The Royal Marsden experience of a small bowel adenocarcinoma treated with protracted venous infusion 5-fluorouracil. *Br J Cancer* 1998;78(4):508–510.

51. Gibson MK, Holcroft CA, Kvols LK, et al. D. Phase II study of 5-fluorouracil, doxorubicin, and mitomycin C for metastatic small bowel adenocarcinoma. *Oncologist* 2005;10(2):132–137.

52. Fishman PN, Pond GR, Moore MJ, Oza A. National history and chemotherapy effectiveness for advanced adenocarcinoma of the small bowel: a retrospective review of 113 cases. *Am J Clin Oncol* 2006;29(3):225–231.

53. Coia L, Hoffman J, Scher R, Weese. Preoperative chemoradiation for adenocarcinoma of the pancreas and duodenum. *Int J Radiat Oncol Biol Phys* 1994;30(1):161–167.

54. Moertel CG, Sauer WG, Dockerty MG, et al. Life history of the carcinoid tumor of the small intestine. *Cancer* 1961;4:901–912.

55. Bean WB, Olch D, Weinberg HB. The syndrome of carcinoid and acquired valve lesions of the right side of the heart. *Circulation* 1955;12(1):1–6.

56. Sarmiento JM, Heywood G, Rubin J, et al. Surgical treatment of neuroendocrine metastases to the liver: a plea for resection to increase survival. *J Am Coll Surg* 2003;197(1):29–37.

57. Sartori P, Mussi C, Angelini C, et al. Palliative management strategies of advanced gastrointestinal carcinoid neoplasms. *Langenbecks Arch Surg* 2005; 390(5):391–396.

58. Wangberg B, Westberg G, Tylen U, Tisell L. Survival of patients with disseminated midgut carcinoid tumors after aggressive tumor reduction. *World J Surg* 1996;20:892–899.

59. Jones SE, Fuks Z, Bull M, Kadin ME. Non-Hodgkin's lymphomas. IV. Clinicopathologic correlation in 405 cases. *Cancer* 1973;31:806–823.

60. Freeman HJ, Anderson ME, Gascoyne RD. Clinical, pathological, and molecular genetic findings in small intestinal follicle center cell lymphoma. *Can J Gastroenterol* 1997;11:31–34.

61. Shia J, Teruya-Feldstein J, Pan D, Hege A. Primary follicular lymphoma of the gastrointestinal tract—a clinical and pathologic study of 26 cases. *Am J Surg Pathol* 2002;26(2):216–224.

62. Domizio P, Owen RA, Shepherd NA, et al. Primary lymphoma of the small intestine: a clinicopathological study of 119 patients. *Am J Surg Pathol* 1993; 17:429–434.

63. Fletcher CD, Berman JJ, Corless C, Gorstein F. Diagnosis of gastrointestinal stromal tumors: a consensus approach. *Int J Surg Pathol* 2002;10(2): 81–89.

64. DeMatteo RP, Lewis JJ, Leung J, et al. Two hundred gastrointestinal stromal tumors: recurrence patterns and prognostic factors for survival. *Ann Surg* 2000;231(1):51–58.

65. Gold JS, DeMatteo RP. Combined surgical and molecular therapy: the gastrointestinal stromal tumor model. *Ann Surg* 2006;244(2):176–184.

66. Howe JR, Karnell LH, Scott-Conner C. Small bowel sarcoma: analysis of survival from the National Cancer Data Base. *Ann Surg Oncol* 2001;8:496–508.

67. Dougherty MJ, Compton C, Talbert M, et al. Sarcomas of the gastrointestinal tract: separation into favorable and unfavorable prognostic groups by mitotic count. *Ann Surg* 1991;214:569.

68. Elsayed AM, Albahra M, Nzeako UC, et al. Malignant melanoma in the small intestine: a study of 103 patients. *Am J Gastroenterol* 1996;91: 1001–1006.

第 52 章

原发部位不明的癌症

John D. Hainsworth, F. Anthony Greco

原发部位不明的癌症大约占全部癌症诊断的2%。尽管这一综合征并不罕见,但相对而言,临床上对这一患者人群的重视不足,相对临床癌症研究的其他领域而言,这类癌症的系统研究也存在滞后。原发部位不明的癌症患者的人士通常是一成不变的,即老年、衰弱以及多脏器广泛转移的人群。由于早期的治疗多为经验性治疗,反应率低,对生存率的改善极为有限,因而对此类疾病患者的治疗和预后普遍存在悲观的看法。此外,由于这一患者人群的不均一性明显,使得临床治疗试验的设计也变得很困难。目前公认,不同原发部位的癌症表现出不同的生物学特征。

很多原发部位不明的癌症患者最初被怀疑具有胃肠源性肿瘤。腺癌大约占不明原发癌诊断的70%左右,其中20%患者诊断有低分化癌或低分化腺癌。通常,腹腔内存在多发转移灶,肝脏、腹膜表面及腹膜后淋巴结是常见的受累部位。组织学上,很多腺癌具备胃肠原发癌的特征,包括黏蛋白染色阳性,腺样结构形成,或印戒特征等。过去,在常规使用 CT 扫描以前,尸检资料记载了不同腹腔部位(胰腺、胃、肝、胆道、结肠)是可识别原发部位癌症的最好发部位[1,2]。

本章对原发部位不明的癌症进行全面总结,特别是亚类中日益受到关注的胃肠道恶性肿瘤的诊治。目前关注的焦点是腺癌和低分化腺癌,即最常见的原发部位不明的癌症的组织学类型。本章还就原发部位不明的低分化癌及神经内分泌癌进行了简单讨论。有关目前临床、病理分析及不同亚型的推荐治疗也进行了讨论。

原发部位不明的腺癌

临床特征

典型的原发部位不明的腺癌患者通常在某一转移部位出现症状,但常规的病史、体检、胸片及实验室检查不能发现原发部位。转移部位的活检确立了诊断。在大多数患者,转移灶多见于脏器多处部位;常见的转移见于肝脏、肺、淋巴结及骨。随着年龄的增加,原发部位不明的腺癌发病率逐渐增高。

原发部位不明的腺癌患者的临床病程通常受到转移部位的影响。在临床病程中,大约只有 15%~20%的患者表现出原发病灶部位[3]。许多患者在诊断确立的时候往往已经存在广泛转移,行为状态(performance status, PS)很差;大多数患者预后差,中位生存期仅 6 个月。但是,预后良好的患者也出自这一亚群患者,早期适宜的评估有助于发现识别这些可治愈的患者。此外,经验性化疗联合新型药物的应用也取得了更好的反应率,有可能改善 PS 较好的患者的生存。

病理

光镜下腺癌的诊断通常并不困难,主要依据新生肿瘤细胞形成腺样结构。小块组织的检验,甚至细胞学检查,都可以准确识别腺癌的特征改变。因此,针吸活检对此类原发部位不明的腺癌的诊断有肯定价值。然而,不幸的是,大多数腺癌具有相同的组织学特征,因而对转移部位的组织学检查并不能明确原发癌的诊断。各种胃肠道原发肿瘤常常表现为相同的组织学特征,主要包括:分化良好的腺样结构、印戒形成,以及黏蛋白的产生。但是,即使是这些特点也无助于明确原发部位。

免疫过氧化物酶染色对于大多数腺癌原发部位的识别的作用也很有限。前列腺特异性抗原(PSA)染色阳性是个例外,有助于明确原发部位是前列腺的诊断。雌激素受体和(或)黄体酮受体的免疫过氧化物酶染色阳性,提示女性转移性腺癌患者的原发部位为乳腺。其他免疫过氧化物酶染色,特别是细胞角蛋白7

(CK7)与细胞角蛋白 20(CK20)的比例变化,也进行了广泛研究[4-6]。其中,CK20 阳性/ CK7 阴性的组合见于大约 80%的结肠癌。然而,这一染色模式对结肠癌不具有特异性 (例如,15%的胃癌具有相似的染色),可考虑行结肠镜检查。

低分化腺癌的诊断意味着一些特异性的腺癌特征缺失,对病理学家而言,则意味着有关肿瘤来源的线索更少。这一诊断地做出要十分谨慎,因为这些患者可能患有尚未识别出的肿瘤类型(例如,低分化神经内分泌癌),而这些肿瘤常常需要特殊的治疗方法。低分化腺癌的诊断常常依据组织学检查发现微小腺体的形成而做出。然而,即使组织学检查没有发现腺体特征时,有些诊断也可依据黏蛋白染色阳性而做出。显然,腺癌、低分化腺癌及低分化癌的诊断只是有关肿瘤分化分类中的一部分,而不是特异性、界限清楚地一类肿瘤。不同的病理学家可能会采用略有不同的标准做出上述三种诊断。因此,对大多数最初诊断为低分化腺癌的患者而言,额外的免疫过氧化物染色对特异亚型的识别是适宜的。目前,对低分化腺癌患者的评估与治疗应遵循低分化癌的诊治方针。

迄今,已发现越来越多的有助于界定肿瘤恶性表性及判断预后的癌相关蛋白,这些蛋白已成为描述肿瘤特征的基本要素。某些蛋白(例如,表皮生长因子、血管内皮生长因子、HER-2) 现已成为新的治疗药物的靶点。相当一部分未知原发癌过度表达 p53、Bcl-2、C-myc、RAS 以及 EGFR[7,8]。然而,这些标记物在预测预后或决定治疗等方面的价值目前尚无定论。

发展分子病理学技术,用于对特殊类型癌症进行遗传性分析,对于将来原发部位不明的腺癌患者的诊治意义重大。迄今,已发现了许多类型的实体肿瘤的特征性基因表达谱。最近,许多研究显示,通过有限数量的特异性基因的表达,可以对实体肿瘤进行精确分类[9,10]。随着涉及的基因数目的减少,定量聚合酶链反应技术已经能够取代微阵列技术,对甲醛固定、石蜡包埋的组织进行检测[11]。

最近,几个不同的 DNA 微阵列平台已进行测试以判断它们是否能成功识别癌症类型。Tothill 等采用包含 79 个基因的平台,对 14 个已知类型的肿瘤标本(原发或转移)进行识别,准确率达 89%[12]。几个原发部位为胃肠道的肿瘤也包含在此项研究中。此外,有几份未知原发部位的肿瘤标本也在其中。13 个病例中的 11 个,原发部位的预测具有很高的可信度;大多数病例中,预测的原发部位与患者的临床特征吻合。

目前,有几项研究正试图验证不同微阵列平台对于识别原发部位不明的癌症患者的原发部位的可信度。如果所预测的原发部位与临床特征、治疗反应情况以及所观察到的肿瘤生理密切相关,那么,这些方法将会成为重要的诊断工具,大大减少最终诊为原发部位不明癌症的患者数量。

诊断分析

如果通过一般的分析(病史、查体、全血细胞计数、生化分析、尿液分析以及胸片),一个伴有转移的癌症患者的原发部位仍不明确,那么应该进行其他一些检查。所有男性应进行血清 PSA 测定,而临床表现与转移性乳腺癌相符的女性则应当进行乳腺摄影,因为对晚期前列腺癌或乳腺癌的患者而言,尚可采用特异性的姑息治疗。所有患者应进行腹部 CT 检查,因为大约 10%~35%的患者的原发部位可以通过 CT 得以发现,此外,其他的转移部位也常常能够被发现[13,14]。正电子发射断层扫描(PET)可识别高达 30%的患者的原发部位,因而是一项有价值的诊断方法[15,16]。其他的症状和体征应与相应的放射检查联合分析。

如果患者之前经过各种诊断检测但又未能明确原发部位,那么进一步的评估很有可能还是不能发现原发部位。一般而言,应避免对无症状区域进行广泛的放射学检查,消化道内镜亦不应作为常规检查。但是,内镜检查有时对伴有腹腔内转移表现(例如,明显的肝转移、腹膜扩散等)的患者有较大帮助,特别是当组织学特征提示胃肠道为原发部位时。在这一相对选择性人群中,胃肠道的内镜检查应予以考虑。

常用的血清肿瘤标记物,包括癌胚抗原、癌抗原(CA)19-9、CA153、CA125、人促性腺激素及甲胎蛋白,经常用于原发部位不明癌症患者的检查。但是,这些标记物并不具有特异性,对原发部位的确认作用有限[17,18]。可是,血清中升高的肿瘤标记物通常对于治疗反应的监测有所帮助。

治　疗

在众多混杂的原发部位不明的腺癌患者中,某些亚群患者的预后良好,可通过临床特征借以识别。对这些患者而言,有特异性的治疗指南。本章特别关注具有胃肠道表现的亚群患者。

腹膜转移癌

腺癌显著或仅仅累犯腹膜表面的情况，女性较男性多见。大多数表现为这一症状的妇女通常容易发现卵巢的原发肿瘤，偶尔原发肿瘤在乳腺或胃肠道时也呈这种表现。女性原发部位不明的腹膜转移癌患者的诊治应按照患有卵巢癌的治疗方针进行。这一临床综合征可见于卵巢正常或既往有卵巢切除史的女性，而且在合并 BRCA-1 突变的女性中发生率增加[19,20]。许多患有这一综合征的女性存在典型的卵巢癌的组织学特征，例如乳头状结构或沙粒体等。血清 CA125 水平通常升高。当组织学提示卵巢癌时，这一综合征则被命名为"腹膜乳头状浆液癌"或"多中心卵巢外浆液癌"。

患有这一综合征的女性患者通常对用于晚期卵巢癌的化疗方案反应良好（表 52.1）。初治反应率高，15%-20%的患者长期无病[21-26]。最近研究报道，在晚期卵巢癌患者中应用的铂类/紫杉醇方案，对这一综合征同样有效。化疗前成功施行外科减瘤手术的患者长期无病率最高。

目前，腹膜上皮被认为是某些患有此类癌症的女性患者的原发部位。腹膜上皮与卵巢上皮的延续性可以解释这两种肿瘤的相似的生物学行为。实际上，这两种肿瘤非常相似，患有腹膜乳头状浆液癌的女性患者常规作为 III 期卵巢癌而进入临床试验。目前，患有这类综合征的女性患者所应接受的合适的治疗应该包括最大限度的外科减瘤手术，继而进行紫杉烷/铂类的化疗治疗[27,28]。对于减瘤术后仅有极少残癌的女性患者，腹腔内化疗可发挥作用[29]。

大多数腹膜转移癌的男性患者并不患有对化疗反应性好的原发肿瘤。据推测，大多数这类男性患者患有潜在的胃肠道原发肿瘤。男性患有乳头状腺癌及血清 CA125 水平升高的情况则偶有报道[30]。对于这些男性患者而言，采用卵巢癌常用的紫杉醇/铂类化疗方案似乎是合理的。而对于其他腹膜转移癌的男性患者，则应考虑进行针对原发部位不明的腺癌的经验性化疗试验。此外,患有这一综合征的女性患者如果对紫杉醇/铂类化疗方案没有迅速的反应，那么应该考虑采用二线的有效的胃肠癌经验性化疗方案。原发性腹膜间皮瘤的诊断也应考虑，这一问题在 53 章中详细讨论。

单发转移性腺癌

有时候,经过全面的分期评价后,仅能发现单发的转移性病变。这类单发病变见于很多部位,包括淋巴结、肝脏、脑、肺、肾上腺、骨,以及皮下组织。这种情况下,应考虑特殊部位的原发肿瘤(而不是转移)的可能性。但是,这种可能性常常通过临床或病理学特征得以排除。

通常对大多数此类患者而言,在相对较短的时间内就会发现其他的转移部位。但是,有些患者在接受有效的单发转移病灶的治疗后可以获得长期的无瘤生存。在启动局部治疗前进行 PET 扫描有助于排除其他非可疑转移部位的存在[31]。如果没有检测到其他转移病灶,应进行明确的、针对单一病灶的局部治疗。大多数情况下,如果技术上存在可行性,应优先考虑手术切除[32]。有报道指出,接受明确的单发转移灶的治疗的患者偶可获得长期生存。全身化疗联合确切的局部治疗的作用尚不明确,但是,低分化腺癌的患者

表 52.1

累犯腹膜的女性腺癌患者接受铂类为基础的治疗结果

作者（参考文献）	化疗方案	患者数	反应率	5 年生存率
Strnad 等（21）	顺铂为基础	18	39%	28%（3 年）
Ransom 等（23）	顺铂为基础	33	NA	20%
Fromm 等（24）	顺铂/环磷酰胺	44	64%	22%
Bloss 等（25）	顺铂/环磷酰胺±阿霉素	33	64%	15%
Piver 等（26）	顺铂/环磷酰胺/阿霉素 或顺铂/紫杉醇	46	66%	NA

NA:不适用。

可能通过接受经验性铂类为基础的化疗而获益。

最常见的消化道单发病灶见于肝脏。鉴别原发性肝肿瘤或肝胆管癌,抑或是转移病灶有时很困难。但是,组织学特征和(或)特异性免疫组化染色对于辨别是否肝胆起源很有价值。肝胆源性肿瘤的典型免疫过氧化物酶染色模式包括甲胎蛋白阳性、多克隆而不是单克隆癌胚抗原阳性,以及网硬蛋白(reticulin)染色缺失。对于可以手术的患者,应考虑肝切除术。不适宜手术但肿瘤直径≤5cm 时,射频消融治疗能提供极佳的局部控制(见第 33 章中有关消融技术的详细论述)[33]。其他局部治疗手段(如,三维适型放疗、化疗栓塞)在某些病人会取得较好疗效。对于局部治疗控制欠佳或出现新的转移的患者,应考虑行经验性化疗。

女性合并腋窝淋巴结转移

女性如果出现腋窝淋巴结腺癌时,应怀疑转移性乳腺癌。淋巴结的初检应包括雌激素/孕激素受体及 HER-2 癌蛋白的检查;如果上述蛋白表达升高,则高度提示乳腺癌诊断[34]。乳腺 MRI 及 PET 扫描可识别乳癌原发部位,即使此时乳腺摄影表现正常[35,36]。经过全面评估,如果转移局限于身体同侧的淋巴结,则应根据 II 期乳腺癌的指南进行治疗;而合并其他部位的转移,则应接受转移性乳癌有效的治疗。这一患者人群通常临床上并不怀疑是胃肠源性肿瘤;后续章节中将进一步讨论这些患者的治疗。

男性骨转移

男性患有腺癌,特别是侵犯骨骼,尤其是转移呈 blastic 的,应高度怀疑转移性前列腺癌。血清 PSA 水平升高,或肿瘤 PSA 染色阳性则为前列腺癌的诊断提供了确凿证据。这些患者的治疗应遵循晚期前列腺癌的治疗指南。有时,患者临床表现并非典型的前列腺癌,而支持诊断的依据只是血清 PSA 升高[37,38]。大多数患者有腺样病变(腹膜后、纵隔)或肺转移;而其他腹腔表现极为少见。

原发部位不明的腺癌的经验性化疗

大多数原发部位不明的腺癌患者预后不良。20世纪 80 年代,对很多用于治疗晚期胃肠原发肿瘤的

5-氟尿嘧啶或阿霉素为基础的经验性化疗方案进行了评估,结果疗效不佳。可以预见,这些方案的治疗反应率低,对患者的生存没有显著的影响。这些方案的结果[例如,单药 5-FU、阿霉素/丝裂霉素、氟尿嘧啶/阿霉素/丝裂霉素(FAM)]相似,治疗反应率 10%~30%,而中位生存期 4~8 个月[39-51]。

20 世纪 90 年代,几种新的药物,包括紫杉醇、拓扑异构酶 I 抑制剂、吉西他滨、长春瑞滨及奥沙利铂等,改善了大量晚期实体瘤的治疗。尽管已经对有些药物在原发部位不明的腺癌的经验性治疗方面进行了研究,但只有紫杉烷类最为系统全面。表 52.2 总结了包含新药在内的经验性化疗的结果。尽管有几项研究将吉西他滨和(或)依立替康包含在内,但大多数方案包含一种紫杉烷类和一种铂类药物[52-62]。包含这些新药的方案的结果表明原发部位不明的腺癌的经验性化疗疗效得到提高。治疗反应率较以往经验治疗方案明显提高,达 25%~55%。中位生存期通常至少达 9 个月,似乎也优于原有方案。据报道,包含这些新药的方案的两年生存率通常在 20%到 25%之间。不幸的是,尚无随机对照临床试验,最佳的方案尚不能确定。

由于对新药化疗方案的经验相对缺乏,以及对任何靶向药物治疗的经验的缺乏,使得临床上怀疑为胃肠道原发部位的肿瘤患者的经验性治疗陷入困境。对于大多数胃肠道原发癌(可能不包括胃癌)而言,经常使用紫杉烷类/铂类联合的方案作为标准治疗。目前,对于原发部位不明的腺癌患者而言,尚缺乏对 FOL-FOX 或 FOLFIRI 方案的评估。但是,如果患者临床高度怀疑 GI 源性肿瘤,那么经验性应用这些方案是合理和适宜的。随着胃肠道癌症治疗方案的不断改善,选择"正确的"方案的重要性将不断提高。

对于原发部位不明的腺癌的二线化疗尚缺乏经验。单药吉西他滨或吉西他滨/依立替康联合用药略逊于紫杉烷类/铂类联合用药,显示中度活性,但两套方案的客观反应率均≤15%[62,63]。最近,贝伐单抗联合 erlotinib 成为包含靶向药物的用于评估治疗原发部位不明腺癌的一线方案[64]。在一组 51 个既往接受过化疗的患者人群中,贝伐单抗(10mg/kg IV 每隔 2 周)联合 erlotinib(150mg 每日口服)的治疗导致 2 个月时的客观反应率或疾病稳定率达 67%。这组患者的中位生存期为 7.4 个月,33%的患者生存超过 1 年。这些结果优于其他的用于测试的二线方案,与一线方案的生存结果相当。在原发部位不明的腺癌患者中继续对包含

靶向药物方案的评估是有必要的。

目前,所有行为状态良好的患者都应考虑加入经验性化疗临床试验。根据已有的临床试验资料,紫杉烷类/铂类的联合方案对大多数患者是适宜的。对于高度怀疑胃肠道原发肿瘤的患者而言,采用其他高效的 GI 化疗方案(例如,FOLFOX+贝伐单抗)也是合理的。目前,急需新的临床试验以回答上述问题。行为状态差的患者很少能从化疗获益,对于其中的某些患者,适宜的治疗仅仅包括支持治疗。

原发部位不明的低分化癌

原发部位不明的低分化癌大约占全部原发部位不明的肿瘤患者的 20%;此外还有 10% 的患者患有低分化腺癌。这一患者人群也存在不均一性;有些患者对化疗反应性非常好,而有些可能获得长期生存。因此,准确的临床和病理学分析对于低分化癌患者而言非常关键,因为这涉及最适治疗的选择。

病理分析

对低分化癌的病理学分析,除了需要光镜下检查外,还需要特殊的病理学检测。额外检测之所以关键是因为,某些特定的对治疗反应好的肿瘤类型(如生殖细胞瘤或淋巴瘤)单单通过组织学特征很难得到识别。

免疫过氧化物酶染色是目前最为广泛应用的划分肿瘤的辅助工具。与其他大多数特异性病理技术不同,免疫过氧化物酶染色可以在甲醛固定的、石蜡包埋的组织上进行,因而拓展了其实用性。但是,特异性诊断不能仅仅依据免疫过氧化物酶染色结果,因为没有一项试剂可以检测肿瘤特异性抗原。因此,该结果必须联合光镜下表现进行分析。有时,临床特征也能作为诊断的依据。临床信息(如性别、年龄、转移部位、症状)可以帮助病理学家缩小鉴别诊断的范围,因而减少做出诊断所需的特异性染色的数量。

在对低分化癌进行分析时,有些问题可通过免疫过氧化物酶染色得到解答。首先,也是最重要的,这些染色可以令人信服的鉴别癌与淋巴瘤[65]。其次,嗜铬蛋白染色和(或)突触素能够提示神经内分泌癌(例如小细胞肺癌、类癌、胰岛细胞癌)[66]。还有,PSA 染色强烈提示男性患有转移性低分化腺癌的诊断为前列腺癌[67]。最后,某些特定的染色特征能够提示无色素性黑色素瘤(S-100 蛋白、HMB-45 抗原、波形蛋白染色)或肉瘤(结蛋白、波形蛋白,或 VIII 因子抗原染色)[68,69]。

电镜也在低分化肿瘤的病理分析中发挥作用,因为有时存在特定的超微结构特征。由于电镜不易获取,且活检或重复活检时需要特殊的组织固定方法,因此电镜应作为常规光镜和免疫过氧化物酶染色不能明确的肿瘤的备选检查方法。同免疫过氧化物酶染色一样,电镜在鉴别淋巴瘤和癌方面极为可靠,而且可能在鉴别低分化肉瘤时更具优势。其他特异性结

表 52.2

原发灶不明的腺癌的经验性一线治疗——联合新化疗方案的结果

方案(参考文献)	患者数	反应率	中位生存期(月)	2 年生存率
紫杉烷/铂类为基础(21)				
PC(53)	77	39%	13	20%
PCE 等(52,56)	71	48%	11	20%
PCG(57)	113	25%	9	23%
PCE/GI(60)	132	30%	9	16%
DC(54,55)	92	43%	10	24%
其他方案				
GC(58)	40	55%	8	NA
IC(58)	40	38%	6	NA
DG(59)	35	40%	10	7%

P:紫杉醇;C:卡铂或顺铂;E:足叶乙甙;G:吉西他滨;I:依立替康;D:多烯紫杉醇;NA:不适用。

构,诸如神经内分泌结节(神经内分泌肿瘤)或前黑色素小体(黑色素瘤)有时也可见于某些低分化肿瘤,从而可以做出特异性诊断。但是,对于大多数组织学诊断的低分化癌患者而言,电镜能够确认癌症诊断,但不会得出更为特异的诊断。

有时,肿瘤特异性染色体异常的识别能够有助于低分化肿瘤的诊断。在评价低分化癌时,具备预先识别生殖细胞肿瘤的能力非常重要。大多数生殖细胞瘤具有独特的和诊断性染色体 i(12p)异常[70]。通过检测 i(12p)异常的存在,可以对年轻男性中的低分化癌及具有性腺外生殖细胞肿瘤临床特征的生殖细胞肿瘤做出诊断[71]。性腺外生殖细胞肿瘤的患者通过这种方式获得诊断,其治疗结果与其他组织学上典型的性腺外生殖细胞肿瘤的治疗结果相当。

诊断分析

低分化癌患者的初始诊断分析与上述的原发部位不明的腺癌的相似。全部患者应具备全面的病史、体检、常规实验室检查以及胸片。还应进行胸腹部 CT 以及 PET 扫描。应对全部患者进行血清人绒毛膜促性腺激素及甲胎蛋白水平检测;这些标记物的显著升高提示生殖细胞肿瘤的诊断。

治疗

一旦特异性病理学分析对一种可治疗性肿瘤做出诊断,治疗则应依据已有的特异性肿瘤的治疗指南进行。有时在这一人群中可以发现诸如间变性淋巴瘤、尤文氏瘤、神经内分泌癌、生殖细胞癌以及未分化肉瘤等。

临床特征强烈提示患有性腺外生殖细胞肿瘤(主要位于纵隔或腹膜后;HCG 或 AFP 显著升高)的年轻男性患者,应根据已有的性腺外生殖细胞肿瘤的指南接受治疗。其中某些患者的 i(12p)染色体异常可以帮助做出特异的诊断。即使这一检测结果阴性或无法进行该检测,也可对这类患者人群采用高风险生殖细胞肿瘤的经验性治疗。

对于不具备性腺外生殖细胞肿瘤特征的原发部位不明的低分化癌患者,其治疗存在争议。大多数研究人员观察到这类患者人群对经验性化疗的反应率高于原发部位不明的腺癌患者人群[72,75]。其他与高反应率和治疗效果良好相关的临床特征包括,肿瘤位于

淋巴结、转移部位数目有限、年轻以及女性患者。肝转移和(或)骨转移的患者预后相对较差。在一大组系列回顾研究资料中,采用顺铂为基础的化疗方案治疗生殖细胞肿瘤,结果完全缓解率(CR)达 26%,14%的患者无瘤生存超过 8 年[72,76]。但是,这一低分化癌患者人群是有选择性的,平均年龄年轻(39 岁),而且多具有性腺外生殖细胞肿瘤的临床特征。其他一些研究人员没有在低分化癌患者人群观察到长期存活的情况[74]。

目前,应考虑对大多数原发部位不明的低分化癌或低分化腺癌患者进行联合化疗的临床试验。对于没有性腺外生殖细胞肿瘤的特征的患者而言,已用于原发部位不明腺癌的紫杉烷类/铂类联合化疗方案,其耐受性相对良好,可能是一个合理的选择。对于腹腔内多发转移、临床特征强烈支持胃肠道原发的肿瘤患者,采用公认的针对胃肠道肿瘤的化疗方案(如 FOLFOX 加贝伐单抗、FOLFIRI)似乎也是合理的,但还缺乏特异性的评估。

原发部位不明的神经内分泌癌

目前,广谱的神经内分泌癌已得到认识,部分原因在于用于诊断的病理学方法的提高。大多数成年神经内分泌肿瘤具有惰性生物学行为和典型的组织性特征(如类癌、胰岛细胞肿瘤、副神经节瘤、嗜铬细胞瘤)。这些组织学类型中的许多部分均源自腹腔或胃肠道(有关胃肠道神经内分泌肿瘤的详细讨论见第 48 章)。第二类的神经内分泌肿瘤另有特点,组织学检查呈"小细胞"间变性外观,生物学上侵袭性高。小细胞肺癌是这一亚群中最为常见的类型,而小细胞神经内分泌癌可起自胃肠道不同部位[77]。最后,第三种神经内分泌肿瘤具有光镜下组织学高度恶性但缺乏特征性的神经内分泌特点。这一患者人群的最初诊断通常是"低分化癌"或"低分化腺癌"。只有进行了免疫过氧化物酶染色或电镜检查后方可见到神经内分泌学特征。原发部位不明的神经内分泌肿瘤见于上述三种类型,在进行诊断或治疗的时候应考虑区别对待。

低度恶性神经内分泌癌

转移性类癌或胰岛细胞癌偶尔通过在转移部位发现,而原发部位不明显。这种情况下,转移瘤几乎总是涉及肝脏,但偶尔明显表现为骨转移。某些患者

表 52.3
原发部位不明的癌症:特异性亚群的评价与治疗

组织病理学	临床评估(还包括病史、体检、常规实验室检查、胸片)	特殊病理分析	应接受治疗的特异性亚群	治疗
腺癌(分化良好或中分化)	腹部 CT 扫描,胸部 PET 扫描 男性:血清 PSA 女性:乳房 X 线照片 其他研究评价症状/体征	男性:PSA 染色 女性:ER, PR 染色	1)女性,腹膜转移癌 2)单发转移病灶 3)女性,腋窝淋巴结转移 4)男性,结晶腺转移,或血清高 PSA 或肿瘤 PSA 染色阳性	按 III 期卵巢癌治疗 确切的局部治疗 按照原发乳腺癌治疗 按 IV 期前列腺癌治疗
低分化癌	PET 扫描 腹部,胸部 CT 扫描 血清 HCG,AFP 其他研究评价症状/体征	免疫过氧化物酶染色,电镜,细胞遗传学研究	1)EGCT 的特征 2)其他患者	按非精原细胞性 EGCT 治疗 经验性顺铂或紫杉醇/顺铂方案
神经内分泌癌	腹部,胸部 CT 扫描其他研究评价症状/体征	免疫过氧化物酶染色	1)低度恶性 2)小细胞癌或低分化	按晚期类癌肿瘤治疗 经验性顺铂(足叶乙甙或顺铂/足叶乙甙/紫杉醇方案 EGCT:性腺外生殖

CT:计算机断层扫描;PET:正电子发射断层扫描;PSA:前列腺特异性抗原;ER:雌激素受体;PR:孕激素受体;HCG:人绒毛膜促腺激素;AFP:甲胎蛋白;EGCT:性腺外生殖细胞肿瘤。

由于肿瘤分泌生物活性物质而表现临床综合征。由于这些类型 2 的肿瘤多源自胃肠道,因此应进行全面的上、下消化道的内镜检查及 ^{111}In-DTPA-奥曲肽扫描(Octreotidescan)。原发于小肠和胰腺的肿瘤可通过这些检查发现;其他患者的原发部位在临床进程中可以发现。

原发部位不明的类癌或胰岛细胞肿瘤表现为生物学行为惰性,其治疗应根据已有的原发部位已知的转移性肿瘤的指南进行。合适的治疗手段可包括局部治疗(孤立转移灶的切除、射频消融、肝动脉化疗栓塞)、生长抑素拟似物治疗、姑息性化疗或对症治疗。值得注意的是,铂类为基础的化疗在这一人群中无效。

小细胞癌

患有转移性小细胞间变性癌的患者通常在支气管存在原发病灶。这些患者应进行胸部 CT 及纤维-光学支气管镜检查,因为这些检查常有助于发现原发部位。但是,也发现有大量肺外原发部位的肿瘤(如食管、结肠、直肠、膀胱、前列腺、卵巢、子宫颈),而症状局限的患者应进行适宜的诊断检查。

经过全面检查而未发现原发部位的患者应接受经验性化疗的临床试验。这一人群患者大多表现为肿瘤细胞有丝分裂率高及侵袭性生物学行为。与之前描述的低度恶性神经内分泌肿瘤不同,这些肿瘤最初对化疗高度敏感。尽管尚未明确界定"理想的"化疗方案,但推荐在治疗小细胞肺癌时采用联合有效的用药方案。

低分化神经内分泌癌

初诊为原发部位不明的低分化癌的患者中,大约 10%~15% 可发现神经内分泌特征。这些患者临床表现多种多样,但全都存在高度恶性、进展迅速的肿瘤。尽管少数患者病灶局限单发,但大多数患者有多发转移。这些患者中肿瘤分泌的生物活性物质相关的综合征罕见。

这些低分化的神经内分泌肿瘤的起源尚不清楚,但这一患者人群可能呈不均一性。一些患者可患有小细胞肺癌而原发部位不明。但是,这一诊断在大多数患者不太可能成立,因为很多人没有吸烟史,胸部没有转移瘤的证据。有些肿瘤可能就是已知的神经内分泌肿瘤,特别是类癌的未分化变异。当肿瘤处于未分化状态,临床及病理学特点与分化良好的肿瘤的特点不再相似。已知原发部位的间变性类癌已有描述;这些类癌的变异体对顺铂为基础的化疗敏感[77,78]。

与其他高度恶性的神经内分泌癌相似,低分化的神经内分泌癌对联合化疗高度敏感。在一项系列回顾研究中,43 名患者接受了对小细胞肺癌有效的联合化疗治疗,总体反应率为 71%,CR 为 28%[79]。最近,一组 48 人的原发部位不明的低分化神经内分泌癌患者接受了一项前瞻性研究,采用紫杉醇,卡铂和依托泊苷的联合化疗[80]。在这一大组患者中,对三种药物的总体反应率为 55%,CR 为 13%。这组患者的中位生存期为 14.5 月,14%的患者生存 5 年。

由于有效的治疗手段,因此,低分化神经内分泌癌患者的适宜检查与准确诊断十分重要。肝转移及其他腹腔内转移很常见,而且,对于低分化癌的患者应考虑低分化神经内分泌癌的诊断的可能。在这些患者中鉴别神经内分泌癌对于经验性治疗的选择会有所区别,因为神经内分泌癌的推荐治疗方案有别于胃肠道腺癌的治疗。所有原发部位不明的低分化神经内分泌癌的患者应接受以铂/依托泊苷为基础的方案的试验治疗。个别单发转移的患者可借助手术切除或放疗等局部治疗获益。

小结及前瞻

对混杂的原发部位不明的癌症患者人群进行可治疗亚群的识别,已改善了这些患者的诊治。表 52.3 总结了已知的亚群,列出了推荐的检查评估和治疗手段。对于未界定亚群患者的经验性化疗也有所改善。目前,紫杉烷/铂类为基础的化疗方案已得到最为全面的评估,其中位生存期为 9~11 个月,2 年生存率为 20%~25%。所有 PS 良好的患者应考虑接受经验性化疗临床试验。

在今后的几年中,关于原发部位不明的癌症的临床研究将集中于三个特殊领域:第一,采用肿瘤分子档案识别原发部位将会非常重要。目前,几项可能的 DNA 微阵列平台正在对原发部位不明的癌症进行检测;这些诊断技术的验证将会依据所识别的原发部位提供特异性的治疗,大大缩小原发部位不明肿瘤的范围。其次,有必要对经验性化疗方案进行进一步的评估。几个胃肠道原发肿瘤常用的高活性的联合方案尚没有在原发部位不明的癌症患者中得到验证。目前,几项有前景的治疗方案的随机对照临床试验也已出现。最后，各种靶向药物已经成功应用于多种常见的实体肿瘤。这些药物也可能使原发部位不明的肿瘤患者受益。在提高原发部分不明的癌症患者的治疗效果的尝试中，应优先考虑对靶向药物的单独或联合化疗使用进行进一步评估。这些患者的治疗有可能随着其他相对难治性上皮肿瘤治疗水平的提高而提高。

（张倜　译）

参考文献

1. Nystrom JS, Weiner JM, Heffelfinger-Juttner J, et al. Metastatic and histologic presentations in unknown primary cancer. *Semin Oncol* 1977;4:53–58.
2. Mayordomo JI, Guerra JM, Guijarro C, et al. Neoplasms of unknown primary site. A clinicopathological study of autopsied patients. *Tumori* 1993;79:321–324.
3. Shildt RA, Kennedy PS, Chen TT, et al. Management of patients with metastatic adenocarcinoma of unknown origin: a Southwest Oncology Group study. *Cancer Treat Rep* 1983;67:77–79.
4. Tot T. Adenocarcinomas metastatic to the liver: the value of cytokeratins 20 and 7 in the search for unknown primary tumors. *Cancer* 1999;85:171–174.
5. Brown RW, Campagna LB, Dunn JK, Cagle PT. Immunohistochemical identification of tumor markers in metastatic adenocarcinoma: a diagnostic adjunct in the determination of primary site. *Am J Clin Pathol* 1997;107:12–15.
6. Lagendijk JH, Mullink H, VanDiest PJ, et al. Tracing the origin of adenocarcinomas with unknown primary using immunohistochemistry: differential diagnosis between colonic and ovarian carcinomas as primary sites. *Hum Pathol* 1998;29:491–495.
7. Briasoulis E, Tsakos M, Fountzilas G, et al. Bc12 and p53 protein expression in metastatic carcinoma of unknown primary origin: biological and clinical implications. A Hellenic Cooperative Oncology Group study. *Anticancer Res* 1998;18:1907–1914.
8. Pavlidis N, Briasoulis E, Baj M, et al. Overexpression of C-myc, Ras and C-erB-2 oncoproteins in carcinoma of unknown primary origin. *Anticancer Res* 1995;15:2563–2568.
9. Shedden KA, Taylor JM, Giordano TJ, et al. Accurate molecular classification of human cancers based on gene expression using a simple classifier with a pathological tree-based framework. *Am J Pathol* 2003;163:1985–1995.
10. Bloom G, Yang IV, Boulware D, et al. Multi-platform multi-side, microarray-based human tumor classification. *Am J Pathol* 2004;164:9–16.
11. Cronin M, Pho M, Dutta D, et al. Measurement of gene expression in archival paraffin-embedded tissues: development and performance of a 92-gene reverse transcriptase-polymerase chain reaction assay. *Am J Pathol* 2004;164:35–42.
12. Tothill RW, Kowalczyk A, Rischin D, et al. An expression-based site of origin diagnostic method designed for clinical application to cancer of unknown origin. *Cancer Res* 2005;65:4031–4040.
13. Karsell PR, Sheedy PF, O'Connell MJ. Computerized tomography in search of cancer of unknown origin. *JAMA* 1982;248:340–343.
14. McMillan JH, Levine E, Stephens RH. Computed tomography in the evaluation of metastatic adenocarcinoma from an unknown primary site. *Radiology* 1982;143:143–146.
15. Kole AC, Nieweg OE, Pruim J, et al. Detection of unknown occult primary tumors using positron emission tomography. *Cancer* 1998;82:1160–1166.
16. Bohuslavski KH, Klutmann S, Kroger S, et al. FDG PET detection of unknown primary tumors. *J Nucl Med* 2000;41:816–822.
17. Currow DC, Findlay M, Cox K, Harnett PR. Elevated germ cell markers in carcinoma of unknown primary site do not predict response to platinum-based chemotherapy. *Eur J Cancer* 1996;32A:2357–2359.
18. Pavlidis N, Kalef-Ezra J, Briasoulis E, et al. Evaluation of six tumor markers in patients with carcinoma of unknown primary. *Med Pediatr Oncol* 1994;22:162–167.
19. Tobacman JK, Greene MH, Tucker MA, et al. Intra-abdominal carcinomatosis after prophylactic oophorectomy in ovarian cancer-prone families. *Lancet* 1982;2:795–796.
20. Schorge JO, Muto MG, Welch WR, et al. Molecular evidence for multifocal papillary serous carcinoma of the peritoneum in patients with germ-line BRCA1 mutations. *J Natl Cancer Inst* 1998;90:841–845.
21. Strnad CM, Grosh WW, Baxter J, et al. Peritoneal carcinomatosis of unknown primary site in women. *Ann Intern Med* 1989;111:213–217.
22. Dalrymple JC, Bannatyne P, Russell P, et al. Extraovarian peritoneal serous papillary carcinoma: a clinicopathologic study of 31 cases. *Cancer* 1989;64:110–115.
23. Ransom DT, Patel SR, Kenney GL, et al. Papillary serous carcinoma of the peritoneum: a review of 33 cases treated with cisplatin-based chemotherapy. *Cancer* 1990;66:1091–1094.
24. Fromm GL, Gershenson DM, Silva EG. Papillary serous carcinoma of the peritoneum. *Obstet Gynecol* 1990;75:75–79.
25. Bloss JD, Liao SY, Buller RE, et al. Extraovarian peritoneal serous papillary carcinoma: a case-control retrospective comparison to papillary adenocarcinoma of the ovary. *Gynecol Oncol* 1993;50:347–351.
26. Piver MS, Eltabbakh GH, Hempling RE, et al. Two sequential studies for primary peritoneal carcinoma: induction with weekly cisplatin followed by either cisplatin/doxorubicin/cyclophosphamide or paclitaxel/cisplatin. *Gynecol Oncol* 1997;67:141–146.
27. McGuire WP, Hoskins WJ, Brady MF, et al. Cyclophosphamide and cisplatin compared with paclitaxel and cisplatin in patients with stage III and stage IV ovarian cancer. *N Engl J Med* 1996;334:1–6.
28. Vasey PA, Jayson GC, Gordon A, et al. Phase III randomized trial of docetaxel-carboplatin versus paclitaxel-carboplatin as first-line chemotherapy for ovarian carcinoma. *J Natl Cancer Inst* 2004;96:1682–1691.
29. Armstrong DK, Bundy B, Wenzel L, et al. Intraperitoneal cisplatin and paclitaxel in ovarian cancer. *N Engl J Med* 2006;354:34–43.
30. Shah IA, Jayram L, Gani OS, et al. Papillary serous carcinoma of the peritoneum in a man: a case report. *Cancer* 1998;82:860–866.
31. Rades D, Kuhnel G, Wildfang I, et al. Localised disease in cancer of unknown primary (CUP): the value of positron emission tomography (PET) for individual therapeutic management. *Ann Oncol* 2001;12:1605–1609.
32. Nguyen LN, Maor MH, Oswald MJ. Brain metastases as the only manifestation of an undetected primary tumor. *Cancer* 1998;83:2181–2184.
33. Bleicher RJ, Allegra DP, Nora DT, et al. Radiofrequency ablation in 447 complex unresectable liver tumors: lessons learned. *Ann Surg Oncol* 2003;10:52–62.
34. Bhatia SK, Saclarides TJ, Witt TR, et al. Hormone receptor studies in axillary metastases from occult breast cancers. *Cancer* 1987;59:1170–1172.
35. Henry-Tillman RS, Harms SE, Westbrook KC, et al. Role of breast magnetic resonance imaging in determining breast as a source of unknown metastatic lymphadenopathy. *Am J Surg* 1999;178:496–503.
36. Block EF, Meyer MA. Positron emission tomography in diagnosis of occult adenocarcinoma of the breast. *Am Surg* 1998;64:906–908.
37. Gentile PS, Carloss HW, Huant T-Y, et al. Disseminated prostatic carcinoma simulating primary lung cancer. *Cancer* 1988;62:711–715.
38. Tell DT, Khoury JM, Taylor HG, Veasey SP. Atypical metastasis from prostate cancer: clinical utility of the immunoperoxidase technique for prostate specific antigen. *JAMA* 1985;253:3574–3575.
39. Johnson RO, Castro R, Ansfield FJ. Response of primary unknown cancers to treatment with 5-fluorouracil. *Cancer Chemother Rep* 1964;38:63–64.
40. Moertel CG, Reitemeier RJ, Schutt AJ, Hahn RG. Treatment of the patient with adenocarcinoma of unknown origin. *Cancer* 1972;30:1469–1472.
41. Falkson CI, Cohen GL. Mitomycin C, epirubicin and cisplatin versus mitomycin C alone as therapy for carcinoma of unknown primary origin. *Oncology* 1998;33:116–121.
42. Eagan RT, Therneau TM, Rubin J, et al. Lack of value for cisplatin added to mitomycin/doxorubicin combination chemotherapy for carcinoma of unknown primary site. *Am J Clin Oncol* 1987;10:82–85.
43. Kambhus SA, Kelsen D, Niedzwiecki D, Ochoa M Jr. Phase II trial of mitomycin C, vindesine, and Adriamycin and predictive variables in the treatment of patients with adenocarcinoma of unknown primary site [abstract]. *Proc Am Assoc Cancer Res* 1986;27:185.
44. Milliken ST, Tattersall MH, Woods RL, et al. Metastatic adenocarcinoma of unknown primary site: a randomized study of two combination chemotherapy regimens. *Eur J Clin Oncol* 1987;23:1645–1648.
45. Woods RL, Fox RM, Tattersall MHN, et al. Metastatic adenocarcinomas of unknown primary: a randomized study of two combination chemotherapy regimens. *N Engl J Med* 1980;303:87–88.
46. Goldberg RM, Smith FP, Ueno W, et al. Fluorouracil, Adriamycin, mitomycin in the treatment of adenocarcinoma of unknown primary. *J Clin Oncol* 1986;4:395–399.
47. Sulkes A, Uziely B, Isaacson R, et al. Combination chemotherapy in metastatic tumors of unknown origin. *Int J Med Sci* 1988;24:604–610.
48. Treat J, Falchuk SC, Tremblay C, et al. Phase II trial of methotrexate-FAM (m-FAM) in adenocarcinoma of unknown primary. *Eur J Clin Oncol* 1989;25:1053–1055.
49. Van der Gaast AVD, Verweij J, Planting ASTH, Stoter G. 5-Fluorouracil, doxorubicin, and mitomycin C (FAM) combination chemotherapy for metastatic adenocarcinoma of unknown primary. *Eur J Cancer Clin Oncol* 1988;24:765–768.
50. Lenzi R, Abbruzzese J, Amato R, et al. Cisplatin, 5-fluorouracil and folinic acid for the treatment of carcinoma of unknown primary: a phase II study [abstract]. *Proc Am Soc Clin Oncol* 1991;10:301.
51. Karapetis CS, Yip D, Virik K, et al. The treatment of carcinoma of unknown primary with epirubicin, cisplatin, and 5-fluorouracil (ECF) [abstract]. *Proc Am Soc Clin Oncol* 1999;18:642a.
52. Hainsworth JD, Erland JB, Kalman LA, et al. Carcinoma of unknown primary site: treatment with one-hour paclitaxel, carboplatin, and extended-schedule etoposide. *J Clin Oncol* 1997;15:2385–2393.
53. Briasoulis E, Kalofonos H, Bafaloukos D, et al. Carboplatin plus paclitaxel in unknown primary carcinoma: a phase II Hellenic Cooperative Oncology Group study. *J Clin Oncol* 2000;18:3101–3107.

54. Greco FA, Erland JB, Morrissey LH, et al. Carcinoma of unknown primary site: phase II trials with docetaxel plus cisplatin or carboplatin. *Ann Oncol* 2000;11:211–215.

55. Mukai H, Watanabe T, Ando M, et al. A safety and efficacy trial of docetaxel and cisplatin in patients with cancer of unknown primary [abstract]. *Proc Am Soc Clin Oncol* 2003;22:286.

56. Greco FA, Burris HA, Erland JB, et al. Carcinoma of unknown primary site: long-term follow-up after treatment with paclitaxel, carboplatin, and etoposide. *Cancer* 2000;89:2655–2660.

57. Greco FA, Burris HA, Litchy S, et al. Gemcitabine, carboplatin and paclitaxel for patients with carcinoma of unknown primary site: a Minnie Pearl Cancer Research Network study. *J Clin Oncol* 2002;20:1651–1656.

58. Culine S, Lortholary A, Voigt JJ, et al. Cisplatin in combination with either gemcitabine or irinotecan in carcinomas of unknown primary site: results of a randomized phase II study—trial for the French Study Group in Carcinomas of Unknown Primary (GEFCAPI 01). *J Clin Oncol* 2003;21:3479–3482.

59. Pouessel D, Culine S, Becht C, et al. Gemcitabine and docetaxel as front-line chemotherapy in patients with carcinoma of an unknown primary site. *Cancer* 2004;100:1257–1261.

60. Greco FA, Rodriguez GI, Shaffer DW, et al. Carcinoma of unknown primary site: sequential treatment with paclitaxel/carboplatin/etoposide and gemcitabine/irinotecan: a Minnie Pearl Cancer Research Network phase II trial. *Oncologist* 2004;9:644–652.

61. Greco FA, Gray J, Burris HA, et al. Taxane-based chemotherapy for patients with carcinoma of unknown primary site. *Cancer J* 2001;7:203–212.

62. Hainsworth JD, Spigel DR, Raefsky EL, et al. Combination chemotherapy with gemcitabine and irinotecan in patients with previously treated carcinoma of an unknown primary site: a Minnie Pearl Cancer Research Network phase II trial. *Cancer* 2005;104:1992–1997.

63. Hainsworth JD, Burris HA, Calvert SW, et al. Gemcitabine in the second-line therapy of patients with carcinoma of unknown primary site: a phase II trial of the Minnie Pearl Cancer Research Network. *Cancer Invest* 2001;19:335–339.

64. Hainsworth JD, Spigel DR, Farley CL, et al. Phase II trial of bevacizumab and erlotinib in carcinomas of unknown primary site: The Minnie Pearl Cancer Research Network. *J Clin Oncol* 2007;25:1747–1752.

65. Warnke RA, Gatter KC, Falini B, et al. Diagnosis of human lymphoma with monoclonal antileukocyte antibodies. *N Engl J Med* 1983;209:1275–1281.

66. O'Connor DT, Burton D, Deftos LJ. Immunoreactive human chromogranin A in diverse polypeptide hormone-producing human tumors and normal endocrine tissues. *J Clin Endocrinol Metab* 1983;57:1084–1086.

67. Allhof EP, Proppe KH, Chapman CM. Evaluation of prostate-specific acid phosphatase and prostate-specific antigen. *J Urol* 1983;129:316–319.

68. Kahn HJ, Marks A, Thom H, Baumal R. Role of antibody to S-100 protein in diagnostic pathology. *Am J Clin Pathol* 1983;79:341–347.

69. Osborn M, Weber K. Biology of disease: tumor diagnosis by intermediate filament type: a novel tool for surgical pathology. *Lab Invest* 1983;48:372–394.

70. Bosl GJ, Ilson DH, Rodriguez E, et al. Clinical relevance of the i(12p) marker chromosome in germ cell tumors. *J Natl Cancer Inst* 1994;86:349–355.

71. Motzer RJ, Rodriguez E, Reuter VE, et al. Molecular and cytogenetic studies in the diagnosis of patients with midline carcinomas of unknown primary site. *J Clin Oncol* 1995;13:274–272.

72. Hainsworth JD, Johnson DH, Greco FA. Cisplatin-based combination chemotherapy in the treatment of poorly differentiated carcinoma and poorly differentiated adenocarcinoma of unknown primary site: results of a 12-year experience. *J Clin Oncol* 1992;10:912–922.

73. van der Gaast A, Verweij J, Henzen-Logmans SC, et al. Carcinoma of unknown primary: identification of a treatable subset. *Ann Oncol* 1991;1:119–121.

74. Lenzi R, Hess KR, Abbruzzese MC, et al. Poorly differentiated carcinoma and poorly differentiated adenocarcinoma of unknown origin: favorable subsets of patients with unknown primary carcinoma? *J Clin Oncol* 1997;15:2056–2062.

75. Pavlidis N, Kosmidis P, Skarlos D, et al. Subsets of tumors responsive to cisplatin or carboplatin combinations in patients with carcinoma of unknown primary site: a Hellenic Cooperative Oncology Group study. *Ann Oncol* 1992;3:631–634.

76. Greco FA, Thomas M, Hainsworth JD. Poorly differentiated carcinoma (PDC) or adenocarcinoma (PDA) of unknown primary site: long-term follow-up after cisplatin-based chemotherapy [abstract]. *Proc Am Soc Clin Oncol* 1997;16:274a.

77. Brenner B, Tang LH, Klimstra DS, Kelsen DP. Small-cell carcinomas of the gastrointestinal tract: a review. *J Clin Oncol* 2004;22:2730–2739.

78. Moertel CG, Evols LF, O'Connell MJ, Rubin J. Treatment of neuroendocrine carcinomas with etoposide and cisplatin: evidence of major therapeutic activity in anaplastic variants of these neoplasms. *Cancer* 1991;68:227–232.

79. Hainsworth JD, Johnson DH, Greco FA. Poorly differentiated neuroendocrine carcinoma of unknown primary site: a newly recognized clinico-pathologic entity. *Ann Intern Med* 1988;109:364–372.

80. Hainsworth JD, Spigel DR, Litchy S, Greco FA. Treatment of advanced poorly differentiated neuroendocrine carcinoma with paclitaxel, carboplatin, and etoposide: a phase II trial of the Minnie Pearl Cancer Research Network. *J Clin Oncol* 2006;24:3548–3554.

第 53 章

恶性腹膜间皮瘤

Sam G. Pappas, David L. Bartlett

简　介

间皮瘤是源自胸膜、心包及腹腔的肿瘤。恶性间皮瘤(MPM)是一种罕见的肿瘤,起自腹膜和盆腔腹膜的浆膜细胞。对于 MPM 的最佳治疗依然存在困难。这使得对 MPM 的加深认识、快速诊断及明智的外科治疗变得十分重要。过去,这些肿瘤被认为是死亡前的状态,大多数手术不能提高生存,只是出于姑息性目的而施行。最近,积极的外科治疗,包括根治性减瘤手术联合腹腔热灌注化疗(IPHC),在选择性 MPM 病例中获得了延长生存的效果。

有关 MPM 的自然病程知之甚少。平均诊断年龄 60 岁,男女比例 3:1。发病年龄据报道从 2 岁到 92 岁,但大多数发病年龄介于 45 岁到 64 岁之间[1]。世界范围内间皮瘤的地理分布呈不一致性,某些国家的发病率呈上升趋势。美国腹膜间皮瘤的比例持续上升。目前,腹膜间皮瘤大约占全部恶性间皮瘤的 1/3 [1-3]。MPM 的发病率在全部恶性间皮瘤中占 15%左右,但各家研究报道存在较大差异。据报道,澳大利亚 20 岁以上人群的间皮瘤年发生率在 15.8 到 28.9/百万人(20 年),而且呈上升之势[4]。这与美国的发生率相反,美国为 2.2 例/百万人,而且呈下降趋势[5]。这可能部分与石棉暴露时间不同及最大石棉暴露时间与疾病诊断时间之间的潜伏期(20~40 年)有关。

MPM 最常见的症状是腹围逐渐增加、疼痛及体重下降。临床上患者一般表现为"疼痛为主"型或"腹水为主"型,有些患者同时表现疼痛及腹部高张力。与意外得到 MPM 诊断的患者相比,有症状的患者据报道其症状的存在是预后的一个不良因素[6]。目前尚无公认的 MPM 分期系统。这一疾病一般局限于腹腔,最终在疾病晚期会向一侧或两侧胸腔扩散。但是,大多数死亡患者并无远处转移的证据。MPM 患者最重要的预后指标是肿瘤的生物学表型。肿瘤的进行性生长最终导致不可控制的腹水、腹腔脏器及肠管的包裹,以及反复发作的肠梗阻。如果不加以治疗,中位生存期仅为 5~12 个月[7]。

危险因素

流行病学研究发现慢性腹膜激惹(主要是石棉纤维)是 MPM 的首要病因。其他危险因素也与 MPM 的最终发展有关,包括:某些情况下接受放射治疗,如治疗霍奇金病[8,9],暴露于钍造影剂[10],反复发作的腹膜炎[11],家族性地中海热[12],SV40 病毒[11-13],以及子宫内膜异位症。值得注意的是,导致 MPM 的环境暴露时间到发病之间存在很长的潜伏期,通常超过 20 年。这提示恶性表型发生前需要发生多种体细胞的遗传突变[7]。MPM 没有发现特异的染色体改变。但是,最近的研究开始阐明最终导致恶性表型的分子事件。例如,22 号染色体一个拷贝的缺失是一个恶性间皮瘤中最常发生的数字变化[7]。

长期石棉暴露被认为是 MPM 发生的一个主要危险因素[14]。尽管尚未得到一致认可,但 70%的 MPM 病例被认为与长期石棉暴露有关。工业及建筑贸易中的石棉纤维的职业暴露是大多数 MPM 病例相关因素中的常见因素。在某些系列研究中,MPM 的发生率与流行情况在男女间存在差异。不同国家的发生率与石棉的暴露呈平行关系,MPM 的发生高峰看起来要经历很长的潜伏期。例如,澳大利亚和英国的最大暴露比率发生于 20 世纪 60 和 70 年代,其峰值发生率可以预期在 2010 到 2020 年[15-17]。纤维吸入如何导致腹膜种植尚不清楚,但有石棉纤维到达腹腔部位的报道[17]。石棉纤维暴露导致 MPM 发生的确切机制尚有待全面阐明[18]。

据推测,既往射线照射过腹腔可能是 MPM 的一个病因。如果患者既往正常腹腔接受过射线照射,而目前存在腹水或胸腔积液,医生应当警惕 MPM 发生的可能。SV40 病毒单独作用可导致 MPM 癌变的可能性不大。MPM 的发生更多的可能是多因素协同作用的结果。从这个意义上讲,许多共同致癌原(如石棉,SV40)能够共同作用导致 MPM[19]。在土耳其的某些地区,MPM似乎与常染色体的遗传模式有关[20]。到底是遗传因素单独或与环境暴露等因素共同作用导致 MPM 尚不清楚。

临床表现与诊断

大多数 MPM 的患者表现为多种多样、不典型的症状,这常常导致诊断的延误。在众多的主诉中,患者可表现为腹痛、腹胀、厌食、乏力以及因腹水所致的腹围增大。偶尔,患者可表现为体重下降,可触及的包块,吞咽困难,不全肠梗阻,新发腹股沟疝,深静脉血栓形成,或不明原因的发热[4,6,8,21-23]。腹水不是一个特异性的体征,大约见于90% 的 MPM 患者。对于大多数 MPM 患者而言,术前诊断不明的情况下行开腹探查很常见。MPM 患者的症状通常不具有特异性,可与多种疾病表现重叠。

文献报道,MPM 可表现为各种罕见和不同寻常的临床症状。有的表现为囊性疝及鞘膜积液,有时与妇科恶性肿瘤表现相似。这些肿瘤还可表现为孤立的脐部、小肠或腹膜后的肿瘤。某些少见的临床表现报道 MPM具有异位激素分泌功能。有报道患者过度分泌抗利尿激素[24],生长激素[25,26],促皮质激素[27]及胰岛素样物质[25]。

由于 MPM 是一种少见的疾病,症状及临床表现多种多样且无特异性,因而其诊断常常含糊不清。如果高度怀疑该病,且合并某些非特异性的表现,石棉暴露史,或存在腹水,则大多数情况下可考虑做出诊断。一般来说,腹腔积液的诊断性穿刺对医生做出诊断的帮助不大。通常,穿刺液中会发现不足以明确诊断的细胞,或包含"间皮增生"样细胞[28]。诊断性穿刺偶尔会帮助做出明确的诊断。大多数患者由于主诉不特异而接收影像学检查,如腹部超声或腹部 CT 扫描。超声发现不具有特异性,可发现腹腔肿块、网膜包裹,或腹水的存在。MPM 的内镜下的表现与其他腹膜原发肿瘤或转移瘤可能无法清楚区分。除此之外,CT 扫描可显示多种发现。肠系膜及腹膜增厚以及腹水的存在高度提示

MPM 的可能。尽管一些 CT 扫描的发现能够预测外科疗效,但是 CT 扫描本身很难做出术前的诊断,不过在某些病例,可帮助指导医生进行 CT 引导下的活检[1]。

大多数累及腹腔表面的肿瘤是源自原发性或转移性浆液性上皮肿瘤[14]。这使得仅仅依据形态特征而识别 MPM 和原发性浆液性上皮恶性肿瘤两者间存在的不同,很有难度。诊断地做出通常借助免疫组化的帮助,对间皮标记物进行染色,提高术前诊断的准确性。根据组织学特征,联合免疫表型分析,很多 MPM 患者手术探查前可获得准确的诊断。这可能有助于排除拥有高度恶性表型,而不会从外科减瘤手术(primary surgical debulking up front)中获益的患者人群,而选择那些适宜外科开腹探查的最佳人群。此外,有些 MPM 侵袭性相对较低,预后明显优于其他患者。其中一种见于年轻女性,其预后优于其他 MPM 患者[21,22]。这些患者可作为积极减瘤手术和 IPHC 的理想候选人群。有时,一个明确诊断的获得需要多学科的参与,包括临床医生、放射学家、拥有特殊免疫组化染色的病理学家;有时,还需要电子显微镜的辅助才能获取准确的诊断[6]。

用于诊断的理想技术手段应当是基于外科活检获取的标本。这一策略可通过各种技术手段获取,并且可以避免诊断延误。其中一项技术是腹腔镜引导下的活检。作为一项常用技术,它能帮助外科医生在开腹探查前对肿瘤负荷进行评估[29]。腹腔镜下 MPM 的表现可能与其他原发腹膜肿瘤或腹膜其他部位转移瘤区别不大。包括肝脏在内的实质脏器没有受累的情况可以提醒外科医生,肿瘤可能为 MPM,应当对整个腹腔、盆腔,包括系膜及附件进行全面细致的检查。腹腔镜引导下的多点活检联合腹腔细胞学分析,有可能对间皮肿瘤做出诊断;通过免疫细胞化学明确 MPM的诊断。然而,对这项检查存在引起肿瘤种植的担心,肿瘤的种植可促进肿瘤的播散[30-32]。腹腔镜下腹腔灌注化疗是一种新的治疗手段,对于不宜进行根治性外科治疗的合并腹水的患者而言,这种治疗可作为缓解腹水的一种方法。最近的一项研究,14 名组织类型各异的肿瘤患者的难治性腹水均得到有效缓解[33]。

病理及分期

目前,已鉴别出多种病理类型的间皮瘤,大体分为多发囊性、上皮样、表皮样、两阶段性、肉瘤样及合胞体样瘤等[7]。合胞体样、肉瘤样或两阶段性形态学特

征的肿瘤患者的预后较差。文献报道,肿瘤病理学亚型极为各异,其恶性潜能也各不相同(图 53.1)。这使得各种不同亚型的治疗方案的制定十分困难。此外,胸膜间皮瘤的自然病程与 MPM 显著不同,使得其表型特征的推断及治疗策略的选择十分困难。

值得注意的是,有些腹腔良性肿瘤的表现与 MPM 相似。多发囊性间皮瘤,又称为多房性腹膜包含物囊肿(multilocular peritoneal inclusion cyst),是一种

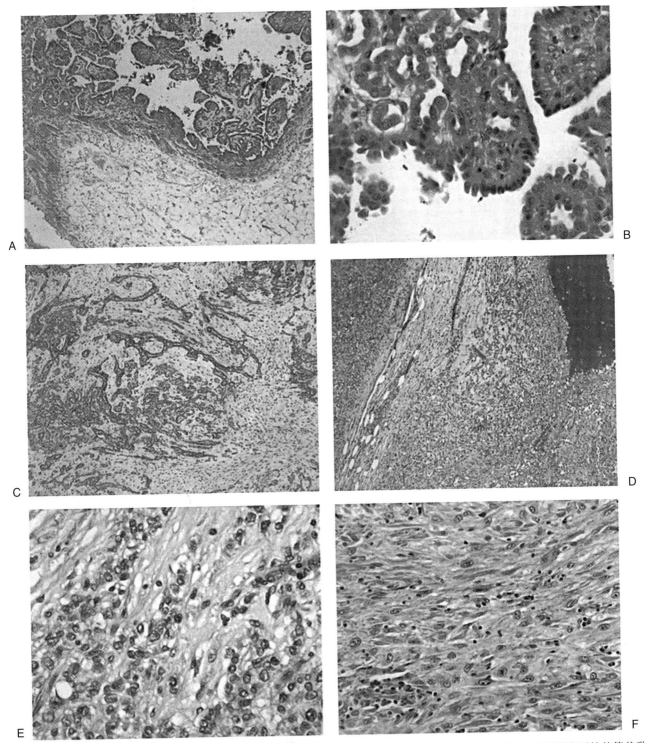

图 53.1　腹膜间皮瘤的组织病理表现。(A,B)低度恶性的管状乳头状型,无深层组织侵犯及结缔组织增生。(C)低度恶性的管状乳头状型伴有组织深层浸润和结缔组织增生。(D,E)高度恶性上皮型伴有组织深层浸润和结缔组织增生。(F)高度恶性肉瘤型。(A,C,D:100x; B, E: 600x; F: 400x)。Permission for reprint pending Feldman et al.(见彩图)

良性包裹性囊肿,由多个囊肿以葡萄串样形式组成[7]。腺瘤样间皮瘤是生殖系统的良性上皮样病变,可表现为腹腔或盆腔的肿块。分化良好的乳头状间皮瘤是另一种类型的良性肿瘤,多见于年轻女性。有报道指出,经过长期对病变的观察,恶性程度出现退化[7]。这些肿瘤的组织学表现为被覆良性间皮细胞的乳头样结构。有时,卵巢癌与间皮瘤的鉴别十分困难,只有切除外科手术标本及卵巢后方可明确。

目前尚不清楚近年文献中报道的患者的确切组织类型。

关于 MPM 的合适的分期尚未达成一致。随着治疗策略的延伸,以及大量全身及局部联合治疗的拓展,对统一的分期系统的需求亦更加明显。这将有助于根据患者的分期为患者选择制定各种不同的治疗方案,更好的界定当前治疗手段条件下理想的受治人群。这些治疗策略将会不断进行修正,各种预后指标将有可能得以制定,以帮助划分患者接受理想的治疗计划。

外科治疗

过去,大多数全身性化疗方案对于 MPM 患者的症状缓解或生存期延长无效。既往化疗缺乏显著的局部效应,这使得针对腹膜表面恶性肿瘤的局部治疗,包括腹膜切除、IPHC 及早期术后腹腔化疗等,重新进入人们的视野。这一策略与传统全身化疗相比存在几项优势。腹膜浆膜屏障对于高剂量局部治疗显示良好的药物动力学反应。更高的药物浓度可使得药物与肿瘤细胞直接接触,同时浆膜浓度减低,减少了全身性毒性[6]。许多情况下,指数级药物可抵达腹膜腔,而未达到全身性毒性水平。多种抗肿瘤药物的活性通过加温至 42℃ 得以增强,这是因为加温使得药物的细胞毒性及组织穿透性增加。理论上讲,减瘤手术(CRS)用于治疗大块肿瘤,而 IPHC 则用于减瘤术后残存的微小病变。CRS 联合 IPHC 如同一个剂量加强装置发挥作用,提高疗效。

MPM 的多学科联合治疗的进展最初源自一项 Dana-Farber 癌症研究所及放射治疗联合中心的三个序列研究的结果[35]。在最初的试验中,从 1980 至 1982 年,9 名患者中的 1 名在手术及全腹腔放疗前后接受了静脉环磷酰胺、阿霉素及二甲基三氮唑羧基黄嘌呤的化疗治疗,该患者生存超过 10 年。在第二个 I 期试验中,即 1982 至 1985 年,13 名患者中的 6 名的所有大于 1cm 的病变均接受了减瘤手术,继而接受了总共 8~12 轮的腹腔内阿霉素(6~50 mg/m²)和顺铂(66~100mg/m²)化疗。在二次开腹时,全部 6 名患者存在肿瘤负荷客观性较少超过 50%。本项研究中,4 名患者完全接受了计划中的治疗,其中包括减瘤术、腹腔内化疗及全腹腔放疗。患者在获得诊断后保持无病状态至少达 36 个月(36~61 个月)。在第三个 I 期试验中,患者在接受外科减瘤术后行顺铂和阿霉素的腹腔给药,每 2 周一次,共计 20 周。这些患者在接受二次手术时发现,全腹腔放疗后的患者腹腔内无残癌,而静脉化疗继而放疗的患者则发现腹腔残癌[7]。13 名患者对治疗有效,其中 7 名患者部分缓解,6 名完全缓解。3 名部分缓解的患者发生复发报告的同时,全部 6 名完全缓解的患者依然保持无瘤状态,平均达 25 个月。这些治疗方案在大多数患者中耐受性良好,仅报道有轻到中度的血液毒性反应及轻度恶心呕吐的毒性症状。

近来,有关腹膜间皮瘤的治疗观念较前有所改变,而以前这种疾病的治疗方案很有限。过去认为,患者接受手术干预是出于缓解症状的目的。2000 年之前,MPM 的 5 年生存率被认为是零。最近,几位作者报道了积极外科治疗,包括 CRS 及 IPHC 联合术后早期腹腔内化疗治疗

表 53.1

CT 评估对小肠及其系膜肿瘤的分级

分级	腹水	小肠和系膜受累	系膜血管显影侵袭下降	CT 评价
0	无	无	否	正常表现
I	有	无	否	仅仅有腹水
II	有	增厚、增强	否	可见实体肿瘤
III	有	结节样增厚,节段肠梗阻	是	正常结构消失

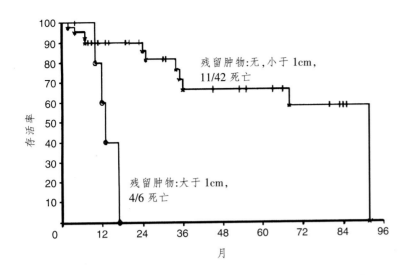

图 53.2　切除肿瘤的完整程度(CC)是一个重要的预后影响因子。依据 CC 进行分类,患者总生存有显著的差异。

MPM 成功的案例。这些治疗有时会包括二次手术,用以明确没有早期复发,并对术后如何治疗提供指导信息。

对于识别哪些患者适宜接受根治性治疗的重要性不应低估。对于已明确或可疑的 MPM 患者,CT 可能有助于选择那些理想的适宜接受外科减瘤手术的候选患者。对于 CT 选择原则下不宜接受减瘤手术的患者,应考虑进行其他治疗手段。Sugarbaker 等发现术前 CT 扫描的客观发现与减瘤的完全性(CC)之间存在联系[36]。施行 CRS 的范围很大程度上取决于腹腔肿瘤的分布及播散数目。他们的资料显示,上腹区域肿瘤的大小、小肠及其系膜的外观能够很好地预测 CRS 的效果。更进一步而言,上腹肿瘤>5cm 及小肠发现为 III 类的患者,其减瘤术 100%不够理想。这与没有上述表现的患者相比完全不同,这些患者可能达到 94%的完全减瘤(表 53.1)。这些资料强烈支持术前 CT 扫描用以筛选适合外科手术的患者。所有拟行 CRS 的患者均应接受恰当的心肺功能的评估,并尽可能改善术前疾病状态。由于外科操作所致的应激程度十分重要,因此在评价患者是否接受该项治疗前也应当予以考虑。

减瘤手术与腹腔内热灌注化疗

最近,许多作者分别报道了多学科联合治疗 MPM 取得满意疗效,包括 CRS 和 HIIC。所有研究中引人注目的趋势是接受了这些治疗的患者的生存期得以延长。这些研究显示,这一患者人群的中位生存期较历史对照相比有了显著延长,接近半数的患者生存超过 5 年。这意味着恶性腹膜间皮瘤的新的治疗标准的重新制定[37]。随着对这些患者的治疗的经验不断增加,治疗策略也会不断完善,最终将会界定最适宜进行积极外科治疗的患者。

Sugarbaker 等描述了他们处理 MPM 患者的外科方法。简而言之,患者接受开腹手术,切除四个象限的腹膜±根据肿瘤负荷程度所做的区域脏器切除。其基本理念是减少全部肿瘤负荷,使之<5cm。包括小网膜囊及肝十二指肠韧带在内的所有腹腔区域均应探查,以优化腹膜表面,使之与化疗灌注液接触。大小网膜在术中通常一并去除。

许多已发表的系列研究显示,CC 是多因素分析中获得更好生存的独立预后因素(图 53.2)[34,38,39]。一项近期的系列研究发现,术后 CC 评分显示减瘤充分的患者的生存期显著延长。CC 评分好的患者与评分不好的患者相比,其 5 年生存率分别为 59 % 和 19%[40]。完整的减瘤手术对于 MPM 患者可能更富挑战性,因为这些患者与结直肠或阑尾源性转移癌患者相比,其恶性表型更加严重。更为特殊的是,小肠浆膜面常常存在大量肿瘤负荷(通常这一区域在阑尾癌转移时并不受累)(图 53.3)。在积极的减瘤术后,将腹腔与一套体外循环装置相连,以进行热灌注化疗治疗。已报道了几种化疗方案,结果均很理想。提供给这些特定患者的治疗方案将会不断得到扩展和完善。

全身性化疗

MPM 很大程度上是一种局限性疾病,通常,在

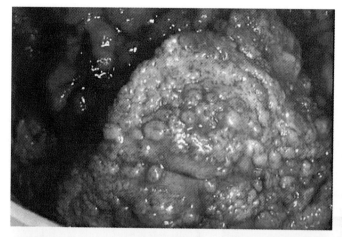

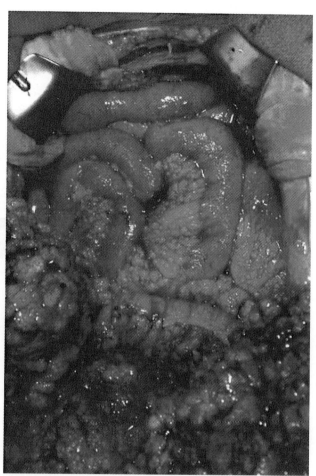

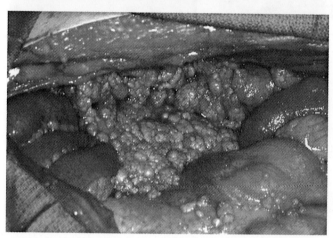

图 53.3 恶性腹膜间皮瘤弥漫的侵犯小肠脏膜面。(见彩图)

大部分或整个病程中局限于大多数患者的腹膜腔中，这也就是为什么可以接受积极的联合的局部治疗作为优先选择的治疗。近来，对于外科减瘤手术联合腹腔内化疗，以及术后给予或不给予腹腔化疗和放疗的疗效，多家研究中心在预期可能获得较好疗效的患者人群中进行了评估。然而，并非所有 MPM 患者适合进行上述积极的联合治疗，与上述治疗相关的发病率并非没有显著差异。此外，并非所有患者得到了完全的减瘤，对于外科治疗不太理想的患者而言，术后还需要其他的治疗以进一步提高生存。

全身性化疗在治疗 MPM 患者中的作用尚难明确。由于缺乏标准化的客观的反应评价指标，化疗方案有效性的评估十分困难。这些肿瘤弥漫转移，影像学检查很少有所发现，而影像学的发现常常是作为疾病反应的标记。此外，有关全身性化疗治疗腹膜源性间皮瘤的作用的资料十分匮乏。在过去的几十年中，大量单药方案和联合用药方案已进行了测试，疗效有限。有时，讨论化疗在治疗任意部位起

源的恶性间皮瘤的作用后，推断其对 MPM 患者的作用很有必要[41]。

在小范围混杂人群中试验的大多数细胞毒性药物已被证明反应率令人失望。近期有一项 meta 分析，对 1965 年至 2000 年间所有有关全身性化疗治疗胸膜和腹膜源性间皮瘤的前瞻性临床试验进行了总结[42]。这一综述涵盖了超过 2300 名患者，包括 80 个单臂和三项随机 II 期临床试验。简而言之，这项 meta 分析提示单药顺铂及顺铂联合阿霉素是治疗恶性间皮瘤最有效的药物。接受顺铂治疗的患者的反应率(23%)显著高于($p<0.001$)接受阿霉素治疗的患者(11%)，或其他不包含任意这两种药物治疗的患者。这些结论尚没有得到影像随机临床试验的证实，而且该 meta 分析是基于反应率而不是生存或生活质量做出的分析。

一些新的药物已对这些传统化疗耐受的疾病显现出很好的前景。特别是抗叶酸药值得特别关注，因为它们看起来是抗恶性间皮瘤最具活性的药物。Pemetrexed(爱宁达)磷酸氢二钠是一种新型抗叶酸药

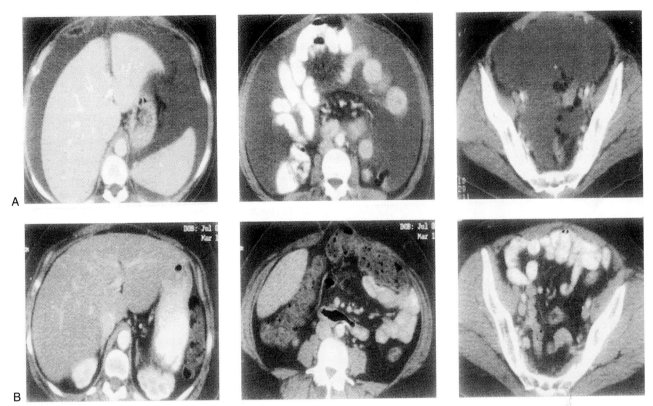

图 53.4　轴位 CT 扫描显示减瘤手术和腹腔内高温灌注化疗术后腹水被完全吸收。(A)CRS 和 IPHC 术前。(B)CRS 和 IPHC 术 54 月后。

物,具有广谱抗肿瘤活性[43]。早期爱宁达联合铂类化疗药物的临床试验结果显示 I 期和 II 期的反应率达 45%[44]。爱宁达是恶性间皮瘤中接受过最大范围临床试验评估的药物。这项 III 期试验研究比较了化疗无效、不宜进行治愈性切除的患者对爱宁达联合顺铂与单药顺铂间的反应率。联合治疗组的反应率显著高于顺铂单药组(41%:17%,P<0.0001)。最后,德国一项研究[45]及爱宁达扩展开放项目的初步资料,对爱宁达在腹膜间皮瘤患者中的抗肿瘤活性的作用做出结论,其反应率介于胸膜源性疾病所观察到的反应率范围内。还有一些初步研究的资料表明,爱宁达的药代动力学特点适合腹腔内给药,这将有助于将其纳入多学科联合局部治疗[47]。

　　吉西他滨是一种嘧啶拟似物,在体外具有抗间皮瘤细胞系的活性,可能与铂类化合物存在协同效应[41]。综合三项临床试验,吉西他滨单药的反应率为 12%(范围 0%~31%)。更为引人注目的是三项试验中吉西他滨联合顺铂的反应率,为 16%~48%[48-50]。目前,尚没有随机试验证实联合应用吉西他滨和顺铂在治疗恶性腹膜间皮瘤中的确切作用。包括分子靶向治疗在内的许多其他靶向治疗目前正在接受评

价。目前,对于不可进行治愈性手术的患者而言,爱宁达联合顺铂可能是最理想的治疗。深刻理解 MPM 的潜在分子机制非常重要,将帮助我们发现新的更为合理先进的治疗策略。

新的治疗手段

　　目前,出现了几项关于 MPM 的腹膜导向性区域治疗及分子靶向治疗的报道。化学免疫治疗策略,包括顺铂和干扰素 2a 治疗,或细胞毒性 T 细胞、腹腔内硫马林,以及基因治疗等均有报道[51-53]。此外,针对血管内皮生长因子、血小板源性生长因子以及表皮生长因子的分子靶向药物也已开始研究[54]。一项国立癌症研究中心资助的 II 期临床试验,顺铂/吉西他滨联合或不联合贝伐单抗治疗恶性间皮瘤患者,已经启动。许多其他靶向治疗目前正在研究中。随着对恶性转化的分子事件的认识加深,这一领域的兴趣将不断扩展。近来血清蛋白组学及遗传学的资料已经揭示两种蛋白质(骨桥蛋白和血清间皮素相关蛋白 SMRP)有可能成为 MPM 患者早期检测和治疗的靶点[55]。

预后

1999 年以前的报道，即联合采用减瘤术和全身性化疗，中位生存期大约为 12 个月[2,3,56-60]。1999 年以后，来自几个研究中心的有关生存的报道证实，包括 CRS 联合 IHPC 的积极的外科治疗有效地改善了预后[28,34,38-40,61-64]。当外科手术联合热灌注化疗时，中位生存期接近 5 年，后续的报道继续显示生存期的延长。

多位作者已经报道了减瘤手术和 IPHC 的良好预后。国立癌症研究中心的 Feldman 等人连续报道了几项 MPM 治疗的临床试验[34]。他们最新的报告，即包含术中应用顺铂的 IPHC 及术后保留 5-氟尿嘧啶和紫杉醇的方案，49 名患者的中位生存期达 92 个月。Brigand 等报道，15 名患者接受了 CRS 及 90 分钟的丝裂霉素 C 和顺铂的 IPHC 的治疗[38]。总体中位生存期为 46.7 个月。1、3、5 年的生存率分别为 71.5%、49% 和 36.8%。在最近一项发表的临床试验中，49 名患者接受了顺铂/丝裂霉素 C 或顺铂/阿霉素治疗，其总体中位生存期在研究结束时尚无数据，其疾病无进展生存期为 40 个月。腹水的缓解是另一项重要的对 CRS 和 IPHC 反应显著的结果（图 53.4）。大多数研究报道大多数的患者的症状得到改善，腹水得到明显的解决。

在一项 100 名腹膜间皮瘤患者的序列研究中，总体中位生存期为 50 个月（范围：1~143 个月），1、3、5 年的生存率分别为 77%、53% 和 44%[40]。在这一中心，并非全部患者都接受了完整的治疗方案。65 名接受减瘤手术和顺铂/阿霉素治疗的患者，又接受了术后早期的腹腔内紫杉醇治疗，他们的中位生存期为 79 个月（范围：1~143 个月）。

有关腹膜间皮瘤患者的 CRS 和 IPHC 治疗相关的并发症发病率和死亡率的资料还很有限。有可能 MPM 患者治疗相关的发病率和死亡率与在其他诊断情况下接受 CRS 和 IPHC 的治疗的患者的结果类似。在大多数已发表的大宗报道中，治疗相关发病率为 20% 到 30%，死亡率从 1% 到 20% 不等。在腹膜间皮瘤接受 CRS 和 IPHC 治疗的最大宗报道中，治疗相关的死亡率为 5%（100 名患者中的 5 名）。其 III 级和 IV 级并发症发病率分别为 24% 和 11%。最常见的治疗相关的并发症为胸腔积液，见于 5% 患者。根据其他胃肠道恶性肿瘤的相关数据，上述数据似乎可以接受。但依据各个中心所报道的低并发症发病率和死亡率，这些数据也反映了这一领域治疗的明显的专业性。在掌握并应用这些技术于患者人群时，学习曲线很深。如果病例选择更好，治疗相关的并发症发生率就会更为减少。

结论

MPM 是一种局部侵袭性恶性肿瘤，通常在其病期的后期发现，使得其治疗十分困难。许多有关 MPM 的合理化治疗的问题尚有待解决。随着对这一独特临床疾病的认识的不断加深，很大一部分适合接受手术的患者有可能接受治疗。既往石棉暴露史或具备典型临床特征，均有助于 MPM 的诊断。外科医生将获取更多的经验，手术指征及各种治疗的选择将更为明确。识别更为精确的预后指标将有助于患者的更好选择和确定理想的外科干预时间。目前，还需要对理想的温度和精确的化疗灌注液的传送进行标准化。

出于缓解症状所采取的减瘤手术，以及后续的全身性化疗不再是治疗这些患者的优先选择。对于大多数可切除的 MPM 患者而言，完整地肿瘤切除手术联合腹腔内热灌注化疗是目前的治疗选择。通过已发表的系列研究来看，CC 似乎始终是一个重要的独立预测指标。全身性化疗在这些患者治疗中的确切作用上需要进一步阐明。此外，尚需要术前检测手段的发展，它有助于 MPM 患者的合理选择，从而使患者接受综合性多学科的治疗。对适合接受这些治疗措施的患者的选择认知会减少治疗相关的并发症发病率和死亡率，将会提高远期疗效。对于不宜接受 CRS 和 IPHC 的患者，或不十分理想的切除患者，应将其作为多中心联合试验的一部分，提供额外的全身性治疗。对于局部高复发风险的患者，已有新型药物可予以治疗，还有些药物正在研制中。

（张佩 译）

参考文献

1. Asensio JA, Goldblatt P, Thomford NR. Primary malignant peritoneal mesothelioma: a report of seven cases and a review of the literature. *Arch Surg* 1990;125(11):1477–1481.
2. Sridhar KS, Doria R, Raub WA Jr, Thurer RJ, Saldana M. New strategies are needed in diffuse malignant mesothelioma. *Cancer* 1992;70(12):2969–2979.
3. Antman K, Shemin R, Ryan L, et al. Malignant mesothelioma: prognostic variables in a registry of 180 patients, the Dana-Farber Cancer Institute and Brigham and Women's Hospital experience over two decades, 1965–1985.

4. Clark JR, Ross WB. An unusual case of ascites: pitfalls in diagnosis of malignant peritoneal mesothelioma. *Aust N Z J Surg* 2000;70(5):384–388.
5. Piazza D, Caruso F, Scaringi S, Ferrara M, Latteri F, Dell'Erba D. Primary diffuse malignant peritoneal mesothelioma: case report and update of therapy. *J Surg Oncol* 2000;75(1):55–58.
6. Mohamed F, Sugarbaker PH. Peritoneal mesothelioma. *Curr Treat Options Oncol* 2002;3(5):375–386.
7. Pass HI, Hahn SM, Vogelzang NJ, Carbone M. *Benign and Malignant Mesothelioma. Cancer Principle and Practice in Oncology.* 7th ed. Philadelphia, PA; Lippincott Williams & Wilkins; 2006:1687–1715.
8. Sato F, Yamazaki H, Ataka K, et al. Malignant peritoneal mesothelioma associated with deep vein thrombosis following radiotherapy for seminoma of the testis. *Intern Med* 2000;39(11):920–924.
9. Weissmann LB, Corson JM, Neugut AI, Antman KH. Malignant mesothelioma following treatment for Hodgkin's disease. *J Clin Oncol* 1996;14(7):2098–2100.
10. Stey C, Landolt-Weber U, Vetter W, Sauter C, Marincek B. Malignant peritoneal mesothelioma after Thorotrast exposure. *Am J Clin Oncol* 1995;18(4):313–317.
11. Attanoos RL, Gibbs AR. Pathology of malignant mesothelioma. *Histopathology* 1997;30(5):403–418.
12. Gentiloni N, Febbraro S, Barone C, et al. Peritoneal mesothelioma in recurrent familial peritonitis. *J Clin Gastroenterol* 1997;24(4):276–279.
13. Shivapurkar N, Wiethege T, Wistuba II, et al. Presence of simian virus 40 sequences in malignant mesotheliomas and mesothelial cell proliferations. *J Cell Biochem* 1999;76(2):181–188.
14. Bani-Hani KE, Gharaibeh KA. Malignant peritoneal mesothelioma. *J Surg Oncol* 2005;91(1):17–25.
15. D'Albuquerque LA, Padilla JM, Rodrigues AL, et al. [Diffuse primary malignant mesothelioma in abdominal cavity.] *Arq Gastroenterol* 1997;34(3):163–168.
16. Barbieri PG, Migliori M, Merler E. [The incidence of malignant mesothelioma (1977–1996) and asbestos exposure in the population of an area neighboring Lake Iseo, northern Italy.] *Med Lav* 1999;90(6):762–775.
17. Cocco P, Dosemeci M. Peritoneal cancer and occupational exposure to asbestos: results from the application of a job-exposure matrix. *Am J Ind Med* 1999;35(1):9–14.
18. Dodson RF, O'Sullivan MF, Huang J, Holiday DB, Hammar SP. Asbestos in extrapulmonary sites: omentum and mesentery. *Chest* 2000;117(2):486–493.
19. Bocchetta M, Di Resta I, Powers A, et al. Human mesothelial cells are unusually susceptible to simian virus 40-mediated transformation and asbestos cocarcinogenicity. *Proc Natl Acad Sci U S A* 2000;97(18):10214–10219.
20. Roushdy-Hammady I, Siegel J, Emri S, Testa JR, Carbone M. Genetic-susceptibility factor and malignant mesothelioma in the Cappadocian region of Turkey. *Lancet* 2001;357(9254):444–445.
21. Acherman YI, Welch LS, Bromley CM, Sugarbaker PH. Clinical presentation of peritoneal mesothelioma. *Tumori* 2003;89(3):269–273.
22. Ustundag Y, Can U, Benli S, Buyukasik Y, Ozbek N. Internal carotid artery occlusion in a patient with malignant peritoneal mesothelioma: is it a sign of malignancy-related thrombosis? *Am J Med Sci* 2000;319(4):265–267.
23. Tejido GR, Anta FM, Hernandez Hernandez JL, Bravo GJ, Gonzalez MJ. [Fever of unknown origin as the clinical presentation of malignant peritoneal mesothelioma.] *Ann Med Intern* 1997;14(11):573–575.
24. Perks WH, Crow JC, Green M. Mesothelioma associated with the syndrome of inappropriate secretion of antidiuretic hormone. *Am Rev Respir Dis* 1978;117(4):789–794.
25. Anderson N, Lokich JJ. Mesenchymal tumors associated with hypoglycemia: case report and review of the literature. *Cancer* 1979;44(2):785–790.
26. Sparagana M, Phillips G, Hoffman C, Kucera L. Ectopic growth hormone syndrome associated with lung cancer. *Metabolism* 1971;20(8):730–736.
27. Knight RA, Ratcliffe JG, Besser GM. Tumour ACTH concentrations in ectopic ACTH syndrome and in control tissues. *Proc R Soc Med* 1971;64(12):1266–1267.
28. Sugarbaker PH, Welch LS, Mohamed F, Glehen O. A review of peritoneal mesothelioma at the Washington Cancer Institute. *Surg Oncol Clin N Am* 2003;12(3):605–621, xi.
29. Van de WP, Blomme Y, Van OL. Laparoscopy and primary diffuse malignant peritoneal mesothelioma: a diagnostic challenge. *Acta Chir Belg* 2004;104(1):114–117.
30. Sugarbaker PH, Yan H, Grazi RV, Shmookler BM. Early localized peritoneal mesothelioma as an incidental finding at laparoscopy: report of a case and implications regarding natural history of the disease. *Cancer* 2000;89(6):1279–1284.
31. Orosz Z, Nagy P, Szentirmay Z, Zalatnai A, Hauser P. Epithelial mesothelioma with deciduoid features. *Virchows Arch* 1999;434(3):263–266.
32. Muensterer OJ, Averbach AM, Jacquet P, Otero SE, Sugarbaker PH. Malignant peritoneal mesothelioma: case-report demonstrating pitfalls of diagnostic laparoscopy. *Int Surg* 1997;82(3):240–243.
33. Valle M, Garofalo A, Federici O, Cavaliere F. Laparoscopic intraperitoneal antiblastic hyperthermic chemoperfusion in the treatment of refractory neoplastic ascites: preliminary results. *Suppl Tumori* 2005;3:122–133.
34. Feldman AL, Libutti SK, Pingpank JF, et al. Analysis of factors associated with outcome in patients with malignant peritoneal mesothelioma undergoing surgical debulking and intraperitoneal chemotherapy. *J Clin Oncol* 2003;21(24):4560–4567.
34a. Cerruto CA, Brun EA, Chang D, Sugarbaker PH. Prognostic significance of histomorphologic parameters in diffuse malignant peritoneal mesothelioma. *Arch Pathol Lab Med* 2006;130(11):1654–1661.
35. Taub RN, Keohan ML, Chabot JC, Fountain KS, Plitsas M. Peritoneal mesothelioma. *Curr Treat Options Oncol* 2000;1(4):303–312.
36. Yan TD, Haveric N, Carmignani CP, Chang D, Sugarbaker PH. Abdominal computed tomography scans in the selection of patients with malignant peritoneal mesothelioma for comprehensive treatment with cytoreductive surgery and perioperative intraperitoneal chemotherapy. *Cancer* 2005;103(4):839–849.
37. Sugarbaker PH, Yan TD, Stuart OA, Yoo D. Comprehensive management of diffuse malignant peritoneal mesothelioma. *Eur J Surg Oncol* 2006;32(6):686–691.
38. Brigand C, Monneuse O, Mohamed F, et al. Peritoneal mesothelioma treated by cytoreductive surgery and intraperitoneal hyperthermic chemotherapy: results of a prospective study. *Ann Surg Oncol* 2006;13(3):405–412.
39. Deraco M, Nonaka D, Baratti D, et al. Prognostic analysis of clinicopathologic factors in 49 patients with diffuse malignant peritoneal mesothelioma treated with cytoreductive surgery and intraperitoneal hyperthermic perfusion. *Ann Surg Oncol* 2006;13(2):229–237.
40. Yan TD, Sugarbaker PH. Cytoreduction and intraperitoneal chemotherapy for peritoneal mesothelioma—analysis of 100 consecutive patients from a prospective database. *Eur J Surg Oncol* 2006;32(6):686–691.
41. Garcia-Carbonero R, Paz-Ares L. Systemic chemotherapy in the management of malignant peritoneal mesothelioma. *Eur J Surg Oncol* 2006;32(6):676–681.
42. Berghmans T, Paesmans M, Lalami Y, et al. Activity of chemotherapy and immunotherapy on malignant mesothelioma: a systematic review of the literature with meta-analysis. *Lung Cancer* 2002;38(2):111–121.
43. Adjei AA. Pemetrexed (ALIMTA), a novel multitargeted antineoplastic agent. *Clin Cancer Res* 2004;10(12 pt 2):4276s–4280s.
44. Vogelzang NJ, Rusthoven JJ, Symanowski J, et al. Phase III study of pemetrexed in combination with cisplatin versus cisplatin alone in patients with malignant pleural mesothelioma. *J Clin Oncol* 2003;21(14):2636–2644.
45. Karunaharan T, Metzner D, Maher G, Plahl A, Wert N. Pemetrexed + cisplatin in patients with malignant peritoneal mesothelioma (abstract). *Proc Am Soc Clin Oncol* 2004;22:7201.
46. Bloss J, Wozniak A, Janne P, et al. Pemetrexed alone or in combination with cisplatin in the treatment of patients with peritoneal mesothelioma: Outcomes of an expanded access program (EAP) in patients with malignant mesothelioma [abstract]. *Proc Am Soc Clin Oncol* 2004;22:7198.
47. Pestieau SR, Stuart OA, Sugarbaker PH. Multi-targeted antifolate (MTA): pharmacokinetics of intraperitoneal administration in a rat model. *Eur J Surg Oncol* 2000;26(7):696–700.
48. Byrne MJ, Davidson JA, Musk AW, et al. Cisplatin and gemcitabine treatment for malignant mesothelioma: a phase II study. *J Clin Oncol* 1999;17(1):25–30.
49. van Haarst JM, Baas P, Manegold C, et al. Multicentre phase II study of gemcitabine and cisplatin in malignant pleural mesothelioma. *Br J Cancer* 2002;86(3):342–345.
50. Nowak AK, Byrne MJ, Williamson R, et al. A multicentre phase II study of cisplatin and gemcitabine for malignant mesothelioma. *Br J Cancer* 2002;87(5):491–496.
51. Soulie P, Ruffie P, Trandafir L, et al. Combined systemic chemoimmunotherapy in advanced diffuse malignant mesothelioma: report of a phase I-II study of weekly cisplatin/interferon alfa-2a. *J Clin Oncol* 1996;14(3):878–885.
52. Westermann AM, Dubbelman R, Moolenaar WH, Beijnen J, Rodenhuis S. Successful intraperitoneal suramin treatment of peritoneal mesothelioma. *Ann Oncol* 1997;8(8):801–802.
53. Hoff CM, Shockley TR. The potential of gene therapy in the peritoneal cavity. *Perit Dial Int* 1999;19(suppl 2):S202–S207.
54. Levine EA. Diffuse malignant mesothelioma of the peritoneum and pleura, analysis of markers. *Mod Pathol* 2004;17:476–481.
55. Ramos-Nino ME, Testa JR, Altomare DA, et al. Cellular and molecular parameters of mesothelioma. *J Cell Biochem* 2006;98(4):723–734.
56. Chailleux E, Dabouis G, Pioche D, et al. Prognostic factors in diffuse malignant pleural mesothelioma: a study of 167 patients. *Chest* 1988;93(1):159–162.
57. Markman M, Kelsen D. Efficacy of cisplatin-based intraperitoneal chemotherapy as treatment of malignant peritoneal mesothelioma. *J Cancer Res Clin Oncol* 1992;118(7):547–550.
58. Yates DH, Corrin B, Stidolph PN, Browne K. Malignant mesothelioma in south east England: clinicopathological experience of 272 cases. *Thorax* 1997;52(6):507–512.
59. Neumann V, Muller KM, Fischer M. [Peritoneal mesothelioma—incidence and etiology.] *Pathologe* 1999;20(3):169–176.
60. Eltabbakh GH, Piver MS, Hempling RE, Recio FO, Intengen ME. Clinical picture, response to therapy, and survival of women with diffuse malignant

peritoneal mesothelioma. *J Surg Oncol* 1999;70(1):6–12.

61. Park BJ, Alexander HR, Libutti SK, et al. Treatment of primary peritoneal mesothelioma by continuous hyperthermic peritoneal perfusion (CHPP). *Ann Surg Oncol* 1999;6(6):582–590.

62. Loggie BW, Fleming RA, McQuellon RP, Russell GB, Geisinger KR, Levine EA. Prospective trial for the treatment of malignant peritoneal mesothelioma. *Am Surg* 2001;67(10):999–1003.

63. Kerrigan SA, Turnnir RT, Clement PB, Young RH, Churg A. Diffuse malig-nant epithelial mesotheliomas of the peritoneum in women: a clinicopatho-logic study of 25 patients. *Cancer* 2002;94(2):378–385.

64. Wagmiller JA, Koehan ML, Chabot JA, Fountain KS, Hesdorffer M, Taub RN. *Peritoneal Mesothelioma: The Columbia Experience. Malignant Mesothelioma. Advances in Pathogenesis, Diagnosis, and Translational Therapies.* New York, NY: Springer Verlag; 2005:723–731.